LEHRBUCH
DER NERVENKRANKHEITEN

VON

G. Aschaffenburg - Köln, H. Curschmann - Mainz, R. Finkelnburg - Bonn, R. Gaupp-Tübingen, C. Hirsch-Göttingen, Fr. Jamin-Erlangen, J. Ibrahim-München, Fedor Krause-Berlin, M. Lewandowsky-Berlin, H. Liepmann-Berlin, L. R. Müller-Augsburg, Fr. Pineles-Wien, F. Quensel-Leipzig, M. Rothmann - Berlin, H. Schlesinger-Wien, S. Schoenborn - Heidelberg, H. Starck-Karlsruhe, H. Steinert-Leipzig

HERAUSGEGEBEN VON

DR. HANS CURSCHMANN

DIRIGIERENDEM ARZT DER INNEREN ABTEILUNG DES ST. ROCHUS-HOSPITALS
IN MAINZ

MIT 289 IN DEN TEXT GEDRUCKTEN ABBILDUNGEN

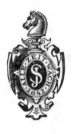

Springer-Verlag Berlin Heidelberg GmbH
1909

ISBN 978-3-662-23385-6   ISBN 978-3-662-25432-5 (eBook)
DOI 10.1007/978-3-662-25432-5

Vorwort.

Die gewaltigen Fortschritte, die die Nervenheilkunde in der zweiten Hälfte des vergangenen Jahrhunderts gemacht hat, haben auch eine begreifliche Spezialisierung im Rahmen dieses Faches herbeigeführt. Diese wurde einerseits begünstigt durch die verschiedene wissenschaftliche Herkunft der führenden Forscher, unter denen sich von jeher psychiatrische und internistische Neurologen unterschieden; andrerseits war die Neurologie an sich ein Feld, an das naturgemäß nicht wenige Grenzgebiete sich angliederten.

So ist es gekommen, daß heutzutage die Nervenheilkunde nicht nur enge Fühlung mit der Psychiatrie und der inneren Medizin, sondern auch mit der Augen- und Ohrenheilkunde, der Dermatologie, der Bakterio-Serologie und vor allem mit der Chirurgie hält und die Hilfe dieser Spezialwissenschaften immer mehr in Anspruch nimmt.

Wenn wir nun heute den Ärzten und Studierenden ein neues Sammellehrbuch der Nervenheilkunde unterbreiten, so folgen wir damit nicht blindlings der Mode, die diese Art der Lehrbuchproduktion in den letzten Jahren auffällig bevorzugt hat, sondern entsprechen bis zu einem nicht geringen Grade der eben charakterisierten Eigenart unsres Faches. Unsre Absicht war, ein Altes und längst Gesichertes ebensowohl, wie neue und neueste Erwerbungen der Nervenheilkunde zusammenfassendes Lehrbuch für Studierende und Praktiker, also im wesentlichen für Nichtspezialisten, zu schaffen. Es sollte diesen, denen die Zeit für ein einzelnes Spezialfach spärlich bemessen zu sein pflegt, ein das Wesentliche umfassendes, aber doch auf die Fülle der Kasuistik verzichtendes, knappes und lebendig lehrendes Buch geboten werden. Wie konnten diese Forderungen besser erfüllt werden, als wenn man die einzelnen Abschnitte von Autoren bearbeiten ließ, die durch eigene erprobte Arbeit mitten in den Ergebnissen und der Literatur des betreffenden Gebietes stehen! Sie können im engen Rahmen eines Lehrbuches am ersten Kürze mit Klarheit und Vollständigkeit mit der notwendigen Beschränkung vereinen! Einige Beispiele mögen dies illustrieren: Die Klinik der Kreislaufsstörungen des Gehirns, so sehr sie auch den Spezialneurologen therapeutisch angeht, verlangt in ihrem engen Zusammenhange mit der Herz- und Kreislaufpathologie zweifellos die Darstellung durch einen Internisten, dessen Spezialgebiet die pathologische Physiologie des Kreislaufes ist. Auch die Bearbeitung der Meningitis wird dem Fachneurologen weniger liegen, als dem in bezug auf Bakteriologie und Cytodiagnose erfahreneren inneren Kliniker. Dagegen bedarf die Darstellung des jetzigen Standes der pathologischen Gehirnphysiologie in ihrem kompliziertem Aufbau und dem starken Fortschreiten in neuester Zeit unbedingt einer spezialistischen Bearbeitung. Es ist kein Zufall, daß dieses schwierige Sondergebiet vielen internistischen Neurologen der bekannten Schulen fernergerückt ist und auch von manchen Vertretern der klinischen Psychiatrie weniger gepflegt wird. Und endlich: wer möchte es von Neurologen, Internisten und Psychiatern unternehmen, kurz und kritisch den jetzigen Stand der Operationsmöglichkeiten in der Nervenheilkunde darzustellen? Jeder von ihnen wird dem Chirurgen dieses Grenzgebietes, als den wir den ersten deutschen Hirnchirurgen zum Mitarbeiter zu haben uns glücklich schätzen, hier den Vorrang einräumen.

Ich glaube, durch diese wenigen Beispiele gezeigt zu haben, daß die Bearbeitung eines auch die neuen Ergebnisse würdigenden Lehrbuches durch mehrere Autoren sich wohl rechtfertigen läßt. Daß den Vorzügen dieser Arbeitsweise auch Mängel gegenüberstehen, ist nicht zu bestreiten und entspricht den Erfahrungen, die mit Sammellehrbüchern auf andren Gebieten der Medizin gemacht worden sind. Bei der Vielheit der Autoren muß naturgemäß die Einheitlichkeit der Darstellung etwas leiden, auch lassen sich Wiederholungen nicht ganz vermeiden. Wir bitten also den Leser, diese Mängel milde beurteilen zu wollen, und hoffen, einem Teile derselben in späteren Auflagen abhelfen zu können.

Wenn es uns durch das vorliegende Lehrbuch gelingen sollte, weiteren Kreisen von nichtspezialistischen Medizinern Interesse und Verständnis für die Neurologie als gleichberechtigtes und wichtiges Sondergebiet unter den andren in ihrer Bedeutung längst offiziell anerkannten Spezialfächern erweckt zu haben, so würden wir darin die Erreichung unseres Zieles und unseren Lohn erblicken.

Mainz im April 1909.

Der Herausgeber.

Inhaltsverzeichnis.

I.

Allgemeine Diagnostik der Nervenkrankheiten.
Von Privatdozent Dr. S. Schoenborn-Heidelberg.

II.

Die Krankheiten der peripherischen Nerven.
Von Privatdozent Dr. H. Steinert-Leipzig.

III.
Die Krankheiten des Rückenmarks.

VI.

Die organischen Nervenkrankheiten des Kindesalters.
Von Privatdozent Dr. **J. Ibrahim**-München.

VII.

Hyperkinetische Erkrankungen.
Von Privatdozent Dr. **Fr. Pineles**-Wien.

VIII.
Die psychasthenischen Zustände.
Von Professor Dr. G. Aschaffenburg-Köln a. Rh.

IX.
Erkrankungen des sympathischen Nervensystems. Von Oberarzt Dr. L. R. Müller-Augsburg

X.
Vasomotorische und trophische Erkrankungen.
Von Oberarzt Dr. Hans Curschmann-Mainz.

I.
Allgemeine Diagnostik der Nervenkrankheiten.

Von

S. Schoenborn-Heidelberg.

---

1. Die Aufnahme der Anamnese.

Der Satz, daß die ärztliche Kunst am Krankenbette ihre beste Basis verliert ohne eine gute Krankengeschichte, klingt heute sehr altmodisch, in der Zeit der Orthodiagraphie und der Präcipitinreaktionen. Wenn ich behaupte, daß jener Satz trotzdem richtig und für kein Spezialgebiet richtiger ist als für die Nervenkrankheiten, so möchte ich deswegen nicht als Kronzeuge für eine angebliche Rückständigkeit der Neurologie angerufen werden, sondern im Gegenteil sagen, daß in dem Rahmen unseres Gebietes jene unendliche Zersplitterung in Spezialerfahrungen, neue und neueste, noch nicht zu verzeichnen ist, wie wir sie in manchen Zweigen der inneren Medizin heutzutage sehen. Eine Zusammenfassung unserer Kenntnisse in der Neurologie ist, trotz der auch hier von Jahr zu Jahr wachsenden Fülle neuer Beobachtungen und Tatsachen, für den einzelnen Arzt noch möglich, er braucht vor der verwirrenden Masse von Separatwissenschaften noch nicht den klaren Blick für das Ganze des Falles — das große Erbteil der ersten Neurologen und Internisten des vorigen Jahrhunderts — zu verlieren. Dazu bedarf er aber neben und über dem modernen Rüstzeug der Diagnose vor allem das grobe Handwerkszeug jener Meister: die Krankengeschichte.

Die Krankengeschichte besteht nach dem überlieferten Schema aus Anamnese, Status, Diagnose, Prognose und Therapie. Ich finde keinen Grund, an diesem Schema irgend etwas zu ändern; ein besser zusammenfassenderes kenne ich nicht. Die „geniale" Methode der „Anhiebsdiagnosen" imponiert nur dem Anfänger. So sicher auch der Erfahrene aus dem schleudernden Gange und der leicht sichtbaren Pupillendifferenz einen Tabiker, aus Glotzaugen und Struma einen Fall Basedowscher Krankheit schon par distance erkennen kann, er verlasse sich niemals auf seine Empirie. Sehr oft korrigiert schon die genaue Anamnese die Siegesgewißheit der „Diagnose auf den ersten Blick".

Ich sagte, daß der Wert einer genauen Krankengeschichte gerade bei den Nervenkrankheiten ein besonders hoher ist. Das gilt gleich zu Beginn von der Anamnese. Sie ist hier noch unentbehrlicher als bei den meisten inneren Krankheiten, obwohl es andrerseits seltener als bei diesen gelingt, die Diagnose allein aus der Anamnese zu stellen. Ein Nierenkranker kann schon durch eine genaue Angabe der Krankheitsentwicklung und seiner Beschwerden dem Arzte zur richtigen Diagnose verhelfen, und andrerseits kann dieser bei ihm auch ohne jede Anamnese nur durch die Untersuchung meist die Diagnose ermitteln. Beides ist bei den Nervenkranken selten möglich. Er vermag spontan seine Beschwerden zeitlich und örtlich nicht genau genug einzuordnen, um durch sie allein das Leiden erkennen zu lassen, zumal der langsam progrediente Verlauf mit einer Unzahl kleinerer und größerer Lokalsymptome bei den Nervenleiden die Regel ist. Fast nie aber kann auch die genaueste Untersuchung allein über die Genese des Leidens und die gerade therapeutisch so wichtigen Beschwerden des Kranken Auskunft geben.

Bei Aufnahme der Vorgeschichte fragen wir zunächst nach der Familien-anamnese. Liegen in der Ascendenz oder Descendenz Geisteskrankheiten, charakterisierte Neurosen, Alkoholismus vor? Liegt Blutsverwandschaft der Eltern vor? Ist Lues der Eltern nachgewiesen, wahrscheinlich oder mög-lich? (Quecksilberkuren, Frühgeburten.)

Auch die leider so dehnbare Frage nach der „Nervosität in der Familie" ist nicht zu umgehen und bringt oft wichtige Aufschlüsse.

Alle genannten Faktoren lassen sich zusammenfassen nnter dem Be-griffe der „neuropathischen Belastung".

Dann folge die Frage nach den früheren Erkrankungen des Patienten. Zu berücksichtigen sind hier vor allem: normale Geburt; Kinderkrankheiten, namentlich nervöser Art (Krämpfe, „Gichter", Migräne, Pavor nocturnus, Enuresis usw.) und die dazu prädisponierenden Entwicklungsstörungen (Rachitis); Infektionskrankheiten (Masern, Scharlach, Typhus, Diphtherie, Influenza); chronischer Gebrauch mancher Gifte (Alkohol, Nicotin, Blei, Morphium); Überanstrengungen jeder Art (geistige, körperliche, speziell auch sexuelle); Onanie. Besondere Aufmerksamkeit schenke man aber zwei Punkten: einmal der Möglichkeit vorausgegangener Syphilis, nach der man mit größter Sorgfalt, aber auch größter Objektivität fahnde (Schanker, Aus-schläge, Quecksilberkuren, Symptome visceraler Lues, Fehlgeburten und Aborte der Frau; auch der Beruf werde berücksichtigt!); zweitens etwa über-standene Unfälle oder Verletzungen, wobei freilich im eignen Interesse der Kranken ein zu deutlicher Hinweis auf das Trauma seitens des Fragenden zunächst zu vermeiden ist. Ferner erforsche man die geistige Entwicklung (Schule) und notiere den Beruf des Kranken.

Den Schluß der Anamnese bilde die Vorgeschichte und Geschichte des gegenwärtigen Leidens. Während bei den vorigen Punkten der Untersucher schematisch vorgehen kann, muß er hier, bei eingehender Be-rücksichtigung aller Nervengebiete, doch oft vom Schema abweichend einer bestimmten Idee folgen, die ihn in der Richtung fixierter Krankheitsbilder zu leiten vermag; denn wie vorhin bemerkt, gelingt es fast nie dem Nerven-kranken selbst, seine Symptome sinngemäß einzuordnen, und auch vor dem schematisch Fragenden liegt am Schlusse gewöhnlich ein Chaos von Einzel-symptomen, eine Krankheitsgeschichte „ohne Kopf und Schwanz". Nament-lich suche der Arzt den allerersten Beginn der Erkrankung zeitlich und örtlich festzustellen; ist ja doch oft die richtige Diagnose von dem zeitlichen Nacheinander der Symptome abhängig (z. B. spinale Atrophien). Man wird deshalb bei dem Verdacht einer Tabes ausgehen von etwaigen Augen-symptomen, lancinierenden Schmerzen, bei einer Myelitis von Parästhesien in den Füßen, Blasenstörungen usw.

Natürlich müssen auch die Symptome seitens der inneren Organe (Magen, Herz) Berücksichtigung finden.

Es muß im allgemeinen gelingen, alle Symptome eines Nervenleidens, die überhaupt subjektiv wahrgenommen werden können, anamnestisch festzustellen.

2. Der objektive Befund.

A. Allgemeines.

Bei der nun folgenden Untersuchung kann schon die Betrachtung des Nervenkranken von großem Werte sein. Gesichtsausdruck und Haltung, namentlich bei bettlägerigen Kranken, können manches verraten. Steife Körperhaltung kann durch spastische Paresen (Myelitis, Systemerkrankungen, Gehirnaffektionen), Paralysis agitans, durch Meningitis, Tetanus u. a. bedingt sein. Schmerzen in bestimmten Nervengebieten bedingen oft Anomalien der Körperhaltung, die meist eine Entspannung des betreffenden Nerven bezwecken (Ischias), oder bedingen unfreiwillige Zuckungen der Muskulatur in diesen Gebieten (Tic douloureux). Auch Asymmetrien fallen hier sofort auf, sowohl solche, welche die Muskulatur (vgl. weiter unten), als namentlich solche, die den Knochenbau betreffen. Skoliosen und Kyphoskoliosen lenken den Verdacht auf das Bestehen eines Ischias, Kompressionsmyelitis, Syringomyelie. Asymmetrien des Gesichts können auf Hemiatrophia fac. progr., Sympathicuserkrankungen, Akromegalie beruhen. Im letzteren Falle finden wir die gleichen Asymmetrien an den Extremitäten. Asymmetrie des Schädels kann durch Tumoren, Hydrocephalus erzeugt sein. Nicht übersehen werden dürfen auch kongenitale Mißbildungen (Schädelmißbildung, abnorme Ohrbildung, Hasenscharte, Polydaktylie usw.), doch darf man sagen, daß dieser Zweig der neuropathischen Belastung mehr bei Psychosen als bei Nervenkrankheiten wirkliche Bedeutung gewinnt (am ehesten noch bei den sog. Neurosen).

Selten finden sich bei Nervenleiden beachtenswerte Veränderungen an Haut und sichtbaren Schleimhäuten. Den Spuren der Lues ist hier wiederum aufs sorgfältigste nachzugehen (Hutchinsonsche Trias, Narben tertiärer Prozesse, Drüsenschwellungen). Circumscripte — seltener diffuse — Rötung oder Cyanose, auch anämische Blässe kann als Sympathicuserkrankung selbständig oder bei spinalen oder cerebralen Leiden, auch bei Neurosen vorkommend, zu deuten sein. Oedeme neurogener Art finden sich bei Hysterie, seltener bei Spinalerkrankungen. Geschwürige Veränderungen sehen wir gleichfalls bei Hysterie (meist durch Selbstbeschädigung), daneben als schwere trophische Störungen, gewöhnlich mit gleichzeitiger Sensibilitätsstörung verknüpft, namentlich bei Tabes und Syringomyelie, sowie endlich als Decubitalgeschwüre bei jedem längerdauernden lokalen Empfindungsverlust (auch auf Schleimhäuten: Keratitis neuroparalytica). Auch seltene trophische Neurosen sui generis (Raynaudsche Krankheit) können zu geschwürigen und gangränösen Zerstörungen führen. Einem dermatologisch-neurologischen Grenzgebiete gehören die Bläscheneruptionen des Herpes zoster an; sie sind fast stets mit Neuralgien in dem betreffenden Nervengebiete verbunden. Wir werden auf all diese Punkte unten noch näher einzugehen haben.

Die sonst üblichen physikalischen Methoden der innern Medizin leisten uns bei der Untersuchung Nervenkranker geringe Dienste. Die Perkussion ist gelegentlich einmal verwendbar am Schädel bei Affektionen des Schädelinnern; ein eigentümlich flacher, blecherner Perkussionsschall (an das bruit de pot fêlé erinnernd), das sogenannte „Schettern" findet sich auf der kranken Seite bisweilen bei Hirntumoren. Die Palpation leistet uns gelegentlich Dienste zur Erkennung von anatomischen Veränderungen an den peripheren Nerven und Nervenscheiden. Sie kann auch wichtig sein, um die Ursachen einer Dysbasia arteriosclerotica in dem Fehlen oder der Kleinheit oder Härte der peripheren Arterienpulse zu deuten. Auscultatorisch erkennen wir in seltenen Fällen das Vorhandensein gefäßreicher Hirntumoren und Aneurysmen, der Arterien des Schädelinnern. Nur nebenbei erwähnt sei, daß natürlich Auscultation und Percussion uns indirekt auch in der Neurologie gute Dienste leisten können, wie zur Erkennung der Ursachen peripherer Lähmungen (Recurenslähmung bei Aortenaneurysma) u. dgl., und daß die Feststellung der Druckempfindlichkeit an Knochen und Nervenstämmen (Caries, Neuralgien) von entscheidender Bedeutung sein kann.

Großes Gewicht müssen wir von vornherein auf die richtige Beurteilung von Störungen des Bewußtseins und der Psyche legen. Bewußtseinstrübungen sind ja im allgemeinen leicht zu erkennen, wir bezeichnen gewöhnlich die leichteste Form mit Somnolenz, einen Zustand der Schläfrigkeit, aus dem aber durch bloßes Zurufen noch ein Erwecken, eine Erzielung richtiger Antworten möglich ist, den nächst höheren Grad als Sopor, mit erhaltenen Reflexen, wo aber nur gewaltsame Erweckung (durch Hautreiz usw.) gelingt, den höchsten Grad als Koma, mit erloschenen Reflexen. Hier gelingt ein gewaltsames Aufwecken auch nicht mehr. Alle drei Formen kommen bei der meisten Hirnleiden sowie bei allen das Zentralnervensystem in Mitleidenschaft ziehenden inneren Erkrankungen vor.

Die Erkenntnis psychischer Störungen gehört in ihren Einzelheiten in das Gebiet der Psychiatrie, muß aber wenigstens in den Grundzügen jedem Neurologen vertraut sein. Wie wichtig sind schon die leichtesten Formen dieser Störungen, wie typisch oft! Die Stimmung der Kranken ist bisweilen charakteristisch für ihr Leiden; euphorische Stimmung sehen wir meist bei multipler Sklerose, bei Friedreichscher Krankheit; trübe, morose Gemütsverfassung bei Paralysis agitans; expansive (maniakalische) Verstimmung bei der ja das rein neurologische Gebiet noch streifenden, progressiven Paralyse. Der Stupor, die fast reaktionslose depressive Verstimmung findet sich bei rein Nervenkranken selten; häufiger die nicht ohne weiteres in das Gebiet der maniakalischen Zustände zu rechnende Geschwätzigkeit der meisten Neurastheniker. Ganz besonders typisch pflegt sie zu sein bei den Unfallsneurosen, bei denen freilich die Ausschaltung der Begehrungsvorstellungen und der bewußten oder unbewußten Simulation zu den schwierigsten Aufgaben des Neurologen gehört.

Um ein klares Bild der Psyche der Nervenkranken zu bekommen, ist es wichtig, ihr Vertrauen zu gewinnen, sie reden zu lassen.

Allmählich vermag der Untersucher dann durch geschickt gestellte Fragen auch die schwereren psychischen Symptome: Sinnestäuschungen, Wahnvorstellungen u. dgl. zu ermitteln. Störungen des Gedächtnisses, namentlich für die kürzer entfernten Ereignisse, sind häufig und wichtig. Die Intelligenz ist ebenfalls oft erheblich getrübt (Demenz, Imbecillität, Idiotie) sowohl angeboren als namentlich infolge von Erkrankungen des frühen Kindesalters (Hydrocephalus, encephalitische Prozesse), etwas seltener erworben im höheren Alter (multiple Sklerose, Epilepsie, progressive Paralyse usw.) Für manche Störungen von Gedächtnis und Intelligenz ist die Fähigkeit zu rechnen besonders wichtig; man stelle daher dem Kranken Aufgaben in dieser Richtung. Für alle psychischen Zustände endlich kann die Schrift des Kranken von Bedeutung sein, die daneben ja auch noch zahlreiche Motilitätsstösungen verrät (Ataxie, alle Tremorformen, Schreibkrampf usw.).

Alle leichteren Grade der psychischen Störungen und einige schwerere finden wir auf dem engen Gebiete der Neurologie, wenn wir die progressive Paralyse mit der enormen Buntheit ihres psychischen Symptomenbildes ausnehmen, bei allen entzündlichen Prozessen des Schädelinnern' bei Hirntumoren, Hydrocephalus, Verletzungen aller Art, bei multipler Sklerose, bei einigen Systemerkrankungen (Friedreichsche Ataxie), bei der als Korsakowsche Psychose bezeichneten wunderlichen Kombination einer multiplen Neuritis mit psychischer Erkrankung und bei zahlreichen Neurosen (Neurasthenie, Hysterie, Epilepsie, Chorea, Paralysis agitans usw.).

Der allgemeinen Untersuchung des Nervenkranken in Hinsicht auf sichtbare Veränderungen, auf die Ergebnisse der physikalischen Methoden im engeren Sinne und auf die Psyche folgt die Prüfung der Sinnesorgane.

B. Die Prüfung der Sinnesorgane, der Stimme und Sprache.

1. Auge.

Jede Prüfung der Funktion des **Sehorgans** beginne mit der Untersuchung der Pupillen.

In der Norm sind beide Pupillen gleich weit; selten kommen angeborene Zustände von Ungleichheit (Anisokorie) vor, die wir im Gegensatz zu anderen Autoren aber nicht als ein Zeichen neuropathischer Disposition auffassen möchten. Diese Ungleichheit ist in seltenen Fällen eine zwischen beiden Augen wechselnde, jedes Auge zeigt abwechselnd mit dem andern eine Miosis (Verengerung) oder Mydriasis (Erweiterung). Über die Ursache dieser „springenden Pupillen" wissen wir ebensowenig etwas Genaueres wie über den sog. „Hippus", die rasch wechselnde Weite der Pupille eines Auges ohne äußeren Reiz.

Für gewöhnlich bedeutet aber eine Pupillendifferenz eine Erkrankung der zur Erweiterung oder Verengung dienenden Bahnen mindestens auf einem Auge. Dabei kann sowohl die weitere als die engere Pupille die erkrankte sein (absolute Werte der Pupillenweite existieren nicht in einer für den Neurologen verwendbaren Form). Zur Feststellung, ob beide Augen oder welches von beiden das erkrankte ist, prüfen wir die Pupillenbewegungen.

Sie bestehen in einer vom M. sphincter pupillae (Oculomotrius!) beherrschten Verengerung, die reflektorisch bei Lichteinfall und Akkommodation, als willkürliche Mitbewegung bei Konvergenz und bei starker Kontraktion des Orbicularis oculi eintritt, und in der unter der Herrschaft des M. dilatator pupillae (Sympathicus!) stehenden Pupillenerweiterung, die reflektorisch in der Dunkelheit und bei Schmerzreizen sich äußert, (über die Theorie und Lokalisation der Pupillenbewegung vgl. im speziellen Teil des Lehrbuches).

Die Prüfung der Lichtreaktion nehmen wir am besten im verdunkelten Zimmer vor, indem wir mit Hilfe eines Reflektors (Stirnspiegel, Augenspiegel) aus einer hinter dem Kranken stehenden Lichtquelle konzentriertes Licht in ein Auge werfen. Hierbei ist am besten die normale, rasche und ausgiebige Verengerung der untersuchten Pupille zu konstatieren und die Reaktionslosigkeit, die (licht-)reflektorische Pupillenstarre (das Argyll-Robertsonsche Phänomen) ebenso wie alle Stufen des Überganges, von denen der wichtigste die „träge" Reaktion darstellt, eine langsame, mit einigen anderen pathologischen Reflexen (Babinskischer Zehenreflex) in ihrem Ablaufe vergleichbare Kontraktion der Pupille.

Fast gleichzeitig mit dem beleuchteten Auge tritt auch auf dem nicht-beleuchteten die sog. „konsensuelle" Verengerung auf; ihre Beobachtung kann wichtig sein zur Beurteilung, ob Reflexstörungen in der zentripetalen (Opticus) oder der zentrifugalen (Oculomotorius) Reflexbahn zu lokalisieren sind, da im letzteren Fall die nicht beleuchtete Pupille sich konsensuell trotz Areflexie der beleuchteten Pupille kontrahiert, im ersteren nicht.

Theoretisch kann träge Reaktion und Lichtstarre der Pupille natürlich bei jeder Erkrankung eintreten, welche die Reflexbahn an irgendeinem Punkte unterbricht. Praktisch ist dies aber nur bei relativ wenigen wohl-charakterisierten Erkrankungen des Zentralnervensystems der Fall, von welchen die metasyphilitischen (Tabes, Paralyse), dann Meningitis und Tumor cerebri als die häufigsten genannt seien. Die Lichtstarre kann einseitig und doppelseitig sein; vollkommen lichtstarre Pupillen sind etwas häufiger miotisch, verengt (oft bis auf „Stecknadelkopfgröße), als mydriatisch, erweitert.

Natürlich kann die Prüfung auf Lichteinfall auch — und das wird bei orientierenden Untersuchungen die Regel sein — bei Tageslicht statt-finden; man läßt dann am besten den Kranken zum hellen Fenster hinaus einen entfernten Gegenstand fixieren und verdeckt, was wir für alle Fälle empfehlen, gleichzeitig beide Augen, um dann durch Wegnehmen der Be-deckung (Hand usw.) die direkte und die konsensuelle Lichtreaktion jedes Auges isoliert zu prüfen. Diese Prüfung kann aber durch zu schwaches Tageslicht, sehr dunkle Iris oder durch den Lichtreflex der Cornea sehr er-schwert werden.

Unabhängig von der Pupillenkontraktion auf Lichteinfall kann die Verengerung auf Akkommodation, bzw. Konvergenz eintreten. Nor-malerweise kontrahieren sich beide Pupillen stark bei Akkommodation des Auges für die Nähe (bei normalen Mm. interni mit gleichzeitiger Konvergenz). Diese Verengerung kann erhalten sein bei fehlender Lichtreaktion (häufig bei Tabes) oder sie kann mit dieser zugleich fehlen (Tabes, Paralyse, Hirn-tumoren), völlige Pupillenstarre (Ophthalmoplegia interna); der Fall einer isolierten Akkommodationslähmung kommt sehr selten vor und kann praktisch vernachlässigt werden.

Die willkürliche Kontraktion der Pupille bei Innervierung des Orbi cularis oculi ist zwar leicht zu prüfen, hat aber bisher pathognomonische Bedeutung nicht erlangt.

Die reflektorische Pupillenerweiterung tritt an Bedeutung weit zurück. Wir prüfen sie durch Beschattung des Auges bei Tageslicht, sowie durch Schmerzreize (Kneifen oder Stechen der Wangenhaut). Der zweifellos berechtigte Schluß, daß ein Fehlen des Erweiterungsreflexes im allgemeinen auf eine Sympathicusaffektion hinweisen muß, läßt sich bisher bei unserer geringen Kenntnis der Vorgänge im Sympathicusgebiet neurologisch nur aus-nahmsweise verwerten. Dagegen finden wir dies Fehlen nicht ganz selten bei gleichzeitigem Fehlen der Lichtkontraktion der Pupille bei Tabes, Paralyse, schweren Affektionen der Gehirnsubstanz; die Pupillen sind dann weder hochgradig verengt noch erweitert, sondern mittelweit.

Abnorme Miosis kann sowohl auf Fehlen der Lichtreaktion als auf Lähmung des Dilatator pupillae als auch (selten, fast nur bei Hysterie) auf einem Sphincterkrampf beruhen. Abnorme Mydriasis sehen wir analog bei Sphincterlähmung, Dilatatorkrampf und nicht selten als rein psychische Reaktion bei Schreck, großen geistigen Anstrengungen u. dgl. Neurastheniker haben häufig dauernd sehr weite Pupillen.

Schließlich wäre noch zu erwähnen, daß im Greisenalter alle Pupillenreflexe abzunehmen pflegen, und daß gewisse Gifte auf die Pupille erweiternd (Atropin, Hyoscin), andere verengernd (Eserin, Morphin) wirken. In der Chloroformnarkose sind die Pupillen in der Regel lichtstarr und weit.

An die Prüfung der Pupillenreaktion schließen wir die der äußeren Augenmuskeln an. In Frage kommen hierbei der M. rectus ext. (N. abducens), Obliquus sup. (N. trochlearis), Obliquus inf., Rectus int., Levator palpebrae (sämtlich N. oculomotorius), während der vom Facialis versorgte Orbicularis oculi bei der Prüfung der mimischen Muskulatur abzuhandeln ist.

Abgesehen von der Wirkung des M. levator palp., der das obere Augenlid hebt, sind nur der M. rectus ext. und der Rectus int. auf einfache Weise zu prüfen, indem man den Kranken auffordert, energisch nach rechts oder links zu sehen, bzw. am besten einem in dieser Richtung bewegten Gegenstand bei fixierter Kopfhaltung möglichst lange mit den Augen zu folgen. Ist einer dieser beiden Muskeln in seiner Wirkung behindert, so folgt eben das betreffende Auge nicht in der Richtung seiner normalen Kontraktion. Eine zweite notwendige Folge ist das Auftreten von Doppelbildern (bei erhaltenem Sehvermögen), die aber häufig von dem Kranken bewußt oder unbewußt unterdrückt werden, indem er nur mit einem Auge fixiert. Bei geringen Paresen eines Muskels ist die Prüfung auf Doppelbilder oft die feinere gegenüber der der Augenbewegung; zu diesem Zwecke läßt man den Kranken angeben, wann der langsam seitwärts bewegte Gegenstand von ihm doppelt oder verschwommen gesehen wird, und wie im ersteren Falle die Doppelbilder zueinander stehen. Um das Erkennen der beiden Bilder (von denen gewöhnlich eins heller, bzw. deutlicher gesehen wird) zu erleichtern, kann man vor das eine Auge ein rotes Glas bringen; das rote und das weiße Bild können dann, auch wenn sie sich teilweise decken, gut voneinander getrennt werden. Bei Parese eines Rectus int. stehen die Doppelbilder in gleicher Höhe und sind „gekreuzt", d. h. das dem rechten Auge „gehörende" Bild liegt auf der linken Seite; bei Parese des Rectus ext. sind die Doppelbilder in gleicher Höhe und „gleichnamig".

Schwieriger ist die Prüfung der Obliqui und des R. sup. et inf., da ihre Wirkung stets eine irgendwie kombinierte zur Aufwärtswendung, Abwärtswendung oder Raddrehung des Auges ist. Der Rectus inf. bewegt den Bulbus nach unten und innen, der Obliquus sup. nach unten und außen und dreht ihn etwas; der Obliquus inf. nach oben außen, der Rectus sup. nach oben und innen bei gleichzeitiger Drehung. Bei diesen Muskeln ist der Bewegungsausfall in der Regel sehr gering und schwer zu prüfen; man prüft am besten die Doppelbilder, für welche folgendes Schema gilt:

Bei Lähmung der Rectus inferior treten die Doppelbilder nur bei Senkung des Blickes ein, die Bilder sind gekreuzt und stehen schief und unter-

einander; das falsche Bild liegt tiefer und entfernt sich bei Senkung des
betreffenden Gegenstandes von dem wahren, höherstehenden.

Bei Lähmung des Obliquus superior treten Doppelbilder bei Senkung des
Blickes ein, die Bilder sind gleichnamig, schief und untereinander stehend.

Bei Lähmung des Obliquus inferior treten Doppelbilder auf bei
Hebung des Blickes; sie stehen schief und übereinander und sind gleichnamig.

Bei Lähmung des Rectus superior treten Doppelbilder auf bei Hebung
des Blickes; sie stehen schief übereinander und sind gekreuzt; das falsche
obere Bild entfernt sich von den wahren unteren bei Hebung des zur Prüfung
benutzten Objekts.

Die Schwächezustände der Augenmuskeln bedingen noch einige andere,
aber zu ihrer Erkennung für den Nervenarzt meist weniger benutzbare
Ausfallserscheinungen. Dies sind für jeden einzelnen Muskel die sekundäre Contractur seines Antagonisten, die bei geradeaus gerichteten
Blicke eine abnorme Stellung, einen Strabismus bedingt (am deutlichsten
bei Parese des R. int. — Strabismus divergens, und bei Parese des R. ext.
— Strabismus convergens); ferner bisweilen die sekundäre Deviation des
unbeteiligten Auges, abnorme Kopfhaltung und endlich beim Versuch einer
Anstrengung des gelähmten Muskels einige Zuckungen des Bulbus im Sinne
der Wirkung dieses Muskels (sog. Paresen-Nystagmus, namentlich bei heilenden
Schwächezuständen).

Natürlich kommen außer den Lähmungen einzelner und den Lähmungen
sämtlicher äußerer (Ophthalmoplegia externa), bew. sämtlicher Augenmuskeln
überhaupt (totale Ophthalmoplegie) auch verschieden gruppierte Lähmungszustände mehrerer Muskeln vor Von diesen seien erwähnt die sog. konjugierte Augenmuskellähmung, bei Aufhebung der Seitwärtswendung
beider Augen in einer Richtung (also nur je einen Rectus int. und ext.
jedes Auges betreffend); hierbei pflegt die Konvergenz der Bulbi trotz der
hierbei notwendigen Beteiligung des betreffenden gelähmten Internus erhalten zu sein. Ferner die Konvergenzlähmung, das Gegenstück der
eben genannten Störung, mit erhaltener Seitwärtsdrehung beider Bulbi, und
die seltene und schwer zu erkennende Divergenzlähmung (der Kranke kann
die zum Nahesehen konvergierten Bulbi nicht mehr in ihre normale Stellung zurückbringen).

Wir sprachen bisher nur von den Lähmungen der einzelnen Muskeln.
Es können auch die je von einem der genannten Hirnnerven versorgten
Muskelgruppen ein- oder doppelseitig gelähmt sein. Für den N. abdu-
cens und den N. trochlearis ergeben sich die hierbei auftretenden
Störungen aus dem eben Gesagten. Bei Oculomotoriuslähmung ist in der
Regel das erkrankte Auge nach außen und unten fixiert, und es ist von
aktiven Bewegungen nur geringe Auswärtsdrehung des Bulbus möglich.
Ferner ist bei totaler Oculnmotoriuslähmung die betreffende Pupille erweitert,
und es ist infolge Lähmung des Levator palpebrae das obere Augenlid herabgesunken (Ptosis). Diese Ptosis kann auch isoliert eintreten (bei Hysterie,
bisweilen auch wie z. B. bei Tabes, durch organische Erkrankungen). Im
übrigen kommen isolierte und gruppierte Augenmuskellähmungen bei sehr
zahlreichen zentralen und peripheren (Augenmuskelnerven-)Erkrankungen
im Zentralnervensystem vor, unter denen vor allem die syphilitischen und
metasyphilitischen (Tabes, Paralyse) sowie einzelne toxisch-infektiöse Prozesse
(Diphtherie) genannt seien.

Wie wir später sehen werden, ist bei allen Motilitätsstörungen im menschlichen Körper neben der Lähmung eine zweite Hauptgruppe von Störungen denkbar: die Hyperkinese, der Krampf, bei dem wir tonische (ständige Anspannung des erkrankten Muskels) und klonische Krämpfe (Wechsel zwischen Spannung und Erschlaffung, zuckende Bewegung) unterscheiden. Dies gilt auch für die Augenmuskeln, bei denen aber Krämpfe außerordentlich viel seltener auftreten als Lähmungen. So ist ein auf echtem Krampf beruhender Strabismus (meist convergens) sehr selten und fast nur bei Hysterie beobachtet. Hierbei sei erwähnt, daß die weitaus größte Mehrzahl aller Fälle von Strabismus (des sog. muskulären oder konkomitierenden Schielens) nicht auf einer Muskellähmung, sondern sozusagen nur auf Schwächezuständen, einer sog. Gleichgewichtsstörung der Muskeln beruht; daß er trotz der Stellungsänderung der Bulbi meist ohne Doppelsehen und ohne Beweglichkeitsstörung einhergeht, und daß infolgedessen hierbei die typische Prüfung der einzelnen Augenmuskeln gewöhnlich ein negatives Ergebnis hat. Vgl. hierüber die Lehrbücher der Augenheilkunde. Als einen tonischen Krampf haben wir bisweilen die merkwürdige Erscheinung der konjugierten Deviation anzusehen, bei der beide Augen nach rechts oder nach links gedreht fixiert gehalten werden (besonders bei Hirntumor bestimmter Regionen, oft mit gleichsinniger Drehung des Kopfes). In selteneren Fällen kann ihr auch eine eine Lähmung der Antagonisten zugrunde liegen.

Als klonische Krämpfe der Augenmuskeln dürfen die verschiedenen Formen des Nystagmus aufgefaßt werden: kurze, rascher oder langsamer sich folgende Zuckungen eines oder beider Bulbi in Seitenrichtung (N. horizontalis), vertikaler Richtung (N. verticalis) oder Drehung (N. rotatorius). Wir beobachten ihn (s. oben) nicht selten bei Paresen einzelner Muskeln im Sinne und der Richtung ihrer Wirkung (namentlich N. horizontalis, der übrigens bei „Endstellungen" der Bulbi, bei extremer Seitenrichtung, gar nicht selten auch bei Gesunden gefunden wird!), ferner angeboren (hier oft schon sehr intensiv bei geradeaus gerichteter Blickachse), als Berufskrankheit (Bergleute), bei Erblindung und endlich — für den Neurologen besonders wichtig — bei einer Reihe von Gehirnaffektionen, vor allem bei der multiplen (zerebrospinalen) Sklerose.

Während die Prüfung der einzelnen Augenmuskeln zu den schwierigeren Kapiteln der Nervendiagnostik gehört und hier und da die Unterstützung des Ophthalmologen wünschenswert macht, soll die Beurteilung des Augenhintergrundes jedem Nervenarzte in allen Hauptpunkten geläufig sein. Wir dürfen hierbei absehen von den eigentlichen Affektionen der Retina und Chorioidea, die den Nervenarzt seltener beschäftigen (höchstens bisweilen als Zeichen neuropathischer Disposition, wie bei der Retinitis pigmentosa u. a. kongenitalen Leiden), müssen aber daran denken, daß bisweilen die Diagnose eines Hirnleidens durch eine Retinaaffektion irrtümlich bestätigt scheinen kann, wie· bei einer sich nur auf die Papille beschränkende, eine Neuritis optica vortäuschende Retinitis albuminurica.

Uns interessieren namentlich zwei ophthalmoskopische Befunde: Die Neuritis optica, bzw. Stauungspapille und die Sehnervenatrophie.

Bei der Neuritis optica erscheint die Papille getrübt, gerötet oder graurötlich gefärbt, die Venen erweitert, die Arterien der Papille verengert, der Rand der Papille unscharf. Der Durchmesser kann erheblich vergrößert

sein. Bei ausgesprochener Stauungspapille besteht außerdem eine ophthalmoskopische, meist gut erkennbare Prominenz der Papille; die Blutgefäße
scheinen am Papillenrande abgeknickt zu sein, verschwinden in dem diffusen
Rot der vergrößerten Papille.

Was die Abgrenzung zwischen Neuritis optica (Papillitis) und Stauungspapille betrifft, so ist dieselbe nach dem Gesagten um so schwieriger, als
noch keineswegs Einigkeit besteht über die Ursache der Affektion. Eine
mechanische Stauung (Hirntumor!) kann durch Zunahme des intrakraniellen
Druckes (Anhäufung von großen Mengen von Liquor cerebrospinalis im Schädelinnern) und Ansammlung von Liquor in der Opticusscheide sowohl ,,Papillitis'' als ,,Stauungspapille''machen; andrerseits vermögen toxische Produkte bei Infektionskrankheiten u. a. außer der gewöhnlich entstehenden Neuritis optica, bzw. Papillitis auch eine Stauungspapille hervorzurufen. Im allgemeinen wird der Ophthalmologe mehr zu einer Trennung der beiden Zustände, der Neurologe zu ihrer Identifikation neigen mit der Einschränkung, daß beide verschiedene Grade derselben Affektion darstellen.

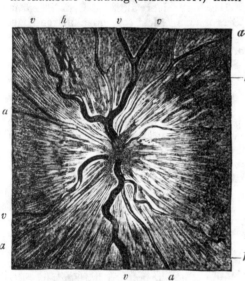

Abb. 1. Ophthalmoskopisches Bild der entzündlichen Papillitis.

(Aus Fuchs, Lehrbuch d. Augenheilkunde.)

Die Papille ist grauweiß, trübe und erscheint
bedeutend größer als sie wirklich ist, weil sie
sich von der umgebenden, gleichfalls grau getrübten Netzhaut nicht abgrenzen läßt. In ab-
nehmendem Maße erstreckt sich die Trübung
und radiäre Streifung noch weiter in die Netzhaut hinaus. Die Netzhautarterien a, a sind
verdünnt, die Netzhautvenen v, v dagegen sehr
erweitert und geschlängelt, beide sind stellenweise verschleiert. In der Netzhaut finden sich,
angrenzend an die Papille, radiär gestellte,
streifige, rote Flecken h, Hämorrhagien.

Die Sehschärfe ist bei Neuritis optica im Anfange fast immer und auch später sehr häufig normal, wenigstens das zentrale Sehen, während Gesichtsfeldeinengungen (s. unten) später häufig eintreten; der Anfänger darf aber nie vergessen, daß selbst hochgradige Stauungspapille bestehen kann, ohne dem Kranken irgendwie zum Bewußtsein zu kommen. Das ophthalmoskopische Bild entspricht hierbei also keineswegs dem Grade der Sehstörung.

Die Erkennung der Stauungspapille (Abb. 1) ist fast immer leicht; nur die
leichtesten Grade beginnender Papillitis können Schwierigkeiten machen;
auch darf man sich natürlich nicht durch die bei Refraktionsanomalien eintretende scheinbare Unschärfe der Papillenränder täuschen lassen.

Wir finden die Stauungspapille am häufigsten natürlich bei Stauung
hervorrufenden Prozessen, in erster Linie beim Hirntumor. Hier ist sie
gewöhnlich (aber keineswegs immer) doppelseitig. Lage und Größe des
Tumors sind nicht ohne weiteres entscheidend für die Entstehung und die
Intensität der Stauungspapille, doch verlaufen immerhin sehr große Tumoren kaum ohne begleitende Papillitis, während andrerseits nicht vergessen

werden darf, daß neuerdings nicht ganz seltene Fälle typischer Tumor-symptome mit Stauungpapille beobachtet wurden, ohne daß sich bei der Operation oder Obduktion ein Tumor fand (Nonne). — Eine Menigitis jeder Art kann Papillitis machen, besonders häufig finden wir sie bei Meningitis serosa und bei Hydrocephalus. Bei allen Formen der zerebrospinalen Lues, bei Bleivergiftung, bei akuten Infektionskrankheiten, bei Chlorose kommt sie gelegentlich vor; auch eine der „rheumatischen" Augenmuskellähmung an die Seite zu stellende rheumatische Opticusentzündung wird beobachtet. Dagegen finden wir sie selten oder nie bei Encephalitis und Apoplexien jeder Art, und fast regelmäßig vermissen wir sie bei zwei von sehr typischen Augenhintergrundsveränderungen begleiteten Leiden, bei der Tabes und der multiplen Sklerose. In beiden Fällen finden wir statt ihrer in der Regel eine Sehnervenatrophie.

Die Atrophie des Sehnerven ist ophthalmoskopisch erkennbar an der abnormen Blässe der Papille, die bis zu einer porzellanweißen Färbung, bzw. Entfärbung führen, aber auch nur eine leicht blassere Färbung einer Papillenhälfte darstellen kann. Im letzteren Falle ist die Diagnose fast immer schwer zu stellen, da bekanntlich normalerweise Differenzen in der Helligkeit der einzelnen Papillenteile vorhanden sind, und gerade der häufig zuerst erkrankende Teil, die temporale Papillenhälfte, diesen Schwankungen besonders unterworfen ist. In diesen beginnenden Fällen fehlt auch die im Endstadium sehr charakteristische, scharfe, fast harte Abgrenzung der weißen Papille gegen die rote Retina. Die Weite der Gefäße ist meist nicht erheb-lich verändert.

Die Opticusatrophie kann primär auftreten, und sie kann das End-stadium einer Neuritis optica darstellen, also sekundär sein. Der letztere Fall, der bei allen obengenanntun Erkrankungen denkbar ist, geht gewöhn-lich mit erheblicher Sehstörung (namentlich Gesichtsfeldausfall) einher, wäh-rend die primäre Atrophie lange Zeit ohne jede subjektive Störung verlaufen kann und daher oft übersehen wird (manchmal, besonders bei multipler Sklerose, kommen zwar auch plötzliche, vorübergehend hochgradige Seh-störungen vor, ohne daß das Augenhintergrundsbild etwas andres zeigt als die immer gleiche leichte „temporale Abblassung" der Papille). — Die Opticus-atrophie ist, außer nach Verletzungen, fast immer doppelseitig, wenn auch oft in verschiedenem Grade entwickelt. Die primäre Opticusatrophie finden wir fast nur bei Tabes und progressiver Paralyse und bei Sclerosis multiplex; im ersteren Fall ist sie gewöhnlich eine totale und pro-gressive, im letzteren eine partielle und mehr oder weniger stationäre. Ob sie bei multipler Sklerose nicht häufig im Grunde eine sekundäre ist, ent-standen nach einer jenem leider so oft als „Hysterie" verkannten Vorstadium angehörenden Neuritis, muß wegen der spärlichen Untersuchungsbefunde aus diesem Vorstadium dahingestellt bleiben.

Selten dem Nervenarzte, häufiger dem Ophthalmologen vorkommend sind die Fälle der sogenannten Neuritis retrobulbaris. Sie sind ophthal-moskopisch gar nicht oder durch eine (sekundäre) Atrophie der Pupille, mittleren Grades, erkennbar, zeigen dagegen die typische Sehstörung eines zentralen Gesichtsfeldausfalles für Farben (Rot und Grün). Die retrobulbäre Neuritis ist meist eine toxische, bzw. toxisch-infektiöse und kommt isoliert, sowie mit einer der gleichen Quelle entstammenden Polyneuritis zusammen vor. Die häufigsten Ursachen sind chronische Alkohol- und chronische Nicotinvergiftung, demnächst die Diphtherie. Auch eine medikamentöse

Neuritis retrobulbaris kommt vor. Nicht selten ist die retrobulbäre Neuritis optica als sehr frühe Prodromalerscheinung der multiplen Sklerose beobachtet worden (Uhthoff u. a.).

Die eigentliche Untersuchung der Sehstörungen bei Nervenleiden
unterliegt in der Hauptsache — der Prüfung der Sehschärfe — dem Augenarzte. Selbstverständlich wird deshalb doch kein Neurologe versäumen, mit
Hilfe der Snellenschen Tafeln, des Fingerzählens in bestimmter Entfernung
usw. eine ungefähre Bestimmung vorzunehmen. Sehr zu empfehlen ist eine
Aufnahme des Gesichtsfeldes, die sich meist leicht bewerkstelligen läßt.
Während man das eine Auge des Kranken verdeckt und ihn mit dem
andern geradeaus einen Punkt fixieren läßt, bringt man in etwa $^1/_2$ bis 1 m
Entfernung weiße oder farbige Papierstückchen in den Bereich des Gesichtsfeldes derart, daß man die Papierstückchen vom äußeren Rande des Gesichtsfeldes (also hinter bzw. über oder neben dem Kopfe des Patienten)
langsam in der Richtung des von dem Kranken fixierten Punktes bis dorthin bewegt und den Kranken angeben läßt, wann er sie zuerst erblickt und
und ob sie etwa auf dem Wege wieder verschwinden (zentrales Skotom!).
Praktischerweise wählt man als Hauptrichtung dieser Bewegungen zuerst
die Hauptmeridiane, oben, unten, außen und innen, dann eventuell noch
je einen dazwischen liegenden Meridian. Alles dies läßt sich sehr viel be-
quemer mit den verschiedenen, teilweise ganz billigen Perimetern besorgen,
bei welchen man die Grade (Breitengrade des ungefähr halbkugligen Gesichtsfeldes) direkt ablesen kann. Man berücksichtige dabei, daß das Gesichtsfeld in den verschiedenen Meridianen normalerweise verschieden ausgedehnt ist (für Weiß nach oben 50 bis 60°, unten 60 bis 70°, außen 90°,
innen 60°, für Farben bedeutend geringer) und daß auch individuelle
Unterschiede vorkommen. Man versäume nie, namentlich bei Benutzung
eines Perimeters, die Befunde in vorgedruckte Gesichtsfeldschemata ein-
zutragen; nur so kann man sich ein genaues Bild des Gesichtsfeldes
machen (Abb. 2).

Gesichtsfeldstörungen kommen vor mit und ohne anderweitige
Sehstörungen und mit und ohne Augenhintergrundveränderungen. Wir
unterscheiden die konzentrische Einengung, das periphere Skotom, das
zentrale Skotom und die Hemianopsie. Die konzentrische Einengung,
eine allseitige Verkleinerung (für Weiß und für Farben gleichzeitig, oder nur
für Farben) des Gesichtsfeldes, sowie der fleckweise Ausfall, das Skotom,
das je nach dem Sitze des Flecks im Gesichtsfelde als zentrales (nahe
dem Fixierpunkte) oder als peripheres bezeichnet wird, finden wir in der
Regel bei Neuritis optica (Papillitis oder Neuritis retrobulbaris) oder bei
Sehnervenatrophie. Bei Einengung ist die Erkrankung der Nerven häufiger
eine diffuse, bei Skotom betrifft sie oft nur einige Faserbündel. Beide
Störungen treffen wir infolgedessen bei Tabes, multipler Sklerose, Polyneuritis,
bei den obengenannten zur Stauungspapille führenden Prozessen, und endlich auch isoliert; die konzentrische Einengung außerdem noch häufig bei
Hysterie.

Seltener ist die Hemianopsie, der Ausfall einer ganzen Gesichtsfeldhälfte. Es handelt sich hierbei fast immer um den Ausfall der äußeren
oder inneren (nicht der oberen oder unteren) Hälfte, und zwar überwiegend
auf beiden Augen zugleich, entsprechend der partiellen Faserkreuzung des
Sehnerven. Man spricht von homogener (bilateraler) Hemianopsie, wenn
die beiden rechten oder die beiden linken Hälften ausfallen, dagegen von

bitemporaler, wenn die beiden äußeren Gesichtsfeldhälften fehlen. Eine binasale Hemianopsie kommt so gut wie nie vor. Die Erkennung der Hemianopsie ist bei der angegebenen Gesichtsfeldprüfung leicht.

Hemianopsie findet sich bei Läsionen des Chiasma und des Tractus opticus, und zwar führt letztere zu homogener, dagegen die Läsion des Chiasma (wenigstens eines mittleren, die Sehnervenfaserkreuzung enthaltenden Stückes) zur bitemporalen Hemianopsie. Chiasmaerkrankungen werden in der Regel durch kleine Tumoren der Hirnbasis hervorgerufen, dagegen kann der Tractus natürlich durch jedes die Gehirnsubstanz schädigende

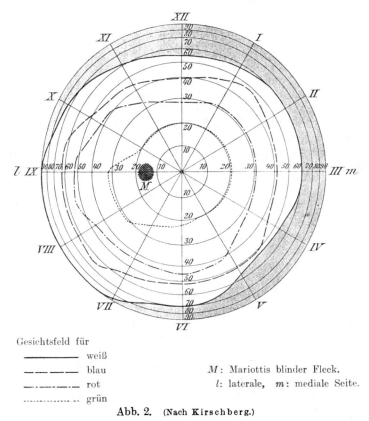

Gesichtsfeld für

————————— weiß

— — — — — blau

—·—·—·—·— rot

················· grün

M: Mariottis blinder Fleck.

l: laterale, m: mediale Seite.

Abb. 2. (Nach Kirschberg.)

Agens erkranken. Besonders wichtig sind die Fälle, wo eine homogene bilaterale Hemianopsie das einzige Zeichen einer Läsion (Blutung, Tumor) des Hinterhauptlappens, in dem das Sehzentrum liegt, darstellt.

Die Hemianopsie kommt meist dem Kranken, im Gegensatz zu der konzentralen Einschränkung, sehr deutlich zum Bewußtsein, zumal sie sich nicht ganz selten mit anderen Störungen, mit konzentrischer Einengung des Gesichtsfeldes, mit Gesichtshalluzinationen usw. kombiniert. Theoretisch müßte außerdem jede dem Tractus opticus angehörende Hemianopsie noch ein objektives Symptom liefern: ein Pupillenreflex auf Lichteinfall dürfte, wenn man nur die „blinde" Hälfte der Retina beleuchtet. nicht zu erzielen sein (hemianopische Pupillenstarre). Diese kommt zwar gelegentlich vor, ist aber technisch oft nicht leicht nachweisbar.

Nicht zu den eigentlichen, organisch bedingten Störungen des Sehorgans gehören die monokulare Diplopie — Doppelsehen auf einem
Auge allein, eine fast nur bei Hysterie vorkommende Abnormität — und
der Exophthalmus, das Hervortreten eines oder beider Augen. Wir
finden diese Erscheinung einseitig bei Tumoren der Orbita oder — durch
Stauung — auch bei Tumoren des Schädelinnern, doppelseitig vor allem
bei Morbus Basedowii. Hier ist die Entstehung des Symptoms noch nicht
völlig geklärt; wahrscheinlich beruht es doch auf einer Schwellung des
retrobulbären Gewebes, wie sie auch sonst — hier und da periodisch — bisweilen vorkommt.

2. Gehör.

So groß die Verwertbarkeit der Augenuntersuchung, so relativ gering
ist merkwürdigerweise bisher der Wert des Ohrenbefundes für die neurologische Diagnostik. Zum Teil liegt dies daran, daß in der Tat die eigentlich nervösen Ohrerkrankungen selten sind, zum Teil auch an der Schwierigkeit der Diagnose dieser Affektionen. Erst in allerneuester Zeit beginnt
man (Wittmaack) auch den Affektionen des inneren Ohres ein größeres
Interesse zuzuwenden.

Drei Symptomgruppen sind für die neurologisch-otiatrische Diagnostik
verwendbar: subjektive Hörstörungen (Schwerhörigkeit, Hyperakusis, Ohrensausen usw.), objektive Veränderungen der Hörfähigkeit (Weberscher und
Rinnescher Versuch), Schwindel, Nystagmus, Gleichgewichtsstörungen.
Alle anderen Hilfsmittel des Ohrenarztes, speziell die ganze Otoskopie, sind
für den Neurologen höchstens indirekt brauchbar, denn die ganze Gruppe
der Störungen des schalleitenden Apparates läßt keine Schlüsse auf ein
Nervenleiden zu, wenn man von Kuriositäten, wie dem gelegentlichen Vorkommen von Trommelfellschlottern durch Atrophie des M. tensor tympani
bei vorgeschrittener Dystrophie, absieht.

Von den subjektiven Hörstörungen ist das Ohrensausen, -klingen
usw. am schwersten zur Lokaldiagnose brauchbar. Es kommt zwar namentlich bei Affektionen des inneren Ohres zustande, diese können aber der
allerverschiedensten Art sein: Arteriosklerose, Neuritis acustica, vorübergehende Störungen meist unbekannter Genese, wie das Ohrensausen der
Chlorotischen, das anfallsweise Klingen bei Menièrescher Krankheit usw.
Hyperakusis (Oxyekoia) findet man bei Facialislähmung (s. o.) und bei
manchen Neurosen, namentlich bei Hysterie. Schwerhörigkeit jedes Grades
kommt bei Erkrankungen des inneren Ohres, den eigentlich „nervösen"
(Labyrinth und Schnecke) ebensogut vor wie bei solchen des schalleitenden
Apparates (Tube, Paukenhöhle, Trommelfell, Gehörgang), und gestattet bei
oberflächlicher Prüfung die Differentialdiagnose dieser beiden Hauptgruppen
nicht. Diese erste Prüfung der Hörfähigkeit wird so gemacht, daß man
den Kranken nach Verschluß des einen Ohres mit Flüsterstimme gesprochene
Worte oder Zahlen oder das Ticken einer Uhr hören läßt und in Metern
(vom Ohr entfernt) die Grenze der Wahrnehmung für jedes Ohr ermittelt.
Eine feinere Prüfung vermitteln der Rinnesche und der Webersche Versuch, die sich beide auf die Kopfknochenleitung beziehen.

a) Rinnes Versuch. Eine tieftönende angestrichene c-Stimmgabel
wird mit dem Stiel auf den Warzenfortsatz des erkrankten Ohres aufgesetzt.
Normalerweise ist, wenn der Schall bei dieser Art der „Knochenleitung"
dem Kranken nicht mehr wahrnehmbar ist, die Wahrnehmung mittels der

„Luftleitung" noch möglich, wenn man nun die Stimmgabel dicht vor das Ohr hält („Rinne positiv"). Dasselbe ist — meist in herabgesetzter Intensität der Wahrnehmung — der Fall, wenn eine vorhandene Schwerhörigkeit nervöser, labyrinthärer Natur ist. Fällt dagegen „Rinne negativ" aus, d. h. ist der Schall vom Knochen aus länger wahrnehmbar als mittels der Luftleitung — was nur bei Schwerhörigkeit vorkommt — so ist diese Schwerhörigkeit auf den schalleitenden Apparat zu beziehen.

b) Webers Versuch. Eine Stimmgabel wird angestrichen und auf die Mitte des Kopfes (Stirn, Occiput) aufgesetzt. Normalerweise wird nun der Ton auf beiden Ohren gleich stark gehört. 1st bei einer einseitigen Hörstörung (nur hier ist der Versuch brauchbar) der Ton auf dem besser hörenden Ohre deutlicher wahrnehmbar, so liegt die Störung im perzipierenden (nervösen) Apparat des anderen, schlechter hörenden Ohres. Lokalisiert der Kranke aber den Ton in das schlechter hörende Ohr, so liegt die Störung auf diesem, dem kranken, im Schalleitungapparat.

Bemerkt sei noch, daß bei Erkrankungen des inneren Ohres in der Regel die Hörschärfe namentlich für die höheren Töne herabgesetzt ist.

Gleichgewichtsstörungen, Nystagmus und Schwindel sind, sofern sie vom Ohre ausgehen, wohl immer auf das innere Ohr, den nervösen Apparat zu beziehen (auch indirekt bei Erkrankungen der Paukenhöhle). Erstere treten spontan namentlich bei den eigentümlichen Anfällen auf, die man früher als Charakteristikum des Sammelbegriffs: „Menièresche Krankheit" auffaßte, und sind außerdem in pathologischen Fällen leicht hervorzurufen (Galvanisation mit schwachen Strömen). Schwindelgefühl („Ohrschwindel"), sowohl anfallsweise als kontiniuerlich vorkommend, fehlt selten bei Erkrankung des inneren Ohres. Ein echter Nystagmus wird in der Regel bei Labyrinthaffektionen durch Drehung der Körperachse hervorgerufen. Nach den neuesten Anschauungen gestatten diese Symptome auch eine Differentialdiagnose zwischen Erkrankung des N. vestibularis, bzw. des Labyrinthes und des N. cochlearis bzw. der Schnecke und des Cortischen Organs: dem N. vestibularis gehören Gleichgewichtsstörung und Schwindelgefühl, dem Cochlearis die nervöse Hörstörung sensu strictiori an.

„Nervöse" Gehörstörungen kommen vor bei Schädelbasisbrüchen, Tumoren der Basis, bei Arteriosklerose, bei der als „Otosklerose" bezeichneten Altersveränderung, bei multipler Sklerose, bei Tabes dorsalis (als echte, der Opticusatrophie vergleichbare Nervendegeneration), bei isolierter oder mit Polyneuritis komplizierter Neuritis (Frankl-Hochwart), Hysterie, Neurasthenie und namentlich bei traumatischer Neurasthenie (die beliebte Annahme der „Labyrintherschütterung").

3. Geruch und Geschmack.

Der Geruchsinn besitzt die geringste neurologische Verwertbarkeit, trotz seiner so häufigen Störungen im täglichen Leben; diese beruhen eben meist auf Katarrhen der Schleimhaut, nicht auf Erkrankung der Riechnerven selbst. Vor allem muß man also bei neurologischer Untersuchung feststellen, ob die Nasengänge wegsam, und ob kein Katarrh vorhanden ist. Ist beides in Ordnung, so prüft man die Riechschärfe durch vorgehaltene Riechstoffe (natürlich für jede Nasenhälfte gesondert) von denen man natürlich diejenigen vermeidet, welche die sensiblen Endorgane des Trigeminus reizen (Ammoniak). Ich benutze in der Regel Asa

foetida, Baldriantinktur, Nelkenöl und Rosenöl (oder Eau de Cologne). Eine
Abstufung der Riechschärfe für die verschieden Gerüche ist um so weniger
möglich, als ja die Feinheit des Geruches, die ,,gute Nase'' schon normalerweise außerordentlich schwankt und bei vielen Gesunden ungemein dürftig
entwickelt ist. Die genannten Riechstoffe sollen in der Regel erkannt
werden.

Bei Hysterie kommen Hyperosmie (Überempfindlichkeit) und Anosmie (Unempfindlichkeit für Geruchseindrücke) vor. Bei Tumoren der
Basis cranii, des Siebbeins usw. finden wir bisweilen einseitige Herabsetzung
der Riechfähigkeit, ebenso bei Meningitiden und Frakturen.

Etwas brauchbarer ist die Prüfung des Geschmackes. Vorbedingung
ist allerdings, daß der Geruchssinn nicht gleichzeitig gestört ist (Schnupfen).
Wir nehmen die Prüfung folgendermaßen vor. Mit einem Glasstäbchen
bringen wir nacheinander je einen Tropfen der die vier Hauptgeschmacks-
qualitäten süß, sauer, salzig, bitter vertretenden Lösungen — Zucker, Essig,
Kochsalz, Chinin in Lösung — auf die herausgestreckte Zunge, und zwar
    a) auf die vordere Zungenhälfte, rechts und links gesondert,
    b) auf die hintere Zungenhälfte, rechts und links gesondert.

Nach jeder aufgetropften Lösung wartet man einige Sekunden, wischt
dann mit einem trocknen Tuche die Stelle energisch ab, läßt den Kranken
die Zunge zurückziehen und den betreffenden Geschmack angeben. Wir
verfahren aus folgenden Gründen so. Die vordere Zungenhälfte unterliegt
hinsichtlich des Geschmackes der Herrschaft der Chorda tympani bzw. des
N. lingualis, die hintere und der Gaumen der des N. glossopharyngeus.
Daher die gesonderte Untersuchung. Das Zurückziehen der Zunge geschieht,
weil viele Menschen auf der herausgestreckten Zunge keine Geschmacksempfindung haben. Im allgemeinen wird Sauer besser auf der Zungenspitze,
Bitter besser auf der hinteren Zungenhälfte erkannt.

Geschmacksstörungen werden diagnostisch wichtig fast nur bei Erkrankungen des N. facialis zur schärferen Lokalisation (Chorda tympani!),
allenfalls auch bei Störungen im N. trigeminus III. Die an sich seltenen
Erkrankungen des Glossopharyngeus kommen nur ausnahmsweise in Betracht. Paralyse und Neurasthenie (namentlich depressive Formen derselben) gehen nicht selten mit Geschmacksstörungen einher, die dann aber
die ganze Zunge zu betreffen pflegen.

4. Störungen der Stimme und der Sprache.

Diese ins Bereich der Hirnnerven, wenn auch nicht der eigentlichen
Sinnesnerven gehörenden Vorgänge mögen kurz an dieser Stelle abgehandelt
werden.

Störungen der Stimme kommen hauptsächlich in zwei Formen vor:
als Stimmlosigkeit (Aphonie) und als Heiserkeit; selten sind abnorm
hohe Stimmlagen (Piepstimme) u. dgl., die fast nur bei Hysterie vorkommen. Auch die Aphonie ist in der großen Mehrzahl ihrer dem Neurologen vorkommenden Fälle hysterischen, bzw. psychogenen Ursprungs,
aber selbst der an anderen Stigmaten usw. geführte Beweis hiervon darf
den Untersucher nicht, wie es bisweilen geschieht, zur Unterlassung der
laryngoskopischen Untersuchung bringen. Denn wenn es auch wohl häufiger
vorkommt, daß eine hysterische Aphonie wochenlang als chronische Laryn-
gitis behandelt wird, so ist doch bisweilen schon ein an Katarrhen leiden-

der Patient als Hysteriker gebrandmarkt worden — die schlimmere Eventualität! Die laryngoskopische Untersuchung muß daher dem Nervenarzt vertraut sein wie die Ophthalmoskopie. Die Technik und die Einzelheiten der laryngoskopischen Befunde gehören nicht hierher, doch sind die eingangs erwähnten Beschwerden (Aphonie, Heiserkeit) fast stets die Folgen einer Läsion des N. laryngeus inf. (recurrens), die je nach ihrer Schwere sehr verschiedene laryngoskopische Bilder bietet! Von diesen seien die drei hauptsächlichsten erwähnt.

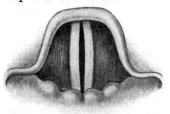

Abb. 3. Beiderseitige Posticuslähmung im Moment der Inspiration.

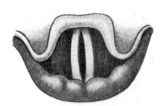

Abb. 4. Lähmung beider N. Thyreoarytaenoidei interni.

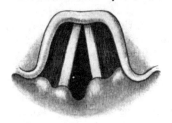

Abb. 5. Linksseitige Recurrenslähmung (Inspirationsstellung).

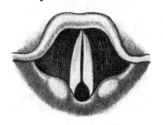

Abb. 6. Arytaenoideuslähmung.

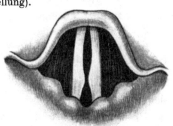

Abb. 7. Beiderseitige Lähmung der Thyreoarytaenoidei mit gleichzeitiger Arytaenoideusparese.
(Abb. 3—7 nach Ziemssen.)

1. Totale Recurrenslähmung läßt das betreffende Stimmband (bzw. bei doppelseitiger Lähmung beide Stimmbänder) bei Phonation und Inspiration in der gleichen unbeweglichen, in der Mitte zwischen Ad- und Abduktion befindlichen Stellung verharren (Kadaverstellung).

2. Bei der sog. Internuslähmung (Lähmung des Thyreo-arytaenoidei interni) schließen sich die Stimmbänder bei der Phonation nicht völlig, sondern lassen einen ovalen Spalt frei; sie bleiben schlaff, und es tritt infolgedessen Heiserkeit auf.

3. Bei der sog. Posticuslähmung (Lähmung des Crico-arytaenoidei postici) ist die Phonation in der Regel normal, aber meist tritt inspiratorische Dyspnoe ein, da die genannten Muskeln Erweiterer der Glottis sind und daher bei ihrem Ausfall die Stimmbänder einander pathologisch genähert, angesaugt werden. Bei einseitiger Lähmung entsteht nur inspiratorischer Stridor; doppelseitige Posticusparese kann besonders bei Anstrengungen und dadurch forciertem Atmen zu schwerer Dyspnoe führen (Abb. 3—7).

Alle diese Zustände — es gibt noch eine Anzahl seltenerer Kehlkopfparesen, die hier nicht alle erörtert werden können — finden sich bei Recurrens- bzw. Vagusaffektionen, die, häufiger peripher als zentral lokalisiert, durch Tumoren, Verletzungen, Aneurysmen der Aorta u. a. m. hervorgerufen werden können. Die Hysterie kann jedes dieser Bilder nachahmen, so daß eine hysterische von einer organisch bedingten (nervösen) Aphonie schwer zu unterscheiden sein kann. Organische Recurrenslähmungen sind häufiger einseitig, hysterische gewöhnlich doppelseitig; man beachte aber, daß auch bei chronischen Katarrhen leichte Paresen der genannten Art vorkommen können.

Von den Sprachstörungen gehört die wichtigste Gruppe, der aphonische Symptomenkomplex, in ein Spezialkapitel (vgl. im speziellen Teil). Uns beschäftigen hier nur die Störungen der Artikulation (,,Sprechstörung", Schuster), die gewöhnlich als ,,Anarthrie" bzw. ,,Dysarthrie" bezeichnet werden. Es handelt sich hierbei ausschließlich um Innervationsstörungen der zum Sprechen notwendigen Muskeln (Lippen, Zunge, Gaumensegel, auch Kehlkopf und Atmung) bzw. der sie versorgenden Nerven (Facialis, Hypoglossus, Vago-Accesorius, Phrenicus), und man kann für viele dysarthrische Störungen direkt die Gruppe der ausgefallenen Muskeln beim Sprechakt erkennen. Bei einer Beteiligung aller Zungen-, Gaumen- und Lippenmuskeln kommt nur noch ein unverständliches Lallen, die völlige Anarthrie zustande, wie wir sie bei Bulbärparalyse im Endstadium zu finden pflegen. Diese Erkrankung zeigt aber meist eine allmählich in Gruppen zunehmende Beteiligung der einzelnen Muskeln, und auch diese lassen sich gut voneinander trennen. Bei Zungenlähmung werden i und e, ferner d, l, r, s, t undeutlich gesprochen; Lähmung der Lippenmuskeln macht die Aussprache von u, o, b, f, p, w schwer oder unmöglich. Gaumensegellähmung macht die Sprache nasal (durch Entweichen eines Teils der Exspirationsluft durch die Nase bei der Phonation), und einzelne Buchstaben (g, k, ch) werden gleichfalls undeutlich.

Eine andere Störung liegt dem Stottern zugrunde. Hier handelt es sich um einen teils tonischen, teils klonischen Krampf in den beim Sprechakt beteiligten Muskeln, und zwar sind es nicht nur Lippen und Zunge, sondern auch die Atemmuskeln, die bisweilen miterkranken. Häufig ist es nicht die krampfhafte Anspannung einer bestimmten Muskelgruppe, die den Kranken nicht über das Hindernis des Anfangsbuchstabens (um den es sich am häufigsten handelt) wegkommen läßt, sondern die gleichzeitige Anspannung von verschiedenen, teilweise antagonistisch wirkenden Muskeln. Im Gegensatz zur Anarthrie ist das Stottern als funktionelle Neurose aufzufassen und fast nie organisch bedingt.

Als Skandieren bezeichnen wir eine Sprachstörung, bei welcher die einzelnen Silben sich langsam, taktmäßig, mit deutlichen Zwischenräumen folgen. Es ist (mit seltenen Ausnahmen bei Hysterie) eine organisch bedingte zentrale Innervationsstörung, die für die multiple Sklerose charakteristisch und mit der bei dieser Krankheit vorkommenden spastischen Starre der Extremitätenmuskeln zu parallelisieren ist.

Eine Mischung von Anarthrie auf motorischer und auf psychischer Basis stellt das Silbenstolpern der Paralytiker dar. Beim Aussprechen langer Worte — als besonders beliebt für die Prüfung nennen wir „Dritte reitende Artilleriebrigade", „Dampfschiffahrtsgesellschaftsdirektor" — werden die ersten Silben richtig, die folgenden stolpernd, verstümmelt ausgesprochen oder teilweise weggelassen. Offenbar spielt hierbei außer der reinen Artikulationsstörung noch ein Vergessen einzelner Silben während des Sprechaktes oder ein Nichtverstehen des Wortes mit. Häufig bemerkt der Paralytiker seine Sprachstörung nicht, im Gegensatz zu den sonst an Dysarthrie erkrankten Personen, denen ihr Defekt meist sehr deutlich zum Bewußtsein kommt.

Außer den bereits erwähnten Krankheitsformen finden wir Anarthrie bzw. Dysarthrie natürlich auch bei peripheren Nervenleiden (Hypoglossus), bisweilen angeboren, und häufig bei Großhirnrindenerkrankungen jeder Art (Tumoren, Apoplexien), bei diesen gar nicht selten neben einer echten Aphasie, was bei der Prüfung namentlich frischer Apoplexien nicht übersehen werden darf.

Die totale Unfähigkeit zu sprechen, der Mutismus, kommt, außer angeboren, fast nur bei Hysterie vor und wird bei diesem Kapitel abgehandelt werden.

5. Die Störungen im Bereiche der übrigen Hirnnerven

gehören zum kleineren Teile hierher, indem die motorischen Nerven (Facialis, Trigeminus III, Accessorius, Hypoglossus) bei der Besprechung der Motilität, der sensible Trigeminus bei der Besprechung der Sensibilitätsprüfung, mit deren Symptomen sich die Erkrankungsformen im wesentlichen decken, Erwähnung finden werden. Doch empfehlen wir dem systematisch untersuchenden Arzte, stets die Untersuchung sämtlicher Hirnnerven der des peripheren Nervensystems vorauszuschicken. Erwähnen wollen wir hier nur noch die Gaumensegelstörungen und den einen komplizierten Mechanismus darstellenden Schlingakt.

Das Gaumensegel (haupsächlich innerviert von der Vago-Accessorius-Gruppe) ist beteiligt beim Sprechen, Schlucken (und bei der Öffnung der Tuba Eust.). Diesem entsprechen die Symptome seiner Störung: 1. Bei der Phonation (man läßt den Kranken ein a intonieren) wird die erkrankte Gaumensegelhälfte nicht gehoben, sie hängt schlaff herab, das Gaumensegel und die Uvula stehen schief nach der gesunden Seite hin (die Uvula steht auch beim Gesunden nicht immer völlig gerade). 2. Beim Schlucken geraten Speisen (besonders flüssige) durch ungenügenden Abschluß des Pharynx in die Nase. 3. Bisweilen leichte Hörstörung. — Die Gaumensegellähmungen finden sich am häufigsten bei Polyneuritis (Diphtherie!), demnächst bei zentralen Affektionen (Bulbärparalyse).

Beim Schlingakt beteiligen sich die Muskeln der Lippen, Zunge, des Gaumens, Rachens und Oesophagus. Dementsprechend sehen wir verschiedene Schlingstörungen auftreten, je nachdem nur eine dieser Gruppen beteiligt ist. Bei Schwäche der Lippen fließt Flüssigkeit aus dem Munde wieder heraus, bei Schwäche der Zunge kann sie nicht in den Pharynx befördert werden, oder die Speisen bleiben in den Höhlungen der Wangen stecken.

Da das ganze Schlucken von Flüssigkeiten durch den Druck der Zunge
gegen den harten Gaumen bewirkt wird, so können Kranke mit Zungenlähmung oft überhaupt keine flüssige Nahrung zu sich nehmen, Gaumensegellähmung läßt, wie gesagt, einen Teil der Speisen in die Nase über-
treten. Eine Lähmung der Muskeln des Pharynx und Oesophagus endlich
bewirkt nur eine Schlingstörung für feste Speisen, die in solchem Falle nur
sehr mühsam hinuntergedrückt werden bzw. von selbst hinabsinken. Einseitige Schlinglähmung macht fast die gleichen Störungen, außerdem bewirkt
diese wie die meisten anderen Schlingstörungen noch ein „Sich Verschlucken",
das durch den Eintritt eines Teiles der Speisen in den Kehlkopf und dessen
reflektorische Reaktion bedingt ist.

Schlingstörungen finden wir gleichfalls am häufigsten bei Polyneuritis
toxischer und infektiöser Art, demnächst bei zentralen Nervenleiden (Bulbärparalyse usw.).

Andere Symptome der Glossopharyngeus-Vagus-Gruppe werden bei der
Besprechung der Neuritis der Hirnnerven im speziellen Teil Erwähnung
finden.

Vorgreifend sei schon hier bemerkt, daß elektrische Veränderungen an den Hirnnerven mit Sicherheit nur am Facialis, Trigeminus III,
Accessorius, Hypoglossus und dem Gaumensegel nachgewiesen werden können.

C. Motilität.

Die Beschaffenheit und Tätigkeit der Muskulatur stellt die erste der
drei Hauptgruppen bei der Untersuchung des Nervensystems (speziell des
peripheren) dar.

Die Inspektion kann an der Muskulatur vor allem drei Dinge unterscheiden: Hypertrophie, Atrophie und — bis zu einem gewissen Grade —
den Tonus der Muskeln. Um sich über Hypertrophie oder Atrophie, speziell
über die pathologischen Grade beider, zu vergewissern, braucht man natürlich eine genaue Kenntnis der normalen Körperformen, bzw. der normalen
(oder noch normalen) Muskelformen. Nun gibt es ja kaum ein Körper-
gewebe, das durch Übung oder Mangel an Übung, auch durch entkräftende
Krankheiten usw. größere Veränderungen durchmacht als die Muskulatur.
Die Muskelwülste des Preisringers können mit den pseudohypertrophischen
Muskeln des an Dystrophie Erkrankten die größte äußere Ähnlichkeit haben,
und einen Kranken mit immobilisierten Gelenken kann man beim Aspekt
hinsichtlich des Aussehens seiner Muskeln sehr wohl für einen Fall von
schwerer Polyneuritis halten. Etwas besser brauchbar ist auch ein weniger
geübtes Auge, wo es sich um die Erkennung von Differenzen der Muskulatur
zwischen rechts und links, zwischen peripheren und zentralen Abschnitten
handelt. Aber auch hier darf nicht das Auge allein entscheiden, obwohl es
geringe Differenzen zweifellos am feinsten erkennt. Es muß daneben eine
genaue Messung angewandt werden, die, was die Muskulatur allein betrifft,
gewöhnlich nur als Umfangmessung an den Extremitäten Verwendung findet.
Zur Messung müssen natürlich genau symmetrische Punkte (abgemessen in
Zentimetern der Entfernung von fixen Knochenpunkten) gewählt, und es
muß ferner berücksichtigt werden, daß bei Rechtshändern der rechte Arm und
das rechte Bein etwa 1—2 cm mehr Umfang haben als die entsprechenden
Extremitäten der linken Seite. — Dem Auge des Geübten sind natürlich
auch symmetrische Atrophien, namentlich auch an den Extremitäten (Händen)

oft leicht erkennbar, doch bedarf man zur sicheren Feststellung auch dieser Veränderungen noch einer genauen Motilitäts- und elektrischen Prüfung. — Über den Muskeltonus s. weiter unten.

Die Palpation der Muskeln bietet, abgesehen von der seltenen Feststellbarkeit knotiger Verdickungen (Geschwulst, Pseudohypertrophie) oder einer allgemeinen Erweichung der Muskelsubstanz keine besonderen Aufschlüsse.

Um so wichtiger ist die Prüfung der Motilität. Um diese zu beherrschen, bedarf man natürlich einer genauen Kenntnis der Wirkung der einzelnen Muskeln, die hier, soweit sie der Prüfung der aktiven Bewegungen zugänglich ist, kurz rekapituliert sein soll. (Ich folge im wesentlichen der Strümpellschen Einteilung.)

1. Mimische Muskulatur (Nervus facialis).
   M. frontalis.
   Funktion: Runzelt die Stirn in Querfalten.
   Prüfung: Stark nach oben sehen! Augenbrauen hinaufziehen!
   Ausfall bei Lähmung: Bei genannter Aufforderung Ausbleiben der Faltung auf der kranken Seite.
   M. occipitalis. An der Faltung von Stirn und Kopfhaut beteiligt.
   Verhalten und Prüfung wie vor.
   M. corrugator supercilii.
   Funktion: Runzelt die Stirn in Längsfalten.
   Prüfung: Stirnrunzeln!
   Ausfall bei Lähmung: Bei einseitiger Lähmung ein oft wenig deutliches Fehlen der Faltung bei der Prüfung.
   M. orbicularis oculi.
   Funktion: Augenschluß.
   Prüfung: Augen fest schließen!
   Ausfall bei Lähmung: Lidspalte kann nicht völlig geschlossen werden. Lagophthalmus.
   M. compressor nasi, levator alae nasi, zygomaticus, risorius, levator labii sup.
   Funktion: Heben der Nasenflügel und der Mundwinkel.
   Prüfung: Naserümpfen!
   Ausfall bei Lähmung: Entsprechend; vor allem Wegfall der Nasolabialfalte.
   M. orbicularis oris.
   Funktion: Spitzen des Mundes, Pfeifen.
   Prüfung: Entsprechende Aufforderung.
   Ausfall bei Lähmung: Mehr oder weniger vollständige Bewegungsunfähigkeit der Lippen.
   Atrophie der mimischen Muskeln führt zum Einsinken der betr. Gesichtspartie.
2. Kaumuskulatur.
   Mm. masseter u. temporalis (N. Trigeminus III).
   Funktion: Kaubewegung.
   Prüfung: Zähne fest aufeinander beißen!
   Ausfall bei Lähmung: Fühlbare Lücke an Stelle der beiden Muskeln auf der erkrankten Seite. Besonders deutlich bei gleichzeitiger Atrophie.
3. Gaumensegelbewegung, Schluckakt: S. oben unter „übrige Hirnnerven".
4. Zungenmuskeln (N. hypoglossus).
   Funktion: Sämtliche selbständige Zungenbewegungen.
   Prüfung: Zunge herausstrecken, nach rechts, links bewegen nach oben (und unten) rollen!
   Ausfall bei Lähmung: Bei einseitiger Lähmung weicht die hervorgestreckte Zunge mit der Spitze nach der gelähmten Seite ab (infolge der eigentümlichen radiären Ausbreitung der M. genioglossus). Die Zungenbewegungen sind alle mehr oder weniger behindert, doch ist die isolierte Prüfung der übrigen Zungenmuskeln (M. lingualis, M. transversus linguae) ohne erhebliche Bedeutung. Bei doppelseitiger Lähmung (Bulbärparalyse usw.) bleibt die Zunge bewegungslos auf dem Boden der Mundhöhle liegen. Atrophie der

Zungenmuskulatur führt zu dem ganz charakteristischen Bilde der gerunzelten Zunge, die halb- oder beiderseitig Querfalten, unregelmäßige Erhebungen und Täler aufweist und sich abnorm weich anfühlt.

5. M. sterno-cleido-mastoideus (N. accessorius).
Funktion: Drehung und teilweise Vorwärtsbewegung des Kopfes.
Prüfung: Kinn fest auf die untergelegte Faust des Untersuchers drücken!
Ausfall bei Lähmung: Der Kopf wird unvollkommen gedreht und schief nach vorn gebeugt (Kinn weicht nach der gelähmten Seite ab). Bei der erwähnten Prüfung springt der charakteristische Strang des Muskels nur auf der gesunden Seite hervor.

6. Rückenmuskeln.
Mm. splenii, biventer, recti capitis postici (Cervicalnerven 1—4).
Funktion: Rückwärtsbewegung des Kopfes und der Halswirbel.
Prüfung: Kopf gegen die angestemmte Hand des Untersuchers nach hinten über legen!
Ausfall bei Lähmung: Schiefe und unvollkommene Ausführung dieser Bewegung.

7. Mm. sacrolumbalis, M. longissimus dorsi, M. spinalis dorsi (Spinalnerven).
Funktion: Streckung der Wirbelsäule.
Prüfung: Aufrichten aus gebückter Stellung gegen die Widerstand leistende Hand des Untersuchers, ohne Zuhilfenahme der Hände! (Vgl. aber bei 34.)
Ausfall bei Lähmung: Behinderung oder Unmöglichkeit des Aufrichtens bei genannter Prüfung. Bei einseitiger Lähmung: dorsolumbale Skoliose (oft mit Lordose) mit Konvexität nach der gelähmten Seite. Bei doppelseitiger Lähmung: im Stehen starke lumbale Lordose (Gang der Dystrophiker!), im Sitzen oft (nicht immer) Kyphose.

8. Bauchmuskeln (recti, obliqui, transversus abdom.; Dorsalnerven vom 8. an).
Funktion: Bauchpresse; Aufrichten des Körpers aus Rückenlage, Beugung der Wirbelsäule nach vorn.
Prüfung: Pressen wie zum Stuhlgang! Aufrichten aus Rückenlage ohne Hilfe der Hände!
Ausfall bei Lähmung: Unmöglichkeit des erwähnten Aufrichtens. Erschwerung der Stuhl- und Urinentleerung. Lumbale Lordose, Hängebauch. Bei einseitiger Lähmung bisweilen Verziehung von Linea alba und Nabel nach der gesunden Seite.

9. M. quadratus lumborum (Plexus cruralis).
Funktion: Seitwärtsbewegung der Wirbelsäule.
Prüfung: Entsprechend der Funktion.
Ausfall bei Lähmung: Entsprechend, gewöhnlich unerheblich.

10. Diaphragma (N. phrenicus von cervic. 4).
Funktion: Verlängerung des Thoraxraumes bei der Inspiration.
Prüfung: Tief inspirieren!
Ausfall bei Lähmung: Fehlen der epigastr. Vorwölbung, des Tiefertretens der Baucheingeweide und des Zwerchfellphänomens (sichtbarer herabsteigender Schatten bei seitlicher Beleuchtung) bei der Inspiration; Dyspnoe.

11. Schultergürtel- und Armmuskeln.
M. Cucullaris s. Trapezius (N. accessorius),
Funktion: Hebt das Schulterblatt und nähert es der Mittellinie.
Prüfung: Schultern heraufziehen (,,Achseln zucken'')!
Ausfall bei Lähmung: Da nicht selten nur eine der drei Portionen des Muskels gelähmt ist, kann das Bild ein verschiedenes sein. Das Charakteristikum der Cucullarislähmung, die Beschränkung der Schulterhebung, gehört eigentlich der mittleren Portion allein an, während die oberste (klavikulare) nur bei fixierter Schulter den Kopf etwas nach hinten zieht und die unterste die Schulter der Wirbelsäule nähert. Das typische Bild der kompletten Lähmung des Muskels ist: Tiefstand des Akromion, Herabsinken der Schulter (und des Armes) nach vorn unten, mehr oder weniger ausgesprochene Horizontalstellung des Schlüsselbeins und Entfernung der Scapula von der Wirbelsäule. Die meist vorhandene Atrophie des Muskels führt zu einer Abflachung der Schulter-Nackenlinie und einem deutlicheren Hervortreten der Konturen der Scapula (vor allem der Spina). Die erwähnte Stellung des Schulterblattes wird als ,,Schaukelstellung bezeichnet.

12. **M. Levator anguli scapulae** (1.—3. Cervicalis).
   Funktion: Hebt den inneren oberen Winkel der Scapula.
   Prüfung: Schulter heben! (Meist bei erhaltenem Cucullaris nicht gut erkennbar); ersetzt teilweise bei gelähmten Cucullaris dessen Wirkung.
   Ausfall bei Lähmung: Gering (sofern sie isoliert ist). Bei Kombination mit Cucullarislähmung: Unmöglichkeit der Hebung der Scapula.

13. **Mm. Rhomboidei** (4.—5. Cervicalis),
   Funktion: Nähern die Scapula der Wirbelsäule (besonders den unteren Winkel).
   Prüfung: Schultern hinten zusammennehmen!
   Ausfall bei Lähmung: Abstehen des inneren Schulterblattrandes vom Thorax (deutlich fast nur bei gleichzeitiger Cucullarislähmung).

14. **M. serratus anticus major** (N. thoracicus longus, vom Cervicalis 5).
   Funktion: Dreht die Scapula um die Sagittalachse und fixiert sie bei vertikal erhobenem Oberarm, dient überhaupt mit zur Fixation der Scapula am Thorax auch in der Ruhelage.
   Prüfung: Arm über die Horizontale heben! Arm vorwärts gegen einen Widerstand drücken (stoßen)!
   Ausfall bei Lähmung: In der Ruhe häufig eine Schiefstellung der inneren Kante der Scapula, die sich unten der Wirbelsäule nähert und dabei etwas vom Thorax abhebt. Der Arm kann wegen der mangelnden Fixation der Scapula nicht mehr über die Horizontale erhoben werden. Beim Vorwärtsstoßen des Armes rückt der innere Scapularrand flügelförmig vom Thorax ab: „Flügelschulter". Die meist gleichzeitig bestehende Atrophie läßt die Flügelstellung deutlicher werden und das Fehlen der sonst gut sichtbaren Serratuszacken an der seitlichen Thoraxwand erkennen.

15. **M. deltoideus** (N. axillaris).
   Funktion: Hebt den Arm bis etwas über die Horizontale.
   Prüfung: Arm bis zur Horizontale heben (ev. gegen Widerstand)!
   Ausfall bei Lähmung: Der Arm kann nicht gehoben werden. Die gleichzeitig meist bestehende Atrophie charakterisiert sich durch Wegfall der Schulterwölbung und Hervortreten von Akromion und Caput humeri.

16. **M. pectoralis major und minor** (N. thoracici ant. vom Cervicalis 5 und 6).
   Funktion: Ziehen den Arm an den Thorax heran.
   Prüfung: Die vorwärts ausgestreckten Arme gegen einen Widerstand (Hände des Untersuchers) zusammenpressen!
   Ausfall bei Lähmung: Meist nur Schwäche in der genannten Adduktionsbewegung, da Deltoideus und teres major teilweise Ersatz liefern. Bei starker Atrophie können die oberen Rippen deutlich hervortreten.

17. **M. latissimus dorsi** (N. subscapularis vom Cervicalis 5 und 6).
   Funktion: Zieht den Oberarm nach hinten und unten.
   Prüfung: Mit horizontal erhobenem Oberarm die untergelegte Hand des Untersuchers nach unten hinten drücken!
   Ausfall bei Lähmung: Kraftlosigkeit bei der genannten Prüfung.

18. **Mm. supraspinatus, infraspinatus, teres minor** (N. suprascapularis).
   Funktion: Rollen den Arm nach außen.
   Prüfung: Den ausgestreckten Arm nach außen rollen (gegen Widerstand)!
   Ausfall bei Lähmung: Kraftlosigkeit der genannten Bewegung. Manchmal Schreibstörung. Die häufige gleichzeitige Atrophie ist an der Abflachung der hinteren Schulterblattwölbung zu erkennen.

19. **M. subscapularis, teres major** (N. subscapularis).
   Funktion: Rollen den Arm nach innen.
   Prüfung: Den ausgestreckten Arm nach innen rollen (gegen Widerstand)!
   Ausfall bei Lähmung: Kraftlosigkeit der genannten Bewegung.

20. **Mm. biceps, brachialis internus** (N. musculocutaneus).
   Funktion: Beugung des Unterarms gegen den Oberarm ohne nennenswerte Drehung des Unterarms (leichte Supination).
   Prüfung: Beugt den Unterarm in supinierter Stellung (gegen Widerstand).
   Ausfall bei Lähmung: Unmöglichkeit der Beugung in dieser Stellung, es tritt dann sofort eine Pronation des Vorderarmes ein. Atrophie dieser Muskeln ist durch den Wegfall der Bicepswölbung leicht erkennbar, der Umfang des Oberarmes nimmt merkllch ab.

21. **M. supinator longus** (N. radialis).
   Funktion: Beugt den Unterarm gegen den Oberarm in halb pronierter Stellung (die Mittelstellung zwischen Pronation und Supination).
   Prüfung: Unterarm gegen Widerstand beugen bei halb pronierter Hand (Handflächen nach innen stehend).
   Ausfall bei Lähmung: Beim Versuch der Beugung wird die Hand sofort supiniert. Atrophie leicht erkennbar an einer auffallenden Lücke der Muskulatur an der radialen Seite der Ellenbogenbeuge.

22. **M. triceps** (N. radialis).
   Funktion: Streckt den Vorderarm.
   Prüfung: Den gebeugten Arm gegen Widerstand strecken!
   Ausfall bei Lähmung: Unmöglichkeit genannter Bewegung bei Widerstand.

23. **Mm. extensores carpi** (rad. et uln., N. radialis).
   Funktion: Streckt (bzw. überstreckt) die Hand gegen den Vorderarm.
   Prüfung: Hand gegen Widerstand (am Metacarpus) strecken!
   Ausfall bei Lähmung: Unmöglichkeit genannter Bewegung; Hand hängt bei ausgestrecktem, proniertem Unterarm schlaff herab.

24. **Mm. ext. digit. comm., indicator, ext. digiti V** (N. radialis).
   Funktion: Strecken die Grundphalangen des 2.—5. Fingers.
   Prüfung: Streckung der Finger gegen Widerstand (an den Grundphalangen).
   Ausfall bei Lähmung: Unmöglichkeit genannter Bewegung. — Die Atrophie aller unter 23 und 24 genannten Muskeln bewirkt eine gewöhnlich mäßige Abmagerung der Dorsalseite des Unterarmes.

25. **Mm. interossei ext. et int., Mm. lumbricales** (N. ulnaris, auch Medianus).
   Funktion: Diese Muskelgruppen spreizen und adduzieren die Finger (nur die Interossei), beugen gleichzeitig die Grundphalangen und strecken die Endphalangen der Finger.
   Prüfung: Die gestreckten Finger gegen Widerstand (am besten gegen die wie beim „Händefalten" dazwischengelegten Finger des Untersuchers) spreizen und zusammenpressen! Finger gegen Widerstand (an den Grundphalangen) beugen und gegen Widerstand (an den Endphalangen) strecken!
   Ausfall bei Lähmung: Unmöglichkeit der genannten Bewegungen, vor allem Unmöglichkeit des Festhaltens dünner Gegenstände (Nadel, Münzen) zwischen den Fingern. Abweichen des 4. und 5. Fingers in Ruhestellung nach der Ulnarseite. Händedruck ohne erhebliche Kraft. Atrophie sehr typisch durch das Einsinken der Spatia interossea und durch die infolge des Überwiegens der Antagonisten (der langen Strecker und Beuger) eintretende Hyperextension der Grundphalangen bei gleichzeitiger Flexion der Endphalangen. Abmagerung der Hohlhand. Der als „Krallenhand" oder „Klauenhand" bezeichnete Handtypus (Ulnarislähmung)!

26. **M. palmaris, Mm. flexores carpi** (rad. et uln., N. medianus u. N. ulnaris).
   Funktion: Flexion der Hand gegen den Unterarm.
   Prüfung: Hand gegen Widerstand (am Metacarpus) beugen!
   Ausfall bei Lähmung: Meist gering; Schwäche der genannten Bewegung.

27. **Mm. flexores digit. long. subl. et profund.** (N. medianus).
   Funktion: Beugung der Mittel- (sublimis) und Endphalangen (profundus).
   Prüfung: Händedruck (unter Mitwirkung der Lumbricales und Interossei); ev. isolierte Prüfung des profundus: Einhängen der Fingerspitzen in die Fingerspitzen der umgedrehten Hand des Untersuchers („hackeln").
   Ausfall bei Lähmung: Schwäche des Händedruckes. Zu beachten ist, daß gleichzeitige Schwäche der Extensores carpi auch schwachen Händedruck vortäuscht, da bei herabhängender Hand die genannten Flexoren nicht wirken können. Die Prüfung darf daher bei gleichzeitiger Radiulislähmung nur bei passiv fixiertem Handgelenk vorgenommen werden. — Atrophie von 26 und 27 zusammen macht Abmagerung des Vorderarmes (gewöhnlich mäßig).

28. **M. flexor brevis et abductor digiti minimi** (N. ulnaris).
   Funktion: Beugung der Grundphalanx und Abduktion des kleinen Fingers.
   Prüfung. Kleinen Finger gegen Widerstand (eingehängter Finger des Untersuchers) beugen!
   Ausfall bei Lähmung: Schwäche der genannten Bewegung. Atrophie dieser Muskeln bewirkt hauptsächlich die charakteristische Abflachung des Kleinfingerballens bei Ulnarislähmung.

29. **Mm. extensor pollicis brevis et longus, M. abductor pollicis (N. radialis).**
    Funktion: Streckung, bzw. Abduktion des Daumens und des Metacarpus.
    Prüfung: Den gebeugten Daumen gegen Widerstand strecken und abduzieren!
    Ausfall bei Lähmung: Schwäche der genannten Bewegung. Daumen fällt in die Hohlhand.
30. **M. adductor pollicis (N. ulnaris).**
    Funktion: Adduziert den Daumen (Metacarpus) gegen den Zeigefinger.
    Prüfung: Daumen gegen Widerstand gegen den fixierten Zeigefinger andrücken!
    Ausfall bei Lähmung: Schwäche der genannten Bewegung.
31. **M. opponens, Abductor brevis u. Flexor brevis pollicis (N. medianus).**
    Funktion: Beugung und Opposition des Metacarpus I und des Daumens (I. Phalanx).
    Prüfung: Händedruck!
    Ausfall bei Lähmung: Schwäche des Händedrucks. Oft Schreibstörung. Die meist gleichzeitige Atrophie flacht den Daumenballen in charakteristischer Weise ab und bringt allmählich den Daumen in die „gleiche Flucht" mit den übrigen Fingern, in deren Ebene er dann zu liegen kommt: „Affenhand" der Medianuslähmung!
32. **Beinmuskeln.**
    M. ileopsoas (N. cruralis), M. tensor fasciae latae (1. u. 2. Lumbalis).
    Funktion: Heben das Bein im Hüftgelenk.
    Prüfung: In Rückenlage das gestreckte Bein (gegen Widerstand) heben!
    Ausfall bei Lähmung: Gehstörung; das Gehen ist meist ganz unmöglich, die Hebung des gestrekten Beines in Rückenlage desgleichen.
33. **M. sartorius (N. cruralis).**
    Wirkung und Prüfung im wesentlichen wie bei 32. Nicht ganz selten bleibt der Sartorius bei Lähmung der Oberschenkelbeuger und Unterschenkelstrecker allein erhalten.
34. **Mm. glutaei (Sakralnerven).**
    Funktion: Streckung und leichte Abduktion des Beines im Hüftgelenk.
    Prüfung: In Rückenlage den gehobenen Oberschenkel gegen Widerstand herabdrücken! Im Stehen aus gebückter Stellung gegen Widerstand aufrichten! Oberschenkel gegen Widerstand nach außen drücken!
    Ausfall bei Lähmung: Erschwerung des Aufstehens vom Sitzen, des Treppensteigens, des Aufrichtens aus gebückter Stellung (gemeinsam mit 7) watschelnder Gang.
35. **Mm. adductor brevis, longus, magnus, pectineus, gracilis (N. obturatorius).**
    Funktion: Adduktion des Oberschenkels im Hüftgelenke.
    Prüfung: Oberschenkel gegen Widerstand zusammenpressen.
    Ausfall bei Lähmung: Ausfall der genannten Bewegung. Mangelnder Schluß beim Reiten.
36. **M. extensor cruris quadriceps (N. cruralis).**
    Funktion: Streckt den Unterschenkel im Kniegelenk.
    Prüfung: In Rückenlage den Unterschenkel gegen Widerstand strecken, während der unter das Knie des Kranken gelegte Arm des Untersuchers den Oberschenkel in leichter Beugstellung fixiert!
    Ausfall bei Lähmung: Unmöglichkeit der Streckung des Unterschenkels in der genannten Weise. Schwere Gehstörung, doch ist das Gehen möglich mit ausgestrecktem Bein, solange sich der Kranke gleichsam nur auf die Kniegelenkfläche des Unterschenkels stützt und die Beuger des Unterschenkels nicht innerviert. Treppensteigen ist in der Regel unmöglich.
37. **M. biceps, semitendinosus, semimembranosus (N. ischiadicus).**
    Funktion: Beugen den Unterschenkel und strecken das Hüftgelenk.
    Prüfung: In Rückenlage den Unterschenkel (gegen Widerstand) gegen den Oberschenkel heranziehen!
    Ausfall bei Lähmung: Unmöglichkeit der genannten Bewegung, mäßige Gehstörung, Unmöglichkeit des Springens und Laufens.
38. **M. tibialis anticus (N. peroneus).**
    Funktion: Hebt den innern Fußrand und streckt (dorsalflektiert) den Fuß.
    Prüfung: Isoliert kaum möglich.

Ausfall bei Lähmung: Unerheblich bei isolierter Lähmung. Die Atrophie bewirkt ein charakteristisches Einsinken eines Muskelstreifens unmittelbar neben der Tibiakante. Häufig springt die Sehne des überangestrengten ext. hallucis stark hervor, die Großzehe wird dorsalflektiert.

39. M. peroneus longus et brevis (N. peroneus).
Funktion: Heben den äußeren Fußrand und flektieren (plantarflektieren) den Fuß leicht.
Prüfung: Isoliert nur elektrisch möglich.
Ausfall bei Lähmung: Beim Versuch der Streckung tritt Adduktion des Fußes auf; die große Zehe streift beim Gehen etwas den Boden; es entwickelt sich ein Plattfuß.

40. Mm. extensor digit. comm. longus, ext. hallucis longus (N. peroneus).
Funktion: Heben die Zehen und damit die Fußspitze.
Prüfung: Zehen (gegen Widerstand) heraufziehen!
Ausfall bei Lähmung: Zehen hängen schlaff herunter. Die Teilnahme dieser Muskeln bewirkt hauptsächlich, aber im Verein mit 38. und 39. das Bild der Peroneuslähmung: die Fußspitze hängt schlaff herunter, gewöhnlich steht ihr Innenrand am tiefsten; sie steift infolgedessen beim Gehen stets den Boden; um dies zu vermeiden, hebt der Kranke beim Gehen den Oberschenkel übermäßig, es entsteht das Charakteristische des „Stepperganges" (Steppage). Durch sekundäre Kontraktur der Antagonisten (Wade) entwickelt sich häufig ein Pes equinus, bzw. Varo-equinus. Atrophie der Vorderfläche des Unterschenkels.

41. M. triceps surae (M. gastrocnemius, plantaris, soleus — N. tibialis).
Funktion: Plantarflexion des Fußes.
Prüfung: Fuß gegen die Hand des Untersuchers nach unten drücken! Auf den Zehenspitzen stehen!
Ausfall bei Lähmung: Aufhebung der Beugung des Fußes. Unmöglichkeit, auf den Fußspitzen zu stehen, zu tanzen. Häufig entwickelt sich ein Pes calcaneus. Atrophie dieser Muskelgruppe verursacht die stärkste meßbare Atrophie des Unterschenkels.

42. M. flexor dig. comm. longus, brevis, flexor hallucis longus et brevis (N. tibialis).
Funktion: Plantarflexion der Zehen.
Prüfung: Zehen gegen Widerstand nach unten beugen!
Ausfall bei Lähmung: Unerheblich.

43. Mm. interossei (N. tibialis).
Funktion: Beugung der Grundphalangen.
Prüfung: Isoliert kaum möglich.
Ausfall bei Lähmung: Nicht erheblich, doch kann sich durch die Atrophie dieser Muskeln und sekundäre Kontrakturen der Antagonisten Abmagerung der Planta pedis und ein „Krallenfuß" entwickeln.

Die in dieser Weise vorgenommene Prüfung der Funktion wird immer ein vollständiges Bild der Kraftleistung der einzelnen Muskeln ergeben. Für einzelne Muskelgruppen läßt sich auch die Kraftleistung direkt messen durch die Verwendung der sog. Dynamometer (Charrière, Duchenne, Sternberg), die indessen nur für den Händedruck eine ausgedehntere Verwendung gefunden haben. Hier geben sie namentlich gute Vergleichswerte, zwischen beiden Händen und beim Vergleiche der Kraft in verschiedenen Stadien derselben Krankheit.

Der Grad der Lähmungen ist für ihre Erkennung wichtig. Während totale Paralysen auch nur einzelner Muskeln dem Untersucher kaum entgehen werden, sind einfache Schwächezustände, Paresen, oft recht schwer zu erkennen, am besten noch bei einseitigen Lähmungen durch den Vergleich mit dem betr. Muskel der gesunden Seite. Besondere Schwierigkeiten kann die Erkennung natürlich bei Störungen des Sensoriums machen; hier ist manchmal der Tonus (s. unten) von entscheidender Bedeutung: bei frischen Apoplexien fällt der aufgehobene Arm auch bei benommenen Kranken auf der gelähmten Seite viel schlaffer, wie tot, herab gegenüber der gesunden. Bei kleinen Kindern ist die Feststellung auch kompleter Lähmungen oft schwierig. Wo es sich nicht um die leichter erkennbaren Gehstörungen handelt, führt oft die Reaktion des Kindes auf Schmerzreize zum Ziel: man kneift oder sticht die Haut etwa in der Gegend des Antagonisten derjenigen Muskelgruppen, die man prüfen will; der Fluchtreflex wird meist darüber Auskunft geben, ob eine Schwäche besteht oder nicht.

Über die Art der Lähmung ist natürlich mit der Feststellung ihres Vorhandenseins nichts ausgesagt. Hier muß festgehalten werden, daß fast jede Muskellähmung organischen oder „funktionellen" (psychogenen, meist hysterischen) Ursprungs sein kann. Aber auch unter den organischen gibt es fast keinen Punkt des gesamten Nervmuskelapparates, der nicht zu Muskellähmungen Anlaß geben kann: Erkrankung des Muskels selbst (Myositiden, vielleicht Dystrophie und Myotonie), peripherer Nerv (Neuritiden), Rückenmark (Strangerkrankungen, Poliomyelitis usw.), Medulla oblongata und Gehirn (Bulbärparalyse, Apoplexien usw.). Die Lähmung kann ferner, wie wir unten sehen werden, schlaff oder spastisch (mit Herabsetzung oder Erhöhung des Tonus) sein, mit Atrophie oder Hypertrophie einhergehen usw. Um welche Form es sich im einzelnen Falle handelt, vermag öfters die elektrische Untersuchung, manchmal nur die Beobachtung des gesamten Krankheitsbildes zu entscheiden.

Bei der Besprechung der einzelnen Muskeln ist überall erwähnt, wenn die Atrophie eines Muskels charakteristische Formveränderungen ergibt. Noch häufiger als für einzelne Muskeln trifft dies nun zu für ganze Muskelgruppen, deren Volumabnahme sowohl charakteristische Bilder gibt, welche dem Erfahrenen eine Diagnose auf den ersten Blilk gestatten, als auch meist für ein bestimmtes wohlfixiertes Leiden typisch ist. Wir erwähnten die „Krallenhand" der Ulnarislähmung, die „Affenhand" bei (hochgradiger) Medianuslähmung, die Dorsalflexion der großen Zehe bei Lähmung des Tibialis anticus usw.). Diese Bilder treffen wir am häufigsten, namentlich isoliert, bei peripherer Neuritis, etwas seltener (und fast nie eines allein) bei Poliomyelitis, Syringomyelie, Bulbärparalyse. Für die progressive neurotische Muskelatrophie ist der periphere Beginn der Atrophie kennzeichnend; die Extremitäten bekommen die eigentümliche Zuspitzung nach der Peripherie, die als „Vogelbein" bezeichnet wird. Demgegenüber befällt die progressive spinale Muskelatrophie zwar auch die Peripherie zuerst, aber die Atrophie ist hier eine viel hochgradigere. Bei Syringomyelie sehen wir, wie in der Regel nur die oberen Extremitäten eine Muskelatrophie zeigen; für Poliomyelitis ist die scheinbar wahllose Beteiligung aller möglichen Muskelgruppen „kreuz und quer" am ganzen Körper charakteristisch. Die mannigfachsten und leichtest einprägbaren Bilder gibt vielleicht die Dystrophie: die dünnen Oberarme bei kräftigem Unterarm, die Flügelschultern, die lumbale Lordose, bei Gesichtbeteiligung die Tapirlippe, den Lagophthalmus. Die Zahl der Bilder ließe sich leicht vervollständigen, namentlich wenn man alle durch Kontrakturen (s. unten) mit oder ohne gleichzeitige Atrophien gesetzten Formveränderungen einrechnet. Der Einfachheit halber schließen wir hier gleich noch die Erwähnung einiger andrer, mit Muskellähmung und Atrophie nicht direkt zusammenhängender Bilder von Gehstörungen an. Wir erwähnten soeben den Steppergang, den watschelnden Gang, Stellung und Gang hei der Dystrophie. Diese

Geharten rechnen zu den einfach paretischen. Als spastisch bzw. spastisch-paretisch sind alle mit Läsion der Pyramidenbahnen einhergehenden Gehstörungen zu bezeichnen. Ihnen gemeinsam sind die Spasmen oder Spannungen (s. unten Hypertonie); die Beine werden beim Gehen wie Hölzer vorgeschoben, in der Hüfte wenig, im Knie gar nicht gebeugt, die Fußspitzen streifen den Boden, die Schuhsohlen werden stets an einer bestimmten Stelle durchgewetzt. So der Gang bei spastischer Spinalparalyse, Lateralsklerose, Myelitis, meist auch bei Syringomyelie und multipler Sklerose. Der ataktische, „schleudernde" oder großspurige Gang der Tabiker, der ‚taumelnde' Gang der Cerebellarataxie finden unten bei der Ataxie Erwähnung. Die an Paralysis agitans Leidenden gehen zwar steif, meist mit gekrümmtem Rücken und gesenktem Kopfe, mit kleinen Schritten, „kleben" auch wohl am Boden, und doch ist der Gang kein eigentlich spastischer, vielmehr treten unter Umständen sehr rasche, unaufhaltsam vorwärts oder rückwärts strebende trippelnde Schritte auf, dann nämlich, wenn man den Kranken mit einem leichten Stoße vor- oder rückwärts treibt oder ihm aufgibt, zu laufen. Er kann dann seine Bewegungen nicht hemmen (Symptom der Pro- und Retropulsion), was bei Spastikern niemals vorkommt. Die bei Hysterie nicht seltene, als „Abasie" (Astasie) bezeichnete totale Gehunfähigkeit wird im Spezialteil Erwähnung finden.

Mit den Gangstörungen läßt sich in eine gewisse Parallele bringen das vielgestaltige Bild der Schreibstörungen motorischer Art. Die einfach paretischen Störungen, wie sie bei isolierter Medianus-, Ulnarislähmung bestehen, bringen wenig Charakteristisches; die Kranken schreiben langsam, mit Mühe, aber die Schrift wird nicht charakteristisch verändert, behält sogar bisweilen ihren früheren Charakter durchaus. Die Schwerfälligkeit nimmt natürlich zu bei komplizierten Paresen (spinale Muskelatrophie, multiple Neuritis), es kann völlige motorische Schreibunfähigkeit (motorische Agraphie) eintreten. Bei spastischen Zuständen wird die Schrift in der Regel kleiner, sehr mühsam, die einzelnen Buchstaben laufen ineinander, die Schrift wird oft unleserlich. Die ataktische Schrift (Tabes superior) bildet den Typus der ausfahrenden Bewegungen auf dem Papier ab; die Buchstaben werden verschieden lang, einzelne Striche fahren in die zuvor geschriebenen Buchstaben hinein, die Zeilen sind schief und stehen in verschiedener Höhe. Sehr ähnlich ist die Schrift der meisten Schreibkrampfkranken. Bei multipler Sklerose laufen die Buchstaben nicht ineinander, aber die Schrift ist zitterig und es finden sich oft regelmäßige, dem Tremor entsprechende Exkursionen um die richtig festgehaltene Strichrichtung herum. Von den echten Tremorformen hat die Paralysis agitans die typischste Schriftveränderung, die sog. Blumenschrift: die gut leserlichen Buchstaben zeigen in allen Teilen statt der geraden Striche kleine, aus millimeterlangen Exkursionen bestehende gezackte Linien. Über die Schrift der Paralytiker usw. siehe im Spezialteil.

Pathologische Hypertrophien sind ungleich seltener; in Betracht kommen eigentlich nur Akromegalie und die Pseudohypertrophie bei Dystrophie. Beide geben gleichfalls typische Bilder.

Ein Symptom von großer Wichtigkeit, oder vielmehr der Kernpunkt mehrerer großer Symptomgruppen, ist der Tonus der Muskulatur. Als solchen bezeichnet man den Zustand einer gewissen permanenten Ängstlichkeit des gesunden Muskels (auch im Ruhezustand), den wir als einen reflektorischen, in den Vorderhornganglienzellen des Rückenmarks lokalisierten Prozeß auffassen dürfen. Hierbei stellen die Vorderhörner gewissermaßen eine elektrische Kraftstation (Schuster) dar, die sowohl von den übergeordneten Zentren des Großhirns, als von der Peripherie aus beeinflußt wird. Periphere sensible Reize können den Tonus der Muskeln (eben auf dem Wege über diese „Kraftstation") ebensowohl vorübergehend erhöhen, als es der vom Großhirn ausgehende Willensimpuls, der die gewollte Bewegung hervorruft, tut, andrerseits bestehen zwischen Großhirn und Vorderhörnern zweifellos auch hemmende Einflüsse, da bei Unterbrechung dieser Leitung der Tonus steigen kann.

Über den Tonus der Muskulatur konnten wir uns schon etwas bei der einfachen Prüfung der Muskulatur orientieren, ja teilweise sogar durch das bloße Betrachten des Kranken. Liegen dessen Glieder schlaff da, in ihrer ganzen Länge die Unterlage berührend, eventuell noch mit überstreckten Gelenken, so liegt im allgemeinen eine Abnahme des Muskeltonus vor; liegen sie starr in mehr oder weniger gezwungenen Stellungen, ohne daß Gelenkfixationen nachweisbar sind, so handelt es sich meist um eine Zunahme des Muskeltonus. Ersteren Zustand bezeichnen wir als Hypotonie, letzteren als Hypertonie der Muskulatur. Noch deutlicher wird der Unterschied bei der Prüfung der gewollten, aktiven, und namentlich bei der Prüfung der passiven Bewegungen. Man gibt dem Kranken auf, seine Glieder möglichst zu erschlaffen und führt dann die einzelnen Teile der Extremitäten in bald rascherer, bald langsamer, bald brüsker und bald sanfter passiver Bewegung in alle physiologisch möglichen Stellungen. Hierbei fühlt man zuerst fast immer einen Widerstand, der zum Teil als reflektorische Zunahme des normalen Tonus zu deuten ist, zum Teil von dem Kranken aktiv, wenn auch unbewußt, hervorgerufen wird. Dieser Widerstand läßt aber in der Regel beim Gesunden rasch nach. Manchmal nun, eben in den Fällen von Hypertonie, findet diese Abnahme nicht statt; vielmehr spannen sich bei jedem Versuch einer brüsken Bewegung die Antagonisten, also die Muskeln des Kranken, deren Wirkung für die beabsichtigte passive Bewegung unterdrückt werden soll, leicht hart an und stellen einen fast unüberwindlichen Widerstand der Bewegung entgegen. Dagegen läßt sich der Widerstand bei langsamerem vorsichtigen Bewegen nicht selten überwinden, aber nun stellt sich häufig ein zweiter pathologischer Zustand ein: eine unwillkürliche krampfhafte Anstrengung des Agonisten (also im Sinne der gewollten Bewegung), die nun plötzlich die Extremität, die vorher in unbeweglicher Starre dalag, scheinbar spontan, zwar träge aber ausgiebig in Bewegung setzt. Diese Symptome der Hypertonie gehören mit in die große Gruppe der spastischen Zustände, zu denen wir als zweites Hauptsymptom noch zu rechnen haben die Steigerung der Sehnenreflexe, von welcher weiter unten bei Besprechung der Reflexe die Rede sein wird. Trotz der oft, wie gesagt, fast unüberwindlichen Anspannung der Muskulatur ist ihre aktive Kraft in den meisten spastischen Zuständen herabgesetzt, es besteht die sog. spastische Parese. Als Folgezustand langandauernder spastischer Parese finden wir häufig bleibende tonische Zustände der Muskulatur, Kontrakturen, fast immer mit Versteifung der regionären Gelenke. Diese Kontrakturen der angespannten, aktiven (wenn auch bisweilen aktiv paretischen) Muskulatur sind theoretisch (praktisch oft schwieriger) wohl zu unterscheiden von der paralytischen Kontraktur, bei der es sich um ein einfaches Überwiegen der Kraft der

Antagonisten gegenüber dem gelähmten, ausgefallenen Agonisten handelt (Abb. 8).

Abnahme des Muskeltonus, Hypotonie, treffen wir namentlich dort, wo die Reize von der Peripherie zu der „Kraftstation" (s. oben) des Vorderhorns mehr oder weniger vollständig fortfallen, also bei Läsion der sensiblen Bahnen in erster Linie. Hier sind die passiven Bewegungen abnorm leicht ausführbar, die Glieder lassen sich infolge der Erschlaffung der Muskeln (meist auch der Gelenkbänder usw.) in die übertriebensten, verzerrten Stellungen bringen, die Kniegelenke werden beim Gehen überstreckt (Genu recurvatum) usw. Die schwersten Formen von Hypotonie sehen wir bei Tabes dorsalis. Dabei kann die motorische Kraft vollkommen normal sein. Die Sehnenreflexe sind gleichzeitig oft (aber keineswegs immer) abgeschwächt oder fehlen. Hierher gehörig ist die merkwürdige, von Oppenheim zuerst, später auch von Bernhardt u. a. beschriebene Affektion, die als Myatonie bezeichnet wird: im frühen Kindesalter zeigt sich eine abnorme Schlaffheit der ganzen Muskulatur, eine hochgradige Hypotonie, bei gleichzeitig fehlender dichter und indirekter faradischer Erregbarkeit. Der Zustand stellt wohl eine verzögerte Entwicklung des Zentralnervensystems dar und ist heilbar.

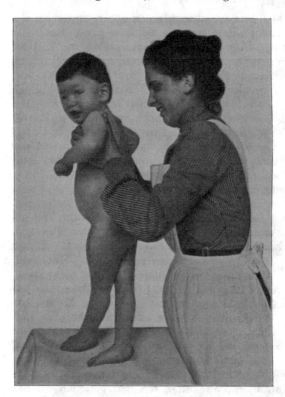

Abb. 8. Spastische Lähmung (Littlesche Krankheit).

Kehren wir noch einmal zur Prüfung der aktiven Motilität zurück, so sehen wir nicht selten bei Nervenkranken eine Störung, die sich nicht in einer Abnahme der Kraft oder des Volumens, nicht in der Lähmung eines Muskels äußert, sondern in der Inkorrektheit der gewollten Bewegung: die Bewegung wird unkoordiniert, wir haben eine Koordinationsstörung vor uns.

Der Begriff der Koordinationsstörung ist folgendermaßen zu definieren. Bei jeder Bewegung unseres Körpers (mit ganz wenigen Ausnahmen) setzen wir nicht einen, sondern mehrere Muskeln gleichzeitig in Bewegung. Das Zustandekommen einer korrekten Bewegung ist daher an ein außerordentlich feines Zusammenarbeiten dieser als „Synergisten" zu bezeichnenden Muskeln gebunden; fällt nur ein einzelner Muskel sozusagen aus seiner Rolle durch zu geringe oder zu ausgiebige Kontraktion, so ist die ganze Bewegung gestört. Noch komplizierter ist der Vorgang, wenn man sich (mit der Mehrzahl der Autoren) vorstellt, daß auch die Antagonisten bei jeder gewollten Bewegung der Agonisten mitspielen, sei es durch eine besonders feine Abstufung ihrer Erschlaffung oder in einer andren Weise. Wenn nun aus irgendeinem Grund ein Muskel ausfällt, so kommt es natürlich zu einem Überwiegen der andern; der betreffende Körperteil wird dann also — vielleicht nur für die Dauer eines Bruchteils der ganzen Bewegung — in einer anderen als der gewollten Richtung bewegt, bis ihn ein neuer Impuls irgendeines zur Korrektur dienlichen Muskels wieder in die alte Richtung reißt. So entsteht eine Zickzackbewegung, ein Ausfahren oder Schleudern der betreffenden Extremität; wir bezeichnen die Bewegung als unkoordiniert oder ataktisch. Diese Störung ist vom Willen des Kranken ziemlich unabhängig, läßt sich aber durch Übung einigermaßen beseitigen und tritt bei einem Kranken, der jede seiner Bewegungen mit dem Auge kontrolliert und bei jedem ,,Ausfahren'' sofort korrigierende Muskeln eingreifen läßt, oft nur wenig hervor, nimmt aber stets zu, wenn man den Kranken die Augen schließen schließen läßt und dadurch die ,,Augenkontrolle'' beseitigt.

Die Prüfung auf Ataxie gestaltet sich deshalb im Einzelfalle folgendermaßen. Zunächst läßt man den Kranken in Rückenlage mit den Händen kompliziertere Bewegungen machen: mit dem Zeigefinger an die Nase fahren; eine Nadel einfädeln; den sog. ,,Fingerspitzenversuch'' (die seitlich weit zurückgeführten Arme werden

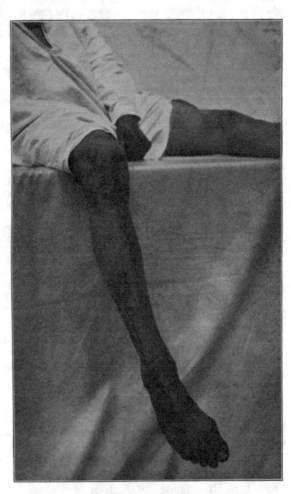

Abb. 9. Schlaffe Lähmung.
(Periphere Peroneuslähmung; das Gebiet der gleichzeitigen Haut hypästerie ist umrandet.)

mit ausgestreckten Zeigefingern langsam aufeinander los geführt bis zur Berührung) ausführen. Hierbei treten dann sehr deutlich ausfahrende Bnwegungen auf, die um die Achse der gewollten Bewegung völlig ungeregelte, verschiedenartige, in verschiedenen Ebenen liegende zuckende Exkursionen darstellen (im Gegensatze zu den geregelten Bewegungen der meisten Tremorarten). Doch kann der Kranke mit Hilfe des kontrollierenden Auges meist den betreffenden Punkt noch erreichen. Hat sich hierbei keine deutliche Ataxie gezeigt, so läßt man den Kranken die gleiche Bewegung bei Augenschluß ausführen, wobei die Ataxie gewöhnlich stark zunimmt. Zur Prüfung der

Beine auf Ataxie verwendet man im Liegen am besten den „Kniehackenversuch": der Kranke wird aufgefordert, mit der Ferse eines Fußes das Knie des andern Beines zu berühren, wobei er das bewegte Bein durch die Luft führen (nicht neben dem liegenden heraufziehen) soll. Dann lasse man ihn mit dem gestreckten Bein Buchstaben, Ziffern (3) oder Kreise in der Luft zeichnen. Alle diese Bewegungen lasse man mit geschlossenen Augen wiederholen. Auch eine Ataxie der Gesichtsmuskeln läßt sich gelegentlich mit entsprechenden Prüfungen feststellen. — Dann soll der Kranke sich aufsetzen. Hierbei tritt nicht selten ein Schwanken des Oberkörpers bei ruhigem Sitzen ein (das beim Stehen noch zunimmt), vergleichbar etwa mit einem vom Winde geschüttelten Baum, das sich gleichfalls bei Augenschluß steigert (statische Ataxie). Nun lasse man den Kranken sich aufstellen und die Fersen und Fußspitzen eng nebeneinander setzen („Füße schließen"). Sehr vielen Ataktikern mißlingt schon diese Bewegung) sie kommen ins Schwanken und müssen einen Fuß seitwärts stellen, um nicht umzufallen; die Störung wird deutlicher, wenn man den Kranken auf einem Fuß stehen läßt, was der Gesunde nach anfänglichem leichten Schwanken gewöhnlich leicht fertig bringt, und namentlich wenn man ihn, beim Stehen mit geschlossenen Füßen zunächst, die Augen schließen läßt. Dieses ungemein charakteristische Symptom (Rombergsches Phänomen) stellt eine der feinsten und die raschest ausführbare Prüfung auf Koordination dar, und zwar ist die Art des Ablaufs bemerkenswert und etwas verschieden bei verschiedenen Formen der Ataxie.

Bei der (häufigsten) Ataxie der Tabiker versucht der Kranke zunächst mit kleinen Fußbewegungen das Wackeln zu bekämpfen, dann stellt er die Füße etwas seitwärts und öffnet schließlich die Augen. Bei der cerebellaren Ataxie (s. unten) nimmt das schon vorher hochgradige Schwanken bei Augenschluß nicht zu. Bei der Ataxie der Hysterischen (hauptsächlich bei traumatischer Hysterie) tritt das Schwanken erst bei Augenschluß auf, wird dann sofort ganz exzessiv, die Kranken unternehmen garnichts, um die interessante Störung zu hemmen und stürzen nicht selten scheinbar rücksichtslos (in Wirklichkeit sehr vorsichtig) zu Boden.

Beim Gehen wird die Ataxie in der Regel nicht hochgradiger als beim Stehen, aber sie nimmt besondere Formen an. Der ataktische Tabiker geht (bei den schwersten Fällen) breitbeinig, stützt sich sozusagen mit den möglichst weit seitlich eingestemmten Beinen gegen das ihn ergreifende Schwanken, wie ein Matrose auf schwankendem Schiffsdeck, benutzt gern daneben noch einen Stock, den er gleichfalls meist weit von sich abstellt, um ein möglicht großes Dreieck als feste „Unterlage" zu gewinnen. Andere Tabiker halten zwar die Richtung ihrer Bewegungen ein, aber sie heben die (gewöhnlich gestreckt gehaltenen) Beine unnötig hoch und setzen sie stampfend wieder auf, eine Gangart, die an die älteren Formen des militärischen „Stechschritts" erinnert, gewöhnlich als „schleudernder" Gang bezeichnet wird. Ganz anders geht der „Cerebellar-Ataktische". Er taumelt wie ein Betrunkener; die Wirkung der zum Gehen notwendigen Synergismen ist normal, aber die Bewegungen werden falsch aneinandergereiht; der Gang sieht aus, als ob den Kranken plötzlich ein Schwindel packte (der ja auch oft mit dieser Form der Ataxie verbunden ist). Zur Gruppe der cerebellaren Ataxie gehört auch die von Babinski als „Asynergie" bezeichnete, bisweilen halbseitig auftretende Störung. Ataktische Tabiker gehen in der Regel im Dunkeln viel schlechter als bei Tage; charakteristisch ist auch oft die Angabe, daß ihre Ataxie ihnen zuerst morgens, wenn sie vor dem Waschtisch stehend zum Gesichtwaschen die Augen schlossen, aufgefallen sei.

Die zur Koordination der Bewegungen nötige Regulierung wird vermittelt durch zentripetale, also in der Hauptsache sensible Reize und erfährt ihre Umsetzung in Zentren des Groß- und Kleinhirns; wieweit das zweifellos der Erhaltung des Gleichgewichts dienende System der Bogengänge des Labyrinthes der Koordination dient, ist noch unsicher. Störungen der Koordination, Ataxie wird sich also einstellen können, sobald die regulierenden Bahnen oder die Regulationszentren selbst unterbrochen sind: Tabes, Friedreichsche Krankheit und vielleicht ataktische Polyneuritis einerseits, Kleinhirnaffektionen und (sehr selten) Großhirnaffektionen andrerseits führen zu Ataxie, merkwürdigerweise aber niemals reine Affektionen der zentrifugalen Bahn, also reine motorische Lähmungen mit Ausnahme der seltenen polyneuritischen Ataxie. Wir wiederholen übrigens hier nochmals, daß die Ataxie mit der Störung der groben Kraft nichts zu tun hat, wenn auch bisweilen neben der Ataxie motorische Schwächezustände vorkommen können (ataktische Polyneuritis).

Stellt die Ataxie gewissermaßen ein „zuwenig" an Reizerscheinungen der motorischen Sphäre verbunden mit ungeregelter motorischer Innervation dar, so kommen wir nun zu mehreren Symptomengruppen, denen ein „Zuviel" an Reizerscheinungen motorischer Art gemeinsam ist.

Als Tremor bezeichnet man regelmäßige, sich rasch folgende, in kleineren oder größeren Exkursionen um eine Achse und stets in einer Ebene sich vollziehenden unwillkürlichen Bewegungen, die durch unfreiwillige Muskelkontraktionen hervorgerufen werden, an denen sich abwechselnd Agonisten und Antagonisten beteiligen. Man unterscheidet ein feinschlägiges und ein grobschlägiges Zittern je nach der Größe der Exkursionen, eventuell auch noch ein rasch- und ein langsamschlägiges. Prinzipiell unterschieden werden muß ferner ein Tremor, der sich nur bei Bewegungen und ein solcher, der sich nur in der Ruhe äußert. Die beiden Extreme sind das Zittern der Sclerosis multiplex und das der Paralysis agitans.

Der an multipler Sklerose leidende Kranke ist in der Ruhe völlig frei von Zittern. Auch bei einfacher tonischer Innervation, etwa wenn er die Hände ruhig vorwärts ausgestreckt hält, tritt kein Tremor ein. Sobald er dagegen komplizierte Bewegungen zu machen beabsichtigt, etwa bei dem Aufeinanderzubewegen des Fingerspitzenversuchs, tritt der Tremor auf, der anfangs kleine, und je mehr sich die Bewegung „zuspitzt", verfeinert, je größere Anforderungen an das Treffen des betr. Punktes gestellt werden, wie eben beim Fingerspitzenversuch im Moment des Aufeinandertreffens der Fingerspitzen, dann um so größere Exkursionen macht, was sich schematisch etwa folgendermaßen veranschaulichen läßt (Abb. 10):

Abb. 10. Schema des Intentionstrumors der multiplen Sklerose.

Läßt man die gleiche Bewegung von einem Ataktiker ausführen, so würde das Schema etwa so ausfallen (Abb. 11)

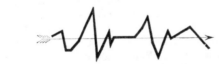

Abb. 11. Schema der Intentionsataxie bei Tabes.
Die einzelnen Striche der Linie liegen oft in ganz verschiedenen Ebenen.

wobei noch zu berücksichtigen ist, daß die ausfahrenden Bewegungen der Ataxie in ganz verschiedenen Ebenen liegen können.

Zweifellos ist es also nicht angängig, den „Intentionstremor" der multiplen Sklerose mit der „Intentionsataxie" etwa der Tabiker zu identifizieren, wenn auch Ähnlichkeiten bestehen. Auch die zugrunde liegende Innervationsstörung dürfte eine verschiedene sein.

Ganz anders der Tremor der Paralysis agitans (Parkinsonsche Krankheit). Hier besteht bei intendierten, gewollten Bewegungen kein oder nur ein sehr geringer Tremor; läßt der Kranke aber seine Extremitäten ruhig liegen oder hängen, legt er die Hände in den Schoß usw., so tritt

ein gewöhnlich sehr feiner und raschschlägiger Tremor auf, der in schweren
Fällen im Schlafe nicht aufhört und im Beginne oft nur eine Extremität,
dann etwa eine Körperhälfte, zuletzt meist den ganzen Körper ergreift,
Er hat an den Händen meist noch einen sonderbaren, als „Münzenzählen"
bezeichneten Typus, der in kleinen eben an die genannte Bewegung er-
innernden Bewegungen des Daumens vor den übrigen Fingern besteht.

Die meisten anderen Tremorformen sind kleinschlägig, meist in der
Ruhe nur schwach aber doch vorhanden, bei Bewegungen zunehmend, wie
der neurasthenische und der hysterische Tremor, der alkoholische,
der senile Tremor und das Zittern der Basedowkranken. Schwachen
Tremor kann man dadurch deutlich machen, daß man auf die ausgestreckten
Finger des Kranken ein Blatt Papier legt.

Einen „Intentionstremor" der Augenmuskeln stellt, wie oben erwähnt,
der Nystagmus dar. Manche Formen tonischer Krämpfe, wie z. B. der
Blepharospasmus (Lidkrampf), der Hysterischen sind gleichfalls mit leichtem,
kleinschlägigem Zittern der beteiligten Muskeln verbunden.

Einen ganz andern Vorgang stellen die sog. „fibrillären" oder
„faszikulären" Zuckungen von Teilen eines Muskels dar. Hierbei sehen
wir an verschiedenen Stellen der Körperoberfläche kleine, meist ohne jeden
Bewegungseffekt ablaufende Zuckungen einzelner Muskelbündel auftreten,
die bisweilen rhythmisch sind und dann besonders an das Zittern bei Kälte
erinnern können, häufig aber arhythmisch verlaufen, auch immer abwechselnde
Muskelbündel derselben Gegend ergreifen, ja bis zu einem vollkommenen
„Muskelwogen" (Myokymie) führen können. Die echten fibrillären, also
kleinsten Muskelzuckungen dieser Art sieht man nur bei organischen Erkrankungen des zentralen Nervensystems. Alle anderen Muskelgruppen
sind bei genügender Übung von diesen zu unterscheiden. Übrigens muß
hierzu erwähnt werden, daß bei Vorderhornaffektionen usw., die mit Muskelatrophie einhergehen, diese Zuckungen sich überwiegend an die atrophischen
Gebiete halten, bisweilen auch, der Atrophie vorausgehend, das Übergreifen
des Prozesses auf andere Muskelpartien andeuten.

In das Gebiet der unfreiwilligen Bewegungen gehören ferner die Mitbewegungen. Kleine Kinder machen Greifbewegungen usw. fast niemals
mit einer Hand allein, sondern innervieren beide Hände und Arme gleichzeitig; auch komplziertere Vorgänge, Weinen, Lachen gehen sehr häufig
unter Mitbewegungen der Extremitäten vor sich. Diese Mitbewegungen
verlieren sich bei fortschreitender Entwicklung bis auf Spuren, sind aber
gelegentlich auch im höheren Alter noch nachweisbar und kehren in sehr
ausgesprochener Weise wieder bei organischen Lähmungen, namentlich cerebralen Ursprungs. Die meisten Hemiplegiker z. B. vermögen energische
Bewegungen des gesunden Arms nicht ganz ohne Mitbewegungen des gelähmten auszuführen, und dies Symptom bildet ein wichtiges differentialdiagnostisches Kriterium zwischen organischen und psychogenen, hysterischen
Lähmungen, bei welchen letzteren es stets fehlt (Hans Curschmann).

Eine gewisse Ähnlichkeit untereinander weisen endlich die drei letzten
Gruppen unfreiwilliger Hyperkinese auf, die wir als die choreatische Be-
wegungsstörung, als Tic und als Athetose bezeichnen. Jede ist in ihrer
Art wohl charakterisiert, jede aber stellt eine besondere, meist noch zu den
Neurosen gerechnete Erkrankungsform dar, kann also ohne irgendwelche
„organischen" Symptome verlaufen. Darum ist ihre Kenntnis und ihre
Erkennung besonders wichtig. Die Chorea kennzeichnet sich durch in

der Ruhe auftretende, aber bei Bewegungen nicht völlig sistierende, plötzliche, heftige, zuckende Exkursionen ohne jeden Rhythmus und Regel. An diesen Bewegungen nehmen sowohl einzelne Muskeln als auch Muskelgruppen, ganze Extremitäten teil; als allgemeiner Eindruck überwiegt der der „Gliederunruhe", zumal einzelne der heftigen Bewegungen durchaus als zweckmäßige erscheinen können: der Kranke fährt sich mit der Hand an die Nase, spitzt den Mund zum Pfeifen, greift nach einem Gegenstand usw. Häufig ist das Leiden zuerst halbseitig, meist aber tritt es im ganzen Körper auf und beteiligt namentlich meist das Gesicht (Grimassieren, Augenrollen usw.), daneben sehr häufig auch die Psyche (Abb. 12). In den schwersten Fällen folgen sich die Zuckungen unaufhörlich, der Kranke wirft sich im Bett herum, rauft sich die Haare, zerreißt Bettuch und Kleider, ist auch mit Hypnoticis kaum zur Ruhe zu bringen und kommt nicht selten in diesem Zustande ad exitum. Leichter sind die ziemlich seltenen choreatischen Bewegungen bei organischen Hirnleiden. — Demgegenüber stellt der Tic eine insofern geregelte Bewegung dar, als sie immer nur bestimmte Muskelgruppen ergreift, meist allerdings in derselben kurzen, zuckenden Weise wie bei der Chorea. Die Bewegung kann beim ersten Anblick als eine gewollte, zweckmäßige erscheinen; der Kranke zuckt die Achseln, wirft den Kopf nach hinten, schlägt mit der Hand auf den Tisch. Aber dieselbe Bewegung wiederholt sich, zwar nicht rhythmisch, aber zu allen Zeiten und Gelegenheiten, nimmt besonders bei Aufregungen zu und läßt sich von den Kranken mit dem besten

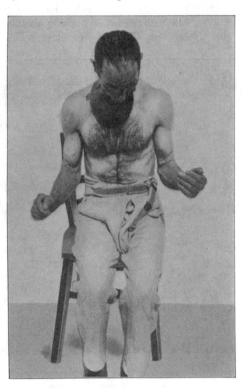

Abb. 12. Klonische Krämpfe bei Chorea hereditaria (Huntington).

Willen nicht unterdrücken. Wenn die Bewegungsstörung Muskelgruppen des ganzen Körpers ergreift, spricht man von der „Maladie des Tics", die indes in ihrem Wesen mit dem einfachen Tic nicht völlig zu identifizieren ist (Gilles de la Tourette). Chorea und Tic gehen nicht selten mit psychischen Strömungen einher. Die Athetose tritt bisweilen auch als selbständige Neurose, hier und da aber auch nach Hemiplegie in den gelähmten Gliedern auf, verbindet sich häufig mit Kontrakturen und ergreift fast immer nur Finger oder Zehen. Hier sind die Bewegungen träge, wurmartig, aber dabei stets mit erheblichem Bewegungseffekt und von oft sehr wunderlicher Form. In der abenteuerlichsten Weise dehnen und strecken, überstrecken und krümmen sich die Finger und nehmen die unwahrscheinlichsten Stellungen an. Während bei der Chorea und namentlich dem Tic zwischen den einzelnen Bewegungen meist größere oder kleinere Ruhepausen liegen, ist die Athetose eine fast andauernd (nur im Schlafe meist nicht) bestehende Hyperkinese.

Als Hyperkinesen im engeren Sinne werden vielfach die Krämpfe (Crampi) bezeichnet, zu welchen man mit einem gewissen Recht auch die eben erwähnten Bewegungsstörungen rechnen kann (speziell den Tic). Wir unterscheiden die Hauptgruppen der tonischen und klonischen Krämpfe. Als tonischen Krampf bezeichnen wir langandauernde Kontraktionszustände in der gleichen Muskelgruppe; die schwersten Formen werden tetanischer Krampf, Tetanus genannt. Klonische Krämpfe sind kurze, rasche Zuckungen, die sich meist mit einer gewissen Rhythmicität wiederholen und in ihren höchsten Graden den ganzen Körper ergreifen können (Convulsionen).

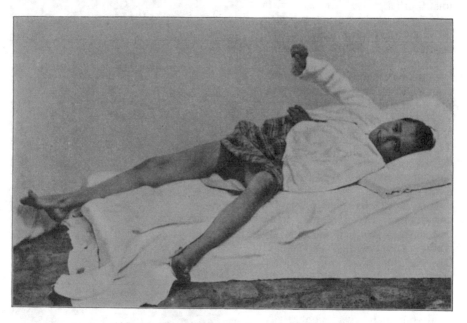

Abb. 13. Hysterie (großer hysterischer Anfall).
Man beachte die geöffneten und gut fixierenden Augen!
(Nach Schoenborn-Krieger, Klin. Atlas der Nervenkrankheiten.)

Als isolierten klonischen Krampf haben wir bereits den Tic kennen gelernt. Er tritt nicht selten als Reflexkrampf auf (Tic convulsif des Facialisgebiets). Die Mehrzahl der in dies Kapitel gehörenden Krampfformen aber sind unter den Neurosen oder Psychoneurosen einzureihen, und dürften wahrscheinlich alle in der Hirnrinde zu lokalisieren sein. Sicher gilt dies von den Krämpfen der Jacksonschen Epilepsie, wo infolge eines eine bestimmte Stelle der Rinde treffenden Reizes (Callus, Tumor) tonische oder häufiger klonische Krämpfe stets einer bestimmten Muskelgruppe, meist nur einseitig an der gegenüberliegenden Körperhälfte, mit oder ohne Bewußtseinsverlust ausgelöst werden. Analog dürfen wir wohl annehmen, daß auch die Convulsionen der gemeinen Epilepsie der Hirnrinde entstammen dürften. Schwieriger ist die Frage der Lokalisation für die großen hysterischen Krampfanfälle zu beantworten (Abb. 13). Dem Aspekt nach unterscheiden sich zwar epileptische und hysterische Anfälle nur wenig, können auch ineinander übergehen. Über die Differentialdiagnose wird im Speziellen Teil noch zu sprechen sein. Im allgemeinen überwiegen bei der Epilepsie die tonischen Zustände; meist tritt völliger Verlust des Bewußtseins auf; bei der Hysterie mischt sich auch der „große Anfall" gewöhnlich aus Perioden tonischer Starre und klonischer Zuckungen und das Bewußtsein ist nicht völlig geschwunden, mindestens läßt sich bei äußerer Einwirkung, namentlich schmerzhafter Art, meist eine psychische Reaktion erzielen. Der epileptische Kranke fällt, gewöhnlich ohne nennenswerte Vorboten (Aura) des Anfalles zu Boden, zuckt ein wenig mit Armen und Füßen, beißt krampfhaft die Zähne zusammen, und bald tritt eine hochgradige tonische Anspannung des ganzen Körpers mit kleinschlägigen klonischen Vibrationen der angespannten Muskeln ein; die Atmung wird oberflächlich, der Kranke röchelt, wird cyanotisch, es tritt Schaum vor den Mund, nicht selten geht Urin unwillkürlich ab, bis sich nach einigen Minuten (selten länger) die Spannung löst und das Bewußtsein in der Regel mit der Wiederkehr der verschwunden gewesenen Reflexe (auch der Pupillen!) auch bald zurückkehrt. Der ganze Anfall macht den Eindruck des Echten, Ernsthaften; nicht selten verletzen sich die Kranken beim Hinstürzen, beißen sich auf die Zunge. Beim hysterischen Anfall ist gewöhnlich die Hälfte „Theater". Der Anfall tritt selten auf, wenn die Kranken ganz unbeobachtet sind; häufig „krönt" er die Demonstration eines leidenschaftlichen Gefühlsausbruchs. Der hysterische Kranke arbeitet mit viel gröberen Effekten als der Epileptiker; der ganze Körper wirft sich in Zuckungen auf und nieder, nimmt „Attitudes passionelles" wie die Stellung eines Gekreuzigten, erotische Positionen u. dgl. ein, stellt sich als „Kreisbogen" im Bette auf, so daß nur Hinterkopf und Fersen die Unterlage berühren. Irgendein suggestiver Einfluß, ein Druck auf „hysterogene" Zonen, Faradisation, in leichtern Fällen Anspritzen mit kaltem Wasser und Anrufen, vermag den Anfall zu unterbrechen, der sonst stundenlang dauern kann. Stürzt der Kranke zu Boden, so fällt er meist so vorsichtig, daß er sich nicht verletzt. — Trotz aller dieser Erkennungszeichen kann, wie gesagt, die Unterscheidung der beiden Krampfformen recht schwierig sein. — Über einige seltnere Krampfformen, wie die hauptsächlich an den Extremitäten lokalisierten tonischen Krämpfe der Tetanie, über die Myoklonie, die Beschäftigungskrämpfe, sowie den traumatischen Tetanus siehe im Speziellen Teil.

Bei der Prüfung der Motilität bzw. der groben Kraft haben wir noch zwei Erscheinungen zu erwähnen. In manchen Fällen ist bei der ersten Prüfung der Muskeln, dem prüfenden Händedruck usw. die Kraft des Patienten sehr gut, er vermag aber nicht, den angespannten Muskel wieder zu erschlaffen. Wiederholt er aber die gleiche Bewegung mehrere Male hintereinander, gleichsam zur „Einübung", so geht die Kontraktion und Erschlaffung immer rascher und rascher, schließlich in normaler Geschwindigkeit vor sich, der Händedruck, der zuerst wie eine Klammer, trotz aller Bemühungen des Kranken selbst die Hand des Untersuchers nicht loslassen wollte, ist nun von dem des Gesunden nicht zu unterscheiden, bis nach einiger Zeit der Ruhe wieder der erste Zustand auftritt. Bei dieser Erkrankung, der Myotonie (Thomsensche Krankheit), die in der Regel den ganzen Körper ergreift und mit guter grober Kraft, sogar hypertrophischer Muskulatur einhergehen kann (selten sind die Fälle der Atrophie), spielen wahrscheinlich abnorme anatomische Verhältnisse und Umsetzungen im

Muskel selbst die ätiologische Hauptrolle. Im gewissen Sinne einen Gegensatz hierzu bildet die Myasthenie oder myasthenische Paralyse, das Bild einer abnormen Ermüdbarkeit der sonst anscheinend normalen Muskulatur. Hier vermag der Kranke zwar die ersten Male die geforderte Bewegung rasch und kraftvoll vorzuführen; nach dem fünften, zehnten Male aber läßt die Kraft nach und bald vermag der Kranke trotz aller Anstrengung die Bewegung überhaupt nicht mehr zu machen, bis nach einiger Zeit der Ruhe sich die Muskeln wieder erholt haben. Für dies noch nicht eindeutig erklärte Krankheitsbild wie für die Myotonie existieren übrigens analoge elektrische Veränderungen (s. unten).

Eine durchaus notwendige Ergänzung jeder Prüfung der motorischen Sphäre stellt die elektrische Untersuchung dar. Ihr voraus aber gehe die mit ihr in manchen Punkten vergleichbare Prüfung der mechanischen Erregbarkeit der Muskeln und Nerven. Wir verstehen hierunter natürlich nicht etwa die Haut treffende Schmerzreize, sondern für die Haut möglichst indifferente, die darunterliegenden Gebilde möglichst isoliert treffende Druck-, Klopf- oder Streichbewegungen. Für sie eignet sich fast nur der Finger des Untersuchers oder der Schlag des Perkussionshammers.

Veränderungen der mechanischen Muskelerregbarkeit sind nachweisbar fast nur in Form einer Zunahme der Erregbarkeit oder der qualitativen Änderung derselben. Denn für den Effekt des Beklopfens eines gesunden Muskels besteht keine Norm. Es bildet sich wohl der lokale Muskelwulst, die „idomuskuläre Kontraktion", diese kann aber sehr unbedeutend sein und, wie in der Regel der Fall, sofort wieder verschwinden, sie kann auch recht ausgesprochen sein und eine Weile bestehen bleiben. Diese Zunahme der mechanischen Muskelerregbarkeit finden wir bei Tuberkulose, bei Typhus, bei den meisten Kachexien, hie und da bei Ischias und bei Vorderhornaffektionen. Recht häufig und bisweilen klassisch ist dagegen die qualitative Erregbarkeitsänderung, der mechanische Nachweis der Entartungsreaktion (s. unten) oder richtiger die „mechanisch träge Zuckung", wie wir sie bei den degenerativen Atrophien namentlich im frischen Stadium oft finden. Bei Ulnarisneuritis, Bulbärparalyse usw. kann z. B. das Beklopfen des Kleinfingerballens, des Daumenballens die schönste „träge Zuckung" hervorrufen. Auch für die Thomsensche Krankheit ist die der myotonischen Reaktion (s. unten) entsprechende mechanisch tonische Zuckung, das „Stehenbleiben" der Kontraktion, typisch nachweisbar. Die für schwere alte Lähmungen, für Myasthenie usw. eigentlich theoretisch geforderte Herabsetzung der mechanischen Erregbarkeit ist dagegen in der Regel nicht festzustellen. — Auch für die mechanische Erregbarkeit der Nerven — in unserem Sinne hier nur für motorische Nerven brauchbar — gilt der Satz, daß nur eine gesteigerte Erregbarkeit sich demonstrieren läßt; Abnahme und qualitative Änderung entgehen dem Nachweis. Die mechanisch gesteigerte Nervenerregbarkeit zeigt sich am besten an einigen oberflächlich liegenden Nerven: Ulnaris (am Ellenbogen), Peroneus (Capit. fibulae), Facialis (in seinen meisten Ästen sowie dem Stamme). Diese Steigerung finden wir eigentlich nur bei einer einzigen Krankheit: der Tetanie, wo dann Beklopfen des Ulnaris sofort Zuckungen in den Muskeln des Kleinfingerballens, Beklopfen oder Streichen der Facialisäste einseitige Zuckungen der mimischen Muskeln hervorruft (Chvosteksches Symptom).

Sehr viel umfangreicher sind die durch die Prüfung der elektrischen Reaktion der Muskeln und Nerven zu liefernden Aufschlüsse. Aber auf diesem in der modernen Medizin, auch selbst der Neurologie, etwas stiefmütterlich behandelten Gebiete ist, wie auf wenig anderen, gute Beobachtung, Erfahrung und genaues Vertrautsein mit der Technik (vor allem mit dem eigenen elektrischen Apparat) notwendig. Darum untersuche man möglichst alle Kranken elektrisch nur mit dem im eigenen Besitz befindlichen oder wenigstens stets mit dem gleichen Apparat, der eine faradische (mit möglichst variablem Rollenabstand) und eine galvanische Batterie mit einem guten Galvanometer sowie mehrere Elektroden, eine Knopfelektrode und einige Platten (von 10 bis etwa 60 qcm Fläche) umfassen soll.

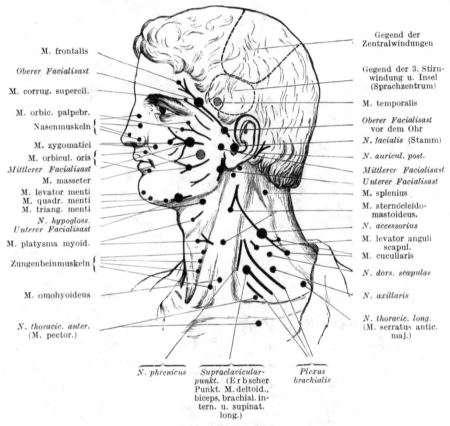

M. frontalis

Oberer Facialisast

M. corrug. supercil.

M. orbic. palpebr.
Nasenmuskeln

M. zygomatici
M. orbicul. oris
Mittlerer Facialisast
M. masseter
M. levator menti
M. quadr. menti
M. triang. menti
N. hypogloss.
Unterer Facialisast
M. platysma myoid.

Zungenbeinmuskeln

M. omohyoideus

N. thoracic. anter.
(M. pector.)

Gegend der
Zentralwindungen

Gegend der 3. Stirn-
windung u. Insel
(Sprachzentrum)
M. temporalis

Oberer Facialisast
vor dem Ohr
N. facialis (Stamm)

N. auricul. post.

Mittlerer Facialisast
Unterer Facialisast
M. splenius
M. sternocleido-
mastoideus.
N. accessorius
M. levator anguli
scapul.
M. cucullaris

N. dors. scapulae

N. axillaris

N. thoracic. long.
(M. serratus antic.
maj.)

N. phrenicus   Supraclavicular-   Plexus
punkt. (Erbscher   brachialis
Punkt. M. deltoid.,
biceps, brachial. in-
tern. u. supinat.
long.)

Abb. 14 (nach Erb).

Wir arbeiten in der Regel mit zwei Elektroden verschiedener Größe, einer großen von etwa 60 qcm, der sog. indifferenten, und einer kleinen, „differenten", der Erbschen Normalelektrode von 10 qcm (rund oder quadratisch) möglichst an Fläche gleichkommenden Platte. Die große wird auf einen indifferenten Punkt (am besten das Sternum) gesetzt und kann dort vom Kranken selbst fixiert werden, die kleine wird auf die zu prüfenden Muskeln und Nerven aufgesetzt. Für das notwendige Öffnen und Schließen des Stromes bedient man sich praktisch der Unterbrechungselektrode, an deren Stiel ein Druck auf einen Knopf oder dgl. die Stromunterbrechung herbeiführt.

Welche Punkte untersucht man nun — wo setzt man die Platte auf? im allgemeinen auf die empirisch festgestellten Eintrittspunkte der Nerven in den Muskel — für die elektrische Prüfung der Muskulatur — und auf die Stellen der Nervenstämme, wo diese der Hautoberfläche nahe

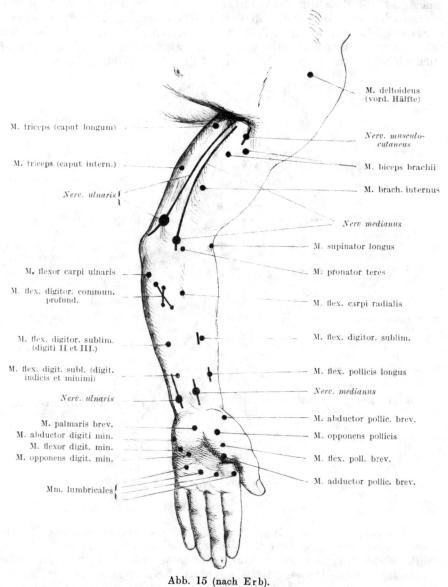

M. deltoideus (vord. Hälfte)

M. triceps (caput longum)

Nerv. musculo-cutaneus

M. triceps (caput intern.)

M. biceps brachii

Nerv. ulnaris

M. brach. internus

Nerv medianus

M. supinator longus

M. flexor carpi ulnaris

M. pronator teres

M. flex. digitor. commun. profund.

M. flex. carpi radialis

M. flex. digitor. sublim. (digiti II et III.)

M. flex. digitor. sublim.

M. flex. digit. subl. (digit. indicis et minimi)

M. flex. pollicis longus

Nerv. ulnaris

Nerv. medianus

M. palmaris brev.
M. abductor digiti min.
M. flexor digit. min.
M. opponens digit. min.

M. abductor pollic. brev.

M. opponens pollicis

M. flex. poll. brev.

Mm. lumbricales

M. adductor pollic. brev.

Abb. 15 (nach Erb).

kommen. Diese „Muskel- und Nervenpunkte" sind von Erb auf Grund eingehender Untersuchungen festgelegt worden (Abb. 14—19). Die Bedeutung der einzelnen Punkte ist ohne weiteres ersichtlich; sie geben an, daß, wenn man die große Elektrode auf das Sternum und die kleine auf eine der hier bezeichneten Stellen der Körperoberfläche aufsetzt und einen genügend starken Strom (faradisch) anwendet oder (galvanisch) den Strom öffnet und schließt, dann der auf den Tafeln genannte Muskel (bzw. bei Nervenpunkten die von diesem Nerv versorgten Muskeln) zuckt, also sich momentan (galvanisch) oder tonisch, dauernd (faradisch) zusammenzieht. Handelt es sich um eine diffuse Erkrankung, so sind sämtliche, bei lokalen Affektionen die regionären Muskel- und Nervenpunkte in dieser Weise durchzugehen. Und zwar nimmt man zuerst die faradische, dann die galvanische Untersuchung vor.

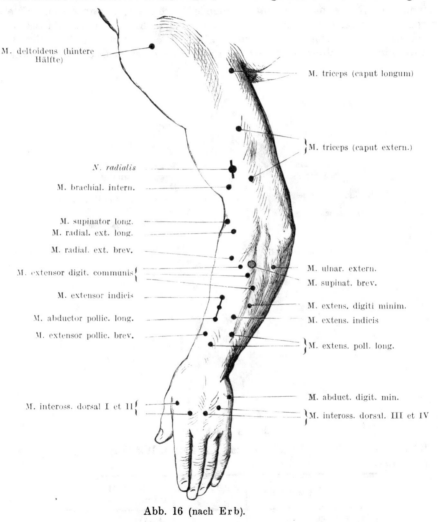

M. deltoideus (hintere Hälfte)

M. triceps (caput longum)

M. triceps (caput extern.)

N. radialis

M. brachial. intern.

M. supinator long.
M. radial. ext. long.

M. radial. ext. brev.

M. extensor digit. communis

M. ulnar. extern.
M. supinat. brev.

M. extensor indicis

M. extens. digiti minim.
M. extens. indicis

M. abductor pollic. long.

M. extensor pollic. brev.

M. extens. poll. long.

M. abduct. digit. min.

M. inteross. dorsal I et II

M. inteross. dorsal. III et IV

Abb. 16 (nach Erb).

Bei Prüfung der faradischen Erregbarkeit stellt man fest, welche minimale Stromstärke noch genügt, um eben eine Muskelzuckung hervorzurufen, und zwar (theoretisch) sowohl bei der indirekten Prüfung — der Reizung der Nerven — als der direkten, der Muskelreizung. Diese minimale Stromstärke wird nun, da alle Meßapparate des faradischen Stromes unzuverlässig sind, in Millimetern des Rollenabstandes angegeben, ist aber für keine zwei Apparate völlig gleich und daher von absolutem Wert nur da, wo

man am gleichen Kranken den erkrankten (Muskel und) Nerven mit dem
gesunden der andern Seite vergleichen kann, den Leitungswiderstand der
Haut einigermaßen beurteilen kann und mit einem selbst erprobten Apparat
arbeitet. Gewisse normale Mittelzahlen für diese Schwellenwerte sind nun
aber von Erb, Stintzing u. A. festgestellt worden und können als ungefähre Anhaltspunkte dienen; gewöhnlich werden Stintzings Zahlen benutzt.
Doch kommen dem ungeübten Untersucher (zumal bei den teilweise schwer
auffindbaren Nervenpunkten) oft erhebliche Abweichungen von diesen Mittelwerten vor. Von diesen Mittelwerten seien einige hier nach der Stintzing-
schen Rolle wiedergegeben. Es muß aber gleich betont werden, daß bei
der direkten Muskelreizung die Erregbarkeit in so weiten Grenzen schwankt,

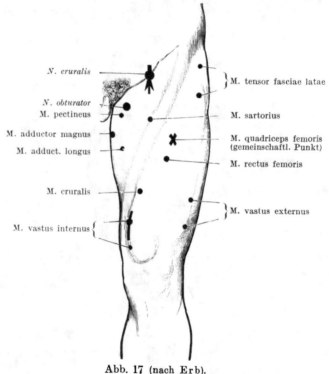

Abb. 17 (nach Erb).

daß man gewöhnlich sich mit der zahlenmäßigen Wiedergabe der Grenzwerte
der indirekten (Nerven-) Erregbarkeit begnügt.

Nerv oder Muskel	Rollenabstand der Minimalzuckung (mm)
N. facialis	132—110
N. medianus	135—110
N. ulnaris	130—107
N. peroneus	127—103
N. cruralis	120—103
N. radialis	120—90
N. accessorius	145—130
N. musculocutaneus	145—125
N. axillaris	125—93
N. thoracicus ant.	145—110

Die Stromrichtung ist bei dieser Prüfung gleichgültig. Bei der faradischen Reizung tritt bei Stromunterbrechung („Öffnungsschlägen") eine momentane Zuckung, sonst für die Dauer der Applikation des Stromes eine tonische Kontraktion ein.

Etwas anders ist das Verfahren bei der Prüfung der galvanischen Erregbarkeit der Muskeln und Nerven. Auch hier kommt die große, indifferente Elektrode aufs Sternum (event. Nacken oder Lendenwirbelsäule), die kleine, differente auf die zu prüfenden Punkte. Nur Öffnung und

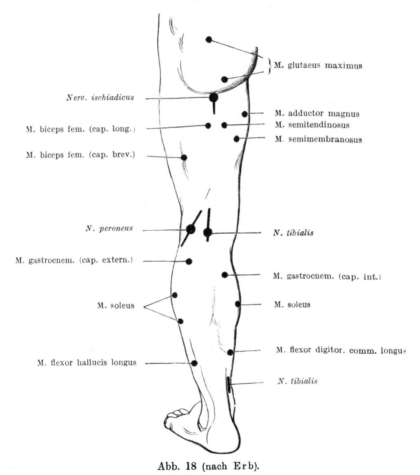

M. glutaeus maximus

Nerv. ischiadicus

M. adductor magnus
M. semitendinosus
M. semimembranosus

M. biceps fem. (cap. long.)

M. biceps fem. (cap. brev.)

N. peroneus

N. tibialis

M. gastrocnem. (cap. extern.)

M. gastrocnem. (cap. int.)

M. soleus

M. soleus

M. flexor digitor. comm. longus

M. flexor hallucis longus

N. tibialis

Abb. 18 (nach Erb).

Schließung des Stromes ruft Zuckung des Muskels hervor, nicht die Stromdauer. Die Zuckung ist normalerweise kurz, blitzartig, nur bei sehr starken Strömen stellt sich ein Tetanus ein, nie aber eine „träge Zuckung" (s. unten). Hier ist nun aber die Stromrichtung von Wichtigkeit. Wir beginnen stets damit, daß wir als differente Elektrode die Kathode, den negativen Pol, nehmen.

Wir konstatieren nun, bei welcher Stromstärke die Minimalzuckung für direkte und für indirekte Reizung auftritt. Als Maß der Stromstärke dient jetzt ausschließlich das Galvanometer, dessen Ausschlag direkt die Stromstärke in Milliampères angibt. Das Galvanometer wird am besten bei jeder Untersuchung von vornherein in den Stromkreis eingeschaltet, da der Widerstand, den es stets für den Strom darstellt, bei vorhandener Aus- und Einschaltung das Ergebnis der Prüfung stören würde; bei ausgeschaltetem Galvanometer wird stets eine geringere Elementenzahl zur Erzielung der gleichen Stromstärke und der Minimalzuckung erforderlich sein. Ferner hat man darauf zu achten, daß die Elektroden, wie überhaupt bei der elektrischen Untersuchung, mit warmem Wasser (Salzwasser ist unnötig) gut durchfeuchtet sind, und daß bei der galvanischen Prüfung der Widerstand der Haut für den Strom mit der Dauer der Applikation abnimmt.

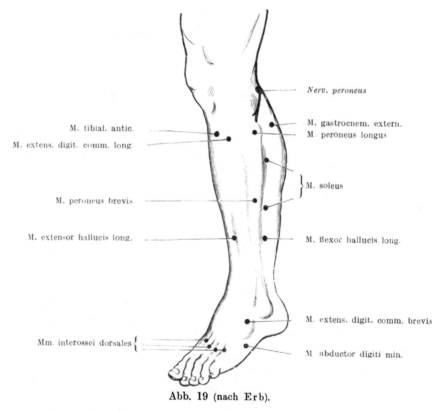

M. tibial. antic.
M. extens. digit. comm. long.
M. peroneus brevis
M. extensor hallucis long.
Mm. interossei dorsales

Nerv. peroneus
M. gastrocnem. extern.
M. peroneus longus
M. soleus
M. flexor hallucis long.
M. extens. digit. comm. brevis
M. abductor digiti min.

Abb. 19 (nach Erb).

Auch für die galvanische Minimalzuckung sind eine Reihe von Normalwerten angegeben worden; einige der wichtigsten sind nach Stintzing:

Nerv	Minimalstromstärke in Milliamp. (Mittelwert)
N. facialis	1,0—2,5
accessorius	0,01—0,44
medianus	0.3—1,5
ulnaris	0,6—2,6
radialis	0,9—2,7
cruralis	0,4—1,7
peroneus	0,2—2,0
tibialis post.	0,4—2,5

Die Werte schwanken also auch beim Gesunden nicht ganz unbedeutend. Nun muß aber folgendes bemerkt werden: Diese Werte, und überhaupt die Schwellenwerte der galvanischen Reizung der gesunden Nerven gelten für die Kathodenschließungszuckung (KaSZ), d. h. für die Zuckung, welche eintritt, wenn die Kathode als differente Elektrode auf dem zu prüfenden Punkte aufgesetzt ist und nun der Strom eingeschaltet, geschlossen wird. Nach dem Zuckungsgesetz ist dies die zuerst eintretende Zuckung beim normalen Nerven. Wenn wir nun den Strom öffnen und ihn dann mittels des bei jeder galvanischen Batterie benötigten Stromwenders (Kommutator) umkehren und jetzt wieder abwechselnd unterbrechen (öffnen und schließen), während also jetzt der vorher Kathode gewesene differente Pol zur Anode geworden ist, so erleben wir bei der gleichen Stromstärke wie vorhin noch keine (weitere) Zuckung. Verstärken wir aber langsam den Strom, so sehen wir zunächst, daß neben der Kathodenschließungszuckung, welche die stärkste bleibt, sich eine Zuckung einstellt bei Öffnung des Stromes an dem zur Anode gewordenen Pol: die Anodenöffnungszuckung, gleichzeitig (bisweilen auch etwas vorher) eine Anodenschließungszuckung (AnOZ bzw. AnSZ). Verstärken wir weiter, so folgt bei Schließung des Stroms an der Kathode statt der vorherigen kurzen Zuckung ein Tetanus (KaSTe) für die Dauer der Stromschließung, bei noch weiterer Verstärkung eine Kathodenöffnungszuckung (KaOZ) und ein Anodenschließungs-Tetanus (AnSTe). — Natürlich ist es theoretisch möglich und kommt auch vor, daß an der als indifferente Elektrode benutzten Platte auch Zuckungen ausgelöst werden gleichzeitig mit denjenigen am differenten Pol (besonders bei Facialislähmungen bisweilen störend). Diese Störung, die das Bild unklar machen könnte, sucht man eben zu vermeiden, indem man an der Stelle, die man als indifferente wünscht (an der also möglichst keine Zuckungen sichtbar werden sollen), eine große Elektrode nimmt, die also geringere Stromdichte besitzt, und indem man diese Elektrode eben an indifferente Stellen (Sternum, Wirbelsäule) setzt. wo keine Nerven dicht unter der Hautoberfläche liegen. Wirklich störend können diese „Stromschleifen" von der indifferenten Elektrode her werden, wo es darauf ankommt, genau die Läsionsstelle eines Nerven elektrisch feststellen, und man also mit der indifferenten Elektrode dem Stamme der Nerven folgt, während die differente auf den Muskel sitzt, so daß unter Umständen die beiden Elektroden sehr nahe zusammenkommen.

Kurz erwähnt sei, daß auch eine elektrische (in der Regel nur galvanische) Prüfung der Sinnesnerven ausgeführt werden kann. Die Untersuchung für das Auge wird so vorgenommen, daß die indifferente große Elektrode auf Sternum oder Nacken, die differente, kleine (Normal-) Elektrode, am besten mit Schwammüberzug versehen, auf das geschlossene Augenlid gesetzt und nun der Strom natürlich mit schwachen Stromstärken geschlossen wird Das Zuckungsgesetz bleibt wie oben, die Reaktion des Nerven ist eine intensive Licht- (manchmal auch Farben-) Empfindung; die Reizschwelle pflegt sehr niedrig zu sein. Für das Ohr wird als differente Elektrode am besten eine Normal- oder eine Knopfelektrode benutzt und diese auf den Tragus gesetzt; es treten summende oder pfeifende Gehörssensationen auf (die Methode ist für otologische Prüfungen auf Labyrinthschwindel, sog. Voltaschwindel jetzt sehr viel verwendet). Endlich läßt sich der Geschmack prüfen (differente kleine Knopfelektrode auf Zunge oder Wange), wobei an der Anode der stärkere, säuerliche, an der Kathode der schwächere, salzige Geschmack auftritt. Diese Tatsache ist übrigens benutzbar zur Feststellung der Pole, wenn man über deren Lage im unklaren ist; man setzt je eine Elektrode auf eine Wange und läßt einen schwachen Strom hindurchgehen; die Seite, an der zuerst eine gewöhnlich deutlich saure Geschmacksempfindung auftritt, entspricht dem positiven Pol, der Anode.

Die Veränderungen der elektrischen Erregbarkeit der Muskeln und Nerven unter krankhaften Verhältnissen sind bei Anwendung des faradischen Stroms nur quantitative, Nerven und Muskeln werden schlechter oder besser erregbar als in der Norm; beim galvanischen Strom dagegen quantitative und qualitative. Wir gehen zunächst auf die ersteren ein.

Herabsetzung bei Aufhebung der faradischen Erregbarkeit findet sich für Muskel wie Nerv bei allen möglichen Erkrankungen des peripheren Neurons. Wo sie sich mit qualitativen Veränderungen der galvanischen Erregbarkeit verbindet, wie bei der Entartungsreaktion, wird weiter unten zu erwähnen sein. Reine Herabsetzung findet sich bei allen einfachen (d. h. nicht degenerativen, s. unten) Atrophien, bei einigen cerebralen und spinalen Lähmungen, bei der Dystrophie, gelegentlich auch bei sonst zu degenerativer Atrophie führenden Leiden (Neuritiden, Poliomyelitis ant. usw.), und zwar dann in der Regel als erstes oder letztes Stadium der elektrischen Veränderung; endlich auch bei der seltenen Myotonie (s. oben). Eine Steigerung der faradischen Erregbarkeit findet sich fast nur bei der Tetanie und auch dort nicht konstant. Zunahme oder Abnahme der faradischen Erregbarkeit werden einfach an der Zunahme oder Abnahme des Rollenabstandes für die Minimalzuckung gegenüber den Mittelwerten erkannt.

Zunahme der galvanischen Erregbarkeit findet sich (außer im Beginne der EaR, s. unten) gleichfalls nur bei der Tetanie, und zwar hier konstant für die Erregbarkeit der motorischen, häufig für die der sensiblen und der Sinnesnerven (besonders des Acusticus); sie wird erkannt an der geringen, zur Erzielung der Minimalzuckung notwendigen Stromstärke. Abnahme der galvanischen Erregbarkeit findet sich gleichzeitig mit solcher der faradischen bei den oben genannten Krankheiten (wenigstens für die indirekte, die Nervenreizung).

Wichtiger und bei bestimmten Leiden auch sehr viel häufiger ist das Auftreten der Entartungsreaktion (EaR). Bei dieser müssen wir scharf unterscheiden zwischen dem elektrischen Verhalten der Nerven und dem der Muskeln. Bei der „kompletten" Entartungsreaktion ist

a) der Nerv weder faradisch noch galvanisch mehr erregbar;

b) der Muskel zwar faradisch nicht erregbar, dagegen bei direkter galvanischer Reizung gesteigert erregbar (nur im Anfange des Leidens); außerdem ist für den Muskel das Zuckungsgesetz derart verändert, daß als erste Reaktion (auf den schwächsten Reiz) eine Zuckung bei Anodenschließung, als zweite eine Zuckung bei Kathodenschließung oder sogar bei Anodenöffnung eintritt („Umkehr des Zuckungsgesetzes"). Außerdem wird die Zuckung träge, d. h. die Kontraktion steigt langsam bis zu ihrer Höhe und sinkt dann langsam, träge wieder ab, der Unterschied der Zuckungskurve ist bei direkter Muskelreizung etwa dann der in Abb. 20 veranschaulichte.

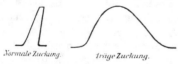

Normale Zuckung.   *träge Zuckung.*

Abb. 20. Schema der normalen und der trägen Zuckung bei Schließen des galvanischen Stromes.

Es gibt auch eine partielle Entartungsreaktion, im allgemeinen bei leichteren Läsionen oder als Vor- oder Nachstadium der kompletten; hierbei ist nur die faradische Muskelerregbarkeit herabgesetzt bis erloschen und die träge Zuckung nachweisbar, dagegen kann die Erregbarkeit der Nerven für beide Stromarten erhalten sein. Die Unterscheidung der kompletten von der partiellen EaR kann sowohl diagnostisch als auch prognostisch wichtig sein, da die letztere Affektion wesentlich rascher heilt.

Die Entartungsreaktion kommt überall dort vor, wo degenerative Prozesse in den Vorderhörnern, Nerven oder Muskeln bestehen. Hierzu gehören Poliomyelitis ant., Syringomyelie (Tumoren, Myelitis), Bulbärparalyse, spinale Muskelatrophie, amyotrophische Lateralsklerose; alle peripheren Nervenläsionen; endlich in seltenen Fällen einige Muskelleiden, über deren Genese noch nicht völlige Klarheit besteht (Dystrophie).

Zu beachten ist, daß, durch die schönen Untersuchungen von Grund sichergestellt, Kälteeinwirkung das Bild der partiellen Entartungsreaktion (träge Zuckung, Gleichwerden und sogar Überwiegen der Anode über die Kathode) hervorrufen kann („Abkühlungsreaktion"). Die Kurven dieser Zuckungen sind mit denen der EaR nicht nur identisch, sondern übertreffen sie sogar an Trägheit. Diese Abkühlungsreaktion kann bei gesunden Menschen spontan an den kleinen Handmuskeln auftreten und sehr lange (stundenlang auch im warmen Raum) anhalten, durch besondere Abkühlung auch an den großen Körpermuskeln sich äußern, und sie kann gerade in diagnostisch wichtigen Fällen sich zeigen, wo dann zur Sicherstellung, ob etwa partielle EaR vorliegt, eine Erwärmung der Muskeln notwendig ist.

Trotz dieser Möglichkeit einer Verwechslung ist der diagnostische Wert der EaR ein sehr großer; namentlich ist die Wichtigkeit der Erkennung träger Zuckung nochmals hervorzuheben.

Eine besondere Abart der Störung der elektrischen Erregbarkeit stellt die myotonische Reaktion der Thomsenschen Krankheit (Myotonia congenita) dar. Hierbei tritt bei direkter galvanischer und faradischer Reizung der Muskeln schon mit schwachen Strömen eine „stehenbleibende", tonische Kontraktion von sehr beträchtlicher Nachdauer ein; die MyR ist besonders auffallend bei schwacher galvanischer Reizung. Stärkere faradische Ströme bewirken auch von Nerven aus eine tonische, nachdauernde Kontraktion. Die Erscheinung ist sowohl an den (wie gewöhnlich) hypertrophischen als auch (bei den seltenen Fällen dieser Art) an den atrophischen Muskeln derartiger Kranker nachweisbar, bisweilen der EaR recht ähnlich, aber stets ohne Umkehr des Zuckungsgesetzes.

Als „myasthenische Reaktion" (MyaR) bezeichnet man eine bei der Myasthenia gravis pseudoparalytica auftretende abnorme Ermüdbarkeit für den faradischen Strom vom Nerven wie vom Muskel aus. Wiederholt man gleichstarke faradische Reize in kurzen Intervallen, so ist nach einigen (vielleicht 8 oder 10) Reizungen eine rasche Abnahme, sogar ein Verschwinden der Erregbarkeit zu bemerken. Bei Ruhe „erholt" der Muskel und Nerv sich bald wieder. Bei dauernder Faradisation läßt die Kontraktion von Sekunde zu Sekunde nach und verschwindet schließlich (Jolly).

MyR und MyaR entsprechen durchaus den analogen Veränderungen der aktiven und der mechanischen Erregbarkeit bei Myotonie bzw. Myasthenie. — Einige seltene elektrische Veränderungen werden im Speziellen Teil Erwähnung finden.

D. Sensibilität.

Die Störungen der Sensibilität in ihren verschiedenen Formen können subjektiver und objektiver Art sein. Bei keinem Vorgange im menschlichen Körper aber besteht eine größere Disharmonie zwischen den subjektiven Beschwerden der Kranken und den objektiven Befunden als bei den Sensibilitätsstörungen; nirgends treten die Mängel unserer Untersuchungstechnik greller hervor als hier. (Abb. 21 – 26.)

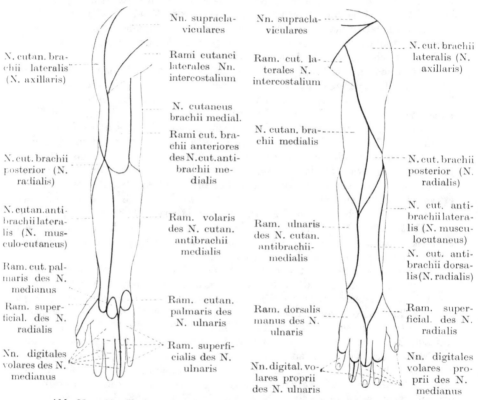

Abb. 21 u. 22. Verbreitung der Hautnerven an den oberen Extremitäten.
(Nach Toldt.)

Ein Blick über die Prüfung der Sensibilität wird dies bestätigen. Wir sondern zunächst ganz grob die Prüfungsmethoden der einzelnen „Empfindungsqualitäten" (die Bezeichnung Qualität ist allerdings keineswegs in jeder Richtung als berechtigt festgestellt); allen gemeinsam ist natürlich der große Mangel, daß wir zu ihrer Ermittelung durchaus (mit wenigen Ausnahmen) auf die Angaben des Kranken bei der Prüfung angewiesen sind.

Wir prüfen zunächst die Tastempfindung. Wir lassen den Kranken die Augen schließen oder bedecken diese und berühren nacheinander die verschiedenen Bezirke der Körperoberfläche mit der Fingerspitze. Ich halte diese einfachste aller Methoden deshalb für die feinste, weil sie allein eine sichere Kontrolle des Untersuchers für den dabei ausgeübten Druck und auch allein eine stets gleichstarke Berührung gewährleistet. Bei der sonst

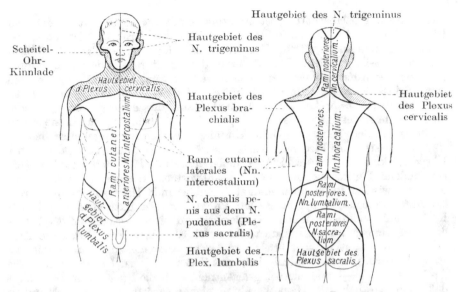

Abb. 23 u. 24. Verbreitung der Hautnerven am Rumpf.
(Nach Toldt.)

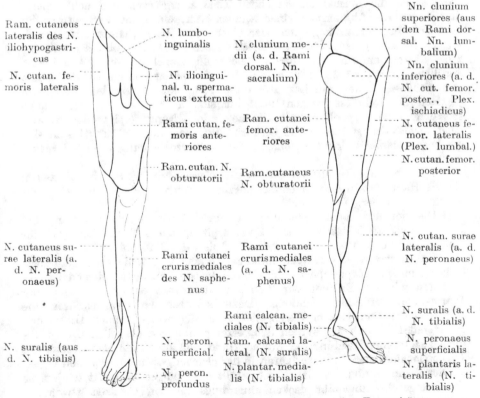

Abb. 25 u. 26. Verbreitung der Hautnerven an den unteren Extremitäten.
(Nach Toldt.)

viel geübten Pinselberührung ist zwar die Berührung an sich stets eine sehr leichte, aber eine feine Abstufung der Stärke der Berührung ist dabei fast unmöglich, und doch müssen oft sehr feine Differenzen der Tastempfindlichkeit festgestellt werden. Die Prüfung der „Tastkreise" der Haut durch gleichzeitiges Aufsetzen der verschieden weit voneinander entfernten Spitzen eines Zirkels — gleichzeitig eine Prüfung auf den „Ortssinn"; der Kranke muß angeben, ob er bei bestimmtem Abstand der Zirkelspitzen eine oder zwei Berührungen empfindet — ist gleichfalls entbehrlich, zumal sie schon an der normalen Haut in weitem Umfang schwankende Ergebnisse hat.

Am besten berührt man zuerst zuverlässig gut fühlende Bezirke des Körpers, dann erst die schlechter fühlenden, und läßt den Kranken jede empfundene Berührung mit „Jetzt" beantworten. Hierbei ist es aber notwendig, zwischendurch auch einmal fernabliegende Hautteile zu berühren, ein Aufeinanderfolgen symmetrischer Punkte an den Extremitäten (die der Kranke unbewußt selbst meist vergleicht) und einen bestimmten Rhythmus der Berührungen zu vermeiden, da durch alle diese Prozeduren die Aufgabe des Kranken zu sehr erleichtert, seine Aufmerksamkeit zu wenig beschäftigt wird. Auch empfehle ich, von Zeit zu Zeit zu fragen: Fühlen Sie das? das? das? — und hierbei gelegentlich auch die Frage zu stellen, ohne daß man wirklich die Haut berührt; nichts schärft die Aufmerksamkeit besser. Hat man weniger gut fühlende Partien gefunden, so suche man diese gegen die normal empfindenden Teile abzugrenzen und achte gleich darauf, ob die Abgrenzung einen segmentären, einen der Verbreitung der einzelnen Hautnerven folgenden oder einen hysterischen (handschuh-, ärmelförmig, halbseitig usw.) Charakter trägt. Auch achte man, ob die Berührung zwar überall empfunden, aber vielleicht an manchen (von Parästhesien ergriffenen) Bezirken „anders" empfunden wird als an den normal fühlenden, was nicht selten der Fall ist. Für diese Fälle und für die leichtesten objektiven Sensibilitätsstörungen empfiehlt sich auch, den Kranken unterscheiden zu lassen, ob er mit „Spitze" oder „Kopf" (spitz oder stumpf) einer nicht allzu spitzen Nadel berührt wird; bei einiger Übung lassen sich die leicht hierbei störenden Momente der Schmerzerzeugung und des Druckes vermeiden.

Die Schleimhäute, die im ganzen eine etwas geringere Sensibilität zeigen als die Haut, lassen sich in ähnlicher Weise prüfen, doch ist dies Ergebnis weniger zuverlässig (vgl. unten).

Die normale Hautempfindung ist am Körper verschieden fein, am besten etwa an Fingerbase und Zungenspitze, am schlechtesten (bis zur Anästhesie) an den schwielenbedeckten Teilen der Fußsohle.

Haben wir so die Tastempfindung untersucht und die etwa gefundene Störung in ein Körperschema eingetragen (was warm zu empfehlen ist), so schreiten wir zur Prüfung der Temperaturempfindung, richtiger: der Warm- und der Kaltempfindung. Dazu benutzen wir Reagensgläser, die mit warmem und kaltem Wasser gefüllt sind (keine extremen Hitze- und Kältegrade! Durch sie werden Schmerzempfindungen ausgelöst!), allenfalls auch zur raschen Prüfung die warme Hand und das kalte Metall etwa des Perkussionshammers, und verfahren in der gleichen, oben angegebenen Weise. In der Regel werden die dabei festgestellten Störungen sich mit denjenigen des Tastgefühls ungefähr decken, allerdings an den Grenzen gewöhnlich nicht vollständig. Das liegt zum Teil daran, daß, wie Goldscheider neuerdings auf Grund sorgfältiger Untersuchungen festgestellt hat, die Haut besondere Druckpunkte, Kältepunkte und Wärmepunkte besitzt, d. h. Stellen (und besondere Nervenendigungen), wo jeweils Berührung, Kalt oder Warm, am besten empfunden werden. Doch können wir uns (was auch Oppenheim gebührend hervorhebt) am Krankenbett schwerlich darauf einlassen, die von Goldscheider genau in Bezirke verschiedener Empfindlichkeitsgrade eingeteilte Hautoberfläche nun nach diesem Schema zu durchsuchen, zumal das Ergebnis fast nie bedeutend mehr Aufschluß gibt als die gewöhnliche Prüfung.

Auch in einem andern Punkte empfehle ich eine praktische Abweichung von Goldscheiders Vorschlägen, nämlich in der Prüfung der Schmerzempfindung. Zugegeben, daß besondere Schmerzpunkte und also auch Schmerznerven an der Haut nicht auffindbar sind, und daß andererseits durch Steigerung fast jedes einer Gefühlsqualität zugehörenden Reizes Schmerzempfindung erzeugt werden kann, so können wir doch klinisch den Begriff der Schmerzempfindung nicht entbehren, erstens wegen der meist auf den Begriff des Schmerzes besonders fein eingestellten Psyche des Patienten (wenn auch zweifellos Verlust des Schmerzgefühls oft erst spät bemerkt wird), zweitens weil gar nicht selten bei Sensibilitätsstörungen funktioneller und auch organischer Art nur diese schmerzerzeugenden intensiveren Reize einen Ausfall zeigen. Wir prüfen die Schmerzempfindung am besten einfach mit einer spitzen Nadel und durch Kneifen aufgehobener Hautfalten, allenfalls noch durch den faradischen Strom unter Anwendung feiner Elektroden. Die Nadelspitze bildet auch das Prinzip eines der zahlreich angegebenen Schmerzmesser (Algesimeter), indem aus der flachen Kuppe eines Stiftes eine spitze Nadel mehr oder weniger weit herausgeschraubt werden kann; bei geringer, die Epidermis nicht durchbohrender Nadellänge wird das Aufsetzen des Stiftes nur als Berührung, allmählich bei Verlängerung der Nadel als Schmerz empfunden. Die sämtlichen Algesimeter dürfen für den klinischen Dienst als unbrauchbar bezeichnet werden.

Ob das von Veraguth beschriebene, psycho-galvanische Reflexphänomen (ein in die Körperleitung eingeschaltetes Galvanometer zeigt Ausschlag bei psychischen Vorgängen, also auch bei Schmerzen; bei Reizung analgetischer Zonen zeigt sich kein Ausschlag) imstande sein wird, die Lücke auszufüllen, erscheint auch noch recht zweifelhaft; mangels eigener Erfahrungen enthalte ich mich aber einstweilen des Urteils. Für bestimmte Zonen des Körpers gibt es übrigens schon verwertbare Reflexphänomene zur Beurteilung der Schmerzempfindung, so z. B. die bei schmerzhafter Reizung der Wangenhaut eintretende Pupillenerweiterung, die bei Analgesie der Wange fortfällt.

Die Schmerzempfindlichkeit der Haut ist nicht überall am Körper die gleiche; am größten ist sie an der Stirnhaut, am geringsten in der Gesäßgegend. Bei jeder Prüfung des Schmerzsinnes muß, außer auf die Intensität der Empfindung, auch auf die Latenzzeit zwischen Berührung und Empfindung geachtet werden, da bei keiner der andern Qualitäten so erhebliche „Verspätung" vorkommt (s. unten). Die Prüfung kann im allgemeinen (besondere Fälle ausgenommen, s. unten) zur Schonung des Kranken auf die Körperteile beschränkt bleiben, wo eine der vorigen Prüfungen eine Störung ergeben hat.

Die Prüfung des Ortssinnes, d. h. die Schärfe der Erkennung der berührten Hautstellen, läßt sich ohne Mühe mit der der Tastempfindung vereinigen, indem man den Kranken bei feinen Berührungen angeben läßt, wo er berührt wurde. In der Regel weichen die Resultate nicht wesentlich von denjenigen der Tastempfindung ab. (Die Prüfung mittels des Tasterzirkels — s. oben — ist streng genommen auch eine Prüfung der

Lokalisationsempfindung.) Zu den Untersuchungen der eigentlichen Hautsensibilität gehört noch, nach einigen Autoren, die Haarempfindung, d. h.
das Gefühl für eine leise, nur die Behaarung und nicht die darunterliegende
Haut treffende Berührung. Angeblich sind die Bezirke feinster „Haarempfindung" keineswegs mit denjenigen feinster Berührungsempfindung der
Haut identisch (doch ist auch die Annahme, daß die Haut behaarter Körperstellen durchweg minder empfindlich sei, nicht zutreffend); zu praktisch
wichtigen Ergebnissen hat die Methode bisher nicht geführt. Die bisweilen
zur Tastsinnprüfung verwendete Untersuchung der faradocutanen Sensibilität, d. h. der Empfindung des Kriebelns bei schwachen faradischen Strömen,
scheint sich in ihren Ergebnissen zu decken mit der Berührungs- und
Schmerzempfindung, so daß auch diese fein abstufbare und meßbare Methode
(Schwellenwertsbestimmung der Empfindung durch den Rollenabstand) keine
besonderen Vorteile bietet. Die Angabe, daß bestimmte Vergiftungen
(Schwefelkohlenstoff) hauptsächlich die faradocutane Sensibilität stören, ist
vereinzelt geblieben.

Viel wichtiger sind die Untersuchungen über die tiefe Sensibilität
(Knochen, Gelenke, Muskeln). Nach Goldscheider sind statt des früher
gebrauchten Ausdruckes „Muskelsinn", welcher die Hauptmasse der tiefen
Sensibilität in sich begreift, seine einzelnen Komponenten zu verwenden:
Die Empfindung aktiver und passiver Bewegungen, die Empfindung der
Schwere und des Widerstandes (auch als Kraftsinn bezeichnet) und die
Lagewahrnehmung. Die Stereognosie (Erkennung der Form und sonstigen
äußeren Beschaffenheit von Gegenständen durch Betastung) umfaßt wieder
mehrere dieser Qualitäten in andrer Gruppierung, daneben auch feinste
psychische Vorgänge (Erinnerungsbilder). Als selbständige Empfindung
wäre dem auch die Knochensensibilität zuzugesellen. Alle diese Sensi-
bilitätsformen können einzeln, gruppenweise, mit und ohne Beteiligung der
Hautempfindung gestört sein.

Die Empfindung aktiver Bewegungen läßt sich beim Kranken
isoliert nur schwer prüfen. Bei der Aufgabe, bestimmte Bewegungen auszuführen und dann etwa den Bewegungseffekt, die Lage anzugeben, in
welche die Glieder gekommen sind, wird wesentlich das Lagegefühl geprüft
(s. unten). Zweifellos bestehen beim Gesunden Empfindungen der aktiven
Bewegung, deren Ausfall als störend empfunden wird (s. unten); eine eigentliche Prüfung ist aber kaum ausführbar. Um so leichter ist die Prüfung
des Gefühls für passive Bewegungen. Der Untersucher fixiert mit
einer Hand eine Extremität des Kranken und führt mit der andern möglichst geringe Exkursionen in den kleinen Gelenken des peripheren Teils
der Extremität aus, kleine Zehenbewegungen, Fingerexkursionen u. dgl. Der
Kranke, der selbstverständlich die Augen geschlossen oder verbunden halten
muß, gibt die Richtung der Bewegung an. Prüfungen mit erheblicher
Exkursion in den betreffenden Gelenken sind deshalb zu verwerfen, weil sie
durch Spannung der Haut, der Sehnen usw. dem Kranken die Möglichkeit
anderweitiger Kontrolle verschaffen. Aus demselben Grunde ist die Prüfung
für die großen Gelenke (Knie, Hüfte) wegen der großen dabei in Betracht
kommenden Hautflächen wenig zu brauchen. — Die Empfindung der
Schwere und des Widerstandes, den Kraftsinn können wir bei intelligenten Kranken prüfen, indem wir sie bei geschlossenen Augen Lasten
(Gewichtsteine usw.) verschiedenen Gewichtes (mit der ganzen Extremität
oder mit einzelnen Teilen, Unterarm, Finger usw.) heben und die Gewichts-

differenzen angeben lassen. In der Regel ist übrigens diese Empfindung nur im Verein mit andern gestört; auch hindert das geringe Schätzungsvermögen der meisten Kranken die Verwertung (die sonst z. B. durch das Dynamometer, an dem man den Kranken gewisse, vorher bestimmte Druckstärken ausüben läßt, leicht feiner zu gestalten wäre).

Das Lagegefühl wieder gestattet exaktere Prüfung, Man gibt der Extremität (oder einem Teil derselben) eine bestimmte gegen den Ruhezustand veränderte Lage und läßt den Kranken angeben, wie die ausgeführte Stellung ist, wie weit sie von der Ruhelage ungefähr entfernt ist u. dgl. m.

Sehr gut läßt sich auch das stereognostische Empfinden prüfen; da dies ohne aktives Betasten durch den Kranken nur unvollkommen entwickelt ist, gibt man am besten dem Kranken den zu prüfenden Gegenstand direkt in die Hand und läßt ihn dessen Form, Größe, Material angeben. Wir wählen dazu möglichst zahlreiche verschiedene, aber der Form nach bekannte Gegenstände (Münzen, Schlüssel, Würfel, Kugeln, Stoffe wie Samt, Seide usw.). Wie oben bemerkt, sind bei diesem Erkennen mehrere Empfindungsarten beschäftigt.

Als Knochenempfindung bezeichneten Déjérine und Egger die Empfindung der Vibration einer angestrichenen Stimmgabel, welche auf eine nur von Haut bedeckte Knochenfläche des Körpers aufgesetzt wird, und fassen sie als selbständig auf, weil sie ohne taktile Störung der Haut gestört sein kann, und umgekehrt. Diese Tatsache ist wohl zweifellos richtig, wie auch deutsche Autoren bei der Nachprüfung feststellen konnten (teilweise wird sie allerdings, als Pallästhesie bezeichnet, nicht nur den Knochen zugeschrieben, sondern allen subcutanen Gewebsschichten gemeinsam); da dies Vibrationsgefühl aber besonders häufig bei gleichzeitigen Störungen des „Muskelsinns" betroffen ist (Tabes), so ist ein besonders weitgehender Aufschluß von dieser Methode kaum zu erwarten und auch bisher nicht erreicht worden.

Mit unsern Kenntnissen über die Sensibilität der inneren Organe im engeren Sinne steht es bisher recht schlecht. Den Schleimhäuten der mit der Außenluft kommunizierenden Höhlen (Mund, Nase, Cornea) ist die gleiche, im allgemeinen etwas herabgesetzte Sensibilität eigen, wie der äußeren Haut, wie wir oben erwähnten. Anders mit der Pleura- und Peritonealhöhle, den Lungen, dem Magen und Darm, der Blase, den Nieren. Von all diesen Gebilden sind sicher schmerz- und berührungsempfindlich die Pleura, das Peritoneum und die Blasenschleimhaut. Meningen, Gehirnsubstanz, Lungen, Magen und Darm, Nieren sind dagegen unempfindlich gegen Berührung, können aber sehr wohl der Sitz spontaner Schmerzempfindungen sein, die wohl durch den Sympathicus vermittelt werden (L. R. Müller). Zu einer Prüfung dieser Funktionen liegen aber einstweilen noch keine genügenden Erfahrungen vor.

Die Störungen der Sensibilität teilen wir zunächst ein in subjektive — Parästhesien und Schmerzen — und objektive, nämlich Hyperästhesie, Hypästhesie und Anästhesie.

Als Parästhesie bezeichnen wir die nur subjektiv vorhandenen abnormen Empfindungen der verschiedenen Qualitäten. Am häufigsten gehören sie dem Gebiete der Berührungsempfindung zu, seltener den Temperaturempfindungen; die abnormen Sensationen aus der Gruppe des Muskelsinns (s. oben) sind selten, doch kann z. B. ein Tabiker nicht selten auch objektiv nicht nachweisbare Störungen des Lagegefühls, der Bewegungsempfindung usw. haben (er weiß nicht, wie er den Fuß beim Gehen hält usw., doch in der Regel treffen hier Parästhesie und objektiv nachweisbare Störung zusammen), auch bei Psychoneurosen kommen bisweilen Störungen des Lagegefühls, des stereognostischen Erkennens usw. rein subjektiv vor. Die gewöhnlichste Parästhesie ist das Kribeln (Eingeschlafensein, Taubheitsgefühl, Ameisenlaufen usw.), das sehr häufig ein Frühsymptom schwerer organischer Leiden darstellt, übrigens nicht ganz selten auch insofern objektiv nachweisbar ist, als der Kranke Berührungen im parästhetischen Bezirk zwar genau empfindet, aber „anders" empfindet als an gesunden Körperteilen. Störungen der Wärmeempfindungen werden meist sehr charakteristisch geschildert: „Mir ist, als ob meine Beine in Eis getaucht wären" (Myelitis). Eine häufige Parästhesie, oft schon mit Schmerzen vergesellschaftet, ist das „Gürtelgefühl": als ob ein Reif um den Leib, eine Schnur ums Knie gelegt wäre (meist einer Affektion der hinteren Wurzeln entsprechend). Vielen Parästhesien ist ihre rein psychogene Entstehung ohne weiteres anzusehen (z. B. Sensation eines lebenden Tieres im Magen Globusgefühl).[1]

Schmerzen bilden das Schmerzenskind der neurologischen (oft auch der internen) Diagnostik. Nur äußerst selten läßt sich der (spontane) Schmerz von dem Untersucher erkennen (gelegentlich durch vasomotorische Symptome: Erröten, Erblassen, Blutdruckschwankungen, lokale Kühle oder Wärme) und zwar, wie es scheint, am häufigten noch bei den durch sympatische Bahnen vermittelten Schmerzen (Gefäßkrisen u. dgl.), bei denen wir auch Collapszustände durch den Schmerz auftreten sehen, die allerdings auch bei rein „sensibeln" Schmerzen vorkommen. Einen Gradmesser des Spontanschmerzes kennen wir leider nicht (s. oben). In allen Fällen lassen wir uns die Schmerzen des Patienten aufs genaueste schildern; ihre Lokalisation (Nervenstämmen folgend, diffus, einem innern Organe entsprechend — s. unten —, auf ein Gefäßgebiet beschränkt), ihr Charakter („nagend", „bohrend", „drückend", die blitzartig schießenden „lancinierenden" Schmerzen, „kolikartige" Schmerzen), ihre Dauer können oft wertvolle Aufschlüsse liefern.

Von den objektiven Sensibilitätsstörungen stellen die Hyperästhesien die relativ seltenste Veränderung dar. Taktile Hyperästhesie, die Empfindung einer unangenehmen Sensation oder eines Schmerzes etwa bei leisester Berührung, kommt gelegentlich bei Neuralgien, aber auch bei reinen Neurosen und bei Erkrankungen innerer Organe in den sog. Headschen Zonen (s. unten) vor. Hyperästhesie für Kälte und (sehr viel seltener) Wärme ist ein zwar nicht häufiges, aber charakteristisches Symptom organischer Leiden (Tabes). Hyperästhesie „für Schmerz" oder Hyperalgesie, d. h. die Empfindung eines lebhaften Schmerzes bei einer sonst nur unangenehme Sensationen oder leichten Schmerz hervorrufenden Berührung finden wir dagegen ziemlich oft bei allen möglichen organischen (Druckpunkte bei Neuralgien dieser Art) und psychogenen (Ovarie bei Hysterie) Leiden.

Am größten ist die Gruppe der Hypästhesien oder Anästhesien, des teilweisen oder völligen Verlusts verschiedener Empfindungsqualitäten (auch nach den einzelnen Formen als Thermanästhesie, Hypalgesie, Astereognosie, Pallanästhesie bezeichnet). Hier ist der Punkt, wo die Prüfung der einzelnen Sensibilitätsarten die wertvollsten Resultate gibt. Dabei haben wir, wie schon oben erwähnt, zu achten zunächst auf die Verbreitung der Zonen solcher Gefühlsstörung (Abb. 27). Wir finden hierbei vier Hauptformen der Verbreitung dieser Störungen: Typen totaler Leitungsunterbrechung im Zentralorgan (sensible Hemiplegie, Paraplegie — sowohl organisch als psychogen bedingt vorkommend); Störungen im Versorgungsgebiet der einzelnen Rückenmarkssegmente und Wurzeln (s. die Segmentschemata bei der speziellen Pathologie des Rückenmarks); Störungen in den Verbreitungsgebieten der peri-

---

[1] Dagegen gehören die Parästhesien der Sinnesnerven: die entoptischen und entotischen Erscheinungen häufig auch zu nicht psychogenen Erkrankungen.

pheren sensiblen Nerven, wofür die beigedruckten Schemata als Anhaltspunkt dienen sollen; endlich Störungen psychogener Arten („zentraler
Typus"), die sich an keine der beschriebenen Formen halten (handschuh-,
ärmel-, strumpfförmige Anästhesien, meist bei Hysterie). Welcher der erwähnten Gruppen die gerade vorliegende Hypästhesie oder Anästhesie angehört — eine oft für die Diagnose bestimmende Frage — ist nur durch
genaue Festlegung der Grenzen der Störung möglich. Da nur selten ein
anästhetischer Bezirk hart an einen normal empfindenden grenzt, erfordert
diese Bestimmung viel Geduld und Geschicklichkeit.

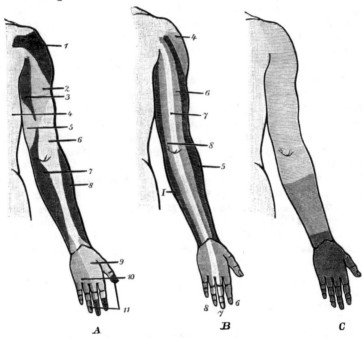

Abb. 27. Die drei Typen der Sensibilitätsstörungen an der Streckseite
der rechten oberen Extremität. (Nach Obersteiner und Redlich.)
A. Peripherer Typus. 1. N. supraclavicularis, 2. N. axillaris, 3. N. cutaneus post.
sup. radialis, 4. Rami laterales n. spinal., 5. N. cutaneus medial. radialis,
6. N. cutaneus post. inf. radialis, 7. N. cutaneus med., 8. N. cutaneus lateralis, 9. N. radialis, 10. N. ulnaris, 11. N. medianus. (Nach Bernhardt.)
B. Segmentaler Typus. 4., 5., 6., 7., 8. 4.—8. Cervicalsegment. I. 1. Dorsalsegment. (Nach Allen Starr.)
C. Zentraler Typus.

Hier sei auch erwähnt, daß es Head gelungen ist, für Erkrankungen
innerer Organe (Lungen, Magen, Darm usw.) Hautnervenbezirke aufzufinden,
die gleichzeitig abnorme Formen der Sensibilität aufweisen, nach den bisherigen Feststellungen allerdings fast ausnahmslos nur Hyperästhesien („Reflex-
hyperästhesien", am bekanntesten bei Magenleiden bandförmige oder unregelmäßig begrenzte Zonen einer Bauchhälfte, des Rückens usw.). Im einzelnen können wir hierauf an dieser Stelle nicht eingehen.

Wie bereits gesagt, kann jede Empfindungsqualität individuell gestört
sein, oder die Störung kann alle gleichzeitig betreffen. Verhältnismäßig
häufig treffen wir auch ein gruppenartiges Ergriffensein; nur die Haut-

sensibilität oder nur die Tiefensensibilität; die häufigste dieser Formen einer teilweisen oder „dissoziierten Empfindungslähmung" ist wohl die der gleichzeitigen Störung des Schmerzgefühls und der Kälte- und Wärmeempfindung, bei normaler Berührungsempfindung, wie wir sie bei Syringomyelie finden.

Einige seltenere Störungen seien noch kurz erwähnt. Die Schmerzempfindung ist nicht selten in der Weise gestört, daß der schmerzhafte Reiz erst spät, nach einer Latenzzeit von einer oder mehreren Sekunden, empfunden, d. h. als Schmerz empfunden wird; in der Regel wird die Berührung sofort als solche registriert, und der Schmerz allein kommt später (Verspätung oder Verlangsamung des Schmerzgefühls; Doppelempfindung). In anderen Fällen wirkt ein einzelner, kurzdauernder, wenn auch intensiver Schmerzreiz (Stich) nicht schmerzhaft, dagegen wird es als Schmerz empfunden, wenn man ihn einige Zeit in gleicher Stärke andauern läßt (Summation). Störungen des Temperaturgefühls bilden am häufigsten die Grundlage der an sich seltenen „perversen Empfindungen"; warm wird als kalt, kalt als Berührung oder Schmerz empfunden usw. Die Allocheirie, die Lokalisation der Berührung auf die korrespondierende Stelle der nicht berührten Extremität, ist jedenfalls ein ebenso seltnes Vorkommnis wie die Polyästhesie, bei welcher eine einzelne Berührung als eine mehrfache empfunden wird.

Die charakteristische Störung der tiefen Sensibilität, welcher wir bei zentralen organischen Nervenleiden nicht selten begegnen, betrifft am häufigsten das Lagegefühl und die stereognostische Wahrnehmung. Der Kranke „weiß im Bette nicht mehr, wo seine Beine sind, ob er überhaupt welche hat"; er erkennt die in seine Hand gelegten Gegenstände nicht mehr. Entschieden seltener sind die Störungen der Vibrationsempfindung.

E. Reflexe.

Wir unterscheiden Sehnenreflexe, Haut-(und Schleimhaut-)Reflexe, und innere Reflexe.

Ohne auf den Begriff des „Reflexes" näher einzugehen, wollen wir hier nur erwähnen, daß wir als „Reflex" im Sinne der jetzt zu betrachtenden Phänomene nur Muskelzuckungen, bzw. Kontraktionen bezeichnen wollen, die auf einen sensibeln Reiz hin erfolgen, mit Ausnahme der idiomuskulären Kontraktionen (s. oben). Alle diese Reflexe haben also einen lokalen Bewegungseffekt. Wir betrachten jetzt wohl auch allgemein die von Erb und Westphal entdeckten Sehnenphänomene als echte Reflexe, nicht (wie Westphal wollte) als direkte Erregung des betr. Muskels.

Es gibt eine Unzahl von Sehnenreflexen am menschlichen Körper, von denen zahlreiche sich schon beim Gesunden, wenn auch nicht alle konstant, andre nur bei Reflexsteigerung nachweisen lassen. Wir wollen hier nur die wichtigsten erwähnen, deren Kenntnis vollkommen zur Erkennung aller bezüglichen Nervenleiden genügt.

Am Kopfe kennen wir nur den Unterkiefer- oder Masseterenreflex. Er wird am bequemsten ausgelöst, indem bei leicht geöffnetem Munde des Patienten der Untersucher ihm einen Finger auf den Unterkiefer legt und mit dem Perkussionshammer von oben einen leichten Schlag auf den Finger ausübt; es erfolgt eine wesentlich durch die Masseteren bewirkte reflektorische Hebung des Unterkiefers, der Mund schließt sich. Der gleiche

Reflex läßt sich vom Unterkieferperiost nahe dem Ansatzpunkte des Masseter auslösen; es handelt sich überhaupt bei diesem Reflex um einen der sog. Periostreflexe, die aber genetisch und nosologisch zu den Sehnenreflexen gerechnet werden dürfen. Der Unterkieferreflex ist ziemlich konstant beim Gesunden.

Echte Periostreflexe sind auch die etwas weniger konstanten Vorderarmreflexe, die durch Beklopfen des untern Endes des Radius (Radiusperiostreflex) und der Ulna (Ulnaperiostreflex) ausgelöst werden können und die bei dem (häufigeren) Radiusreflex eine reflektorische Zusammenziehung des Supinator, also eine Flexion des Vorderarms, bei dem Ulnareflex eine meist geringe Stockung veranlassen. Man prüft beide Reflexe am rechtwinklig gebeugten adduzierten und leicht pronierten Vorderarm, um besonders den M. supinator möglichst zu erschlaffen.

Der Tricepsreflex fehlt beim Gesunden fast nie, ist aber oft nicht leicht zu prüfen. Der Arm des Kranken wird wieder etwas gebeugt gehalten wie vorhin, und nun führt man einen kurzen, raschen Schlag mit dem Perkussionshammer auf die Sehne des M. triceps dicht oberhalb des Olecranon aus. Es erfolgt eine Streckbewegung des Vorderarmes, die aber oft nur gering ist. Die Gefahr besteht darin, daß man statt der Sehne den Muskel selbst trifft und nun eine direkte Muskelreizung bekommt, die zwar in der Regel einen geringeren Bewegungseffekt hat, aber sonst dem Reflex sehr ähnlich sehen kann. Da der Tricepsreflex — ein echter Sehnenreflex — diagnostisch wichtig sein kann (namentlich sein Fehlen bei Tabes usw.), so ist dieser Punkt genau zu beachten.

Die Sehnenreflexe am Rumpf sind ohne größere Bedeutung. Erwähnt sei der von Bechterew beschriebene Scapulo-Humeralreflex, ein Periostreflex bei Beklopfen der Scapula, den ich aber nicht hinlänglich konstant gefunden habe, um auf sein Fehlen großes Gewicht zu legen.

Die wichtigsten Sehnenreflexe gehören der unteren Extremität an. Vor allem wichtig ist der Patellarreflex (Kniescheibenreflex), die Kontraktion des M. quadriceps bei Beklopfen der Patellarsehne unterhalb der Patella. Es ist der konstanteste aller Sehnenreflexe beim Gesunden (fehlt nur in 0,04 %) und ist relativ leicht zu prüfen. Für seine Prüfung gilt nur noch mehr als für alle anderen als erster Grundsatz, daß zur Auslösung des Reflexes der zugehörige Muskel — hier also der Quadricepes — vollkommen erschlafft sein muß.

Die passive Erschlaffung ist durch bestimmte Lagerung des Beines meist zu erreichen; daß aber der Patient auch aktiv erschlafft, gelingt oft selbst bei intelligenten Kranken, namentlich bei Ängstlichen, nur mit der größten Mühe. Wir empfehlen folgende Handgriffe und Methoden.

1. Der Kranke sitzt auf einem Stuhle, schlägt das zu prüfende Bein über das andere; der Untersucher führt einen horizontalen Schlag mit der unteren Kante der Hand oder mit dem Perkussionshammer gegen die Quadricepssehne unterhalb der Patella, und zwar an der Stelle, wo sie den Raum zwischen Patella und Tuberositas tibiae überbrückt und also mehr oder weniger hohl liegt (in diesem ,,hohl liegen" liegt wohl der Grund der großen Konstanz). Diese Methode ist unsicher, weil völlige Entspannung selten erreicht wird; sie hat den Vorteil des größten Bewegungseffektes (der emporschnellenden Fußspitze), der aber deshalb nicht schwer ins Gewicht fällt, weil man bei der Auslösung des Patellarreflexes stets mehr auf den sich kontrahierenden Muskel als auf den Bewegungseffekt achten soll; bei herabgesetzten Reflexen ist oft nur ersterer sichtbar.

2. Der Kranke sitzt auf einem Stuhl, der einige Zentimeter niedriger sein soll als der Unterschenkel des Kranken, und setzt den Fuß des zu prüfenden Beines so weit

vor, daß Unter- und Oberschenkel etwa einen Winkel von 100° bilden, und der Oberschenkel ruhig auf dem Stuhle aufliegt. Sehr vielen Kranken gelingt die Entspannung
des Muskels in dieser Stellung am besten; der Bewegungseffekt ist gering, aber die
Kontraktion des Muskels meist sehr deutlich. Ich empfehle diese Methode neben der
folgenden.

3. Der Kranke liegt im Bett, möglichst flach mit nur leicht erhöhtem Oberkörper;
das Bein wird etwas gebeugt, so daß Ober- und Unterschenkel etwa einen Winkel von
140° bilden und dabei der Oberschenkel nach außen abduziert (das Knie des gebeugten
Beines fällt nach außen). Der Schlag auf die Patellarsehne bewirkt meist eine deutliche
Streckung des Unterschenkels. Die Entspannung des Quadriceps gelingt meist, wenn
auch nicht immer leicht. Weniger empfiehlt sich das Übereinanderlegen der Beine bei
Rückenlage.

4. Der Unterschenkel des auf dem Rücken liegenden Kranken wird mittels eines
darunter geschobenen Handtuches od. dgl. aufgehoben, so daß er selbst horizontal in
der Stütze liegt und der Oberschenkel gegen ihn und den Rumpf in stumpfen Winkeln gebeugt ist. Die Erschlaffung soll hierbei sehr vollkommen sein. — Fast alljähr-
lich werden übrigens neue Modifikationen zur Prüfung dieses Reflexes, bzw. zur Erschlaffung des Muskels empfohlen.

Den Achillessehnenreflex möchte ich hinsichtlich Leistung und Bedeutung
als den zweitwichtigsten Sehnenreflex des Körpers nennen. Er besteht in einer Kontraktion der in die Achillessehne auslaufenden Wadenmuskeln, des Triceps surae, und
ruft hierdurch eine Plantarflexion des Fußes hervor. Er wird ausgelöst durch Beklopfen der Achillessehne mit dem Perkussionshammer; auch hier ist die Erschlaffung
der Wade die Hauptsache. Meist genügt dazu die oben unter 3 genannte Stellung;
der Untersucher steht dann am Fußende des Bettes und führt von der Innenseite des
Beines her den kurzen Schlag gegen die Sehne. Unter Umständen muß man an verschiedenen Stellen der Sehne prüfen. Das Fehlen dieses Reflexes ist wie das des
Patellarreflexes unter allen Umständen pathologisch (wo nicht Kontrakturen usw. sein
Zustandekommen verhindern). Andere Prüfungsmethoden sind das Beklopfen der
Sehne des auf einem Stuhl knienden Patienten, oder bei Bauchlage des Kranken am
aufgehobenen Unterschenkel.

Alle anderen Sehnenreflexe sind inkonstant bzw. nur bei pathologischer
Reflexsteigerung nachweisbar, auch der von Bechterew und Mendel beschriebene Fußrückenreflex (den ich mit Spier zu den echten Sehnen-
phänomenen zählen möchte).

Wir kennen zwei Arten pathologischer Veränderungen der Sehnenreflexe: Steigerung und Abschwächung bzw. Fehlen. Der erstere
Zustand geht mit einer Zunahme des Muskeltonus (s. oben) einher, dessen
regelmäßigste Begleiterscheinung er bildet, der letztere mit einer Abnahme
des Tonus (hier ist aber der Zusammenhang weniger konstant).

Wann wir einen Reflex als gesteigert bezeichnen dürfen, ist mit
Sicherheit nur für den Patellar- und Achillessehnenreflex zu sagen. Reflexsteigerung bewirkt im allgemeinen eine ausgiebigere Muskelkontraktion
mit erheblichem Bewegungseffekt, sowie das Auftreten sonst nicht nachweisbarer Sehnenreflexe. Bei hochgradigen spastischen Zuständen (d. h.
natürlich nur, solange die spastische Muskulatur nicht so fest kontrahiert
ist, um überhaupt eine weitere Zusammenziehung unmöglich zu machen)
sind durch Beklopfen fast jeder einigermaßen frei liegenden Sehne im Körper
Zuckungen des betr. Muskels zu erzielen; zu den häufigsten gehören in
diesem Falle Zuckungen in den Adduktorensehnen am Oberschenkel (Ad-
duktorenreflex) und im Tibialis posticus.

Steigerung des Patellarreflexes ist dann vorhanden, wenn der
Reflex nicht nur an der Sehne oberhalb und unterhalb der Patella und
von dieser selbst, sondern auch durch Beklopfen des Periosts der Tibia auf
weitere Strecken ausgelöst werden kann. In manchen Fällen zuckt bei
Auslösung des gesteigerten Patellarreflexes auch der Quadriceps des andern
Beines mit (gekreuzter Reflex). Die höchsten Grade von Steigerung nennt man

Patellarklonus; hierbei gerät der Quadriceps, wenn man bei möglichster Erschlaffung des Muskels (Rückenlage, ausgestrecktes Bein) die Patella scharf mit zwei Fingern faßt und mit raschem Ruck gegen die Tibia hin bewegt, in klonische, sich rascher oder langsamer folgende Zuckungen, die einige Sekunden andauern.

Konstanter läßt sich der Fußklonus, als Ausdruck der Reflexsteigerung des Achillessehnenreflexes, auslösen. Bei völliger Erschlaffung des Beines (Stellung wie oben bei 3) führt der Untersucher mit der unter die Fußsohle des Kranken gelegten rechten Hand einen raschen Ruck gegen die Fußsohle nach oben aus, während gleichzeitig die linke Hand den Unterschenkel im Kniegelenk unterstützt und leicht fixiert. Die Wade gerät in langsamer oder rascher sich folgende klonische Kontraktionen mit jedesmaliger zuckender Bewegung des Fußes nach unten. Wichtig ist hierbei, daß der Druck der Hand an der Fußsohle sofort nachlassen muß, sobald der Stoß gegen die Fußsohle ausgeführt ist; die Hand bleibt dann nur noch leicht angelehnt (darf aber die Sohle auch nicht loslassen!). In der Regel treten etwa 10 bis 20 derartige, allmählich nachlassende Zuckungen ein; in schweren Fällen läßt sich aber der Fußklonus minutenlang unterhalten. — Zu unterscheiden ist der Pseudoklonus der Hysterischen, bei dem entweder die Wade mehr in eine Art Zittern gerät oder auch aktiv kontrahiert wird, oder als Ausdruck einer leichten „Reflexhyperästhesie" einige — etwa 3 bis 4 — klonische Zuckungen erscheinen. — Seltener ist der Handklonus, klonische Flexionsbewegungen in den Hand- und Fingerbeugern, die als Ausdruck hochgradiger Reflexsteigerung in den oberen Extremitäten durch raschen Ruck gegen die erschlaffte Mittelhand von unten nach oben, bei fixiertem Vorderarm, ausgelöst werden können.

Steigerung der Sehnenreflexe findet sich, wie bemerkt, fast konstant bei Zunahme des Muskeltonus (s. dieses), also bei allen sog. spastischen Erkrankungen (am hochgradigsten bei Pyramidenbahnerkrankungen), außerdem aber auch bei Neurasthenie und Hysterie; doch fehlt hier in der Regel das Kriterium eines echten „Klonus".

Schwierig zu beurteilen ist die Abschwächung der Sehnenreflexe. Wir dürfen sagen, daß wir von einer sicheren Abschwächung eines (sonst konstanten) Sehnenreflexes sprechen können, wenn er auch unter Zuhilfenahme des Jendrassikschen Handgriffes nur schwach auszulösen ist, oder aber wenn eine deutliche Differenz zwischen den gleichen Reflexen jeder Körperhälfte besteht und der stärkere Reflex nicht als gesteigert bezeichnet werden muß. Als Jendrassikschen Handgriff bezeichnen wir die starke aktive Anspannung eines Muskelgebietes durch den Kranken während der Prüfung der Sehnenreflexe eines andern Gebietes. Gewöhnlich handelt es sich um den Patellarreflex. Erscheint dessen Vorhandensein zweifelhaft, so läßt man den Kranken seine Armmuskulatur anspannen, indem er die sich gefaßt haltenden Hände mit aller Kraft auseinanderzieht, ohne loszulassen (oder auch indem man sich dem Kranken die eigene Hand kräftig drücken läßt). In diesem Moment wird dann der auslösende Schlag auf die Sehne geführt. Ob es sich bei diesem Vorgange um eine „Bahnung" des Reflexes und nicht nur um eine Ablenkung der Aufmerksamkeit und dadurch ermöglichte bessere Erschlaffung des Muskels handelt, bleibt dahingestellt.

Ist auch mit diesem Hilfsmittel der Reflex nicht auszulösen, so bezeichnen wir ihn als fehlend. Das Fehlen des Patellarreflexes (und fast

ebenso sicher das des Achillessehnen- und des Tricepsreflexes) treffen wir
bei Herabsetzung des Muskeltonus (Tabes), bei Neuritiden, in Narkose und
Koma, bei hochgradigen Muskelatrophien, in seltenen Fällen anscheinend
auch angeboren. — Bisweilen kommt eine „Ermüdung" der Sehnenreflexe
vor; sie werden bei längerer Prüfung schwächer und sind schwerer auszulösen.

Unter den Hautreflexen sind von größerer Wichtigkeit nur drei:
der Plantarreflex, der Cremasterreflex und die Bauchreflexe.

Als Plantarreflex bezeichnen wir eine Bewegung der Zehen, die bisweilen auf den Metatarsus übergreift, bei Reizung der Haut der Fußsohle
(am besten mit dem Stiele des Perkussionshammers, auch mit Eisstückchen,
durch Nadelstiche usw.). Der Reiz soll kurz und energisch ausgeübt werden; am besten fixiert man bei ängstlichen Patienten dabei den Unterschenkel. Hier und da ist der Reflex von bestimmten Teilen der Planta
pedis besonders leicht auslösbar (am besten gewöhnlich vom Innenrande).

Der normale Plantarreflex besteht in einer energischen Plantarflexion aller Zehen, bisweilen mit gleichzeitiger Dorsalflexion des Metatarsus,
bzw. des ganzen Fußes (Fluchtreflex).

Der Reflex ist nicht absolut konstant beim Gesunden. Er fehlt bei
jeder starken Hypästhesie der Planta, also auch bei starker Verhornung,
Ödem, Kälte; ferner in Schlaf und Narkose. Daneben bei einigen organischen Erkrankungen, Neuritiden, cerebralen und spinalen Lähmungen. Sein
bloßes Fehlen ist — ebenso wie seine Steigerung — diagnostisch nur selten
von großer Wichtigkeit.

Unter bestimmten Umständen aber finden wir statt des normalen
einen abnormen, nach Babinski benannten Plantarreflex: den sog. Babinskischen Zehenreflex. Hier tritt bei Reizung der Haut der Planta
eine träge Dorsalflexion der großen Zehe, bisweilen auch der übrigen
Zehen und des Mittelfußes, an Stelle der normalen, raschen Plantarflexion
ein. Hierbei ist hervorzuheben, daß man zunächst nur schwache Reize,
leises Streichen mit dem Perkussionshammer u. dgl. anwendet und verschiedene Teile der Planta nacheinander reizt. Geschieht dies zu energisch,
so kommt es oft zu einem raschen Zurückziehen des Fußes und einem
unbestimmten, aus Extension und Flexion zusammengesetzten Wackeln der
Zehen, das nur als Fluchtreflex gedeutet werden kann. Wir finden das
Babinskische Phänomen normal nur bei Säuglingen. Im späteren Leben
darf es als ein pathognomonisches Zeichen von Pyramidenbahnerkrankung
angesehen werden. Über ein Zustandekommen, und darüber, ob es nur
eine Modifikation des normalen Plantarreflexes oder einen selbständigen
Reflex darstellt, sind die Meinungen noch geteilt; wahrscheinlich handelt
es sich um einen rein spinalen Reflex, der nur nach Unterdrückung des
durch die Hirnrinde gehenden normalen Plantarreflexes auftreten kann.

Bis zu einem gewissen Grade als Analogon des Babinskischen Phänomens kann das Oppenheimsche Phänomen bezeichnet werden. Bei
kräftigem Streichen der Unterschenkelhaut am Innenrande der Tibia
kommt es beim Gesunden zu keiner Reflexbewegung oder zu einer Plantarflexion der Zehen, bei spastischen Zuständen dagegen zu einer Dorsalflexion
des Fußes und der Zehen. Ich fand das Phänomen seltener konstant als
das Babinskische, dessen Auftreten es im allgemeinen teilt, und seine
Auslösung nicht selten für den Kranken etwas empfindlich. In die gleiche
Gruppe gehört auch der Remaksche Femoralreflex: bei Streichen der Ober-
schenkelhaut an der Innenseite erfolgt reflektorisches Emporziehen des

ganzen Beines und Dorsalflexion des Fußes, und zwar fast nur bei Pyramidenbahnläsionen des Rückenmarks. Wahrscheinlich spielt bei allen diesen „Pyramidenbahnreflexen" ein nur in pathologischen Fällen auftretender Synergismus bestimmter Muskelgruppen (Extensoren des Fußes und der Zehen, Flexoren des Unterschenkels, Ileopsoas) die Hauptrolle, der sich auch auf andre Weise prüfen läßt (Strümpellsches Tibialisphänomen): der Kranke wird aufgefordert, den Oberschenkel energisch gegen den Rumpf zu ziehen, während der Untersucher einen kräftigen Gegendruck am Oberschenkel anwendet: bei bestimmten Erkrankungen (nach Strümpell vor allem bei Sclerosis multiplex) tritt dann der genannte Synergismus vor allem in einer energischen Kontraktion des M. tibialis anticus hervor.

Übrigens kommen auch bei einfacher Steigerung des gewöhnlichen Plantarreflexes gelegentlich Mitbewegungen in der Oberschenkelmuskulatur des gleichen, ja manchmal auch in der des andern Beines und sogar Plantarreflex auf der nicht gereizten Seite, vor.

Der Cremasterreflex besteht in einer prompten Kontraktion des M. cremaster bzw. einem Aufwärtssteigen des Hodens der betreffenden, manchmal auch der gegenüberliegenden Seite, bei Streichen (Stich, Kälte) der Innenseite des Oberschenkels in der Nähe des Skrotums. Der Reflex, welcher beim Weibe durch den analogen Leistenreflex ersetzt wird und ziemlich konstant ist, wird von Bedeutung nur bei Differenz zwischen den beiden Seiten und durch ein völliges Fehlen namentlich bei Querschnittserkrankungen des Rückenmarks, wo die bekannte Lage eines Reflexbogens zur genauen Lokaldiagnose wichtig ist.

Das gleiche gilt für die Bauchreflexe. Wir kennen deren auf jeder Seite drei, den oberen oder epigastrischen, den mittleren und den unteren (hypogastrischen) Reflex. Sie werden durch transversales Streichen des betreffenden oberen, mittleren, unteren Drittels der Bauchhaut ausgelöst und bestehen in einer raschen Kontraktion der Obliqui und des Transversus abd. Meist sind sie isoliert auslösbar; sie fehlen aber nicht selten völlig bei sehr schlaffen oder sehr dicken (fettreichen, ödematösen) Bauchdecken. Ihr Fehlen gilt ferner als Frühsymptom der multiplen Sklerose. Das Fehlen einzelner Bauchreflexe bei myelitischen Prozessen kann für die Lokalisation von Bedeutung werden.

Kurz erwähnt seien noch der fast konstante Analreflex (Kontraktion des Sphincter ext. bei Stechen oder dergl. der Analhaut), und der Skrotalreflex, die eigentümliche träge Kontraktion der Tunica dartos des Skrofums, die bei Streichen oder Abkühlung (Aufdecken) in wunderlichen Wellen über das Skrofum fortläuft. Letzterer ist bemerkenswert, weil wenigstens die eine dieser Reflexbahnen durch sympathische Fasern verlaufen dürfte. Nennenswerte klinische Bedeutung haben diese beiden Reflexe bisher nicht erlangt.

Bezüglich der Schleimhautreflexe können wir uns kurz fassen. Von Bedeutung sind nur der Corneal- oder Lidreflex und der Würgreflex. Bei dem Lidreflex tritt auf Berührung der Konjunktiva oder Cornea sofort Kontraktion des Orbicularis auf (zu unterscheiden von dem wohl zu den Hautreflexen zu rechnenden reflektorischen Schluß des Orbicularis bei Berührung der Wimpern) und das Auge schließt sich. Der Würgreflex besteht in einer Würgbewegung, reflektorisch ausgelöst durch Berührung der hinteren Rachenwand. Beide Reflexe finden sich gelegentlich bei organischen Prozessen in Gehirn und Medulla oblongata verändert (fehlend). Außerdem aber fehlen sie häufig bei psychogenen Affektionen (Hysterie); da sie aber auch in der Norm nicht konstant sind und (namentlich der Würgreflex) in weitgehendem Maße durch den Willen unterdrückt werden können, so ist ihnen der Titel eines hysterischen Stigma zu Unrecht zuerkannt worden.

Von den Inneren Reflexen haben wir einen, den Pupillarreflex, schon oben besprochen. Hier zu erwähnen bleiben aber noch die reflektorischen Vorgänge der Stuhl- und Urinentleerung sowie der Sexualsphäre. Zwar haben wir eigentliche Prüfungsmethoden für diese Reflexe nicht; aber die bezüglichen Angaben der Kranken und die klinische Beobachtung des physiologischen Ablaufs dieser Vorgänge gestatten eine ziemlich genaue Vorstellung, und die Rubrik: Sphincterenstörung darf wenigstens in keinem „Nervenstatus" fehlen.

Stuhl- und Urinentleerung setzen sich ja aus aktiven und reflektorischen Vorgängen zusammen. Der Drang zur Entleerung, der ja auch beim Gesunden manchmal den Widerstand der Sphincteren überwindet, ist aber sicher meist ein reflektorischer, aus dem Grade der Füllung des Darms bzw. der Blase oder aus der Art der Füllung (Reiz der Wandung durch pathologisch veränderten Inhalt) hergeleitet. Die Störungen dieser Funktionen werden als Incontinentia alvi (urinae), d. h. die Unmöglichkeit, den Inhalt zurückzuhalten, sowie als retentio urinae (retentio alvi), die Unmöglichkeit aktiver Entleerung bezeichnet. Natürlich werden diese Namen promiscue auch für die Störung der betr. aktiven Kräfte, der willkürlichen Entleerung gebraucht. Immerhin dürfen wir die Retentionserscheinungen, wie wir sie bei zerebralen und hochsitzenden Rückenmarksläsionen finden, ebenso die Inkontinenz bei Zerstörungen in den unteren Rückenmarksabschnitten, mit einigem Recht auch als eine Störung des Reflexes der Stuhl- und Urinentleerung ansehen.

Die Reflexe der Sexualsphäre besitzen für die Diagnose organischer Leiden nur eine geringe Bedeutung, mit Ausnahme etwa der Erscheinungen der Impotenz (coëundi) bei der Tabes, und vielleicht, als seltenes Symton, der Ausfallserscheinungen bei Erkrankungen des untersten Rückenmarksabschnitts, analog den Tierexperimenten L. R. Müllers (Verlust der Ejakulation bei Zerstörungen im Sakralmark). Um so größer ist die Bedeutung der zahlreichen hierher gehörigen psychogenen Störungen, wie die psychische Impotenz, Priapismus, Pollutiones nimiae usw. Namentlich bei den verschiedenen Formen der Neurasthenie (s. d. im Speziellen Teil) begegnen wir diesen Reflexstörungen, zu welchen, streng genommen, auch viele Störungen der Menstruation zu zählen sind. Gemeinsam ist allen innern Reflexen, mit alleiniger Ausnahme des Pupillarreflexes, daß bei ihrem Zustandekommen die Bahnen des sympathischen Nervensystems eine Hauptrolle spielen.

F. Vasomotorische, trophische und sekretorische Störungen.

In dieses Kapitel gehören die wenigst erforschten Störungen unseres gesamten Gebietes. Namentlich gilt dies für die vasomotorischen Erscheinungen, über deren Zustandekommen wir nur wissen, daß sie Zentren in der Medulla oblongata besitzen und ihre Bahnen großenteils oder ausschließlich im Sympathicus verlaufen; Störungen derselben finden wir bei Neurosen (z. T. selbständigen) und bei Erkrankungen des Halssympathicus, in letzterem Falle in bestimmter Anordnung. Seltener sind die Begleitsymptome organischer Leiden.

Abnorme Röte oder Blässe der Haut, abnorme Wärme oder Kühle sind als Störungen natürlich nur dann aufzufassen, wenn sie auf inadäquate Reize erfolgen. Bisweilen bleibt aber ein derartiger Zustand abnormer Röte, Blässe, Kühle tage- und wochenlang bestehen, beruhend offenbar auf einer Lähmung bzw. einem Krampf der Vasokonstriktoren. Die typischste Form derartiger lokaler Gefäßstörungen ist die Raynaudsche Krankheit (symmetrische Gangrän), deren Anfangsstadien sich meist durch Blässe und Kühle der Endphalangen auszeichnen, die später in Gangrän übergeht. Ähnliche Zustände vorübergehender Art spielen die Hauptrolle bei dem intermittierenden Hinken (Dysbasia oder Claudicatio intermittens arteriosclerotica), wo durch Gefäßkrampf Blässe und Kühle der Haut, Schmerzen und Bewegungsstörungen auftreten. Wohl zu unterscheiden ist davon die Akinesia algera (Möbius), allgemeine Bewegungsstörung auf Grund psychogener Schmerzen. Auch bei abnormer Rötung durch Gefäßlähmung (oder Dilatatorenkrampf?) können Schmerzen in seltenen Fällen auftreten (Erythromelalgie). Bisweilen sind diese Gefäßstörungen einseitig, z. B. im Gesicht bei Erkrankungen des Halssympathicus.

Als abnorme Reizbarkeit der Vasomotoren, wie wir sie bei manchen Neurosen und namentlich bei Meningitis finden, ist die Dermographie (Urticaria factitia) aufzufassen; bei raschem Streichen über die Haut (Fingernagel, Perkussionshammer) tritt an der Stelle des Striches eine flüchtige Rotfärbung, dann eine minuten- bis stundenlang bestehen bleibende anämische, weiße Schwellung auf, vielleicht durch Exsudation in das Gewebe bedingt.

Diese serösen Ausschwitzungen treten oft in der Form von lokalen oder allgemeinen Ödemen auf, die sich von den Ödemen Nierenkranker nur durch den normalen Befund am Zirkulationsapparat, sowie durch ihre Flüchtigkeit — in älteren Fällen auch durch ihre große Hartnäckigkeit — auszeichnen. Als intermittierendes Ödem ist eine selbständige ,,vasomotorische Neurose" beschrieben worden, bei welcher bald da bald dort auf der Haut oder den Schleimhäuten lokales Ödem für die Dauer einiger Stunden bis Tage sich zeigt. Auch die Gelenke können von ähnlichen Störungen betroffen sein (Hydrops articulor. intermittens). Bei Hysterischen unterscheiden wir das sog. blaue Ödem (mit Gefäßstauung) und das weiße Ödem (mit Anämie), die meist lokal, einseitig auftreten und recht hartnäckig sein können.

Auffallender als die vasomotorischen treten uns die trophischen Störungen entgegen. Abgesehen von der schon besprochenen Muskelatrophie zeigen namentlich Haut und Skelett nicht selten von Nervenleiden abhängige trophische Störungen. Einige bilden ein Grenzgebiet der Neurologie und der Dermatologie. Hierzu rechne ich die Sklerodermie, bei welcher umschriebene oder diffuse Hautpartien (namentlich Stirn, Nase, Finger) durch Elastizitätsverlust und Schrumpfungsprozesse der Haut glatt, glänzend, meist bräunlich gefärbt werden, die Haut sich nicht mehr von der Unterlage abheben läßt und erhebliche Bewegungsbeschränkungen auftreten. Ferner den Herpes zoster, einen meist mit neuralgiformen Schmerzen auftretenden Bläschenausschlag bestimmter Hautsegmente, die Ichthyosis, ein meist kongenitales Leiden, durch abnorme Trockenheit und Abschilferung der Haut ausgezeichnet; die als ,,Glossy skin" bezeichnete Hautatrophie bei Spinalleiden und Neuritiden; das Myxödem, bei dem außer einer diffusen Schwellung und Blässe der Haut (ohne Stehenbleiben eingedrückter Dellen!) auch noch trophische Störungen der Nägel, Haare usw. auftreten können. Trophische Störungen der Haare sind überhaupt nicht selten; fleckweiser Haarausfall (Alopecia) und plötzliches, diffuses oder fleckweises Ergrauen der Haare sind die Haupttypen, die beide nicht selten im Gefolge von oder durch Nervenleiden auftreten.

Die schwerste Form atrophischer Hautaffektionen bilden die Geschwüre, zu denen wir natürlich nicht die Artefakte der Hysterischen, die sich bisweilen Ulcerationen selbst beibringen, rechnen dürfen. Wohl aber gehört dazu das Mal perforant bei Syringomyelie und Tabes: Das spontane Entstehen tiefer, scharfrandiger Geschwüre namentlich an der Planta pedis, ferner die schon genannte Raynaudsche Krankheit in ihren Endstadien. In gewissem Sinne sind hierher auch die ausgebreiteten, durch Druck an anästhetischen Stellen sich bildende Decubitalgeschwüre der Myelitiker und die Verstümmelungen der Phalangen bei dem sog. „Morvanschen Typus" der Syringomyelie zu zählen.

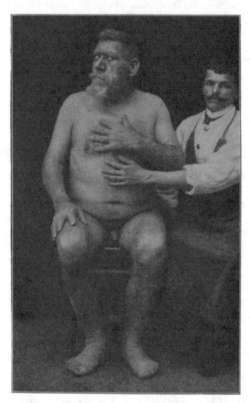

Abb. 28. Akromegalie.
(Mit normaler Vergleichsperson; zu beachten namentlich die Größe von Nase, Kinn, Jochbögen und Stirn, Händen und Füßen.)

Trophische Störungen der Knochen und Gelenke sehen wir sowohl in Form von Atrophien als Hypertrophien. Erstere treten namentlich auf bei mit Muskelatrophie einhergehenden Spinalleiden wie der spinalen Kinderlähmung, wo gewöhnlich der Knochen der betroffenen Extremität mit der schwindenden Muskulatur im Wachstum zurückbleibt; Hypertrophien bilden das Charakteristikum der Akromegalie, wo die Knochenverdickungen (besonders Stirn, Kinn, Finger und Zehen) neben den Verdikkungen der übrigen Gewebe das Substrat für die unförmliche Beschaffenheit der „Akra", der Körperenden abgeben (Abb. 28). Knochenzerstörung finden wir bei den Spontanfrakturen und besonders den Arthropathien bei schwerem Spinalleiden (Tabes, Syringomyelie). Hier zeigen sich schmerzlose, mit Hydrops und starker Verdickung, später Zerstörung der Kapsel und der Gelenkenden der Knochen einhergehende Gelenkentzündungen, die ihrerseits zu Frakturen, Luxationen und Subluxationen führen können (Abb. 29).

Die sekretorischen Störungen bilden die kleinste Gruppe dieses Kapitels. Wenn wir nicht die oben beschriebenen Störungen der Stuhl- und Urinentleerung hinzurechnen, kommen eigentlich nur Abnormitäten der

Speichelsekretion und der Schweißsekretion in Betracht. Eine abnorme Trockenheit des Mundes beobachteten wir gelegentlich bei Tabikern, abnorme Zunahme des Speichels (Salivation, Ptyalismus) bei Epileptikern, Sympathicusaffektionen usw. Die Schweißsekretion kann in Form eines Defektes (Anhidrosis) sich gelegentlich bei den obenerwähnten Hautaffektionen (Ichthyosis) geltend machen, kommt auch bei Neuritiden und Spinalleiden vor. Häufiger ist die Hyperhidrosis bei allen möglichen organischen (Syringomyelie, Neuritiden) und namentlich „funktionellen" Nervenleiden (Neurasthenie, Morb. Basedow); nicht selten ist sie der Lokalisation des Prozesses entsprechend einseitig und häufig durch die Psyche sehr zu beeinflussen.

Von allen obengenannten Störungen der Gefäßinnervation und der trophischen Zentren können wir nur bei den wenigsten ihr Zustandekommen kontrollieren. Für eine einzige Gruppe dieser Symptome liegen günstigere Bedingungen vor: bei der Erkrankung des Halssympathicus. Wir wissen, abgesehen von den experimentellen Ergebnissen von Reizung und Durchschneidung des Halssympathicus auch klinisch, daß Halssympathicuslähmung, Verengerung der gleichseitigen Lidspalte und Pupille, bisweilen auch Verenge-

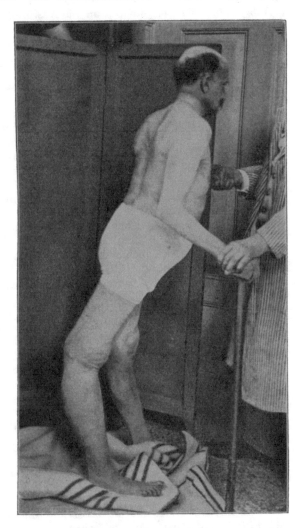

Abb. 29. Arthropathie und Hypotonie
(Genu recurvatum bei Tabes dorsalis).
(Nach Schoenborn-Krieger, Klin. Atlas d. Nervenkrankheiten.)

rung der Hautgefäße der betreffenden Seite und Anhidrosis daselbst auftreten können. Völlig konstant sind die Befunde freilich nicht, noch inkonstanter aber die entgegengesetzten Symptome, die ja eigentlich bei Reizung des Halssympathicus zu erwarten sein sollten.

G. Untersuchung der Cerebrospinalflüssigkeit.

Auch diese Untersuchung muß, namentlich mit dem Zunehmen der epidemischen Meningitis, dem praktischen Arzt und zumal dem Neurologen geläufig sein. Sie ist geknüpft an die Ausführung der Lumbalpunktion, deren Entdecker Quincke ist.

Für die Lumbalpunktion benötigen wir als Instrumentarium eine etwa 10 cm lange spitze, höchstens 1 mm starke Kanüle und einen daran anzubringenden dünnen Gummischlauch mit Steigrohr. Der Kranke liegt zu dem Eingriff auf der Seite oder sitzt auf einem Stuhl, in beiden Fällen mit stark vorwärts gekrümmter Wirbelsäure. Zwischen dem 2. und 3., 3. und 4. oder 4. und 5. Lendenwirbel wird mit allen antiseptischen Kautelen die mit Mandrin versehene Kanüle eingestoßen, und zwar etwa $^1/_2$ cm seitlich von der Medianlinie mit der Richtung nach innen oben (bei Kindern auch in der Medianlinie sagittal nach oben). Nach Durchstoßen der Muskeln bietet der Bandapparat vor und in dem Foramen intervertebrale ein leichtes, dann die Dura ein unbedeutendes Hindernis. Nun befindet sich die Spitze der Kanüle in dem von Liquor erfüllten Arachnoidealsack; der Mandrin wird zurückgezogen, und der Liquor tröpfelt oder spritzt aus der Kanüle. Man kann nun Schlauch und Steigrohr ansetzen und den Druck der Flüssigkeit direkt messen, der in der Norm 40—130 mm Wasser beträgt und pathologisch bis zu mehreren hundert Millimeter steigen kann. Beurteilen läßt sich für den Geübten der Druck als normal, herabgesetzt oder gesteigert aus der Art des raschen, langsamen Auströpfelns oder Herausschießens des Liquors aus der Kanüle. In diesem Falle entnehmen wir zur Diagnose nur 4—6 ccm, aus therapeutischen Gründen allerdings oft viel größere Mengen (bis zu 40—60 ccm in einer Sitzung; hauptsächlich bei den verschiedenen Formen der Meningitis). Dann wird die Nadel rasch herausgezogen, die kleine Wunde mit Heftpflaster verschlossen. Der Eingriff ist, wenn nicht (infolge Unruhe des Kranken usw.) ein Anstreifen der Nadel ans Periost erfolgt, fast schmerzlos. Dagegen treten nicht selten, namentlich bei Kranken mit normalem Liquor, einige Stunden nach der Punktion Nacken- und Kopfschmerzen auf, die von großer Heftigkeit sein und bis zu mehreren Tagen andauern können; sie haben niemals ernstere Folgen und sind durch ruhige Rückenlage des Kranken leicht zu bekämpfen. Nur bei Tumoren der hinteren Schädelgrube kommt es bisweilen nach der Punktion durch Druckänderung zu plötzlichen Verschiebungen in der Schädelkapsel (Verschluß des Aquäduktes?) und hier und da zum Tode des Kranken; bei Tumoren dieser Region ist daher die Punktion zu unterlassen.

Der normale Liquor ist wasserklar und enthält nur minimale Spuren von Eiweiß und ganz spärliche Zellen.

Pathologische Veränderungen können den Druck, die chemische und mikroskopische Beschaffenheit der Cerebrospinalflüssigkeit betreffen.

Der Druck ist selten herabgesetzt, dagegen öfters erhöht (bei Hydrocephalus, Tumoren und oft bei Meningitiden), wie oben erwähnt wurde.

Der Chemismus ist namentlich wichtig hinsichtlich der Eiweißmenge. Vermehrung des Eiweißes (anscheinend besonders des Serumglobulins) finden wir bei eitrigen oder hämorrhagischen Prozessen der Meningen und der Gehirn- und Rückenmarksoberfläche, ferner bei tuberkulöser Meningitis und vor allem bei progressiver Paralyse, wo sie ein differentialdiagnostisch wichtiges Moment bilden kann; reine Globulinvermehrung scheint außerdem noch bei den andern metasyphilitischen Leiden des Cerebrospinalsystems vorzukommen.

Die Mikroskopie des Liquor betrifft den Gehalt an Zellen (Cytologie) und an Mikroorganismen. Von einer Zunahme des Gehalts namentlich an kleinen einkernigen Zellen („Lymphocyten") sprechen wir dann, wenn die Zahl dieser Gebilde im Gesichtsfeld bei einer Vergrößerung von 400 mehr als im Durchschnitt 4—5 beträgt. Dies trifft zu namentlich für alle metasyphilitischen Affektionen (gummöse Prozesse, Tabes, Paralyse) und alle Meningitiden. Bisweilen findet man auch große Mengen von polynucleären Zellen (frische Meningitiden und Paralysen). Zum Zwecke dieser Untersuchung wird ein Tröpfchen des stark zentrifugierten Liquors vom Boden des Zentrifugiergläschens entnommen, auf dem Objektträger vorsichtig angetrocknet, ev. fixiert, und mit Methylenblau oder May-Grünwaldscher Farblösung unter Vermeidung aller brüsker Maßnahmen (starkes Abspülen) gefärbt; frische Untersuchung ist wichtig. Von Mikroorganismen finden sich bei Meningitis die der Ätiologie jeweils entsprechenden Formen; am häufigsten Tuberkelbacillen, dann Meningococcus intracellularis, Pneumococcus, Influenzabacillen usw. Der Nachweis (am zentrifugierten oder abgesetzten Liquor, Färbung wie gewöhnlich) kann sehr mühsam sein. — Die Liquoruntersuchung kann namentlich für Meningitiden und für Fälle zweifelhafter postluetischer Erkrankungen von entscheidender Bedeutung sein. Bei allen reinen Psychoneurosen und Neurosen (wenigstens wenn keine Lues in der Anamnese vorlag) ist der Liquorbefund normal. —

Als Erweiterung der Lumbalpunktion kann man die von Neißer und Pollack, Pfeiffer u. a. beschriebene Gehirnpunktion bezeichnen, bei welcher ein feiner Bohrer mit elektrischem Antrieb den Schädel durchbohrt und nun durch das Bohrloch feine Kanülen weithin in die Gehirnsubstanz eingestoßen werden können.

Für die Diagnose von Cysten und (durch Entnahme von Substanzteilchen) von Tumoren ist die Methode ungemein wertvoll, bietet auch keine nennenswerten Gefahren für den Kranken; immerhin dürfte ihre Verwendung einstweilen noch an Krankenhäuser und Kliniken geknüpft sein.

H. Die Untersuchung mit Röntgenstrahlen.

Leider leistet das für die innere Medizin so unschätzbar gewordene Röntgenverfahren für die Neurologie bisher wenig. Indirekt kann es natürlich auch hier wertvoll sein, wenn sie z. B. als Ursache einer Recurrenslähmung ein Aortenaneurysma, bei einer Neuralgie eine Knochenfraktur nachweist. Aber für die eigentliche neurologische Diagnostik muß man sich nur klarmachen, was die Methode leisten könnte; von dem Nachweise von Strangerkrankungen, Neuritiden, diffusen Hirnleiden und allen Neurosen kann selbstverständlich keine Rede sein. Etwas besser liegen die Chancen für die trophischen Störungen. Bei der Arthropathie, dem Mal perforant, der Raynaudschen Krankheit, der Akromegalie können wir die Hypertrophien und Zerstörungen des Knochens auf dem Röntgenschirm gut feststellen. Auch für Muskelatrophien liegt dies vielleicht im Bereiche der Möglichkeit. Tumoren der Gehirnsubstanz oder gar des Rückenmarks sind leider nur äußerst selten bzw. überhaupt nicht von den viel diffuseren Schatten gebenden Knochenkapseln zu unterscheiden. Nur Prozesse am Knochen selbst, also Tumoren der Schädelbasis oder Schädelkapsel mit Druck oder Übergreifen auf das Gehirn, sowie Wirbelerkrankungen (Tumoren, Caries) können gut sichtbar gemacht werden — leider die letzteren viel seltener als erwünscht wäre (namentlich bei beginnenden Fällen!) und nur an günstigen Stellen (Lendenwirbel, Sacrum, Halswirbel). Der Nachweis von Fremdkörpern endlich (Kugeln) ist wie immer eine leichte und dankbare Aufgabe des Röntgenverfahrens, deren Ergebnisse immerhin auch für die Nervenheilkunde Beachtung verdienen (Fürnrohr).

II.
Die Krankheiten der peripherischen Nerven.

Von

H. Steinert-Leipzig.

Anatomische Vorbemerkungen und Begriffsbestimmung.

Die peripherischen cerebrospinalen Nerven bestehen im wesentlichen aus Fasern der peripherischen motorischen und sensiblen Neurone (Teleneurone). Riech- und Sehnerv nehmen morphologisch und genetisch eine Sonderstellung ein. Für die übrigen Hirn- und die Rückenmarksnerven läßt sich sagen, daß ihre motorischen Fasern aus innerhalb der Zentralorgane gelegenen großen motorischen Zellen hervorgehen, aus den vorderen Säulen des Rückenmarks und aus Kernen des Hirnstamms, die den Vorderhörnern des Rückenmarks vergleichbar sind. Die sensiblen Fasern dagegen entspringen aus den Spinalganglienzellen und, im Gebiet der Hirnnerven, aus den Zellen der Kopfganglien, die, ebenfalls außerhalb des Zentralorgans gelegen, den Spinalganglien in Bau und Entwicklung nahestehen. Es sind dies das Gassersche Ganglion, das Ganglion spirale und vestibulare des achten Nerven, das Ganglion superius und petrosum des Glossopharyngeus und das Ganglion jugulare und nodosum nervi vagi.

Die Rückenmarksnerven gehen je mit zwei Wurzeln, der vorderen und der hinteren, aus dem Rückenmark hervor. Durch die vorderen Wurzeln treten die zentrifugal leitenden, vorzugsweise motorischen Fasern aus dem Rückenmarke aus, durch die hinteren Wurzeln treten die sensiblen Fasern ins Rückenmark ein. Werden die Wurzeln selbst oder auch der Spinalnerv unmittelbar nach der Vereinigung der Wurzeln lädiert, so sind die wichtigsten klinischen Erscheinungen, die des Funktionsausfalls, nahezu vollständig dieselben, wie wenn dieselben peripherischen Neurone innerhalb des Rückenmarkssegments, dem sie zugehören, erkrankt sind. Diese klinischen Bilder werden daher bei den Rückenmarkskrankheiten abgehandelt, in deren topischer Diagnostik sie eine ausschlaggebende Rolle spielen. Sie spielen weiter eine große Rolle in der Lehre von den Erkrankungen der Rückenmarkshäute, in die die Wurzeln der Spinalnerven eingebettet sind, so daß wir ihre Erkrankung im wesentlichen als Teilerscheinung von Erkrankungen der Rückenmarkshäute beobachten.

Bald nach ihrem Austritt aus der Wirbelsäule gehen nun gerade die wichtigsten Spinalnerven komplizierte Anastomosen und Verflechtungen ihrer Fasern ein. Die den verschiedenen Innervationsgebieten, den Hautbezirken und einzelnen Muskeln, zugehörenden Fasern treten uns nun nicht mehr in derjenigen bündelweisen Gruppierung entgegen, in der sie mit dem Zentralorgan in Verbindung traten. Fasern derselben Rückenmarkswurzel verteilen

sich auf verschiedene Zweige des Nervenplexus, Fasern verschiedener Wurzeln
vereinigen sich. Damit ist die anatomische Grundlage für das Auftreten neuer
und eigenartiger klinischer Bilder gegeben. Die Erscheinungen bei Läsion
bestimmter Stämme des Nervenplexus sind in charakteristischer, den neuen
anatomischen Verhältnissen entsprechender Weise anders gruppiert, als bei
Erkrankungen der Rückenmarkswurzeln und der durch ihre Vereinigung entstehenden primären Stämme.

Aus diesen Plexus gehen nun längere und kürzere Äste hervor, in denen
die Nervenfasern, nunmehr endgültig verteilt, ihren Innervationsbezirken zugeführt werden, ohne noch weitere wichtigere Anastomosen einzugehen. Diese
Äste kann man als periperische Nerven im engeren Sinne des Wortes bezeichnen. Die klinischen Störungen, die durch ihre Läsion zustande kommen,
sind abermals durch eigenartige Symptomzusammenstellungen, eigenartige
örtliche Ausbreitung charakterisiert. Die Erkrankungen dieser Nervenstämme
und die der erstgenannten Nervenplexus bilden den hauptsächlichen Gegenstand der Lehre von den Erkrankungen der peripherischen Rückenmarksnerven.

Im Gebiete der Hirnnerven spielen die Anastomosenbildungen keine
ganz so große Rolle, wie bei den Rückenmarksnerven. Die aus dem Hirn austretenden Stämme bewahren zum größten Teil ihre wesentliche Zusammensetzung bis zur peripherischen Auffaserung. Immerhin besitzen aber auch
einige von diesen Nerven an bestimmten Stellen ihres Verlaufs Anastomosen,
durch die funktionell wichtige Fasergattungen sie verlassen oder ihnen beigemischt werden. So kommt es zu eigenartigen Varietäten des klinischen
Bildes, je nachdem der Nervenstamm an dieser oder jener Stelle, oberhalb
oder unterhalb einer Anastomose, lädiert ist. Für die feinere Diagnose des
Sitzes einer Läsion sind dadurch wichtige Anhaltspunkte zu gewinnen.

Auf eine Beschreibung des feineren Baus der peripherischen Nerven darf
verzichtet werden. Die Histologie der Nervenfasern, ihre Zusammensetzung aus Achsenzylinder, Markscheide und Schwannscher Scheide, wird als bekannt vorausgesetzt. Alle
Fasern der periperischen Nerven sind nach diesem Typus gebaut. Nur der Riechnerv
besteht aus marklosen Fasern. Als bekannt wird ferner vorausgesetzt, daß die Nervenfasern überall zum Nervenstamm oder -ast durch Bindegewebe zusammengefaßt werden,
das auch die ernährenden Blutgefäße führt. Die Lymphspalten der Nervenstämme kommunizieren nach experimentellen und pathologischen Beobachtungen mit denen der
Zentralorgane. Nach einer weit verbreiteten Annahme führen die Bindegewebshüllen
eigene sensible Nervenfasern, sog. Nervi nervorum.

Neuerdings ist man der Frage näher getreten, wie die verschiedenen funktionell
ungleichwertigen Fasergattungen im peripherischen Nerven angeordnet sind, ob sie alle
miteinander gemischt verlaufen, oder ob bestimmte, einer besonderen Funktion dienende
Fasern auch einen besonderen Ort im Nervenstamm einnehmen. Die Anhänger der letzteren
Lehre haben von einer Systematisation der peripherischen Nerven gesprochen. Bisher
sind abschließende Resultate noch nicht gewonnen worden, und das Verständnis klinisch-
pathologischer Fragen hat von dieser Seite her eine Vertiefung noch nicht erfahren.

Nach dem oben Ausgeführten ist es verständlich, daß man die Erkrankungen der peripherischen Nerven als partielle Erkrankungen der beiden
peripherischen Neurone definiert hat. Es wird sich im folgenden zeigen, daß
eine etwas andere Definition zutreffender ist, besonders auch aus dem Grunde,
weil man bei der histologischen Untersuchung mancher Fälle sieht, daß in
der Tat nicht nur bestimmte Teile der Neurone affiziert, sondern daß diese
in ganzer Ausdehnung anatomisch verändert sind. Wir definieren deshalb die
Erkrankungen der peripherischen Nerven als Erkrankungen der peripherischen
Neurone mit ganz bestimmtem, eben ins Gebiet der peripherischen Nerven
fallenden primären Angriffspunkte.

Einteilung der Erkrankungen der peripherischen Nerven.

Wir teilen diese Erkrankungen in zwei große Gruppen ein, in die destruktiven und die neuralgischen Erkrankungen. Die erste Gruppe ist durch einen ausgesprochenen, in grober Störung der Gewebsstruktur bestehenden anatomischen Befund und klinisch durch das Vorwiegen von Ausfallserscheinungen gekennzeichnet. Bei den Neuralgien dagegen finden wir keinen regelmäßigen anatomischen Befund, während ganz eigenartige Schmerzen das Wesen des klinischen Bildes ausmachen.

I. Die destruktiven Erkrankungen der peripherischen Nerven.

A. Allgemeiner Teil.

1. Allgemeine pathologische Anatomie.

Die histologischen Veränderungen bei den destruktiven Erkrankungen der peripherischen Nerven betreffen die Nervenfasern und das Nervenbindegewebe. Die Veränderungen an den Nervenfasern lassen sich nach zwei wichtigen Grundtypen einteilen. Die eine Form kann als Wallersche Degeneration bezeichnet werden. Wir wissen seit den Untersuchungen Wallers (1856), daß nach Durchschneidung einer Nervenfaser ihr peripherischer Stumpf rasch, binnen weniger Tage, einem eigenartigen Entartungsprozeß verfällt. Nachdem feinere Veränderungen in der Struktur des Achsenzylinders vorangegangen sind, zerfällt die Nervenfaser im ganzen durch eine Art von Segmentierung in eine große Anzahl anfangs größerer, später kleinerer scholliger Stücke. Die Zellen der Schwannschen Scheide erfahren eine Vermehrung der Masse ihres Protoplasmas und der Zahl ihrer Kerne. Die Bruchstücke der zerfallenen Faser werden allmählich resorbiert, doch finden sich noch nach Monaten kleinere Marktrümmer in den Schwannschen Scheiden. (Abb. 30.)

Die Erforschung der anderen wichtigen Form der Fasererkrankung setzt mit den Arbeiten von Gombault (1880) ein. Wir bezeichnen diese Form nach ihrem hervorstechendsten Zuge als Typus des periaxialen Markzerfalls. Die normale Markhülle des Achsenzylinders zeigt in regelmäßigen kurzen Abständen Unterbrechungen ihres Verlaufs. An diesen Stellen haben die Nervenfasern taillenartige Einschnürungen, die Ranvierschen Schnürringe. An diesen beginnt häufig der periaxiale Markzerfall. Zuerst an den ihnen unmittelbar benachbarten Strecken zerfällt die äußere Schicht der Markscheide in mehr oder minder feine Körnchen. Dieser feinkörnige Zerfall ergreift dann größere Abschnitte der Faser und durchsetzt die ganze Dicke der Markhülle. Auch hier beteiligen sich die Zellen der Schwannschen Scheide durch Wucherungsvorgänge an dem krankhaften Prozeß. Der Achsenzylinder erfährt histologisch erst später Veränderungen. Ob es zum völligen Zugrundegehen des Achsenzylinders, damit zur örtlichen Zerstörung der Faser und sekundärer Wallerscher Degeneration des peripherischen Teils kommen kann, ist noch strittig, doch hat die Annahme vieles für sich. Vielfach sind bei dieser Erkrankungsform normale Faserabschnitte zwischen erkrankten Strecken zu beobachten (segmentäre Neuritis). (Abb. 31.)

Während bei der Wallerschen Degeneration die Faser dem Untergange verfallen ist, sind die Veränderungen bei dem periaxialen Verfall der Rückbildung fähig. Neben diesen beiden wichtigsten Formen der Fasererkrankung spielen einfach atrophierende Prozesse in der Anatomie klinischer Krankheitstypen nur eine untergeordnete Rolle.

Die Alterationen des Nervenbindegewebes tragen entweder einen
sekundären oder einen selbständigen Charakter. Im ersteren Falle haben wir es

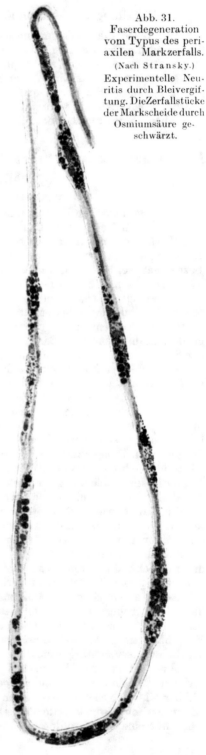

Abb. 31.
Faserdegeneration
vom Typus des peri-
axilen Markzerfalls.
(Nach Stransky.)
Experimentelle Neu-
ritis durch Bleivergif-
tung. DieZerfallstücke
der Markscheide durch
Osmiumsäure ge-
schwärzt.

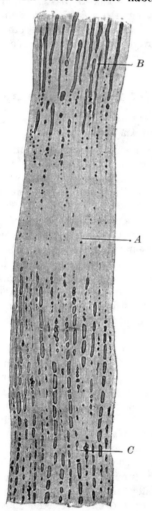

Abb. 30. Wallersche Degeneration.
(Nach Lugaro.)
Nervenfaserbündel aus einem seit vier
Tagen umschnürten Ischiadicus eines
Kaninchens. Osmiumpräparat.
A Schnürungsstelle, *B* zentraler Ab-
schnitt, *C* peripherischer Abschnitt.

zu tun mit einer einfachen Vermehrung,
einer Sklerosierung, wie sie überall die
regressiven Erkrankungen parenchyma-
töser Gewebe begleitet. Seltener finden
wir selbständige primäre interstitielle Er-

krankungen, die dann fast stets auch die nervösen Elemente mit betreffen. Hier ist vor allem der echt entzündlichen Prozesse zu gedenken, die mit Hyperämie, Exsudation, zelliger Infiltration, auch mit hämorrhagischen und purulenten Veränderungen einhergehen können.

Bei den verschiedenartigsten Erkrankungen der peripherischen Nerven finden wir nun nicht selten auch eigenartige Veränderungen im Gebiete der zentralen Abschnitte der befallenen Neurone. Erstens kommen besonders bei denjenigen peripherischen Nervenkrankheiten, die auf hämatogen-toxischem Wege entstehen, auch in den Zentralorganen, speziell im Rückenmarke, pathologische Prozesse vor, die ihrer Art und Ausbreitung nach als selbständige Komplikationen angesehen werden müssen. Klinisches Interesse haben sie in der Regel nicht. Zweitens werden aber in vielen Fällen eigenartige Veränderungen beobachtet, die allem Anschein nach auf die zentralen Teile der peripherisch erkrankten Neurone beschränkt sind. Zunächst sind die Wurzelzellen der Vorderhörner und Spinalganglien in Mitleidenschaft gezogen. Durch experimentelle Untersuchungen ist festgestellt, daß nach Durchschneidung einer Nervenfaser in der zugehörigen Ganglienzelle in der Regel eine histologische Alteration einsetzt, die hauptsächlich in einem Zerfall der zentralen, in der Umgebung des Kerns gelegenen Nisslschen Körperchen und stark exzentrischer Verlagerung des Kerns besteht. Bei den klinischen Erkrankungen der peripherischen Nerven sieht man häufig ganz analoge Veränderungen. Während sie in den meisten Fällen sich wieder ausgleichen, kann es bei besonders schwerer und dauernder Schädigung des Nerven aber auch zu anderweiten, sicher regressiven Vorgängen, ja zum völligen Zugrundegehen der Zelle kommen. Instruktive Beobachtungen sind am Rückenmark Amputierter gemacht worden. Die der amputierten Extremität entsprechenden Vorderhornzellen können atrophieren, sollen aber auch nach Jahren noch intakt sein können. Wenn das eine, wenn das andere eintritt, ist nicht mit voller Sicherheit zu sagen.

Wie die Zellen, so können auch die zentralen Faserabschnitte der Neurone leichtere, im Falle des Untergangs der Zellen auch schwere regressive Veränderungen erleiden. So -z. B. werden dystrophische Prozesse gerade in denjenigen Gebieten der Rückenmarkshinterstränge beobachtet, die von den zentralen Fortsätzen der peripherisch erkrankten sensiblen Neurone eingenommen werden. Demnach stellt sich der anatomische Prozeß in manchen Fällen geradezu als eine Totalerkrankung der peripherischen Neurone dar. Es ist dann rein histologisch nicht immer mit voller Sicherheit möglich, den primären Angriffspunkt der Schädigung zu erkennen. In solchen Fällen ist man für die Entscheidung der Frage, ob eine primär peripherische Erkrankung vorliegt, auf das klinische Bild angewiesen.

Auch wenn die Nervenfasern völlig zugrunde gegangen sind, ist noch eine anatomische und funktionelle Regeneration möglich, sofern nur mit dem zentralen Stumpf die zelligen Zentren der betroffenen Neurone erhalten sind. Es ist augenblicklich Gegenstand lebhaftester Kontroverse, ob der neue Achsenzylinder aus dem zentralen Stumpf und damit aus der zentralen Zelle hervorwächst, oder ob er in der Peripherie „autochthon" regeneriert wird. Vielleicht spielt der peripherische Rest des zugrunde gegangenen Nerven doch nicht nur die Rolle eines Leitbandes für die vom Zentrum her neu sich bildenden Fasern. Jedenfalls ist aber die Neuronlehre, die Lehre von der Einheit der Ganglienzelle und ihrer Fortsätze, in den Kernpunkten ihrer entwicklungsgeschichtlichen und pathologischen Grundlagen noch nicht als widerlegt anzusehen und vermag zurzeit allein eine große Anzahl von Tatsachen aus der Pathologie der peripherischen Nervenkrankheiten befriedigend zu erklären.

2. Allgemeine Symptomatologie und pathologische Physiologie.

Die Störungen, die man bei Erkrankungen der peripherischen Nerven erwarten darf, sind durch die Art der die Nerven zusammensetzenden Fasern bestimmt. Sicher nachgewiesen sind motorische, sensible und sensorische, vasomotorische und sekretorische Fasern.

Die wichtigste Erscheinung einer **Läsion motorischer Fasern** ist die Lähmung, die alle Grade von leichter Parese bis zu völliger Aufhebung der Bewegungsfähigkeit (Paralyse) durchlaufen kann. Motorische Reizerscheinungen sind verhältnismäßig selten und fast ohne jedes praktische Interesse. Überdies ist ihre Deutung meist durchaus unsicher. Eine Erkrankung motorischer Fasern darf erst dann angenommen werden, wenn klinische Erscheinungen des Funktionsausfalls vorhanden sind. In sehr seltenen Fällen können selbst bei völliger Leitungsunterbrechung eines einzelnen motorischen Nerven (besonders des Ulnaris) Lähmungserscheinungen in seinem Innervationsgebiet völlig fehlen, ohne daß dieses Vorkommnis eine tatsächlich begründete und voll befriedigende Erklärung bis jetzt gefunden hätte.

Als Folgezustand peripherischer Lähmungen werden passive Muskelcontracturen beobachtet. Die Antagonisten der gelähmten Muskeln geraten mit der Zeit meist in einen mehr oder minder hochgradigen dauernden Verkürzungs- und Schrumpfungszustand, der auch die passive Bewegung im Sinne der gelähmten Gruppe im entsprechenden Grade behindert und zu erheblichen Deformierungen führen kann. Bei der Besprechung der Facialis-Lähmung wird noch von einer andern Form der Contractur zu handeln sein, die die gelähmten Muskeln selbst befällt.

Die Störungen der elektrischen Erregbarkeit, die bei den peripherischen Lähmungen sich finden, werden an anderer Stelle dieses Werkes (allgemeine Diagnostik) eingehend geschildert. Hier seien nur einige für das Verständnis der peripherischen Nervenkrankheiten besonders wichtige Punkte hervorgehoben.

In den leichtesten Fällen können alle Störungen der elektrischen Erregbarkeit fehlen. Sehr selten findet sich durch längere Zeit eine einfache Steigerung, häufiger eine einfache Herabsetzung der elektrischen Erregbarkeit des Nerv-Muskelgebiets. In der überwiegenden Mehrzahl der Fälle ist Entartungsreaktion (EaR) in einer ihrer sehr zahlreichen Formen nachweisbar. Allen diesen Formen gemeinsam ist die träge, wurmförmige Zuckung des direkt galvanisch gereizten Muskels. Nach allgemeiner Annahme sieht man in ihr geradezu das ausschlaggebende Merkmal der EaR. Dabei ist allerdings nicht zu vergessen, daß Zuckungsträgheit auch bei supranuclearen Lähmungen wenigstens in einem gewissen Stadium gelegentlich in einzelnen der befallenen Muskeln vorkommt, und daß auch die myotonische Reaktion hier und da träge, geradezu EaR vortäuschende Zuckungen zeigen kann.

Über die Beziehungen der EaR zur peripherischen Lähmung ist folgendes zu beachten.

In manchen Fällen, so z. B. bei Bleikranken, ist EaR auch in nicht gelähmten Muskeln gefunden worden. Diese Tatsache kann vielleicht gelegentlich als ein objektives Zeichen sonst nicht sicher nachweisbarer organischer Erkrankung des Nerven-Muskelapparats, vielleicht auch als Frühsymptom einer solchen, Bedeutung gewinnen.

Wenn eine Lähmung durch Nervenläsion entstanden ist, so ist in der Regel die Läsionsstelle wie für die Vermittlung des Willensimpulses, so auch für den elektrischen Reiz leitungsunfähig geworden. Wird der Nervenstamm oberhalb der Läsionsstelle elektrisch gereizt, so können nur solche Muskeln in Contraction geraten, deren motorische Fasern zwischen Reizungs- und Läsionsstelle den Nervenstamm verlassen. Der unterhalb der Läsionsstelle gelegene Nervenabschnitt ist zuerst noch sowohl reizbar als leitungsfähig. Seine Erregbarkeit nimmt nun nach einer hier und da nachweisbaren, ganz kurzen Periode der Steigung rasch mehr oder minder stark ab. Im Falle totaler Durchtrennung des Nerven erlischt sie etwa am zwölften Tage völlig. Ebenso rasch pflegt die direkte faradische Erregbarkeit des Muskels zu sinken. Auch sie erlischt in schweren Fällen völlig. Die galvanische Muskelerregbarkeit erfährt in der Mehrzahl der Fälle Ende der zweiten oder im Laufe der dritten Woche eine Steigerung, die mehrere (drei bis neun) Wochen andauert, dann aber ebenfalls einer Herabsetzung Platz macht. Die Zuckungsträgheit findet sich in der Periode der Steigerung wie der Herabsetzung.

Die Verhältnisse der Regenerationsperiode sind besonders in den Fällen interessant, in denen die Erregbarkeit des kranken Nervenastes völlig erloschen war. Die willkürliche Beweglichkeit des gelähmten Gebietes kehrt eher wieder als die Erregbarkeit des kranken Nerven für den elektrischen Strom. Der Nerv wird also augenscheinlich für den Willensimpuls eher leitfähig als für den elektrischen Reiz anspruchsfähig. In geeigneten Fällen lassen sich Beobachtungen machen, die darauf hindeuten, daß die Leitfähigkeit auch für elektrische Reize eher wiederkehrt als die elektrische Erregbarkeit. Man findet z. B. in Fällen von Nervendurchschneidung zur Zeit der Wiederkehr der aktiven Beweglichkeit, daß nun auch der oberhalb der Läsionsstelle applizierte elektrische Reiz die gelähmten Muskeln wieder zur Contraction bringt, während die Reizung unterhalb der Durchschneidungsstelle erfolglos bleibt. Die EaR überdauert die Lähmung noch um geraume Zeit.

Wenn es möglich wäre, die einzelnen Erscheinungen gestörter elektrischer Erregbarkeit, speziell der EaR, in Beziehung zu ganz bestimmten physikalischen oder chemischen Veränderungen der Nerven und Muskeln zu setzen, so wäre damit ein großer Schritt auf dem Wege zu einer befriedigenden Theorie dieser Erscheinungen vorwärts getan. Eine solche Erkenntnis würde natürlich auch für praktische Fragen der Diagnose und vor allem der Prognose von größtem Werte sein. Über die Veränderungen am Nerven kann so viel mit einiger Sicherheit gesagt werden, daß die Erregbarkeit von der Integrität der Markscheide abhängt, während die Leitfähigkeit nur an den Achsenzylinder gebunden ist. Mit dieser Annahme stehen die vorhin angeführten Tatsachen gut im Einklang. Insbesondere werden die Verhältnisse bei der Regeneration dadurch verständlich.

Wenn ein Nervenstamm durchtrennt war, so regeneriert sich in dem zerfallenen peripherischen Stück zunächst der Achsenzylinder, wie man annehmen darf, durch Auswachsen aus dem zentralen Stumpf. Mit der Wiederherstellung des Achsenzylinders geht nun die oben besprochene Wiederkehr der Leitfähigkeit für den Willensimpuls und für den elektrischen Reiz Hand in Hand. Der neugebildete Nerv umkleidet sich aber erst nach geraumer Zeit wieder mit einer ausreichenden Markscheide, und dem entspricht es, wenn die Anspruchsfähigkeit des regenerierten Stückes für den elektrischen Reiz, seine elektrische Erregkarbeit, erst wesentlich später als die Leitfähigkeit sich wiederherstellt.

Daß auch die veränderte Erregbarkeit der Muskelsubstanz von Veränderungen ihrer feineren Beschaffenheit abhängt, muß angenommen werden, doch sind allgemein anerkannte Anschauungen über das Wesen dieser Veränderungen noch nicht gewonnen worden. So viel ist sicher, daß die ältere Anschauung, nach der grobe degenerative Veränderungen der Entartungsreaktion entsprächen, nicht haltbar ist.

Der auf elektrischen Reiz mit EaR reagierende Muskel reagiert auf den mechanischen Reiz, etwa einen kurzen Schlag mit dem Perkussionshammer, nicht selten mit träger Zuckung, sog. mechanischer EaR. Auch bei ihr findet man quantitative Erregbarkeitsveränderungen.

In sehr seltenen Fällen hat man beobachtet, daß trotz Wiederkehr der elektrischen Erregbarkeit die Lähmung bestehen bleibt. Man wird in vielen solchen Fällen annehmen müssen, daß die Ursache für den dauernden Ausfall der willkürlichen Beweglichkeit nicht im Gebiet des peripherischen Neurons zu suchen ist. Wenn die Kranken die Herrschaft über die betreffenden Muskeln nicht wiedererlangen, trotzdem augenscheinlich der peripherische Nervmuskelapparat wiederhergestellt ist, so kann der Grund dafür auch auf psychischem Gebiete liegen. Oppenheim hat von Gewohnheitslähmungen gesprochen. In andren Fällen ist die Erscheinung anders zu deuten. (Vgl. die Ausführungen über die Verlaufsweisen der Facialislähmung.)

Die Ausfallserscheinungen auf **sensiblem Gebiete** treten den motorischen gegenüber ganz entschieden zurück. Wenn ein gemischter Nerv erkrankt, so stehen die motorischen Ausfallserscheinungen im Vordergrund, die sensiblen treten später, leichter auf. Viel häufiger wie die Motilitätsstörungen, für die das später, im diagnostischen Abschnitt noch besprochen werden wird, sind sie auf Teile des Innervationsgebiets beschränkt. Hier und da fehlen sie auch völlig, wennschon das ganz entschieden ungewöhnlich ist. Insbesondere dürfte ein dauerndes Fehlen während des ganzen Verlaufs einer schwereren Erkrankung sehr selten sein. Daß sie sich rasch zurückbilden, lange Zeit vor der motorischen Lähmung, sieht man häufiger.

Diese eigentümlichen Erfahrungen sind Gegenstand außerordentlich zahlreicher Erklärungsversuche gewesen, von denen keiner voll befriedigen kann. Die Lehre von der geringeren Läsibilität der sensiblen Fasern ist eigentlich nicht viel mehr wie eine Umschreibung der Tatsachen. Als sicher ist zu betrachten, daß doppelte Versorgung desselben sensiblen Gebiets von verschiedenen Nerven aus, daß Anastomosenbildungen zwischen den Ästen verschiedener Nerven eine sehr erhebliche, und zwar bei verschiedenen Individuen nicht ganz gleiche Rolle spielen.

Die verschiedenen Hautsinnesqualitäten, Berührungs-, Schmerz-, Temperaturempfindlichkeit, sind in der Mehrzahl der Fälle gleichmäßig geschädigt, doch kommen auch Dissoziationen in der Regel in der Art vor, daß die Temperatur- und Schmerzempfindlichkeit vorzugsweise oder allein gelitten hat.

So wenig wir heute tatsächliche Grundlagen für die Erklärung dieser Erscheinung besitzen, so kann doch kein Zweifel bestehen, daß sie nicht nur bei Rückenmarks-Erkrankungen vorkommt, sondern in freilich sehr viel selteneren Fällen auch bei peripherischen Affektionen.

Relativ häufig findet sich neben starker Herabsetzung, ja Aufhebung der Empfindlichkeit für taktile und thermische Reize eine Hyperalgesie. Leichtes Stechen mit der Nadel, leichtes Drücken oder Streichen der Haut, Elektrisieren mit schwachen Strömen, ja selbst der Druck der Kleidung ruft heftige Schmerzen hervor, während leichte Berührungen nicht empfunden werden. Auch spontane Schmerzen können dabei vorhanden sein. Man hat diesen Zustand als Anaesthesia dolorosa bezeichnet. Bei den durch Alkohol- und Arsenintoxikation verursachten Erkrankungen findet er sich ziemlich oft, auch bei Herpes zoster, seltener nach Nervenverletzungen.

Auch die sog. Verlangsamung der Schmerzenempfindungsleitung, die aus der Pathologie der Tabes schon lange bekannt ist, kommt bei peripherischen Erkrankungen vor. Eine sichere Erklärung dieses Phänomens fehlt für beide Fälle.

Wir haben eben schon die Reizerscheinungen gestreift. Sie spielen auf sensiblem Gebiet eine sehr viel größere Rolle als auf motorischem. Eine eigentliche Hyperästhesie ist allerdings, abgesehen von der schon erwähnten Hyperalgesie, nicht sicher beobachtet worden. Dagegen spielen Parästhesien und Schmerzen eine ziemlich große Rolle. Die ersteren treten in Form von Ameisenlaufen, Prickeln, Kriebeln, Kältegefühl und ähnlichen unangenehmen Empfindungen auf. Die Schmerzen werden teils im Verlauf des Nerven empfunden, teils in sein Ausbreitungsgebiet verlegt. Neben den Spontanschmerzen spielt die Druckempfindlichkeit der Nervenstämme eine besonders früher in ihrer Bedeutung sehr überschätzte Rolle. Die bei Erkrankungen des Nervenstammes ins Ausbreitungsgebiet projizierten Schmerzen sind wohl sicher auf Reizung der im Nerven verlaufenden langen sensiblen Fasern zu beziehen. Für die andern genannten Erscheinungen ist in erster Linie an die Nervi nervorum zu denken. Über die Störungen der Sensibilität der tiefen Teile (Fähigkeit, Druckunterschiede zu differenzieren; Empfindung für passive Gelenkbewegungen) bei peripherischen Erkrankungen besitzen wir nur spärliche Kenntnisse. Insbesondere ist über die tiefen Innervationsgebiete denen einzelnen Nerven noch sehr wenig Sicheres bekannt.

Es gibt Fälle von Erkrankungen gemischter Nerven, in denen ganz im Gegensatz zu der oben aufgestellten Regel die sensiblen Ausfallserscheinungen die motorischen überwiegen. Über die Bedingungen auch dieser Erscheinungen weiß man nichts Näheres. Die Motilitätsstörung zeigt in solchen Fällen gelegentlich den Charakter der lokomotorischen Ataxie, die nach der jetzt sicher begründeten Leydenschen Theorie durch den Ausfall zentripetaler Impulse bedingt ist (Neurotabes peripherica).

Da bei den Erkrankungen der peripherischen Nerven sowohl der motorische wie der sensible Schenkel des Reflexbogens der Sehnen-, Periost- und Hautreflexe affiziert wird, sind **Reflexanomalien** (Abschwächung oder Aufhebung) selbstverständlich. Im allgemeinen kann man sagen, daß die Reflexfunktion sehr früh verloren geht. Der Reflexverlust kann das erste objektive Zeichen der destruktiven Nervenerkrankung sein, ebenso wie er oft als letztes und nicht selten bleibendes Residuum alle übrigen Störungen überdauert. Andererseits kommen aber Fälle vor, in denen die Reflexe trotz zweifelloser Erkrankung des Gebietes ihrer Reflexbögen auffallend lange erhalten bleiben. Eine Reflexsteigerung allerdings, von ihrem Vorkommen als flüchtiger Initialerscheinung mancher Fälle abgesehen, dürfte zu den größten Seltenheiten gehören und würde immer ein starkes Argument gegen peripherische Nervenerkrankung abgeben. Dabei ist natürlich immer nur an die von der Erkrankung wirklich befallenen Gebiete zu denken. Eine Steigerung z. B. des Achillessehnen- oder Patellarsehnenreflexes bei einer reinen Peroneuslähmung kann natürlich sehr wohl vorkommen, da der N. peroneus zum Zustandekommen dieser Reflexe in keiner Weise nötig ist.

Bei einer Anzahl von fieberhaften Infektionskrankheiten sehen wir nicht selten während des Fieberstadiums die Sehnenreflexe an den Beinen, gewöhnlich nur vorübergehend, erloschen. Bei der croupösen Pneumonie, dem Typhus, bei der Diphtherie, ja selbst bei einfachem Eintagsfieber kann man das beobachten. Auch bei einer Reihe toxischer Zustände (Alkoholismus, Diabetes mellitus) sehen wir ähnliches, hier aber öfters einen dauernden Verlust. Ob die anatomische Läsion hierbei im Gebiete der peripherischen Nerven zu suchen ist, steht noch dahin.

Über die **vasomotorischen Störungen** wissen wir wenig Exaktes. Es wird angenommen, daß die peripherischen Nerven sowohl vasoconstrictorische als vasodilatatorische Fasern führen, und damit ist eine Möglichkeit für das Verständnis mancher klinischen Begleiterscheinungen der peripherischen Nervenkrankheiten gegeben. Man sieht hier und da Rötung und Wärme, aber auch Kühle, Blässe und Cyanose der kranken Teile, was z. T. sicher auf Störungen der Gefäßinnervation geschoben werden muß. Erhebliches praktisches Interesse haben diese Dinge nicht.

Von **sekretorischen Störungen** wird besonders bei Besprechung der Lähmungen des siebenten und neunten Gehirnnerven näher die Rede sein müssen. Hier nur ein Wort über die Schweißproduktion. Mit den motorischen peripherischen Nerven verlaufen sekretorische Fasern für die Schweißdrüsen. Zerstörung der peripherischen Nerven kann zum völligen Verlust der Schweißproduktion führen. Im Frühstadium peripherischer Nervenkrankheiten und bei unvollständischen Läsionen kommt auch Hyperhidrose vor, die wohl als Reizsymptom aufzufassen ist.

Von den **trophischen Störungen** sind bei weitem die wichtigsten die der Muskulatur. Die Muskelatrophie entwickelt sich bei akut einsetzenden Erkrankungen einige Zeit nach, bei chronischerem Verlauf des Übels auch mit der Lähmung. Durchgreifende histologische Merkmale der peripherisch-nervös bedingten Atrophie sind bis heute, wie schon oben gesagt, nicht sicher bekannt

Für die gewöhnlichen mikroskopischen Untersuchungsmethoden kann sie sehr wohl den Charakter der „einfachen Atrophie" tragen. Der trophische Einfluß des peripherischen motorischen Neurons fällt, wie als durchaus wahrscheinlich angenommen werden darf, mit seiner funktionellen Bedeutung völlig zusammen. Alle dem Muskel auf nervösem Wege zufließenden Reize, die psychomotorischen, reflektorischen Impulse nehmen schließlich den Weg über Vorderhornzelle und peripherisch-motorische Nerven. Ist dieser Weg völlig unterbrochen, so ist der Muskel von allen nervösen Reizen abgeschnitten, während bei supranuclearen Lähmungen, Unterbrechungen der Pyramidenbahn, dem peripherischen Nerven immer noch durch andere übergeordnete Neurone Reize zugehen. So erklärt sich der ceteris paribus außerordentlich schwere, ja geradezu absolute Muskelschwund bei manchen peripherischen, gegenüber dem durchschnittlich weniger hochgradigen bei supranuclearen Lähmungen.

Über die Contracturen der Muskulatur wurden schon oben einige vorläufige Bemerkungen gemacht.

Von weiteren sogenannten trophischen Störungen sind vor allem die an der Haut bemerkenswert. Nicht selten wird die Haut eigentümlich glänzend, dünn, glatt (glossy skin), die Nägel werden dagegen oft glanzlos, rissig, wachsen unregelmäßig, krümmen sich wohl auch, so daß man von einer Art von Onychogryphose sprechen kann. Hier und da wird eine Neigung zu schweren Erkrankungen der Haut, Ausschlägen, Geschwürsbildungen, werden Anomalien des Haarwuchses beobachtet. Manchmal sieht man Ödeme, für deren Erklärung allerdings auch an die Unbeweglichkeit der Teile mit zu denken ist.

Als eigenartige, von einer Erkrankung des peripherischen sensiblen Neurons abhängige Hautaffektion ist der Herpes zoster zu nennen, der sich aber ganz vorwiegend in Begleitung von Neuralgien findet und mit diesen kurz besprochen werden soll.

Wenn die peripherischen Nerven einer ganzen Extremität in frühem Lebensalter eine sehr schwere, ausgedehnte und lange dauernde Läsion erfahren, bleibt das betreffende Glied in allen Teilen im Wachstum zurück. Aber auch noch bei spät erworbenen, ähnlichen Erkrankungen von Erwachsenen kann ein leichter Grad von Atrophie der Knochen gelegentlich durch Röntgenstrahlen nachgewiesen werden. Die Gelenke leiden besonders unter dem Einfluß der Unbeweglichkeit.

Die Zahl der als kasuistische Raritäten beschriebenen sonstigen trophischen Störungen ist recht groß und vielgestaltig. Praktisches Interesse haben diese Dinge nicht. Im allgemeinen sind gröbere Veränderungen recht selten.

Über die neurophysiologische Entstehung der Muskelatrophie ist oben das Nötige gesagt worden. Unsere Anschauungen über die Entstehung der übrigen trophischen Störungen tragen in noch höherem Grade den Charakter des vorläufigen. Jedenfalls nötigt nichts zur Annahme, daß es in den peripherischen Nerven auch trophische Fasern gebe, deren einzige Aufgabe in einem Einfluß auf den Ernährungszustand der Gewebe bestünde. Es ist viel wahrscheinlicher, daß die trophischen Störungen sich teils durch den schädlichen Einfluß der Untätigkeit der kranken Teile, genauer durch den Ausfall zentrifugaler Impulse erklären, teils durch die Beeinträchtigung gewisser, an die Integrität zentripetaler Bahnen gebundenen regulatorischen Gegenwirkungen gegen äußere Schädlichkeiten. In erster Linie ist dabei an den Wegfall der Sensibilität zu denken. In der Tat treten manche trophischen Störungen besonders in den mit schweren sensiblen Ausfallserscheinungen verlaufenden Erkrankungen hervor.

3. Allgemeine Diagnostik und Prognostik.

Destruktive Prozesse an den peripherischen Nerven können im allgemeinen nur da diagnostiziert werden, wo klinische Erscheinungen des Funktionsausfalles bestehen. Wo keine Paresen oder Lähmungen, keine Hyp- oder Anästhesien bestehen, wird man kaum je zu einer einigermaßen sicheren Diagnose kommen können. Besonders zu warnen ist vor einer diagnostischen Überschätzung von Schmerzen und von Druckempfindlichkeit der Nervenstämme. Die letztere ist ein sehr vieldeutiges Zeichen, das sich unter den allerverschiedensten Umständen findet. Bei nicht wenigen nervösen Personen sind alle Nervenstämme auf Druck schmerzhaft. Bei sehr vielen Gelenkaffektionen findet sich dasselbe Symptom in größerer oder geringerer Ausdehnung. Schmerzen treten nur recht selten in so charakteristischen Formen und Lokalisationen auf, daß sie für sich allein eine gewisse diagnostische Bedeutung gewinnen. Der in einem späteren Kapitel zu behandelnde typische neuralgische Schmerz deutet allerdings mit Sicherheit auf eine Erkrankung der peripherischen Nerven, aber eben nur auf die sogenannte neuralgische Veränderung, nicht auf destruktive Affektionen. Über die Beziehungen zwischen Neuralgien und destruktiven Nervenkrankheiten wird im Kapitel Neuralgie zu handeln sein. In den meisten Fällen sind die vorhandenen Schmerzen mehr oder minder uncharakteristisch.

Die Diagnose hängt ab von der richtigen Würdigung motorischer und sensibler Ausfallserscheinungen.

Die Lähmungen tragen erstens gewisse allgemeine, den Erkrankungen des ganzen peripherischen Neurons eigentümliche Züge und sind zweitens durch bestimmte, den Innervationsbezirken der peripherischen Nerven entsprechende Ausbreitung der Störungen charakterisiert. Durch diese Kriterien ist die Diagnose in sehr vielen Fällen recht leicht gemacht.

Als allgemeine Neuronsymptome sind folgende zu nennen. Die peripherischen Lähmung ist insofern eine absolute, als die Muskeln nicht nur, wie bei manchen supranuclearen Lähmungen, für gewisse Funktionen versagen, sondern von allen nervösen Reizzuflüssen in gleichem Grade abgeschnitten sind. Somit fehlen auch die bei zentralen Lähmungen oft nachweisbaren sog. Mitbewegungen. Eine peripherisch gelähmte Hand wird auch bei starken Anstrengungen der gesunden keine Schließbewegung erkennen lassen.

In ganz bestimmten Fällen — im Bereich der Augenmuskeln sind solche Beobachtungen gemacht worden — tritt einmal in einem peripherisch gelähmten Muskel eine Art von Mitcontraction ein, wenn nahe benachbarte intakte Nerven innerviert werden, eine seltene, schwer zu deutende Erscheinung. Von einer andren, ganz besonderen Art von Mitbewegungen in paretischen oder gelähmten Muskeln wird in dem Abschnitt über die Verlaufsweisen der Facialislähmung die Rede sein. Diese Tatsachen heben die Bedeutung der oben genannten Regel nicht auf.

Die peripherische Lähmung ist schlaff. In nicht völlig gelähmten Teilen sieht man wohl gelegentlich einen gewissen Widerstand bei passiven Bewegungen auftreten, wenn durch diese Bewegungen Schmerzen hervorgerufen werden; ein echter reflexophiler Spasmus kommt aber niemals vor. Die von den erkrankten Nerven abhängigen Sehnen-, Periost- und Hautreflexe sind abgeschwächt oder erloschen. Der echte Babinskische Reflex kommt nicht vor. (Über einen „Pseudobabinski" ist bei der Tibialislähmung und bei der Ischias nachzusehen.) Die Muskeln werden, wenigstens in schweren Fällen, stark atrophisch. Die elektrische Untersuchung ergibt in der Regel EaR.

Nicht in jedem Falle werden die genannten Kriterien auch nur die sichere Neurondiagnose ermöglichen. In den entsprechenden Abschnitten dieses Werkes wird gezeigt werden, daß auch zentrale Lähmungen schlaff sein, mit Reflexverlust einhergehen können, daß auch bei ihnen Muskelatrophien sehr hohen Grades vorkommen. Auf der andren Seite können bei peripherischen Lähmungen die Muskelatrophien außerordentlich gering sein, wie das in leichten Fällen durchaus gewöhnlich ist, aber auch bei schweren peripherischen Lähmungen, z. B. bei Polyneuritiden, sind nicht ganz selten die Muskeln dem klinischen Anschein nach überhaupt nicht atrophisch oder selbst hypertrophisch. In einigen Fällen konnte als Ursache dieses Verhaltens eine Lipomatose der kranken Muskulatur anatomisch nachgewiesen werden. — Diesen Schwierigkeiten gegenüber um so größer ist die diagnostische Bedeutung der Ausbreitung der Störungen nach den motorischen und sensiblen Innervationsbezirken bestimmter peripherischer Nerven im engern Sinne oder bestimmter Zweige der Nervenplexus, wodurch für den Kenner dieser Bezirke die Diagnose oft ohne weiteres feststeht. Bei Besprechung der einzelnen Lähmungen wird von diesen Dingen genauer die Rede sein.

Hier soll auf einige besondere, wenigstens den Anfänger leicht irreführende Schwierigkeiten hingewiesen werden, die sich der Diagnose in den Weg stellen können. Von der nicht allzu seltenen Komplikation zentraler und peripherischer Störungen sehen wir hier ab.

Wenn sehr zahlreiche peripherische Nerven gleichzeitig erkrankt sind, so können die Ausfallserscheinungen so ausgedehnt sein, daß eine typische Verteilung nach peripherischen Gebieten nicht mehr erkennbar ist. Wenn ganze Extremitäten, selbst sämtliche Extremitäten des Körpers ergriffen sind, so kann durch ungleichmäßige Erkrankung der verschiedenen peripherischen Nerven immer noch der peripherische Verteilungstypus hier oder da deutlich ausgeprägt sein. Manchmal ist das aber nicht mehr der Fall. Dann gewinnen die oben als Neuronsymptome bezeichneten Erscheinungen das diagnostische Hauptgewicht. Für die peripherischen Erkrankungen gegenüber einer spinalen Affektion derselben Neurone fällt dann neben bestimmten Zügen des klinischen Gesamtbildes, ätiologischen Momenten, Verhältnissen der Entwicklung und des Verlaufs, die für bestimmte Krankheitstypen charakteristisch sind, vor allen Dingen das Folgende ins Gewicht. Bei peripherischen Erkrankungen sind fast immer motorische und sensible Störungen nebeneinander vorhanden. Gerade bei der wichtigsten Form ausgedehnter, spinaler Affektionen der peripherischen motorischen Neurone fehlen sensible Störungen fast ausnahmslos. Bei andren Rückenmarkserkrankungen treten neben Erscheinungen von seiten peripherischer Neurone typische, den peripherischen Erkrankungen fremde, spezifisch zentrale oder spinale Störungen, Symptome der Pyramidenbahnläsion, Blasenstörungen u. a. hervor, die sich mit jenen zu charakteristischen Bildern der Zerstörung bestimmter Rückenmarksgebiete vereinigen (vgl. Differentialdiagnose der Polyneuritis).

Aber auch bei wenig ausgedehnten Prozessen können sich Schwierigkeiten ergeben, insofern nämlich bei Erkrankungen eines peripherischen Nerven die Ausfallserscheinungen sich auf Teile seines Innervationsgebietes beschränken können. Zunächst kann die Lähmung die verschiedenen Zweige eines Nerven nacheinander ergreifen oder aber auch dauernd auf einzelne Zweige beschränkt bleiben. Die Auswahl, die die Erkrankung unter den Teilen eines Nervengebiets trifft, ist in manchen Fällen anscheinend nicht von anatomischen, sondern von funktionellen Verhältnissen abhängig, so daß unter dem Einfluß irgendwelcher Schädlichkeiten solche Teile zuerst oder ausschließlich ergriffen werden, die funktionell besonders stark oder dauernd in Anspruch genommen waren. Ferner sieht man manchmal eine vorzugsweise oder ausschließliche Störung im distalsten Teile des motorischen und sensiblen Innervationsgebiets eines Nerven, während die proximaleren Teile intakt bleiben, und zwar soll das auch in Fällen vorkommen, wo die Läsion sicher den Hauptstamm betroffen hat. Auf das häufige, ja fast regelmäßige Zurücktreten der sensiblen Störungen gegenüber den motorischen ist schon hingewiesen worden. Ein völliges Fehlen der sensiblen Störungen kommt auch vor, ist aber viel seltener. Am ehesten sieht man es in sehr leichten Fällen. Manche Erkrankungen von Nervenstämmen rufen überhaupt nur Funktionsstörungen von seiten ganz bestimmter, in dem Nerven verlaufender funktionell zusammengehöriger Fasern hervor, sie zeigen eine „systematisierende Tendenz". Ein klassisches Beispiel bieten manche Fälle von Affektion des Oculomotoriusstammes, bei denen nur die äußeren, nicht die inneren Augenmuskeln gelähmt werden. Die Erklärung solcher Vorkommnisse ist noch ganz kontrovers. Es ist nach alledem begreiflich, daß es hier und da unmöglich sein kann, intra vitam eine Erkrankuug mit voller Sicherheit in den peripherischen Nerven zu lokalisieren. Doch sind das relativ seltene Ausnahmen.

Die Prognose einer peripherischen Nervenerkrankung ist von zwei Gesichtspunkten aus zu beurteilen. Zunächst nach den vorliegenden ursächlichen Momenten. Ist man sicher, daß die schädlichen Einwirkungen ihr Ende erreicht haben, daß nicht mehr von neuem Noxen irgendwelcher Art auf die kranken Teile Einfluß gewinnen, dann ist mit einiger Wahrscheinlichkeit, wenn auch nicht mit Sicherheit die Prognose nach dem Grade der vorhandenen Störungen zu bestimmen. Von großer Bedeutung ist in dieser Beziehung die Prüfung der elektrischen Erregbarkeit. Kommt man auch in der Diagnostik recht häufig ohne elektrische Untersuchung zum Ziele, so ist eine einigermaßen zuverlässige Prognose ohne exakte Elektrodiagnostik meist überhaupt nicht zu stellen. Die elektrische Untersuchung belehrt, wie oben ausgeführt, über die Schwere der anatomischen Destruktion. Zu beachten ist, daß im allgemeinen die Störungen der elektrischen Erregbarkeit erst zwei, ja drei Wochen nach der Einwirkung einer Schädlichkeit auf dem Grade der Entwicklung angelangt sind, der ein sicheres Urteil über die Schwere der Schädigung erlaubt. Leichte Lähmungen ohne schwerere Störungen der elektrischen Erregbarkeit können in wenigen Wochen, ja Tagen heilen. Ist EaR vorhanden, so läßt die völlige Wiederherstellung immer viele Wochen, meist einige Monate auf sich warten. Je stärker die Erregbarkeit des Nervenstammes herabgesetzt ist, desto ungünstiger wird die Prognose. Bei den mechanischen Durchtrennungen von Nerven spielen die Aussichten auf Wiedervereinigung des erkrankten und des peripherischen Stumpfes eine sehr große prognostische Rolle, von der in dem entsprechenden speziellen Kapitel die Rede sein wird.

4. Einteilung der destruktiven Erkrankungen.

Die destruktiven Erkrankungen lassen sich in zwei große Gruppen teilen. Die eine umfaßt diejenigen Fälle, in denen einzelne peripherische Nerven affiziert sind, oder in selteneren Fällen multipler Erkrankung die Multiplizität den Charakter des mehr oder minder Zufälligen trägt, so daß keine bestimmte Gesetzmäßigkeit der Ausbreitung der Störungen dabei zu erkennen ist. In der überwiegenden Mehrzahl der hierher gehörigen Fälle ist eine bestimmte örtliche Ursache der Erkrankung nachweisbar, in den übrigen wird die Annahme einer örtlichen Ursache für die vorliegende Lokalisation nicht zu umgehen sein.

In der zweiten Hauptgruppe tritt eine ganz bestimmte gesetzmäßige, mehr oder minder streng bilateral symmetrische Ausbreitung der Störungen, dabei in der Regel auch ein typischer Verlauf der Krankheit deutlich hervor. Verursacht werden diese Krankheitsbilder durch innere, auf dem Wege der Körpersäfte die Nerven erreichende allgemein schädigende Einwirkungen.

Man hat vielfach versucht, neben dieser Grundeinteilung nun noch eine zweite, nach pathologisch-anatomischen Gesichtspunkten durchzuführen, und zwar echt entzündliche Prozesse als „neuritische" von andersartigen abzugrenzen. Dieser Versuch hat sich als undurchführbar erwiesen, gerade auch da, wo wir, was nicht überall auf unsrem Gebiete der Fall ist, genaue pathologisch-anatomische Kenntnisse besitzen. Von der Schwierigkeit der Definition des Echt-entzündlichen soll hier abgesehen werden. Aber das Folgende ist hervorzuheben.

In der zweiten Hauptgruppe unsrer Einteilung trägt, wie wir heute ganz sicher wissen, die typische und regelmäßige Veränderung der Nerven einen rein degenerativen, sicher nicht entzündlichen Charakter. Dabei finden wir aber in einzelnen Fällen, die sich klinisch und ätiologisch von den übrigen in keiner Weise unterscheiden, neben dem gewöhnlichen Prozeß an einzelnen Stellen auch echt entzündliche Herde. Darauf eine Untereinteilung zu gründen, geht gewiß nicht an.

Man wird danach terminologisch kein Bedenken tragen können, den allgemein eingebürgerten Ausdruck Polyneuritis für alle Fälle dieser Gruppe beizubehalten. Auch sprachlich ist das, wenn man sich des rein adjektivischen Sinnes des Wortes Neuritis erinnert, völlig korrekt. Wie man bei dem Worte Nephritis längst nicht mehr nur an echt entzündliche Prozesse denkt, so wird man auch dem Neuritisbegriff das ihm vielfach noch zugeschriebene Merkmal des Entzündlichen wieder nehmen müssen.

Auf dem Gebiete unsrer ersten Gruppe hat man im allgemeinen, in der Erkenntnis, daß eine Unterteilung nach pathologisch-anatomischen Gesichtspunkten undurchführbar wäre und alle Fehler eines „künstlichen Systems" aufweisen würde, auf eine solche Trennung verzichtet und hauptsächlich nur noch die Erkrankungen durch akutes mechanisches Trauma von den übrigen, als neuritisch bezeichneten, als besondere Gruppe abgetrennt. Aber auch darin liegt etwas durchaus Künstliches, wie die folgende, von einer solchen Trennung abstehende Darstellung zeigen wird.

Wir behandeln also an erster Stelle die Einzelerkrankungen der peripherischen Nerven, die peripherische Lähmung im engeren Wortsinne, Mononeuritis im weitesten Sinne, einschließlich der multiplen Einzelerkrankungen (Mononeuritis multiplex) und an zweiter Stelle die Polyneuritis.

B. Spezieller Teil.
1. Die Einzelerkrankungen der peripherischen Nerven.
Allgemeine Ätiologie.

Im Vordergrunde des ätiologischen Interesses stehen die örtlichen schädlichen Einwirkungen. Außerordentlich vielfältig sind die Beziehungen zum mechanischen Trauma. Die unmittelbaren mechanischen Schädigungen wirken direkt oder indirekt auf den Nerven. Die direkten traumatischen Wirkungen durchlaufen alle Grade vom verhältnismäßig leichten Druck bis zur völligen Durchtrennung, Zerreißung, Zerschneidung, Durchquetschung des Nerven. Die indirekten Gewalteinwirkungen kommen z. B. dadurch zustande, daß bei exzessiven Körperbewegungen ein Nerv eine übermäßige Dehnung erfährt. Einzelheiten werden bei den Lähmungen der einzelnen Nerven zu besprechen sein.

Auch auf mittelbarem Wege führt das Trauma zu peripherischen Lähmungen, und zwar auf dreifache Weise. Erstens können chronische mechanische Irritationen, wie Krückendruck, mit der Zeit zu degenerativen Prozessen im Nerven und Lähmungszuständen führen (sog. traumatische Neuritis). Aber auch einmalige mechanische Einwirkungen scheinen den Anstoß zu ähnlichen Erkrankungen geben zu können. An das Trauma schließen sich dann zunächst Schmerzen an. Erst nach einigen Tagen oder Wochen entwickeln sich die Ausfallserscheinungen. Zweitens können Folgezustände der ursprünglichen Verletzung den Anlaß zu mechanischer Nervenschädigung geben. Nach Knochenbrüchen sieht man gelegentlich, daß anfangs nicht mitverletzte Nervenstämme noch sekundär durch die Knochenfragmente Schaden leiden. Narbenmassen, callöse Knochenwucherungen können durch Umwachsen und Einschnüren direkte Druckschädigungen herbeiführen, aber auch die Nervenstämme nur in eine ungünstige Situation bringen, so daß sie nun bei den Bewegungen des Gliedes Insulten ausgesetzt sind. Ebenso wirken die Nervenluxationen, bei denen der Nerv durch traumatische Einwirkung von seinem normalen Orte verlagert ist. Unter solchen Umständen kann ein altes Trauma noch nach Jahren zur Ursache einer Lähmung werden (traumatische Spätläsionen). An dritter Stelle endlich ist der sog. ascendierenden Neuritis zu gedenken. Im Anschluß an inficierte kleine Wunden, Splitterverletzungen u. ä., besonders an der Hand, sieht man in seltenen Fällen sich schwere Neuritiden des Nerven entwickeln, in dessen Innervationsbereich sich die Wunde befand.

Auch andere als traumatische Affektionen geben den Anlaß zu mechanischer Nervenschädigung. Geschwulstartige Prozesse im weitesten Sinne des Wortes, Knochenerkrankungen können durch Druck auf benachbarte Nerven zu Lähmungen führen.

Bösartige Geschwülste greifen wohl auch direkt auf den Nerven über, entzündliche Vorgänge in der Nachbarschaft können ebenso auch auf den Nerven selbst sich fortpflanzen, ihn in den Zustand echter Entzündung versetzen oder durch toxische Einwirkung zur Degeneration bringen. Geschwüre und andere Erkrankungen der Haut führen hie und da zu Degeneration der sensiblen Endfasern ihres und des nächstbenachbarten Gebiets, eine mehr theoretisch interessante und noch wenig studierte Tatsache.

Die von Bestandteilen des Nervenstamms selbst ausgehenden Geschwülste sollen um mancher Besonderheiten des klinischen Bildes willen eine gesonderte kurze Besprechung finden.

Peripherische Lähmung durch örtliche chemische Schädigung beobachtet man gelegentlich nach ungeschickt in nächster Nähe eines Nervenstamms applizierten Injektionen von Äther oder ätherhaltigem Camphoröl. Einzelne Beobachtungen machen es wahrscheinlich, daß die Imbibition der Haut mit Schwefelkohlenstoff, eine Schädigung, der Gummiarbeiter ausgesetzt sein können, zu örtlichen Neuritiden Veranlassung geben kann.

Örtliche thermische Schädigung spielt nur eine untergeordnete Rolle. Bei der Facialislähmung werden wir Vorkommnissen begegnen, die im Sinne einer örtlichen Erkältung gedeutet werden.

Die Arteriosklerose der Vasa nervorum soll zu Nervendegenerationen führen können.

Als letzter örtlicher Ursache wäre der professionellen Überanstrengung bestimmter Gebiete zu gedenken. Doch wird es nötig sein, die eigenartigen sog. professionellen Lähmungen in einem besonderen Abschnitt kurz zu behandeln.

Neben den örtlichen Einwirkungen haben nun Allgemeinschädigungen auch in der Ätiologie der Erkrankungen einzelner peripherischer Nerven eine gewisse Bedeutung, wennschon man nur von einer disponierenden Rolle wird sprechen dürfen. Dieselben Dinge, die in der Ätiologie der Polyneuritis zu nennen sein werden, wären hier anzuführen, infektiöse und toxische Einflüsse, Stoffwechselkrankheiten, Gravidität und Puerperium, Schwächezustände. Tabeskranke scheinen eine eigenartige Disposition zu peripherischen Lähmungen zu besitzen. Immerhin wird man in allen solchen Fällen neben der allgemeinen disponierenden Ursache der Annahme einer örtlich wirkenden Noxe nicht entraten können. Wenn sie im einzelnen Falle nicht nachweisbar ist, so wird daran zu denken sein, daß bei starker Disposition eben unter Umständen geringfügige, leicht zu übersehende örtliche Einwirkungen genügen mögen. Manchmal werden wenigstens Vermutungen über ihre Natur möglich sein. Wenn etwa ein Alkoholist nach abgelaufenem Delirium eine Radialislähmung hat, so wird man mit der Annahme einer traumatischen Ursache neben der toxischen Disposition kaum fehlgehen.

Pathologische Anatomie.

Einfache Zerfallsprozesse an den Nerven sind viel häufiger als echt entzündliche Veränderungen. Diese letzteren finden sich besonders da, wo eine nachbarschaftliche Entzündung auf den Nerven übergreift (fortgeleitete lymphogene Neuritis), bei der von infizierten Wunden ausgehenden Neuritis und bei örtlicher Einwirkung chemischer Schädlichkeiten. Der Nerv ist dann geschwollen, gerötet, das Mikroskop zeigt hyperämische und exsudative Veränderungen, zellige, auch eitrige Infiltration. Bald beteiligt sich natürlich auch das Parenchym an dem Prozeß. Bakterien sind gelegentlich im Nervenstamm nachgewiesen worden. Je nach der vorwiegenden Beteiligung des Perineuriums oder Endoneuriums, nach der Form der Nervenanschwellung perineuritische, interstitiell neuritische, nodöse Formen zu unterscheiden, ist im allgemeinen müßig.

Die Parenchymdegeneration, die also in den meisten Fällen ohne eigentlich entzündliche Komplikation verläuft, trägt bei leichteren Schädigungen wohl meist den Charakter des periaxialen Zerfalls. Gerade auch für die leichteren traumatischen Einwirkungen ist das nachgewiesen. Dabei kann, während der Achsenzylinder sicher nicht anatomisch zerstört ist, doch seine Leitungsfähigkeit wenigstens für den Willensimpuls vorübergehend aufgehoben sein. In solchen Fällen kehrt nach Beseitigung der ursächlichen Noxe die Beweglichkeit in der Regel rasch wieder. Auch bei längerer Dauer des Übels (Callusdruck o. ä.) kann die Krankheit in diesem leichten Stadium bleiben und bei entsprechender Behandlung die günstigste Prognose geben.

Ist die örtliche Schädigung eine gröbere, kommt es zur völligen Zerstörung des Achsenzylinders, dann verfällt das periphersiche Nervenstück der Wallerschen Degeneration. Die Regeneration dauert dann wahrscheinlich um so länger, je zentraler die Unterbrechung des Nerven stattgefunden hat. Die Wiedervereinigung des zentralen und peripherischen Stückes, wenn auch nur durch zwischengeschaltetes Granulationsgewebe, das den neu gebildeten Fasern den Weg zum peripherischen Stumpf bahnt, spielt für die Ermöglichung der Regeneration eine wichtige Rolle. Bleibt die Wiedervereinigung aus, so führen die Regenerationsbestrebungen des zentralen Endes zur Bildung der sog. Amputationsneurome, die dem Stumpf als kleine kolbige Anschwellungen aufsitzen und klinisch höchst irritable Gebilde darstellen, die die Ursache heftiger Schmerzen werden können.

Die ganz seltenen Fälle, in denen von einer funktionellen Wiederherstellung ohne Wiedervereinigung der beiden Nervenenden berichtet wird, sind vielleicht den schon erwähnten ebenso seltenen Beobachtungen von Durchtrennung großer Nervenstämme ohne klinische Ausfallserscheinungen an die Seite zu stellen.

Das klinische Bild soll hier nur sehr kurz behandelt werden. Welche Erscheinungen bei destruktiven Erkrankungen der peripherischen Nerven überhaupt vorkommen, ist schon im allgemeinen Teil besprochen worden, und wie sich das Bild im speziellen bei den Erkrankungen der einzelnen Nerven gestaltet, wird im folgenden Kapitel darzustellen sein. Hier sei nur noch einmal zusammenfassend darauf hingewiesen, daß bei den Lähmungen der gemischten Nerven die charakteristisch gruppierten motorischen Ausfallserscheinungen mit den begleitenden Störungen der Reflexfunktion und der elektrischen Erregbarkeit fast ausnahmslos durchaus im Vordergrunde stehen. Die sensiblen Ausfallserscheinungen treten nach den früher ausgeführten Grundsätzen in der Regel zurück, gehören aber immer noch zu den kardinalen Symptomen, wenn sie auch öfters erst gesucht werden müssen. Die sensiblen Reizerscheinungen fehlen viel häufiger. Über ihr Vorhandensein oder Fehlen ist kaum ein allgemeiner Satz aufzustellen. Nur so viel wäre zu sagen, daß man sie um so seltener vermissen wird, je gröbere und dauerndere Irritationen des Nervenstammes durch den anatomischen Prozeß bedingt sind. Durchaus gewagt erscheint es aber, von den sensiblen Reizerscheinungen ganz bestimmte Schlüsse über die feinere anatomische Natur der Nervenerkrankung abhängig zu machen. Am wenigsten ist es möglich, über die Druckempfindlichkeit, die sich manchmal auch auf die Muskulatur des kranken Gebietes erstreckt, eine Regel aufzustellen. Bei den echt entzündlichen Prozessen sind manchmal strangförmige oder knotige Auftreibungen des Nervenstammes fühlbar. Wenn Fieber vorkommt, so ist es der Ausdruck des die Lähmung verursachenden infektiösen Prozesses.

Auch für die meist sehr leichte Diagnose der Lähmungen einzelner Nerven sei auf den allgemeinen Teil und bezüglich spezieller Einzelheiten auf das folgende Kapitel verwiesen. Hier nur einige differenzialdiagnostische Bemerkungen. Von den großen Anforderungen, die Komplikationen, „Überlagerungen" der peripherischen Lähmungen durch zentrale organische und hysterische Störungen an den diagnostischen Scharfsinn stellen können, soll hier nicht die Rede sein.

Wirkliche Schwierigkeiten ergeben sich hier und da besonders in leichteren Fällen, wenn die Lähmungserscheinungen nicht sehr schwer, ihre Abgrenzung nicht ganz deutlich ausgesprochen ist, wenn die Lähmung nur einzelne der von einem peripherischen Nerven versorgten Muskeln betrifft. Dann kann die Unterscheidung von spinalen Affektionen des peripherischen motorischen Neurons recht schwer sein, um so mehr, als die Innervationsbezirke einzelner spinaler Segmente mit denen einzelner peripherischer Nerven sehr große Ähnlichkeit haben. Wenn dann die Sensibilitätsstörungen auch nicht einem ganzen peripherischen Nervenbezirk entsprechen, sondern vielleicht nur einen distalen Teil von ihm einnehmen, ist auch von dieser Seite her die Entscheidung nicht immer zu treffen, da auch bei spinalen Erkrankungen eine Beschränkung der Sensibilitätsstörungen auf distale Teile des Innervationsbezirkes vorzukommen scheint. Wenn nicht die Kenntnis gewisser ätiologischer Momente oder des Verlaufs der Krankheit, die Feststellung entscheidender Symptome in andren Gebieten die Diagnose ermöglicht, wird sie in einzelnen Fällen in suspenso bleiben müssen.

Erfahrungsgemäß führen gewisse, nicht neurogene Contractur-, Atrophie- und Lähmungszustände gelegentlich zu Fehldiagnosen, trotzdem sie hier wohl fast immer zu vermeiden wären. Sehnen- und Fasciencontracturen, Gelenkanomalien, narbige Prozesse können zu Deformitäten der Glieder führen, die mit den durch peripherische Lähmungen bedingten Contracturzuständen eine oberflächliche Ähnlichkeit haben. Eine genaue Untersuchung wird die Entscheidung ermöglichen, ob die Contracturstellung durch Funktionsausfall in einem ganz bestimmten Nervengebiet bedingt ist. Ausgedehnte Fixation der Teile kann natürlich, besonders in veralteten Fällen, die Untersuchung sehr erschweren, und es wird dann neben der Berücksichtigung der Contractionsfähigkeit der Muskeln, der Reflexe, der elektrischen Reaktion, der Sensibilität besonders darauf Gewicht zu legen sein, ob die vorhandenen Deformitäten ihrer Form nach aus peripherischen Lähmungen überhaupt erklärt werden können — die Form der Contracturen bei peripherischen Lähmungen ist meist sehr charakteristisch — und ob anderweite Ursachen für die Deformität aufzufinden sind.

Die arthrogenen oder arthritischen Atrophien wird man aus ihrer charakteristischen Verteilung auf ganz bestimmte Muskeln in der Umgebung eines kranken Gelenks leicht richtig beurteilen. Meist handelt es sich um Extensoren des betreffenden Gelenks. Besonders wichtig ist die Atrophie des Quadriceps femoris bei Erkrankungen des Knies, die vorwiegende Atrophie von Deltoideus, Supra- und Infraspinatus bei Omarthritis. Die Funktionsbehinderung kann bis zum Grade einer eigentlichen Lähmung gehen. Die Sehnen- und Periostreflexe sind dabei stets erhöht.

Die ischämischen Lähmungen und Contracturen entstehen, wenn durch zu feste Verbände, seltener durch Gefäßverletzungen die Blutzufuhr zu einem Muskelgebiet schwer beeinträchtigt ist. Wird dann nicht bald Abhilfe geschaffen, so verfallen die Muskeln in einen in starre Contractur ausgehenden

Lähmungs- und Entartungszustand, der von nervösen Läsionen nicht abhängig ist. Er wurde besonders an den oberen Extremitäten beobachtet und
findet in den chirurgischen Lehrbüchern genauere Darstellung.

Was alle diese und sonst etwa noch vorkommenden myopathischen Läh-
mungs- und Contracturzustände von ähnlichen peripherisch-neuritischen
Affektionen unterscheidet, ist neben den ätiologischen Besonderheiten vor
allem das Fehlen von ausgesprochenen sensiblen Ausfallserscheinungen, das
regelmäßige Fehlen von EaR und die eigenartige,nicht an die Innervationsbezirke peripherischer Nerven sich haltende Verbreitung.

Die genaue Berücksichtigung der aus der physiologischen Bedeutung der
peripherischen Nerven sich als notwendig ergebenden Art der Ausfallserscheinungen und weiter die exakte Feststellung der durch die Anatomie der Innervationsbezirke gegebenen charakteristischen Ausbreitung wird nur in seltenen
Fällen bei Diagnose und Differenzialdiagnose im Stiche lassen.

Prognose. Der oben gegebene Überblick über die verschiedenen ätiologischen Momente wird zur näheren Erläuterung des schon im allgemeinen
Teil angedeuteten Grundsatzes dienen, daß die Prognose durch das Wesen
der ursächlichen Schädlichkeiten ausschlaggebend beeinflußt werden kann.

Einige an jenem Orte noch nicht näher besprochene allgemeine Gesichtspunkte werden im folgenden therapeutischen Teil ihre Erledigung finden.

Allgemeine Therapie.

Die Prophylaxe peripherischer Lähmungen wird in der Praxis nicht ganz
selten den Arzt bei seinen Maßnahmen beschäftigen. Der Chirurg, der Geburtshelfer
kommt in die Lage, peripherische Nerven auf mannigfache Weise zu gefährden. Wird
auch hier und da angesichts wichtigerer Interessen die Schädigung eines Nerven in Kauf
genommen werden müssen, viel häufiger ist sie zu vermeiden, wenn nur an die Gefahr
gedacht wird. Bei der Applikation subcutaner Injektionen wird man die Nähe größerer
Nervenstämme vermeiden. Bei manchen Arzneiverordnungen ist an die Möglichkeit zu denken,
daß bedenkliche Dispositionen geschaffen werden (zu lange fortgesetzter Gebrauch größerer
Arsendosen). Ein wichtiges Stück der Prophylaxe liegt bei der Gewerbehygiene der mit
Giften arbeitenden Betriebe. Wo Dispositionen gegeben sind, wird man die besondere
Läsibilität der Nerven dieser Individuen gegen örtliche Einwirkungen nicht vergessen dürfen
(die Drucklähmungen der Tabischen, der Säufer). Diese Andeutungen können hier genügen. Der vorangegangene ätiologische Abschnitt wird einige weitere Anhaltspunkte
bieten, im folgenden Kapitel werden spezielle Fälle aufzuführen sein, in denen das „Daran-
denken" des Arztes nötig ist.

Die eigentliche Therapie beginnt mit dem Bestreben, die ursächlichen Noxen nach Möglichkeit zu beseitigen oder ihr Weiterwirken zu verhüten. Weiteres Vorgehen wird von der Art der Schädigung abhängen. Ist
ein Nerv mechanisch durchtrennt, wird, wenn irgend möglich, sofort chirurgisch einzugreifen sein. In andren Fällen wird man sich im Frühstadium
auf Schonung des kranken Teils im weitesten Sinne, Fernhaltung aller Schädlichkeiten und daneben gegebenenfalls auf symptomatische Linderung heftiger Beschwerden beschränken. Später setzen dann die auf Erhaltung und
Wiederherstellung der Funktion direkt gerichteten Bemühungen ein. Im allgemeinen kann man sagen, daß dieses aktivere Verfahren erst dann am Platze
sein wird, wenn die regressiven Veränderungen sicher nicht mehr fortschreiten.
Bei Lähmungen durch einmalige akute Einwirkung wird man etwa von der
dritten Woche an damit beginnen dürfen.

Allgemeine Maßnahmen. Im Frühstadium ist der kranke Teil absolut
ruhig zu stellen, in Mitellen, in Schienen zu lagern, durch Einpackung in
Watte und durch geeignete Polsterungen vor mechanischem Insult, besonders

der Nervenstämme zu schützen. Das damit verbundene Warmhalten wirkt meist wohltätig.

Anästhetische Gebiete sind besonders zu hüten. Mechanische, thermische Schädigungen, die der Kranke infolge seiner Anästhesie nicht bemerkt, können zu tiefgreifenden, schlecht heilenden Verletzungen führen (Verbrennungen durch Wärmflaschen!).

Daß der Gesamtzustand sorgfältig beachtet und gepflegt werden muß, ist nicht eine schematische Redensart, sondern gerade auf unsrem Gebiete von größter Bedeutung. Die Erfahrung lehrt, daß die Aussichten der Regeneration zugrunde gegangener Nerven von dem allgemeinen Kräftezustand ganz wesentlich mitbestimmt werden. Dieser Indikation wird also nach allgemein ärztlichen Grundsätzen zu entsprechen sein. Anämien, Stoffwechselstörungen, schwächende Krankheiten aller Art sind sorgfältigst zu behandeln, die Kraftausgaben sind angemessen einzuschränken, die Ernährung ist zu überwachen.

Toxische Schädlichkeiten, mögen Beruf oder Privatleben sie mit sich bringen, sind streng zu meiden, auch wo sie keine ursächliche Rolle in der Entstehung der Krankheit gespielt haben. Patienten, die während der Kur sich Alkoholmißbrauch leisten zu können glauben, haben wenig Aussicht auf Heilung und sind eventuell aus der Behandlung zu entlassen.

Medikamente kommen zunächst für die kausale Behandlung in Frage. Es pflegt darauf hingewiesen zu werden, daß man gegen zugrunde liegende Infektionskrankheiten und Intoxikationszustände mit den geeigneten Mitteln vorzugehen hat, wie mit Jod und Quecksilber gegen Syphilis, Chinin gegen Malaria, Jodkali gegen Bleivergiftung. Nur kommen diese Faktoren teils überhaupt nur selten in Frage, teils führen sie häufiger zu polyneuritischen Krankheitsbildern als zu Lähmungen einzelner Nerven.

Viel größer ist die symptomatische Bedeutung der Arzneimittel auf unsrem Gebiet. Gegen die Schmerzen geben wir die zahlreichen bekannten Antipyretica und Antineuralgica, über deren Verordnungsweise bei den Neuralgien nachzusehen ist. Zu Morphin wird man nur äußerst selten greifen.

Gegen die Anwendung von Vesikantien und Derivantien bei schmerzhaften Prozessen spricht mancherlei, vor allem kann die wund gemachte Haut später die elektrische Behandlung stören. Soll unter der Wattepackung ein mildes Hautreizmittel auf die schmerzenden Teile gebracht werden, kann man Mixtura oleoso-balsamica oder ein 10%iges Mentholöl nehmen. Bei starker entzündlicher Schwellung in der Umgebung eines Nervenstammes kann ein Versuch mit Applikation einiger Blutegel gemacht werden. Nach Ablauf des akuten Stadiums wird man gelegentlich spirituöse und andere Einreibungen zur Bekämpfung von Parästhesien empfehlen (Spirit. camphorat., 5%iger Mentholspiritus o. ä.).

Von den Mitteln, denen man eine tonisierende Wirkung aufs Nervensystem zuschreibt, und von denen man deshalb eine direkte Einwirkung auf den Regenerationsprozeß erhofft hat, wäre am ehesten mit den Strychnospräparaten ein Versuch zu machen. Man gibt sie am besten in Form sog. tonischer Pillen (Erb).

Rp. Ferr. lactic.
      Extr. chin. spirit. āā 6,0
      Extr. strychni 0,6
F. pill. LX S. 3 × täglich 1 Pille zu nehmen.

Oder man gibt Strychnin. nitric. in Form subcutaner Injektionen, anfangs dreimal wöchentlich, später täglich 1 mg. Die Dosis kann allmählich noch etwas erhöht werden.

Die Hydro- und Thermotherapie hat ein ausgedehntes Anwendungsgebiet. Im akuten Stadium kann man neben einfacher trockner Einpackung Prießnitzsche Umschläge versuchen, die man meist warm umlegen wird. Auch andre Formen örtlich wärmestauender Prozeduren können versucht werden. Breiumschläge, Cataplasmes instantannés, Thermophore werden oft auf die Schmerzen günstig einwirken. Seltener werden Kaltapplikationen wohltätig empfunden. Wenn es der Fall ist, kann man Wasser- oder Eisblasen, Eiskataplasmen und besonders die Longuettenverbände anwenden, bei denen das Glied mit einer feuchten Leinenbinde umwickelt wird, die man durch öftere Berieselung naß hält. Protrahierte Kaltanwendungen sind im allgemeinen nur als ein im akuten Stadium vorübergehend zulässiges Symptomaticum zu betrachten.

Bäder, Vollbäder und Teilbäder des kranken Gliedes können in jedem Stadium der Krankheit mit Erfolg angewendet werden. Die Bäder von sog. indifferenter Temperatur (28^0 R = 35^0 C) wirken beruhigend auf sensible Reizzustände, haben vielleicht auch darüber hinaus noch eine in der Anregung und Regelung der peripherischen Zirkulation begründete günstige Wirkung. Zusätze von Fichtennadelextrakt (¼ Pfund auf ein Vollbad, einige Eßlöffel auf ein Teilbad) werden oft die angenehme Wirkung verstärken. Die Bäder können täglich oder später zwei- bis dreimal wöchentlich genommen werden, die Dauer betrage anfangs 15 Minuten, später bis zu 1 Stunde. Bei den protrahierten Vollbädern hat man mit der Möglichkeit einer etwas schwächenden Allgemeinwirkung zu rechnen, die natürlich zu vermeiden ist. Bei gestörter Nachtruhe badet man meist zweckmäßig in der zweiten Hälfte des Nachmittags.

Für die stärker angreifenden heißen Wasservollbäder (um 30^0 R) und andre allgemeine Heißprodezuren werden nicht oft exakte Indikationen vorliegen. Wenn, was selten genug ist, eine Erkältung eine Lähmung hervorgerufen zu haben scheint, mag ganz im Anfang ein diaphoretisches Verfahren versucht werden. Auch bei Vergiftungen, besonders durch Schwermetalle, kann man versuchen, durch gelegentlich eingeschaltete Schwitzbäder oder -packungen die Behandlung zu unterstützen. Über die Technik würden hydrotherapeutische Lehrbücher nachzusehen sein.

Örtliche Moor- und Fangopackungen (40^0 R, ½ bis 2 Stunden Dauer) wirken im Stadium der Regeneration vielleicht vorteilhaft auf den Heilungsvorgang, jedenfalls werden sie etwa noch bestehende sensible Reizerscheinungen günstig beeinflussen.

Duschen können zur übenden Reizung sensibler Nerven bei Sensibilitätsstörungen neben andern noch zu besprechenden Methoden in Frage kommen.

Die Elektrotherapie ist von hervorragender Wichtigkeit. Gewiß kommen manche peripherische Lähmungen auch ohne elektrische Behandlung zur Heilung, aber in jedem schwereren Falle bedeutet das Unterlassen einer indizierten elektrischen Behandlung einen groben Kunstfehler. Auf jede andre Behandlungsweise, abgesehen natürlich von gewissen chirurgischen Eingriffen und etwa von den notwendigen allgemein-hygienischen Maßregeln, wird eher verzichtet werden können, als auf die Elektrotherapie. Nicht darauf kommt es an, daß „elektrisiert" wird, sondern darauf, daß es von kundiger Hand mit exakter Methode geschieht. Wer dieser Forderung nicht zu genügen vermag, sollte sich von der selbständigen Behandlung peripherischer Nervenkrankheiten prinzipiell fernhalten. Das darf man auch heute noch sagen, bei aller Anerkennung dessen, daß die kritische, ja skeptische Reaktion gegen die frühere Überschätzung der Elektrotherapie berechtigt ist. Von den vielen für unsre Zwecke empfohlenen Methoden seien die folgenden, durch reiche Erfahrung bewährten besonders hervorgehoben. Mit ihnen wird man bei dem heutigen Stande unsres Könnens im allgemeinen auskommen.

Im frühen Stadium wird im Falle starker Schmerzen die stabile Anodengalvanisation der Nerven, wie sie als klassische Methode der Neuralgiebehandlung geschildert werden wird, angewendet werden können. Man appliziert die Anode auf die Punkte der stärksten Druckempfindlichkeit, eventuell bei schwerer, örtlicher, den Nerven durchtrennender Läsion in den Bereich des zentralen Stumpfes.

Die eben genannte Methode ist eine symptomatische, gelegentlich zu versuchende, den beiden folgenden kommt dagegen ein wesentlicher Einfluß auf den Heilungsverlauf und die Heilungsaussichten zu.

Die stabile Kathodengalvanisation wird angewendet, wenn ein Nervenstamm eine bestimmt zu lokalisierende Läsion erfahren hat, besonders bei den sog. Drucklähmungen, aber auch bei andren traumatischen Affektionen. Man bringt die Kathode (Elektrode von ca. 20 qcm) auf die Läsionsstelle, die indifferente Anode (ca. 100 qcm) auf Brust oder Rücken. Der Strom wird ein- und ausgeschlichen. Stromstärke 5—6 (4—8) MA. Dauer der Behandlung 5—6—10 Minuten. Sitzungen am besten täglich, mindestens jeden zweiten Tag. Die Behandlung kann schon in den ersten Tagen nach dem Eintritt der Lähmung begonnen werden und ist nach sehr zuverlässigen Erfahrungen geeignet, den Heilungsverlauf wesentlich zu beschleunigen (E. Remak). Man kann auch, bei im übrigen gleichen Verfahren, hier und da die differente Elektrode im Verlauf des zu behandelnden Nervenstammes hin und her gleiten lassen, ohne sie dabei von der Haut zu entfernen.

Die eigentliche galvanische Reizung des erkrankten Gebietes ist die wichtigste, eventuell mit der vorigen zu kombinierende Methode im spätern Stadium der Lähmung, und wird nie vor der dritten Woche anzuwenden sein. Man bemüht sich, Muskelzuckungen durch direkte Reizung der einzelnen Muskeln auszulösen. Man bedient sich dazu knopfförmiger Elektroden von ca. 10 qcm Fläche, eventuell solcher mit Unterbrechungsvorrichtung. Man reizt im allgemeinen mit eben ausreichenden, später etwas stärkeren Strömen, unter Anwendung der Kathode, oder, falls bei EaR. die Anode stärkere Zuckungen auslöst, unter Anwendung der Anode als Reizelektrode. Man reizt durch kurzdauerndes Schließen des Stromes bei aufgesetzter Unterbrechungselektrode, oder indem man die Elektrode über den zu reizenden Muskel hingleiten läßt. Bei starker Herabsetzung der Erregbarkeit verwendet man Stromwendungen bei aufgesetzter Elektrode, sog. Voltasche Alternativen. Man läßt am besten einen Muskel nach dem andren sich kontrahieren und beginnt dann wieder beim ersten. So reizt man jeden Muskel des gelähmten Gebiets anfangs etwa 10, später 20—40 Mal. Auch rollenförmige Elektroden sind in Gebrauch, mit denen man das kranke Gebiet in entsprechender Weise in zentripetaler Richtung übergeht. Die indifferente große Elektrode kommt wieder auf Brust oder Rücken. Manche empfehlen, sie auf einen proximalen Teil des zu behandelnden Gliedes oder auf den Nervenstamm, dessen Muskelgebiet behandelt wird, aufzusetzen. An die Galvanisation der Muskeln schließt man, wenn die Erregbarkeit nicht zu stark herabgesetzt ist, einige Reizungen des Nervenstammes an. Möglichst tägliche Sitzungen.

Die Methode kann oder muß modifiziert werden, wo große sensible Reizbarkeit, Hyperalgesie gegen den elektrischen Strom besteht. Man vermeidet dann alle schmerzerregenden Stromschwankungen, indem man den Strom einschleicht, nachdem man die Elektroden aufgesetzt hat und nun die differente Elektrode über das zu behandelnde Gebiet hin und her führt, ohne sie von der Haut jemals zu entfernen. Erst am Schluß der Behandlung nach Ausschleichen des Stromes wird die Elektrode abgehoben.

Ferner kann man als allerdings nicht vollwertigen Ersatz der Behandlungsweise eine andre anwenden, die auf der sog. erfrischenden Wirkung der galvanischen Durchströmung des Muskels beruht. Man appliziert zwei annähernd gleiche, mäßig große, plattenförmige Elektroden auf geeignete Stellen der gelähmten Muskulatur so, daß nach dem Stromschluß der Strom die Muskeln durchströmen muß, die Anode auf die zartere Hautstelle. Ein- und Ausschleichen, 4—6 MA, Dauer der Sitzung, während deren eventuell die Stellung der Elektroden durch gleitendes Verschieben auf der Haut verändert werden kann, 5—10 Minuten.

Wie diese Methoden auf die Heilung von Lähmungen günstig einwirken, ist noch problematisch, daß sie den Muskelschwund bis zu einem gewissen Grade verhüten und die Heilung befördern können, ist nach klinischen Erfahrungen sicher. Auch einige experimentelle Untersuchungen sprechen in diesem Sinne.

Der faradische Strom kann bei Lähmungen da angewandt werden, wo die Erregbarkeit nur wenig herabgesetzt ist und mäßig kräftige, faradische Ströme zur Auslösung von Muskelkontraktionen genügen. Man reizt durch Streichung oder Walzung der Muskulatur oder besser vermittelst kurzer Stromschließungen. Energische, länger dauernde Tetanisierung der Muskeln erscheint nicht empfehlenswert. Im allgemeinen geben wir der galvanischen Behandlung der motorischen Lähmung entschieden den Vorzug. Von manchen Seiten wird der Galvanofaradisation sehr das Wort geredet. Man führt beide Ströme gleichzeitig den Elektroden zu und stuft die Stromstärken so ab, daß jeder Strom für sich eben ausreicht, Contractionen hervorzurufen. Immer ist natürlich die Voraussetzung, daß die faradische Erregbarkeit der betreffenden Teile nicht schwer gelitten hat. Kontraindiziert ist im allgemeinen der faradische Strom bei motorischen und schwereren sensiblen Reizzuständen. In der ersten Lähmungsperiode, in der eigentliche Reizprozeduren überhaupt zu meiden sind, wird man den faradischen Strom keinesfalls anwenden.

Speziell empfehlenswert ist der faradische Strom, sofern von andrer Seite keine Kontraindikation vorliegt, zur Behandlung von Anästhesien. Man benutzt eine trockne, pinsel- oder bürstenförmige Elektrode, mit der man das anästhetische Gebiet streicht oder, von Ort zu Ort springend, betupft bei einer zur Auslösung von Empfindungen ausreichenden Stromstärke. Man kann bei der Galvanofaradisation mit einer Rolle oder gleitenden Knopfelektrode eventuell der Indikation der Muskelreizung und sensiblen Reizung gleichzeitig gerecht werden.

Die elektrische Behandlung soll im allgemeinen bis zur Erzielung eines befriedigenden Heilungsresultats fortgesetzt werden. Mit Kuren von wenigen Wochen ist es bei schwereren Lähmungen nicht getan. Man wird in manchen Fällen ganz direkt den Eindruck gewinnen, daß in jedem Stadium der Rekonvaleszenz die elektrische Behandlung fördernd wirkt, das Aussetzen der Sitzungen den Fortschritt verlangsamt. Manchmal setzt in veralteten Fällen erst mit dem Beginn der elektrischen Behandlung die Besserung ein. Der nicht selten zu beobachtende unmittelbare bessernde Einfluß auf die Funktion ist sehr geeignet, den Mut des Kranken und seine Konsequenz anzuspornen. Erfahrungsgemäß bleiben die Kranken kaum einer andren Behandlungsmethode, auch wenn es nur langsam vorwärtsgeht, so lange treu, als gerade der Elektrotherapie.

Auch in sehr veralteten Fällen soll man einen Versuch wagen. Solange die Muskulatur noch elektrisch erregbar und die Nervenleitung nicht völlig zerstört ist oder doch noch Aussicht auf Regeneration des Nerven vorhanden ist, ist auch noch Erfolg zu hoffen.

Die Massage vermag in demjenigen Stadium, in dem eine absolute Schonung nicht mehr nötig erscheint, die elektrische Behandlung der Muskeln erfolgreich zu unterstützen. Exakt anatomisches Verfahren, am besten nach Hoffas vorzüglicher Anleitung[1]) ist nötig.

Neben der Effleurage sind leichte, später kräftigere Knetungen und vorsichtiges Tapotement am Platze, die energischeren Handgriffe erst im Stadium der Rekonvaleszenz. Wird man schon die Muskelmassage nur in ausgewählten Fällen einem besonders zuverlässigen Laienmasseur anvertrauen, so wird die gelegentlich empfohlene Massage des Nervenstammes nur von sehr erfahrener ärztlicher Hand in seltenen Ausnahmefällen versucht werden dürfen. Man habe immer die große Läsibilität dieser Gebilde vor Augen.

Heilgymnastische Maßnahmen im weitesten Sinne gehören zu den unerläßlichen Bestandteilen jeder Kur bei einer peripherischen motorischen Lähmung. Wenn die Beweglichkeit wiederkehrt, muß planmäßig jeder geschädigte Muskel geübt werden. Man verlasse sich nie darauf, daß der Kranke seine Muskeln schon von selbst wieder gebrauchen werde. Das geschieht nur zu oft oder eigentlich immer nicht in ausreichendem Maße.

Aber schon im Stadium der völligen Lähmung, so früh als die oben entwickelten allgemeinen Grundsätze es erlauben, ist mit gymnastischen Maßnahmen, zunächst vorsichtig ausgeführten passiven Bewegungen, zu beginnen.

---

[1]) Seine Technik der Massage (Stuttgart 1903) ist in ihren technischen Angaben mustergültig.

Dadurch arbeiten wir der Entwicklung von Contracturen beizeiten entgegen. An diese Gefahr ist von vornherein auch bei der Lagerung der kranken Teile zu denken. Man wird bei einer Peroneuslähmung keine Spitzfußstellung dulden, bei Radialislähmung die Hand nicht in Beugestellung liegen lassen. Geeignete Stützen und Bandagen halten das Glied in mittlerer Lage. Die passiven Bewegungen haben nun vor allem auch eine fördernde Wirkung auf die Wiederkehr der aktiven Beweglichkeit. Der Kranke soll von Anfang an sich bemühen, die passive Bewegung aktiv zu unterstützen. Die bewegende Hand merkt sofort, wenn diese Bemühungen erfolgreich zu werden anfangen. Die passive Bewegung geht damit in die passiv-aktive Gymnastik über. Der kranke Teil bedarf noch auf längere Zeit der Unterstützung, wenn er das vorhandene Kraftminimum gymnastisch ausnutzen soll. Diese Unterstützung leistet die Hand des Arztes oder Heilgehilfen, durch die das kranke Glied bisher rein passiv bewegt wurde. Auch eine gesunde Hand des Kranken kann in vielen Fällen die Hilfe leisten, im geeigneten Falle unter Vermittlung eines (etwa an dem dorsal zu flektierenden Fuße) geschickt angelegten Zügels. Eine ganz vorzügliche Unterstützung der ersten Versuche einer aktiven Gymnastik bietet das warme Bad. Im Wasser vermag der Kranke oft Bewegungen selbständig auszuführen — aus physikalischen Gründen —, die außerhalb des Bades ihm nicht gelingen (kinetotherapeutische Bäder) — ein besonders wichtiger, die Bäderbehandlung indizierender Punkt (Goldscheider).

Wo für die sog. halbaktive Gymnastik geeignete Apparate zur Verfügung stehen, bei denen die Leistungen des Kranken maschinell unterstützt, unter geringem Kraftaufwand also ausgiebige Bewegungen möglich werden, wie die Krukenbergschen Pendelapparate und verwandte Konstruktionen, kann man sich ihrer bedienen.

Mit dem weiteren Fortschritt der Heilung kommt man dann zu eigentlichen Freiübungen, schließlich zu den verschiedenen Formen der Widerstandsgymnastik.

Als allgemeine Regel für gymnastische Therapie gilt hier wie überall, daß man häufig, aber immer nur kurze Zeit übt, daß man niemals ermüden oder gar erschöpfen soll.

Die chirurgische Therapie, in vielen Fällen die conditio sine qua non der Heilung, findet in diesem Werke ihre besondere Darstellung. Wir deuten daher hier nur die allgemeinen Möglichkeiten des Eingreifens an.

Wenn ein Nerv durch umschnürende Narben, durch drückende Callusmassen o. ä. funktionell geschädigt wird, so ist trotz der Möglichkeit, daß in einzelnen Fällen eine Spontanheilung eintritt, in der Regel bald die Neurolysis vorzunehmen, die manchmal unmittelbar die Nervenleitung wiederherstellt. Ein durchtrennter Nerv ist möglichst primär zu nähen, da auf eine Wiederherstellung ohne Vereinigung der Nervenenden trotz vereinzelter abweichender, noch unaufgeklärter Erfahrungen nicht gerechnet werden darf. Wenn über die Notwendigkeit der Naht Zweifel bestehen, so wird man meist gut tun, den Nerven operativ aufzusuchen und so die Entscheidung zu treffen. In veralteten Fällen, wo der Verlauf gezeigt hat, daß ohne chirurgischen Eingriff eine Besserung nicht erwartet werden kann, versprechen die verschiedenen Methoden der sekundären Nervennaht noch Erfolg. Ist diese nicht ausführbar, so kommt die Nervenpfropfung in Frage.

Natürlich vergeht in allen diesen Fällen, von schwer zu erklärenden Ausnahmen abgesehen, bis zur funktionellen Wiederherstellung eine lange Zeit.

Ist der krankhafte Prozeß völlig abgelaufen, mit voller Sicherheit weder zum Guten noch zum Schlimmen eine Veränderung mehr zu erwarten, und kommen die auf Wiederherstellung der Innervation gerichteten Verfahren nicht mehr in Frage, so tritt die Orthopädie in ihr Recht.

Wir versuchen dem gelähmten Gliede durch Schienenhülsenapparate, durch Arthrodesen, durch operative Verkürzung erschlaffter Sehnen Halt zu geben, Contracturen werden durch Tenotomien oder Sehnenplastiken gelöst, erhaltene Muskeln werden durch Sehnenverpflanzungen zum Ersatz ausgefallener Funktionen dienstbar gemacht.

In vielen Fällen wird man durch solche Maßnahmen ausgezeichnete Erfolge erzielen. Doch erwarte man von den orthopädischen Operationen nicht zuviel. Wenn der Kranke an einen alten Defektzustand gewöhnt ist und ihn ohne erhebliche Beeinträchtigung seines Wohlbefindens und seiner Leistungsfähigkeit erträgt, wird man meist gut daran tun, von chirurgischen Eingriffen abzusehen, deren Ergebnis man nicht völlig sicher ist.

Am Ende dieser Besprechung sei besonders betont, daß neben dem operativen Verfahren natürlich die übrige Behandlung niemals vernachlässigt werden darf.

Die Lähmungen der einzelnen peripherischen Nerven.

Wenn im folgenden das klinische Bild der Erkrankungen der einzelnen peripherischen Nerven besprochen werden soll, so wird dies nicht mit ausschließlicher Rücksichtnahme auf die klinische Gruppe der Einzelerkrankungen geschehen. Wir werden daran denken, daß ein großer Teil der hier zu behandelnden Lähmungen auch als Teilerscheinung in polyneuritischen Krankheitsbildern auftritt.

A. Die Hirnnerven.

1. Der Nervus olfactorius.

Der Riechnerv kann, wie ohne weiteres verständlich ist, bei einer ganzen Reihe von intrakraniellen Erkrankungen einseitig oder doppelseitig in Mitleidenschaft gezogen werden. Bei Tabes kann er der Atrophie verfallen.

Selbständige, isolierte Erkrankungen des Riechnerven sind selten. Nur ein Fall hat ein gewisses praktisches Interesse. Es kommen nach Schädeltraumen Anosmien vor, die auf mechanische Zerstörung der Fila olfactoria bezogen werden müssen. Der Verlust des Geruchssinns kann eine Schädigung der Erwerbsfähigkeit bedeuten, und zwar besonders in manchen Berufen der Nahrungs- und Genußmittelbranche, in denen das Kosten und „Schmecken" eine große Rolle spielt, und in solchen Betrieben, in denen man des Geruchsorgans bedarf, um sich gegen Gefahren, wie giftige Gase, zu schützen (chemische Fabriken u. a.).

Eine Zerstörung des Riechnerven hat Verlust des Geruchs zur Folge. Gleichzeitig bestehen aber schwere Schädigungen des Vermögens, das im praktischen Leben als „Schmecken" bezeichnet wird. Die Schmeckfähigkeit bei organischer Anosmie ist auf die elementaren Geschmackqualitäten (süß, sauer usw.) beschränkt. Darauf kann die Differenzialdiagnose gegen hysterische Anosmie gegründet werden. Der Kranke mit organischer Anosmie hat trotz erhaltenen Geschmacksorgans nicht die Fähigkeit, alle die Dinge durch den „Geschmack" zu unterscheiden, zu deren Erkennung eben, den meisten Menschen unbewußt, die Mitwirkung des Geruchssinns herangezogen wird. Ist aber diese Fähigkeit trotz Anosmie erhalten, so spricht das unbedingt gegen eine organische Grundlage.

Es ist immer daran zu denken, daß Anosmien bei weitem am häufigsten durch Erkrankungen der Nase zustande kommen, die also sorgfältigst aus-

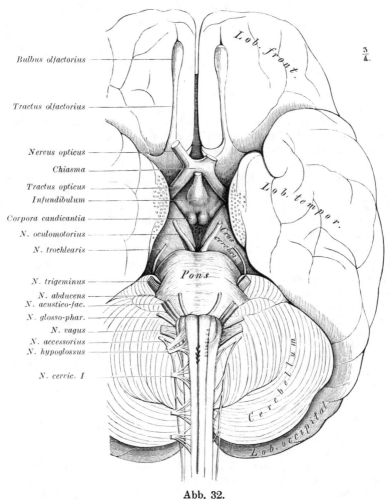

Abb. 32.

Unterfläche des gesamten Gehirns und eines Teiles des Rückenmarkes mit den Austrittsstellen der Nerven. Der linke N. opticus ist dicht am Chiasma abgeschnitten. Auch die Wurzeln des linken N. hypoglossus sind größtenteils entfernt. (Nach Gegenbaur.)

zuschließen sein werden, wenn man eine nervöse Anosmie diagnostizieren will. Bei Verlegung der Choanen ist nur die Verwertung des Riechorgans für das praktische „Schmecken" stark erschmert. Die Kranken klagen über Geschmacksstörungen, trotzdem die Empfindlichkeit des Geschmacksorgans für die elementaren Qualitäten normal ist und beim Riechen mit der Nase normales Geruchsvermögen besteht (gustatorische Anosmie).

Es kommt ein angeborenes Fehlen der Riechnerven vor. Die Grundlagen der senilen und der nach Nasenerkrankungen manchmal dauernd zurückbleibenden Anosmien sind noch unbekannt.

2. Der Nervus opticus.

Die den Nervenarzt interessierenden Sehnervenerkrankungen treten zumeist als Teilerscheinungen bestimmter Hirn- und Rückenmarkskrankheiten auf. Isolierte Sehnervenerkrankungen fallen vorzugsweise dem Augenarzte zu. Immerhin ist besonders im differentialdiagnostischen Interesse auch für den Neurologen eine Übersicht über das Gesamtgebiet nötig, die wir im folgenden geben wollen.

Der Sehnerv ist im morphologisch-entwicklungsgeschichtlichen Sinne kein peripherischer Nerv, sondern ein vorgeschobener Teil des Gehirns. Von besonderer Bedeutung für das Verständnis seiner Erkrankungen ist die Tatsache, daß die dem schärfsten zentralen Sehen dienenden, der Macula lutea zugehörigen Fasern im Nervenstamm ein mächtiges besonderes Bündel bilden. Dieses papillomaculare Bündel nimmt zunächst, in der Nähe des Bulbus, eine peripherisch gelegene, dem temporalen Papillenrande entsprechende Partie ein, während es weiterhin in den axialen Teil des Querschnitts zu liegen kommt.

Die Erscheinungen einer Sehnervenerkrankung sind vor allem Sehstörungen mannigfacher Art, von denen sich aber diejenigen bei Affektionen des Chiasma, des Tractus opticus und zentralerer Teile der Sehbahn durch den ihnen eigentümlichen, den Sehnervenerkrankungen nicht zukommenden hemianopischen Charakter scharf unterscheiden lassen (Über die Hemianopsie vgl. das Kapitel Gehirnkrankheiten).

Bei schweren Erkrankungen eines Sehnerven ist fast immer durch Belichtung des betreffenden Auges keine Pupillenverengerung mehr zu erzielen.

Mehr theoretisch interessant als praktisch wichtig ist es, daß in seltenen Fällen bei völliger durch Sehnervenatrophie bedingter Blindheit der betreffende Sehnerv noch Pupillarlichtreflexe vermittelt haben soll. Danach scheint es, als ob besondere, dem Lichtreflex dienende Fasern sich krankhaften Prozessen unter Umständen länger entziehen könnten, als die für den Sehakt bestimmten Bahnen. Völlig ungestört ist allerdings in solchen Fällen die Lichtreaktion der Pupille niemals gewesen.

Bei den meisten Sehnervenerkrankungen sind ophthalmoskopische Veränderungen charakteristischer Art an den Sehnervenpapillen nachweisbar.

Die Klassifikation der Sehnervenerkrankungen ist aus mehreren Gründen sehr schwierig. Über die pathologische Anatomie der meisten Formen besteht noch keine Einigkeit unter den erfahrensten Forschern, noch unklarer ist vielfach die Pathogenese. Die gleichen sichtbaren Veränderungen am Augenhintergrunde kommen unter sehr verschiedenen Bedingungen zustande, und andrerseits kann dieselbe Schädlichkeit ganz verschiedene anatomische und ophthalmoskopische Bilder bedingen. Endlich kann in verschiedenen Stadien desselben Prozesses der ophthalmoskopische Befund ganz erheblich wechseln.

Die folgende Einteilung dürfte dem praktischen Bedürfnis genügen trotz des unvermeidlichen Mangels eines strengen Einteilungsprinzips.

a) Die primäre Atrophie.

Die primäre Atrophie ist eine diagnostisch außerordentlich wichtige, oft schon früh einsetzende Erscheinung tabischer und paralytischer Erkrankungen. Sie wird am gegebenen Orte in ihren Beziehungen zu diesen

Krankheiten genauer behandelt werden. Sie ist klinisch außer durch den ophthalmoskopischen Befund der wohl immer doppelseitigen, einfachen diffusen Atrophie durch mehr oder minder starke, meist unregelmäßige, aber allseitige Einengung des Gesichtsfeldes charakterisiert. Dabei leidet auch der Farbensinn (zuerst für Rot und Grün) und das zentrale Sehen. Die Sehnervenfasern schwinden, daneben sehr früh auch ihre Ursprungszellen in der Retina. Mit der Atrophie gleichzeitig entwickelt sich allmählich die bis zur Erblindung fortschreitende Sehstörung.

Die Sehnervenatrophie beim Glaukom, die rein okulistisches Interesse hat, ist von der taboparalytischen Atrophie durch den Augenspiegelbefund stets mit Sicherheit zu unterscheiden.

Die Sehnervenatrophie bei der Tay-Sachsschen familiären amaurotischen Idiotie ist wahrscheinlich die Folge einer schweren Erkrankung der Retina. Das ophthalmoskopische Bild, Umstände und Begleiterscheinungen des Auftretens sind für diese Form so charakteristisch, daß sie niemals differentialdiagnostische Schwierigkeiten machen kann.

Die sekundären Atrophien nach Papillitis (neuritische Atrophie) werden wir in den folgenden Abschnitten besprechen. Auch sie sind der „einfachen" Atrophie gegenüber durch einen eigenartigen ophthalmoskopischen Befund ausgezeichnet, der ihre Erkennung und Unterscheidung fast immer ermöglichen wird, besonders in den frühen Stadien, in denen die Differentialdiagnose der Opticusaffektion für die Beurteilung eines zugrunde liegenden Krankheitszustandes von größter Bedeutung sein kann.

Die primäre tabische und paralytische Atrophie kann am ehesten mit gewissen sekundären einfachen Atrophien verwechselt werden, wie sie am häufigsten im Anschluß an retrobulbäre Prozesse verschiedenster Art zur Beobachtung kommen. Sie werden unter c und d abgehandelt, wo über die besonderen Kennzeichen der verschiedenen Formen dieser Gruppe nachzulesen ist.

b) Die unter dem Bilde der Papillitis einsetzenden Formen, insbesondere die Stauungspapille und die primäre Neuropapillitis, Neuritis optica intraocularis.

Die Diagnose einer Papillitis kann in den ersten Anfängen recht erhebliche Schwierigkeiten haben. Wenn die physiologische Schlängelung der Netzhautgefäße stark ausgesprochen und die Papille hyperämisch ist, wie das z. B. bei Hypermetropie habituell vorkommt, so spricht man geradezu von einer Pseudoneuritis optica. Die im Beginn von echten Papillitiden gelegentlich zu beobachtende konzentrische Fältelung der Retina in der Umgebung der Papille kann vielleicht hier und da die Differentialdiagnose ermöglichen.

1. Die Stauungspapille kommt zustande bei raumbeengenden intrakraniellen Prozessen oder, genauer gesagt, bei solchen Zuständen, die die venöse und die Lymphzirkulation in der Schädelhöhle behindern. Dadurch kommt es zur gleichen Störung im Bereich eines oder meist beider Sehnerven, die den unmittelbaren Anlaß zur Entwicklung der Stauungspapille gibt. Auch orbitale Prozesse können in seltenen Fällen zu analogen, dann natürlich einseitigen Veränderungen führen. Bei den verschiedenen intrakraniellen Erkrankungen, besonders beim Hirntumor, wird über die Stauungspapille eingehender gehandelt werden. Von ihr mittels des Augenspiegels durchaus nicht immer scharf zu scheiden ist die

2. primäre Neuritis optica intraocularis. Ist schon histologisches Bild und pathogenetische Auffassung der Stauungspapille auch in den wesentlichen Punkten noch nicht völlig geklärt, so gilt das in vielleicht noch höherem Maße von der Neuritis optica. Bei dieser soll es sich in der Mehrzahl der Fälle um entzündliche Prozesse handeln, während man bei der Stauungspapille wenigstens im frühen Stadium nur Stauungserscheinungen, vor allem Ödem findet. Die Neuritis optica als primäre, selbständige Erkrankung, ist auf alle möglichen ursächlichen Momente, zum Teil mit fraglichem Rechte, schon zurückgeführt worden. Sicher ist ihr Vorkommen im Anschluß an die verschiedensten Infektionskrankheiten und Intoxikationen (Blei) und an intrakranielle infektiöse Entzündungen. Mit anämischen Zuständen, starken Blutungen soll sie in ursächlichem Zusammenhange stehen können. Erwähnenswert ist eine hereditäre, meist in der Pubertätszeit bei männlichen Individuen auftretende, sich durch die weibliche Linie fortpflanzende Form.

3. Die Papillitis bei Netzhautentzündungen (Retinitis albuminurica u. a.), die Papillenveränderungen bei Thrombose der Zentralvene und Embolie der Zentralarterie haben für den Neurologen vorwiegend differentialdiagnostisches Interesse.

Alle Formen der Papillitis gehen mit mehr oder weniger schweren Sehstörungen einher. Sie können heilen oder nehmen ihren Ausgang in Atrophie, sog. „sekundäre neuritische Atrophie", die ophthalmoskopisch durch bestimmte Eigenheiten charakterisiert ist.

Bei der Stauungspapille bleibt das Sehvermögen am häufigsten längere Zeit normal.

c) Retrobulbär beginnende Erkrankungen. Retrobulbäre Neuritis.

In den Fällen dieser Gruppe beginnt das Leiden mit einer destruktiven Einwirkung auf den retrobulbär gelegenen Abschnitt des Sehnerven. Die frühesten klinischen Erscheinungen sind demnach Sehstörungen, bald völlige Erblindung, bald peripherische Gesichtsfelddefekte, bald Störungen des zentralen Sehens bei intakter Gesichtsfeldperipherie, sog. zentrale Skotome, die auf eine isolierte Erkrankung des papillomacularen Bündels hindeuten, wofür nach neueren Forschungen eine anatomische Disposition in Eigenheiten der Gefäßversorgung dieses Teiles gegeben zu sein scheint (Birch-Hirschfeld).

Je nach Ort, Art und Angriffsweise der einwirkenden Schädlichkeit treten nun in einzelnen Fällen schon relativ bald auch ophthalmoskopische Veränderungen in Gestalt einer Neuritis optica, die durch descendierende Entzündung bedingt sein kann, oder einer Stauungspapille auf. In solchen Fällen kann das Leiden in papillitische Atrophie ausgehen.

In sehr vielen Fällen kommt es aber erst später zu sichtbaren Veränderungen an der Sehnervenpapille, und zwar zu einer je nach Ausdehnung und Schwere der Erkrankung mehr oder minder deutlichen, meist nur partiellen, besonders oft temporalen einfachen atrophischen Verfärbung.

Die retrobulbären Opticuserkrankungen kommen besonders häufig einseitig vor.

Aus den vorstehenden Tatsachen ergeben sich die nötigen allgemeinen differentialdiagnostischen Anhaltspunkte von selbst.

Wenn wir von seltenen Herderkrankungen, wie den bei Myelitis und Meningitis vorkommenden Entzündungen und den gelegentlich beobachteten metastatischen Abszessen des Opticus absehen, kommen vor allem folgende Erkrankungsweisen in Betracht:

1. Die Druckerkrankungen. Die chronischen Druckwirkungen auf den Nervenstamm, wie sie bei Tumoren der Nachbarschaft, Aneurysmen, der Carotis interna oder Arteria ophthalmica, im Alter vielleicht auch durch einfache Arteriosklerose dieser Gefäße vorkommen, führen meist zur einfachen Atrophie.

Auch Druckwirkungen auf das Chiasma (Hypophysentumoren) oder die Tractus optici können zu absteigender Atrophie führen. Die Sehstörungen tragen in diesen Fällen hemianopischen Charakter, wenn nicht, wie bei manchen Erkrankungen des Chiasma, völlige Blindheit besteht.

Bei sehr langsam sich steigerndem Druck kann es vorkommen, daß die Sehstörungen erst mit der sichtbaren Atrophie bemerkbar werden, so daß die Verwechselung mit einfacher primärer Atrophie naheliegt.

2. Die Geschwülste des Sehnerven selbst, von denen vielerlei primäre und metastatische Formen vorkommen. Sie führen meist zu papillitischen Prozessen.

3. Das Übergreifen von andren Orbitalerkrankungen aller Art auf den Sehnerven.

4. Die Sehnervenaffektionen bei Erkrankungen der hinteren Nebenhöhlen der Nase, der Keilbein- und Siebbeinhöhle, die die engsten anatomischen Beziehungen zum Opticusstamme haben.

5. Die Erkrankungen bei Mißbildungen des Schädels, besonders beim sog. Turmschädel vorkommend, entwickeln sich im Anschluß an die Entstehung der Mißbildung, also meist im frühesten Kindesalter.

6. Die Verletzungen des Sehnerven, direkt durch Stich oder Schuß, viel häufiger durch Schädelbrüche bedingt, kommen naturgemäß in allen Graden bis zur völligen Zerreißung des Nerven vor. Im Anfang kann die Papille hyperämisch oder ödematös sein, bei Zerreißung der Zentralgefäße bietet sie das Bild schwerer Anämie. In vielen Fällen ist das Augenspiegelbild zuerst ganz normal. Der Ausgang ist stets eine dem Grade der Verletzung entsprechende Atrophie, meist vom Bilde der „einfachen Atrophie". Die gelegentlich nach Zangenentbindungen beobachteten Sehnervenatrophien kleiner Kinder dürften in dieses Kapitel gehören.

In seltenen Fällen sind nach Schädeltraumen doppelseitige Sehnervenatrophien allmählich entstanden, die sich klinisch genau so verhalten zu haben scheinen wie die primären tabo-paralytischen Atrophien.

7. Die Sehnervenerkrankung bei multipler Sklerose.

Die multiple Sklerose führt außerordentlich häufig zur Entwicklung von Herden in einem oder beiden Sehnerven. Die Eigentümlichkeit des krankhaften Prozesses, die Achsenzylinder relativ lange intakt zu lassen, erklärt gewisse Eigenheiten im klinischen Bilde dieser Sehnervenerkrankung. Sehstörungen können selbst dann noch vollständig fehlen, wenn bereits eine ophthalmoskopisch nachweisbare Atrophie, meist unter dem charakteristischen Bilde der temporalen Abblassung, vorhanden ist. Mit der weiteren Entwicklung des Übels kann es dann nachträglich noch zu leichten Sehstörungen kommen. Daß sie bis zum Grade einer schweren Amblyopie oder gar bis zur Erblindung fortschreiten, kommt fast niemals vor.

Im Frühstadium der Krankheit beobachtet man nicht eben selten akute Sehstörungen meist auf einem Auge, in der Regel unter dem Bilde des zentralen Skotoms, dabei gelegentlich vorübergehend papillitische Veränderungen, ausnahmsweise einmal selbst Stauungspapille. Diese Sehstörungen pflegen sich mehr oder minder vollständig zurückzubilden. Vielleicht entspricht ihnen ein anatomisches Frühstadium des im Opticus lokalisierten sklerotischen Herdes.

d) Die toxischen Amblyopien und einige ihnen nahestehende Formen acuter, peripherisch bedingter Erblindung.

Daß Intoxikationen verschiedenster Art den Anlaß zur Entwicklung einer Papillitis geben können, wurde schon erwähnt. Die toxischen Amblyopien nehmen dieser Affektion gegenüber eine eigenartige Sonderstellung ein. Unter diesem Namen werden akute und chronische Erkrankungen zusammengefaßt.

Die toxische Amblyopie chronischer Entwicklung, die wir bei weitem am häufigsten bei der chronischen Tabak- und Alkoholvergiftung beobachten, kann zu den eben besprochenen retrobulbären Erkrankungen gezählt werden, tritt aber regelmäßig doppelseitig auf. Über ihre pathologische Anatomie und Pathogenese besitzen wir noch keine abgeschlossenen Kenntnisse, doch weist schon das klinische Bild darauf hin, daß es sich um eine Erkrankung vorzugsweise des papillomacularen Bündels handelt. Die Sehstörungen tragen den Charakter eines zentralen Skotoms von charakteristischer Form, zuerst für Rot und Grün, später auch für Weiß, bei normalem Gssichtsfeld. Im späten Stadium kann es zu leichter Abblassung besonders des temporalen Teiles der Sehnervenpapille kommen. Eine Verwechslung mit beginnender tabischer Atrophie wird besonders durch Berücksichtigung der charakteristischen Funktionsstörungen sich vermeiden lassen. Die Prognose ist relativ günstig, die der tabischen Atrophie trübe.

Akut einsetzende doppelseitige toxische Amblyopien und Amaurosen peripherischer Ursache kommen bei manchen akuten Vergiftungen vor, unter denen die mit Chinin[1]), Filix mas und Methylalkohol genannt sein sollen. Sie sind ferner nach längerem Gebrauch von Atoxyl beobachtet worden. Ganz ähnliche klinische Bilder können nach starken Blutverlusten und nach Blendung mit Röntgenstrahlen und verwandten Strahlenarten vorkommen. Es handelt sich um schwere akute Erkrankungen der in der Retina gelegenen Mutterzellen der Sehnervenfasern, oft auch der Fasern selbst. Eine teilweise Restitution ist möglich, der regelmäßige Ausgang ist die mehr oder minder vollständige Atrophie des Sehnerven.

Was in diesen und andren Fällen bei allgemein schädigenden Einflüssen gerade die schwere Erkrankung im optischen Apparat herbeiführt, ist unbekannt.

Die Therapie der Sehnervenerkrankungen erfolgt nach den allgemeinen Grundsätzen. In Fällen von Atrophie, wo eine Besserung oder doch wenigstens ein Stillstand des Prozesses nicht ausgeschlossen erscheint, soll ein Versuch mit galvanischer Behandlung gemacht werden, wenn auch neuere hoffnungsvolle Mitteilungen über Erfolge des Verfahrens noch der Nachprüfung bedürfen.[2]) Die Anode kommt auf das geschlossene Lid, die Kathode in Form einer größeren Platte in den Nacken. Starke, sorgfältig ein- und auszuschleichende Ströme, protrahierte Sitzungen (15 Minuten und mehr) werden empfohlen. Auch sehr lange Zeit fortgesetzte Strychninkuren scheinen manchmal zu nützen.

3. Die Augenmuskelnerven, Nervus oculomotorius, trochlearis und abducens.

Die durch Erkrankung der Augenmuskelnerven entstehenden Lähmungen sind praktisch in außerordentlich vielen Fällen nicht mit Sicherheit von denen zu unterscheiden, die durch intracerebrale Schädigung derselben peripherischen

---

[1]) 5 g in 30 Stunden ist die minimale Dose, die Sehstörungen herbeigeführt hat.
[2]) Vgl. Mann, Zeitschrift f. diätet. und physikal. Therapie, Bd. VIII.

motorischen Neurone bedingt sind. Selbst theoretisch ist für eine sehr große Gruppe von Fällen eine Entscheidung noch nicht zu treffen, ob man sie den peripherischen Nervenerkrankungen zurechnen darf oder nicht.

Sicher nuclear oder jedenfalls intracerebral zu lokalisieren sind die Augenmuskellähmungen, die in die Krankheitsgruppe der progressiven nuclearen (spinobulbären) Mukelatrophien gehören, ferner die Fälle von Polioencephalitis haemorrhagica superior, wohl die große Mehrzahl der angeborenen Augenmuskellähmungen, die auf Aplasie der Kerne beruhen können, in manchen Fällen sogar den Charakter supranuclearer Lähmung tragen, endlich die Augenmuskellähmungen bei Herderkrankungen des Hirnstammes, die entweder die Kerne selbst lädieren oder die intracerebralen Wurzelbündel in Mitleidenschaft ziehen (fasciculäre Lähmungen).

Diesen hier nur differentialdiagnostisch zu streifenden Formen stehen andre gegenüber, die sicher ins Gebiet der peripherischen Nerven gehören: die große Gruppe der basalen und orbitalen Lähmungen. Unter den Erkrankungen, die durch Läsion der Nerven zu Lähmungen führen, sind zunächst die akuten und chronischen meningitischen Prozesse der verschiedensten Art, besonders auch die luetische, chronische basale Meningitis zu nennen. Zweitens kommt die Schädigung der Nerven durch den Druck von Geschwülsten in Betracht. Diese Geschwülste können in den Meningen selbst ihren Sitz haben, viel häufiger sind solche der Schädelbasis (Sarkome) und vor allen die Geschwülste des Gehirns die Ursache von Drucklähmungen der Augenmuskelnerven. Es ist sehr wichtig, daß Geschwülste jedes Hirnterritoriums gelegentlich Augenmuskellähmungen hervorrufen. Die Tumoren im Bereich der hinteren Schädelgrube schädigen am häufigsten den Abducens, die der mittleren Schädelgrube, besonders des Temporallappens können durch Druck auf die hier an der Hirnbasis eng mit einander verlaufenden Nervenstämme zu sehr schweren und ausgedehnten Ophthalmoplegien führen, ebenso die Geschwülste des Stirnhirns, wenn sie sich gegen die Fissura orbitalis superior hin ausbreiten. In den genannten Fällen ist der Mechanismus der Druckwirkung meist leicht verständlich. Manchmal ist aber auch der Zusammenhang zwischen einem der Basis ferner gelegenen Hirntumor und dabei vorkommenden leichteren Lähmungen der Augenmuskeln recht schwer begreiflich. In selteneren Fällen greifen Neoplasmen direkt auf die Nerven über. Nur ganz selten kommen Geschwülste an den Augenmuskelnerven selbst vor (primäre und metastatische).

Neben den krankhaften Gewächsen sind es arteriosklerotische Gefäßveränderungen, Aneurymen der Carotis interna und andere, die die Nervenstämme durch Druck schädigen können.

Ähnlich wie Schläfenlappengeschwülste wirken auch Abszesse dieses Hirnteils auf die Nerven der Basis.

Thrombosen der Hirnsinus, speziell des Sinus cavernosus führen häufig zu Augenmuskellähmungen.

Von orbitalen Prozessen sind es vor allem entzündliche Vorgänge und Geschwulstbildungen, die eine ätiologische Rolle spielen.

Von den traumatischen Augenmuskellähmungen stehen die durch Frakturen der Schädelbasis bedingten im Vordergrunde des Interesses.

Traumatische Schädigungen und die luetische Infektion führen aber in selteneren Fällen auch zu intracerebral bedingten Lähmungen. Das Trauma kann zu Blutungen in die Kernregion Veranlassung geben und die Lues wahrscheinlich eine chronische progressive Kernerkrankung verursachen.

7*

Die im Gefolge eines Herpes zoster ophthalmicus hier und da vorkommenden Fälle sind wahrscheinlich neuritischer Natur.

Für eine außerordentlich große Gruppe von Lähmungen ist nun, wie gesagt, keine ganz sichere und für alle Fälle gültige Klassifikation möglich, da die bekannten pathologisch-anatomischen Befunde voneinander abweichen oder doch nicht eindeutig sind. Dahin gehören die Augenmuskellähmungen bei der Tabes und Paralyse, bei der multiplen Sklerose, ferner die an infektiöse und toxische Erkrankungen sich anschließenden Fälle. Unter den Infektionskrankheiten stehen Diphtherie und Influenza an erster Stelle (vgl. auch das Kapitel Polyneuritis). Unter den Vergiftungen verdient der Botulismus um der Häufigkeit willen, mit der er zu Lähmungen der Augenmuskeln führt, Erwähnung, daneben etwa noch die Bleiintoxikation. Auf endogener Intoxikation beruhen wohl die bei Morbus Basedowii und Diabetes beobachteten Fälle. Wie es bei all diesen Schädigungen zur lokalisierten Erkrankung bestimmter Augenmuskeln kommt, ist völlig unbekannt. Ganz unsicher ist die vielfach behauptete ätiologische Bedeutung der Erkältung. In vielen Fällen fehlt jeder ätiologische Anhaltspunkt.

Klinische Bilder und Verlaufsweisen.

Augenmuskellähmungen kommen, wie aus den ätiologischen Ausführungen hervorgeht, als Teilerscheinung der verschiedensten Krankheitsbilder vor. Sie treten aber auch als selbständiges Leiden auf.

In beiden Fällen kann sich die Störung auf einen der Nerven oder ein Hirnnervenpaar beschränken. Isolierte Oculomotorius- und Abducenslähmungen sind häufig, isolierte Trochlearislähmungen sind selten. Häufiger findet man den vierten Hirnnerven in den Fällen kombinierter Erkrankung mehrerer Augenmuskelnerven beteiligt.

Bei den Oculomotoriusaffektionen sind totale, alle Zweige des Nerven befallende Paresen und Lähmungen von den partiellen, auf einzelne Muskeln seines Innervationsgebiets beschränkten Funktionsstörungen zu unterscheiden.

Bei einer kompletten Ocumotoriuslähmung ist das Auge praktisch so gut wie unbeweglich. Infolge des Erhaltenseins von Abducens und Trochlearis ist es stark nach außen und etwas nach unten abgewichen. Jeder Versuch zur motorischen Innervation des Bulbus pflegt diese Ablenkung noch zu verstärken. Das Auge wird vor allem noch stärker in den äußeren Augenwinkel abgelenkt, während infolge der Trochleariswirkung gleichzeitig der obere Pol des vertikalen Hornhautmeridians leicht nach innen gedreht wird. Die Verstärkung der Ablenkung durch jeden wie auch immer gerichteten Innervationsversuch ist als eine sog. Ersatzbewegung aufzufassen und wird so gedeutet, daß ein Innervationsstrom, der seine Bahnen verschlossen findet, nun auf die erhaltenen Wege abfließt. Das obere Lid ist herabgesunken und kann nur passiv gehoben werden. Die Pupille ist übermittel weit, die Verengerungsreaktionen sind aufgehoben, die Akkommodation ist gelähmt. Dabei besteht oft ein leichter Grad von Exophthalmus. Das Auge, das seiner muskulären Fixation entbehrt, fällt gewissermaßen um ein weniges aus der Orbita heraus.

Die partiellen Oculomotoriuslähmungen können alle Muskeln einzeln oder in regellosen Gruppierungen befallen. Zu den häufigsten Vorkommnissen dieser Art gehört die isolierte Lähmung des Lidhebers (Ptosis). Wichtige, typische Kombinationen sind vor allem die sog. äußere Oculomotorislähmung, bei der nur die äußeren Äste des Nerven gelähmt sind,[1]) und die im Gegensatz dazu stehende Ophthalmoplegia interna, bei der sich die Lähmung auf die Binnenmuskeln des Auges beschränkt. Die Verhältnisse bei der Heilung der letztgenannten Form sind besonders wichtig zu kennen und von großer praktischer Bedeutung. Es geht nämlich regelmäßig zuerst die Lähmung des Ciliarmuskels zurück, die Akkommodation kehrt also wieder ,während die Pupille sich auf Lichteinfall und bei der Konvergenz noch nicht verengert (Bild der sog. absoluten Pupillenstarre). Im weiteren Verlaufe stellt sich nun die Konvergenzreaktion vor der Lichtreaktion wieder ein, so daß eine Verwechslung des Bildes mit der diagnostisch so ungeheuer bedeutsamen echten reflektorischen Pupillenstarre in diesem Stadium naheliegt. Von differential-diagnostischer Bedeutung ist erstens, daß die Ophthalmoplegia interna häufig einseitig vorkommt, das echte Argyll-Robertsonsche Phänomen zum mindesten nur ganz ausnahmsweise. Bei der residualen Ophthalmoplegia interna bleibt die Pupille in der Regel mittel- oder übermittel weit, während die reflektorische Pupillenstarre sich oft mit Miosis verbindet. Der wichtigste Punkt ist der dritte: bei der reflektorischen Pupillenstarre bleibt die Konvergenzreaktion stets absolut normal. Bei der unechten Form sind immer noch kleine Reste einer Störung auch in Bezug auf die Konvergenzreaktion nachweisbar.

Neben dieser Gruppierung der Fälle nach der Ausbreitung der Lähmungserscheinungen auf die verschiedenen Augenmuskeln ist weiter eine Klassifikation nach den verschiedenen Verlaufsweisen notwendig. Wir kennen akut einsetzende, oft relativ gutartige, selbst flüchtige Formen, ferner chronisch progressive und endlich rezidivierende und periodisch auftretende Fälle.

Das akute Einsetzen der Lähmung und ihr gutartiger Verlauf oder ihr Bestehenbleiben, ist natürlich von der Einwirkungsweise und der Reparabilität des zugrunde liegenden anatomischen Prozesses abhängig. Als gutartig werden die von den Autoren auf Erkältung bezogenen („rheumatischen") Lähmungen gerühmt, auch den Herpes zoster ophthalmicus begleitenden Lähmungen sollen eine günstige Prognose geben. Die bei Tabes und multipler Sklerose vorkommenden Lähmungen können nach kurzem Bestand wieder völlig und dauernd verschwinden.

Andrerseits können aber gerade auch die Ophthalmoplegien bei Tabes, Paralyse und multipler Sklerose chronisch progressiv verlaufen. Manche andre, sicher nucleare Erkrankungsformen von dieser Verlaufsweise beschäftigen uns hier nicht speziell.

Auch die rezidivierende Verlaufsform kommt bei Tabes und Paralyse vor. Eine zweite Gruppe von rezidivierend, ja geradezu periodisch verlaufenden, fast immer auf einen Oculomotorius beschränkten Lähmungen kann, wie anatomische Befunde gezeigt haben, durch auf den Nervenstamm drückende Tumoren, durch chronisch-meningitische und arteriosklerotische, in der nächsten Nähe des Nerven sich abspielende und ihn schädigende Prozesse verursacht sein. Die Dauer der Exacerbationszustände und der Remissions- und Intermissions-zeiten ist natürlich in verschiedenen Fällen ganz verschieden. In den Verschlimmerungszeiten pflegt sich Kopfschmerz auf der kranken Seite, wohl auch Erbrechen einzustellen, so daß man dazu gekommen ist, nach einer gewissen äußeren Ähnlichkeit des Bildes von Migraine ophthalmoplégique zu sprechen.

---

[1]) Von einer Ophthalmoplegia externa totalis darf man, streng genommen, nur sprechen, wenn alle äußeren Augenmuskeln, also auch die vom Abducens und Trochlearis innervierten, beteiligt sind.

Mit echter Migräne haben diese Zustände nichts zu tun. Übrigens sollen auch bei der echten Migräne im Anfall flüchtige Augenmuskellähmungen vorkommen können.

Diagnostik. Die erste, gar nicht immer leichte Aufgabe ist, festzustellen, daß überhaupt eine Augenmuskellähmung vorliegt, und welche Muskeln sie betrifft. Insoweit verweisen wir auf die Ausführungen des allgemein diagnostischen Teiles.

An zweiter Stelle fragen wir uns, ob es sich um eine supranucleare oder eine — im weiteren Sinne des Wortes — peripherische Lähmung handelt. Im letzteren, uns hier vor allem beschäftigenden Falle tritt uns dann das schwierigste und nur zu oft unlösbare Problem entgegen: welcher Teil des peripherischen Neurons ist der primär erkrankte, der Kern, die intracerebralen Wurzelfasern, der intrakranielle oder der orbitale Teil des peripherischen Nerven?

Zunächst einige Worte über die Abgrenzung der Erkrankungen des peripherischen Neurons gegen die supranuclearen oder Blicklähmungen, eine Aufgabe, die sich auf diesem speziellen Gebiet ganz besonderer Hilfsmittel bedienen muß.

Man kann ganz allgemein sagen, daß es sich nur bei den Erkrankungen der peripherischen Neurone um eigentliche Lähmung der Muskeln handelt, während bei den supranuclearen Läsionen nur bestimmte Funktionen ausfallen. Nur bei den peripherischen Lähmungen ist der Muskel von allen nervösen Zuflußwegen gleichmäßig abgeschnitten. Ein supranuclearer Herd dagegen unterbricht nur die Bahnen, die einer bestimmten Gruppe von Synergisten den Impuls für eine bestimmte gemeinsame Funktion vermitteln, so daß diese gestört ist, während die Muskeln bei andren Funktionen sich normal verhalten können, anders woher zufließenden Innervationen zugänglich bleiben. So kann die Blickbewegung nach einer Seite gelähmt sein, während der beteiligte Internus doch bei der Konvergenzbewegung in Tätigkeit tritt. Eine supranucleare Läsion kann sich aber auch auf die Fasern beschränken, die einem der Synergisten den Impuls zuführen. Dann ist nur dieser Muskel geschädigt, aber auch nur für die betreffende Funktion gelähmt, ohne daß er darum bei anderweiten Ansprüchen an seine Tätigkeit versagte. In solchen Fällen treten bei jeder Innervation des in einem seiner Teile geschädigten Synergismus Gleichgewichtsstörungen und Doppelbilder auf, gerade so, wie bei peripherischen Lähmungen. Differentialdiagnostisch ausschlaggebend für den supranuclearen Sitz ist also der Nachweis, daß die Lähmung nur bei bestimmten Funktionen in die Erscheinung tritt, während dieselben Muskeln sich bei andren Funktionen normal verhalten. Man muß also auf verschiedene Weise prüfen. Zunächst gibt man einfach das Kommando, nach dieser oder jener Richtung zu blicken oder ein im peripherischen Teil des Gesichtsfeldes gelegenes Objekt zu fixieren. Neben diesen „Kommandobewegungen" untersucht man dann die sog. reflektorischen Augenbewegungen. Man läßt erstens den Kranken einem von ihm fixierten beweglichen Objekt mit den Augen nach allen Richtungen folgen, und zweitens hat er zu versuchen, ein in der primären Blickrichtung gelegenes fixiertes Objekt mit den Augen festzuhalten, während sein Kopf passiv nach allen Richtungen gewendet wird. In dem speziellen Falle der Lähmung eines Internus für die seitliche Blickbewegung prüft man auch seine Konvergenzfunktion, und umgekehrt. Diese Methoden werden in den meisten Fällen genügen, um die oben genannten Charaktere der supranuclearen Lähmung festzustellen. In andren Fällen wird man andrer Kriterien be-

dürfen. Es ist denkbar, daß durch komplizierte Läsionen die „reflektorischen"
und die Kommandobewegungen gleichzeitig aufgehoben sind, ohne daß das
peripherische Neuron erkrankt ist. Dann wird der streng gleichmäßig konjugierte Charakter einer Lähmung als Beweis für ihre supranucleare Ursache
dienen können. Eine so absolut gleichmäßige Lähmung von zwei oder mehr
Synergisten, daß keinerlei Störung der Muskelgleichgewichts nachweisbar
wäre, kommt, abgesehen vom Falle der völligen Lähmung, bei peripherischen
Erkrankungen nicht vor. Es geht aber aus dem oben Ausgeführten hervor,
daß nicht umgekehrt jede Lähmung, die nur einen Synergisten oder mehrere
in ungleichem Grade betrifft, darum eine peripherische ist.

Unter Berücksichtigung dieser Kriterien wird die Neurondiagnose meist
sicher gelingen. Für die genauere Bestimmung, in welchem Teile des peripherischen Neurons der Sitz einer Läsion zu suchen ist, speziell für die Entscheidung der Frage, ob eine Erkrankung des peripherischen Nerven vorliegt,
haben wir folgende Anhaltspunkte. Bei einer isolierten Erkrankung eines
Abducens, eines Trochlearis kann diese Entscheidung natürlich nur getroffen
werden, wenn begleitende Krankheitserscheinungen die Diagnose des zugrunde
liegenden anatomischen Prozesses und seines Sitzes ermöglichen. Aber auch
für die Oculomotoriuslähmungen bleibt das meist der sicherste und oft der
einzig gangbare Weg.

Es wurde früher angenommen, daß Lähmungen einzelner der vom dritten
Nerven versorgten Muskeln, falls orbitale Prozesse auszuschließen wären, auf
Kernerkrankungen bezogen werden müßten. Heute wissen wir, daß auch die
Erkrankungen des Hauptstammes des Nerven nur zu Lähmungen eines oder
einiger weniger Muskeln zu führen brauchen, und daß das nicht einmal selten
vorkommt. Die isolierte Ptose konnte in sehr zahlreichen Fällen auf eine Stamm-
erkrankung des Nerven zurückgeführt werden. Partielle, z. B. sektorenförmige
Stammerkrankungen sind anatomisch mehrfach nachgewiesen worden. Auch
das Bild der äußeren Oculomotoriuslähmung kann sicher auf diese Weise zustande kommen. Eine genaue Erklärung dafür besitzen wir nicht. Ob eine
einseitige äußere Oculomotoriuslähmung auch durch Kernerkrankung verursacht
werden kann, ist fraglich. Die austretenden Fasern der beiden Oculomotorius-
kerne erfahren eine partielle Kreuzung, so daß jeder Nerv aus gekreuzt und
ungekreuzt entspringenden Fasern zusammengesetzt ist. Wie diese beiden
Anteile sich auf die verschiedenen Muskeln verteilen, ist eine noch nicht endgültig entschiedene Frage. Die klinischen Folgeerscheinungen der Zerstörung
eines Oculomotoriuskernes sind im einzelnen noch nicht bekannt. Daraus
ergeben sich zum Teil die großen Schwierigkeiten der uns hier beschäftigenden
Aufgabe. Nur so viel wird man sicher sagen können, daß eine völlige Lähmung
aller Zweige eines Oculomotorius distal von der partiellen Kreuzung der Fasern,
in den allermeisten Fällen basal, wird lokalisiert werden müssen.

Über die Lokalisation der Ophthalmoplegia interna besitzen wir auch nur
sehr unvollkommene Kenntnisse. Es wird darauf hingewiesen, daß die Verbindung einer Ophthalmoplegia interna mit einer Lähmung des Musculus obliquus
inferior auf eine Orbitalerkrankung deute, da die kurze Wurzel des Ganglion
ciliare, die die Oculomotoriusfasern für die inneren Augenmuskeln führt, von
dem für den obliquus inferior bestimmten Nervenast entspringt.

Sonst kennen wir leider keine für irgendeine bestimmte Stelle der peripherischen Bahn auch nur einigermaßen pathognomonische Symptomgruppierung. Wenn mehrere verschiedene Augenmuskelnerven zugleich erkrankt sind,
so spricht dies ceteris paribus für basalen oder orbitalen Sitz. Die chronisch

progressiv verlaufenden Fälle beruhen wohl fast immer auf Kernerkrankung, die akut und gutartig verlaufenden und die rezidivierenden und periodischen Formen gehören wohl häufiger dem peripherischen Nerven zu.

Eine Abgrenzung gewisser myopathischer Ophthalmoplegien gegen die neuropathischen Formen ist oft nur auf Grund des gesamten Krankheitsbildes möglich. Vgl. besonders das Kapitel Myasthenie. Myopathisch ist wohl die durch Einwirkung stumpfer Gewalt auf den Augapfel verursachte Ophthalmoplegia interna.

Die Prognose einer Augenmuskellähmung wird immer nur mit größter Reserve gestellt werden können. In allererster Linie ist die Grundkrankheit zu berücksichtigen. Auch wo man den pathologisch-anatomischen Prozeß zu diagnostizieren und als reparabel zu erkennen vermag, wird man nicht immer sicher sein, daß auch die von ihm an den Nerven gesetzten Veränderungen sich wieder ausgleichen werden. Über deren Art und Schwere ist häufig ein Urteil unmöglich. Aber nur bei den veralteten und chronisch progressiv verlaufenen Lähmungen wird man von vornherein die Hoffnung aufgeben müssen. Eine günstige Prognose geben die akuten, an Infektionskrankheiten und manche Intoxikationen (Botulismus) sich anschließenden Fälle. Einige weitere prognostische Anhaltspunkte sind in den vorangehenden Abschnitten schon gegeben.

Therapie. Von einer speziellen Therapie der Augenmuskellähmungen kann kaum die Rede sein. Wo es möglich ist, richtet man die Behandlung gegen das Grundleiden. Sonst verfährt man nach den allgemeinen über die Behandlung der Lähmungen gegebenen Grundsätzen. Die Anwendung der stabilen Kathode auf die geschlossenen Lider des kranken Auges ist zu versuchen. Die indifferente Elektrode kommt in den Nacken. Von sehr erfahrener Seite wird empfohlen, in akuten Fällen, für die eine infektiöse oder refrigeratorische Ursache angenommen wird, einige Schwitzprozeduren zu verordnen.

Später kommen Blickübungen, im Stadium der Residuen okulistische, insbesondere auch operative Maßnahmen zum Ausgleich der Sehstörungen in Frage.

4. Der Nervus trigeminus.

Der Trigeminus entspringt ganz ähnlich wie ein Rückenmarksnerv mit einer vorderen motorischen und einer hinteren sensiblen Wurzel aus dem Zentralorgan. Die hintere Wurzel tritt in das Ganglion Gasserii ein. Distal von ihm vereinigt sich die motorische Wurzel mit dem dritten der aus dem Ganglion hervorgehenden sensiblen Nervenäste, von denen also die beiden ersten rein sensibel bleiben. Neben den gemeinsamen Erkrankungen beider Wurzeln kommen solche vor, die sich auf den sensiblen Nervenanteil beschränken. Aber auch von rein motorischen Trigeminuslähmungen (masticatorischer Gesichtslähmung) wird berichtet. Außer den Affektionen des Hauptstammes werden Lähmungen der einzelnen Äste beobachtet.

Die Trigeminuslähmung kommt fast immer nur als Teilerscheinung andrer Krankheitsbilder, nur sehr selten isoliert vor.

Die häufigste Ursache ist eine basale Erkrankung. Bei der basalen Lues, bei Geschwülsten an der Hirn- und Schädelbasis, nach Schädelbrüchen sieht man gelegentlich Trigeminuslähmungen isoliert oder häufiger neben Lähmungen andrer Hirnnerven auftreten.

Von den Erkrankungen einzelner Äste wird am häufigsten die des Ramus ophthalmicus infolge krankhafter Veränderungen in der Fissura orbitalis superior oder innerhalb der Augenhöhle beobachtet.

In einem späteren Kapitel werden wir hören, daß an Neuralgien sich Ausfallserscheinungen in einzelnen Trigeminusästen anschließen können.

In den letzten Jahren haben die Exstirpationen des Ganglion Gasserii bei schweren Neuralgien mehrfach Gelegenheit geboten, die Symptome der Trigeminuslähmung zu studieren.

Die Läsion des motorischen Anteils ruft das klinische Bild der Kaumuskellähmung hervor. Man sieht und fühlt, wie die Musculi temporales und Masseter beim Kauen und Beißen sich auf der kranken Seite nicht oder nur unvollkommen contrahieren, wie sie allmählich atrophieren. Der Unterkieferreflex fehlt auf dieser Seite. Der Unterkiefer kann infolge der Lähmung der Pterygoidei nicht nach der gesunden Seite verschoben werden, er hat vielmehr eine Neigung, bei Kaubewegungen nach der kranken hin abzuweichen. Bei doppelseitiger Lähmung hängt der Kiefer schlaff herab, er kann nur mit der Hand gehoben werden, und es kann sich eine habituelle Luxation ausbilden.

Die Lähmung der übrigen vom motorischen Trigeminus versorgten Muskeln (Mylohyoideus, vorderer Digastricusbauch, tensor Tympani und Tensor veli palatini) macht keine sehr prägnanten klinischen Symptome.

Die Sensibilitätsstörungen betreffen je nach dem Sitze der Läsion das ganze Innervationsgebiet oder das einzelner Äste. Für das Verständnis der klinischen Bilder, insbesondere auch der ziemlich weitgehenden Ausgleichsfähigkeit ist es sehr wichtig, zu wissen, daß die Innervationsgebiete des rechten und des linken Nerven, die Gebiete der einzelnen Äste untereinander und endlich die Gebiete des Trigeminus und die der angrenzenden Cervicalnerven sich sehr stark gegenseitig überkreuzen können.

Ferner darf man nicht vergessen, daß das Innervationsgebiet des Trigeminus sich nicht auf die Haut des Gesichts beschränkt. Von Teilen, die der Untersuchung zugänglich sind, versorgt der erste Ast noch Cornea und Conjunctiva, sowie den vorderen und oberen Teil der Nasenhöhle, der zweite den übrigen Teil der Nasenhöhle, den Oberkiefer, die Schleimhaut des Gaumens und der Oberlippe, der dritte den Unterkiefer, die Schleimhaut der Wange, der Zunge und der Unterlippe.

Neben den sensiblen Ausfallserscheinungen kommen häufig Schmerzen vor, die, besonders bei Kompressionen des Nervenstammes, neuralgischen Charakter tragen können und in das peripherische Ausbreitungsgebiet projiziert werden.

Mit der sensiblen Leitung erlöschen die durch die Bahn des sensiblen Trigeminus vermittelten Reflexe, Conjunctival- und Corneal-, Nies- und Gaumenreflex. Die Funktionen der Tränen- und Speicheldrüsen, besonders die der ersteren, leiden unter dem Wegfall eines großen Teiles der ihre Sekretion anregenden reflektorischen Reize. Dadurch und durch ähnliche Störungen im Bereich der kleinen Schleimhautdrüschen erklärt sich eine gewisse Trockenheit der Bindehaut und der Nasenschleimhaut, wodurch auch das Riechvermögen in manchen Fällen beeinträchtigt sein soll. Die eigentlichen Sekretionsnerven der genannten Drüsen bleiben aber in der Regel unbeteiligt. Ein Blick auf das Schema (Abb. 33) lehrt, daß diese Fasern sich allerdings ganz peripherisch bestimmten Zweigen des Trigeminus beimischen und ihre letzte Wegstrecke mit diesen Zweigen verlaufen. Ihre Läsion im Trigeminusbereich wäre daher nur möglich, wenn einmal die betreffenden Endäste Gegenstand einer Schädigung würden. In der Regel kommt es also nicht zu einer eigentlichen Lähmung der Drüsensekretion, und man wird erwarten dürfen, daß vor allem die psychisch-emotionelle Sekretion ganz ungehindert vonstatten geht.

Abb. 33 gibt auch Aufschluß über die Beziehungen der peripherischen Geschmacksbahn zum Trigeminus.

Es muß schon hier hervorgehoben werden und wird beim Studium der Facialislähmung uns wieder entgegengetreten, daß ganz zweifellos individuelle Varietäten im Verlaufe der Geschmacksfasern vorkommen, und zwar scheinen die Beziehungen zum Trigeminus weniger regelmäßig zu sein als die verhältnismäßig sehr konstanten zum Facialis. Die von den vorderen zwei Dritteln der Zunge stammenden Fasern verlaufen wohl fast ganz regelmäßig zunächst im Nervus lingualis, den sie aber bald verlassen, um mit der Chorda in den Facialisstamm zu gelangen. Sie verlassen ihn wieder in der Gegend des Knieganglion, meist wohl auf dem Wege des Petrosus superficialis major, gelangen dann in den zweiten Trigeminusast und mit diesem in den Hauptstamm. Aber es ist nach manchen Beobachtungen auch die Möglichkeit zuzugestehen, daß in einzelnen Fällen der Petrosus minor die gustatorischen Fasern der Chorda aus dem Facialisstamm übernimmt und

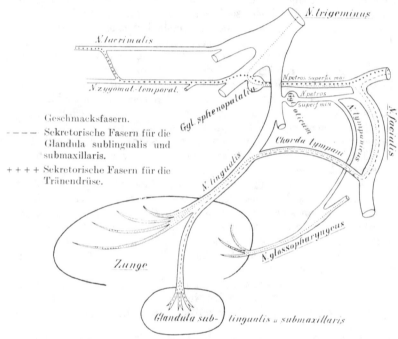

Abb. 33. Schema der Beziehungen
zwischen Trigeminus, Facialis und Glossopharyngeus.
Vereinfacht nach Köster.

durch Vermittlung des dritten Astes dem Trigeminusstamm zuführt. Damit sind die wichtigsten Möglichkeiten einer Geschmacksstörung bei Trigeminuserkrankungen gegeben. Andrerseits scheint es sicher zu stehen, daß eine Läsion des Trigeminusstammes nicht in allen Fällen zu Geschmacksstörungen führen muß. Für solche Fälle ist anzunehmen, daß die Fasern der Chorda nach ihrem gewöhnlichen Verlauf durch den Facialis auf anastomotischem Wege in den Glossopharyngeusstamm gelangen und mit diesem ins Gehirn eintreten. Daß die Chorda überhaupt keine Geschmacksfasern enthält, dürfte eine große Seltenheit sein. Entweder gelangen sie dann durch den Lingualis direkt in den Trigeminusstamm oder auch der Lingualis führt keine Geschmacksfasern, und der Glossopharyngeus inneviert direkt die ganze Zungenhälfte.

Es ist bisher nur von der in der Regel also durch die Chorda vermittelten gustatorischen Innervation des vordern Zungenteiles die Rede gewesen. Die Geschmacksnerven des hinteren Zungenabschnitts, die zunächst in der Regel den Rami linguales glossopharyngei angehören, verlaufen vielleicht nicht immer auch weiter im Glossopharyngeusstamm zum Gehirn, sondern gelangen manchmal durch Vermittlung der Jacobsonschen Anastomose

(N. tympanicus, bzw. petros. superficialis minor) ebenfalls in den Trigeminusstamm. Dafür sprechen ohrenärztliche bei Läsionen des N. tympanicus gemachte Erfahrungen in Zusammenhang mit der gelegentlich vorkommenden totalen Hemiageusie bei Erkrankungen des Trigeminusstammes.

Endlich scheint es vorzukommen, daß die Chorda die ganze Zungenhälfte mit Geschmacksfasern versieht.

Die Erörterung aller dieser Möglichkeiten sollte angesichts der großen Variabilität der klinischen Bilder nicht umgangen werden. Das genaue Studium jedes einzelnen neuen Falles ist im Interesse der weiteren Klärung und Sicherstellung dieser komplizierten Verhältnisse dringend zu wünschen.

Unter den trophischen Störungen stehen der Herpes zoster, der im Kapitel über die Neuralgien besprochen werden wird, und die sog. neuroparalytische Keratitis im Vordergrunde des Interesses. Die mehr oder minder schweren, so auffällig beschwerdelos ertragenen Entzündungen bei Cornealanästhesie haben sicherlich enge Beziehungen zu den äußeren Schädlichkeiten, gegen die die Hornhaut infolge ihrer Gefühllosigkeit nicht gehörig geschützt ist. Doch liegt das pathogenetische Problem nach dem Urteil der besten Kenner sehr verwickelt. Übrigens führt nicht jede Cornealanästhesie zur Keratitis.

Diagnose. Nur die Differenzialdiagnose bedarf einer besonderen Besprechung.

Die motorischen Störungen können, besonders wenn sie isoliert, ohne begleitende Sensibilitätsdefekte auftreten, diagnostische Schwierigkeiten machen.

Die myopathischen Schwächezustände und Lähmungen der Kaumuskeln, wie sie bei der Myasthenie sich finden, ferner äuserst selten bei den gewöhnlichen Formen der Muskeldystrophie, mit einiger Regelmäßigkeit aber bei den fortgeschrittenen Dystrophien der Myotoniker vorkommen, treten doppelseitig auf. Das charakteristische Gesamtbild der fraglichen Affektionen wird die Diagnose immer leicht machen.

Die zentralen, supranuclearen Kaumuskellähmungen betreffen ebenfalls immer beide Seiten. Sie gehen mit Hyperreflexie einher. EaR fehlt natürlich. Die Kaustörung ist eine Teilerscheinung des typischen Gesamtbildes der Pseudobulbärparalyse. Auch hier ist also die Diagnose verhältnismäßig leicht.

Schwierigkeiten der Unterscheidung sind bei nuclearen und intracerebralradikulären Lähmungen denkbar, die die Charaktere der peripherischen Lähmung tragen, ohne für sich allein immer durch ein ausschlaggebendes Merkmal von den Erkrankungen des peripherischen Nerven abgrenzbar zu sein. Bei Herderkrankungen des Hirnstammes, bei der Polioencephalitis, bei der Bulbärparalyse, bei der Tabes kommen solche Fälle vor. Praktisch wird ja auch hier in den meisten Fällen das Krankheitsbild in seiner Gesamtheit ohne weiteres zeigen, daß eine peripherische Nervenerkrankung gar nicht in Frage kommt.

Die Sensibilitätsstörungen, die in ihrer Ausbreitung sich genau an das Innervationsgebiet des Trigeminus oder eines seiner Hauptäste anschließen, deuten ohne weiteres auf eine Erkrankung im Bereich des peripherischen Nerven hin. Die in die Brücke eintretenden Fasern verteilen sich über die außerordentlich langgestreckte, bis ins Halsmark hinunter reichende Zellsäule des sensiblen Trigeminuskerns. Wenn Herde innerhalb des Zentralorgans Teile dieses ausgedehnten Wurzelgebietes lädieren, so entstehen Sensibilitätsstörungen von meist ganz eigenartiger segmentärer Begrenzung, nämlich streifenförmige Anästhesien, die annähernd konzentrisch um die Mitte des Gesichtes herum, „zwiebelschalenförmig" angeordnet sind. Eine solche Zone gehört immer den Gebieten mehrerer peripherischer Nervenäste an. Die An-

ästhesie eines ganzen Trigeminusgebietes durch intracerebrale Läsion ist nur
denkbar bei einem Herd, der die bereits zum Bündel zusammengefaßten Fasern
unmittelbar vor ihrem Austritt aus der Brücke ergriffen hat. Es ist ferner
wissenswert, daß in einzelnen Fällen bei Brückenherden auch Anästhesien
beobachtet worden sind, die fast genau dem Gebiete eines Nervus ophthalmicus
entsprochen haben.

Die Anästhesien bei Großhirnerkrankungen und bei Hysterie halten sich
niemals mit physiologischer Strenge an das Gebiet eines Trigeminus.

Von einer speziellen Prognostik und Therapie der Trigeminuslähmung
kann nicht die Rede sein.

5. Der Nervus facialis.

Der Gesichtsnerv ist vielleicht der am häufigsten isoliert erkrankende
aller peripherischen Nerven.

In der Ätiologie der Facialislähmung spielt die Erkältung eine hervorragende Rolle. Fast dreiviertel aller Fälle werden von manchen Autoren auf
diese Ursache geschoben. Allerdings geben die Kranken auffallend oft an, daß
sie etwa im erhitzten Zustande aus dem Fenster gesehen und längere Zeit
einen kalten Luftzug gegen die Gesichtshälfte bekommen hätten, die dann
am andren Tage von der Lähmung befallen worden sei, oder ähnliches. Es
ist aber zum mindesten sehr fraglich, in wie vielen dieser Fälle die Erkältung
die unmittelbare Krankheitsursache ist. Neuere Untersuchungen sprechen dafür,
daß nicht selten vielleicht ein akuter, wenn auch nur leichter Katarrh des
Mittelohrs das Bindeglied zwischen Ursache und Wirkung darstellt.

Wie dem aber auch sei, jedenfalls gehören die Erkrankungen des mittleren und inneren Ohrs und des Felsenbeins zu den häufigsten und wichtigsten
Ursachen der Gesichtsnervenlähmung. Die dünne Knochenlamelle, die den
Nervenkanal vom Mittelohr scheidet, zeigt nicht in wenigen Fällen eine Lücke,
so daß der Nerv an dieser Stelle unmittelbar an die Paukenhöhlenschleimhaut
angrenzt. Es ist danach verständlich, daß auch sehr leichte und vom Arzte
und Patienten leicht zu übersehende Erkrankungen der Paukenhöhle zu
Lähmungen führen, eine Tatsache, die zu sorgsamster, sachverständiger Ohren-
untersuchung in jedem Falle auffordert. Dabei ist daran zu denken, daß die
Lähmung andauern kann, wenn die Otitis bereits abgeklungen ist. Schwerere,
insbesondere eitrige Entzündungen, cariöse Prozesse am Felsenbein schädigen
den Nerven auf mancherlei Weise.

An dritter Stelle sind die traumatischen Ursachen zu nennen. Bei Ohren-
operationen wird der Facialis gelegentlich lädiert, manchmal muß der Nerv
bei dringend notwendigen radikalen Operationen geopfert werden. Weitere
typische Fälle traumatischer Facialislähmung sind die bei Schädelbruch und
die Entbindungslähmungen der Neugeborenen, bei denen es sich meist um
Verletzungen der extrakraniellen Verzweigung, sei es durch den Druck mütter-
licher Beckenteile oder der geburtshilflichen Zange, handelt. Die peripherische
Endausbreitung des Nerven im Gesicht erfährt besonders durch Hieb- und
Schnittwunden nicht selten Läsionen.

Die letzte wichtige ätiologische Gruppe sind die Lähmungen durch basale
Erkrankungen, unter denen die meningitischen Prozesse aller Art und die
Geschwülste dieser Gegend die Hauptrolle spielen.

Seltener ist die nachbarschaftliche Schädigung des Nerven durch extrakraniell gelegene entzündliche Erkrankungen, wie die Parotitis.

In manchen Fällen hat man die Facialislähmung auf vorangegangene Infektionskrankheiten, wie Diphtherie und Influenza, auf Intoxikationen und Stoffwechselkrankheiten, besonders Diabetes, bezogen. Auch von der frischen Syphilis meint man, daß sie eine Disposition zu begründen vermöchte (die tertiäre führt in der Form der spezifischen Meningitis zu basalen Lähmungen). In einer Reihe von Fällen ergibt die ätiologische Nachforschung freilich nicht einmal ein solches disponierendes Moment. Den Herpes zoster des Trigeminusgebietes kann eine Facialislähmung begleiten.

Ob die neuropathische Belastung eine Bedeutung hat, steht dahin. Seltene Beobachtungen scheinen für das Vorkommen einer familiären Disposition zu sprechen. Vom rezidivierenden Auftreten wird noch die Rede sein.

Facialislähmung kommt als angeborene Mißbildung vor, meist doppelseitig, oft mit Augenmuskellähmungen und anderweiten Mißbildungen verbunden. In der Mehrzahl der Fälle handelt es sich sicher um intracerebrale Lokalisationen. Die begleitenden Störungen im oculomotorischen Apparat können den Charakter der supranuclearen oder Blicklähmung tragen. Die nuclearen Facialislähmungen, zu denen die beim Kopftetanus und die bei der Tabes vorkommenden wahrscheinlich zu rechnen sind, haben hier ebenso wie die myopatischen für uns nur differentialdiagnostisches Interesse.

Klinisches Bild.

Bei einer frischen Facialislähmung ist jede Bewegung in der betreffenden Gesichtshälfte mehr oder weniger vollständig aufgehoben. Infolge der Schlaffheit und Lähmung der Muskulatur sind die Falten der kranken Seite verstrichen, die Stirnhälfte ist glatt, die Nasolabialfalte wenig ausgeprägt. Mundwinkel und unteres Lid hängen etwas herab. Der Mund ist im ganzen leicht nach der Gegenseite verzogen. Die Lidspalte ist weiter als auf der gesunden Seite. Bei jeder mimischen Bewegung, Stirnrunzeln, Entblößen der Zähne, beim Mundspitzen, Lachen usw. wird nur die gesunde Gesichtshälfte innerviert. Beim Versuch des Lidschlusses senkt sich das obere Lid ein wenig durch die Erschlaffung des Levator palpebrae, ein völliger Lidschluß ist aber nicht möglich, die Lidspalte bleibt halb offen (Lagophthalmus). Dadurch wird die mit dem Lidschlußimpuls physiologisch assoziierte Hebung der Bulbi deutlich sichtbar. Beim Gesunden kann man das nur beobachten, wenn man während einer kräftigen Lidschlußintention den Schluß der Lider mechanisch verhindert (Bellsches Phänomen). Beiläufig sei erwähnt, daß der Lidschluß im Schlafe manchmal etwas vollkommener wird, als der Kranke ihn im wachen Zustande aufbringt, daß manchmal aber im Gegenteil das Auge im Schlafe stärker klafft, als beim kräftigsten Versuch willkürlichen Schließens. Von der halbseitigen Lähmung der Platysma kann man sich meist überzeugen, wenn man dem Kranken aufgibt, die Unterlippe stark nach abwärts zu ziehen. Die Lähmung des zu den Ohrmuskeln und zum Musculus occipitalis ziehenden Ramus auricularis posterior und des für den Stylohyoideus und den hinteren Digastricusbauch bestimmten Zweiges macht in der Regel keine nennenswerten klinischen Erscheinungen.

Die direkten Folgen der Motilitätsstörung bei einseitiger Facialislähmung fallen praktisch ziemlich wenig ins Gewicht. Die Kranken können nicht pfeifen, beim Versuch, ein Licht auszublasen, entweicht die Luft unter nur schwachem Druck durch den Mundwinkel der gelähmten Seite. Bei reichlicher Speichelproduktion kann der ungenügende Mundschluß sich unangenehm bemerkbar machen, indem der Speichel auf der kranken Seite aus dem Munde fließt.

Viel bedenklicher ist der dauernde Lagophthalmus, der regelmäßig zum starken Tränen des Auges, recht oft zu hartnäckiger Conjunctivitis und ab und zu auch zu schwereren Augenentzündungen Anlaß gibt.

Bei der nicht sehr seltenen doppelseitigen Lähmung (Diplegia facialis) wird der motorische Ausfall direkt äußerst peinlich fühlbar. Die Sprache ist durch den Ausfall der Lippenlaute sehr gestört. Die Kranken vermögen nicht auszuspucken, können nur ganz kraftlos blasen. Die Schlaffheit der Wangen, die sich beim Kauen nicht an die Zahnreihe anlegen, erschwert das Essen. Der Speichel wird nicht im Munde gehörig zurückgehalten, sondern

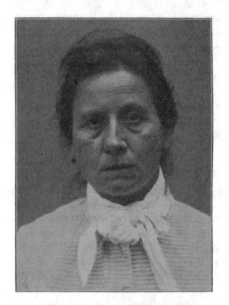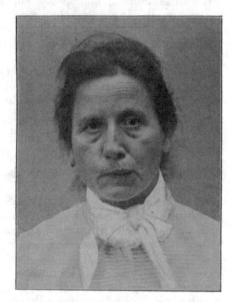

Abb. 34 u. 35. Rechtsseitige Facialislähmung
a) in der Ruhe, b) beim Versuch zu pfeifen.
(Leipziger Medizinische Klinik.)

fließt über die Unterlippe. Das ganze Gesicht ist maskenhaft starr und durch das Hängen der unteren Lider und der Lippen schwer entstellt. (Abb. 36.)

Mit den Erscheinungen der Gesichtslähmung gehen sehr häufig Störungen der Schweißproduktion einher, und zwar sowohl Hyperhidrose wie Anhidrose. Es geht schon daraus hervor, daß zwischen der Schädigung der motorischen und der mit ihnen verlaufenden Fasern für die Schweißsekretion ein strenger Parallelismus nicht existiert. Ein diagnostisches Interesse haben diese Dinge nicht. Die Hyperhidrose kann beim Kauen, besonders beim Kauen saurer Speisen, zutage treten.

Wir haben nun einer Anzahl weiterer Begleiterscheinungen zu gedenken, die nur auftreten, wenn der Facialis an ganz bestimmten Stellen seines Verlaufs lädiert ist (vgl. das Schema Abb. 33 auf S. 106).

Von seinem Austritt aus dem Gehirn an verlaufen sekretorische Fasern für die Tränendrüse im Nervenstamm hinab bis zum Knieganglion, wo sie ihn durch den N. petrosus superficialis major verlassen. Eine Läsion des

Facialis innerhalb der genannten Strecke führt sehr regelmäßig zu Störungen der Tränensekretion, die wiederum in einer Verminderung oder Aufhebung, aber auch in einer krankhaften Steigerung der Sekretion bestehen kann (Köster).

Bei der diagnostischen Wichtigkeit dieser Erscheinung sei hier die Untersuchungstechnik kurz angegeben. Man schneidet sich etwa 20 cm lange und 1 cm breite Streifen aus Fließpapier, die man an ihrem einen Ende ein wenig umbiegt. Mittels der so gebildeten Häkchen hängt man in die Bindehautsäcke die beiden unteren Lider, die man vorher etwas austrocknen kann, um das allzu reichliche Schleimhautsekret zu entfernen, je einen solchen Streifen ein und wartet nun dessen allmähliche Durchfeuchtung ab. Man reizt dabei zweckmäßig durch hohes Einführen kleiner Haarpinsel in beide Nasenöffnungen die Tränendrüsen zur Produktion. Man setzt den Versuch fort, bis eine weitere Durchfeuchtung der Fließpapierstreifen, die man im Falle völliger Durchtränkung durch neue ersetzt, nicht mehr eintritt, d. h. bis zur „Auspumpung" der Tränendrüsen. Man beurteilt nun die beiderseitige Leistungsfähigkeit nach der Länge der durchfeuchteten Strecke der Fließpapierstreifen. Geringere Differenzen (bis zu 3 oder 4 cm Fließpapier) kommen auch in der Norm vor. Bei der Facialislähmung finden wir nun in den entsprechend lokalisierten Fällen auf der kranken Seite eine Aufhebung oder hochgradige Herabsetzung oder aber auch eine exzessive Steigerung der Tränenproduktion. Treten rasch grobe Unterschiede zwischen beiden Seiten zutage, fehlt etwa die Produktion auf der einen Seite völlig, so wird man den Versuch nicht sehr lange auszudehnen brauchen, in zweifelhaften Fällen muß man aber die „Auspumpung" geduldig abwarten, was eine Stunde und darüber dauern kann. Bemerkenswert ist, daß das Auge der gelähmten Seite „tränen" kann, auch wenn die Sekretion der Glandula lacrimalis erloschen ist, das verhältnismäßig zähe Sekret der Lidbindehaut reicht aber immer nur aus, höchstens etwa 1 cm Fließpapier zu durchfeuchten.

Ältere Forscher nahmen an, daß durch den Petrosus superficialis major den Facialis auch motorische Fasern für den Gaumen verließen. Wir wissen heute, daß der Facialis den Gaumen nicht innerviert. Es gehört also auch eine Gaumenlähmung nicht in das klinische Bild. Der ältere Irrtum erklärt sich wohl zum Teil daraus, daß man den auch beim Gesunden recht häufigen Schiefstand der Uvula fälschlich für ein Zeichen einer einseitigen Gaumenlähmung angesehen hat.

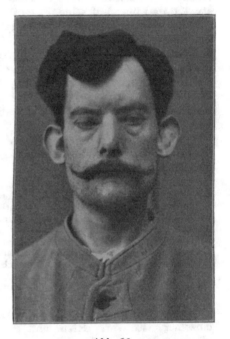

Abb. 36.
Doppelseitige angeborene Facialislähmung.
Versuch, die Augen zu schließen.
Mißbildung der Ohren.
(Leipziger Medizinische Klinik.)

Durch den Petrosus superficialis major verlassen, zum zweiten Trigeminusaste ziehend, Geschmacksfasern den Facialis, die ihm weiter distal durch die Chorda tympani zugeführt worden sind. Bei einer Erkrankung des Facialis innerhalb der Strecke zwischen Knieganglion und Einmündung der Chorda finden sich Störungen des Geschmacks, und zwar, dem Innervationsgebiete der Chorda entsprechend, in den vorderen zwei Dritteln der gleichseitigen Zungenhälfte.

Es muß erwähnt werden, daß in ganz seltenen, die praktische Bedeutung des eben Gesagten nicht wesentlich beeinträchtigenden Fällen die Geschmacksinnervation etwas abweichende Wege beschreitet. Es kommt nämlich vor, daß die Chordafasern die ganze

Zungenhälfte gustatorisch innervieren, aber es ist auch beobachtet worden, daß trotz Zerstörung der Chorda Geschmacksstörungen völlig fehlten.

In das Verlaufsgebiet der Chordafasern im Nervenstamm fällt nun noch der Abgang eines feinen Ästchens von unbekannter Funktion, das mit dem N. petrosus superficialis minor anastomosiert, und des für den Musculus stapedius bestimmten motorischen Zweigleins. Man müßte also annehmen, daß die Erscheinungen der Lähmung dieses Muskels bei jeder oberhalb des Abgangs seines Ästchens lokalisierten Facialislähmung bestünden. Als Symptom der Stapediuslähmung hat man die in der Tat gelegentlich vorkommende Hyperakusie, abnorme Feinhörigkeit, angesehen. Doch ist dieses Symptom so inkonstant, so schwer exakt festzustellen und obendrein in seiner Deutung so strittig, daß man auf seine diagnostische Wertung unbedingt verzichten muß.

Bis zum Abgang der Chorda tympani herab verlaufen im Nervenstamm sekretorische Fasern für die Glandulae submaxillaris und sublingualis. Dementsprechend beobachtet man in manchen Fällen Störungen der Sekretion dieser Drüsen, meist Verminderung, hier und da aber auch Steigerung der Speichelsekretion. Zur Beurteilung dieser Dinge steht uns nur die sehr grobe Methode zur Verfügung, den Kranken die Zunge heben zu lassen, den Mundboden trocken zu tupfen und nun direkt die beiden Carunculae sublinguales vergleichend zu beobachten.

Trophische und vasomotorische Störungen treten nur recht selten deutlicher hervor. Sensible Störungen gehören im allgemeinen nicht zum Bilde der Facialislähmung.

Die Chorda soll nach neueren Forschungen neben den Geschmacksfasern einige sensible Fasern führen können, deren weiterer Verlauf nach dem Zentralorgan nicht genauer bekannt ist. In der Tat werden gelegentlich leichteste Gefühlsabstumpfungen im Innervationsgebiete der Chorda bei Facialislähmungen gefunden. Vielleicht, daß auch im Bereich der Gesichtshaut bei spezieller Aufmerksamkeit leichtere Sensibilitätsstörungen häufiger gefunden werden würden, als sie nach der allgemeinen Meinung vorkommen. Es ist fraglich, ob es sich dabei immer um eigentliche Komplikationen mit Trigeminuserkrankungen handelt, oder ob nicht auch sensible Fasern in den Facialisstamm eingehen können. Peripherische Anastomosen zwischen dem sensiblen und dem motorischen Gesichtsnerven sind bekannt, und auch zentrale Beziehungen zwischen den Facialiswurzeln und den bulbären Endstätten der Trigeminusfasern werden beschrieben.

Neben den Erkrankungen des Hauptstammes kommen auch Lähmungen einzelner Äste vor. Hieb- und Schnittwunden im Gesicht sind wohl ihre häufigste Ursache. Die Chorda erkrankt bei ihrem Verlauf durchs Mittelohr nicht selten für sich allein infolge einer Otitis media. Auch bei operativen Eingriffen wird sie gelegentlich zerstört. Die entsprechenden Störungen des Geschmacks und der Speichelsekretion sind die Folge. Isolierte Lähmungen des N. petrosus superficialis major sind nach direkten operativen Läsionen bei der Exstirpation des Ganglion Gasserii beobachtet worden, auch die an diesen Eingriff sich anschließende Narbenbildung kann den Nerven schädigen. Auch bei der basalen Lues haben wir die charakteristischen Erscheinungen seiner isolierten Erkrankung gesehen: Geschmacksstörungen im Chordagebiet und Aufhebung der Tränensekretion.

Verlaufsweisen.

Die hier und da zu beobachtenden Prodromalerscheinungen sind zum Teil auf die Grundkrankheit zu beziehen, wie das Fieber, die Kopf- und Ohrenschmerzen, zum Teil weisen sie schon auf die Läsion des Nerven hin, wie die Geschmacksparästhesien, die leichten klonischen Zuckungen, manchmal vielleicht auch die Gesichtsschmerzen.

Meist setzt die Lähmung akut ein. Ein schleichender Beginn kommt am ehesten bei basaler Kompression des Nerven vor.

Der Verlauf ist in der überwiegenden Mehrzahl der Fälle günstig, die Beweglichkeit des gelähmten Gebietes stellt sich mehr oder minder vollständig wieder her. Die Rückbildung der Lähmung ist in vielen Fällen keine ganz gleichmäßige. Einzelne Muskeln werden früher und vollkommener wieder funktionsfähig wie andere. Mit dem Verlauf der Lähmung geht der der übrigen Funktionsstörungen nicht immer genau Hand in Hand. Die die Gesichtslähmung begleitenden Schweißsekretionsstörungen, die, wie oben gesagt, von vornherein inkonstant sind und bald den Charakter des Lähmungs-, bald den des Reizsymptoms tragen können, gleichen sich oft relativ sehr rasch aus. Ähnliches gilt für die Störungen der Speichelsekretion — man muß allerdings sagen, soweit wir sie zu beurteilen vermögen. Sie sind ebenfalls inkonstant auch wenn die Läsion ins Bereich des Verlaufs der excitoglandulären Fasern fällt, und können sich ebenfalls vor der Lähmung wieder ausgleichen. Die Störungen des Geschmacks sind häufig nur partielle, sie scheinen sehr oft nur einen Teil der Geschmacksqualitäten zu betreffen. Auch sie gehen oft vor der Lähmung zurück. Man hat den Eindruck, als ob die Geschmacksfunktion ähnlich wie die Sensibilität überhaupt bei Erkrankungen der peripherischen Nerven „minder läsibel" wäre.

In den leichteren Fällen ist die Heilung in der Regel eine vollkommene, die schweren heilen meist nur mit Defekt. Störender als der Rest der Lähmung sind die sich in Fällen partieller Restitution einstellenden Contracturen und Mitbewegungen.

Die Facialiscontractur beruht auf einem eigenartigen Schrumpfungsprozeß der paretischen Muskeln, unterscheidet sich also wesentlich von den sonst bei peripherischen Lähmungen vorkommenden Contracturen, die durch Verkürzung der ungelähmten Antagonisten zustande kommen.

Die anatomisch-physiologischen Eigenheiten der Facialismuskeln, die zum großen Teil eines auch nur einigermaßen fixierten Insertionspunktes und eigentlicher Antagonisten entbehren, mag die Sonderstellung, die sie in dieser Beziehung einnehmen, erklären.

Durch die Contractur wird das Bild schwerer Facialislähmungen im Spätstadium geradezu umgekehrt. Die anfangs verstrichenen Falten der gelähmten Gesichtshälfte prägen sich immer schärfer aus, werden tiefer als auf der gesunden Seite. Die Lidspalte wird enger, der Mundwinkel wird gehoben, der Mund im ganzen nach der kranken Seite verzogen. Wenn man einen Kranken in diesem Stadium sieht, ist man geneigt, die in Wirklichkeit gesunde Seite für die paretische zu halten. Die funktionelle Prüfung gibt natürlich fast immer sofort Aufschluß.

Die Contractur ist ganz regelmäßig von Bewegungserscheinungen begleitet, die allerdings auch im Regenerationsstadium ohne Contractur heilender Fälle vorkommen, Mitbewegungen in verschiedenen Muskeln der kranken Gesichtshälfte, die den unwillkürlichen Lidschlag begleiten, und anscheinend spontan auftretenden, blitzartig über das Gesicht hinhuschenden Zuckungen, die in Wirklichkeit wohl auch nichts andres sind, als Mitbewegungen beim Lidschlag, der ja leicht übersehen werden kann. Ganz gleiche Zuckungen in dem kranken Gebiet beobachtet man beim raschen Annähern der Hand, beim Beklopfen und bei elektrischer Reizung verschiedener Stellen der gesunden und kranken Gesichtshälfte, sog. reflektorische Zuckungen. Ganz sicher handelt es sich nicht um eine wirkliche Hyperreflexie. Die neuere Anschauung, nach der es sich in allen diesen Fällen um Lidschlußmitbewegungen handelt, hat sehr viel für sich. Auch bei der willkürlichen Innervation der verschiedensten Teile des Facialisgebietes treten Mitbewegungen in andren Teilen auf. Man erklärt alle diese Mitbewegungen in höchst plausibler Weise dadurch, daß bei der Regeneration des zerfallenen Nerven die aus jedem Kernabschnitt neu auswachsenden Fasern nicht durchweg ihr altes Muskelgebiet wiederfänden, sondern sich auf verschiedene Muskelgebiete verteilten, wodurch bei Innervation des ersteren auch die letzteren in Contraction gerieten. Durch diese Annahme kann man auch eine besondere Form von Fehlen willkürlicher Beweglichkeit trotz wiederhergestellter elektrischer Erregbarkeit erklären: ein Muskelgebiet hat wohl wieder leitfähige und erregbare Nervenfasern erhalten, aber nicht aus seinem ihm zugehörigen Kerne. Es ist daher dieses Gebiet vom Nerven aus elektrisch erregbar, es kommen auch Mitbewegungen bei Innervation andrer Teile in diesem Gebiete zustande, jeder Versuch willkürlich zweckmäßiger Innervation muß aber mißlingen.

Der Ausdruck, daß im Regenerationsstadium schwerer Gesichtslähmungen eine hochgradige Unordnung der Innervation Platz greife, trifft sehr gut die wirklichen Verhältnisse (Lipschitz).

Die Facialislähmung rezidiviert nicht selten ein oder mehrere Male. Die Rezidive befallen dieselbe oder auch die früher gesund gebliebene Seite.

Für die Beurteilung der Prognose, die in der Mehrzahl der Fälle günstig gestellt werden kann, kommt auch hier neben der Grundkrankheit ganz wesentlich das Verhalten der elektrischen Erregbarkeit in Betracht, das uns, freilich nicht immer, schon in den ersten zwei oder drei Wochen mit voller Sicherheit erkennen läßt, ob die Heilung in wenigen Wochen oder erst nach einigen Monaten erwartet werden darf. Die Prognose schwerer Lähmungen wird unter allen Umständen sehr getrübt durch die kaum ausbleibenden Mitbewegungen und die Contractur, eine Aussicht, mit der man in vielen Fällen gut tun wird, den Patienten früh bekannt zu machen. Die Gefahr des Rezidivs ist ungleich weniger bedeutsam.

Die Diagnose der Facialislähmung ist äußerst leicht. Kein sorgsamer Untersucher wird sich durch habituelle Differenzen in der Beschaffenheit beider Gesichtshälften täuschen lassen, und ebensowenig wird man, wenn man gehörig auf die Funktionsstörung achtet, in die Gefahr kommen, bei bestehender Contractur die Parese auf der falschen Seite anzunehmen. Auch die Mitbewegungen zeigen oft sofort die kranke Seite an.

Die eigentliche Aufgabe des Diagnostikers liegt erstens in der Unterscheidung der peripherischen Nervenerkrankung von nuclearen, supranuclearen und myopathischen Lähmungen, und zweitens in der Feststellung, an welcher Stelle des Nervenverlaufs die Läsion sitzt.

Die Facialislähmungen bei der Myasthenie und bei den verschiedenen Formen der Muskeldystrophie haben ganz charakteristische Eigentümlichkeiten, über die bei den betreffenden Krankheiten nachzulesen ist. Sie sind fast immer streng doppelseitig. Entartungsreaktion ist nicht vorhanden. Die myasthenischen oder dystrophischen Erscheinungen in andern Gebieten erleichtern die Diagnose.

Bei der übrigens meist mit Hemiplegie der Glieder verbundenen supranuclearen Facialislähmung bleibt in der Regel, wenn auch nicht ausnahmslos, der Stirnaugenast infolge seiner doppelseitigen cerebralen Innervation mehr oder minder unbeteiligt. Beweisend für den supranuclearen Sitz ist es, wenn, wie das vorkommt, die gelähmte Seite sich bei der affektiv ausgelösten unwillkürlichen Mimik in ganz normaler Weise beteiligt, oder wenn umgekehrt der Facialis nur für die emotionellen Bewegungen gelähmt ist. Die Reflexprüfung spielt in der Diagnostik der Facialislähmung nur eine untergeordnete Rolle. Von um so größerer Bedeutung kann die elektrische Untersuchung für die Unterscheidung der supranuclearen von der peripherischen Lähmung sein. Das Bellsche Phänomen soll bei zentraler Facialislähmung fehlen können. Es kommen Fälle vor, in denen — z. B. bei Erkrankungen des Pons — auf der einen Seite eine supranucleare Facialislähmung besteht, auf der andren Seite eine durch Läsion des peripherischen Neurons bedingte. Auf derselben Seite kann eine peripherische Lähmung die zentrale ablösen, wenn ein Herd sich sekundär auf den Kern oder die austretenden Wurzeln ausdehnt.

Die nuclearen und fasciculären Fälle können für sich allein von den basalen Erkrankungen des Nerven schwer oder nicht zu unterscheiden sein. Die der basalen Lähmung eigne Störung der Tränensekretion scheint bei intrazentralen Fällen fehlen zu können. Meist sind die nuclearen Lähmungen von sonstigen pathognomonischen Zeichen der Erkrankung des Zentralorgans begleitet oder treten in so charakteristischen Formen auf, daß über die Kernerkrankung kein Zweifel sein kann, wie bei der Bulbärparalyse mit ihrem hochchronischen, zunächst nur einzelne wenige Muskeln Faser für Faser befallenden, ganz langsam progredienten Verlauf. Übrigens können auch die angeborenen, wahrscheinlich auf Aplasie der Kerne („infantiler Kernschwund“) beruhenden Lähmungen sich auf Teile des Facialisgebiets beschränken.

Für die feinere Diagnose des Ortes einer Läsion im Gebiete des peripherischen Nerven sind die Störungen der Tränensekretion und des Geschmacks ausschlaggebend. Ist die Tränensekretion allein gestört, so sitzt die Läsion basal, jedenfalls oberhalb des Ganglion geniculi. Hat der Herd seinen Sitz im Bereich des Abgangs des petrosus superficialis major, dann sind Tränensekretions- und Geschmacksstörungen nebeneinander vorhanden. Unterhalb des Knieganglions bis zur Abgangsstelle der Chorda lokalisierte Erkrankungen machen nur Störungen des Geschmacks. Distal vom Chorda-Abgang fehlen sowohl Geschmacks- wie Tränensekretionsstörungen. In diesem Gebiete betreffen die Lähmungen oft nur einzelne Äste des Nerven.

Es sei noch daran erinnert, daß bis zum Knieganglion herab der N. acusticus in engster Nachbarschaft mit dem Facialis verläuft. Eine gleichzeitige Acusticuserkrankung kann daher für die topische Diagnose der Facialislähmung einige Bedeutung besitzen.

Daß bei veralteten Fällen die Diagnose durch den vorzeitigen Ausgleich der Geschmacksstörungen erschwert sein kann, geht aus dem oben Besprochenen hervor. Das gleiche gilt auch für die Anomalien der Tränensekretion.

Therapie. Zuerst ist natürlich auch bei der Lähmung des Gesichtsnerven die Möglichkeit kausaler Therapie zu erwägen. Die Inunktionskur verspricht bei der basalen luetischen Meningitis Erfolg. Bei Ohrerkrankungen ist der Otologe zu konsultieren. Bei ganz frischen „rheumatischen“ Lähmungen empfehlen erfahrene Ärzte, eine oder einige Schwitzprozeduren vorzunehmen.

Weiterhin kommt in allererster Linie die Elektrotherapie nach den allgemeingültigen Grundsätzen, besonders in Form der stabilen Kathodengalvanisation des Nerven und später der reizenden Methoden in Betracht. Systematische Übungen unter Nachhilfe der Hand sind zu empfehlen.

Die eigenartigen Störungen des Regenerationsstadiums schwerer Fälle, Contractur und Mitbewegungen, stellen der Therapie besondere, wenig dankbare Aufgaben. Es ist völlig irrtümlich, daß die Contractur durch die elektrische Behandlung herbeigeführt werde. Sie wird durch dieselbe freilich auch nicht verhütet. Wenn die ersten Symptome sich zeigen, ist sofort eine sorgfältige Massagebehandlung unter besonderer Berücksichtigung zweckmäßiger dehnender Handgriffe einzuleiten. Natürlich wird diese Behandlung nur in ganz sachverständigen Händen liegen dürfen. Ältere Ärzte ließen eine Holzkugel unter der Wange tragen, um sie dauernd zu dehnen. Die Elektrisation der gesunden Gesichtshälfte ist ganz zwecklos.

Gegen die Mitbewegungen wird man den Kranken zu Innervations-Übungen vor dem Spiegel anlernen.

Der Lagophthalmus höheren Grades muß von Anfang an im Auge behalten werden. Nötigenfalls wird ein Schutzverband für das Auge anzuordnen sein.

Wenn ein Fall dauernd im Zustande absoluter Lähmung verharrt und keine Hoffnung auf Besserung mehr besteht — nicht schon nach wenigen Monaten! —, wird die Vornahme der Nervenpfropfung erwogen werden. Nach den vorliegenden noch spärlichen und nur zum kleinen Teile ermutigenden Erfahrungen wird am ehesten die Vereinigung des peripherischen Facialisstumpfes mit dem zentralen Ende des zu diesem Zweck völlig durchschnittenen Hypoglossus empfohlen werden können. Die einseitige Hypoglossuslähmung, die dabei natürlich eingetauscht wird, ist für den Kranken wenig störend, und durch die völlige Durchschneidung an Stelle bloßer Anfrischung vermeidet man die sonst nach der Regeneration eintretenden lästigen Mitbewegungen zwischen den beiden Gebieten. Man verspreche von dem Erfolg der Operation nicht zuviel. Zum Zwecke genauerer Orientierung vgl. Lipschitz, Monatsschrift f. Psychiatrie u. Neur., Bd. XX, Ergänzungsheft, S. 84, und Bernhardt, Mitteil. aus den Grenzgebieten, Bd. XVI, S. 476.

Im Stadium der Residuen ist auch durch plastische Operationen hier und da kosmetisch und funktionell gebessert worden. Der Lagophthalmus kann eine Tarsorrhaphie nötig machen.

6. Der Nervus acusticus.

Was wir von den Erkrankungen des Hörnerven wissen, verdanken wir zum allergrößten Teile den Ohrenärzten. Die folgende Übersicht wird zeigen, wie nötig es ist, daß dieser Nerv auch bei neurologischen Untersuchungen nicht vernachlässigt wird, wie dies nur zu oft geschieht.

Der Acusticus erkrankt entweder selbständig, primär, oder er wird bei Affektionen der ihn umschließenden Teile in Mitleidenschaft gezogen.

Die primären Erkrankungen sind Geschwülste, einfach atrophische und degenerativ-neuritische Prozesse. Unter den sog. Tumoren des Kleinhirnbrückenwinkels nimmt eine große Zahl vom Acusticus selbst ihren Ausgang. Atrophien des Acusticus kommen bei der Tabes, sogar als Frühsymptom vor, auch im Senium (Presbyakusie). Die primäre Neuritis acustica, der Neuritis optica vergleichbar, wird besonders bei infektiösen und toxischen Prozessen beobachtet. Unter den Vergiftungen verdienen die mit Chinin und Salicylsäure, mit Alkohol und Tabak Erwähnung. Praktisch vielleicht noch wichtiger ist die auch experimentell nachgewiesene Entstehung einer Neuritis acustica durch akustisches Trauma und durch langdauernde Einwirkung lauter Geräusche (professionelle Schwerhörigkeit der Schmiede, der Artilleristen). Andre Ursachen sind sehr selten (Blitzschlag) oder ganz problematisch („rheumatische" Entstehung). Unter den den Herpes zoster begleitenden Hirnnervenlähmungen kommt auch eine wahrscheinlich neuritische Erkrankung des Hörnerven vor.

Sekundäre Acusticuserkrankungen finden sich bei Affektionen an der Hirnbasis, besonders bei der basalen luetischen Meningitis, bei den Erkrankungen des Schläfenbeins (Caries) und besonders bei denen des Labyrinths. Leichte labyrinthäre Reizzustände sind eine Begleiterscheinung mancher Affektionen des Mittelohrs, ja selbst des äußeren Ohrs. Eitrige Infektionen des Labyrinths kommen vor im Anschluß an Meningitis (bei Genickstarre, nach Masern und Scharlach). Oft betreffen sie schon das frühe Kindesalter und werden zur Ursache späterer Taubstummheit. Außerdem kann das Labyrinth vom Mittelohr aus eitrig infiziert werden. Die traumatischen Labyrinthschädigungen sind meist die Folge indirekten Traumas (Schädelbruch). Wenn Caissonarbeiter die Räume erhöhten Luftdrucks plötzlich verlassen, kann es zu Hämorrhagien und Gasembolien kommen. Spontane Hämorrhagien werden bei hämorrhagischen Diathesen beobachtet. Bei der Leukämie kommen Blutungen und leukocytäre Infiltration vor. An die Möglichkeit von Embolien der Labyrintharterie wird man bei Herzkrankheiten denken müssen. Oft ist die Syphilis, speziell auch die Lues hereditaria tarda die Ursache von Labyrintherkrankungen. Über das sog. Stauungslabyrinth (entsprechend der Stauungspapille) ist nur wenig bekannt.

Noch unklar ist der genauere Sitz und die anatomische Natur der Störung bei der an manche Fälle von Mumps sich anschließenden Acusticuserkrankung.

Klinische Bilder. Der Acusticus erkrankt allein oder zusammen mit andren Hirnnerven. Die Läsion betrifft seine beiden Äste oder nur den N. vestibularis oder cochlearis. Lähmungserscheinungen und Reizerscheinungen gehen oft nebeneinander her.

Die Erkrankung des Nervus cochlearis führt zur nervösen Schwerhörigkeit, deren diagnostische Abgrenzung von der durch Mittelohrerkrankungen bedingten sog. Schalleitungsschwerhörigkeit, besonders bei der nicht seltenen Komplikation beider Formen, nicht immer leicht ist und alle Kunst des erfahrenen Ohrenarztes erfordern kann. Folgende Erscheinungen sind für die Erkrankung des Hörnerven charakteristisch. Völlige Taubheit eines Ohres kommt ohne Erkrankung des Nerven selbst niemals vor. Die partiellen Hörstörungen betreffen auffallenderweise häufig ganz vorwiegend die hohen Töne, die Perzeptionsgrenze ist von „oben her eingeengt", während die tiefsten Töne, was bei der Schalleitungsstörung nie vorkommt, völlig normal empfunden werden können. In andern Fällen kommt es zu eigentümlichen „Tonlücken", zum Ausfall einzelner Teile der Tonreihe, ebenfalls einer differentialdiagnostisch wichtigen Erscheinung. Die akustischen Reizerscheinungen sind mannigfaltig, wiederum einigermaßen charakteristisch sind die im Gebiet der hohen Töne sich abspielenden, wie das ominöse hohe Klingen und Sausen im Ohr. Bei der Prüfung mittels der bald vors Ohr gehaltenen, bald auf die Schädelknochen aufgesetzten Stimmgabel ergibt sich folgendes. Die Perzeptionsdauer bei Knochenleitung ist gegenüber der Norm verkürzt, niemals, außer im Falle des Überwiegens einer komplizierenden Mittelohrerkrankung, verlängert (Schwabachscher Versuch). Das Verhältnis zwischen der Perzeptionsdauer bei Luft- und bei Knochenleitung bleibt normal, die durch Knochenleitung nicht mehr gehörte Stimmgabel löst noch eine Gehörempfindung aus, wenn man sie rasch vors Ohr hält („positiver" Ausfall des Rinneschen Versuchs). Die auf den Scheitel aufgesetzte Stimmgabel wird vorzugsweise im gesunden Ohr gehört (Lateralisation nach der gesunden Seite bei dem übrigens wenig zuverlässigen Weberschen Versuch).

Die Erkrankung des Vestibularnerven führt ganz vorzugsweise zu Störungen des Körpergleichgewichts.

Bei akuter Zerstörung eines nervösen Vestibularapparats, z. B. durch eine Blutung ins Labyrinth, setzt plötzlich ein schwerer Schwindelanfall ein, bei dem der Kranke zu Boden stürzt, erbricht, manchmal vorübergehend bewußtlos wird, meist infolge der Beteiligung des N. cochleae gleichzeitig auf dem betreffenden Ohr plötzlich mehr oder minder vollständig ertaubt und von heftigem Sausen gequält wird. (Menièrescher Symptomenkomplex.) Die Patienten haben das Gefühl, gedreht, geschleudert zu werden. Oft klagen sie über Scheinbewegungen der Sehobjekte. Es besteht Nystagmus nach der gesunden Seite, den die Richtung des Blicks nach dieser Seite hervorruft oder verstärkt. Wenn nach einiger Zeit an einen Stehversuch gedacht werden kann, fällt der Patient nach der kranken Seite.

Nach einigen Tagen bessert sich der Zustand. Nach längerer Zeit pflegen die Beschwerden völlig zu verschwinden. Der Defekt wird latent. Auch ein doppelseitiges Fehlen des Vestibularapparats wird allmählich durch funktionelle Kompensation ausgeglichen und damit latent.

Bei den chronisch verlaufenden Erkrankungen kann sich dieser Menièresche Symptomenkomplex in ganz ähnlicher Form in kurzdauernden Anfällen von Zeit zu Zeit wiederholen. Der Anfall ist hierbei in der Regel als eine Reizerscheinung zu deuten. Der Nystagmus schlägt meist nach der kranken Seite. Eine ausgesprochene Neigung, in einer bestimmten Richtung zu fallen, ist häufig nicht vorhanden. — In andern Fällen besteht mehr oder minder dauernd Schwindel, der nur zeitweise sich zu Anfällen steigert, in wieder andern können die Symptome recht unbestimmter Natur sein. Die Anfälle sind rudimentär, es kommt vielleicht nur zu leichten, mehr subjektiven Schwindelanwandlungen.

Hat ein chronischer Erkrankungsprozeß allmählich zur Verödung des vestibularen Nervenapparats geführt, so verlieren sich die Beschwerden (Stadium des latenten Vestibularisdefekts).

Die Diagnose einer Erkrankung des Vestibularnerven kann, wie aus dem Besprochenen hervorgeht, nicht nur im Stadium der Latenz, sondern auch in manchen chronischen Erkrankungsfällen sehr große Schwierigkeiten machen. So typisch der vollentwickelte Insult, so schwer zu deuten sind manchmal die stark rudimentären Anfälle und Beschwerden. Neuerdings hat man nun verschiedene Methoden ausgearbeitet, den Vestibularnerven auf seine Funktionsfähigkeit systematisch zu prüfen. Besonders scheint sich die Untersuchung auf calorischen Nystagmus zu bewähren. Beim Ausspritzen eines Ohrs mit warmem oder kaltem Wasser tritt bei normaler Funktion des betreffenden Vestibularis ein Nystagmus nach derselben oder nach der entgegengesetzten Seite auf. Mittels dieses Verfahrens und anderer ähnlicher ist man nun allem Anschein nach imstande, sowohl Defekte als Reizzustände des Nerven aus dem Fehlen oder der erleichterten Auslösbarkeit des calorischen Nystagmus mit weit größerer Sicherheit, als das früher möglich war, zu diagnostizieren. Genaueres über diese zu speziellem Studium zu empfehlenden Methoden siehe bei Barany, Physiologie und Pathologie des Bogengangapparats, Leipzig und Wien 1907, und Politzer, Lehrbuch der Ohrenheilkunde, 5. Aufl., Stuttgart 1908.

Bei den Erkrankungen des Acusticus sind der N. cochleae und der N. vestibuli nicht immer gleichmäßig beteiligt. Die primären Erkrankungen — mit Ausnahme der Tumoren — beschränken sich häufig ganz vorwiegend auf den N. cochleae und treten meist doppelseitig auf. Die Mehrzahl der sekundären Erkrankungen, insbesondere auch derjenigen des Labyrinths, befällt in der Regel sowohl den Schnecken- als den Vorhofsnerven, aber meist nur auf einer Seite. Die sogenannte Mumpstaubheit ist meist einseitig und verläuft ohne Erscheinungen von Seiten des Vestibularis.

Die Prognose ist bei den meisten Formen der Neuritis acustica nicht ungünstig, in fast allen andren Fällen aber quoad restitutionem sehr trübe. Manche der auf erworbener Syphilis beruhenden Erkrankungen kommen unter spezifischer Behandlung zur Heilung.

Wenn Störungen des schallperzipierenden und des vestibularen nervösen Apparats nachgewiesen sind, so ist differentialdiagnostisch neben den Erkrankungen der peripherischen Nerven auch an diejenigen der intracerebralen Fortsetzungen der Hör- und Vestibularbahnen zu denken. Das unkomplizierte und vollständige Bild des Menièreschen Anfalls deutet allerdings unbedingt auf eine peripherische Affektion hin. Im übrigen aber ist man bei der genaueren topischen Diagnostik im allgemeinen darauf angewiesen, zu fragen, ob die Begleiterscheinungen des Krankheitsbildes auf das Felsenbein auf basalen, pontinen, cerebellaren Sitz usw. hindeuten.

Es ist zu hoffen, daß für die Unterscheidung der peripherischen und zentralen Läsionen der Vestibularbahnen mittels der oben bezeichneten neuen diagnostischen Methoden mit der Zeit neue und sichere Anhaltspunkte gewonnen werden können.

Der Schneckennerv jeder Seite tritt im Gehirn sofort zur beiderseitigen zentralen Hörbahn in Beziehung, so daß, abgesehen von Brückenherden, die direkt die Wurzeleintrittszone betreffen, zentrale Hörstörungen immer nur doppelseitig sein können. Die Erfahrung scheint zu lehren, daß nur doppelseitige Herde überhaupt Hörstörungen erheblichen Grades hervorrufen.

Es soll zum Schluß noch einmal darauf hingewiesen werden, wie wünschenswert es ist, daß die Störungen seitens des achten Hirnnerven künftig auch bei der neurologischen Untersuchung eingehender berücksichtigt werden. Schon heute spielen sie in der Diagnose der Tumoren des Kleinhirnbrückenwinkels eine ausschlaggebende Rolle. Für die Frühdiagnose der Tabes können sie vielleicht Bedeutung gewinnen, und bei der Untersuchung von Unfallskranken wird man auf diesem Wege manchmal feststellen können, daß neben etwaigen funktionell nervösen Folgen doch auch organische Schädigungen durch das Trauma verursacht worden sind.

In der Therapie wird der Neurologe sich vor allem der Hilfe des Ohrenarztes, soweit möglich, bedienen, im übrigen nach allgemeinen Grundsätzen verfahren. Die oft recht günstige Wirkung der stabilen Anodengalvanisation in Fällen sensorieller Reizerscheinungen sei besonders erwähnt. Man setzt die differente, knopfförmige Elektrode (10 qcm) auf den Tragus auf.

7. Der Nervus glossopharyngeus.

Über die Erkrankungen des Glossopharyngeus ist wenig Sicheres bekannt. Isolierte Lähmungen dieses Nerven sind überhaupt kaum beobachtet. Bisher hat man ihn nur bei multiplen basalen Hirnnervenaffektionen mitbetroffen gefunden.

Die Rami linguales führen fast immer die Geschmacksfasern des hinteren Zungendrittels. Diese Fasern gelangen aber nicht in allen Fällen im Glossopharyngeusstamm zum Gehirn, sondern können ihn in der Höhe des Ganglion petrosum mit dem N. Jacobsonii verlassen und zum Trigeminus ziehen, mit dem sie dann ihren weiteren Verlauf zum Zentrum nehmen. Andrerseits

muß man aber annehmen, daß in manchen Fällen die Geschmacksfasern der
Chorda für die vorderen zwei Drittel der Zunge nicht wie gewöhnlich aus dem
Facialisstamm dem Trigeminus, sondern dem Glossopharyngeus durch eine
Anostomose zugeführt werden. Endlich ist auch die Möglichkeit nicht von
der Hand zu weisen, daß dieser ausnahmsweise direkt die ganze Zungenhälfte
innerviert. (Vgl. die bei Besprechung der Trigeminus- und Facialislähmung
über die Geschmacksinnervation gegebenen Ausführungen und Abb. 33). Die
Beziehungen des Nerven zur Geschmacksfunktion sind also zweifellos nicht
konstant.

Sekretorische Fasern hat der Glossopharyngeus für die Parotis. Sie kommen
auf dem Wege durch den N. Jacobsonii, das Ganglion oticum und dessen Anastomose mit dem dritten Trigeminusast zur Drüse. Otiatrische Beobachtungen
haben Störungen der Parotisfunktion bei Läsion des Jacobsonschen Nerven
innerhalb der Paukenhöhle festgestellt.

Zweifellos ist der Glossopharyngeus an der sensiblen Innervation des
Pharynx beteiligt und versorgt auch einen Teil der Schlund- und Gaumen-
muskulatur mit motorischen Fasern. Über den Grad dieser Beteiligung fehlen
ganz sichere Kenntnisse.

8. Der Nervus vagus.

Ätiologie der Lähmungen des Vagus und seiner Äste. Basale
Erkrankungen lädieren den Vagus regelmäßig zusammen mit seinen
nächsten Nachbarn, besonders dem Accessorius, dem Glossopharyngeus und
Hypoglossus. Im Bereich des Foramen jugulare, seiner Austrittspforte aus
dem Schädelinnern, anastomosiert er mit dem ihm aufs engste benachbarten
Accessorius. Er nimmt den Ramus internus dieses Nerven auf und erhält
dadurch einen Zufluß an motorischen Fasern, die allerdings nach manchen
Forschern dem Vaguskern entstammen, in Wirklichkeit also Vagusfasern sind.
Über die Funktion gerade dieses Faseranteils sind wir nicht ganz sicher
unterrichtet.

Isolierte Affektionen des Vagus deuten immer auf eine extrakranielle
Läsion hin.

Am Halse sind es Verletzungen durch Stich und Schuß, operative Zerstörungen, Druckschädigungen durch Drüsenpakete, durch bösartige Tumoren
und Carotisaneurysmen, die zur Lähmung des Nervenstamms führen können.
Aber auch einzelne Äste, vor allem der wichtige N. recurrens, können in
diesem Gebiet ein- oder doppelseitig isoliert erkranken, z. B. durch Tumoren
der Schilddrüse und auch Neoplasmen der Speiseröhre.

Weiter sind es intrathoracische Affektionen, die den Vagus, vor allem aber
wieder die Nn. recurrentes, zur Lähmung bringen. Der linke Recurrens schlingt
sich um den Aortenbogen, der rechte um die A. subclavia von vorn nach hinten
herum. Die häufige Schädigung besonders des linken Nerven bei Aorten-
aneurysmen ist daher begreiflich. Die linksseitige Recurrenslähmung bei der
Mitralstenose wird meist durch Druckwirkung des stark erweiterten linken
Vorhofs erklärt.

Mediastinale Tumoren primärer und metastatischer Natur pleuritische
und perikarditische, chronisch pneumonische Affektionen können den Vagus
oder den Recurrens durch direkte Zerstörung, durch Druck oder Narbenzug
schädigen.

Endlich kennen wir Fälle, in denen der Vagus erkrankt, ohne daß eine
örtliche Ursache mit Sicherheit nachzuweisen ist. Es liegen in diesen Fällen

meist toxische oder infektiöse Prozesse zugrunde. Am häufigsten finden wir nach Diphtherie Lähmungserscheinungen im Innervationsgebiete des Vagus, bald als Teilerscheinung polyneuritischer Prozesse, bald aber auch isoliert, und gerade für manche dieser Fälle ist eine direkte nachbarschaftliche Schädigung des Nerven durch die diphtherische Entzündung, vielleicht eine Art von ascendierender Neuritis, nicht ohne weiteres abzulehnen. (Siehe im Kapitel Polyneuritis unter diphtherische Lähmung.)

Inwieweit die bei der Tabes vorkommenden Vagussymptome auf peripherischen Nervenerkrankungen beruhen, ist zweifelhaft.

Die Betrachtung der Symptomatologie geht zweckmäßig aus von der Erkrankung des Einzelastes, der am häufigsten isoliert betroffen wird, und dessen Ausfallserscheinungen bei fast allen praktisch in Betracht kommenden Läsionen des Hauptstammes mit im Vordergrunde des klinischen Bildes zu stehen pflegen. Die Lähmung eines Recurrens bringt motorische Lähmung eines Stimmbandes hervor. Zuerst, bei leichterer Läsion, ist die Lähmung fast immer auf den Stimmritzenerweiterer, den M. crico-arytaenoideus posticus, beschränkt (Posticuslähmung). Das Stimmband steht adduciert in Phonationsstellung. Die inspiratorische Abduction fehlt, der phonatorische Glottisschluß ist dagegen unbehindert. Bei kompletten Lähmungen steht das Stimmband halb abduciert, in Mittelstellung, sog. Kadaverstellung, und ist völlig unbeweglich. Der Aryknorpel scheint etwas nach vorn verschoben, das Stimmband etwas verkürzt und schlaff. Bei der Phonation kann das gesunde Stimmband bis über die Mittellinie herüber an das gelähmte herantreten, so daß eine leidliche Stimmbildung zustande kommt. Dies sind die beiden bei Recurrenslähmungen vorkommenden Bilder. Andre Lähmungen einzelner Stimmbandmuskeln, die Internuslähmung, die Lähmung der Interarytaenoidei, gehören nicht zum Bilde der Vaguslähmung, sondern kommen vorzugsweise bei schwereren Kehlkopfkatarrhen vor. Die Frage nach der Beteiligung des Recurrens an der sensiblen Innervation des Kehlkopfs ist noch nicht ganz sicher entschieden.

Bei Erkrankungen des Vagusstammes oberhalb des Recurrensabgangs ist die Stimmbandlähmung, wie gesagt, immer eine wichtige Teilerscheinung des klinischen Bildes. Fallen die im Laryngeus superior den Vagus verlassenden Fasern bei höher sitzenden Läsionen mit ins Bereich der Schädigung, dann kommt es zu Anästhesie des Kehlkopfs und zur Lähmung des M. cricothyreoideus, der an der Spannung des Stimmbandes beteiligt ist, ohne daß der Ausfall wohl sehr erhebliche klinische Erscheinungen hervorbringt. Vielleicht hängen auch die Bewegungen des Kehldeckels hauptsächlich von diesem Vaguszweige ab. Bei ganz hochsitzenden Vaguslähmungen dürfen auf der betreffenden Seite Lähmungen des Gaumensegels und des Schlundes erwartet werden, deren Innervation ganz vorwiegend dem Vagus zufällt. Auch die sensiblen Nerven des Schlundes verlaufen in Zweigen des Vagus, die den Nervenstamm schon etwa in der Höhe des ersten Halswirbels verlassen. Die Störung des Kranken ist bei einseitiger Lähmung verhältnismäßig geringfügig.

Der Vagus ist ferner an der Innervation des Herzens beteiligt. Die Rami cardiaci verlassen teilweise den Nervenstamm im Halsteil zwischen Laryngeus superior und recurrens, teilweise sind sie Zweige des letzteren. Endlich muß an die Beziehungen des Vagus zu Luftröhren und Lungen, zu Ösophagus, Magen, Leber und andern Bauchorganen erinnert wreden.

Besonders bei Erkrankungen nur eines Nerven sind die Erscheinungen von seiten dieses ganzen intestinalen Innervationsgebietes in der Regel unbestimmter Natur und schwer zu deuten. Nur bei sonstigen sicheren Symptomen der Vagusläsion wird man Erscheinungen, wie Brady- und Tachycardie, Brechreiz u. a., mit einiger Wahrscheinlichkeit mit Störungen der Vagusfunktion in Zusammenhang bringen können.

Die doppelseitige Vaguslähmung ist unter allen Umständen ein höchst lebensgefährliches Ereignis. Sehr bedrohliche Symptome macht schon die doppelseitige Posticuslähmung. Schwerste, besonders inspiratorische Dyspnoe ist die Folge des doppelseitigen Ausfalls der Stimmbandabductoren. In schweren Fällen ist die Tracheotomie notwendig geworden. Bei doppelseitiger gleichzeitiger Lähmung der N. laryngei superiores und recurrentes ist durch die völlige Unbeweglichkeit der Kehlkopf-, speziell auch der Kehldeckelmuskulatur, durch die damit gegebene Unmöglichkeit zu husten, und durch die Anästhesie des Kehlkopfes die Lunge eines ihrer wichtigsten Schutzmechanismen beraubt, und die tödliche Schluckpneumonie, sog. Vaguspneumonie, wird selten lange auf sich warten lassen.

Die doppelseitige Lähmung der Rami pharyngei endlich, deren einseitiger Ausfall verhältnismäßig geringe Beschwerden macht, führt zu dem traurigen Bilde der völligen Schlucklähmung, die eine Sondenernährung nötig macht.

Zur Frage der Diagnostik sind nur wenige Worte hinzuzufügen. Eine einseitige Recurrens- und noch mehr Posticuslähmung kann für den Unerfahrenen dadurch vorgetäuscht werden, daß tuberkulöse oder carcinomatöse Infiltrationen des Kehlkopfes das Stimmband mechanisch in seiner Beweglichkeit hemmen. Bei doppelseitigen Posticuslähmungen muß differentialdiagnostisch an Glottiskrampf gedacht werden, der aber immer nur in zeitlich begrenzten Anfällen vorkommt, fast nur bei rhachitischen Kindern in ganz eigenartiger Erscheinungsweise und in seltenen Fällen bei der Hysterie der Erwachsenen sich findet.

Eine besonders große Rolle spielt, wie nach den ätiologischen Ausführungen verständlich sein wird, in der Diagnose der Vaguslähmungen das Suchen nach der Grundursache.

Es ist nicht zu vergessen, daß eine ganze Reihe von Erkrankungen des Zentralnervensystems, von denen nur die Bulbärparalyse und die Herdaffektion der Medulla oblongata genannt seien, durch Destruktion des Wurzel- und Kerngebietes, ja selbst durch doppelseitige Zerstörung supranuclearer Bahnen (Pseudobulbärparalyse) zu Lähmungserscheinungen auch im Innervationsgebiete des Vagus führen kann.

9. Der Nervus accessorius.

Wie beim Vagus, so kommen auch isolierte Lähmungen des Accessorius nur durch extrakranielle Läsionen zustande, bei denen die Schädigung also distal von der bei der Vaguslähmung besprochenen, in ihrer physiologischen Bedeutung nicht ganz sicher zu beurteilenden Anastomose der beiden Nerven angreift. Bei gemeinsamen Läsionen der letzten Hirnnerven ist vor allem auch an cariöse und andere Prozesse im Bereich der obersten Halswirbel zu denken.

Bei den isolierten Accessoriuslähmungen handelt es sich also um Lähmungen des sog. äußeren Astes, der die Musculi trapezius und sterno-cleido-mastoideus mit motorischen Fasern versorgt. Verletzungen des Nerven, speziell bei der Exstirpation tuberkulöser Halsdrüsen, nachbarschaftliche Schädigungen durch entzündliche und geschwulstartige Prozesse sind die gewöhnlichen Ursachen.

Die Lähmung des Sterno-cleido-mastoideus zeigt sich darin, daß der Kopf nur kraftlos nach der gesunden Seite gedreht werden kann. Beim Versuch, diese Bewegung gegen Widerstand auszuführen, sieht man besonders deutlich, daß der Muskel sich nicht contrahiert. Er springt nicht wie beim Gesunden als kräftiger Strang am Halse vor. Bei längerem Bestande einer einseitigen Lähmung pflegt eine dauernde Verkürzung des gesunden Muskels und damit ein Caput obstipum sich zu entwickeln.

Entsprechend der physiologischen Wirkung des Trapezius, der den Schultergürtel hebt und zugleich nach hinten zieht, ist die Schulter bei der vollständigen Lähmung des Muskels nach vorn und unten gesunken. Der mediale Rand der Scapula ist nach außen von der Wirbelsäule abgerückt und verläuft schräg

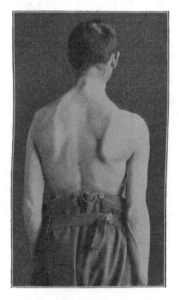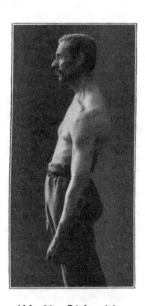

Abb. 37. Rechtsseitige   Abb. 38. Linksseitige
Accessoriuslähmung.   Accessoriuslähmung.
Rückenansicht.   Seitenansicht.
(Leipziger Medizinische Klinik.)

von innen-unten nach außen-oben (Schaukelstellung der Scapula). Die Clavikel springt abnorm stark nach vorn vor. Die Hebung der Schulter (Achselzucken) und die Adduction der Scapula an die Wirbelsäule ist nur in ganz beschränktem Umfange möglich. Die Bewegungen des Armes sind durch den Mangel einer ausreichenden Fixation der Schulter in ihrem funktionellen Wert zum Teil beeinträchtigt. Der Schultergürtel ist in abnormem Maße passiv beweglich. (Abb. 37 u. 38.)

Die Veränderung der äußeren Form wird noch auffälliger im Stadium der Atrophie. Die auf der kranken Seite verlängerte Halsschulterlinie bekommt einen eckigen Verlauf. Akromion und Clavikel sind in der Gegend ihrer Artikulation wie skelettiert unter der Haut zu tasten. Das Relief des Halses ist auf der Seite des atrophischen Sterno-cleido-mastoideus abgeflacht, ja eingesunken.

Besonders die Lähmung des Trapezius ist sehr häufig eine unvollkommene, insofern einzelne seiner Portionen mehr oder minder funktionsfähig bleiben.

Man hat dabei nicht nur an unvollkommene Läsionen des Accessoriusstammes zu denken, sondern auch daran, daß Zweige einzelner Spinalnerven sich in wahrscheinlich individuell wechselndem Grade an der motorischen Innervation des Muskels beteiligen. Andrerseits ist bei vollständigen Lähmungen mit der Möglichkeit zu rechnen, daß für den Trapezius bestimmte Spinalnervenäste mit dem Accessorius zugleich gelähmt worden sind. Vielleicht kommt das besonders bei ziemlich tiefem Sitz der Läsionsstelle vor.

Die Läsion kann sich auch auf den für den Trapezius bestimmten Endast beschränken, so daß der Sterno-cleido-mastoideus intakt bleibt.

Eine Komplikation mit Störungen der Gaumen-, Schlund-, Kehlkopf-innervation deutet auf eine intrakranielle Erkrankung hin, also auf dasjenige Gebiet, in dem der Accessorius in engster Nachbarschaft mit dem Vagus verläuft und mit ihm durch seinen Ramus internus anastomosiert. Inwieweit dieser Ast beim Zustandekommen der genannten Störungen beteiligt ist, läßt sich, wie schon erwähnt, noch nicht sicher entscheiden.

Bei der Differentialdiagnose wird eine supranucleare Lähmung nie zu Zweifeln Anlaß geben, da sie immer nur als Teilerscheinung einer cerebralen Hemiplegie vorkommt.

Nucleare Lähmungen finden sich bei der progressiven spinalen Muskel-atrophie und bei andren Erkrankungen des Rückenmarks und der Medulla oblongata. Die seltenen als Erscheinung oder Komplikation der Tabes vor-kommenden Fälle sind wohl teils nuclear, teils neuritisch.

Bei Myopathien, speziell bei den verschiedenen Formen der Muskeldys-trophie, ist der Trapezius besonders häufig beteiligt, die Sterno-cleido-mastoidei atrophieren nur bei den fortgeschrittenen Fällen myotonischer Dystrophien regelmäßig.

Angeborene Muskeldefekte kommen auch im Accessoriusgebiet vor.

Bei der Therapie ist daran zu denken, daß man durch orthopädische Apparate, die dem losen Schultergürtel Halt geben, die funktionellen Störungen vermindern kann.

10. Der Nervus hypoglossus.

Was für die vorigen Hirnnerven gesagt wurde, gilt auch für den Hypo-glossus: basale intrakranielle Prozesse und Affektionen im Bereich der obersten Halswirbel lähmen den Hypoglossus zusammen mit seinen Nachbarn, die Ur-sache isolierter Lähmungen ist extrakraniell zu suchen. Verletzungen am Halse führen am ehesten einmal zu einer Hypoglossuslähmung, hier und da tun es auch Geschwülste oder Entzündungen in der Nachbarschaft des Nervenstammes.

Die halbseitige Zungenlähmung, die die wichtigste Folge der Nervener-krankung ist, macht nur geringe Beschwerden und Störungen für den Kranken. Die Zunge kann nur mangelhaft nach der gesunden Seite bewegt werden. Sie weicht beim Vorstrecken in der Regel nach der kranken Seite ab, besonders immer dann, wenn der M. genioglossus, wie das bei peripherischen Nerven-erkrankungen kaum vermißt werden dürfte, an der Lähmung beteiligt ist. Die in der Mundhöhle ruhende Zunge zeigt meist keine sehr erhebliche Ab-weichung von der normalen Lage.

Dagegen werden bald die Zeichen der Atrophie deutlich hervortreten, die Volumenabnahme, die Runzelung, die schlaffe, schwammige Konsistenz der Zungenhälfte, ferner die Entartungsreaktion. Auffallend oft wird auch bei wohl sicher nicht nuclearen Zungenlähmungen von fasciculären und fibrillären Zuckungen in der kranken Hälfte oder auch in der ganzen Zunge berichtet.

Der Hypoglossus innerviert bekanntlich noch die sog. unteren Zungenbeinmuskeln (Sternohyoideus, thyreohyoideus, sternothyreoideus, omohyoideus). Er erhält die Fasern für diese Muskeln zum Teil durch mehrere Anastomosen mit den oberen Halsnerven. Bei verhältnismäßig tiefsitzender Läsionsstelle können diese dem Nerven erst peripherisch zufließenden Fasern teilweise mitbetroffen werden. Dann sollen die Erscheinungen der Lähmung der betreffenden Muskeln deutlicher hervortreten, Zungenbein und Kehlkopf sollen beim Schlucken nach der gesunden Seite abweichen, eine Abflachung des Halses im Bereich der Muskeln soll bemerkbar werden und EaR nachweisbar sein.

Doppelseitige Zungenlähmungen, die allerdings kaum jemals aus peripherischer Ursache vorkommen, sind natürlich von viel schwererer Bedeutung. Das Essen und das Sprechen sind dabei sehr stark gestört.

Differentialdiagnostisch kommen neben den Erkrankungen des motorischen Zungennerven erstens supranucleare Glossoplegien in Frage. Sie kommen einseitig als Teilerscheinung cerebraler Hemiplegien, nur äußerst selten als isolierte Monoplegien vor. Die auf das peripherische Neuron deutenden Symptome fehlen natürlich. Doppelseitige supranucleare Glossoplegien gehören zum Bilde der Pseudobulbärparalyse. Nucleare Lähmungen finden sich bei der Bulbärparalyse und allen möglichen andren Erkrankungen der Medulla oblongata. Die Lähmung ist dabei besonders oft eine partielle, einzelne Muskeln, wie der wichtige Genioglossus, können frei bleiben, Funktionsstörungen so gut wie völlig fehlen, und nur umschriebene Atrophien mit fibrillären Zuckungen brauchen die Erkrankung anzuzeigen. Die tabische Hemiatrophie der Zunge ist wohl in manchen Fällen nuclearer, in andren neuritischer Natur. Auch die radikulären Lähmungen, — man denke an die relativ große Ausdehnung des Wurzelgebietes — können partiell sein.

Myopathische Lähmungen sind außer bei der Myasthenie äußerst selten. Angeborene halbseitige Defekte werden beschrieben, ebenso Beteiligung der Zunge bei der Hemiatrophia faciei.

Den Glossospasmus, der halbseitig vorkommt, wird kein sorgsamer Untersucher mit einer halbseitigen Glossoplegie verwechseln. Die starre Fixation der Zunge beim Krampf schützt vor Täuschungen.

B. Die Rückenmarksnerven.

Bei Besprechung der Lähmungen der Rückenmarksnerven sollen aus der Fülle der Möglichkeiten im folgenden nur die typischen und praktisch wichtigen Vorkommnisse eingehend behandelt werden. Wer die Grundtatsachen aus der Lehre von den peripherischen Lähmungen beherrscht und die Innervationsbezirke der einzelnen Nerven kennt, wird danach auch seltenere klinische Bilder richtig zu beurteilen vermögen.

1. Der Nervus phrenicus.

Der Zwerchfellnerv kann am Halse, auch im Bereich des Thoraxinnern durch Verletzungen, Geschwülste und Entzündungen geschädigt werden.

Die unter dem Einfluß toxischer und infektiöser Noxen ohne ersichtliche örtliche Ursache eintretenden Zwerchfellähmungen sind in der Regel doppelseitig und treten wohl meist im Bilde einer Polyneuritis auf.

Die Erkrankungen des Nerven sind selten. Im Interesse der Differentialdiagnose sollen hier gleich die andren Ursachen der Zwerchfellähmung aufgezählt werden: die verschiedensten Erkrankungen des Rückenmarks im Be reich der dritten und vierten Halswurzel, die Erkrankungen dieser Wurzeln selbst bei Prozessen an den Meningen oder den Wirbeln. Die Tabes führt in seltenen Fällen zu einer Zwerchfellähmung, die gewiß wenigstens manchmal spinal-nuclearer Natur ist. Weiter gibt es myopathische Zwerchfelllähmungen, die progressive Muskeldystrophie kann das Zwerchfell ergreifen. Entzündungen der das Zwerchfell überziehenden Serosa können sich auf den Muskel fortpflanzen und eine myositische Lähmung herbeiführen. Bei der Hysterie wird das Bild völliger Funktionsausschaltung des Zwerchfells beobachtet. Endlich kommen kongenitale Defekte im Zwerchfell unter dem eigenartigen Bilde der Hernia diaphragmatica vor, die nur der Vollständigkeit halber erwähnt sei. Differentialdiagnostisch kommt sie nicht in Betracht.

Symptome. Das gelähmte Zwerchfell tritt bei der Inspiration nicht oder nicht im normalen Umfange nach unten. Daher fehlt die inspiratorische Vorwölbung der Oberbauchgegend, ja es kann sogar, besonders bei tiefen Atemzügen, zur inspiratorischen Einziehung dieser Partie kommen. Bei Paresen kann das Zwerchfell noch leidlich ausgiebige Exkursionen machen, es kann aber sein Herabrücken durch schwachen Händedruck gegen die Bauchteile verhindert werden. Das Littensche Zwerchfellphänomen fehlt bei der Lähmung. Der Lungenrand kann nach oben verschoben sein. Die radiologische Untersuchung zeigt, daß das Zwerchfell hoch steht, daß es nicht die normalen inspiratorischen Exkursionen vollführt, ja manchmal bei tiefen Einatmungen hochgesogen wird.

Bei einseitiger Lähmung sind die Symptome nur halbseitig ausgeprägt, die subjektiven Beschwerden und funktionellen Störungen können relativ gering sein. Die doppelseitige Lähmung muß dagegen als ein sehr ernstes Ereignis betrachtet werden. Kaum in der Ruhe ist der Kranke frei von Atemnot. Die geringsten Mehranforderungen führen zu schwerer Beängstigung. Von der Leistungsfähigkeit und Geübtheit der costalen Atmung wird viel abhängen. Eine hinzutretende Erkrankung der Lungen bringt die schwersten Gefahren.

Die Bauchpresse ist in ihren Wirkungen auf die Eingeweide der Bauchhöhle mangels des Gegenhaltes von oben her sehr beeinträchtigt. Der Leib wölbt sich beim Pressen nicht vor. Auch die Kraft des Hustens und Niesens ist durch die von der Zwerchfellähmung abhängige Schädigung der Bauchmuskelleistung vermindert.

Über Prognose und Therapie ist nichts Spezielles hinzuzufügen.

Die elektrische Reizung des N. phrenicus muß der Arzt vor allem auch deshalb verstehen, weil bei manchen Asphyxien, z. B. bei Vergiftung mit Narkoticis, manchmal nur auf diesem Wege die Atmung und damit das Leben für viele Stunden erhalten und damit Zeit für die Rettung des Kranken gewonnen werden kann.

2. Der Plexus brachialis und seine einzelnen Nerven.

Das Armnervengeflecht wird im wesentlichen von den vier unteren Cervicalnerven und dem ersten Dorsalnerven gebildet. Die schematische Abbildung zeigt, wie aus diesen fünf Wurzeln zunächst drei primäre Plexusstämme und aus diesen wieder durch erneute Vereinigung und Abspaltung von Fasern drei sekundäre Stämme, ein lateraler, ein medialer und ein hinterer, hervorgehen. In seinem supraclavicular gelegenen Teile gibt der Plexus eine ganze Reihe von „kurzen" Ästen für die Muskulatur der Schulter ab. Unterhalb der Clavikel, in der Achselhöhle, gehen aus den sekundären Stämmen, von denen der hintere noch den kurzen N. axillaris entsendet, die langen Nerven des Armes hervor. (Abb. 39)

Zur Ergänzung der schematischen bildlichen Darstellung, die möglichst übersichtlich gehalten werden sollte, ist noch folgendes hinzuzufügen. Von den kurzen, supraclavicularen Ästen sind nur einige eingezeichnet worden. Wir nennen noch den N. subscapularis, der gewöhnlich mit mehreren Wurzeln von den zum sekundären hinteren Stamm sich vereinigenden Ästen der primären Bündel entspringt. Vom medialen (unteren) Plexusstamme pflegen die N. cutanei brachii und antibrachii mediales hervorzugehen.

Wenn der geschilderte Typus im großen auch regelmäßig gewahrt bleibt, so bietet der Bau des Plexus im einzelnen doch nicht unerhebliche, individuelle Varietäten dar. So können die Ursprünge des Fasciculus secundarius posterior statt von den primären Stämmen schon von den sie konstituierenden Rückenmarksnerven selbst ihren Ausgang nehmen. Auch die Abgangsweise und der

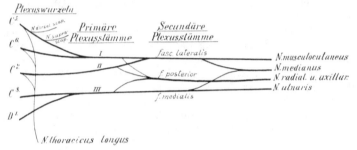

Abb. 39. Schematische Darstellung des Plexus brachialis.

Abgangsort der verschiedenen kurzen Äste unterliegt mannigfachen Schwankungen. Deshalb hat es etwas Mißliches, bei der topischen Diagnose der Lähmungen dieses Gebietes allzusehr ins einzelne zu gehen.

Wir unterscheiden Wurzellähmungen, eigentliche Plexuslähmungen und die Lähmungen der peripherischen Nerven im engeren Sinne.

Von **Wurzellähmungen** spricht man, wenn die oben als Wurzeln des Plexus bezeichneten Rückenmarksnerven selbst eine Läsion erfahren, ehe sie die primären Plexusbündel formieren. Man kann intra- und extravertebrale Wurzellähmungen unterscheiden. Die häufigsten Ursachen sind krankhafte Prozesse im Bereich der Meningen oder an den Wirbeln, unmittelbar an oder neben der Wirbelsäule einwirkende Traumen, wie Messerstiche und ebenda lokalisierte, geschwulstartige Bildungen. Bei uniradikulären Lähmungen werden die Ausfallserscheinungen dem Innervationsgebiete der betreffenden Wurzel entsprechen, wie das bei den Rückenmarkskrankheiten abgehandelt werden wird.

Pluriradikuläre Lähmungen sind aus den eben besprochenen Gründen von den entsprechenden Plexuslähmungen nicht ohne weiteres mit Sicherheit zu unterscheiden, wenn nicht ätiologische Feststellungen oder irgendwelche Begleiterscheinungen der Krankheit eine genauere Ortsdiagnose ermöglichen.

Von den **Plexuslähmungen** können praktisch drei Hauptformen unterschieden werden, die „obere" oder Duchenne-Erbsche Plexuslähmung, die „untere" oder Klumpkesche Lähmung und die totale Plexuslähmung.

Ätiologie. Die mechanische Schädigung des Plexus überragt an Bedeutung weitaus alle andren etwa vorkommenden ursächlichen Momente. Sie kommt durch direkte oder indirekte Einwirkung zustande.

Die direkten Läsionen greifen gewöhnlich in der Oberschlüsselbeingrube oder in der Achselhöhle an. Kontusionen, Stich- und Schußverletzungen können den Plexus treffen, bei schweren Schultertraumen wird er durch Blutergüsse oder Knochenfragmente verletzt, Geschwülste können ihn komprimieren oder zerstören, in der Achselhöhle kann er auch durch den habituellen Druck einer Krücke gelähmt werden.

Bei den indirekten Gewalteinwirkungen handelt es sich wohl meist um Zerrung, manchmal vielleicht auch um Quetschung durch die Clavikel. Auf den durchaus strittigen Mechanismus des letzteren Vorganges wollen wir nicht näher eingehen. Besonders gefährlich ist es, wenn der Arm stark nach außen-unten gezogen wird, während der Kopf gleichzeitig nach der Gegenseite geneigt ist. Daß auf diese Weise der Plexus gezerrt wird, ist leicht einzusehen. Aber auch die starke, gewaltsame und dauernde Erhebung des Armes nach oben und hinten muß in manchen Fällen angeschuldigt werden. Auf diese beiden Weisen entstehen Plexuslähmungen, z. B. bei manchen Übungen am Reck, beim Bändigen wilder Pferde.

Luxationen des Humerus ebensowohl wie brüske Repositionsversuche spielen ebenfalls eine Rolle, wobei besonders im letzteren Falle auch direkte Verletzungen des Plexus vorkommen mögen.

Auch bei den Plexuslähmungen der Lastträger kommt wohl der direkte Druck der Last neben der Zerrung des Plexus in Frage.

Erwähnt sei die disponierende Rolle der Halsrippen.

Eine besondere Stellung nehmen die sog. Entbindungslähmungen ein. Wir haben infantile Entbindungslähmungen schon beim Facialis kennen gelernt. Viel wichtiger und häufiger sind die Plexuslähmungen Neugeborener, die intra partum entstehen, und zwar fast ausschließlich bei Entbindungen mit Kunsthilfe. Die speziellen Ursachen sind dieselben wie bei den im späteren Leben erworbenen Lähmungen: der direkte Druck auf den Plexus, mag er durch Finger oder Instrumente ausgeübt werden, schwerere Mitverletzungen des Plexus, wenn Clavikular- oder Humerusfrakturen verursacht werden, Zerrungen bei unglücklichen Lagen der Arme, manuellem Zug am Arm, ungeschickter Lösung des hochgeschlagenen Armes.

Endlich verdienen die sog. Narkosenlähmungen eine besondere Erwähnung, die sowohl einzelne Armnerven als auch den Plexus betreffen können. Auch hierbei haben wir es nicht mit besonderen Entstehungsmechanismen zu tun. Die Schuld an dem unliebsamen Ereignis trägt vor allem dauernde, ungeeignete Lagerung der Arme während längerer Narkosen. Die schlaffe Widerstandslosigkeit der Patienten spielt als begünstigendes Moment für die traumatische Insultierung des Plexus jedenfalls eine größere Rolle als die von manchen herangezogene akute Intoxikation.

Plexuslähmungen auf dem Boden allgemein-schädigender, toxisch-infektiöser Einflüsse ohne ersichtlichen örtlichen Grund sind ganz ungewöhnlich. Bei manchen sog. Plexusneuritiden, die bei infektiösen Erkrankungen der Lungen beobachtet worden sind, ist vielleicht die nachbarschaftliche Schädigung von einem Oberlappen aus und nicht eine Allgemeinintoxikation das Wesentliche gewesen.

Die bei weitem häufigste Form der Plexuslähmung ist die Duchenne-Erbsche obere Plexuslähmung. Sie kommt in der Regel durch direkte, in der Supraclavikulargrube angreifende, mechanische Ursachen und durch die genannten indirekten Gewalteinwirkungen zustande. Die meisten Entbindungslähmungen gehören in diese Gruppe. Betroffen ist der oberste der primären Plexusstämme. Der den beiden obersten Wurzeln entstammende Zuzug zum sekundären hinteren Bündel ist regelmäßig beteiligt. Gelähmt sind der Musculus deltoideus, biceps, brachialis und brachioradialis (Supinator longus), häufig auch der Supinator (brevis).[1]) Außerordentlich oft fällt der N. suprascapularis mit ins Bereich der Läsion, dann sind auch supra und infraspinatus gelähmt. Viel seltener ist die Beteiligung des Subscapularis. Daß noch eine ganze Reihe andrer Komplikationen möglich sind, kann den, der die topographische Anatomie der Läsionsgegend sich vergegenwärtigt, nicht wundernehmen. Doch handelt es sich dann nicht mehr um typische Vorkommnisse, sondern um größere oder kleinere Raritäten. Die Ausfallserscheinungen sind folgende: Die Erhebung des Armes im Schultergelenk ist mehr oder minder vollständig aufgehoben. Die Beugung im Ellbogen ist unmöglich, wenn nicht vielleicht, wie das vorkommt, die Unterarmmuskulatur, speziell die vom Condylus internus humeri entspringende Beugergruppe, mit der Zeit einen Teil der Funktion kompensatorisch übernimmt. Den Defekt des Brachioradialis erkennt man am besten, wenn man aufgibt, den in Mittelstellung zwischen Pro- und Supination stehenden Unterarm gegen Widerstand zu beugen. Es springt dann nicht, wie auf der gesunden Seite, der Muskel an der Radialseite des Unterarmes mit seiner charakteristischen Kante vor, sondern die betreffende Partie bleibt flach, vielleicht sogar eingesunken, der Unterarm als Ganzes „walzenförmig". Die Supination des gebeugten Unterarmes (biceps!) ist unmöglich, die des gestreckten dagegen nur im Falle einer Beteiligung des Supinator brevis. Recht häufig ist der Patient auch nicht imstande, den Arm im Schultergelenk nach außen zu rotieren (bei Beteiligung des Suprascapularis). Beim kleinen Kinde kann oft schon die Haltung des Armes die Störung vermuten lassen: der Oberarm ist adduciert, der Ellbogen gestreckt, der Unterarm proniert, der ganze Arm vielleicht auch nach innen gedreht.

Die Sensibilitätsstörungen nehmen das Innervationsgebiet der fünften und sechsten Halswurzel ein, einen breiten, an der Außenseite von Ober- und Unterarm herabziehenden Streifen.

Viel seltener ist die untere, Klumpkesche Plexuslähmung. Sie betrifft den durch Vereinigung des achten Hals- und ersten Brustnerven entstehenden Plexusstamm. Das klinische Bild dieser Lähmung wird ganz vorwiegend durch direkte mechanische Schädigungen, Geschwülste, Verletzungen hervorgerufen. Wie oft es sich dabei um eine Plexuslähmung im strengen Sinne, wie oft um radikuläre Lähmungen handeln mag, ist schwer zu sagen.

Die Lähmung kann auf das Gebiet der kleinen Handmuskeln, des Daumen- und Kleinfingerballens und der Interossei, beschränkt sein. Manchmal sind einige Muskeln der Beugergruppe am Unterarm beteiligt. Besonders charakteristisch wird das klinische Bild, wenn der Ramus communicans des ersten Brustnerven ins Bereich der Störung gezogen ist. Eine Lähmung des Dilatator pupillae der betreffenden Seite ist dann die Folge. Die Sensibilitätsstörungen nehmen ein an der Innenfläche des Oberarms und an der Ulnarseite des Unterarms herabziehendes streifenförmiges Gebiet ein, das von jenen beiden Rückenmarksnerven seine Innervation bezieht.

---

[1]) Die regelmäßig beteiligten Muskeln sind also dieselben, die in der Norm vom Erbschen Punkte der Supraclaviculargrube aus gemeinsam elektrisch gereizt werden können.

Die totale Plexuslähmung betrifft mehr oder minder vollständig alle
Zweige des Plexus. Beim Zurückgehen der Störungen kann sich dann die
Lähmung auf diese oder jene Teile beschränken. In manchen Fällen zeigt sich
das Gebiet des Radialis und Axillaris (sekundärer hinterer Plexusstamm) am
schwersten und dauerndsten geschädigt. Wenn die Läsion in der Achselhöhle
angegriffen hat, so kann das Bild einer gemeinsamen Lähmung der langen
Armnervenäste ähneln, wie sie z. B. durch zu feste Umschnürung des Oberarms (Fesselungslähmung) zustande kommt.

Die Sensibilitätsstörungen lassen, auch wenn sie im übrigen sehr schwer
und ausgebreitet sind, oft den proximalsten Teil der Innenfläche des Oberarms
frei, der von dem Nervus intercostobrachialis, einem nicht zum Brachial-
geflecht gehörigen Nerven, sensible Fasern erhält.

Die Diagnose der Wurzel- und Plexuslähmungen ist in frischen
Fällen bei sorgsamer Untersuchung und bei Berücksichtigung der ätiologischen
Umstände in der Regel nicht schwer. Eine Verwechslung mit lediglich durch
Knochenverletzungen bedingten Bewegungsbehinderungen dürfte immer zu
vermeiden sein. Rückenmarkserkrankungen, die in den Ursprungssegmenten
der Plexuswurzeln ihren Sitz haben, können natürlich zu Ausfallserscheinungen
führen, die denen bei der Plexuslähmung mehr oder minder vollständig entsprechen. Doch werden dabei anderweite Zeichen einer intraspinalen Affektion
oft vorhanden sein. Ernstliche, ja unüberwindliche Schwierigkeiten kann die
Abgrenzung gegenüber der auf das Gebiet eines Armes beschränkten Poliomyelitis verursachen, allerdings wohl nur in inveterierten Fällen, in denen
über die Umstände, unter denen das Übel sich entwickelt hat, keine Angaben
mehr zu erhalten sind. Das Fehlen von Störungen der Sensibilität, die bei
der Poliomyelitis so gut wie ausnahmslos von vornherein normal bleibt, bietet
in veralteten Fällen kein unterscheidendes Kriterium mehr. Eine besondere
Erschwerung der Beurteilung residualer Zustände ergibt sich noch daraus,
daß nach partieller Abheilung die Defekte sich ohne Regel auf ganz vereinzelte
Muskeln beschränken können.

Nicht zu vergessen ist, daß intra und ante partum in seltenen Fällen auch
cerebrale und spinale Erkrankungen und Lähmungen einzelner peripherischer
Nerven erworben werden können. Nicht jede Lähmung am Arme eines Neugeborenen ist eine Plexuslähmung.

Die Prognose der Plexuslähmungen ist, statistisch betrachtet, entschieden minder günstig als die der Lähmungen einzelner peripherischer Nerven.
Es mag das damit zusammenhängen, daß die anatomischen Schädigungen
oft viel gröber sind, als man vermuten sollte. Darum ist eine frühzeitig einsetzende, sorgsame, aktive Therapie und genaue Beobachtung des Verlaufs
in jedem Falle dringend nötig, jedes Gehenlassen hier besonders verwerflich.
Daß komplizierende Knochenverletzungen der chirurgischen Behandlung bedürfen, ist selbstverständlich. Aber auch die Nervenverletzung selbst kann
einen operativen Eingriff erfordern. War kein Anlaß vorhanden, im Frühstadium die Nervennaht auszuführen, so wird man doch, wenn man sieht,
daß die neurologische Behandlung auf die Dauer erfolglos bleibt, daran denken,
daß noch sekundär der Plexus aufgesucht und eventuell durch Narbenexcision
und Naht die Wiederherstellung der Funktion angebahnt werden kann. Ermutigende Erfahrungen sind gemacht worden.

Erwähnt sei noch, daß die Elektroprognostik beim Neugeborenen besonders auch wegen der eigenartigen Erregbarkeitsverhältnisse der ersten
Lebenswochen im allgemeinen keine zuverlässigen Resultate gibt.

Die Kenntnis der Entstehungsweise von Plexuslähmungen wird den Chirurgen und Geburtshelfer zu der nötigen prophylaktischen Sorgfalt veranlassen.

Die einzelnen vom Brachialplexus ausgehenden peripherischen Nerven.

a) Die kurzen, supraclavicular entspringenden Äste.

Die einzige häufiger selbständig vorkommende und darum praktisch bedeutsame Lähmung aus dieser Gruppe ist die des N. thoracalis longus. Ihre Ursachen sind ähnliche, wie die der Plexuslähmungen, mechanische Einwirkungen in der Supraclavicularregion und in der Achselhöhle, gewisse sehr ausgiebige, anstrengende, dauernde und mit Zug am Arm verbundene Bewegungen, besonders Hebungen im Schultergelenk. In manchen Fällen stehen auch allgemein schädigende, toxisch-infektiöse Einflüsse im Vordergrunde.

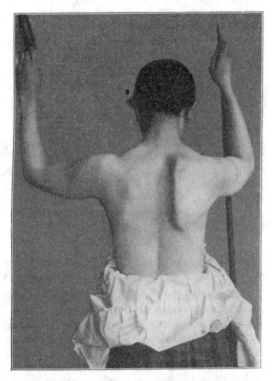

Abb. 40. Rechtsseitige Serratuslähmung. Erhebung beider Arme nach der Seite u. etwas nach vorn. (Nach Curschmann-Schüffner. Leipz. Medizin. Klinik.)

Die klinischen Erscheinungen sind die der Lähmung des M. serrat. antic. major. Durch den überwiegenden Zug seiner Antagonisten steht in der Ruhe das Schulterblatt meist etwas höher, der innere Rand der Wirbelsäule näher als auf der gesunden Seite. Der untere Schulterblattwinkel pflegt sich ein wenig vom Thorax abzuheben und dadurch aus der vom Rande des latissimus dorsi gebildeten Bedeckung herauszuschlüpfen. Die seitliche Hebung des Armes und fast noch mehr die Hebung nach vorn ist schwer beeinträchtigt, in der Regel nur etwa bis zur Horizontalen möglich, wenn auch eine weitgehende Kompensation mit der Zeit eintreten kann, an der sich zahlreiche Muskeln, in erster Linie der Supraspinatus und der Trapezius, beteiligen. Unter allen Umständen fehlt aber bei der Hebung des Armes die Contraction des Serratus, worüber die Inspektion und Palpation seiner Zacken Aufschluß gibt, und es fehlt die durch ihn bewirkte so charakteristische, noch nicht im Beginn der Hebung, aber in der Regel kurz vor der Horizontalstellung des Armes einsetzende Drehung des Schulterblattes, bei der der untere Schulterblattwinkel nach außen und oben wandert. Statt dessen verschärfen sich bei der seitlichen Hebung die oben genannten, schon in der Ruhe gewöhnlich angedeuteten Stellungsanomalien, insbesondere rückt der mediale Scapularrand scharf an die Wirbelsäule heran. Bei der Hebung nach vorn hebt sich dazu noch der

mediale Rand ganz erheblich vom Thorax nach hinten ab, so daß man in die
Lage kommt, die Innenfläche der Scapula, bzw. den M. subscapularis abtasten
zu können. Diese Stellung wird als Flügelstellung der Scapula bezeichnet.
(Abb. 40.)

Für die Diagnose der Lähmung hat man sich vor allem an das Fehlen
sicht- und tastbarer Contractionen des Muskels und an das Fehlen der charakteristischen Bewegung der Scapula beim Versuch, den Arm zu heben, zu halten.
Die Überschätzung der Stellungsanomalie hat zur Annahme von Pseudo-
serratuslähmungen geführt. Bei manchen mageren Menschen sieht man eine
Art von Flügelstellung der Scapula, bei asymmetrisch gebauten Personen
wohl auch einseitig, ohne daß eine Serratuslähmung besteht. Daß der Muskel
funktionsfähig ist, ist in solchen Fällen ohne weiteres nachzuweisen.

Eine Serratuslähmung bedeutet für körperlich Arbeitende einen schweren
Defekt, doch ist die Prognose, bei der auch die Kompensationsmöglichkeit
mit in Frage kommt, im ganzen nicht schlecht.

Die übrigen supraclavicularen Äste des Plexus sieht man wohl
bei Plexuslähmungen, die einen häufiger, die andren seltener beteiligt, ihre
isolierten Lähmungen sind aber neurologische Raritäten, die ganz vorwiegend
nach mechanischen Schädigungen des Ursprungsgebietes dieser Nerven hier
und da beobachtet worden sind. Defekte im Bereich der von ihnen innervierten Muskeln sind gewöhnlich nicht durch Erkrankungen der Nerven, sondern
durch myopathisch-dystrophische, vor allem auch arthritische Prozesse (arthrogene Atrophie des Supra- und Infraspinatus!), sowie centrale Affektionen bedingt. Auch angeborene Defekte, am häufigsten im Pectoralisgebiet, kommen
vor. Die Kompensation in diesen letzteren Fällen ist manchmal eine erstaunlich vollkommene.

b) Die aus dem infraclavicularen Plexusabschnitt sich entwickelnden Äste.

Die **Axillarislähmung.** Ätiologische Faktoren sind Traumen der Schulter-
und Supraclavicularregion, Druck, der in der Axilla einwirkt, Zerrungen des
Nerven durch extreme Erhebung der Arme und durch Luxationen des Schulter-
gelenkes, in manchen Fällen toxische und infektiöse allgemeine Noxen. Die
Zerrung oder Dehnung des Nerven ist das wesentliche Moment bei den durch
Schlafen auf dem hochgeschlagenen Arm bedingten, sowie bei den Narkosen-
und infantilen Entbindungslähmungen des Axillaris.

Die klinischen Erscheinungen sind die Lähmung des M. deltoideus und
die Anästhesie im Hautgebiet des Nerven. Der Muskel kann nicht zur Con-
traktion gebracht, der Arm nicht vom Rumpfe erhoben werden. Das gelegentliche Verschontbleiben eines vordersten, von den N. thoracici anter. Fasern
beziehenden Muskelabschnittes ist ohne erheblichen funktionellen Wert. Dagegen ist im spätern Stadium eine teilweise funktionelle Kompensation durch
zahlreiche Hilfsmuskeln möglich, unter denen in erster Linie und vor allem
auch im Beginn der Bewegung der Supraspinatus in Frage kommt.

Die Lähmung des ebenfalls vom Axillaris versorgten Teres minor ist in
der Regel nicht nachweisbar.

Differenzialdiagnostisch kommt vor allem in Betracht, daß der Deltoideus
außerordentlich oft einer arthrogenen Atrophie verfällt, ohne daß sein Nerv
erkrankt. Für die Abgrenzung dieser Fälle kommt vor allem der Nachweis
der Gelenkaffektion in Frage. Supra- und infraspinatus sind bei der arthro-

genen Atrophie regelmäßig beteiligt, EaR fehlt, ebenso fehlen natürlich die Sensibilitätsstörungen im Axillarisgebiet stets.

Weiter werden direkte myopathische Deltoideuslähmungen durch Schlag oder Druck auf den Muskel (Liegen auf der Schulter!) beschrieben, die auch wohl zu einer Verwechslung führen könnten.

Die **Lähmung des Musculocutaneus** soll ihrer Seltenheit wegen nur erwähnt werden.

Die **Radialislähmung** ist eine der häufigsten aller peripherischen Lähmungen. Sie verdankt diese Sonderstellung der außerordentlich exponierten Lage des Nerven. Während des größten Teiles seines Verlaufs am Oberarm liegt er dem Humerusperiost unmittelbar auf und besonders an der Stelle, wo er sich an der Außenseite des Armes um den Knochen herumschlingt, ist er allen möglichen Insulten ausgesetzt. Zunächst können Knochenfrakturen an den verschiedensten Stellen sowohl sofort den Nerven in Mitleidenschaft ziehen als auch später noch zur sog. sekundären traumatischen Lähmung führen. Weiter kann der Nerv besonders in seinem Verlauf am Oberarme Druckläsionen erleiden, schon in der Achselhöhle durch Krücken, ferner an verschiedenen Stellen bei ungünstiger Lagerung des Armes im Schlafe, während einer Narkose. Unter Umständen kommen dehnende Momente hinzu, so z. B., wenn der Arm in extrem erhobener Stellung gelegen hat. Auch die Schultergelenksluxation kann den Anlaß zu einer Radialislähmung geben. Die vielen Möglichkeiten direkter Verletzung durch Hieb, Schuß usw. sollen nicht aufgezählt werden. Die „Fesselungslähmung" durch Umschnürung des Oberarmes, die ganz besonders den Radialis zu schädigen pflegt, wurde schon erwähnt. Hier und da kommen Lähmungen

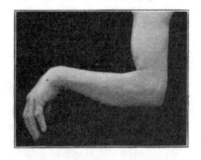

Abb. 41. Radialislähmung.
Unter anderem fehlt die vorspringende Kante des kontrahierten M. brachioradialis.

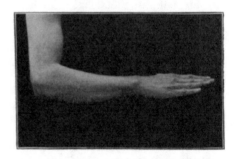

Abb. 42. Der gesunde Arm zum Vergleich.
Der Kranke beugt beiderseits den pronierten Vorderarm im Ellenbogengelenk und versucht, Hand und Finger zu strecken.
(Leipziger Medizinische Klinik.)

durch ungeschickt und an ungeeigneter Stelle applizierte Injektionen von Äther und ätherischen Lösungen zustande. In manchen Fällen mußte eine plötzliche heftige Contraction des M. triceps angeschuldigt werden.

Bei individueller Disposition, wie sie z. B. bei Intoxikationszuständen, bei Tabischen besteht, genügen oft ganz geringfügige, äußere, örtliche Einwirkungen, um eine Lähmung herbeizuführen.

Die sog. Bleilähmung des Radialis wird bei der Polyneuritis besprochen werden.

K l i n i s c h e s B i l d. In der überwiegenden Mehrzahl der Fälle betrifft die Lähmung nur die Gruppe der Streckmuskeln am Unterarm, die Sensibilitäts-

störung nur das vom Radialis versorgte Hautgebiet der Hand. Die motorischen
Ausfallserscheinungen sind folgende: es ist die Streckung des Handgelenkes,
die Streckung der Finger, soweit sie nicht durch die M. interossei und
lumbricales ermöglicht wird, die Supination des gestreckten Armes und die
Abduction des Daumens, soweit sie nicht der Abductor brevis vermittelt,
aufgehoben. Die Beugung des Ellbogens hat in dem M. brachioradialis
einen wichtigen Synergisten verloren, dessen Defekt man am besten so konstatiert, daß man, wie schon bei Besprechung der Erbschen Lähmung angegeben,
dem Kranken aufgibt, den in halber Pronation stehenden Unterarm kräftig
gegen Widerstand zu beugen. Dabei springt in der Norm der Muskel an der
Radialseite des Unterarmes scharf hervor, während bei der Radialislähmung
jede Contraction ausfällt. (Abb. 41 u. 42.)

Mit diesen Ausfällen leidet nun aber auch die funktionelle Leistung einer
Anzahl von nicht gelähmten Muskeln. Der Schluß der Finger zur Faust bleibt
unkräftig, wenn die gleichzeitige Extension des Handgelenks wegfällt. Die
Fähigkeit des Kranken, seine Finger in normaler Weise zu spreizen, seitliche
Bewegungen im Handgelenk auszuführen, kann man erst dann demonstrieren,
wenn man den Fingern und der Hand des Patienten die für diese Funktionen
günstige halbe Streckstellung, die sie nicht selbst einzunehmen vermögen,
durch Unterstützung erteilt hat.

Wenn man die Hand sich selbst überläßt, hängt sie im Handgelenk schlaff
herab, die Finger sind etwas gebeugt, der Daumen ist leicht opponiert. (Wrist
drop der Engländer.)

Nur verhältnismäßig selten, bei sehr hochsitzender Läsion, ist der Triceps
an der Lähmung beteiligt. In solchen Fällen kann die Sensibilitätsstörung
auch das Hautinnervationsgebiet des Radialis am Unterarm (N. cutan. anti-
brach. dorsalis) und selbst am Oberarm (N. cutan. brach. post.) in Mitleidenschaft ziehen. Die Beteiligung des Radialnerven an der Innervation des M.
brachialis internus (äußerer Teil) wird unter Umständen wenigstens elektro-
diagnostisch nachweisbar sein.

Ebenfalls nur verhältnismäßig selten sieht man es, daß die motorische
Lähmung von vornherein auf einen Teil der Muskeln der Streckergruppe
beschränkt ist. Diese Form kommt am ersten vor, wenn die Läsion am Unterarme ihren Sitz hat.

Die Sensibilitätsstörungen sind im allgemeinen bei der Radialislähmung
besonders oft recht geringfügig.

Eine eigentümliche Form trophischer Störung, die in einer Verdickung
der Sehnen besteht und als Gublersche Sehnenschwellung bezeichnet wird,
ist vorzugsweise bei der Radialislähmung, und zwar im Bereiche des Handrückens, beobachtet worden. Eine ernstere Bedeutung scheint sie nicht zu
haben.

Die Prognose der Radialislähmung ist, statistisch betrachtet, hervorragend günstig. Gerade die exponierte Lage des Nerven bringt es mit sich,
daß besonders viele leichte Lähmungen zur Beobachtung kommen. Speziell
für die Radialislähmung ist überzeugend dargetan worden, daß frühzeitige,
korrekte elektrische Behandlung die Prognose der Heilungsdauer noch wesentlich verbessert (E. Remak).

Über die Therapie sei in Ergänzung der allgemeinen Regeln noch hinzugefügt, daß bei der unheilbaren Radialislähmung der Orthopädie neben den
operativen Verfahren auch einige zweckmäßige Korrektionsapparate zur Verfügung stehen, die, als Unterarmmanschette mit anschließendem Handschuh

konstruiert, den Zweck haben, den für den Gebrauch der Hand so störenden Ausfall der Streckmuskeln durch Gummizug zu ersetzen.

Die Medianuslähmung. Die verschiedenen Arten mechanischer Schädigung, von denen wir den Radialis besonders im Bereich des Oberarmes bedroht sahen, können (mit Ausnahme der Lähmung durch eine plötzliche Muskelcontraction) auch den Medianus betreffen, doch kommt das der geschützten Lage des Nerven wegen ungleich viel seltener vor. Zu den häufigsten Ursachen der Medianuslähmung gehört die Durchtrennung des Nerven durch eine Schnittwunde an der Volarseite des Vorderarmes. Die ascendierende Neuritis infolge von infizierten Wunden im Gebiete der Endverzweigung ist besonders am Medianus beobachtet worden.

Ist der Nerv in seinem Verlauf bis herab zur Ellbogenbeuge von einer Läsion betroffen, so besteht eine Lähmung der gesamten Beugergruppe am Vorderarm mit Ausnahme der vom Ulnaris versorgten Muskeln, des Flexor carpi ulnaris und des für die zwei letzten Finger bestimmten Anteils des Flexor digitorum profundus, ferner eine Lähmung des Daumenballens (mit Ausnahme des M. adductor pollicis) und eine Sensibilitätsstörung in dem unsrem Nerven zugehörenden größten Teile der Vola manus.

Der motorische Ausfall ist daher folgender: Die Pronation des Vorderarmes ist aufgehoben. Das Handgelenk kann nur unter gleichzeitiger ulnarer Abduction schwach gebeugt werden. Eine Beugung der zweiten und dritten Phalangen ist nur an den beiden letzten Fingern möglich und auch da in ihrem Umfange beschränkt. Die Beugung der Grundphalangen des zweiten bis vierten Fingers unter gleichzeitiger Streckung ihrer übrigen Glieder bleibt durch die Interossei und Lumbricales erhalten. Die Opposition des Daumens ist aufgehoben.

Die Hand bekommt besonders auch infolge des letztgenannten Ausfalls die eigentümlich flache Haltung, die zu ihrer Bezeichnung als Affenhand geführt hat.

Die Sensibilitätsstörungen sind bei der Medianuslähmung im allgemeinen stärker ausgeprägt wie bei andren peripherischen Lähmungen an den Extremitäten.

Wenn der Medianus nicht weit oberhalb des Handgelenkes verletzt ist, wie das nicht selten vorkommt, so sind die klinischen Erscheinungen auf die Sensibilitätsstörung und die Lähmung des Daumenballens — immer mit Ausnahme des Adductor — beschränkt.

Die Ulnarislähmung. Was über die mechanische Ätiologie der Medianuslähmung zu sagen war, gilt auch für den Ulnaris. Hinzuzufügen ist, daß der Ulnaris außer an der Beugeseite des Vorderarms, wo er z. B. durch Schnittwunden nicht selten verletzt wird, an noch einer Stelle mechanischen Insulten besonders ausgesetzt ist: in der Gegend des Condylus internus humeri. Vor allem Drucklähmungen kommen durch Schädigung dieser Stelle, z. B. beim Schlafen mit aufgestütztem Kopf und Ellbogen, gelegentlich zustande. Eine besondere Disposition ist da gegeben, wo der Nerv nicht in einem tiefen Sulcus sicher gelagert ist, sondern sich im Zustande der habituellen Luxation befindet, leicht aus seiner Ruhelage herausgleitet. Dieser Zustand kommt angeboren, in seltenen Fällen infolge traumatischer Einwirkungen vor. Auch vom Ulnaris werden anscheinend spontan einsetzende Lähmungen besonders bei durch toxisch-infektiöse Prozesse disponierten Personen beschrieben. (Abb. 43a u. b.)

Bei tief am Unterarm lokalisierten Verletzungen ist die Lähmung auf die Interossei und Lumbricales, die Muskeln des Kleinfingerballens und den

Adductor pollicis beschränkt. Die reine Adduction des Daumens, die Spreiz-
und Adductionsbewegungen der übrigen Finger sind aufgehoben, vor allem
aber auch die Beugung der Grundphalangen des zweiten bis fünften Fingers bei
gleichzeitiger Streckung ihrer zweiten und dritten Glieder. Die letztgenannte
Funktion ist beim zweiten und dritten Finger gewöhnlich weniger stark als bei
den beiden übrigen beeinträchtigt, da von den Lumbricales, die gerade an dieser
Bewegung als Synergisten der Interossei beteiligt sind, die ersten beiden ihre
motorischen Fasern vom Medianus zu beziehen pflegen.

Bei hochsitzenden Ulnarisläsionen sind der Flexor carpi ulnaris, der das
Handgelenk ulnarwärts beugt, und der Flexor digitorum profundus für die
beiden letzten Finger, der an der Beugung ihrer zweiten und dritten Phalangen
beteiligt ist, ebenfalls gelähmt. Zu dem Einsinken der Spatia interossea, zu

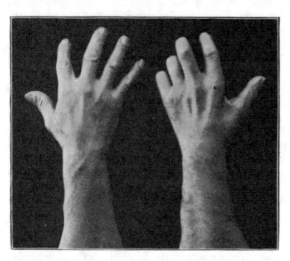 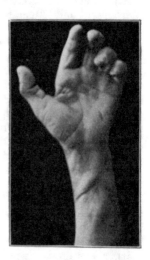

Abb. 43a. Linksseitige Ulnarislähmung
infolge von Nervendurchschneidung am Vorderarm.
Die gesunde Hand daneben.

Abb. 43b. Die kranke Hand
von der Volarseite.
Atrophie der vom Ulnaris
versorgten Handmuskeln,
Krallenhand.

Die Ausbildung der gewöhnlich vorhandenen Hyperextension der Grundphalangen der beiden
letzten Finger ist in diesem Falle durch den Zug der an der Beugeseite des Vorderarmes
gelegenen Narbe verhindert gewesen.
(Leipziger Medizinische Klinik.)

dem Schwund des Kleinfingerballens gesellt sich dann eine charakteristische
Abflachung des ulnaren Konturs des Unterarms.

Die durch Überwiegen der gesunden Antagonisten bedingte typische
Fingerstellung, Überstreckung der ersten, Beugung der übrigen Phalangen
des zweiten bis fünften Fingers, wird als Krallen- oder Klauenhand, Main en
griffe, bezeichnet. Die Anomalie ist am fünften Finger am stärksten, am
Zeigefinger am wenigsten stark ausgesprochen, wie nach dem oben Ausgeführten verständlich ist.

Die Sensibilitätsstörungen nehmen einen mehr oder minder großen Teil
des am ulnaren Teile der Hand gelegenen Innervationsgebiets des Ulnaris ein.
Der ulnare Rand der Hand und der kleine Finger sind ziemlich regelmäßig
hypästhetisch.

Die Ulnarislähmung scheint eine gewisse Disposition zur Dupuytrenschen Fasciencontractur zu bedingen.

Wenn im allgemeinen Teil von einer Verwechslung peripherischer Lähmungen mit allen möglichen mechanisch bedingten, durch narbige, arthritische und andre Prozesse hervorgerufenen Verbildungen und Bewegungsbehinderungen gewarnt wurde, die auch mit Muskelatrophie, ja selbst leichten Gefühlsvertaubungen einhergehen können, so war dabei besonders auch an den Ulnaris zu denken. Sorgsame Untersuchung schützt vor solchen Fehlern.

Bei der Therapie der Ulnarislähmung ist gegebenenfalls die habituelle Luxation des Nerven zu berücksichtigen, die operativ auf verschiedene Weisen beseitigt werden kann.

3. Die übrigen Nervi thoracales.

Peripherische Lähmungen dieses Gebietes kommen nur in den seltensten Fällen zur klinischen Beobachtung. Hier und da sieht man durch Erkrankungen der unteren Thorakalnerven Lähmungen der Bauchmuskeln entstehen, hauptsächlich infolge pathologischer Prozesse, die im Bereich der Spinalmeningen die betreffenden Wurzeln lädieren, aber auch wohl im Anschluß an infektiöse Noxen und an Herpes zoster.

Die motorische Störung dokumentiert sich am deutlichsten beim Versuch, die Bauchpresse anzuspannen. Der Leib im ganzen oder die kranke Seite wird kuglig vorgewölbt, ohne daß Contractionen der Bauchmuskeln sicht- oder tastbar werden. Das Aufrichten des Rumpfes aus liegender Stellung ohne Hilfe der Arme ist unmöglich. Auch bei diesem Versuch tritt die Unfähigkeit, die Bauchmuskeln zu spannen, für Auge und Hand deutlich zutage. Bei einseitigen Lähmungen wird der schon in der Ruhe manchmal etwas abgewichene Nabel stark nach der gesunden Seite verzogen. Die Bauchdeckenreflexe fehlen im Bereich der Erkrankung, eine Hypästhesie ist gewöhnlich nachweisbar.

Die völlige Lähmung der Bauchmuskeln führt zur Entwicklung einer übernormalen Lordose der Lendenwirbelsäule. Bedenklicher ist die Unmöglichkeit kräftiger, exspiratorischer Bewegungen.

Viel häufiger als die peripherische Lähmung ist die Beteiligung der Bauchmuskeln bei den progressiven Muskeldystrophien und bei mannigfachen Spinalerkrankungen. Auch angeborene Defekte kommen vor.

4. Die Nerven der Plexus lumbalis und sacralis.

Das Beingeflecht (Plexus lumbosacralis) geht aus den Lendennerven, dem ersten und zweiten und der Hälfte des dritten Sakralnerven hervor. Diese Wurzeln des Geflechts beteiligen sich an der Bildung der Cauda equina und machen einen mehr oder minder langen Weg innerhalb des Spinalkanals, wo sie durch mannigfache pathologische Prozesse geschädigt werden können. Die dadurch entstehenden radikulären Lähmungen dieses Gebietes werden bei den Rückenmarkskrankheiten abgehandelt werden. Nach dem Austritt aus den Zwischenwirbellöchern vereinigen sich die ersten drei Lendennerven und die Hälfte des vierten zum Stamm des Nervus cruralis, nachdem sie eine Anzahl von Nebenästen abgegeben haben, einige kleinere, vorzugsweise sensible Äste und die wichtigeren N. obturatorius und cutaneus femoris lateralis. Soweit das Gebiet des Plexus lumbalis. Die andre Hälfte des vierten Lendennerven, mit dem fünften zum Truncus lumbosacralis vereinigt, tritt mit den Sakralnervenanteilen des Beingeflechts zum Nervus ischiadicus zusammen. Auch die Wurzeln dieses Gebietes, des Plexus sacralis, geben mehrere Nebenzweige ab, die Nervi glutaei, den cutaneus femoris posterior und motorische Nerven für die kleinen Auswärtsroller des Oberschenkels, die Musculi piriformis, obturator internus, die Gemelli und den Quadratus femoris. Der Ast für den erst genannten dieser Rollmuskeln entspringt immer von den Wurzeln, die übrigen können auch vom Ischiadicusstamm ihren Ausgang nehmen. (Abb. 44.)

Über eigenartige Symptomgruppierungen, die der Läsion bestimmter Plexusabschnitte entsprächen und die sich vom Bilde der Lähmungen der peripherischen Äste deutlich unterschieden, besitzen wir nicht die sicheren Kenntnisse, wie sie für den Plexus brachialis gewonnen worden sind. Bei den Affektionen des Beinplexus treten uns im wesentlichen dieselben klinischen Bilder wie bei Läsion der Einzelnerven entgegen, Cruralislähmungen, Ischiadicuslähmungen usw. Einiges Wenige, was für die Lokalisation im Plexusgebiet Bedeutung gewinnen kann, wird in den folgenden, die Lähmungen der wichtigeren einzelnen Nerven behandelnden Abschnitten anzuführen sein.

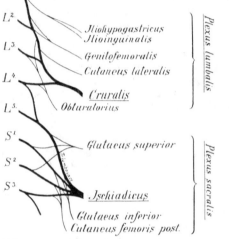

Abb. 44. Schema des Plexus lumbosacralis.

Die Cruralislähmung. Unter den wichtigeren Ursachen dieser seltenen Lähmung seien genannt: Schädigung des Nerven durch direkte Verwundung, durch Geschwülste, besonders solche in der Nähe der Wirbelsäule, im Becken, ferner der Druck, den der Nerv bei langdauernden Entbindungen durch den kindlichen Körper erleiden kann (materne Entbindungslähmungen), Druckschädigungen durch langanhaltende extreme Hüftbeugung, wie man das als infantile Entbindungslähmung bei in Steißlage geborenen Kindern, wie man es nach Narkosen gesehen hat, während deren das Bein ungeschickt gelagert wurde, Läsionen des Nerven bei Beckenbrüchen, bei Frakturen und Luxationen des Oberschenkels. Endlich kann eine Cruralislähmung in manchen Fällen ohne ersichtliche örtliche Ursache bei Personen beobachtet werden, die unter dem Einfluß von Stoffwechselanomalien, infektiösen und toxischen Noxen gestanden haben.

Die wichtigste und regelmäßigste Folge einer Cruralislähmung ist die Lähmung des M. quadriceps femoris. Die aktive Streckung des Kniegelenks ist unmöglich. Der Kranke vermag sich auf das Bein nur so lange zu stützen, als er das Knie in passiv durchgedrückter Stellung erhält. Sobald es in Beugestellung geriete, würde er zusammenbrechen. Er schleudert deshalb beim Gehen den Unterschenkel des kranken Beines nach vorn und drückt nach dem Aufsetzen des Fußes das Knie passiv durch, bis das andre Bein den Körper wieder stützt. Die Lähmung des Sartorius ist durch Inspektion und Palpation festzustellen, macht aber keine erheblichen funktionellen Störungen. Bedeutungslos erscheint die Lähmung des Ästchens, mit dem der Cruralis sich an der Innervation des Pectineus beteiligt. Bei hohen Läsionen ist auch der Iliopsoas gelähmt. Es ist damit die Beugung im Hüftgelenk aufgehoben und das Gehen äußerst erschwert. Auch eine doppelseitige Quadricepslähmung macht das Gehen sehr unsicher, bei einer doppelseitigen vollständigen Cruralislähmung ist es überhaupt nicht mehr möglich.

Außer den motorischen gehören sensible Störungen in dem ausgedehnten Hautgebiet zum Bilde der Cruralislähmung. Der Patellarsehnenreflex ist erloschen.

Daß die gleichzeitige Erkrankung von Nebenästen des Lumbalplexus topisch-diagnostische Bedeutung gewinnen kann, braucht kaum besonders hervorgehoben zu werden.

Viel häufiger als die seltene Lähmung des peripherischen Nerven ist es, daß Teile seines Innervationsgebietes bei den verschiedensten andersartigen, myopathischen und Nervenkrankheiten beteiligt sind. Mit die häufigste Ursache einer lähmungsartigen Schwäche im Quadricepsgebiet ist die arthrogene Atrophie des Muskels bei Kniegelenkserkrankungen.

Zur Therapie sei hervorgehoben, daß man durch einen Schienenhülsenapparat, bei dem die Funktionen der ausgefallenen Muskeln durch elastische Bänder ersetzt sind, die Gebrauchsfähigkeit des Beins ganz außerordentlich verbessern kann.

Die **Obturatoriuslähmung** ist noch ungewöhnlicher. Sie tritt allein auf oder begleitet die Cruralislähmung. Ätiologisch sind Affektionen im Bereich des Beckens zu nennen, die Hernia obturatoria kann zur Lähmung des Nerven führen, materne Entbindungs- und Narkosenlähmungen sind beobachtet worden.

Gelähmt sind die Adductoren des Oberschenkels, von denen nur der pectineus und der magnus geringe anderweite innervatorische Zuzüge erhalten, und der Obturator externus, der an der Außenrotation des Oberschenkels beteiligt ist. Außerdem können Sensibilitätsstörungen an der Innenfläche des Oberschenkels vorkommen.

Die **Lähmung des N. cutaneus femoris lateralis** hat größeres praktisches Interesse. Es gibt ein eigenartiges, als Meralgia paraesthetica, Bernhardt-Rothsche Sensibilitätsstörung bezeichnetes Krankheitsbild, das auf einer isolierten, destruktiven Erkrankung des N. cutan. fem. lat. beruht. Es tritt meist einseitig auf, die Kranken klagen über mancherlei unangenehme Empfindungen und Schmerzen an der Außenseite des Oberschenkels, die sich besonders beim Gehen äußern. Alle mechanischen Irritamente, selbst der Druck der Kleider, werden oft unangenehm empfunden. Auch über ein beim Gehen auftretendes, an intermittierendes Hinken erinnerndes Schweregefühl in der Wade wird von manchen Patienten geklagt. Objektiv besteht Hyp- oder Anästhesie in einem mehr oder minder großen Teil des Innervationsgebietes unsres Nerven. Sitz und Ausdehnung der Anästhesie können schwanken. Häufig finden sich auf Druck besonders schmerzhafte Punkte im Nervenverlauf.

Die Ätiologie des Leidens ist dunkel. Im Anschluß an Infektionskrankheiten, wie Typhus und Gelenkrheumatismus, entwickelt es sich, nach mechanischen schädlichen Einwirkungen, nach Überanstrengungen, bei Patienten mit Stoffwechselkrankheiten hat man es entstehen sehen, und noch manche andre Faktoren werden mit mehr oder minder Recht angeschuldigt. Das Übel ist harmloser Natur, aber immerhin manchen Patienten recht lästig. Die Prognose ist zweifelhaft, es kann sehr hartnäckig sein, auch rezidivieren.

Unter den therapeutischen Maßnahmen empfiehlt sich manchmal die Faradisation, bei sehr reizbaren Fällen ist im allgemeinen die stabile Anodengalvanisation der Druckpunkte vorzuziehen, wobei man die indifferente Elektrode auf die Wade applizieren kann. In manchen Fällen hat man die Resektion des Nerven, wie berichtet wird, mit Erfolg ausgeführt.

Die Ischiadicuslähmung. Ätiologie. Schon während ihres Verlaufs durchs Becken können die Ischiadicusfasern mancherlei Schädigungen erfahren. Einer der wichtigsten Fälle ist der der „maternen" Entbindungslähmung des Nerven durch den Druck, dem er bei langdauernden Geburten ausgesetzt ist. Ferner kommen Läsionen durch Geschwülste, entzündliche Prozesse der Nachbarorgane, Beckenexsudate, durch Frakturen des Beckens und des untersten Teiles der Wirbelsäule zustande. Zerrungen und Dehnungen kommen besonders bei Hüftgelenksluxationen, auch bei unvorsichtigen Einrichtungsversuchen vor. Früher, als man noch brüske Dehnungen des Nerven als Heilmittel bei Neuralgien anwandte, hat man auch dadurch Lähmungen entstehen sehen, ebenso wie durch medikamentöse Einspritzungen in und unter die Glutäalmuskulatur.

Weiter peripherisch ist der Nerv besonders durch Femurbrüche gefährdet.

Im oberen Teil der Kniekehle trennen sich die beiden Endäste, der N. peroneus und der N. tibialis, voneinander. In ihrem isolierten Verlauf sind sie noch zahlreichen Gefahren ausgesetzt, die einer besonderen Besprechung bedürfen.

Der Peroneus erkrankt besonders häufig durch Druckwirkungen, so bei Arbeiten, die in kauernder, hockender Stellung vorgenommen werden (Rübenarbeiter z. B.), durch Druck in der Narkose, im Schlaf, ja bei disponierten Individuen durch längeres Übereinanderschlagen der Beine. Durch Zerrungen, z. B. durch Umknicken des Fußes, wird besonders der oberflächliche Ast betroffen. Häufig ziehen Unterschenkelbrüche, besonders solche der Fibula, den Nerven in Mitleidenschaft, während Kniegelenksaffektionen trotz der engen Nachbarschaft nur äußerst selten eine schädliche Wirkung ausüben. Der ebenfalls seltene Fall einer kindlichen Entbindungslähmung des Peroneus durch Extraktion des Kindes am Bein sei seines prophylaktischen Interesses wegen genannt.

Viel weniger gefährdet ist der Tibialis; er erleidet in seiner geschützteren Lage viel seltener Druckläsionen und wird wohl am häufigsten durch direkte Verwundung isoliert gelähmt.

Auch die Nerven des Ischiadicusgebietes sieht man gelegentlich ohne nachweisbare örtliche Ursache isolierter Lähmung verfallen. In der Regel wird sich dann ein toxischer oder infektiöser Zustand oder eine Stoffwechselkrankheit als stark disponierendes Moment nachweisen lassen. Mit der Neuralgie des Hüftnerven verbinden sich in manchen langdauernden Fällen Ausfallssymptome, ja selbst mehr oder minder ausgesprochene Lähmungserscheinungen.

Die Besprechung der Symptomatologie geht zweckmäßig aus von der Erörterung der Erscheinungen der Peroneus- und Tibialislähmung.

a) Die Peroneuslähmung. Bei vollständiger Lähmung ist die Streckung (Dorsalflexion) des Fußgelenks, die Streckung der Zehen in den Grundphalangen, die Pronation (Abduction) des Fußes völlig aufgehoben. Die Streckung der zweiten und dritten Phalangen ist beeinträchtigt und nur durch die Musculi interossei und lumbricales noch möglich, die dabei gleichzeitig die Grundglieder beugen. Die Supination (Adduction) des Fußes ist durch den Ausfall des gleich-

zeitig streckenden Tibialis anterior schwer geschädigt. Der Fuß hängt in Spitzfußstellung herab, die Zehen stehen in Beugestellung. Um ein Schleifen der
Zehen beim Gehen zu verhüten, muß der Kranke sein Knie abnorm stark
heben (Steppergang)[1]. Bei längerem Bestande der Lähmung und ungenügender
ärztlicher Fürsorge wird die abnorme Stellung des Fußes durch Contractur
der Antagonisten dauernd fixiert. Da die Pronation des Fußes völlig aufgehoben ist, dagegen einige Supinatoren, die vom N. tibialis versorgten, erhalten
sind, tritt zu der Spitzfußstellung in der Regel eine leichte Hebung des
medialen Fußrandes, es bildet sich also ein Pes equinovarus aus.

Die Sensibilitätsstörung betrifft die Rückenfläche des Fußes und der Zehen
und ein kurzes anschließendes Stück außen an der Streckseite des Unterschenkels. Der gleich bei der Trennung des Peroneus vom Tibialis im oberen
Teil der Kniekehle vom Peroneus entspringende N. cutan. surae lateralis bleibt
bei dieser Besprechung der isolierten Peroneuslähmung außer Betracht.

Die beiden Hauptäste des N. peroneus sind, wie schon erwähnt wurde
und wie bei Besprechung der Ischiadicuslähmung noch weiter auszuführen
sein wird, nicht immer in gleichem Maße beteiligt. Auch direkte Verletzungen
können nur einen von ihnen betreffen. Der Ramus superficialis innerviert
lediglich die Musculi peronei und nur einen sehr kleinen Teil des Hautgebietes.
Alles übrige fällt dem tiefen Aste zu. Für das Verständnis der im Falle partieller
Lähmungen des Peroneusgebietes sich ergebenden Funktionsausfälle und Stellungsanomalien denke man daran, daß bei Lähmung des Tibialis anterior der
Fuß eine Neigung hat, in Valgusstellung, dagegen bei Lähmung der Musculi
peronei in Varusstellung zu geraten. Der M. peroneus longus, der an der Basis
des ersten Metatarsus inseriert, ist auch insofern ein Antagonist des M. tibialis
anterior, als er seinen Insertionspunkt volarwärts senkt und die Wölbung des
Fußgelenks verstärkt. Bei seiner Lähmung tritt eine Abflachung, im Falle
seiner Contractur eine Verstärkung der Fußgelenkswölbung ein. Die exten-
sorische Funktion kommt lediglich dem Ramus profundus zu.

b) Die Tibialislähmung betrifft die Wadenmuskulatur, die Muskeln
des Groß- und Kleinzehenballens, die Interossei und Lumbricales. Die Beugung
des Fußes und der Zehen ist aufgehoben — die geringe Flexionswirkung des
Peroneus longus kommt dem schweren Defekt gegenüber kaum in Frage —,
der Kranke ist nicht mehr imstande, die Zehen zu spreizen und zu adducieren,
die zweiten und dritten Zehenglieder unter gleichzeitiger Beugung der Grundphalangen zu strecken. Die Supination des Fußes ist nur noch vermittels
des Tibialis anterior, also unter gleichzeitiger Streckung, ausführbar. Der
Fuß gerät in leichte Extensions- und Pronations-, also Calcaneo-valgus-Stellung,
die Zehen werden im Metatarsophalangealgelenk stark überstreckt gehalten
(Krallenfuß, pied en griffe).

Die Sensibilitätsstörung nimmt das Gebiet der Fußsohle einschließlich
der Beugeflächen der Zehen und die Gegend des äußeren Knöchels ein, vielleicht noch ein kurzes anschließendes Stück außen an der Hinterfläche des
Unterschenkels.

Der Achillessehnenreflex ist erloschen. Der Fußsohlenreflex ist entweder
auch erloschen oder verläuft doch, falls die sensible Leitung erhalten ist, in
abnormer Weise. Die charakteristische Beugung der Zehen fällt infolge der
Unterbrechung ihrer motorischen Bahn aus. Die an ihre Stelle tretende Streckung

---

[1] Charcot hat die Gangart mit der gravitätisch ausschreitender edler Pferde verglichen: Steppeur, engl. stepper, Renner, von to step, schreiten, speziell würdevoll schreiten.

der Zehen, speziell auch der großen Zehe, hat natürlich nicht die diagnostische
Bedeutung des Babinskischen Reflexes (Pseudobabinski).

c) Die Ischiadicuslähmung. Wenn der Nerv oberhalb der Scheidung
von Peroneus und tibialis eine völlige Leitungsunterbrechung erfährt, so ist
eine absolute Lähmung sämtlicher Unterschenkel- und Fußmuskeln die Folge.
Bei hochsitzenden Läsionen sind auch die Beugemuskeln des Oberschenkels
(biceps, semimembranosus und semitendinosus) gelähmt. Der Ausfall des
Ästchens, mit dem der Ischiadicus sich an der Innervation des M. adductor
magnus beteiligt, und die Lähmung der kleinen Außenrotatoren dürfte kaum
erhebliche klinische Erscheinungen machen.

Die Sensibilitätsstörung ist auch auf das Gebiet des N. cutaneus surae
lateralis ausgebreitet.

Ganz besonders wichtig ist nun, daß sehr häufig bei hohen Läsionen im
Ischiadicusgebiet partielle Lähmungen, und zwar ganz besonders solche im Bereich des Peroneus zustande kommen. Für die materne Entbindungslähmung
ist es beinahe die Regel, daß etwa vorhandene, ausgedehntere Defekte sich
bald zurückbilden und eine Peroneuslähmung bestehen bleibt, und zwar ganz
besonders gern eine solche im Bereich des Ramus profundus, wobei die M.
peronei verschont werden. Für dieses merkwürdige Verhalten gibt es eine
große Anzahl von Erklärungsversuchen. Für den zuletzt erörterten speziellen
Fall ist die Ursache wahrscheinlich darin zu suchen, daß ein bestimmter, in
den Ischiadicus übergehender Plexusanteil, der eingangs genannte Truncus
lumbosacralis, der die Fasern für den Rames profundus peronei führen dürfte,
mechanischen Insulten innerhalb des Beckens besonders ausgesetzt ist. Es
tritt uns allerdings auch sonst klinisch eine größere Läsibilität des N. peroneus
gegenüber dem Tibialis entgegen. Ob eine stärkere Exposition gegenüber
mechanischen Schädlichkeiten auch noch an andren als der genannten Stelle,
ob ungünstigere Vascularisationsverhältnisse, ob noch andre Momente dabei
im Spiele sind, steht dahin. Auf eine anatomische Tatsache, die einmal klinisches
Interesse gewinnen könnte, sei hingedeutet: Wenn die für Peroneus und Tibialis
bestimmten Fasern auch stets bis in den oberen Teil der Kniekehle in engster
Nachbarschaft verlaufen, so sind sie doch häufig schon sehr weit oberhalb ihrer
Wegscheidung, ja bis ins Plexusgebiet hinauf als getrennte oder leicht zu
trennende Bündel anzutreffen.

Zur Frage der Prognose ist speziell vor einer allzu optimistischen Beurteilung derjenigen Ischiadicuslähmungen zu warnen, deren Läsionsort in der
Tiefe des Beckens zu suchen ist. Gerade auch die materne Entbindungslähmung
läßt in einem recht großen Prozentsatz von Fällen bleibende Defekte zurück.

Die differentialdiagnostische Abgrenzung mancher peripherischer
Lähmungen im Ischiadicusgebiete gegen solche, die durch umschriebene, spinale
Herde bedingt sind, kann besonderen und eigenartigen Schwierigkeiten begegnen. Unsere Kenntnisse darüber, in welcher Weise die Kerne der in Frage
kommenden Muskeln in den Vorderhörnern des Rückenmarks gruppiert sind,
sind noch in mancher Beziehung lückenhaft. Jedenfalls besteht eine weitgehende Ähnlichkeit dieser spinalen Gruppen mit den Innervationsgebieten
der peripherischen Nerven. Diese Andeutung mag genügen, um zur Vorsicht
zu mahnen.

Bei den supranuclearen, durch Pyramidenbahnläsion bedingten Lähmungen des Beins pflegen die Extensoren des Fußes besonders stark geschädigt
zu sein. Diese Prädilektion ist manchmal so auffällig, daß sich im ersten Augenblick der Gedanke an eine peripherische Komplikation aufdrängen kann.

Doppelseitige Peroneuslähmungen sind meist polyneuritischer Natur.

Zur Therapie sei an die bei der Peroneuslähmung so nötige Prophylaxe der Contractur besonders erinnert. Der Störung, die das Hängen der Fußspitze beim Gehen verursacht, läßt sich durch geeignete Bandagen abhelfen, bei denen die Funktion der gelähmten Muskeln durch elastische Zügel teilweise ersetzt wird. Auch für die Tibialislähmung sind ähnliche Apparate erfunden worden.

Die **Lähmung der Nervi glutaei** ist sehr selten. Man hat sie beispielsweise nach Frakturen des Kreuzbeins und bei Beckengeschwülsten beobachtet. Die gleiche Schädigung kann den N. cutan. femoris posterior in Mitleidenschaft ziehen. Die motorische Lähmung betrifft die Musculi glutaei und den Tensor fasciae latae. Streckung und Abduction im Hüftgelenk sind gelähmt, auch die Innen- und Außenrotation sehr geschwächt. Beim Gehen fällt vor allem das Fehlen der seitlichen Fixation des Beckens gegen den Oberschenkel auf. Beim Auftreten mit dem Bein der kranken Seite fällt das Becken nach der gesunden, der Gang bekommt etwas Watschelndes (Beckenschaukeln).

5. Die Nerven der Plexus pudendus und coccygeus.

Die radiculären Lähmungen dieses Gebietes werden bei den Affektionen der Cauda equina besprochen werden. Über Affektionen im Bereich der eigentlichen Geflechte und ihrer peripherischen Äste ist so gut wie nichts bekannt.

Anhang.
Die professionelle Lähmung, professionelle Neuritis.

Typische Lähmungen einzelner peripherischer Nerven können, wie wir gesehen haben, durch professionelle Schädigungen zustande kommen. So entstehen durch habituelle Druckwirkung Lähmungen an den Beinen, speziell des N. peroneus, bei Leuten, die in hockender Stellung arbeiten, Ulnarislähmungen bei Personen, die bei ihrer Beschäftigung beständig den Ellbogen aufstützen, durch Druck und Zerrung bei Lastträgern Plexuslähmungen.

Eine besondere Besprechung erfordert eine Gruppe von Fällen, wo durch die speziellen Verhältnisse der professionellen Ätiologie eigenartige klinische Bilder entstehen, Fälle von elektiver Schädigung weniger ganz bestimmter Muskeln, die bei der betreffenden Beschäftigung gewöhnlich gleichzeitig sehr angestrengt und gedrückt oder sonstwie mechanisch irritiert worden sind.

Die praktisch wichtigste Form findet sich besonders bei solchen Arbeitern, die anhaltend ein bestimmtes Instrument führen, dessen Griff sie fest umklammern müssen, so daß die kleinen Handmuskeln sowohl angestrengt als einem Drucke ausgesetzt sind: bei Plätterinnen, Schlossern, Bohrern, Hoblern, Zuschneidern (Schere!) und vielen andren Berufsarten. Ganz dieselben Störungen sieht man bei Leuten, die gezwungen sind, eine Hand beständig schwer auf einen Krückstock zu stützen. Besonders gefährdet sind in allen diesen Fällen die Muskeln des Daumenballens und der Interosseus primus.

Vorwiegend auf Anstrengung zurückzuführen sind wohl die ähnlich lokalisierten professionellen Paresen bei Melkern, bei Zigarrenwicklern u. a.

Wir verzichten auf die Anführung seltenerer Vorkommnisse analoger Art und nennen nur noch die bei Trommlern vorkommende Lähmung einiger Muskeln des linken Daumens, Trommlerlähmung, bei deren Diagnose man sich vor der Verwechslung mit einer chirurgischen Affektion, die unter denselben Bedingungen auftritt (Zerreißung der Sehne des Extensor poll. long., Trommlersehne, Düms) besonders zu hüten hat.

Neben den durch toxische und infektiöse Schädlichkeiten disponierten Individuen erkranken besonders leicht ungeschickte Neulinge, die die Arbeit mit unnötigem Kraftaufwand vollführen.

Das klinische Bild, häufig von Parästhesien und Schmerzen eingeleitet und begleitet, setzt sich im wesentlichen aus rasch oder auch schleichend einsetzender Schwäche und Atrophie der geschädigten Muskeln zusammen.

Ea R und leichte Herabsetzung der Sensibilität zeigt in vielen Fällen die neuritische Natur des Übels an. Doch gibt es vielleicht auch myopathische Fälle.

Die Diagnose ist bei gehöriger Berücksichtigung der Ätiologie kaum zu verfehlen. Auch die Sensibilitätsstörungen und Schmerzen können, wo sie vorhanden sind, zur Abgrenzung gegen manche äußerlich ähnlich aussehenden Spinalaffektionen dienen. Die Beschäftigungsparese kann sich mit einer Beschäftigungsneurose verbinden.

Die Prognose der reinen Fälle ist meist durchaus günstig.

Bei der Therapie spielt Ruhe des kranken Teiles und vor allem natürlich zeitliches oder dauerndes Aufgeben der schädlichen Beschäftigung eine besonders große Rolle.

Die Polyneuritis.

Die Polyneuritis (Leyden, um 1880) ist eine mehr oder minder ausgebreitete, primär degenerative Erkrankung des peripherischen Nervensystems von annähernd symmetrischer Verteilung und gesetzmäßigem Verlauf, die sich auf dem Boden einer allgemeinen Schädigung durch in die Säftemasse übergegangene, im weitesten Wortsinne toxische Stoffe entwickelt.

Nicht jede multiple Erkrankung peripherischer Nerven ist somit eine Polyneuritis. So spricht man mit gutem Grunde nicht von einer solchen, wenn gummöse Infiltrate, wenn sarkomatöse Tumoren im Bereich der Meningen der Schädelbasis oder des Rückenmarks eine multiple Hirnnerven- oder Wurzellähmung hervorrufen. Auch multiple Lähmungen durch Geschwülste oder gummöse Prozesse an den peripherischen Nerven selbst würden nicht in dieses Kapitel gehören. Viel näher stehen der Polyneuritis andre Fälle. Wir sahen an einem früheren Orte, daß auf dem Boden der allgemeinen Schädlichkeiten, die den Polyneuritiden zugrunde zu liegen pflegen, sich nicht selten auch Einzellähmungen peripherischer Nerven entwickeln. Auch Lähmungen mehrerer einzelner Nerven in regelloser, wie wir annehmen dürfen, durch spezielle örtliche Ursachen bedingter Auswahl kommen unter solchen stark disponierenden Umständen nicht eben selten zustande. Auch diese Fälle sind von der Polyneuritis zu trennen.

Andrerseits können aber auch bei einer echten Polyneuritis örtliche Faktoren, wie starke funktionelle Inanspruchnahme gewisser Teile, die Verteilung im einzelnen etwas modifizieren. Dennoch wird es theoretisch und praktisch nötig und auch fast immer durchführbar sein, die Polyneuritis $\varkappa\alpha\tau'$ $\dot{\varepsilon}\xi o\chi\acute{\eta}\nu$, die symmetrische Polyneuritis, von anderweiten multiplen Nervenlähmungen (Mononeuritis multiplex oder „Polyneuritis disseminata", multiplen Geschwulstbildungen) scharf zu scheiden.

Ätiologie. Die überwiegende Mehrzahl der Polyneuritisfälle ist bei uns durch chronischen Alkoholismus verursacht. Nächstdem hat die als Bleilähmung bezeichnete Form wohl die größte praktische Bedeutung. Ganz vorzugsweise ist es die chronische Vergiftung durch gewerbliche Beschäftigung mit Blei, die zur Bleilähmung führt, doch sind solche Erkrankungen auch nach allen möglichen mehr zufälligen Intoxikationen beobachtet worden. Unter den gefährdeten Kategorien von Arbeitern nennen wir die Personen, die bei der hüttenmännischen Gewinnung des Bleis beschäftigt sind, die das Metall weiterverarbeiten, z. B. zu Schrot, Rohren, Druckertypen (Schrift-gießer), zu chemischen Präparaten (Farben!), ferner die Maler, Lackierer und Färber, die Bleifarben anwenden, die Töpfer, die bleihaltige Glasur her-stellen, die Schriftsetzer, die sich der Bleitypen bedienen, die Feilenhauer, Blattgoldarbeiter, Graveure, die Bleiplatten als Unterlagen nehmen, die Ar-beiter, die in Akkumulatorenfabriken mit den Bleiplatten zu tun haben, Gas-schlosser u. a., die Mennige zum Kitten von Röhren gebrauchen, Klempner, die mit Bleilot löten.

Von den toxischen Polyneuritiden kommt demnächst am ehesten einmal eine Arsenlähmung vor, z. B. nach mißbräuchlicher, arzneilicher Anwendung des Mittels. Die Polyneuritis nach Schwefelkohlenstoffvergiftung wird bei den in den Vulkanisierräumen der Gummifabriken beschäftigten Personen in seltenen Fällen beobachtet. Toxische Polyneuritiden nach Vergiftung mit Kohlenoxyd, Quecksilber und noch andren Giften sind direkt Raritäten.

Eine zweite wichtige Gruppe bilden die Polyneuritiden bei und nach Infektionskrankheiten. Bei weitem die größte praktische Bedeutung hat die sog. postdiphtherische Lähmung, die sich am häufigsten etwa in der dritten Woche der Rekonvaleszenz entwickelt[1]). Die Polyneuritis im Anschluß an Typhus, Influenza, Malaria und andre akute Infektionskrankheiten ist ungleich viel seltener. Auch in diesen Fällen setzt das Nervenleiden meist während der Rekonvaleszenz von der Grundkrankheit ein. Bei der Syphilis kommt die Polyneuritis im Sekundärstadium vor, meist spätestens ein halbes Jahr nach der Ansteckung; ferner findet sie sich gelegentlich im Verlaufe des Trippers und bei fortgeschrittener Lungentuberkulose. Seltenere Ursachen infektiöser Natur sollen hier nicht aufgezählt werden. Von der Nervenerkrankung bei Lepra wird in einem Anhang an dieses Kapitel kurz die Rede sein.

Neben den ätiologischen Hauptgruppen der toxischen und der im Anschluß an Infektionskrankheiten auftretenden Polyneuritis spielen die sog. kachektisch-dyskrasischen Formen praktisch nur eine untergeordnete Rolle. Zu ihnen rechnet man die bei verschiedenartigen marantischen Zuständen und die bei Stoffwechselanomalien, wie Diabetes, hier und da beobachteten Fälle, ferner auch die in der Gravidität und im Wochenbett auftretende Polyneuritis, sofern sie nicht auf eine begleitende Infektionskrankheit (Puerperalfieber) bezogen werden kann.

In nicht wenigen Fällen muß die Polyneuritis mangels eines nachweis-baren ätiologischen Moments als idiopathische bezeichnet werden. Man vergesse nicht, daß ja auch bei den toxisch-infektiösen und kachektisch-dyskrasischen Formen die direkte Ursache der Erkrankung durchaus im Dunkel bleibt, ist es doch immer nur ein kleiner Teil der von jenen Schädlichkeiten betroffenen Personen, der nun wirklich eine Polyneuritis bekommt. Nicht gerade selten also kann man auch ein solches disponierendes Moment nicht nachweisen. Manche solche Fälle machen den Eindruck einer selbständigen Infektions-krankheit.

---

[1]) Das Laienvorurteil, daß die diphtherische Lähmung eine Folge der Serumbehand-lung der Diphtherie sei, entbehrt jeglicher Begründung. Es scheint im Gegenteil, als ob sehr frühe Serumbehandlung auch die Gefahr des Eintretens dieser Nachkrankheit ver-minderte (Heubner).

Als Beri-beri wird eine besondere, wahrscheinlich infektiöse, in Ostasien, Brasilien und auch in Afrika endemische Form bezeichnet, die in einzelnen Fällen auch zu uns verschleppt wird.

Es ist nur noch hinzuzufügen, daß in der Ätiologie der Polyneuritis oft mehrere der genannten Momente konkurrieren, und daß die Erkältung vielleicht in manchen Fällen eine auslösende Rolle spielt.

Das klinische Bild der Polyneuritis setzt sich aus einer Vielheit mehr oder minder streng symmetrisch auf beide Körperhälften verteilten peripherischen Nervenlähmungen und -paresen zusammen.

Bei der genaueren Besprechung gehen wir von einem Grundtypus aus, wie er z. B. bei der Alkoholpolyneuritis und der Mehrzahl der übrigen Formen die Regel darstellt, und erörtern an zweiter Stelle die klinischen Besonderheiten einiger spezieller Fälle.

Am stärksten und am frühesten sind in den weitaus meisten Fällen die Nerven der Beine ergriffen und unter ihnen wieder die Nervi peronei. Ein Bein geht nicht selten etwas voran, das andre folgt bald nach. Nächst den Nn. peronei erkranken die Tibiales am regelmäßigsten. Weiter aufsteigend befällt das Übel die Nerven des Oberschenkels und Beckens, mit ihnen, manchmal auch schon vor ihnen, gewöhnlich auch einen Teil der Nerven an den oberen Extremitäten, zuerst in den meisten Fällen die Radiales, dann die Mediani und die Ulnares. Auch an den oberen Extremitäten zeigt sich eine Bevorzugung der distalen Teile. Die Muskulatur der Oberarme, der Schultergürtel wird seltener befallen. Vom Innervationsgebiet der Radialnerven sind auch die Musculi brachioradiales nicht selten ausgespart. Daß die Lähmungen an den Armen den Charakter der Plexuslähmungen tragen, ist ganz ungewöhnlich.

Die Lähmung ist in den verschiedenen Nervengebieten in der Regel ungleich stark entwickelt. Eine vollständige Lähmung tritt am häufigsten wieder in der Muskulatur der Unterschenkel ein. In den übrigen Nervengebieten kommt es oft nur zu mehr oder minder starken Paresen. In schweren Fällen allerdings kann es zu nahezu oder ganz vollständiger Lähmung aller vier Extremitäten kommen, dann bleibt auch die Muskulatur des Rumpfes, die Bauchmuskulatur, die Muskulatur des Rückens und Halses häufig nicht verschont.

Die Atrophie der befallenen Muskelgruppen ist meist bald deutlich zu erkennen. Die elektrische Erregbarkeit zeigt die zu erwartenden Veränderungen, in der Regel EaR. Die Reflexe sind fast immer stark abgeschwächt oder erloschen. Das Erlöschen der Sehnen- und Periostreflexe kann zu den frühesten Symptomen gehören. Eine vorübergehende initiale Steigerung wird man nicht oft beobachten. Daß Patellar- und Achillessehnenreflexe dauernd erhalten bleiben, ist selbst in den leichten Fällen ungewöhnlich, in denen die Nn. tibiales und crurales verhältnismäßig wenig geschädigt sind. Eine Steigerung der Hautreflexe (Fußsohlenreflexe) kommt, besonders in den hyperalgetischen Fällen, öfter vor.

Die Glieder befinden sich in der durch die Lähmung bedingten anomalen Stellung. Die Füße sind in Spitzfußstellung, die Hände zeigen meist das Bild der „Fallhand", in andern Fällen die Affenhand- oder Klauenstellung oder Mischformen davon. Bei längerem Bestand des Leidens werden die Stellungsanomalien durch Contracturen fixiert, falls die Behandlung nicht vorbeugt.

Wenn die Kranken noch gehfähig sind oder wieder gehfähig werden, ist je nach Ausbreitung und Verteilung des Leidens ausgesprochen paretischer Gang, Steppergang, Beckenschaukeln zu beobachten.

Von den auf sensiblem Gebiet sich abspielenden Störungen gehören Parästhesien, Kriebeln, Taubheitsgefühl wieder besonders in den distalen Teilen der Extremitäten und zuerst an den Beinen mit zu den frühesten Symptomen vieler Fälle. Reißende, ziehende, brennende Schmerzen in den befallenen Teilen, Druckempfindlichkeit der Nervenstämme und der Muskulatur sind häufig, aber durchaus nicht regelmäßig vorhanden. Ist die Schmerzhaftigkeit stark und die Lähmung keine vollkommene, so pflegt der Kranke passiven Bewegungen Widerstand entgegenzusetzen, so daß der Unerfahrene manchmal an spastische Zustände denkt.

Objektive Sensibilitätsstörungen treten den motorischen Störungen gegenüber zurück, sie beschränken sich, manchmal auch in schweren Fällen, auf einige wenige Nervengebiete an den distalen Teilen der Extremitäten. Daß sie ganz fehlen, ist aber doch recht ungewöhnlich. Besonders bei den Alkohol- und As-Lähmungen findet sich manchmal eine ziemlich ausgedehnte Hyperal-

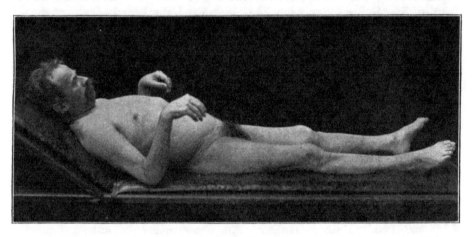

Abb. 45. Polyneuritis alcoholica.
Die doppelseitige Peroneus- und Radialislähmung tritt im Bilde besonders deutlich hervor.
(Leipziger Medizinische Klinik.)

gesie der Haut neben der sich gewöhnlich in engeren Grenzen haltenden Herabsetzung der übrigen Sinnesqualitäten.

Von trophischen und vasomotorisch-sekretorischen Störungen finden sich häufiger Störungen der Schweißsekretion, Hyper- oder Anhidrose, Hautrötung, Glanzhaut, aber auch reichliche Abschilferung, hier und da Ödeme.

Zu den selteneren Erscheinungen der Polyneuritis gehört die Beteiligung der Nervi phrenici und die Beteiligung der Hirnnerven. Besonders Facialislähmungen, Augenmuskel- und Vaguslähmungen, aber auch Opticus- und Acusticusneuritiden und andre werden hier und da beobachtet.

Störungen der Blasen- und Mastdarminnervation sind ganz ungewöhnlich.

Nicht selten werden die Polyneuritiskranken von Psychosen befallen. Einen bestimmten Symptomenkomplex psychischer Störungen hat man geradezu als polyneuritische Psychose bezeichnet (Korsakow). Zweifellos ist, daß man ihn bei Polyneuritiskranken hervorragend häufig findet. Er ist hauptsächlich charakterisiert durch schwere Störungen der Merkfähigkeit. Die über weiter zurückliegende Dinge oft noch ganz gut orientierten Kranken können über die Erlebnisse der allerletzten Vergangenheit, der letzten Stunden, absolut keine richtige Auskunft geben. Die dadurch entstehenden Gedächtnislücken werden mit Konfabulationen ausgefüllt. Ein seit Wochen gelähmt liegender Kranker erzählt z. B. beim Morgenbesuch des Arztes, er habe heute früh schon einen schönen Spaziergang gemacht und danach mit Appetit sein Mittagessen verzehrt.

Klinische Sonderformen.

1. **Die Pseudotabes peripherica.** Diese besonders bei Alkoholisten, aber auch nach Diphtherie, bei Diabetikern und sonst sich gelegentlich findende Form ist dadurch charakterisiert, daß die Ausfallserscheinungen sich vorzugsweise auf sensiblem Gebiete abspielen. Zu den frühesten subjektiven Beschwerden der Kranken gehört die lokomotorische, der tabischen durchaus ähnliche Ataxie der unteren, später wohl auch der oberen Extremitäten. Diese Ataxie beruht, wie überall, auf ausgedehnten Störungen besonders der tiefen Sensibilität. Dabei treten auch im Gebiete der Haut Anästhesien, der Hautnervenverzweigung entsprechend lokalisiert, deutlicher als in andren Fällen hervor. Das Rombergsche Phänomen ist vorhanden. Die Reflexe sind erloschen. Erscheinungen motorischer Schwäche treten dagegen durchaus zurück, doch dürften sie wenigstens in einigen Nervengebieten (Peronei!) kaum je ganz vermißt werden.

2. **Die Bleilähmung** ist in der überwiegenden Mehrzahl der Fälle, besonders regelmäßig beim Erwachsenen, auf die oberen Extremitäten beschränkt. Sie befällt zuerst die Nn. radiales, den rechten meist vor dem linken, und zwar in ganz eigentümlich elektiver Weise, zuerst die Fingerstrecker und die Strecker des Handgelenks. Die Krankheit kann auf dieses enge Gebiet dauernd beschränkt bleiben. Schreitet sie weiter fort, so ergreift sie nun die langen Daumenabductoren und die vom Ulnaris und Medianus versorgten kleinen Handmuskeln. Eine weitere Ausbreitung auf die brachioradiales, supinatores und andre Muskeln der Arme ist schon ungewöhnlich, eine Generalisation der Lähmung geradezu eine Seltenheit. Eine Bevorzugung der unteren Extremitäten (besonders Teile des Peroneusgebietes) findet sich am ehesten bei Kindern. Die Sensibilität bleibt fast immer ungestört.

Das höchst eigentümliche Bild deutet zweifellos mehr auf eine spinale als auf eine neuritische Erkrankung (Erb, E. Remak). Nach den zahlreichen vorliegenden anatomischen Befunden ist aber an seiner neuritischen Natur nicht mehr zu zweifeln. Die Erklärung der eigentümlichen Lokalisationsweise ist noch völlig kontrovers.

3. **Die postdiphtherische Lähmung** ist ebenfalls durch eine eigentümliche Lokalisation ausgezeichnet. Das fast ausnahmslos erste und nicht selten einzige Symptom ist eine motorische Lähmung und manchmal auch Anästhesie des Gaumensegels. Die Patienten sprechen offen nasal, getrunkene Flüssigkeiten strömen zum Teil durch die Nase zurück. An die Gaumensegellähmung schließt sich nun häufig eine Akkommodationslähmung an, für die interessanterweise besonders Hyperopen, die in der Rekonvaleszenz viel lesen, disponiert sein sollen.

In manchen Fällen werden dann noch andre Augenmuskeln, besonders die Recti externi, werden die Schlundmuskeln, die Kehlkopfzweige des Vagus und andre Hirnnervengebiete ergriffen. Häufiger ist eine Beteiligung der Extremitäten. Manchmal ist sie nur durch ein Erlöschen der Sehnenreflexe an den Beinen angedeutet. In andren Fällen kommt es zu typischer, polyneuritischer Lähmung der unteren und oberen Extremitäten, ja selbst zu noch weiterer Generalisation. In manchen Fällen gesellt sich statt dessen auch das Bild der Pseudotabes zu der Gaumen- und Akkommodationslähmung hinzu.

Es liegt nahe, in der Gaumenlähmung nach Diphtherie keine polyneuritische Erscheinung, sondern eine Art von ascendierender Neuritis zu sehen, zumal nach Nabeldiphtherie Bauchmuskellähmung beobachtet worden ist. Andrerseits hat man aber auch nach diphtherischen Infektionen am Arme Gaumensegellähmung und Akkommodationslähmung eintreten sehen.

Die Diagnose der Polyneuritis ist meistens sehr leicht. Wenn wir von der besonders bei bekannter Ätiologie gar nicht zu verkennenden typischen, postdiphtherischen und Bleilähmung absehen, so sind es besonders folgende Merkmale des klinischen Bildes, die die Polyneuritis von andren ausgebreiteten Lähmungen und lähmungsartigen Zuständen unterscheiden: die symmetrische Verteilung, der anfangs fortschreitende, in der Regel aufsteigende, später zur Heilung tendierende Verlauf, die Art der Ausfallssymptome, die mit EaR einhergehenden Lähmungen neben den nur selten fehlenden Sensibilitätsstörungen, endlich die fast immer kenntliche Gruppierung der Störungen entsprechend den Innervationsbezirken peripherischer Nerven. Auch die Korsakowsche Psychose findet sich bei den differential-diagnostisch in Frage kommenden Affektionen nicht.

Wir nennen nun die wichtigsten besonderen Unterscheidungsmerkmale der Krankheiten, die am ehesten einmal mit der Polyneuritis verwechselt werden können.

Der akuten poliomyelitischen Lähmung fehlt der progressive Verlauf. Sie setzt mit voller Schwere ein, um dann zurückzugehen. Ihre Ausbreitung ist nur ganz ausnahmsweise symmetrisch. Sensibilitätsstörungen fehlen fast immer. Spinale progressive Muskelatrophien sind schon durch ihren viel schleichenderen Verlauf, durch das recht späte Bemerkbarwerden von Funktionsstörungen, durch die bei den peripherischen Nervenerkrankungen ganz ungewöhnlichen fibrillären Zuckungen, ferner ebenfalls durch das Fehlen von Sensibilitätsstörungen charakterisiert. Wegen der unter Umständen schwierigen Abgrenzung gegen die seltene sog. neurotische progressive Muskeldystrophie, ein ebenfalls außerordentlich chronisch einschleichendes Übel, sei auf das betreffende Kapitel dieses Werkes verwiesen.

Die echte Tabes ist gegenüber der ataktischen Form der Polyneuritis durch eine ganze Reihe spezifischer Züge ausgezeichnet, vor allem die reflektorische Pupillenstarre, aber auch andre, manchmal schon früh einsetzende Zeichen, wie die gastrischen Krisen, die primäre Opticusatrophie, die bei der Polyneuritis ganz seltenen schweren Blasenstörungen, natürlich auch durch die segmentäre Anordnung der sensiblen Ausfälle. Dagegen vermissen wir bei der typischen Tabes die bei der Pseudotabes doch kaum je ganz fehlenden Paresen. Bei der Tabes besteht oft eine Analgesie der Nervenstämme gegen Druck, bei der Pseudotabes eine abnorme Druckempfindlichkeit.

Die myopathischen Erkrankungen, die zu ausgebreiteten, auch symmetrisch angeordneten Motilitätsstörungen führen können (progressive Dystrophien, Polymyositis, osteomalacische Lähmungen, Myasthenie) entbehren der direkt auf die Erkrankung der Nerven hindeutenden Symptome, der EaR, der frühzeitigen Herabsetzung oder Aufhebung der Reflexe, der Sensibilitätsstörungen. Wie sie sich im einzelnen durch positive Merkmale dem Kundigen oft auf den ersten Blick offenbaren, kann hier übergangen werden. Nur an die eigenartigen Lokalisationstypen bei den verschiedenen Formen der Dystrophie und an die entzündliche Schwellung der Muskeln, nicht selten auch der Haut bei der Polymyositis sei erinnert.

Zur vollständigen Diagnose der Polyneuritis gehört, vor allem auch im Interesse einer erfolgreichen Behandlung, natürlich eine möglichst genaue, auch auf objektive Kriterien sich gründende Feststellung der Ätiologie. So wird nach den objektiven Zeichen des chronischen Alkoholismus (psychische Veränderungen, Tremor), der Bleivergiftung (Bleisaum, basophile Granulation der Erythrocythen, Blei im Harn, das eventuell erst nach Joddarreichung nachweisbar wird), des Arsenmißbrauches (Hautveränderungen, Melanose), der CS_2-Vergiftung (psychische Alteration), nach den Merkmalen überstandener oder bestehender Infektionskrankheiten, nach Stoffwechselkrankheiten zu suchen sein.

Bei der Behandlung einer diphtherischen Lähmung ist die häufige myokarditische Komplication zu berücksichtigen. Bei der Beri-Beri-Krankheit gehört eine mit den Erscheinungen der Kreislaufsschwäche, speziell Ödemen, verlaufende Myokarditis geradezu zum klinischen Bilde.

Verlaufsweisen und Ausgänge. Prognose. Die Polyneuritis kann akut, selbst unter Fiebererscheinungen, einsetzen, aber auch sich schleichend entwickeln. In manchen seltenen Fällen schreitet das Übel von Tag zu Tag rapid fort und erreicht rasch seinen Höhepunkt. Häufiger ist es, daß bis zur vollen Ausbildung der Krankheitserscheinungen eine ganze Reihe von Wochen, ja selbst Monate vergehen. Die mehr chronische Entwicklung geht stetig oder manchmal auch in Schüben vor sich. Schubweise Verschlimmerungen des Bildes können durch Unvorsichtigkeit des Kranken, wie Alkoholexzesse, hervorgerufen werden.

Verschiedene Fälle erreichen, wie schon bei Besprechung der Symptomatologie angedeutet, einen sehr verschiedenen Grad der Ausbreitung. Manche bleiben geradezu rudimentär. Bei der als Grundtypus geschilderten Form geht das Leiden manchmal nicht über die unteren Extremitäten hinaus.

Die Prognose ist im allgemeinen durchaus günstig.

Ein tödlicher Ausgang durch die Krankheit selbst gehört zu den großen Ausnahmen. Manche hoch akut verlaufenden Fälle rasch aufsteigenden Verlaufs führen allerdings in kurzer Zeit zum Tode. Es sind die Lähmungen bulbärer Nervengebiete, es sind Atmungslähmungen manchmal schwer zu erklärender Art, die zur Todesursache werden. Auch in weniger stürmisch verlaufenden Fällen können doppelseitige Phrenicus- und Vaguslähmungen mit ihren mannigfachen Gefahren das Leben bedrohen. Daß bei Leuten in elendem Allgemeinzustande das lange Krankenlager als solches bedenklich werden, daß die Schwere der Grundkrankheit die Fortdauer des Lebens unmöglich machen kann, bedarf kaum der Erwähnung.

Die überwiegende Mehrzahl der Fälle kommt, wie gesagt, zur Heilung. Manchmal tritt schon binnen wenigen Wochen völlige Wiederherstellung ein. Selbst in ausgebreiteteren Fällen kommt das vor, wenn die Lähmungen und die Veränderungen der elektrischen Erregbarkeit keinen hohen Grad erreicht hatten. Meist freilich vergehen Monate, in schweren Fällen Jahr und Tag bis zur Heilung. Bleibende Defekte dürften meist zu vermeiden sein.

Von der Möglichkeit, die ursächlichen Schädlichkeiten völlig auszuschalten, hängt natürlich außerordentlich viel ab. Der Trinker, der dem Alkohol nicht entsagt, der Bleikranke, der immer wieder von neuem das Gift in sich aufnimmt, darf nicht auf Heilung rechnen.

Über die pathologische Anatomie genügen nach den Ausführungen des allgemeinen Teiles wenige Worte. Es handelt sich um einen primär degenerativen Prozeß, eine parenchymatöse Neuritis. Die peripherischen Verzweigungen der Nerven sind wohl meist stärker affiziert als die großen Stämme und Wurzeln. Die für die Polyneuritis typische Fasererkrankung scheint die als periaxiler Markscheidenzerfall einsetzende Entartungsform zu sein. Leichte Veränderungen dieser Art finden sich häufig auch in Nervengebieten, die keine klinischen Ausfallserscheinungen gezeigt haben (latente Neuritis). Die diskontinuierliche Verbreitung dieses Zerfallsprozesses läßt es möglich erscheinen, daß in einem zunächst normal gebliebenen Fasersegment dann Wallersche Degeneration eintritt, wenn in benachbarten proximalen Abschnitten die Veränderung bis zur Zerstörung der Achsenzylinder fortgeschritten ist. Es liegt nahe, sich auf diese Weise zu erklären, daß in stark erkrankten Nerven sich oft auch Fasern finden, die den Wallerschen Degenerationstypus zeigen. In veralteten Fällen sind zahlreiche Fasern völlig geschwunden. (Abb. 46 u. 47.)

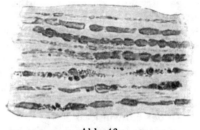

Abb. 46.
Frische polyneuritische Degeneration.
(Nach Bälz u. Miura.)
Zupfpräparat des N. peroneus eines Falles von Beri-beri. Osmiumfärbung.
In einzelnen Fasern deutlicher periaxiler Markzerfall. In anderen anscheinend Wallersche Degeneration.

Die Veränderungen des Nervenbindegewebes scheinen in der Regel nur sekundärer Natur zu sein. Echt entzündliche Herde in den Nervenästen und -stämmen kommen hier und da vor, sind aber immer nur von beschränktem Umfange und eine inkonstante Begleiterscheinung, die nichts Typisches hat.

Im Rückenmark und in den Spinalganglien finden sich nicht selten die mit der peripherischen Nervenerkrankung eng zusammenhängenden, im allgemeinen Teil besprochenen leichten Veränderungen. Daß daneben bei manchen Formen der Polyneuritis auch einmal komplikative Herdaffektionen des Gehirns und Rücken-

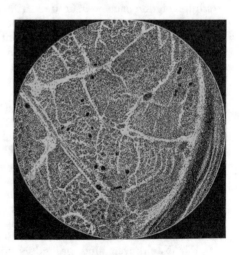

Abb. 47.
Fortgeschrittene Polyneuritis alcoholica.
(Nach Jacob.)
Querschnitt vom N. ischiadicus. In dem gewucherten Zwischengewebe nur noch ganz vereinzelte (schwarz gefärbte) erhaltene Fasern.

marks vorkommen können, z. B. bei der Diphtherie entzündliche und andre Gehirnherde, bei der Bleilähmung die sog. Encephalopathia saturnina, sei bei dieser Gelegenheit erwähnt.

Die Therapie der Polyneuritis bedarf nur einer kurzen Besprechung, nachdem bei der Behandlung der Einzellähmungen die wichtigen allgemeinen Grundsätze, die auch bei der Polyneuritis ihre Gültigkeit haben, bereits eingehend erörtert worden sind, So können die Erfordernisse völliger Ruhe in frischen Fällen, geeigneter Ernährung, schonender Lagerung, bei der vor allem auch der Prophylaxe von passiven Contracturen zu gedenken ist, und andere hier übergangen werden.

Den kausalen Verhältnissen werden wir gerecht, indem wir bei Trinkern völlige Alkoholabstinenz durchführen, bei Bleikranken die Ausscheidung des Giftes durch Darreichung von Jodkali (2—3 Mal täglich 0,5 in Lösung) befördern, eine Malaria mit Chinin, einen Diabetes mit angemessener Diät, eine Syphilis energisch mit Quecksilber behandeln. Man lasse sich durch bereits vorangegangene Inunktionskuren davon nicht abhalten, natürlich vorausgesetzt, daß keine Erscheinungen von Quecksilberintoxikation bestehen. Fälle, die anfangs trotz der Behandlung noch fortschreiten, heilen bei konsequenter Fortsetzung der Kur oft ganz überraschend schnell vollständig aus.

In der schwierigen Frage der Unterbrechung der Schwangerschaft bei der Graviditätspolyneuritis läßt sich eine bestimmte Regel zurzeit nicht aufstellen (vgl. von Hößlin, Arch. f. Psychiatrie, Bd. 40, und Münchner med. Wochenschr. 1905, S. 636).

Im übrigen empfiehlt sich im Frühstadium die Anwendung von feuchtwarmen Packungen des ganzen Körpers oder der speziell erkrankten Teile. Sie können täglich 1—2 Stunden lang appliziert werden und werden fast immer, besonders auch in schmerzhaften Fällen, wohltätig empfunden. Für jedes Stadium eignen sich — für das früheste wenigstens bei nicht zu empfindlichen Kranken — warme Vollbäder von 27—28° R und durchschnittlich halbstündiger Dauer, 3—6mal wöchentlich verabreicht, denen man eventuell medikamentöse Zusätze (Fichtennadelextrakt, Salz, Kohlensäure o. ä.) geben kann. Auch öfter angewandte diaphoretische Prozeduren, wie Heißluftbäder im Bett, werden für das frühe wie für die späteren Stadien der Krankheit dringend empfohlen (Oppenheim).

Von medikamentösen Mitteln wird man am ehesten die genannten tonischen Pillen zur Unterstützung der Allgemeinbehandlung heranziehen.

Gegen die Schmerzen werden neben örtlichen schonenden Wärmeapplikationen die Antineuralgica, eventuell auch die stabile Anodengalvanisation angewendet.

Wenn das Leiden nicht mehr fortschreitet, und besonders auch im Stadium der Rekonvaleszenz treten die übrigen elektrotherapeutischen Prozeduren, die Massage und die passive und die aktive Gymnastik nach den früher besprochenen Regeln in ihr Recht. Auf vorsichtige passive Bewegungen nicht völlig zu verzichten, kann schon in früherem Stadium rätlich sein.

Für Nachkuren sind besonders die mit guten medikomechanischen Instituten ausgestatteten Thermalbäder anzuraten.

Bei sorgsamer Behandlung wird man nicht häufig in die Lage kommen, gegen bleibende residuale Defekte die Hilfe der orthopädischen Chirurgie anzurufen.

Schwere besondere Ereignisse im Krankheitsverlauf stellen natürlich ihre besonderen Aufgaben an die Therapie. Bei einer Schlucklähmung wird man sich lieber zur Sondenernährung entschließen, als eine Aspirationspneumonie zu riskieren. Bei schweren akuten Respirationsstörungen kann durch künstliche Atmung das Leben des Kranken gerettet werden (Ebstein).

Anhang.

A. Die Landrysche Paralyse, Paralysis ascendens acuta.

Als Landrysche Paralyse (Landry 1859) bezeichnet man gemeinhin alle Fälle von akuter, schlaffer, an den Füßen beginnender, dann „unaufhaltsam" und stetig auf alle übrigen Muskeln der Beine, weiter auf Rumpf, Arme, Hals und bulbäre Nervengebiete fortschreitender schwerer Lähmung. In einzelnen Fällen setzt die Krankheit mit Fieber ein. Die Reflexe erlöschen. Gewöhnlich sind leichte Sensibilitätsstörungen vorhanden. Eigentliche Schmerzen fehlen in der Regel. Blasen- und Mastdarmstörungen finden sich ganz ausnahmsweise. Schon in den ersten Tagen, in der zweiten Woche, selten später, pflegt der Tod unter den Erscheinungen der Erstickung oder des Atmungsstillstandes einzutreten. Manche Fälle kommen langsam zur Heilung. Übrigens ist auch ein absteigender Verlauf beschrieben worden.

Daß eine Polyneuritis acutissima dieses Krankheitsbild hervorrufen kann, ist zweifellos. Jedoch darf die Landrysche Paralyse nicht einfach mit der Polyneuritis identifiziert werden. Manche Sektionsbefunde sprechen dafür, daß auch eine aufsteigende Myelitis zugrunde liegen kann. Ferner kommen Fälle mit sehr auffallendem, mit der Annahme einer Polyneuritis wie einer Myelitis nicht verträglichen Verhalten der elektrischen Erregbarkeit vor. Die Autopsien befriedigen vielfach das Bedürfnis nach Erklärung der klinischen Bilder nur mangelhaft.

Jedenfalls handelt es sich um eine toxische oder infektiöse Erkrankung. Sie kann sich an Infektionskrankheiten und Intoxikationen bekannter Art anschließen. Milztumor, Albuminurie können in ihrem Gefolge auftreten. In nicht wenigen Fällen hat man Mikroorganismen mannigfacher Art in den Körpergeweben, speziell auch in den Zentralorganen, gefunden.

Eine scharfe Abgrenzung und Gruppierung der Fälle von Landryscher Paralyse ist zurzeit noch nicht möglich.

B. Die Lepra des Nervensystems.

Die Lepra des Nervensystems wird zu Unrecht hier und da einfach als Polyneuritis leprosa bezeichnet.

Im Vordergrunde des Krankheitsbildes stehen schwere Störungen der Hautsensibilität, anfangs gewöhnlich unregelmäßig fleckig ausgebreitet, auch wohl in segmentär-radiculären Zonen auftretend, später ausgedehnte Gebiete, ja den größten Teil des Körpers überziehend, bald alle Qualitäten betreffend, bald dissoziiert (Lepra anaesthetica). Die Empfindlichkeit der tiefen Teile pflegt intakt zu bleiben, dementsprechend kommt Ataxie kaum jemals vor. Zu den Anästhesien gesellen sich Muskelatrophien, meist nur in beschränkten Gebieten, gern an den kleinen Handmuskeln, und schwere „trophische" Störungen, die zum Teil sicher von der Nervenerkrankung abhängen, zum Teil aber wohl auch der Ausdruck örtlicher lepröser Veränderungen sind, bis zum Verlust ganzer Fingerglieder (Lepra mutilans). Das Verhalten der Reflexe folgt keiner bestimmten Regel. Typische Lähmungen peripherischer Nerven treten nur ausnahmsweise im Krankheitsbilde auf.

Wie man sieht, ein klinisches Bild, das viel eher mit der Syringomyelie verwechselt werden kann als mit der Polyneuritis, trotzdem beide Körperhälften annähernd symmetrisch befallen sein können. Die Abgrenzung von der Syringomyelie kann sehr schwierig sein. Doch sind bei der Lepra des Nervensystems meist auch die charakteristischen fleckigen und knotigen leprösen Veränderungen an der Haut nachzuweisen, während der Syringomyelie einige Erscheinungen, wie die spastischen, zukommen, die der Lepra in der Regel fehlen.

Die pathologisch-anatomische Deutung des Bildes der „Lepra nervorum" ist noch keineswegs abgeschlossen. Jedenfalls spielen Alterationen der feinsten Hautnervenäste im Zusammenhange mit der leprösen Hauterkrankung dabei eine Rolle, daneben aber auch — vielleicht manchmal ascendierende — Bazilleninvasionen in die größeren Stämme, in die Spinalganglien, ins Rückenmark, mit und ohne konsekutive, besonders interstitielle Veränderungen (Neuritis interstitialis). Bisweilen bringen Lepraknoten an größern Nervenstämmen diese zur Destruktion. Inwieweit primäre polyneuritische Degeneration der Nerven auf allgemein toxämischer Grundlage dabei vorkommt, ist nicht ganz sicher zu entscheiden.

II. Die Neuralgien.

Unter einer Neuralgie versteht man einen in Anfällen auftretenden, in der Verlaufsbahn eines peripherischen Nerven sich ausbreitenden Schmerz. Daß es sich dabei um eine anatomisch begrenzte Erkrankung, und zwar eine solche des peripherischen Nervensystems, handelt, kann bei dieser Lokalisationsweise nicht zweifelhaft sein.

Was der Neuralgie pathologisch-anatomisch zugrunde liegt, ist keineswegs sicher bekannt. Man darf annehmen, daß es sich um Reizwirkungen handelt, die den Nerven in irgendeinem Teile seines Verlaufs treffen. Bei einigen Formen kennt man in der Tat, wie wir gleich sehen werden, pathologische Veränderungen am Nerven oder in seiner nächsten Umgebung, die als Träger einer solchen Reizwirkung angesehen werden können. Wann und wie es bei einer anscheinend dauernd einwirkenden Schädlichkeit zu den charakteristischen Anfällen kommt, bleibt dabei dunkel.

Die Nervenstämme selbst findet man unter dem Mikroskop in vielen Fällen absolut normal. Die leichteren diffusen neuritischen Veränderungen, die in einem Bruchteil der Fälle vorkommen, stehen wohl nur ausnahmsweise mit der Neuralgie in direktem Zusammenhange. Eine Neuritis macht in der Regel keine echt neuralgischen Erscheinungen. Dagegen begleiten — auch klinisch — leichte neuritische Symptome die Neuralgien nicht eben selten.

Ätiologie.

Neuralgien schließen sich in vielen Fällen an Infektionskrankheiten an. Am häufigsten ist bei uns wohl die bei und nach Influenza besonders im Bereich eines N. supraorbitalis auftretende Neuralgie. Bei Kranken, die an Malaria gelitten haben, können Neuralgieanfälle in denselben typischen Abständen, die die Fieberanfälle innegehalten haben, auftreten (larvierte Malaria). Die Syphilis führt im sekundären wie im tertiären Stadium, im letzteren Falle wohl meist durch peri- oder paraneuritische gummöse Prozesse, zu Neuralgien.

Hier und da treten Neuralgien, besonders die mit Herpes zoster einhergehenden Formen, unter dem Bilde einer selbständigen Infektionskrankheit, ja nach manchen Berichten sogar in kleinen Endemien auf.

Intoxikationen spielen keine sehr prägnante Rolle. Sehr groß ist dagegen die disponierende Bedeutung von Stoffwechselkrankheiten, in allererster Linie die des Diabetes mellitus.

Erkältungen werden häufig angeschuldigt. Ein Zusammenhang ist besonders in den Fällen nicht von der Hand zu weisen, wo die von der Kälteeinwirkung betroffene Körperpartie der Sitz der Neuralgie wird (Ischias nach Sitzen auf kaltem Boden u. ä.).

Besonders interessant ist jene Gruppe, bei der eine chronische Reizung einer bestimmten Stelle des Nervenstammes direkt nachweisbar ist. Wir nennen Geschwülste im weitesten Sinne des Wortes, Ostitiden und Periostitiden, Knochenfragmente, Narben, entzündliche Prozesse in der Umgebung des Nerven. Geschwülste der Nerven selbst können sich besonders im Frühstadium durch echte Neuralgien bemerkbar machen. Auch an Erkrankungen im Bereich der Nervenwurzeln, der Wirbel und Meningen, ist zu denken.

Der pathogene Reiz kann ferner vom peripherischen Ausbreitungsgebiet des Nerven ausgehen. Entzündliche Prozesse verschiedenster Art, Narben, alle möglichen schmerzhaften Veränderungen chronischer Natur kommen in Frage. Bei den Amputationsneuromen glaubt der Kranke den durch sie hervorgerufenen neuralgischen Schmerz nicht selten in dem fehlenden Teil zu empfinden.

Nach einer alten Auffassung können Neuralgien auf reflektorischem Wege von fern her ausgelöst werden. So sollen vom Darm aus, z. B. durch Eingeweidewürmer, von den weiblichen Genitalien aus, z. B. durch eine Retroflexio uteri, Neuralgien in fernen Nervengebieten entstehen. Das ist durchaus problematisch.

Ferner können vorübergehende mechanische Irritationen eines Nerven einen neuralgischen Zustand hinterlassen, ohne daß man den pathogenetischen Zusammenhang im einzelnen zu erklären vermöchte: hier ist an die Neuralgien nach Kontusion des betreffenden Körperteils, an die post partum auftretende Ischias zu erinnern.

Endlich spielen starke funktionelle Anstrengungen einzelner Teile eine gewisse Rolle. So sieht man gelegentlich nach augenanstrengender Naharbeit eine Supraorbitalisneuralgie, nach langdauernder, einseitiger Anstrengung eines Beins eine Ischias auf dieser Seite entstehen.

Daß die allgemeine Entkräftung eine Disposition zu begründen scheint, sei zum Schlusse erwähnt.

Man unterscheidet vielfach symptomatische und idiopathische Neuralgien. Symptomatisch kann man alle die Fälle nennen, in denen ein örtliches oder allgemeines Grundleiden nachweisbar ist. Idiopathisch heißt eine Neuralgie, solange ein solcher Nachweis nicht glückt. Diese Klassifikation ist also auf einen inneren, wesentlichen Unterschied nicht gegründet und so gut wie wertlos. Eine Neuralgie ist, streng genommen, immer nur ein Symptom.

Praktisch ergibt sich daraus die Forderung, die uns noch beschäftigen wird, in jedem Falle auf das sorgfältigste nach einer greifbaren Ursache zu suchen.

Bei einer solchen Auffassung ist es dann auch nicht nötig, die bei anderweiten organischen Nervenkrankheiten, wie basalen Hirntumoren, meningitischen Prozessen, auftretenden Schmerzen von echt neuralgischem Charakter von der Neuralgie zu trennen.

Klinisches Bild.

Der Schmerzanfall wird in der Regel durch kurzdauernde prämonitorische Parästhesien eingeleitet. Er erreicht rasch seine Höhe. Die Schmerzen werden als reißend, brennend, bohrend, schneidend, stechend geschildert. Sie sind oft von unerträglicher Heftigkeit. Nach dem Orte der Schmerzen befragt, bezeichnet der Kranke oft ganz genau mit Hand oder Finger den Verlauf des kranken Nerven. Bei schweren Neuralgien und besonders bei langer Dauer des Übels tritt oft eine Irradiation ein, so daß die ganze weitere Umgebung des Ortes der Neuralgie an den Schmerzen teilnimmt. Zur Neuralgie eines Nerven können sich Schmerzen im Verlauf seiner Nebenäste, seiner Nachbarnerven gesellen.

Die Dauer des Anfalls kann Minuten, sie kann Stunden betragen.

Der Anfall tritt spontan ein oder wird durch bestimmte äußere Anlässe ausgelöst, unter denen wir sensible Reize aller Art, besonders solche, die die kranke Gegend treffen, wie Berührung, Stoß, Luftzug, ferner Bewegungen und Anstrengungen des kranken Körpergebietes, wie Essen bei der Trigeminusneuralgie, Gehen bei der Ischias, nennen, endlich auch Husten und Pressen, seelische Erregungen, Witterungswechsel.

Nicht selten, besonders in chronischen Fällen und ganz vorzugsweise bei der Ischias, kommt es vor, daß leichtere Schmerzen ganz oder nahezu beständig vorhanden sind, so daß die Anfälle sich nur als zeitweilige, mehr oder minder deutlich ausgesprochene Exacerbationen darstellen.

Unter den sonstigen Krankheitszeichen stehen besonders an diagnostischem Interesse die sog. Druckpunkte (Valleix, 1852) in erster Reihe. Diese umschriebenen Punkte starker Druckempfindlichkeit finden sich an solchen Stellen, wo der Nerv leicht mechanisch irritiert werden kann, wo er auf einer harten Unterlage ungeschützt ruht, wo er aus Knochenkanälen heraustritt oder Fascien durchbohrt. Die Druckempfindlichkeit besteht meist auch im Intervall, seltener nur während des Anfalls. Sie soll auch ganz fehlen können. Ein leichter Druck auf den Druckpunkt kann den Anfall auslösen, ein starker wird oft als lindernd empfunden. In selteneren Fällen ist der ganze Verlauf des Nerven druckempfindlich. Trousseau legte großen Wert auf die gesetzmäßige Druckempfindlichkeit bestimmter Wirbeldornen bei den verschiedenen Neuralgien.

Weitere Begleiterscheinungen der Krankheit sind vasomotorische, sekretorische und trophische Störungen. Eine Rötung und leichte Schwellung der Haut im Schmerzbereich findet sich häufig während des Anfalls, oder schließlich auch habituell. Stärkere Hautveränderungen sind oft durch die mechanische Mißhandlung bedingt, der viele Patienten die kranken Teile während des Anfalls aussetzen. Gelegentlich sieht man Hypersekretion von Drüsen, die im Bereich des affizierten Nerven liegen, so besonders Tränen- und Speichelfluß bei den Quintusneuralgien. Unter den trophischen Störungen werden Anomalien des Haarwuchses genannt. Bei weitem am wichtigsten ist der Herpes zoster, über den in einem Anhang an dieses Kapitel kurz zu handeln sein wird.

Auf motorischem Gebiete sieht man während des neuralgischen Anfalls hier und da tonische Spannung, auch klonische Zuckungen der Muskeln der kranken Teile. Mit dem „Tic douloureux", der Quintusneuralgie, kann sich ein Tic convulsif verbinden. Die Schonung, die die Kranken dem leidenden Gliede angedeihen lassen, bedingt eine Art von Pseudoparese. Die Muskeln des betroffenen Gebietes magern in allen schwereren und längerdauernden Fällen mehr oder minder stark ab. Zu echten Paresen oder Lähmungen kommt es aber in der Regel nicht, außer in jener Minderzahl von Fällen, wo ein örtlicher progredienter Prozeß der Neuralgie zugrunde liegt, der mit der Zeit zur Zerstörung der motorischen Nervenfasern führt.

Von sensiblen Störungen ist Hyperästhesie der Haut oft vorhanden. Auch leichte Hypästhesien in peripherisch-neuritischer, manchmal auch radiculärer Ausbreitung, sind nicht selten.

Abschwächung oder Aufhebung eines Reflexes, wie des Achillessehnenreflexes bei der Ischias, ist in schweren Fällen ganz gewöhnlich.

Daß der Allgemeinzustand sehr beeinträchtigt sein kann, bedarf kaum der Erwähnung.

Über die **besonderen Verhältnisse einiger besonders wichtiger einzelner Neuralgien** ist nur Weniges nachzutragen.

Die Trigeminusneuralgie ist neben der Ischias die bei weitem häufigste Form. Meist ist nur ein Ast, in der Mehrzahl der Fälle der erste, ergriffen. Die wichtigsten Druckpunkte liegen am Foramen supraorbitale für den ersten, am Foramen infraorbitale und zygomaticofaciale für den zweiten und am Foramen mentale für den dritten Ast. Vielleicht nur bei Luetischen kommt eine manchmal doppelseitige Neuralgie des Auriculotemporalis vor, in einer

„kinderkammförmig" von einem Ohr zum andern über den Scheitel ziehenden Schmerzzone, mit einem Druckpunkt auf dem Jochbogen vor dem Ohr (Seeligmüller). Bei den Neuralgien des ersten Astes folgt der Schmerz am häufigsten dem R. supraorbitalis. Im Gebiete des zweiten Astes sind die Rami infraorbitales und alveolares, nächstdenen der N. zygomaticus bevorzugt, im Gebiete des dritten Astes der R. alveolaris inf.

Unter den Ursachen spielen gerade bei der Quintusneuralgie die Affektionen im Ausbreitungsgebiete des Nerven eine besondere Rolle, wie die Erkrankungen der Nase und ihrer Nebenhöhlen und vor allem der Zähne. Auch der scharfe Rand des geschrumpften Alveolarfortsatzes der Zahnlosen kann eine Neuralgie auslösen.

Somit ist zahnärztlicher Rat oft nicht zu entbehren. Ein planloses Extrahieren gesunder Zähne, wie man es gelegentlich sieht, ist natürlich ganz verwerflich.

Die Beteiligung der Cornea beim Herpes zoster trigemini erfordert augenärztliche Hilfe.

Bei der Occipitalneuralgie, die vorzugsweise den N. occipitalis maior betrifft und zu den häufiger doppelseitig vorkommenden Neuralgien gehört, ist ätiologisch an Tumoren der hinteren Schädelgrube und Affektionen der obersten Wirbel zu denken. Der Hauptdruckpunkt findet sich an der Linea nuchae sup., da, wo der Nerv aus einer Muskellücke zur Oberfläche tritt.

Echte Brachialneuralgien sind sehr selten. Am ehesten kommen sie, auch doppelseitig, bei Meningeal- und Wirbelaffektionen, Geschwülsten im Wurzel- oder Plexusgebiet vor. Auch nach Halsrippen wäre bei der ätiologischen Nachforschung zu suchen.

Intercostalneuralgie. Von speziellen ätiologischen Momenten verdienen Rippenaffektionen, intrathorakale Erkrankungen verschiedener Art, auch raumbeengende Prozesse, wie Aneurysmen, endlich schwere Skoliosen besonders Erwähnung, wenn auch natürlich die durch alle diese Erkrankungen verursachten Brustschmerzen nur hier und da echt neuralgischen Charakter tragen. Die Druckpunkte finden sich im Intercostalraum neben dem Wirbel, in der mittleren Axillarlinie und neben dem Sternum.

Als Mastodynie (irritable breast, Astley Cooper), wird eine besonders nach Trauma, während der Gravidität und Lactation auftretende neuralgische Affektion der Brustdrüsennerven bezeichnet.

Neuralgien der Nerven des Lumbalplexus, die Neuralgia lumboabdominalis, cruralis usw., sind sehr selten.

Neuralgia ischiadica. Die Ischias, das Malum Cotunnii (Cotugno 1764), ist die häufigste aller Neuralgien. Unter den besonderen Ursachen nennen wir Erkrankungen der Kreuz- und Beckenknochen, Tumoren und Exsudate des Beckens, Lageveränderungen des Uterus, die Hernia ischiadica, die chronische Obstipation. Eine Abtastung der Beckenorgane vom Mastdarm aus ist in keinem Falle von Ischias zu unterlassen.

Eine doppelseitige Ischias erweckt immer den Verdacht eines meningealen oder vertebralen Leidens. Nächstdem soll sie am ehesten bei Diabetes vorkommen.

Die Neuralgia ischiadica kann sich auf einzelne Äste, wie den Cutaneus femor. post., beschränken.

Druckpunkte finden sich an der Stelle des Foramen ischiadicum majus, in der Glutäalfalte, in der Kniekehle, in der Mitte der Wade, am Fibularköpfchen, hinter den Knöcheln, ferner manchmal auch seitlich von den Kreuzbeindornen, etwas unterhalb der Mitte der Crista ilei, und an andren Orten.

Diagnostisch wichtig ist die Schmerzhaftigkeit der Dehnung des Nerven. Die Flexion des Hüftgelenks bei gestrecktem Knie löst heftige Schmerzen aus, während dieselbe Bewegung bei gebeugtem Knie keine Schmerzen hervorruft (Phänomen von Lasègue).

Der Kranke vermeidet sorglich Bewegungen, die eine solche Dehnung bedingen könnten, er vermeidet ebenso, die Hinterfläche des Beins und damit

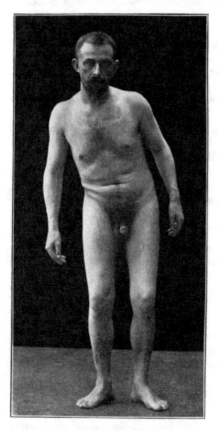 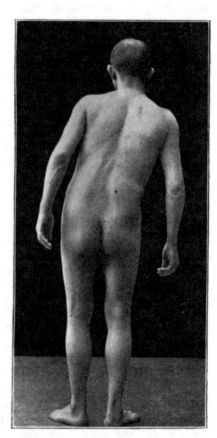

Abb. 48.   Linksseitige Ischias.   Abb. 49.
Charakteristische Haltung des Beins, Scoliosis ischiadica.
(Leipziger Medizinische Klinik.)

den Nerven irgendeinem Druck auszusetzen. Das Bein wird von den meisten Patienten im Liegen wie beim Gehen in Hüfte und Knie leicht gebeugt und etwas nach außen rotiert gehalten. Beim Stehen und Gehen legt Patient das Gewicht des Körpers auf das gesunde Bein. Der Rumpf ist leicht nach der gesunden Seite gesenkt (Scoliosis ischiadica). In seltenen Fällen entsteht aber eine Abbiegung der Wirbelsäule nach der entgegengesetzten Seite. Über die Entstehungsweise der Skoliose bestehen noch manche Zweifel. (Abb. 48 u. 49).

Die Reflexe am kranken Bein sind nicht selten leicht gesteigert. Daß auch Abschwächungen vorkommen, wurde bereits erwähnt. Gelegentlich findet sich eine eigentümliche Art von „Pseudobabinski", deren Wesen nicht aufgeklärt ist.

Die **Diagnose** einer typischen Neuralgie ist leicht, wenn man sich streng an die schon in der Definition gegebenen wesentlichen Merkmale, die anatomische Ausbreitung und den anfallsweisen Verlauf der Schmerzen hält. Nur bei atypischen Formen können Schwierigkeiten entstehen.

Wenn der Verlauf in Anfällen nicht deutlich ausgesprochen ist, wie man das in veralteten Fällen, wie man es besonders bei der Ischias nicht selten sieht, so werden die übrigen Erscheinungen, vor allem die Lokalisation des Schmerzes, vielleicht auch die anamnestische Angabe, daß früher charakteristische Anfälle bestanden haben, doch oft noch eine sichere Diagnose ermöglichen.

Wenn die Lokalisation im Verlauf eines bestimmten peripherischen Nerven nicht nachweisbar ist, vor allem bei den neuralgiformen Zuständen, bei denen der Schmerz auf ein ganz enges Gebiet beschränkt ist, wird man in der Regel über Vermutungen nicht hinauskommen. Das gilt z. B. für die sog. Gelenkneuralgie, die Achillodynie, Mastodynie, Coccygodynie und die visceralen Neuralgien.

Es wird in allen Zweifelsfällen immer die Frage sein, ob anderweite, vor allem entzündliche Erkrankungen, den vorhandenen Schmerzen zugrunde liegen. Wie wir gesehen haben, schließt der Nachweis einer solchen Erkrankung, einer Entzündung, einer Geschwulst, das Bestehen einer Neuralgie nicht aus. Die Neuralgie kann völlig unabhängig daneben bestehen, sie kann aber auch dadurch ungünstig beeinflußt, ja überhaupt hervorgerufen sein. Die Frage wird also immer genauer dahin gestellt werden müssen: liegen die Kriterien eines neuralgischen Schmerzes vor oder entsprechen die Beschwerden nach Art und Verlauf einfach der nachgewiesenen sonstigen Erkrankung.

Wir nennen zunächst eine Anzahl solcher Erkrankungen, deren Schmerzen erfahrungsgemäß bei flüchtiger Untersuchung häufig mit Neuralgien verwechselt werden. An den Extremitäten sind es die reißenden und ausstrahlenden Schmerzen bei Erkrankung großer Gelenke, besonders des Hüft- und Schultergelenks, bei Belastungsdeformitäten, wie Plattfuß, sind es Arterien- und Venenerkrankungen (intermittierendes Hinken, Varicen), ferner Beschäftigungsneurosen. Auch an die sog. Lymphangitis rheumatica (Wilms[1]) ist zu denken.

Stirnhöhlenkatarrhe, selbst gewöhnliche Migräneanfälle, haben zur Fehldiagnose von Trigeminusneuralgien, Pleuritiden im Beginn zur Verwechslung mit Intercostalneuralgien Anlaß gegeben.

Von allgemeinerer differentialdiagnostischer Bedeutung sind Muskelrheumatismen, tabische Schmerzen, Crampi, Neuritiden, die vor allem von Head studierten reflektierten Schmerzen und Hyperästhesien bei Visceralerkrankungen, zu denen vielleicht die Schmerzen bei der Angina pectoris gehören, die psychogenen Schmerzen.

Bei allen diesen schmerzhaften Erkrankungen fehlen natürlich, abgesehen davon, daß manche von ihnen auch einmal mit einer echten Neuralgie in Verbindung stehen können, die charakteristischen Merkmale dieser Affektion. Über ihre positiven Zeichen zu handeln, ist hier nicht der Ort.

---

[1] Münchner med. Wochenschr. 1906, S. 1595.

Die differentialdiagnostische Bedeutung der psychogenen Schmerzen wird dadurch wesentlich erhöht, daß sie sich in manchen Fällen, besonders bei nervös veranlagten Individuen und bei Leuten mit Rentenaussichten, an echte Neuralgien anschließen und diesen dann außerordentlich ähneln können. Immerhin sieht man in solchen Fällen, wie die Typizität des Bildes der Neuralgie mehr und mehr verwischt wird und die Zeichen der ,,Psychalgie'' (Oppenheim), die Bestimmung von Form und Verlauf der Beschwerden durch bestimmte Gedankeninhalte, die Abhängigkeit von Aufmerksamkeit und Erwartung, immer schärfer und ausschließlicher hervortreten. Vielleicht hat es sich in Fällen, wo man gemeint hat, eine Neuralgie durch Hypnose geheilt zu haben, um solche psychogene Nachbilder gehandelt.

Ist das Bestehen einer Neuralgie sicher festgestellt, so ist die Untersuchung vor allem nach der ätiologischen Seite weiter auszudehnen. Der Allgemeinzustand des Körpers ist sorgfältig zu berücksichtigen, es ist nach Infektions- und Intoxikationszuständen, nach Stoffwechselanomalien zu forschen. Weiter sind die Teile, in denen der kranke Nerv seinen Verlauf nimmt, eingehend zu untersuchen, ob irgendwelche Veränderungen bestehen, die den Reizzustand im Nerven unterhalten oder hervorrufen. Vor allem ist auch zu fragen, ob etwa schwerere, progressive, örtliche Erkrankungen sich hinter der Neuralgie verbergen, eine bösartige Neubildung oder andres der Art. So kann eine tuberkulöse Meningitis unter dem harmlosen Bilde einer Ischias beginnen. Die nicht seltene Doppelseitigkeit, die Temperatursteigerungen, der Nachweis sonstiger tuberkulöser Erkrankungen oder tuberkulöser Belastung können dann den Verdacht schon frühzeitig begründen.

Die **Prognose** ist immer mit Vorsicht zu stellen, auch wo man meint, ein ernsteres Grundleiden ausschließen zu können. Relativ günstig sind die Aussichten bei vielen postinfektiösen Neuralgien. Eine Influenzaneuralgie kann in wenig Tagen heilen. Die Diabetesneuralgien verschwinden oft, wenn es gelingt, die Glykosurie zu beseitigen oder doch sehr herabzusetzen. In der Mehrzahl der Fälle dauert ein neuralgisches Leiden eine Reihe von Wochen oder einige Monate. Ein Verlauf durch Jahre ist nicht ungewöhnlich.

Hohes Alter, schlechter Allgemeinzustand des Kranken, lange Dauer und besondere Schwere der Affektion trüben die Aussichten. Die Neigung zu Rezidiven ist in vielen Fällen nicht gering.

Therapie. Bei den vielseitigen ätiologischen Beziehungen der Neuralgien erfordert ihre Behandlung große Umsicht. Der Allgemeinzustand ist nach Möglichkeit zu bessern. Alle etwa bestehenden, krankhaften Störungen sind ins Bereich der therapeutischen Bestrebungen zu ziehen, natürlich vor allem diejenigen, die erfahrungsgemäß bei der Entstehung von Neuralgien eine Rolle spielen. Nächstdem hat man die Beseitigung örtlicher Ursachen des neuralgischen Reizzustandes anzustreben.

Alkoholabstinenz wird fast immer rätlich, die Zulässigkeit von Kaffee und Tee individuell zu beurteilen sein. Vor einseitiger Ernährungsweise, wenn nicht ganz bestimmte Indikationen dafür vorliegen, wird von erfahrenen Autoren gewarnt. Regelung des Stuhlgangs ist von sehr großem, in seltenen Fällen vielleicht geradezu heilendem Wert.

Besonders bei frischen Fällen empfiehlt sich eine Zeit absoluter Ruhe für die kranken Teile. Eine frische Ischias soll Bettruhe halten, 2—3 Wochen lang, nach Befinden noch länger. Manchmal wird sich empfehlen, die Ruhigstellung durch Schienung oder eine andre Art fixierenden Verbands in der für den Patienten bequemsten Stellung zu sichern.

Aus der Fülle der einzelnen Heilmittel greifen wir im folgenden die wichtigen und bewährten heraus.

Von Medikamenten spielen Chinin, Eisen, Quecksilber und Jod ihre bekannte Rolle in der speziellen, ätiologischen Therapie der Malaria, der Blutarmut, der Syphilis und der Bleivergiftung.

Eine Allgemeinbehandlung mit den Tonicis, besonders Arsen und Strychnin, und mit dem überall versuchten Jod soll in manchen Fällen sich nützlich erweisen.

Eine Hauptrolle spielen die Antineuralgica. In frischen Fällen ist ein ganz regelmäßiger Gebrauch von mehreren (etwa 3) täglichen Dosen angezeigt, später mag man sie für den Bedarfsfall reservieren. Wir nennen aus der Fülle der Mittel Antipyrin (0,5—1,0 pro dosi), Phenacetin (0,5), Antifebrin (0,25), Migränin oder Antipyreticum compos. Riedel (1,0), Pyramidon (0,3), Lactophenin (0,5), Aspirin (0,5—1,0), Chinin sulfuric. oder muriat. (0,5). Wenn die Einzelkörper versagen, greift man oft mit Erfolg zu Gemischen: Antipyrin. 0,5, Phenacetin. Antifebrin. āā 0,25, ½ Pulver pro dosi. Auch Kombinationen mit Brom, mit Codein sind empfehlenswert. Von weiteren schmerzlindernden Mitteln nennen wir noch das Butylchloral. Vor Morphinkuren muß bei der Unsicherheit ihrer Wirkung, bei der Unberechenbarkeit der Dauer des Leidens angesichts der Morphinismusgefahr gewarnt werden. Im Notfalle sind Einzelgaben von Morphin oder seinen Derivaten (Heroin u. a.) nicht zu vermeiden, ebenso wie man sich gelegentlich zur Anwendung eines Schlafmittels entschließen wird (Chloralhydrat). Ausnahmsweise bringt einmal Atropin Linderung, wo Morphin versagte.

Hydro- und Thermotherapie. Von Allgemeinapplikationen kommen in frischen, nicht zu empfindlichen Fällen mehrmals wöchentlich gegebene, etwa halbstündige warme oder etwas kürzer bemessene heiße Bäder in Betracht, ferner auch die energischer, diaphoretisch wirkenden und auch bei den schwerst Kranken anwendbaren Heißluftbäder im Bett, etwa mittels des Hilzingerschen Apparats, von 40—50⁰ R und ¼—½ stündiger Dauer. Später, besonders auch zu Nachkuren, mögen Thermalbäder, Kohlensäure- und Solbäder empfohlen werden.

Die örtlichen thermischen Prozeduren werden in der Regel am Schmerzorte angewendet, und zwar wird fast immer Warm- und Heißapplikationen der Vorzug zu geben sein. Trockne und feuchte, warme und heiße Einpackungen, Kataplasmen, Thermophore und andres, Moor- und Fangopackungen, Sandbäder, Heißluftbäder, am einfachsten in den Bierschen Kästen, Bestrahlungen mit dem Scheinwerfer und verwandte Mittel werden erfolgreich verordnet, die für den Kranken bequemeren schon in frischen Fällen, andre mehr in späteren Stadien des Leidens. Von weiteren hyperämisierenden Methoden nennen wir die Heißluftduschen, die schon bei Bettlägerigen, die Dampf- und Wechselduschen, die mehr für ältere Fälle sich eignen.

Aus der durch die Erfahrung bewährten Gruppe der sog. derivatorischen Verfahren empfehlen wir vor allem die trocknen Schröpfköpfe, in einer der Ausdehnung des Schmerzgebietes entsprechenden Zahl längs des kranken Nerven täglich angewendet, schon für die frischen Fälle. Auch hautreizende Einreibungen, Pinselungen mit Jodtinktur, hautreizende Pflaster, die mehrere Tage liegen mögen (Emplastr. canthand. perpet. und Empl. oxycroceum u. a.), die Anwendung von Mentholspiritus oder Mentholöl unter deckenden Kompressen, wohl auch einmal wirkliche Vesikantien (Emplastr. canthand. ordin.) können zur Linderung herangezogen werden. Zu Blutentziehungen, Applikation von Moxen u. a. wird man sich nur sehr selten entschließen.

Die Hauptmethode der Elektrotherapie ist die stabile Anodengalvanisation der Hauptschmerzpunkte.

Eine knopfförmige Elektrode von 5—10 qcm Fläche wird auf den Druckpunkt aufgesetzt, eine größere Platte, die Kathode, als indifferente Elektrode auf eine beliebige
Stelle im gesunden Gebiet oder auch, z. B. bei Ischias, in die Gegend des Nervenursprungs
(Kreuzgegend). Sorgfältiges Ein- und Ausschleichen, Vermeiden aller Reizwirkungen sind
Bedingungen des Erfolges. Man bedient sich schwacher Ströme von ca. 2 MA, bei tieferliegenden Nerven, vielleicht auch 3—4 MA. Die einzelne Sitzung dauert 2—5 Minuten.
Eine protrahierte Anwendung kann gelegentlich versucht werden. In derselben Sitzung
kann man nacheinander verschiedene Druckpunkte, jeden etwa 2 Minuten lang, behandeln.
Man galvanisiert 3—7 Mal wöchentlich, ausnahmsweise wohl auch zweimal täglich. Der
Erfolg ist bei korrekter Technik nicht selten eine unmittelbare Linderung der Beschwerden.

Neben diesem hervorragend wirksamen Verfahren sind eine große Anzahl andrer
empfohlen worden. Besonders bei veralteten Fällen, z. B. von Ischias, kann es zweckmäßig
sein, beide etwa gleichgroße Elektroden (ca. 10 qcm) auf den kranken Nerven proximal
und distal zu applizieren und etwas stärkere Ströme, ca. 5—6 MA, etwa 5 Minuten lang
durchströmen zu lassen. Während dieser Behandlung kann die Stellung der Elektroden
variiert werden. Ob man den Strom „aufsteigend" (Kathode proximal) oder „absteigend"
einwirken läßt, scheint keinen wesentlichen Unterschied zu machen.

Die Faradisation tritt an Bedeutung zurück. In veralteten leichteren Fällen wirkt
die Faradisation der Haut und der Muskeln des Krankheitsgebiets manchmal günstig. Die
Behandlung der Schmerzpunkte mit dem faradischen Pinsel wird man nur ganz ausnahmsweise einmal versuchen.

Mechanotherapie. In älteren Fällen, besonders von Ischias, leistet die
Massage des kranken Teiles hervorragende Dienste. An die streichenden und
knetenden Griffe schließt man eine Vibrationsmassage des kranken Nerven
in seinem ganzen freien Verlaufe an. Massageversuche an frischen Fällen
führen fast immer zu Mißerfolgen.

Die Nervendehnungen, heute wohl nur noch als sog. unblutige Dehnungen
vorgenommen, verbindet man zweckmäßig mit der Massage. Nach einer Beinmassage bei Ischias z. B. wird man das im Knie gestreckte Bein ganz langsam,
um möglichst wenig Schmerzen zu verursachen, von seiner Unterlage erheben
und immer stärker im Hüftgelenk flektieren. Man geht, alles rohe Manipulieren
vermeidend, so weit, wie der Patient es ertragen kann, hält diesen Dehnungsgrad 1—2 Minuten inne, um dann das Bein, eventuell nach einer letzten kräftigeren Dehnung, langsam wieder zu senken. Auch manuelle Dehnungen schmerzhafter Hautgebiete werden empfohlen und zweifellos in manchen Fällen mit
dem Erfolg sofortiger Schmerzlinderung ausgeführt (Nägeli).

Die Klimatotherapie spielt keine erhebliche Rolle. Stark differente,
erregende, kalte, feuchte Klimate sind im allgemeinen zu vermeiden.

Von den zahlreichen Methoden der Injektion mehr oder minder differenter Flüssigkeiten in den Nervenstamm oder in seine nächste Umgebung
empfehlen wir am meisten, gelegentlich einen Versuch mit dem von Lange
angegebenen, meist fast schmerzlosen Verfahren zu machen. Es besteht in
der (eventuell wiederholten) paraneurotischen Injektion von größeren Mengen
(ca. 100 ccm bei einer Ischias) einer Lösung von Eucain-β in physiologischer
Kochsalzlösung (vgl. Münchner med. Wochenschr. 1904, Nr. 52, S. 2325).
Eine rasche Schmerzlinderung, ja -beseitigung wird dadurch häufig herbeigeführt, in manchen Fällen wohl auch eine rasche, dauernde Heilung.

Von den an andrer Stelle dieses Werkes genauer besprochenen chirurgischen Methoden kann die Neurolyse, die Befreiung des Nerven aus irritierender Umgebung, und die Neurinsarkoklesis den Rang einer kausalen
Therapie beanspruchen. Zu den immerhin verstümmelnden Operationen der
Neurotomie und Neurektomie, der Neurexairese, der Ganglienexstirpation

wird man nur da raten dürfen, wo die Methoden der Inneren Medizin erschöpft sind. Insbesondere sollte man nie operieren, ohne daß eine sorgsame Galvanotherapie, die oft noch in veralteten Fällen überraschende Erfolge ergibt, von sachverständiger Hand durchgeführt worden ist. Auch die chirurgischen Methoden gewährleisten nicht eine dauernde Heilung.

Anhang.
Der Herpes zoster, die Gürtelrose.

Der Herpes zoster besteht in einem mit Schmerzen einhergehenden Ausschlag. Ziemlich rasch entwickeln sich nacheinander mehrere Gruppen von Bläschen auf sich

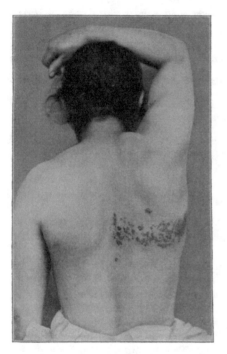 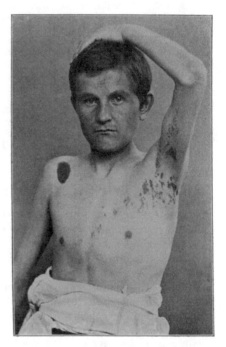

Abb. 50.   Herpes zoster.   Abb. 51.
Im Bereich eines der mittleren Brustnerven.   Im Bereich des zweiten Brustnerven.
Rechts an der Schulter ein Nävus.
(Leipziger Medizinische Klinik.)

rötendem Grunde. Die Herde haben eine höchst charakteristische Längsanordnung in einem streifenförmigen Gebiet, das dem Innervationsbezirk einer bestimmten Nervenwurzel oder auch eines einzelnen peripherischen Astes entspricht. Die fast immer einseitige Affektion nimmt am häufigsten das Gebiet eines Intercostalnerven, eine halbgürtelförmige Zone am Thorax, ein, daher ihr Name. Nächstdem ist das Quintusgebiet am häufigsten befallen. Manchmal schon nach wenigen Tagen heilen die Bläschen ab unter Hinterlassung von braunen, später abblassenden Flecken, oder, wenn die Effloreszenzen hämorrhagisch oder gangränös geworden waren, von weißen Narben in der typischen Gruppierung.

Anatomisch findet sich mit der größten Regelmäßigkeit eine Erkrankung des peripherischen sensiblen Neurons, besonders der Spinalganglien, aber nicht selten auch der peripherischen Nerven, oft echt entzündliche Veränderungen. Der innere Zusammenhang des Hautleidens mit der Nervenveränderung ist völlig unklar.

Zeichen stärkeren neuritischen Funktionsausfalls, Anästhesien, sind während des Bestehens des Herpes zwar häufig, aber durchaus nicht regelmäßig vorhanden. Motorische Lähmungen, wie Facialis- und Augenmuskellähmungen beim Herpes zoster trigemini, sind seltenere Begleiterscheinungen.

Manche Züge, wir nennen nur das häufige initiale Fieber, das Vorkommen von Epidemien, die nach der Seltenheit von Rezidiven zu vermutende Immunität, deuten darauf hin, daß in zahlreichen Fällen ein eigenartiger Infektionsprozeß diesem Krankheitsbilde zugrunde liegt. Im übrigen sind unter den Ursachen des Herpes zoster noch eine Reihe von Momenten anzuführen, die uns auch in der Ätiologie der Neuralgien begegnet sind: anderweite Infektionskrankheiten, Wirbelaffektionen, Traumen u. a.

Zur Kohlenoxyd- und Arsenvergiftung bestehen besonders enge Beziehungen. Hier und da tritt der Zoster im Anschluß an Erkrankungen innerer Organe in benachbarten Hautzonen auf, z. B. bei Rippenfellentzündung. Das Wesen dieses Zusammenhanges ist noch unaufgeklärt. In vielen Fällen von Herpes zoster fehlt jeder ätiologische Anhaltspunkt.

Das Verhältnis des Herpes zoster zur Neuralgie kann wahrscheinlich dahin präzisiert werden, daß beide in einer Art von Koordinationsverhältnis zueinander stehen. Die der Hautaffektion zugrunde liegenden anatomischen Veränderungen am Nerven rufen in manchen, durchaus nicht allen Fällen auch Neuralgien hervor. Vielleicht, daß das Leiden hier und da auch ohne Hautaffektion verlaufen und nur durch eine Neuralgie sich äußern kann.

Die Zosterneuralgien bilden in der Gesamtzahl der Neuralgiefälle nur einen verhältnismäßig kleinen Prozentsatz.

Die Neuralgie kann dem Zoster schon längere Zeit vorausgehen, sie kann mit ihm einsetzen und auch sich erst nachträglich an ihn anschließen.

Die Unterscheidung des Zoster von andren Herpesformen macht kaum jemals Schwierigkeiten. Therapeutisch kann man sich dem Ausschlag gegenüber in der Regel auf einen leichten Schutzverband, etwas Puder o. ä. beschränken.

III. Die Geschwülste des peripherischen Nervensystems.

Geschwülste, die auf nachbarschaftlichem oder metastatischem Wege einen Nerven ergreifen, können, wie wir gesehen haben, zu seiner neuralgischen Erkrankung oder Lähmung führen.

Auch die primär vom peripherischen Nerven ausgehenden Tumoren, die Neurome, können dieselben klinischen Bilder hervorrufen. Die besonderen klinischen Erscheinungsweisen dieser Geschwülste erfordern aber noch eine besondere Besprechung.

Die Neurome gehen nur in relativ seltenen Fällen vom eigentlichen nervösen Gewebe aus. In der Regel handelt es sich um sog. unechte Neurome, Geschwülste, die von der Bindesubstanz des Nerven ihren Ausgang nehmen und sich histologisch als Fibrome, Lipome oder selbst Angiome darstellen. Manche Neurome können malign entarten.

Wir betrachten zunächst die solitär oder doch auf ein bestimmtes, enges Körpergebiet beschränkt auftretenden Formen. Sie entwickeln sich entweder an den größeren Stämmen oder an den feinen Endverzweigungen, besonders in der Subcutis. Zu der letzteren Gruppe gehören die sog. Rankenneurome, die fast nur kosmetisch-chirurgisches Interesse haben, und die harmlosen kleinen, als Tubercula dolorosa bezeichneten, oft sehr derben, manchmal angiomatös-lividen, schmerzhaften Knötchen, die in der Einzahl oder in kleinen Gruppen auftreten und durch eine Operation leicht beseitigt werden können.

Die Stammneurome führen nicht selten zu Neuralgien und Lähmungen. Intrakranielle Neurome der Hirnnerven, wie sie besonders am Acusticus und Trigeminus vorkommen, verlaufen unter dem Bilde des basalen Hirntumors.

Geschwülste an den intravertebralen Rückenmarkswurzeln rufen die Erscheinungen des extramedullären Rückenmarkstumors hervor.

Neben diesen Fällen von solitärem Neurom gibt es eine multiple Neuromatose. Die häufigste Form ist die allgemeine Neuromatose der Haut und der Subcutis. Fast immer sind es Fibrome oder Lipome, weichere oder derbere Knoten wechselnder Größe, die in manchmal ganz außerordentlicher Anzahl über den größten Teil der Körperoberfläche ausgesät sein können. Die Neurofibromatose der Haut wird auch als Recklinghausensche Krankheit bezeichnet (v. Recklinghausen, 1882). In manchen Fällen treten aber auch die Geschwülste der großen Nervenstämme, der Gehirnnerven und Rückenmarkswurzeln, multipel auf. Hier und da finden sich neben einzelnen oder mehreren zentral sitzenden Tumoren dieser Art zahlreiche Neurome in der Haut, deren Feststellung dann für die richtige Deutung der etwa unter dem Bilde des Hirn- oder Rückenmarkstumors verlaufenden zentralen Geschwülste von großem Werte sein kann. Überhaupt können bei einem und demselben Individuum die verschiedensten Neuromformen und -lokalisationen nebeneinander sich finden, neben Wurzel- und Hautneuromen rosenkranzartig aufgereihte Knoten an den Nervenstämmen, multiple Geschwülste in den tieferen Teilen des Körpers, in den Muskeln, in den Eingeweiden, so daß man in der Tat von einer allgemeinen Neuromatose sprechen kann.

Das Leiden beruht offenbar auf kongenitaler Anlage. Es kann schon sehr früh in die Erscheinung treten, doch auch erst im späteren Leben bemerkbar werden. Es kommt familiär vor. Die befallenen Individuen bieten oft noch andre Zeichen krankhafter Anlage, sind mit Mißbildungen, zahlreichen Naevis, Pigmentanomalien u. a. behaftet, sind neuropathische Naturen.

Die klinische Bedeutung des Übels ist je nach Zahl, Sitz und Größe der Tumoren ganz verschieden. Besonders die Neurofibromatose der Haut kann fast beschwerdelos verlaufen. In andren Fällen wird sie durch reißende Schmerzen lästig. Manche Neurome werden auch bei verhältnismäßig indifferentem Sitz durch exzessives Wachstum gefährlich. Endlich ist die Gefahr sarkomatöser Entartung bei der multiplen Neuromatose und bei den solitären Stammneuromen nicht gering.

Die Prognose ist somit, wenn wir von den ganz oder fast ganz harmlosen lokalen Erkrankungen an der Körperoberfläche absehen, im allgemeinen eine höchst unsichere. Es gibt gutartige, jeder Neigung zur Propagation entbehrende Fälle, daneben aber auch andre mit starker Tendenz zum Wachstum der vorhandenen und zum Aufschießen immer neuer Geschwülste. Merkwürdigerweise wird auch von einer spontanen Rückbildung einzelner Tumoren berichtet.

Die Therapie wird im Falle dringender Indikation chirurgisch eingreifen. Doch wird man sich dabei wie überhaupt bei der Beratung solcher Kranker der Tatsache erinnern, daß mechanische Reizungen den Anlaß für die Umwandlung gutartiger Geschwülste in bösartige abgeben können.

III.
Die Krankheiten des Rückenmarks.

1. Normale und pathologische Physiologie des Rückenmarks.

Von

Max Rothmann - Berlin.

Das Rückenmark stellt den phylogenetisch ältesten Apparat des Zentralnervensystems dar. Bei dem niedersten Wirbeltier, dem Amphioxus, repräsentiert es deshalb bei ganz rudimentärem Gehirn einen so gut wie selbständigen
Zentralapparat, der auch nach Entfernung des Kopfendes normale Funktion
zeigt. In der aufsteigenden Wirbeltierreihe nimmt dann die Abhängigkeit des
Rückenmarks von den mannigfaltigen, ihm übergeordneten Zentren des Gehirns
andauernd zu, und es erfordert bei den höchsten Säugetieren besonderer Forschung, um noch einzelne selbständige Funktionen desselben aufzudecken. Es
ist daher auch verständlich, daß das Rückenmark in dem Aufbau seiner eigenen
Zentren und seiner Verbindungen mit dem Gehirn in jeder Tierspezies besondere anatomische und physiologische Einrichtungen erkennen läßt. Sowohl die vergleichende Anatomie wie die Physiologie dürfen daher nur mit
größter Vorsicht die bei einer Tierspezies gewonnenen Ergebnisse auf andere,
wenn auch noch so nahe stehende Spezies übertragen. Vor allem ist dies bei
der Verwertung des Tierversuchs für die menschliche Pathologie zu beachten.

Das Rückenmark liegt im Wirbelkanal. Nach oben wird es ziemlich
willkürlich durch den Austritt des 1. Cervicalnerven und die untere Grenze
der Kreuzung der wichtigsten cerebrospinalen Bahn, der Pyramidenkreuzung,
abgegrenzt. Nach unten füllt es beim erwachsenen Menschen den Wirbelkanal
bei weitem nicht aus, reicht vielmehr in der Regel nur bis zum unteren
Teil des 1. Lendenwirbels. Bei niederen Säugetieren und im frühen Fötalleben des Menschen nimmt es dagegen die ganze Höhlung der Lenden- und
Sakralwirbel ein. Indem das Rückenmark derart in seiner Entwicklung hinter
dem Wachstum der Wirbelsäule zurückbleibt, wird es im Lenden- und Sakral-
kanal von einem schmalen Faden, dem Filum terminale, ersetzt.

Durch dieses Freibleiben des unteren Wirbelkanals des Menschen vom Rückenmark ist die von Quincke erfundene Lumbalpunktion in der Höhe der unteren Lendenwirbel ohne jede Gefahr einer Rückenmarksläsion ermöglicht worden.

Das Rückenmark ist von den Rückenmarkshäuten umschlossen. Nach
außen liegt die Dura mater, ein verhältnismäßig weiter Sack, der nach unten
mit dem Filum terminale verwächst, nach innen die Arachnoidea, die als
feines Maschenwerk den Raum zwischen Dura und Pia ausfüllt und die Cerebrospinalflüssigkeit enthält, und die der Rückenmarksoberfläche eng aufliegende
Pia mater, welche Fortsätze in die Spalten des Rückenmarks hineinsendet.
Das Rückenmark wird in der Regel in Hals-, Brust-, Lenden- und Sakral-

mark mit der Endigung im Conus terminalis eingeteilt; der letztere geht unter allmählicher Verjüngung in das Filum terminale über. Diesem Verhalten entspricht die Einteilung der Rückenmarkswurzeln in 8 cervicale Wurzeln, deren oberste den Wirbelkanal zwischen Hinterhauptbein und Atlas verläßt, während die unterste zwischen 7. Halswirbel und 1. Brustwirbel austritt, in 12 dorsale, 5 lumbale, 5 sakrale Wurzeln, deren unterste zwischen Os sacrum und Os coccygis den Wirbelkanal verläßt, und den Nervus coccygeus.

Die oben erwähnte allmähliche Verkürzung des Rückenmarks im Verhältnis zum Wirbelkanal führt nun zu einer Verschiebung der Rückenmarkssegmente nach oben hin, so daß die einzelnen Rückenmarkswurzeln, um zu den ihnen bestimmten Austrittslöchern zwischen den Wirbeln zu gelangen, eine Strecke nach abwärts verlaufen müssen. Die Länge der Lenden- und vor allem der Sakralwurzeln ist eine sehr beträchtliche; diese nach abwärts laufenden Lenden- und Sakralwurzeln bilden um den Conus terminalis und unterhalb desselben die Cauda equina. Das Verhältnis zwischen dem spinalen Ursprung der einzelnen Wurzeln und ihrer Austrittsstelle aus den Intervertebrallöchern, das für die Rückenmarkslokalisation von größter Bedeutung ist, tritt auf dem Reidschen Schema klar hervor (Abb. 52). Liegt im Dorsalmark die Eintrittsstelle der Wurzel in das Rückenmark bereits ca. 2 bis 3 Wirbel über dem entsprechenden Intervertebralloch des Wirbelkanals, so nimmt diese Differenz bei den Lenden- und Sakralwurzeln außerordentlich rasch zu, so daß z. B. die Sakralwurzeln sämtlich in der Höhe des 12. Dorsal- und 1. Lendenwirbels ihren spinalen Ursprung haben.

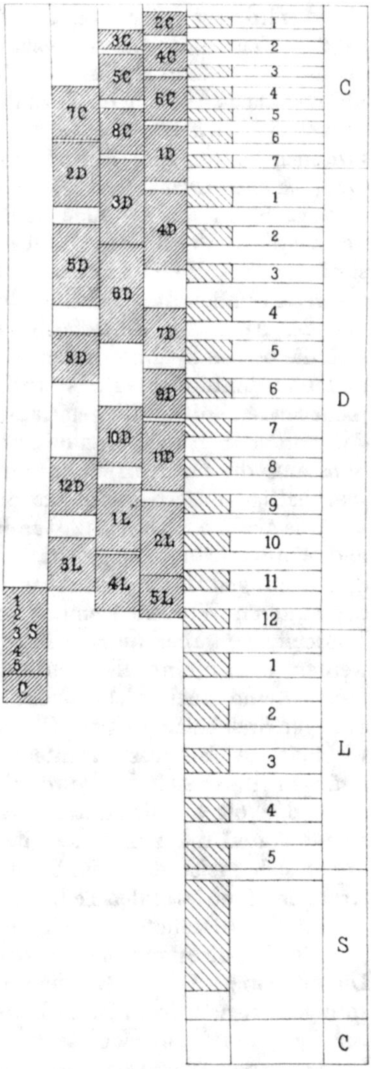

Im Rückenmark finden sich nun zwei stärkere Anschwellungen, entsprechend dem Ursprung der Extremitätenwurzeln, die Halsanschwellung etwa vom 3. Hals- bis zum 1. Brustwirbel und die Lendenanschwellung etwa vom

Abb. 52.
Schema der Lage der einzelnen Rückenmarkssegmente im Wirbelkanal.
(Nach Reid.)

10. bis 12. Brustwirbel. Beide treten im Fötalleben zugleich mit der Entwicklung der Extremitäten auf.

Im Rückenmark ist die graue Substanz überall von der weißen Substanz umschlossen. Nur die Spitze der Hinterhörner berührt an der Eintrittsstelle der hinteren Wurzeln die Peripherie. Die wechselnde Ausgestaltung

der weißen und grauen Substanz bestimmt die verschiedene Form des Rückenmarksquerschnitts in den verschiedenen Segmenten. Unmittelbar unterhalb
der Pyramidenkreuzung nimmt die graue Substanz durch Ausbildung der
Vorder- und Hinterhörner die charakteristische Schmetterlingsfigur an. Die
Vorderhörner, der Sitz der großen motorischen Zellen, sind naturgemäß
in der Hals- und Lendenanschwellung besonders kräftig entwickelt. Doch
ist die Ausbildung der grauen Substanz im ganzen Lumbosakralmark sowohl
absolut als vor allem im Verhältnis zu der sich rasch verschmälernden weißen
Substanz eine besonders starke. Im Brustmark verstärkt sich ein auch sonst
zwischen Vorder- und Hinterhorn nachweisbarer Fortsatz, der Processus reticularis, zu einem Seitenhorn. Das Hinterhorn zeigt sowohl am Übergang zur
Medulla oblongata als auch in den unteren Abschnitten des Sakralmarks eine
beträchtliche Verdickung. An seiner Basis liegt die vor allem im Brustmark
stark entwickelte Clarkesche Säule; es folgt der Kopf des Hinterhorns,
die eigentümlich durchscheinende Substantia gelatinosa Rolandi, die Randzone
und der Apex des Hinterhorns, der zur Gliahülle zu rechnen ist. Verbunden
sind die beiden symmetrischen Hälften der grauen Substanz durch eine vordere
und eine hintere Commissura grisea, die den Zentralkanal mit der ihn
umgebenden Substantia gelatinosa centralis von vorn und hinten umfassen. Vor
der vorderen grauen Commissur liegt dann noch eine breite Brücke weißer
Substanz, die Commissura anterior alba; es ziehen aber auch zahlreiche
markhaltige Fasern durch die grauen Commissuren.

Die weiße Substanz des Rückenmarks wird in Hinterstränge, Seiten-
und Vorderstränge eingeteilt. Während die Grenze zwischen Hinter- und
Seitensträngen durch den Apex des Hinterhorns und die eintretenden Bündel
der hinteren Wurzeln ziemlich scharf gegeben ist, kann zwischen Seiten- und
Vorderstrang überhaupt keine feste anatomische Abgrenzung festgestellt
werden; man nimmt als Grenze die ventrale Wurzellinie an, die aber oft unterbrochen und auch nicht linear gestaltet ist. Zwischen den beiden Vordersträngen findet sich die tiefe Fissura anterior, die bis an die die Vorderstränge
verbindende Commissura anterior alba heranreicht. Zwischen beiden Hintersträngen findet sich das gewöhnlich nicht zum Spalt geöffnete Septum posterius, das bis an die hintere Commissur heranreicht. Zwischen dem Septum
posterius und der zum Sulcus lateralis posterior vertieften dorsalen Wurzellinie
findet sich meist noch ein Sulcus intermedius posterior, der dann den Hinterstrang in einen lateralen Teil, den Burdachschen Strang, und einen medialen
Teil, den Gollschen Strang, einzuteilen gestattet (Abb. 53).

Die Rückenmarkswurzeln zerfallen in vordere und hintere Wurzeln.
Die vorderen Wurzeln, die von den Vorderhornzellen des Rückenmarks entspringen, ziehen, in mehrere Fäden getrennt, durch den lateralen Vorderstrang
zur Peripherie, um sich dann zu einem geschlossenen Strang zu vereinigen.
Die hinteren Wurzeln stammen aus den Spinalganglien, die in den Intervertebrallöchern außerhalb des Duralsackes gelegen sind. Nur die untersten
Spinalganglien und ausnahmsweise auch die der obersten Cervicalwurzeln
liegen intradural im Wirbelkanal. Von hier ziehen die hinteren Wurzeln zum
Sulcus lateralis posterior, um in die sog. Wurzeleintrittszone des Hinterstranges
einzudringen. Indem die vordere Wurzel sich ventral an das Spinalganglion
anlegt, vereinigen sich vordere und hintere Wurzel lateral vom Ganglion zu
einem Strang, den peripheren Nerven.

Was die Blutversorgung des Rückenmarks betrifft, so gibt zunächst
jede Arteria vertebralis vor der Vereinigung zur A. basilaris einen Ast nach

hinten und etwas höher einen nach vorn ab. Die beiden vorderen Arterien, A. vertebrospinales anteriores, vereinigen sich, nach abwärts laufend, im obersten Rückenmark zu einer unpaaren Arterie, die in der Halsanschwellung in den Tractus arteriosus spinalis anterior übergeht. Der letztere wird aus einer Anastomosenkette vorderer kurzer Äste der Arteriae intercostales, lumbales und sakrales bis zum Filum terminale herab gebildet. Von ihm ziehen die Arteriae centrales durch die Fissura anterior zur vorderen Commissur und senden je einen Ast in die graue Substanz jeder Seite; nur die peripheren Abschnitte der letzteren werden auch anderweitig mit Blut versorgt. Ferner

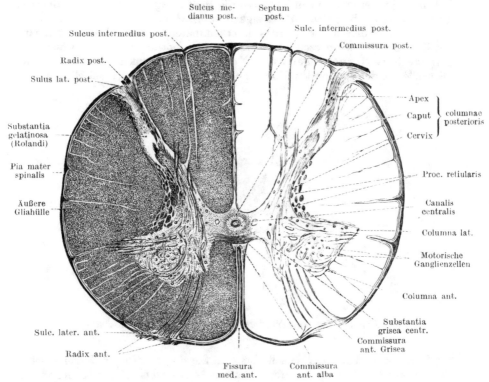

Abb. 53. Querschnitt durch die Halsanschwellung des Rückenmarks an der Austrittsstelle der Wurzeln des 6. Halsnerven.

gelangen vom Tractus arteriosus spinalis anterior laterale Äste zu den vorderen Wurzeln, dem Vorder- und Vorderseitenstrangsgebiet.

Auch die A. vertebrospinalis posterior verbindet sich mit der hinteren Anastomenkette der A. intercostales, lumbales und sacrales zum Tractus arteriosus posterolateralis, einem auf jeder Seite. Aus medialwärts ziehenden Rami penetrantes desselben bildet sich dann noch ein Tractus arteriosus posterior medialwärts von den hinteren Wurzeln. Aus allen diesen Gefäßen ziehen kleine Arterien in die weiße Substanz hinein, die Vasocorona, und versorgen diese sowie die peripheren Teile der grauen Substanz. Alle in das Rückenmark eindringenden Arterien sind Endarterien.

Die Venen des Rückenmarks, auf deren Verlauf hier nicht näher eingegangen werden kann, sind mächtiger entwickelt als die Arterien; sie zeichnen

sich sämtlich durch das Fehlen der Klappen aus. Wissen wir vom Verlauf
der Lymphgefäße auch nur sehr wenig, so hat ihr Produkt, die Cerebrospinalflüssigkeit, in den letzten Jahren in immer steigendem Maße die Aufmerksamkeit auf sich gezogen. Diese klare Flüssigkeit von ca. 1003 spezifischem
Gewicht füllt sowohl den Subarachnoidealraum als auch die Höhlen des Zentralnervensystems aus; sie zeigt leicht alkalische Reaktion, enthält geringe Mengen
Globulin und etwa 1 Proz. Trockensubstanz. Die Quinckesche Lumbalpunktion,
die von Bier inaugurierte Cocainisierung des Rückenmarks und in neuester
Zeit die serodiagnostische Syphilisreaktion von Wassermann-Neisser-Bruck
haben in immer steigendem Maße auf die Bedeutung dieser das Centralnerven-
system dauernd bespülenden Flüssigkeit hingewiesen.

Was nun den mikroskopisch erkennbaren Aufbau des Rückenmarks
betrifft, so setzt sich dasselbe wie das gesamte Zentralnervensystem aus Ganglienzellen, Nervenfasern und Neuroglia zusammen. Unter den Ganglienzellen treten die großen Vorderhornzellen (Vorderwurzelzellen) als der

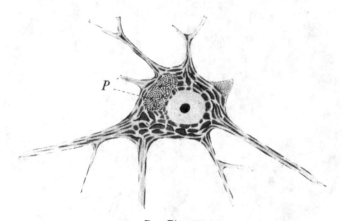

P == Pigment.

Abb. 54. Normale Vorderhornganglienzelle des Menschen.
(Nach Nißl.)

Typ der motorischen Ganglienzelle hervor. Sie sind multipolar, haben einen in
eine markhaltige Nervenfaser übergehenden Achsencylinderfortsatz, der ventral
in den Vorderstrang hineinzieht, und besitzen einen central gelegenen Kern
mit Kernkörperchen (Abb. 54). Im Zellprotoplasma finden sich die Nißlschen
Granula (Tigroidkörper), zwischen denen die achromatische Substanz gelegen ist, deren Hauptbestandteil die Neurofibrillen darstellen; diese durchziehen den Zellkörper und treten in alle Fortsätze, auch den Achsenzylinder,
ein. Die Neurofibrillen stellen wahrscheinlich den die Erregung leitenden Bestandteil des Zellkörpers dar, ohne daß über die Beziehungen der Ganglienzellen
zu den extracellulären Fibrillenstrukturen bisher absolut Sicheres festgestellt
wäre. Nur das eine scheint sich aus den neuesten Untersuchungen des Fibrillen-
verlaufs zu ergeben, daß die Lehre vom Neuron, d. h. der Einheit der
Ganglienzelle und ihres Achsenzylinderfortsatzes, die mit anderen Neuronen
nur durch Kontakt in Verbindung treten sollten, wie sie sich unter dem Einfluß der Golgischen Methoden der metallischen Zellimprägnationen gebildet
hatte, rein anatomisch nicht haltbar ist. Dagegen müssen wir für die physiologische und klinische Forschung die Neuronentheorie auch gegenwärtig als

außerordentlich wichtig und für die weitere Forschung bedeutungsvoll festhalten.

In den Ganglienzellen, vor allem der Vorderhörner, findet sich ferner ein eigenartiges **gelbes Pigment**, das sich beim erwachsenen Menschen in der Regel an einer Seite des Protoplasmas haufenförmig angesammelt findet. Dieses nach seinem Verhalten zum Osmium und zu den Fettextraktivstoffen als Lipochrom anzusprechende Pigment fehlt bei Neugeborenen vollständig, tritt beim Menschen im Alter von 6—8 Jahren auf, um mit steigendem Alter andauernd an Menge zuzunehmen, bis es bei Greisen von 80—90 Jahren oft beinahe das ganze Zellprotoplasma einnimmt. Da dasselbe auch bei Tieren (Hunden, Pferden, Affen) mit zunehmendem Alter in die Erscheinung tritt, dürfte es als ein die Tätigkeit der Ganglienzellen hemmendes Altersprodukt zu betrachten sein (Abb. 55).

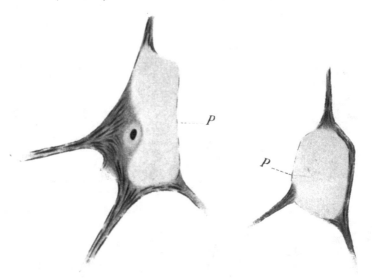

P = Pigment.
Abb. 55. Vorderhornganglienzellen eines 90jährigen Mannes.

Die Vorderhornzellen sind nun in den verschiedenen Höhen des Rückenmarks in wechselnder Zahl, Größe und Anordnung vorhanden. Doch kann man im allgemeinen vier Gruppen von Ganglienzellen auf dem Querschnitt unterscheiden, eine ventromediale und dorsomediale, eine ventrolaterale und dorsolaterale. Die beiden letzteren sind, vor allem im Cervical- und Lumbosakralmark, besonders stark entwickelt. Von anderen Zellgruppen sind die im Seitenhorn und der intermediären Zone zwischen Vorder- und Hinterhorn gelegenen **Sympathicuskerne** hervorzuheben. Nach neuesten Untersuchungen gibt es drei derartige Kernsäulen, den Nucleus sympathicus lateralis superior vom 8. Cervical- bis zum 3. Lumbalsegment, den Nucleus sympathicus lateralis inferior vom 2. Sakralsegment bis ins Coccygealmark und den Nucleus sympathicus medialis inferior vom 4. Lumbalsegment bis in das Coccygealmark.

Weiterhin ragen die **Clarkeschen Säulen** hervor. Diese an der Basis des Hinterhorns dorsolateral vom Zentralkanal gelegene Zellgruppe ist am stärksten im Brustmark und dem untern Halsmark entwickelt, findet sich jedoch auch in den übrigen Rückenmarksabschnitten angedeutet. Es handelt sich um ziemlich große Ganglienzellen mit großem Kern und Kernkörperchen, spärlichen grobscholligen Tigroidkörpern und auffallend zahlreichen Protoplasmafortsätzen. Auf den Bau der übrigen Ganglienzellen, die in großer Mannigfaltigkeit im Rückenmark verteilt sind, kann hier nicht eingegangen werden (Abb. 56).

Die graue Substanz ist, wie vor allem auf Weigertschen Hämatoxylin-Präparaten hervortritt, von großen Mengen gröberer und feinerer markscheidenhaltiger Nervenfasern erfüllt. Darunter finden sich nur sehr vereinzelt und nur auf kurze Strecken verlaufend Fasern mit der Verlaufsrichtung von oben nach unten. Aus dem Rückenmark heraus ziehen von der grauen Substanz mit Ausnahme der durch den Seitenstrang laufenden Accessorius - Wurzeln im obersten Halsmark nur die Vorderwurzelfasern. Außerdem entspringen in der grauen Rückenmarkssubstanz Fasern, die in den Seiten- und Vordersträngen, spärlicher auch in den Hintersträngen, auf und abwärts ziehen. In die graue Substanz hinein gelangen Fasern aus den verschiedenen Strängen der weißen Substanz und Fasern der hinteren Wurzeln, die teils direkt, teils als Kollateralen der Hinterstrangsfasern in das Hinterhorn und die Clarkesche Säule einstrahlen, zum Teil aber bis in das Gebiet der

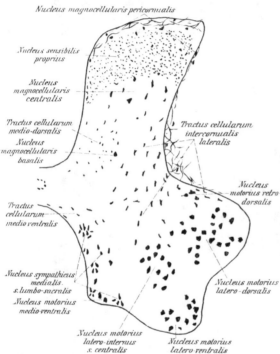

Abb. 56. Übersichtsbild der Kerne des menschlichen Rückenmarks im 5. Lumbalsegment.
(Nach Jacobsohn.)

Vorderhornzellen zu verfolgen sind. Hierzu kommen zahlreiche Kommissurenfasern, die durch die grauen Commissuren, vor allem aber auch durch die vordere weiße Commissur ziehend die beiden Hälften der grauen Substanz miteinander verbinden, aber auch eine Verknüpfung der weißen Rückenmarksstränge mit der grauen Substanz der anderen Rückenmarkshälfte ermöglichen.

Was endlich die Neuroglia betrifft, die mit den Ganglienzellen den ektodermalen Ursprung teilt, so muß man die die Höhlen des Zentralnervensystems, also auch den Zentralkanal auskleidenden Ependymzellen und die über graue und weiße Substanz verteilten Neurogliazellen unterscheiden, die jedoch embryonal gleichen Ursprung zu haben scheinen. Neben den Neurogliazellen, vor deren Verwechslung mit Ganglienzellen, vor allem unter pathologischen Verhältnissen, man sich hüten muß, besteht nun ein außerordentlich feines Geflecht von Gliafasern. Diese Gliafasern sind jedoch nicht als selbständige Gebilde, sondern als Fortsätze der Gliazellen aufzufassen. Bei jedem Ausfall eigentlicher Nervensubstanz im Rückenmark kommt es zu einer Wucherung der gliösen Elemente, die zur Bildung von Sklerosen führt.

Betrachten wir nun die weiße Substanz des Rückenmarks, so besteht dieselbe außer den Stützsubstanzen ausschließlich aus Nervenfasern, die der Leitung intraspinaler und cerebrospinaler Impulse dienen. Die einzelnen zur Leitung spezieller Funktionen zusammengefaßten Nervenfaserbündel werden daher als Leitungsbahnen bezeichnet. Da über den Verlauf derartiger Leitungsbahnen die Betrachtung der normalen Rückenmarkschnitte nur wenig Sicheres ergeben konnte, so hat man sich schon frühzeitig der bei Krankheitsherden im Zentralnervensystem mit Unterbrechung bestimmter Bahnen auftretenden sekundären Degenerationen zur Erforschung derselben bedient. Es kommt nach Durchtrennung einer markhaltigen Nervenfaser in dem peripheren, von der Ursprungszelle geschiedenen Stück zu Schwellung, Zerfall und schließlicher Resorption der Markscheide. Der frische Zerfall der Markscheide läßt sich mit großer Genauigkeit mittelst der Marchischen Methode, bei der die Osmiumsäure das frisch zerfallende Mark schwarz färbt, nachweisen; der Verlust der Markscheiden bei älteren Prozessen kann durch die Weigertsche Markscheidenmethode deutlich gemacht werden. Erst in späteren Stadien des Prozesses und unter besonderen Umständen kommt es neben dieser cellulifugalen Degeneration des peripheren Nervenstumpfes auch zu einer retrograden Degeneration des zentralen Nervenstumpfes im Anschluß an eigenartige Veränderungen der Nervenzellen selbst.

Ein anderer mit Erfolg betretener Weg, Aufschluß über die einzelnen Leitungsbahnen des Rückenmarks zu gewinnen, ist die Flechsigsche Methode des Studiums der Markscheidenentwicklung, die auf der Ungleichzeitigkeit der Markumhüllung der einzelnen Leitungsbahnen beruht. Ihr reiht sich die Guddensche Methode der Entwicklungshemmung an, die darauf beruht, daß nach Zerstörung eines Zentrums oder einer Leitungsbahn beim neugeborenen Tier, d. h. bei unfertiger Entwicklung, die gesamten, demselben System zugehörigen Zentren und Bahnen nicht zur vollen Ausbildung gelangen.

Endlich kommen die experimentell-physiologischen Methoden der Reizung und der Ausschaltung bestimmter Zentren oder Leitungsbahnen am erwachsenen Tiere für die Feststellung der Leitungsbahnen wesentlich in Betracht.

Von den Leitungsbahnen des Rückenmarks ist am längsten bekannt die Pyramidenbahn (corticospinale Bahn). Sie nimmt ihren Ursprung im Gebiete der Zentralwindungen der Großhirnrinde, und zwar nach den neuesten Untersuchungen vorwiegend aus der vordern Zentralwindung. Jedoch dürfte ihr Ursprungsgebiet jedenfalls über das Areal der Betzschen Riesenpyramidenzellen herausreichen. Nach dem bekannten Verlauf durch innere Kapsel, Hirnschenkelfuß und Brücke gelangt sie als Pyramide an die ventrale Oberfläche der Medulla oblongata und geht am Übergang derselben in das Rückenmark die Pyramidenkreuzung ein, indem die Fasern aus jeder Pyramide nach hinten ziehen und unter spitzem Winkel bündelförmig, wie die Finger der gefalteten Hand, einander ventral vom Zentralkanal durchkreuzen. Aus der Kreuzung ziehen die Pyramidenfasern zur Basis des Hinterhorns und von hier mit einer scharfen Biegung nach außen in den Seitenstrang. Während diese Kreuzung beim Hunde und auch noch beim niederen Affen eine totale ist, so daß die Pyramidenbahn jede Großhirnhemisphäre direkt mit dem gekreuzten Seitenstrang verbindet, findet sich beim

anthropomorphen Affen und vor allem beim Menschen ein beträchtlicher Abschnitt der Pyramidenbahn, der nicht in die Kreuzung eingeht, sondern ungekreuzt längs des Sulcus anterior im Vorderstrang nach abwärts zieht.
Das Verhältnis des gekreuzten Anteils der Pyramidenbahn (Pyramidenseitenstrangbahn) zum ungekreuzten (Pyramidenvorderstrangbahn)
ist beim Menschen ein äußerst stark wechselndes, so daß Fällen mit so gut wie
ganz fehlender Vorderstrangbahn andere, allerdings ganz vereinzelte, gegenüberstehen, bei denen die Pyramidenkreuzung völlig fehlt, und die ganze Pyramidenbahn ungekreuzt in den Vorderstrang gelangt.   Neben diesen beiden
Arten von Fasern gibt es dann noch eine kleine Anzahl ungekreuzt in den
Seitenstrang der gleichen Seite gelangender Pyramidenfasern; diese scheinen

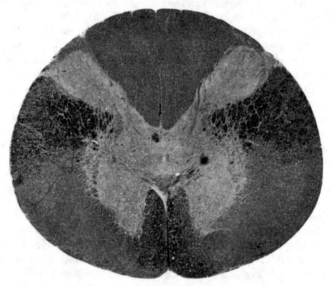

Abb. 57a. Degeneration beider Pyramidenseitenstrangbahnen
im 1. Halssegment, unmittelbar unterhalb der zerstörten Pyramidenkreuzung beim Macacus rhesus.   Absteigende Degeneration in den
medialen Teilen der Vorderstränge. Marchi-Präparat.

beim Menschen etwas zahlreicher als beim Affen und Hunde vorzukommen,
bei denen sie manchmal vollkommen fehlen können (Abb. 57a und b).

Die große Variabilität der Pyramidenbahn beim Menschen fällt mit der dauernd wechselnden Lage und Größe dieser Bahn bei den Tieren zusammen und weist auf das verhältnismäßig niedrige Alter dieser Bahn im Tierreiche hin.   Sie fehlt den Vögeln noch
vollständig, ist beim Igel, ja selbst bei Schaf und Ziege nur im oberen Halsmark
angedeutet, verläuft bei Maus, Ratte und Eichhörnchen nicht im Seitenstrang, sondern
in der Kuppe des Hinterstrangs und läßt vom Kaninchen über Katze und Hund bis
zum Affen ein andauerndes Wachstum und eine Zunahme des Fasernkalibers des ausschließlich im Seitenstrang gelegenen Stranges erkennen.   Erst beim Anthropoiden findet
sich eine deutliche Pyramidenvorderstrangbahn.

Auch die Entwicklung der Pyramidenbahn ist eine verhältnismäßig späte;
ihre Achsenzylinder treten beim Menschen erst im 6. bis 7. Fötalmonat auf.
Die Markumhüllung findet erst nach der Geburt statt.   Die Pyramidenseitenstrangbahn liegt im Hinterseitenstrang, im Halsmark von der Peripherie durch
andere Fasermassen getrennt, im Lumbosakralmark an die Peripherie
herangerückt. Aus ihr ziehen feine Kollateralen zur Basis der Vorderhörner,

ohne daß es bisher gelungen ist, die Endigung dieser Fasern in der grauen Substanz sicher festzustellen. Jedenfalls scheinen sie nicht direkt an die Vorderhornzellen heranzutreten. Nach abwärts läßt sich die Pyramidenseitenstrangbahn mit Hilfe der Marchischen Degenerationsmethode bis in das unterste Sakralmark mit nach

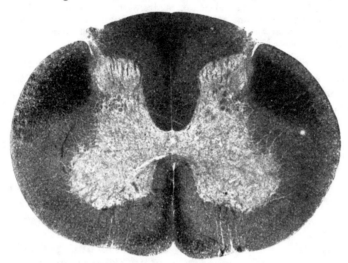

Abb. 57 b. Die gleiche Degeneration im 7. Halssegment.

unten dauernd abnehmender Ausdehnung verfolgen, während die Pyramiden-vorderstrangbahn in der Regel bereits im untersten Brustmark ihr Ende findet.

Ungefähr in demselben Areal wie die Pyramidenseitenstrangbahn ver-läuft nun eine zweite, vom Gehirn zum Rückenmark herabziehende Bahn, die rubrospinale Bahn (Monakowsches Bündel). Dieselbe entspringt mit

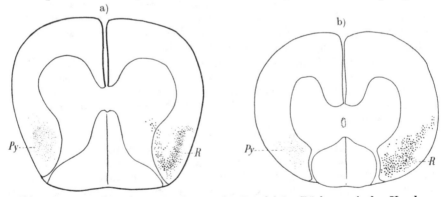

Abb. 58. Pyramidenbahn und rubrospinales Bündel im Rückenmark des Hundes.
a) Halsanschwellung. b) Brustmark.
Py = Pyramidenbahn. R = Rubrospinales Bündel.

ihrer Hauptmasse im roten Kern der Vierhügelgegend, kreuzt sofort nach ihrem Ursprung in der Forelschen Haubenkreuzung und gelangt, durch einige Brückenfasern verstärkt, in den Hinterseitenstrang, in dem sie bis in das Sakralmark herabzieht und verhältnismäßig starke Kollateralen in die graue Substanz an die Basis der Vorderhörner entsendet (Abb. 58 und 59).

Diese Bahn steht im umgekehrten Verhältnis zur Pyramidenbahn; beim Fehlen der letzteren ist sie mächtig entwickelt und nimmt mit der Größenzunahme der letzteren in dem Tierreiche dauernd ab. Beim Hunde übertrifft sie die Pyramidenbahn noch an Größe und umgreift dieselbe lateral und ventral; beim Affen kann sie mit Recht als präpyramidaler Strang bezeichnet werden, da die Hauptmasse ihrer Fasern durch die mächtige Entwicklung der Pyramidenbahn ventralwärts verdrängt ist. Beim Menschen handelt es sich nur noch um ein rudimentäres präpyramidal gelegenes Bündelchen. Ungefähr in demselben Areal finden sich dann auch einige Fasern, die von dem Deitersschen Kern zum Rückenmark herabziehen.

Auch im Vorderstrang befinden sich neben der längs der Fissura anterior gelegenen Pyramidenvorderstrangbahn andere wichtige, vom Gehirn zum Rückenmark ziehende Bahnen. Die mächtigste derselben stammt aus dem Deitersschen Kern, einer großen in der Höhe der Acustius-Kerne dem Kleinhirn vorgelagerten Zellgruppe, und gelangt im wesentlichen ungekreuzt in den Vorder- und Vorderseitenstrang des Rückenmarks, um hier, an der Peripherie gelegen, bis in das unterste Sakralmark zu ziehen. Dieser vestibulo-spinale oder Deiterssche Strang ist durch starke Kollateralen mit dem gleichseitigen Vorderhorn in Verbindung.

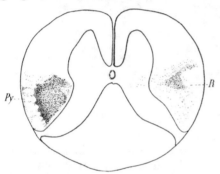

Abb. 59. Pyramidenbahn und rubrospinales Bündel beim Affen. 3. Halssegment.

Eine zweite wichtige Verbindung des Mittelhirns mit dem Vorderstrang ist die Vierhügel-Vorderstrangbahn, die aus dem Grau des vorderen Vierhügels entspringt und nach totaler Kreuzung in der Meynertschen Haubenkreuzung auf dem Wege des hinteren Längsbündels in den Vorderstrang des Rückenmarks gelangt, um hier durch reichliche Kollateralen in das Vorderhorn einzustrahlen. Dieser Bahn reiht sich dann eine aus dem Brückengrau entspringende Brückenvorderstrangbahn an, die gleichfalls in den peripheren Abschnitten des medialen Vorderstranges nach abwärts zieht (Abb. 60).

Im lateralsten Teile des Vorderstranges und vor allem im ventralen Vorderseitenstrange des oberen Halsmarks verlaufen dann noch die Faserbündel, die von den Atemzentren der Medulla oblongata zu den Phrenicuszentren im 4. Halssegment herabziehen; sie sind aber in ihrem Verlauf noch nicht genau bekannt.

Nehmen alle diese hier beschriebenen, vom Gehirn zum Rückenmark ziehenden, nach ihrer Durchschneidung absteigend degenerierenden Bahnen im wesentlichen periphere Abschnitte des Rückenmarks ein, so gibt es in allen Teilen der Vorder- und Seitenstränge noch intraspinale Verbindungsfasern, die auf kürzere oder längere Strecken durch die weiße Substanz ziehen, um höhere spinale Segmente mit tieferen zu verbinden. Die kürzesten derselben verlaufen unmittelbar am Rande der grauen Substanz, während die längeren mehr nach der Peripherie gelangen und sich zum Teil mit den cerebrospinalen Fasersystemen vermischen.

Was nun die aufsteigend vom Rückenmark zum Gehirn verlaufenden Fasersysteme betrifft, so gibt es kein derartiges, analog der Pyramidenbahn direkt zur Großhirnrinde aufsteigendes System. Aus den von den Spinalganglienzellen entspringenden hinteren Wurzeln zieht nur eine Bahn ohne Unterbrechung im Rückenmark zur Medulla oblongata herauf, die Bahn der langen Hinterstrangsfasern. Aber nur ein kleiner Anteil der nach oben ziehenden Hinterwurzelfasern gelangt zu den Hinterstrangskernen der Medulla oblongata, während ein großer Teil derselben teils in dem Segment des Wurzeleintritts, teils in höheren spinalen Segmenten mit den Zellen der Hinterhörner und der Clarkeschen Säulen in Verbindung tritt. Indem das in einem Segment in den Hinterstrang eintretende Faserbündel sich zunächst an den medialen Rand des Hinterhorns anlegt, dann aber durch die Hinterwurzelfasern des nächsthöheren Segments medialwärts gedrängt wird,· kommt ein dachziegelförmiger Aufbau der langen Hinterwurzelfasern in den Hintersträngen zustande, derart, daß schließlich im obersten Halsmark die aus

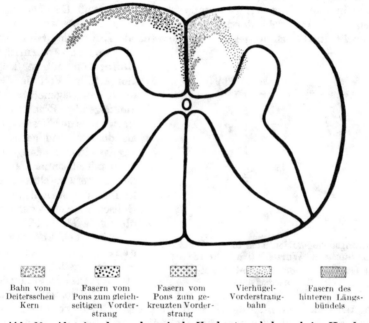

<table>
<tr><td>Bahn vom
Deitersschen
Kern</td><td>Fasern vom
Pons zum gleich-
seitigen Vorder-
strang</td><td>Fasern vom
Pons zum ge-
kreuzten Vorder-
strang</td><td>Vierhügel-
Vorderstrang-
bahn</td><td>Fasern des
hinteren Längs-
bündels</td></tr>
</table>

Abb. 60. Absteigende cerebrospinale Vorderstrangbahnen beim Hunde. .

den hinteren Wurzeln des Lumbosakralmarks und fast des ganzen Brustmarkes stammenden Hinterwurzelfasern ihren Platz in dem medialen Teil des Hinterstranges, dem sog. Gollschen Strang, einnehmen und auch in dem medialen Hinterstrangskern der Medulla oblongata, dem Nucleus funiculi gracilis, endigen, während der lateral gelegene Burdachsche Strang von den Hinterwurzelfasern der Hals- und der obersten Brustsegmente besetzt ist mit Endigung in dem Nucleus funiculi cuneati der Medulla oblongata (Abb. 61). Höher herauf gelangt keine Hinterstrangsfaser; nur durch Vermittlung der in den Hinterstrangskernen der Medulla oblongata entspringenden, zum Thalamus opticus ziehenden Schleifenbahnen und der Thalamus-Cortex-Verbindungen wird eine indirekte Verknüpfung mit der Großhirnrinde hergestellt.

Dieser direkt zu den Hinterstrangskernen der Medulla oblongata ziehende Hinterstrangsanteil der hinteren Wurzeln nimmt in der aufsteigenden Tierreihe andauernd zu und ist beim Menschen am mächtigsten entwickelt.

Jede hintere Wurzel gibt bei ihrem Eintritt in den Hinterstrang außer der starken aufsteigenden Hinterstrangsbahn auch einen kleinen absteigenden Ast ab. Es handelt sich um einen Faserstrang, der einige Segmente vom Wurzeleintritt nach abwärts zu verfolgen ist, indem er gleichfalls allmählich vom Hinterhornrande abrückt, um sich rasch zu erschöpfen.

Es existieren nun aber außer diesen exogenen oder Wurzelfasern des Hinterstranges auch endogene, in der grauen Rückenmarkssubstanz ihren Ursprung nehmende Fasern. Die Kenntnis derselben verdanken wir teils der experimentellen Ausschaltung des Lendenmarkgraus, wie sie durch Anämisierung infolge temporärer Abklemmung der Aorta abdominalis oder durch Embolisierung der Endarterien der grauen Substanz erzielt werden kann, teils dem Studium der frischen Fälle von Poliomyelitis, bei denen allein die graue Substanz in mehr oder weniger großer Ausdehnung vom Entzündungsprozeß ergriffen ist. Man sieht dann bei Läsion der grauen Substanz des Lumbosakralmarks in der Höhe der Läsion die ventrale Kuppe des Hinterstranges, die cornu-commissurale Zone, von mäßiger Degeneration erfüllt. Von hier aus zieht dann das Degenerationsfeld in aufsteigender Richtung dorsalwärts längs der Fissura posterior als dorsales endogenes Hinterstrangsfeld und gelangt in einem kleinen Teil seiner Fasern, mit den Hinterwurzelfasern des Sakralmarks gemischt, bis zu dem Gollschen Kern der Medulla oblongata (Abb. 62).

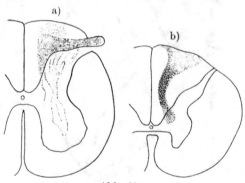

Abb. 61.
Hinterstrangsdegeneration nach totaler Zerstörung der 5. lumbalen Wurzel. (Nach Schaffer.)
a) Oberer Teil des 5. Lumbalsegment.
b) 12. Brustsegment.

Aber auch absteigend degenerierende, als endogene Systeme gedeutete, Hinterstrangsfasern sind vor allem durch pathologische Beobachtungen bekannt geworden. Es sind dies das Schultzesche Kommaförmige Feld an der Grenze vom Gollschen und Burdachschen Strang im Hals- und oberen Brustmark, das Flechsigsche ovale Feld an der Fissura posterior im Lumbalmark und der mediane dreieckige Strang im dorsomedialen Winkel des unteren Sakralmarks. Diese Felder scheinen in dem Verlauf von oben nach unten ineinander überzugehen; ob es sich hier aber um reine endogene absteigende Hinterstrangsfasern oder um eine Beimischung von Hinterwurzelfasern handelt, steht nicht sicher fest.

Nur in die Hinterstränge gelangen direkte Hinterwurzelfasern. Die Verbindung der hinteren Wurzeln mit den aufsteigenden Systemen der Seiten- und Vorderstränge erfolgt ausschließlich durch Vermittlung von Ganglienzellen der grauen Substanz. Am wichtigsten sind hier die spinocerebellaren Bahnen des Seitenstranges, die in eine dorsale oder Flechsigsche Bahn und in eine ventrale Bahn oder Gowerssches Bündel geteilt werden. Die dorsale Kleinhirnseitenstrangbahn entspringt aus den Ganglienzellen der Clarkeschen Säule, beim Hunde vom Sakralmark an durch das ganze Rückenmark hindurch, beim Menschen erst von der Lendenanschwellung an; sie liegt lateral von der Pyramidenbahn

und dem rubrospinalen Bündel an der Peripherie der dorsalen Seitenstrangs-
hälfte bis an den Apex des Hinterhorns heran. In ihrem Verlauf nach aufwärts gibt sie andauernd zahlreiche Fäserchen an die graue Substanz ab, gelangt
jedoch als kompaktes Bündel in die Medulla oblongata, tritt in den unteren Kleinhirnschenkel ein und endigt, größtenteils gekreuzt, im Oberwurm des Kleinhirns.

Ist diese Bahn zuerst auf dem Boden der Markscheidenentwicklung von
Flechsig dargestellt worden, so verdankt die ventrale Kleinhirnseitenstrangbahn, das Gowerssche Bündel, der Degenerationsmethode ihre Aufdeckung. Ihr Ursprung im Rückenmark ist nicht ganz sicher bekannt; doch
scheinen die ventralen Hinterhornzellen beider Seiten ihr Fasern zuzusenden.
Sie liegt im Rückenmark in der ventralen Hälfte des Seitenstranges an der
Peripherie, dorsal direkt an die dorsale Kleinhirnseitenstrangbahn anstoßend,

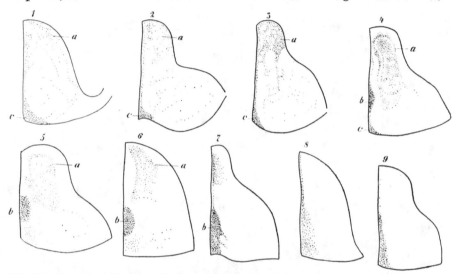

Abb. 62. Übersichtsbild der aufsteigenden endogenen Degeneration des rechten Hinterstrangs nach Ausschaltung des Sakral- und Lendenmarkgrau durch Lycopodium-Embolie
beim Hunde.

1 Sakralmark, 2—5 Lendenmark, 6—8 Brustmark, 9 Halsmark.
a = Endogenes ventrales Hinterstrangsfeld. b = Endogenes dorsales Hinterstrangsfeld.
c = Tractus septo- marginalis.

aber medial weiter in die weiße Substanz des Seitenstranges in Dreiecksform
eindringend. Auch diese Bahn empfängt in ihrem Verlauf durch das Rückenmark dauernd Fasern und gibt solche auch wiederum an die graue Substanz
ab. Die Hauptmasse der Fasern trennt sich in der Medulla oblongata von der
Flechsigschen Bahn bei deren Eintritt in den unteren Kleinhirnschenkel und
gelangt erst durch einen eigenartigen Bogen über die austretende Trigeminuswurzel und das Brachium conjunctivum des Kleinhirns zum dorsalen Abschnitt des Wurms, in dem sie teils gekreuzt, teils ungekreuzt endigt.

Die von vielen Autoren angegebene Endigung eines Teiles der Fasern der Gowersschen Bahn in der Vierhügelgegend ohne Verbindung mit dem Kleinhirn ist nicht sicher
festgestellt.

Neben diesen langen aufsteigenden Bahnen verlaufen in den Seitensträngen
große Mengen kurzer, einige Segmente aufwärts verlaufender Fasern, die in
den Seitenstrangresten in der Nähe der grauen Substanz entlangziehen.

Auch im Vorderstrang ziehen durch das ganze Rückenmark lange Faserbündel längs des Sulcus anterior und der ventralen Peripherie nach aufwärts,
um sich in den obersten Abschnitten desselben allmählich zu erschöpfen. Sie
stammen im wesentlichen aus der grauen Substanz der anderen Seite, aus
der sie durch die vordere Commissur in den Vorderstrang gelangen. Aus dem
oberen Halsmark kann man jedoch Fasern, die aus der grauen Substanz durch
die vordere Commissur in den gekreuzten Vorderstrang gelangt sind, durch
die lateralen Abschnitte der medialen Schleife bis zum Thalamus opticus
herauf verfolgen, so daß hier eine zweite spino-thalamische Verbindung neben
der oben erwähnten der langen Hinterstrangsbahnen vorhanden ist. Außerdem
gelangen Fasern aus dem Vorderstrang durch die Formatio reticularis der
Medulla oblongata in die Gegend des Deitersschen Kernes. Neben diesen

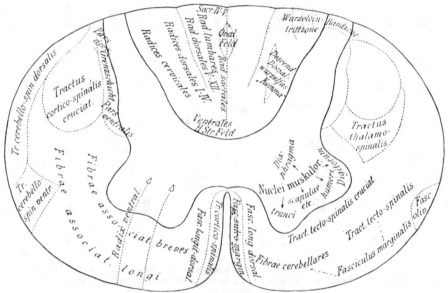

Abb. 63. Übersicht der einzelnen Bahnen, welche auf einem Querschnitt durch das
Halsmark abgeschieden werden können.
(Nach Edinger.)

langen Bahnen finden sich im Vorderstrang eine große Summe kurzer aufsteigender Bahnen, die nach wenigen Segmenten wieder in der grauen Substanz endigen.

Wir können demnach die Leitungsbahnen des Rückenmarks derart zusammenfassen:

I. Absteigende Bahnen:
  a) Seitenstrang:
    1. Pyramidenseitenstrangbahn (Tractus cortico-spinalis cruciat.),
    2. rubrospinale Bahn (Monakowsches Bündel),
    3. Fasern vom Deitersschen Kern,
    4. Atembahn im Vorderseitenstrang,
    5. intraspinale Fasern.
  b) Vorderstrang:
    1. Pyramidenvorderstrangbahn (Tractus cortico-spinalis ant.),
    2. vestibulo-spinale Bahn,

3. Vierhügelvorderstrangbahn,
4. Brückenvorderstrangbahn,
5. Atembahn,
6. intraspinale Fasern.
    c) Hinterstrang:
       1. absteigende Hinterwurzelfasern,
       2. absteigende endogene Fasern (Schultzesches Komma, Flechsigs ovales Feld, medianer dreieckiger Strang),
II. Aufsteigende Bahnen:
    a) Seitenstrang:
       1. dorsale Kleinhirnseitenstrangbahn (Flechsig), (Tractus cerebellospinalis dorsalis),
       2. ventrale Kleinhirnseitenstrangbahn (Gowers), (Tractus cerebellospinalis ventralis),
       3. intraspinale Fasern.
    b) Vorderstrang:
       1. Aufsteigende Vorderstrangbahn (Faisceau sulco-marginal ascendant Marie),
       2. spino-thalamische Bahn aus dem oberen Halsmark,
       3. Bahn in die Gegend des Deitersschen Kerns,
       4. intraspinale Fasern.
    c) Hinterstrang:
       1. Aufsteigende Hinterstrangsbahn zu den Hinterstrangskernen der Medulla oblongata: Gollscher und Burdachscher Strang,
       2. Hinterwurzelfasern zu höheren Rückenmarkssegmenten,
       3. endogene Fasern (cornu-commissurale Zone und dorsales endogenes Feld).

Die Funktion des Rückenmarks.

Wenden wir uns nun der Funktion des Rückenmarks zu, so müssen wir uns zunächst die eigenartige Stellung dieses Zentralorgans vor Augen führen, das mit der Entwicklung des Gehirns die ihm bei niederen Tierformen eigentümliche Selbständigkeit immermehr eingebüßt hat und im wesentlichen zu einem Vermittlungsorgan zwischen den von der Körperperipherie auf dem Wege der hinteren Wurzeln dem Gehirn zuströmenden zentripetalen Reizen und den von den Hirnzentren den peripheren Organen zugesandten Impulsen geworden ist. Die frühere selbständige Funktion des Rückenmarks findet ihren Ausdruck nur noch in der Reflextätigkeit desselben, die aber auch in weitgehendem Maße unter die Herrschaft der Hirnzentren gekommen ist. Erst nach Ausschaltung der letzteren kommen im isolierten Rückenmark eine Reihe von Reflexerscheinungen zum Vorschein, die man auf „Isolierungsveränderungen" desselben beziehen muß.

Zum Zustandekommen eines Reflexes ist außer der zuführenden und der abführenden Nervenleitung ein Verbindungsglied, das Reflexzentrum, erforderlich. Aus der zuführenden Nervenfaser, dem Reflexzentrum und der abführenden Nervenfaser setzt sich der Reflexbogen zusammen, dessen funktionelle Intaktheit zur Funktion des Reflexes notwendig ist. Für das Rückenmark ist nun das Magendie-Bellsche Gesetz von grundlegender Bedeutung, nach dem nur die vorderen Wurzeln die motorische Leitung übernehmen, während den hinteren allein die sensible Leitung zukommt, ein Gesetz,

das in seiner klassischen Form am Frosche zuerst von Joh. Müller demonstriert wurde. Liegen auch aus neuester Zeit einige Beobachtungen vor,
nach denen beim Frosch einige vasodilatatorische Impulse das Rückenmark
durch hintere Wurzeln verlassen, so ist doch die allgemeine Gültigkeit des Ge-
setzes für die Säugetiere bisher nicht erschüttert (Abb. 64).

Durch dieses Gesetz ist die Richtung, in der die Reflexvorgänge im Rückenmark sich abspielen müssen, fest gegeben. Es gibt nun Reflexe, die in einer
Segmenthöhe des Rückenmarks ihren ganzen Reflexbogen besitzen, während
bei anderen Reflexen verschiedene Segmente des Rückenmarks, ja selbst cerebrale Zentren im Spiele sind. Bei der ganzen Auffassung des Reflexvorganges
ist es nun zweifellos von Bedeutung, ob wir ein Überspringen des zentripetalen
Reizes auf die motorischen Ganglienzellen nach der Neuronenlehre oder die
Leitung durch ein Fibrillennetz ohne räumliche Unterbrechung annehmen

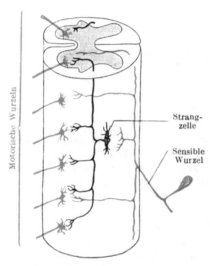

müssen. Wie dem auch sein mag, jedenfalls werden wir den Ganglienzellen die
wesentliche Rolle bei diesen Reflexüber-
tragungen zuschreiben und nicht das ex-
tracelluläre Fibrillennetz als die zentrale
Stätte auffassen.

Der bekannte Versuch Bethes am
Taschenkrebs, bei dem eine Abtrennung der
afferenten und efferenten Fasern einer An-
tenne von dem Gehirnganglion die Reflexerregbarkeit des Fühlers nicht aufhob,
scheint zwar hier für das Zustandekommen
der Summation der Reize und des Tonus
ohne Ganglienzellen zu sprechen. Doch
ist eine einfache Übertragung dieser Verhältnisse auf die Reflexvorgänge bei den
Wirbeltieren nicht angängig.

Für das Zustandekommen der Reflexe
hat nun Pflüger eine Reihe von Leitungs-
gesetzen aufgestellt, die wir hier abgekürzt
(nach v. Leyden und Goldscheider)
wiedergeben:

Abb. 64. Schema der Reflexbogen
im Rückenmark.
(Nach Henle-Merkel.)

1. Das Gesetz der gleichseitigen Leitung für einseitige Reflexe.

Wenn dem Reize, welcher einen peripherischen Empfindungsnerven trifft,
Muskelbewegungen auf nur einer Körperhälfte als Reflexe folgen, so befinden
sich dieselben ohne Ausnahme und unter allen Umständen auf derjenigen Körperhälfte, welcher auch der gereizte Empfindungsnerv angehört.

2. Das Gesetz der Reflexionssymmetrie.

Wenn die durch eine gereizte Empfindungsfaser bedingte Veränderung
im Zentralorgan einseitige Reflexe bereits ausgelöst hat und, indem sie sich
weiter verbreitet, auch Motoren der entgegengesetzten Rückenmarkshälfte
erregt, also doppelseitige Reflexe erzeugt, so werden stets und unter allen Umständen nur solche Motoren betroffen, welche auch bereits auf der primär affizierten Seite erregt sind, so daß also doppelseitige Reflexe nie in kreuzender
Richtung erzeugt werden.

3. Das ungleich intensive Auftreten des Reflexes auf beiden Körperseiten bei doppelseitigen Reflexen.

Sobald die Erregung einer Empfindungsfaser Reflexionen in beiden Körperhälften auslöst, und zwar in der Weise, daß sie auf der einen Seite intensiver und heftiger sind, als auf der andern, so befinden sich die stärkern auf derjenigen Seite, welcher die gereizte zentripetale Faser angehört.

4. Das Gesetz der intersensitiv-motorischen Bewegung und Reflexirradiation.

Die Richtung vom sensitiven nach dem motorischen Nerven im Zentralorgan ist im Gehirn von vorn nach hinten, im Rückenmark von unten nach oben gekehrt, in beiden Fällen also gegen die Medulla oblongata gerichtet.

Sind diese Pflügerschen Gesetze auch im allgemeinen gültig, so kommen doch Ausnahmen vor. Es finden sich ausschließlich gekreuzte Reflexe; auch im Rückenmark können sich Reflexe von oben nach unten ausbreiten u. a. m.

Die bei den Reflexen zur Ausführung gelangenden Bewegungen haben im allgemeinen den Charakter zweckmäßiger Reaktionen. Es handelt sich dabei in der Regel um die Zusammenarbeit mehrerer Muskeln. Viele dieser Reflexe können geradezu als Schutzreflexe bezeichnet werden, so z. B. das Herausziehen des Fußes aus verdünnter Säure beim Reflexfrosch. Aber auch die dem vegetativen Leben dienenden Reflexe, welche die Tätigkeit des Darmes, der Blase, den Geburtsakt regulieren, sind äußerst zweckmäßig.

Für die ganze Rückenmarkspathologie von größter Bedeutung war nun die 1875 erfolgte Entdeckung des Patellarreflexes, der das typischste Beispiel der Sehnenreflexe darstellt. Diese Sehnenreflexe bestehen im Zucken eines Muskels, resp. einer Muskelgruppe beim Beklopfen der Sehne des Muskels. Wollte Westphal dieselben anfangs lediglich als einen Ausdruck der durch Erschütterung hervorgerufenen direkten Muskelreizung betrachten, so ist gegenwärtig die Erbsche Anschauung, daß es sich um einen spinalen Reflex handelt, die herrschende geworden. Bei dem Patellarreflex wird der Reflexbogen durch sensible Äste des N. cruralis, das Quadriceps-Zentrum im 2. bis 4. Lumbalsegment, die entsprechenden motorischen Wurzeln und motorische Fasern des N. cruralis dargestellt. Eine Schädigung im Bereich jedes dieser Abschnitte und auch im Quadriceps-Muskel selbst kann den Patellarreflex aufheben, auch wenn der Reflexbogen nicht ganz vernichtet ist. Das beweist die Wiederkehr des bereits längere Zeit erloschenen Reflexes bei einer die Erregbarkeit der Vorderhornzellen steigernden cerebralen Erkrankung (Hemiplegie bei Tabikern). Überhaupt kommt es bei Affektionen der cerebrospinalen absteigenden Leitungsbahnen, vor allem der Pyramidenbahn, zu hochgradigen Steigerungen des Patellarreflexes. Auch durch Reizzustände im Reflexzentrum selbst, wie sie durch Strychnin und durch das Tetanusgift hervorgerufen werden, kann eine solche Reflexsteigerung zustande kommen. Bei den Tieren führt auch die völlige Abtrennung des Rückenmarks von den höheren Zentren nach einem kurzen Stadium des Absinkens der Reflexe zu einer beträchtlichen Steigerung derselben. Dem gegenüber schienen eine Reihe pathologischer Beobachtungen am Menschen hier im Gegensatz zum Tierversuch einen völligen Verlust der Sehnenreflexe nach Querschnittsdurchtrennung des Rückenmarks zu beweisen. Da jedoch in neuester Zeit eine Reihe sicherer Beobachtungen von Erhaltensein oder sogar Steigerung der Sehnenreflexe bei total durchtrenntem Rückenmark gemacht worden sind, so muß es sich bei dem Fehlen derselben um besondere Komplikationen handeln. Wahrscheinlich bestehen in diesen Fällen abnorme Veränderungen im Gebiete des Reflexbogens selbst.

Dem Patellarreflex völlig analog ist der Achillessehnenreflex, dessen Zentrum im oberen Sakralmark gelegen ist, dann der Triceps-Reflex am Arm, dessen Reflexzentrum dem 6. bis 7. Cervicalsegment entspricht. Bei Schädigung der cerebrospinalen motorischen Leitungsbahnen kommt es nun nicht nur zu einer Steigerung der Sehnenreflexe, sondern es treten zugleich eigenartige klonische Phänomene, der Fußklonus und der Patellarklonus, an den Beinen auf, die bei dauernder Spannung der Sehne durch Reizung der sensiblen Sehnen- und Muskelnerven zustande kommen.

Neben den Sehnenreflexen sind die Hautreflexe von großer Bedeutung. Beim Menschen sind es vor allem der Plantarreflex, der Abdominalreflex und der Cremasterreflex, die klinische Bedeutung erlangt haben. Der Reflexbogen der Hautreflexe ist nicht auf das Rückenmark beschränkt, sondern reicht bis in das Gehirn, zum Teil bis zur Großhirnrinde herauf. Der beim Hunde zu beobachtende Berührungsreflex der Zehen beim Berühren des Fußrückens, der den menschlichen Hautreflexen analog ist, geht nach Entfernung der Extremitätenregion der Großhirnrinde dauernd verloren. Bei den Hemiplegien sind die Hautreflexe auf der Seite der Lähmung wenigstens vorübergehend aufgehoben.

Gerade das Studium des Berührungsreflexes des Hundes bei Ausschaltung cerebrospinaler Bahnen hat allerdings gezeigt, daß der Aufbau des Reflexbogens für die Hautreflexe ein sehr komplizierter ist. Sowohl der zuführende Schenkel als auch der abführende Schenkel des Berührungsreflexes besitzt zwei verschiedene Leitungsbahnen (aufsteigend Hinter- und Vorderstrangbahn, absteigend Pyramidenbahn und rubrospinales Bündel), so daß er nur nach Ausschaltung beider zuführenden oder beider abführenden Bahnen zum Schwinden gebracht werden kann.

In neuester Zeit hat endlich der Babinskische Zehenreflex gezeigt, daß mindestens ein Teil der Hautreflexe neben dem corticalen Reflexbogen unter pathologischen Verhältnissen einen subcorticalen besitzt. Die Zehen zeigen zwar unter normalen Verhältnissen auf Reizung der Fußsohle eine deutliche Plantarreflexion; aber bei Schädigungen von Gehirn oder Rückenmark, die in der Regel auch zu Steigerung der Sehnenreflexe und Spasmen führen, kommt eine Dorsalflexion der Zehen zustande. Dieses Phänomen ist bei Kindern im ersten Lebensjahr der normale Reflexvorgang und wird nur durch die Plantarflexion, wohl im Zusammenhang mit der Annahme des aufrechten Ganges beim Menschen, überdeckt. Dem entspricht es, daß bei den niederen Affen eine solche Plantarreflexion der Zehen unter normalen Verhältnissen fehlt.

Die Plantarreflexe haben ihre Ein- und Austrittspforte in den ersten beiden Sakralwurzeln. Der Cremasterreflex, der in einem Hochziehen des Hodens durch Cremaster-Contraction bei Reizung der Innenfläche des Oberschenkels besteht, wird durch die 1. und 2. Lendenwurzel geleitet. Die Abdominalreflexe, die nicht immer konstant sind, werden in einen oberen, mittleren und unteren unterschieden; sie stehen mit der 7. bis 11. Dorsalwurzel in Beziehung.

Außer diesen Haut- und Sehnenreflexen besitzen nun eine Reihe von Funktionen spinale Zentren, die mit dem System des Nervus sympathicus in Verbindung stehen. Die zum Sympathicus ziehenden Fasern des Rücken-

marks entspringen nur in begrenzten Abschnitten desselben, und zwar vom
1. dorsalen, bisweilen auch vom 8. cervicalen Segment bis zum 2. oder 3. lumbalen Segment und vom 2. bis 4. Sakralsegment. Die sympathischen Fasern
ziehen mit den vorderen Wurzeln aus dem Rückenmark heraus, um an die sympathischen Ganglien heranzutreten (Abb. 65).

In der Höhe des ersten Dorsalsegments liegt nun zunächst
das Centrum cilio-spinale, dessen Reizung Erweiterung,
dessen Ausfall Verengerung der Pupille bewirkt. Dasselbe
steht unter dem Einfluß eines höheren Zentrums in der Medulla oblongata, so daß eine Halbseitendurchtrennung des
Halsmarks gleichfalls eine, allerdings vorübergehende Miosis
der gleichseitigen Pupille bedingt.

Eine wesentliche Bedeutung haben die Sympathicus-Fasern
aus Brust- und Lendenmark dann auch für die Innervation
der Gefäße. Vasoconstrictoren und Vasodilatatoren für die
Gefäße der Haut, der Muskeln, der Eingeweide scheinen vom
Rückenmark beeinflußt zu werden. Vor allem sind die Zentren
von Bedeutung, die im oberen Sakralmark Blase, Rectum
und Genitalapparat beeinflussen. Allerdings haben Versuche der letzten Jahre gezeigt, daß auch noch nach Ausschaltung der grauen Substanz des Lumbosakralmarks oder
nach Entfernung der ganzen unteren Rückenmarksabschnitte
sich die Entleerung von Darm und Blase in gewisser Weise
reguliert, so daß unter pathologischen Verhältnissen vom
Rückenmark unabhängige Apparate in Tätigkeit treten können.
Dabei ist es aber zweifellos, daß die normale geregelte Funktion
von Blase und Mastdarm unter dem Einfluß des Rückenmarks
steht; auch bei hoher Rückenmarksdurchtrennung stellt sich
eine unwillkürliche Blasenentleerung in regelmäßigen Zwischenräumen wieder her. Die Zentren für den Detrusor und
Sphincter der Blase und für die glatte Muskulatur des Rectums
liegen im 3. bis 5. Sakralsegment, für den Sphincter ani externus im 4. und 5. Sakralsegment, für den Analreflex im
5. Sakralsegment.

Im oberen Sakralmark liegen auch die Zentren für die
Erection und die Ejaculation. Doch scheinen auch hier
die sympathischen Ganglien unabhängig von den Rückenmarkszentren eine gewisse Selbständigkeit zu besitzen. Noch viel
weitgehender ist dieselbe für den weiblichen Genitalapparat; sowohl bei Tieren mit verkürztem Rückenmark
als auch bei Menschen mit Zerstörung des untersten Rückenmarksabschnitts sind normale Geburten beobachtet worden.

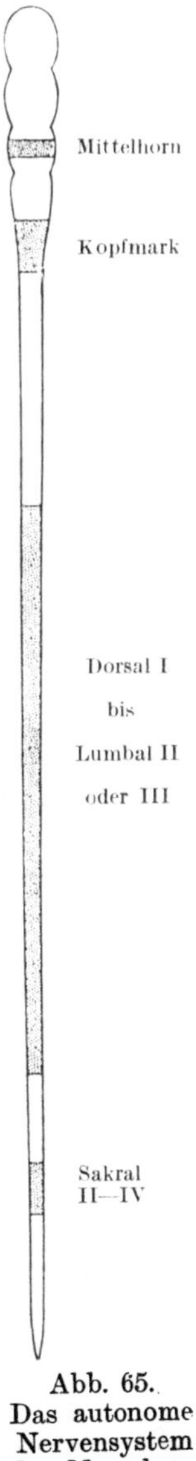

Die selbständige Funktion des Rückenmarks tritt uns
am deutlichsten bei Abtrennung desselben von den höheren
Zentren entgegen. Bei dem Rückenmarksfrosch kann man
eine große Reihe zweckmäßiger Bewegungen beobachten; so
macht er bei Festhalten eines Beines Befreiungsversuche
mit dem anderen, reagiert äußerst zweckmäßig auf abnorme Hautreize u. a. m.
Aber auch beim Hunde treten nach Abtrennung des Rückenmarks eigenartige
Reflexe auf, so der genau studierte Kratzreflex, das Taktschlagen der Hinterbeine beim hochgehobenen Tier (Freusbergsches Phänomen). Ja bei Vorwärts-

Mittelhorn

Kopfmark

Dorsal I
bis
Lumbal II
oder III

Sakral
II—IV

Abb. 65.
Das autonome
Nervensystem
des Menschen.
(Nach Langley.)

bewegungen des mit dem Gehirn in Verbindung stehenden Vorderkörpers kommt
es durch die Reflextätigkeit des isolierten Rückenmarks zum Aufrichten und

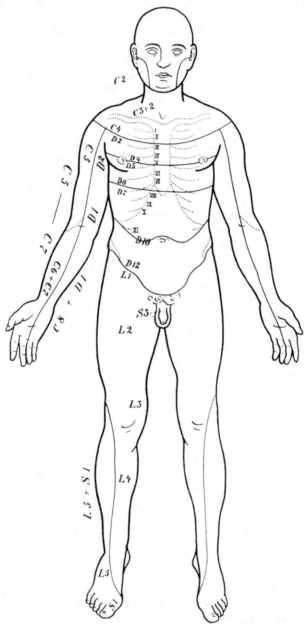

Abb. 66a. Sensibilitätsschema der Haut entsprechend der
Verteilung der hinteren spinalen Wurzeln.
(Nach Seiffer.)

zu einer laufartigen Bewegung der Hinterbeine. Beim Menschen ist allerdings
eine derartige Selbständigkeit des isolierten Rückenmarks nicht mehr vor-

handen. Doch kommt es auch hier zu einer Reihe abnormer Reflexe und Muskelzuckungen.

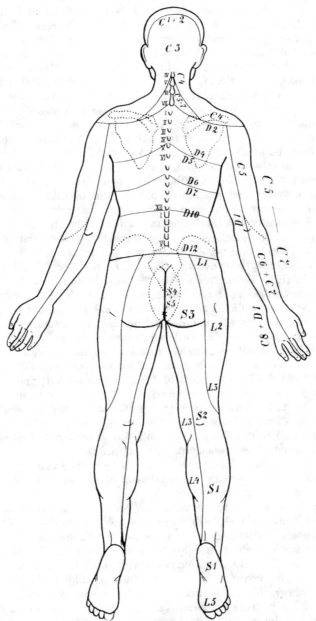

Abb. 66b. Sensibilitätsschema der Haut entsprechend der
Verteilung der hinteren spinalen Wurzeln.
(Nach Seiffer.)

Ist bei vielen wirbellosen Tieren der ganze Körper noch in zahlreiche Segmente geteilt, denen ein ebenso gegliedertes nervöses Zentralorgan entspricht,

so ist diese Gliederung bei den Wirbeltieren nur noch im embryonalen Zustande nachweisbar. Im späteren Leben ist diese Segmentierung nur an der Wirbelsäule und dem Ursprung der spinalen Wurzeln äußerlich erkennbar. Trotzdem steht jedes durch Ein- und Austritt bestimmter Wurzeln charakterisierte Rückenmarkssegment mit bestimmten Partien der Körperoberfläche und bestimmten Skelettmuskeln in Beziehung. So kann man von einer Segmentinnervation der Haut sprechen, indem jede hintere Wurzel ein zusammenhängendes Hautgebiet versorgt. Allerdings wissen wir durch den Tierversuch, daß die Gebiete der einzelnen hinteren Wurzeln sich derart überdecken, daß zur Erzielung voller Anästhesie in einem Hautbezirk neben der Hauptwurzel stets noch die nächstoberen und nächstunteren ausgeschaltet werden müssen. Neben der experimentellen Forschung haben dann die Ergebnisse der Pathologie, vor allem die bei Rückenmarkstumoren und Rückenmarkskompressionen beobachteten Ausfallserscheinungen, sowie die den Sensibilitätszonen entsprechenden eigenartigen trophischen Störungen beim Herpes zoster, der auf einer Entzündung einzelner Spinalganglien beruht, uns gestattet, verhältnismäßig genaue Schemata der radikulären Innervation der Haut festzustellen. Dieselben sind in neuester Zeit für die genaue Höhenlokalisation der Rückenmarkstumoren, ohne die eine erfolgreiche operative Behandlung derselben unmöglich ist, von größter praktischer Bedeutung geworden.

Das hier wiedergegebene Sensibilitätsschema (Abb. 66a u. b) von Seiffer bringt als wichtigste Grenzen die Scheitel-Ohr-Kinnlinie, die das Trigeminus-Gebiet vom Cervicalgebiet trennt, dann vor allem die Hals-Rumpfgrenze, vorn im 2. Interkostalraum, hinten an der Spina des 5. bis 7. Halswirbels, an der die Zonen des 4. Cervicalsegments und des 2. Dorsalsegments zusammenstoßen. Seit dem fötalen Herauswachsen der vorderen Extremitäten sind die dem 5. Cervical- bis 2. Dorsalsegment entsprechenden Hautbezirke an der Vorder- und Rückseite der Arme verteilt. Wichtig sind dann die Intermamillar-Linie (4. bis 5. Dorsalsegment), die Xiphoid-Linie (6. bis 7. Dorsalsegment) und die Nabellinie (10. Dorsalsegment). Die Rumpf-Bein-Linie, vorn am Ligamentum Pouparti, hinten am 1. bis 2. Kreuzbeinwirbel, trennt 12. Dorsal- und 1. Lumbalsegment. Die Abschnitte vom 2. Lumbalsegment bis zum 2. Sakralsegment dienen dann der Hautinnervation der Beine, während die untersten Sakralsegmente die Genital- und Analsphäre versorgen. Es ist dabei bemerkenswert, daß eine Läsion des oberen Sakralmarks mit anästhetischen Störungen am inneren Fußrand und der Genitalsphäre bei Intaktsein der dazwischen gelegenen Hautgebiete einhergehen kann.

Aber nicht nur die Hautinnervation ist von der segmentären Wurzelverteilung abhängig, sondern auch in den vorderen Wurzeln findet sich eine eigenartige segmentäre Anordnung der Innervation der Körpermuskulatur, die weit abweicht von der Verteilung in den peripheren Nerven und den Muskeln selbst. So ist jede vordere Wurzel an der Innervation mehrerer Muskeln, die von verschiedenen peripheren Nerven versorgt werden können, beteiligt, und wiederum können sich an der Innervation eines Muskels eine Reihe vorderer Wurzeln beteiligen.

Die durch Reizung der vorderen Wurzeln zustande kommenden motorischen Effekte sind uns im wesentlichen durch Versuche am Affen bekannt geworden, neben denen nur vereinzelte Angaben über Reizungen vorderer Wurzeln beim Menschen vorliegen. (Schema S. 189.)

So viel geht aus diesen Ergebnissen hervor, daß die Annahme eines bestimmten funktionellen Verhältnisses der in einer vorderen Wurzel vereinigten motorischen Fasern zueinander keine Berechtigung hat. Ferner ist es bemerkenswert,

Die motorischen Erfolge der elektrischen Reizung der vorderen Wurzeln beim Affen (nach Sherrington).

Cervicalis
I. Seitwärtsbiegung des Halses ohne Kopfrotation.

II. Seitwärtsbiegung und Zurückziehen des Halses, ganz leichte Rotation des Kopfes.

III. Seitwärtsbiegung mit Drehung und Zurückziehen des Halses, so daß das Kinn entsprechend nach der entgegengesetzten Seite gerichtet wird.

IV. Hebung und Adduktion der Schulter. Rückwärts- und leichte Seitwärtsbiegung des Halses, durch die der Kopf, insbesondere bei fixierter Schulter, nach der gegenüberliegenden Seite gezogen wird.

V. Hebung, Abduktion und leichte Außenrotation der Schulter. Flexion des Ellenbogens, dabei leichte Supination und dazu Radialflexion der Hand. Nur leichte Seit- und Rückwärtsbiegung des Halses.

VI. Mäßige Adduktion der Schulter. Starke Flexion des Ellenbogens. Leichte Extension der Finger und der Hand, bei einzelnen Individuen aber Flexion. Etwas Supination. Hals und Kopf wie V.

VII. Retraktion und starke Adduktion der Schulter und Innenrotation des Oberarms. Streckung des Vorderarms. Leichte Beugung und Pronation der Hand. Leichte Beugung der Finger. Die Schulter wird heruntergezogen. Hals wie V.

VIII. Die Schulter wird heruntergezogen (Latissimus dorsi). Die Adduktion der Schulter ist nicht so stark wie bei VII. Innenrotation der Arme. Flexion und Pronation der Hand. Flexion der Finger und des Daumens mit Opposition des letzteren.

Thoracica
I. Zurückziehen der Schulter. Leichte Seitwärts- und Zurückbiegung des Halses. Leichte Streckung des Arms. Flexion und Pronation der Hand. Flexion der Finger und des Daumens mit Opposition des letzteren. Gewöhnlich auch leichte Ulnarflexion der Hand.

II. Retraktion der Schulter. Leichte Flexion der Hand. Flexion der Finger und des Daumens mit Opposition des letzteren. In einigen Fällen leichte Pronation der Hand. Seitwärtsbiegung der Wirbelsäule.

Postthoracica (lumbalis)
I. Einziehung des Bauches.

II. Dasselbe mit leichter Flexion der Hüfte.

III. Einziehung der unteren Teile des Bauches. Flexion der Hüfte.

IV. Einziehung der unteren Teile des Bauches. Flexion und Adduktion der Hüfte. Extension des Knies.

V. Adduktion der Hüfte. Extension des Knies. Leichte Flexion des Fußes; leichte Extension der großen Zehe.

VI. Extension der Hüfte. Adduktion des Oberschenkels. Starke Flexion des Knies. Dorsalflexion des Fußes. Extension der Zehen. Adduktion des Hallux.

VII. Extension der Hüfte. Flexion im Knie. Extension des Fußes. Drehung der Sohle. Starke Flexion und Adduktion des Hallux. Abwärtsbewegung des Schwanzes.

VIII. Seitwärtsbewegung des Schwanzes. Leichte Außenrotation der Hüfte und Flexion im Knie, mit Extension in Hüfte und Fuß. Starke Flexion der Zehen mit Flexion und Adduktion des Hallux.

IX. Seitwärtsbewegung des Schwanzes. Manchmal leichte Auswärtsrotation des Oberschenkels und Adduktion mit Flexion der Zehen.

X. Seitwärtsbewegung des Schwanzes (zur Seite der Reizung).

daß auch zur Lähmung eines Muskels in der Regel mindestens drei aufeinanderfolgende vordere Wurzeln zerstört sein müssen. Ja beim Menschen wird vielfach eine noch weitgehendere Anastomosierung der einzelnen Wurzeln angenommen, so daß außer der mittleren Wurzel noch 2 obere und 2 untere an der Innervation eines Muskels teilnehmen.

Man ist nun weiterhin andauernd bemüht gewesen, aus den Ergebnissen lokalisierter Rückenmarksläsionen die Lokalisation der verschiedenen Muskeln in den einzelnen Rückenmarkssegmenten festzustellen. Wir geben aus der Fülle der hier zusammengestellten Schemata das neuerdings von Bruns veröffentlichte, das auch die Hautinnervation und die Reflexe berücksichtigt.

Lokalisation der Funktionen in den verschiedenen Segmenten des Rückenmarkes.
(Nach Bruns.)

Segmente	Muskeln	Gefühlsinnervation der Haut	Reflexe

1. Cervicalis	Musculus rectus capitis posterior minor [1])
	M. rectus capitis posterior major
	M. obliquus cap. superior
	M. semispinalis capitis
	M. spinalis cap. (pars cranialis)
	M. rectus cap. anterior
	M. longus capitis
	M. rectus capitis lateralis
	M. geniohyoideus
	M. omohyoideus
	M. sternohyoideus
	M. thyreo-hyoideus
	M. sternothyreoideus
	   Ein Ast zum Musculus inter-
	   transversarius posterior cer-
	   vicalis		

2. Cervicalis	M. rectus cap. post. major
	M. obliquus cap. inferior
	M. semispinalis capitis
	M. spinalis cap. (pars cranialis)
	M. longus atlantis
	M. longus colli
	M. longus capitis
	M. geniohyoideus
	M. omohyoideus
	M. sternohyoideus
	M. thyreohyoideus
	M. sternothyreoideus
	M. splenius capitis et cervicis
	M. sternocleidomastoideus [2])
	M. trapezius
	   Zacken des Musculus longissi-
	   mus und der intertransversarii
		Haut am Hinterkopfe bis zum Scheitel; an den seitlichen Teilen des Kopfes vorn bis zur vorderen Ohrgrenze; Haut über dem Ohre; über den hintersten untersten Teilen des Unterkiefers, am Hals und Nacken, vorn nach abwärts bis zur 2. Rippe; hinten bis an die Spina scapulae (nach Wich- mann wird der mittlere untere Teil dieses dorsalen Gebietes von den dorsalen Ästen des 5., 6. und ev. 7. Cervicalnerven versorgt). Die 2. Cervicalwurzel grenzt nach oben direkt an das Trigeminus-gebiet; die 3. innerviert Hals u. Nacken bis zur Clavicula; die 4. von da bis zur 2. Rippe	

3. Cervicalis	Platysma (Kocher) M. longus atlantis M. longus colli M. longus capitis M. diaphragma M. scalenus medius M. geniohyoideus M. omohyoideus M. sternohyoideus M. sternothyreoideus M. splenius capitis et cervicis M. sternocleidomastoideus M. trapezius M. levator scapulae		
4. Cervicalis	M. longus atlantis M. longus colli M. longus capitis **M. diaphragma** M. scalenus anterior M. scalenus medius M. sternothyreoideus M. splenius capitis et cervicis M. trapezius M. levator scapulae **M. rhomboidei** M. supra- und infraspinatus M. deltoideus M. biceps und coracobrachialis M. brachialis int. M. supinator longus		

---

[1]) Cervicales I—IV nach Risien Russel.
[2]) Durch Accessorii.

Segmente	Muskeln	Gefühlsinnervation der Haut	Reflexe
5. Cervicalis	Musculus levator scapulae[1]) M. teres minor M. diaphragma M. rhomboidei M. deltoideus M. biceps u. coracobrachialis M. brachialis internus M. supra- u. infraspinatus M. supinator longus u. brevis M. pectoralis (pars clavicularis) Vielleicht Extensoren der Hand M. serratus anticus major M. splenius	Äußere Seite der Schulter, des Ober- und Vorderarmes	Scapularreflex. Von der 5. cervicalen bis 1. dorsalen Wurzel Sehnenreflexe der in ihnen repräsentierten Muskeln
6. Cervicalis	M. deltoideus M. teres major u. minor M. biceps u. brachialis internus M. supra- u. infraspinatus M. supinator longus u. brevis M. subscapularis M. pronator quadratus u. teres **Extensoren und Flexoren der Hand.** Serratus anticus major Vielleicht lange Extensoren der Finger M. splenius M. scaleni	Äußere Teile des Vorderarmes an Beuge- und Streckseite Radialisgebiet der Hand und der Finger	
7. Cervicalis	Pronatoren der Hand M. subsapularis M. teres major Extensoren u. Flexoren der Hand **M. triceps** Pectoralis major (pars costalis) Latissimus dorsi **Lange Extensoren und Flexoren der Finger.** M. splenius M. scaleni Kleine Handmuskeln (Interossei und lumbricales [?])	Mittlere Teile des Vorderarmes an Beuge- und Streckseite Radialis- und Medianusgebiet von Hand und Fingern	Palmarreflex Schlag auf die Vola manus erzeugt Schließen der Finger
8. Cervicalis	M. triceps Flexor carpi ulnaris Lange Extensoren und Flexoren der Hand **Interossei und lumbricales.** Scaleni		
1. Dorsalis	Lange Flexoren der Finger. Interossei und lumbricales **Daumen- u. Kleinfingerballen.** Scaleni (In der 8. cervicalen und 1. d o r s a l e n Wurzel begeben sich die Fasern für den Dilatator pupillae zum Grenzstrang.)	Ulnarseite der Hand, des Unter- und Oberarmes an Streck- und Beugeseite; das betreffende oberste Oberarmgebiet wird noch von Dorsalis 2 versorgt	

---

¹) Außerdem innervieren die einzelnen Halswurzeln auch noch die langen über die ganze Wirbelsäule sich erstreckenden Muskeln in der entsprechenden Höhe.

Segmente	Muskeln	Gefühlsinnervation der Haut	Reflexe
Dorsalis 2—12 resp. Lumbalis 1	Die entsprechenden langen Muskeln der Wirbelsäule M. serratus post. sup. 1—4 M. serratus post. inf. 9—12 M. intercostales interni 2—11 M. intercostales externi 2—11 M. levat. cost. breves 2—11 M. infracostales 2—4 und 7—9 M. levat. cost. longi 8—10 M. transversus thoracis 3—6 M. transv. abdominis 7—12 M. obliq. abd. int. 7—12 M. obliq. abd. ext. 7—12 M. rectus abdominis 8—12 M. pyramidalis d. 12. Lumb. 1	Haut der Brust, des Rückens und des Bauches, oben von der unteren Grenze des oberen Cervicalgebietes an, unten nicht ganz bis zur Inguinalfalte reichend; Haut der oberen Glutaealgegend. Die 6. Wurzel erreicht vorn median das Gebiet des Epigastriums, die 8. u. 9. liegen schon ganz über der Bauchhöhe (Brustwarze 4. dorsale Wurzel; oberes Epigastrium 6., Nabel 10.). Die Grenzlinien der einzelnen Hautbezirke laufen horizontal um den Rumpf; also am Thorax über mehrere Interkostalräume hinweg	Epigastrisch. Reflex 4.—7. dorsale Wurzel Abdominalreflex 7.—11. dorsale Wurzel
Lumbalis 1[1]	Bauchmuskeln s. o. Iliopsoas Sartorius Cremaster Quadratus lumborum	Haut der Inguinalgegend, der obersten vorderen und äußeren Teile der Oberschenkel, Haut des Mons Veneris, der Wurzeln des Penis an der Dorsalseite, Sensibilität des Hodens, Samenstranges und der Tunica dartos, vermittelst des Sympathicus	Patellarreflex 2.—4. Lumbalis, spez. Lumb. 4
Lumbalis 2[1] **Lumbalplexus**	Iliopsoas Sartorius Quadriceps femoris Cremaster Quadratus lumborum	Äußere und vordere Seite der Hüfte bis zum unteren Drittel des Oberschenkels	
Lumbalis 3	Kleine Beckenmuskeln M. iliopsoas M. sartorius M. quadriceps femoris M. adductores femoris M. quadratus lumborum	Vorderseite der Hüfte, teilweise mit 2 gemeinsam, innerste Teile der Hinterseite der Hüfte in ihren oberen Teilen und Innenseite des Unterschenkels	
Lumbalis 4	Kleine Beckenmuskeln M. quadriceps femoris M. adductores femoris Tibialis anticus (Extensor digitorum commun., Extensor hallucis)	Untere Teile der Innen- und Vorderseite der Hüfte, Innenseite des Unterschenkels, teilweise auch hintere, Innenrand des Fußes außer großer Zehe	Glutaealreflex 4. u. 5. Lumbalis (? Wahrscheinlich tiefer)
Lumbalis 5 **Sakralplexus**	Tibialis anticus Extensor hallucis Extensor digitorum communis Musculi peronei M. flexores cruris[2] Musculi Glutaei (Strecker) und Abductores der Hüfte Auswärtsroller der Hüfte	Vordere äußere Teile des Unterschenkels, äußerer und dorsaler Teil des Fußes mit Ausnahme der Zehenenden, innere Teile der Planta pedis (mit Sacralis I)	

---

[1] Vielleicht enthalten das 1. und 2. Lumbalsegment überhaupt keine Muskelkerne; dann würden die hier erwähnten Muskeln erst vom 3. Segment an ihre Nerven beziehen.

[2] Die Segmente für die Flexores cruris und die Glutaei sind aber noch nicht ganz sicher. Sicher liegen die ersteren höher als die zweiten. Vielleicht die letzteren noch unter der Wadenmuskulatur. Sicher liegen sie aber beide unter den Peronei.

Segmente	Muskeln	Gefühlsinnervation der Haut	Reflexe
Sacralis 1 u. 2	(Plantarflexoren des Fußes [Wadenmuskulatur] und lange Zehenbeuger) M. peronei Muscul. flexoris cruris Muscul. glutaei (Extensores) und Abductores der Hüfte Auswärtsroller der Hüfte Plantarflexoren des Fußes Lange Zehenbeuger	1. Sacralis. Äußere u. mittlere Teile der Sohle, Hacken, Teile des Fußrückens (Innenseite), Zehenenden. Äußere und hintere Seite der Wade	Plantarreflex
Sakralplexus Sacralis 3—5	2 spez.: kleine Fußmuskeln, Interossei und Flexor digitorum brevis	2. Sacralis. Mittlerer Teil an der Hinterseite der Unter- und Oberschenkel	Achillessehnenreflex Nach Ziehen Sacralis 1 Nach Oppenheim 5 Lumbalis; 1 und 2 Sacralis)
	Muskeln des Perineums und die quergestreifte Muskulatur der Harnröhre, (Compressor urethrae) und des Mastdarms, (Sphincter ani externus) und der Geschlechtsorgane	3. Sacralis. Haut über dem Os sacrum, innerste oberste Partie der Oberschenkel 4. u. 5. Sakralwurzel. Perineum, Anus und konzentrische Teile der Haut über dem Os sacrum dicht an der Mittellinie, Hinterseite des Penis, Vorderseite mit Ausnahme der Wurzel des Penis, Haut des Scrotum (Beim Weibe hintere Teile der großen Labien)	Zentrum f. Erektion 2. und 3. S. Ejaculation 3. S. Detrusor u. Sphincter vesicae, glatte Muskulatur des Rectum 3., 4., 5. S. Sphincter ani externus 4. u. 5. Sacralis Analreflex 5. Sacralis Nach L. R. (Müller nicht im Konus gelegen

Es ist nun in neuester Zeit auch mit Hilfe der Methoden der Chromatolyse bei Amputationen und Muskelatrophien versucht worden, die Beziehungen der einzelnen Kernsäulen der Vorderhörner zu den Muskelgruppen der Extremitäten genauer festzustellen. Nach diesen Forschungen scheint z. B. jede Zellsäule der Lendenanschwellung in Beziehung zu allen Muskeln eines Gliedsegments zu stehen. Jede dieser segmentären Kerngruppen dürfte in einzelne Kerne zerfallen, die entweder mit der Funktion gleichartiger Muskelgruppen oder mit einzelnen Nerven des betreffenden Gliedsegments in Verbindung stehen. Endlich dürfte es hier wieder Unterabteilungen für einzelne Muskeln geben. Auf dem Boden dieser Forschungen sind bereits Schemata der verschiedenen Kernsäulen der Hals- und Lendenanschwellung mit der ihnen zukommenden Funktion aufgestellt worden, ohne daß hier jedoch abschließende Resultate erzielt werden konnten.

Haben wir bisher im wesentlichen die in den einzelnen Rückenmarkssegmenten lokalisierten Funktionen behandelt, so müssen wir uns jetzt der funktionellen Bedeutung der Leitungsbahnen des Rückenmarks zuwenden. Ihre anatomische Verteilung haben wir bereits oben kennen gelernt.

Die Erforschung der Funktion der Rückenmarksbahnen hat mit der zunehmenden Kenntnis des anatomischen Aufbaus derselben große Wandlungen durchgemacht. Erst seit wir über den Verlauf der einzelnen Bahnen, die oft im gleichen Areal vermischt liegen, genau unterrichtet sind, ist es möglich geworden, die experimentellen Ausschaltungen derselben auf eine oder mehrere derselben zu begrenzen. Außerdem gibt uns die genaue mikroskopische Untersuchung der Schnittstellen und der sekundären Degenerationen, besonders mit Hilfe der Marchischen Methode, das unentbehrliche Mittel an die Hand, die gesetzten Verletzungen in ihrer Ausdehnung und ihren Folgeerscheinungen genau zu kontrollieren.

Neben der experimentellen Forschung an den höheren Säugetieren ist die Erfahrung der menschlichen Pathologie hier von großer Bedeutung gewesen. Ja, sie ist zur Ergründung der Funktion der Leitungsbahnen beim Menschen selbst unentbehrlich, da nicht nur in dem anatomischen Aufbau, sondern auch in der physiologischen Wertung der einzelnen Bahnen zwischen den verschiedenen Tierklassen und dem Menschen wesentliche Differenzen bestehen. Nur muß man sich stets vor Augen halten, daß im Sinne des physiologischen Experiments reine Ausschaltungen bestimmter Abschnitte des Rückenmarks in der menschlichen Pathologie zu den großen Ausnahmen gehören, indem Druckerscheinungen, anderweitige Krankheitsherde u. a. m. leicht geeignet sind, die reinen Ausfallserscheinungen zu verwischen.

Bei der allmählichen Entwicklung unserer Kenntnisse von den cerebrospinalen Leitungsbahnen ist es leicht verständlich, daß man zunächst geneigt war, die einzelnen Funktionen den wenigen bekannten Leitungsbahnen zuzuschreiben. So galt vor allem die Pyramidenbahn lange Zeit als die einzige Bahn zur Übertragung der willkürlichen motorischen Impulse von der Großhirnrinde zum Rückenmark. Diese Auffassung fand ihre wesentliche Stütze in dem Nachweis der absteigenden Degeneration der Pyramidenbahn beim Menschen nach Hirnherden, vor allem in der inneren Kapsel, in Verbindung mit einer typischen Hemiplegie. Es ist aber zu beachten, daß in diesem Fall zwar nur die Pyramidenbahn bis in das Rückenmark herab degeneriert, daß sie aber im Gehirn nicht isoliert, sondern in Verbindung mit den anderen corticofugalen Bahnen der Extremitätenregion durch den Herd unterbrochen ist. Selbst diese weitgehenden Ausschaltungen der die motorischen Impulse leitenden Bahnen hindert jedoch nicht, daß eine nicht unbeträchtliche Rückbildung der Hemiplegie nach längerer Zeit eintritt.

Eine isolierte Ausschaltung der Pyramidenbahnen ist experimentell nur ausführbar durch Durchschneidung der Pyramiden in der Medulla oblongata, in der sie an die ventrale Oberfläche, nicht mit anderen Fasern gemischt, herantreten, oder durch Durchtrennung der Pyramidenkreuzung selbst durch einen Längsschnitt, der wenigstens bei Hund und niederen Affen mit fehlender Pyramidenvorderstrangbahn eine vollkommene Ausschaltung der Pyramidenleitung herbeiführt. Im Seitenstrang des Rückenmarks dagegen kann die Pyramidenbahn nur in Verbindung mit der rubrospinalen Bahn und der dorsalen Kleinhirnseitenstrangbahn ausgeschaltet werden.

Hatte man bereits früher nachgewiesen, daß nach Durchtrennung der Pyramidenbahnen die motorischen Effekte bei elektrischer Reizung der Großhirnrinde unverändert bestehen bleiben, so gelang es in neuester Zeit, Hunde mit völlig ausgeschalteter Pyramidenleitung lange Zeit hindurch am Leben zu erhalten. Dabei zeigt es sich, daß die Tiere, sowie sie nach der Operation aus der Narkose erwachen, frei umherlaufen können und sich in der Benutzung ihrer Extremitäten nicht von normalen Hunden unterscheiden. Bei einseitiger Ausschaltung der Pyramide scheint bei ungewohnten Bewegungen (Flankengang) eine gewisse Ungeschicklichkeit der gekreuzten Körpermuskulatur vorhanden zu sein; doch ist von einem Ausfall irgendeiner Funktion nichts zu bemerken. Dem entspricht, daß die isolierte Ausschaltung der Pyramidenleitung weder den über die Extremitätenregion der Großhirnrinde gehenden Berührungsreflex noch die Effekte der elektrischen Reizung der Extremitätenregion wesentlich schädigt.

Schaltet man nun beim Hunde die zweite mächtige motorische Seitenstrangsbahn, das rubrospinale Bündel, in der Medulla oblongata, oberhalb der Pyramidenkreuzung, also bevor die Pyramidenfasern in den Seitenstrang eingetreten sind, aus, so tritt zunächst eine deutliche Parese der gleichseitigen Extremitäten auf, die sich aber in den nächsten Wochen völlig zurückbildet. Auch jetzt zeigt die elektrische Reizung der Extremitätenregion keine Abweichung von der Norm; der zuerst aufgehobene Berührungsreflex stellt sich bald wieder her (Abb. 67).

Erst, wenn man beim Hunde im Seitenstrang des oberen Halsmarks eine gemeinschaftliche Ausschaltung der Pyramidenbahn und der rubrospinalen Bahn vornimmt, kommt es zu schwereren Ausfallserscheinungen. Nach vorübergehender stärkerer Lähmung der gleichseitigen Extremitäten bleibt eine spastische Parese derselben zurück. Der Berührungsreflex ist dauernd aufgehoben; isolierte Bewegungen der Extremitäten kommen nicht mehr zur Beobachtung. Vor allem aber bleibt jetzt die Wirkung der elektrischen

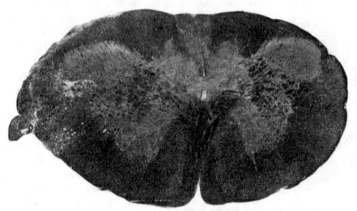

Abb. 67. Durchtrennung des rechten Hinterseitenstrangs inkl. des rubrospinalen Bündels in der Höhe der Pyramidenkreuzung beim Hunde. Marchi-Präparat.

Reizung der gekreuzten Extremitätenregion vollkommen aus. Beim Hunde werden also die Impulse der Großhirnrinde lediglich auf dem Wege der direkten corticospinalen (Pyramiden-)Bahn und der rubrospinalen Bahn dem Rückmarke übermittelt.

Auch beim niederen Affen hat die völlige Zerstörung der Pyramidenkreuzung das überraschende Ergebnis, daß keine Lähmung der Extremitäten auftritt, auch nicht unmittelbar nach der Operation. Aber nicht nur die gröberen Willkürbewegungen, wie sie beim Laufen und Klettern in die Erscheinung treten, sind erhalten, sondern auch die feinen isolierten Bewegungen der Finger, wie sie beim Greifen, z. B. nach kleinen Nahrungsstücken, notwendig werden, zeigen völliges Intaktsein. Allerdings führt der pyramidenlose Affe seine sämtlichen Bewegungen langsamer als ein normaler Affe aus und macht derart im ganzen einen plumperen Eindruck (Abb. 68).

Daß aber beim Affen doch die Pyramidenleitung von wesentlich größerer Bedeutung ist als beim Hunde, das beweist das Ergebnis der Hirnrindenreizung, die mehrere Wochen nach der Ausschaltung der Pyramidenbahnen nur zwei kleine Felder der Extremitätenregionen, die den Zentren für Finger- und Zehenbewegung entsprechen, als elektrisch erregbar feststellen läßt bei Unerregbarkeit des ganzen übrigen Gebietes.

Auch die Ausschaltung der rubrospinalen Seitenstrangsbahn allein
oberhalb ihrer Vermischung mit der Pyramidenbahn führt zu keiner nennens-
werten Parese der gleichseitigen Extremitäten. Dieselben sind bei einseitiger
Ausschaltung wohl für einige Tage etwas ungeschickter als die der anderen
Seite. Aber schon nach wenigen Tagen werden sie für alle Verrichtungen
inkl. der feinsten Greifbewegungen völlig normal benutzt, nur daß der andere
Arm etwas bevorzugt wird. Dem entspricht auch die völlig normale elektrische
Erregbarkeit der gekreuzten Extremitätenregion der Großhirnrinde.

Nimmt man nun beim Affen Pyramidenbahn und rubrospinale
Bahn gemeinsam durch Durchschneidung des Hinterseitenstranges im 3. Halssegment fort, so weicht das Resultat beträchtlich von den beim Hunde erzielten Ergebnissen ab. An den ersten beiden Tagen nach einer derartigen
Operation hängen die betreffenden Extremitäten schlaff herab und werden
nur wenig bei den Gemeinschaftsbewegungen mitbewegt. Aber in den nächsten

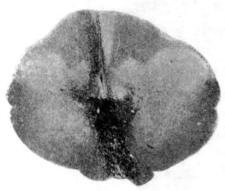

Tagen nimmt die motorische Kraft
der Extremitäten andauernd zu; Arm
und Bein werden nicht nur bei Gemeinschaftsbewegungen, sondern vielleicht noch besser bei isolierten Bewegungen benutzt. Nach acht Tagen
bereits ist die motorische Schwäche
so gut wie ganz ausgeglichen. Ja, bei
besonderer Einübung (täglichem zeitweisen Festbinden des gesunden Armes) bevorzugt der Affe diesen Arm
sogar beim Greifen. Auch finden sich
beim Affen im Gegensatz zum Hunde
und in noch schärferem Gegensatz
zum Menschen nach derartigen Seiten-
strangsausschaltungen keine spastischen Erscheinungen.

Abb. 68. Durchtrennung der Pyramidenkreuzung beim Affen. (Macacus rhesus.)
Marchi-Präparat.

Mit diesem Ergebnis stimmt es nun vollkommen überein, daß beim Affen
auch die elektrische Reizung der Extremitätenregion mehrere Wochen nach
einseitiger Hinterseitenstrangsausschaltung noch motorische Impulse dem
Rückenmark übermittelt, die zwar im wesentlichen auf die Felder der Hand-
und Fußregion beschränkt sind, aber sich doch noch etwas größer darstellen,
als sie bei doppelseitiger isolierter Pyramidendurchtrennung nachzuweisen sind.

Da also die gemeinschaftliche Ausschaltung der corticospinalen und rubrospinalen Bahn beim Affen zu einer nur unwesentlich stärkeren Störung der
willkürlichen Bewegungen der Extremitäten führt, als die isolierte Ausschaltung jeder dieser Bahnen, so müssen hier andere Wege an dieser Leitung zu
den Rückenmarkszentren beteiligt sein. Zunächst läßt es sich leicht erweisen,
daß es nicht etwa nur die entsprechenden Leitungsbahnen der anderen Rückenmarkshälfte sind, die hier, im Niveau der entsprechenden Vorderhornzentren,
die Impulse auf die geschädigte Seite herüber kreuzen lassen. Schon beim Hunde
führt doppelseitige Ausschaltung der Hinterseitenstränge hinsichtlich der gewöhnlichen Lokomotion zu keiner schwereren Störung. Aber auch
beim Affen kann man der Durchtrennung des einen Hinterseitenstranges die
des anderen nach 2 bis 3 Wochen hinzufügen, und doch lernt der Affe nach
einigen Tagen wieder laufen und klettern und vermag, wenn auch mit herab-
geminderter Kraft, nach Nahrung zu greifen. Auch wenn dem Affen zuerst

die ganze Armregion der einen Großhirnhemisphäre in der von Munk angegebenen Ausdehnung entfernt wird, und damit die isolierten Greifbewegungen
des gekreuzten Armes unter völliger Vernichtung der entsprechenden Pyramidenbahn ausgeschaltet werden, so kann er trotzdem, wenn nun nach einigen
Wochen die Ausschaltung des Hinterseitenstrangs der gleichen Seite, der also
für die bisher normalen Extremitäten bestimmt ist, im 3. Halssegment hinzugefügt wird, diese Extremitäten rasch wieder zu Gemeinschaftsbewegungen
und isolierten Greifbewegungen benutzen.   Ja, man kann die Ausschaltung
der Impulse der anderen Seite noch weiter treiben, indem man einem solchen
Affen nun noch durch eine Durchschneidung des anderen Hinterseitenstranges
im 1. Halssegment das eine noch erhaltene
rubrospinale Bündel und die wenigen in diesen
Seitenstrang einstrahlenden ungekreuzten Pyramidenfasern durchtrennt, ohne daß die Restitution des Armes, der noch seine Hirnrindenzentren besitzt, trotz der völligen Ausschaltung
der motorischen Seitenstrangsbahnen beider
Seiten gehindert wird.   Diese Bewegungen der
betreffenden Extremitäten sind unmittelbar nach
der Durchschneidung der Hinterseitenstränge,
wenn auch zunächst nur in geringen Umfange,
vorhanden, so daß hier an keine ausschließliche Restitution gedacht werden kann, sondern
ein Teil der motorischen Impulse bereits normalerweise außerhalb der motorischen Seitenstrangsbahnen des Rückenmarks verlaufen muß
(Abb. 69).

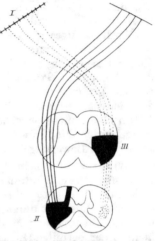

      Hier treten nun die Vorderstränge ein,
in denen wir oben bereits eine Reihe von zum
Rückenmark ziehenden cerebrospinalen Bahnen
kennen gelernt haben.   Ihnen wurde bereits
von älteren Physiologen der wesentlichste Anteil an der Bewegungsleitung zugeschrieben.
Doch wurden sie weiterhin gegenüber der Pyramidenbahn vernachlässigt, zumal auch die
menschliche Pathologie die Kenntnis der motorischen Funktionen der Vorderstränge nur wenig

Abb. 69.   Kombinierte Ausschaltung einer Armregion und
    beider Hinterseitenstränge.

I Exstirpation der linken Armregion (nach Munk). *II* Durchschneidung des linken Hinterseitenstrangs mit Teilen des Vor-
derstrangs im 3. Halssegment.
III Durchschneidung des rechten
Hinterseitenstrangs im 1. Hals-
            segment.

förderte.   Die isolierte Ausschaltung der Vorderstränge gelingt bei
Hunden von vorn her am unteren Atlasrand, unmittelbar unter der Pyramidenkreuzung.   Diese isolierte Ausschaltung der Vorderstränge führt nun zu
keiner Lähmung der Extremitäten.   Dagegen untersteht den Vordersträngen
eine für die Statik des Tieres besonders bedeutungsvolle Funktion, nämlich
die Innervation der Rückenmuskulatur.   Der seiner Vorderstränge beraubte
Hund läuft breitbeinig, mit dem Hinterkörper dauernd hin und her wackelnd.
Er vermag sich nicht in normaler Weise nach den Seiten zu drehen und kann,
mit dem Hinterkörper am Tischrand herunterhängend, denselben nicht in die
Höhe bringen wie ein normaler Hund.   Die elektrische Hirnrindenreizung
der Extremitätenregionen aber zeigt bei Vorderstrangsausschaltung nicht den
geringsten Ausfall.

      Beim Hunde führt also weder die Ausschaltung der Seitenstränge noch
die der Vorderstränge zu einer Lähmung der Extremitäten, wenn auch die vom

Großhirn ausgehenden motorischen Impulse nach den Ergebnissen der Hirnrindenreizung normalerweise im wesentlichen den Seitenstrang zu benutzen
scheinen. Da andrerseits auch die Ausschaltung der Pyramidenbahn mit
dem Vorderstrang zusammen weder die motorische Leistung der Extremitäten noch die Effekte der Hirnrindenreizung aufhebt, so gelangen wir, für
den Hund wenigstens, zu dem wichtigen Schluß, daß alle diese motorischen
Seitenstrangs- und Vorderstrangsbahnen sich gegenseitig in weitgehendem Maße ersetzen können, nur daß die allein von der Großhirnrinde abhängigen Impulse für die isolierten Bewegungen vorwiegend die Seitenstrangsbahnen benutzen.

Beim Affen ist eine isolierte Vorderstrangsausschaltung bisher
nicht ausgeführt worden. Dagegen kann man feststellen, daß eine Zerstörung
des Vorderstranges mit der Pyramidenbahn zusammen auch beim Affen keine
Aufhebung der motorischen Funktion der betreffenden Extremitäten und keine
völlige Beseitigung der elektrischen Rindenerregbarkeit herbeiführt, daß also
die rubrospinale Bahn allein auch beim Affen noch zu einer Leitung dieser
Impulse genügen dürfte. Doch es ist nach den oben berichteten Ergebnissen
der Seitenstrangsausschaltung zweifellos, daß der Vorderstrang beim
Affen eine höhere physiologische Wertung als beim Hunde besitzt, da er in
weitgehendem Maße auch für die Leitung der isolierten, von der Großhirnrinde
abhängigen Bewegungen bis zu dem feinsten Spiel der Finger benutzt wird.

Wird nun aber beim Hunde oder beim Affen die gesamte motorische
Leitung einer Rückenmarkshälfte ausgeschaltet, indem entweder eine
Halbseitenläsion ausgeführt wird, oder nur Vorder- und Seitenstrang zusammen
im oberen Halsmark durchtrennt werden, so zeigt es sich, daß auch dann noch
motorische Impulse von der anderen Rückenmarkshälfte her die spinalen
Zentren der betreffenden Extremitäten erreichen können. So kommt es nach
vorübergehenden schweren Lähmungserscheinungen zu einer leidlichen Fort-
bewegung, wenn auch die Erregbarkeit von der gekreuzten Großhirnhemisphäre aufgehoben ist, und beim Affen wenigstens die Greifbewegung des
betreffenden Armes auf das schwerste geschädigt bleibt.

Die erstaunliche Restitutionskraft, die hinsichtlich der groben Lokomotion dem
Rückenmark innewohnt, demonstriert am besten ein Versuch an der Katze, bei der
die motorischen Bahnen der Seitenstränge, die medialen Hälften der Vorderstränge und
dazu noch die Hinterstränge beiderseits zerstört waren. Trotzdem die Katze $2^1/_2$
Wochen lang an allen vier Extremitäten vollkommen gelähmt war, kam es allmählich
wieder zu Laufbewegungen, die sich im Verlaufe von $1^1/_2$ Monaten derart besserten,
daß die Katze imstande war, sich von dem Rande eines normal hohen Tisches Fleisch
im Sprunge herunterzuholen. Zu dieser immerhin ein beträchtliches Maß von Kraft
und Gewandtheit erfordernden Leistung reichten in diesem Falle also die lateralen Reste
der Vorderstränge aus, obwohl die weitgehende Zerstörung sensibler Fasern die Restitution sicher noch erschwert hatten.

Beim anthropomorphen Affen sind derartige Versuche hinsichtlich
der Funktionen der motorischen Leitungsbahnen, die gerade hier wegen der
weitgehenden Analogie des anatomischen Aufbaus mit dem Menschen von besonderer Bedeutung wären, bisher nur vereinzelt ausgeführt worden. Die Zerstörung
der kleineren medialen Hälfte einer Pyramide dicht oberhalb der Pyramidenkreuzung hat beim Schimpansen eine geringe Schwäche des betreffenden Armes
zur Folge ohne ausgesprochene Lähmungserscheinungen und ohne jede Andeutung von Spasmen bei Erhaltensein der feinen Greifbewegungen der Finger.
Eine Zerstörung der medialen Hälfte des einen Vorderstranges einschließlich
der beim Schimpansen bereits vorhandenen Pyramidenvorderstrangbahn im

2. Halssegment hatte gleichfalls nur eine leichte Schonung der gleichseitigen Extremitäten, vor allem des Armes, im Gefolge, ohne daß irgendeine Störung, auch nur der feinsten Fingerbewegungen, vorhanden war.

Was nun die Leistungen der motorischen Rückenmarksbahnen beim Menschen betrifft, so galt bis in die neueste Zeit der Satz, daß die Pyramidenbahn die Bahn der Willkürbewegungen darstellt, deren Zerstörung von Lähmung der entsprechenden Extremitäten mit Spasmen und Steigerung der Sehnenreflexe verbunden sei. Wenn bei Hemiplegien nach Herden in der inneren Kapsel eine Wiederkehr willkürlicher Bewegung in der Regel nach kürzerer oder längerer Zeit zu konstatieren war, so sollte das auf dem Erhaltensein eines Teiles der Pyramidenfasern beruhen. Aber nachdem durch das Tierexperiment, vor allem durch die Versuche an dem im Aufbau des Zentralnervensystems und in der Funktion seiner Extremitäten, vor allem der Arme, dem Menschen angenäherten Affen die fast vollkommene Ersatzfähigkeit der Pyramidenbahn nachgewiesen war, mußte auch bei dem Menschen eine Nachprüfung der alten Lehre stattfinden. Es ergab nun die genaue Untersuchung der cerebralen Hemiplegien, daß trotz total zerstörter Pyramidenbahn eine weitgehende Restitution der motorischen Funktion Platz greift, die bei in frühester Kindheit erworbenen Defekten sich den normalen Verhältnissen annähern kann. Auch bei der spinalen Hemiplegie infolge völliger Zerstörung des einen Seitenstranges im Rückenmark tritt eine Restitution in annähernd demselben Umfange auf. Bei doppelseitigem Ausfall der Pyramidenseitenstrangbahn, wie er in annähernd reiner Form bei einigen Fällen von „spastischer Spinalparalyse" zur Beobachtung gelangt ist, kommt es zu keiner schwereren Lähmung, sondern nur zu einer starken Behinderung des Ganges durch hochgradige Spasmen in den Beinen.

Ergeben alle diese Befunde mit Sicherheit, daß der Ausfall der Pyramidenbahnen auch beim Menschen von keiner irreparablen Aufhebung der Willkürbewegungen gefolgt ist, so bleiben als Folgen des Ausfalls der Pyramidenleitung die gesteigerten Sehnenreflexe mit Klonus und Babinskischen Zehenreflex und die Spasmen zurück. Ob die letzteren eine unbedingt notwendige Folgeerscheinung des Pyramidenausfalls sind, ist mindestens zweifelhaft. Es sind in der menschlichen Pathologie sowohl Affektionen ohne Schädigung der Pyramidenbahnen mit starken Spasmen als auch Erkrankungen der Pyramidenbahnen mit kaum angedeuteten Spasmen beobachtet worden. Doch ist zuzugeben, daß die Kombination von Erkrankung der Pyramidenbahn und zu Spasmen gesteigertem Muskeltonus die Regel darstellt.

Ist also auch beim Menschen die Pyramidenleitung zweifellos in beträchtlichem Maße ersetzbar, so ist ihre Bedeutung doch eine weit größere als bei allen Tieren bis zum Affen herauf, und es erscheint nicht zweifelhaft, daß plötzliche isolierte Leitungsunterbrechung der Pyramidenleitung, wie sie in der Medulla oblongata sich in seltenen Fällen findet, zunächst schwere Parese im Gefolge hat.

Was nun die Frage der Ersatzbahnen der Pyramidenbahn beim Menschen betrifft, so scheint das rubrospinale Bündel hier derart rudimentär geworden zu sein, daß es für die Restitution der motorischen Funktion kaum in Betracht kommen kann. Was die Pyramidenvorderstrangbahn betrifft, die ja bei den spinalen Seitenstrangserkrankungen erhalten bleibt und von Bedeutung für die motorische Leitung sein könnte, so ist über ihre Funktion bisher nichts Sicheres bekannt. Wir kennen keine Differenz zwischen den Symptomen einer totalen Zerstörung der Pyramidenbahn oberhalb der Kreuzung und einer Seitenstrangsläsion mit intakter Pyramidenvorderstrangbahn. Der oben erwähnte Versuch mit Ausschaltung der Pyramidenvorderstrangbahn einer Seite beim Schimpansen scheint gleichfalls dafür zu sprechen, daß dieselbe nicht mit der anderen Rückenmarkshälfte in Verbindung tritt. Alsdann bleiben die anderen motorischen Vorderstrangbahnen als Ersatzbahnen der Pyramidenbahn übrig analog den beim niederen Affen festgestellten Verhältnissen. Andrerseits ergibt die Pathologie mit Sicherheit, daß bei weitgehender Zerstörung der Vorderstrangbahnen auch die Leitung durch die Pyramidenseitenstrangbahnen für die Erhaltung der Motilität genügt.

Auch beim Menschen kann endlich bei Zerstörung einer ganzen Rückenmarkshälfte die motorische Leitung der anderen Seite eine weitgehende Restitution, vor allem für das Bein der geschädigten Seite herbeiführen. Trotz anfänglicher schwerer Lähmung des Beins können derartige Menschen nach Monaten und Jahren ohne jede Unterstützung weite Wege zu Fuß zurücklegen. Für den Arm liegen nach dieser Richtung keine ausreichenden Beobachtungen vor.

Kann demnach die Pyramidenbahn bei den höheren Säugetieren so gut wie vollkommen, beim Menschen immerhin sehr weitgehend durch die anderen motorischen Rückenmarksbahnen ersetzt werden, so daß es nicht möglich ist, ihr eine spezifische Funktion zuzuschreiben, so erhebt sich die Frage, welche Bedeutung die in der aufsteigenden Tierreihe immer stärkere Entwicklung einer derartigen ununterbrochenen corticospinalen Bahn hat. Die Annahme, daß diese direkte Verbindung von Großhirnrinde und Rückenmark etwa zur individuellen Erlernung von Bewegungen notwendig sei, wird schon durch die Feststellung widerlegt, daß man den der Pyramidenleitung beraubten Affen neue komplizierte Verrichtungen des Arms beibringen kann. Da die Großhirnrinde durch die Pyramidenbahnen nur auf die spinalen Zentren ohne Mitwirken der subcorticalen Hirnzentren einwirken kann, so ist es im Gegenteil wahrscheinlich, daß bei der Neulernung von Bewegungen die Einwirkung dieser letzteren Zentren auf das Rückenmarksgrau zur Bahnung der hierzu erforderlichen Ganglienzellengruppierungen in den Vorderhörnern notwendig ist. Bei vollkommener Beherrschung der Bewegung genügt aber die direkte Übertragung des Impulses von Großhirnrinde zum Rückenmark mit seinen bereits für die bestimmten Muskelkombinationen eingestellten Vorderhornzellen unter Übergehung der Zentren des Mittel- und Hinterhirns. Die Pyramidenbahn ist demnach die wesentliche Leitungsbahn für die ungeheure Menge der eingelernten Bewegungen; die im Mittelhirn unterbrochenen cerebrospinalen Bahnen, mit ihren Beziehungen zum Kleinhirn, sind dagegen bei der Erlernung der Bewegungen von wesentlichster Bedeutung.

Wenden wir uns jetzt der Funktion der aufsteigenden Bahnen des Rückenmarks zu, so betrachten wir zunächst die Störungen, die nach völliger Ausschaltung aller durch die hinteren Wurzeln dem Rückenmark zuströmenden sensiblen Impulse einer Extremität zustande kommen. Schneidet man bei einem Affen z. B. die sämtlichen für den Arm in Betracht kommenden hinteren Wurzeln fort, vom 4. Cervicalsegment bis zum 4. Dorsalsegment, so kommt es nicht nur naturgemäß zu einer völligen Aufhebung der gesamten sensiblen Leitung; sondern zunächst fallen auch die Greifbewegungen des betreffenden Armes fort. Man nahm zunächst an, daß die von der Extremitätenregion der Hirnrinde abhängigen isolierten Bewegungen äußerst schwer geschädigt oder sogar vernichtet würden bei geringerer Schädigung der Gemeinschaftsbewegungen. Damit wäre die Notwendigkeit der von Haut und Muskeln dem Zentralorgan zugeführten Impulse für die

Ausführung der höchst organisierten Bewegungen erwiesen. Dem gegenüber haben aber die neuesten Forschungen ergeben, daß allerdings alle in der Norm stattfindenden Bewegungen der Extremitäten durch den Fortfall sämtlicher zentripetaler Impulse geschädigt werden. Vermeidet man alle Nebenverletzungen des Rückenmarks, so bleiben zwar die Störungen der von subcorticalen Zentren abhängigen Gemeinschaftsbewegungen unverändert bestehen. Die in der Hauptsache oder völlig von den Zentren der Großhirnrinde abhängigen Greifbewegungen bessern sich aber unter dem Einfluß der Übung, indem der Fortfall der normalerweise der Extremitätenregion durch die sensiblen Bahnen zuströmenden Erregungen durch die anderen sensorischen Impulse, vor allem des Gesichtssinns, weitgehend kompensiert wird.

Was nun die Funktion der einzelnen aufsteigend verlaufenden Leitungsbahnen des Rückenmarks betrifft, so sind hier die Leitungen für die verschiedenen Formen der Sensibilität gesondert zu betrachten, ob man nun annimmt, daß dieselben bereits von der Peripherie an spezifisch differenziert sind, oder daß sie erst durch Vermittlung spinaler Zentren die ihnen eigentümlichen Qualitäten gewinnen. Wir müssen daher einzeln berücksichtigen:

1. die Leitung für die Schmerzempfindung,
2. die Leitung für die Temperaturempfindung, bei welcher noch die Kälte- und die Wärmeempfindung gesondert zu betrachten sind,
3. die Leitung für den Drucksinn,
4. die Leitung für die Berührungsempfindung,
5. die Leitung für die Tiefensensibilität (Bathyästhesie), unter deren Komponenten der Muskelsinn mit Lagegefühl, Bewegungsempfindung usw. obenan steht.

Ganz ähnlich wie bei der motorischen Rückenmarksleitung ist man auch hier bemüht gewesen, jeder der bekannten zentripetalen Leitungsbahnen eine ihr allein eigentümliche Funktion zuzuschreiben. Aber auch hier hat es sich mit der Zunahme der anatomischen Kenntnisse und der Verfeinerung der physiologischen Forschung immer deutlicher herausgestellt, daß bei der gleichen Funktion mehrere Bahnen beteiligt sein können und weitgehend für einander einzutreten imstande sind. Allerdings leiden die hinsichtlich der Leitung der Sensibilität angestellten Tierversuche an der Schwierigkeit, die bewußten in der Großhirnrinde zustande kommenden Empfindungen von den in den tieferen Hirnzentren ausgelösten Gemeingefühlen streng zu trennen.

Die Leitung der Schmerzempfindung ist zum größten Teil beim Hunde und Affen an die Seitenstränge gebunden, deren Ausschaltung dieselbe außerordentlich herabsetzt, aber nicht völlig aufhebt. Dabei ist es sicher, daß der größere Teil der für den Schmerzsinn in Betracht kommenden Bahnen nach ihrem Eintritt in die graue Substanz des Rückenmarks, und zwar im speziellen des Hinterhorns, auf die andere Rückenmarkshälfte herüberkreuzt, ohne daß jedoch bei den höheren Säugern eine vollkommene Kreuzung der Schmerzleitung stattfände. Ausschaltung eines Seitenstranges hebt daher die Schmerzempfindung auf keiner Seite auf, setzt dieselbe aber vorübergehend auf der gekreuzten Körperhälfte stark herab. Man kann weiterhin feststellen, daß die Schmerzleitung im Seitenstrang im wesentlichen auf die ventrale Hälfte desselben beschränkt ist. Bei Erhaltung der Seitenstränge dagegen führt Ausschaltung der übrigen Rückenmarksstränge zu keiner Störung der Schmerzempfindung. Nach Zerstörung der Seitenstränge wird beim Hunde der noch erhaltene Rest der Schmerzleitung, mit dem keine genaue Lokalisation verbunden ist, und der wahrscheinlich nur die subcorticale Komponente des Schmerzgefühls darstellt, wie sie auch nach Großhirnexstirpation erhalten bleibt, durch die Ausschaltung der Hinterstränge in keiner Weise beeinflußt. Dagegen führt die hinzugefügte Ausschaltung der Vorderstränge im obersten Halsmark zu einer fast vollkommenen Aufhebung des Schmerzgefühls. Aber auch jetzt nach Ausschaltung aller weißen Rückenmarksstränge, allerdings in verschiedenen Höhen des Rückenmarks, bleibt noch ein letzter Rest von Schmerzgefühl bei allerstärksten Reizen zurück.

Muß man demnach den Vorderseitensträngen den wesentlichsten Anteil an der Leitung der Schmerzempfindung zuschreiben, so ist es doch zweifellos, daß die Vorderstränge in geringerem Maße dabei beteiligt sind oder doch wenigstens eine Ersatzfunktion zu übernehmen imstande sind. Endlich muß aber eine, wenn auch sehr geringe, Möglichkeit der Leitung des Schmerzgefühls durch die kurzen Bahnen der grauen Substanz bestehen. Diese Feststellung entspricht den alten beim Kaninchen erhobenen Befunden, daß hier die Schmerzleitung durch eine Halbseitenläsion des Rückenmarks in einem tieferen Segment und eine zweite Halbseitenläsion der anderen Rückenmarkshälfte einige Segmente höher nicht aufgehoben wird. Beim Affen allerdings führt eine solche doppelseitige Hemisektion des Rückenmarks zu völliger Aufhebung der Sensibilität.

Seit Entdeckung der Gowersschen ventralen spinocerebellaren Bahn im Vorderseitenstrang wurde nun die Hauptleitung der Schmerzempfindung vielfach dieser Bahn zugeschrieben. Da wir aber wissen, daß die Gowerssche Bahn im Kleinhirn endigt, Totalexstirpation des Kleinhirns aber keine Störung der Schmerzempfindung im Gefolge hat, so muß diese Anschauung als mit den Tatsachen unvereinbar zurückgewiesen werden. Es handelt sich bei der Leitungsbahn für das Schmerzgefühl im Vorderseitenstrang um keine geschlossene Bahn, sondern es liegt eine Kette kürzerer und längerer intersegmentaler, immer wieder in die graue Substanz des Rückenmarks zurücktretender Nervenbahnen vor, deren längste Fasern sich allerdings mit denen der Gowersschen Bahn vermischen dürften (Abb. 70).

Was den Temperatursinn betrifft, so entspricht seine Leitung im Seitenstrang im wesentlichen der der Schmerzempfindung. Beim Affen scheint ihm eine doppelseitige Leitung mit Bevorzugung der gekreuzten Seite zuzukommen. Doch haben neue, mit dem Kalischerschen Dressurverfahren angestellte Versuche gezeigt, daß beim Hunde die bewußte Temperaturempfindung ausschließlich gekreuzt verläuft. Die mit dem Temperatursinn verknüpfte Freßdressur ging nach Durchschneidung der gekreuzten Rückenmarkshälfte verloren.

Der Leitung des Schmerzsinns weitgehend parallel verläuft die Leitung für den Drucksinn, der ja bei Steigerung des Drucks leicht in eine Schmerzempfindung übergeht. Auch hier liegt die Hauptleitung im Seitenstrang mit Überwiegen der gekreuzten Leitung im Rückenmark. Bei Zerstörung eines Seitenstranges kommt es beim Hunde oft zu einer Steigerung des Drucksinns der gleichen Seite, der auch eine Hyperalgesie entspricht. Dagegen scheint die Ausschaltung der Hinterstränge den Drucksinn in keiner Weise zu beeinflussen

Was nun die Berührungsempfindung betrifft, so ist dieselbe naturgemäß von einem gewissen Grade vom Drucksinn abhängig und ist daher bei stärkster Herabsetzung desselben, wie sie nach doppelseitiger Seitenstrangsausschaltung zustande kommt, aufgehoben. Andrerseits kann aber bei erhaltenem oder sogar gesteigertem Drucksinn die feine lokalisierte Berührungsempfindung stark herabgesetzt oder sogar aufgehoben sein. Mit der Leitung der Berührungsempfindung hat man früher ausschließlich die langen Hinterstrangsbahnen betraut, die ohne Unterbrechung von der Peripherie und den

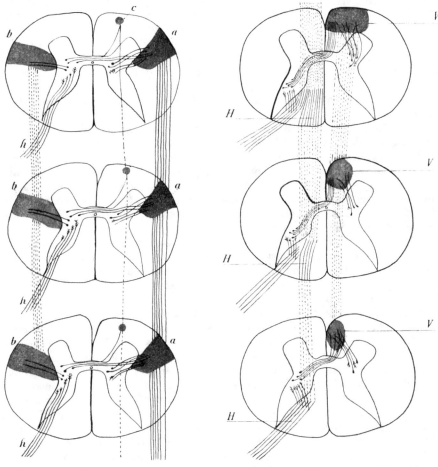

Abb. 70. Leitung der Schmerzempfindung im Rückenmark.

a = gekreuzter Vorderseitenstrang,
b = gleichseitiger Vorderseitenstrang,
c = gekreuzter Vorderstrang,
h = hintere Wurzel.

Abb. 71. Leitung der Berührungsempfindung im Rückenmark.

H = Hinterstrang, V = Vorderstrang.

Spinalganglien bis zu den Kernen der Medulla oblongata heraufziehen und eine sichere Verbindung mit der Großhirnrinde auf dem Wege der Schleifenbahn und des Thalamus opticus besitzen. Nach früheren Untersuchungen sollte Durchschneidung der Hinterstränge beim Hunde die Berührungsempfindung aufheben, während andrerseits bei abnormer Steigerung der Empfindlichkeit durch starke Blutverluste ein Kaninchen, bei dem das ganze Mark mit Ausnahme der Hinterstränge durchschnitten war, auf leise Berührung der Hinterfüße noch mit Bewegungen des Kopfes und der Ohren reagierte. Neue Versuche, bei denen beim Hunde die völlige Durchschneidung der Hinterstränge ohne Nebenverletzung durch genaue mikroskopische Untersuchung festgestellt wurde, haben aber gezeigt, daß die Berührungsempfindung nach totaler Hinterstrangsausschaltung vollkommen erhalten bleibt. Auch ein Übergreifen der einseitigen Hinterstrangsdurchschneidung auf das Hinterhorn und die dorsale Grenzschicht des Seitenstranges hebt die Berührungsempfindung an den Extremitäten der betreffenden Seite nicht auf. Durchschneidet man bei normalen Hunden die Vorderstränge im 1. Halssegment, so ist die Berührungsempfindung zunächst herabgesetzt, steigt aber bald wieder zur Norm an. Kombiniert man jetzt aber Hinterstrangs- und Vorderstrangsdurchschneidung im oberen Halsmark, so wird die Berührungsempfindung total aufgehoben, und die Berührungsreflexe schwinden trotz des Intaktseins der Seitenstränge. Dabei sind der gewöhnliche Drucksinn und die Schmerzempfindung in keiner Weise gestört.

Es besteht also eine doppelte Leitung für die Berührungsempfindung, die durch den gleichseitigen Hinterstrang und die durch den Vorderstrang (wahrscheinlich nur gekreuzt). Die Vorderstrangsbahn der Berührungsempfindung muß sich im Rückenmark aus kürzeren intersegmentalen Bahnen aufbauen, da ja lange bis zur Medulla oblongata aufsteigende Vorderstrangsfasern aus den unteren Rückenmarksabschnitten nicht bekannt sind. Beide Bahnen sind imstande, sofort füreinander einzutreten, und dürften daher auch normalerweise beide benutzt werden (Abb. 71).

Auch für das Muskelgefühl, als dessen wesentlichste Komponenten das Lagegefühl und die Koordination der Bewegungen anzusprechen sind, ist die Leitung durch die Hinterstränge vielfach in Anspruch genommen worden. Jedoch ergibt auch hier die isolierte Hinterstrangsdurchschneidung beim Hunde keine Störung der betreffenden Funktionen. In neuester Zeit hat man nun besondere Aufmerksamkeit den spinocerebellaren Seitenstrangsbahnen zugewandt, da dem Kleinhirn zweifellos eine große Summe von Rezeptionen aus dem Gebiete der Tiefensensibilität zuströmen, die dasselbe für die Funktion der feineren Gleichgewichtsregulierung verarbeitet. Werden nun diese spinocerebellaren Bahnen, die den Rand des Seitenstranges einnehmen, beim Hunde ein- oder doppelseitig durchtrennt, so kommt es zu einer Hypotonie in den gleichseitigen Extremitäten und einer Regulationsstörung der Prinzipalbewegungen an den Extremitätenwurzeln, die sich sowohl beim Stehen als auch beim Gange in abnormen Spreizungen und Überkreuzungen geltend macht. Diese Störungen, die sich angedeutet bereits bei Durchtrennung der dorsalen spinocerebellaren Bahn bemerkbar machen, treten in voller Stärke erst bei Durchtrennung beider spinocerebellaren Bahnen, der dorsalen und der ventralen, hervor. Doch gehen alle diese pathologischen Erscheinungen rasch zurück, so daß nach vier Wochen, selbst bei beiderseitiger Ausschaltung dieser Bahnen, kaum noch eine Störung nachweisbar ist.

Ganz ähnliche Ausfallserscheinungen, gleichfalls transitorischer Natur, finden sich nun aber nach isolierter Vorderstrangsausschaltung im obersten Halsmark, so daß wir auch den Vordersträngen zentripetale Leitung für die Tiefensensibilität, vor allem den Muskelsinn, zuschreiben müssen. Besonders stark treten dann diese Störungen des Muskelsinns bei kombinierten Ausschaltungen der Vorder- und Seitenstränge hervor; dagegen können die intakten Seitenstränge alle hier in Frage kommenden Innervationen nach totaler Vorderstrangs- und Hinterstrangsausschaltung nach vorübergehenden Störungen annähernd vollkommen übernehmen.

Es ist demnach wahrscheinlich, daß bei der Leitung der im Muskelsinn zusammengefaßten Impulse alle Stränge des Rückenmarks beteiligt sind, wenn auch den Seitensträngen unter normalen Verhältnissen die Hauptleitung zukommen dürfte. Die Hauptmasse der hier in Frage kommenden Impulse zieht in der gleichseitigen Rückenmarkshälfte nach oben; doch scheint für das Lagegefühl z. B. eine doppelseitigen Leitung vorhanden zu sein.

Übersehen wir nochmals die Leitung der zentripetalen Impulse, wie sie sich vor allem nach den Experimenten am Hunde darstellt, so kommt den Hintersträngen eine spezifische, unersetzbare Funktion nicht zu. Sie sind wesentlich bei der Leitung der Berührungsempfindung beteiligt und dürften auch einen, allerdings kleinen Teil, der Leitung für den Muskelsinn zu übernehmen imstande sein. Die Vorderstränge stellen die zweite Bahn für die Leitung der Berührungsempfindung, besitzen eine schwache, vielleicht nur subcortical endigende Leitung für das Schmerzgefühl und sind bei der Leitung der Tiefensensibilität nicht unbeträchtlich beteiligt. Die Seitenstränge endlich stellen die Hauptbahnen für Schmerz- und Temperatursinn, für den Drucksinn und wohl auch für die Tiefensensibilität; nur für die feine Berührungsempfindung besitzen sie keine direkte Komponente, können ihn aber indirekt durch schwerste Schädigung des Drucksinns zum Schwinden bringen.

Anhangsweise sei hier die merkwürdige Tatsache erwähnt, daß die Hinterstränge, deren Ausschaltung die Schmerzleitung in keiner Weise herabsetzt, selbst die schmerzempfindlichste Stelle des ganzen Rückenmarks, ja vielleicht des ganzen Zentralnervensystems darstellen. Selbst das tief narkotisierte Tier fährt bei dem Einstich in dieselben unter Wimmern auf, und zwar nicht etwa infolge einer Wurzelzerrung oder -durchreißung, die auch nicht annähernd so schmerzhaft ist. Es muß sich hier um endogene eigene Schmerzbahnen des Rückenmarks handeln, die im Hinterstrang verlaufen.

Was nun die Durchtrennung einer ganzen Hälfte des Rückenmarks betrifft, so kommt es danach bei Hund und Affe zunächst zu einer Bewegungsstörung der gleichseitigen Extremitäten, die beim Affen schwerer und von längerer Dauer ist als beim Hunde, aber bei beiden Tierspezies in einigen Wochen sich weitgehend zurückbildet, entsprechend den oben auseinandergesetzten Verhältnissen der motorischen Leitungsbahnen. Was nun die Störungen der verschiedenen Empfindungsqualitäten nach einer Halbseitendurchschneidung des Rückenmarks betrifft, so geht aus zahlreichen einschlägigen Versuchen hervor, daß der Muskelsinn fast nur auf der Seite der Durchschneidung geschädigt ist, Schmerz- und Temperatursinn, sowie auch der Drucksinn auf der gekreuzten Seite aufs stärkste herabgesetzt sind. Doch werden beim Hunde alle diese Formen der Sensibilität durch die Halbseitenläsion des Marks nicht aufgehoben, ja stellen sich in der Folge in fast normaler Weise wieder her. Jede der beiden Markhälften ist hier also imstande, bis zu einem gewissen Grade Empfindungsimpulse für beide Körperhälften zu leiten. Aber selbst nach zwei Hemiläsionen des Rückenmarks, die, einige spinale Segmente voneinander entfernt, einmal die rechte, das andere Mal die linke Hälfte betreffen, hört die Sensibilitätsleitung nicht auf und wird selbst durch eine dritte noch einige Segmente höher wieder auf der ersten Seite ausgeführte Hemiläsion nicht ganz vernichtet.

Wie steht es diesen Ergebnissen an den höheren Säugetieren gegenüber beim Menschen? Hier haben wir allerdings den unschätzbaren Vorteil, daß durch die sprachliche Vermittlung ein viel genauerer Aufschluß über die dem Bewußtsein zugeführten Empfindungen möglich ist; andrerseits aber kommen nur selten umschriebene Herde mit so reinen Ausfallserscheinungen zur Be-

obachtung, wie sie uns das Tierexperiment darbietet. So handelt es sich z. B.
bei den Hinterstrangsaffektionen der Tabiker niemals um reinen Ausfall der
Hinterstrangsfasern, sondern um eine Kombination mit Erkrankung andrer
hinterer Wurzelfasern, die in der grauen Substanz endigen, so daß man naturgemäß aus den hier beobachteten Ausfallserscheinungen nicht auf die Funktion
der Hinterstränge schließen kann. Bei Geschwülsten wiederum, die sich in
bestimmten Partien des Rückenmarks, z. B. in den Seitensträngen, entwickeln,
muß man mit der Deutung der Symptome der Fernwirkungen wegen sehr
vorsichtig sein.

Die besten Beobachtungen aus der menschlichen Pathologie zur Feststellung der Leitungsbahnen der Sensibilität im Rückenmark stellen
daher die Stichverletzungen des Rückenmarks dar. Dieselben betreffen in der Regel jugendliche gesunde Individuen und sind in der einfachen Durchschneidung bestimmter Rückenmarksabschnitte den Verhältnissen
des Tierexperiments gleichzusetzen. Allerdings fehlt es hier an Sektions-
ergebnissen in genügender Zahl.

Bei den Stichverletzungen, bei denen das Messer von hintenher in den
Wirbelkanal eindringt, kommt es nun in der Regel zu dem Auftreten des Brown-
Séquardschen Symptomenkomplexes. Die Motilität und der Muskelsinn
sind auf der Seite der Verletzung, Schmerz- und Temperatursinn, mehr oder
weniger auch der Drucksinn und die Berührungsempfindung sind auf der gekreuzten Seite erloschen. Auf der Seite der Verletzung besteht eine leichte
Hyperästhesie; auch ist in der Regel an der obereu Grenze der Anästhesie
eine schmale hyperästhetische Zone nachweisbar. Außer bei den Stichverletzungen mit annähernd reiner Durchtrennung einer Rückenmarkshälfte
findet sich dieser Symptomenkomplex mehr oder weniger ausgesprochen bei
Tumoren, Erweichungen, Blutungen, Meningomyelitiden des Rückenmarks,
die vorwiegend in einer Rückenmarkshälfte lokalisiert sind (Abb. 72).

Wir haben oben bereits gesehen, daß die nach Halbseitenläsion des
Rückenmarks auftretende Aufhebung der Motilität, vor allem am Bein,
weitgehender Rückbildung fähig ist. Was nun die einzelnen Qualitäten
der Sensibilität betrifft, so ist für den Schmerzsinn zweifellos die
Kreuzung der Leitung noch wesentlich stärker ausgebildet, als bei den Tieren.
Zunächst ist bei allen Durchtrennungen einer Rückenmarkshälfte, ja sogar
eines Seitenstrangs die Schmerzempfindung der gekreuzten Körperhälfte aufgehoben und zeigt erst nach längerer Zeit eine beschränkte Restitution. Es
liegen aber eine Reihe von Beobachtungen vor, bei denen nach Halbseitenläsion
des Rückenmarks dauernde Aufhebung der Schmerzempfindung viele Jahre
hindurch beobachtet worden ist. Doch scheint in allen diesen Fällen die Läsion
auf die zweite Rückenmarkshälfte übergegriffen zu haben. Aus den wenigen
Fällen, die jahrelang nach einer spinalen Stichverletzung lebten, und deren
Rückenmarksbefund dann erhoben werden konnte, geht mit Sicherheit hervor,
daß auch beim Menschen eine, wenn auch sehr unvollkommene Schmerzempfindung durch gleichseitige Rückenmarksbahnen zustande kommen kann. Dabei
kommt es bisweilen zu dem Symptom der Allocheirie, indem der Schmerzreiz nur den Zentren der gleichseitigen Großhirnhemisphäre zugeleitet wird und,
von hier aus in gewohnter Weise auf die gekreuzte Körperhälfte projiziert,
nicht an der Stichstelle selbst, sondern an der entsprechenden Stelle der andren
Körperhälfte empfunden wird.

Der Temperatursinn wird beim Menschen normalerweise sicher ausschließlich in der gekreuzten Körperhälfte fortgeleitet und scheint sich in der

Regel auch bei jahrelangem Bestehen der Halbseitenläsion des Rückenmarks nicht zu restituieren. Doch liegt wenigstens eine sichere Beobachtung vor, bei der das Erhaltensein des gleichseitigen Seitenstranges trotz Zerstörung der ganzen gekreuzten Rückenmarkshälfte genügte, um wenigstens nach Jahren eine unvollkommene Restitution des Wärmesinns zu ermöglichen. Es lehren ferner einige Beobachtungen von fast isolierter Zerstörung des Vorderseitenstranges, daß auch beim Menschen unter normalen Verhältnissen die ganze Leitung für Schmerz- und Temperatursinn durch diesen hin. durchgeht. Doch müssen gegen die Übertragung dieser Leitung auf den Gowersschen Strang alle die Einwände, die beim Tierexperiment bereits angeführt sind, geltend gemacht werden.

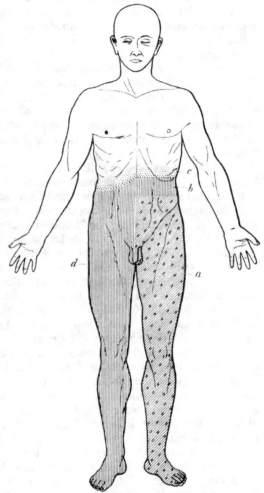

Eine Trennung des Drucksinns von der feineren Berührungsempfindung ist nur in wenigen Beobachtungen beim Menschen genau durchgeführt worden. Jedenfalls verfügt der Drucksinn weit mehr als Schmerz- und Temperatursinn neben der gekreuzten über eine schwächere gleichseitige Leitung. Auch für diese Leitung scheint in erster Linie der Vorderseitenstrang bestimmt zu sein. Inwieweit Hinter- und Vorderstrang hier kompensierend eintreten können, ist bisher nicht festgestellt.

Für die Berührungsempfindung ergibt es sich bei einer genauen Analyse der einschlägigen Beobachtungen mit Sicherheit, daß dieselbe bereits in der Norm über zwei Bahnen, eine gleichseitige und eine gekreuzte, verfügen muß. In einer großen Zahl der Fälle von Halbseitenläsion des Rückenmarks

Abb. 72. Linksseitige Halbseitenläsion.
(Nach Erb.)
a = motorische und vasomotorische Lähmung.
b und d = Hautanästhesie.   c = Hauthyperästhesie.

ist daher auch die Berührungsempfindung erhalten bei Aufhebung von Schmerz- und Temperatursinn. Es unterliegt keinem Zweifel, daß die eine der Bahnen für die Berührungsempfindung im gleichseitigen Hinterstrang verläuft. Dagegen ist die vielfach gemachte Annahme, daß die zweite Bahn den gekreuzten Seitenstrang benutzt, nach den vorliegenden Beobachtungen nicht haltbar; diese zweite gekreuzte Bahn muß, ganz entsprechend den Ergebnissen des Tierexperiments, in dem Vorderstrang verlaufen. Daher ist bei den Stichverletzungen, mit schrägem Eindringen des Messers von hinten her, bei denen es in der Regel zu Zerstörung beider Hinterstränge und des einen Seitenstranges kommt, die Berührungsempfindung beiderseits erhalten, da beide Vorderstränge unversehrt geblieben sind. Daß andrerseits auch die langen, ohne Unterbrechung in der grauen Substanz des Rückenmarks, zur Medulla oblongata ziehenden Hinterstrangsfasern die Berührungsempfindung leiten, darauf weist das Erhaltensein der letzteren bei ausgedehnten Höhlenbildungen in der grauen Substanz des Rückenmarks trotz Aufhebung von Schmerz- und Temperatursinn hin (partielle Empfindungslähmung).

Wenden wir uns nun endlich dem Muskelsinn zu, so ist das Lagegefühl, über das allein genauere Angaben vorliegen, bei den Hemiläsionen des Rückenmarks zwar zunächst auf der Seite der Läsion aufgehoben, bessert sich aber in der Folge erheblich, wenn auch nicht vollständig. Auch hier kommen beim Menschen neben den spinocerebellaren Seitenstrangsbahnen die Vorderstränge für die Leitung in Betracht, während der Hinterstrangsanteil immerhin zweifelhaft ist.

Der Brown-Séquardsche Symptomenkomplex ist demnach beim Menschen auch nur insoweit vorhanden, als in der ersten Zeit nach einer Halbseitenläsion die Bewegung und der Muskelsinn auf der gleichen Seite, der Schmerz- und Temperatursinn und größtenteils der Drucksinn auf der gekreuzten Seite aufgehoben sind, während der Berührungsempfindung von Anfang an doppelseitige Leitung zukommt. Doch ist weder die gleichseitige Leitung für die Motilität, noch die gekreuzte für die Sensibilität eine absolute. Es findet eine weitgehende Restitution der Funktionen durch die andere Rückenmarkshälfte statt, eine Erscheinung, die für die therapeutinsche Bestrebungen in der menschlichen Pathologie von größter Bedeutung ist.

Betrifft nun die Halbseitenläsion des Rückenmarks das obere Halsmark, so kann man noch eine Reihe andrer Ausfallserscheinungen beobachten. Zunächst bleibt die Atmung auf der Seite der Läsion still stehen, indem die von den Zentren der Medulla oblongata zum Phrenicus-Zentrum in 4. Cervicalsegment herabziehende Bahn durchtrennt ist. Dieser Stillstand der einen Zwerchfellhälfte ist ein dauernder, sowohl im Experiment bei Hund und Affe als auch beim Menschen. Nur wenn man im Tierexperiment nach wochen- und monatelanger Dauer des halbseitigen Zwerchfellstillstands den Nervus phrenicus der andren bisher funktionierenden Zwerchfellhälfte durchschneidet, und diese damit zum Stillstand bringt, so beginnt die gelähmte Hälfte sofort wieder zu arbeiten (Porterscher Versuch). Die von der Medulla oblongata in der gesunden Rückenmarkshälfte herabziehenden Atemreize, die jetzt nicht mehr die gleiche Zwerchfellhälfte erreichen können, bahnen in der Höhe des 4. Halssegments eine Commissur zu dem Phrenicus-Zentrum der andren Seite, das damit aufs neue zur Tätigkeit erwacht, ein besonders instruktives Beispiel der im Zentralnervensystem möglichen Restitutionsvorgänge. Diese spinalen Atmungsbahnen verlaufen nun, wie Durchschneidungsversuche am Hunde gezeigt haben, zum größten Teil im ventralen Abschnitt des vorderen Seitenstrangs, zum kleineren Teil im lateralen Teil des Vorderstranges.

Ferner beobachtet man sowohl im Tierexperiment als auch beim Menschen nach hoher cervicaler Halbseitenläsion eine erhöhte Hauttemperatur auf der Seite der Verletzung, die auf eine Lähmung vasomotorischer Bahnen, die von der Medulla oblongata zum Rückenmark, wahrscheinlich auch im Vorderseitenstrang, verlaufen, bezogen wird.

Endlich sei hier nochmals an die oculopupillären Symptome nach Halbseitenläsion des Halsmarks erinnert, die in einem Kleinerwerden der Lidspalte und einer Verengerung der Pupille, bisweilen auch in einem Zurücksinken des Augapfels (Enophthalmus) bestehen und auf einer Durchtrennung der sympathischen, von der Medulla oblongata zum oculopupillären Zentrum im 1. Dorsalsegment verlaufenden Fasern beruhen. Auch hier scheint allerdings ein gewisser Ersatz der Nervenleitung durch die andre Rückenmarkshälfte möglich zu sein.

Hinsichtlich vieler feinerer diagnostisch wichtiger Einzelheiten, vor allem auch in betreff des untersten Rückenmarksabschnitts, muß auf die einzelnen Kapitel der Rückenmarkspathologie verwiesen werden.

---

2. Systemerkrankungen des Rückenmarks.

a) Tabes dorsalis.
(Ataxie locomotrice progressive. — Locomotor Ataxy. — Rückenmarksschwindsucht.)

Von

S. Schoenborn-Heidelberg.

Als Tabes dorsalis oder kurz „Tabes" bezeichnen wir die häufigste unter den Systemdegenerationen des Rückenmarks, die sog. graue Degeneration der Hinterstränge und der hinteren Wurzeln, welche im allgemeinen als progressiv und unheilbar bezeichnet werden muß und eine Fülle klassischer klinischer Symptome bietet, unter welchen diejenigen der motorischen Sphäre mit Ausnahme der Ataxie sehr zurücktreten, dagegen die subjektiven und objektiven Störungen der Sensibilität — und zwar fast jeder Qualität derselben —, die der Reflexe, der sensorischen und der trophischen Funktionen die Hauptrolle spielen.

Die Ätiologie der Tabes ist, wenigstens in der bisher meist geübten Fragestellung, heutzutage als hinreichend klargelegt zu bezeichnen. Wir kennen den „Erreger der Tabes" — wenn es einen solchen gibt — nicht, aber wir wissen, daß die Krankheit fast nur bei Menschen auftritt, welche einmal Syphilis durchgemacht haben. Sie ist in der großen Mehrzahl aller Fälle eine metasyphilitische Erkrankung. Damit ist die Hauptsache über die Ätiologie gesagt; wir müssen aber auf das jahrzehntelang so heiß umstrittene Thema doch etwas näher eingehen.

Der ideale Beweis für den Zusammenhang von Lues und Tabes wäre gegeben, wenn es gelänge, bei beiden Erkrankungen den gleichen Erreger anatomisch nachzuweisen. Wir dürfen als Erreger der Lues wohl heutzutage die Schaudinn-Hoffmannsche Spirochaete pallida ansehen; es ist bisher nicht gelungen, in der Lumbalflüssigkeit oder dem Zentralnervensystem von (reinen) Tabikern Spirochäten zu finden (was a priori bei der als metasyphilitisch anzunehmenden Natur der Tabes freilich auch wenig wahrscheinlich war). Der Nachweis des Vorhandenseins syphilitischer Antikörper bei Tabikern (Wassermann-Plautsche Reaktion) ist zwar in neuester Zeit in ziemlicher Konstanz gelungen (Citron), aber einmal ist das anatomische Material noch klein, und zweitens muß betont werden, daß die Reaktion (die auffallenderweise seltener in der Cerebrospinalflüssigkeit, meist im Serum eintrat), wohl bewies,

daß der Tabiker sehr wahrscheinlich (auch wo er sie negiert) Lues durchgemacht hatte, nicht aber, daß die Tabes auf Lues beruhte, da die meisten
Nichttabiker, die überhaupt syphilitisch infiziert gewesen waren, gleichfalls
Antikörper zeigten. Außer diesen direkten Methoden versagt auch die pathologische Anatomie, die (wie wir unten sehen werden) wirklich spezifische
Veränderungen (soweit man dies Wort gebrauchen darf) bei der Tabes meist
vermissen läßt.

Es bleibt also bis auf weiteres die statistische Methode des Luesnach-
weises für unsere Zwecke noch die brauchbarste. Und diese lehrt klar und
unzweideutig:

1. daß fast alle Tabiker einmal Lues durchgemacht haben, wobei freilich
eine genaue Anamnese (oder ein Indizienbeweis in einzelnen Fällen) oft als
Nachweis genügen muß. Die größte existierende Statistik, die von Erb (1904:
1100 Fälle) ergibt etwa 90 % syphilitisch Infizierte; die französischen Autoren
(Fournier, Déjérine, Belugon und Faure) 77—97 % früher Luetische,
Strümpell 90 %, Gowers 75—80 %, Negro 89 %, Homén 83 % usw.
Die Zahl der Autoren, die nur kleine Prozentzahlen brachten (Storbeck
und Gutmann), schmilzt immer mehr zusammen, und wir dürfen heute als
feststehend betrachten, daß annähernd 90 % aller Tabiker früher syphi-
litisch infiziert waren. Alle zum Teil künstlich konstruierten „Gegen-
proben" bringen bei objektiver Beurteilung nur Bestätigungen dieser Resultate.
Von 10 000 nichttabischen Kranken hatten nur 21,5 % Lues in ihrer Anamnese
(Erb). Die Tatsache, daß von allen Luetikern nur relativ wenige Tabes bekommen, beweist eben nur, daß die Tabes eine seltene und keine häufige
Nachkrankheit der Syphilis ist.

Für den anamnestischen Luesnachweis ist allerdings erforderlich, daß
der Arzt „zu fragen versteht". Die unangenehme Tatsache einer überstandenen
Lues gibt niemand gern zu; sehr vielen Kranken (besonders der niederen Stände,
Frauen usw.) ist außerdem die Lues nie selbst bekannt geworden oder, weil
sie nicht oder wenig behandelt wurde (dies zeigt sich bei späteren Tabikern
auffällig oft!) oder überhaupt sehr leicht verlief, wieder aus dem Gedächtnis
verschwunden. Da muß dann nach Indizien gesucht werden: Ausschläge,
Drüsenschwellungen, Infektionen der Familienmitglieder, Aborte der Frau
oder Sterilität, rezidivierende cerebrale Lähmungen u. dgl. in der Anamnese,
Leukoderma, Plaques der Mundhöhle, Narben aller Art, in seltenen Fällen auch
echte tertiäre Erkrankungen, Gummata usw. — bei der Untersuchung. Bei
kindlicher Tabes (selten) muß nach extragenitaler Infektion oder hereditärer
Lues gefahndet werden. Der Nachweis gelingt leichter bei Männern als bei
Frauen, leichter in den höheren Ständen als in den niederen. Einzelne Berufe, die besonders zur Akquisition der Lues geeignet scheinen, ergeben auch
die meisten Tabiker (Kaufleute, Reisende, Schauspieler, Offiziere), andere entsprechend die wenigsten (Geistliche). Die Art der anamnestischen Einzelheiten der Infektion (nur harter Schanker, Roseola, Kondylome usw.) variiert
dabei ziemlich; im allgemeinen scheint es, wie schon oben erwähnt, daß in
der Mehrzahl die anscheinend leichten und wenig behandelten Fälle zu späterer
Tabes neigen. Die Zeit des Auftretens der Tabes nach der Lues ist ebenfalls
etwas variabel, doch zeigt sie sich fast nie früher als 5 oder später als 20 Jahre
nach der Infektion; bei später Infektion ist auch der Ausbruch des Rückenmarkleidens bisweilen erst nahe dem Greisenalter zu konstatieren. Die Tabiker
sind übrigens nahezu immun gegen Syphilis. Tabische Ehepaare, d. h. solche,
wo nacheinander Mann und Frau an Tabes erkranken, waren fast ausnahmslos

syphilitisch (Fischler). Warum bei exotischen Völkern, die teilweise syphilitisch durchseucht sind, Tabes (zwar vorkommt, aber) relativ selten ist, bedarf noch völliger Aufklärung (s. unten).

2. Die übrigen denkbaren ätiologischen Möglichkeiten treten neben der Lues völlig zurück. Hier ist nun leider die Statistik insofern wenig befriedigend, als nur einzelne Autoren mit völliger Objektivität alle Möglichkeiten der Art gleichmäßig berücksichtigt haben. Am eingehendsten hat dies Erb getan (s. unten). Im übrigen ergibt sich, daß die neben der Syphilis erwähnenswerten Gifte und Infektionen (Quecksilber, Alkohol, Tabak — Influenza, Gonorrhöe) mit alleiniger Ausnahme des Trippers eine verschwindend kleine Rolle spielen; Gonorrhöe hatten freilich (nach Erb) 90 % der Tabiker!, allerdings meist solche, die gleichzeitig Lues durchgemacht hatten. Sexuelle Exzesse, soweit sie sich feststellen lassen, spielen gleichfalls eine geringe Rolle, dagegen können Traumata unter Umständen wohl eine Tabes hervorrufen. Die „Erkältung" dagegen, das Rheuma in der Anamnese, ist bei einer so häufig mit ziehenden und reißenden Schmerzen beginnenden Erkrankung an sich schon skeptisch zu beurteilen und bei genauerem Nachfragen auch nur selten wirklich feststellbar. Die neuropathische Disposition, die „ektodermale Keimblattschwäche" (Bittorf) spielt zweifellos mit, wenn wir auch bemerken müssen, daß wirkliche Degenerationszeichen am Körper der Patienten nach unseren Erfahrungen ungleich seltener sind als „Nervosität in der Familie". Endlich müssen wir erwähnen die Theorie der Tabes als „Aufbrauchkrankheit" (Edinger) des Nervensystems. Bei körperlicher Überanstrengung, namentlich einseitiger bei bestimmten Tätigkeiten, findet nach Edinger ein frühzeitiger Aufbrauch der Nervensubstanz statt, der sich in systematischer Degeneration der betreffenden Bahnen geltend machen kann. Dies gilt namentlich für durch anderweitige Erkrankungen, Gifte usw. geschwächte Nervengebiete und so ganz besonders für das durch die Syphilis beeinflußte Rückenmark der Tabiker. Die Hypothese ist ganz einleuchtend und für manche tabischen Symptome auch gut durchführbar (so z. B. verschwinden nach großen Anstrengungen der Beine, etwa bei „Marathonläufern", nicht selten die Patellarreflexe, bleiben aber länger oder dauernd verschwunden nur bei Personen, welche Lues gehabt haben), sie erklärt aber doch nicht, warum unter den unzähligen Personen, die Lues gehabt haben und häufig einseitige körperliche Überanstrengungen erfahren, nicht doch sehr viel häufiger eine Tabes auftritt.

Über einen Vergleich der verschiedenen denkbaren ätiologischen Schädlichkeiten hat, wie erwähnt, nur Erb genauere Untersuchungen gemacht und sie in Form einer kleinen Tabelle zusammengestellt. Natürlich ergibt sich, daß sehr häufig mehrere Schädlichkeiten zugleich einwirkten; rechnet man aber nur die Fälle, wo nur eine mögliche Ätiologie sich ermitteln ließ (bei der hohen Prozentzahl der Syphilis in der Anamnese ist diese Zahl natürlich gering), so findet man in Fällen von

Syphilis allein	27,0 %
Neuropath. Belastung allein	0,7 %
Erkältung allein	1,4 %
Strapazen allein	0,3 %
Sexuelle Exzesse allein	1,0 %
Trauma allein	0,3 %

Über die Art des Angreifens aller dieser Schädlichkeiten haben wir bisher leider nur Vermutungen; in ihrer Mehrzahl stellen sie wohl nur auslösende Momente für die Erkrankung dar. Wodurch aber das Rückenmark primär minderwertig oder empfänglich für den auslösenden Reiz wird, das wissen wir nicht. Am wichtigsten wäre diese Frage für die Syphilis: ist dies nur der häufigste „Agent provocateur" oder die wirkliche Ursache der Tabes? Viele Beobachtungen sprechen für das letztere. Ich erwähne übrigens auch die von französischer Seite aufgestellte Hypothese einer speziellen „Nervensyphilis", einer „Syphilis à virus nerveux", die an Haut, Schleimhäuten usw. außer dem primären Schanker nur geringe Erscheinungen macht, ihr ganzes Schwergewicht aber auf die Zerstörung der Nervenelemente, auf die später sich äußernde Tabes oder Paralyse legt. Manche auffällige Erscheinungen, wie das Vorkommen von Tabes bei Eheleuten, die Häufung von Tabesfällen bei Syphilitikern, deren Infektion der gleichen Quelle entstammte (Brosius), ließen sich auf diesem Wege erklären.

Eine andere, zunächst verblüffende Hypothese (Loewenthal) nimmt an, daß nicht die Lues selbst oder ihre Toxine, sondern die jahrelang nach der Infektion produzierten Schutzstoffe die Tabes veranlassen. Die immerhin sehr anfechtbare Hypothese sei hier nur registriert; sie beweist wie alles Obige nur, daß wir zwar wissen, daß **Syphilis der Hauptfaktor in der Ätiologie der Tabes ist, die Art seines Wirkens aber nicht kennen.**

Wenden wir uns zur **pathologischen Anatomie** der Tabes, so liegen hier die Dinge in bezug auf die **Histologie** ziemlich einfach, für die **Verteilung des Prozesses** im Zentralnervensystem komplizierter und für die **Pathogenese** außerordentlich kompliziert und schwer zu deuten.

Fassen wir unsere heutigen Kenntnisse über diese Punkte zusammen, so dürfen wir sagen:

Die Tabes ist eine durch fortschreitenden Zerfall der Nervenfasern und Verlust der Markscheiden, sowie durch sekundäre Vermehrung der Glia charakterisierte degenerative Erkrankung — sog. graue Degeneration. **Sie ist etabliert in den hinteren Wurzeln und den Hintersträngen — in erster Linie den Burdachschen, dann den Gollschen Strängen — und an einigen weniger konstanten Punkten. Sie beginnt wahrscheinlich mit einer im weitesten Sinne spezifisch-syphilitischen Entzündung in den hinteren Wurzeln und einer chronischen leichten Meningitis, welche — bei segmentärer Erkrankung — nach und nach die bezüglichen Bahnen des Zentralorgans zur Degeneration bringt.** Wir werden den Beweis für diese Sätze im folgenden zu führen suchen

Der histologische Vorgang ist beinahe als banal zu bezeichnen, so typisch wiederholt er sich bei der Mehrzahl aller Fälle. „Die Nervenfasern degenerieren, verlieren ihre Markscheiden in mehr oder weniger unregelmäßiger Weise, sind zum Teil verdickt und gequollen, weiterhin atrophieren sie mit den Achsenzylindern und gehen endlich zugrunde. Die gewucherte Glia erscheint als feinfibrilläres Gewebe, in welchem häufig noch die Lücken der zugrunde gegangenen Nervenfasern sichtbar sind; später wandelt sie sich um in ein feinwelliges, streifiges, derbes Bindegewebe, in welchem sich reichlich Kerne und Spinnenzellen, meist auch zahlreiche Corpora amylacea finden. Die Gefäße sind regelmäßig, aber nur wenig verändert, haben verdickte und hyaline Wandungen, verengtes Lumen, hier und da auch wohl etwas reichlichere Kerneinlagerung. In rascher fortschreitenden frischen Fällen hat man wohl auch Körnchenzellen gefunden" (Erb).

Ganz analoge Veränderungen findet man in den hinteren Wurzeln, und zwar besonders in dem Teile, der zwischen dem Eintritt in die Dura und dem Ganglion spinale liegt, den französische Autoren als „Nerf radiculaire", nach Nageottes Vorgang bezeichnen, hier und da — aber nicht konstant — auch in den Spinalganglien selbst. Dieser Abschnitt der Wurzeln zeigt das Bild der interstitiellen Neuritis und später der Degeneration; nach den neuesten Untersuchungen scheinen dabei im Beginn auch regenerative Vorgänge (Nageotte, Marinesco), vor allem in Form der „kollateralen Regeneration" vorzukommen; der Prozeß endet aber stets in totalem Zugrundegehen der Fasern. Endlich sind auch die Meningen häufig — nach französischen Autoren konstant — miterkrankt in Form einer verbreiteten Zellwucherung, namentlich in den Venen- und Arterienwandungen der Meningen, die nach Nageotte u. a. mit den bei echt syphilitischen Prozessen beobachteten Veränderungen in der Nähe der Gefäße identisch ist (diese Zellen finden sich reichlich auch in der Cerebrospinalflüssigkeit der Tabiker). Die leichte Meningitis — ihr gegenüber steht eine seltenere, grobe chronische Meningitis mit Verdickung und Adhäsionen — findet sich namentlich in der Umgebung der Hinterstränge und den Eintrittsstellen der hinteren Wurzeln. — Selten zeigen die vorderen Wurzeln ähnliche Degeneration, dagegen finden wir häufig außer den Faserveränderungen auch die Ganglienzellen degeneriert, und zwar hauptsächlich die der Clarkeschen Säulen, selten auch die in den Vorderhörnern (letztere nur bei einzelnen Formen von Tabes mit Amyotrophie, in Nestern oder Herden angeordnet, Lapinsky). Bisweilen betrifft die Degeneration auch periphere, motorische und sensible Nerven, aber fast nur in den Fällen, bei welchen man auch klinisch auf das gleichzeitige Vorhandensein einer multiplen Neuritis durch Paresen u. dgl. schließen muß.

Übrigens muß betont werden, daß die Veränderungen am „Nerf radiculaire" und den Meningen in der geschilderten Form ein Ergebnis namentlich französischer Forschungen der letzten Jahre sind und noch der regelmäßigen Bestätigung harren; sie werden aber von den betreffenden Forschern mit solcher Konstanz gefunden, daß wir bei ihrer Wichtigkeit für die Pathogenese sie doch als besonders bedeutungsvolle anzusehen berechtigt sind.

Makroskopisch ist oft ein tabisches Rückenmark an der Verschmälerung, dem „Schwinden" der Hinterstränge und sowohl im intakten Zustande als namentlich auf dem Durchschnitt an der Graufärbung der beteiligten Hinterstranggebiete leicht zu erkennen. (Abb. 73.)

Dies die eigentlich tabischen Veränderungen. Daneben finden wir nun nicht ganz selten anatomische Bilder, die zu anderen CNS-Erkrankungen gehören: kombinierte Strangerkrankungen (mit Beteiligung der Kleinhirnseitenstränge, der Pyramidenbahnen usw., s. unten), Wucherungen in der Molekularschicht des Kleinhirns, Höhlenbildung (Kombination mit Syringomyelie) und „echt" gummöse, syphilitische Prozesse der Meningen, der Substanz des Gehirns und Rückenmarks; endlich die häufige Kombination mit der progressiven Paralyse auch in anatomischer Beziehung.

Wie ist nun die Verbreitung des tabischen Prozesses?

Teilweise wurde die Lokalisation ja schon erwähnt: Meningen, hintere Wurzeln, Hinterstränge. Im einzelnen können wir von der Degeneration der hinteren Wurzeln ausgehen, auch wo sie nicht das früheste und stärkste Auftreten des Prozesses erkennen lassen, was bisweilen vorkommt. Nehmen wir aber an, der Prozeß ginge regelmäßig von den hinteren Wurzeln aus (s. unten), so müßten wir die Degeneration von den Fasern der hinteren Wurzeln über-

treten sehen in die Hinterstränge, und zwar je nach der Höhe des Rückenmarks mehr die Burdachschen oder mehr die Gollschen Stränge beteiligend;
sie müßte teilweise bis zu den Hinterstrangskernen in der Medulla oblongata
aufsteigen, andrerseits in die Clarkeschen Säulen des Hinterhorns und in die
Lissauersche Randzone übergehen. Auch die absteigenden Fasern im Hinter-
strange müßten wohl mit degenerieren. Sodann könnte der Prozeß sicher oft
bis ins Spinalganglion einerseits, bis in die Rinde des Kleinhirns, in die innere
Kapsel und zu den sensiblen Zentren in der Großhirnrinde verfolgt werden.

Dem entspricht nun auch in der Tat der Befund in den meisten typischen
Fällen, nur mit der erwähnten einen Einschränkung, daß die frühesten, deut-
lich sichtbaren Veränderungen sich in der Regel nicht in den hinteren
Wurzeln, sondern in den Hintersträngen befinden. Und zwar sehen wir zuerst

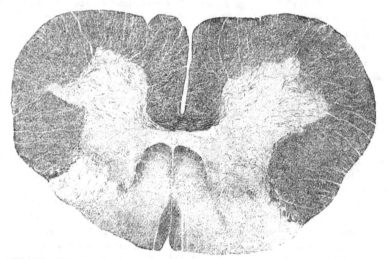

Abb. 73. Schnitt durch das Lendenmark in einem wenig vorgeschrittenen
Fall von Tabes dorsalis. (Nach Schmaus.)
Nur die seitlichen Felder (Bandelettes externes) stärker degeneriert; die ven-
tralen Hinterstrangfelder und das Dorso-Medialbündel erhalten, der Rest des
Hinterstranges nur schwach aufgehellt. Lissauersche Randzone stärker degeneriert.
(Färbung nach Weigert.)

im Lendenmark je ein symmetrisches Degenerationsfeld in den Burdachschen
Strängen seitlich neben dem Hinterhorn, eben die Stelle der Bandelettes externes,
die Wurzeleintrittszone. Dies ist in beginnenden Fällen der typische Befund.
Dann schreitet der Prozeß nach oben fort. (Abb. 74.) Entsprechend dem Verlauf
der Burdachschen Stränge rückt mit jedem höheren degenerierenden Segment
die Erkrankung mehr nach der Mitte, schließlich in die Gollschen Stränge
hinein. Je höher wir am Rückenmark hinaufkommen, um so deutlicher sind
nun die Gollschen Stränge erkrankt (bei regelmäßigem Nacheinandererkranken
der einzelnen Segmente), so daß wir die Regel aufstellen können: im Lendenmark zunächst Burdachsche Stränge, dann totaler Querschnitt der Hinterstränge erkrankt; im Brust- und Cervicalmark zuerst Gollsche Stränge, erst
später der ganze Querschnitt; in der Medulla die Hinterstrangkerne in der
Umgebung des Calamus scriptorius. Regelmäßig mit erkranken die Lissauersche Randzone und die Clarkeschen Säulen der Hinterhörner, letztere bisweilen unter Erhaltenbleiben der Zellen, während die Fasern degenerieren.

Stets sind die hinteren Wurzeln selbst miterkrankt, wenn auch nicht immer scheinbar so schwer wie die Hinterstränge, so daß manche Autoren ein „elektives Erkranken" der Wurzelfasern annehmen. Sehr oft finden wir Zelldegeneration in den Spinalganglien, wenn auch, was hervorgehoben werden muß, nicht absolut konstant. Dagegen bleiben fast konstant frei im Lendenmark das dorso-mediale Bündel und weiter oben das sog. ventrale Hinterstrangsfeld.

Über die Beteiligung der Meningen, die wohl als ziemlich konstant bezeichnet werden kann, sprachen wir oben bei der Histologie. Häufig finden wir ferner erkrankt die in das Vorderhorn ausstrahlenden Reflexkollateralen, in den seltenen Fällen von Kombination mit spinalem Muskelschwund auch die Ganglienzellen im Vorderhorn. Nicht selten greift die graue Degeneration auch auf die Gowersschen Bündel und die Kleinhirnseitenstrangbahnen, selten dagegen auf die Pyramidenbahnen über. In der Rinde des Großhirns und Kleinhirns finden wir gelegentlich gleichfalls ausgefallene Fasern. Die peripheren

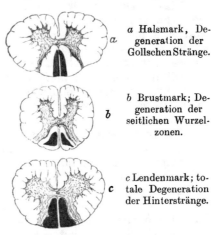

a Halsmark, Degeneration der Gollschen Stränge.

b Brustmark; Degeneration der seitlichen Wurzelzonen.

c Lendenmark; totale Degeneration der Hinterstränge.

Abb. 74. Schema der Degeneration der Hinterstränge bei Tabes. (Nach Kaufmann.)

sensiblen Nerven (selten die motorischen) zeigen bisweilen einen, mit den Strangdegenerationen indes an Schwere nicht zu vergleichenden Degenerationsprozeß. Viel häufiger sind demgegenüber die Hirnnerven ergriffen, und zwar der Opticus fast regelmäßig, im Sinne einer primären parenchymatösen, vielleicht ein kleines Bündel (Marie und Léri) freilassenden Degeneration, die von dem gleichfalls vorkommenden Verschwinden von Ganglienzellen in der Retina quantitativ unabhängig zu sein scheint. Demnächst nehmen Abducens, Oculomotorius und Trochlearis teil, sehr viel seltener schon Acusticus, Olfactorius, Trigeminus. Auffallend selten sind positive Befunde im Sympathicus gemacht worden (s. unten).

Diesen mehr oder weniger regulären Systemdegenerationen bei normalem Verlaufe der Tabes stehen nun scheinbar irreguläre Fälle gegenüber, wo z. B. im Lendenmark fast keine, im Cervicalmark schwere Veränderungen in den Hintersträngen (z. B. bei sog. Tabes superior nur in den Burdachschen Strängen des Cervicalmarkes) vorkommen, oder wo Degenerationsflecken sich scheinbar willkürlich über die Hinterstränge verstreut finden. Gehen wir diesen Fällen nach, so finden wir fast ausnahmslos als Ursache ein unregelmäßiges, sprungweises Erkranken einzelner hinterer Wurzeln, einzelner Segmente, das sich sogar anscheinend auf nur ein einziges Segment beschränken kann. Aus alledem geht mit ziemlicher Bestimmtheit hervor, daß es sich bei der Tabes um eine segmentweise erfolgende, normalerweise von unten nach oben aufsteigende Erkrankung der hinteren Wurzelgebiete handelt, also eine Hinterstrangläsion von radikulärem Typus (Erb). Auf diese pathologisch-anatomische Tatsache gründet nun Nageotte und andere französische Autoren die zurzeit plausibelste Theorie der Pathogenese der Tabes, auf welche wir mit einigen Worten eingehen wollen.

Nach Nageotte ist der Vorgang der folgende: Zuerst entsteht eine diffuse Leptomeningitis, die er wegen der kleinzelligen Infiltration der Pia und der den syphilitischen angeblich sehr ähnlichen Veränderungen an den Gefäßen als eine spezifisch-syphilitische ansieht. Schwere Veränderungen an Ort und Stelle, Verwachsungen u. dgl. entstehen durch diese nicht (s. oben), dagegen bildet sich sehr bald eine Wurzelneuritis jenes Wurzelabschnittes, den die Franzosen als „Nerf radiculaire" bezeichnen (s. oben, der Abschnitt zwischen Dura und Ganglion spinale). Von hier schreitet die Degeneration bisweilen nach dem Ganglion spinale, konstant aber nach der Wurzeleintrittszone und den Hintersträngen fort, und zwar, da nach Nageotte die Kollateralen oder die sog. kurzen Wurzelfasern zuerst am distalen Ende degenerieren können, ist sie zuweilen in den Hintersträngen am stärksten sichtbar. Daß von den Meningen aus der Nerf radiculaire besonders leicht erkrankt, erklärt sich leicht durch die zweifellos richtige Tatsache, daß längs der hinteren Wurzeln konstant Lymphbahnen ziehen, die das supponierte — syphilitische u. a. — Gift besonders intensiv auf dem beschränkten Raume zur Geltung bringen können.

Diese Theorie erfüllt zweifellos die meisten Anforderungen. Sie leidet nur an zwei Schwächen. Einmal, daß die syphilitische Natur der Meningitis einstweilen nicht zu erweisen ist, da wir sicher luetische Veränderungen, experimentell nachweisbar, einfach nicht kennen; zweitens daran, daß bisher noch zu wenige anatomische Untersuchungen speziell des Nerf radiculaire existieren.

Die Annahme einer primären Erkrankung der Spinalganglien (Marie u. A.) leidet daran, daß die nachgewiesenen Veränderungen hier zu inkonstante sind; auch ist die so ungemein verschiedene Beteiligung der eintretenden und der austretenden Nervenfasern der Theorie nicht günstig.

Ebenso ist die Annahme einer diffusen toxischen Beeinflussung der Hinterstränge durch das in ihren Lymphbahnen kreisende, von einer Meningitis „posterior" luetica herrührende Gift (Marie und Guillain) einstweilen eine reine Hypothese.

Leyden und Goldscheider nahmen eine Entstehung des Prozesses in den peripheren sensiblen Nerven an. Sie werden zu selten erkrankt gefunden, um diese Annahme wahrscheinlich zu machen.

Die Möglichkeit, daß eine primäre toxische Erkrankung der intramedullären Wurzelbahnen handelt, die Strümpell u. a. vertreten, ist dagegen nicht von der Hand zu weisen.

Inwieweit die Ergebnisse der Liquoruntersuchung der einen oder anderen Hypothese günstig sind, werden wir weiter unten sehen.

Sind nun die geschilderten pathologisch-anatomischen Prozesse syphilitischen Ursprungs oder nicht? Wir können heute die Frage leider weder bejahen noch verneinen. Der Grund hierfür ist, daß uns eben zur sicheren Diagnose einer spezifisch-luetischen Veränderung einstweilen jede Handhabe fehlt, so daß in neuester Zeit ja sogar die Spezifität der echten gummösen Veränderungen angezweifelt werden konnte. Solange wir die Erreger der Syphilis oder ihre Toxine nicht aus den erkrankten Gebieten isolieren oder experimentell durch syphilitische Stoffe eine typische Tabes hervorrufen können, wird in der Tat der Nachweis nicht zu führen sein. Wir können heute nur sagen: daß die bei Tabes gefundenen Veränderungen des Nervensystems auch pathologisch-anatomisch spezifische, luetische sind, ist nach dem Stande unseres Wissens möglich, aber nicht erwiesen. Doch mehren sich die Beobachtungen, die für die Richtigkeit dieser Annahme sprechen. — Die Besprechung der spezifisch tabischen anatomischen Veränderungen am übrigen Körper (Arthropathien usw.) wird bei ihrer Erwähnung in der Symptomatologie folgen.

Die klinischen Symptome der Tabes sind ungemein mannigfaltige. Ihre Einteilung in Stadien der Erkrankung (Anfangs- oder präataktisches Stadium, ataktisches Stadium, paralytisches oder Endstadium) wird bei der Verschiedenheit des Verlaufes nur vereinzelten Fällen gerecht und unterliegt sehr der Willkür des Beobachters. Am ehesten abgrenzbar ist noch das Anfangsstadium, dessen Dauer freilich schon von wenigen Monaten oder sogar Wochen bis zu 22 Jahren (Fälle Erbs) wechseln kann. Ihm sind aber einige Symptome regelmäßig eigen.

Da meist nur durch Zufall die Diagnose in diesem Frühstadium gestellt wird, so sind wir in einer Abgrenzung oft auf die nachträglichen Angaben der in späteren Stadien „erkannten" Kranken angewiesen. Unter diesen lautet die konstanteste Mitteilung an den Arzt: „Ich habe schon seit vielen Jahren rheumatische Schmerzen gehabt" (leider oft auch in der Form: „mein Arzt hat mich seit Jahren wegen „Rheumatismus" behandelt!"). Dieser „Rheumatismus" ist bei Tabikern fast ausnahmslos die mißverständliche Bezeichnung der lancinierenden Schmerzen, die in der Tat das häufigste Frühsymptom darstellen. Fast alle Tabiker beschreiben diese Störung gleichartig: blitzartig zuckende Schmerzen von momentaner bis zur Dauer einiger Sekunden — sehr selten länger —, die ungemein heftig sind, so daß die Kranken oft dabei aufschreien. In der Regel kommen diese Schmerzen nicht über lange Zeiten gleichmäßig verteilt vor, sondern gehäuft bei Anstrengungen, Exzessen, psychischen Erregungen, Erkältung, Wetterwechsel, bisweilen aber auch ohne erkennbaren Anlaß. Sie folgen meist den einzelnen Nervenstämmen und der spinalen Lokalisation des Leidens, sind also gewöhnlich zuerst in den Beinen (Ischiadicus, Cruralis), erst später in den Armen und im Rumpf, sehr selten am Kopf zu beobachten. Keineswegs übrigens wiederholen sich die Schmerzen immer in demselben Nerven, sondern wechseln innerhalb der gleichen Exacerbationsperiode in allen möglichen ergriffenen Gebieten; doch kommt auch das Gegenteil nicht allzu selten vor, und in diesen letzteren Fällen läßt sich dann oft eine Hyperästhesie der betreffenden Gegenden gegen Berührung, Druck usw. feststellen. Die lancinierenden Schmerzen finden sich bei 90 % aller Tabiker (Erb) und charakterisieren nicht selten das ganze Bild. Es gibt Kranke, die durch diese fürchterlichen Schmerzen allein, bei ganz geringer Beteiligung anderer Symptome, völlig ihrer Arbeitsfähigkeit und Lebensfreude beraubt, schließlich zum Selbstmord schreiten. Sehr viele sind, auch wenn nach jahrelangem Bestehen diese Schmerzen endlich schwinden, inzwischen längst Morphinisten geworden. Übrigens ist bemerkenswert, daß außer den Krisen (s. unten) und diesen blitzartigen eigentliche Schmerzen bei der Tabes nicht häufig sind.

Als nächstes Frühsymptom gelten die Parästhesien, die subjektiven Gefühlsstörungen. Viele Tabiker klagen über „Eingeschlafensein", Pelzigsein, Ameisenlaufen in den Füßen, und zwar ist diese Störung (abgesehen von den seltenen Fällen von Tabes superior, s. oben), häufig eine typisch ascendierende. Sie beginnt in den Fußspitzen, einzelne Zehen werden taub, dann werden die Sohlen parästhetisch, oder der eine Fußrand, oder der ganze Fuß. Die Füße sind beständig kalt oder warm. Dann werden die Parästhesien strumpfförmig, es entsteht das Gefühl eines um die Knie gelegten Bandes, das sich später weiter oben als „Gürtelgefühl" am Rumpfe zu einer der klassischen tabischen Parästhesien ausbildet, die oft schon als Frühsymptom sich zeigt. Der auch bei Myelitiden vorkommende ascendierende Typus wird sonst auch gelegentlich verlassen; die Kranken klagen über Eingeschlafensein in den Vorderarmen

(Ulnarissensation), am After, Scrotum usw. Ein Gefühl von Schwere in den
Beinen ist teilweise als reine Parästhesie, teilweise als echte Herabsetzung
der Muskelkraft zu deuten. Auch diese ist im Anfangsstadium als subjektive Störung häufig. Die Kranken machen nicht mehr gern große Märsche,
sie ermüden rasch. Nun stellen sich gewöhnlich auch schon Störungen der
Sphincteren und der Geschlechtsfunktion ein. Die Darmstörungen sind
bei der großen Häufigkeit der Stuhlträgheit im Anfang selten verwertbar
(Incontinentia alvi ist kaum als Frühsymptom zu beobachten), dagegen
hört man sehr oft, daß die Kranken häufiger urinieren müssen, daß sie den
Urin nicht recht halten können oder (seltener) beim Urinieren stark pressen
müssen (Incontinentia vel Retentio urinae). Männliche Patienten klagen fast
ausnahmslos (in 80 %) und meist schon im Frühstadium über Impotenz —
im weitesten Sinne, gewöhnlich zuerst mangelhafte Erektionen, verfrühte oder
mangelhafte Ejaculation; der Verlust der Libido folgt zur Qual der Kranken
gewöhnlich erst später. Bei Frauen scheinen ähnliche Veränderungen vorzukommen. Nicht selten übrigens geht dem Stadium der Impotenz ein solches gesteigerter Libido, bisweilen auch gesteigerter sexueller Leistungsfähigkeit voraus.
    Als letztes Frühsymptom subjektiver Art nennen wir die Störungen seitens
der Augen: am häufigsten Doppelsehen, das sich oft zuerst als „Trübsehen",
verschwommenes Bild usw. markiert. Manchmal bleibt es als konstantes
Symptom bestehen, meist aber verschwindet es wieder und macht andren
Erscheinungen Platz, kommt aber gar nicht selten wieder. Andre Kranke
klagen zuerst über Abnahme des Sehvermögens, das meist zuerst einseitig ist,
dann doppelseitig werden und zur völligen Amaurose führen kann! Es gibt
Tabiker, die außer gänzlicher Erblindung und etwa Sehnenreflexstörungen bis
an ihr Lebensende symptomlos bleiben.
    Für diese Augenerscheinungen nun finden wir auch im Frühstadium
schon objektive Grundlagen: Augenmuskel- und Opticusveränderungen,
Pupillenstarre. Entsprechend dem eben erwähnten Doppelsehen sind auch die
Paresen des Abducens (am häufigsten), Oculomotorius (Ptosis ebenfalls recht
häufig) und Trochlearis im Beginn oft vorübergehend, ihre Intensität wechselt
im Laufe von Wochen, selbst von Tagen, sie können wieder völlig verschwinden
und verschwunden bleiben. Oft aber entwickeln sich in späteren Stadien
bleibende, dann gewöhnlich totale Lähmungen; wir finden die Bilder der
Ophthalmoplegia interna (Lähmung aller innern Augenmuskeln), externa und
der totalen Ophthalmoplegie, bei der hinter dem herabgesunkenem Lid der
Bulbus meist etwas nachinnen unten rotiert unverrückbar feststeht. (Abb. 75.)
    Opticusveränderungen sind im ophthalmoskopischen Bilde häufig, aber
der Befund geht glücklicherweise nicht immer parallel der nachweisbaren
Sehstörung. Die Papille ist mehr oder weniger grauweiß, in späteren Stadien
oft porzellanweiß verfärbt und kennzeichnet somit die Sehnervenatrophie;
die Gefäße der Papille sind verengert, ihr Rand ungemein scharf gezeichnet,
die Retina in der Regel unverändert. In Fällen, wo die Verfärbung vom Grau
zum Weiß sehr rasch fortschreitet, zeigt sich auch eine progressive, bis zur
Erblindung führende Abnahme des Sehvermögens; andrerseits findet man aber
bei Tabikern, die nur über geringe Sehstörung klagen, im Endstadium bisweilen rein weiße Papillen. Charakteristisch ist die zunehmende Einschränkung
des Gesichtsfeldes, besonders für Farben, die zu einer lange vor der völligen
Amaurose eintretenden partiellen oder totalen Farbenblindheit führen kann.
    Die weitaus häufigste aller Augenveränderungen aber stellt die Pupillen-
starre, das Argyll-Robertsonsche Phänomen dar, fast immer schon im

Frühstadium einsetzend mit Reflexträgheit. Wir lassen, jedes Auge einzeln prüfend, Tageslicht oder konzentriertes Licht auf das zuvor beschattete Auge fallen: die Pupille verengert sich träge, manchmal unregelmäßig, oft gar nicht. Dagegen lassen wir den Kranken konvergieren oder für die Nähe akkommodieren: in beiden Fällen ist die Verengerung deutlich. Also: es liegt eine Pupillenstarre auf Lichteinfall vor bei erhaltener Konvergenz- und Akkommodationsreaktion. Dies ist die Regel, bisweilen sogar das einzige Frühsymptom bei Tabes. Daneben nun sind die Pupillen gewöhnlich im Beginn verschieden weit (Anisokorie), eine meist mittelweit oder mydriatisch, eine häufig schon früh und erheblich (bis auf „Stecknadelkopfgröße") verengert; nicht selten sind sie auch „entrundet", elliptisch oder eckig (ohne Anwesenheit hinterer Synechien!). Auch der Erweiterungsreflex der Pupille bei sensiblen Reizen (Stechen der Wangenhaut) fehlt bei vorgeschrittenen Fällen in der Regel.

Wir erwähnten oben die subjektiven Sensibilitätsstörungen des Frühstadiums. Eine davon ist in der Regel bereits der Ausdruck einer objektiven Störung: das mangelnde Gefühl der Kranken für die Unterlage. Sie wissen nicht, ob sie auf Teppichen oder Dielen, auf Lehm- oder Steinboden gehen; sie haben das Gefühl „wie auf Sammet" zu marschieren u. dgl. Da finden wir dann meist schon eine Abstumpfung der taktilen Empfindung, auch wohl des Drucksinnes; sei es nun an der Planta pedis, am äußeren oder inneren Fußrande oder an den Zehen.

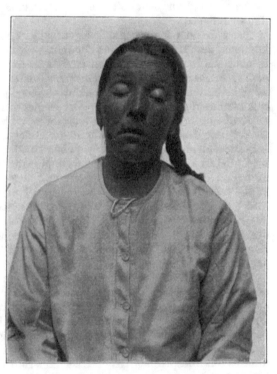

Abb. 75. Totale Oculomotoriuslähmung bds.; Versuch, die Lider zu heben (Stirnrunzeln!), was die Ptosis verhindert.

Auch Hypalgesie und Analgesie kommt bereits vor, und ebenso finden wir schon früh einen leichten Grad von Kältehyperästhesie am Rumpfe, der subjektiv dargestellt werden kann durch die Angabe, daß dem Kranken die früher gewohnten kalten Waschungen unangenehm oder sogar schmerzhaft geworden seien.

Als letztes der eigentlichen Frühsymptome nenne ich die Veränderungen der Sehnenreflexe. Nur sehr selten vermissen wir schon früh eine Abschwächung oder ein Fehlen eines oder mehrerer, aller Sehnenreflexe. Freilich ist zu dieser Feststellung unerläßlich eine sehr sorgfältige Prüfung aller wichtigeren Sehnenreflexe des Körpers, vor allem außer dem Patellarreflex auch des Achillessehnen- und des Tricepsreflexes. Vollkommenste Entspannung der beteiligten Muskeln und Gelenke bei der Prüfung ist Bedingung, ehe man von einem fehlenden Reflex sprechen darf (über die Methoden der Reflexprüfung vgl. unter „Allgemeine Diagnostik"); mindestens muß jede Prüfung mit einer Erleichterung der Entspannung durch den Jendrassikschen oder einen gleichwertigen Handgriff verbunden werden. — Übt man diese Vorsichtsmaßregeln aus, so findet man bei Tabes als frühestes Symptom meist eine Differenz zweier symmetrischer Sehnenreflexe, der eine ist gewöhnlich normal (fast nie gesteigert), der andere abgeschwächt. Und zwar trifft diese Abschwächung, die sich rasch zu einem „Fehlen" des Reflexes verstärkt, keineswegs immer zuerst die Patellarreflexe (Westphalsches Phänomen), sondern sehr oft die Achillessehnenreflexe, bei Tabes superior die Tricepsreflexe.

Erwähnen wir noch das gelegentliche, weiter unten zu besprechende Vorkommen des Rombergschen Phänomens im Anfangsstadium, so hätten wir in nuce auch die gewöhnlichen Frühsymptome der Tabes genannt, denen andere Autoren (u. a. Erb) freilich noch eine ganze Reihe anschließen. Indes ist die Abgrenzung, wenn man nicht an das oft fehlende Auftreten der Ataxie sich klammert, immer eine mehr oder weniger willkürliche. Das Anfangsstadium geht oft unmerklich in das voll ausgebildete über, welches wir nun, das „ataktische" mit dem sog. Endstadium verbindend, zu besprechen haben.

Die Schmerzen können, wie oben erwähnt, den ganzen Verlauf der Krankheit hindurch treue Begleiter der unglücklichen Kranken sein. Es kommt zwar vor, daß sie auf der Höhe der voll ausgebildeten Tabes seltener werden, völlig verschwinden sie aber fast nie und bilden nicht selten als „Tabes dolorosa" das mindestens subjektiv hervorstechendste Symptom. Außer den lancinierenden Schmerzen aber, deren „Aktionsradius" mit dem Fortschreiten des Leidens natürlich gewinnt und die heute hier, morgen da am Körper des Kranken anpacken, begegnen wir nun einer ganz andren Schmerzgattung: den Krisen.

Als Krisen werden Schmerzgefühle von einem gewissen „Umfang", meist auch einer etwas längeren Dauer bezeichnet, die fast ausnahmslos von Organen ausgehen oder doch in diesen lokalisiert werden, deren Innervation außer durch Hirn- und Spinalnerven (besonders der Vagusgruppe) auch vom Sympathicus besorgt ist. Damit ist natürlich noch nicht gesagt, daß diese Schmerzen auch durch den Sympathicus vermittelt werden — wir werden weiter unten diesen Punkt besprechen. Aber es ist immerhin auffallend, daß die am häufigsten beteiligten Organe (Magen und Darm, Nieren usw.) nach den herrschenden Anschauungen (Lenander, L. R. Müller u. a.) und Untersuchungen eigentlich sensibeln Reizen sehr wenig zugänglich sind. — Die erste Stelle nehmen fraglos die Magenkrisen oder gastrischen Krisen ein.

Die typische gastrische Krise beginnt fast ohne Vorboten, selten mit leichten Magenbeschwerden, Appetitlosigkeit u. dgl. eingeleitet. Dann setzen ungemein heftige Schmerzen im Epigastrium ein, die im Charakter ähnlich den Schmerzen bei Magengeschwür, aber auch mehr kolikartig sein können; meist werden sie als reißend, zuckend, bohrend geschildert. Fast gleichzeitig damit tritt unstillbares Erbrechen auf, anfangs von Speisen, dann Schleim, der meist gallig gefärbt ist und gewöhnlich nur geringen Säuregehalt zeigt. Die Kranken erbrechen dann während der Dauer der Krise — gewöhnlich einige Stunden, aber auch mit Unterbrechungen tage- und wochenlang anhaltend — buchstäblich jede genommene Nahrung, so daß bisweilen zu künstlicher Ernährung gegriffen werden muß. In den Paroxysmen fallen Schmerz

und Erbrechen zusammen, der Schmerzanfall kann aber auch während der
Pausen des Erbrechens weiter gehen. Der Kräfteverfall der Kranken ist während
dieser Zeit ganz enorm; da aber die Erholung von der stets plötzlich endenden
Krise ebenso rasch ist, kommt es selten zu lebenbedrohenden Zuständen.
Die Magenkrisen sind manchen Tabesfällen eigen und wiederholen sich bei
diesen alle paar Wochen oder Monate, in der Regel aber nur während einer
Periode des Leidens, die freilich immerhin eine Reihe von Jahren dauern kann.
Die Mehrzahl der Tabiker bleibt glücklicherweise von ihnen verschont, doch
ist der Prozentsatz der Betroffenen kein unbeträchtlicher.

Die übrigen Formen der Krisen sind weit seltener.

Bei „Darmkrisen" treten profuse Durchfälle meist mit kolikartigen
Schmerzen, in ähnlichen Intervallen wie die Magenkrisen, auf.

Als „Nierenkrisen" sind nierenkolikartige Anfälle beschrieben worden.
Blasenkrisen, Urethralkrisen, Hodenkrisen, Clitoriskrisen sind
analoge Zustände, welche die Kranken in den betreffenden Organen lokalisieren. In der Regel sind sie von weit kürzerer Dauer als die Crises gastriques;
die Formen der Genitalsphäre sind neben den Schmerzen nicht selten von
intensivem Wollustgefühl begleitet.

Etwas häufiger sind die Larynxkrisen: apoplektiform einsetzender Hustenreiz mit Glottiskrampf, der zu schweren Erstickungsanfällen führen kann
und oft vorübergehende Bewußtlosigkeit hervorruft. Diese Form ist von
allen genannten die einzige oft direkt lebensgefährliche. Anfälle von Tachykardie und Pseudo-Angina pectoris sind als reine Vaguskrisen beschrieben
worden, doch ist die Deutung durchaus zweifelhaft.

Zwischen den Krisen und den lancinierenden Schmerzen stehen die relativ
seltenen hartnäckigen Neuralgien, die sich sowohl an Hirn- und periphere
Nerven heften und dann rheumatischen Neuralgien ähnlich sind, als auch innere
Organe treffen können. Ich beobachtete jahrelang einen Tabiker, der von den
heftigsten, unaufhörlichen Enteralgien gequält wurde, die sich weder in Krisen-
form steigerten, noch jemals den Typus lancinierender Schmerzen annahmen.

Den subjektiven Sensibilitätsstörungen der späteren Stadien der Tabes
entsprechen mehr als im Frühstadium auch objektive Veränderungen der
Empfindung, die wir deshalb gleich im Zusammenhang abhandeln. Noch
bevor die Hyperästhesie an den Beinen völlig heraufgestiegen ist, zeigen sich
gewöhnlich Zonen von Empfindungsstörung am Rumpf, die (Hitzig, Laehr,
Déjérine) segmentäre Anordnung besitzen (vgl. „Allgemeine Diagnostik"),
d. h. das von den einzelnen hinteren Wurzeln, bzw. den dazu gehörenden Segmenten versorgte Hautgebiet einnehmen. Manchmal ist das Bestehen solcher
Zonen schon durch das Gürtelgefühl der Kranken angedeutet (auch in dem
Gebiete der Gürtelschmerzen kann die Haut hyperästhetisch sein!), oft aber
finden sich die Gürtelzonen durchaus selbständig, in Höhe der Mamilla oder
des Rippenbogens, des Nabels usw.; sehr oft sind sie auf der einen Rumpfhälfte breiter wie auf der andren, oder überhaupt nur auf einer Seite nachweisbar usw. Die Art der Störung ist hier gewöhnlich eine taktile Hyperästhesie oder Anästhesie, mit einer meist deutlichen Hyperalgesie, auch mit
Herabsetzung der Kälte- und Wärmeempfindung. Sehr bemerkenswert aber
ist die Störung gerade des Temperatursinnes am Rumpf in Form der Kältehyperästhesie, ein meist schon sehr früh, oft im ersten Stadium einsetzendes
und den Kranken auch subjektiv zum Bewußtsein kommendes Symptom.
Der Tabiker wird empfindlich gegen kalte Berührungen, vor allem gegen kalte
Wasser, aber auch kalte Gegenstände usw. (meist weniger gegen kühle Luft!);

derartige Berührungen bereiten ihm fast Schmerzen, er fährt zusammen, schreit usw. Diese Kältehyperästhesie fällt nicht mit den Gürtelzonen, die wir eben erwähnten, zusammen, sondern betrifft gewöhnlich den Rumpf vom Rippenbogen abwärts, oft auch die Oberschenkel, namentlich an der Innenseite. Ein radikulärer (segmentärer) Typus ist hierbei nicht erkennbar. Die Störung ist ungemein charakteristisch für Tabes und fehlt auch bei rudimentären Formen nur selten.

Hyperästhesien begegnen wir bei Tabes sonst kaum. Dagegen steigt in späteren Stadien die Abnahme der Berührungsempfindung an den Beinen herauf, schreitet über den Rumpf und die Arme fort und kann auch Gesicht und Kopf ergreifen. Die ganze Hautoberfläche, oder nur die Körperoberfläche bis zum Halse herauf, bis zu den Mamillen od. dgl. zeigt dann abgestumpfte Sensibilität für einfache Berührung, meist auch für Kälte (mit der genannten Ausnahme) und Wärme. Völlige Anästhesie auch für gröbere Berührung findet sich erst spät und beschränkt sich meist auf einzelne Partien an den Beinen. Dagegen kann schon früh und total die Schmerzempfindung gestört sein. Hypalgesie an Füßen und Unterschenkeln sehen wir fast regelmäßig. Außerdem stellt sich bald schon eine charakteristische Verspätung der Empfindung für Schmerzreize ein. Beim Kneifen oder Stechen der Haut empfindet der Kranke zunächst nur eine Berührung, und erst nach mehreren Sekunden folgt das Schmerzgefühl oder der entsprechende Schmerzreflex, das Wegziehen des Fußes usw. Dazu gesellt sich oft eine die Hypalgesie sonderbar ergänzende Störung, die sog. Summation des Schmerzreizes. Ein kurzdauernder, wenn auch heftiger Reiz ruft keine Schmerzempfindung hervor, wohl aber ein längeres Kneifen, ein Andrücken der Nadelspitze gegen die Haut während einer gewissen Zeit. Die Schmerzempfindung zeigt dabei oft eine erhebliche Nachdauer. Das Abadiesche Symptom",, (Schmerzlosigkeit bei einem bestimmten heftigen Druck auf die Achillessehne) ist recht inkonstant.

Über die Sensibilität der inneren Organe bei Tabes wissen wir wenig. Die normalerweise große Empfindlichkeit von Hoden und Mamma auf Druck verschwindet (Hodenanalgesie). Die subjektive Empfindung von Stuhl- und Urindrang wird schon früh gestört (s. oben).

Dagegen ist die eigentliche tiefe Sensibilität stets mehr oder weniger beeinflußt. Die bekannteste Störung dieser Art ist das gewöhnlich als Muskelsinnstörung bezeichnete Rombergsche Phänomen, das bei 90% aller Tabiker sich nachweisen läßt: im Stehen mit geschlossenen Füßen tritt bei Augenschluß starkes Schwanken des ganzen Körpers, bis zum Hinstürzen der Kranken, ein, das bei geöffneten Augen, also bei vorhandener Kontrolle der Stellung durch das eigene Auge, nicht oder nur schwach wahrnehmbar ist. Das Symptom gehört oft schon dem Anfangsstadium der Tabes an. Die Störung ist aber mit dem ohnehin nicht glücklichen Namen „Muskelsinnstörung" keineswegs erschöpfend erklärt, denn es nehmen daran teil das Gefühl für passive Bewegungen, für Schwere, Widerstand, sowie endlich die eigentliche Lagewahrnehmung.

Diese Qualitäten lassen sich aber auch auf andere Weise prüfen und zeigen, wie gesagt, bei Tabes in der Regel hochgradige Veränderungen in vorgeschrittenen Stadien. Die Kranken empfinden nicht mehr, wie ihre Glieder, Zehen usw. vom Untersucher gestellt, gebogen usw. werden — Störung der passiven Bewegungswahrnehmung; sie können ohne Kontrolle der Augen ihre Füße nicht in eine bestimmte Entfernung voneinander bringen — aktive Bewegungswahrnehmung; sie wissen nicht, wo sich ihre Beine unter der Bettdecke befinden — Lagewahrnehmung. Ähnlich können die Empfindungen für Schwere und Widerstand geprüft werden. Natürlich ergeben die meisten dieser Prüfungen gemischte Störungen der verschiedenen Qualitäten. Die auf die Knochensensibilität bezogene Pallästhesie oder Vibrationsempfindung (Egger) ist gleichfalls bei Tabes in der Regel sehr gestört, nach manchen Autoren genau parallelgehend mit der Ataxie (s. d.), was aber nach Eggers neuester Mitteilung nicht zuzutreffen scheint. Endlich ist das stereognostische Empfinden zwar seltener, aber doch in späten Stadien bisweilen sehr stark gestört; die Kranken erkennen keinen in der Hand gehaltenen Gegenstand mehr, können kein Geld aus dem Portemonnaie holen u. dgl.

Anderer Genese ist wohl das bei Tabes nicht seltene Fehlen des normalen Ermüdungsgefühls nach Bewegungen und Anstrengungen (Frenkel).

Teilweise als Störung sensibler Bahnen dürfen wir auch das bisher noch nicht besprochene Symptom auffassen, das dem ganzen „zweiten" Studium der Tabes den Namen gegeben hat: die Ataxie. Wenn es auch Tabesfälle ohne jede Ataxie gibt, so fehlt sie doch nur selten vollständig, und ihr Vorkommen ist eben deshalb für die Tabes ganz außerordentlich wichtig und charakteristisch, weil uns die Ataxie in der gleichen Form in der menschlichen Pathologie nirgends, in ähnlicher nur sehr selten begegnet. Läßt man den Tabiker nämlich — in beliebiger Stellung — kompliziertere Bewegungen vor allem mit den Extremitäten ausführen, so zeigt sich dabei eine Unsicherheit, ein Wackeln; die Bewegungen werden ausfahrend, zickzackartig. Soll der Kranke die Zeigefingerspitzen zusammenbringen, indem er die weit seitlich ausgestreckten Arme nach vorn zu bewegt, so geschieht diese Bewegung in völlig ungeregelten Schwankungen, die sich nach allen Seiten um die Bewegungs-

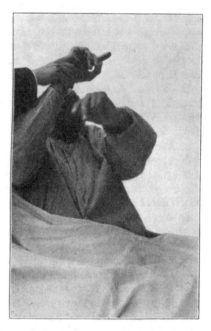

Abb. 76. Ataxie der Hände bei Tabes (der sog. Fingerspitzenversuch).

achse erstrecken. (Abb. 76.) Er verschüttet unweigerlich ein gefülltes Glas, das er zum Munde führen soll; beim Schreiben wird der eine Buchstabe mikroskopisch klein, für den nächsten fährt die Hand quer über das ganze Blatt. Er ist nicht imstande, bei Rückenlage feinere Bewegungen mit den Füßen zu machen, mit der Fußspitze einen Kreis zu beschreiben, Zahlen in die Luft zu schreiben, die Ferse des einen Fußes durch die Luft auf das Knie des anderen Beines zu setzen. Soll er auf einer Linie gehen, so fällt ihm dies sehr schwer, weil die Füße beständig nach der Seite abirren. Überhaupt ist der Gang der Ataktiker besonders charakteristisch. Im Anfang schleudernd, stampfend, auch wohl mit unnötig hoch gehobenem Knie bei gesenkter Fußspitze (hahnentrittartig). Später breitbeinig, meist mit Unterstützung eines Stockes, der weit vor den Beinen aufgesetzt wird, um so eine möglichst breite Basis für die drei unterstützten Punkte zu gewinnen. Auch ein geringer Grad sog.

statischer Ataxie ist bisweilen vorhanden, die Unmöglichkeit völlig aufrecht zu sitzen oder zu stehen, ohne die Rumpfmuskeln dabei zu bewegen, weitaus häufiger aber ist die eben besprochene lokomotorische oder Bewegungsataxie, die ja auch in England und Frankreich der Krankheit ihren Namen gegeben hat. Übrigens wirken alle diese ataktischen Bewegungen noch typischer bei Augenschluß, so daß bis zu einem gewissen Grade auch das eben genannte Rombergsche Symptom als Teilerscheinung der Ataxie aufgefaßt werden kann.

Die Ataxie ist aufzufassen als eine Koordinationsstörung, deren hauptsächliche Ursache wohl in einer Verwirrung der zentripetalen, im weitesten Sinne also der sensibeln Reize gesucht werden muß, obwohl die Störung zunächst als eine motorische imponiert.

Echte, reine motorische Symptome sind aber eben auch bei vorgeschrittener Tabes ungemein selten. Wohl sind die meisten schweren Tabesfälle bettlägerig, wohl besteht ein hochgradiges allgemeines Schwächegefühl, aber dies wird ausschließlich durch Sensibilitätsstörung und Ataxie, daneben durch trophische Störungen bedingt. Lähmungen kennen wir fast nur im Bereiche der Hirnnerven, wenn wir absehen von den seltenen, von Déjérine u. a. beschriebenen Kombinationen mit atrophischen Lähmungen, die wohl zum Teil auf Beteiligung der peripheren motorischen Nerven, zum Teil der grauen Vorderhörner beruhen, also in beiden Fällen nicht zum eigentlichen Bilde der Tabes gehören. Wir finden in diesen Fällen dann Schwächezustände und Atrophie namentlich in den kleinen Fuß- und Handmuskeln, dem Peroneusgebiet, wohl auch Ulnaris- und Medianusgebiet; sekundäre Contracturen, der „pied-bot tabétique" (tabische Klumpfuß), Krallen- und Affenhand sind die Folge. Entartungsreaktion ist in der Mehrzahl der Fälle nicht nachweisbar. Doch beruht die im Endstadium der Tabes oft gesehene allgemeine Abmagerung nur selten auf diesen Veränderungen, häufiger auf Ernährungsstörungen und Nichtgebrauch der Muskeln (marantische Tabes). Desto häufiger sind, wie mehrfach bereits erwähnt, die Lähmungen einzelner Hirnnerven. Freilich nicht überwiegend der motorischen.

Der Olfactorius ist nur ganz ausnahmsweise verändert.

Die Störungen des Opticus — Amblyopie, Gesichtsfeldausfall, weiße Atrophie — wurden erwähnt, sie sind ganz gewöhnlich.

Oculomotorius, Trochlearis und Abducens zeigen am häufigsten einen erheblichen Funktionsausfall; auch dies wurde oben schon erwähnt. Außer den Lähmungen einzelner Nerven und den „Ophthalmoplegien" kommen auch Akkommadationslähmung — freilich kaum isoliert —, sowie selten Reizerscheinungen (Konvergenzkrampf) vor, die freilich wohl ähnlich dem Klumpfuß bei Tabes auch als paralytische Contracturen und vielleicht mit größerem Rechte aufgefaßt werden können. Übrigens ist das Auftreten störender Doppelbilder gerade bei den schwereren Formen tabischer Augenmuskellähmung keineswegs sehr häufig, da sie mit Vorliebe von den Kranken unterdrückt werden.

Der Trigeminus zeigt bei vorgeschrittenen Fällen häufig mehr oder minder starke Störungen der cutanen Sensibilität im Gesichte, namentlich auch an der conjunctivalen Schleimhaut, die besonders bei gleichzeitigem (freilich seltenem) Lagophthalmus zu Geschwürsbildung und Ophthalmie führen kann. Der radikuläre (segmentale) Typus kann auch hier erkennbar sein. Sehr selten ist der motorische Trigeminus beteiligt (Kaumuskelschwäche).

Beim Facialis sind Lähmungen wie Krämpfe (Tic convulvif) auffallenderweise gleich selten beschrieben worden, kommen aber beide vor.

Der Acusticus wieder ist häufiger verändert, und zwar werden sowohl Labyrinthschwindel als auch Hörstörungen gemeinsam und isoliert beschrieben, also Störungen, die Teile oder das Ganze des Menièreschen Symptomenkomplexes umfassen. In der höchsten statistischen Feststellung (Tumpowsky bei 225 Fällen von Tabes) wurde ein Prozentsatz von 0,9 % Acusticusaffektionen angegeben, der wahrscheinlich zu tief gegriffen ist und bei genauerer otologischer Untersuchung sicher erhöht werden könnte.

Glossopharyngeus-Vagus. Von Geschmacksstörungen wird allerlei berichtet, doch handelt es sich durchweg um seltene Vorkommnisse. Sowohl vollkommene „Ageusie", Verlust der Geschmacksempfindung, als Verwechslung der einzelnen Qualitäten des Geschmacks kommt vor. Häufig geben schwere Tabiker an, daß ihnen alles „wie Holz" schmecke; bei näherer Prüfung ergibt sich aber nur teilweise Herabsetzung der einzelnen Geschmacksqualitäten. Eine Beobachtung von Pfeifer erwähnt nach dem Analogon des verspäteten Schmerzgefühls eine verspätete Geschmacksempfindung. Im ganzen gehört diese Gruppe von Erscheinungen schon in das Gebiet atypischer Tabesformen, speziell solcher von bulbärparalytischem Typus.

Ein echtes Vagussymptom ist die nicht seltene Tachykardie der Tabiker, Pulse bis 120 in der Ruhe sind zu beobachten; auch die Tachypnoe gehört vielleicht hierher. Die Störungen des Laryngeus inferior — selten bleibende Lähmungen, am häufigsten noch die Posticuslähmung, bisweilen Krämpfe, hier und da die anfallsweisen Paresen der „Larynxkrise" — führen uns zu den fast durchweg der Vagusgruppe angehörenden Krisen überhaupt, die wir oben besprachen. Dabei ist freilich hervorzuheben, daß, wenn wir die Magenkrisen usw. als Vagussymptom ansehen wollen, wir eine fast mit der Opticusaffektion parallel gehende frühzeitige Vaguserkrankung in zahlreichen Fällen annehmen müßten. Wie schon oben erwähnt, glaube ich deshalb, daß ein Teil der Krisen sicher auf Sympathicuserkrankung zurückzuführen ist.

Accessoriussymptome, und zwar Cucullaris- und Sternocleidomastoideusparese, hat kürzlich Seiffer beschrieben; sie gehören jedenfalls ebenso zu den Seltenheiten, wie die bisweilen mit Atrophie einhergehenden Erkrankungen des Hypoglossus.

Wir haben eines ungemein häufigen motorischen Symptoms noch nicht gedacht, der Abnahme des Muskeltonus. Die normalerweise vorhandenen Hemmungen reflektorischer Art bei jeder aktiven Muskelinnervation, die ein „Überszielhinausgehen" der Bewegung verhindern, fallen bei Tabes oft schon frühzeitig (im Endstadium fast konstant) fort. Daher machen eben die gewollten Bewegungen bei völlig normaler Kraft (und ohne notwendigerweise vorhandene Ataxie) einen exzessiven Eindruck, der namentlich verstärkt wird bei passiver Bewegung. Ohne jede Schmerzempfindung und ohne Mühe lassen sich die Beine der Kranken so flektieren, daß der Kopf dazwischen verschwindet; die Hyperextension der Finger und des Handgelenks gestattet oft, die Finger passiv bis zur Berührung mit der Dorsalfläche des Vorderarmes zu bringen; das im Knie gestreckt aufgesetzte Bein wird durch die Schwere des Körpers nach hinten durchgebogen (Genu recurvatum). Dabei sind Muskeln, Bänder, Gelenke anatomisch in der Regel vollkommen normal.

Elektrische Veränderungen der Muskeln sind nur bei Kombination mit peripheren Lähmungen zu erwarten und wohl auch beschrieben worden.

Von motorischen Reizerscheinungen ist die Athetose ein nicht ganz seltenes Reizsymptom bei vorgeschrittener Tabes oder bei Tabes „superior", bzw. auch bei der bulbärparalytischen Form; sie bietet dann das volle, ein-

oder doppelseitig ausgeprägte Bild der auch bei anderen Cerebralerkrankungen beobachteten Bewegungsstörung, beständige, langsame wurmartige Bewegungen, die zu scheinbaren Verrenkungen, Überstreckungen, zu ganz grotesken Stellungen führen können, namentlich in den Fingern und Armen. — Contracturen und ihre Begleitsymptome — Reflexsteigerung, Babinskisches Symptom usw. — sind nur bei Kombination von Tabes mit anderen Spinalleiden zu beobachten. Daß die Krisen, namentlich die laryngealen, teilweise Lähmungen, teilweise aber auch Krampfzustände darstellen, wurde schon oben gesagt.

Echte, reine Sympathicussymptome — Lidspaltenerweiterung, halbseitige Röte und Schweißbildung usw. — sind nur ganz ausnahmsweise bei Tabes gefunden worden.

Die Veränderung der Sehnenreflexe, welche schon das Anfangsstadium der Tabes auszeichnet, ist im ataktischen Stadium so gut wie konstant. Die Achilles- und die Patellarsehnenreflexe fehlen am häufigsten; selten ist noch ein Patellarreflex mit Hilfe von Kunstgriffen (Jendrassik) hervorzurufen. Die Tricepsreflexe, der Unterkieferreflex fehlen bei Tabes superior konstant, brauchen dagegen auch bei ziemlich vorgeschrittenen Fällen des gewöhnlichen Verlaufes, mit Beginn in den Beinen, nicht unbedingt unauffindbar zu sein, da die Reflexbogen für die Arme, für den Kopf lange Zeit erhalten bleiben können. Gelegentlich können übrigens die erloschen gewesenen Sehnenreflexe vorübergehend oder dauernd ohne gleichzeitige Heilung zurückkehren: in leichter Narkose, nach cerebralen Apoplexien, beim Auftreten anderweitiger Systemerkrankungen. Hier und da scheint das Wiederauftreten auch symptomatisch für eine gewisse Besserung zu sein, namentlich wo ursprünglich nur Reflexdifferenz beider Seiten bestand, dann etwa ein Reflex verschwand, um später wiederzukommen. Das Vorkommnis ist jedenfalls nicht ganz selten. Bei Kranken übrigens, bei welchen die Tabes von vornherein unter dem Bilde einer kombinierten Systemerkrankung, einer Taboparalyse usw. auftrat, können die Reflexe von vornherein erhalten oder sogar verstärkt sein.

Viel seltener zeigen sich die Hautreflexe verändert, am häufigsten noch der Plantarreflex. Dieser fehlt bei den meisten Tabikern, sobald die Sensibilitätsstörung an den Füßen einen bestimmten Grad erreicht hat, ihre Abnahme geht mit dem Gefühlsverlust ungefähr parallel (was für die Sehnenreflexe keineswegs zutrifft!). Der sog. Babinskische dorsale Zehenreflex ist bei reiner Tabes nie nachweisbar. Die Cremasterreflexe und namentlich die Bauchreflexe werden dagegen durch den tabischen Prozeß, auch wo Zonen von Anästhesie am Rumpf vorhanden sind, nur ganz ausnahmsweise beeinflußt. Ob die häufig auffallende Lebhaftigkeit der Bauchreflexe mit der ja nicht seltenen, aber meist nur auf die Kälte bezüglichen Hyperästhesie am Bauch zusammenhängt, muß dahingestellt bleiben.

Außer dem schon erwähnten Pupillenreflex zeigen die sog. „inneren Reflexe" (Würg-, Niesreflex usw.) nur ausnahmsweise Störungen, wenn man nicht einige der „Krisen", wie die Larynxkrisen usw., als reflektorische Übererregbarkeit auffassen will, was übrigens für die Mehrzahl der Fälle sicher nicht zutreffen dürfte. Eher wären die Vorgänge bei der männlichen Impotenz in manchen Formen als Reflexstörung zu deuten (mangelnde Ejaculation).

Eine Mischung motorischer, sensibler und reflektorischer Störungen stellen überhaupt die Vorgänge im Urogenitaltraktus bei der Tabes dar, die wir ja oben unter den Frühsymptomen schon kennen lernten.

Bei dem voll ausgebildeten Krankheitsbilde fehlen sie fast nie vollständig, und sehr oft gelangen besonders die Blasenstörungen zu großer Bedeutung für den endlichen Ausgang der Kranken: den Tod durch ascendierende Pyelonephritis.

Die Blasenstörungen sind auch die häufigsten dieser Gruppe. Die Kranken müssen in vielen Fällen größere Kraft aufwenden, um die Blase zu entleeren, es bleibt meist ein Urinrest darin: Retentio urinae, verursacht wohl hauptsächlich durch Sphincterkrampf, bisweilen mit gleichzeitiger Schwäche des Detrusor (diese ist jedoch nicht konstant, es kann sogar bei Tabes mit dauerndem Sphincterkrampf zu einer echten sog. „Balkenblase" mit partieller Hypertrophie der Muskelzüge des Detrusor kommen). Die Retention kann bis zu dem Bilde der Ischuria paradoxa führen: die beständig gefüllte, entleerungsunfähige Blase entleert sozusagen passiv alle Augenblicke kleine Quanten wie ein überlaufendes Regenfaß. Natürlich retten sich derartige Kranke sehr häufig durch die ultima ratio: den Katheter; eine früher oder später eintretende Blaseninfektion pflegt die Folge zu sein, so daß man schon aus diesem Grunde bei schweren Tabikern oft Cystitis findet. Diese kommt aber auch zustande durch das Gegenstück der Retentio, die Inkontinenz des Urins, die Erschlaffung des Sphincter mit beständigem Harnträufeln; auch bei dieser, die fast ebenso häufig ist wie die Retention, finden leicht Infektionserreger den Weg durch die Urethra in die mangelhaft abgeschlossene Blase. Seltener sehen wir die Störungen im Gebiete der Darmsphincteren; mindestens fehlt jeder Beweis dafür, daß die bei Tabes wie bei anderen Leiden des Zentralnervensystems sehr häufige Verstopfung etwa durch einen Sphincterkrampf hervorgerufen wird. Eher dürfte eine chronische Parese der Darmmuskulatur, eine echte Ataxie manchmal die Ursache bilden, die übrigens keineswegs selten die Sphincteren allein zu betreffen scheint. Oft quält die Kranken die durch tiefe Anästhesie bedingte mangelnde Kontrolle des Austritts von Urin oder von Kot.

Impotenz ist eines der häufigsten, auch dem Laien bekannten tabischen Symptome dieser Sphäre. Fast alle männlichen Kranken — bei Frauen wird eine Störung von Libido und Orgasmus auch subjektiv selten beobachtet — zeigen bei vorgeschrittener Tabes eine Abnahme der Potenz, die alle Faktoren dieser Funktion betrifft, besonders Erektion und Ejaculation werden ungenügend, verfrüht oder auch schmerzhaft, während die Libido zur Qual der Kranken auch über die erloschene Potenz hinaus noch einige Zeit andauern kann. Im Endstadium besteht gewöhnlich völlige Impotenz. Dagegen kann im Beginne des Leidens Satyriasis nachweisbar sein.

Von den regelmäßigen Symptomengruppen der Tabes sind nun noch zu erwähnen die trophischen Störungen und die Veränderungen der Cerebrospinalflüssigkeit.

Die trophischen Störungen können alle Gewebe des Körpers treffen, am charakteristischen aber die Epidermis und das Skeletsystem. Die mangelhafte Ernährung der Haut bekunden die nicht seltenen Decubitalgeschwüre: wo ein fester Verband, ein falsches Gebiß, eine Urinflasche längere Zeit gelegen, entstehen Geschwüre, bisweilen sehr tiefgehend, mit geringer Heilungstendenz, stets nahezu schmerzlos. Ein derartiges Geschwür, das scheinbar spontan bei Tabikern auftritt, ist das Mal perforant, ein meist auf der Unterfläche der Großzehe oder des Großzehenballens langsam entstehendes Ulcus, das in der Regel sehr tief, bis auf den Knochen geht und sehr schwer zu heilen ist. Auch ein (scheinbar) spontaner Herpes zoster wird bei Tabikern oft gesehen. — Noch auffallender aber sind die trophischen Störungen an Knochen und Gelenken, vor allem die Arthropathien. (Abb. 77.) Ohne alle spontane Schmerzen schwillt plötzlich in einigen Tagen irgendein Gelenk des Körpers an; der Kranke bemerkt es gewöhnlich erst, wenn es rein mechanische Bewegungsstörungen macht. Bei der objektiven Untersuchung aber findet man dann meist schon schwere Veränderungen: eine oft enorme Auftreibung der Gelenkenden und einen Erguß im Gelenke. Hitze und Rötung fehlen wie die Schmerzen. Die Röntgenuntersuchung ergibt eine undeutliche Aufhellung der Knochenschatten, die

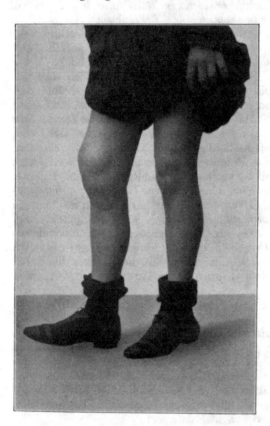

Abb. 77. Arthropathie des rechten Knies bei Tabes dorsalis.

dabei ihre scharfen Konturen behalten, die anatomische Untersuchung oft Abhebung des Periosts mit Erweichung der darunter gelegenen Knochenpartien, Osteophytbildung, Loslösung einzelner Knochenteile, Zerstörung von Ligamenten und Gelenkknorpeln. Das Exsudat ist dabei in der Regel serös, nur sehr selten eitrig. Die Folgen stellen Schlottergelenke, Subluxationen usw. dar; bei dem chronischen Verlaufe und der schlechten Heilungstendenz entstehen oft bleibende Deformierungen, die durch andere tabische Symptome, vor allem die Hypotonie der Muskeln, unterstützt zu fast grotesken Bildern führen können, so z. B. zu dem nicht seltenen Genu recurvatum bei gleichzeitiger Arthropathie. Am häufigsten sind die A. auch in der Tat in den Kniegelenken, dann in den Hüft-, Schulter-, Sprunggelenken usw.; in neuester Zeit werden sie auffallend häufig an der Wirbelsäule beschrieben, wozu die allgemeine Verbreitung der Radioskopie beigetragen haben mag. Gewissermaßen parallel zu den Arthropathien geht die abnorme Knochenbrüchigkeit der Tabiker; schon kleine Anstrengungen führen zu kompletten, dabei schmerzlosen Querfrakturen der langen Röhrenknochen, die übrigens besser zu heilen pflegen als die Arthropathien. Zahnärzte beobachten ferner nicht selten eine auffallend beschleunigte Deformierung der Kiefer, namentlich der Alveolarfortsätze mit Ausfallen der Zähne; der Prozeß ähnelt durchaus der senilen, nur beschleunigten und verfrühten Kieferatrophie. Die Veränderung geht oft so rasch, daß passend angefertigte Gebisse nach wenigen Monaten nicht mehr sitzen wollen.

Das letzte Symptom, das wir zu den nahezu konstanten der Tabes rechnen dürfen, ist die Veränderung der Cerebrospinalflüssigkeit. Entnimmt man dem Spinalkanal eines Tabikers in der üblichen Weise durch Lumbalpunktion einige Kubikzentimeter des Liquors und zentrifugiert, so findet man im Sediment regelmäßig eine Zunahme der (normalerweise äußerst spärlichen) zelligen Elemente, und zwar gewöhnlich der wegen ihrer Ähnlichkeit mit den Lymphocyten des Blutes sog. Lymphocyten, es besteht eine meist sehr hochgradige „Lymphocytose des Liquors" (Widal, Sicard, Schoenborn, Nißl). Wir finden eine ähnliche Veränderung bei echten Meningitiden sowie bei einigen andern metasyphilitischen Erkrankungen des Zentralnervensystems: progressive Paralyse, cerebrospinale Lues. Wir dürfen diesen Befund bei der Tabes wohl als eine durch die überstandene Lues veranlaßte chronische Veränderung der Meningen, eine „Syphilose der Meningen" auffassen. Die Annahme, daß die überstandene Lues der Tabiker an sich schon Lymphocytose mache — in einer gewissen Anzahl von Fällen ist bei sekundärer Lues ein gleicher Befund erhoben worden — wird dadurch unwahrscheinlich, daß sich ja jetzt bei genauerer Durchforschung der Meningen bei Tabes fast regelmäßig anatomische Veränderungen finden (Nageotte, s. oben). Die Lymphocytose ist ein ungemein konstantes und ein Frühsymptom der Tabes dorsalis.

Es gibt einige Symptomgruppen, die sich nicht ganz selten mit der Tabes dorsalis kombinieren. Hierzu gehört die Beteiligung in der Regel nicht ergriffener Strangsysteme im Rückenmark, besonders der Pyramidenbahnen. Wir haben dann das volle Bild der „kombinierten Systemerkrankung" vor uns, gewöhnlich mit Spannungen und gesteigerten Reflexen einhergehend. Auch periphere Neuritis stellt keine ganz seltene Kombination dar. Die häufigste Miterkrankung des Nervensystems ist wohl die progressive Paralyse. Das darf nun aber, wie Erb treffend hervorhebt, keineswegs so aufgefaßt werden, als ob die Tabes besonders häufig gewissermaßen aufsteigend in progressive Paralyse übergeht; dies ist vielmehr ein relativ seltenes Vorkommnis. Die Kombination ist vielmehr in erster Linie eine anatomische: bei Sektionen von Paralytikern findet man häufig eine graue Degeneration der Hinterstränge (Westphal), und man hat dann gelernt, daß bei Paralytikern sehr oft einzelne tabische Symptome (Romberg, Pupillenstarre, leichte Sensibilitätsstörungen) bei genauer Untersuchung sich finden lassen. Ob dann die Tabes zur bestehenden Paralyse hinzugekommen, ob beide sich gleichzeitig entwickelt haben, entzieht sich meist unserer Kenntnis; es dürfte wohl beides vorkommen. Doch ist die „Taboparalyse", wenn auch ein häufiges, keineswegs ein an Häufigkeit der einfachen Paralyse und ganz besonders nicht der reinen Tabes gleichkommendes Krankheitsbild. — Sonst sind psychische Symptome bei Tabes selten, während wir gelegentlich die Kombination mit sog. „Neurosen", Epilepsie, Basedowscher Krankheit beobachten können.

Daß tertiäre Lues bei Tabes vorkommt, wurde schon erwähnt. Ganz besonders aber sehen wir gewisse Spätformen visceraler Lues bei Tabes, namentlich das Aortenaneurysma, so daß sogar Babinski ein besonderes Krankheitsbild: Aneurysma der Aorta mit Pupillen- und Sehnenreflexstörungen, beschrieben hat. In der großen Mehrzahl der Fälle dürfte das Aneurysma wie die nicht seltene Insuffizienz der Aortenklappen bei Tabes ihre Ursache in einer luetischen Aortitis haben.

Das Vorkommen chronischer Magendarmstörungen, ascendierender Pyelonephritis bei Tabes erklärt sich aus den die Grundlage abgebenden tabischen Störungen der betreffenden Sphincteren.

Wie weit läßt sich nun eine Pathogenese der tabischen Symptome

begründen, wie weit lassen sie sich auf den anatomischen Prozeß zurückführen?
Diese Frage läßt sich für einzelne Erscheinungen leicht, für andere bisher sehr
schwer oder gar nicht beantworten. Die objektiven und ein Teil der subjektiven Sensibilitätsstörungen beruhen zweifellos auf einer Degeneration
der Hinterwurzelfasern; dafür sprechen die in vielen Fällen völlig radikuläre
Ausbreitung, das Aufsteigen der Störungen usw. Aber auch hierbei ist noch
manches unklar. So scheinen z. B. die ,,Sensibilitätsstörungen innerer Organe'',
speziell an Darm und Blase, direkt oder indirekt mit Degeneration sym-
pathischer Bahnen zusammenzuhängen. Auch weshalb so häufig einzelne
Qualitäten der Empfindung stärker oder früher gestört sind als andre, entzieht sich vorläufig unsrer Feststellung. Ganz schwierig ist die Erklärung
der tabischen Schmerzen, namentlich der lancinierenden, und der sog.
Krisen. Für die ersteren, die sich gern an das Gebiet eines peripheren Nerven
anschließen, liegt es nahe, an Reizung oder Kompression einer circumscripten
Stelle der hinteren Wurzeln zu denken, wenn auch diejenige Art von Schmerzen,
die sicher auf einer solchen Kompression beruhen (bei Pachymeningitis, Tumoren
Herpes zoster) mit den lancinierenden in der Regel wenig Ähnlichkeit haben.
Vollends für die Krisen wissen wir einstweilen keine anatomische Basis. Ihr
Charakter, ihre Lokalisation, ihre Verbindung mit starken Blutdrucksteige-
rungen verlocken sehr, auf die vasomotorischen Nerven, d. h. auf den Sym-
pathicus, zu rekurrieren.

Die Muskelsinnstörung, das Rombergsche Phänomen, muß wohl
auch auf eine Störung der zentripetalen Bahnen, wahrscheinlich der im Hinterstrang aufsteigenden Fasern bezogen werden; die Pallästhesie und ihre Störung
gehört ebenfalls dazu, und für die stereognostischen Störungen müssen wir
wohl, anders wie bei der Stereognosie der Hirnaffektionen, eine Mischung
zentripetaler und zentrifugaler Störung, sensibler und motorischer, annehmen.
Dagegen stellt das oft mangelnde Ermüdungsgefühl der Tabiker sicher eine
reine Störung im sensibeln Rapport der Extremitäten, also in den Hintersträngen dar.

Die tabische Ataxie hat lange Zeit große Schwierigkeiten gemacht.
Betrachten wir kurz ihre Äußerungen, so werden wir sofort erkennen, daß
es sich um eine motorische Störung nicht handeln kann. Der Kranke kann
jeden einzelnen Muskel, wenigstens unter Kontrolle des Auges, gut innervieren;
der Willensimpuls zur Peripherie, die motorische Leitung ist also unter den
gewöhnlichen Formen der tabischen Ataxie durchaus erhalten. Was gestört
ist, ist auch hier wieder: einmal der sensible Rapport an der Peripherie, der
,,Bericht'' über die Lage der einzelnen Gliedabschnitte, Muskeln, Skelett-
teile an das Zentralorgan, sodann aber wohl auch der Synergismus der einzelnen
Muskeln, zumal das Verhältnis zwischen Agonisten und Antagonisten. Für
den sensiblen Rapport haben wir die anatomische Grundlage: die Degeneration
der Hinterstränge (im weitesten Sinne); für die Koordination kämen in Frage
die sog. Koordinationszentren in Kleinhirn, Pons, Vierhügel; sie sind sicher
bei Tabes atactica meist nicht beteiligt. Aber auch die Koordination bedarf
der zentripetalen, sensibeln (bzw. sensorischen) Impulse, auch hier liegt es
also nahe, eine reine Störung der zentripetalen Bahnen anzunehmen. Ohne
auf die (nach Erbs Ansicht noch immer nicht völlig geklärten) strittigen
Punkte hier im einzelnen einzugehen, sei nur erwähnt, daß auch die Hypotonie
der Muskeln (s. unten) und reflektorische Vorgänge bei der tabischen Ataxie
mitzuspielen scheinen. In der Hauptsache aber handelt es sich zweifellos
um eine ,,sensorische'' Ataxie (Leyden), um eine Störung der sensibeln

Bahnen, bzw. der „sensibeln Merkmale" (Otfried Förster). Der letztgenannte Autor sieht die anatomische Grundlage der tabischen Ataxie in der Degeneration der Reflexkollateration im Rückenmark, der Kollateralen zu den Clarkschen Säulen (Cerebellum) und der langen Hinterstrangfasern. Ich möchte mich seiner Auffassung anschließen.

Die Sehnenreflexstörung beruht sicher auf der Degeneration der Reflexkollateralen, der aus der Wurzelzone in die grauen Hintersäulen ziehenden Wurzelfasern (Höhe für die Patellarreflexe: Lumbalsegment II—IV; Achilles- sehnenreflexe: Sakralsegment III—V; Tricepsreflex: Cervicalsegment VI—VII). Auch die Hypotonie, vielleicht auch die Störungen der Hautreflexe (selten!) sind wohl auf die Reflexkollateralen zu beziehen. Für die „inneren Reflexe" und die Störungen im Urogenitaltraktus (die sog. Sphincteren- störungen, Inkontinenz und Retentio von Darm und Blase, Impotenz) ist, wie oben erwähnt, die Genese nicht völlig klar. Wir wissen zwar, daß das Lenden- mark der Sitz entsprechender Zentren ist. Tierexperimente scheinen aber darauf hinzudeuten, daß mindestens die Bahn der betreffenden Vorgänge zum Teil durch den Sympathicus geht, für dessen Miterkrankung bei Tabes dorsalis bedauerlicherweise bisher nur eine beschränkte Zahl von Befunden vorliegt.

Die motorischen Zentren und Bahnen brauchen uns weniger zu be- schäftigen. Bei den seltenen atrophischen Lähmungen fand man entsprechende Läsionen des Vorderhorns, hier und da auch neuritische Veränderungen. Von den Reizerscheinungen ist die Athetose nach unsrem bisherigen Wissen sicher ein cerebrales Symptom. Bei den Hirnnervenerscheinungen (Augen- muskelnerven, Sinnesnerven, Trigeminus, Vagus) kommen in ungefähr gleicher Häufigkeit neuritische und Kernläsionen vor; die Opticusatrophie speziell ist, wie gesagt, in erster Linie das Dokument einer peripheren Erkrankung.

Die Pupillenveränderungen, speziell die reflektorische Lichtstarre, haben Neurologen und Ophthalmologen von jeher viel beschäftigt. Experi- mentelle Untersuchungen (Bach und H. Meyer) schienen zu beweisen, daß in den Hintersträngen, nahe der Rautengrube, also im obersten Halsmark, ein Zentrum für den Pupillarreflex (und für die Entstehung der sog. „spinalen Miosis") läge; neuerdings kommt aber Bumke zu einem entgegengesetzten Ergebnis, und es scheint danach fast, als müsse man zu den älteren Theorien zurückkehren, wonach die Pupillenstarre als eine Läsion in den Pupillenfasern des Opticus, in den Oculomotoriuskernen oder im Ganglion ciliare gedacht werden kann. Irgendeine Sicherheit besteht aber für die Lokalisation dieses scheinbar so einfachen Symptoms (bzw. für den anatomischen Nachweis derselben) bisher nicht.

Für die trophischen Störungen fehlt, kurz gesagt, einstweilen jede befriedigende Lokalisation im Zentralnervensystem; nur so viel scheint sicher zu sein, daß sie nicht nur als lokale, idiopathische Zerstörungsprozesse der Knochen usw. aufzufassen sind. Die Veränderungen der Cerebrospinalflüssig- keit endlich lassen sich nur durch die Annahme einer chronischen spinalen Meningitis, vielleicht speziell von den hinteren Wurzeln ausgehend, erklären.

Verlauf und Prognose der Tabes dorsalis ergeben trotz mancher indi- vidueller Verschiedenheiten im ganzen ein recht trübes Bild. Den gewöhn- lichen Verlauf zeigen die bisherigen Betrachtungen. Die Kranken leiden meist einige Jahre hindurch an lancinierenden Schmerzen, vielleicht auch ganz leichten Blasenstörungen. Bei genügender Selbstbeobachtung erkennen sie schon eine geringe Gefühlsstörung in den Füßen, etwas Unsicherheit beim Gehen im Dunkeln; die Untersuchung läßt jetzt meist schon Pupillenver-

änderungen und Differenz oder Fehlen der Achilles- und Patellarreflexe erkennen, auch wohl etwas Hyperästhesie. Doppelsehen, Augenmuskelstörungen,
Impotenz treten hinzu. Bis hierher sind in der Regel schon Jahre, ein Jahrzehnt oder mehr seit den ersten „Blitzschmerzen" vergangen. Dann kommt
die Zunahme der Sensibilitätsstörungen und die Ataxie in den Beinen, allmählich auch in den Armen, welche die Kranken mehr und mehr der Bewegungsfähigkeit berauben (die meist hierauf beruhende Einordnung eines dritten Stadiums,
des paraplegischen, in das Symptomenbild der Tabes halte ich für willkürlich).
Das weitere Emporsteigen des Prozesses bis zur Hirnrinde ist gewöhnlich weniger
klar, da manche Hirnnervenerscheinungen schon viel früher erscheinen, andrerseits gewisse cerebrale Symptome nie oder äußerst selten (Athetose) auftreten;
auch der Übergang in Paralyse ist, wie erwähnt, bei der typischen Tabes nicht
häufig. Der endliche Ausgang ist meist der Tod, aber nur relativ selten durch
direkte Symptome des Leidens (Inanition bei gastrischen Krisen, Posticuslähmung), häufiger durch interkurrente Krankheiten (Infektionskrankheiten) und
namentlich als sekundäre Folge tabischer Prozesse: Sepsis durch trophische
Störungen, Decubitus, oder Cystopyelonephritis infolge der mit den Sphincterenläsionen zusammenhängenden Infektion von außen.

Von dieser Grundform gibt es nun einige charakteristische Abweichungen.
Zunächst kann der Verlauf ein sehr viel rascherer sein, und zwar betrifft
die Beschleunigung dann gewöhnlich das erste Stadium, das in wenigen Wochen
von den ersten Schmerzattacken bis zur Ataxie führen kann, während die späteren
Stadien sich auch hier länger hinauszuziehen pflegen. Charakteristische Abarten stellen ferner dar die juvenile Tabes, bei Kindern auftretend, fast
ausnahmslos auf hereditär luetischer Basis und in der Regel von relativ gutartigem Charakter (bisher erst eine einzige Sektion eines sicheren Falles!),
und die Tabes superior, die umgekehrt eine recht ungünstige Form darstellt.
Hier beginnt das Leiden in den obern Extremitäten, mit Ulnarisschmerzen
und Parästhesien, Tricepsreflexstörung, während die Sehnenreflexe an den
Beinen erhalten bleiben können; es kommt gewöhnlich früh zu lebenbedrohenden bulbären Symptomen.

Außerdem haben Autoren mit großem Tabesmaterial, wie Erb und Déjérine, noch eine Reihe klinischer „Typen" unterschieden, nach dem Hervortreten eines oder des andern Symptoms: Tabes dolorosa mit besonders
heftigen Schmerzen, Tabes visceralis mit heftigen Krisen ohne besondere
subjektive Nebensymptome. Wenn auch der Wert dieser Einteilung nur insofern ein praktischer sein kann, als derartige Fälle gewöhnlich ihr charakteristisches Gesicht für die ganze, meist protrahierte Dauer des Leidens behalten,
so ist für eine Form das Hervortreten eines Symptoms so markant, daß
man nach einer besonderen anatomischen Grundlage seit langer Zeit gesucht
hat: die Tabes mit frühzeitiger Opticusatrophie. Nach den Untersuchungen speziell der Schule Pierre Maries (Léri u. a.) erblinden etwa
25 % der Tabiker auf diese Weise, und in diesen Fällen ist das übrige Nervensystem zwar nicht selten mit cerebralen, aber selten mit spinalen Symptomen
erheblicher Art beteiligt, außerdem regelmäßiger Verlust der Sehnenreflexe);
auch der weitere Verlauf — meist protrahiert — entspricht diesem Bilde, so
daß einzelne Autoren die „tabische Amaurose" und die gewöhnliche Tabes
als zwei verschiedene Lokalisationen desselben Prozesses auffassen. — Endlich
gehören zu den abweichenden Tabesformen auch die in den letzten Jahren
vielfach publizierten Fälle unausgebildeter, rudimentärer Tabes. Der
Begriff ist kein leicht zu umgrenzender; eigentlich kann man von rudi-

mentärer oder „abortiver" Tabes (Möbius) nur sprechen, wenn der einmal entdeckte Zustand dauernd oder doch sehr lange stationär bleibt und nur einzelne Symptome des Leidens überhaupt aufweist. Die möglichen Kombinationen solcher vereinzelter Symptome sind, wie auch Erb betont, natürlich sehr zahlreiche und verschiedenartige; doch findet man fast bei allen Fällen eines von drei Symptomen: Verlust von Sehnenreflexen (sei es auch nur eines einzelnen Achillesreflexes) — Pupillenveränderung (eventuell nur Miose ohne Lichtstarre) — Lymphocytose der Cerebrospinalflüssigkeit. Natürlich ist einem solchen Kranken, der zufällig erkannt wurde, vielleicht weil er sich wegen „rheumatischer Schmerzen" vom Arzte untersuchen ließ, nicht ohne weiteres anzusehen, ob er sich nicht zu einer ausgebildeten Tabes auswachsen wird, aber nicht ganz selten ist dies eben nicht der Fall, und wir dürfen dann wohl ohne weiteres annehmen, daß es sich um fixierte, quasi „stehen gebliebene" pathologische Veränderungen handelt, die etwa nur die hinteren Wurzeln und Meningen betroffen haben und beim Eintritt ins Rückenmark halt machten. In diesen Fällen bildet gewöhnlich schon das Hinzutreten auch nur eines neuen Symptoms während der Beobachtung das Signal zu einer dann gewöhnlich progressiv bleibenden Weiterentwicklung des Leidens. Begreiflicherweise bildet diese rudimentäre Tabes ein besonders interessantes Feld für die Diagnose.

Die Prognose der Tabes ergibt sich aus dem bereits Gesagten fast von selber. Sie ist quoad sanationem schlecht. Fälle von echter Heilung, d. h. von einem völligen Verschwinden der subjektiven und einem ebensolchen oder nahezu völligen (etwa mit Erhaltenbleiben der Areflexie der Pupillen od. dgl.) der objektiven Symptome, bei post mortem nachgewiesenen pathologischen Veränderungen, sind sehr selten, kommen aber immerhin gelegentlich vor. Schon das Verschwinden einzelner Symptome ist selten; in bezug hierauf machte kürzlich v. Malaisé (aus Oppenheims Poliklinik) folgende Mitteilungen: Die lancinierenden Schmerzen besserten sich bei 37 % der Kranken (bei im ganzen günstigen Verlaufsformen), die Blasenstörungen bei 8—10 %, die Potenz niemals, wo sie einmal gestört war (zu beachten ist aber hier die sehr oft mitspielende physiologische Abnahme im Alter). Sehr häufig dagegen schwinden einmal aufgetretene Krisen wieder, bzw. sie kehren nicht zurück, während wieder die Opticusatrophie fast immer, wenn auch bisweilen erst nach 10 Jahren (durchschnittlich nach $5\frac{1}{2}$ Jahren) zur dauernden Erblindung führt. Die Ataxie ist durch die Therapie, wie wir sehen werden, und vielleicht auch spontan einer Besserung zugänglich, und bezüglich der Augenmuskellähmungen erwähnten wir schon, daß sie sogar gewöhnlich in ihrer Intensität ungemeinen Schwankungen unterworfen sind.

Fälle mit frühzeitigem Auftreten der sog. Spätsymptome sind, wie bei den meisten Krankheiten, prognostisch ungünstig (Ataxie, trophische Störungen), möglichste Verlängerung des ersten Stadiums gilt mit Recht als günstig. Häufig bleibt auch das Leiden jahrelang stationär, und bei günstigen Lebensbedingungen können die Kranken bis ins höchste Alter lebensfähig bleiben, so daß nach französischen Autoren (Bellugaud und Faure) etwa 59% aller Tabiker eine „Evolution bénigne", 36 % eine „Evolution grave" durchmachen und 5 % geheilt werden. Ich halte diese Statistik für zu günstig und möchte mich eher v. Malaisé anschließen, der unter 70 Fällen 2 völlig beschwerdefreie, 26 mit lange erhaltener Arbeitsfähigkeit und gutem Allgemeinbefinden, 30 mit stetiger, aber langsamer Progredienz und 18 rapid ungünstig verlaufende aufzählt.

Die bei der Ätiologie erwähnten Faktoren beeinflussen meist auch den weiteren Verlauf. Besonders ungünstig wirken Alkohol, sexuelle Exzesse, Traumen und körperliche Überanstregung, extreme Temperaturgrade, dauernde Sorgen und Aufregungen.

Etwas günstiger liegt die Frage für die Prognose quoad vitam. Während Pierre Marie überhaupt annimmt, daß die Lebensdauer durch die Tabes nicht verkürzt wird (51,5% starben nach dem 60. Lebensjahr), gilt auch bei dem ungünstigeren Material Oppenheims der Satz, daß die Majorität der Kranken nach dem 60. Jahre starb.

Die Diagnose der Tabes ist unter gewöhnlichen Umständen für jeden, der neurologisch zu untersuchen versteht, leicht. Nur Mangel an Sachkenntnis erklärt das leider noch recht häufige Übersehen der Krankheit. Die oben genannten abortiven Fälle und einzelne Fälle mit besonders kompliziertem Symptomenbild oder Verlauf können allein auch dem Neurologen Schwierigkeiten bereiten. Wir erwähnten schon mehrfach die Kardinalsmptome, von denen mindestens eines sich auch bei der abortiven, der „Tabes fruste" zu finden pflegt: Sehnenreflexstörung, Pupillenstörung, Lymphocytose des Liquor cerebrospinalis. Fehlen alle drei, so dürfen wir eine Tabes ziemlich sicher ausschließen; höchstens dürfen allenfalls Kranke mit hartnäckigen, den „lancinierenden" ähnlichen Schmerzen einen Verdacht auf Tabes erwecken, der sich aber früher oder später durch Auftreten eines der genannten Symptome bestätigen müßte. Jedes dieser Kardinalsymptome, das man zufällig schon bei einem Kranken findet, muß an sich schon an das Bestehen einer Tabes denken lassen; tritt in der Anamnese etwa eine Lues hinzu, in der eigentlichen Krankheitsvorgeschichte etwa eine Augenmuskellähmung, im objektiven Befunde eine Kältehyperästhesie am Rumpf, so gewinnt der Gedanke an Sicherheit. Natürlich finden sich einzelne dieser Erscheinungen auch bei anderen Erkrankungen, mit Ausnahme vielleicht der in dieser Weise kaum je zu beobachtenden Kältehyperästhesie; immerhin wird die Kombination einiger solcher Symptome, sowie der Verlauf meist die Diagnose Tabes rechtfertigen.

Über die abortiven Fälle sprachen wir schon oben. Sehen wir z. B. einen Kranken mit leichter Pupillendifferenz, lancinierenden Schmerzen, anamnestisch nachgewiesener Lues, so empfehle ich immer, außer der genauesten Untersuchung von Sensibilität und Sehnenreflexen vor allem die diagnostische Lumbalpunktion vorzunehmen; fällt diese negativ aus, so bin ich geneigt, eine Tabes auszuschließen oder doch als höchst unwahrscheinlich zu bezeichnen; positiver Ausfall macht die Diagnose einer metaluetischen Erkrankung des Zentralnervensystems, der Häufigkeit nach also wahrscheinlich einer Tabes, nahezu sicher, sofern, was meist leicht, ein anderweitiger meningealer Prozeß ausgeschlossen werden kann. Der Wichtigkeit nach möchte ich die diagnostischen Symptome in absteigender Reihenfolge etwa so einteilen:

1. Sehnenreflexverlust.
   Miose und reflektorische Lichtstarre der Pupillen.
   Lymphocytose der Cerebrospinalflüssigkeit.
2. Kältehyperästhesie.
   Andere Sensibilitätsstörungen von tabischem Typus, besonders auch Summation und Verlangsamung der Schmerzleitung.
   Anamnese: Lancinierende Schmerzen; überstandene Lues.
3. Augenmuskellähmungen.

4. Rombergsches Symptom.
   Ataxie.
   Hypotonie der Muskulatur.
   Sphincterenstörungen, Impotenz.
5. Opticusatrophie.
   Krisen.
   Trophische Störungen.

Daß die Mannigfaltigkeit der Symptome diagnostische Schwierigkeiten machen kann, ist relativ selten der Fall, und zwar fast nur dann, wenn sich zu dem vollen Bilde der Tabes einige ganz fremde Erscheinungen gesellen, z. B. Spannungen der Muskeln, gesteigerte Sehnenreflexe, periphere Lähmungen. In der Regel wird es sich dann auch um Kombinationen mit andren Erkrankungen — Seitenstrangsklerose, periphere Neuritis — handeln, nur ganz ausnahmsweise um eine reine Tabes von atypischem Verlauf.

Differentialdiagnostisch kommen, abgesehen von den eben erwähnten Kombinationen, besonders den sog. kombinierten Systemerkrankungen, die je nach der stärkeren Beteiligung der Hinter- oder Seitenstränge ihre Symptome variieren, fast nur Neuritiden in Betracht, wenn wir von der seltenen, meist epidemischen Ergotinvergiftung (Ergotintabes) absehen, die sich in ihrer Erscheinung fast mit der echten Tabes deckt. Von neuritischen Prozessen stört unsere Diagnose am häufigsten die Alkoholneuritis, seltener die diphtherischen und sonstigen toxischen Neuritiden (Diabetes mellitus mit Neuritis). Während bei diesen Kranken der Sehnenreflexverlust und die Sensibilitätsstörung sehr an Tabes erinnern können, führt meist die motorische Lähmung, und vor allem das Erhaltenbleiben der Pupillenreaktion, zur richtigen Diagnose. Multiple Sklerose, Syringomyelie können ebenfalls gelegentlich differentialdiagnostisch in Frage kommen.

Trotz der schlechten Prognose ist die **Therapie der Tabes** schon heute, dem chronischen Charakter des Leidens entsprechend, eine ungemein mannigfaltige und, fügen wir hinzu, immerhin zur Linderung des Leidens keineswegs aussichtslose.

Die Behandlung ist, da auf völlige Heilung nur in den allerseltensten Fällen gehofft werden darf, nach zwei Punkten zu regeln. Sie muß dem jeweiligen Stadium des Leidens und dem Grade des noch erreichbaren Erfolges angepaßt werden, und sie darf weder durch die Gewaltsamkeit der Applikationen noch durch Polypragmasie den Kranken körperlich oder geistig überanstrengen und ermüden.

Bei dem metasyphilitischen Charakter des Leidens ist das nächste, eine antiluetische Kur zu versuchen, vor allem Quecksilber oder Jod zu geben. Dies führt uns gleich in ein Streitgebiet der Anschauungen verschiedener Ärzte und „Schulen". Ziemlich einig ist man sich darüber, daß speziell Quecksilberkuren in der Regel nichts schaden und in einzelnen Fällen zwar geringen, aber doch deutlichen Nutzen bringen. Von diesem Mittelwege weichen aber die Standpunkte der extremen Lager nach oben und unten wesentlich ab. Während einzelne Ärzte die Hg-Kur als unnütz und bisweilen schädlich verwerfen, tritt vor allem Erb warm für sie ein; nach seinen Erfahrungen schadet sie „absolut nichts", wird gut vertragen und hat namentlich auf die leichteren Symptome des Leidens (Sensibilitätsstörungen usw.) oft vortrefflichen Einfluß. Ich selbst möchte mich dahin aussprechen, daß ich nie gesehen habe, daß die Quecksilberkur den Zustand verschlechterte (etwas zweifelhaft bin ich nur bei einigen

Kranken mit Opticusatrophie, obwohl ich die von einzelnen Autoren beschriebenen deletären Einflüsse der Kur hiebei nicht bestätigen kann). Direkte,
nur der Hg-Kur zuzuschreibende Erfolge habe ich nur ausnahmsweise gesehen;
dagegen ist es bei meinem Material ein ganz regelmäßiges Vorkommnis, daß
bei regelmäßigen, jährlich oder alle paar Jahre wiederholten Schmierkuren
die Patienten sich subjektiv vortrefflich befanden, leistungsfähig waren, an
Gewicht zunahmen und jahrelang auf gleicher Höhe blieben; manche der
Kranken schrieben auch den Schmierkuren sehr erhebliche Besserungen zu
und verlangten immer wieder danach. Natürlich bleibt auch Quecksilber bei
manchen Fällen erfolglos, und ebensowenig wie den meisten französischen Autoren
ist es mir mit Sicherheit gelungen, an dem das Verhalten der Meningen ausdrückenden Lymphocytengehalt des Liquor vor und nach der Behandlung
nennenswerte Unterschiede zu entdecken. Im ganzen empfehle ich die Quecksilberbehandlung bei frischen Fällen (wie sie auch die einzig empfehlenswerte
Prophylaxe bei erworbener Lues namentlich für neuropathische Individuen
bildet, wenn auch zugegeben werden muß, daß auch nach peinlich korrekt
behandelter Lues eine Tabes später sich zeigen kann), bei noch florider Syphilis
neben der Tabes und überhaupt dort, wo nach sicherer oder wahrscheinlicher
Lues längere Zeit keine Mercurbehandlung mehr stattgefunden hat. Bedingung
ist nur ein leidlicher Kräftezustand des Kranken und die Möglichkeit ärztlicher
Kontrolle der Kur. Ist Lues mit Wahrscheinlichkeit auszuschließen, oder sind
schon viele Kuren erfolglos gebraucht, so verzichte ich im allgemeinen auf
das Quecksilber. Was die Art der Anwendung betrifft, so habe ich mit den
Erbschen kleinen, öfter wiederholten Schmierkuren (etwa 30 Tage lang täglich
4—5 g Ung. ciner.) die besten Erfahrungen gemacht; die übliche Reinhaltung
des Zahnfleisches zur Verhinderung einer Stomatitis ist hier besonders wichtig. —
Über die Joddarreichung herrschen weniger Differenzen; neben oder zwischen
den Hg-Kuren gebe ich 3—6 Wochen lang Jodkali 1,0—2,0 pro die, auch Jodipin
(subcutan) oder Sajodin (1,5—2,0 pro die) und habe davon nur gute Erfolge
gesehen; besonders berücksichtigt werden muß dabei Appetit und Verdauung
der Kranken, die deshalb oft den Ersatz interner Medikation durch die
sonst für Kranke und Arzt nicht sehr angenehme subcutane Jodipindarreichung verlangen. — Die serologische Luestherapie hat leider einstweilen
noch keine Erfolge für die Tabes gezeitigt. — Es folgt nun das ganze Heer
der Nervina; schon um hier und da wechseln zu können, muß der Arzt hier
über ein gehöriges Rüstzeug von Mitteln verfügen. Das Ergotin (Secale cornutum
0,5 pro die) habe ich selten angewendet; die Charcotsche Schule hat es allerdings früher warm empfohlen. Argentrum nitr. gebe ich gelegentlich, am
besten in Pillen (z. B. Arg. nitr. 1,0, Extr. strychni 0,8 auf 100 Pillen, dreimal
täglich 1 Stück) mehrere Wochen lang, besonders gern in Verbindung oder
abwechselnd mit den Strychninpräparaten, von denen ich namentlich in
Form der Erbschen „tonischen Pillen" (Ferr. lactic. 5, Extr. Chin. aq. 4, Extr.
nuc. vom. 0,5—0,8, Extr. Gentian. q. s. ad 100 Pillen, davon täglich 6 Stück)
vortreffliche Resultate gesehen habe. Die Arsenikpräparate in ihren reinen
Formen liebe ich nicht sehr, dagegen kann ich die Kakodylpräparate (Natr.
cacodyl. 0,02—0,1 subcutan pro die) aus eigner Erfahrung für längerdauernde
Behandlungen warm empfehlen. Von dem neuerdings ja auch als antiluetisches
Mittel verwendeten Atoxyl habe ich leider bei Tabes wenig Erfolg gesehen.
Von allgemein tonisierenden Mitteln sind ferner zu erwähnen und für gelegentliche Versuche zu empfehlen die Glycerophosphate, Lecithin, Nucleogen, das
kürzlich von französischer Seite inaugurierte Thiodine, Phytin usw. Dem

gleichen Ziele, der Aufrechterhaltung der Kräfte, daneben der Mästung der Kranken dient ja auch das Heer der appetitanregenden Medikamente und der künstlichen Nährpräparate, von welchen ich besonders das Sanatogen gerne anwende.

Als Versuch einer lokalen Behandlung am Sitz des Leidens kann man die zahlreichen Methoden zur Beeinflussung des Rückenmarks und der hinteren Wurzeln nennen. Hier steht in erster Linie die galvanische Therapie, die fast in jedem Stadium und fast bei jedem Kranken anwendbar ist.

Am meisten zu empfehlen ist die stabile Anwenduug des konstanten Stromes, zwei gleichgroße, mittelgroße Elektroden auf Nacken und Lendenanschwellung, Durchleiten eines Stromes von 8—10 Milliampere, abwechselnd 3—4 Min. in jeder Richtung, ohne brüske Unterbrechungen. Oft verwende ich auch die Applikation einer (größeren) Elektrode auf das Rückenmark, einer kleineren auf die Extremitäten (Peronenspunkt, Handgelenk) oder die Erbsche Sympathicus-Galvanisation: kleine Kathode auf den Halssympathicus, größere Anode auf die gegenüberliegende Körperhälfte in drei „Stationen" neben der Wirbelsäule aufgesetzt, bei etwa gleicher Stromstärke. Auch symptomatisch, besonders bei Enteralgien und Blasenschwäche ist der galvanische Strom wertvoll: mittelgroße Elektrode aufs Lendenmark, große auf Abdomen oder Blase. Sehr viel seltener, eigentlich nur bei Parästhesien und Sensibilitätsstörungen, also mehr symptomatisch, verwende ich den faradischen Strom (mittlere Stärken).

Als lokale Applikation betrachten wir ferner die Ableitungen längs der Wirbelsäule, namentlich Pinselung mit Jodtinktur, Quecksilberpflaster (ev. mit Belladonna kombiniert); auch von den Pointes de feu (kleine punktförmige Thermokauterisationen auf und neben der Wirbelsäule, 20—30 in jeder Sitzung) sieht man gelegentlich Erfolge, besonders für das Gürtelgefühl u. dgl. Ferner erwähne ich hier die verschiedenen Methoden der Dehnung des Rückenmarks, bzw. der Wirbelsäule; entweder in Form der Suspension (am besten wird dem sitzenden Kranken eine Art Sayresscher Schwebe an Nacken, Kinn, ev. auch mit Achselriemen angebracht, die mittels eines über eine Rolle laufenden belasteten Seiles nach oben gezogen wird) oder als sog. unblutige Nervendehnung, bei der — nach verschiedenen Methoden — die Kniee oder die gestreckten Beine des in Rückenlage befindlichen Kranken passiv dem Oberkörper möglichst genähert und einige Zeit so fixiert gehalten werden. Die meist vorhandene Hypotonie erleichtert zwar diese Methode, die andrerseits gerade deshalb nicht ganz ohne Risiko ist. Die Dehnungsverfahren werden von einer Reihe von Autoren sehr gelobt. Von der sog. blutigen Nervendehnung ist man mit Recht zurückgekommen.

Namentlich für bettlägerige Tabiker von Wert ist die Massage; sie ist besonders im ataktischen Stadium unentbehrlich, teils um die Muskulatur in gutem Zustande zu erhalten und gleichsam auf die unten zu erwähnende Übungstherapie vorzubereiten, teils zur Unterstützung des Gesamtstoffwechsels. Den Stoffwechsel und den Ernährungszustand der Kranken zu überwachen, ist überhaupt ein Haupterfordernis der Tabestherapie. Durch alle Mittel, leichte Mastkuren, Nährpräparate, appetitanregende Verordnungen, muß es versucht werden, den Körper leistungs- und widerstandsfähig zu erhalten; unzweifelhaft tut man einzelnen, besonders auch vorgeschritteneren Tabeskranken hiermit allein größere Dienste als mit der Anwendung komplizierter Arzneiverordnungen.

Die Verteilung von Ruhe und Bewegung ist hierbei von großer Bedeutung. Vor Allem ist jede leiseste Übermüdung der Kranken nach Möglichkeit zu vermeiden. Im Sinne der Edingerschen Aufbrauchshypothese würde es ja sogar liegen, die Kranken für längere Zeit zu absoluter Ruhe zu zwingen; Edinger selbst hat dies erst ganz kürzlich wieder betont. Abgesehen aber davon, daß bei dem ungemein protrahierten Verlauf der meisten Fälle solche Kuren eine fast unerträgliche Geduldsprobe für den Patienten wären, ist auch nach den Ansichten der meisten Autoren der Erfolg der Ruhe selbst in den Fällen, wo sicher lokale Überanstrengung zu der Erkrankung beigetragen hatte (isolierte Ataxie des rechten Armes bei tabischen Schreibern) ungewiß.

Dagegen reiht sich unter den allgemeinen therapeutischen Mitteln der Ernährungsfrage an Wichtigkeit sogleich die Hydro- und Balneotherapie an.

Hier sind, besonders in den früheren Stadien des Leidens, fast alle Prozeduren anwendbar, wenn man sich zum Prinzip macht, sie lange Zeit, andrerseits aber niemals in sehr energischer Form — namentlich hinsichtlich der Temperatur — anzuwenden. Man kann mit wenigen Dingen einem Tabiker so viel schaden als mit extremen Kälte- oder Hitzeapplikationen; ich habe selbst mehrere Tabiker gesehen, die nach energischen, schematisch angewandten Kneippschen Kuren, ganz ausgesprochene Verschlechterungen ihres Zustandes zeigten. Unter den zu Hause anwendbaren Wasserprozeduren empfehle ich am meisten die Halbbäder (in der Regel ohne Übergießung) von 32—35° C, die fast in allen Stadien der Krankheit anwendbar sind; mit ihnen alternierend oder als eigene „Kur" kann man künstliche Kohlensäurebäder, Fichtennadelbäder, bei kräftigen Kranken kühle Abreibungen, bei schwächlicheren lauwarme Duschen geben.

Schon aus psychischen Gründen, daneben aber besonders wegen ihrer fast spezifischen Wirksamkeit sind Badekuren zu empfehlen, unter welchen die Bäder von Nauheim und Oeynhausen obenan stehen müssen (Kohlensäurethermen); auch hier wirken jedoch die Bäder mittlerer Intensität am besten. Alle anderen Bäder stehen diesen gegenüber zurück (zu empfehlen sind etwa noch die Schwefelbäder — Aachen, Nenndorf — und die indifferenten Thermen — Baden-Baden, Gastein, Wildbad), dagegen wirken bei sehr vielen Tabikern einfache Luftkuren im Mittel- und Hochgebirge vortrefflich, während Seebäder in der Regel weniger gut vertragen werden.

Die ganze Mannigfaltigkeit und leider oft Unfruchtbarkeit unserer Therapie offenbart sich aber bei der Behandlung der einzelnen tabischen Symptome, die wir kurz der Reihe nach besprechen wollen.

Lancinierende Schmerzen sind besonders schwer zu bekämpfen; da die Anfälle meist ja nur kurz sind, ist die Anwendung des Morphins in der Regel zu entbehren, zumal diese Schmerzen am besten auf die einfachen antalgetischen „antirheumatischen" Mittel zu reagieren pflegen: Aspirin, Pyramidon, Citrophen, Lactophenin, namentlich Antipyrin und Antifebrin, besonders in der Form des Erbschen „Mischpulvers" mit Kodein (Antipyrin 0,5, Antifebrin 0,4, Kodein 0,02—0,04; statt des Antipyrins ev. auch Phenacetin), auch Migränin usw. Wendet man diese Mittel in kräftigen Dosen, ev. mehrmals kurz hintereinander an, so ist der Effekt meist gut. Schwerer sind die dauernden Schmerzen, wie Enteralgien, Gürtelschmerzen usw., zu bekämpfen, und am schwersten die echten tabischen Krisen, zumal die Magenkrisen, die sich fast nur durch große Morphindosen (subcutan) beeinflußbar zeigen. Die inneren Mittel (die oben genannten, ferner Wismut, Anästhesien, Cerium oxalicum, Brom usw.) bleiben meist ohne Wirkung; gelegentlichen Erfolg sah ich von Lumbalpunktionen und von Infektionen von Natr. nitrosum (bis 0,1 subcutan). Will man nicht Morphin geben, so bleibt meist nur übrig, die Krise sich austoben zu lassen und zu versuchen, den Kranken durch völlige Ruhe und künstliche Ernährung auf der Höhe zu halten. Auch die äußeren Applikationen nützen hier meist wenig, während bei lokalen lancinierenden Schmerzen durch hydropathische Einwicklungen, Jodpinselung, Chloroformöl, Methylsalicylat, Salben und Balsame gelegentlich genutzt werden kann.[1])

---

[1]) Anmerkung bei der Korrektur. Ob sich die von Röhmer in der Gesellschaft Deutsch. Nervenärzte Oktober 1908 mitgeteilten Erfolge durch interne Darreichung an Nebennierenpräparaten bestätigen, muß abgewartet werden.

Die übrigen Sensibilitätsstörungen werden selten so quälend oder (ausgenommen bei Entstehung trophischer Veränderungen, s. unten) so gefährlich, daß sie einer besonderen Therapie bedürften; labile faradische Behandlung, Faradomassage läßt sich gegen Par- und Anästhesien verwenden.

Die motorischen Störungen bedürfen mit Ausnahme der Ataxie gleichfalls keiner besonderen Behandlung; periphere Lähmungen sind selten, gegen die Augenmuskellähmungen, die ja sehr zu spontanen Besserungen neigen, kann Galvanisation versucht werden.

Dagegen bildet die Behandlung der Ataxie bekanntlich eine Hauptaufgabe der modernen Tabestherapie, in Form der meist nach Frenkel benannten, von ihm und Goldscheider, Foerster u. a. vielfach nachgeprüften und vervollständigten Übungstherapie. Wie oben ausgeführt, verstehen wir unter Ataxie, allgemein und für praktisch-therapeutische Zwecke gesprochen, eine Störung der Koordination, des Zusammenwirkens der einzelnen Muskeln und Muskelgruppen. Dem entspricht der einzige therapeutische Zweck: Wiederherstellung des verlorenen Zusammenwirkens durch Übung eben dieses Vorganges. Da die Störung sich erfahrungsgemäß überwiegend im Dunkeln, bzw. bei von dem Auge nicht kontrollierten Bewegungen kundgibt, ist der Vorgang bei der Übung ein höchst einfacher; die gestörte Bewegung wird unter Kontrolle des Auges allmählich wieder eingeübt, bis sie ev. auch ohne ,,Beaufsichtigung" glückt. Erfahrungsgemäß nun ist die Mithilfe des Auges bei den Bewegungen ataktischer Glieder schon ein mächtiger Faktor und läßt sogar ohne besondere Übung viele bei Augenschluß unmögliche Lokomotionen glatt ausführen.

Die Übungstherapie soll jedes von der Ataxie ergriffene Muskelgebiet beteiligen; in der Regel natürlich zuerst und hauptsächlich die Beine. Da es ein Hauptprinzip sein muß, daß der Kranke nicht ermüdet wird (Ermüdung kann zu ausgesprochenen Verschlechterungen des Leidens führen), so sollen die ersten Übungen der Beine im Bett stattfinden; vom Einfachsten soll sehr allmählich zum Schweren übergegangen werden. Für die Übungstherapie existieren eine ganze Reihe brauchbarer Anleitungen (Frenkel, Goldscheider u. a.), die man bei komplizierten Fällen, namentlich auch um mehr Abwechslung zu ermöglichen, benutzen mag. Sie schildern auch eine große Anzahl von Hilfsapparaten (Zeichnungen zum Nachfahren mit Hand oder Fuß, Laufbarren usw.), die aber in der Mehrzahl entbehrlich sind, zumal wenn der Arzt, was eigentlich immer der Fall sein sollte, die Ausführung der Übungen überwacht. In der Regel wird jeder Arzt sich die wichtigsten Bewegungen leicht selbst zusammenstellen können. Zu berücksichtigen ist dabei vor allem neben der allmählichen Schulung aller Bewegungen die exakte Komposition der einzelnen Komponenten der dringendst notwendigen Bewegungen: Gang, An- und Ausziehen, Essen, Schreiben usw. Mit der notwendigen Geduld angewandt, führt die Methode in fast allen Fällen zu Besserungen, manchmal zu einem fast völligen Verschwinden der Ataxie. Allerdings muß meist wochenlang, oft monatelang, im Anfang mehrmals täglich einige Minuten, mit größter Schonung und Sorgfalt gearbeitet werden. Kontraindikationen sind eigentlich nur die ersten Wochen einer akuten, rapid einsetzenden und zunehmenden Ataxie und allzu reduzierter Kräftezustand der Kranken. Auch ist bei intensiver anderweitiger Behandlung (energische Bäderkuren) vorübergehend von der Übungstherapie besser Abstand zu nehmen.

Die sonstigen symptomatischen Indikationen für die Therapie sind mehr oder weniger selbstverständlich. Gewarnt werden muß vor einer medikamentösen Beeinflussung der tabischen Impotenz; alle angepriesenen Heilmittel, speziell auch das Yohimbin, deren Wirkungsweise als eine Reizung der sexuellen Sphäre aufzufassen ist, haben sich als unnütz und teilweise schädlich erwiesen; in leichteren Fällen bringt vielmehr ein Ausruhen, eine Schonungstherapie, verbunden mit einem allgemein tonisierenden Verfahren, noch am ehesten eine Besserung zustande, die freilich meist vorübergeht. Vor allen forcierten Versuchen kann nicht dringend genug gewarnt werden.

Die Blasenstörungen reagieren am relativ besten auf Galvanisation, gelegentlich auch (Blasenschwäche) auf Secale und Strychnin. Bei erheblicherer Retentio wird leider der Katheterismus fast unvermeidlich, der nach Jahr und Tag doch in der Regel eine Infektion der Blase hervorruft, die freilich mit Ausspülungen usw. eine Zeitlang behandelt werden kann, schließlich aber doch zu ascendierenden Prozessen — Pyelitis, Pyelonephritis — zu führen pflegt. Bei der tabischen Retentio alvi sollen Medikamente nur im Notfalle Verwendung finden.

Die trophischen Störungen werden nach den allgemeinen chirurgischen Regeln behandelt; die Arthropathien sind in der Regel nur orthopädisch zu beeinflussen.

Bei dem gewöhnlichen, langsam progredienten Verlauf der Tabes läßt sich für viele Fälle ein einigermaßen typischer Plan der Behandlung aufstellen. In weitgehendem Maße hängt zwar dieser Plan von dem Stadium ab, in welchem die Krankheit erkannt wird. Wenn dies, wie es eigentlich stets sein sollte, im Beginn der lancinierenden Schmerzen ist, die die Mehrzahl der Tabiker zum Arzte führen, so sollte unter den obigen (s. unter Therapie) Bedingungen eine Quecksilberkur eingeleitet werden, am besten wohl als Schmierkur. Selbstverständlich muß daneben sofort, und zwar mindestens für die Dauer eines erkennbaren Fortschreitens der Krankheit, jede anstrengende geistige und körperliche Tätigkeit, besonders aufregende Beschäftigungen, Sport, kalte oder heiße Bäder, sexuelle Anstrengung, aufgehoben oder doch sehr eingeschränkt werden. Milde Hydrotherapie (Halbbäder) und Galvanisation kann schon jetzt, mindestens aber als Fortsetzung der etwa vierwöchigen Quecksilberkur auf die Dauer von 2—3 Monaten angewendet werden. In Fällen, wo Quecksilberbehandlung ausscheidet (s. oben), ist meist eine Jodtherapie (Jodkali, Jodipin, Sajodin) an ihrer Stelle für 2—3 Monate empfehlenswert; sie kann auch neben der Hg-Kur oder als ihre Fortsetzung verwendet werden. — An zweiter Stelle, nach Verlauf der ersten 2—3 Monate, ist ein allgemein tonisierendes Verfahren in allen Fällen am Platze: Arsen, Kakodyl, Erbs tonische Pillen usw., auf die Dauer von 4—8 Wochen. Wenn die Verhältnisse es gestatten, sollte jetzt im Sommer eine Badekur, etwa in Nauheim oder Oeynhausen, eingeschaltet werden, mit vorübergehender Galvanisation.

Demnach empfiehlt sich bei normalem Verlaufe eine Pause von einigen Wochen bis zu einigen Monaten. Zeigen die Symptome nun einen Stillstand, so kann bis zum Ende des ersten Jahres gewartet und dann ein ähnliches Programm in den folgenden Jahren mit kleinen Modifikationen (hinsichtlich der Hydrotherapie, des Tonisierungsverfahrens, Ableitungen auf die Haut, Suspension) durchgeführt werden. Schreitet die Krankheit merkbar fort, so muß natürlich die Therapie mitgehen, aber unter Vermeidung jeder auch therapeutischen Anstrengung für den Kranken; vielfach ist jetzt absolute Ruhe für den Kranken das Empfehlenswerteste. Die symptomatische Therapie (besonders Ataxieübungen) geht natürlich nebenher. Im letzten Stadium der Krankheit handelt es sich nur noch um Pflege und Palliativmaßregeln, nicht selten um ausgiebige Morphiumtherapie. Auch jetzt noch können übrigens milde Verfahren, wie Galvanisation, mit einigem Erfolge versucht werden. Jedenfalls ist, solange nicht schwer kachektisierende Prozesse (schwere Pyelitis, Decubitus) mitspielen, vor einem therapeutischen Nihilismus ebenso zu warnen wie vor Polypragmasie, denn bei all unsrem geringen Einflusse auf den Verlauf des Leidens gibt es doch wenige, bei welchen an die therapeutische Rüstkammer so weitgehende Ansprüche gestellt werden können, wie bei der Tabes dorsalis.

b) Friedreichsche Krankheit (spinale hereditäre Ataxie).

Von
S. Schoenborn-Heidelberg.

Die Friedreichsche Krankheit stellt nur eine Unterabteilung, allerdings die am besten bekannte und abgegrenzte, einer größeren Gruppe von mehr oder weniger systematisierten Erkrankungen des Zentralnervensystems dar, die degenerativen Charakter tragen, meist hereditäre oder familiäre Ausbreitung zeigen und wenigstens teilweise auf einer Anlageanomalie im Zentralnervensystem beruhen und sich aus dieser entwickeln. Allen gemeinsam ist ein mehr oder weniger hoher Grad von Ataxie, der eben der Gruppe den Namen gegeben hat. Dazu gesellen sich dann je nach der einzelnen Form noch Reflexstörungen, Skoliose, bulbäre Symptome, Opticusveränderungen und Intelligenzstörungen. Das beste Einteilungsprinzip der ganzen Gruppe dürfte das kürzlich von Raymond aufgestellte sein. Es teilt ein in 4 gesonderte Krankheitsbilder, von welchen wir 2 als unbedingt richtig anerkennen müssen.

1. Spinale Form oder Friedreichsche Krankheit sensu strictiori, mit Ataxie, Nystagmus, Sprachstörung, fehlenden Sehnenreflexen, Skoliose, Klumpfuß.

2. Cerebellare Form oder Hérédoataxie cérébelleuse (Marie) mit Ataxie, Opticusveränderungen, Augenmuskellähmungen, Reflexsteigerung, Schwindel, intellektuellen Störungen.

Dazwischen gibt es zweifellos Übergangsformen sowie auch die Verbindung von 1 und 2, die Raymond als selbständige vierte Gruppe: Type généralisé von familiärem Charakter aufstellt. Ob eine selbständige bulbäre Form (mit Dyspnoe, Erbrechen, Herzarhythmie) vorkommt, erscheint mir nach der Literatur fraglich; ich selber habe keinen derartigen Fall gesehen. Raymond stellt ein solches Krankheitsbild als letzte Unterabteilung auf. Wenden wir uns nun der Friedreichschen Krankheit im engern Sinne zu.

Die Friedreichsche Krankheit ist selten. 1901 konnte ich aus der Literatur nur wenig über 200 Fälle zusammenstellen; inzwischen mag sich die Zahl höchstens verdoppelt haben. Das Leiden ist aber anscheinend in Deutschland ungleich seltener als in England und Nordamerika. Über seine Entstehung wissen wir wenig. Es scheint sicher zu sein, daß es einem bestimmten Krankheitsgifte, anders wie die sonst so ähnliche Tabes, seine Ausbildung nicht verdankt, daß aber viele Anlässe als „Agents provocateurs" dienen können. Sehr häufig ist die Krankheit familiär, dagegen selten direkt hereditär; dies mag sowohl in der mangelnden Möglichkeit einer Vererbung liegen, da die Krankheit im Heiratsalter der Kranken meist schon sehr vorgeschritten ist, teils mag, wie Bouché will, das Leiden selbst nicht vererbbar sein, sondern nur die neuro-

pathische Belastung und Entartung, die sich (infolge Alkoholismus, Tuberkulose, Lues) in der Tat bei den Eltern der Kranken häufig findet. Wahrscheinlich ist es eine (langsam progrediente) Entwicklungshemmung im Rückenmark, das schon früh sehr klein gefunden wird, welche die primäre Ursache
des Krankheitsbildes abgibt; die Krankheit kann dann ausgelöst werden durch
Infektionskrankheiten, vielleicht auch durch Traumen.

Das Leiden beginnt sehr früh, etwa zwischen dem 6. und 14. Jahr; alle
nach dem 25. Jahr bemerkten Fälle sind zweifelhaft.

Der pathologisch-anatomische Befund ist ziemlich typisch. Das
Rückenmark ist besonders in den hinteren Partien auffallend verdünnt (bisweilen auch in toto). Dem entspricht eine aufsteigende Degeneration der
Hinterstränge, und zwar stets der Gollschen, bisweilen, bzw. teilweise, auch
der Burdachschen Stränge. In der Regel nehmen außerdem die Seitenstränge
daran teil, und zwar am häufigsten die Kleinhirnseitenstrangbahnen, etwas
seltener die Pyramidenseitenstränge. Auch die Clarkeschen Säulen sowie die
Gowersschen Stränge können beteiligt sein; ausnahmsweise vielleicht auch die
Pyramidenvorderstränge. Von französischer Seite (Déjérine) wird Wert darauf
gelegt, daß auch die hinteren
Wurzeln und die peripheren
Nerven degenerieren (motorisch
und sensibel), was von deutschen
Autoren indes als inkonstant
und unerheblich bezeichnet wird
(Oppenheim). Die Medulla
oblongata und das Kleinhirn
sind dagegen in typischen Fällen
nicht verändert. Die Degeneration betrifft sowohl Achsenzylinder als Markscheiden, im
Cervicalteil des Marks verschwinden in den Gollschen Strängen
die Achsenzylinder in schweren
Fällen vollständig. (Abb. 78.)

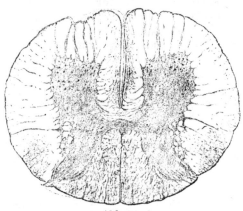

Abb. 78.
Systemdegeneration bei Friedreichscher Krankheit.
(Nach Gowers.)

Die Ähnlichkeit mit dem Prozeß bei Tabes dorsalis ist somit,
wenn man mit den französischen Autoren die Degeneration der hinteren Wurzeln
als die Regel ansieht, eine ziemlich weitgehende, und die Differenz betrifft wesentlich die bei der Tabes freibleibenden Seitenstränge. Es ist aber hier weit schwieriger, die Pathogenese der Erkrankung aufzudecken. Schon allein, ob die Hinterstränge primär, alles andre sekundär erkranken, oder ob das Leiden wirklich
ein von der Peripherie durch die hinteren Wurzeln aufsteigendes ist, erscheint
einstweilen noch ganz zweifelhaft. Letzteres wäre wohl nur annehmbar mit
Hilfe der Hypothese (Déjérine), daß die Friedreichsche Krankheit in einer
mangelhaften Entwicklung bestimmter Neurone, mit gleichzeitigem, ungenügendem Ersatz von im Laufe der Zeit aufgebrauchten Fasern besteht. Dem wider-
spricht allerdings die regelmäßige Intaktheit der Ganglienzellen in den Vorderhörnern und der Spinalganglien, während in den Clarkeschen Säulen die
Ganglienzellen oft zerstört gefunden werden. Auch die Scherbaksche Hypothese
von primärer Degeneration ausschließlich der zum oder vom Kleinhirn ziehenden
Fasern entbehrt einstweilen des pathologisch-anatomischen Nachweises, so
ansprechend sie in Hinsicht auf das oben erwähnte Einteilungsprinzip dieser

Krankheitsgruppe wäre. Die Pathogenese der einzelnen Symptome werden wir weiter unten zu besprechen haben. Zusammenfassend werden wir also die Friedreichsche Krankheit im pathologisch-anatomischen Sinne als eine kombinierte Systemerkrankung mit überwiegender Beteiligung der Hinterstränge zu bezeichnen haben.

Dem entspricht im wesentlichen das Symptomenbild. Fast immer bemerken die Kinder selbst oder ihre Angehörigen zuerst das Auftreten der Ataxie. Sie fangen an unsicher, breitbeinig zu gehen, stampfen beim Gehen; sie verschütten Flüssigkeiten, die sie tragen sollen, sie beginnen undeutlich zu schreiben. Prüft man die Bewegungen im einzelnen, so zeigt sich eine ausgesprochene Ataxie sowohl bei gewollten als ungewollten Bewegungen, und zwar meist schon frühzeitig in allen Extremitäten gleichstark, in der Regel ist auch schon der Kopf ergriffen in Form der sog. statischen Ataxie: die Kranken schwanken auch im Ruhezustand, d. h. im Sitzen oder Stehen, beständig mit Rumpf und Kopf hin und her wie ein vom Winde bewegter Baum. Die Unsicherheit betrifft alle Bewegungen gleichzeitig und erinnert sehr an die Ataxie der Tabiker. Es ist ihr aber zweifellos noch eine (besonders beim Gehen erkennbare) Komponente beigemischt, die an cerebellares Taumeln erinnert Sehr viele Kranke gehen außer der Ataxie der einzelnen Bewegungen auch noch ,,in toto'' taumelnd, wie Betrunkene; sie schieben sich beim Gehen vorwärts, indem sie den gewöhnlich steif gehaltenen Körper gewissermaßen zu steuern suchen. Bisweilen zeigt sich sogar ein gewisser Grad von Propulsion. Bei Augenschluß nimmt das Schwanken in der Regel zu, wie bei Tabes, es wird aber fast nie zum Hinstürzen kommen. Die Kranken lernen überhaupt bei der äußerst langsamen Entwicklung des Leidens ihre Bewegungen trotz der Ataxie teilweise beherrschen. So konnte einer meiner Kranken trotz hochgradiger Ataxie der Hände sehr schön zeichnen und gut leserlich schreiben, beides freilich sehr langsam.

Außer dieser Bewegungsstörung zeigt sich nicht selten, namentlich in den Kopf- und Gesichtsmuskeln, auch den Händen, eine Muskelunruhe, die an Chorea (Grimassieren!) oder vielleicht öfter an Athetose erinnert.

Dabei ist die grobe Kraft meist ganz gut, wenn auch die Arme und Beine gewöhnlich im ganzen etwas abmagern. Lokale Atrophien sind aber sehr selten, obwohl der häufige Pes varus (varo-equinus) bei der Friedreichschen Krankheit darauf hinzudeuten scheint. In der Tat erscheint bei ihm die Planta pedis gewöhnlich sehr mager, auch das starke Hervortreten der Fußwölbung und das der Sehne des Extensor hallucis longus macht das Bild zu einem sehr eigentümlichen, doch fand ich bei ihm niemals eine eigentliche Atrophie (die übrigens von andrer Seite angegeben wird), sondern eher ein Hypervolumen des Extensor hallucis longus. Übrigens findet sich ein dem Hervorspringen dieser Sehne und der Dorsalflexion der Großzehe entsprechendes Verhältnis bisweilen an der Hand (,,main bote'') in Form einer Hyperextension der letzten Phalangen. — In diesem Zustande sind in den betroffenen Partien leichte Muskelspannungen nachweisbar, die sonst bei dem Leiden zu fehlen pflegen. Andrerseits ist aber auch eine erheblichere Hypotonie der Muskeln fast nie zu finden. Zur Erklärung dieser sonst überraschenden lokalen Muskelspannungen ist wohl anzunehmen, daß sie die Folge beständiger krampfhafter Equilibrierungsversuche sind, an denen sich überwiegend die Großzehe beteiligt. (Die Erklärung Cestans, daß der in der Regel (s. unten) vorhandene Babinskische Reflex gleichsam in Permanenz getreten sei, ist kaum stichhaltig.) (Abb. 79.)

Von anderweitigen Deformierungen ist noch die ungemein häufige Kyphose, bzw. Kyphoskoliose zu erwähnen, die sich wohl auch erst sekundär infolge mangelhaften Muskelgleichgewichts bildet.

Die Hautsensibilität bleibt ebenso wie die tiefe Sensibilität in der Regel auffälligerweise erhalten. Nur vereinzelt sind Störungen in der Literatur mitgeteilt worden; so machte ein Kranker von mir die charakteristische Angabe, daß er beim Schwimmen nicht wisse, wo seine Beine wären; allerdings waren bei der Prüfung gröbere Störungen des Lagegefühls nicht wahrnehmbar. Oppenheim erwähnt einen ähnlichen Fall. Für gewöhnlich aber fehlen außer

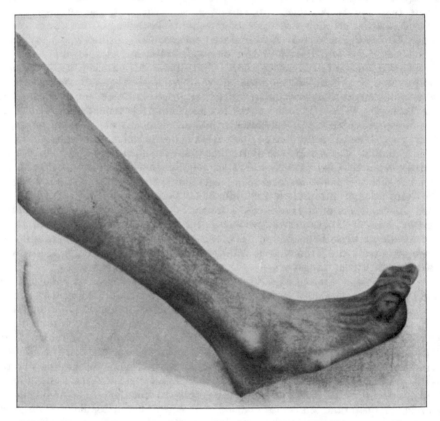

Abb. 79. Fußform bei Friedreichscher Krankheit (Friedreichscher Fuß, Piedbot).

den objektiven auch die subjektiven Gefühlsstörungen vollkommen. Auch Schmerzen sind fast nie vorhanden. Die Sehnenreflexe fehlen bei allen ausgeprägten Fällen. Von den Hautreflexen sind Bauch- und Cremasterreflexe in der Regel lebhaft, und die Plantarreflexe zeigen die Form des sog. Babinskischen Reflexes, die träge Dorsalflexion namentlich der Großzehe bei Reiz der Planta pedis.

Seitens der Hirnnerven ist nur zu erwähnen, daß der Intentionsataxie entsprechend gewöhnlich Nystagmus gefunden wird, und auch die Sprache wird meist schon frühzeitig unsicher, bald skandierend, bald explosiv, meist vor allem deutlich verlangsamt. Die übrigen Hirnnerven sind bei reinen Fällen normal, speziell Augenmuskeln und Opticus. Auch Störungen seitens des sympathischen Nervensystems (vasomotorische Störungen, Sphincteren, Krisen) sind, im Gegensatz zur Tabes, ebenso selten wie ausgesprochene trophische Veränderungen.

Die Psyche bleibt normal. In einem meiner Fälle bestanden epileptiforme Konvulsionen. — Über Kombination mit bulbären Symptomen vgl. unten. — Was die Pathogenese der einzelnen Symptome betrifft, so ist die Ataxie wohl in ihrer spinalen Komponente auf den Prozeß in den Hintersträngen, in ihrer cerebellaren auf die Degeneration der Kleinhirnseitenstrangbahnen zu beziehen. Ob der Nystagmus einer Kleinhirnbahn zuzusprechen sei, bleibt fraglich; auch für die Sprachstörung fehlt noch eine klare anatomische Grundlage. Den Babinskischen Reflex haben wir wohl der (leichten!) Läsion der Pyramidenbahnen zuzuschreiben. Sehr auffallen muß es dagegen, daß bei der schweren Läsion der Hinterstränge alle Sensibilitätsstörungen fehlen. Es scheint, daß die Gollschen Stränge eben für die Lokalisation peripherer Empfindungen nicht unbedingt notwendig und auch für ihre Übertragung nicht unersetzlich sind; vielleicht steht hiermit in Zusammenhang, daß bei der spinalen Ataxie die kurzen Fasern erhalten bleiben, während die in den Gollschen Strängen vorzugsweise enthaltenen langen Fasern frühzeitig untergehen (Déjérine).

Der Verlauf des Leidens ist ungemein chronisch und kann 20—40 Jahre betragen. Die Symptome nehmen langsam zu, keines von ihnen pflegt aber selbst den Tod herbeizuführen, der nur durch eine intercurrente Erkrankung verursacht zu werden pflegt.

Dementsprechend ist die Prognose quoad vitam nicht ungünstig, quoad sanationem absolut schlecht.

Die Diagnose reiner Fälle ist leicht. Von allen reinen Systemerkrankungen ist diese kombinierte an sich schon leicht zu unterscheiden; von der Tabes außerdem durch den Mangel aller Sensibilitätsstörungen und die fehlenden Augensymptome. Etwas schwieriger kann die Sonderung von der multiplen Sklerose werden, deren Intentiontremor ja Ähnlichkeit mit der Ataxie haben kann; Nystagmus und Sprachstörung, jugendliches Alter und oft nur geringe spastische Erscheinungen kommen bei ihr hinzu. In der Regel hilft aber auch hier schon die exakte Erkennung der Ataxie über die Schwierigkeiten hinweg.

Als große Seltenheit sind einzelne kombinierte Systemerkrankungen beschrieben worden, die wie die Friedreichsche Krankheit eine Vereinigung von Symptomen der Hinter- und Seitenstränge darboten und ihr im Verlaufe sehr ähnelten; in der Regel überwogen bei ihnen aber die spastischen Erscheinungen, und die Ataxie war geringer. Natürlich ist aber hier eine scharfe Trennung oft unmöglich.

Dagegen haben wir die Abgrenzung gegen das Krankheitsbild der Hérédoataxie cérébelleuse (von Pierre Marie) noch vorzunehmen.

Bei diesem Leiden entwickelt sich im mittleren Lebensalter eine Ataxie, die deutlichen, aber doch auch nicht immer ausschließlich cerebellaren Charakter trägt. Dazu treten Augenmuskellähmungen und fast immer Opticusatrophie, häufig psychische Störungen (Verblödung), gesteigerte Sehnenreflexe. Dagegen fehlen die mehr der spinalen Ataxie entsprechenden Folgen der Gleichgewichtsdefekte der Muskeln, Hohlfuß und Skoliose. Die Sektion ergab in diesen reinen Fällen Kleinheit des Kleinhirns, mitunter auch des ganzen Zentralnervensystems, Degeneration der mit dem Kleinhirn in Zusammenhang stehenden spinalen Bahnen und der Hinterstränge. Nun sind aber diese reinen Fälle (beschrieben außer von Marie von Londe, Miura, Switalski u. a.) noch seltener als reine Fälle spinaler hereditärer Ataxie. Dagegen häufen sich

in den letzten Jahren die Beobachtungen, in welchen Symptome beider Krankheitsbilder sich mischen: Friedreichsche Krankheit mit psychischen Symptomen, Opticusatrophie, Mariesche Krankheit mit spinaler Ataxie, Kyphoskoliose, Hohlfuß; ja sogar in einer und derselben Familie wurden Friedrichsche
Krankheit rein und in Mischform beobachtet (Raymond). — Seltener noch
sind nun die Symptome, die (s. oben) in der Sondergruppe der „bulbären Form"
untergebracht werden könnten: Respirationsstörungen (soweit sie nicht von
Ataxie der Atemmuskeln herrühren), meist in Form von Dyspnoe; an Myokarditis erinnernde Herzstörungen (die nach französischen Autoren bei reinem
„Friedreich" häufig vorkommen, Lannois und Porot); Erbrechen. Daß
diese Symptome bei Fortsetzung des Prozesses auf die Medulla oblongata
denkbar sind, unterliegt keinem Zweifel; die Formulierung einer „Hérédoataxie
bulbaire" scheint aber doch gekünstelt. —

   Die Therapie hat leider wenig Aussicht und glücklicherweise mit einer
Ausnahme auch wenig dringende Notwendigkeit bei der Friedreichschen Krankheit. Diese Ausnahme betrifft die Beseitigung der Ataxie, die, wenn auch nicht
völlig ausgeschaltet, so doch sehr bekämpft werden kann durch die Einübung
der wichtigsten Muskelbewegungen in Form der Frenkelschen Übungen.
Sehr viele Kranke sind bei dem langsamen Entstehen des Leidens von selber
zu einer weitgehenden Einübung der lebenswichtigsten Muskelguppen gelangt. (Näheres über die Frenkelschen Übungen vgl. sub Artikel „Tabes").
Im übrigen kann die Therapie, abgesehen von einer gewissen Prophylaxe,
namentlich bei Infektionskrankheiten in neuropathisch belasteten oder bereits
mit Friedreichscher Krankheit behafteten Familien, nur symptomatisch vorgehen. Bei längerer Behandlung gelten die Regeln wie für das „tonisierende
Verfahren" bei der Tabes.

***

c) Die spastische Spinalparalyse.[1])

Von

Fr. Jamin-Erlangen.

   Das Krankheitsbild der spastischen Spinalparalyse kommt als der klinische Ausdruck einer reinen motorischen Systemerkrankung, der primären
Degeneration der Pyramidenbahnen, nur selten zur Beobachtung. Es
scheint jedoch, daß die Pyramidenbahnen in ihrer Funktion ganz besonders
leicht beeinträchtigt werden, ähnlich wie die Hinterstränge des Rückenmarks,
so daß das ihrer funktionellen oder anatomischen Schädigung entsprechende
Symptomenbild der spastischen Spinalparalyse oder der spastischen Paraparese bei vielen lokalisierten oder diffusen krankhaften Veränderungen des
Rückenmarks zeitweilig oder vorwiegend in den Vordergrund tritt. Wenn
es aber auch lange Zeit den Anschein haben wollte, als ließe sich im anatomischen Befunde das von Erb im Jahre 1875 nach Charcots Hinweis
scharf gezeichnete klinische Krankheitsbild der spastischen Spinalparalyse
nicht als eine reine Systemerkrankung charakterisieren, so haben doch in
neuerer Zeit eine Reihe klinisch wie anatomisch exakt untersuchter Fälle
den Nachweis erbracht, daß es tatsächlich eine primäre auf die Pyramiden-

---

[1]) Die infantile spastische Paraparese (Littlesche Krankheit und Verwandtes) ist
in dem Kapitel: Organische Nervenkrankheiten des Kindesalters von J. Ibrahim behandelt.

bahnen beschränkte motorische Systemerkrankung des Rückenmarks mit
den Symptomen der spastischen Lähmung gibt, und damit ist der spastischen Spinalparalyse nicht nur eine symptomatologische, sondern auch eine
nosologische Sonderstellung verbürgt.

Symptomatologie. Die spastische Spinalparalyse der Erwachsenen ist
in ihrer reinen systematischen Form ein sehr langdauerndes, nach dem Beginn der ersten Erscheinungen im 2. bis 4. Lebensjahrzehnt sich über Jahre
und Jahrzehnte erstreckendes, ganz allmählich aber meist stetig fortschrei-
tendes Leiden, das wenig subjektive Beschwerden verursacht. In der Regel
setzen die ersten Erscheinungen an den unteren Extremitäten ein. Die
Kranken bemerken, daß sie bei längerem Gehen leicht ermüden und daß
ihnen eine gewisse Schwere und Steifigkeit in den Beinen insbesondere die
flinken Bewegungen, wie Laufen und Springen, behindert. Bei stärkerer Be-
anspruchung im Beruf machen sich wohl lästige Ermüdungsempfindungen
geltend, zuweilen auch ein Kältegefühl in den schwer beweglichen Beinen,
doch kommen stärkere Schmerzen oder Parästhesien nicht vor. Mit zunehmender Erkrankung werden die Kranken immer unbeholfener; sie können
sich nur noch mit kleinen, schleppenden Schritten fortbewegen und
werden so steif in den Beinen, daß sie bei Hindernissen rasche Ausweich-
bewegungen nicht mehr ausführen können, daher leicht stolpern und auch
gelegentlich zu Fall kommen. Immerhin können manche Kranke außerordentlich lange noch eine beschränkte Gehfähigkeit mit Hilfe von Stöcken
sich bewahren, andre hingegen bleiben schließlich wegen der zunehmenden
Steifigkeit und Schwäche der Beine und der damit eintretenden Contracturen dauernd ans Bett gefesselt.

Die Untersuchung läßt schon frühzeitig den spastisch-paretischen
Symptomenkomplex erkennen.

Vor allem ist die Steifigkeit der Beine, die Hypertonie der Muskeln auffallend, die sich in der Ruhe, namentlich aber bei aktiven und besonders bei passiven Bewegungsversuchen geltend macht. Sie führt zu
einer funktionellen Versteifung beider Beine, in Hüft-, Knie- und Fußgelenken, die zuweilen im Beginn auf einer Seite stärker ausgeprägt ist
als auf der andern. Die Starre überwiegt meist in den Streckern, den Gesäßmuskeln, den Adductoren, der mächtigen Muskelmasse des Quadriceps
und der Wadenmuskulatur. In vorgeschrittenen Fällen kann daher der
Kranke weder in der Hüfte noch im Knie die Beine genügend gut abbiegen,
um sich niederzusetzen (Abb. 80). Fast steif wie ein Stock sitzt er zurück-
gelehnt auf der Stuhlkante, während die Unterschenkel im Knie fast gestreckt in der Luft freischwebend bleiben. Nur mit großer Mühe läßt sich
unter energischer Kraftanwendung eine passive Beugung in Hüft- oder Kniegelenk erzielen. Rasch ausgeführte passive Bewegungsversuche verstärken
noch den muskulären Widerstand. Im Fußgelenk kann die Versteifung so
weit kommen, daß infolge der „muskulären Gelenkankylose" (v. Strümpell)
aktive und passive Bewegungen das Fußes nahezu vollkommen unmöglich
werden. Nicht selten ist die ganze Streckstellung der Beine eine so energisch
durch Muskelspannung fixierte, daß man den Kranken aus der Rückenlage
beinahe wie ein Brett an einem Bein aufheben kann. Auch bei seitlichen
passiven Bewegungen eines Beines folgt das Becken und das andre Bein
nach, während sich bei vorsichtiger und kräftiger Überwindung der Muskelspannung noch nachweisen läßt, daß die Bewegungsmöglichkeit in den
Gelenk- und Bandapparaten erhalten ist.

Die Tatsache, daß die Kranken trotz derart vermehrter funktioneller Widerstände oft noch ganz ansehnliche Strecken in aufrechtem Gang zurücklegen können, zeigt schon, daß eine ausgesprochene Lähmung der Beine nicht vorliegt. In der Tat erweisen sich bei Widerstandsbewegungen die Beinmuskeln und besonders die Strecker häufig noch als recht muskelkräftig, und es ist überwiegend der erhöhten Muskelspannung zuzuschreiben, daß die aktiven Bewegungen so mühsam, beschränkt und verlangsamt sind. Immerhin ist doch in vielen Fällen auch eine Herabsetzung der groben Kraft in den Beinen unabhängig von der Spannungsbehinderung nachweisbar, besonders in den Abductoren und Beugern am Hüftgelenk, den Beugern am Oberschenkel (Bizeps, Semimembranosus und Semitendinosus) und in den Dorsalflektoren des Fußes. Diese Parese der Beuger, bzw. der Verkürzer des Beins bei wesentlich besserer Kraft der Strecker oder Verlängerer desselben und der in letzteren überwiegenden Hypertonie verleiht der Haltung und dem Gang bei der spastischen Paraparese ein charakteristisches Gepräge: die Kranken verlegen, um infolge der Hüftstreckung nicht hintüberzufallen, den Körperschwerpunkt weit nach vorne, indem die weit vorgestreckten Arme mit Hilfe von Stöcken oder durch Anhalten an Möbeln einen neuen Stützpunkt suchen (Abb. 81). Beide Beine bleiben gerade ausgestreckt, die Füße in Plantarflexion oft nur mit den Zehenballen auftretend, so lange, bis bei längerem Stehen die Schwere des Körpers die Spannung der Wadenmuskeln überwindet. Die Oberschenkel sind adduziert, die Füße etwas einwärts gedreht. Beim Gehen können die Beine kaum gehoben und im Knie gebeugt werden; fast völlig gestreckt wird

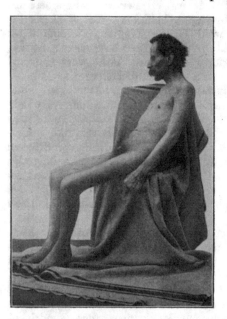

Abb. 80. Spastische Spinalparalyse:
Haltung im Sitzen.
(Nach Schoenborn und Krieger.)

wechselweise eins um das andre mühsam im Kreise und mit der Fußspitze aufstreifend oder nachschleifend nach vorne um einen kurzen Schritt herumgeführt. Dabei streifen wegen des Übergewichts der Adductoren häufig die Knie und die Zehenballen an der Medialseite aneinander an. Die Schuhe werden daher besonders im vordersten Teil der Sohle und an der Innenseite der Fußspitzen abgewetzt. Auf sandigem Boden zeigen leicht gebogene, annähernd parallel verlaufende Streifen die Spur der kurzen, schleppenden Schritte. Und da der Gang mehr durch ein Nachstreifen des gestreckten Beins bei vorgebeugtem Oberkörper als durch elastisches Heben, Schwingen und Wiederaufsetzen des Gangbeins wie beim Gesunden erzielt wird, erzeugt er ein bezeichnendes, rhythmisch schlürfendes Geräusch in kurzen Absätzen. Nächst den Erscheinungen der Hypertonie und der Parese in bestimmten Muskelgruppen ist für die spastischen Veränderungen die Neigung zu Mitbewegungen charakteristisch. Ihre gemeinsame Grundlage beruht wahrscheinlich darin, daß die an sich schon durch Schwäche und vermehrte Muskelspannung behinderten Bewegungen der Beine fast nur noch im Zusammenwirken größerer, auf primitive Bewegungskomplexe zusammen-

gestimmter Muskelgruppen synergetisch möglich sind, während die beim Gesunden mögliche willkürliche Unterdrükkung dieser Bewegungskombinationen zugunsten feinerer isolierter, im Laufe des Lebens erlernter Bewegungen unmöglich wird. Besonders deutlich tritt diese Störung beim Spastiker in den Bewegungen des Fußes und der Zehen auf. Während vielfach eine isolierte willkürliche Bewegung der großen Zehe oder des ganzen Fußes im Sinne der Dorsalflexion vom Kranken nicht mehr ausgeführt werden kann, sieht man, daß eine kräftig einsetzende aktive Beugung des Beines in der Hüfte und im Knie von einer starken nicht zu unterdrückenden Dorsalflexion des Fußes mit sichtbarem Vorspringen der Sehne des Tibialis anticus begleitet wird. (Tibialisphänomen, v. Strümpell.) Beim Heben des ganzen Beines, oft auch bei Gehversuchen stellt sich eine sehr starke Dorsalflexion der großen Zehe ein (Zehenphänomen,

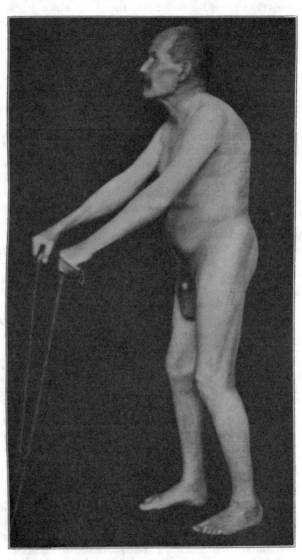

Abb. 81. Spastische Spinalparalyse: Haltung im Stehen.
(Erlanger Medizinische Klinik.)

v. Strümpell), die in gleich exzessiver Weise isoliert nicht aktiv erzielt werden kann. Die Beugung des Beines in der Hüfte, bei gestrecktem Bein fast unmöglich, gelingt auch gegen Widerstand viel besser, wenn gleichzeitig der Unterschenkel gebeugt und der Fuß dorsalflektiert werden kann, und umgekehrt geht die Streckung der Hüfte schwer

ohne gleichzeitige Streckbewegung im Knie und Plantarflexion des Fußes
vor sich.

Das andauernde Übergewicht einzelner Muskeln oder Muskelgruppen
sowohl in der willkürlichen Funktionstüchtigkeit wie auch in der reflektorischen Erregbarkeit führt meist zu einer leichten Veränderung der Dauer-
stellung der unteren Extremitäten, zu Contracturen. Meist geht mit
der gestreckten Stellung in Hüfte und Knie eine Plantarflexion mit leichter
Einwärtsrotation und Supination des Fußes und Dorsalflexion der großen
Zehe außer einer mäßigen Adductionscontractur der Oberschenkel einher.
In anderen Fällen bilden sich namentlich bei sehr lange bestehendem Leiden
trotz Fortbestehens der Equino-varus-Stellung der Füße mit Prominenz
der Sehne des langen Großzehenstreckers im Hüft- und Kniegelenk Beugecontracturen aus.

Ausnahmslos wird bei der spastischen Spinalparalyse eine starke Steigerung der Sehnen- nnd Beinhautreflexe an den unteren Extremitäten gefunden. Zuweilen wird allerdings der Nachweis der Reflexsteigerung
durch die enorme Muskelspannung erschwert, doch gelingt es auch dann
meist, bei geeigneter Haltung und Ruhelage der Glieder die Sehnenreflexe
am Ligamentum patellae und an der Achillessehne nachzuweisen, die sehr
häufig in lebhaftes Patellar- und Fußzittern übergehen. Die reflexogenen
Zonen sind erheblich erweitert; ein Überspringen der Reflexzuckungen auf
die andre Seite und auf weitab liegende Muskelgruppen der Beine kommt
häufig vor. Nicht selten treten schon unter der Einwirkung der Schwere
bei hängenden Beinen oder nach kleinen Spontan- und Reflexbewegungen
lang andauernde klonische reflektorische Schüttelbewegungen eines Beines
oder auch beider Beine in Erscheinung, die als echte Reflexkrämpfe nur
mühsam durch längeres Fixieren des Gliedes oder energische Hautreize
unterdrückt werden können und den Kranken recht lästig werden. Auch
beim Stehen und Gehen zeigt sich oft infolge der abnorm starken Reflexerregbarkeit der Wadenmuskeln und des eigentümlichen Zehenstandes ein
reflektorisch bedingtes Wippen und Zittern des ganzen Körpers. Beim Beklopfen des lateralen Teils des Fußrückens tritt an Stelle der normalen Dorsalflexion häufig eine Plantarflexion der Zehen auf (K. Mendel).

Von den Hautreflexen erscheinen die Bauchdecken- und Cremasterreflexe zuweilen abgeschwächt, erfahren aber meist keine bemerkenswerte
Veränderung. Die Hautreflexe an den Beinen, besonders die Fußsohlenreflexe sind in der Regel gesteigert und in typischer Weise verändert:
lebhafte Beugebewegungen des ganzen Beines oder mannigfach kombinierte
reflektorische Muskelcontractionen erfolgen auf energische Hautreize. Besonders charakteristisch ist das Babinskische Zeichen, die träge Dorsalflexion der großen Fußzehe auf Reizung an der Fußsohle, doch wurde gerade
dieses wichtige Anzeichen spastischer Störung nach Pyramidenbahnläsion in
einzelnen Fällen reiner Lateralsklerose vermißt oder wenig deutlich ausgeprägt gefunden. Große diagnostische Bedeutung hat auch das Auftreten
einer kräftigen reflektorischen Dorsalflexion des Fußes und der Zehen bei
Reizung an der Innenfläche des Unterschenkels (Oppenheims dorsales
Unterschenkelphänomen). Manchmal tritt namentlich bei jugendlicheren
Kranken auf Reizung der Fußsohle eine Spreizung der Zehen mit besonders
starker Abduktion der kleinen Zehe auf (Fächerphänomen Babinskis),
das sich noch mit eigenartigen klonischen Zuckungen der Zehen vereinigen
kann.

Bei ascendierendem Fortschreiten der Erkrankung erstrecken sich die Erscheinungen der Hypertonie, der Parese und der Steigerung der Sehnen- und Periostreflexe auch auf die oberen Extremitäten. Dann zeigen auch die Arme eine Haltungsveränderung mit Abduktion des Oberarmes, Beugung des Vorderarmes und Pronation der Hand, während sich die Muskelschwäche vorwiegend in den Hebern und Streckern des Armes und den Dorsalflektoren der Hand nachweisen läßt. Die Armreflexe sind außerordentlich lebhaft, es läßt sich Handklonus durch brüske Dorsalflexion der Hand, beim Beklopfen des Handrückens eine reflektorische Beugebewegung der Finger auslösen. Die sehr seltenen Hautreflexe an den Armen mit Abduktion und Streckung des Armes und Spreizung der gestreckten Finger auf Reizung an der Hohlhand sind noch wenig studiert.

Schließlich können auch noch die motorischen Anteile der Hirnnerven befallen werden, auf deren spastische Störung eigentümlich gespannter Gesichtsausdruck, Erschwerung und Hemmung der Sprache und der Kau- und Schluckbewegungen, auch anfallsweise auftretende Glottiskrämpfe schließen lassen. In solchen Fällen macht sich der Ausfall zentraler Hemmung der mimischen und Affektbewegungen in bemerkenswerter Weise durch das auf geringfügige Reize, ja manchmal fast unaufhörlich, solange man sich mit dem Kranken beschäftigt, auftretende Zwangslachen und Zwangsweinen geltend. Bei so weitgehender Schädigung des gesamten zentralen motorischen Systems der Pyramidenbahnen zeigt meist die Erkrankung auch schon eine gewisse Neigung zum Übergreifen auf die spinalen motorischen Zentren, das aus den stellenweise besonders an den Händen auftretenden lokalisierten Muskelatrophien erkannt werden kann (vergl. auch Abb. 82a). Diese Fälle stellen also schon Übergänge zur amyotrophischen Lateralsklerose dar. Für die ganz reinen Fälle der primären Seitenstrangsklerose ist gerade das Erhaltenbleiben der Muskeln, das Fehlen jeder lokalisierten Atrophie charakteristisch.

In allen Fällen spastischer Spinalparalyse bleiben die Funktionen der oberflächlichen und der tiefen Sensibilität vollkommen intakt. Es kommen auch keine vasomotorischen und trophischen Störungen zur Beobachtung, die Sinnesorgane erleiden keinerlei Schädigung, auch Blasen- und Mastdarmstörungen werden vermißt. Höchstens kann es bei sehr ausgesprochenen Spasmen, vielleicht durch Mitbeteiligung der Beckenbodenmuskeln an der allgemeinen Starre, zu einer Erschwerung der Harnentleerung kommen.

Pathologische Anatomie. Der Symptomenkomplex der spastischen Spinalparalyse wird erzeugt durch eine Degeneration der Pyramidenbahnen, die sich in den reinen Fällen durch das ganze Rückenmark in den Seitensträngen und je nach der ursprünglichen Anlage des Systems auch in den Vordersträngen verfolgen läßt (Abb. 82). Die Art und die Dauer der Erkrankung bestimmen die Ausdehnung dieser Degeneration bis in die höheren Abschnitte der zentralen motorischen Leitungsbahn. Zuweilen erstreckt sie sich über die Pyramidenkreuzung herauf bis zum Verlauf der Pyramiden in der Brücke, den Hirnschenkeln und der inneren Kapsel. Die Ganglienzellen der psychomotorischen Großhirnfelder werden in der Regel intakt gefunden, und ebensowenig betrifft die Schädigung die motorischen Ganglienzellen in den spinalen Zentren der Vordersäulen, bzw. deren peripherische Ausläufer in den vorderen Wurzeln und den peripherischen Nerven. Auch die Muskeln selbst erweisen sich bei der anatomischen Untersuchung als intakt; die Muskelfasern sind sogar in den durch die Hypertonie und die Reflexsteigerung am meisten beanspruchten Gebieten besonders voluminös,

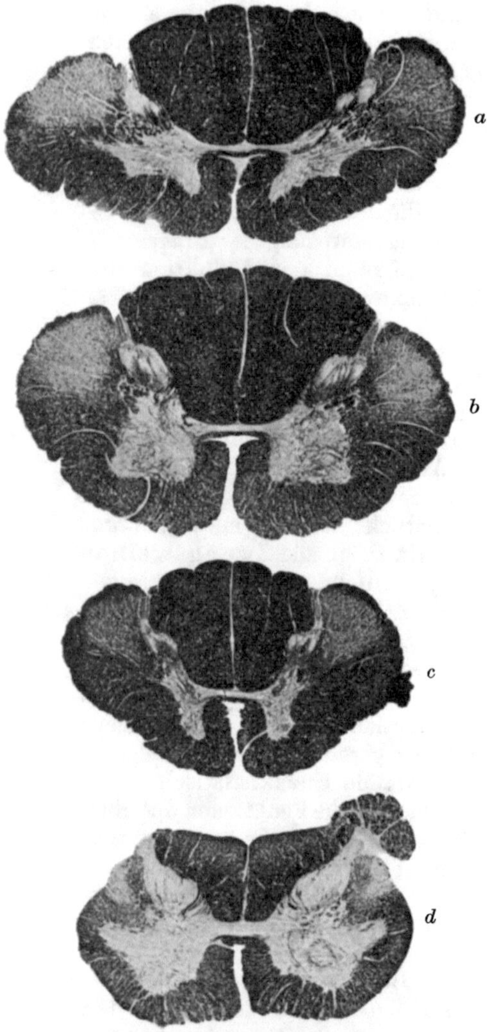

Abb. 82. Primäre Pyramiden-Seitenstrang-
sklerose bei spastischer Spinalparalyse.
Weigert-Pal-Färbung.
a) Oberes Halsmark. Hier besteht neben der
Degeneration der Py.-S.-S. eine leichte Atrophie der Vordersäulen. b) Unteres Halsmark.
c) Oberes Brustmark. d) Unteres Brustmark.
e) Lendenmark.
(Erlanger Medizinische Klinik.)

hypertrophisch gefunden worden. Übergänge zu den kombinierten Strangerkrankungen des Rückenmarks können
durch den Befund einer leichten systematischen Degeneration in den Hintersträngen, besonders die Funiculi graciles
(Goll) betreffend, beobachtet werden,
doch tritt in diesen Fällen durch das
zeitliche Vorangehen und das andauernde
Überwiegen der Funktionsstörung der
Pyramidenbahnen der spastisch-paretische Symptomenkomplex so sehr in
den Vordergrund, daß sensorische Ausfallserscheinungen, ataktische Störungen
und Abschwächung der Sehnenphänomene ganz verdeckt erscheinen.

Ätiologie. Das von v. Strümpell
und anderen beobachtete familiäre
und hereditäre Vorkommen reiner
spastischer Spinalparalyse, bzw. primärer
Seitenstrangsklerose stellt die Möglichkeit eines sicher endogenen Auftretens
dieser Systemerkrankung außer Zweifel.
Auch in den vereinzelt auftretenden
Krankheitsfällen gibt wohl eine mangelhafte Anlage des der Vernichtung an-
heimfallenden Systems die Grundlage
für die im reiferen Alter häufig unter
exogenen Einflüssen, wie Intoxikationen, Infektionen, Ernährungsstörungen
(Anämie!), erschöpfende Überanstrengungen und Traumen mit ihren Folgeerscheinungen, ausgelöste elektive Erkrankung ab. Besonders die durch die
Nachwirkung syphilitischer Infektion
bedingten Schädigungen bleiben nicht
selten lange auf die Pyramidenbahnen
beschränkt; gleiches wird von der chronischen Bleivergiftung, von der Ernährung mit Lathyrussamen (Lathyrus
sativus, Lathyrus cicera — Kichererbse), von der bei Maisernährung vorkommenden Pellagra, von Folgeerscheinungen des Puerperiums und anderer
Infektionskrankheiten berichtet.

Differentialdiagnose. Das Krankheitsbild der spastischen Spinalparalyse
ist in seiner Kombination von Muskelrigidität, Reflexsteigerungen und typisch
verteilten Paresen und Contracturen ein
so charakteristisches, daß es sympto-

matologisch nicht wohl verkannt werden kann. Die bei hysterischen und psychopathischen Kranken (Unfallspatienten!) vorkommenden Störungen der aktiven und passiven Beweglichkeit, Steigerungen der Sehnenreflexe und Pseudokloni können bei einer vorsichtigen Beurteilung der Anordnung und Lokalisation der Bewegungsstörungen, bei sorgfältiger Prüfung der Hautreflexe (Babinskis und Oppenheims Zeichen) und Beachtung der Mitbewegungen nicht leicht Anlaß zu einer Verwechslung bieten. Ernstliche Schwierigkeiten ergeben sich in dieser Hinsicht eigentlich nur dann für die diagnostische Beurteilung, wenn die organisch bedingten Störungen durch eine aufgepfropfte Hysterie verdeckt oder verwischt werden.

Schwieriger und oft erst nach längerer und eingehender Beobachtung lösbar ist die Frage, ob der spastisch-paretische Symptomenkomplex durch eine primäre reine Lateralsklerose erzeugt ist, oder ob es sich dabei nur um ein Symptom einer andersartigen cerebralen oder spinalen Erkrankung handelt. Die Diagnose einer primären Seitenstrangsklerose kann und darf erst dann gestellt werden, wenn durch sorgfältige Berücksichtigung der subjektiven Beschwerden und durch eingehende Prüfung der Sensibilität, der Koordination, der Reflexe, der trophischen und vasomotorischen Verhältnisse, der Wirbelsäule und der Cerebrospinalflüssigkeit, der Gehirnnerven und der Sinnesorgane (Augenspiegelbefund!), der Urogenital- und Darmfunktionen, namentlich auch durch völlige Aufklärung der Vorgeschichte, bzw. des Krankheitsverlaufs ein symptomatisches Vorkommen der spastischen Parese bei Myelitis, Kompressionsmyelitis, cerebrospinaler Lues, Hydrocephalus, spinaler Gliose, progressiver Paralyse, multipler Sklerose, Encephalitis und anderen Krankheitsbildern ausgeschlossen werden kann.

Im Greisenalter entwickelt sich zuweilen eine spastisch-paretische Paraparese mit Contracturen, typischen Reflexveränderungen und einer dem Gang des Spastikers sehr ähnelnden durch Steifigkeit und Schwäche bedingten Gehstörung, die mit einer Lichtung der Pyramidenbahnfelder in den Seitensträngen einhergeht und wahrscheinlich durch die mit arteriosklerotischen Veränderungen verbundenen Ernährungsstörungen im Rückenmark, allerdings wohl auch in der Gehirnrinde verursacht ist.

Die **Prognose** der spastischen Spinalparalyse ist natürlich von den Ursachen des Symptomenkomplexes abhängig. In den Fällen reiner Lateralsklerose ist sie nicht ungünstig, insofern als das Leiden einen zwar fortschreitenden, aber häufig sehr protrahierten Verlauf hat, zeitweise auch jahrelang zum Stillstand kommen kann und die lebenswichtigen nervösen Funktionen in der Regel nicht beeinträchtigt.

Die **Therapie** kann wenigstens bis zu einem gewissen Grade eine kausale sein, dadurch, daß sie auf die Verhütung einer weiteren Abnutzung des geschwächten motorischen Systems durch Ruhe und Schonung Bedacht nimmt. Der Kranke wird daher alle aufreibenden zur Überhastung und Überanstrengung oder gar zu traumatischen Schädigungen durch Hinstürzen Anlaß gebenden Körperbewegungen, auch weite Gänge, häufig sich wiederholende mechanische Beschäftigungen schon im Beginn des Leidens vermeiden müssen. Andrerseits kann durch vorsichtige Übung im Gehen und Stehen, anfänglich auch mit Zuhilfenahme der die Beugebewegung der Beine oft wesentlich unterstützenden Hautreflexe die aktive Bewegungsfähigkeit methodisch gebessert und durch Gewöhnung an die veränderten Verhältnisse eine leidliche Bewegungsfreiheit erzielt werden. Und es ist wünschenswert, daß der Kranke sich der fast immer vorhandenen Fähigkeit zu Ersatzbewegungen bewußt wird und diese im Gebrauch immer besser ausbildet, wozu ihm die Möglichkeit und die Energie bei dauernder Bettruhe verloren geht. Da mit der Abschwächung der Hautreize und der Verminderung der Schwerewirkung im warmen Bade meist die Muskelsteifigkeit und die Spontancloni nachlassen, ist fleißiger Gebrauch von protrahierten warmen Bädern zu empfehlen. Dabei kann man sich den belebenden Einfluß kohlensaurer Bäder im Hause oder in geeigneten Kurorten zunutze machen. Vorsichtige Massage, und namentlich die passive Unterstützung der aktiven Bewegungsversuche, eventuell im Bade selbst, vermag die Gelenkigkeit wenigstens in den Anfangstadien des Leidens zu fördern. Mit der Herabsetzung der tonischen Erregbarkeit durch Medikamente (Morphin, narkotisierende Injektionen in den Duralsack) wird man bei der langen Dauer des Leidens äußerst zurückhaltend sein müssen. Es kommt entschieden mehr darauf an, die aktive Kraftentfaltung des Kranken in der Überwindung des muskulären Widerstandes durch geeignete Maßnahmen auszubilden. Zu diesen ist noch angemessene Applikation des konstanten Stromes bei Vermeidung erregender faradischer Reizung oder großer Stromschwankungen zu rechnen. Spastisch-paretische Kranke erholen sich zweifellos oft sichtlich auch in ihrer Bewegungsfähigkeit, wenn sie aus ungünstiger äußerer Lebenslage in gute Körperpflege und in bessere Ernährungsverhältnisse kommen.

Die Erfolge der orthopädischen Chirurgie sind bei den spastischen Paresen und besonders bei der spastischen Spinalparalyse bisher nicht sehr ermutigende gewesen, soweit es sich nicht um die Beseitigung lästiger sekundär entstandener Contracturen handelt. Weder durch Stütz- und Haltevorrichtungen noch durch Sehnen- und Muskeldurchschneidungen, -plastik und -überpflanzungen läßt sich mit dauernder Wirksamkeit dem Mißverhältnis zwischen reflektorisch gesteigertem Muskeltonus in den einen, Abschwächung der willkürlichen Kraftentfaltung in den andren Muskelgruppen entgegentreten. Neuerdings hat man mit Erfolg versucht, nach Laminektomie einen Teil der hinteren Wurzeln in entsprechender Auswahl zu resezieren und dadurch ohne schwere Ausfallserscheinungen die Reflexsteigerungen und Hypertonie so weit abzuschwächen, daß die aktive Bewegungsfähigkeit wieder freier wird (Förster). In verzweifelten Fällen wird dieser Eingriff daher als ultima ratio und bei gegebener Möglichkeit streng aseptischen Verfahrens und sorgfältigster Nachbehandlung in Erwägung zu ziehen sein.

---

d) Die amyotrophische Lateralsklerose.
Von
Fr. Jamin - Erlangen.

Eine im reifen Lebensalter zwischen 30 und 50 Jahren verhältnismäßig rasch fortschreitende Vernichtung nahezu des ganzen motorischen zentralen Nervensystems zeigt das relativ selten, bei Männern häufiger als bei Frauen vorkommende Krankheitsbild der amyotrophischen Lateralsklerose an. Hier geht sowohl die corticospinale motorische Leitungsbahn besonders in ihrer vornehmsten Vertretung, den Pyramidenbahnen, zugrunde, als auch die spinalen motorischen Zentren in den grauen Vordersäulen des Rücken-

marks, sowie die in der Medulla oblongata gelegenen Kerne der motorischen Hirnnerven (vergl. Abb. 83). Im klinischen Bilde entspricht der
Schädigung des ersten zentralen motorischen Neurons der spastisch-
paretische Symptomenkomplex, wie ihn rein die spastische Spinalparalyse zeigt mit Muskel-
rigidität, Reflexsteigerung
und Einschränkung der
willkürlichen Bewegungs-
fähigkeit — dem Verlust
des zweiten peripherischen
Neurons der Symptomen-
komplex der Lähmung
und des Muskelschwun-
des mit Entartungs-
reaktion.

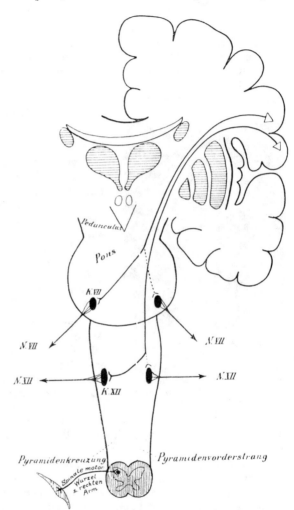

   Man sollte meinen,
daß letzterer die spasti-
schen Erscheinungen zum
Verschwinden bringen
müßte. Da aber der aus-
giebigen Schädigung der
reflexhemmenden cortico-
fugalen motorischen Bah-
nen auch in den fortge-
schrittenen Fällen nur
eine partielle auf die
Innervationssphäre und
trophische Beeinflussung
bestimmter Muskelgrup-
pen, ja Muskelteile be-
schränkte Schädigung der
spinalen und bulbären
Kerne gegenübersteht,
kommt bei der amyo-
trophischen Lateralsklerose eine innige Vereini-
gung spastischer Sym-
ptome mit Lähmung
und sog. „degenerati-
ver" Muskelatrophie
zustande, die das Kenn-
zeichen dieser Erkrankung
ausmacht. Auch trifft
die Läsion nicht alle Ab-
schnitte des motorischen

Abb. 83. Schema des Verlaufs der motorischen Bahnen.
Rot: Die Pyramidenbahn. Schwarz: Die Bahn für die
motorischen Hirnnerven. K = Kern. N = Nerv.
(Nach Liepmann.)

Systems von Anfang an in gleicher Weise. Es lassen sich vielmehr je nach
der Lokalisation der Schädigung bestimmte Typen unterscheiden, die
in der Mehrzahl der Fälle aufeinanderfolgende Stadien der Erkrankung
bedeuten:

   1. Die mit spastischen Störungen verbundene Lähmung und
      Muskelatrophie an den Armen,

2. die vorwiegend dem spastischen Symptomenkomplex entsprechende
Bewegungsstörung der Beine und

3. die gleichfalls mit Anzeichen von Spasmen einhergehende atrophische Lähmung im Bereich der motorischen Hirnnerven,
die Bulbärparalyse.

Einige Beobachtungen familiären Auftretens lassen darauf schließen,
daß die **Ursache** dieser in der Zeit des tätigen Erwerbslebens auftretenden
Erschöpfung mit Abbau des motorischen Nervensystems auf einer angeborenen Minderwertigkeit dieses Systems beruhen kann. Körperliche
Überanstrengungen und die schwer zu deutenden Einflüsse von Erkältungen
und Traumen werden als auslösende Faktoren angegeben. Ob eine spezifische einheitliche Krankheitsursache die Ent-
wicklung des Leidens vorbereitet, ist unbekannt.

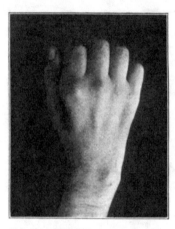

Abb. 84. Hand bei amyotrophischer Lateralsklerose.
Beugecontractur der Endphalangen
II—V. An Stelle des Adductor
pollicis und der Interossei sichtbare Einsenkungen.
(Erlanger Medizinische Klinik.)

Symptomatologie und Krankheitsverlauf.
Die schleichende Entwicklung des Leidens
macht sich meist zunächst in einer Funktionsstörung der oberen Extremitäten geltend. In
manchen Fällen zeigt die Erkrankung aber
auch im Beginn einen halbseitigen Typus
und befällt Arm und Bein einer Seite annähernd zu gleicher Zeit. Auch beim Beginn in den Armen geht die Störung auf der
einen Seite (meist der rechten) der auf der
andern in der Regel um einige Monate voran.

Die Kranken bemerken selbst, daß die
Arme und Hände bei der Berufstätigkeit
schwächer und ungeschickter werden, leicht
ermüden, ohne daß dabei Schmerzen oder
Parästhesien eintreten. Im weiteren Verlauf,
nach einigen Monaten, oder erst nach Jahres-
frist, macht sich dann schon eine Gehstörung
durch ungewohnte Müdigkeit bei längerem
Gehen, durch Steifigkeit, Schwerfälligkeit und Schwäche in den Beinen bemerkbar.

Der objektive Befund zeigt frühzeitig an den Armen eine vermehrte
Muskelspannung mit Neigung zu aktiven Contracturen, namentlich im
Sinne der Adduktion des Oberarmes, der Beugung des Vorderarmes, der Pronation der Hand und Beugung der Phalangen. Gleichzeitig findet man die
chrakteristische Muskelatrophie, zunächst in den kleinen Handmuskeln.
Daumenballen und Kleinfingerballen sind abgeflacht. Die Abmagerung
der Interossei erzeugt bezeichnende Vertiefungen auf dem Handrücken, der
Adductor pollicis ist verdünnt (s. Abb. 84). Weiterhin werden die Extensoren am Vorderarm atrophisch, zunächst die langen Daumenmuskeln, dann auch die übrigen Muskeln des Radialisgebietes und, da
die Beuger der Hand und der Finger meist relativ besser erhalten und
wirksam bleiben, kommt eine Krallenhandstellung oder Beugecontractur
der Finger zustande. In der Folgezeit magern der Deltoideus und der
Triceps sichtlich ab, schließlich auch die übrigen Muskeln der Arme und
des Schultergürtels. Mit dem Muskelschwunde geht eine beträchtliche

Muskelschwäche bis zur vollkommenen Paralyse einher, und auch die in ihrem Volumen noch relativ gut erhaltenen Muskeln zeigen häufig eine merkliche Verminderung der Kraftentfaltung.

Bei aufmerksamer Betrachtung der erkrankten Muskelpartien sieht man in diesen besonders lebhaft im Anschluß an aktive Bewegungsversuche, ein reges Spiel von fibrillären und fasciculären Zuckungen. Die elektrische Erregbarkeit ist zum großen Teil nur quantitativ entsprechend dem Schwunde der Muskelfasern herabgesetzt. In den stärker atrophischen Muskeln, namentlich an der Hand läßt sich aber auch totale oder [nur partielle Entartungsreaktion nachweisen.

Die Sehnen- und Beinhautreflexe sind an diesen geschwächten und atrophischen Armen stets stark gesteigert. Vom Radius und der Ulna und von den Sehnen der Oberarmmuskeln, besonders am Triceps lassen sich lebhafte reflektorische Muskelzuckungen auslösen; auch Handklonus kommt zur Beobachtung.

Die Sensibilität bleibt durchaus und in allen Qualitäten ungestört.

Während an den Armen in einem Teil der Muskeln schon frühzeitig der Muskelschwund und die Lähmung über die spastischen Erscheinungen überwiegt, ohne diese ganz zu verdrängen, zeigen die unteren Extremitäten, wenn sie sich im weiteren Verlauf an dem Leiden beteiligen, ein umgekehrtes Verhalten. Hier treten ganz entschieden die spastisch-paretischen Störungen in den Vordergrund, während die Muskelatrophie, fibrilläre Zuckungen und Veränderungen der elektrischen Erregbarkeit entweder gar nicht oder doch erst verhältnismäßig spät, am meisten in den Unterschenkelmuskeln in Erscheinung treten. Der mühsame, schleppende, schlürfende Gang, die Parese der Beuger, Gruppenaktion der Verlängerer und Verkürzer des Beines und Mitbewegungen (Tibialis- und Zehenphänomen), Spontankloni und starke Steigerung aller Sehnenreflexe, Veränderungen der Hautreflexe (Babinskis Großzehenreflex und Oppenheims Unterschenkelreflex), endlich auch Contracturen vereinigen sich mit der allgemeinen durch Hautreize und Bewegung noch verstärkten Hypertonie der Beinmuskeln zum Bilde der spastischen Paraparese. Auch am Rumpfe und an den Beinen bleiben Störungen der Sensibilität vollkommen aus. Abgesehen von leichter durch Spasmen der Beckenbodenmuskulatur bedingter Harn- und Stuhlverhaltung treten keine Blasen- oder Mastdarmstörungen auf.

Ist der Kranke durch die Vereinigung spastischer Paraparese mit mehr oder weniger vollständiger Gebrauchsunfähigkeit der oberen Extremitäten schon in einen recht hilflosen Zustand gekommen und meist bettlägerig geworden, so wird das Leiden erst wahrhaft quälend und auch bedrohlich, wenn sich hierzu nach ein bis zwei Jahren die letzte, in manchen Fällen freilich schon frühzeitig angedeutete Symptomengruppe der Bulbärparalyse gesellt.

Nunmehr entwickeln sich mit der im Gebiete der motorischen Gehirnnerven auftretenden Lähmung und Muskelatrophie Störungen der Sprache, die erst schwerverständlich näselnd, dann immer schlechter artikuliert, zuletzt aphonisch wird, Schluckbeschwerden, Lähmung des Gaumensegels, der Zunge mit sichtlicher Atrophie und fibrillären Zuckungen, der Kaumuskeln und der Gesichtsmuskeln, besonders in der unteren Gesichtshälfte. Die Lippen werden dünn und können nicht mehr willkürlich gehoben und gespitzt werden, während die mimischen Ausdrucksbewegungen des Gesichts häufig erhalten bleiben. Auch in diesen Gebieten macht sich **neben** und **oft vor** der Atrophie und Paralyse der Ausfall **cerebraler Hemmung** vielfach geltend: die **Masseterenreflexe** sind erhöht, die Gesichtsmuskulatur ist gespannt, oft krampfhaft verzerrt, **Glottiskrämpfe** treten auf, unvermittelt ausbrechende Affektäußerungen (**Zwangslachen** und **Zwangsweinen** bei gut erhaltener Intelligenz) zeigen die Steigerung reflektorischer Erregbarkeit an. An der gerunzelten, schwerbeweglichen Zunge, den Lippen und den Pharynxmuskeln läßt sich **Entartungsreaktion** (träge Contraction bei galvanischer Reizung) nachweisen.

Nur die Augenmuskeln bleiben meist verschont. Die Mechanik der **Atmung** kann durch Mitbeteiligung des **Zwerchfells** und der **Rippenmuskulatur** beeinträchtigt werden, so daß der Kranke schließlich einer Atmungslähmung erliegt, falls nicht vorher die Folgeerscheinungen der Kehlkopf- und Schlinglähmung (Aspirationspneumonie) und der mit den bulbären Störungen notwendigerweise verbundenen Ernährungsstörung dem Leiden nach einem Verlauf von wenigen Jahren ein Ende gemacht haben.

Der Krankheitsverlauf und die Anordnung der einzelnen Symptomgruppen kann sich in einzelnen Fällen mannigfach gestalten, je nachdem zeitlich die Pyramidenbahnläsion oder der Verlust der motorischen Kerne im verlängerten Mark und im Rückenmark vorangeht, jene oder dieser längere Zeit oder dauernd das Übergewicht behält. So finden sich **Übergangsformen** zur spastischen **Spinalparalyse**, bei denen die atrophische Lähmung ganz unentwickelt bleibt, zur **progressiven Muskelatrophie**, bei denen von Anfang an die Lähmung mit Muskelschwund die Spasmen verdeckt oder sie doch im Endstadium der Krankheit aufhebt, zur **progressiven Bulbärparalyse**, bei denen frühzeitig sich die von leichten spastischen Störungen der Extremitäten begleitete Hirnnervenlähmung vordrängt.

Pathologische Anatomie. Der Rückenmarksquerschnitt (Abb. 85) zeigt bei der amyotrophischen Lateralsklerose besonders schön im Halsmark entsprechend der in den Armen am meisten ausgeprägten spastisch-atrophischen Lähmung die Vereinigung von **Atrophie der Pyramidenbahnen mit Atrophie der Vorderhörner.** Die **Pyramidenbahnen** sind im Seitenstrang und gegebenenfalls auch im Vorderstrang geschwunden, und nicht nur hier, sondern in ihrem ganzen spinalen Verlauf und aufsteigend auf ihrem Wege durch das verlängerte Mark, die Brücke bis in die Hirnschenkel und die innere Kapsel. Leichter Faserschwund ist auch im übrigen Areal des Vorderseitenstranges, in einzelnen Fällen wohl auch in den medialen Hintersträngen zu sehen, ohne daß es jedoch jemals zu merklichen sensiblen Ausfallserscheinungen käme. Die **graue Substanz der Vordersäulen** ist besonders im Halsmark verschmälert, reduziert durch Schwund ihres Nervenfasernetzes mit Ausnahme der Reflexkollateralen (Oppenheim) und durch Vernichtung eines großen Teiles der großen motorischen Ganglienzellen. Auch die vorderen Wurzeln sind meist gelichtet. Ein entsprechender **Kernschwund** läßt sich in den bulbären Zentren mehrerer **Hirnnerven,** im **Kern des Hypoglossus,** des **Vagus-accessorius,** des **motorischen Anteils** des **Trigeminus,** in geringerem Grade auch des **Facialis** nachweisen. Auch die psychomotorischen Hirnrindenfelder und ihre nächsten Verbindungsbahnen wurden nicht immer intakt gefunden. Leichte Wucherungen der Stützsubstanz treten an Stelle der zu Verlust gegangenen nervösen Elemente.

Dem weitgehenden Ausfall spinaler motorischer Zentren entsprechen **sekundäre Degenerationen** in den **peripherischen motorischen Ner-**

ven, die freilich in den gemischten Nervenstämmen und bei der Vermengung noch leitungsfähiger mit ausgeschalteten Fasern schwer aufzufinden sind. In den atrophischen Muskeln der Arme läßt sich Muskelfaserschwund, stellenweise bis zum völligen Verlust der contractilen Substanz mit Vermehrung der Muskelkerne und des interstitiellen Bindegewebes unter Umständen auch mit reichlichen Fetteinlagerungen nachweisen. In einzelnen nur von partieller Atrophie befallenen Muskeln liegen mehr oder weniger atrophische Muskelfasern vermengt mit wohlerhaltenen.

Bei der **Differenzialdiagnose** der amyotrophischen Lateralsklerose ist es vor allem wichtig, zu beachten, daß dieses Leiden streng auf die mo-

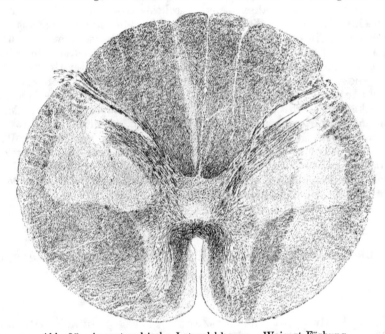

Abb. 85. Amyotrophische Lateralsklerose. Weigert-Färbung.
Oberstes Halsmark.
Die Pyramidenbahnen sind im Vorder- und Seitenstrang degeneriert. Eine leichte Degeneration findet sich auch im Gollschen Strang. Die grauen Vordersäulen sind großenteils geschwunden.
(Nach Schmaus.)

torischen Funktionsstörungen beschränkt bleibt. Die Prüfung der Sensibilität und die Berücksichtigung subjektiver Beschwerden, die sich nicht allein durch die Bewegungsstörungen erklären lassen, wie Schmerzen und Parästhesien, wird daher leicht eine Unterscheidung von andren spinalen Leiden ermöglichen, die wie die Syringomyelie, spinale Tumoren, cervicale Pachymeningitis, im Halsmark lokalisierte Myelitis oder Lues und Tuberkulose des Marks von ähnlichen atrophischen Lähmungen an den Armen mit Spasmen in den Beinen begleitet sein können. Die Unterscheidung von den übrigen motorischen Systemerkrankungen ergibt sich aus dem subakuten Verlauf und der Vermengung spastischer Erscheinungen mit cervicalen und bulbären atrophischen Lähmungen. Dabei ist besonders die Steigerung der Periostreflexe an den atrophischen Vorderarmen für die

mit Lateralsklerose verbundene Myatrophie bezeichnend; sie kommt in
gleicher Weise nicht bei der spinalen Muskelatrophie und ebensowenig bei
andren auf die Vorderhörner begrenzten Schädigungen durch spinale Gliose
oder Hämatomyelie vor. Bei der multiplen Sklerose, die nicht so selten
motorische Systemerkrankungen vortäuscht, werden lokalisierte Muskelatrophien kaum in gleicher Anordnung und Ausbildung beobachtet; auch
ist sie durch den Nachweis von Koordinationsstörungen und die Würdigung des Augenbefundes selbst in den atypischen Fällen meist zu erkennen.

Die **Prognose** der amyotrophischen Lateralsklerose ist in jeder Hinsicht
eine ungünstige. Unaufhaltsam und anscheinend kaum durch äußere Einflüsse beeinflußt schreitet die Erkrankung fort zum letalen Ausgang.

Die **Behandlung** kann daher nur eine symptomatische sein. Schonung
und gute Pflege gebieten sich bei dem hilfsbedürftigen Zustand der Kranken
von selbst. In den Endstadien müssen die Kranken unter Umständen mit
der Schlundsonde gefüttert werden. Die Spasmen und Contracturen können
durch Badebehandlung, vorsichtige Massage, auch durch geeignete Bandagen bekämpft werden, von einer operativen Therapie ist wegen des progredienten Charakters der Störungen Abstand zu nehmen. Die Anwendung
des konstanten Stromes in der Nackengegend und entlang der Wirbelsäule, auch im Gebiet der atrophischen Muskeln und die Verabreichung
von Nährpräparaten und Roborantien ist um so mehr zu empfehlen, als
nur mit Ausdauer fortgesetzte therapeutische Bemühungen den bei ungetrübtem Sensorium langsam verfallenden Kranken die klare Würdigung
ihres Zustandes ersparen können.

---

e) Die spinale progressive Muskelatrophie (Duchenne-Aran).

Von
Fr. Jamin-Erlangen.

Die spinalen motorischen Zentren in den grauen Vordersäulen
des Rückenmarks mit ihrem dichten Nervenfasernetz und den motorischen
Ganglienzellengruppen sind für die Muskeln die letzten zentralen Endstätten, durch die ebensowohl die von den übergeordneten Zentren des Gehirns, des Kleinhirns und der subcorticalen Ganglien ausgehenden Erregungen,
wie die im Rückenmark selbst vermittelten reflektorischen Impulse ihren
Weg nehmen müssen. Ihre Vernichtung bedingt eine sekundäre Degeneration der peripherischen motorischen Nervenfasern und eine völlige Ausschaltung der zugehörigen contractilen Muskelfasern von jeder willkürlich oder reflektorisch ausgelösten Tätigkeit, also nicht nur eine
Aufhebung der im Effekt sichtbaren Bewegungstätigkeit, sondern die Aufhebung jeder Funktion und damit auch der in der Ruhe bestehenden
Spannung. Die Folge dieser Ausschaltung aller funktionellen Reize ist für
den Muskel eine beträchtliche Verminderung der Lebensvorgänge überhaupt, der Durchblutung und der Ernährung. Da ein solcher Muskel der
durch seine spezifische Funktion gewährleisteten aufbauenden Gegenwirkung
gegen den natürlichen Abbau seiner Substanz entbehrt, so verfällt auch er
nach dem Verlust seines innervierenden und damit trophisch einwirkenden
spinalen Zentrums langsam zwar und in kurzen Zeiträumen kaum merk-

lich, aber doch unaufhaltsam bis zur völligen Auflösung der Vernichtung, der Atrophie.

Eine Schädigung der Vordersäulen des Rückenmarks mit den entsprechenden Folgeerscheinungen an den Muskeln — Lähmung, Verlust der reflektorischen Erregbarkeit und Muskelschwund — kommt bei zahlreichen Erkrankungen des Rückenmarks vor. Auch unter den systematischen motorischen Erkrankungen des Rückenmarks war sie schon als eine Teilerscheinung der amyotrophischen Lateralsklerose zu erwähnen. Die reine primäre Degeneration der spinalen motorischen Zentren, die vorzeitige Abnutzung und allmählich fortschreitende Vernichtung dieser wichtigen motorischen Zentralstätten wird jedoch recht selten unter dem Krankheitsbilde der spinalen progressiven Muskelatrophie beobachtet.

Eine ganz scharfe Trennung der mannigfachen Formen, unter denen eine angeborene Schwäche der nervösen und muskulären Bewegungsorgane klinisch in Erscheinung tritt, läßt sich freilich nicht durchführen. Wie wir gesehen haben, daß die Schädigung der corticofugalen motorischen Bahnen oft vor den spinalen und bulbären Kernen nicht halt macht, sondern auch diese funktionell und morphologisch verändert, so führen auch die anfänglich in den Muskeln selbst einsetzenden atrophischen Prozesse der myopathischen Formen der progressiven Muskelatrophien nicht selten zu einer Beeinträchtigung der Funktion und des anatomischen Bestandes der grauen Vordersäulen. Also auch nach dieser Richtung kommt in einer großen Zahl von Übergangsformen, die häufig die Deutung des Einzelfalles erschweren, die Einheitlichkeit des ganzen motorischen Systems vielleicht auch eine Einheitlichkeit der pathologischen Prozesse zur Geltung. Gleichwohl gibt eine nicht geringe Zahl von Beobachtungen in langer Krankheitsdauer und in charakteristischer Gruppierung der Symptome, eigenartiger Lokalisation der Muskelatrophie und mit einwandfreiem anatomischen Befunde die Berechtigung, die spinale progressive Muskelatrophie als eine besondere Krankheitsgruppe von den benachbarten Gebieten der amyotrophischen Lateralsklerose und der myopathischen Muskelatrophien abzugrenzen.

Die **Ursachen** der Erkrankung sind noch wenig aufgeklärt. Ihr Auftreten bei mehreren Mitgliedern einer Familie, also auf einer gemeinsamen angeborenen Grundlage, ist beobachtet worden. Häufiger tritt das Leiden vereinzelt, bei Erwachsenen, bei Männern häufiger als bei Frauen auf. Der provozierende Einfluß von Traumen lokaler oder allgemeiner Natur ist gewiß von Bedeutung, bei der ungemein schleichend einsetzenden Erkrankung aber besonders schwer zu beurteilen. Ein gleiches kann von dem Einfluß von Erkältungen und Infektionskrankheiten gelten. Es scheint, daß das Leiden sich auf dem Boden einer syphilitischen Infektion entwickeln kann, wie ja auch bei der Tabes die Schädigung des Nervensystems nicht gerade sehr selten auf die spinalen motorischen Kerne übergreift. Schwere körperliche Arbeit und Überanstrengung befördern zweifellos die Entwicklung des Leidens, doch muß man sich vor einer Verwechslung mit den prognostisch viel günstigeren und leichteren Muskelatrophien bei Beschäftigungsneurosen (Oppenheim) hüten. Endlich wurde auch die Entwicklung einer progressiven spinalen Muskelatrophie im reiferen Alter im Anschluß an einen im Kindesalter durch Poliomyelitis anterior gesetzten Defekt beobachtet.

Symptomatologie und Verlauf. Es ist für die progressive spinale Muskelatrophie besonders charakteristisch, daß sie nicht mit einem Schlage oder in großen Schüben größere Partien der spinalen motorischen Zentren ergreift, sondern ganz allmählich in einem engbegrenzten Bezirk beginnend eines der zentralen Elemente nach dem andren ausschaltet und daher der Entwicklung der Trias von Schwund der Ganglienzelle, der moto-

rischen Nervenfaser und der Muskelfaser Zeit läßt, ehe neue, weitere
Gebiete befallen werden. Daher sehen wir, daß meist die Erscheinungen
der Paralyse und der Muskelatrophie zu gleicher Zeit auftreten, und
daß oft Jahre vergehen, ehe ein größerer Teil der Körpermuskulatur an
diesen Störungen teil nimmt.

Fast stets beginnen die Ausfallserscheinungen im Gebiete der kleinen
Handmuskeln. Die Kranken bemerken selbst wohl nur, daß sie zu
feineren Verrichtungen nicht mehr die frühere Geschicklichkeit haben und
daß sie beim Greifen, Zufassen und Festhalten von Gegenständen nicht
mehr ausreichende Kraft entfalten können. Bei der Untersuchung findet
man dann schon eine Abmagerung und Abflachung der Daumenballen
und Kleinfingerballen, oft an der rechten Hand stärker als an der
linken ausgebildet. Namentlich die Daumenmuskeln, zuerst der Opponens und Abductor brevis, dann auch der Flexor brevis und der
Adductor werden funktionsuntüchtig und zugleich dünn, schlaff und weich.

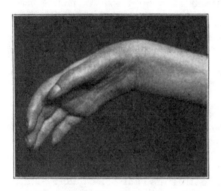

Abb. 86. Weibliche Hand bei spinaler
progressiver Muskelatrophie. Atrophie
des Daumen- und Kleinfingerballens und
der Lumbricales.
(Erlanger Medizinische Klinik.)

Frühzeitig schließen sich die langen
Daumenmuskeln des Vorderarmes
an, der Extensor und Abductor
pollicis longus, so daß dann der
Daumen nahezu unbeweglich in eine
Ebene mit dem Metacarpus zu liegen
kommt (Affenhand) (Abb. 86). Aber
auch die übrigen kleinen Handmuskeln
bleiben nicht verschont: die Atrophie
der Interossei und der Lumbricales
bedingt ein Hervortreten der Knochenlinien auf dem Handrücken und in der
Hohlhand und führt mit der Lähmung der Streckung der Endphalangen
und der Contractur der noch besser
wirksamen langen Beuger und Strecker
am Vorderarm zu dem Bilde der
Krallenhand (Main en griffe). In der
Folgezeit kommt es zu einer Beteiligung der Extensoren des Vorder-
armes und an der Beugeseite mit Vorliebe zur Atrophie des ulnaren Abschnittes der Beuger, so daß dann auch hier mehr und mehr die
Knochenkonturen hervortreten. Dabei bleibt oft lange eine eigenartige
Verjüngung der Extremität gegen das distale Ende hin bestehen, die noch
durch den meist mit der Atrophie der Muskeln verbundenen Schwund des
Fettpolsters begünstigt wird (Vogelarme!). Auch die Knochen werden
mit dem jahrelang bestehenden Muskelschwund und der mehr und mehr
zunehmenden Unbeweglichkeit der Hände dünner, erscheinen im Röntgenbilde arm an verkalkter Knochensubstanz, gelichtet, mit äußerst zarter
Strukturzeichnung, ohne doch gewöhnlich ihre allgemeine Konfiguration
wesentlich zu ändern.

Die weitere Ausbreitung der Atrophie und der Lähmung geht nun nicht
am Arm aufsteigend vor sich, sondern meist sprungweise, in der Regel
zunächst auf den Deltoideus überspringend. Mit seiner erst partiellen,
dann totalen Abmagerung verlieren die Kranken mehr und mehr die Fähigkeit,
den Arm zu erheben (Abb. 87). Der Arm hängt in der Schulter adduziert

herab, der Gebrauch der Hände wird nur mühsam durch Zuhilfenahme der oft lange noch gut funktionierenden Muskulatur am Oberarm und durch schleudernde Bewegungen oder kombinierte Verwendung beider gegeneinander angepreßter Vorderarme ermöglicht. Weiterhin breitet sich die Atrophie im Gebiet der Schultermuskeln aus, frühzeitig in den Supra- und In-

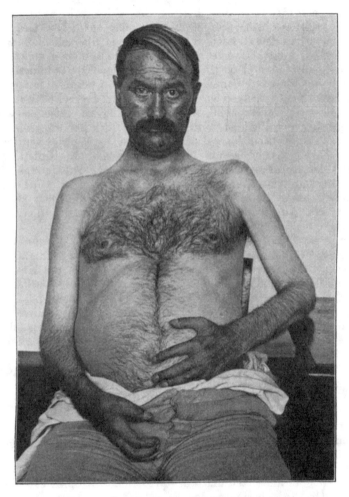

Abb. 87. Spinale progressive Muskelatrophie.
Außer den kleinen Handmuskeln sind hier auch die Muskeln der Vorderarme und der Oberarme bis zum Deltoideus atrophisch.
(Nach Schoenborn und Krieger.)

fraspinatis, so daß die Konturen des knöchernen Schultergürtels, besonders der Scapulae, mehr und mehr hervortreten, dann auch im Cucullaris, wodurch die Erhebung des Armes und die Schulterdrehung noch mehr erschwert wird, in den Rhomboideis, im Latissimus dorsi, den Pectorales und in den Nackenmuskeln, so daß der Kopf nach vorne sinkt und nicht mehr willkürlich aufgerichtet werden kann. Ist die Atrophie der Muskeln sehr fortgeschritten, so erschlaffen infolge des Ausfalls des Muskeltonus die Gelenkbänder, die Gelenke werden schlottrig. Endlich kann auch eine Beteiligung der Rumpfmuskeln die aufrechte Haltung erschweren und zu kompensierender Lordose führen.

Nur selten werden auch die Beine von der Lähmung und dem Muskelschwund ergriffen, doch tritt bei langer Dauer des Leidens auch hier besonders in den Hebern des Fußes am Unterschenkel und in den Beckenmuskeln schlaffe atrophische Lähmung auf. Der Gang wird dadurch, bei Verlust der Fixation des Beckens am Oberschenkel watschelnd. Um den schlaff herabhängenden Fuß vom Boden aufheben zu können, wird der Oberschenkel abnorm hoch gehoben. Die Kranken ermüden leicht und werden immer hilfloser. Wenn sie sich auch selbst bei weit fortgeschrittener Atrophie oft noch mit geschickter Verwendung der erhaltenen und noch funktionstüchtigen Muskeln in gewissem Umfang zu behelfen wissen und bewegungsfähig erhalten, so wird doch schließlich ein so großer Teil der Körpermuskulatur befallen, daß die Kranken bettlägerig werden und in allen Verrichtungen auf fremde Hilfe angewiesen sind. Beteiligung der Respirationsmuskeln kann schließlich zu schwerer Atmungsbehinderung und damit zum letalen Ausgang führen. Gleich gefährlich wird der Zustand, wenn der Muskelschwund auf die Gebiete der motorischen Hirnnerven übergreift und zur Entwicklung der progressiven Bulbärparalyse führt (siehe S. 279).

Alle diese Krankheitsstadien entwickeln sich im Laufe von Jahren. Ein Wiedergewinnen zu Verlust gegangener Bewegungsfähigkeit ist ausgeschlossen, eine Besserung ist nur insofern möglich, als die Kranken durch Übung und Gewöhnung lernen können, den veränderten Verhältnissen angemessen, die erhaltenen Muskelpartien besser zu gebrauchen. Nicht selten bleibt der Zustand auch über längere Zeiträume hin anscheinend stationär. Nimmt man in größeren Zwischenräumen jedoch einen genauen detaillierten Befund auf, so wird man doch meist ein Fortschreiten der Affektion feststellen können.

Der Beginn an den Armen, bzw. an den kleinen Handmuskeln und nächst ihnen am Deltoideus ist der weitaus häufigste. Doch kommen auch Fälle zur Beobachtung, in denen die ersten Erscheinungen am Schultergürtel oder auch an den Beinen einsetzen und dann auch schwieriger aufzufinden sind, als die dem Kundigen sofort auffallende charakteristische Veränderung der Konfiguration der Hände. Möglicherweise spielt bei dieser Auslese hinsichtlich der Lokalisation der Störung auch die Art der Berufsbetätigung eine gewisse Rolle derart, daß die meist beanspruchten Gebiete am ersten und am stärksten der Atrophie zum Opfer fallen.

Die Lähmung bleibt in der Regel auf die atrophischen Muskeln beschränkt und ist in ihrem Grade auch vom Grade des Muskelschwundes abhängig, der oft noch in den einzelnen Muskeln einzelne Faserbündel ausspart, wie man besonders schön zuweilen bei der Contraction des Deltoideus sehen kann.

Nächst dem meist scharf und in typischer Lokalisation abgegrenzten Muskelschwunde und der diesem parallel gehenden Funktionsstörung der Parese, bzw. Paralyse in bestimmten Gliedabschnitten sind noch einige weitere Veränderungen beachtenswert.

Die Sehnenreflexe und Periostreflexe fehlen in den atrophischen Bezirken. An den Armen werden sie fast immer ganz vermißt, oder sie sind dort in hohem Grade abgeschwächt, und zwar auch dann, wenn die Muskulatur noch in einem Teil der Vorder- und Oberarme relativ gut erhalten und funktionstüchtig ist. An den Beinen bleiben sie meist entsprechend länger erhalten. Die Hautreflexe erfahren nur insoweit eine Veränderung, als naturgemäß völlig atrophisch gewordene Muskeln auch auf diesem Wege, z. B. bei Reizung von der Fußsohle aus, nicht mehr erregt werden können.

In den von der Atrophie befallenen Muskeln sieht man, soweit es noch noch nicht zu einem restlosen Schwund der contractilen Substanz gekommen ist, sehr häufig **fibrilläre und fasciculäre Zuckungen** auftreten. Diese sind in den kleinen Handmuskeln zuweilen im Beginn des Leidens so lebhaft, daß sie an der ruhig liegenden Hand zu kleinen, ruckweisen Bewegungen der Finger, z. B. des Daumens, führen können. Besonders in die Augen fallend sind sie im Deltoideus, in dem sich die Muskelunruhe zu einem lang anhaltenden Flimmern und Wogen der einzelnen Fasern und Fasernbündel steigern kann, das auf Hautreize, Beklopfen des Muskels, unter Kälteeinwirkung und auf elektrische Reize wie auch bei den aktiven Bewegungsversuchen sich noch steigern kann.

Die **elektrische Erregbarkeit** der abgemagerten Muskeln, die nur ausnahmsweise zu einer stärkeren Fetteinlagerung neigen, ist **quantitativ** stets herabgesetzt. Bei völliger Atrophie vermag gut lokalisierte Prüfung unter Vermeidung der oft sehr störenden Einwirkung von Stromschleifen in den erhaltenen Muskeln und bei Applikation von starken Strömen **totale Entartungsreaktion** namentlich an den kleinen Handmuskeln nachzuweisen. Häufiger findet man auch in den beträchtlich reduzierten Muskeln entsprechend der nur partiellen Atrophie auch nur **partielle Entartungsreaktion** mit **träger** Contraction bei **direkter** galvanischer Reizung.

Die stets eingehend zu prüfende **Sensibilität** bleibt in allen Qualitäten völlig **normal** erhalten. Die gelähmten Arme und Hände werden infolge des unbeweglichen Herabhängens cyanotisch und fühlen sich kühl an, die Haut wird auch zuweilen darüber dünn und zart, ausgesprochene vasomotorische und trophische Veränderungen finden sich jedoch nicht. **Blasenstörungen, Störungen der Genitalfunktionen und der Darmentleerung gehören nicht zum Krankheitsbilde.**

Bemerkenswert ist das Vorkommen von **myotonischen** Erscheinungen (Muskelstarre nach aktiven Bewegungen, gesteigerte mechanische Erregbarkeit der Muskeln und myotonische elektrische Reaktion) in Krankheitsfällen, die wenigstens nach der Lokalisation der dabei vorkommenden Muskelatrophien der progressiven spinalen Myatrophie sehr ähnlich scheinen. Wahrscheinlich handelt es sich jedoch dabei um Atrophien, die aus der myotonischen vorangehenden Veränderung der Muskeln hervorgehen und nicht von einer primären spinalen Lokalisation des Prozesses abhängig sind.

Pathologische Anatomie. Die anatomische Untersuchung zeigt im Rückenmark bei der progressiven Muskelatrophie vorwiegend auf das Halsmark beschränkt einen **Schwund der grauen Vordersäulen,** die an Ausdehnung verloren haben und arm an Ganglienzellen und Nervenfasern sind. Ein Teil der noch erhaltenen Ganglienzellen ist atrophisch, in seiner Struktur merklich verändert. Die **vorderen Wurzeln** sind gleichfalls **atrophisch,** ihr Markfasergehalt beträchtlich gemindert. In den reinen Fällen wird der **Markmantel** der Medulla spinalis intakt gefunden. Dagegen besteht ein Ausfall der motorischen Nervenfasern in den den geschädigten Segmenten zugehörigen Muskelnerven, und deutliche Veränderungen der Struktur sind in den Muskeln selbst nachzuweisen. Diese sind bei hochgradiger Atrophie blaß und zeigen im mikroskopischen Präparat eine weitgehende Verschmälerung der contractilen Fasern, deren Kerne gewuchert sind. Reichliches Bindegewebe umgibt die dünnen Muskelfasern, die bis zur äußersten Atrophie unter sonst normalen Verhältnissen noch Querstreifung erkennen lassen, schließlich aber zu sehr dünnen, keine deutliche Struktur mehr aufweisenden, leicht körnig getrübten Fäserchen reduziert erscheinen. Vielfach liegen inmitten der stark oder völlig bis auf den fast leeren Sarkolemmschlauch geschwundenen Muskelfasern noch solche von wesentlich besser erhaltenem Umfang und scharf gezeichneter Struktur. Die Muskelspindeln erleiden bei der reinen spinalen Muskelatrophie keine Veränderung entsprechend ihrer physiologischen Bedeutung als Organe der Tiefensensibilität.

Eine eigentliche „degenerative" Veränderung der Muskelfasern (fettige Entartung, wachsartige Veränderungen, Zerklüftungen und Spaltungen der Muskelfasern) liegt nicht im Wesen der morphologischen Veränderungen bei der spinalen Muskelatrophie, die gegenüber der myopathischen Muskelatrophie anatomisch nur graduelle Unterschiede erkennen läßt. Auch das Vorkommen echter Hypertrophie einzelner Fasern innerhalb der infolge des Innervationsverlustes stark atrophisch gewordenen Muskeln ist nicht ganz sicher gestellt. Die anatomisch-histologische Untersuchung der Muskeln und namentlich der dem Lebenden oder vor und während der Totenstarre entnommenen Muskelstückchen sind außerordentlich kompliziert durch die in der überlebenden contractilen Substanz während der Präparation eintretenden Veränderungen, und die von der Ernährung und toxischen Einflüssen vor dem Tode abhängigen variablen Zustandsveränderungen des Muskelprotoplasmas. Die an den atrophischen Muskeln beobachteten funktionellen Veränderungen (elektrische Entartungsreaktion!) bei Ausschaltung des spinalen motorischen Zentrums sind von dem Ausfall, bzw. der Degeneration der Endverzweigungen der peripherischen motorischen Nerven abhängig, nicht von dem morphologischen Verhalten der Muskelfaser. Der zur Unterscheidung von der Muskelatrophie bei erhaltener Nervenleitung zweckdienliche Begriff der „degenerativen Muskelatrophie" ist daher nicht pathologisch-anatomisch, sondern rein funktionell oder in bezug auf das Verhalten der Nerven zu verstehen. Es handelt sich dabei um eine Atrophie, die mit jenen Veränderungen der mechanischen und elektrischen Muskel-Erregbarkeit einhergeht, die bei „entnervten Muskeln" nachgewiesen werden können.

Die **Diagnose** der spinalen progressiven Muskelatrophie stützt sich auf den langwierigen, über Jahre und Jahrzehnte sich erstreckenden Krankheitsverlauf, auf den Parallelismus zwischen Lähmung und Muskelschwund, die typische Lokalisation und das sprungweise Vorgehen der Ausfallserscheinungen, das Fehlen der Sehnenreflexe und aller spastischen Erscheinungen und die strenge Begrenzung des Krankheitsbildes auf die motorische Sphäre. Namentlich die Berücksichtigung von Schmerzen und von sensiblen Störungen ermöglicht in der Regel schon frühzeitig eine Unterscheidung von spinaler Gliose oder cervicaler Kompressionsmyelitis, die in bezug auf die Muskelveränderungen allein ähnliche Bilder hervorrufen können. Es kann hier auf das bei der amyotrophischen Lateralsklerose Gesagte verwiesen werden. Von dieser selbst trennt das Fehlen der Spasmen an den unteren Extremitäten und jeder Reflexsteigerung die spinale Muskelatrophie. Die Unterscheidung von typischen Fällen myopathischer Dystrophie ist durch den Nachweis der Lokalisation an den kleinen Handmuskeln, der fibrillären Zuckungen, der Entartungsreaktion meist ermöglicht, doch bestehen namentlich in bezug auf die Lokalisation ganz fließende Übergänge zwischen den beiden Formen. Der Krankheitsverlauf und die Folge der Symptome läßt eine Verwechslung mit multipler Neuritis, mit akuter Poliomyelitis der Erwachsenen wohl leicht vermeiden. Die der spinalen Muskelatrophie nahe ver-

wandte chronische Poliomyelitis dürfte die meisten differentialdiagnostischen Schwierigkeiten bereiten, soweit nicht ein Dominieren der Lähmungen
über die atrophischen Defekte und eine von vornherein stärkere Ausbreitung des Prozesses über größere Gliedabschnitte klar für Poliomyelitis
spricht.

Als infantile hereditäre und familiäre Form der progressiven Muskelatrophie sind Fälle von rasch fortschreitender Muskelatrophie bekannt geworden
(Werdnig, Hoffmann), die, im frühesten Kindesalter bei Geschwistern auftretend, die Muskeln der Oberschenkel, des Beckengürtels und des Rumpfes,
dann auch der Extremitäten befallen und zu Wirbelsäulenverkrümmungen führen.
Die atrophischen Muskeln geben Entartungsreaktion. Die Kinder erliegen in
den ersten Lebensjahren dem progressiven Muskelschwunde, bzw. infolge ihrer Hinfälligkeit interkurrenten Erkrankungen. Der anatomische Befund zeigt Degeneration der
Vorderhornzellen und der peripherischen Nerven.

Die **Prognose** der spinalen progressiven Muskelatrophie ist immer insofern eine ungünstige, als eine Heilung oder ein dauernder Stillstand
nicht möglich ist und die Krankheit immer dazu neigt, sich, wenn auch
sehr langsam, auszubreiten. Dadurch wird der Zustand der Kranken ein
recht hilfloser, wenn sie auch oft lange nicht direkt darunter zu leiden
haben. Eine bedrohliche Wendung durch das Auftreten bulbärer Störungen,
von Respirationslähmung oder von interkurrenten, in ihrer Einwirkung durch
die Schwerbeweglichkeit der Kranken begünstigten Krankheiten bleibt jederzeit zu befürchten.

Die **Therapie** ist gegenüber der fortschreitenden Tendenz des
Leidens nahezu machtlos. Man muß sich damit genug tun, durch Einschränkung der Körperbewegung und Vermeidung jeder Überanstrengung,
der die Kranken gerade wegen ihrer Schwäche besonders leicht ausgesetzt
sein können, einer Förderung des krankhaften Vorganges aus dem Wege zu
gehen. Sorgfältige, auf die Eigenart des Falles zugerichtete Übungs-
behandlung, Massage und Behandlung mit dem konstanten Strom
vermag wohl auch in den schon angegriffenen Muskeln die Reste erhaltener
funktionsfähiger contractiler Substanz zu kräftigen und zu neuer Wirksamkeit zu wecken. Wichtig ist es, einer vorzeitigen Versteifung der Glieder
durch sekundäre Contractur übermächtig gewordener Antagonisten der
gelähmten Muskeln in dieser Weise entgegenzuarbeiten. Ein Versuch medikamentöser Behandlung mit Strychnininjektionen (täglich subcutan
bis zu 1 mg) oder in andrer Form verabreichten Strychninpräparaten,
eventuell mit Eisen oder Arsen kombiniert, kann empfohlen werden.
Sprechen irgendwelche Verdachtsmomente für früher überstandene Syphilis
(Serumprobe, Narben der Haut oder der Schleimhäute, Lymphocytose des
Liquor cerebrospinalis), so ist eine lange und energisch fortgesetzte Jodkalikur mit oder ohne vorsichtige Quecksilberbehandlung jedenfalls nicht
zu versäumen, da sie zwar die verloren gegangene Muskulatur nicht mehr
zur Regeneration zu bringen vermag, unter Umständen aber doch eine
Weiterentwicklung des Leidens oder andrer nervöser Manifestationen desselben hemmt.

f) Die neurotische progressive Muskelatrophie.

Peroneal-Vorderarmtypus der progressiven Muskelatrophie.
(Charcot-Marie, Hoffmann.)

Von

Fr. Jamin-Erlangen.

Unter den vielgestaltigen Formen, in denen sich eine systematische Veränderung des Nervensystems vorwiegend durch myatrophische Zustände äußern kann, läßt sich eine nicht gerade häufig zu beobachtende Gruppe von Krankheitsfällen von den nahe verwandten Bildern der spinalen und der rein myopathischen Atrophien abgrenzen, die meist, wenn auch nicht immer, familiär und in der Kindheit auftreten, durch die Lokalisation degenerativer Muskelatrophien an den distalen Körperabschnitten, am Fuß und Unterschenkel, der Hand und dem Vorderarm gekennzeichnet sind und durch leichte Störungen der Sensibilität eine Beteiligung sensorischer Leitungsbahnen, vorwiegend wohl in den peripherischen Nerven, erkennen lassen.

Diese neurotische progressive Muskelatrophie beginnt ganz allmählich in der späteren Kindheit, in einigen Fällen auch erst im erwachsenen Alter. Sie befällt in der Regel mehrere Mitglieder einer Familie, manchmal durch mehrere Generationen hindurch, Knaben und Mädchen nicht verschonend, erstere aber doch meist bevorzugend. Es kommen aber auch ganz isolierte Fälle vor. Hat das Leiden in einer Familie Eingang gefunden, so kann es einzelne Glieder derselben oder auch ganze Generationen überspringen, um in der Deszendenz doch wieder aufzutauchen.

Die Krankheit ist also ausgesprochen endogen, entwickelt sich auf angeborenen Grundlagen. Akzidentellen ätiologischen Faktoren, Durchnässungen und Erkältungen, Traumen, postinfektiösen Kachexieen und Intoxikationen, kann daher wohl nur eine auslösende oder die Entwicklung des Leidens begünstigende Einwirkung zugesprochen werden.

Sehr charakteristisch ist die Anordnung der Symptome, bzw. die Lokalisation der Myatrophie. Die Kranken selbst werden ihres Leidens durch die beim Gehen bemerkbare Müdigkeit und Schwäche in den Füßen, dann aber auch durch die Haltungsveränderung der Füße gewahr, die den Gebrauch der Fußbekleidung behindert.

Die bei der Untersuchung nachweisbaren Zeichen der Parese, bzw. der Lähmung und umschriebener Muskelatrophie zeigen sich zuerst an den kleinen Fußmuskeln, wodurch die Knochenlinien des Fußrückens heraustreten, die Fußsohle vertieft, der mediale Fußrand abgeflacht wird. Frühzeitig tritt auch Lähmung und Atrophie der dem Nervus peroneus zugehörigen Muskeln des Unterschenkels auf, vor allem des Extensor hallucis longus, dann auch des Extensor digitorum, der Peronei, auch des Tibialis anticus. Die Vorder- und Außenseite des Unterschenkels erscheint dadurch abgemagert, die Hebung des Fußes, namentlich des äußeren Fußrandes wird unmöglich, ebenso die Dorsalflexion der Zehen, vor allem der großen Zehen. Die Fußspitze hängt infolgedessen wie bei der Peroneuslähmung mit plantarflektierten gekrallten Zehen beim Erheben des Beines zu Boden. Anfänglich und zuweilen auch über längere Zeit hin bleibt der Fuß dabei in den Fußgelenken gut, ja abnorm beweglich, er schlottert im Sprunggelenk bei passiven Bewegungen. Da sich aber mit der Zeit mehr und mehr der Kontrast in der Wirkungsfähigkeit der atrophischen Fuß- und Zehenheber und der wesentlich besser erhaltenen Muskeln an der Beugeseite des Unterschenkels, der Wadengruppe ausbildet, kommt es zu Contracturen (Abb. 88). Es entwickelt sich, symmetrisch auf beiden Seiten, eine nicht mehr auszugleichende Spitz- und Klumpfußbildung, ein Pes equino-varus. Da in der Folgezeit meist auch der Triceps surae (Gastrocnemius und Soleus) von der Atrophie befallen wird, so daß die Rundung der Wade verloren geht, kann auch die Plantarflexion des Fußes wieder zurücktreten, die Contracturstellung wird dann beherrscht von den langen Zehenbeugern und dem oft sehr lange noch kräftig bleiben-den Tibialis posticus, der bei völlig fehlender Wirkung der Peronealmuskeln eine Einwärtsdrehung des Fußes mit Hohlfußbildung erzeugt. Die Zehen können dann auch passiv nicht mehr gestreckt werden. Die Kranken treten nur mehr mit dem äußeren Fußrand, ja sogar mit der dorsalen Außenseite des Fußes, auf der sich Schwielen bilden auf, und da es sich meist um jugendliche Kranke handelt, können die Fuß-wurzelknochen aus ihrer natürlichen Lage verdrängt und verschoben werden.

Die Muskeln der Oberschenkel werden spät und in geringerem Grade atrophisch. Dagegen zeigt sich schon früher, in seltenen Fällen auch der Lähmung der Füße vorangehend, eine Atrophie und dieser ganz entsprechende Lähmung der kleinen Handmuskeln und der Extensoren am Vorderarm, mit Krallenhandstellung und Verjüngung der distalen Abschnitte des Armes, wie sie bei der spinalen Muskelatrophie be-schrieben wurde. In späteren Krank-

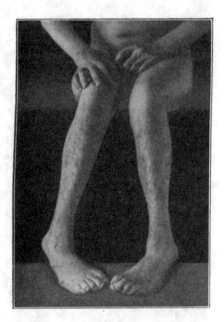

Abb. 88. Haltung der Füße bei neuro-tischer Muskelatrophie.
(Erlanger Medizinische Klinik.)

heitsstadien beteiligen sich dann auch die Oberarm- und Schultermuskeln in mäßigem Grade an dem Muskelschwunde, während die Muskeln des Gesichts und des Rumpfes, auch die bulbären Gebiete meist verschont bleiben und daher die Muskelatrophie in diesen Fällen auch nur sehr selten eine die Gesundheit und das Leben in ernstlicher Weise bedrohende Ausdehnung gewinnt.

Die atrophischen Muskeln zeigen zuweilen, jedoch nicht regelmäßig, fibrilläre Zuckungen. Ihre elektrische Erregbarkeit ist bei indirekter und direkter Reizung stets quantitativ dem Grade der Atrophie entsprechend herabgesetzt, unter Umständen ganz erloschen. In den stärker befallenen Gebieten, den Peronealmuskeln, den kleinen Handmuskeln usw. läßt sich partielle oder totale Entartungsreaktion nachweisen.

Die Sehnen- und Periostreflexe sind, soweit die Atrophie reicht, stets, nicht selten auch an den Extremitäten durchweg erloschen oder hochgradig abgeschwächt. Die Hautreflexe zeigen keine Veränderung, soweit sie nicht auch durch den Ausfall atrophisch gewordener Muskelgebiete oder durch die Contracturen notwendigerweise eingeschränkt sind.

Die Sensibilität ist zwar nicht erheblich gestört, doch bleibt sie in vielen Fällen nicht ganz intakt: es werden schmerzhafte Empfindungen und Parästhesien in den atrophischen Gliedern beobachtet, die nicht allein durch die Haltungs- und Bewegungs-Veränderungen erklärt werden können, auch Abstumpfung der oberflächlichen Sensibilität bis zur völligen Anästhesie an den Füßen. Diese zeigen ein zyanotisches Aussehen und fühlen sich kühl an. Stärkere trophische Störungen entwickeln sich nicht. Auch fehlen Blasen- oder Mastdarmstörungen.

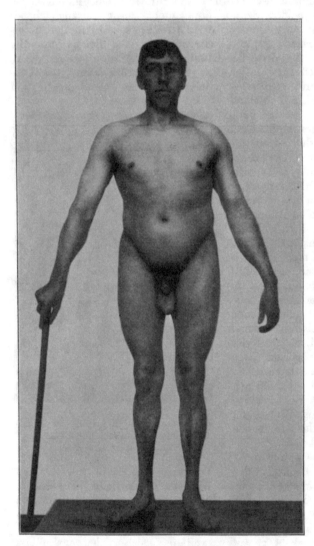

Abb. 89. Neurotische Muskelatrophie.
Auffallende Verdünnung an den peripherischen Abschnitten der Extremitäten, besonders den Unterschenkeln.
(Nach Schoenborn und Krieger.)

Die pathologisch-anatomischen Untersuchungen haben gezeigt, daß dieses Krankheitsbild durch degenerative Veränderungen in den die atrophischen Muskeln versorgenden peripherischen Nerven, besonders in ihren distalen intramuskulären Verzweigungen bedingt ist. Daneben finden sich Atrophien in den entsprechenden Segmenten der grauen Vordersäulen des Rückenmarks. Auch in den Hintersträngen (Funiculi graciles Goll) sind chronische Veränderungen nachgewiesen worden. Die Veränderungen in den atrophischen Muskeln entsprechen dem von der spinalen Muskelatrophie entworfenen Bilde des schweren Muskelschwundes mit bindegewebigen Veränderungen des Muskelparenchyms, während Fetteinlagerungen meist vermißt werden und echte Muskelhypertrophie nur selten in den gut erhaltenen, zum Teil durch Ersatztätigkeit gestärkten Muskeln vorkommt.

Die **Diagnose** gründet sich auf den Beginn im Kindesalter, den sehr protrahierten Verlauf, die eigenartige Lokalisation des symptomatisch der spinalen Muskelatrophie gleichenden Muskelschwundes nach dem Peroneal-Vorderarmtypus. Eine ganz strenge Abgrenzung von der spinalen Muskelatrophie läßt sich angesichts der in manchen Beziehungen übereinstimmenden anatomischen Veränderungen nicht immer durchführen, und auch zur myopathischen Dystrophie, die freilich in der Regel von proximal gelegenen Muskelgruppen ausgeht, finden sich Übergänge. Die echte Polyneuritis entwickelt sich viel rascher zu einer zuweilen wohl ähnlich lokalisierten, aber doch meist viel ausgedehnteren Lähmung, zeigt auffallendere sensible Störungen (Schmerzen, Ataxie) und läßt nach stürmischem Verlauf eine Rückkehr der Bewegungsfähigkeit zu, während die neurotische Muskelatrophie in ihrer symmetrisch ganz allmählich fortschreitenden Ausbreitung irreparable Defekte setzt. Das stetige, über viele Jahre hin fortgesetzte Anwachsen des Muskelschwundes aus geringfügigen Anfängen in der Peripherie unterscheidet sie auch von der Poliomyelitis.

Als interstitielle hypertrophierende progressive Neuritis ist eine diesem Leiden nahestehende Erkrankung mit ähnlich lokalisiertem Muskelschwunde, den gleichen Störungen der elektrischen Erregbarkeit und mit leichteren Sensibilitätsstörungen beschrieben worden, die gleichfalls familiär auftreten kann. Sie unterscheidet sich von der peronealen Form der Muskelatrophie durch die objektiv nachweisbaren Verdickungen der peripherischen Nerven (Peroneus, Ulnaris), sowie durch die Komplikation mit ausgesprochenen Koordinationsstörungen.

Die **Prognose** ist hinsichtlich der Lebensfähigkeit der Kranken nicht gerade ungünstig. Die Bewegungsfähigkeit und die Möglichkeit einer Berufsbetätigung werden aber doch wohl stets in hohem Maße beeinträchtigt, zumal, wenn auch die oberen Extremitäten in stärkerem Grade befallen sind.

Die **Therapie** vermag den Muskelschwund nicht aufzuhalten. Durch frühzeitige Schonung, Massage und elektrische Behandlung, sowie durch eine sorgsame allgemeine Körperpflege mag immerhin das Tempo der Progredienz einigermaßen beeinflußt werden, auch wird der Zustand der Kranken durch eine vorsichtige Kräftigung der erhaltenen Muskeln in Übung und Gebrauch entschieden erträglicher gestaltet. Die in der Regel am meisten störenden Form- und Haltungsveränderungen der Füße lassen sich durch Stützapparate auf die Dauer nicht beseitigen oder zurückhalten. Die Funktion der erhaltenen Muskeln, namentlich des Tibialis posticus, zwingt den Fuß, wenn er überhaupt gebraucht werden soll, immer wieder in die abnorme Stellung. Wie bei allen progressiven Muskelatrophien bieten auch plastische Operationen wenig Aussicht auf einen Dauererfolg. Am meisten kann der Gang und die Haltung der Kranken noch dadurch verbessert werden, daß man nach Lösung der in Contractur verkürzten Sehnen das Sprunggelenk in korrigierter Stellung operativ (durch Arthrodese) für alle Zeit versteift und damit der Aktion der besser erhaltenen Muskeln des Beckens und der Oberschenkel eine sichere Stütze für das Auftreten verleiht.

g) Die subakute und chronische Poliomyelitis.
Von
Fr. Jamin-Erlangen.

In seltenen Fällen kommt bei Erwachsenen eine streng auf das peripherische motorische System beschränkte, mit Muskelschwund verbundene Erkrankung zur Beobachtung, die sich in der Lokalisation der Lähmung und der Myatrophie, wie in der Entwicklungsfolge der Erscheinungen sowohl von der spinalen progressiven Muskelatrophie, wie von den akut entzündlichen Erkrankungen der Vordersäulen und der peripherischen motorischen Nerven unterscheiden läßt.

Wahrscheinlich handelt es sich dabei um subakut und chronisch verlaufende Entzündungsprozesse mit Degeneration und Atrophie in den grauen Vordersäulen des Rückenmarks, die ihre Entstehung einer elektiven Wirkung chronischer Vergiftungen verdanken. Bleivergiftung, Autointoxikationen, Diabetes mellitus kommen als ursächliche Momente in Betracht. Möglicherweise begünstigen traumatische Erschütterungen die eigenartige Lokalisation des Krankheitsprozesses. Im pathologisch-anatomischen Bilde haben sich sowohl chronisch entzündliche Gefäßveränderungen, wie ausgedehnte degenerativ-atrophische Veränderungen an den Ganglienzellen und dem Fasergehalt in den Vorderhörnern nachweisen lassen.

Im klinischen Bilde herrschen zunächst die Lähmungserscheinungen vor. Unvermittelt tritt ohne die Anzeichen einer stürmischen Allgemeinerkrankung meist zuerst an den Beinen eine Schwäche auf, die sich im Verlauf einiger Tage zu ausgedehnter Extremitätenlähmung steigert, dabei aber doch meist inkomplett bleibt, einzelne Muskelgruppen stärker befällt, andre verschont. Die Ausdehnung der Lähmung hält sich nicht an bestimmte Grenzen. In unregelmäßiger Folge kann ein Glied nach dem andren befallen werden, oder es kommt zur Lähmung beider Beine, auch beider Arme allein. Nach Wochen und Monaten sind zuweilen alle vier Extremitäten paralytisch geworden, auch die Muskeln des Rumpfes bleiben nicht intakt, und in den ausgesprochen progressiven Fällen stellt sich schließlich auch eine Lähmung bulbären Charakters ein, die mit der Lähmung der Respirationsmuskeln zum Tode führen kann.

Erst nachdem sich schon einige Zeit die schwere motorische Funktionsstörung bemerkbar gemacht hat, zeigt sich in den gelähmten Gebieten der „degenerative" Muskelschwund. Die Muskeln nehmen rasch und in ausgedehntem Maße an Volumen ab, werden schlaff und weich. Sie zeigen in der Regel fibrilläre Zuckungen. Die elektrische Prüfung läßt Herabsetzung der elektrischen Erregbarkeit und partielle oder totale Entartungsreaktion auch in gelähmten, aber noch wenig atrophischen Muskeln erkennen. Die Sehnenreflexe sind stark abgeschwächt oder ganz aufgehoben, auch die Hautreflexe sind der Lähmung entsprechend herabgesetzt.

Die Sensibilität bleibt in den reinen Fällen, wenn nicht eine diffusere Schädigung des Rückenmarks vorliegt, in allen Qualitäten intakt. Insbesondere fehlen stärkere sensible Reizerscheinungen, desgleichen trophische Störungen, Störungen von seiten der Urogenital- und Darminnervation.

Nicht immer schreitet das Leiden fort bis zur Lähmung aller vier Extremitäten, des Rumpfes und der motorischen Hirnnerven. Es kann nach Wochen zum Stillstand kommen mit Hinterlassung eines mehr oder weniger ausgedehnten paralytischen und atrophischen Defekts, der sich nicht mehr zurückbildet, oder es kann auch noch nach Monaten eine weitgehende Besserung des Zustandes bis zur Heilung eintreten.

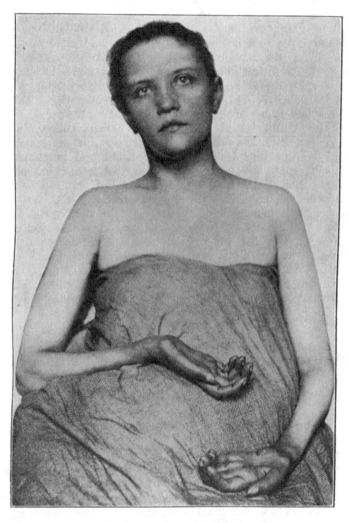

Abb. 90. Poliomyelitis anterior chronica.
Schwere atrophische Lähmung beider Hände, links auch Atrophie des Deltoideus und des Brachioradialis.
(Nach Schoenborn und Krieger.)

Differenzialdiagnostisch kommt die häufige Polyneuritis in Betracht, die zu Verwechslung mit der chronischen Poliomyelitis Anlaß gegeben hat. Sie unterscheidet sich jedoch von dieser durch den meist rascheren Verlauf und vor allem durch das Hervortreten sensibler Reiz- und Ausfallerscheinungen, starker Schmerzen, Druckempfindlichkeit der Glieder und der Nervenstämme, Gefühlsstörungen und Ataxie. Bei der spinalen Muskelatrophie

und der neurotischen Myatrophie entwickeln sich die schärfer umgrenzten
Funktionsstörungen durchaus entsprechend dem Grade des Muskelschwundes
und mit diesem zu gleicher Zeit, jedoch, von Faser zu Faser fortschreitend,
viel langsamer, als bei der chronischen Poliomyelitis, die gleich in rascher
Folge ganze Muskelgruppen lähmt.

Die Prognose kann im Beginn der Lähmung zweifelhaft sein. Bleibt
die Funktionsstörung bald begrenzt auf ein kleineres Gebiet und findet sich
nach Entwicklung der Atrophie nur partielle Entartungsreaktion (Mittel-
form), so sind die Aussichten auf eine Erholung nicht ungünstig. Zeigt
jedoch die längere Beobachtung, daß die schlaffe atrophische Lähmung unaufhaltsam fortschreitet, so muß ein Ergriffenwerden der lebenswichtigen
Muskelgebiete und damit letaler Ausgang befürchtet werden.

Die Behandlung ist in den fortgeschrittenen Fällen nach den für
die akute Poliomyelitis und die spinale Muskelatrophie geltenden Prinzipien
zu leiten. Im Beginn der Lähmung ist Bettruhe und peinliche Schonung
der Muskulatur angezeigt, auch die Massage ist nur mit Vorsicht anzuwenden, wenig eingreifende galvanische Behandlung mit der Anode jedenfalls der Anwendung faradischer Ströme vorzuziehen. Erst bei merklichem
Rückgang der Erscheinungen muß die Regeneration der Nerven und Muskeln
durch fleißige methodische Behandlung mit dem konstanten Strom gefördert
werden. Wo ein Verdacht auf toxische Ätiologie gegeben ist, wird deren
Ausschaltung durch diätetische Maßnahmen, Schwitzkuren und Bäder, auch
medikamentöse Nachhilfe (Jodkali, Salicylpräparate) mit genauer Kontrolle
der Entleerungen anzustreben sein. Auch die Möglichkeit, daß sich ähnliche Krankheitsbilder nach syphilitischer Infektion entwickeln können, wird
bei der Therapie berücksichtigt werden müssen.

---

h) Die kombinierten Strangerkrankungen des Rückenmarks.

Von
Fr. Jamin - Erlangen.

Die eingehende anatomische Untersuchung der endogenen angeborenen
und durch hereditäres und familiäres Vorkommen ausgezeichneten primären
Strangerkrankungen des Rückenmarks (Friedreichsche Ataxie, spastische
Spinalparalyse) zeigte, daß dabei nicht selten eine kombinierte Läsion
mehrerer Systeme in den Seitensträngen und den Hintersträngen des Rückenmarks nachgewiesen werden kann, wenn auch das klinische Krankheitsbild
durch das Vorherrschen der Funktionsstörung in einer Systemgruppe, bei
der spastischen Spinalparalyse der Pyramidenstränge, bei der Friedreichschen
Ataxie der Hinterstränge und der Kleinhirnseitenstränge, beherrscht wird.
Es lag daher nahe, anzunehmen, daß Symptomenbilder, die eine annähernd
gleichartige Funktionsstörung in den verschiedenen sensiblen und motorischen
Rückenmarkssträngen vermuten lassen, auch durch eine primäre elektive
Schädigung in den Fasersystemen der Hinterstränge und der Seitenstränge
hervorgebracht werden, sei es, daß diese durch eine besondere angeborene
Schwäche dieser Systeme gegenüber der Abnutzung oder allgemeiner Schäd-
lichkeiten bedingt ist, oder daß sie durch eine spezifische Wirkung toxischer
Einflüsse auf diese Strangsysteme entsteht. In der Tat liegt eine Reihe
von Beobachtungen vor, in denen das klinische Krankheitsbild fast aus-

schließlich eine Funktionsstörung der langen Rückenmarksbahnen, namentlich der PyVS, der PySS, der HS und der KlHSS erkennen läßt, und auch der anatomische Befund die Annahme einer reinen primären kombinierten Strangerkrankung zu bestätigen scheint. Sieht man jedoch von den zweifellos primären endogenen Strangerkrankungen ab, die in den Kapiteln der Friedreichschen Ataxie und der spastischen Spinalparalyse besprochen sind, und läßt die mannigfach kombinierten Erscheinungen der Tabes, als einer' exogenen Erkrankung, beiseite, so liegen die pathogenetischen Verhältnisse für die vereinzelt vorkommenden Fälle klinisch nachweisbarer kombinierter Strangerkrankung doch wesentlich komplizierter.

Pathologische Anatomie. Neuere Untersuchungen von Nonne und Fründ, Henneberg und andren Autoren haben nämlich gezeigt, daß in den meisten hierher gehörigen Fällen die im Rückenmark nachweisbaren Degenerationen zwar im großen und ganzen dem Verlauf der langen Fasersysteme der Pyramidenbahnen, der Hinterstränge und der Kleinhirnseitenstrangbahnen entsprechen, daß sie aber doch nicht streng an diese Systeme gebunden sind, sondern teils bestimmte Partien des Markmantels, namentlich die der grauen Substanz zunächst benachbarten verschonen, teils in unregelmäßiger Begrenzung in verschiedenen Höhen der Rückenmarks in verschiedener Weise und oft asymmetrisch über das Areal der bekannten Faserzüge hinausgreifen. Diese Variationen in der Ausdehnung der Degeneration auf dem Querschnitt der einzelnen Strangsysteme lassen sich nicht hinreichend durch die individuellen Differenzen in der Ausbildung der physiologisch verschiedenwertigen Systeme erklären. Dazu kommt, daß sich fließende Übergänge von solchen scheinbar noch rein systematisch angeordneten Strangdegenerationen zu ausgesprochen herdförmigen Erkrankungen im Markmantel der Rückenmarks finden.

An jenen Stellen, an denen die Strangdegenerationen in den Hinter- und Seitensträngen am stärksten ausgebildet sind, im Dorsalmark oder im Halsmark, lassen sich an Stelle der degenerierten Hinterstränge und im Zentrum der ausgefallenen Pyramidenseitenstränge dichte sklerotische Gliawucherungen nachweisen, während die gleichfalls vernichteten Kleinhirnseitenstrangbahnen durch ein lockeres Gliafasernetz ersetzt sind. Inmitten der Sklerosen werden aber häufig Verdickungen, hyaline Degenerationen und perivasculare Infiltrationen oder Sklerosen an den Gefäßen gefunden, die, zumal sie auch sonst im Markmantel verstreut aufgefunden werden, die Annahme begründet erscheinen lassen, daß es sich hier nicht um **primäre Degeneration der Strangfasern,** sondern um das narbige **Endresultat lokaler, vom Gefäßapparat ausgehender Herderkrankungen des Marks** handelt. Durch Konfluieren kleiner Markherde geht zusammen mit den Erscheinungen auf- und absteigender Degeneration aus dem Bilde einer disseminierten Myelitis das Bild einer scheinbaren, aber keineswegs streng abgegrenzten Strangerkrankung hervor. Für die eigenartige Anordnung der Herderkrankung ist die dürftige Gefäßversorgung des Markmantels aus den kleinen Ästen der Randarterien des Rückenmarks maßgebend, in deren Gebiet naturgemäß bei leichteren Zirkulationsstörungen, Sklerose der feinsten Verzweigungen u. dgl. Schädigungen leichter auftreten, als in der viel reicher durchbluteten grauen Substanz. Immerhin mag auch hierbei wie bei anderen den Rückenmarksquerschnitt diffus treffenden Schädigungen die erhöhte Vulnerabilität der langen Bahnen besonders der Hinterstränge und der Pyramidenbahnen die Anordnung der Degenerationen und namentlich die Verteilung der funktionellen Störungen beeinflussen. Auch ist beim Vergleich der anatomischen Befunde mit dem klinischen Krankheitsbilde in Betracht zu ziehen, daß das anatomische Bild, namentlich soweit es sich auf die Degeneration der Markscheiden allein beschränkt und nicht die Beschaffenheit der Achsenzylinder mit berücksichtigt, die funktionellen Störungen nicht vollauf zu deuten vermag. So erklärt es sich auch, daß unter Umständen bei ausgedehnten anatomischen Veränderungen in den Rückenmarkssträngen nur geringfügige Funktionsstörungen beobachtet werden konnten, und umgekehrt. Die Kleinhirnseitenstrangbahnen sind nur dann an dem pathologischen Prozesse systematisch beteiligt, wenn die Degeneration der Seitenstränge im oberen Dorsalmark eine erhebliche geworden ist, weil dann die von den Clarkeschen Säulen nach dem Seitenstrange ziehenden Faserzüge auf ihrem Wege durch die Seitenstrangherde eine Schädigung erfahren. Die Clarkeschen Säulen werden selbst oft intakt gefunden, in anderen Fällen sind auch sie, wahrscheinlich durch retrograde Degeneration, atrophisch geworden.

Wenn daher auch wahrscheinlich die kombinierten Strangerkrankungen nicht durch eine primäre elektive Schädigung der Systeme, sondern durch disseminierte Herderkrankungen infolge von Zirkulationsstörungen, Ischämie oder doch vom Gefäßapparat ausgehender Schädigung im Markmantel zustande kommen, so gibt doch gerade in vielen Fällen die Bevorzugung der Hinterstrangbahnen, der Pyramidenbahnen und der Kleinhirnseitenstrangbahnen diesen Degenerationsprozessen ein eigentümliches Gepräge und berechtigt dazu, diese auch im klinischen Verlauf von den akut myelitischen Prozessen sich unterscheidenden Krankheitsformen als eine gesonderte Gruppe zu betrachten.

Ätiologie. Die Ursachen der angeführten pathologischen Veränderungen, die meist erst im Stadium der sekundären und narbigen Folgezustände zur anatomischen Untersuchung kommen, sind mannigfacher Natur. Bei einer Reihe von infektiösen und toxischen Schädlichkeiten, bei septischen, chronisch nephritischen und tuberkulösen Prozessen, bei Pellagra, bei Alkoholismus, Diabetes, Carcinomatose, Bleivergiftung können kombinierte Strangerkrankungen entstehen, auch die Syphilis kann ein ähnliches Krankheitsbild hervorrufen. Besonders häufig scheinen sich die verbreiteten Schädigungen des Markmantels des Rückenmarks bei schwer anämischen und kachektischen Zuständen, bei perniziöser Anämie, auch bei Leukämie, zu entwickeln. Bei vielen dieser konstitionellen Erkrankungen kommt wohl auch den durch arteriosklerotische Veränderungen an den kleinsten Gefäßen bedingten Zirkulationsstörungen eine besondere Bedeutung zu und es ist wohl möglich, daß Traumen mit allgemeiner Rückenmarkserschütterung dabei eine auslösende Wirkung auszuüben vermögen.

Symptomatologie. Je nach der Art der Krankheitsursachen und der Ausdehnung der pathologischen Prozesse im Rückenmark bzw. der durch diese veranlaßten funktionellen Schädigungen kann sich das Krankheitsbild der kombinierten Strangerkrankung in verschiedenartiger Weise entwickeln. Der Krankheitsverlauf ist nicht so selten ein ganz akuter mit rascher Entfaltung weitgehender spinaler Funktionsstörungen, in andren Fällen zeigt die Erkrankung mehr subakuten Verlauf, in ihren Erscheinungsformen mit der Ausbreitung der Veränderungen nach verschiedenen Höhen des Marks und im Querschnitt der weißen Fasersysteme wechselnd. Auch eine chronisch ganz langsam fortschreitende Ausgestaltung der Symptomenkomplexe wird beobachtet. Im Beginn der Erkrankung macht sich diese mitunter nur durch leichte subjektive Gefühlsstörungen, Parästhesien, wohl auch leichte Schmerzen vom Charakter der Wurzelreizsymptome bemerkbar, und es gibt Fälle, in denen erheblichere objektiv nachweisbare spinale Ausfallserscheinungen gar nicht zur Entwicklung kommen. Meist aber führen doch die strangförmigen Degenerationen auch zu deutlich erkennbaren Funktionsstörungen in den Seitensträngen vorwiegend den Pyramidenbahnen einerseits und den Hintersträngen, wohl mit Einschluß der Einstrahlungsgebiete der hinteren Wurzeln andrerseits. Dazu kommen noch die eventuell durch eine Beteiligung der Kleinhirnseitenstrangbahnen und der Vorderseitenstränge bedingten Ausfallserscheinungen.

Vorwiegend treten zwei Symptomengruppen in Konkurrenz, wie sie für die Hinterstrangaffektion die Tabes, bzw. die Friedreichsche Krankheit, für die Seitenstrangaffektion die spastische Spinalparalyse kennen gelernt hat. Durch die Vereinigung beider, bzw. eine Überlagerung der Symptomengruppen entstehen dann verschiedene Typen der kombinierten Systemerkrankung. (Oppenheim, E. Müller.) Die Hinterstrangdegeneration allein führt zum Verlust der Tiefensensibilität, zu Ataxie, zu Hypotonie der Glieder und zum Verlust der Sehnenreflexe. Die Degeneration der Pyramidenseitenstrangbahnen hat Paresen der Extremitäten, besonders an den Beinen mit Prädilektion der Verkürzer, Synergismen (Tibialisphänomen usw.), bei längerer Dauer Neigung zu Contracturen, Veränderungen der Hautreflexe (Babinski, Oppenheim), Steigerung der Sehnenreflexe und vor allem Hypertonie der Muskeln zur Folge. Fallen beide Systemerkrankungen zusammen, so müssen sich die Erscheinungen zum Teil gegenseitig aufheben, je nachdem die Affektion der Hinterstränge oder die der Seitenstränge graduell und nach ihrer räumlichen Ausdehnung überwiegt. Beherrscht, wie es häufig der Fall ist, die funktionelle Läsion der Pyramidenbahnen das klinische Bild, so treten die Erscheinungen der Hypertonie, der spastischen Paraparese, meist, da es sich um Erkrankungen des Dorsalmarks handelt, an den Beinen allein mit Steigerung der Sehnenreflexe, Synergismen, Veränderung der Hautreflexe in den Vordergrund, und die Affektion der Hinterstränge macht sich nur durch leichte Störungen der Tiefensensibilität an den distalen Abschniten der Extremitäten, sowie durch ataktische Bewegungsstörungen geltend, die noch bei Beteiligung der Kleinhirnseitenstrangbahnen durch die Erscheinungen der statischen Ataxie vermehrt sein können. Es kommt dann zu dem häufig beobachteten Symptomenkomplex der spastisch ataktischen Paraparese.

Überwiegt dagegen die Schädigung der Hinterstränge, oder gewinnt sie allmählich das Übergewicht über die Seitenstrangläsion, so nimmt das Krankheitsbild mehr tabischen Charakter an. Die Ataxie macht sich in erheblicherem Grade geltend, die Sensibilitätsstörungen treten deutlicher hervor, die Sehnenreflexe verschwinden. Zuweilen wird sogar die Parese der unteren Extremitäten eine schlaffe, die Muskeln werden atonisch. Unter Umständen bleibt jedoch gerade ein gewisser Grad von Hypertonie bei fehlenden Sehnenreflexen als Anzeichen der gleichzeitig bestehenden Seitenstrangläsion bestehen und läßt außer der Veränderung der Hautreflexe (Babinski usw.), außer einer leichten Parese nach dem Prädelektionstypus und charakteristischen, schließlich in Contracturen übergehenden Haltungsveränderungen der Beine (Dorsalflexion

der großen Zehe, Supination des Fußes mit Equinusstellung) diese Beteiligung der Pyramidenbahnen an dem Krankheitsprozeß erschließen.

Ausgedehntere Sensibilitätsstörungen auch im Gebiete der Ober-
flächenempfindung lassen wohl auf eine Beteiligung der Vorderseitenstrang-
bahnen schließen. Es ist bemerkenswert, daß sie auch bei kombinierten
Systemerkrankungen der oben geschilderten, mehr pseudosystematischen Form
zuweilen mit scharfer Abgrenzung nach oben vorkommen können und so
eine reine Querschnittsläsion vorzutäuschen vermögen (Nonne, Fründ). Ins
Gebiet der Hinterstrangaffektionen im weiteren Sinne gehören die sehr häufig
bei einschlägigen Krankheitsfällen beobachteten Störungen der Blasenfunktion: Harnverhaltung, häufiger unüberwindlicher Harnandrang, endlich
Verlust der willkürlichen Regulierung der Blasenfunktion. Auch Mastdarmstörungen, Stuhlverhaltung, Eukoprose kommen vor.

In seltenen Fällen macht der degenerative Prozeß auch vor den
höheren bulbären Abschnitten des Zentralnervensystems nicht halt und
führt zu den dem spastischen Symptomenkomplex zugehörigen Phänomenen
des Zwangsweinens und Zwangslachens, zu Dysarthrie, Nystagmus, Schwindel
und hochgradiger cerebellarer Ataxie.

Die sensorischen Gehirnnervengebiete beteiligen sich in der Regel nicht
an dem Krankheitsprozeß. Einigemal wurde eine Neuritis optica jedoch
in Analogie zu gewissen Formen der disseminierten Myelitis auch bei der
kombinierten Strangerkrankung nachgewiesen. Die Pupillenphänomene sind
bei letzterer nicht verändert oder beeinflußt.

Die **Diagnose** einer kombinierten Strangerkrankung ist schwierig und
nur mit Vorsicht zu stellen. Sie kann sich stützen auf den Nachweis der
Vereinigung von Hinterstrangsymptomen mit Seitenstrangsymptomen, bei
Überwiegen entweder des tabischen oder des spastischen Symptomenkomplexes, bei völligem Fehlen von Anzeichen einer Herderkrankung im Grau des
Rückenmarks (dissoziierten Sensibilitätsstörungen, degenerativen Lähmungen
und lokalisierten Muskelatrophien) und Fehlen von Reizsymptomen seitens
der hinteren Wurzeln (heftigere Schmerzen). Auch der von unvermittelt
auftretenden Exacerbationen meist freie Krankheitsverlauf ist einigermaßen
bezeichnend. Zu beachten ist, daß auch bei der Tabes nicht selten eine
kombinierte Strangerkrankung, eine Mitbeteiligung der Seitenstränge auftritt, ebenso bei der progressiven Paralyse: der Nachweis von Pupillenstörungen, lancinierenden Schmerzen, die Untersuchung des Liquor cerebrospinalis wird unter Umständen die tabische Natur der Veränderungen erkennen lassen. Ferner müssen alle jene spinalen Erkrankungen, die durch
eine disseminierte Schädigung oder eine leichtere Querschnittsläsion zunächst
eine Funktionsstörung der Hinterstränge und der Seitenstränge hervortreten lassen, wie die durch heftigere Schmerzen und gelegentlich frühzeitig auftretende periphische Lähmungen ausgezeichnete Lues cerebrospinalis, Rückenmarkskompression, spinale Gliose usw. ausgeschlossen werden, ehe an eine kombinierte Strangerkrankung gedacht
werden kann. Die Unterscheidung von der spastisch-ataktischen Paraparese
der multiplen Sklerose ermöglicht der Nachweis der bei dieser selten
fehlenden rein atrophischen Optikusaffektion, des Intentionstremors, des
Fehlens der Bauchdeckenreflexe in den Frühstadien der multiplen Sklerose
(E. Müller).

Prognose. Die hier besprochenen Formen systematischer Erkrankung
des Markmantels lassen in der Mehrzahl der Fälle keine günstige Voraus-

sage stellen. Die degenerativen Prozesse breiten sich meist mehr und mehr aus und führen mit mehr oder weniger rasch fortschreitender Funktionsbeschränkung und den durch die Blasenstörung, eventuell auch Decubitus veranlaßten Komplikationen im Laufe weniger Jahre zum letalen Ausgang. Dabei macht sich natürlich auch die Verminderung der allgemeinen Widerstandsfähigkeit durch die dem Leiden zugrunde liegenden konstitutionellen Veränderungen, Blutkrankheiten, chronische Intoxikationen und Infektionen nachteilig geltend. Immerhin ist ein Stillstand des Leidens nicht ausgeschlossen, ja es kann wohl auch mit einer Besserung des Allgemeinzustandes gelegentlich eine weitgehende Restitution mit Zurückbleiben kleinerer funktioneller Defekte eintreten.

Die **Therapie** hat vor allem den Allgemeinzustand der Kranken zu berücksichtigen und die Beseitigung toxischer Schädlichkeiten, die Hebung des Ernährungszustandes, bei Anämischen, soweit möglich, die Anregung der Blutbildung anzustreben. Die diätetische und medikamentöse Behandlung richtet sich daher vorwiegend nach der Art des internen Leidens. Die Möglichkeit einer syphilitischen Gefäßerkrankung darf nicht übersehen werden.

In Rücksicht auf die spinalen Störungen ist tunlichste Schonung und Ruhehaltung zur Vermeidung jeder Erschöpfung der oft funktionell eben noch in bescheidenem Umfang leistungsfähigen Systeme geboten. Daher sind alle forcierten Bewegungsübungen und Badeprozeduren kontraindiziert. Hingegen empfiehlt sich eine sorgfältige Hautpflege, mit vorsichtiger Förderung der Diaphorese; die Blasenentleerung ist wohl zu überwachen, desgleichen muß für regelmäßige Stuhlentleerungen gesorgt werden. Nach längerem Stillstand der Funktionsstörungen und bei sichtlicher Hebung des allgemeinen Kräftezustandes kann man allmählich mit langsam steigenden Bewegungsübungen beginnen. Galvanisation des Rückens entlang der Wirbelsäule kann empfohlen werden. In den schweren progressiven Fällen vermag eine sorgfältige Pflege, entsprechende Lagerung zur Vermeidung von Decubitus usw. dazu beizutragen, den durch die Ataxie und Lähmung ans Bett gefesselten Kranken quälendes Leiden zu ersparen.

i) Bulbärparalytische Erkrankungen.

Von

Fr. Jamin-Erlangen.

1. Die progressive Bulbärparalyse.

Paralysis glosso-labio-pharyngea progressiva.

Die progressive Bulbärparalyse gehört zu den systematischen Erkrankungen des motorischen Nervensystems und ist den mit einer primären Vernichtung des peripherischen motorischen Neurons und den klinischen Erscheinungen der Lähmung und des degenerativen Muskelschwunds einhergehenden spinalen Krankheiten nahe verwandt. Auch bei der spinalen progressiven Muskelatrophie werden häufig, bei der amyotrophischen Lateralsklerose fast regelmäßig neben den grauen Vordersäulen des Rückenmarks die diesen funktionell gleichwertigen Kerne der motorischen Hirnnerven mit Ausnahme der Augenmuskelnervenkerne von dem krankhaften Vorgang allmählich fort-

schreitender Atrophie betroffen. In seltenen Fällen bleibt aus bisher unbekannten Gründen die primäre Schädigung des motorischen Systems von
vornherein auf diese bulbären motorischen Kerne des verlängerten Marks
und der Brückengegend beschränkt, und es entwickelt sich dann der wohlcharakterisierte Symptomenkomplex einer fortschreitenden Lähmung und
Myatrophie im Bereich der Zungen-, Gesichts-, Gaumen-, Schlund- und
Kehlkopfmuskulatur, das Bild der progressiven Bulbärparalyse.

Dieses wird, von wenigen atypischen Ausnahmen im Kindesalter abgesehen, in der Regel im höheren Lebensalter beobachtet, meist um das
50. Lebensjahr, kaum vor dem 35. bis 40. Familiäres Auftreten ist nur sehr
selten ermittelt worden, in der Regel handelt es sich um vereinzelt auftretende
Fälle. Gleichwohl ist die Annahme einer angeborenen Schwäche der bulbären
Kernzentren als Grundlage des Leidens wohl nicht unberechtigt in Analogie
zu den andren verwandten systematischen motorischen Krankheiten und in
Ermanglung sicher nachweisbarer exogener Krankheitsursachen. Inwieweit
man berechtigt ist, Erkältungen, Traumen, Gemütsbewegungen als ursächliche
Faktoren anzuschuldigen, muß jeweils die Kritik des Einzelfalles ergeben.
Nicht unwahrscheinlich ist es, daß die Überanstrengung der geschädigten
Muskelgebiete, insbesondere des Muskelapparates der Mundhöhle, bei bestimmten Verrichtungen (Blasinstrumente, Glasbläser usw.) einen besonderen
nachteiligen Einfluß bei verminderter Resistenz ausübt. Möglicherweise kann
sich auch auf dieses Gebiet die nach Syphilis und andren Infektionen oder
Intoxikationen zurückbleibende Verminderung der Widerstandsfähigkeit gegen
die Ansprüche des alltäglichen Gebrauchs beschränken.

Krankheitsverlauf und Symptomatologie. Die Krankheitserscheinungen
entwickeln sich wie bei der progressiven Muskelatrophie sehr langsam,
schleichend. Schritt für Schritt wird in dem verhältnismäßig eng begrenzten
Bewegungsbezirk ein Abschnitt nach dem andern von der Funktion ausgeschaltet, und zwar in unaufhaltsamer Progredienz. Da die hier in Betracht
kommenden Muskeln in mancher Hinsicht die Hüter und vorbereitenden Hilfs-
kräfte für die Eingänge in den Magendarmkanal und in die Respirationswege
darstellen, bedingt ihre Funktionsstörung schon bald eine Störung lebenswichtiger Vorgänge der Ernährung und der Atmung. Daher ist bei jeder
bulbären motorischen Störung die Dauer des Leidens im Vergleich zu andern
Systemerkrankungen, die nur die lokomotorischen Fähigkeiten der Kranken
beeinträchtigen, eine begrenzte. So führt auch die progressive Bulbärparalyse
trotz ihrer meist gleichmäßig langsam, selten in rascher sich folgenden größeren
Etappen fortschreitenden Entwicklung nach wenigen (zwei bis fünf) Jahren
zum Tode durch Ernährungsstörungen oder Krankheiten der Atmungsorgane.

Die ersten Zeichen der Erkrankung machen sich den Kranken selbst und
ihrer Umgebung durch eine Erschwerung der Sprache bemerkbar. Die
außerordentlich fein abgestuften, in mannigfachen Kombinationen zur Laut-
gebung notwendigen Bewegungen der Zunge werden schon zu einer Zeit beeinträchtigt, da die Ausschaltung einzelner contractiler Elemente inmitten
der mächtigen Muskelmasse der Zunge deren einfachere Gesamtbewegungen
und ihr äußerlich bemerkbares Volumen noch nicht verändert haben kann.
Auch bei der progressiven Bulbärparalyse gehen Muskelschwund und Lähmung
völlig gleichsinnig: nur die besonders schwierigen erworbenen funktionellen
Fähigkeiten, wie sie namentlich bei den komplizierten Bewegungsmechanismen
der Sprache beansprucht werden, bringen es bei den bulbären Lähmungen
mit sich, daß die Funktionsstörung schon früher, bei der geringsten Schädigung

des Muskelgefüges und der Muskelaktion auffallen müssen, ehe der myatrophische Ausfall bemerkbar wird. Das Satzgefüge und die Wort- und Lautsetzung sind dabei ganz ungestört, nur die Aussprache wird erschwert, verschwommen, undeutlich und lallend, es handelt sich um eine echt **artikulatorische oder dysarthrische Störung der Sprache.** Zunächst leidet die Aussprache der **Zungenlaute** (D, T, L, R, N, S, Sch, I), wobei sich durch einen näselnden Beiklang und Behinderung der im hinteren Teil der Mundhöhle vor sich gehenden Lautbildung (C, K, Ch) schon bald die Beteiligung des **Gaumensegels** geltend macht. Später leiden dann auch mehr und mehr die **Lippenlaute** (B, P, F, M, W, O, U, E). Die hinzutretende Schwäche der **Kehlkopfmuskeln** bedingt Heiserkeit, Klanglosigkeit der Stimme, Monotonie in einer tieferen Stimmlage, zuletzt Aphonie, so daß der Kranke sich nur schwer durch ein unartikuliertes Lallen und Stammeln verständlich machen kann.

Bald nach dem Auftreten der ersten Sprachstörungen machen sich auch die ersten **Schluckbeschwerden** geltend. Die unbeholfene Zunge vermag nicht mehr die Speisen im Munde richtig gegen den Schlund hin zu dirigieren, die Lähmung des Gaumensegels bedingt ein häufiges Zurückfließen flüssiger Speisen aus der Nasenhöhle, feste Speisen geraten infolge des ungenügend funktionierenden Kehldeckel- und Glottisverschlusses in den Kehlkopf und die Luftröhre, die Schlundmuskulatur verliert ihre Fähigkeit, die Bissen in die Speiseröhre zu zwingen.

Untersucht man die Kranken zu dieser Zeit deutlicher funktioneller Störungen, so lassen sich auch meist schon die bulbären **Lähmungen** und **Atrophien** nachweisen.

Die **Gesichtsmuskeln** sind in der unteren Gesichtshälfte abgemagert. Be-

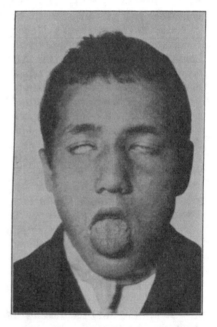

Abb. 91. Zungenatrophie bei infantiler progressiver Bulbärparalyse.
Schlaffe Gesichtszüge. Der mangelnde Lidschluß beruht hier auf einer Mitbeteiligung des oberen Facialisgebietes.
(Nach Schoenborn und Krieger.)

sonders die Lippen erscheinen dünn, gerunzelt. Der Lippenschluß ist ein ungenügender, der Mund kann nicht gespitzt werden, Pfeifen ist unmöglich. Dabei bleiben die Muskeln der Stirn und der Lider, ebenso die Augenmuskeln in der Regel intakt und funktionstüchtig. Die **Zunge** kann nur schwer und in unzulänglichem Maße bewegt werden. Sie liegt schlaff in der Mundhöhle, hat eine runzlige, von tiefen Furchen durchzogene Oberfläche, dünne Ränder (Abb. 91) und zeigt lebhaftes **fibrilläres Zittern**, das auch in den Lippen sich zeigen kann. Der **weiche Gaumen** hängt tief und wird bei der Phonation gar nicht oder nur wenig gehoben. Die Unbeweglichkeit des Mundhöhlenbodens und des Zungengrundes wird noch durch die Lähmung und Atrophie der am Zungenbein inserierenden Muskeln aus dem Innervationsbereich des Trigeminus, des Facialis und Hypoglossus vervollständigt. Die laryngoskopische Untersuchung läßt den mangelhaften Glottisverschluß beim Phonationsversuch erkennen. Die aktive Schluckbewegung und die damit verbundene Hebung des Kehlkopfes fällt aus. Auch eine Lähmung der Kaumuskeln tritt in vielen Fällen mit Atrophie der Temporales und der Masseteren und dem Unvermögen kräftigen Kieferschlusses und ausgiebiger seitlicher Bewegungen des Unterkiefers ein.

In den affizierten Muskeln bleiben lange Zeit einzelne Fasern und Faserbündel erhalten und funktionstüchtig, so daß auch lange die Veränderung der elektrischen Erregbarkeit nicht oder nur schwer nachzuweisen ist. An der atrophischen Zunge, an den dünnen nachgiebigen Lippen ist aber doch häufig partielle Entartungsreaktion zu finden und der träge Zuckungscharakter bei galvanischer direkter Reizung unverkennbar.

Die reflektorische Erregbarkeit der atrophischen Muskeln ist in der Regel erheblich abgeschwächt, bzw. aufgehoben. In einigen Fällen konnte allerdings auch in Analogie zu den Erscheinungen der amyotrophischen Lateralsklerose offenbar bei gleichzeitig vorhandener Läsion der zugehörigen zentralen (Pyramiden-)Bahnen eine Steigerung der Reflexe im Facialisgebiet und besonders der Massesterenreflexe festgestellt werden. Dagegen fehlen meist die Gaumen- und Rachenreflexe vollkommen. Bei dem häufig vorkommenden Verschlucken treten zwar reflektorisch ausgelöste Hustenstöße auf, doch fehlt, da bei dem unzulänglichen Glottisverschluß eine exspiratorische Drucksteigerung in den Luftwegen unmöglich ist, dem heiseren Husten die wirksame Kraft. Es können daher Fremdkörper, Speisen und Bronchialsekret nicht mehr ausgeworfen werden, und die Folge sind die das Leben in hohem Grade bedrohenden Schluckpneumonien, schweren Bronchitiden, bronchopneumonischen Prozesse und gangränösen Lungenherde.

Die Sensibilität ist auch im Bereich des Trigeminus niemals in irgendwelcher Hinsicht gestört, ebensowenig die Funktion der Sinnesorgane und der Geschmack. Leichte vasomotorische Störungen, Blutandrang nach dem Kopfe mit Hitzegefühl und Hyperämie kommen vor. Auf eine Beteiligung des Vagus lassen Beobachtungen von starker Steigerung der Pulsfrequenz schließen.

Lähmung und Muskelschwund treten am häufigsten zuerst in der Zunge, dann den Lippen und den unteren Gesichtsmuskeln, schließlich am weichen Gaumen, am Boden der Mundhöhle, Pharynx und Larynx und in den Kaumuskeln auf, bleiben also auf Hypoglossus, Facialis, in seinem unteren Abschnitt, motorischen Trigeminus und Vagus-Accessorius beschränkt. Nur selten kommt es noch zu einem Übergreifen der motorischen Störungen auf die Muskeln des Halses, des Schultergürtels und der Extremitäten. Das obere Facialisgebiet ist nur ausnahmsweise mit beteiligt (Oppenheim).

In den späteren Krankheitsstadien wird fast stets ein starker und für den Kranken recht lästiger Speichelfluß beobachtet. Zum Teil mag das tatsächlich auf einer sekretorischen Störung mit vermehrter Speichelabsonderung beruhen. Andrerseits wird aber die Salivation, das beständige Abfließen von Speichel aus den Winkeln des halb geöffneten Mundes gewiß auch durch die Bewegungsstörungen indirekt dadurch hervorgerufen, daß der produzierte Speichel nicht mehr verschluckt werden kann.

Das voll ausgeprägte Bild der progressiven Bulbärparalyse ist ein sehr charakteristisches (Abb. 92). Das Gesicht ist starr, mager und faltig, nur die Bewegungen der Stirn und der Augen gestatten den Ausdruck des Innenlebens. Der Mund steht mit hängender Unterlippe etwas geöffnet, läßt Speichel ausfließen, die Mundwinkel sind gesenkt. Beim Versuch mimischen Ausdrucks, beim Weinen oder Lächeln verzieht sich der Mund nur etwas in die Breite, was dem Gesicht ein verzerrtes, leidendes Aussehen verleiht. Die mit der Schluckstörung verbundene Inanition verstärkt noch, da jede Fettauspolsterung fehlt, das Hervortreten der krankhaften Abmagerung.

Pathologische Anatomie. Der elektiven Schädigung der Funktion und Ernährung der Muskeln aus dem Bereich eines Teils der motorischen Gehirnnerven entspricht im anatomischen Bilde der Paralysis glosso-labio-pharyngea eine Atrophie der zugehörigen Hirnnervenkerne. Am deutlichsten ausgeprägt im Hypoglossuskern findet sich Schwund und Atrophie der Ganglienzellen auch im Kern des Facialis, des motorischen Trigeminus und der motorischen Anteile des Glossopharyngeus und Vagus-Accessorius. An Stelle der geschwundenen Ganglienzellen und des großenteils zu Verlust gegangenen Nervenfasernetzes in den degenerierten Kernen tritt Wucherung der Gliafasern und Verdickung der Gefäße, jedoch ohne ausgesprochene entzündliche Veränderungen. Die motorischen Wurzeln der geschwundenen Kerne sind degeneriert, ebenso die zugehörigen peripherischen motorischen Nervenfasern bis in die Muskeln hinein, die selbst fortgeschrittene Atrophie nach Art der spinalen Muskelatrophie zeigen. In einigen Fällen hat sich außerdem auch noch eine Beteiligung der Pyramidenbahnen ähnlich wie bei der amyotrophischen Lateralsklerose nachweisen lassen. Die nahen Beziehungen der progressiven Bulbärparalyse zu dieser und der spinalen Muskelatrophie wurden schon eingangs erwähnt.

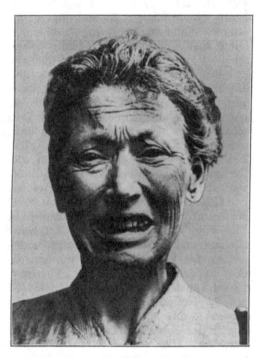

Abb. 92. Progressive Bulbärparalyse. „Transversales Lachen" und mangelnder Lippenverschluß infolge von Atrophie der Gesichtsmuskeln. Faltenbildung der „zu weit gewordenen" Haut über dem abgemagerten Gesicht.
(Nach Schoenborn und Krieger.)

Sie sind eines Wesens als primäre elektive atrophische Prozesse des motorischen Nervensystems, deren klinische Erscheinungsform nur von der jeweiligen Lokalisation der Schädigung an den zentralen Bahnen, den bulbären oder spinalen Kernen abhängt.

Die **Diagnose** der progressiven Bulbärparalyse bietet keine großen Schwierigkeiten, wenn man den meist in der typischen Reihenfolge von der Zunge zur Gesichts- und Pharynxmuskulatur ganz allmählich fortschreitenden Verlauf berücksichtigt und an dem Charakter des Leidens als einer rein degenerativ-atrophischen Lähmung in den bezeichneten Grenzen festhält. Die Unterscheidung von den übrigen motorischen Systemerkrankungen ergibt sich aus dem Befund der Körpermuskulatur und der Extremitäten, eventuell dem Nachweis von Spasmen. Die ähnlich lokalisierten Lähmungen bei akuten Bulbärerkrankungen zeigen einen andren Krankheitsverlauf und bleiben auch kaum so frei von Mitbeteiligung der in der Medulla oblongata eng zusammengedrängten Bahnen für die Bewegung der Extremitäten und die sensiblen Leitungen. Namentlich wird bei diesen wie bei den bulbären Gliosen, multipler Sklerose und Tumoren die Läsion der Gehirnnerven eine ausgedehntere, nicht so eigenartig umgrenzte, auch auf die Augenmuskeln und die Sinnesorgane übergreifende sein, Die Pseudobulbärparalyse (s. S. 295) unterscheidet sich von der echten Bulbärparalyse durch die raschere, oft plötzliche oder doch schubweise vorrückende Entwicklung des Krankheitsbildes, durch manche Erscheinungen, die auf eine diffuse Beteiligung des Gehirns schließen lassen (psychische Störungen, Extremitätenparesen) und durch das Erhaltenbleiben einer weitgehenden reflektorischen Anspruchsfähigkeit in den gelähmten, aber nicht schlaff atrophischen Bulbärmuskeln.

Die **Prognose** der atrophischen Bulbärlähmung ist absolut ungünstig. Das Leiden ist unheilbar in seinen nervösen Ausfallserscheinungen, und diese wieder bedingen, wie oben erwähnt wurde, infolge der Schluckstörungen und des ungenügenden Schutzes der Luftwege frühzeitig auftretende Komplikationen von seiten der Lungen und Bronchien und durch die Unterernährung. Dazu kommt, daß die Kehlkopflähmung direkt zu bedrohlichen Erstickungsanfällen führen kann und unter Umständen infolge einer Störung der zentralen Regulierung der Herztätigkeit zusammen mit der Erschöpfung wohl auch plötzliche Herzlähmung eintritt.

Gleichwohl erfordert der jammervolle Zustand der bei völlig klarem Sensorium schwer leidenden Kranken sorgsame Pflege und **Behandlung.** Abgesehen von der im Beginn des Leidens durch Bäder, zweckmäßige Ernährung und Roborantien anzustrebenden allgemeinen Kräftigung kann im Anfang der Versuch gemacht werden, die Resistenz der erhaltenen Muskelteile in den leicht gestörten Partien durch Galvanisation der Nackengegend, auch durch tonische Mittel (Strychnin, Argent. nitr.) zu stärken und zu festigen. Solange der Verlauf noch nicht ganz klar überblickt werden kann, sollte auch eine Jodkalikur nicht versäumt werden. Bei Beginn der Schluckbeschwerden erwachsen der Ernährungstherapie wichtige Aufgaben. Hier wird es darauf ankommen, die Mühe des Schluckens durch eine flüssige oder dünnbreiige Kost unter entsprechender Beihilfe möglichst einzuschränken; die künstlichen Nährpräparate sind hierzu sehr brauchbar und kommen noch mehr in Anwendung, wenn bei allzu großer Gefahr des Verschluckens die Ernährung mit der Schlund-, bzw. der zuweilen leichter einzuführenden Nasensonde durchgeführt werden muß. Die durch Galvanisation am Halse auslösbaren trägen Contractionen der atrophischen Schlundmuskulatur fördern den Schluckakt und haben mindestens den guten suggestiven Einfluß, daß der Kranke die Schlingbewegung fühlt, die er aktiv nicht mehr ausführen kann. Der starke Speichelfluß kann durch Atropin bekämpft werden. Wenn auch das Leiden an sich keine Schmerzen verursacht, so erfordert doch in den letzten Stadien der ruhelose Zustand der durch die Schluckbeschwerden, den heftigen und wirkungslosen Hustenreiz, Atmungsbehinderung und Herzbeklemmung gequälten Kranken die Darreichung von Narkoticis.

2. Die akute (apoplektische) Bulbärparalyse.

Lähmungserscheinungen im Gebiete der motorischen Gehirnnerven nach Art der Bulbärparalyse können sich auch akut entwickeln, wenn eine plötzlich auftretende Schädigung, die in der Brückenregion und dem verlängerten Mark gelegenen motorischen Kerne, die Wurzeln oder die supranuclearen Faserzüge der Hirnnerven trifft. Diese akuten Bulbärlähmungen treten nur selten in so symmetrischer Anordnung auf, wie die Bewegungsstörungen bei der langsam fortschreitenden atrophischen Bulbärparalyse, und nur in den seltenen Fällen, in denen eine der akuten Poliomyelitis anterior entsprechende Erkrankung die bulbären Kerngebiete allein oder im Anschluß an die Entzündung der grauen Vordersäulen des Rückenmarks als bulbäre Kinderlähmung ergreift, bleiben sie ganz auf die Funktionsstörungen der motorischen Hirnnerven beschränkt. Bei den häufiger vorkommenden Läsionen der motorischen Hirnnervenkerne durch Blutungen, thrombotische oder embolische Erweichung, traumatische Degeneration und akute Entzündung in der Medulla oblongata und der Brücke bleiben auch die benachbarten sensiblen Zentren und Leitungsbahnen, die motorischen Bahnen für die Extremitäten und die übrigen Zentralapparate des verlängerten Marks nicht verschont. Je nach dem Sitz und der Ausdehnung der zentralen Läsion ergeben sich daraus in mannigfachen Kombinationen komplizierte Krankheitsbilder, die besonders durch das Auftreten alternierender und gekreuzter Lähmungen und alternierender sensibler Ausfallserscheinungen ausgezeichnet sind.

Ätiologie und pathologische Anatomie. Die akute Bulbärparalyse wird am häufigsten durch Gefäßerkrankungen herbeigeführt. Arteriosklerotische Veränderungen der Arteria basilaris und der Vertebralarterien, sowie ihrer Endverzweigungen führen durch Verengerung des Arterienlumens zu ungenügender Blutversorgung des Bulbus, mitunter durch völligen thrombotischen Verschluß zur ischämischen Nekrose in den zugehörigen Gebieten des Zentralnervensystems. Die Äste dieser Arterien, namentlich die aus der Vertebralis entspringende Arteria cerebelli inferior posterior, können insofern als Endarterien betrachtet werden, als in der Regel bei rasch eintretendem Verschluß und erschwerter Blutversorgung infolge von allgemeiner Atheromatose der Gehirnarterien die Ausbildung eines genügenden Kollateralkreislaufs nicht eintritt. Die Folge einer derartigen Gefäßverstopfung, die in selteneren Fällen auch durch die Verschleppung eines Embolus vom Herzen her, besonders in die linke Vertebralis erzeugt werden kann, ist der lokale Gewebstod mit nachfolgender Erweichung und Zystenbildung. Ähnliche Veränderungen entstehen auch infolge der syphilitischen Endarteriitis. In selteneren Fällen geben arteriosklerotische Veränderungen und Bildung miliarer Aneurysmen besonders unter dem Einfluß blutdrucksteigernder Faktoren Anlaß zu größeren herdförmigen oder kleinen multiplen Blutungen mit Gewebszerstörung in der Substanz der Brücke und des verlängerten Marks. Größere aneurysmatische Erweiterungen der Basilaris können ebenso wie andere raumbeengende Prozesse durch Kompression des verlängerten Marks zu bulbären Störungen führen, wie sie in deletärster Form bei den Frakturen und Luxationen der obersten beiden Halswirbel zur Beobachtung kommen. Auch schwere, das Hinterhaupt treffende Traumen sind imstande, Blutergüsse im Bereich der bulbären Zentren hervorzurufen.

Außer diesen durch Veränderung oder Verletzung im arteriellen Gefäß-system verursachten Erweichungen oder hämorrhagischen Schädigungen kommen entzündliche encephalitische Bulbärerkrankungen zur Be-obachtung, die namentlich in jugendlichem Alter im Anschluß an Infektions-krankheiten oder auch im Gefolge von Vergiftungen auftreten. Perivas-culäre Infiltrate, kleine Hämorrhagien, Degenerationen der Nervenfasern und der Ganglienzellen, Körnchenzellen, Wucherungen der Gefäße zeigen dann im mikroskopischen Befunde eine mehr diffuse Schädigung des Nerven-systems an. Leichtere Störungen dieser Art können auch wieder zur Aus-heilung kommen, ehe eine tiefergreifende Schädigung der nervösen Substanz eingetreten ist, und führen dann nur vorübergehend zum Symptomenbild akuter Bulbärparalyse, wie es in ähnlicher Weise, aber ohne Beteiligung der langen Leitungsbahnen auch durch eine multiple Neuritis der Bulbär-nerven vorgetäuscht werden kann. Als sehr seltenes Vorkommnis ist hier noch der meist metastatische Absceß der Medulla oblongata zu erwähnen.

Symptomatologie. Die Erscheinungen der akuten Bulbärparalyse treten in jenen Fällen, in denen sie durch Blutungen oder thrombotische Er-weichung bedingt sind, mit einem Schlage nach Art eines apoplektischen Insults auf. In der Regel gehen als Anzeichen der häufig ein chronisches Nierenleiden begleitenden Gefäßerkrankung leichtere subjektive Beschwerden wie Kopfschmerzen, besonders im Hinterkopf, und Schwindelanfälle längere Zeit oder nur einige Tage hindurch voran, dann bricht plötzlich der Kranke in einem heftigen Schwindelanfall mit Kopfschmerzen zusammen. Das Be-wußtsein bleibt dabei oft erhalten, kann aber auch schwinden. Erbrechen, Ohrensausen, klonische Zuckungen, in seltenen Fällen (besonders bei Brücken-blutungen) ein einmaliger oder auch wiederholt auftretender epilepti-former Krampfanfall begleiten den stürmischen Ausbruch der Erscheinungen. In der Regel sind dann die Symptome der Labio-glosso-pharyngeal-Paralyse sofort erkennbar. Zuweilen können auch einige Tage bis zur vollen Ent-wicklung des Krankheitsbildes vergehen: die zunächst einseitige Lähmung der Hirnnerven und auch der Extremitäten kann mit dem weiteren Fort-schreiten der Gefäßverstopfung auch auf die andre Körperhäfte übergreifen; eine Ausdehnung der Läsion nach oben oder unten kann sich durch das Ergiffenwerden immer weiterer bulbärer Funktionen bemerkbar machen. In Fällen entzündlicher Bulbäraffektion kann sich die Entwicklung des Leidens auch in subakuter Weise entfalten und sich über eine Reihe von Tagen oder Wochen hin erstrecken.

Besonders charakteristisch sind die bei erhaltenem Sensorium oder bei Wiederkehr des Bewußtseins im unmittelbaren Anschluß an den apoplek-tischen Insult auftretenden artikulatorischen dysarthrischen Sprach-störungen infolge der Lähmung der Zunge und der Kehlkopfmuskeln. Die Sprache wird lallend, schwer verständlich, heiser und klanglos. Dazu kommt die frühzeitig hervortretende Schlinglähmung, verbunden mit der Lähmung des Gaumensegels, Ausfall der Rachen- und Gaumen-reflexe. Die Kranken können nicht schlucken, weder feste noch flüssige Speisen. Letztere fließen aus der Nase wieder ab; vielfach geraten die Speisen auch in die Luftröhre, quälenden Husten auslösend, der infolge des mangelhaften Glottisverschlusses doch nicht zu genügender Expektoration führt. Noch auffälliger ist die Gesichtslähmung, die häufig auf einer Seite alle Zweige des Facialis betrifft, zuweilen aber auch doppelseitig zu einer Erschlaffung der Gesichtszüge, mangelhaftem Lidschluß und Unvermögen zu aktiver oder reflektorischer Bewegung der Gesichtsmuskeln führt. Der Facialislähmung schließt sich oft gleichseitige Abducenslähmung an, bzw. das Unvermögen zu konjugierter Blickwendung nach der Seite der Lähmung (s. u.). Die Kaumuskeln sind nicht selten von der Lähmung mitbefallen, in andren Fällen kommt besonders im Beginn der Störung infolge von zentraler Reizung durch einen den motorischen Kernen des Trigeminus benachbarten Herd eine Kieferklemme zur Beobachtung.

Je nach dem Sitz und der Ausdehnung der zentralen Läsion kann sich die motorische Störung in den Hirnnerven und bei einer Beteiligung der Pyramidenbahnen auch in den Extremitäten in mannigfaltigen Kombinationen verschiedenartig gestalten (vergl. Abb. 93 u. 94).

Erstreckt sich die Störung kranialwärts bis in die Gegend der Hirnschenkel und der Vierhügelregion, so werden die zentralen Bahnen für die Extremitäten wie für den VII, X. und XII. Hirnnerv bei einseitiger

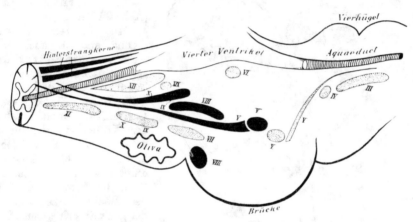

Abb. 93. Schematische Übersicht über die Lage der Kerne Nr. III—XII.
(Nach Villiger.)
Motorische Kerne gepünktelt, sensible tiefschwarz.
Statt *XIX* lies *X* und *IX* (gemeinsamer Kern von Nr. *IX* und *X*).

Herderkrankung noch oberhalb ihrer Kreuzung zusammen mit den Oculomotoriuskernen getroffen, und es kommt zu einer Hemiplegia alternans superior (Weber): einer Lähmung des Oculomotorius auf der Seite der Läsion und einer supranuclearen Lähmung der bulbären Nerven und der Extremitäten auf der gekreuzten Seite (Abb. 94 II).

Häufiger wird die Hemiplegia alternans inferior (Gubler) getroffen, bei der der Kern des Facialis oder seine schon gekreuzte supranucleare Bahn in den Herd einbezogen ist, während die Pyramidenbahn noch oberhalb der Kreuzung in der Brücke vernichtet wird, so daß eine Gesichtslähmung, meist schlaffer, degenerativer Natur mit einer Extremitätenlähmung spastischen Charakters auf der gekreuzten Seite vereinigt ist. Dabei besteht häufig eine Lähmung des Abducens auf der Seite der Läsion, oder es kommt, wenn der Kern des Abducens und dessen Umgebung mit den Verbindungen zu den Augenmuskelkernen geschädigt ist, zu einer assoziierten Blicklähmung: die Blickwendung beider Bulbi nach der Seite der Läsion ist aufgehoben (Abb. 94 III u. IV).

Beschränkt sich die Herderkrankung auf die tieferen Teile der Medulla oblongata, so kann die einseitige Läsion der Kerne des Vagus-Accesorius und des Hypoglossus oder ihrer motorischen Wurzeln die Pyramidenbahnen noch oberhalb der Kreuzung treffen, und es entsteht dann eine Lähmung der Zunge und der Schlingmuskeln, sowie des Gaumensegels auf der Seite der Läsion — die übrigens in der Regel anfänglich zu schwerer vollständiger Schluckstörung führt — und einer Extremitätenlähmung auf der gekreuzten Seite (Hemiplegia alternans infima) (Abb. 94 V).

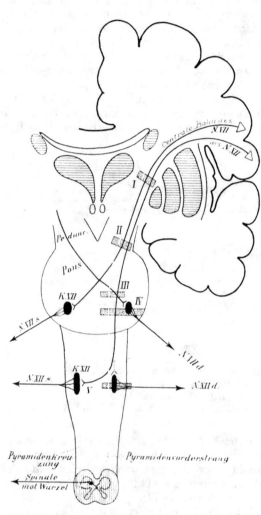

Hat die zentrale Schädigung endlich auch noch die Pyramidenkreuzung selbst mit betroffen, so kann es vorkommen, daß die zentrale Bahn für die obere Extremität noch oberhalb der Kreuzung, die für die untere Extremität schon unterhalb der Kreuzung durchbrochen ist, so daß dann der Arm auf der Seite der Läsion, das Bein auf der gegenüberliegenden Seite gelähmt wird, bzw. eine spastische Parese aufweist (Hemiplegia cruciata), oder es tritt auch eine Lähmung beider Beine, seltener auch beider Arme auf.

Da bei den räumlich beschränkten Verhältnissen in der Brücke und in der Medulla oblongata die Erweichungs- und Entzündungsherde nicht selten über die Mittellinie hinausgreifen, so kommen bei der meist unregelmäßigen Begrenzung der Herde auch doppelseitige Störungen vor, Lähmung sämtlicher Extremitäten, kombiniert mit einseitiger bulbärer Kernlähmung im Facialis oder der Mund- und Rachen-

Abb. 94. Schema zur Erläuterung der Hemiplegia alternans (für N. VII und XII).

Rot: Pyramidenbahn. *N. VII s.* = Nerv. facialis sinister. *N. XII d.* = Nerv. hypoglossus dexter.

I Herd in der rechten inneren Kapsel: linke Körperhälfte, linke *N. VII* u. linke *N. XII* betroffen.
II Im rechten Pedunculus: ebenso.
III In der rechten Pons-Hälfte: linke Körperhälfte und linker *N. VII* (supranucleär) getroffen.
IV Ebenda kaudaler: linke Körperhälfte, linke Zungenhälfte und rechter *N. VII* getroffen (nucleär resp. radiculär).
V Herd in der Medulla lähmt linke Körperhälfte und rechte Zungenhälfte (nucleär resp. radiculär).

(Nach Liepmann.)

höhle oder auch doppelseitige Glosso-labio-pharyngeal-Paralyse, mit halbseitiger Extremitätenparese verknüpft.

Die motorischen Bahnen für die Extremitäten werden bei den bulbären Herdläsionen stets oberhalb der spinalen motorischen Kerne getroffen;
die Extremitätenlähmung ist daher in ihren Details eine der cerebralen
Hemiplegie entsprechende; bei hinreichend langer Dauer der Krankheit entwickelt sich eine spastische Extremitätenparese. Nicht selten werden
jedoch die Sehnenreflexe zumal an den oberen Extremitäten dabei vermißt,
wahrscheinlich infolge gleichzeitiger Läsion der spino-cerebellaren Bahnen,
auch der Babinskische Zehenreflex tritt bei den bulbären Lähmung nicht
regelmäßig auf.

Die Lähmung im Gebiete der Hirnnerven ist bei der akuten
Bulbärparalyse in den meisten Fällen durchweg oder doch in dem größten
Teil der gelähmten Gebiete eine degenerative, schlaffe, entsprechend
der Läsion des peripherischen motorischen Neurons im Kerngebiete oder in
den motorischen Wurzeln. Dies läßt sich im einzelnen Falle aus dem
Fehlen der reflektorischen Erregbarkeit der Gesichts-, Zungen-
und Rachenmuskulatur erweisen. Besteht die Lähmung einige Tage
lang, so gelingt es auch nicht selten, in den gelähmten Gesichtsmuskeln
und in der Zunge eine rasch fortschreitende Atrophie, fibrilläre
Zuckungen und elektrische Entartungsreaktion nachzuweisen, welch
letztere zuweilen auch in der Pharynxmuskulatur ausgelöst werden kann.

Nächst den motorischen Störungen meist alternierender Art verdient das
Verhalten der Sensibilität bei der akuten Bulbärparalyse Beachtung. Auch
hier ist zu berücksichtigen, daß die Sensibilitätsleitung des Rumpfes und der
Extremitäten zum größten Teil in den höheren Abschnitten der Medulla
oblongata eine Kreuzung erfährt, so daß bei einem in der Brücke einseitig auftretenden Herde die sensiblen Bahnen der gegenüberliegenden
Körperseite und Extremitäten neben den sensiblen Wurzeln und Zentren
des Trigeminus auf der Seite der Läsion getroffen werden können, woraus
eine Hemianästhesia cruciata resultiert, mit Sensibilitätslähmung am
Rumpf und den Extremitäten auf der gekreuzten Seite und Empfindungsausfall im Gesicht (namentlich im II. und III. Ast des Trigeminus) und in
der Mund- und Rachenhöhle auf der Seite des Herdes. In den tieferen
Abschnitten der Medulla oblongata (Olivengegend) komplizieren sich die Verhältnisse dadurch, daß hier in naher Nachbarschaft drei sensible Systeme
verschiedener Bedeutung gelegen sind: 1. im medialen Abschnitt nahe der
Raphe (Olivenzwischenschicht) die kinästhetischen Bahnen (Lageempfin-
dung, Muskelsinn, Drucksinn: Tiefensensibilität), die hier durch Vermittlung
der Fibrae arcuatae internae ihre Kreuzung erfahren. Ein höher gelegener Herd
wird daher eine Störung der Tiefensensibilität auf der gekreuzten Seite bedingen, ein tiefer gelegener Herd kann eine Störung der Tiefensensiblität
auf der Seite der Läsion zur Folge haben. 2. Im lateralen Abschnitt
(Tractus spinotectales und spinothalamicae) die schon im Rückenmark gekreuzten Bahnen der Schmerz-, Kälte- und Wärmeempfindung,
deren Läsion eine dissoziierte Störung der Schmerz- und Temperaturempfindung auf der dem Herde gegenüberliegenden Körperseite (Rumpf und
Extremitäten) mit sich bringt. 3. Die spinale Wurzel des Trigeminus mit
der Substantia gelatinosa, welche die Sensibilitätsleitung für das Gesicht namentlich im Bereich des ersten Astes des Trigeminus in allen
Qualitäten vermittelt. Da die der Schmerz- und Temperaturempfindung

dienenden Fasern des Trigeminus sich schon in den tieferen Abschnitten der Medulla oblongata kreuzen, so kann ein Herd hier je nach seiner Ausdehnung eine der Seite der Läsion entsprechende Sensibilitätstörung im Trigeminus in allen Qualitäten oder auch eine Analgesie und Thermanästhesie auf der gegenüberliegenden Seite des Gesichts (besonders im Gebiete des ersten Astes des Quintus) veranlassen (Wallenberg, Oppenheim, Breuer-Marburg, L. R. Müller, E. Müller).

Diese topographischen Verhältnisse machen es verständlich, daß bei akuter Bulbärparalyse infolge von Herderkrankung in der Medulla oblongata die Hemianaesthesia alternans oder cruciata nicht selten in Form einer dissoziierten Empfindungslähmung auftritt. Die Berührungsempfindung allein, die wahrscheinlich auf verschiedenen Wegen geleitet werden kann, ist dabei selten befallen. Häufig findet sich ein Ausfall der Schmerz- und Temperaturempfindung am Rumpf und den Extremitäten auf der der Läsion gegenüberliegenden Seite, die sich aber als vollkommene Hemianalgesie, wie oben erwähnt, auch auf die obere Gesichtshälfte erstrecken kann und zudem noch infolge der Läsion der langen Trigeminuswurzel mit einer Empfindungsstörung im Gesicht auf der Seite der Läsion verbunden ist. Da damit eine Hypästhesie der Berührungsempfindung, häufiger ein Ausfall der Tiefensensibilität auf der Seite der Läsion verbunden sein kann, so ergeben sich Krankheitsbilder, die eine gewisse Ähnlichkeit mit dem Brown-Séquardschen Typus der spinalen Halbseitenläsion haben, so daß man im Zusammenhang mit der auf der Seite der Läsion eintretenden motorischen Störung der Hirnnerven, besonders im Facialis, von einer bulbären Halbseitenläsion im gleichen Sinne sprechen kann.

Einen besonderen Typus läßt in dieser Hinsicht die durch thrombotischen Verschluß der Arteria cerebelli inferior, eines Astes der Vertebralis, entstehende akute Bulbärlähmung erkennen. Hierbei kommt es zur umschriebenen scharf abgegrenzten Erweichung im seitlichen Gebiet der Medulla oblongata zwischen der Olive, den Fibrae arcuatae internae und dem Corpus restiforme, während die Pyramiden, die Schleife und der Boden der Rautengrube oft verschont bleiben: befallen sind die hier schon gekreuzt verlaufenden Bahnen der Schmerz- und Temperatursinnsleitung, der (motorische) Nucleus ambiguus Vagi, die Hypoglossuswurzel, die spinale Trigeminuswurzel und das Corpus restiforme. Dem entsprechen die Symptome einer kontralateralen Hemianalgesie, halbseitiger Lähmung der Gaumen-, Schling-, Kehlkopf- und Zungenmuskulatur, Trigeminusanästhesie auf der Seite der Läsion und gleichseitige Ataxie der Extremitäten.

Mitunter machen sich in den anästhetischen, bzw. hypalgetischen Extremitäten bei akuter Bulbärlähmung subjektive Empfindungsstörungen, wie Parästhesien und perverse Temperaturempfindung (Kälte wird als warm, Hitze als kühl empfunden), geltend. Auch wurde bei kontralateraler Analgesie homolaterale Hyperästhesie, ähnlich wie bei der spinalen Halbseitenläsion, beobachtet.

Ataktische Störungen in den Extremitäten können ihren Grund in einer Läsion der kinästhetischen Bahnen mit entsprechendem Ausfall der Tiefensensibilität haben. Häufiger kommen sie in Form der cerebellaren Ataxie, vereint mit Schwindelerscheinungen, Fallen nach einer Seite, bei Läsionen des Corpus restiforme, bzw. des Tractus spino-cerebellaris lateralis auf der Seite des Herdes zur Beobachtung und bleiben dann meist auf eine Koordinationsstörung in den großen Gelenken, bzw. der Rumpfmuskulatur beschränkt. Doch kann die Ataxie, mit Hypotonie verbunden, so schwer sein, daß sie im Anfang eine hemiplegische Lähmung vortäuscht. Häufig wird dabei auch Nystagmus (rotatorius) als Zeichen einer Coordinationsstörung der Augenmuskeln beobachtet. Störungen von seiten der Sinnesorgane sind selten. Bei sehr hoch gelegenen Herden treten wohl auch Störungen des Sehvermögens und der Pupillenphänomene auf, ebenso gelegentlich Gehörsbeeinträchtigung bei Beteiligung der Acusticuskerne. Mitbeteiligung der Vestibulariskerne bzw. der zugehörigen Wurzelfasern, dann auch des Kleinhirns und seiner Verbindungen mit der Brücke bedingen weitere Störungen des geordneten Zusammenspiels der Muskeln, Schwindelzustände, Gleichgewichtsstörungen. Dabei tritt die Störung stets auf der Seite der Läsion mehr hervor.

Wichtig sind diejenigen Veränderungen, die auf eine Mitbeteiligung der in der Medulla oblongata gelegenen, den vegetativen Funktionen vorstehenden nervösen Zentren schließen lassen, und die oft rasch eine ungünstige Wendung des Krankheitsbildes bedingen. Als solche machen sich sehr häufig Respirationsstörungen geltend, Kurzatmigkeit und besonders das oft lange Zeit fortbestehende periodische Atmen (Cheyne-Stokes) mit zuweilen beängstigenden Atempausen. Ferner Beschleunigung oder Unregelmäßigkeit des Pulsschlages und Erhöhung der Körperwärme, die besonders bei letalem Ausgang nicht selten beträchtlich (bis zu 42 Grad) ansteigt. Albuminurie und Glykosurie begleiten gelegentlich das Krankheitsbild. Häufiger wird Speichelfluß beobachtet. Auch vasomotorische Störungen und Störungen der Schweißsekretion kommen vor.

Daß die akute Bulbärerkrankung auch die zentralen Verbindungen zum Sympathicus unterbrechen kann, lehrt die Beobachtung des Vorkommens des Hornerschen oculopupillären Symptomenkomplexes (Ptosis, bzw. Enophthalmus und Miosis infolge von Sympathicusparese) auf der Seite des zentralen Herdes (E. Müller). Blasen-Mastdarmstörungen (Harn- und Stuhlverhaltung) lassen sich in der Regel im Beginn des Leidens nachweisen. Auch Priapismus wurde im Anschluß an den ersten bulbären Insult beobachtet.

Krankheitsverlauf und Prognose. In vielen Fällen gehen die Kranken rasch nach dem ersten Insult zu grunde: große Blutungen, viele kleine multiple Hämorrhagien und die Verstopfung der Basilararterie führen durch die Schädigung der lebenswichtigen bulbären Zentren unmittelbar zum Tode. Werden die nächsten Folgen der bulbären Apoplexie überwunden, so ist das Leben noch bedroht durch die Folgeerscheinungen der Schlucklähmung, die als Aspirationspneumonien und Bronchitiden auftreten und bei der mangelhaften Ernährung und der darniederliegenden respiratorischen Funktion nicht überwunden werden können. In manchen Fällen bilden sich aber doch nach einiger Zeit durch Resorption der Blutergüsse und Restitution der Zirkulation in den geschädigten Partien die Erscheinungen mehr oder weniger wieder zurück und es kann zu einer Einschränkung des anatomischen und des funktionellen Defektes sogar bis auf recht geringe Reste motorischer Störung kommen. Bei leicht entzündlichen Affektionen des Bulbus kann sogar trotz anfänglich ausgedehnter Ausfallserscheinungen im Bereich der Hirnnerven und der Extremitäten bei jugendlichen Individuen noch eine völlige Heilung eintreten. Bleiben die Lähmungen bestehen, so entwickeln sich immer deutlicher die Erscheinungen der degenerativen Atrophie in den befallenen Kerngebieten (z. B. halbseitiger Schwund der Zunge) und der Spasmen in den hemiparetischen Extremitäten. Die Prognose wird immerhin im Beginn des Leidens von der Ausdehnung der Herderscheinungen und der Schwere der Allgemeinerscheinungen bzw. der Beeinträchtigung der vegetativen Funktionen abhängig sein.

Die **Diagnose** ergibt sich aus dem plötzlichen oder doch in raschem Anschwellen der Erscheinungen unerwartet einsetzenden Beginn und aus der Anordnung der Symptome, insbesondere der Kombination der Glosso-labio-pharyngeal-Paralyse mit alternierender Hemiplegie und alternierender Hemianalgesie. Von der Pseudobulbärparalyse scheidet die akute Bulbärparalyse der Verlauf und das Verhalten der reflektorischen Erregbarkeit im Gebiete der Hirnnerven. Allerdings finden sich Übergangsformen.

Neubildungen in der Medulla oblongata oder in ihrer Umgebung verursachen oft lange vor der Erkennbarkeit der Herdsymptome die Erscheinungen des allgemeinen Hirndrucks, ebenso Cysticerken und chronisch meningitische Prozesse und zeigen dadurch einen ganz anderen Krankheitsverlauf, als die akute Bulbärparalyse, bei der die Fernwirkungen hinter den meist recht genau bestimmbaren Herderscheinungen ganz zurücktreten. So läßt sich wohl auch ohne Schwierigkeit nach der Entwicklungsfolge der Symptome meist die bulbäre Gliose ausscheiden, wenn auch berücksichtigt werden muß, daß bei dieser zuweilen durch interkurrent auftretende Blutungen in der Medulla oblongata eine akute Bulbärlähmung direkt hervorgerufen werden kann. Bei der multiplen Sklerose bleiben die Zentren der Brückengegend und des verlängerten Marks selten verschont. Bei dieser Erkrankung kommt es aber nicht zu einer so rasch einsetzenden völligen Ausschaltung der bulbären Zentren mit den entsprechenden auffallenden und wohlbegrenzten Lähmungen und Sensibilitätsstörungen usw. wie bei der bulbären Paralyse, vielmehr bleiben dort lange Zeit die nur leichteren bulbären Funktionsbehinderungen zusammen mit einer Reihe charakteristischer spinaler und cerebraler Störungen bestehen, so daß eine Verwechslung bei gründlicher Beobachtung praktisch kaum in Frage kommen kann.

Therapie. Die Behandlung des bulbären apoplektischen Insultes ist nach ähnlichen Grundsätzen zu leiten, wie die der cerebralen Apoplexie. Absolute körperliche und psychische Ruhe gebietet sich von selbst, bei Krampfanfällen kann sie durch Narcotica erzielt werden. Örtliche oder allgemeine Blutentziehungen kommen nur bei Verdacht auf Blutungen oder lokale Entzündung in Betracht. Die Möglichkeit einer syphilitischen Ätiologie ist rechtzeitig zu berücksichtigen und Jodkalibehandlung, bei Schluckstörungen Jodipininjektionen sind in jedem Falle angezeigt. Die Ernährung muß sorgfältig überwacht werden und wird bei schwerer Schlinglähmung am besten von vorneherein mit der Sonde durchgeführt, da sich hierdurch auch am besten das häufige Verschlucken und damit die Gefahr einer Aspirationspneumonie vermeiden läßt. Bei einseitiger Vaguslähmung können die Kranken nach einiger Zeit wieder besser schlucken, wenn sie den Kopf nach der nicht gelähmten Seite neigen. Kalte Speisen werden besser geschluckt als warme (gekreuzte Hemi-Thermanästhesie!). Die analgischen Störungen erfordern zur Vermeidung von Decubitus frühzeitig sorgsame Lagerung des Kranken (Wasserkissen!) und Hautpflege. Namentlich der Schutz der Conjunctiva sclerae und der Cornea ist bei totaler Facialislähmung und bei Trigeminusanästhesie zu berücksichtigen. Die Anwendung des konstanten Stromes vermag zur Belebung der geschwächten motorischen Hirnnervengebiete beizutragen, namentlich empfiehlt sich die Galvanisation am Nacken mit der Anode und die Auslösung von Schlingbewegungen. Erweist sich [1] der Lähmungszustand bei längerer Beobachtung als konstant und irreparabel bei ungetrübtem Bewußtsein, so hat es keinen Sinn, dem schwer leidenden Kranken die Wohltat wirksamer Narcotica vorzuenthalten.

3. Die Pseudobulbärparalyse.

Die bulbären — peripherischen — Zentren der motorischen Gehirnnerven unterstehen ebenso wie die spinalen motorischen Zentren der grauen Vordersäulen der Leitung corticofugaler, von den entsprechenden Zentren der psychomotorischen Region der Zentralwindungen kommender und vorzugsweise durch die Pyramidenbahnen geleiteter motorischer Fasersysteme. Diese vermitteln die motorischen Impulse von der Großhirnrinde zu den bulbären Kernen und damit größtenteils die Auslösung willkürlicher Bewegungsakte in den zugehörigen Muskelgebieten und namentlich die außerordentlich fein abgestufte Zügelung der Lippen-, Rachen- und Kehlkopfbewegung, wie sie z. B. beim Sprechen nötig ist. Rein reflektorische Bewegungen, zum Teil in ziemlich komplizierten Bewegungskomplexen (Saugreflexe!), können in den bulbären Zentren auch allein vermittelt werden, wie die Erfahrungen an Hemmungsmißbildungen des Großhirns lehren. Dazu kommt, daß die unwillkürlichen Ausdrucks- und Affektbewegungen, wie beim Lachen und Weinen, unabhängig vom Einfluß der Großhirnrinde durch Vermittlung der subcorticalen Zentren im Linsenkern und Sehhügel ausgelöst werden können. Alle diese Reflexbewegungen, im frühen Kindesalter zum Teil von großer physiologischer Bedeutung, unterstehen beim älteren Kinde und beim Erwachsenen der zügelnden, bzw. anregenden Herrschaft und dem hemmenden Einfluß der Hirnrinde, zum Teil werden sie durch das Übergewicht des corticalen Einflusses unter normalen Verhältnissen ganz verdrängt. Eine Vernichtung oder weitgehende Einschränkung dieses corticobulbären Einflusses durch Unterbrechung der supranuclearen corticobulbären Bahnen, bzw. Schädigung der zugehörigen Hirnrindenzentren wird daher im Gebiete der motorischen Gehirnnerven, besonders in der Lippen-, Zungen-, Schlund- und Kehlkopfmuskulatur, eine Paralyse oder Parese im Sinne der Aufhebung **willkürlicher** Bewegungsfähigkeit bei erhaltener Reflexerregbarkeit, unter Umständen auch Erhaltung der unwillkürlichen mimischen und affektiven Bewegungskomplexe ohne schwere Atrophie zur Folge haben. Dies ist der Typus der Pseudobulbärparalyse im Gegensatz zur akuten Bulbärparalyse und zur progressiven Bulbärparalyse, die beide, wenn auch verschieden nach Verlauf, Sitz und Ausdehnung der Läsion, dadurch ausgezeichnet sind, daß die motorischen Kerne im Bulbus selbst geschädigt und damit die motorischen bulbären Funktionen in allen Komponenten, auch den reflektorischen und automatischen, der Lokalisation der Erkrankung entsprechend vernichtet sind, mit der naturgemäßen Folgeerscheinung der degenerativen Atrophie bei genügend langer Dauer des Leidens.

Es ist für die pathologische Physiologie der Pseudobulbärparalyse bedeutungsvoll, daß es bei der häufigsten Form supranuclearer motorischer Störung, der cerebralen Hemiplegie, in der Regel nicht zu bulbären Lähmungserscheinungen kommt; es tritt dabei wohl häufig eine kontralaterale halbseitige Parese des unteren (oralen) Facialisgebietes und der Zunge neben der Extremitätenlähmung auf, die Pharynx- und Larynxmuskulatur bleibt aber verschont. Das hat seinen Grund darin, daß diesen Muskeln eine bilaterale corticale Innervation zukommt, daß von einer Hemisphäre aus die willkürliche Bewegung dieser Gebiete auf beiden Seiten genügend besorgt werden kann. Die kortikobulbären Bahnen müssen daher in beiden Hemisphären geschädigt oder unterbrochen sein, wenn eine klinisch erkennbare supranucleare Lähmung der Rachen- und Kehlkopfmuskeln zustande kommt. Ähnlich liegen die Verhältnisse auch im Gebiete der Kaumuskeln, im Stirnteil der Gesichtsmuskulatur und in den Schließmuskeln der Lider.

Ätiologie und pathologische Anatomie. Pseudobulbäre Lähmung läßt sich relativ häufig im Kindesalter neben mehr oder weniger stark hervortretenden spastisch-diplegischen Erscheinungen in jenen Fällen nachweisen, in denen eine intrauterine oder später erworbene, entzündliche oder traumatische Schädigung zu einer doppelseitigen ausgedehnten Hirnrindenläsion und damit auch zu einer Funktionsstörung der eng begrenzten psychomotorischen Rindenfelder der Bulbärnerven geführt hat.

Im erwachsenen Alter sind es vorzugsweise die arteriosklerotischen Veränderungen der Gehirngefäße, welche zu multiplen Blutungen aus miliaren Aneurysmen, mehrfachen thrombotischen Erweichungsherden und ausgedehnten degenerativen Prozessen in den Hemisphären und damit zu einer doppelseitigen Läsion der corticobulbären motorischen Systeme neben anderen Störungen Anlaß geben. Größere Apoplexien können, wenn sie nacheinander in beiden Hirnhälften auftreten, den gleichen Effekt haben. Seltener kommen multiple Entzündungsherde, Sklerosen und embolische Erweichungen in Betracht. Recht häufig ist die Syphilis mit ihren Gefäßveränderungen und gummösen Herderkrankungen die Ursache für die ausgedehnte Cerebralerkrankung.

Der Sitz der Schädigung kann ein verschiedener sein. Selten beschränkt sich die Herderkrankung auf diejenigen Rindengebiete, die beiderseits der psychomotorischen Erregung der Bulbärnerven im Operculum vorstehen. Häufiger lassen sich Erweichungsherde, Zysten etc. im Marklager der Hemisphären, besonders in den hinteren Teilen des Frontalhirns nachweisen oder auch tiefer in der Markstrahlung, der inneren Kapsel und im Gebiete der großen Stammganglien. Die corticale Läsion der einen Seite kann sich mit einem Herd im subcorticalen Marklager der andren Seite kombinieren, und es liegt im Wesen der meist auf Zirkulationsstörungen beruhenden Erkrankung, daß die Anordnung der Veränderungen im Gehirn eine sehr verschiedenartige sein kann.

In einzelnen Fällen wurden Erscheinungen von Pseudobulbärparalyse auch bei nur halbseitiger Gehirnschädigung beobachtet. Es handelt sich dabei meist wohl um sehr schwere Läsionen, große Blutungen u. dgl., bei denen eine funktionelle Schädigung auch der andren Hemisphäre durch Druck- und Zirkulationsstörungen verständlich erscheint.

Ist die Atheromatose der Gehirnarterien so weit fortgeschritten, daß sie zu multiplen oder ausgedehnten herdförmigen Veränderungen in beiden Großhirnhälften führen konnte, so erscheint es nicht verwunderlich, daß dann auch die feineren Gefäßverzweigungen im Hirnstamm und in der Medulla oblongata auf die Dauer nicht intakt bleiben und dort neben der cerebralen Läsion der supranuclearen Systeme auch Veränderungen und Funktionsstörungen im Kerngebiete der Gehirnnerven selbst hervorrufen. Es ergibt sich dann eine Kombination von Pseudobulbärparalyse mit Erscheinungen der akuten echten Bulbärparalyse, ein Krankheitsbild, das von beiden Formen einzelne Züge tragen kann, die cerebro-bulbäre Glossopharyngo-labial-Paralyse (Oppenheim).

Symptomatologie. Die cerebrale Glosso-labio-pharyngeal-Paralyse macht sich nur selten im Anschluß an einen schweren Schlaganfall bemerkbar.

Häufiger wird eine subakut in einzelnen Schüben progressive Entwicklung des Leidens beobachtet, oder es kommt der Symptomenkomplex erst nach mehreren aufeinanderfolgenden apoplektischen Insulten zur vollen Entfaltung. So kann es vorkommen, daß nach einem ersten Schlaganfall eine Hemiplegie mit leichten Sprach- und Schlingstörungen auftritt, welch letztere wieder zurücktreten, während die Hemiplegie bestehen bleibt, und daß dann erst nach einem zweiten Schlaganfall, der nunmehr auch die intakt gebliebene andere Körperhälfte lähmt, zusammen mit der nun doppelseitigen Gehirnschädigung die cerebrale Bulbärlähmung sich ausprägt. In andren Fällen wieder kann sich das Leiden bei langsam eintretender Häufung multipler kleiner cerebraler Erweichungsherde allmählich, eventuell gelegentlich durch kleine apoplektiforme Anfälle gefördert, oder auch ohne auffälligere Begleiterscheinungen entwickeln.

Es liegt in der Art der den funktionellen Störungen zugrunde liegenden anatomischen Prozesse im Anschluß an Gefäßerkrankung begründet, daß die Ausfallserscheinungen bei der Pseudobulbärparalyse nicht streng an eine bestimmte topographische Anordnung gebunden sind, daß sie daher auch meist nicht streng symmetrisch auftreten und durch mannigfaltige cerebrale Störungen herdförmiger oder diffuser Art kompliziert sein können.

Charakteristisch sind vor allem die Störungen im Bereich der Gesichts- und der Kaumuskeln, der Zungen-, Gaumen-, Schlund- und Kehlkopfmuskulatur mit den hervorstechenden Erscheinungen der Dysarthrie und Dysphagie, die sich in der Regel mit allgemeinen motorischen Störungen vereinigen.

Schon die äußere Erscheinung der Kranken ist auffallend: das Gesicht ist starr und unbeweglich, der Mund halb geöffnet, der Gesichtsausdruck leblos und blöde. Andauernder Speichelfluß wirkt noch mehr entstellend. Die Körperhaltung ist mit nach vorn geneigtem Haupte eine steife und schwerfällige, die Bewegungen sind verlangsamt, unbeholfen und spastisch verändert, der Gang mühsam schleppend mit kleinen trippelnden Schritten.

Die willkürlichen Bewegungen der Gesichtsmuskeln, auch der Augenmuskeln, der Zunge, der Kaumuskeln sind in hohem Grade eingeschränkt, bzw. ganz aufgehoben. Die Sprache wird durch die Störung der Artikulation und der Lippenlautbildung und die Lähmung des Gaumensegels schwer verständlich, näselnd oder lallend, auch in der Klangwirkung durch Parese der Kehlkopfmuskeln und Störungen der Atmungsmechanik beinträchtigt. Die Schlingbeschwerden erreichen nur selten einen höheren bedrohlichen Grad, doch findet häufig ein Abströmen flüssiger Speisen aus der Nase und Verschlucken fester Speisen statt.

Die der Herrschaft des Willens entzogenen Muskeln erleiden jedoch in der Regel auch nach längerem Bestehen des Leidens keine erhebliche Atrophie, Lippen und Zunge werden nicht verdünnt, zeigen keine fibrillären Zuckungen und geben bei indirekter und direkter Reizung keine elektrische Entartungsreaktion.

Auch können die willkürlich gar nicht oder nur in sehr beschränktem Maße in Bewegung versetzten Muskelgebiete unter dem Einfluß von Gemütsbewegungen oder reflektorisch durch Haut- und Sinnesreize in sehr lebhafte krankhaft gesteigerte Tätigkeit versetzt werden.

So stellen sich die in starrer Unbeweglichkeit verharrenden Bulbi unwillkürlich in der Richtung eines akustischen oder optischen starken Reizes ein, und die aktiv kaum beweglichen Augäpfel vermögen doch einem bewegten Gegenstande in reflektorischer Einstellung zu folgen (Wernicke, Oppenheim, Strümpell). Ganz geringfügige Anlässe lösen förmliche Wein- und Lachkrämpfe in rascher, oft einander ablösender Folge aus (Oppenheim und Siemerling). Dabei kontrahieren sich die für die willkürlichen Bewegungen fast ganz gelähmten Muskeln sehr stark, das vorher unbewegliche Gesicht wird nunmehr krampfhaft verzerrt, krampfhafte Exspirationsbewegungen und Hustenstöße, zuweilen ein vorübergehender asphyktischer Atemstillstand mit intensiver zyanotischer Verfärbung des Gesichts begleiten diese eigenartigen emotiven Explosionen, bei denen sich intelligentere Kranke sehr wohl der mangelnden psychologischen Motivierung dieser mehr reflektorisch infolge mangelnder cerebraler Hemmung ausgelösten Affekt- und Ausdrucksbewegungen bewußt sind.

Eine dauernde spastische Spannungsvermehrung in den paretischen Muskeln, im Gesicht, der Zunge, den Kaumuskeln (Trismus) ist gelegentlich nachzuweisen, auch Reizerscheinungen, wie Kaumuskelkrämpfe, Zähneknirschen, ein krampfhaftes Räuspern und Würgen kann beobachtet werden. Die mangelnde cerebrale Zügelung und Hemmung macht sich ferner in einer Steigerung der reflektorischen Erregbarkeit im Bereich der Bulbärnerven und im Hervortreten kombinierter Reflexbewegungen geltend, die unter normalen Verhältnissen schon frühzeitig im extrauterinen Leben hinter dem willkürlichen Gebrauch der Labio-glosso-pharyngealen Muskulatur zurücktreten. Die Masseterenreflexe sind häufig erhöht, und beim Beklopfen der unteren Gesichtshälfte treten reflektorische Contractionen im Orbicularis oris, an Saugbewegungen erinnernd, auf (Toulouse und Vurpas). Die Gaumen- und Rachenreflexe bleiben erhalten. Reizung des harten Gaumens erzeugt Muskelcontractionen im Gesicht an der Wange oder in der Oberlippe (Hennebergs harter Gaumenreflex). Reizung der Lippen oder in der Mundhöhle erweckt rhythmische Bewegungen der Lippen, der Zunge, des Unterkiefers und im Schlunde (Freßreflex Oppenheims) in eigenartiger, eine gewisse Zweckmäßigkeit anzeigender Kombination. Schluckbewegungen können in der Regel auch bei Bewußtseinsstörung durch das Einführen flüssiger Speisen ausgelöst werden. Am lebhaftesten treten diese Reflexe bei der infantilen Pseudobulbärparalyse im jugendlichen Alter in Erscheinung, doch lassen sie sich auch bei Erwachsenen nicht selten auffinden. Hierzu ist zu bemerken, daß ähnlich wie bei der cerebralen Hemiplegie die Reflexsteigerung häufig erst sich in voller Lebhaftigkeit entwickelt, wenn die Läsion schon einige Zeit besteht und die subcorticalen oder bulbären Zentren nach der Ausschaltung des cerebralen Einflusses sich einigermaßen zur selbständigen Tätigkeit erholt oder wieder gewöhnt haben.

Daß auch die Beherrschung der Atmungsinnervation leiden kann, zeigen außer den erwähnten Anfällen von Respirationsstörung beim Zwangslachen und Zwangsweinen die häufig vorkommenden Zustände von Dyspnoe und periodischem Atmen (Cheyne-Stokes), die Erschwerung der Atmungsregulierung beim Sprechen und Schlucken an (Hartmann). Auch Beschleunigung und Unregelmäßigkeiten der Herzaktion kommen vor. Bei stärkerer Beeinträchtung der automatischen Funktionen der bulbären Zentren (Temperatursteigerungen, Glykosurie usw.) wird jedoch in Betracht zu ziehen sein, daß die arteriosklerotische Erkrankung neben den cerebralen Schädigungen auch Herde in Pons und Medulla oblongata setzen kann, wodurch sich ein Krankheitsbild entwickelt, das nicht mehr streng im Rahmen der supranuclearen bulbären Parese bleibt.

In der Regel bestehen bei der Pseudobulbärparalyse auch spastische Bewegungsstörungen in den Extremitäten, der doppelseitigen Gehirnschädigung entsprechend in beiden Armen und Beinen, oder auch je nach der Lokalisation der cerebralen Herde nur in Form einer cerebralen Hemiplegie. Bei ausgedehnter Arteriosklerose des Zentralnervensystems kann auch der spastische Charakter der Extremitätenparese durch Benachteiligung der Ersatzbahnen und der langen und kurzen Reflexbögen mehr oder weniger verwischt oder verdeckt werden. Zuweilen tritt auch bei einer Beschränkung der zentralen Erkrankung auf die Zentren und supranuclearen Bahnen der motorischen Hirnnerven eine Pseudobulbärparalyse mit nur sehr geringfügigen Bewegungsstörungen in den Gliedern (senile Abasie) (Naunyn) oder ohne solche ein.

Von weiteren Komplikationen der cerebralen Labio-glosso-pharyngeal-Paralyse sind die recht häufig vorkommenden psychischen Störungen hervorzuheben, die sich vorwiegend mit intellektueller Schwäche, Beeinträchtigung der Merkfähigkeit und des Gedächtnisses geltend machen und sich zu Orientierungsstörung, Benommenheit und deliranten Erregungszuständen steigern können. Freilich muß man sich davor hüten, aus der Vereinigung von starrem Gesichtsausdruck mit offenstehendem Munde, dysarthrischer Sprachstörung und allgemeiner Schwerbeweglichkeit allein nach dem äußeren Eindruck auf einen psychischen Defekt zu schließen! Ferner können entsprechend der ausgedehnten Hirnschädigung eine Reihe von cerebralen Störungen: motorische und sensorische Aphasie, Hemianopsie und andre zentrale Seh- und Gehörsstörungen, Gleichgewichtsstörungen sowie mehr oder weniger ausgedehnte Sensibilitätsstörungen (namentlich des Tastsinns und des Lokalisationsvermögens, aber auch Hemianästhesie und Koordinationsstörungen) das Krankheitsbild mannigfach erweitern. Auf motorischem Gebiet kommen gelegentlich die zentralen Erregungszustände der Athetose und Chorea halbseitig oder doppelseitig zur Beobachtung. Auch Pupillenstörungen und Opticusatrophie wurden neben den bulbären Ausfallserscheinungen gelegentlich vermerkt.

Häufiger und namentlich im Beginn der Erkrankung, aber auch als dauernde Begleiterscheinung bedingt auch die Pseudobulbärparalyse einen Verlust der willkürlichen Beherrschung der Blasen- und Mastdarmfunktionen, der meist in Form der Harn- und Stuhlverhaltung sich bemerkbar macht, aber auch zur Enuresis und Enkoprose führen kann.

Die **Diagnose** der Pseudobulbärparalyse wird bei voller Entfaltung der supranuclearen bulbären Lähmung mit erhaltener Trophik und elektrischer Erregbarkeit der Muskeln, mit erhaltener, ja gesteigerter reflektorischer und emotiver Erregbarkeit der von der willkürlichen Tätigkeit ausgeschalteten Bewegungskomplexe und mit den häufigen Komplikationen psychischer Störungen und cerebraler Extremitätenlähmung keine großen Schwierigkeiten bieten. Eine Verwechslung mit der progressiven Bulbärparalyse ist dadurch ausgeschlossen, daß diese einen viel schleichenderen Verlauf hat und sich durch degenerative Atrophie, fibrilläre Zuckungen und Verlust der elektrischen Erregbarkeit, sowie der Reflexe im Gebiet der motorischen Hirnnerven und durch die strenge Beschränkung auf dieses mit Ausschluß der Augenmuskelnerven auszeichnet. Die akute apoplektische Bulbärparalyse kann wohl gelegentlich mit der Pseudobulbär-

paralyse verschmelzen, meist aber läßt sie sich doch von dieser durch den
Nachweis echter bulbärer Herdsymptome, insbesondere alternierender Hemiplegie und alternierender Hemianalgesie unterscheiden. Die amyotrophische
Lateralsklerose mit bulbärer Lokalisation kann wohl Bewegungsstörungen
hervorrufen, die der Pseudobulbärparalyse sehr nahekommen, doch wird
sie sich durch den stetig progredienten Verlauf ohne apoplektisch schub-
weises Vorgehen, durch das Vorkommen degenerativer lokalisierter Muskelatrophien und durch Verschonung der Psyche und aller nicht rein motorischen Funktionen kenntlich machen. Bei der myasthenischen Bulbärparalyse beherrschen die Erscheinungen der Ermüdungsschwäche und Erschöpfbarkeit neben den elektrodiagnostischen Zeichen das Krankheitsbild,
und es fehlen ihr ganz die für die Pseudobulbärparalyse so charakteristischen Erscheinungen reflektorisch auslösbarer unwillkürlicher, oft zu wahren
Paroxysmen gesteigerter motorischer Vorgänge im Gebiete der paretischen
Bulbärmuskeln.

Die **Prognose** der Pseudobulbärparalyse ist schon in Hinsicht auf die
auslösende Atheromatose der Gehirnarterien eine ungünstige. Die Wiederkehr apoplektischer Insulte und damit eine bedrohliche Wendung ist stets
zu fürchten, während gerade dank der reflektorischen Tätigkeit der bulbären
Zentren gewöhnlich eine unmittelbare von Schlingstörung und Aspiration
von Fremdkörpern abhängige Lebensgefahr meist nicht droht. Bei vor-
sichtigem Verhalten, Vermeidung stark und plötzlich blutdrucksteigernder
Einflüsse (Erregung, Alkohol, Coffein) können die Kranken unter Umständen
ziemlich lange erhalten werden; auch läßt sich eine Besserung der Störungen
bei guter Pflege erzielen. Jodbehandlung ist wohl immer angezeigt; wird
syphilitische Ätiologie vermutet oder kann sie anamnestisch oder aus objektiven Anzeichen (Narben, Serumreaktion nach Wassermann usw.) nachgewiesen werden, so kann eine zielbewußte kombinierte Jod- und Quecksilberbehandlung eine erhebliche Besserung der Störungen herbeiführen und
jedenfalls der weiteren Ausbreitung des Leidens im Cerebrum und eventuell
auch im Bulbus wirkungsvoll entgegentreten.

3. Multiple inselförmige Sklerose.

Von
Hermann Schlesinger-Wien.

Ätiologische Momente.

Die Erkrankung wird von manchen Autoren auf frühzeitige (entwick-
lungsgeschichtliche) Störungen und Disposition zur Wucherung des Gliagewebes zurückgeführt (Strümpell, Müller). Ich möchte mit Oppenheim meinen, daß kongenitale oder sehr frühzeitig einsetzende Entwicklungsanomalien nur ein die Disposition zur Erkrankung begünstendes Moment
darstellen.

Marie ist der Ansicht, daß die akuten Infektionskrankheiten wohl
das wichtigste ätiologische Moment darstellen. Die gleiche Ansicht haben
viele neuere Autoren, so Kahler und Pick (schon vor Marie), Oppen-

heim, Maixner, Redlich, Spiller u. a. Nach meinen Erfahrungen möchte ich dieses Moment als das Kardinale, Ursächliche ansehen.

Es kommen namentlich Typhus, Pneumonie, Diphtherie, Influenza, Scarlatina, Variola in Betracht. Auch Malaria ist als ätiologisches Moment öfters beobachtet worden. Intoxikationen (Quecksilber, Kohlenoxyd, Zinn, vielleicht auch Mangan) können die Erkrankung hervorrufen.

Nach schweren psychischen Erregungen und namentlich nach Erkältungen wurde öfters Krankheitsbeginn beobachtet, weiters auch nach schweren Traumen (Schlagenhaufer, Mendel, Redlich). Für sehr viele Fälle sind ätiologische Momente nicht eruierbar. Das jugendliche Alter ist für die Erkrankung ganz besonders prädisponiert.

Anatomische Veränderungen.

Die disseminierte Sklerose ist charakterisiert durch das Auftreten multipler Läsionen im Bereiche des Gehirns und Rückenmarkes. Die Zahl der Herde kann von einigen wenigen bis zu mehreren Hundert betragen. Die Verteilung ist nicht gleichmäßig; mitunter sind bei relativ reichlicher Zahl der Herde im Rückenmarke nur wenige im Gehirne. Sie können jeden Abschnitt des Zentralnervensystems betreffen, sind bisweilen auffallend symmetrisch angeordnet und weisen bezüglich der Größenverhältnisse sehr erhebliche Variationen auf. Die größten Herde werden im Pons und im Gehirne gefunden. Opticus und das Chiasma haben auch oft einzelne Herde (Abb. 95).

Die Herde selbst sind zumeist sehr scharf begrenzt und heben sich durch ihre graue Farbe von der Umgebung schon makroskopisch deutlich ab, lassen sich bei oberflächlichem Sitze auch vor dem Einschneiden in das Rückenmark erkennen und sind für den palpierenden Finger deutlich als derbere Stelle fühlbar. Sie können zum Teil in der weißen, zum Teil in der grauen Substanz liegen.

Im Bereiche der Herde findet man bei mikroskopischer Untersuchung keine oder nur sehr spärliche Nervenfasern mit erhaltenem Markmantel. Wohl aber ziehen durch die Herde viele wohlerhaltene Achsenzylinder hindurch. Das Gliagewebe ist außerordentlich vermehrt und bildet einen dichten Filz, der nirgends Neigung zur Erweichung zeigt. Die Ganglienzellen sind auch inmitten von Herden nicht geschädigt, jedoch sind die Gefäße oft schwer verändert, in den Wandungen verdickt, das Lumen verengt, sogar ganz verschlossen. Sekundäre Degenerationen pflegen auch bei langem Bestande der Erkrankung und zahlreichen Herden zu fehlen. Durch Hinzutritt diffuser Sklerose treten bisweilen Formveränderungen der befallenen Abschnitte, namentlich des Pons, auf.

Neben den alten Herden sieht man nicht selten erkrankte Stellen, bei welchen der Prozeß jüngeren Datums ist, kleinzellige Infiltration der Gefäße (resp. Anfüllung der adventitiellen Lymphräume mit Fettkörnchenzellen) besteht, Zerfallsprozesse im Bereiche der Herde noch nachweisbar sind. Herde jüngeren Datums findet man besonders in Fällen mit akutem und subakutem Verlaufe.

Die **Pathogenese** ist keineswegs klar. Die verschiedenen Ansichten stehen sich zum Teil schroff gegenüber. Einige Autoren, wie Schmaus und E. Müller, denken an angeborene Verhältnisse (hypoplastische Zustände des Nervensystems). Andere Forscher halten eine Neurogliawucherung für

das Primäre (Rossolimo, Strümpell, Probst). Wieder andere glauben
an eine primäre Läsion der parenchymatösen Anteile des Nervensystems
(Redlich, Köppen). Die Schädigung des Gefäßapparates als kausales
Moment würdigen besonders Taylor, Rindfleisch, Ribbert. Der ent-

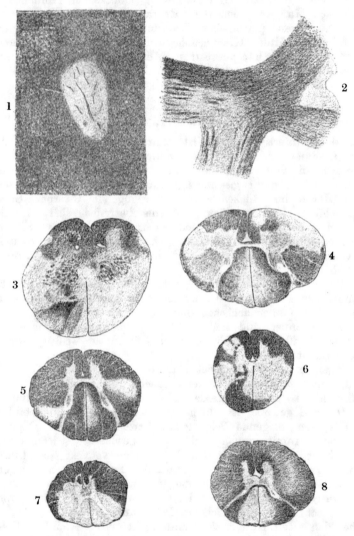

Ab. 95. Multiple Sklerose. (Schnitte bei Lupenvergrößerung.)
Sklerotische Herde 1. in der Markmasse des Großhirns, 2. im Chiasma
N. optici, 3. in der Pyramidenkreuzung der Medulla oblongata,
4.—8. im Rückenmark. (Markscheidenfärbung; die Herde erscheinen hell.)
(Nach Schmaus.)

zündliche Ursprung findet viele Anhänger (Charcot, Erb, Leyden,
Oppenheim). Es ist sehr wahrscheinlich, daß eine akute disseminierte
Encephalomyelitis, und zwar nur die mit zelliger Infiltration einhergehende
Form (Oppenheim), eine multiple Sklerose als Folgezustand nach sich zieht.

Symptome. Verlauf.

Wir verdanken einer ausgezeichneten Studie Charcots die Kenntnis mehrerer Kardinalsymptome der multiplen Sklerose, ohne welche durch längere Zeit hindurch eine strikte Diagnose der multiplen Sklerose nicht gewagt wurde. Erst späterhin hat man eine ganze Reihe weiterer Symptome kennen gelernt. In den Frühstadien der Erkrankung können cerebrale oder spinale Symptome in den Vordergrund treten. Recht oft beginnen die Störungen, wie namentlich Oppenheim, Bruns, Stoelting, Uhthoff gezeigt haben, mit Sehstörungen. Die ophthalmoskopische Untersuchung deckt das Vorhandensein einer Neuritis des Sehnerven oder einer Opticusatrophie auf.

Diese Symptome können die ersten („vorpostenartige" — Oppenheim) sein, werden daher sehr oft verkannt. Seit der immer besseren Kenntnis der multiplen Sklerose wird es immer häufiger, daß eine „retrobulbäre Neuritis" sich späterhin als Vorläuferstadium der multiplen Sklerose entpuppt. Ich habe ziemlich viele Kranke gesehen, bei welchen dieses Symptom das erste der Erkrankung war; bisweilen eilt es jahrelang den anderen Erscheinungen voraus. In anderen Fällen entwickelt sich schleichend oder sehr rasch eine ein- oder doppelseitige Opticusatrophie mit einer eigentümlich grauen Verfärbung der Papille; die Opticusatrophie ist in der Regel partiell (Uhthoff), häufiger temporal als nasal, fast nie eine komplette, sie fand sich fast in der Hälfte der Fälle vor. Da die Sehstörungen in der großen Mehrzahl der Fälle passagerer Natur sind und ohne Pupillarstörung einhergehen, so werden sie oft, wenn eine Fundusuntersuchung unterblieben war, eben wegen ihrer Flüchtigkeit als hysterisch betrachtet. Bruns-Stoelting berechnen die Häufigkeit des Beginnes mit Opticusveränderungen auf $30^0/_0$. Auch sehr bedeutende Sehstörungen können verschwinden. Eine meiner Patientinnen, die vor fünf Jahren Finger nicht erkennen konnte, liest jetzt kleinsten Druck ohne Schwierigkeit.

Augenmuskellähmungen, namentlich im Gebiete des Oculomotorius und des Abducens, sind im Anfangsstadium häufig. Ophthalmoplegie ist sehr selten, in der Regel werden nur einzelne Muskeln geschädigt und bleiben die inneren Augenmuskeln frei. Oft betrifft die Lähmung die assoziierten Bewegungen. Dauernde Lähmungen sind selten. Nach kürzerer oder längerer Zeit bildet sich die Augenmuskellähmung zurück. Pupillendifferenz ist häufig, reflektorische Starre sehr selten. Recht oft tritt dann das eine Charcotsche Kardinalsymptom, der Nystagmus hervor. Zuerst bei Bewegungen, bei welchen vorher gelähmte Muskeln in Funktion treten, sichtbar („nystagmusartige Zuckungen"), wird er späterhin deutlicher und ist auch in der Ruhelage bemerkbar. Man kann sowohl Nystagmus horizontalis als auch N. verticalis und rotatorius beobachten; am häufigsten ist der Nystagmus bei seitlicher Blickrichtung. Redlich betrachtet ihn als dem Intentionstremor völlig analog.

Lähmungsartige Schwäche einer Extremität, namentlich eines Beines, ist als Anfangssymptom öfters gesehen worden. Ich habe zu gleicher Zeit drei Fälle mit initialer Parese einer Extremität (zweimal eines Beines, in einem Falle eines Armes) beobachtet. Neben der Schwäche ist zumeist Rigidität der Muskulatur vorhanden.

Der Nachweis einer spastischen Lähmung an den unteren Extremitäten gelingt bei multipler Sklerose außerordentlich oft. Schon Charcot hatte darauf hingewiesen, die späteren Beobachter haben es zumeist bestätigt. Manchmal ist dieser Zustand nur angedeutet und kaum erkennbar, in anderen Fällen wohlentwickelt.

Steigerung der Patellarreflexe und Fußklonus gehören zu den häufigsten und wichtigsten Frühsymptomen der disseminierten Sklerose. Die Reflexsteigerung ist auf beiden Seiten nachweisbar. Auch ist in den Frühstadien Zittern einer Extremität kein seltenes Vorkommnis.

Ist die Krankheit voll entwickelt, so sind die von Charcot postulierten Kardinal-Symptome vorhanden: Nystagmus, Intentionstremor, skandierende Sprache, zu welchen noch die Reflexsteigerung an den unteren Extremitäten bei Verlust des Bauchdeckenreflexes hinzutreten.

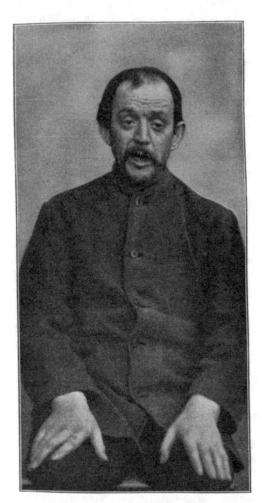

Abb. 96. Multiple Sklerose.
Kranker mit sehr erschwerter skandierender Sprache im Beginn des Sprechens.
(Nach Heinr. Curschmann.)

Der sog. Intentionstremor ist ein grobschlägiges Zittern der Extremitäten bei aktiven Bewegungen; die Ausschläge werden immer größer, je mehr sich die Extremität dem angestrebten Ziele nähert. Dabei geraten auch weiter ab liegende Muskelgruppen in Kontraktion; sitzt der Patient bei Vornahme einer Bewegung mit einer Extremität, so gerät in den schwereren Fällen der ganze Körper in Schwankungen (Zittern). Erfaßt der Kranke einen Gegenstand, so wird derselbe mit der Extremität hin und her geschleudert, aber zumeist festgehalten, wie überhaupt Intentionstremor sich keineswegs mit erheblicher Schwäche der Extremität vergesellsellschaften muß. Die Zahl der Kontraktionen ist keine sehr große, viel geringer als die bei der Basedowschen Krankheit.

Auch der Kopf nimmt an den Zitterbewegungen Anteil. Sehr ausgesprochen ist der Rumpftremor bei schwereren Fällen und intendiertem Gehen; das Zittern der Beine ist zumeist auch sehr deutlich. Ein Auflösen des Tremors ist auch bei öfters hintereinander versuchten Bewegungen nicht vorhanden, wohl aber schwindet der Intentionstremor in der Ruhelage der Kranken vollkommen.

Die skandierende Sprache ist eine sehr auffällige Störung. Die

Sprache wird monoton und entbehrt der Modulationsfähigkeit. Sie wird gedehnt, da jede Silbe von der nächsten deutlich getrennt wird. Wenn auch manchmal diese Sprachstörung schon frühzeitig auftritt, ist doch in der Mehrheit der Fälle das Skandieren ein Symptom, das erst auf der Höhe der Erkrankung deutlich wird. Bradyphasie ist bisweilen ohne gleichzeitiges Skandieren vorhanden (Redlich), Dysarthrie ist kein seltenes Symptom.

Über die Steigerung der Sehnenreflexe haben wir bereits früher gesprochen. Ein wichtiges Symptom ist die Abschwächung der Hautreflexe, namentlich der Bauchdeckenreflexe (Müller), welche sich frühzeitig zeigen kann.

Außer der Reflexsteigerung, namentlich an den unteren Extremitäten, weisen noch andere Symptome auf die Läsionen der Pyramidenbahnen hin. So ist das Babinskische Phänomen vorhanden, und zwar zeigt sich Dorsalflexion der großen Zehe nicht bloß, wenn in der typischen Weise (Streichen am inneren Fußrande oder am Fußriste oder über dem Metatarsus quintus) geprüft wird, sondern manchmal schon beim Gehen, wenn der Patient den Fuß fest aufstellt. Das Oppenheimsche Unterschenkelphänomen ist deutlich ausgebildet (Dorsalflexion der großen Zehe bei kräftigem Bestreichen der Tibiakante). Die Prüfung des Mendelschen Fußrückenreflexes ruft bisweilen eine Plantarreflexion der großen Zehe bei Beklopfen des Fußrückens an der Basis des 3. und 4. Metatarsus (während bei Gesunden eine Dorsalflexion erfolgt) hervor.

Sensibilitätsstörungen sind im Verlaufe des Leidens häufiger, als man in früherer Zeit dachte. Jedoch sind Empfindungsstörungen nur passager und nur ausnahmsweise schwererer Art.

Sensible Reizerscheinungen kommen vor, namentlich Intercostalschmerzen, Gelenkschmerzen, Parästhesien, neuralgiforme Beschwerden. In einem meiner Fälle waren die Neuralgien durch Wochen hindurch von furchtbarer Heftigkeit. Über Tic douloureux als Initial- und Dauersymptom einer multiplen Sklerose berichtet Oppenheim.

Sensible Ausfallserscheinungen pflegen nicht durch längere Zeit hindurch zu persistieren. Sie sind nicht sehr schwer und rufen nur eine Abstumpfung der Sensibilität, kein vollständiges Erlöschen der Empfindung hervor. Die Sensibilitätsstörung kann gleichförmig sein und die verschiedenen Qualitäten der (oberflächlichen wie tiefen) Empfindung in gleicher Weise betreffen, oder es entwickelt sich eine partielle Empfindungsstörung, die nur Schmerz- oder Temperatursinn betrifft und nach kürzerer oder längerer Dauer schwindet (Freund). Sie kann dann neuerlich wiederkehren und wieder verschwinden. Bleibende Sensibilitätsstörungen sind selten.

Oppenheim hat auch den Brown-Sequardschen Symptomenkomplex als vorübergehende Erscheinung beobachtet, ebenso eine Hemianästhesie.

Parästhesien, wie Ameisenlaufen, Vertaubungsgefühl, sind nicht sehr selten.

Mastdarmstörungen werden im Beginne des Leidens nur ausnahmsweise beobachtet. Bei weit vorgeschrittenem Krankheitszustande wird Incontinentia alvi nicht selten gesehen. Ich habe sie bei ziemlich vielen Fällen beobachtet. Die Kranken fühlen in der Regel den Abgang des Stuhles, können ihn aber nicht hindern. Mehrmals habe ich dieses Symptom als passageres beobachtet.

Blasenstörungen sind häufig. v. Frankl-Hochwart und Zucker-
kandl fanden sie in vier Fünfteln ihrer Fälle, namentlich bei Paraplegie der
unteren Extremitäten. Sie können das allererste Krankheitszeichen sein, dem
erst Monate, selbst Jahre später andere nachfolgen. Dabei ist die Form
der Blasenstörung nicht stets die gleiche. Bald besteht einfache Inkontinenz
mit Harnträufeln, oder es zeigt sich Sphincterkrampf mit intakter Sensibilität der Blase, welcher Katheterismus erfordert, oder es bildet sich der Symptomenkomplex der „reizbaren Blase" aus mit häufigem Harndrange bei nicht
völliger Entleerung der Blase und dem jähen Wechsel zwischen Inkontinenz
und Retention.

Die Blasenstörungen können dauernd verschwinden oder sie kommen
nach kürzerer oder längerer Zeit wieder. Ein Stabilisieren der Blasenstörungen erfolgt in der Regel erst gegen Ende der Erkrankung.

Blasenstörungen sind häufiger als Mastdarmstörungen und betreffen
nach meinen Beobachtungen viele Kranke im Initialstadium.

Störungen im Bereiche der sexuellen Sphäre sind viel seltener,
als man nach Analogie der Häufigkeit der Blasenstörungen vermuten würde.
Es haben nur Kranke mit weit vorgeschrittener disseminierter Sklerose über
häufige Pollutionen oder über mißlungene Kohabitation berichtet. Einer
meiner Kranken heiratete eine Reihe von Jahren nach Beginn seines Leidens
und zeugte eine stattliche Zahl von Kindern.

Bei einem Teile der Fälle sind Bulbärstörungen vorhanden. Plötzlich auftretende Lähmungen des Gaumensegels, der Rachenmuskulatur von
transitorischem Charakter finden so ihre Erklärung. Deglutitions-, Masti-
kationsstörungen, Regurgitation durch die Nase, Fehlschlucken können
Initialsymptome darstellen, bleiben aber nicht bestehen. Störungen der
Phonation können in Paresen der Kehlkopfmuskulatur ihren Grund haben,
und zwar sind es namentlich Paresen der Interni, selten Stimmbandlähmungen,
die zur Beobachtung gelangen. Auch wurde Erzittern der Stimmbänder
beim Phonieren beschrieben. Oppenheim beschreibt Tremolieren der
Stimme beim Phonieren des E.

Gleich anderen motorischen Lähmungen bei disseminierter Sklerose
bleiben die Bulbärlähmungen nicht bestehen; ich habe selbst schwerste
bulbäre Prozesse sich rückbilden gesehen. Gegen Ende der Krankheit können
sich freilich auch diese Erscheinungen stabilisieren und klinisch sich ähnlich
wie die progressive Bulbärparalyse, aber ohne Muskelatrophie im Bereiche
der Bulbärnerven, präsentieren.

Zwangslachen und Zwangsweinen fallen manchmal schon sehr frühzeitig auf. Ist es vorhanden, so bleibt es mitunter dauernd bestehen. Einer
meiner Kranken bekam den ersten Anfall von Zwangslache bei einem Leichen-
begängnis, als er zu dem offenen Grabe trat, und leidet seit nunmehr zehn
Jahren ununterbrochen an dem ihn sehr quälenden Symptom. Der Umschlag
von Zwangslachen in Zwangsweinen kann sehr jäh erfolgen.

Eine wichtige Rolle spielen apoplektiforme Anfälle, die in jedem
Krankheitsstadium den Patienten bedrohen, jedoch glücklicherweise auch
viele Kranke verschonen. Die Anfälle gehen bisweilen mit vollkommenem
Bewußtseinsverluste einher und sind dann mitunter von epileptiformen
Attacken begleitet. Oder es sind nur schwere Schwindelattacken vorhanden,
die apoplektiformen Anfällen gleichzusetzen sind, jäh den Kranken befallen,
ihn, wenn er gerade zur Zeit des Anfalles steht oder geht, zu Boden werfen.
Im unmittelbaren Anschlusse an diese Anfälle beobachtet man mehr oder

minder ausgedehnte Lähmungen von halbseitigem Charakter. Oder es sind unmittelbar nach den Anfällen kombinierte Hirnnervenlähmungen vorhanden, die außerordentliche Variationen aufweisen. Es werden alle Hirnnerven gelegentlich ergriffen, selbst der sonst so selten geschädigte N. acusticus. Hemiataxie nach einem solchen Anfalle wurde von Oppenheim beschrieben, der auch über andere, seltenere, plötzlich einsetzende Lähmungen berichtet (atrophische Lähmung mit Ataxie eines Armes). Ich sah das Bild einer akuten ausgedehnten Bulbärlähmung mit Schlinglähmung, Gaumensegel- und Kehlkopflähmung.

Ataxie ist mitunter vorhanden. Sie betrifft dann entweder nur einzelne Extremitäten oder eine Körperhälfte oder endlich nur die untere Körperhälfte. Sie ist vom Charakter der cerebellaren Ataxie (Redlich) und äußert sich als Schwanken beim Gehen. Sicher ist nach Oppenheim Ataxie anzunehmen, wenn die Störung bei Lidschluß zunimmt. Die Ataxie schließt das Bestehen spastischer Zustände an den Extremitäten durchaus nicht aus. Akute Entwicklung an den oberen Extremitäten mit oder ohne Bulbärsymptome wurde mehrmals beobachtet.

Störungen des Intellektes, namentlich Gedächtnisschwäche, sind häufig, Delirien, Demenz sind aber nur ausnahmsweise vorhanden; wenn sie vorkamen, so waren sie in meinen Fällen in der Regel vorübergehende Störungen.

Über Kopfschmerz wird oft geklagt; er ist bisweilen von migränartigem Charakter.

Störungen der Atmung sind ungewöhnlich. Sub finem vitae gelangt Cheyne-Stokessches Atmen zur Beobachtung. Asphyktische Zustände hat Oppenheim beschrieben.

Die Pulsfrequenz ist bei vorhandener Bulbärläsion erhöht; die Tachykardie ist oft eine dauernde, hält sich aber in mäßigen Grenzen.

Muskelatrophien sind sehr selten. Wenn sie überhaupt zur Ausbildung gelangen, so ist die elektrische Erregbarkeit nur ausnahmsweise geändert. Die Atrophie betrifft einzelne Muskelgruppen oder auch die Muskulatur einer ganzen Extremität.

Die Paresen betreffen zumeist beide unteren Extremitäten, so daß der Symptomenkomplex der spastischen Spinalparalyse daraus resultiert. In der Tat wurde bei vielen spastischen Spinalparalysen autoptisch eine disseminierte Sklerose festgestellt, solange man diese Eigentümlichkeiten nicht kannte. Halbseitige Formen mit Lähmungserscheinungen und Zittern einer Körperhälfte wurden von Bikeles, Oppenheim, Edwards beobachtet. Sehr selten sind umfangreiche atrophische Paresen, über welche Probst berichtet. In diesem Falle war der Symptomenkomplex der amyotrophischen Lateralsklerose vorhanden.

Verlauf. Bezüglich des Verlaufes sind drei Formen zu unterscheiden: 1. Formen mit schleichendem Beginne; 2. Fälle mit akuten Initialsymptomen, aber langsamem Verlaufe mit Remissionen und Exacerbationen. Beide Formen kommen vorwiegend jugendlichen Individuen zu. 3. Akut beginnende und rasch verlaufende Fälle (,,akute multiple Sklerose").

Die Fälle mit schleichendem Beginne scheinen häufiger zu sein. Da die Erscheinungen sich sehr allmählich entwickeln und erhebliche Neigung zu Remissionen aufweisen, wird die Erkrankung zumeist als ein funktionelles Leiden angesprochen. Unterstützt wird dieser Irrtum durch den Umstand, daß beinahe regelmäßig eine Kombination mit Hysterie besteht.

Über den akuten Beginn wurde schon bei Besprechung der einzelnen Symptome mehreres bemerkt. Bei diesem Anfange ist das initiale Bild ein sehr mannigfaches und können Lähmungen der verschiedensten Art sich entwickeln (halbseitige Körperlähmung, Ataxie einzelner Extremitäten, Blasen-, Mastdarmstörung, sensible Lähmungen, Augenmuskel-, Bulbär- lähmungen usw.).

Außerordentlich wichtig für die Kenntnis des Charakters der dissemi- nierten Sklerose ist die Eigentümlichkeit der Krankeit, weitgehende Re- missionen zuzulassen und von Zeit zu Zeit schubweise fortzuschreiten.

Die Remissionen können auch bei vorgeschrittenen Fällen über- raschend sein, in weniger progressen den Eindruck einer Heilung hervorrufen.

Die Exacerbationen erfolgen besonders unter dem Einflusse schwächen- der Erkrankungen, des Puerperiums, großer Gemütserregungen und körper- licher Überanstrengungen. Besonders schädlich scheinen die gehäuften Erregungen zu sein, die auf jung Verheiratete einstürmen. In kurzer Zeit habe ich sechsmal bei jungen Frauen schwere Erscheinungen sich entwickeln gesehen, deren Anamnese einen bisweilen weit in die Mädchenzeit zurück- reichenden Krankheitsbeginn ergab.

Unter Remissionen und Exacerbationen vollzieht sich eine allmähliche Verschlechterung der Erkrankung. Die Krankheitsdauer ist dabei oft eine erhebliche, kann 5 bis 10 Jahre und weit darüber betragen.

Der Tod erfolgt durch interkurrente Affektionen oder infolge der bul- bären Veränderungen, bisweilen im apoplektischen Insulte.

Eine Verlaufsart führt ziemlich rasch, zumeist in mehreren Monaten bis zu einem Jahre, zum Tode — man spricht dann von akuter multipler Sklerose, mit welcher sich namentlich Marburg, Schlagenhaufer, Gudden, Flatau u. a. beschäftigt haben. Die Entstehung einzelner dieser Fälle aus einem entzündlichen Prozesse, Encephalo-Myelitis, ist für mehrere Beobachter ziemlich sicher erwiesen. Ich habe selbst einen solchen Fall klinisch und anatomisch beobachtet. Oppenheim hat zu wiederholten Malen die Entwicklung einer disseminierten Sklerose aus einer infektiösen Myelo-Encephalitis gesehen.

Differentialdiagnose. Es kommen viele Affektionen differential- diagnostisch in Betracht. Von besonderer Wichtigkeit ist die Differential- diagnose gegenüber der Hysterie. Seit einer längeren Reihe von Jahren hebe ich in meinen Vorlesungen immer wieder die Häufigkeit dieser Ver- wechslungen hervor, Redlich und Oppenheim haben die gleiche Er- fahrung gemacht. In jedem Falle von Hysterie mit Fußklonus muß man an die Möglichkeit einer disseminierten Sklerose denken, ebenso wohl auch jetzt bei jeder hysterischen Amaurose, bei rasch verschwindenden Gang- störungen und Paresen bei hysterischen Individuen, wenn Zeichen einer Pyramidenbahnerkrankung vorhanden sind. Ist das Babinskische Phä- nomen positiv mit Dorsalflexion der großen Zehe, ebenso das Oppen- heimsche Unterschenkelphänomen, besteht eine spastische Parese der unteren Extremitäten, so ist eine organische Affektion neben Hysterie an- zunehmen und dann in erster Linie multiple Skerose wahrscheinlich. Die Wahrscheinlichkeit wächst, wenn die Erkrankung ein junges Mädchen oder eine junge Frau betrifft. Der weitere Verlauf, namentlich passagere Blasen- störungen, werden die Diagnose ermöglichen.

Die Unterscheidung gegenüber Encephalitis kann sehr schwer werden, namentlich wenn die Symptome einer akuten pontinen oder medullären

Affektion bei jugendlichen Individuen ohne Gefäß- oder Herzaffektion auftreten, keine Nierenkrankheit oder Syphilis besteht. Der Nachweis einer Temperaturerhöhung, einer unmittelbar vorausgegangenen Infektionskrankheit wird eher für die Diagnose einer Encephalo-Myelitis sprechen.

Betrifft bei einem jugendlichen Individuum die akute Läsion (in Form eines apoplektiformen Anfalles) das Gehirn, so wird bei Fehlen der früher besprochenen anderweitigen Veränderungen der Verlauf abzuwarten sein. Bilden sich die Symptome zurück, so wird bei Fehlen von Fieber und eines unmittelbar vorausgegangenen ätiologischen Moments eine progressive Paralyse oder multiple Sklerose wahrscheinlich. Ist der Intellekt durch den Anfall nicht wesentlich gestört, so wird man eher disseminierte Sklerose annehmen.

Ist aber eine Gefäßläsion (Atherom) vorhanden, so wird man sich selbst bei multiplen Herden eher für die Annahme einer Malacie entscheiden, da die multiple Sklerose eher dem jugendlichen Alter zukommt.

Die Lues cerebrospinalis kann ein der multiplen Sklerose sehr ähnliches Krankheitsbild hervorrufen. Außer der Anamnese wird auch der Effekt einer spezifischen Behandlung (wenn auch mit Vorsicht) differentialdiagnostisch zu verwerten sein.

Es sind sowohl solitäre als auch multiple Tumoren des Gehirns beobachtet worden, die klinisch große Ähnlichkeit mit disseminierter Sklerose darboten (Bruns, Nonne); es ist sogar bei letzterer Stauungspapille beobachtet worden. Gewiß ist das kein häufiges Vorkommnis. Es wird dann namentlich das Fehlen der Benommenheit und des ständigen Kopfschmerzes gegen einen Tumor sprechen, während Zeichen eines ständig wachsenden Hirndruckes die Geschwulstbildung wahrscheinlicher machen.

Charcot hat vor einer langen Reihe von Jahren multiple Sklerose und Paralysis agitans in ihren klinischen Erscheinungen gesondert. Die Paralysis agitans ist eine Erkrankung älterer Individuen, der Schütteltremor ist ganz anderer Art als der Intentionstremor; Nystagmus und skandierende Sprache kommen der Paralysis agitans nicht zu, die allgemeine Rigidität hingegen ist der multiplen Sklerose nicht eigentümlich.

Die Friedreichsche Krankheit, resp. die von vielen Autoren von ihr abgetrennte Hérédo-Ataxie cérébelleuse (Marie) kann gewissen Stadien der multiplen Sklerose sehr ähnlich sehen. Es besteht bei der Heredo-Ataxie Nystagmus, eine Sprachstörung, die an die skandierende Sprache erinnert; die Sehnenreflexe können gesteigert sein. Ein choreiformer Tremor kann beinahe die ganze Körpermuskulatur betreffen und sich bei Bewegungen steigern. Jedoch ist der Gang ataktisch, es entwickelt sich bisweilen ein eigentümlicher Klumpfuß, eine Opticusatrophie bildet sich nicht mehr zurück.

Die progressive Paralyse bietet öfters eine gewisse Ähnlichkeit mit der multiplen Sklerose dar. Jedoch sind das Silbenstolpern, die reflektorische Pupillenstarre, das Beben der Sprache, frühzeitige psychische Störungen, ungleiche Innervation der Gesichtsmuskulatur, das Zittern der Lippen der Paralyse und nicht der multiplen Sklerose eigentümlich.

Sehr schwer kann die Entscheidung von jenem Prozesse werden, der von Westphal als Pseudo-Sklerose beschrieben und späterhin namentlich von Strümpell und v. Frankl-Hochwart studiert wurde. Es sind dies ziemlich seltene Fälle, die einen großen Teil der klinischen Symptome der disseminierten Sklerose darbieten, während autoptisch keine anatomische Veränderung gefunden werden kann. Von der multiplen Sklerose unter-

scheidet sich diese Affektion durch Fehlen des Nystagmus, der Opticusaffektion und auch der echt spastischen Phänomene. Auffallend sind die
frühzeitige Entwicklung und die schwereren psychischen Störungen (Demenz);
weiter wurde namentlich von Strümpell hervorgehoben, daß der Tremor
auch in der Ruhe erfolge, langsamer, aber ausgiebiger sei. Auch sind die
aktiven Bewegungen ausgesprochen verlangsamt. Die Sprache ist skandierend, aber auch deutlich dysarthrisch. Epileptiforme und apoplektiforme Attacken sind fast regelmäßig vorhanden. Auf Grund dieser Erscheinungen wurden von Strümpell und v. Frankl-Hochwart in vita
richtige Diagnosen gestellt.

Die Pseudosklerose läßt sich zurzeit von echter diffuser Hirnsklerose mit Degeneration der Pyramidenbahnen (Strümpell) nicht unterscheiden (Oppenheim). Letzterer Autor ist auch der Ansicht, daß die
Kombination der fortschreitenden spastischen Lähmung mit fortschreitender
Demenz im Kindesalter den Verdacht auf diffuse Hirnsklerose erwecken muß.

Therapie. Leider steht man der Entwicklung der Krankheit ziemlich
machtlos gegenüber und kann nur manchmal, geleitet durch die Kenntnis
der Verlaufseigentümlichkeiten, Remissionen erzielen.

Von Medikamenten habe ich nur wenig Nutzen gesehen. Bei anämischen Individuen sind namentlich bei Unterernährung Eisen-Arsenpräparate
am Platze. Ich bevorzuge in diesen Fällen Ferratin, Ferrum kakodylicum
oder Ferrum lacticum in Kombination mit Chininpräparaten oder verordne
Blaudsche Pillen; das Arsenik gebe ich am liebsten subcutan, resp. intra-
muskulär als Natrium kakodylic. (jeden 2. Tag 0,02 in wässeriger Lösung)
oder als Atoxyl (jeden 2. Tag 0,05—0,10 in wässeriger Lösung). Unter
Quecksilberbehandlung hat Oppenheim Verschlimmerung eintreten gesehen.

Von großer Wichtigkeit ist die Durchführung einer strengen Liegekur.
Bei schlechtem Ernährungszustande ist gleichzeitige Durchführung einer
Mastkur von erheblichem Nutzen. Sehr förderlich scheint mir die Darreichung von (nicht prolongierten) lauwarmen Bädern oder Kohlensäure-
bädern (Bädern zwischen 25° und 27° R und 10—15 Minuten Dauer),
welche oft die Rigidität auffallend günstig beeinflussen. Wird die Mast-
Liegekur genügend lang ausgedehnt, so kann bei entsprechender Schonung
eine langwährende Remission eintreten. Zurzeit behandle ich eine junge
Frau, die vor 4 Jahren paraplegisch war, Blasenstörungen hatte und sich
unter einer Mast-Liegekur derart erholte, daß sie jahrelang dem Haushalte
vorstehen konnte, bis Überanstrengung und Aufregungen eine Wiederkehr
der Paraplegien anbahnten. Solche längere Remissionen habe ich wiederholt gesehen.

Auffallend günstige Erfolge habe ich von Badekuren in Bad Gastein
gesehen.

Massage scheint günstig zu wirken. Oppenheim empfiehlt die Vornahme von passiven Bewegungen im Bade.

Ungünstig auf den Prozeß wirken Dampfbäder, heiße Bäder mit oder
ohne Zusätze; es kann unmittelbar auf das Bad eine Verschlechterung
erfolgen. Das Gleiche gilt von allen erregenden hydriatischen und anderen
Prozeduren.

Körperliche Überanstrengung kann rasche Verschlechterung des Krankheitszustandes herbeiführen, ebenso können Unterernährung und psychische
Erregungen schnelle Progression des Leidens verursachen.

Starke Gewürze, scharf zubereitete Speisen, alkoholische Getränke sind zu vermeiden.

Sexuelle Exzesse brachten in einem meiner Fälle das bis dahin nur wenig belästigende Leiden in kurzer Zeit zur vollen Entwicklung,

Auch scheint Abusus nicotianus von einem Fortschreiten des Leidens gefolgt zu sein.

4. Syringomyelie. Spinale Gliosis.

Von

Hermann Schlesinger-Wien.

Unter der Bezeichnung Syringomyelie werden pathologische Zustände verschiedener Ätiologie zusammengefaßt. Sie führen zur Bildung lang-gestreckter Hohlräume, welche besonders oft die zentralen Rückenmarks-abschnitte okkupieren. Auch veranlassen sie eine erhebliche geschwulst-artige Gliaproliferation, welche die Umgebung der Spalträume einnimmt oder letztere ersetzt, resp. ihnen zeitlich vorangeht. Es handelt sich um fortschreitende Prozesse; die stationären oder regressiven cystischen Degene-rationen des Rückenmarkes sind von der Syringomyelie zu sondern (Kien-böck). Das klinische Bild ist sehr abwechslungsreich, läßt aber doch in den einzelnen Fällen gemeinsame Züge erkennen.

Pathologische Anatomie und Pathogenese.

Das Rückenmark ist oft auf weite Strecken abgeplattet und stark in seiner Substanz reduziert; allerdings erscheint es häufig in kleineren Ab-schnitten intumesciert. Er-strecken sich die Spalten auch in die Medulla oblon-gata, so ist letztere ganz erheblich asymmetrisch. Nur in einer Minderzahl von Fällen findet man eine dif-fuse geschwulstartige An-schwellung des Rücken-markes mit Höhlenbildung. Auf dem Querschnitte sieht man einen die zentralen Ab-schnitte oder auch einen großen Teil der dorsalen

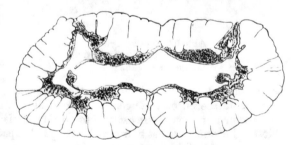

Abb. 97. Halbschematischer Querschnitt durch das Rückenmark bei Syringomyelie.
(Nach Schmaus.)

Rückenmarksteile einnehmenden Hohlraum, dessen Größe auch innerhalb kurzer Höhenabschnitte außerordentlich wechselt (Abb. 97). Nicht selten sind größere Hohlräume überhaupt nicht vorhanden und man findet einen die zentralen Rückenmarksabschnitte einnehmenden längsgestreckten Tumor, der sich bald als derber Gliastift präsentiert, bald einen ausgesprochen geschwulstartigen Eindruck hervorruft. Rein halbseitige Lokalisation der Erkrankung ist selten; auch dann wird die graue Substanz besonders bevorzugt (Hinter-horn). Am häufigsten sind das Halsmark, die Halsanschwellung und oberes Dorsalmark ergriffen. Oft ist die Längenausdehnung eine sehr erhebliche

und die Veränderungen erstrecken sich bis tief in das Lumbalmark, sogar
in das Sakralmark einerseits, in den Bulbus medullae andererseits. Nur auf
die untersten Rückenmarksabschnitte oder nur auf die Medulla oblongata
beschränkte Formen sind selten.

Am häufigsten geschädigt sind die Gegend des Zentralkanals, die Hinterhörner und Hinterstränge, welche letztere manchmal streckenweise vollkommen in der Geschwulst oder Höhlenbildung aufgegangen sind, zumeist
aber in den ventralen Anteilen umfangreiche Destruktionen erlitten haben.
(Abb. 98.) Die Pyramiden-Seitenstrangbahnen sind in der Regel streckenweise
unterbrochen, ein- oder doppelseitig absteigend degeneriert. Die übrigen Teile
des Querschnittes sind seltener, aber immerhin gelegentlich getroffen, so die
Kleinhirn-Seitenstrangbahnen, die Vorderstränge, recht oft die Vorderhörner.

In der Medulla oblongata geht die Läsion sehr selten (Spiller beschreibt eine solche Beobachtung) über den unteren Rand der Brücke
cerebralwärts. Die Verän-
derungen okkupieren mit
Vorliebe bestimmte Stellen
des Querschnittes (H. Schlesinger), und zwar sind entweder seitliche oder mediane
Spalten vorhanden. In der
Regel werden die Schleife,
die Kerne des Vagus, Ac-
cessorius, Glossopharyngeus,
Hypoglossus getroffen, oft
auch die spinale Quintus-
wurzel zerstört (Abb. 99).
(Schlesinger, Hatschek,
A. Westphal, Philipp-
Oberthür.)

Die Geschwulst ist aus
Gliazellen und Gliafasern
aufgebaut; auch das bindegewebige Element spielt eine

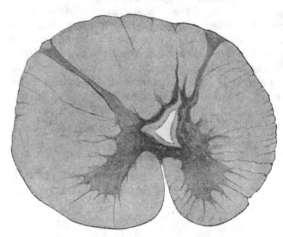

Abb. 98. Syringomyelie,
Höhle hinter dem Zentralkanal.
(Nach Schmaus.)

bedeutende Rolle. Die Hohlräume tragen häufig eine Ependymauskleidung
in einer kürzeren oder längeren Strecke des Verlaufes.

Ursprung von Syringomyelien durch Zerfall dieser geschwulstartigen
Gliosen betonten zuerst Simon, Westphal, später Schultze, Hoffmann,
Oppenheim, Schlesinger u. v. a.

Man spricht auch von Hydromyelie, wenn der Hohlraum durchweg
mit Ependym ausgekleidet ist, von Syringomyelia gliosa (Schlesinger),
wenn die Hohlräume mit Gliose kombiniert sind, resp. aus letzteren hervorgegangen sind. Die Spalten des Rückenmarkes sind von derben Glia-
Bindegewebsmassen umgeben, während die Syringobulbie in der Regel von
zerfallendem Nervengewebe begrenzt wird. Man findet in den Hohlräumen
und auch in der Wand oft Residuen von Blutungen und Gefäßveränderungen.
Die Gliosen greifen auf die Meningen nicht über. Bestehen umfangreiche
meningeale Veränderungen mit Höhlenbildungen, so handelt es sich nicht
um gliöse Syringomyelie.

Prädisponierend für die Entstehung der Syringomyelie dürften Entwicklungsanomalien des ganzen Zentralnervensystems oder des Zentral-

kanals (Leyden) und dessen nächster Umgebung sein. Wahrscheinlich gehen Gliosen (geschwulstartige zerfallende Gliawucherungen) aus einer kongenitalen oder früh erworbenen Veranlagung hervor (Hoffmann, H. Schlesinger). Traumen scheinen bisweilen zur Entwicklung von Gliosen zu führen (Minor, Westphal), bedürfen aber wahrscheinlich doch einer bestimmten Veranlagung.

F. Schultze hat es wahrscheinlich gemacht, daß Geburtstraumen den Ausgangspunkt der Affektion bilden. Bei Rückenmarkskompression findet man mitunter oberhalb der Kompressionsstelle eine Syringomyelie. Infektionskrankheiten ziehen öfters eine Gliose nach sich. Lues (Schwarz, Simon) und Meningitiden können von Syringomyelie gefolgt sein; vielleicht sind meningeale und Spinalerkrankungen koordiniert (Müller und Meder u. a.). Gefäßveränderungen können auch — wohl namentlich im höheren Alter — Spaltbildungen (ohne Gliose) erzeugen. Die ätiologische Rolle entzündlicher spinaler Prozesse, z. B. Myelitis (Joffroy, Hallopeau), für die Entstehung der Syringomyelie ist noch strittig.

Für die Syringobulbien kommen außer Entwicklungsanomalien Gefäßveränderungen in Betracht.

Die anatomische Ätiologie der Syringomyelie ist also nicht einheitlich.

Außer Infektion dürfte auch hier und da Intoxikation eine ätiologische Rolle spielen. Jedoch wird dieser Einfluß bisweilen überschätzt. Für die Entstehung einer Syringomyelie durch periphere Traumen stehen die Beweise noch aus.

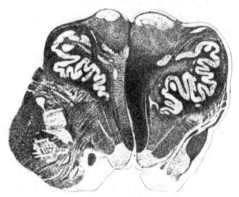

Abb. 99. Syringobulbie
mit Schleifendegeneration.
(Nach Schmaus.)

Symptome. Das klinische Bild der Syringomyelie ist außerordentlich abwechslungsreich. Die zur Beobachtung gelangenden Erscheinungen gehören vorwiegend folgenden Symptomengruppen an: 1. Erscheinungen auf dem Gebiete der motorischen Nerven; 2. Sensibilitätsstörungen; 3. vasomotorisch-trophische Störungen; 4. Bulbärsymptome.

Die motorischen Störungen sind vorwiegend Muskelatrophien an den oberen und häufig auch spastische Zustände an den unteren Extremitäten.

Die Muskelatrophien beginnen am häufigsten schleichend an der Handmuskulatur. Keine andere Spinalaffektion führt so häufig bei jugendlichen Individuen zur Atrophie der kleineren Handmuskeln. Da die Muskeln nicht immer in gleicher Aufeinanderfolge atrophieren, so können verschiedene Handstellungen daraus resultieren. Oft sinken die Spatia interossea ein, die Finger werden in den Metakarpo-Phalangealgelenken überstreckt, in den Interphalangealgelenken gebeugt, die Beugesehnen springen in der Hohlhand vor, Thenar und Antithenar atrophieren, so daß die Stellung einer ,,Krallenhand" daraus resultiert, oder es entwickelt sich durch Atrophie des Daumenballens und Antithenars bei veränderter Stellung des Daumens die ,,Affenhand". Oder es wird durch frühzeitige Lähmung der Handgelenksbeuger die dorsale Vorderarmmuskulatur das Übergewicht erlangen und die Entwicklung der sog. ,,Predigerhand" herbeiführen.

In vielen Fällen aber beginnt die Muskelatrophie an der Schultergürtelmuskulatur und geht erst nach längerer Zeit auf die Arm-, resp. Handmuskulatur über. Schaukelstellung der Scapula ist in diesen Fällen ein
sehr häufiges Vorkommnis, da die Muskeln, welche die Scapula in ihrer
Stellung fixieren sollten, atrophieren. Der Cucullaris ist bei diesen Formen
oft nur in seinen unteren Anteilen atrophisch.

Viel seltener ist die Atrophie an den unteren Extremitäten frühzeitig
vorhanden und kann dann zur Bildung eines Pes equinus führen. Die
Atrophien sind zumeist asymmetrisch.

In der atrophischen Muskulatur ist oft fibrilläres Zucken zu bemerken.
Entartungsreaktion kann nicht immer nachgewiesen werden.

Rigidität ist oft an den unteren Extremitäten ein- oder doppelseitig
vorhanden. Es kann auch die Rigidität den größten Teil der Körpermuskulatur betreffen, so daß die Kranken ganz unbeweglich werden (Raymond, Déjérine, Redlich).

Die Sehnenreflexe sind an den unteren Extremitäten gesteigert. Fußklonus ist Regel. Im Bereiche der Muskelatrophien pflegen die Sehnenreflexe abgeschwächt zu sein.

Das Oppenheimsche Unterschenkelphänomen und der Babinskische
Zehenreflex (Dorsalflexion der großen Zehe) sind vorhanden.

Spontanbewegungen werden namentlich an den Fingern und am Daumen
in allen Krankheitsstadien beobachtet (Schwarz).

In nicht vollkommen funktionsfähigen Muskeln zeigen sich bisweilen
der Myotonie zukommende Symptome, ein Verhalten, das ich als Myotonia
syringomyelica bezeichnete (u. a. von Rybalkin, Fuchs beobachtet).

Die Sensibilitätsstörung ist in der überwiegenden Zahl der Fälle
partiell. In der Regel sind Analgesie und Thermoanästhesie vorhanden,
während die übrigen Empfindungen qualitativ keine oder geringgradige
Störungen erleiden („syringomyelische Dissoziation der Sensibilität", die
zuerst von Kahler und F. Schultze festgestellt wurde). Die partielle
Empfindungslähmung ist an einem mehr oder minder großen Abschnitte
der Körperoberfläche nachweisbar. Sie zeigt in der Regel (Laehr, Hahn,
Déjérine, v. Sölder, H. Schlesinger u. a.) segmentale Anordnung und
auch eine den Rückenmarkssegmenten entsprechende Ausbreitung. Ihr Aus-
breitungsbezirk deckt sich nicht mit der Lokalisation der Muskelatrophien.
Die Empfindungsstörung kann auch den Schmerzsinn allein, sogar die Kälte-
oder Wärmeempfindung allein betreffen.

Auch die Sensibilitätsdefekte sind asymmetrisch; zu wiederholten Malen
wurde auch eine sensible Hemiplegie beobachtet.

Die Thermoanästhesie führt zu den bei Syringomyelie so häufigen Verbrennungen, die an typischen Stellen erfolgen (Hände, Finger, Schulterblatt,
Gesäß).

Die Berührungsempfindung und der Muskelsinn sind gerade nicht selten
gestört, jedoch dominiert die syringomyelische Dissoziation.

Im Anfangsstadium pflegen sensible Reizerscheinungen (Parästhesien
auf dem Gebiete des Temperatursinnes) vorhanden zu sein.

Die Knochensensibilität ist oft erheblich herabgesetzt (Egger, Neutra).

Die trophischen Störungen betreffen die Haut, Knochen und Gelenke.

Die Hautaffektionen sind so mannigfacher Art, daß eigentlich die ganze
Dermatologie erörtert werden müßte, wenn man auf dieselben eingehen
wollte.

Von hervorragender Wichtigkeit sind die urticariaähnlichen Eruptionen (Dermographismus), Blasenbildungen, die stets an den gleichen Körperstellen wiederkehren. Ausgesprochene bis zentimeterstarke Verdickungen an der Haut der Hohlhand kommen den Formen vom Morvanschen Typus zu. Tiefe Rhagaden mit schlechter Heilungstendenz komplizieren diese Veränderung. Vitiligo, sklerodermieartige Veränderungen, Verfärbungen der Haut, namentlich an den Händen, sind häufig. Eigentümlich ist die von Marinesco beschriebene „Main succulente", bei welcher durch eine Umwandlung des Gewebes der Subcutis die Haut ein pastöses Aussehen gewinnt, Atrophien verdeckt werden. Es besteht aber eigentlich kein Ödem der Haut. Die Veränderung findet sich auch an der Haut der Finger. Sehr oft entwickeln sich an den Fingern schmerzlose Panaritien, welche bei Wiederholungen zu außerordentlichen Verbildungen der Finger und der Hand Veranlassung geben. Nicht selten gehen bei diesen schmerzlosen Entzündungsprozessen Phalangen verloren. Die Nägel werden verbildet, klauenförmig, dabei rudimentär. Mal perforant an der Fußsohle ist seltener und muß immer auch an einen der Syringomyelie klinisch überaus ähnlichen Prozeß — die Lepra — denken lassen.

Umfangreiche Spontangangränen kommen vor, sind aber nicht der Syringomyelie eigentümlich.

Sehr interessant sind die Schweißstörungen. Die Schweißsekretion ist gesteigert oder es entwickelt sich Anidrosis, auch wurde von mir „paradoxe Schweißsekretion" beschrieben — Schwitzen bei Kälteeinwirkung. Die Schweißanomalien betreffen nur einzelne Abschnitte der Körperoberfläche, deren Begrenzung an die Ausbreitung segmentaler Sensibilitätsstörungen erinnert.

Die auffallendsten Knochenaffektionen sind namentlich Spontanfrakturen, welche besonders gern an den unteren Extremitäten zustande kommen, Folgezustände ganz unbedeutender Traumen sind und ohne Schmerzen verlaufen. Die Heilung erfolgt oft langsam unter Bildung eines großen Callus. Bevorzugt sind die Vorderarmknochen.

Die Fraktur ist auffallend oft reine Querfraktur (Gnesda). Tedesko fand bei systematischer Durchleuchtung der Knochen Syringomyeliekranker viele Fälle mit veränderter Struktur.

Spontane Knochennekrosen von verschieden großer Ausdehnung sind schon mehrfach beschrieben, ebenso multiple Extostosenbildung.

Skoliose ist oft vorhanden, etwa in einem Viertel der Fälle (Bernhardt); sie kann hohe Grade erreichen, ist mit Kyphose kombiniert und vorwiegend in der 'Brustwirbelsäule ausgesprochen. Die Kyphoskoliose entwickelt sich meist langsam, kann aber Frühsymptom sein (Charcot, Oppenheim, Roth).

Der Thorax ist oft verbildet, eine muldenförmige Einsenkung am oberen Sternalende und an den benachbarten Rippen („Thorax en bateau" — Marie, Astie) wird als charakteristisch für Syringomyelie angesprochen.

Im Verlaufe der Erkrankung wächst bisweilen eine Hand gigantisch, aber nicht gleichförmig: Cheiromegalie (Hofmann, Marie) (Abb. 100). Auch kann der partielle Riesenwuchs einen Fuß betreffen — Podomegalie (H. Schlesinger). Das typische Bild der Akromegalie wird aber durch diese Zustände nicht nachgeahmt.

Blasen- und Mastdarmstörungen gehören nur bei den lumbosakralen Formen der Syringomyelie zu den Früherscheinungen, sonst bilden sie sich

— wenn überhaupt — erst in den späteren Krankheitsstadien aus. Sphincterkrampf, späterhin Incontientia urinae sind die häufigsten Anomalien. Die Cystitis kann vollkommen schmerzlos verlaufen.

Diabetes insipidus, Glykosurie wurden mehrmals beobachtet. Nephrolithiasis wurde von mir in einigen Fällen gesehen.

Störungen auf dem Gebiete der sexuellen Sphäre sind ungewöhnlich.

Einige Male hat man als auffallende Komplikation Hemiatrophia faciei beobachtet.

Bulbärläsionen sind klinisch wie anatomisch häufig. Sie sind entweder nur halbseitig oder asymmetrisch.

Die Zunge ist oft beteiligt. Es entwickelt sich dann eine Hemiatrophie mit Runzelung der Schleimhaut, fibrillären Zuckungen und erheblicher Verschmälerung der einen Zungenhälfte (Lamacq, Maixner, Hitzig, Raymond, Schlesinger).

Die Hemiatrophia linguae kombiniert sich oft mit halbseitiger Lähmung der Gaumen- und der Kehlkopfmuskulatur, so daß dann der Symptomenkomplex der halbseitigen Bulbärlähmung vorliegt.

Die Schlingbeschwerden sind zeitweilig erheblich: Fehlschlucken, Regurgitation von Getränken durch die Nase, Liegenbleiben von Bissen auf dem Zungengrunde. Sie können transitorisch sein.

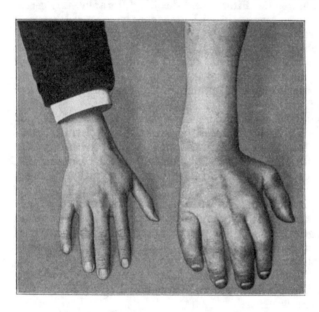

Abb. 100. Cheiromegalie bei Syringomyelie (im Vergleich zu normaler Hand).

Die Kehlkopflähmungen sind durch komplette Recurrenslähmungen mit gleichzeitiger Parese des Gaumensegels und Schlundlähmung charakterisiert (H. Schlesinger, Baurovicz). Atrophie eines Stimmbandes ist häufig; der äußere Ast des Recurrens muß nicht geschädigt sein.

Geschmackslähmungen kommen vor, manchmal für einzelne Geschmacksqualitäten.

Die Sprache kann ausgesprochen bulbär oder heiser sein mit leichtem Überschlagen der Stimme (Folgen der Recurrenslähmung).

Oft setzen die bulbären Symptome mit einem heftigen **Schwindel**gefühl ohne Bewußtseinsverlust ein. Das Schwindelgefühl ist von außerordentlicher Heftigkeit, so daß die Patienten zu Boden stürzen. Im unmittelbaren Anschlusse an dieses Schwindelgefühl treten die bulbären Lähmungserscheinungen auf, oder erfahren bereits vorhandene eine Progression.

In vielen Fällen ist eine halbseitige Läsion des sensiblen Trigeminus das erste Symptom der bulbären Erkrankung (Ergriffensein der spinalen Quintuswurzel). Die Ausdehnung der Empfindungsstörung erfolgt auf der behaarten Kopfhaut und im Gesichte mit Begrenzungslinien, die man bei peripheren Trigeminusläsionen vermißt. Die zumeist partielle Empfindungsstörung begrenzt sich bei ihrem Vorrücken mit Linien, die zwiebelartig um den Mund, resp. die Nase ineinandergeschachtelt sind und die von v. Sölder und mir genauer studiert worden sind. Dieser Typus der Sensibilitätsstörung entspricht der segmentalen Anordnung der den Trigeminus konstituierenden Elemente.

Zuerst werden regelmäßig die lateral gelegenen Teile der Gesichtshaut, zum Schlusse erst die am meisten median gelegenen Abschnitte anästhetisch, resp. analgetisch und thermo-anästhetisch.

Neuralgiforme Schmerzen im Gesichte sind namentlich im Beginne der Bulbäraffektion vorhanden.

Trophische Störungen (Hornhautaffektion), die sich an die Trigeminusläsion anschließen, gehören zu den Seltenheiten.

Facialislähmungen sind seltener, sie können bald nur den Mundfacialis, bald den ganzen Facialis betreffen. Die Lähmung sitzt auf der Seite der stärkeren Sensibilitätsdefekte am Rumpfe.

Die Augenstörungen sind mannigfacher Art. Besonders oft gelangen Nystagmus oder nystagmusartige Zuckungen (bei Einstellung der Bulbi in den Endstellungen) zur Beobachtung. Von den Augenmuskellähmungen sind die Abducenslähmungen die häufigsten, das einige Male beobachtete Argyll-Robertsonsche Phänomen ist wohl in der Regel auf eine komplizierende Erkrankung (Tabes oder progressive Paralyse) zurückzuführen.

Sehr oft — etwa in dem sechsten Teil der Fälle — ist eine Sympathicuslähmung vorhanden mit allen ihren typischen Erscheinungen (Zurückgesunkensein des Bulbus, mäßige Ptosis, Verengerung der Pupille bei erhaltener Reaktion) (Abb. 101). Daneben bestehen vasomotorische Erscheinungen in der gleichen Gesichtshälfte und halbseitige Störungen der Schweißsekretion (Anidrosis oder Hyperidrosis).

Das Gesichtsfeld pflegt bei der großen Mehrzahl der nicht mit Hysterie komplizierten Fälle normal zu sein. Neuritis und Stauungspapille sind mehrmals beschrieben.

Die Bulbärstörungen betreffen also hauptsächlich den 5. bis 12. Hirnnerven.

Häufige klinische Typen. Besonders oft sieht man ,,Syringomyelie mit den klassischen Symptomen" bei Lokalisation der Erkrankung im Halsmarke. Dann sind zumeist Muskelatrophie an den Händen vom Typus Aran-Duchenne, dissoziierte Sensibilitätsstörungen und trophisch-sekretorische Störungen an der oberen Rumpfhälfte, resp. an den oberen Extremitäten vorhanden. Oder es beginnt die Muskelatrophie an der Schultergürtelmuskulatur und ist in früheren oder späteren Stadien von Sensibilitätsstörungen begleitet (Humero-Scapulartypus).

Oft sind in den Frühstadien der Erkrankung die Sensibilitätsstörungen noch wenig entwickelt und schwer nachweisbar.

Nicht sehr selten sind die Symptome einer spastischen Spinalparalyse oder die einer amyotrophischen Lateralskerose. In beiden Fällen können Sensibilitätsstörungen lange fehlen oder nur wenig entwickelt sein und die

Diagnose durch trophische Störungen der Haut, der Knochen oder Gelenke gesichert werden.

Auch an den unteren Extremitäten ist der Beginn mit der bekannten Symptomentrias möglich. Blasenstörungen sind bei diesen Formen häufiger als bei anderen, ebenso auch Mal perforant du pied und Wirbelspalten.

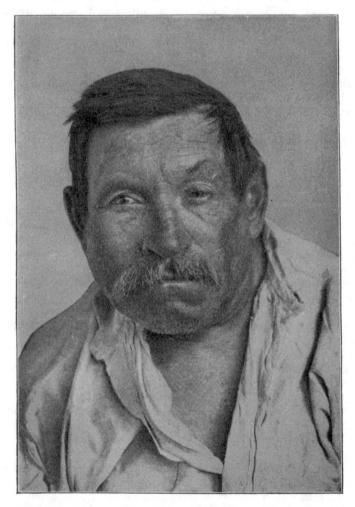

Abb. 101. Linksseitige Sympathicuslähmung in einem Fall von halbseitig lokalisierter Syringomyelie (Gliosis unilateralis).
(Nach Heinr. Curschmann.)

Der syringomyelische Pes varo-equinus kommt zumeist dieser Form (der lumbosakralen Syringomyelie) zu.

Auf die untersten Rückenmarksabschnitte beschränkte Syringomyelie (Sakralform) habe ich bereits beobachtet. In einem Falle meiner Beobachtung bestanden stets rezidivierendes Mal perforant an beiden Fersen, Störungen auf dem Gebiete der sexuellen Sphäre, Verlust der Libido und

Erektionsfähigkeit, partielle Empfindungslähmung am Perineum und um den Anus, Verlust des Gefühles der Blasenvölle, Verlust des Achillessehnenreflexes.

Beginn in der Medulla oblongata und Übergreifen auf die Medulla spinalis ist ein weit selteneres Vorkommnis als sekundäre Syringobulbie.

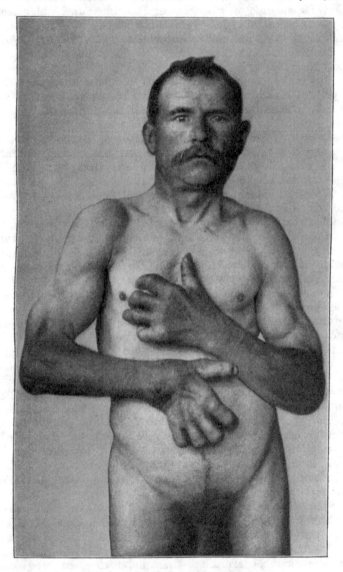

Abb. 102. Syringomyelie des Morvanschen Typus.
(Nach Heinr. Curschmann.)

Mitunter befällt die Gliose ein Hinterhorn in großer Längenausdehnung (Rossolimo, Oppenheim); es werden dann halbseitige Sensibilitätsstörungen zustande kommen, die sehr an hysterische erinnern. Erst in ganz vereinzelten Fällen hat man bei Syringomyelie allgemeine Anästhesie beobachtet.

Durch Überwiegen der trophischen Erscheinungen werden sonderbare klinische Typen erzeugt, so die osteoarthritische Form durch frühzeitige und weitgehende Veränderungen an Knochen oder Gelenken. Besonders häufig beobachtet man Fälle mit schweren Verunstaltungen der Finger und Hände infolge wiederholter Panaritien und phlegmonöser Prozesse. Diese Formen mit den ganz unförmlichen Verdickungen und Verbildungen der distalen Extremitätenabschnitte und schweren Störungen der taktilen Sensibilität bezeichnet man als Morvanschen Symptomenkomplex (Abb. 102).

Der tabische Typus kann durch Kombination einer Tabes mit Syringomyelie entstehen (z. B. tabische Erscheinungen an den Beinen, syringomyelische an den Armen) oder durch Lokalisation einer Gliose in den Hintersträngen.

Neben diesen Typen gibt es seltenere Formen, durch eigentümliche Anordnung der Gliose oder durch Kombination mit anderen Erkrankungen bedingt, so die Gliosis cruciata (Oppenheim) mit typischen Störungen an den gekreuzten oberen und unteren Extremitäten. Die pachymeningitischen Formen führen bald zu Querschnittserscheinungen mit motorischer und sensibler Lähmung der unteren Körperhälfte.

Kombination mit Hydrocephalus ist nicht ungewöhnlich, mit Entwicklungsstörungen der Knochen und Weichteile mehrmals beobachtet.

Halsrippen mit Syringomyelie haben Oppenheim und Marburg zu wiederholten Malen kombiniert gesehen. Bei Cerebraltumoren wurde wiederholt (auch von mir) Syringomyelie beobachtet.

Klinisch wichtig ist die sehr häufige Kombination mit Hysterie, welche viele Erscheinungen der Syringomyelie modifiziert.

Beginn, Alter, Verlauf. Die Erkrankung beginnt in der Regel schleichend mit Vorliebe bei jugendlichen Individuen. Ich habe sie mehrmals schon bei kleinen Kindern klinisch erkennen können. Seltener ist ein Beginn im höheren Lebensalter oder gar im Greisenalter, obgleich der Nachweis der Krankheit selbst in diesem Alter kein seltener ist. Man findet aber dann, daß der Beginn der Erscheinungen weit zurückliegt. Eine Krankheitsdauer von 20 bis 40 Jahren ist durchaus nicht exzeptionell. Sind die Verbildungen nicht schwer, so sind es zumeist die Verletzungen, die den Patienten zum Arzte treiben. Daher kommt es, daß der Chirurg so häufig den Syringomyeliker zuerst zu Gesichte bekommt. Es ist begreiflich, daß manche Berufe früher zur Entdeckung des Leidens führen werden (so suchen Köchinnen und Heizer wegen ihrer häufigen Verbrennungen den Arzt auf).

Die Syringomyelie ist überall zu finden, wo sie in ihrem abwechslungsreichen klinischen Bilde bekannt ist. Nach meiner Ansicht steht sie, was Häufigkeit anbelangt, unter allen Rückenmarksaffektionen an dritter, vielleicht an vierter Stelle.

Die Affektion hat allerdings einen im allgemeinen progredienten Charakter, langer, selbst vieljähriger Stillstand wird aber in vielen Fällen gesehen. Sehr weitgehende Remissionen wurden wiederholt beschrieben (Hatschek, Bruce u. a.). Akute Exacerbationen sind häufig, werden namentlich bei Lokalisation in der Medulla oblongata beobachtet und dürften auf Blutungen, Erweichungen oder Ödem beruhen.

Komplikationen können den Tod herbeiführen. Unter denselben sind Cystitiden mit ascendierenden Prozessen besonders wichtig, oft auch Eiterungsprozesse des Unterhautzellgewebes, der Gelenke. Nephrolithiasis habe ich wiederholt bei Syringomyelie gesehen.

Trotz der Häufigkeit der Syringobulbie wird der fatale Ausgang nur sehr selten durch bulbäre Störungen bedingt. Interkurrente Erkrankungen, namentlich Tuberkulose und Typhus, stellen ein großes Kontingent zu der Zahl der letal endenden Fälle.

Die **Differentialdiagnose** hat eine außerordentlich große Zahl von Erkrankungen zu berücksichtigen. Unter diesen ist wohl die praktisch wichtigste die Lepra. Eine sehr große Zahl von Arbeiten beschäftigt sich mit diesem Thema, welches von einschneidender Bedeutung für die Frage der Verbreitung der Lepra in zivilisierten Ländern ist.

Unter den wichtigsten Arbeiten seien die von Laehr, Zambaco, F. Schultze, v. Düring, Lie, Bergmann, Jeanselme, H. Schlesinger genannt.

Die differentialdiagnostischen Schwierigkeiten werden dadurch gesteigert, daß nun auch mit Sicherheit eine anatomische Kombination der Lepra mit Syringomyelie (Gerber-Matzenauer) beobachtet wurde. Es wurde allerdings früher mehrmals ein solcher Zusammenhang angenommen, sogar als ein kausaler postuliert (Zambaco, Marestang), jedoch ist diese Behauptung nicht bewiesen. Sie wurde durch die klinische Ähnlichkeit gestützt, die namentlich der Morvansche Typus der Syringomyelie mit einer Form der Lepra aufweist, jedoch fehlen bei Lepra anatomisch eine spinale Gliose und bei Syringomyelie Leprabacillen.

Nach dem jetzigen Stande der Frage sind folgende Momente zu berücksichtigen: Die Herkunft ist jetzt weniger ausschlaggebend, da immerfort neue Lepraherde entdeckt werden; immerhin wird die Provenienz eines Falles aus bisher leprafreier Gegend gegen Lepra sprechen. Nervenverdickungen, namentlich spindelförmige, sind der Lepra eigentümlich; in excidierten Stückchen lassen sich bisweilen Leprabacillen nachweisen. Frühzeitig und regelmäßig werden sie am N. auricularis magnus gefunden. Pigmentlose ovale narbige Flecke der Haut mit Anästhesie, die aus Pemphigusblasen hervorgegangen sind, deuten auf Lepra. Tuberöse Hautaffektionen, welche über einen großen Teil der Körperoberfläche ausgedehnt sind und auch das Gesicht erfassen, sind im gleichen Sinne zu deuten, ebenso Fieberattacken, namentlich bei Progression solcher Eruptionen. Im Sekret der Nase läßt bei Lepra oft frühzeitig die bakteriologische Untersuchung den spezifischen Bacillus erkennen (G. Sticker). Facialislähmung vom Charakter der peripheren ist bei Syringomyelie selten, bei Lepra häufig, namentlich mit schwerer Beteiligung des Stirnfazialis. Auch sind spezifische Augenstörungen bei letzterer Affektion nicht gerade selten. Für Gliose wieder sprechen: Blasen-Mastdarmstörungen, Steigerung der Sehnenreflexe, spastische Erscheinungen an den unteren Extremitäten, schwere multiple schmerzlose Gelenkaffektionen, der humero-scapuläre Typus der Muskelatrophie, der Nystagmus, Schwindelattacken Bulbärsymptome, die Schweißstörungen, die segmentalen Sensibilitätsstörungen, während die Empfindungsstörung bei Lepra mehr streckenweise ist.

Da die Syringomyelie den Symptomenkomplex der Sklerodermie sowie der Raynaudschen Affektion und auch eines Pemphigus darbieten kann, wird die Unterscheidung bisweilen schwer fallen, jedoch zumeist auf Grund der begleitenden Symptome gestellt werden können, da die Gliose neben diesen Symptomen ihr mehr eigentümliche darbietet (z. B. spastische Symptome, partielle Empfindungslähmung, Bulbärsymptome etc.), kurz Symptome, welche Hautaffektionen nicht zukommen.

Die Arthritis deformans wird durch das Fehlen der Analgesie, ebenso die partielle Makrosomie durch das Fehlen von Sensibilitätsstörungen von atypischen Formen der zentralen Gliose zu unterscheiden sein.

Hysterie ist manchmal sehr schwer von Syringomyelie zu sondern, namentlich von den Formen mit Empfindungsstörungen ohne Muskelatrophien. Die bulbären Symptome, die Steigerung der Sehnenreflexe, eine Sympathicuslähmung, die trophischen Störungen werden die Diagnose in der Regel leicht ermöglichen, obgleich Hysterie sich auch oft mit Syringomyelie kombiniert.

Wurzelneuritiden und Plexusneuritiden unterscheiden sich durch Fehlen der Markerscheinungen (Reflex an den unteren Extremitäten ungeändert), durch die heftigen Reizerscheinungen und gleichmäßige Störung aller Empfindungsqualitäten.

Die Polyneuritis wird nur selten Veranlassung zu Verwechslungen geben, da sie rascher einzusetzen, vom Beginne an doppelseitig zu sein pflegt.

Leichter kann eine Spondylitis tuberculosa das Bild einer Syringomyelie hervorrufen. Die Muskelatrophien können ähnlich sein, auch die Dissoziation der Empfindungen kann analog der bei Syringomyelie sein; sogar die oculo-pupillären Symptome (Sympathicuslähmung) kommen vor. Aber es wird doch die Knochenaffektion als solche bei direkter Inspektion oder Palpation oder im Röntgenbilde kenntlich sein, die Wirbelsäule wird steif gehalten, Querschnittsymptome von seiten des Markes entwickeln sich relativ rasch.

Die Abtrennung von Hämatomyelie wird bei Kenntnis der Anamnese (akuter Beginn, namentlich nach Trauma) keinen großen Schwierigkeiten unterliegen. Zudem haben die Erscheinungen bei Hämatomyelie die Tendenz sich rückzubilden, bei Syringomyelie zumeist nicht.

Mit Tabes wird Syringomyelie verwechselt werden können, da bisweilen das Bild der Syringomyelie stark an Tabes erinnert. Tabische Hirnnervenstörungen (doppelseitige Posticuslähmung, Argyll-Robertsonsches Phänomen), Verlust der Druckempfindlichkeit des Ulnaris, Augenmuskellähmungen, und zwar Oculomotorius- oder doppelseitige Abducenslähmungen werden zuerst an Tabes denken lassen, wenn die übrigen Symptome an den unteren Extremitäten besonders ausgesprochen sind. Ist aber an den unteren Extremitäten partielle Empfindungslähmung dauernd vorhanden, bestehen Muskelatrophien, sind die Muskelsinnstörungen nicht hochgradig und schwankend, so wird man auch bei Ataxie und Verlust der Patellarreflexe an Syringomyelie denken müssen. Typische Erscheinungen an den oberen Extremitäten werden die Sicherheit der Diagnose festigen.

Von den spinalen Amyotrophien (Poliomyelitis chronica, progressive Muskelatrophien Typus Aran-Duchenne, amyotrophische Lateralsklerose) wird sich die Syringomyelie durch Vorhandensein dissoziierter Sensibilitätsstörungen, trophischer Störungen der Knochen, Gelenke und der Haut unterscheiden lassen. Auch wird die halbseitige und ungleichmäßige Bulbäraffektion gegenüber der letzteren Affektion, die Steigerung der Sehnenreflexe an den unteren Extremitäten den ersten beiden Krankheiten gegenüber wichtige differentialdiagnostische Merkmale liefern.

Die multiple inselförmige Sklerose wird bei längerer Beobachtung sich klinisch fast immer anders verhalten als die Syringomyelie.

Speziell die Sensibilitätsstörungen pflegen nicht dauernd zu sein; trophische Störungen spielen keine hervorragende Rolle, ausgedehntere Muskelatrophien sind ganz ungewöhnlich.

Intramedulläre Tumoren können zu erheblichen diagnostischen Schwierigkeiten Veranlassung geben. Von Wichtigkeit sind unter anderen folgende Momente: Der Verlauf ist bei Tumoren ein viel rascherer als bei Syringomyelie. Der Brown-Sequardsche Symptomenkomplex ist bei Tumoren ein häufiges, wenn auch nur vorübergehendes Vorkommnis. Die sensiblen Reizerscheinungen pflegen intensiver zu sein und Paresen, resp. Paralysen sich viel rascher zu entwickeln als bei Syringomyelie. Auch sind Blasen-Mastdarmstörungen frühzeitig vorhanden, Bulbärstörungen in der Regel, wenn vorhanden, ein sehr schlimmes Zeichen, während bei Syringomyelie Bulbärsymptome durch viele Jahre hindurch bestehen können.

Die **Prognose** der Erkrankung ist quoad vitam keine ungünstige, da auch bei bestehenden Bulbäraffektionen das Leben zumeist noch viele Jahre hindurch erhalten bleibt. Der Tod wird in der Regel durch interkurrente Krankheiten herbeigeführt.

Die **Therapie** ist gegen das Leiden ziemlich machtlos. Es wird behauptet, daß Röntgenbestrahlung der Wirbelsäule, namentlich bei cervicaler Syringomyelie, das Fortschreiten der Erkrankung aufhalten könne. Ich habe bisher keine solche Beeinflussung des Krankheitsprozesses gesehen.

Wichtig sind prophylaktische Maßnahmen. Die Kranken dürfen sich calorischen Einflüssen nicht zu stark exponieren, da die Gefahr einer Verbrennung oder Erfrierung besteht. Auch soll schwere körperliche Arbeit bei der Neigung der Affektion zur Bildung von Hämatomyelien und wegen der Möglichkeit von Spontanfrakturen nach Möglichkeit vermieden werden. Der Gebrauch heißer Bäder kann eine akute Progression der Affektion herbeiführen.

Die Muskelsteifigkeit wird zumeist durch protrahierte lauwarme Bäder günstig beeinflußt. Zusatz von Radiumemanation schien mir von Nutzen zu sein, ebenso auch der Gebrauch der Gasteiner Bäder.

Bei vorhandenen Schmerzen ist Anwendung der modernen Antipyretica, namentlich von Pyramidon, Citrophen oder Aspirin, von Nutzen.

Arthropathien erfordern im Falle einer Vereiterung oder bei zu starkem Ergusse eine chirurgische Therapie.

5. Hämatomyelie.

Von
Hermann Schlesinger - Wien.

Die Rückenmarksblutung ist ein erheblich selteneres Leiden als die Hirnblutung. Man unterscheidet zwischen primären und sekundären Rückenmarksblutungen, welche letztere in bereits verändertes Gewebe (z. B. Tumoren, Entzündungsprozesse etc.) erfolgen. Die Hämatomyelie betrifft mit großer Vorliebe die graue Substanz; die Hinterhörner sind häufiger geschädigt als die Vorderhörner. Die Blutung breitet sich in der Längsrichtung des Rückenmarkes aus, kann sogar einen großen Abschnitt der Medulla einnehmen (,,Röhrenblutung"), ist bald ein-, bald doppelseitig, kann das Vorderhorn oder das Hinterhorn allein schädigen, während die

Seitenstränge zumeist verschont sind (Minor). Die Lokalisation und Ausbreitung der Blutung dürfte, wie ich vor Jahren angenommen hatte, durch
den lockeren, nachgiebigen Bau der grauen Teile des Rückenmarkes bedingt
sein. Spätere experimentelle Untersuchungen von Goldscheider, Flatau
stützen diese Anschauung. Die Blutungen können jeden Rückenmarksabschnitt betreffen; sie werden am häufigsten in den Anschwellungen getroffen. Die intrameningealen Blutungen sind zumeist klinisch von geringerer
Bedeutung als die intraspinalen, wie namentlich Thorburn und Stolper
gezeigt haben.

Von den ätiologischen Momenten ist das Trauma das wichtigste
(für etwa $^9/_{10}$ der Fälle nach Oppenheim). Namentlich ist nach Stolper
die forcierte Neigung des Kopfes nach vorne imstande, eine Hämatomyelie zu erzeugen (z. B. Kopfsprung in das Wasser). Bei Neugeborenen
wurde nach Schultzeschen Schwingungen und schweren Geburten Hämatomyelie gesehen (F. Schultze, Litzmann). Bei Kindern wurde nach
forciertem (Lorenzschem) Redressement bei angeborener Hüftgelenksluxation
Hämatomyelie des Konus beobachtet (H. Schlesinger). Nach forcierten
Muskelanstrengungen wurden Spinalblutungen beobachtet, jedoch scheint eine
Prädisposition (z. B. Hämophilie) erforderlich zu sein. Bei Typhus wurde
mehrmals, so von Curschmann, A. Schiff, Hämatomyelie beobachtet.
Ich sah das Leiden bei Morbus maculosus Werlhoffii, andere Autoren bei
perniziöser Anämie etc. Spontane Hämatomyelien sind außerordentlich
selten, kommen aber unzweifelhaft vor. Einer meiner Patienten bekam
sie bei der Feldarbeit ohne Trauma.

Symptome. Dieselben wechseln sehr nach dem Höhensitze und der
Ausbreitung der Blutung. Allen Formen gemeinsam ist der jähe Beginn
des Leidens unter den Erscheinungen einer spinalen Leitungsunterbrechung.
Das Maximum der Läsion, resp. die größte Ausdehnung und Intensität der
Erscheinungen werden zumeist in den ersten Stunden der Erkrankung
erreicht, viel seltener in den ersten Tagen. Ein Teil der Symptome, die nicht
sofort sichtbar werden (Muskelatrophien, trophische Erscheinungen an der
Haut usw.) sind durch die einmal vorhandene Läsion bedingt, bedürfen aber
doch einer gewissen Zeit zu ihrer Ausbildung. Die anatomisch so auffallende Prädilektion der Läsion für die graue Substanz ruft ganz eigentümliche Symptomengruppierungen hervor, auf welche namentlich Minor
aufmerksam gemacht hat. Sehr oft ist syringomyelische Dissoziation
der Sensibilität, i. e. Analgesie und Thermoanästhesie bei erhaltenen oder
wenig geschädigten anderen Empfindungsqualitäten, an einem kleineren oder
größeren Abschnitte der Körperoberfläche nachweisbar.

Befindet sich die Läsion im Sakralmarke, so gesellen sich Blasen-Mastdarmstörungen, bisweilen Anomalien im Bereiche der sexuellen Sphäre zu
Störungen der Hautsensibilität am Perineum und um den Anus herum.

Bei Schädigung im Lumbal- und unteren Dorsalmark treten dann
meist noch Lähmungen der Beinmuskulatur hinzu (stark atrophische Parese
in einem meiner Fälle) und können die Sehnenreflexe bedeutende Störungen
aufweisen (Verlust oder Steigerung). Am häufigsten ist der Sitz der Hämatomyelie im Halsmarke und ruft eine atrophische Lähmung der oberen
Extremitäten hervor, während an den unteren Extremitätens pastische Parese
besteht. Die Ausdehnung und der Grad der Muskelatrophie variieren außerordentlich. Bei tiefem Sitze der Hämatomyelie (untere Halsanschwellung)
ist auch oft der Halssympathicus der gleichen Seite betroffen (Schweiß-

störungen, oculo-pupilläre Erscheinungen, vasomotorische Störungen im Gesichte).

Auffallend oft gelangt der Brown-Sequardsche Symptomenkomplex zur Ausbildung. Wie Minor, Oppenheim u. a. gezeigt haben, ist die Sensibilitätsstörung partiell, und zwar für Schmerz und Temperatur auf dem einen Beine, während das andere spastisch gelähmt und die obere Extremität der gekreuzten Seite mehr oder minder atrophisch ist.

Eine andere Form entspricht dem „klassischen" Typus der Syringomyelie: Es besteht atrophische Lähmung einer oberen Extremität und an derselben Extremität partielle Empfindungslähmung.

Von Reizerscheinungen wären initiale Rückenschmerzen hervorzuheben, die selten überwältigend stark sind.

Verlauf. Das Leiden erreicht, wie früher erwähnt, in den ersten Stunden seinen Höhepunkt (Kienböck). Sind schwere Komplikationen vorhanden (Wirbelverletzungen, Läsionen innerer Organe), so führen in der Regel diese den Tod herbei. Die Hämatomyelie als solche pflegt auch bei hohem Sitze nicht tödlich zu sein. Bei längerer Beobachtungsdauer sieht man eine mehr oder minder rasche Rückbildung der Symptome, die bisweilen erstaunlich weitgehend ist. In einem meiner (von Labin beschriebenen) Fälle war Läsion des Halsmarkes, Paraplegie aller vier Extremitäten vorhanden, die sich gänzlich zurückbildete; die Krankheit bot schließlich das Bild der Konusläsion dar. Alle Erscheinungen, die durch Druck der Blutung zu erklären sind, können sich rückbilden, ebenso die auf ein Ödem der Rückenmarkssubstanz zu beziehenden Symptome. Schließlich persistieren Symptomenkomplexe, die durch die völlige Zerstörung von Rückenmarkssubstanz bedingt sind. Die Dauersymptome sind Gefühlsstörungen, namentlich vom Charakter der syringomyelischen, da sie durch Läsion der grauen Achse des Rückenmarkes hervorgerufen sind. Hierzu kommen noch Muskelatrophien, die der Zerstörung von Vorderhornpartien ihre Entstehung verdanken; in den atrophischen Muskeln ist die elektrische Erregbarkeit verändert (Entartungsreaktion). Eigentliche trophische Störungen scheinen der Hämomyelie nur ausnahmsweise zuzukommen. Die Muskelatrophien können sehr geringfügig sein und so leicht übersehen werden; es ist dies ein Verhalten, das namentlich bei Beurteilung von Unfallkranken von Wert ist (Oppenheim).

Diagnose. Differentialdiagnose. Die Diagnose kann unter Berücksichtigung des akuten Beginnes, des zumeist vorausgegangenen Traumas und der bald einsetzenden Rückbildungserscheinungen in der Regel gestellt werden.

Differentialdiagnostisch kommen besonders in Betracht: Die Syringomyelie (s. o.) und die akute Myelitis. Ich habe dreimal bei letzterer Krankheit akutesten Beginn mit Lähmung in mehreren Stunden und tödlichen Ausgang innerhalb weniger Tage beobachtet; auch gibt es ähnliche Beobachtungen der Literatur. In diesen Fällen besteht aber zumeist Fieber und spricht die spontane Entstehung gegen Hämatomyelie.

Stärkeres Hervortreten von Reizsymptomen (Schmerzen, Steifigkeit der Wirbelsäule, Empfindlichkeit der Muskeln auf Druck) weist namentlich bei wenig ausgesprochenen Lähmungserscheinungen auf Blutung in den Meningen hin (Hämatorhachis).

Bei Tumoren mit Blutung in das Geschwulstgewebe weist die Anamnese in der Regel auf längeren Bestand des Leidens hin.

Bei Poliomyelitis sind es fast ausschließliche Vorderhornsymptome und der fieberhafte Beginn, welche die Diagnose ermöglichen.

Die **Prognose** der Erkrankung hängt, wie früher erwähnt, von den Komplikationen ab. Sie ist besser, wenn kein Decubitus und keine Cystitis zur Entwicklung gelangen.

Die Dauer des Leidens kann sehr beträchtlich sein. Ich besitze anatomische Präparate eines Falles von 15jähriger Dauer (Zerstörung des Sakralmarkes). Ich kenne einen anderen Fall, bei dem die Hämatomyelie vor 17 Jahren zur Entwicklung gelangt war und bei welchem ich durch mehr als zehn Jahre einen stationären Befund (Konusläsion) nachweisen konnte.

Therapie. Das wichtigste therapeutische Moment ist absolute Ruhe, womöglich während mehrerer Wochen. Oppenheim empfiehlt Bauch- oder Seitenlage (große Neigung zu Decubitus). Intern wäre Gelatine (8 g pro die in wässeriger Lösung), Calcium chloratum (1,5 pro die in Wasser) oder Adrenalin (4 mal 5 Tropfen täglich in Wasser) anzuraten. Subkutane Ergotininjektionen können von Nutzen sein. Namentlich bei meningealen Reizzuständen und bei vollblütigen Personen sind Blutegel in der Gegend der Wirbelsäule indiziert.

Entwickeln sich atrophische Lähmungen, so sind häufige lauwarme Bäder anzuwenden, heiße Bäder kontraindiziert.

Badekuren in Bad Gastein, Wildbad, Nauheim, Oeynhausen sind mitunter von Nutzen, wenn die Blutung schon älter (mindestens 5 bis 6 Wochen alt) ist. Jedoch sind bei Badekuren alle stärker erregenden Prozeduren und namentlich heiße Bäder zu vermeiden.

---

6. Herderkrankungen des Rückenmarks durch extra- und intramedulläre Affektionen.

Von
R. Finkelnburg-Bonn.

I. Traumatische Erkrankungen des Rückenmarks.
(Quetschungen, Zerreißungen und Erschütterungsveränderungen.)

Wenn die Wirbelsäule durch direkte oder indirekte Gewalteinwirkung, also durch Stoß, Quetschung, Zerrung oder durch Sturz auf den Kopf oder das Gesäß verletzt wird, so kann das Rückenmark ebenfalls geschädigt werden. Dies wird namentlich der Fall sein, wenn infolge von Wirbelkörperbrüchen oder Wirbelluxationen dauernde Lageveränderungen ganzer Wirbel oder einzelner Teile derselben vorliegen. Das Rückenmark kann totale oder partielle Quetschungen und Zerreißungen, Wurzelläsionen mit oder ohne Blutungen in die Häute aufweisen. Aber auch nach nur momentanen Verschiebungen der Wirbelkörper durch eine Wirbeldistorsion, wenn der Wirbel mit dem Nachlaß der Gewalteinwirkung wieder in seine natürliche Lage zurückgekehrt ist, hat man schwere Druckläsionen des Marks beobachtet.

Sitz einer Luxation und Distorsion ist am häufigsten die Halswirbelsäule; erstere entsteht durch forcierte Beugung mit oder ohne gleichzeitige Drehung des

Halses, Distorsionen nicht selten durch gewaltsame Streckung der Wirbelsäule. Bei den isolierten Wirbelbrüchen handelt es sich entweder um sog. Kompressionsfrakturen, verursacht durch eine Zertrümmerung des Wirbelkörpers durch in der Körperachse einwirkende Gewalten, oder um Brüche der Wirbelbögen, die nur selten eine Schädigung des Marks und der Wurzeln bedingen. Die Wirbelkörperbrüche kommen hauptsächlich vor im Bereiche der unteren Brust und der Lendenwirbel. Isolierte Läsionen der Zwischenwirbelscheiben sind selten; häufig begleiten sie die Luxationen und Frakturen der Wirbel.

Abgesehen von den schweren Rückenmarksverletzungen infolge dauernder oder vorübergehender Kompressionswirkung durch Wirbelverletzungen können auch nach einfachen Erschütterungen der Wirbelsäule gröbere und feinere Rückenmarksveränderungen entstehen. Erstere bestehen in extra- oder häufiger intramedullären Blutungen und in Erweichungen der Marksubstanz mit ev. sich anschließender chronischer Myelitis der weißen und grauen Substanz (s. Abb. 103).

Leichtere Erschütterungsschädigungen in Gestalt feinerer Veränderungen an Ganglienzellen und Nervenfasern, wie sie sich auch im Tierexperiment lediglich durch Erschütterung der Wirbelsäule hervorrufen lassen, bilden sich, nachdem sie anfänglich zu schweren Ausfallserscheinungen geführt haben, nicht selten wieder ganz zurück. Bisweilen entwickeln sich aber im Anschluß an eine solche Commotio spinalis, auch wenn die anfänglichen Funktionsstörungen sich ausgeglichen haben, ganz schleichende Rückenmarksdegenerationen unter dem Bilde einer chronischen Myelitis. Praktisch ist es von besonderer Wichtigkeit, daß nach Commotio spinalis, bei der ja meist das Gehirn mitbetroffen wird, gleichzeitig mit organischen Veränderungen, aber auch recht häufig ohne diese, rein funktionelle Störungen des Nervensystems auftreten können, traumatische Neurasthenien und Hysterien. Diese Kommotionsneurosen führten früher, da sie besonders nach Eisenbahnzusammenstößen beobachtet wurden, den Namen „Railwayspine" (Eisenbahnrückenmark).

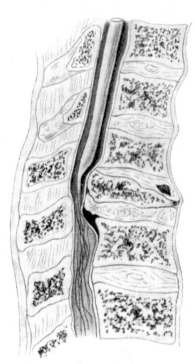

Abb. 103. Kompressionsfraktur des 1. Lumbalwirbels.
(Nach Th. Kocher.)

Anatomischer Befund. Nach starken Quetschungen finden sich außer Blutungen in den Rückenmarkshäuten und in der Marksubstanz starke Abplattung, Verdünnung oder selbst vollständige Durchtrennung des Rückenmarks. Bald stellt sich eine härmorrhagische Erweichung ein, in deren weiterem Verlauf die zertrümmerten und verflüssigten Markreste aufgesogen und zum Teil von Körnchenzellen aufgenommen werden.

In der Umgebung der Verletzungsstelle zeigen sich entzündliche Reaktionserscheinungen; die Gliazellen und Gliafasern quellen auf und

vermehren sich; die Gefäße sind von Körnchenzellen umgeben, und bisweilen sieht man in dem Trümmerfeld zahlreiche Rundzellen. Den Ausgang
bildet ein Narbenherd bestehend aus Gliagewebe mit verdickten Gefäßen,
bisweilen auch mit Bildung größerer oder kleinerer Cysten. Auf- und absteigende Degenerationen schließen sich an.

Krankheitserscheinungen.

Unmittelbar nach jeder schweren Rückenmarksverletzung besteht während
der ersten Shokwirkung das Symptombild einer kompletten Leitungsunterbrechung auch dann, wenn das Rückenmark nur teilweise geschädigt ist. Wir können also stets erst nach Abklingen der ersten
Shokerscheinungen der therapeutisch und prognostisch wichtigen Frage
nähertreten, ob eine totale oder nur partielle Querschnittsläsion, ob eine
Rückenmarkszerquetschung oder nur eine Kompression vorliegt.

1. Vollständige Querschnittsläsion.

Als wichtigste Zeichen einer kompletten Querschnittsläsion findet
sich eine unmittelbar im Anschluß an die Verletzung auftretende und
dauernd bestehen bleibende vollständige Lähmung der unterhalb der
Läsionsstelle liegenden Körpermuskulatur. Dabei fehlen motorische Reizerscheinungen, Zuckungen, Krämpfe in dem gelähmten Gebiete ganz, während
sie an der oberen Grenze auftreten können. Die Lähmung ist auch beim
Sitz der Läsion in den oberen Rückenmarksabschnitten, in den Beinen in
der Regel eine schlaffe, und zwar nicht nur in der ersten Zeit nach der
Verletzung, sondern meist auch weiterhin.

Die Sehnen- und ebenso die Hautreflexe sind bei den Totalläsionen, die
ihren Sitz oberhalb des Lendenmarks haben, in der Anfangszeit nach der
Verletzung in der Regel erloschen und können auch dauernd erloschen
bleiben. Letzteres ist aber keineswegs immer der Fall. Die Bastiansche
Lehre, daß jede totale Querläsion des Rückenmarks einen dauernden
Verlust der Sehnenreflexe unterhalb der Verletzungsstelle bedinge, ist
durch eine Reihe einwandfreier Beobachtungen widerlegt, in denen bei
anatomisch festgestellter vollständiger Rückenmarksdurchtrennung die Sehnenreflexe lange Zeit nach der Verletzung vorhanden waren und bisweilen sogar
eine Steigerung aufwiesen.

Die Gefühlsstörung ist für alle Gefühlsqualitäten eine vollständige
bis zur Höhe desjenigen Hautbezirkes, das von dem zerstörten Rückenmarkssegment versorgt wird. Die sensiblen Störungen reichen nur dann
höher nach oben, als es nach dem verletzten Segment zu erwarten ist,
wenn durch die Quetschung auch die von den höheren Segmenten stammenden und nach abwärts durch den Rückenmarkskanal ziehenden Wurzelfasern
mitzerstört sind.

Dies ist aber keineswegs immer der Fall, da bei einer Quetschung, die
gleichzeitig Wurzeln und Mark trifft, erstere häufig weniger leiden. Sensible Reizerscheinungen in Gestalt ausstrahlender Schmerzen, Hyper-
und Parästhesien kommen an der oberen Grenze der Gefühlsstörung
vor, dagegen niemals innerhalb des sensibel gelähmten Gebietes.

Die Blasen- und Mastdarmstörungen sind stets ausgesprochen
vorhanden. Es besteht anfangs Harnretention, die später einer periodisch
sich einstellenden reflektorischen Harnentleerung Platz macht. Decubitus
stellt sich früher oder später ein.

2. Partielle Markläsionen.

Bei diesen stehen die motorischen Lähmungserscheinungen in der Regel im Vordergrunde des Krankheitsbildes gegenüber den meist weniger ausgesprochenen sensiblen Ausfallssymptomen. Wir sehen bei den nur partiellen Querschnittsläsionen kurze Zeit nach der Läsion die anfangs vollständige motorische Lähmung in eine unvollständige übergehen. Dabei sind nach Kochers Beobachtungen die nach abwärts gelegenen Körperabschnitte, also vor allem die Beine, stärker von der Lähmung betroffen als die oberen Teile, wie die Arme. Ein weiteres wichtiges Zeichen einer nur teilweisen Markläsion bildet das Auftreten von motorischen Reizerscheinungen, von Zuckungen und frühzeitigen Contracturen in dem motorisch gelähmten Gebiete. Sitzt die Verletzungsstelle oberhalb des Lendenmarks, so stellt sich regelmäßig ein spastischer Zustand der Muskulatur und eine pathologische Steigerung der Sehnenreflexe, sowie das Babinskische Zeichen ein.

Die Sensibilität kann bei den partiellen Markzerstörungen auch bei ausgesprochener Paraplegie nur wenig betroffen sein; auch beschränkt sich die Störung bisweilen nur auf bestimmte Gefühlsqualitäten und reicht lange nicht so weit nach oben, wie der motorische Lähmungsbezirk. Gewissermaßen charakteristisch gegenüber den totalen Querläsionen ist das Auftreten von ausstrahlenden Schmerzen und Parästhesien in den gelähmten Gliedern. Bestehen nur Gefühlsstörungen ohne motorische Lähmung, so weist dies darauf hin, daß nur eine Wurzelschädigung vorliegt.

Nicht allzuselten kommt bei Verletzungen durch Stich, Schuß oder Quetschung das Symptombild der Brown-Séquardschen Halbseitenläsion zustande: spinale Hemiplegie auf der Seite der Verletzung mit später eintretenden spastischen Erscheinungen und erheblicher Steigerung der Sehnenreflexe; auf der gelähmten Seite findet sich außerdem eine Hyperästhesie und Hyperalgesie der Haut und anfangs Gefäßlähmung. An der gekreuzten, motorisch nicht betroffenen Körperseite ist nur die Sensibilität mit Ausnahme des Lagegefühls gestört, und zwar leidet am häufigsten und erheblichsten die Schmerz- und Temperaturempfindung. Dies typische Bild der Brown-Séquardschen Lähmung ist gewöhnlich dadurch verwischt, daß die Verletzung sich meist nicht genau auf eine Rückenmarkshälfte beschränkt, oder daß durch eine sich anschließende traumatische Myelitis die anfängliche Semiläsion in das Bild einer diffusen Querschnittserkrankung übergeht.

Blasen- und Mastdarmstörungen sind eine häufige Begleiterscheinung der unvollständigen Querläsion. Sie können aber auch bei ausgesprochenen Lähmungserscheinungen ganz fehlen. Bei partieller Markläsion beobachtet man Urinretention bei völlig erhaltener Blasensensibilität; ja das Gefühlsvermögen ist nicht selten krankhaft gesteigert, so daß heftiger Urin- und Stuhldrang besteht bei gleichzeitiger Unmöglichkeit der willkürlichen Entleerung von Blase und Mastdarm. Priapismus ist keine ungewöhnliche Erscheinung, die aber auch bei totaler Querschnittsläsion vermißt wird.

Für die allgemeine Feststellung, welcher Hauptteil der Medulla spinalis durch komplette oder partielle Querläsion betroffen ist, gibt die folgende Tabelle genügende Anhaltspunkte. Die genauere Ortsbestimmung, die beim Fehlen äußerer Verletzungen vor allem auf dem Nachweis von motorischen und sensiblen Ausfallserscheinungen bestimmter Rückenmarkssegmente beruht, erfolgt am besten an der Hand der Tabellen von Edinger-Starr-Bruns und der Sensibilitätsschemata von Edinger, Head oder Seiffer.

Tabelle für die allgemeine Ortsbestimmung der Querschnittsläsionen (nach Schultze).

	Auf motorischem Gebiete	Auf sensiblem Gebiete	In bezug auf Blase und Mastdarm sexuelle Funktion	In bezug auf Reflexe	In bezug auf trophische Störungen
Querschnittsverletzungen der Cauda equina erzeugen:	Schlaffe Lähmungen im Ischiadicusgebiet und den Sakralnerven allein, oder auch im Cruralis oder Obturatorius.	Anästhesien in den gleichen Gebieten; in einzelnen Teilen auch Parästhesien, Hyperästhesien u. Schmerzen.	Starke Lähmung; später Cystitis. Impotenz.	Aufgehobensein der Haut- und Sehnenreflexe in den betroffenen genannten Nervengebieten.	Entartungsreaktion und Schwund der Muskeln. Decubitus; trophische Störungen der Haut, Gelenke und Knochen.
Querschnittsverletzungen der Lendenanschwellung:	Je nach dem Sitz schlaffe Lähmung in den sakralen Nerven allein oder auch in den lumbalen (Crural. Obturat).	Wie oben.	Desgl. Impotenz.	Desgl.	Desgl.
Des Dorsalteiles:	Lähmung der Beine und einzelner Rumpfteile, bei Läsionen des obersten Teiles auch oculopupilläre Symptome. Meist spastische Lähmung.	Anästhesien der Beine und symmetrischer Rumpfabschnitte. An der oberen Grenze auch Hyperästhesien u. Schmerzen.	Desgl. Impotenz.	Erhaltensein od. Erhöhung der Sehnen- u. Hautreflexe. Manchmal auch Fehlen der Sehnenreflexe.	Keine Entartungsreaktion. Oft starke Herabsetzung der elektrischen Erregbarkeit. Decubitus.
Der Halsanschwellung:	Spastische Lähmung der Beine; Lähmung der Rumpfmuskeln; teilweise oder völlige schlaffe u. atrophische Lähmung der Armmuskeln.	Anästhesien der Beine. des Rumpfes bis zur Schulterhöhe, teilweise oder ganz der Arme. Hyperästhesien und Schmerzen.	Desgl. Impotenz; manchmal Priapismus.	Desgl.	Entartungsreaktion der Armmuskeln, sonst desgl. Oft Temperatursteigerung.
Des obersten Halsteiles:	Meist sofort eintretender Tod, oder bei tieferem Sitz und bei Lähmung des Phrenicus nach Tagen oder Wochen Exitus letalis. Ausstrahlende Schmerzen besonders im N. occipit. major.				

Diagnose. Die Unterscheidung zwischer totaler und partieller Querschnittsläsion wird in der Regel, nachdem die erste Shokwirkung verflogen ist, unschwer möglich sein. In ersterem Fall dauernde, komplette, motorische und sensible Lähmung ohne irgendwelche Reizsymptome in dem gelähmten Gebiet; auf der andren Seite unvollständige Lähmung, nur teilweise Gefühlsstörung, motorische und sensible Reizerscheinungen, gesteigerter Harn- und Stuhldrang.

Schwieriger und unter Umständen unmöglich ist dagegen die Feststellung, ob eine Leitungsunterbrechung auf einer vollständigen oder teilweisen Zerstörung der Nervensubstanz beruht, oder ob es sich nur um eine einfache Kompressionswirkung handelt. Sicher ist, daß auch eine totale Leitungsaufhebung durch Druckläsion hervorgerufen werden kann. Ebenso vermag eine Rückenmarkserschütterung durch Blutungen in die Rückenmarkssubstanz, aber auch ohne gröbere anatomische Markveränderungen schwere Funktionsstörungen auszulösen, die eine Quetschung der Medulla vortäuschen. In beiden Fällen kommt es nicht selten schnell zu einer Besserung. In der Regel wird eine sichere Unterscheidung zwischen Markzerquetschung und einfacher Kompression nur durch eine längere Beobachtung ermöglicht, wobei längeres Bestehen der Ausfallssymptome ohne Zeichen von Besserung das Vorhandensein irreparabler Markläsionen wahrscheinlich macht.

Prognose. Diese ist bei allen Verletzungen der Wirbelsäule mit Beteiligung des Rückenmarks ernst. Die totalen Querschnittsverletzungen verlaufen ausnahmslos tödlich, wenn nicht direkt im Anschluß an das Trauma, so doch später in Folge der unvermeidlichen Komplikationen von Decubitus und Cystitis. Auch die Vorhersage bei partiellen Markläsionen ist quoad vitam nicht immer günstig, da bis zur Wiederherstellung der Funktion und namentlich bis zum Ausgleich der Blasen-Mastdarmstörung längere Zeit verstreichen kann, während dessen der Kranke an den Folgen eines Decubitus oder einer Cystitis zugrunde geht. Die Prognose wird weiter dadurch getrübt, daß Hand in Hand mit der Besserung der anfänglichen schweren Lähmungserscheinungen durch die an die Gewebszertrümmerung sich anschließenden Skleroseprozesse hartnäckige Reizsymptome verursacht werden, die die glücklich wiedergewonnene Gebrauchsfähigkeit der Glieder erheblich stören.

Therapie. Dieselbe wird sich in den ersten Tagen nach einer Verletzung darauf beschränken müssen, durch vorsichtige Lagerung und Vermeidung aller Bewegungen eine weitere Verschiebung der gebrochenen oder luxierten Wirbel zu verhindern. Daneben sind alle einem Decubitus vorbeugenden Maßnahmen besonders wichtig. Über die operativen Erfolge und vor allem über den Zeitpunkt eines operativen Eingriffs weichen die Ansichten erheblich voneinander ab. Die Mehrzahl verwirft die Frühoperation, (vor der 6. Woche), da in der Anfangzeit die durch die Kommotion und intramedulläre Blutungen bedingten Erscheinungen von denen der Quetschung und Kompression nicht auseinanderzuhalten seien.

Bleiben die Symptome einer vollständigen Querschnittsläsion dauernd bestehen, hat ein operativer Eingriff keinen Zweck. Bei der unvollkommenen Leitungsunterbrechung sind die spontanen Besserungen oft sehr weitgehend. Ist aber nach einigen Wochen ein Fortschritt nicht deutlich erkennbar, so spricht dies mehr dafür, daß das Rückenmark nicht nur durch eine vorübergehende Druckläsion geschädigt wurde, sondern daß eine dauernde Kompression durch abgesprengte Knochensplitter oder verlagerte Wirbelteile vorliegt.

Da in solchen Fällen die Möglichkeit besteht, durch Beseitigung des Drucks eine Besserung oder Heilung zu erzielen, so ist eine Operation anzuraten.

II. Die Drucklähmungen des Rückenmarks.

Als Ursache von rascher oder langsamer eintretenden Kompressionslähmungen der Medulla spinalis kommen außer den Tumoren des Rückenmarks und seiner Häute sowie den chronischen Verdickungen der Hüllen,
die wie die Pachymeningitis cervicalis hypertrophica nach Art einer
Geschwulst örtlich einwirken, vor allem Erkrankungen der Wirbelknochen
in Betracht.

Plötzliche Drucklähmungen beobachten wir nach Wirbelfrakturen
und Wirbelluxationen. Unter den eine langsame Rückenmarkskompression bewirkenden Wirbelsäulenveränderungen spielt die Wirbelcaries
die wichtigste Rolle. Sie ist in der überwiegenden Mehrzahl der Fälle
tuberkulöser Natur; doch kennt man auch anderweitige Formen der
Spondylitis nach Trauma, Typhus, Pneumonie und eine akute Osteomyelitis der Wirbel.

Seltener als durch tuberkulöse Caries wird das Rückenmark geschädigt
durch Geschwülste der Wirbel primärer oder metastatischer Natur oder
durch maligne Tumoren, die, von der Umgebung der Wirbelsäule ausgehend,
auf diese und das Rückenmark übergreifen. Auch die Syphilis kann durch
Exostosenbildung am Wirbelkörper und den Fortsätzen eine Markkompression verursachen.

a) Die Caries der Wirbelsäule, Spondylitis tuberculosa.

Die tuberkulöse Wirbelerkrankung kommt in allen Lebensaltern
vor, vorwiegend aber in der Kindheit und in den jugendlichen Jahren. Sie
kann sich als einziges klinisches Symptom einer Tuberkulose darbieten;
meist werden aber sonstige Zeichen abgelaufener oder noch vorhandener
Tuberkulose nachweisbar sein. Traumen der Wirbelsäule können bei der
Entstehung einer Caries insofern eine Rolle spielen, als bei tuberkulösen
Individuen durch Fall, Stoß oder Quetschung eine Lokalisierung tuberkulöser Prozesse in den Wirbelknochen begünstigt wird.

Pathologische Befunde. Sitz des die Knochensubstanz langsam ein-
schmelzenden tuberkulösen Granulationsgewebes ist vor allem der Wirbelkörper; seltener beginnt der Prozeß an den Wirbelgelenken, Bandscheiben
oder Bögen. Wird der cariös zerstörte Wirbelknochen durch die Einwirkung
der Körperlast langsam zusammengepreßt, so ist die Folge ein Auseinander-
weichen der Dornfortsätze, ein spitzwinkliges Vorspringen oder seit-
liches Abweichen des Proc. spinosus des erkrankten Wirbels, eine sog.
Pottsche Kyphose. Diese kann ganz plötzlich in Erscheinung treten,
wenn durch ein direktes Trauma oder durch starke körperliche Anstrengung
beim Heben von Lasten u. ä. der kranke Wirbel plötzlich zusammenbricht.

Der tuberkulöse Prozeß bleibt in der Regel nicht auf den Knochen
beschränkt; es kommt vielmehr zur Ansammlung käsiger Eitermassen zwischen
ihm und der Dura und zu entzündlichen Veränderungen dieser selbst, zu
einer Peripachymeningitis; durch die Vordrängung der Dura mater
infolge der käsigen Massen und ihre entzündliche Verdickung werden das
Rückenmark und seine Wurzeln in der Regel erheblich komprimiert. Ein
direktes Übergreifen der tuberkulösen Entzündung durch die Dura oder auf
dem Wege der Wurzelbündel und Blutgefäße auf das Rückenmark selbst
findet selten statt.

Das Rückenmark läßt an der Kompressionsstelle in der Regel eine deutliche **Einschnürung** und **Verschmälerung** erkennen. Die mikroskopische Untersuchung kann, auch wenn bei Lebzeiten erhebliche Leitungsstörungen bestanden haben, verhältnismäßig geringgradige Gewebsveränderungen ergeben. Man sieht dann inmitten wohlerhaltener Nervenfasern Gruppen von **gequollenen Achsenzylindern** und **Markscheiden** mit beginnenden **Zerfallserscheinungen**; auch das Gliagewebe zeigt **Quellungserscheinungen** und erscheint verdickt. Das Fehlen eigentlicher entzündlicher Veränderungen wird von der Mehrzahl der Autoren betont. Ist der Prozeß weiter vorgeschritten, so haben sich durch Nervenfaserzerfall weitmaschige Räume gebildet, die mit körnigen Zerfallsprodukten und Körnchenzellen angefüllt sind. In den späteren Stadien nach längerer Druckwirkung kommt es durch Gliawucherung zur Ausbildung sklerotischer Herde an Stelle des zugrunde gegangenen Nervengewebes. Sekundäre **auf- und absteigende Degenerationen** können sich anschließen.

Krankheitserscheinungen.

Zu den Frühsymptomen einer sich entwickelnden Caries gehört nicht selten ein durch die Wirbelerkrankung bedingter dumpfer **Rückenschmerz**, der meist an bestimmter Stelle lokalisiert ist und sich oft nur bei **Bewegungen**, **bei Erschütterungen** und **bei direktem Druck** bemerklich macht. Eine Folgeerscheinung der bei Bewegungen sich einstellenden Schmerzen bildet eine gewisse **Steifigkeit** der Wirbelsäule, die namentlich beim Bücken auffällt, indem die Kranken sich dabei in die Knie sinken lassen, um die Wirbelsäule zu schonen. Diese örtliche, bei Druck sich verstärkende Schmerzhaftigkeit bestimmter Wirbel ist aber keineswegs eine regelmäßige Erscheinung; sie wird bisweilen selbst dann vermißt, wenn sich bereits als **wichtigstes Symptom** einer Caries eine **spitzwinklige Kyphose** oder eine seitliche Abweichung eines Dornfortsatzes nachweisen läßt. Diese Formveränderung der Wirbelsäule tritt am deutlichsten am Brustteil hervor, während sie sich bei einer Caries des Hals- und Lendenteils bisweilen nur als eine Abflachung der normalen Wölbung zu erkennen gibt. Da ebenso wie die Schmerzen auch die Wirbeldeformität während der **ganzen Dauer** des Leidens **fehlen** kann, so ist der eventuelle Nachweis von **Eitersenkungen** von den erkrankten Wirbeln aus diagnostisch von Wichtigkeit. Diese sog. **Senkungsabscesse** finden sich bei einer Caries der obersten Halswirbel bisweilen in dem Raume zwischen hinterer Rachenwand und Wirbelsäule, bei Caries der unteren Hals- und Brustwirbel, der Bahn des M. psoas folgend, in der Leistengegend; auch ein Durchbruch in die Brusthöhle wird beobachtet.

Wurzel- und Rückenmarkserscheinungen.

Dieselben bleiben auch bei klinisch ausgesprochenen Cariessymptomen — Schmerzen, Steifigkeit, Gibbus — nicht selten ganz aus, was nicht auffallen kann, da ja nicht die Knickung der Wirbelsäule Kompressionserscheinungen hervorruft, sondern nur die **Verengerung des Wirbelkanals** durch die Duraverdickung und die Ansammlung käsiger, tuberkulöser Massen zwischen Dura und Knochen, die nicht in jedem Falle vorhanden zu sein braucht. Es kommt aber auch vor, daß bei nur geringgradigen Erscheinungen von seiten der Wirbelknochen bereits ausgesprochene spinale Störungen nachweisbar sind.

Als erstes Zeichen einer Kompression stellen sich Wurzelreizsymptome ein, die einen neuralgischen Charakter tragen und je nach dem Sitz des Leidens sich als ein- oder doppelseitige Occipital-, Arm-, Interkostal-, Crural- oder Ischiadicusneuralgie darbieten können. Nicht selten bestehen gleichzeitig Parästhesien verschiedenster Art. Sensible Ausfallserscheinungen, Hyp- und Anästhesien treten erst später auf, wenn die Nervenwurzeln in größerer Ausdehnung zerstört sind. Auch atrophische Lähmungen bestimmter Muskelgebiete durch Vernichtung zugehöriger vorderer Wurzeln entwickeln sich in der Regel erst später.

Wird mit dem Fortschreiten des Prozesses das Mark selbst durch den zunehmenden Druck geschädigt, so kündigt sich dies in der Regel durch eine zunehmende Steigerung der unterhalb der Kompressionsstelle liegenden Sehnenreflexe an. Noch vor Eintritt von Lähmungserscheinungen ist Patellar- und Fußklonus und das Babinskische Zeichen vorhanden. Die sich nun rascher oder langsamer einstellende motorische Lähmung der Beine ist anfangs eine schlaffe, später spastischer Natur bei einer oberhalb des Lendenmarks sitzenden Caries.

Sensibilitätsstörungen können bei Caries auffallend lange fehlen oder nur unbedeutend sein bei schon ausgesprochener motorischer Paraplegie. Man sucht dies dadurch zu erklären, daß die schwielige Peripachymeningitis vorwiegend von vorne und von den Seiten her auf die Pyramidenbahnen einwirkt, während die Hinterstränge mehr verschont werden, und daß ebenso wie bei Druckläsionen peripherer Nerven die sensiblen Rückenmarksfasern sich resistenter gegen Druck verhalten als die motorischen. Bei stärkerer Druckschädigung des Marks wird aber auch bei der Caries eine ausgesprochene Gefühlsstörung für alle Qualitäten sich allmählich einstellen, die bisweilen ziemlich scharf nach oben hin abgegrenzt ist und bis in das Gebiet der Wurzeln reicht, die aus den erkrankten Rückenmarkssegmenten stammen. In seltenen Fällen ist bei einer Caries auch der Brown-Séquardsche Symptomenkomplex beobachtet worden (Oppenheim).

Blasen- und Mastdarmstörungen machen sich bisweilen neben der Steigerung der Sehnenreflexe frühzeitig bemerkbar. Sie werden nie vermißt werden, wenn die motorischen und sensiblen Lähmungserscheinungen auf eine ausgedehntere Querschnittsläsion hinweisen. In solchen Fällen wird auch Decubitus sich leicht einstellen.

Das eben besprochene allgemeine Symptombild einer Caries wird im einzelnen je nach dem Sitz der cariösen Wirbelveränderung in der oberen oder unteren Halswirbelsäule und in den untersten Brust- und oberen Lendenwirbeln gewisse charakteristische Besonderheiten aufweisen, auf die wir kurz eingehen müssen.

1. Bei einer Caries der obersten Halswirbel und des Atlantooccipitalgelenks bildet neben Genickschmerzen und Nackensteifigkeit eine ein- oder doppelseitige Neuralgie der Hinterhauptsnerven das wichtigste Frühsymptom. Der Kranke stützt bei allen Lageveränderungen des Oberkörpers den Kopf mit der Hand (Rustsches Symptom). Oppenheim erwähnt auch das Vorkommen von Lähmung des N. accessorius und von halbseitiger Zungenatrophie; bei Kompression des verlängerten Marks treten Bulbärsymptome hinzu, bei Druckläsion der oberen Halssegmente unter Umständen Phrenicuserscheinungen. Außerdem bestehen spastische Parese der Arme und Beine und Lähmung der Rumpfmuskulatur, sowie bis zum Hals reichende Sensibilitätsstörungen.

2. Ist die Halsanschwellung bei Erkrankung der unteren Halswirbel betroffen, so wird dies dadurch kenntlich, daß neben spastischer Parese der Beine und Schwäche der Rumpfmuskulatur eine schlaffe, mit Muskelatrophie und elektrischer Entartungsreaktion einhergehende Lähmung der Arm- und Handmuskeln sich ausbildet.

3. Eine Caries des elften und zwölften Brustwirbels und des ersten Lendenwirbels hat eine Druckläsion der Lendenanschwellung zur Folge. Die Lähmung der Beine ist daher von vornherein eine schlaffe, atrophische mit den Zeichen der elektrischen Entartungsreaktion; gleichzeitig sind die Sehnenreflexe stark abgeschwächt oder erloschen. Die Gefühlsstörung bleibt auf die Beine beschränkt; Blase und Mastdarm zeigen meist erhebliche Störungen.

Diagnose. Die Diagnose auf eine Kompressionslähmung ist leicht zu stellen, wenn sich neben Wurzel- und Marksymptomen, die auf eine fortschreitende Querschnittsläsion hinweisen, eine Deformität der Wirbelsäule mit örtlicher Druckempfindlichkeit nachweisen läßt. Es wird dann nur der weiteren differentialdiagnostischen Erwägungen bedürfen, ob der Wirbelaffektion ein tuberkulöser Prozeß zugrunde liegt, oder ob ein Tumor der Wirbelsäule, insbesondere ein Carcinom, anzunehmen ist. Die Ausschaltung sonstiger seltener Wirbelerkrankung nach Trauma, Typhus, die akute Osteomyelitis wird bei Berücksichtigung der ätiologischen Momente in der Regel unschwer gelingen.

Weit schwieriger kann die Sache liegen, wenn, wie es nicht selten der Fall ist, Erscheinungen, die auf eine Erkrankung der Wirbelsäule hinweisen, längere Zeit fehlen und nur die Zeichen einer zunehmenden Querschnittserkrankung des Marks vorliegen. Eine sichere Unterscheidung zwischen Rückenmarks-Hauttumoren und Myelitiden auf syphilitischer oder tuberkulöser Basis einerseits und einer Caries bzw. Wirbeltumor andrerseits wird gar nicht oder erst durch eine längere Beobachtung möglich sein.

Für die Diagnose zugunsten einer Caries wird in erster Linie der Nachweis von sonstigen Zeichen frischer oder überstandener Tuberkulose, von Fieber, Drüsen, Knochenaffektionen ins Gewicht fallen. Bisweilen gelingt es auch, mittelst des Röntgenverfahrens Wirbelzerstörungen oder Verschiebungen festzustellen. Entscheidend kann ferner die Feststellung von Senkungsabscessen sein; auch auf die größere Steifigkeit der Wirbelsäule bei einer Caries gegenüber den Rückenmarkstumoren ist Wert gelegt worden. Wenn es auch sicher ist, daß größere Geschwülste der Rückenmarkshäute ohne besondere Behinderung der Wirbelsäulenbeweglichkeit verlaufen können, so gilt dies im wesentlichen nur für Tumoren des Dorsalteiles, während Geschwülste im Bereiche des Halsmarks bisweilen eine erhebliche Nackensteifigkeit bedingen.

Die Differentialdiagnose gegenüber einer Meningomyelitis syphilitica wird sich vor allem darauf stützen müssen, daß bei diesem Leiden die Krankheitssymptome einen ganz auffallenden Wechsel zeigen, und daß in der Regel das Krankheitsbild auf multiple, spinale und auch cerebrale Herde hinweist. Im Zweifelsfalle wird der Erfolg einer eingeleiteten spezifischen Therapie Klarheit schaffen können.

Für die Unterscheidung zwischen einer Spondylitis tuberculosa und Wirbeltumoren kommt einmal in Betracht, daß letztere meist mehrere benachbarte Wirbel durchsetzen und dadurch nicht selten ein einfaches Ineinandersinken der Wirbel und ein Kleinerwerden des Kranken veranlassen, Veränderungen, die auf dem Röntgenbild gut sichtbar sein werden; auch ist in der Regel der sich ausbildende Gibbus weniger spitzwinklig wie bei Caries, da mehrere Wirbel sich an der Deformität beteiligen. Einen weiteren Anhaltspunkt kann das Alter insoweit geben, als bei jugendlichen Personen die Annahme eines Wirbelcarcinoms wenig Wahrscheinlichkeit für sich hat, während andrerseits ein höheres Alter und ein stärkerer Kräfteverfall den Verdacht auf Wirbelkrebs berechtigt erscheinen läßt und es nahelegt, nach einem primären Krebsherd zu fahnden.

Prognose und Verlauf. Der tuberkulöse Knochenprozeß, der sich über Jahre hinziehen kann, ohne daß spinale Erscheinungen hinzuzutreten brauchen, vermag jederzeit zum Stillstand und zur Ausheilung zu kommen. Dasselbe gilt von den spinalen Lähmungssymptomen, die selbst nach monate- und jahrelangem Bestehen einer völligen Rückbildung fähig sind. Doch ist der Verlauf nur selten ein so günstiger. In der Mehrzahl der Fälle von Caries mit Rückenmarkskompression erfolgt der Tod, sei es durch Fortschreiten der Tuberkulose andrer Organe oder durch die bei vorgeschrittener Lähmung unvermeidlichen Folgezustände eines Decubitus oder einer Cystitis. Bisweilen bilden sich die Rückenmarkserscheinungen nur zum Teil zurück, indem nach Ausheilung der Knochenerkrankung und des entzündlichen Prozesses an den Häuten die sklerosierenden Veränderungen im Rückenmarke bereits soweit fortgeschritten sind, daß ein Ausgleich der Funktionsstörungen nicht mehr möglich ist. Es finden sich dann als dauernd bestehen bleibende Zeichen der früheren Kompression mehr oder weniger ausgesprochene spastische Paresen in den Extremitäten, ev. verknüpft mit Störungen der Sensibilität und der Blasentätigkeit. Eine Erschwerung des Harnlassens bildete in einem meiner Fälle nach Rückgang aller übrigen spinalen Symptome noch jahrelang die einzige, recht störende Resterscheinung. Die Prognose ist um so günstiger, je geringer bei Beginn der Behandlung die Kompressionserscheinungen vorgeschritten sind und je jünger und kräftiger der Patient ist. Es ist bemerkenswert, daß Recidive namentlich nach Traumen jederzeit auftreten können, und daß auch nach jahrzehntelangem Bestehen eines einfachen Gibbus sich bisweilen nachträglich noch spinale Symptome einstellen.

Therapie. Das Wichtigste ist bei jeder Caries mit deutlichen Kompressionserscheinungen eine absolute Ruhestellung der erkrankten Wirbelsäule. Schon durch dauernde einfache Rückenlage im Bett kann bisweilen eine völlige Heilung schwerer Kompressionslähmungen erreicht werden. Daneben ist die sorgfältigste Allgemeinernährung und Hautpflege zur Vermeidung von Decubitus erforderlich (glatte Unterlage, mehrmals täglich Waschung der gedrückten Stellen [Kampferwein], Luft- oder Wasserkissen).

Sehr rasche Besserung der Lähmungserscheinungen beobachtet man nach vorsichtiger Extension der Wirbelsäule. Dieselbe ist am besten möglich bei Caries cervicalis, indem die Zugwirkung am Kopfe durch die Glissonsche Schwebe mit schwacher Belastung (3—4 Pfund im Beginn und nicht über 12—15 Pfund steigend), der Gegenzug durch das Körpergewicht erfolgt, wobei das Bett am Kopfende höher gestellt wird. Bisweilen beobachtet man nach Anwendung von Extension eine Verschlimmerung, so daß man zur einfachen Rückenlage ohne Streckung zurückkehren muß.

Sind die Druckerscheinungen von vornherein nur unbedeutend, oder hat sich die Lähmung unter Bettruhe zurückgebildet, so ist bei gutem Kräftezustand eine ambulante Behandlung zweckmäßig mit gut angelegtem

Gipskorsett und den gebräuchlichen Stützapparaten, durch welche die erkrankten Wirbel von der Last des über ihnen gelegenen Körperteiles befreit werden (Sayrescher Jury mast, die Kopfstützen von Nebel, Heusner, Schede). Die ambulante Behandlung hat den großen Vorteil, daß dem Kranken dadurch der Aufenthalt im Freien, in der frischen Luft (See-aufenthalt) ermöglicht wird und durch die Bewegung und Übung seiner Muskulatur ein besserer Blutumlauf, Vermehrung des Appetits und besseres Allgemeinbefinden erreicht wird.

Ein operatives Vorgehen hat man in solchen Fällen vorgeschlagen und versucht, in denen die Kompressionslähmung bei der gebräuchlichen Exten-sionsbehandlung konstant bleibt oder gar zunimmt. Der unmittelbare Erfolg fehlt so gut wie nie, indem eine sofortige Besserung der Lähmungs-erscheinungen nach Entfernung der tuberkulösen Schwarten eintritt. In der Regel hält aber die Besserung nicht an, und die Resektion der Wirbel-bögen — falls nicht auf diese allein die Tuberkulose beschränkt ist — hat sehr viel mehr Mißerfolge aufzuweisen als Erfolge. Immerhin hält Schede als letztes Mittel die operative Eröffnung des Wirbelkanals unter Umständen nicht nur für erlaubt, sondern für geboten.

Das von Calot für frische und alte Fälle angegebene Verfahren, in der Narkose den vorspringenden Wirbel mit Gewalt einzudrücken und die so gewonnene Stellung durch Verbände zu fixieren, ist als zu gefährlich wieder verlassen worden.

Von örtlichen Maßnahmen sind Einreibungen mit Schmierseife, Jodpinselungen und das ferrum candens vielfach angewandt worden. Von Jodeisenpräparaten sah Oppenheim mehrfach einen günstigen Einfluß.

Zur Bekämpfung spastischer Zustände, aber auch bei Lähmungen ohne stärkere Muskelspasmen ist bei beweglichen Kranken der Gebrauch von Salz- und Solbädern und einer eventuellen Badekur in Nauheim und Kreuz-nach zu empfehlen.

Die elektrische Behandlung beschränkt sich am besten nur auf alte abgelaufene Fälle mit schlaffer Lähmung und atrophischer Muskulatur. Die direkte galvanische Behandlung des Rückens soll nach Oppenheim auch in veralteten Fällen bisweilen noch von günstiger Einwirkung sein.

b) Das Carcinom und die anderweitigen Tumoren der Wirbelsäule.

Der nicht so seltene Wirbelkrebs ist fast stets metastatischer Natur, und zwar findet er sich besonders häufig beim Mammacarcinom; doch kommen auch die Unterleibsorgane als Ausgangsort in Betracht. Der Zusammenhang zwischen den Wirbel-Rückenmarkserscheinungen und einem Krebsleiden bleibt nicht selten dadurch längere Zeit verborgen, daß der primäre Krebsherd anfangs wenig ausgesprochene klinische Symptome hervorruft oder wie bei Mammacarcinom unter Umständen längere Zeit vor Auftreten des Rückenmarkleidens operativ entfernt worden ist. Infolge-dessen können über die Natur desselben eine Zeitlang Zweifel bestehen. Der Wirbelkrebs durchsetzt, wie die meisten andern Geschwülste, die von den Wirbeln selbst oder von der Nachbarschaft ausgehend auf die Wirbel übergreifen, in der Regel mehrere Wirbelkörper. Dadurch, daß die Geschwülste sich auf die Wirbelfortsätze ausdehnen, und auch die das Rückgrat umgebenden Weichteile durchwuchern, entstehen bisweilen große, gut abtastbare Auftreibungen an der Wirbelsäule. In der Regel ist dies aber nicht der Fall, und als unmittelbare Folge der Wirbelzerstörung kommt es nur zu einem Ineinandersinken derselben (Abb. 104). Außer dem Carcinom, das die bei weitem häufigste und deshalb wichtigste Wirbelsäulengeschwulst darstellt, kennen wir Sarkome, Osteosarkome, die seltenen Enchondrome, die multipel auftretenden Myelome, ferner Gummata und Echinokokkenblasen der Wirbelsäule.

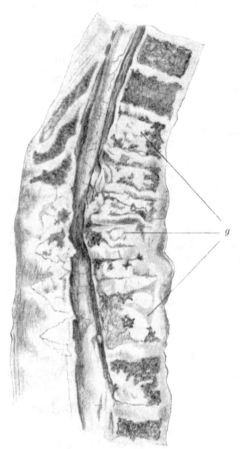

Die Syphilis führt auch zu Exostosenbildung am Wirbelkörper und an den Fortsätzen.

Symptomatologie. Das Krankheitsbild zeigt große Ähnlichkeit mit demjenigen einer Spondylitis tuberculosa. In den typischen Fällen finden sich neben deutlichen Wirbelsäulenveränderungen mit lokalem, durch Bewegung verstärktem Wirbelschmerz Wurzelreizsymptome und Kompressionserscheinungen von seiten des Marks. Nachweisbare Knochenveränderungen können aber bei Carcinom noch zu einer Zeit fehlen, wo schon Wurzel- und Marksymptome ausgesprochen vorhanden sind. Als wichtiges Knochensymptom bietet sich bisweilen eine allmähliche Verringerung der Körperlänge durch Zusammensinken mehrerer Wirbel oder ein Gibbus, der wegen der Erkrankung mehrerer Wirbel meist weniger spitz ist, wie bei Caries. Seltener kommt es zur Ausbildung großer abtastbarer Verdickungen der Wirbelknochen.

Die Schmerzen, sowohl die lokalen wie die durch Wurzelkompression bedingten neuralgiformen, pflegen bei Wirbeltumoren im Gegensatz zu Caries in der Regel außerordentlich heftig zu sein. Der spontane Schmerz ist nicht selten recht qualvoll, wenn die lokale Druckempfindlichkeit, die sich auch

Abb. 104. Carcinom der Wirbelsäule mit hochgradiger ziemlich gleichförmiger Kompression mehrerer von der Geschwulst (g) zerstörter Wirbel und dadurch bedingter Verengerung des Wirbelkanals.
(Nach Schlesinger.)

auf einige Wirbeldornfortsätze beschränken kann, wenig ausgesprochen ist. Die Marksymptome, motorische und sensible Lähmungen und Blasen-Mastdarmstörungen, entwickeln sich unter Umständen bei Carcinom, das nach Durchbrechen der Dura in das Mark hineinwuchert, ziemlich schnell; bei vorgeschrittener Knochenveränderung kann schon ein leichtes Trauma genügen, um einen plötzlichen Zusammenbruch der Wirbel und eine akute Paraplegie hervorzurufen.

Da in den paraplegischen Gliedmaßen die Schmerzen in großer Heftigkeit fortzubestehen pflegen, hat schon Cruveilhier von einer Paraplegia dolorosa speziell bei Wirbelcarcinom gesprochen.

Der Verlauf des Leidens ist in den meisten Fällen ein schneller; namentlich bei den Sarkomen und Carcinomen dauert die Erkrankung selten länger als $^3/_4$ bis $1^1/_2$ Jahre.

Diagnose. Auch wenn eine Deformität der Wirbelsäule auf eine Kompressionslähmung hinweist, wird die Unterscheidung gegenüber einer Caries nicht immer leicht sein. Die Diagnose auf Wirbelkrebs wird sich stützen müssen auf das Alter des Patienten, das einen Carcinomverdacht rechtfertigt, auf allgemeinen Kräfteverfall, vor allem aber auf den Nachweis eines primären Krebsherdes in andern Organen und die Carcinomanamnese, Mammaexstirpation usw. Andrerseits wird ein jugendliches Alter und die Feststellung frischer oder überstandener Tuberkulose zugunsten einer Cariesdiagnose sprechen. Für die Differentialdiagnose ist es von Wichtigkeit, daß man bei Carcinomatösen auch spinale Erscheinungen beobachtet, die auf einer disseminierten Myelitis beruhen. Beim Fehlen von sicheren Knochenveränderungen und von stärkeren Wurzelreizsymptomen werden wir also beim Nachweis eines primären Geschwulstherdes mit dieser Möglichkeit rechnen müssen. Die nie zu versäumende Röntgenuntersuchung wird uns auch in diesen Fällen weiter helfen können.

Therapie. Besteht der Verdacht auf eine luetische Affektion des Knochens mit zur Kompression führenden Exostosenbildung, so ist eine spezifische Behandlung einzuleiten, die in einer Reihe von Fällen (Oppenheim, Leyden u. a.) vollständige Heilung gebracht hat. Ein operativer Eingriff ist nur dann anzuraten, wenn es sich nicht um metastatische Geschwülste handelt. Bei den primären Wirbelsäulentumoren kann durch eine Operation wenigstens vorübergehend eine günstige Wirkung durch Linderung der qualvollen Schmerzen erreicht werden. Rezidive werden bei der meist großen Ausdehnung der Geschwülste über mehrere Wirbel in der Regel schnell eintreten. Doch scheint nach vereinzelt vorliegenden Beobachtungen bei Osteom und Sarkom (Oppenheim) eine jahrelang dauernde Heilung im Bereiche der Möglichkeit zu liegen, sodaß man dem Kranken bei günstig liegenden Verhältnissen wegen der sonst hoffnungslosen Prognose die Operationschance nicht vorenthalten darf. In der Mehrzahl der Fälle werden uns darauf beschränken müssen, die Schmerzen zu bekämpfen (Morphium, Aspirin, Pyramidon) und durch sorgfältige Lagerung und Vermeidung aller unnötigen Bewegungen eine dauernde Entlastung der erkrankten Knochen zu erreichen.

c) Neubildungen des Rückenmarks und seiner Häute.

Pathologische Anatomie. Die extramedullär sich entwickelnden Geschwülste sind häufiger wie die in dem Rückenmark selbst entspringenden Neubildungen. Unter den extramedullären Tumoren sind wieder die außerhalb der Dura mater sitzenden, wenn wir von den Wirbelknochengeschwülsten absehen, viel seltener als die praktisch überaus wichtigen intraduralen Tumoren. Bei den seltenen extraduralen Neubildungen handelt es sich meist um Lipome und Echinokokken; unter den innerhalb der Dura sich entwickelnden Geschwülsten spielen die Fibrome,

Sarkome und deren Mischformen die praktisch bedeutsamste Rolle, da sie gewöhnlich in umschriebener Form von Erbsen- bis Haselnußgröße vorkommen und operativ leicht entfernbar sind; außerdem finden sich intradurale Myxome, Psammome, seltener Lipome, Adenosarkome, Lymphangiome und Teratome. Das Sarkom tritt bisweilen multipel auf, oder es durchsetzt in diffuser Ausbreitung die Häute des Rückenmarks in großer Ausdehnung.

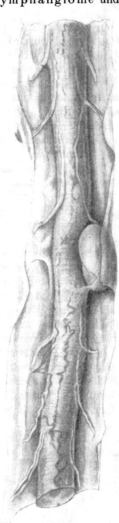

Im Rückenmark selbst finden sich vor allem Gliome, die ihren Sitz mit Vorliebe im Hals- und oberen Rückenmark und in der oberen Lendenanschwellung haben, ferner Sarkome, Tuberkel und Gummata. Die von den Rückenmarkswurzeln ausgehenden multiplen Neurofibrome bilden häufig nur eine Teilerscheinung einer ausgedehnten allgemeinen Neurofibromatose des Nervensystems.

Ursachen. Abgesehen von den parasitären und infektiösen Geschwülsten wissen wir über die Ätiologie der Neubildungen nichts und müssen uns mit der Annahme einer abnormen angeborenen Gewebsveranlagung begnügen. Es scheint, daß das Trauma als ein die Entwicklung der Geschwülste auslösendes oder wenigstens ein das schnellere Wachstum begünstigendes Moment in Betracht kommt.

Geschwülste der Rückenmarkshäute.

Krankheitserscheinungen. Da die Mehrzahl der von den Hüllen ausgehenden Tumoren gutartig sind und nur ein langsames Wachstum haben, so geht in der Regel dem Auftreten von Kompressionserscheinungen der Rückenmarksubstanz ein über Monate und selbst Jahre sich hinziehendes Vorstadium von neuralgischen Schmerzen vorher, hervorgerufen durch Druckreizung hinterer Wurzeln. Diese ausstrahlenden Schmerzen sind ein- oder doppelseitig in einem bestimmten Nervengebiet lokalisiert, und bieten das Bild einer Interkostalneuralgie, einer Ischias oder einer Neuralgie des Armgeflechtes. Eine Verstärkung des Schmerzes bei Erschütterung der Wirbelsäule beim Husten, Niesen oder Pressen wird von den Kranken nicht selten angegeben. Das Schmerzvorstadium braucht nicht immer vorhanden zu sein bei den Rückenmarkshauttumoren; bisweilen macht es sich nur geringgradig oder schnell vorübergehend geltend. Reizsymptome von seiten der vorderen motorischen Wurzeln, Zittern, Muskelspannungen, Krämpfe sind recht selten gegenüber den sensiblen Reizerscheinungen, auch da, wo ein lang-

Abb. 105.
Intraduraler Tumor, gegenüber dem Dorsalmark zwischen dem 6. u. 7. Dorsalwurzelpaar gelegen, das Rückenmark von hinten und rechts komprimierend. In natürlicher Größe gezeichnet nach Aufschneiden und Auseinanderbreiten der Dura.
(Eigene Beobachtung.)

sam wachsender Tumor seiner Lage nach hintere und vordere Wurzeln ziemlich gleichmäßig gedrückt haben muß. In der Regel werden bei einer Kompression der vorderen Wurzeln die Reizungszeichen schnell abgelöst durch atrophische Lähmung in dem entsprechenden Muskelgebiete.

Bei dem gewöhnlichen Sitz einer Geschwulst im Dorsalmark treten atrophische Muskellähmungen durch Druckläsion der motorischen Wurzeln im Krankheitsbild ganz zurück, da Schwäche und Schwund einzelner Interkostalmuskeln sich dem Nachweise entziehen. Nur in solchen Fällen, wo durch den Tumor die unteren Dorsalwurzeln (8. bis 12. Paar) geschädigt werden, können ein- oder doppelseitige Bauchmuskellähmungen sich einstellen und neben sensiblen Reizerscheinungen ein lokal-diagnostisch wichtiges **Frühsymptom** bilden.

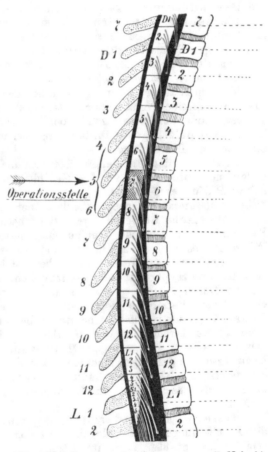

Ein selteneres Reizsymptom, das freilich gesucht werden muß, bildet ein örtlicher **Druckschmerz** der Wirbelsäule meist in der Höhe derjenigen Wirbel, denen gegenüber die Geschwulst liegt. Man sucht und prüft diese Wirbelempfindlichkeit am zweckmäßigsten in der Weise, daß man mit der Rückseite des gekrümmten Zeige- oder Mittelfingers seitlich von den Wirbeldorn - Fortsätzen einen stärkeren Druck ausübt. Dieser wird vor allem an der Seite, die Sitz der anfänglichen Neuralgie war, als schmerzhaft empfunden.

Bei weiterem Wachstum der Geschwulst gesellen sich zu den meist **weiterbeste**-

Abb. 106. **Gowerssches Schema** (vom 7. Hals- bis 2. Lendenwirbel) zeigt das Verhältnis der Dornfortsätze und Wurzelaustrittsstellen zu den Wirbelkörpern nnd die Lage der **Rückenmarkssegmente** zu den **Wirbelkörpern**. Das 7. Dorsalsegment wird als erkrankt angenommen.

hehenden **Wurzelreizsymptomen** die Zeichen einer **Markkompression**: eine in der Regel langsam und gleichmäßig stetig fortschreitende **motorische und sensible** Lähmung in dem unterhalb der Druckstelle liegenden Körperabschnitt. Die motorische Lähmung ist beim gewöhnlichen Sitz der Geschwulst oberhalb des Lendenmarks stets eine **spastische**; sie tritt im Beginne meist als leichte Parese in einem Beine auf, greift dann auf das andere über, und auch bei schon bestehender Paraparese zeigt die dem Sitze des Tumors entsprechende Körperhälfte meist stärkere Läh-mungserscheinungen.

Die Sehnenreflexe, deren Steigerung bisweilen das Erstlings-symptom beginnender Markkompression darstellt, sind regelmäßig er-heblich gesteigert; es besteht Patellar- und Fußklonus und häufig das Babinskische Zeichen, vor allem an dem am stärksten gelähmten Gliede. Die Bauchdeckenreflexe fehlen meist oder sind abgeschwächt.

Die Sensibilitätsstörung kann sich anfangs dadurch, daß das Mark im Beginn einseitig gedrückt wird, auf ein Bein beschränken, so daß bei gleichzeitiger Parese des dem Tumorsitz ensprechenden Beines eine Zeitlang das Symptombild der Brown-Séquardschen Halbseitenlähmung zu-stande kommt. So sah beispielsweise Oppenheim in zwei seiner Fälle eine Thermanästhesie am gekreuzten Bein der Entwicklung der homo-lateralen Lähmung vorausgehen. Bei zunehmender Querschnittsläsion durch die wachsende Geschwulst geht aber in der Regel die halbseitige bald in eine doppelseitige Gefühlslähmung über und gelangt dann erst in diesem Stadium zur Beobachtung.

In den typischen Fällen läßt sich die am Rumpfe meist horizontal verlaufende obere Grenze der Gefühlsstörung ziemlich genau bei wieder-holten Prüfungen feststellen. An dieser obersten Grenze ist das Gefühl nicht vollständig erloschen, sondern nur herabgesetzt. Dieser obere hypästhetische Hautbezirk geht dann nach unten allmählich über in das Hautgebiet mit mehr oder weniger ausgesprochener Anästhesie. In einigen Fällen ist es auch gelungen, in dem oberhalb der hypästhetischen Haut-zone gelegenen Hautstreifen eine über die Norm hinausgehende Empfind-lichkeit, eine Hyperästhesie nachzuweisen. Besonders charakteristisch und für die Diagnosenstellung auf Tumor wichtig ist die Feststellung, daß die obere Sensibilitätsgrenze sich auch bei längerer Beobachtung in gleicher Höhe hält, oder jedenfalls eine nur unbedeutende Verschiebung nach oben erfährt. Es beruht dies darauf, daß bei einer langsam wachsenden Ge-schwulst schon eine geringe Dickenzunahme derselben eine stärkere Kompression in dem engen Rückenmarkskanal zur Folge haben muß, während ein geringes Längenwachstum keine wesentliche Ausdehnung der Ge-fühlsstörung nach oben durch Wurzel- und Markläsion hervorzurufen vermag.

Blasen- und Mastdarmstörungen sind stets vorhanden, sobald sich die Erscheinungen einer Markkompression in erheblicherem Grade aus-gebildet haben; aber auch im Beginne des Leidens können sich Blasen-störungen in Gestalt eines vermehrten Harndranges oder einer geringen Erschwerung des Harnlassens geltend machen.

Sitzt der Tumor nicht, wie wir es bei unseren bisherigen Ausführungen annahmen, an seiner Lieblingsstelle im Dorsalteil des Rückenmarkes, sondern im Bereiche der Hals- und Lendenanschwellung, oder noch weiter abwärts am Conus terminalis oder der Cauda equina, so wird das Symptombild je nach dem Sitz in einer dieser Gegenden gewisse für die Lokalisation wichtige Besonderheiten darbieten können. Bei Kompression der Cervicalanschwellung werden wir neben spastischer Parese der Beine nach anfänglich neuralgischen Beschwerden in den Bahnen der Armnerven die Entwicklung schlaffer degenerativer Lähmungen der Armmuskeln beobachten, die einmal durch Zerstörung vorderer Wurzeln, weiterhin aber auch durch Druckschädigung der Vorderhornganglienzellen der Halsanschwellung verursacht werden. Durch Reizung oder Lähmung der im unteren Hals- und oberen Dorsalmark liegenden Sympathicusfasern können sich außerdem sog. oculopupilläre Symptome einstellen, ein- oder doppelseitige Erweiterung oder Verengerung der Pupille und Augenlidspalte. Tumoren der Lendenmarkgegend lösen wegen der hier dicht aneinandergelagerten Nervenwurzeln meist sehr heftige und ausgedehnte neuralgische Beschwerden aus; auch trägt die später in den Beinen sich einstellende Lähmung von vornherein den Charakter einer schlaffen und atrophischen, und ist mit Verlust der Sehnenreflexe verbunden.

Die durch Kompression des Conus und der Cauda hervorgerufenen Symptombilder werden in einem besonderen Kapitel besprochen werden.

Intramedulläre Geschwülste.

Die intramedullären Geschwülste weichen in ihrer Symptomatologie und Verlaufsweise nicht selten erheblich ab von dem oben besprochenen typischen Bilde der Rückenmarkshauttumoren. Zunächst wird ein länger anhaltendes reines Neuralgiestadium bei Geschwülsten der Rückenmarksubstanz in der Regel vermißt. Auch wenn bei Entwicklung einer Neubildung in der Peripherie des Markes in der Nähe der Häute und der hinteren Wurzelzone Schmerzen das Erstlingssymptom bilden, so treten doch bald nachher oder gar gleichzeitig die Zeichen einer Querschnittsläsion auf, wobei vorübergehend der Brown-Séquardsche Typus beobachtet werden kann. Ebenso sind die gelegentlich im Verlaufe des Leidens, sei es durch Reizung intraspinaler Rückenmarksbahnen oder durch eine begleitende chronische Meningitis, ausgelösten Schmerzen bei den Markgeschwülsten meist nur geringgradig und treten im Krankheitsbilde ganz in den Hintergrund.

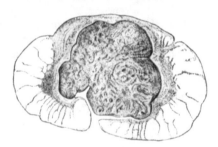

Abb. 107. Intramedulläres Spindelzellensarkom nach Gowers.

Entwickelt sich eine Geschwulst von vornherein im zentralen Mark, so können Krankheitsbilder entstehen, die mit demjenigen einer Rückenmarkshautgeschwulst gar keine Ähnlichkeit aufweisen. Bei mehr diffuser Ausbreitung über den Rückenmarksquerschnitt findet sich längere Zeit das Bild einer subakuten oder chronischen Myelitis transversa ohne nachweisbare Ursache; bei Gliomen mit gleichzeitiger Höhlenbildung bieten sich die Erscheinungen einer Syringomyelie, wie überhaupt dissoziierte Empfindungslähmung gerade bei Marktumoren am häufigsten angetroffen wird; Zerstörung der Vorderhörner durch Tuberkel oder Sarkom mit rascher Ausdehnung in der Längsachse zeitigt das Bild einer schnell fortschreitenden spinalen Muskelatrophie.

Für die Verlaufsweise der Markgeschwülste ist es ferner bis zu einem gewissen Grade charakteristisch, daß ein verhältnismäßig schnelles Wachstum in der Längsrichtung nach oben und unten stattfindet und damit eine schnellere Verschiebung der Grenze der Gefühlslähmung nach oben wie bei den Hauttumoren zu beobachten ist.

Allgemeine Diagnose. Die Unterscheidung einer Rückenmarkshaut-geschwulst von anderen nicht auf einer Kompression beruhenden Rücken-marksleiden, die unter dem Bilde einer diffusen Querschnittserkrankung verlaufen, bereitet in der Regel keine Schwierigkeit. Vor einer Verwechs-lung mit einer reinen Myelitis transversa schützt das meist akute Einsetzen dieses Leidens ohne vorhergehende neuralgische Beschwerden, so-wie der gleichzeitige Nachweis der für eine akute Myelitis häufig in Be-tracht kommenden Ursachen und Hilfsmomente, vorhergehende Infektions-krankheiten, Anginen, Erkältungen, Überanstrengungen, sowie ev. bestehendes Fieber. Für die Differentialdiagnose gegenüber einer Sclerosis multiplex, die gelegentlich längere Zeit das Symptombild einer chronisch verlaufenden Querschnittsmyelitis darbietet, wird das Hauptgewicht zu legen sein 1. auf das dauernde Fehlen von Schmerzen sowohl im Beginn wie im weiteren Verlauf; 2. auf das Ausbleiben einer gleichmäßig in einer bestimmten Höhe sich haltenden Gefühlsstörung und 3. auf das Hinzukommen anderweitiger für eine Sklerose charakteristischer Symptome, wie Nystagmus, Intentions-zittern, Augenhintergrundsveränderungen. Immerhin kann die Aus-schaltung einer Sklerose, wie einzelne Erfahrungen gezeigt haben, bisweilen eine längere Beobachtungszeit erfordern.

Die Abgrenzung einer Meningomyelitis luetica kann im Beginn nicht leicht sein, wenn durch Wurzelreizung stärkere Schmerzen ausgelöst werden. Die Lues spinalis charakterisiert sich aber dadurch, daß nicht wie beim Tumor ein gleichmäßiges ehernes Fortschreiten aller Symptome zu beobachten ist; sondern daß bei diesem Leiden ein oft erheblicher Wechsel in der Stärke und Ausdehnung der motorischen und sensiblen Lähmungserscheinungen besteht; außerdem beschränkt sich die Lues in der Regel nicht auf das Rückenmark, so daß durch gleichzeitige cerebrale Symptome die Diagnosenstellung erleichtert wird. Als weiteres Hilfsmittel wird im Zweifelsfalle die Einleitung einer spezifischen Kur nötig sein.

Einer weit schwierigeren Aufgabe stehen wir gegenüber, wenn es sich um die praktisch so wichtige Entscheidung handelt, ob eine Geschwulst der Rückenmarkshäute vorliegt oder eine Kompressionslähmung aus andrer Ursache: durch intramedulläre oder Wirbeltumoren, durch Spondylitis tuberculosa, durch Pachymeningitis cervicalis hyper-atrophica oder durch eine umschriebene Meningitis serosa spinalis (Oppenheim und Krause).

1. Die Feststellung einer Caries und einer Wirbelgeschwulst wird recht häufig dadurch erschwert oder gar unmöglich gemacht, daß im Be-ginn des Leidens auch bei genauester Untersuchung der Wirbelsäule eine Deformität und ein örtlicher Druckschmerz nicht nachzuweisen ist und die Durchleuchtung mit Röntgenstrahlen ein negatives Ergebnis hat. Eine größere Steifigkeit der Wirbelsäule und Schmerzhaftigkeit bei Be-wegungen des Rumpfes wird freilich auch ohne äußerlich wahrnehmbare Formveränderung eher zugunsten einer sich entwickelnden Wirbelaffektion sprechen, da selbst größere Tumoren der Häute, namentlich bei ihrem Lieblingssitz im Dorsalmark, in der Regel ohne erheblichere Beweglichkeits-störung verlaufen. Hiervon abgesehen, kommen in zweifelhaften Fällen der Nachweis von Zeichen frischer oder abgelaufener Tuberkulose, von Fieber, von Senkungsabscessen und bei Carcinomverdacht die Fest-stellung einer malignen Geschwulst in anderen Organen oder das Bestehen stärkerer Kachexie als wichtige diagnostische Anhaltspunkte in Betracht.

2. Was die Unterscheidung von einer Pachymeningitis cervicalis betrifft, so hat dies Leiden einmal seinen Sitz vorzugsweise am Halsteil, während die Mehrzahl der Tumoren sich dem Dorsalmarke gegenüber befinden. Außerdem schreitet das Leiden viel langsamer vorwärts wie ein Tumor der Medulla spinalis und entwickelt sich mit Vorliebe bei früher Syphilitischen; meist dauert es Jahre und Jahrzehnte bis stärkere Leitungsstörungen des Markes zur Ausbildung kommen.

3. Die Frage, ob eine intramedullare oder eine von den Meningen ausgehende Geschwulst vorliegt, wird sich in vielen Fällen nicht mit Sicherheit entscheiden lassen. Ein ausgesprochenes neuralgisches Vorstadium spricht in erster Linie für extramedullären Sitz. Denn wenn auch die Marktumoren durch begleitende chronische Meningitis und durch Reizung intraspinaler schmerzempfindender Bahnen mit Schmerzen einhergehen können, so handelt es sich doch meist nur um vorübergehende und wenig ausgesprochene sensible Reizsymptome. Leider sind aber in letzter Zeit Beobachtungen von Hauttumoren mit schmerzfreiem Verlauf häufiger gemacht worden, so daß das Fehlen eines neuralgischen Stadiums einen extramedullären Sitz keineswegs ausschließt. Wichtig ist die oben schon erwähnte Erfahrungstatsache, daß die im Mark entstehenden Neubildungen, namentlich wenn ein Gliom mit Höhlenbildung verknüpft ist, oft im Beginne der Erkrankung partielle Empfindungslähmung hervorrufen. Ein weiteres diagnostisch nicht unwichtiges Merkmal intramedullärer Geschwulst besteht, wie bereits erwähnt wurde, darin, daß sie nicht selten ein schnelles Wachstum nach oben und unten aufweisen und dadurch das Bild einer subakuten ascendierenden Myelitis vortäuschen können, während für die Rückenmarkshauttumoren gerade die geringe Verschiebung der oberen Grenze der Gefühlsstörung trotz Zunahme der Lähmungssymptome als charakteristisch gilt.

4. Die Syringomyelien lassen sich von den meningealen Geschwülsten meist dadurch unterscheiden, daß ein eigentlich neuralgisches Stadium bei ihnen stets vermißt wird, wenn auch geringe Schmerzen und Parästhesien keine ungewöhnliche Begleiterscheinung bilden; daß ferner die Gefühlsstörung einen typisch dissoziierten Charakter trägt und sich auf das von einem bestimmten Rückenmarkssegment versorgte Hautgebiet beschränkt, während bei einer Drucklähmung des Marks durch Leitungsunterbrechung der sensiblen Bahnen halb- und doppelseitige Gefühlslähmung unterhalb der Kompressionsstelle auftreten. Hierzu kommt noch, daß die Syringomyelie rascher nach aufwärts, womöglich bis in das verlängerte Mark fortschreitet und erst nach ungleich längerer Zeit und unter langdauernden Stillständen so schwere Lähmungen an den Unterextremitäten hervorruft, wie sie bei Hauttumoren in steter Progression sich zu entwickeln pflegen, sobald einmal die ersten Zeichen einer Markkompression sich eingestellt haben.

5. Für die Differentialdiagnose zwischen extramedullärer Geschwulst und der von Oppenheim und Krause beschriebenen Form einer lokalisierten serösen Meningitis, die das Krankheitsbild eines Tumors täuschend nachahmen kann, fehlt uns zurzeit jede sichere Grundlage.

Sitzbestimmung der Geschwulst. Die genaue Feststellung der Höhenlage eines Tumors ist von größter praktischer Bedeutung, da hiervon in erster Linie der Erfolg eines operativen Eingriffs abhängt.

Als Anhaltspunkt für die Lagebestimmung kann uns einmal eine bisweilen nachweisbare örtlich umschriebene Wirbelempfindlichkeit dienen. Diese wird vor allem dann bedeutungsvoll sein, wenn gleichzeitig Neuralgien in einem Wurzelgebiet auftreten, dessen zugehöriges Rückenmarkssegment nach unserer heutigen Kenntnis dem druckempfindlichen Wirbel gegenüberliegt. Druckschmerzhaftigkeit, Wurzelreiz- und Ausfallsymptome müssen aber miteinander im Einklang stehen, da die Empfindlichkeit der Wirbelsäule infolge chronischer Meningitis oder aus andren nicht bekannten Gründen häufig viel ausgedehnter ist, als es der Größe der Geschwulst entspricht, und ein anscheinend isolierter Druckschmerz bisweilen auf rein nervöser Grundlage entstehen kann.

In der Mehrzahl der Fälle ist nun eine lokale Druckempfindlichkeit nicht nachweisbar, und auch Schmerzen können ganz fehlen, so daß wir auf die sensiblen und motorischen Ausfallserscheinungen angewiesen sind.

Die Möglichkeit, auf Grund sensibler Ausfallserscheinungen den Sitz einer Geschwulst gegenüber einem bestimmten Rückenmarkssegment festzustellen, beruht auf unseren Kenntnissen über die Beziehungen der Hautsensibilität zu den einzelnen Rückenmarkssegmenten. Jedes derselben empfängt nämlich die Mehrzahl der sensiblen Fasern eines bestimmten ziemlich scharf abgrenzbaren Hautbezirkes. Wird daher ein einzelnes Segment durch Druck einer Geschwulst geschädigt, so macht sich regelmäßig in dem zugehörigen Hautgebiet eine Störung der Sensibilität geltend. Wie aus dem nebenstehenden Schema von Edinger ersichtlich ist, bilden die den Dorsalsegmenten des Rückenmarks angehörigen Hautgebiete horizontal am Rumpf verlaufende Hautstreifen, so daß nach Zerstörung eines Dorsalsegments am Rumpfe eine horizontal verlaufende Grenze der Sensibilitätsstörung auftreten wird.

Die klinische Beobachtung hat nun weiter gelehrt, daß nach Schädigung eines einzigen Segmentes in dem zugehörigen Hautstreifen keine vollständige Aufhebung des Gefühls, sondern nur eine Herabsetzung, eine Hypästhesie auftritt. Es beruht dies darauf, daß jedes einzelne Hautgebiet meistens an zwei oder drei übereinander gelegene Segmente seine Nervenfasern entsendet, so daß schon mehrere derselben von einer Geschwulst geschädigt werden müssen, wenn in einem bestimmten Hautbezirk eine totale Anästhesie entstehen soll. Dieser Umstand, daß die Läsion eines einzelnen Rückenmarkssegmentes in dem zugehörigen Hautgebiet nur eine Herabsetzung, aber keine Aufhebung des Gefühlvermögens verursacht ist für die Feststellung der obersten Grenze einer Geschwulst von besonderer Wichtigkeit.

Wenn ein Tumor das Rückenmark in einer bestimmten Höhe durch Druck schädigt, so kommt es an der Stelle der stärksten Markkompression zu einer Leitungsunterbrechung der aufsteigenden sensiblen Rückenmarksfasern. Als Folge hiervon stellt sich eine allgemeine Gefühlslähmung in dem ganzen unterhalb der Kompressionsstelle liegenden Körperabschnitt ein. Die Geschwulst verursacht aber außerdem örtliche segmentäre Störungen, indem ihr oberes Ende, das meistens über das Gebiet der stärksten Querschnittsläsion herausragt, die oberhalb dieser Stelle liegenden Rückenmarkssegmente noch in Mitleidenschaft zieht und in den diesen angehörigen Hautbezirken Sensibilitätsstörungen hervorruft.

Zur Erläuterung dieser Verhältnisse dient am besten das Schema Abb. 108. Durch die gekreuzte Schraffierung ist angedeutet, daß an den Unterextremitäten und am Rumpfe bis annähernd handbreit unterhalb des Brustbeinendes das Gefühlsvermögen vollständig erloschen ist, und daß sich oberhalb dieses Gebietes mit totaler Anästhesie ein Hautstreifen (einfache Schraffierung) vorfindet, der nur eine Herabsetzung der Sensibilität aufweist.

Dieser hypästhetische Hautbezirk, der also die oberste Grenze der Gefühlsstörung bildet, gehört nun nach dem Edingerschen Schema dem 7. Dorsalsegment an.

Nach den obigen Ausführungen müssen wir uns das Zustandekommen der schematisch dargestellten Gefühlslähmung in der Weise erklären, daß durch den Druck eines Tumors eine Leitungsunterbrechung der unterhalb des 7. Dorsalsegments liegenden sensiblen Rückenmarksbahnen erfolgt ist, die eine totale Anästhesie des unterhalb der Kompressionsstelle liegenden Körperabschnitts verursacht hat. Wir müssen aber weiterhin annehmen, daß das obere Ende der Geschwulst bis zum 7. Dorsalsegment hinaufreicht, da das diesem zugehörige Hautgebiet noch eine Herabsetzung des Gefühlsvermögens erkennen läßt.

Vergegenwärtigen wir uns nochmals den Gang der Untersuchung bei der Orts-

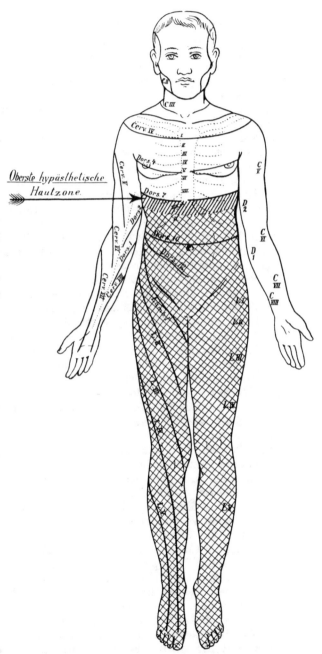

Abb. 108. Sensibilitätstörung bei Kompressionsmyelitis (schematisch) nach Edinger.

Die oberste Grenze der Gefühlsstörung reicht am Rumpf bis in das Hautgebiet des 7. Dorsalsegmentes. Der nur hypästhetische Hautbezirk ist einfach schraffiert eingezeichnet. An diesen schließt sich nach unten das anästhetische Gebiet an.

bestimmung einer Neubildung, so handelt es sich in erster Linie um die
möglichst genaue Feststellung der obersten Grenze mit eben nachweisbarer Störung des Gefühls. Mit Hilfe der bekannten Sensibilitätsschemata von Edinger, Seiffer u. a. orientieren wir uns darüber,
welchem Rückenmarkssegment das Hautgebiet angehört, das nach dem
Untersuchungsergebnis die oberste Grenze der Sensibilitätsstörung bildet.
Reicht z. B. die oberste Grenze, wie es in der Figur eingezeichnet ist, am
Rumpfe bis zur Höhe der 7. Rippe, so entspricht nach dem Edingerschen
Schema der hypästhetisch gefundene Hautstreifen dem 7. Dorsalsegment;
wir werden daher das obere Ende des zu operierenden Tumors gegenüber
D 7 erwarten dürfen. Wie weiter aus dem Schema von Gowers (Abb. 106
auf S. 339) ersichtlich ist, liegt D 7 (schraffiert) dem 6. Brustwirbel und dem
5. Brustdornfortsatz gegenüber. Der Operateur wird also zur Freilegung der
Geschwulst in der Höhe des 5. Brustdorns eingehen und den 6. und 7. ev.
aber auch den 5. Wirbelbogen entfernen müssen, da die Erfahrung gezeigt hat, daß der Sitz des Tumors häufiger zu tief als zu hoch angenommen wird. Bei sonst richtiger Tumordiagnose wurde mehrfach wegen
zu tief ausgeführter Laminektomie die Neubildung nicht gefunden. Die
Längenausdehnung nach unten läßt sich namentlich beim Sitz der Geschwulst im Dorsalmark in der Regel nicht feststellen, da diese neben den
örtlichen Ausfalls- und Reizerscheinungen an der oberen Grenze durch Druck
auf den ganzen Rückenmarksquerschnitt allgemeine Leitungsstörungen unterhalb der Kompressionsstelle verursacht, die die segmentäre Anordnung der
Gefühlsstörungen nicht mehr erkennen lassen.

Für die Lagebestimmung der Neubildungen am Hals- und Lendenmark
kommen neben den sensiblen auch die motorischen Ausfallserscheinungen
und Störungen der Reflexe in Betracht. Die Verteilung der Muskelinnervation auf die einzelnen Rückenmarkssegmente zeigt dieselbe Gesetzmäßigkeit wie die sensible Hautversorgung, indem jeder Muskel von
mehreren benachbarten Segmenten versorgt wird. Unsere, zum Teil
noch lückenhaften Kenntnisse über die den einzelnen Muskeln zugehörigen
Segmente finden wir in übersichtlicher Weise in der Edingerschen Tabelle
dargestellt. Besonders schwierig gestaltet sich die Lokalisationsdiagnose für
die Höhe der Lendenanschwellung und den Conus terminalis dadurch, daß
die Wurzeln dieser Gegend nach ihrem Austritt aus dem Rückenmark noch
eine längere Strecke nach abwärts ziehen, bevor sie den Wirbelkanal verlassen. Wie Schultze gezeigt hat, kann bei entsprechendem Sitz der Geschwulst am Conus terminalis der gleiche Symptomenkomplex entstehen
wie bei einer Kompression im Bereiche des letzten Lendenwirbels
oder der Sakralwirbel. Diese Verhältnisse werden des genaueren in dem
besonderen Kapitel der Conuserkrankungen besprochen werden.

Therapie. Sobald ein Verdacht auf Rückenmarkssyphilis vorliegt,
oder eine tuberkulöse Caries, wie so häufig, nicht auszuschließen ist,
ist es unsere erste Aufgabe eine antisyphilitische Behandlung einzuleiten,
bzw. eine Extensionsbehandlung zu versuchen. Auffallend häufig hat
sich bei Tumoren nach der Streckbehandlung der Wirbelsäule eine Verschlimmerung gezeigt; doch ist das auch bisweilen bei Caries beobachtet
worden, so daß dieser Erscheinung keinerlei entscheidende Bedeutung bei-
zumessen ist. Versagt die eingeschlagene Behandlung, und schreitet die Erkrankung weiter fort, so stehen wir vor der Frage eines operativen
Eingriffs, der wegen der außerordentlich günstigen Resultate, die bisher

bei den Hauttumoren erzielt worden sind, stets in Erwägung gezogen werden muß.

In jedem Falle, wo das typische Symptombild einer Rückenmarkshautgeschwulst vorliegt und eine Höhensitzbestimmung möglich erscheint, ist ein chirurgischer Eingriff dringend anzuraten. Denn wenn auch eine Fehldiagnose bisweilen unvermeidlich ist, indem durch eine Erkrankung der Wirbel oder durch einen Marktumor das typische Krankheitsbild einer operablen Hautgeschwulst vorgetäuscht wird, so liegen doch die Chancen, durch Entfernung der meist gutartigen Meningealtumoren volle Heilung zu erzielen, recht günstig.

Wir sind weiter durchaus berechtigt, den Kranken eine explorative Laminektomie auch dann vorzuschlagen, wenn das atypische Krankheitsbild auf eine fortschreitende Kompression des Rückenmarks hinweist und wir auch nach längerer Beobachtung nicht imstande sind, eine sichere Diagnose zwischen intra- und extramedullärem Tumor zu stellen. Solange also bei progressivem Verlauf des Leidens ein Rückenmarkshauttumor nicht auszuschließen ist, wird eine Probeeröffnung des Wirbelkanals angezeigt sein, da ja der Kranke ohne Eingriff dem sicheren Tode entgegengeht. Zwecklos ist eine Operation, wenn die Symptome auf multiple Geschwülste hinweisen.

Prognose. Die Heilungsaussichten sind natürlich am günstigsten, wenn möglichst frühzeitig vor Ausbildung stärkerer Leitungsstörungen operiert wird. In der Regel wird nun die Tumordiagnose und die genauere Sitzbestimmung erst möglich sein, wenn schon ausgesprochene Kompressionserscheinungen von seiten des Marks sich entwickelt haben. Aber auch erhebliche Leitungsstörungen, vollständige Paraplegien und Blasenstörungen können sich im Verlaufe von Wochen oder Monaten restlos ausgleichen, wenn die Druckläsion nicht allzu lange bestanden hat.

Am günstigsten für einen operativen Eingriff liegen die Tumoren des Dorsalteiles der Wirbelsäule, weniger günstig diejenigen des Hals- und Lendenteiles, sowie der Cauda equina-Gegend.

d) Die Pachymeningitis cervicalis hypertrophica (Charcot).

Die von Charcot unter dieser Bezeichnung besonders beschriebene Form der chronischen Entzündung der Rückenmarkshäute ist ein sehr seltenes Leiden. Anatomisch ergibt sich als auffallendster Befund eine sehr erhebliche Verdickung der Dura mater, die das Fünf- bis Zehnfache der normalen Beschaffenheit betragen kann; auch die weichen Häute sind stets entzündlich verändert, untereinander und mit dem Rückenmark verwachsen. Das mikroskopische Bild zeigt neben derben, neu gebildeten Bindegewebszügen regelmäßig eine erhebliche Kerninfiltration und Verdickung der Gefäße der Häute wie des Rückenmarks. Der entzündliche Prozeß beginnt aller Wahrscheinlichkeit nach nicht immer an der Dura, sondern nimmt auch von den weichen Häuten seinen Ausgang; er erreicht meist im Halsteil seine stärkste Ausbildung, erstreckt sich aber nach oben nicht selten bis auf die Meningen des Gehirns und nach unten bis zum Lendenteil des Rückenmarks.

Durch mechanische Kompression und Übergreifen des entzündlichen Prozesses werden die Wurzeln und das Mark selbst, letzteres anfangs namentlich in seinen Randpartien geschädigt. Es können sich aber auch ausgedehntere Entartungen der Nervenfasern mit chronisch entzündlicher Veränderung des Markes mit sekundären auf- und absteigenden Degenerationen ausbilden.

Über die Ätiologie wissen wir nur so viel sicher, daß der Erkrankung recht häufig eine luetische Infektion vorhergegangen ist, während die Bedeutung der sonst angeschuldigten ätiologischen Momente, wie Alkoholismus, Erkältung, Überanstrengung, ganz unsicher ist.

Symptomatologie. Die Erstlingserscheinungen des Leidens, die mehrere Monate lang das Krankheitsbild ausmachen können, bestehen in Schmerzen beginnend im Nacken und von da ausstrahlend nach dem Hinterhaupt, nach den Schultern und Armen. Diese spontan auftretenden, bei Druck und Bewegungen sich verstärkenden Schmerzen sind vorzugsweise im Gebiet des N. ulnaris und N. medianus lokalisiert. Zu diesen auf Kompression der hinteren Wurzeln beruhenden Reizsymptomen gesellen sich dann später objektive Gefühlsstörungen und durch Degeneration der vorderen motorischen Wurzeln bedingte Lähmung und Atrophie in den Armhandmuskeln. Dadurch, daß nicht selten das Radialisgebiet längere Zeit verschont bleibt, kann sich durch das Überwiegen der Hand und Fingerextensoren eine eigenartige Handfingerstellung entwickeln: Dorsalflexion der ganzen Hand und Streckung der Basalphalangen bei gebeugten Mittel- und Endphalangen (Predigerhand). Zu den Wurzelsymptomen treten beim Fortschreiten des Prozesses früher oder später Zeichen einer Markkompression: langsam zunehmende Parese der Beine mit erheblicher Steigerung der Sehnenreflexe, meist geringgradige Gefühlsstörungen in den Unterextremitäten, Störungen der Blasen- und Mastdarmfunktion.

Verlauf und Prognose. Die Erkrankung zieht sich in der Regel über lange (15 bis 20) Jahre hin. Der Tod kann infolge von Decubitus oder Cystitis erfolgen. Besserungen und Stillstände sind in jedem Stadium beobachtet worden.

Diagnose. Die Unterscheidung des Leidens wird im Beginne in der Regel unmöglich sein, da die Kompressionslähmungen durch Tumoren der Rückenmarkshäute und der Wirbelsäule, sowie durch tuberkulöse Caries anfangs die gleichen Wurzelreizsymptome hervorrufen können, ohne daß jedesmal frühzeitige Wirbelveränderungen nachweisbar sind. Erst der über Jahre sich hinziehende schleppende Verlauf und das gleichzeitige Ausbleiben von Wirbelsäulendeformitäten wird der Diagnose die Wege weisen.

Therapie. Die Behandlung wird in erster Linie in antiluetischen Kuren bestehen: Jodkali längere Zeit (dreimal täglich 0,5) und Quecksilberkuren. Als Ableitungsmittel bei stärkeren Schmerzen werden besonders Jodpinselungen der Nackengegend und Ferrum candens empfohlen, daneben Darreichung von Antineuralgicis.

III. Die syphilitischen Erkrankungen des Rückenmarks.

Die Syphilis spielt als ätiologisches Moment bei den Rückenmarkserkrankungen eine überaus wichtige Rolle. Wir sehen hier ab von solchen Rückenmarksleiden, die sich bei früher syphilitisch Infizierten in Form primärer Degeneration bestimmter Rückenmarksbahnen und Fasersysteme in meist langsamer Weise entwickeln und als metasyphilitische Erkrankungen bezeichnet werden (Tabes dorsalis). Hier beschäftigen uns nur diejenigen Krankheitsbilder, bei denen die pathologisch-anatomischen Veränderungen einen spezifisch syphilitischen Charakter tragen, oder bei denen durch eine Reihe von Begleitumständen die Annahme, daß die dem Leiden zugrunde liegenden diffusen Rückenmarksveränderungen auf Lues beruhen, höchstwahrscheinlich gemacht wird, trotzdem die für das Leiden charakteristischen anatomischen Merkmale nicht in jedem Falle nachweisbar sind. Die häufigste und wichtigste Form der Rückenmarkssyphilis ist die

Meningomyelitis chronica syphilitica.

Anatomischer Befund. Der Prozeß geht von den weichen Rückenmarkshäuten, seltener von der Innenfläche der Dura aus; die Häute sind in großer Ausdehnung verdickt und in diffuser Weise durchsetzt von einem speckig und sulzig erscheinenden gummösen Granulationsgewebe. Umschriebene gummöse Geschwulstbildung gehört zu den Seltenheiten. Von der das Rückenmark schwartenartig umklammernden gummösen Neubildung ausgehend, sieht man zapfenartig Zellwucherungen in die Randpartien und selbst tiefer bis in die graue Marksubstanz vordringen (Abb. 110); auch die Rückenmarkswurzeln weisen meist eine erhebliche Infiltration mit Rundzellen auf.

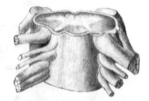

Abb. 109. Multiple Wurzelneuritis bei Syphilis.
(Nach Buttersack.)

Durch das keilförmig in die Marksubstanz eindringende Granulationsgewebe und durch die in der Regel häufig gleichzeitig vorhandenen endarteriitischen Veränderungen der Rückenmarksgefäße wird das Nervengewebe in Mitleidenschaft gezogen. Es kommt zu einer Atrophie der Nervenfasern durch den Druck der von der Peripherie sich zapfenartig vorschiebenden Erkrankungsherde; hierzu gesellt sich als weitere Schädigung die mangelhafte Blutversorgung der Rückenmarkssubstanz durch die erkrankten Gefäße, deren Wandverdickung einen völligen Verschluß des Gefäßlumens bedingen kann; außer Nervenfaserschwund finden sich ischämische Erweichungen der Marksubstanz, kleinere Blutungen und bisweilen selbst Höhlenbildungen. Meist ist die gummöse Meningitis am hinteren Rückenmarksumfang am stärksten entwickelt. Bleibt der Prozeß, wie es in einzelnen Fällen beobachtet worden ist, vorwiegend auf die Rückenmarkswurzeln beschränkt, so daß viele derselben knotenförmig verdickt und geschwollen erscheinen, so spricht man von einer multiplen Wurzelneuritis (Abb. 109). Alle die eben geschilderten Veränderungen können sich auch bei der hereditären Lues des Rückenmarks vorfinden.

Symptomatologie. Es ist verständlich, daß bei der Mannigfaltigkeit der durch die Syphilis verursachten anatomischen Veränderungen das Krankheitsbild ein sehr wechselvolles sein kann, je nach der Lokalisation und dem Überwiegen der durch arteriitische Prozesse, durch gummöse Meningitis oder Wurzelneuritis bedingten Läsionen des Nervengewebes. Oppenheim hat aber gezeigt, daß sich für die syphilitische Form der Meningomyelitis ein Krankheitsbild aufstellen läßt, das durch das gleichzeitige Auftreten von meningealen, Wurzel- und Mark-Symptomen sowie durch gewisse Eigentümlichkeiten der Verlaufsweise ein so charakteristisches Gepräge trägt, daß die Diagnose in vielen Fällen unschwer gestellt werden kann.

Neben örtlichen Schmerzen im Rücken und in der Kreuzgegend
stellen sich durch Wurzelreizung ausstrahlende Schmerzen ein, die je nach
dem Sitz der Erkrankung als Gürtelgefühl oder als Neuralgien in den Extremitäten geschildert werden. Da vorwiegend und zuerst die hintere Rückenmarkshälfte betroffen ist, so treten motorische Wurzelsymptome in Form
von partiellen atrophischen Lähmungen in Armen und Beinen in der
Regel, wenn überhaupt, erst später auf. Zu diesen meningealen und Wurzel-
reizerscheinungen gesellen sich die wichtigen Symptome einer Markläsion:
ein- oder doppelseitige spastische Parese der Beine bei Erkrankung des
Dorsalmarks. Ist das Halsmark in seiner Anschwellung betroffen, so ist
die Lähmung der Arme eine schlaffe atrophische neben spastischen Erscheinungen in den Beinen, während bei Sitz der Läsion im Lendenmark die
auf die Unterextremitäten beschränkte Lähmung von vornherein als eine

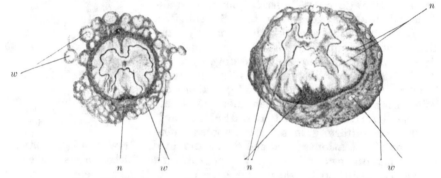

Abb. 110. Meningomyelitis syphilitica. Zapfenförmiges Eindringen der Neubildung in das Mark.
(Nach Boettiger.)
n Neubildung, *w* Rückenmarkswurzeln, die in den gummösen
Schwarten eingebettet liegen.

schlaffe auftritt. Die Entwicklung der Motilitätsstörungeu kann allmählich
oder auch ganz plötzlich erfolgen, ebenso kann jederzeit eine leichte Paraparese sich schnell in eine komplette Paraplegie umwandeln. Regelmäßig
finden sich objektive Störungen der Sensibilität und der Blasen- und
Mastdarmfunktion. Nicht selten bietet sich bei mehr einseitiger Kompressionswirkung vorübergehend das Bild der Brown-Séquardschen Lähmung. Sind in einem bestimmten Entwicklungsstadium des Leidens vorwiegend die hinteren Wurzeln in größerer Ausdehnung durch die gummösen
Veränderungen geschädigt, so kann zeitweilig ein Krankheitsbild entstehen
mit Fehlen der Kniephänomene, lanzinierenden Schmerzen, Gefühlsstörungen, das mit einer Tabes dorsalis große Ähnlichkeit hat, zumal
wenn zu den spinalen Erscheinungen auch noch den tabischen analoge Hirnsymptome — Pupillenstarre, Augenmuskellähmung — infolge basaler
Meningitis hinzutreten (Oppenheim). Man hat in solchen Fällen von einer
Pseudotabes syphilitica gesprochen.

Das Eigenartige des Krankheitsverlaufs einer Meningomyelitis luetica
beruht nun darauf, daß nicht selten ein ganz auffallender Wechsel in
der Intensität und Ausdehnung der eben geschilderten Symptome zu beobachten ist. Ein wiederholtes, bald plötzliches, bald langsames Kommen und

Gehen einzelner Lähmungserscheinungen bildet kein ungewöhnliches Vorkommnis. Man sieht Abducens- und Oculomotoriusparesen nach mehrtägigem Bestehen wieder verschwinden, leichte Paraparesen der Beine in schnellem Übergang sich in schwere Paraplegien umwandeln; ausgesprochene Blasenstörungen können sich in kurzer Zeit wieder ausgleichen; ebenso zeigen die durch Wurzelreizung bedingten neuralgischen Beschwerden erhebliche Schwankungen in Stärke und Ausbreitung. Weiterhin hat Oppenheim namentlich auch auf das Verhalten der Sehnenreflexe aufmerksam gemacht, die innerhalb weniger Tage abgeschwächt, fehlend oder lebhaft gesteigert erscheinen können. Diese für die Lues spinalis charakteristische, bisweilen sprunghafte Änderung einzelner Krankheitssymptome sucht man dadurch zu erklären, daß infolge der wechselnden Blutfülle das Granulationsgewebe, die Rückenmarkswurzeln und das Mark einer wechselnd starken Druckwirkung ausgesetzt sind. Ein weiteres wichtiges Merkmal der Lues spinalis besteht darin, daß sich der syphilitische Prozeß in der Regel nicht auf das Rückenmark beschränkt, vielmehr auch die Meningen und die Gefäße des Gehirns befällt und vor allem frühzeitig basale Hirnerscheinungen zeitigt. In der Mehrzahl der Fälle werden sich daher neben den spinalen auch einzelne cerebrale Lähmungssymptome einstellen — Augenmuskel- oder Sehstörungen —, die dieselbe Unbeständigkeit aufweisen wie diejenigen des Rückenmarks.

Erb hat im Jahre 1892 unter der Bezeichnung **syphilitische Spinalparalyse** ein weiteres Krankheitsbild aus der vielgestaltigen Gruppe der auf Syphilis beruhenden Rückenmarksaffektionen ausgeschieden. Er hatte vermutet, daß auch dem von ihm skizzierten Symptomenkomplex ähnliche anatomische Veränderungen zugrunde liegen würden, wie der eben besprochenen Meningomyelitis, also vor allem eine spezifische Myelitis oder arteriitische und gummöse Prozesse. Diese Annahme findet in den bis jetzt vorliegenden Obduktionsbefunden keine Stütze. Es hat sich nämlich gezeigt, daß als pathologisch-anatomische Grundlage des Erbschen Symptomenbildes verschiedenartige Rückenmarksveränderungen in Betracht kommen. In einer Reihe von Fällen hat sich eine Sklerose bestimmter Rückenmarksbahnen, der Pyramiden- und Kleinhirnseitenstrangbahnen und der Gollschen Stränge, ohne jede Beteiligung der Meningen oder spezifischer Gefäßveränderungen feststellen lassen, so daß anatomisch das Bild einer primären kombinierten Strangerkrankung vorlag. In anderen Fällen dagegen hat sich eine chronische, fleckweise Myelitis transversa mit auf- und absteigenden sekundären Degenerationen gefunden oder auch eine Kombination von diffuser chronischer Myelitis mit anscheinend primären Strangdegenerationen. Die Gefäßwandverdickungen, die namentlich bei den chronisch myelitischen Herden sich nachweisen ließen, boten meist nicht das Bild spezifisch endarteriitischer Veränderungen, wenn auch einzelne Beobachter, wie Nonne, neben diesen gewöhnlichen Gefäßwandverdickungen an einzelnen Arterien anscheinend spezifische Endarteriitis festgestellt haben.

Das Erbsche Krankheitsbild ist in seiner reinen Form ziemlich scharf umgrenzt. Bei früher syphilitisch Infizierten entwickelt sich allmählich in meist schleichender Weise, häufiger in den früheren Stadien der Lues, annähernd zwei bis sechs Jahre nach der Ansteckung, eine spastische Parese der Beine mit erheblicher Steigerung der Sehnenreflexe und dem Babinskischen Zeichen. Der Gang ist auch bei wenig ausgesprochener

Muskelstarre deutlich spastisch. Neben der Schwäche in den Unterextremitäten zeigt sich als regelmäßiges und frühzeitiges Symptom, das manchmal allen übrigen Erscheinungen vorauseilt, eine Störung der Blase. Die ebenfalls regelmäßig nachweisbaren Gefühlsstörungen und Parästhesien sind meist ganz geringgradig. Abweichungen von diesem Symptombild kommen namentlich in der Richtung vor, daß der Beginn des Leidens manchmal ein ziemlich akuter sein kann mit schnell sich entwickelnder Paraplegie und Muskelcontracturen. Bei der reinen Form der syphilitischen Spinalparalyse vermissen wir nach Erb stets erheblichere Schmerzen, schwerere Gefühlsstörungen, sowie alle Erscheinungen, die auf eine Erkrankung des Gehirns oder seiner Häute hinweisen.

Das Leiden verläuft in der Regel langsam und zieht sich über viele Jahre hin mit zeitweisen Besserungen und Stillständen. Aber auch ein schnellerer Verlauf mit tödlichem Ausgang nach wenigen Jahren kommt vor.

Diagnose. Bei der Häufigkeit der auf syphilitischer Basis entstehenden Spinalleiden und der Fähigkeit der Lues, durch ihre multiple Ausbreitung auf alle Provinzen des Nervensystems unter den mannigfaltigsten Symptombildern aufzutreten, wird man gut tun, bei allen diffusen Rückenmarkserkrankungen, soweit sich nicht ganz typische Krankheitsbilder darbieten, jedesmal auch an Syphilis zu denken.

Bei Erhebung der Vorgeschichte und der Untersuchung der übrigen Körperorgane werden wir unser Augenmerk besonders auf die Angaben über frühere auf Syphilis verdächtige Erkrankungen zu richten haben und auf alle Merkmale frischer oder überstandener Lues mit besonderer Sorgfalt achten müssen. Erfahrungsgemäß sind aber unsere Bemühungen in dieser Richtung nicht selten ergebnislos, auch wenn sich das Rückenmarksleiden später als sicher luetisch herausstellt.

Die Unterscheidung einer Meningomyelitis syphilitica von der einfachen akuten und subakuten Querschnittsmyelitis und von einer Kompressionslähmung des Rückenmarks wird in der Regel keine Schwierigkeiten bereiten. Stärkere Schmerzen und ein neuralgisches Prodromalstadium gehören nicht zum Krankheitsbild einer akuten Myelitis. Gegenüber einer Caries, die längere Zeit ohne Wirbelsäulendeformität verläuft, werden sich genügende Unterscheidungsmerkmale dadurch ergeben, daß die Kompressionslähmung in der Regel einen langsamen stetigen Verlauf nimmt, während die Lues spinalis gerade durch die Unbeständigkeit, durch das Kommen und Gehen der Erscheinungen, charakterisiert ist und meist ein auf multiple Herde hinweisendes Krankheitsbild schafft. Die Abgrenzung gegenüber der multiplen Sklerose, die ja ebenfalls nicht selten einen auffallenden Wechsel von plötzlichen Verschlimmerungen und Besserungen zeigt, kann bisweilen Schwierigkeiten machen. Die Differentialdiagnose wird sich meist darauf stützen, daß ausgesprochene sensible Reizsymptome bei der Sklerose fehlen, und daß andrerseits das charakteristische Intentionszittern, die Sprachstörung, die partielle Opticusatrophie und der Nystagmus der Lues spinalis fremd sind.

Auch die multiple Sarkomatose und Carcinomatose der Häute kann zu einer Verwechslung mit Lues spinalis Anlaß geben. Hier wird nur der weitere Verlauf und der Erfolg einer eingeleiteten spezifischen Therapie die Diagnose ermöglichen.

Die Erbsche syphilitische Spinalparalyse bietet in ihrer reinen Form ein leicht abzugrenzendes Krankheitsbild. Von der einfachen spastischen Spinalparalyse (Erb) unterscheidet sie sich durch das Vorhandensein von sensiblen und Blasenstörungen, von der Meningomyelitis durch das Fehlen von sensiblen meningealen und Wurzelreiz-Symptomen und das Ausbleiben von cerebralen Erscheinungen. Bei der Abgrenzung gegenüber der kombinierten Erkrankung der Hinter- und Seitenstränge wird namentlich die Verlaufsweise zu berücksichtigen sein. Bei der kombinierten Strangerkrankung handelt es sich um einen stetig fortschreitenden Prozeß, der schrittweise ein System nach dem andren in Angriff nimmt. Die Erbsche Krankheit dagegen verläuft nicht so regelmäßig; Stillstände und Besserungen sind nicht ungewöhnlich, ebenso selbst völlige Rückbildung einzelner Symptome unter spezifischer Behandlung.

Daß die große Reihe der Übergangsformen mit zum Teil erheblichen Abweichungen von dem reinen Bild der syphilitischen Spinalparalyse mit den verschiedensten Formen der Lues spinalis eine weitgehende Übereinstimmung zeigen können, so daß eine sichere Abgrenzung namentlich gegenüber der Meningomyelitis häufig nicht möglich ist, hat Erb selbst betont. Vertreten doch eine Reihe hervorragender Neurologen (Oppenheim u. a.) den Standpunkt, daß der von Erb gezeichnete Symptomenkomplex häufig nur ein Ausgangsstadium oder ein Zustandsbild einer Meningomyelitis chronica syphilitica darstelle.

Prognose. Eine völlige Ausheilung der Lues spinalis ist möglich; sie ist namentlich dann zu erwarten, wenn das Leiden frühzeitig in unsere Behandlung kommt, bevor sich die Erscheinungen einer Markläsion eingestellt haben. Aber auch nach Ausbildung einer unvollkommenen Querschnittserkrankung besteht nach Oppenheims Erfahrungen die Möglichkeit einer völligen Wiederherstellung. In der überwiegenden Mehrzahl der Fälle wird freilich der Ausgang des Leidens, sobald das Mark selbst gelitten hat, quoad restitutionem ein ungünstiger sein, indem mehr oder minder erhebliche Funktionsstörungen zurückbleiben in Gestalt von spastischen Paresen, Blasenstörungen u. a. Die Prognose ist auch in den günstig verlaufenden Fällen noch dadurch getrübt, daß jederzeit ein Rückfall eintreten kann.

Therapie. Die Behandlung besteht in einer mehrere Wochen lang durchgeführten Schmierkur (Verbrauch von 250—300 g Ung. hydrarg. cin.) unter gleichzeitiger Darreichung von Jodkali (täglich anfangs 1,5—2,0, später 2,0 bis 4,0). Oppenheim empfiehlt, mit den Jodkalidosen schnell zu steigen oder gleich große Gaben (bis zu 15 und 20 g pro die) zu verabreichen; auch mit innerlicher oder subcutaner Anwendung von Jodipin (10—20 g der 25%igen Lösung 8—10 Tage täglich eingespritzt) hatte er noch Erfolg, wenn Hg und Jk ohne Einwirkung geblieben waren.

Die Einreibungen von 3 bis 5 g Ung. hydrarg. cin. pro die werden am besten abends kurz vor dem Schlafengehen gemacht, da die Resorption des Quecksilbers bei der Einreibungskur zu einem großen Teil durch die Einatmung der Quecksilberdämpfe vor sich geht. Als geeignetste Körperstellen, die abwechselnd benutzt werden, haben sich erwiesen die Waden, die äußere und hintere Fläche der Oberschenkel, die Bauch- und Lendengegend, die Seitenteile des Thorax, die äußere und hintere Fläche des Vorder- und Oberarms. Gegen die Salbe sind erfahrungsgemäß empfindlich die Beugseiten der Gelenke, die Achselhöhle, die innere Schenkelfläche und alle Hautstellen mit geringer Unterlage von Weichteilen, wie z. B. die Haut über den Tibien. Man schiebt meist zwischen je fünf Einreibungstagen, an denen nicht gebadet wird, einen sechsten Tag ein, an welchem ein warmes Reinigungsbad verabreicht wird. Zur Vermeidung einer merkuriellen Erkrankung der Mundschleimhaut, die sich in ihren Anfangsstadien durch eine Steigerung der Speichelsekretion, metallischen Geschmack im Munde, Gefühl von Längerwerden der Zähne bemerkbar macht, ist sorgfältige Mundpflege nötig. Mundreinigung nach jeder Mahlzeit (Menthol 1,0, Tct. Ratanhiae, Alkohol āā 50,0 einen halben Teelöffel voll in Glas lauwarmen Wassers zur Mundspülung).

Eine Wiederholung der Einreibungskur ist nötig, sobald neue Krankheitssymptome auftauchen. Die Frage, wie lange man die Kur fortsetzen soll, hat Gowers dahin beantwortet, daß beim Ausbleiben eines sichtlichen Erfolges innerhalb von sechs bis zehn Wochen zunächst eine weitere Fortsetzung der Behandlung nutzlos ist. Hat sich das Leiden gebessert und ist es zum Stillstand gekommen, so erscheint es zweckmäßig, in den folgenden Jahren regelmäßig ein oder zwei antisyphilitische Kuren einzuschieben, auch wenn Rezidive nicht eingetreten sind. Vielfach empfohlen wird die Verbindung einer Bäderbehandlung (Aachen, Tölz, Nenndorf) mit Schmierkur. Neben dieser spezifischen Behandlung ist vor allem die Regelung der ganzen Lebensweise wichtig: Vermeidung aller körperlichen und geistigen Überanstrengungen und aller geschlechtlichen und alkoholischen Exzesse.

IV. Die Myelitis.

Begriffsbestimmung. Wir sind zurzeit nicht imstande, vom klinischen oder pathologisch-anatomischen Gesichtspunkte aus mit genügender Schärfe eine Grenze zu ziehen zwischen Krankheitsbildern, denen akute oder subakute Rückenmarksveränderungen mit den als charakteristisch geltenden Zeichen einer Entzündung zugrunde liegen, und solchen, bei denen vorwiegend akute Degenerations- und Zerfallserscheinungen der Rückenmarkssubstanz nachweisbar sind. Die meisten Kliniker rechnen daher gegenwärtig zur Myelitis alle diffusen und disseminierten Entzündungs- und Erweichungsprozesse im Rückenmark, soweit die letzteren nicht Folge einer direkten Zertrümmerung oder Quetschung des Marks sind.

Einteilung der Myelitisformen und anatomische Befunde.

Man unterscheidet eine Querschnittsmyelitis, bei welcher ein Herd von verschiedener Höhenausdehnung den ganzen oder einen größeren Teil des Rückenmarkquerschnittes einnimmt, weiterhin eine Myelitis dissemiata mit zahlreichen kleinen und größeren über die ganze Länge der Medulla spinalis verstreut liegenden Herdchen, meist auch unter Mitbeteiligung der Med. oblongata und des Gehirns, und schließlich die Poliomyelitis, die vorwiegend in den grauen Vorderhörnern lokalisierte entzündliche Veränderungen aufweist.

Die neueren Untersuchungen haben nun ergeben, daß eine Trennung dieser verschiedenen Myelitisformen nur insoweit berechtigt ist, als durch die Benennung auf den hauptsächlichen Erkrankungsherd und die besondere Lokalisation der krankhaften Veränderungen hingewiesen wird, durch welche das Krankheitsbild sein besonderes Gepräge erhält. In der Regel finden sich nämlich sowohl bei der akuten Myelitis transversa wie bei der Poliomyelitis neben dem Hauptherd zahlreiche kleine und kleinste Entzündungsherdchen über graue und weiße Substanz verstreut, so daß sich anatomisch auch bei diesen beiden Formen eine disseminierte Myelitis darbietet.

Ein diffuser myelitischer Herd kann sich schon bei der Betastung und makroskopischen Betrachtung durch seine weichere Beschaffenheit und durch lebhaftere Injektion der Gefäße der weichen Häute gegenüber den angrenzenden gesunden Rückenmarkspartien kenntlich machen. Auf der Schnittfläche quillt bei stärkerer Erweichung die graugelb verfärbte Marksubstanz über, während bei geringerer Ausbildung der Veränderungen nur die Grenzen zwischen grauer und weißer Substanz verwaschen erscheinen. Das mikroskopische Bild am gehärteten Präparat kann sehr verschiedenartig sein. Bisweilen treten die entzündlichen Gefäßveränderungen ganz zurück gegenüber den akuten Zerfallserscheinungen der nervösen Elemente. Die Achsenzylinder und Markscheiden erscheinen vereinzelt oder in Gruppen stark gequollen und blasig aufgetrieben, so daß das Volumen einer Nervenfaser oft das 10—20fache des Normalen betragen kann. Durch Zerfall der erkrankten Fasern entsteht ein Lückengewebe zwischen den noch unveränderten Nervenfasern, das mit körnigen Resten, Marktrümmern und Fetttropfen ausgefüllt ist (Abb. 111). Dadurch, daß auch das Gliagewebe durch anfängliche Quellung und späteren Zerfall sich an dem Prozeß beteiligt, bilden sich Erweichungsherde. Der Ausgleich findet statt durch Wucherung des interstitiellen Gewebes in der Umgebung der Zerfallsherde unter Bildung eines sklerotischen Narbengewebes. Der ganze Herd ist während dieses Vorganges mit zahlreichen sogenannten Körnchenzellen durchsetzt, die sich mit den Gewebstrümmern beladen und namentlich in den perivaskulären Räumen der meist verdickten Gefäße anzutreffen sind.

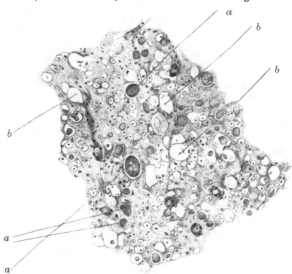

Abb. 111. Myelitischer Herd bei akuter Myelitis mit zahlreichen gequollenen Achsenzylindern (*a*) und Lückengewebe durch Zerfall von Nervenfasern (*b*).

In manchen Fällen, namentlich bei der Myelitis disseminata und der Poliomyelitis treten neben den akuten Degenerationserscheinungen am Nervenparenchym die entzündlichen Gefäßveränderungen im anatomischen Bilde sehr ausgesprochen hervor. Man sieht starke Erweiterung der arteriellen und venösen Bahnen, ev. mit Blutaustritt in der Umgebung und dichter Anhäufung von Rundzellen in der Adventitia der Gefäße und den perivaskulären Lymphräumen. Nach allen ausgedehnteren Entzündungs- und Erweichungsvorgängen im Rückenmark kommt es zur Ausbildung „sekundärer Degenerationen" der von ihren Ganglienzellen abgetrennten auf- und absteigenden Rückenmarksbahnen. Die weichen Rückenmarkshäute sind in der Regel bei der Myelitis miterkrankt. Auch bei der akuten Poliomyelitis sind in frischen Fällen von Dauber, Schultze u. a. Piaveränderungen auch außerhalb der Gefäße gefunden worden.

Bakterienbefunde. Der Nachweis von Bakterien in den Entzündungsherden, den Meningen und in der Lumbalflüssigkeit ist bisher nur in seltenen Fällen gelungen, selbst da, wo das Leiden in unmittelbarem Anschluß an infektiöse Prozesse aufgetreten war. Im erkrankten Rückenmarksgewebe selbst sind außer Tuberkelbazillen, Strepto-, Staphylo- und Pneumokokken Milzbrand- und Typhusbacillen gefunden worden; in der Lumbalflüssigkeit sind bei Poliomyelitis von Schultze u. a. extracellulär liegende Diplokokken nachgewiesen worden, deren genauere Bestimmung als Memigokokken durch Kulturverfahren nicht möglich war; Strümpell konnte bei einer Myelitis, die im Anschluß an ein Panaritium auftrat, im Liquor Staphylokokken feststellen.

Die Seltenheit der Bakterienbefunde läßt sich nach den experimentellen Versuchen von Hoche, Homen u. a. darauf zurückführen, daß die Bak-

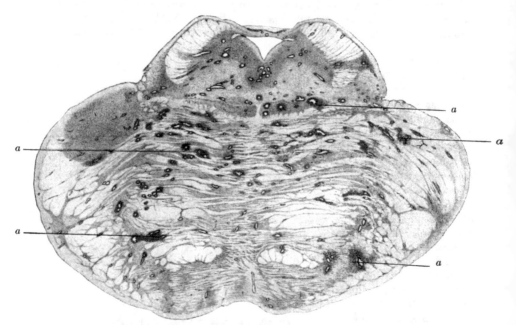

Abb. 112. Myelitis disseminata. Querschnitt durch die Brücke mit zahlreichen um Gefäße gruppierte Entzündungsherdchen (a).
(Eigene Beobachtung.)

terien nach ihrem Eindringen in die Rückenmarkssubstanz und in den Liquor cerbrospinalis schnell wieder verschwinden.

Ätiologie. In der Ätiologie der akuten Myelitiden, und zwar aller Formen derselben, spielen Infektionen und Intoxikationen die wichtigste Rolle. Es gibt kaum eine akute Infektionskrankheit, in deren Gefolge nicht schon das Auftreten einer Myelitis beobachtet worden ist. Ich führe vor allem an Blattern, Typhus, Diphtherie, Influenza, Erysipel, Masern, Scharlach, Malaria, Gonnorhö. Auch im Anschluß an eitrige Prozesse in den verschiedensten Körperorganen bei Panaritium, Perityphlitis, Eiterung der Highmorshöhle ist gelegentlich eine akute Myelitis beobachtet worden. Weiterhin kommen bei Syphilis und Tuberkulose akute Myelitiden vor, die anatomisch keine für diese Leiden spezifische Veränderungen darbieten. Für die in der Gravidität und im Puerperium gelegentlich auftretende Myelitis wird ebenfalls eine infektiöse Ursache angenommen. Da es experimentell gelungen ist, durch Einführung von toxischen Bakterienprodukten entzündliche Veränderungen des Rückenmarks zu erzeugen, die mit denjenigen bei akuter Myelitis eine große Ähnlichkeit aufweisen, so ist es höchstwahrscheinlich, daß die Myelitiden nicht nur durch örtliche Einwirkung der Bakterien selbst entstehen, sondern auch durch die von diesen produzierten Toxine, die auf dem Blut- und Lymphwege in die Medulla spinalis gelangen können.

Erkältung, Überanstrengunng und gemütliche Erregungen sind früher vielfach als alleinige Quelle akuter Myelitis angesprochen worden; nach den neueren Erfahrungen erscheint dies zweifelhaft; jedenfalls muß ihnen aber die Bedeutung einer unter Umständen wichtigen Hilfs- und Gelegenheitsursache zuerkannt werden.

Nach Vergiftungen durch chemische Stoffe verschiedenster Art — CO, Leuchtgas, Schwefelkohlenstoff, Chloroform, Blei — beobachtet man mehr chronisch und subakut verlaufende Myelitiden, wie solche von akuter Form; doch kommen, besonders nach Rauchvergiftung der Feuerwehrleute, ganz plötzlich einsetzende spinale Lähmungserscheinungen vor.

Auch die auf dem Boden einer Geschwulstkachexie bei Carcinom, ferner bei perniziöser Anämie, Leukämie, chronischer Nephritis, Diabetes und Gicht sich entwickelnden diffusen Rückenmarksveränderungen mit zahlreichen kleinen akuten Degenerationsherden weisen in der Regel klinisch einen mehr subakuten oder chronischen Charakter auf. Für ihre Entstehung können einmal krankhafte Stoffwechselprodukte in Betracht kommen; zum Teil mag es sich auch um Nekrosen und Erweichungen infolge der die Leiden häufig begleitenden Anämie und allgemeinen Kachexie handeln.

Eine eigenartige Form von Myelitis, die man bei Tunnelarbeitern beobachtet und mit dem Namen der Caissonlähmung belegt hat, bedarf besonderer Erwähnung. Infolge plötzlicher Verminderung eines hohen Atmosphärendrucks kommt es zur Entwicklung von Gasblasen im Blute und damit zur Gasembolie in die Gefäßbahn und auch in die Rückenmarksgefäße. Durch diese makroskopisch und mikroskopisch erkennbaren embolisierenden Gasblasen entstehen multiple ischämische Erweichungsherdchen. Zu erwähnen ist schließlich noch das seltene Vorkommen von Erweichungsprozessen infolge eines embolischen Verschlusses der Aorta abdominalis, sowie embolischer und thrombotischer Verstopfungen der Rückenmarksarterien.

Symptomatologie. Die Krankheitserscheinungen setzen bei der akuten Myelitis meist rasch ein, so daß nach einem kurzen Vorstadium, in dem leichte Rücken- und Kreuzschmerzen, Müdigkeit und Parästhesien in den Beinen geklagt wird, die Lähmungssymptome sich innerhalb weniger Stunden oder im Verlauf einiger Tage mehr oder weniger plötzlich entwickeln. Der Beginn ist meist fieberhaft; wochenlang andauerndes Fieber und zeitweise Fieberschübe mit Verschlimmerungen der spinalen Symptome kommen nicht selten vor.

Auch auf der Höhe der Erkrankung dehnt sich der Entzündungsherd in der Regel nicht gleichmäßig über den ganzen Querschnitt aus, sondern läßt größere oder kleinere Bezirke der grauen und weißen Substanz unberührt. Demgemäß wird die Gruppierung der Symptome und die Intensität der Lähmungserscheinungen nicht nur von der Höhenlokalisation, sondern auch von der Art der Ausbreitung auf die einzelnen Rückenmarksbahnen in weitestem Maße abhängig sein. Wir gehen bei der Besprechung der spinalen Erscheinungen von der häufigsten Form der Myelitisdorsalis aus.

1. Die Störungen der Motilität stehen im Vordergrunde des Krankheitsbildes. Es besteht eine vollständige Paraplegie der Beine, wenn bei größerer Ausdehnung des myelitischen Herdes die Pyramidenseiten- und Vorderstrangbahnen zerstört sind. Bei einer unvollständigen Querschnittsmyelitis werden eine Reihe von Muskeln noch funktionsfähig bleiben, oder es werden alle Bewegungen der Beine noch möglich sein, aber mit verminderter Kraft. Die Lähmung ist anfangs eine schlaffe; es stellt sich aber sehr bald eine Muskelsteifigkeit, ein spastischer Zustand ein, der zuerst zu einer Streckstellung. später zu starken Beugecontracturen in den gelähmten Beinen führen kann. Sowohl im Beginne wie im weiteren Verlaufe des Leidens treten motorische Reizerscheinungen, Zuckungen in den gelähmten Gliedern auf, die jedenfalls zum Teil auf der erhöhten Reflexerregbarkeit beruhen, da schon leichte Hautreize, wie Verschiebung der Bettdecke, Lagewechsel usw., genügen, um schmerzhafte Muskelzusammenziehungen auszulösen; zum Teil mögen sie auch Folge einer direkten Reizung motorischer Rückenmarksfasern sein. Die Beteiligung der Bauchmuskulatur ist schon in ihren geringen Graden dadurch erkennbar, daß der Kranke nicht imstande ist, sich ohne Unterstützung der Hände aus der Rückenlage aufzurichten.

2. Die Sehnenreflexe sind an den Beinen meist erhöht. Die krankhafte Steigerung äußert sich darin, daß bei leichtem Beklopfen der Kniescheibe oder der Tibia des gestreckt liegenden Beines eine Zuckung des M. quadriceps entsteht, und daß Patellar- und Fußklonus auslösbar sind. Ein dauerndes Fehlen der Sehnenphänomene ist nur in solchen Fällen beobachtet worden, in denen die Erkrankung einer völligen Querschnittsunterbrechung des Markes gleichkam. Beachtenswert ist, daß auch infolge hochgradiger Contracturen die Auslösbarkeit der Sehnenreflexe erschwert oder unmöglich sein kann.

Die Hautreflexe sind meist erhalten und lebhaft gesteigert, so daß durch Kneifen einer Hautfalte in dem gelähmten und anästhetischen Gebiete Muskelzusammenziehungen derselben oder sogar der gegenüberliegenden Extremität hervorgerufen werden. Der Plantarreflex zeigt sehr häufig die für eine spastische Lähmung charakteristische Umkehr, die Dorsalflexion der großen Zehe beim Streichen über die Fußsohle, namentlich an ihrer Außenseite (Babinskisches Zeichen). Ebenso wie die Sehnenreflexe können auch die Hautreflexe bei ausgedehnteren Querschnittsläsionen verschwinden. Bauchdeckenreflexe werden teilweise oder ganz ausfallen, wenn durch Sitz des myelitischen Herdes im unteren Dorsalmark der durch die hinteren Wurzeln des neunten bis zwölften Interkostalnerven vermittelte Reflexbogen zerstört ist.

3. Die Sensibilität zeigt in der Regel eine erhebliche Störung bis zur völligen Aufhebung des Gefühlsvermögens für alle Qualitäten in den Beinen und am Rumpfe bis zu einer Höhe, welche dem Versorgungsgebiet des vom Herde betroffenen Rückenmarksegments entspricht. Beschränkt sich der Prozeß auf einen kleineren Teil des Querschnitts, so erstreckt sich die Gefühlsstörung nur auf ein Bein oder Teile des Rumpfes oder auf bestimmte Gefühlsqualitäten, wobei die isolierte Herabsetzung des Berührungs-Muskelund Druckgefühls auf die vorwiegende Erkrankung der Hinterstränge, eine Schädigung des Temperatur- und Schmerzgefühls auf das Ergriffensein der Hinterhörner hinweist.

4. Blasenstörungen bilden nicht selten ein Frühsymptom der akuten Myelitis, das sich schon im Prodromalstadium bemerkbar machen

kann. Eine Beteiligung der Blase und des Mastdarms wird bei keiner ausgedehnteren Querschnittsläsion vermißt werden. Anfangs besteht eine leichte Erschwerung des Harnlassens, die sich schnell zu vollständiger Retentio urinae steigert, infolge Lähmung des M. detrusor. Der stärkere Füllungszustand der Blase kommt bisweilen den Kranken garnicht zum Bewußtsein, wenn durch Läsion der sensiblen Bahnen eine Fortleitung des von der Blasenschleimhaut ausgehenden Reizes nach dem Großhirn nicht mehr stattfindet. Als weitere Folge der übermäßigen Füllung und Dehnung der Blase stellt sich ein langsames Abträufeln des Urins ein, eine Ischuria paradoxa. In der Regel arbeitet nach einer gewissen Zeit der Blasenmechanismus selbständig in der Art, daß in ziemlich regelmäßigen Perioden, sobald die Blasenfüllung einen gewissen Grad erreicht hat, eine reflektorische Entleerung stattfindet. Die Störung der Mastdarmtätigkeit zeigt sich meist in hochgradiger Stuhlträgheit.

5. Von besonderer Wichtigkeit sind die trophischen Störungen der Haut. Viel rascher als bei andren bettlägerigen Kranken beobachtet man bei Myelitis ein akutes Auftreten von Decubitus. Schon innerhalb der ersten 24 bis 48 Stunden nach Einsetzen der schweren Lähmungserscheinungen kann sich ein Druckbrand entwickeln, sodaß eine sorgfältige Hautpflege gleich vom Beginn des Leidens an zu unsren wichtigsten Aufgaben gehört. Die Lieblingsstellen des Druckbrandes sind außer dem Kreuzbein die Gegend der Trochanteren, die Fersen und Schulterblätter und die sich drückenden inneren Knieflächen. Nicht selten entwickeln sich auch Ödeme und sklerodermiartige Zustände der Haut bei längerer Dauer der Erkrankung.

6. Von cerebralen Komplikationen einer Herdmyelitis ist nur die Neuritis optica zu nennen. Sonstige Störungen im Bereiche der Gehirnnerven pflegen bei der nicht disseminierten Form zu fehlen.

Ist nicht, wie gewöhnlich, das Dorsalmark, sondern der Hals- oder Lendenteil des Rückenmarks Sitz des Herdes, so werden wir gewisse Abweichungen von dem eben geschilderten Krankheitsbilde zu erwarten haben.

Die Myelitis cervicalis ist die seltenste und gefährlichste Form der Myelitis. Liegt der Herd oberhalb der Halsanschwellung, so findet sich neben spastischer Lähmung der Beine und den sonstigen Erscheinungen einer dorsalen Myelitis auch eine spastische Parese der Arme; eine doppelseitige Phrenicuslähmung hat den Tod durch Erstickung zur Folge. Sitzt dagegen der Herd im Bereiche der Halsanschwellung, so entwickelt sich durch Zerstörung der Vorderhornganglienzellen eine schlaffe, atrophische Lähmung der Arme mit elektrischer Entartungsreaktion. Das gleichzeitige Auftreten oculopupillärer Symptome durch Sympathicuslähmung — Verengerung der Pupillen und der Augenlidspalten — weist darauf hin, daß das achte Cervical- und erste Dorsalsegment mitergriffen sind.

Bei einer Myelitis lumbalis sind die oberen Extremitäten ganz frei; es besteht eine schlaffe degenerative Lähmung der Beine mit Abschwächung oder Fehlen der Sehnenreflexe. Die Gefühlslähmung beschränkt sich nur auf die Beine; Blase und Mastdarm sind gelähmt.

Ist wesentlich das untere Sakralmark erkrankt, so erweist sich vorwiegend das Ischiadicusgebiet als motorisch gelähmt, und es erstreckt sich die Sensibilitätsstörung nur auf die hintere Seite der Oberschenkel und ihre innere Hälfte bis zum unteren Drittel auf die Hinterbacken und Genitalien. Daneben bestehen Blasen- und Mastdarmstörungen.

Einer besonderen Besprechung bedarf die Myelitis disseminata, da das Krankheitsbild namentlich durch stärkere Beteiligung des verlängerten Marks und des Gehirns sich sehr mannigfaltig gestalten kann (Abb. 112). Bisweilen bietet das Leiden klinisch so vollständig das Bild einer akuten Querschnittsmyelitis, wenn durch zahlreiche kleinere Herde ein größerer Teil des Rückenmarksquerschnitts außer Funktion gesetzt ist, daß bei Lebzeiten eine Diagnose auf disseminierte Herde nicht möglich ist. Weiterhin kann sich ein Symptomenkomplex entwickeln, der mit einer akut verlaufenden multiplen Sklerose die größte Ähnlichkeit hat. In andren Fällen stand eine akute Ataxie, verbunden mit Verlust der Sehnenreflexe und Blasenstörungen oder auch mit spastischen Paresen, im Vordergrunde des Symptombildes. Bisweilen kommt es auch vor, daß im Beginne der Erkrankung die Hirnerscheinungen sehr ausgesprochen sind gegenüber den spinalen Lähmungssymptomen, so daß man eine reine Encephalitis vor sich zu haben glaubt.

Verlauf. In der Regel entwickelt sich eine Myelitis innerhalb weniger Tage und Wochen zu ihrer vollen Höhe; ein schneller Tod kann eintreten oder es schließt sich, bisweilen unter schubweisen Verschlimmerungen, die mit erneutem Fieberanstieg verlaufen, eine Besserung an, die zur vollkommenen Ausheilung führt. Eine solche ist aber selten; meist gehen die schweren Lähmungserscheinungen nur zum Teil zurück, und es kommt zu einem dauernden Siechtum, in dessen Verlauf infolge von Decubitus oder Cystitis jederzeit der Tod eintreten kann.

Die chronische Myelitis,

bei welcher sich das Krankheitsbild einer fortschreitenden diffusen Querschnittsmyelitis von vornherein in schleichender Weise entwickelt, ist ein äußerst seltenes Leiden. Nur ganz vereinzelt konnte bisher als anatomische Grundlage einer unter dem Bilde der chronischen Myelitis verlaufenden Rückenmarkserkrankung auch eine diffuse chronische Herdmyelitis nachgewiesen werden. In der überwiegenden Mehrzahl der Fälle versteckt sich hinter dem Symptomenkomplex einer chronischen Querschnittsmyelitis ein andres Leiden, eine multiple Sklerose, eine Lues spinalis, eine kombinierte Strangerkrankung oder eine Kompressionslähmung des Rückenmarks.

Bei der chronischen dorsalen Myelitis finden sich als Anfangssymptome vor allem eine leichte Ermüdbarkeit beim Gehen mit zunehmender Muskelsteifigkeit und abnormen Empfindungen, Parästhesien in den Beinen. Eigentliche Schmerzen sind nur vorübergehend und meist in geringem Grade vorhanden. Die Sehnenreflexe weisen häufig eine erhebliche Steigerung auf mit oder ohne gleichzeitige Muskelrigidität. Die objektiven Gefühlsstörungen bleiben meist geringgradig gegenüber den langsam sich einstellenden motorischen Lähmungserscheinungen. Blasen- und Mastdarmstörungen und Impotenz bilden im vorgeschrittenen Stadium des Leidens eine regelmäßige Begleiterscheinung. Dasselbe zieht sich in der Regel über Jahre hin; es kann zum Stillstand und zu langdauernden Besserungen kommen.

Diagnose. Für die Diagnosenstellung der akuten Myelitis transversa wird nicht selten der Nachweis von Wichtigkeit sein, daß der Beginn des Leidens sich an bestimmte Erkrankungen, Infektionskrankheiten usw. angeschlossen hat, die erfahrungsgemäß bei akuten Myelitiden eine ätiologische

Rolle spielen. Eine Verwechslung mit plötzlich entstehender Rückenmarksblutung ist möglich, da auch bei dieser Vorläufererscheinungen, Parästhesien, Zuckungen auftreten können, die bedingt sind durch Zirkulationsstörungen infolge von Gefäßerkrankungen. Die Unterscheidung von einer bisweilen ziemlich rasch einsetzenden Drucklähmung bei Caries oder Wirbelcarcinom wird in der Regel keine Schwierigkeiten bereiten, da das neuralgische Vorstadium und eventuelle Wirbelsäulendeformitäten genügende diagnostische Anhaltspunkte gewähren. Daß auch ein Rückenmarkshauttumor (vielleicht durch vorübergehende Liquorstauung) ziemlich plötzlich Erscheinungen einer Querschnittsläsion machen und dadurch eine akute Myelitis vortäuschen kann, geht aus einer Beobachtung Schultzes hervor. In solchen Fällen wird nur die weitere Beobachtung, der Nachweis der stetig und unaufhaltsam fortschreitenden Zunahme aller spinalen Symptome die Diagnose ermöglichen. Die Abgrenzung gegenüber einer Polyneuritis, die ja ebenfalls im Anschluß von Infektionskrankheiten auftreten kann, wird nur dann in Frage kommen, wenn bei lumbaler Myelitis die Vorderhornganglienzellen vernichtet sind und atrophische degenerative Muskellähmungen bestehen. Ein Unterscheidungsmerkmal bieten die neuritischen Schmerzen und andrerseits die Blasenstörungen, die äußerst selten eine Polyneuritis begleiten.

Die Verwechslung mit hysterischen Lähmungen kommt namentlich da in Betracht, wo neben sonstigen hysterischen Erscheinungen eine echte Querschnittsmyelitis besteht. Als sicheres Zeichen zur Unterscheidung zwischen funktioneller und organischer Lähmung hat sich das Babinskische Zeichen bewährt. Hiervon abgesehen, wird auch der Wechsel in der Stärke der Lähmungserscheinungen, der bisweilen auffällige Gegensatz zwischen der Unfähigkeit zu gehen und der guten Beweglichkeit der Beine bei Rückenlage, sowie die Wirkung suggestiver Beeinflussung, die Aufdeckung der hysterischen Natur des Leidens möglich machen.

Bei der Differentialdiagnose der chronischen Myelitis kommen vor allem in Betracht: die Kompressionslähmungen durch Caries, Wirbelund Rückenmarkstumoren, Sclerosis multiplex, Lues cerebrospinalis und kombinierte Strangerkrankungen. Wir verweisen auf die betreffenden Kapitel.

Prognose. Diese ist bei Myelitis immer ernst. Die Aussichten auf Erhaltung des Lebens und völlige oder teilweise Wiederherstellung sind um so ungünstiger, je schneller die Erscheinungen einer vollständigen Querschnittsunterbrechung zur Ausbildung kommen. Besonders gefährlich wegen ev. eintretender Zwerchfellähmung ist die Erkrankung des oberen Halsmarks. Auch nach dem Abklingen der akuten Erscheinungen, wenn ein stationärer Zustand mit teilweiser Wiederherstellung der Funktionen vorliegt, kann das Leiden jederzeit durch Decubitus und Cystitis mit ihren Folgeerscheinungen einen tödlichen Ausgang nehmen. Die besten Heilungsaussichten bieten die nach akuten Infektionskrankheiten auftretenden Myelitiden. Die frühzeitig nach der Infektion sich entwickelnde syphilitische Myelitis nimmt nicht selten einen ganz rapiden Verlauf.

Therapie. Im akuten Stadium werden wir unser Hauptaugenmerk auf die Vermeidung von Decubitus und Cystitis zu richten haben. Frühzeitige Lagerung auf Wasser- oder Luftkissen und häufige Waschungen der dem Druck hauptsächlich ausgesetzten Körperstellen mit Kampherwein wirken vorbeugend gegen den gerade bei Myelitis sich häufig ganz akut entwickelnden Druckbrand. Im übrigen ist absolute Bettruhe im Beginn

des Leidens und noch lange Zeit nach dem Schwinden der spinalen Lähmungserscheinungen angezeigt.   Bei den postinfektiösen Formen wird ein
diaphoretisches Verfahren und Darreichung von Salicylpräparaten
(Aspirin 0,5×3 tägl.) empfohlen.   Bei Syphilisverdacht ist ein Versuch
mit Jodkali (10,0 : 300,0 3 × tägl. 1 Eßl.) zu machen; eine Quecksilberkur
(3,0—5,0 Ung. cin.), bei der immer die Möglichkeit besteht, daß das Hg
auf ein stärker erkranktes Gewebe schädigend einwirken kann, ist sofort
abzubrechen, wenn eine ungünstige Einwirkung sich bemerkbar macht.
Bei früherer Malariainfektion kann durch Chinin und Arsen ein
günstiges Resultat erzielt werden.   Nach Lumbalpunktionen haben wir
mehrfach eine objektive Besserung, Wiederkehr der Reflexe, Zunahme der
Beweglichkeit beobachtet.

Ist häufiges Katheterisieren nötig, so ist neben peinlichster Antisepsis
eine prophylaktische Darreichung von Urotropin (0,5×3) zweckmäßig.

Im stationären Stadium mit Resterscheinungen von Paresen und leichten
spastischen Zuständen kommt vor allem die Bäderbehandlung in Frage.
Dringend zu warnen ist vor heißen Prozeduren.   Am zweckmäßigsten sind
einfache warme Bäder (26 bis 28° R und 15 Minuten Dauer), die bei stärkeren
spastischen Erscheinungen lange ausgedehnt werden können (1 bis 2 Stunden).
Empfehlenswert sind Kuren in kohlensäurehaltigen Thermalsolen, Oeynhausen, Nauheim, ferner die Thermen Ragaz, Teplitz, Wildbad.

Wohl vorwiegend als Trostmittel für die Kranken wird bei stationären
Lähmungszuständen der galvanische Strom empfohlen, zur direkten Rücken-
marksbehandlung (3 bis 5 Minuten nicht zu starker, stabiler galvanischer
Strom an der Wirbelsäule) und zur Muskel-Nervenreizung an den gelähmten Extremitäten.

Einen die Heilung begünstigenden Einfluß der Elektrizität werden wir
nur da erwarten dürfen, wo die Lähmungserscheinungen an sich im Rück-
gange begriffen sind.   Restiert eine Blasenlähmung, so kann eine galvanische
Behandlung versucht werden; entweder beide Platten auf das Lendenmark
oder Anode auf die Lendengegend, Kathode oberhalb der Symphyse oder
auf den Damm.   Als Stromstärke nimmt man bei einer Sitzungsdauer von
5 bis 10 Minuten 3—5 M. A.

Anhang.

Der Rückenmarksabsceß, der eine äußerst seltene Krankheit bildet,
entwickelt sich endweder nach einer Verletzung des Rückenmarks oder entsteht auf metastatischem Wege.   Man hat eine Absceßbildung beobachtet nach
putrider Bronchitis, Prostataeiterung, Gonorrhöe, maligner
Endocarditis, Appendicitis.   Der Rückenmarksabsceß ist meist zentral
gelegen und kann eine große Ausdehnung erreichen; gewöhnlich ist er mit
eitriger Meningitis verbunden, die bisweilen erst später auftritt, so daß die
Lumbalpunktion anfangs ein negatives Resultat ergeben kann.

Das Krankheitsbild, das sich aus den Erscheinungen einer schnell einsetzenden diffusen Querschnittserkrankung zusammensetzt, bietet nichts
Charakteristisches.   Meist wird es sich hinter dem Symptombild einer akuten
Myelitis verstecken, und nur durch den Nachweis anderweitiger Eiterherde, gleichzeitiger allgemein pyämischer Erscheinungen und eines
eitrigen Exsudates durch die Lumbalpunktion wird die Diagnosenstellung
möglich gemacht werden.

7. Erkrankungen des Conus terminalis und der Cauda equina.

Von
L. R. Müller-Augsburg.

Der unterste Rückenmarksabschnitt und die von ihm abgehenden Nervenwurzeln unterscheiden sich in ihren anatomischen Verhältnissen so sehr von den übrigen Partien des Rückenmarks, daß auch die Erkrankungen dort ein besonderes Gepräge haben.

Das Sakralmark mit dem Conus terminalis ist zu seinem größten Teil hinter dem Wirbelkörper des ersten Lendenwirbels gelegen und reicht nur noch bis zur Mitte des zweiten Lendenwirbels nach unten. Nach Eröffnung des Wirbelkanals und der Dura mater kommt der unterste Rückenmarksabschnitt selbst nicht zu Gesicht. Aus der Lendenanschwellung entspringen in kontinuierlicher Reihe dicke Nervenbündel, die, alle abwärts verlaufend, bald so zahlreich werden, daß sie den untersten Teil des Sakralmarkes, den Conus ganz verdecken. In Abb. 113 sind die Caudabündel in der Höhe des Conus durch zwei Stiftchen auseinandergedrängt. Eine Abgrenzung des Sakralmarkes vom Lendenmark, wie sich eine solche zwischen Hals- und Brustmark oder Brust- und Lendenmark so leicht vornehmen läßt, ist nur schwer auszuführen. Nur dann, wenn die Bündel der Cauda equina bis zu ihrem Austritt aus dem Duralsack und aus dem Wirbelkanal, also 10 bis 14 cm nach unten verfolgt werden, kann durch Abzählen der einzelnen Wurzeln die künstlich gezogene Grenze zwischen Lumbal- und Sakralmark bestimmt werden. Ist

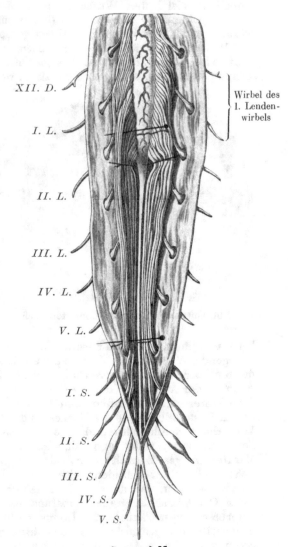

XII. D.

I. L.

II. L.

III. L.

IV. L.

V. L.

I. S.

II. S.

III. S.

IV. S.

V. S.

Wirbel des 1. Lendenwirbels

Coccygeal N.

Abb. 113. Conus terminalis und Cauda equina (letztere durch Nadeln auseinandergehalten). $1/2$ der natürlichen Größe.

aber auch die Grenze zwischen Lendenmark und Kreuzmark morphologisch nicht zu erkennen, so muß doch theoretisch eine Unterscheidung zwischen dem Kerngebiet des Plexus lumbalis und dem des Plexus sacralis oder ischiadicus aufrechterhalten werden. In seiner unteren Hälfte verjüngt sich das Sakralmark rasch; diejenige Partie des Rückenmarkes, welche das dritte, vierte und fünfte Sakralsegment und die beiden Coccygealsegmente umfaßt, wird als Conus medullaris bezeichnet. In diesem untersten Rückenmarksabschnitt ist das Verhältnis zwischen den vorderen und hinteren Wurzeln kein so gleichmäßiges wie im übrigen Rückenmark. Wenn hier mehr als doppelt so viel hintere Wurzeln an das Mark herantreten, als vordere aus ihm entspringen, so ist das wohl darauf zurückzuführen, daß vom dritten Sakralsegment ab keine großen Muskelgruppen mehr innerviert werden.

Makroskopisch ist also die obere Begrenzung des Conus terminalis nicht oder nur willkürlich zu bestimmen. Durch die histologische Untersuchung kann diese aber genau präzisiert werden. Im dritten Sakralsegment ändert sich der Charakter des Querschnittes ganz wesentlich. Die graue Substanz ist im Verhältnis zur weißen übermächtig entwickelt. Wie Abb. 114 zeigt, sind die plumpen, breiten Vorderhörner nach vorne kurz abgerundet und haben keine seitliche Ausbauchung mehr wie noch im oberen Sakralmark; die Hinterhörner sind durch reichliche Entwicklung der Substantia gelatinosa mächtig bauchig aufgetrieben. Die Ganglienzellen in den Vorderhörnern sind hier recht spärlich, um so zahlreicher finden sich solche in der Übergangszone zwischen Vorder- und Hinter-

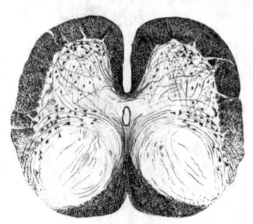

Abb. 114. Querschnitt durch den Conus terminalis.

horn; von hier aus strahlen Fasern direkt in die Hinterseitenstränge und in dort anliegende Wurzeln aus. Je tiefer die Schnitte aus dem Conus entstammen, desto größere und mächtigere Ganglienzellen weist die „intermediäre Zone" auf. Auch in der Anordnung der weißen Substanz lassen sich im Conus wesentliche Unterschiede gegenüber den übrigen Teilen des Rückenmarkes konstatieren. In derselben Höhe des Markes, in der die großen Ganglienzellen aus dem Vorderhorn verschwinden und neue Gruppen von solchen in der intermediären Zone auftreten, findet man, daß aus den Hintersträngen ein Büschel von Markfasern gerade nach vorn, also ventralwärts gegen den Zentralkanal zieht und sich nach beiden Seiten zu in der intermediären Zone auffasert. Es ist also hier, und das charakterisiert den Beginn des Conus, keine hintere graue Commissur der grauen Substanz mehr vorzufinden. Bei Querschnittsunterbrechungen oberhalb des Conus reicht die Degeneration in den Pyramidenseitensträngen nicht über das dritte Sakralsegment nach unten. Dagegen verlaufen in den Hintersträngen, welche im Hals-, Brust- und Lendenmark fast nur zentripetalleitende und aufwärts degenerierende Fasern beherbergen, weiter unten im Kreuzmark und in dessen unterstem Teil, dem Conus neben dem Septum medianum posticum sehr zahlreiche **abwärts** leitende Bahnen, und diese scheinen es auch zu sein, welche dann nach vorne zu in die graue Substanz ausstrahlen und in der intermediären Zone sich verlieren.

In den Conus medullaris wurden von jeher die Zentren für die Geschlechtsfunktionen, für die Blase und für den Mastdarm verlegt. Neuere Untersuchungen stellen aber die Richtigkeit dieser Hypothese sehr in Zweifel. So ist es nachzuweisen, daß der Akt der Geburt auch bei Ausschaltung des untersten Rückenmarksabschnittes in richtiger Weise vor sich geht. Ebenso steht es sicher, daß es nach Zertrümmerung des unteren Sakralmarkes noch zur Erektion und zur Ejakulation des Samens in die Harnröhre kommen kann, infolge der Lähmung der Ischio- und Bulbocavernosi wird allerdings das Sperma aus der Urethra nicht mehr herausgeschleudert, es tropft nur langsam ab.

Es ist auch nicht mehr daran zu zweifeln, daß die letzten nervösen Zentren für die Blase und für den Mastdarm außerhalb des Rückenmarkes in dem sympathischen Nervensystem gelegen sind; handelt es sich doch um Organe mit glatter Muskulatur, und solche werden nirgends im Körper direkt vom cerebrospinalen System innerviert. Freilich kann der Reflex, welcher zur Ausstoßung des Harnes und des Stuhles führt, bis zu einem gewissem Grade willkürlich ausgeführt werden. Die früher allgemein geltende Annahme, daß im Conus medullaris ein Zentrum für den Detrusor und ein anderes für den Sphincter vesicae gelegen sei, ist aber wohl nicht zutreffend. Vielmehr müssen wir uns vorstellen, daß der automatische Vorgang, welcher zur Erschlaffung des Schließmuskels und zur Kontraktion der Blasenwandung führt, als ganzer im sympathischen System ausgelöst wird. Durch welche Bahnen es zur Auslösung dieses Reflexes kommt, ob dies auf dem Wege der Rami communicantes über das Ganglion mesenter. inferius und Ganglion hypogastricum geschieht, oder ob vielleicht durch eine Kontraktion der im Becken gelegenen, quergestreiften Muskulatur der Vorgang angeregt wird, läßt sich heute noch nicht entscheiden.

Viel klarer liegen die Verhältnisse bei der Entleerung der geformten Elemente. Durch Anwendung der Bauchpresse wird die Kotsäule etwas vorgeschoben, und nun setzt die peristaltische Bewegung der Ampulla recti ein, welche zur Ausstoßung der Exkremente führt. Es ist recht unwahrscheinlich, daß dabei im Conus ein Zentrum für die Defäkation in Tätigkeit tritt. Der quergestreifte Sphincter ani externus freilich hat ebenso wie der der Willkür unterworfene Compressor urethrae seine Ganglienzellen im unteren Rückenmarksabschnitt; spontane peristaltische Bewegungen des Rektums und der Blasenmuskulatur können deshalb bis zu einem gewissen Grade zurückgedrängt werden, d. h. es ist möglich auch bei bestehendem „Drang" Harn und Stuhl noch zurückzuhalten. Ebenso verlaufen die zentripetalen Bahnen, welche uns über den Füllungsgrad der Blase und der Ampulla recti, bzw. über die Bewegungsvorgänge dort Aufschluß geben, vermutlich durch den Conus terminalis. So ist es zu verstehen, daß bei Erkrankung des unteren Sakralmarkes oder bei Unterbrechung der in der Cauda equina dorthin ziehenden Nervenbündel dem Patienten die starke Füllung der Blase und des Mastdarms nicht zum Bewußtsein kommt, und daß der Kranke nicht imstande ist, den zur Ausstoßung der Exkremente notwendigen automatischen Vorgang auszulösen (Retentio urinae et faecium). Ebensowenig ist er in der Lage, den einmal in Gang gekommenen Reflex, wie bei der Diarrhoe oder bei der spontanen Urinentleerung durch

Zusammenziehung der quergestreiften Sphinctermuskulatur der Afters und der hinteren Urethra zu hemmen (Incontinentia urinae et alvi). Die Störungen der Harn- und Stuhlentleerung bei Affektionen des Conus und der Cauda equina unterscheiden sich nicht von denen, wie sie sich im Anschluß an Querschnittsaffektionen im übrigen Rückenmark ausbilden. Zuerst kommt es immer zur Harn- und Stuhlverhaltung, späterhin stellen sich dann unwillkürlich automatische Entleerungen ein.

Die Erkrankungen des Conus medullaris gehen häufig mit solchen des oberen Sakralmarks und des Lumbalmarks einher oder sie greifen auf die von dort entspringenden, den Conus umgebenden Wurzelbündel über; es ist deshalb angezeigt, eine kurze Übersicht über die Lage der Kerngebiete der einzelnen Muskelgruppen in der Lendenanschwellung des Rückenmarks zu geben. Erwähnt sei jedoch, daß hier nur das Zentrum eines Kern-

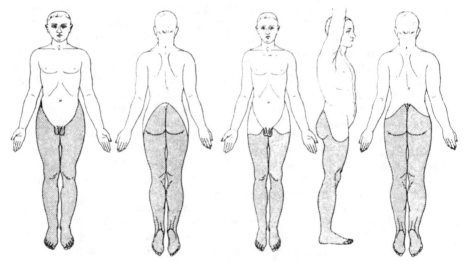

Abb. 115. Läsion in der Höhe des 2. Lumbalsegmentes.

Abb. 116. Läsion in der Höhe des 3. Lumbalsegmentes.

gebiets angegeben ist, die Kerngebiete einer größeren Muskelgruppe sind meistens langgestreckt und greifen auf mehrere Segmente über.

1. Lendensegment: Unterer Teil der Bauchmuskeln, Quadratus lumborum.
2. Lendensegment: Iliopsoas, Cremaster, Sartorius.
3. Lendensegment: Adductoren des Oberschenkels.
4. Lendensegment: Quadriceps femoris, Tibialis anticus.
5. Lendensegment: Abductoren des Oberschenkels (Glutaeus medius und minimus), Beuger des Knies (Semimuskeln und Biceps).
1. Sakralsegment: Glutaeus maximus, Auswärtsroller der Hüfte, Extensoren der Zehen.
2. Sakralsegment: Gastrocnemius, Soleus, Peronei, Beuger der Zehen.
3. Sakralsegment: Ischio- und Bulbocavernosus, Perinealmuskeln (Compressor urethrae).
4. u. 5. Sakralsegment: Sphincter ani externus, Levator ani.

Die Abbildungen 115—121[1]) zeigen, welche Sensibilitätsstörungen den Erkrankungen in den verschiedenen Segmenten der Lendenanschwellung entsprechen. Wie aus Abb. 121 zu ersehen ist, münden in das vierte Sakral-

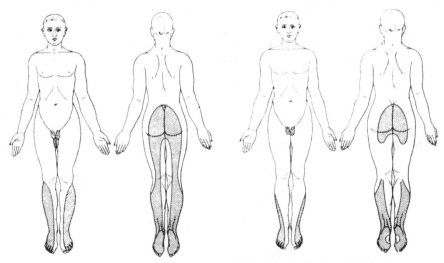

Abb. 117. Läsion in der Höhe des 5. Lumbalsegmentes.

Abb. 118. Läsion im 1. Sakralsegment.

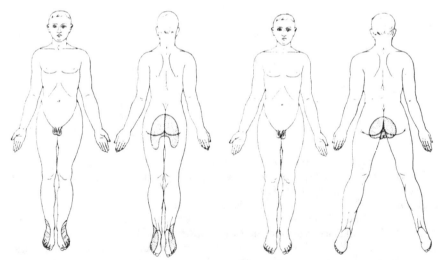

Abb. 119. Läsion im 2. Sakralsegment.

Abb. 120. Läsion im 3. Sakralsegment.

segment die Nerven aus einer kleinen, ovalen Zone um den After. Bei einer Läsion des dritten Sakralsegments erstreckt sich die Anästhesie auch noch auf den Damm, auf die Rückseite des Penis und auf die mittleren

---

[1]) Die Abbildungen 115—121 entstammen einer früheren Arbeit des Verfassers (L. R. Müller, Untersuchungen über Anatomie und Pathologie des untersten Rückenmarksabschnittes. Deutsche Zeitschr. f. Nervenheilkunde Bd. 14).

Teile des Scrotums, bei einer solchen des zweiten Sakralsegments ist das ganze äußere Genitale anästhetisch, die unempfindliche Zone am Gesäß ist wesentlich größer geworden und dehnt sich auf die obersten Partien der Rückseite des Oberschenkels aus; dazu kommt noch eine gefühllose Hautpartie an der Außenseite des Fußes. Diese breitet sich bei Läsionen im ersten Sakralsegment auf die vom Nervus peroneus versorgte Außen- und Rückseite des Unterschenkels aus. Querschnittserkrankungen des fünften Lumbalsegments führen zu der typischen „Reithosenanästhesie". Bei all diesen Sensibilitätsstörungen sind in dem anästhetischen Scrotum stets die Testikel, da sie durch den Nervus spermaticus vom zweiten Lumbalsegment innerviert werden, gegen Druck noch sehr empfindlich.

Bestreichen der Haut in der nächsten Umgebung des Afters bedingt Kontraktion des Sphincter ani und des Levator ani. Dieser Reflex, der Analreflex, hat sein Zentrum im Conus terminalis, er kommt also auch

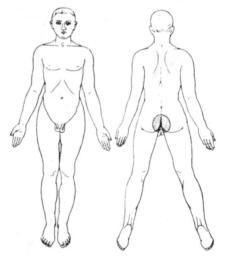

Abb. 121. Läsion des 4. Sakralsegmentes.

bei Erkrankungen im oberen Sakralmarke noch zustande. Bei solchen fehlt dagegen der Achillessehnenreflex, der seinen Sitz im Bereich des Epiconus, im zweiten Sakralsegment hat. Noch viel höher, in das vierte Lendensegment, muß der Patellarreflex lokalisiert werden.

Wie schon früher erwähnt, reicht der Conus terminalis mit seinem unteren Ende nur bis zum oberen Rande des zweiten Lendenwirbels, höchstens bis zur Mitte dieses Wirbelkörpers; von da ab beherbergt das fingerdicke Faserbündel der Cauda equina nur mehr das Filum terminale. Die parallel verlaufenden Stränge der Cauda equina müssen innerhalb des Wirbelkanals einen weiten Weg zurücklegen, um zu ihren Austrittslöchern zu gelangen. So entspringt der erste Sakralnerv (auf Abb. 115 ist dieses Bündel sowohl am Rückenmark wie vor dem Durchtritt durch die Dura durch Nadeln isoliert) in der Höhe des ersten Lendenwirbels und verläßt den Duralsack erst im Kreuzbein, um aus dem ersten Foramen sacrale ins Becken einzutreten. Er muß also innerhalb des Duralsacks beim Erwachsenen eine Strecke von 14 cm durchziehen. Ein Querschnitt durch die Cauda equina in der Höhe des Conus terminalis trifft, wie auch aus Abb. 113 ersehen werden kann, außer sämtlichen Sakralnerven auch noch alle Lendenwurzeln mit Ausnahme der ersten. Naturgemäß liegen in dem Bündel der Cauda equina die höher austretenden lumbalen Wurzeln lateral, während die weiter unten austretenden sakralen Fasern median gelagert sind.

Erst nach dem Austritt aus dem Duralsack bilden die sensiblen Wurzeln ihr Spinalganglion, welches bei den Lumbalnerven, besonders aber bei den Sakralnerven eine recht bedeutende Größe erreicht. Nun endlich, nachdem die sensible Wurzel das Spinalganglion durchsetzt hat, vereinigt sie sich mit der vorderen Wurzel zum peripherischen Nerven. Die Fasern der Cauda equina sind also nicht, wie dies oft geschieht, als peripherische Nerven, sondern als Wurzelfasern anzusprechen, d. h. es verlaufen in der Cauda motorische und sensible Bündel getrennt voneinander; ja wie man sich bei Prozessen, wo nur die sensiblen Bahnen degenerieren (z. B. bei der Tabes), leicht überzeugen kann, verlaufen diese sensiblen Bündel alle in einem nach hinten zu gelegenen Felde, während die motorischen Wurzeln weiter vorn, auch in Gruppen vereint, gelegen sind. Es leuchtet ein, daß diese Tatsache für die Diagnose und Lokalisation der hier in Betracht kommenden Störungen (Caudaerkrankungen) von großer Wichtigkeit ist.

Nach dem Austritt der Caudafasern aus dem Wirbelkanal unterscheidet man: fünf Paar Lendennerven, deren erster zwischen dem ersten und dem zweiten Lendenwirbel, deren letzter zwischen dem fünften Lendenwirbel und dem Kreuzbein austritt; fünf Paar Kreuzbeinnerven, die durch die Foramina sacralia anteriora und posteriora ausstrahlen, und schließlich einen Coccygealnerven, der durch den Hiatus sacralis nach unten tritt. Während nun die Intercostalnerven kein Geflecht bilden, vermischen sich die austretenden Lenden- und Kreuzbeinnerven in je einem Plexus untereinander, um sich nun erst in die eigentlichen peripherischen Nerven zu trennen. Es ist also die Verteilung der Fasern in der Cauda equina und die Reihenfolge ihres Ursprungs aus dem Rückenmark eine andere als die Anordnung im peripherischen Nervensystem. Der Plexus lumbalis wird von den vier oberen Lumbalnerven gebildet, der Sakralplexus, das mächtige Geflecht an der Vorderfläche des M. pyriformis gelegen, setzt sich aus Teilen des vierten, aus dem fünften Lumbalnerven und den oberen vier Sakralnerven zusammen. Zum Plexus coccygeus endlich vereinigen sich der letzte Sakralnerv und der Steißbeinnerv. Der daraus entstehende Nervus ano-coccygeus versorgt die Haut in der Umgebung der Steißbeinspitze.

Um das für die Diagnose Wichtige aus der Innervierung des Beckens zusammenzufassen, so sei darauf hingewiesen, daß die Vorder- und Außenseite des Beckens und der Oberschenkel ganz vom Plexus lumbalis aus sensibel gemacht wird; nur der Penis und das Scrotum werden von dem aus dem Plexus sacralis stammenden Nervus pudendus versorgt. Auch die hinteren Partien des Beckens oder besser des Gesäßes werden durch den Ramus iliacus des Nervus ilio-hypogastricus und durch den Nervus cutaneus femoris lateralis aus dem Lendengeflecht innerviert, dagegen gehören eine etwa handtellergroße, ovale Zone um den Anus und der Damm zum sensiblen Gebiet des Plexus sacralis und Plexus coccygeus.

Noch komplizierter liegen die Verhältnisse im Innern des Beckens. Von den dort gelegenen Muskeln werden der Psoas, der Iliacus internus, der Obturator externus, der Cremaster und die Tunica dartos vom Lumbalgeflecht aus innerviert, alle andren kleinen Beckenmuskeln (M. pyriformis, M. obturator internus, Mm. gemelli), die Muskulatur des Damms, des Afters und die großen Gesäßmuskeln beziehen ihre Nerven aus dem Sakralgeflecht.

Erkrankungen des Conus terminalis werden durch verschiedenartige Ursachen bedingt. Da es sich um Rückenmarkssubstanz handelt, so können alle pathologisch-anatomischen Prozesse, welche die übrige Medulla spinalis ergreifen, sich gelegentlich auch in deren unterstem Teile lokalisieren. Tatsächlich sind vereinzelte Fälle von Myelitis, von Hämatomyelie, von multipler Sklerose und von verschiedenartigen Tumoren im Conus medullaris beschrieben worden. In der überwiegenden Mehrzahl sind aber Traumen für die Conusaffektionen verantwortlich zu machen. Der erste Lumbalwirbel, hinter welchem der Conus gelegen ist, erleidet infolge der statischen Verhältnisse der Wirbelsäule als Übergangswirbel der starren,

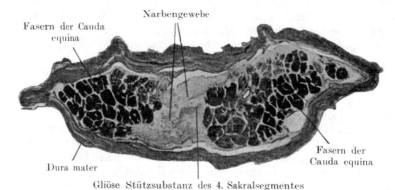

Abb. 122. Querschnitt durch den Duralsack nach Zertrümmerung des
I. Lendenwirbels.

nach hinten gekrümmten Brustwirbelsäule zu der beweglichen lordischen Lendenwirbelsäule, bei Stauchungen, d. h. beim Sturz auf die Beine oder aufs Gesäß, besonders oft eine Kompressionsfraktur. Durch eine solche wird dann der Wirbelkanal verengt und der unterste Rückenmarksabschnitt zerquetscht. Die Fasern der den Conus umgebenden Cauda equina, welche viel derber und widerstandsfähiger sind, leiden, da sie seitlich auszuweichen vermögen, bei dem Bruch des ersten Lendenwirbels meist nicht, so daß reine Markläsionen ohne Wurzelbeteiligung zur Beobachtung kommen. Abb. 122 zeigt den Querschnitt des durch Kompressionsfraktur des ersten Lendenwirbels breitgedrückten Duralsacks, die Caudabündel sind sehr gut erhalten, der zertrümmerte Conus ist durch gliöses und fibröses Narbengewebe ersetzt. Das Präparat stammt von einem Kranken, der sich durch Sturz aus einer Höhe von 10 m einen Bruch des ersten Lumbalwirbels zuzog.

Bisweilen stellen sich nach einer Stauchung die typischen Symptome der Conusaffektion ein, ohne daß an der Wirbelsäule eine Difformität nachzuweisen wäre. Eine Erklärung kann für solche Fälle vielleicht dadurch gegeben werden, daß es nicht zum Bruch, sondern lediglich zu einer momentanen, federnden Abknickung der oberen Lumbalwirbelsäule, die aber schon zur Quetschung des Conus genügte, gekommen war. Von andrer Seite

(Fischler) wurde folgende Hypothese aufgestellt: Die dem Sturze folgende übermäßige Beugung des Rumpfes nach vorne verursacht eine heftige Dehnung des Rückenmarks, die dort, wo die Caudawurzeln im Conus einmünden, zu Zerreißungen und sekundären Blutungen in das Mark führt.

Neben dem Trauma spielen die übrigen Krankheitsursachen eine geringe Rolle. Hin und wieder bilden sich die Symptome der Conusaffektion spontan und verhältnismäßig rasch aus, so daß das Bestehen einer Myelitis vermutet werden muß. Nur selten entwickeln sich im Conus selbst Geschwülste, häufiger kommt es dagegen vor, daß er durch Tumoren, die von der Cauda equina oder von den Wirbeln ausgehen, durch Pachymeningitis oder durch tuberkulöse Prozesse komprimiert wird. Über autoptisch sicher gestellte Fälle von Syringomyelie, Poliomyelitis, Sclerosis multiplex des Conus medullaris verfügt die Literatur noch nicht.

Die **klinischen Erscheinungen** der Conuserkrankungen beschränken sich auf eine Anästhesie am Kreuzbein, am After, Damm und an den Genitalien und auf eine Störung der Funktionen des Mastdarms, der Blase und der Geschlechtsorgane; und zwar kommt es, wie schon oben erwähnt, fast jedesmal zur Harn- und Stuhlverhaltung. Nachdem die Ischuria paradoxa einige Wochen bestanden hat, oder durch Katheterisieren bekämpft wurde, stellen sich häufige, spontane Urinentleerungen ein. Bei einem gewissen Füllungsgrade der Blase wird automatische Entleerung ausgelöst. Kurz vorher haben die Kranken meist eine unbestimmte Empfindung im Leib, so daß sie, wenn ein Glas vorhanden ist, sich vor Verunreinigungen schützen können. Willkürliche Auslösung oder Unterdrückung des Miktionsaktes ist und bleibt aber unmöglich. Der Sphincterverschluß ist aber nicht so fest wie bei einem Gesunden, so daß beim Husten oder Niesen oder bei stärkeren Bewegungen meist Urin abgeht. Die Stuhlverhaltung hält dagegen dauernd an, gewöhnlich stellt sich erst auf Abführmittel Entleerung ein; nach Einnahme von Purgantien sind die Patienten auf Stunden ans Klosett gefesselt, weil sie von der bevorstehenden Defäkation keine Empfindung haben und diese infolge der Lähmung des äußeren Afterschließmuskels auch keinen Moment zurückhalten können. Da die Kranken nicht imstande sinn, Einläufe zu halten, ist die Obstipation nicht durch Klystiere zu bekämpfen. Die Paralyse des Sphincter ani externus äußert sich auch darin, daß der Analreflex bei Conusaffektionen jedesmal fehlt. Die Geschlechtsfunktionen liegen in der ersten Zeit nach einer Conusverletzung und so lange noch schwere Allgemeinerscheinungen, wie Ischurie oder akute Cystitis bestehen, ganz darnieder. Später kann es aber trotz der Ausschaltung des unteren Rückenmarkabschnitts zur Steifung des Gliedes und zum Erguß des Samens in die Harnröhre kommen, allerdings meist unter Ausbleiben der sensiblen Eindrücke und des Orgasmus. Von der Harnröhre träufelt das Sperma nur langsam ab. So ist es immerhin möglich, daß solche Patienten noch befruchtenden Beischlaf ausüben.

Bei reinen Conusaffektionen, d. h. wenn sich der pathologisch-anatomische Prozeß auf die drei untersten Sakral- und auf das Coccygealsegment beschränkt, fehlen alle Sensibilitätsstörungen und alle Lähmungserscheinungen an den unteren Extremitäten. Die Lokomotion ist also unbehindert. Sehr häufig wird aber auch das obere Sakralmark oder sogar auch das unterste Lumbalmark mitgegriffen und dann gesellen sich zu den Blasen-Mastdarmstörungen auch Lähmungen der Peronei und Abflachung und Funktions-

ausfall des Glutaeus maximus und der Beuger des Knies; zur Unempfindlichkeit am After, am Damm und an den Genitalien treten dann noch
anästhetische Zonen, wie sie in Abb. 115—121 dargestellt sind.

Nach traumatischen Läsionen des Conus reichen die krankhaften Veränderungen des Markes, wie die Blutung, seröse Durchtränkung, das Ödem
oder die reaktive Entzündung fast jedesmal bis in die Mitte der Lendenanschwellung hinauf. Mit der Zeit bilden sich aber die reparablen Störungen
und damit die Lähmungserscheinungen und der Empfindungsausfall an den
unteren Extremitäten wieder zurück und es bleiben nur die Symptome
übrig, welche durch Zerquetschung der Marksubstanz ausgelöst waren.

Als Epiconus bezeichnet Minor den kurz oberhalb des Conus gelegenen Teil der Lendenanschwellung, welcher dem 5. ˙Lumbal- und dem
1. und 2. Sakralsegment entspricht. Von diesem Autor werden auch
Krankheitsbilder beschrieben, bei welchen sich die Lähmung auf das Gebiet der Peronei und Glutaei beschränkt, so daß also die Kniereflexe einerseits und die Herrschaft über die Sphincteren der Blase und des Mastdarms andererseits erhalten bleiben. Ein solcher Symptomenkomplex wird
fast jedesmal durch akute Poliomyelitis verursacht.

Bei Querschnittserkrankungen im Lumbalmarke, wie sie durch entzündliche oder traumatische Myelitis oder durch Geschwulstbildungen verursacht werden, kommt es infolge der Leitungsunterbrechung auch zur
Lähmung der von Sakralplexus innervierten Muskelgruppen. Die Art der
Lähmung wird hier aber eine spastische sein (Fußklonus, Erhaltensein
des Achillesreflexes), während im Gebiete des Lumbalplexus degenerative,
d. h. atrophische Lähmungen nachzuweisen sind (Fehlen des Patellarsehnenreflexes).

Überwiegen bei den Conuserkrankungen die motorischen Störungen,
so sind für die **Caudaaffektionen** die sensiblen Reizerscheinungen charakteristisch. Kaum eine andere Krankheit kann mit so qualvollen Zuständen
einhergehen als die allmähliche Kompression der Bündel des Pferdeschwanzes,
wie sie durch Geschwülste erfolgt. Die Schmerzen werden nach dem After,
nach dem Damm, nach den Genitalien projiziert, gar nicht selten strahlen
sie nach den Unterschenkeln, in das Peronealgebiet aus. In fortgeschrittenen
Fällen sind die entsprechenden Hautpartien infolge der Leitungsunterbrechung in den Wurzeln der Cauda unempfindlich, trotzdem bestehen aber
noch Schmerzen in diesem Gebiet und man spricht dann von einer
,,Anaesthesia dolorosa".

Die durch Caudaerkrankungen versursachten Störungen stellen sich,
hauptsächlich dann, wenn sie durch Tumoren verursacht werden, allmählich
ein. Zuerst kommt es nur bei gewissen Körperbewegungen oder bei Druck
auf einen Wirbel zu Schmerzen, später treten diese spontan auf, sie werden
kontinuierlich und steigern sich zu unerträglicher Heftigkeit.

Obgleich die Cauda equina in ihren oberen Partien auch Wurzeln enthält, die aus dem Lumbalmarke kommen, so sind die Schmerzen bei Kompression der Cauda equina fast jedesmal auf das Gebiet der Sakralwurzeln
beschränkt. Diese Erfahrungstatsache ist nicht leicht zu klären, da man
annehmen sollte, daß bei einem raumbeengenden Prozesse im Kanal der
Lumbalwirbelsäule die nach außen liegenden Wurzeln ebenfalls betroffen
werden.

In der Cauda equina sind, wie oben erwähnt, die sensiblen und
motorischen Bahnen noch getrennt. So läßt es sich verstehen, daß sensible

Reizerscheinungen ohne motorische Störungen bestehen können. Paresen und Paralysen entwickeln sich, wenn überhaupt, meist sehr viel später. Die Lähmungen sind schlaff und gewöhnlich nicht streng symmetrisch, d. h. auf einer Seite mehr ausgeprägt als auf der anderen. Die durch Cauda-affektionen verursachten Blasen- und Mastdarmstörungen unterscheiden sich in keiner anderen Weise von denen, die im Anschluß an Conuserkrankungen auftreten als nur vielleicht dadurch, daß der Eintritt ein langsamerer ist; bevor es zur Ischurie kommt, ist die Harnentleerung einige Zeit lang sehr erschwert.

Als **Entstehungsursache** spielt das Trauma bei den Läsionen des Pferdeschweifes lange nicht die Rolle wie bei denen des Conus. Einmal sind die unteren Lendenwirbel und das Kreuzbein nicht so häufig Frakturen ausgesetzt wie der 1. Lendenwirbel, der eben beim Sturz auf die Beine oder auf das Gesäß besonders gefährdet ist; dann können die derberen wider-standfähigeren Nervenwurzeln bei Kompression des Wirbelkanals eher aus-weichen als die zarte Substanz des Sakralmarkes. Sehr oft kommt es da-gegen zur Schädigung der Caudawurzeln durch Tumoren. Alle Arten von Geschülsten, wie Neurome, Lymphangiome, Fibromyxome, Enchondrome, Exostosen, Cysticercen u. a. m. können sich im unteren Wirbelkanal inner-und außerhalb des Duralsackes entwickeln. Besonders häufig führen dort aber Metastasen zur Kompression der Caudafasern. Und da sind es vor allem das Carcinom und das Sarkom, welche zur sekundären Geschwulst-bildung in der Lumbalwirbelsäule und im Kreuzbein neigen. Dagegen kommen tuberkulöse und gummöse Prozesse am unteren Abschnitt der Wirbelsäule entschieden seltener vor als im Brust- oder Halsteile.

Zu berücksichtigen ist, daß Geschwülste auch außerhalb des Wirbel-kanals zur Schädigung der hier in Betracht kommenden Nervenbahnen führen können. Ein im Becken sitzender, dem Kreuzbein anhaftender Tumor wird bei seinem weiteren Wachstum die zur Blase, zu den Geni-talien und zum Mastdarm ziehenden Fasern nicht verschonen. Solche Störungen haben dann den Charakter von Plexuslähmungen. Denn die Nervenbahnen werden meist nicht dort, wo die Bündel schon als einzelne Nerven aus dem Plexus ziehen und auseinandertreten, von der Schädigung betroffen, sondern sie werden gleich nach ihrem Austritt aus der Wirbel-säule, also im Plexus oder bevor sie sich zu diesem vereinigt haben, alteriert.

Schließlich ist zu erwähnen, daß Erkrankungen der peripherischen Nerven ähnliche klinische Erscheinungen bieten können wie Plexus- oder Caudaaffektionen. Fälle von Ischias oder von Coccygodynie sind von den initialen Beschwerden, wie sie eine Kompression der Fasern des Pferde-schweifes oder des Plexus sacralis und coccygealis verursachen, oft kaum zu unterscheiden.

Aus den hier gegebenen Darlegungen kann entnommen werden, welche Schwierigkeit die **Differentialdiagnose** bieten kann, wenn zu entscheiden ist, ob der untere Rückenmarksabschnitt selbst, oder ob die ihn umgeben-den und die von ihm ausgehenden Wurzeln in ihrem langen Verlauf, oder ob schließlich der Plexus und seine peripherischen Ausläufer geschädigt sind. Die Differentialdiagnose hat aber nicht nur theoretisches Interesse, sie ist von großer praktischer Wichtigkeit. So ändert sich die Prognose bei den verschiedenen Lokalisationen des Krankheitssitzes sehr wesentlich. Bei einer Ischias wird die Vorhersage meist gut zu stellen sein; sind dieselben

subjektiven Beschwerden durch eine Geschwulstbildung im unteren Wirbelkanal verursacht, so ist mit einer Verschlimmerung des Leidens zu rechnen.
Erkrankungen des unteren Rückenmarksabschnittes selbst laufen meist
rasch ab, ihre Folgeerscheinungen bleiben aber, nachdem die reaktiven
Erscheinungen abgeklungen sind, stationär, d. h. Besserung und Heilung
ist ausgeschlossen, aber auch eine Verschlimmerung ist nicht mehr zu
befürchten, es sei denn, daß Komplikationen durch Decubitus oder durch
Cystitis und Pyelitis sich einstellen. Bei der Besprechung der Differentialdiagnose sei nochmals darauf hingewiesen, daß bei Erkrankungen des
Markes selbst die motorischen Ausfallserscheinungen überwiegen, daß diese
meist symmetrisch sind und segmentäre Anordnung bieten. Die sensiblen
Störungen beschränken sich bei Conusaffektionen auf Empfindungsausfall,
die Anästhesie ist dann nicht selten dissoziiert, d. h. sie erstreckt sich
nur auf gewisse Empfindungsqualitäten wie auf den Schmerz- und Temperatursinn. Mit Sicherheit weist der Brown-Sequardsche Symptomkomplex auf eine Lokalisation der Erkrankung in der Lendenanschwellung
hin. Ferner fehlen bei den Conuserkrankungen die sensiblen Reizsymptome.
Solche beherrschen aber das Bild, wenn es sich um Caudaaffektionen
handelt. Sind die Schmerzen dauernd einseitig, so ist in Erwägung zu
ziehen, ob nicht eine Plexuserkrankung oder Neuralgie eines peripherischen
Nerven, z. B. Ischialgie vorliegen. Druckempfindlichkeit der Muskulatur
spricht für Neuritis, im letzteren Falle sind die Lähmungen meist genau
auf das Gebiet eines oder mehrer peripherischer Nerven lokalisiert. Die
Blasen- und Mastdarmstörungen können zur Differentialdiagnose zwischen
„Conus" und „Cauda" nicht verwertet werden. Nur der eine Umstand
deutet auf eine Caudaaffektion, wenn gleichzeitig mit Ischurie und Rententio
faecium heftige Schmerzen nach dem Damm zu ausstrahlen. Bei peripherischen Nervenerkrankungen wie bei der Coccygodynie, bei der Ischias
oder bei der Polyneuritis fehlen Störungen von seiten der Harn- und der
Stuhlentleerung stets.

In typischen Fällen macht die Differentialdiagnose zwischen Cauda-
und Conuserkrankungen keine allzu großen Schwierigkeiten. Hat man sich
für eine Caudaläsion entschieden, so hat man aber noch die schwere Entscheidung zu treffen, in welcher Höhe der Cauda die Läsion zu suchen
ist. Es mag vielleicht auch hier, wie bei den Rückenmarkserkrankungen,
die Regel aufgestellt werden, die Störung möglichst hoch zu suchen. Die
Nerven, welche die Blase und den Mastdarm versorgen, können während
ihres ganzen Verlaufes durch die Cauda geschädigt werden, und es ist
mehrfach erwiesen, daß bei hochliegenden Caudaerkrankungen diese in der
Mitte liegenden, am weitesten unten austretenden Nerven meist zuerst
leiden. Die Läsion der Cauda muß mindestens in eine Höhe lokalisiert
werden, die dem Austritt der obersten Wurzeln, an denen noch Reizsymptome nachzuweisen sind, entspricht.

Liegt gleichzeitig eine Erkrankung der Cauda equina und des
Conus medullaris vor, so wird eine genauere Diagnose meistens wohl unmöglich sein.

Die Therapie steht myelitischen Prozessen im unteren Rückenmarksabschnitt, mögen sie nun entzündlicher oder traumatischer Natur sein,
mögen sie frisch oder abgeheilt sein, durchaus hilflos gegenüber. Auch
wenn eine Geschwulst zur Druckatrophie des Markes geführt hat, wird durch
ihre Herausnahme kein Erfolg mehr erzielt.

Anders liegen die Verhältnisse in der Cauda equina. Dort kann durch Exstirpation des komprimierenden Tumors ein Nachlaß der Beschwerden, ja unter Umständen völlige Heilung herbeigeführt werden. Haben doch die motorischen Wurzeln der Cauda ihr trophisches Zentrum im Rückenmark, die sensiblen in den Spinalganglien, und von dort aus kann eine Wiederherstellung der Fasern und damit der Funktionen erfolgen. Die Operationstechnik ist auch nicht übermäßig schwierig. Dauererfolgen steht aber die schon oben besprochene Tatsache gegenüber, daß es sich im unteren Wirbelkanal selten um isolierte Geschwülste, vielmehr meist um Metastasen handelt. Völlig hoffnungslos ist die Operation, wenn Geschwulstmassen die Wirbelknochen durchsetzen. Natürlich wird man bei den ersten Erscheinungen einer Caudakompression stets eine Jod- und Quecksilberkur einleiten in dem Zweifel, ob nicht doch einmal eine gummöse Veränderung oder eine Pachymeningitis specifica des unteren Duralsackes vorliege.

IV.
Die Myopathien
ohne nachweisbare Veränderung des Nervensystems.

Von

Hans Curschmann - Mainz.

Unter dem Begriff der Myopathien können wir eine Gruppe von durchweg ziemlich seltenen Krankheitsbildern zusammenfassen: Die Dystrophia musculorum progressiva (Erb), die Myotonia congenita (Thomsen), die Myasthenia pseudoparalytica und die erst vor wenigen Jahren bekannt gewordene angeborene Myatonie Oppenheims. Alle vier sind schwere Erkrankungen der Bewegungsfunktion; sie verlaufen teils mit trophischen Störungen der Muskulatur (Dystrophie, amyotrophische Myotonie), teils ohne makroskopische Veränderungen derselben (Myasthenie, Myotonia congenita, Myatonie Oppenheim). Ihre Bewegungsstörungen sind sehr verschieden, zum Teil direkt antagonistisch (Myotonie und Myasthenie). In einem gleichen sich aber alle vier Krankheiten: in der makroskopischen und mikroskopischen Intaktheit des Nervensystems einerseits und wohl charakterisierten makroskopischen oder meist nur mikroskopischen Veränderungen der Muskulatur. Auch die pathogenetische Hypothese hat bereits die drei ersten Krankheiten zusammenfassen wollen (Lundborg), ohne allerdings Beweise für die parathyreogene Entstehung derselben erbringen su können.

1. Dystrophia musculorum progressiva (Erb).

Aus dem noch bei Friedreich, Duchenne, Charcot u. a. herrschenden Durcheinander der verschiedenen Formen des Muskelschwundes hat Erbs sichtende Hand unter dem obigen Namen eine bestimmte Gruppe von rein myopathischen Atrophien und Pseudohypertrophien herausgehoben. Wenn auch die bei diesen Leiden übliche Trennung in verschiedene Unterarten (infantile, pseudohypertrophische Form, juvenile Form usw.) beibehalten werden soll, muß doch die Tatsache betont werden, daß ebenso häufig wie diese reinen Sonderformen Übergangsformen sind, die die Einheitlichkeit des Erbschen Krankheitsbildes immer wieder scharf zur Erkenntnis führen. Man kann deshalb auch auf die Unterscheidung noch weiterer Sonderformen (Leyden-Möbius, Duchenne-Déjérine usw.) füglich verzichten.

Begriff. Die Erbsche Dystrophie umfaßt Formen, die folgende Eigentümlichkeiten haben: 1. Beginn des Leidens im Jugendalter (von der frühesten Kindheit bis Ende des zweiten Jahrzehnts, sehr selten in den 30er und 40er Jahren); 2. überwiegend häufiges (aber durchaus nicht konstantes) familiäres Auftreten der Art, daß sich die Krankheit

meist bei mehreren Geschwistern, selten aber Vererbung von
Ascendenten auf Descendenten findet; 3. Atrophien und Pseudohypertrophien
befallen gesetzmäßig bestimmte Muskelgruppen, erstere meist gewisse Muskeln
der Brust, des Schultergürtels, des Rückens, der Oberarme, des Gesäßes und
der Oberschenkel, oft auch des Gesichts unter fast konstanter
Verschonung der distalen
Extremitätenteile bis zum
Ellenbogen und Knie hinauf (im
strikten Gegensatz zur spinalen
Muskelatrophie); die Pseudohypertrophie bevorzugt bestimmte Oberarmmuskeln und vor allem die
Muskeln der Waden; 4. fast stets
fehlen die klinischen Zeichen
der degenerativen Atrophie
(fibrilläre Zuckungen, elektrische
und mechanische Entartungsreaktion); 5. es fehlen ebenso
konstant folgende weitere Ausfallssymptome des zentralen und
peripheren Neurons: Beteiligung
der sensorischen Hirnnerven, Reflexsteigerung (Babinski) mit spastischen Contracturen, Veränderungen
der Sensibilität und der Sphincteren-
tätigkeit; 6. anatomische Veränderungen finden sich regelmäßig am Muskelapparat, in
reinen Formen niemals am
Nervensystem.

Die **infantile atrophische Form
der Dystrophie** ist relativ die häufigste; sie kann mit und seltner
ohne Gesichtsbeteiligung verlaufen;
fast nie fehlen Pseudohypertrophien
dabei. Das Leiden beginnt — häufiger bei Knaben, seltner bei Mädchen — in früher Jugend im dritten
bis fünften Lebensjahr, nachdem die
Patienten meist schon in normaler
Weise das Laufen gelernt haben, sehr
langsam und schleichend. Zuerst
fallen den Eltern auf: ein etwas langsamerer, watschelnder und schau-
kelnder Gang, Schwierigkeiten beim

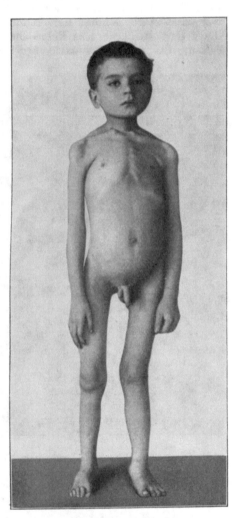

Abb. 123. Infantile atrophische Form der Dystrophie mit Gesichtsbeteiligung.
(Nach Heinr. Curschmann.)

Laufen, Springen und besonders beim Aufstehen aus liegender oder gebückter
Stellung. Zugleich entwickelt sich eine Lordose der Wirbelsäule. Meist erst
später werden Störungen in der Motilität der oberen Extremitäten (beim
Heben der Arme und Schultern) bemerkt. Jetzt treten auch häufig Lähmungserscheinungen bestimmter Facialismuskeln auf. Das Leiden erreicht nach
mehrjährigem Bestehen seinen Höhepunkt.

Der Befund ist nun meist folgender (Abb.123): Die erheblichsten Störungen
betreffen fast stets die R u m p f - , B e c k e n - u n d O b e r s c h e n k e l -
m u s k u l a t u r. Der Gang ist stets auffallend unsicher, schaukelnd, watschelnd (wegen der Schwäche der Glutaei medii, S t r ü m p e l l), die Oberschenkel werden mühsam relativ hochgehoben, die Füße fallen stampfend
auf den Boden (Schwäche der Oberschenkelmuskeln). Im Gehen und Stehen
tritt eine starke Lordose der Lendenwirbelsäule hervor, die ganz groteske
Grade erreichen kann, eine Folge der Atrophie der Rücken- und Beckenmus-
kulatur; der Bauch wird stark vorgestreckt. Die Atrophien bevorzugen stets

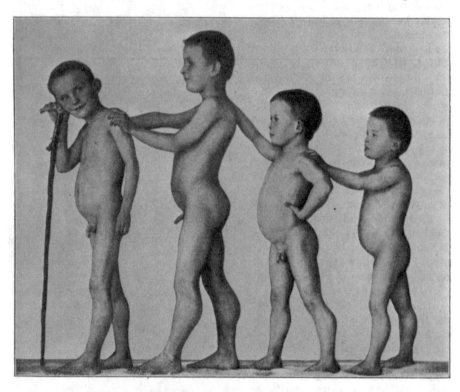

Abb. 124. Vier Geschwister mit infantil. Dystrophia muscul.
Die beiden älteren zeigen die atrophische, die beiden jüngeren Knaben
die fast rein pseudohypertrophische Form.
(Nach H e i n r. C u r s c h m a n n.)

neben den langen Rückenmuskeln die Glutäen, die Extensoren des Unterschenkels (Quadriceps), etwas weniger konstant die Beuger desselben. Die
Lähmung der beiden ersteren verursacht das allbekannte Phänomen beim
Aufrichten aus liegender Stellung (vgl. Abb. 125): zuerst heben sich die Kinder
mittels der Arme so weit, daß sie ,,auf allen vieren" stehen, dann klettern
sie gleichsam an sich selbst in die Höhe, indem sie die Arme auf die Knie und
dann auf die Oberschenkel stemmen.

Zugleich mit den Atrophien finden sich nun fast stets an den unteren
Extremitäten P s e u d o h y p e r t r o p h i e n, am konstantesten an den
M. gastrocnemiis; seltner finden sich Reste der Pseudohypertrophie an den

Glutäen und am Deltoideus. Die hypertrophischen Muskeln fühlen sich meist schlaffer an, als normale, oft eigentümlich teigig, bisweilen aber auch derb und fest. Ihre Kraft ist oft normal, etwas seltner herabgesetzt, sehr selten gesteigert.

Die Muskeln des Schultergürtels und der Arme sind bei der infantilen Form lange Zeit etwas weniger befallen, als die des Rumpfes und der Beine. Recht konstant finden sich aber doch Atrophien des M. pectoralis, der M. cucullares, der M. serrati u. a. Die hieraus resultierenden Bewegungsstörungen, die besonders die Hebung und den Gebrauch der Arme beim Erheben über die Horizontale betreffen, werden eingehender bei der juvenilen Form des Leidens, bei der sie eine weit größere Rolle spielen, besprochen. Verschont bleiben bei der infantilen Form wohl stets die Vorderarme.

Das Gesicht wird frühzeitig schon von Atrophie und Parese befallen. Zuerst pflegt die Schwäche der Ringmuskeln des Auges und des Mundes aufzufallen: der Augenschluß ist unvollkommen und kraftlos, das Spitzen des Mundes wird unmöglich. Infolge der Atrophie der Oberlippenmuskeln tritt diese abnorm hervor; es entwickelt sich eine Andeutung von „Tapirschnauze“. Später greift die Atrophie auch — durchaus nicht immer symmetrisch — auf die Wangen- und Stirnmuskulatur über. So kommt es schließlich zum myopathischen Maskengesicht. Zunge und Schlund, ebenso die Kaumuskeln bleiben — im Gegensatz zu Bulbärlähmungen andrer Genese — fast stets völlig intakt; ebenso die äußere und innere Augenmuskulatur.

Daß die sensorischen Hirnnerven, die Sensibilität und die Sphincteren normal bleiben, wurde schon erwähnt. Ebenso gehören psychische Anomalien zu den Ausnahmen; im Gegenteil, die Kinder sind meist geistig recht geweckt und munter.

Eine seltnere Abart der infantilen Dystrophie ist die zuerst von G r i e - s i n g e r , dann von D u c h e n n e u. a. beschriebene **Pseudohypertrophie der Muskeln.** Sie beginnt ebenfalls in frühester Jugend, dem dritten bis sechsten Lebensjahr; ihr Auftreten e r s c h e i n t sehr schleichend, da die allgemeine Dickleibigkeit den Eltern anfangs nicht als krankhaft imponiert.

In typischen Fällen überwiegen die Pseudohypertrophien durchaus vor den Atrophien. Die Muskeln der Waden und Oberschenkel, oft auch des Gesäßes, treten enorm voluminös hervor; ebenso hypertrophieren die Muskeln der Schultern und Oberarme (besonders M. triceps). Dabei wird der Bauch wegen der bestehenden Lordose hervorgestreckt und scheint abnorm dick. Das äußere Bild kann so dem eines jugendlichen Herkules im Barockstil gleichen.

Dabei ist die Beschaffenheit der hypertrophischen Muskeln oft recht weich und schwammig, bisweilen aber auch, wie bei echten Hypertrophien, fest. Dementsprechend ist die Funktion dieser Muskeln meist relativ reduziert; wir sahen aber auch Fälle, in denen hypertrophische Muskeln abnorm kräftig waren. Dies gilt besonders von den Wadenmuskeln, deren Ausdauer und Kraft einen meiner kleinen Patienten zu einem Virtuosen im „Zehenlaufen“ machten.

Neben den Pseudohypertrophien finden sich bei genauer Untersuchung fast stets auch Atrophien, die vor allem die langen Rückenmuskeln, nicht selten auch die Glutäen befallen. Die Schwäche der pseudohypertrophischen und atrophischen Muskeln des Rumpfes und der Beine verursachen nun Störungen der Haltung (besonders im Stehen und Gehen) und des Ganges selbst, die ganz denen der atrophischen Dystrophiker gleichen: starke Lendenlordose und watschelndes, schaukelndes Auswärtsgehen. Auch die Fähigkeit, sich

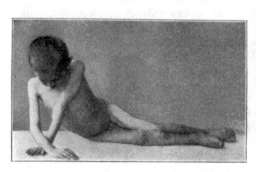

a

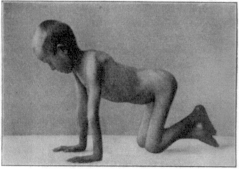

b

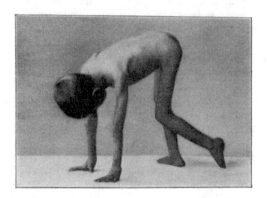

c

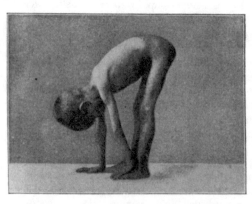

d

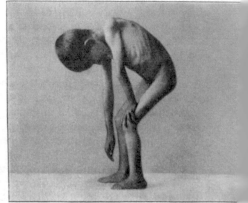

e

Abb. 125a—e. Aufstehen bei Dystrophia muscul.
(Nach Heinr. Curschmann.)

vom Boden zu erheben, ist konstant gestört. Die Schwäche der Arm- und Schultermuskeln tritt in reinen pseudohypertrophischen Formen weniger hervor, wenn sie auch nie ganz fehlt. Atrophie und Parese der Gesichtsmuskulatur sollen bei diesen Formen nicht vorkommen.

Was das Vorkommen und den Verlauf der Pseudohypertrophie anbetrifft, so ist zu betonen, daß sie sich nicht selten in Familien findet, in denen die etwas älteren Kinder an der atrophischen Dystrophie leiden, wie dies die abgebildeten Dystrophikergeschwister aus der Leipziger Klinik klassisch zeigen. (Abb. 124.) In solchen Fällen pflegt dann die Pseudohypertrophie in die atrophische Form mit Gesichtsbeteiligung überzugehen. Auch sonst sind Übergänge zwischen beiden Formen nicht selten.

Die **juvenile Form der Dystrophie,** die fast ebenso häufig wie die infantil-atrophische ist, zeigt nicht so häufig familiäres Auftreten, wie die zuerst beschriebenen Formen. Sporadische Fälle sind hier entschieden keine Seltenheiten. Das Leiden befällt, wie ich mit E r b und S t r ü m p e l l beobachtete, relativ häufiger das weibliche Geschlecht, als die infantilen Formen.

Auch hier ist der um die Mitte des zweiten Jahrzehnts gewöhnlich einsetzende Beginn meist schleichend, wenn auch angeblich nach T r a u m e n raschere Progredienz beobachtet worden ist.

Als charakteristische Unterscheidungsmerkmale von den bisher besprochenen Arten sind vor allem zu nennen: d a s P r ä v a l i e r e n u n d d e r f r ü h z e i t i g e B e g i n n d e r S t ö r u n g i m S c h u l t e r g ü r t e l u n d d e n o b e r n E x t r e m i t ä t e n u n d d a s Z u r ü c k t r e t e n d e r P s e u d o h y p e r t r o p h i e b e i d e r j u v e n i l e n F o r m. Es ist nicht unwahrscheinlich, daß das erstere

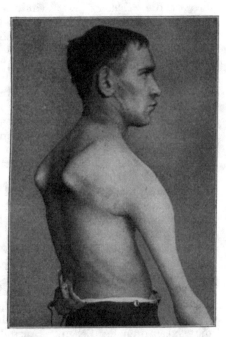

Abb. 126. Juvenile Form der Dystrophie. Gesichtsatrophie (Lippen), hochgradige Atrophie der M. cucullares, serrati (Flügelstellung der Schulterblätter), „gerutschten Schultern" und Atrophie der Oberarmmuskeln.
(Heidelberger Mediz. Klinik.)

Moment in den — gegenüber dem infantilen Alter — wesentlich gesteigerten Anforderungen an Arm- und Schultermuskeln eine Erklärung findet (im Sinne der Aufbrauchtheorie L. E d i n g e r s).

Der ganze Typus der Kranken weicht von demjenigen der infantilen Form durch die starken Formveränderungen der Schultern, der Brust und der Arme ab (Abb. 126). Durch die Lähmung der M. cucullares, der Scapulafixatoren und zum Teil der M. pectorales sinken die Schultern tief nach unten, oft auch nach vorn herab. An diesen „gerutschten" Schultern hängen oft spindeldürre Oberarme, denen oben ein ebenfalls nach unten gerutschter Deltoideus in leidlichem Volumen aufsitzt, und Unterarme, die durch Atrophie des Supinator longus und bisweilen andrer Muskeln ihren ovalen Querschnitt verloren und einen annähernd runden erworben haben. Durch das Vornüberhängen der Schultern und durch die Atrophie der M. pectorales, die eine nach oben statt unten verlaufende Brust-Oberarmfurche erzeugt, kommt es zu einer eingesunkenen Brustform, dem thorax en bateau, ja bisweilen zur förmlichen Trichterbrust. Besonders auffallend sind die Formveränderung und Funktionstörung, die die Defekte der Scapularmuskeln erzeugen. Durch die Serratuslähmung springen in der Ruhe und besonders beim Heben die Scapulae flügelförmig vor; dieselben stehen durch den Schwund der M. cucullares außerdem abnorm tief und weit ab von der Mittellinie. Wenn man versucht, die Patienten an oder unter den Oberarmen in die Höhe zu heben, so mißlingt dies, da die Schultern „lose" sind, nicht fixiert werden können und bei dem Versuch schlaff in die Höhe — bis über die der Ohren — gehoben werden. Gibt man dem Patienten auf, gegen einen Widerstand den horizontal gehobenen Oberarm nach unten zu drücken, so kommt es ebenfalls zu einem charakteristischen Phänomen: zum „Stechen" der Schulterblätter; d. i. durch den Schwund der M. latissimi dorsi mißlingt der genannte Versuch und die nicht fixierten Schulterblätter werden nun teils aktiv, teils passiv und indirekt (durch den Widerstand) nach hinten und unten gestoßen.

Außerdem wird die Erscheinung des infantilen Dystrophikers durch die dorso-lumbale Lordose und den sekundär vorgestreckten Bauch charakterisiert. (Abb. 127.) Auch der Gang ist durch Atrophie der Glutäen und einzelner Oberschenkelmuskeln watschelnd und schaukelnd, wenn auch häufig weniger als bei den infantilen Formen.

Rekapitulieren wir kurz, so finden sich ganz gewöhnlich a t r o p h i s c h folgende Muskeln: Cucullaris, pectoralis maj. und min., Serratus anticus, Latissimus dorsi, die langen Rücken- und Lendenmuskeln, etwas inkonstanter und später Rhomboidei und Triceps, desgleichen der Supinator longus. V e r - s c h o n t bleiben fast regelmäßig: Sternocleidomastoideus, Levator anguli scapulae, Coracobrachialis, Teres major und minor, Supra- und Infraspinatus, die Beuger und Strecker des Unterarms und die kleinen Handmuskeln. An den unteren Extremitäten atrophieren fast regelmäßig: der M. quadriceps und die Glutäen, etwas seltener die Beuger am Oberschenkel (M. biceps, semitendinosus usw.) und die Adductoren, sehr selten die M. tibiales antic., Peronei und die Extensoren der Zehen. Normal bleibt meist die Wadenmuskulatur (in bezug auf die Funktion); sie zeigt dabei aber recht häufig Pseudohypertrophie. Hypertrophisch finden sich im oberen Körperabschnitt nicht ganz selten die M. supra- und infraspinati und der M. triceps.

Die mechanische Erregbarkeit der atrophischen Muskeln (allgemeine und idiomuskuläre) ist einfach herabgesetzt, bzw. aufgehoben. Ebenso zeigt die elektrische Untersuchung nur q u a n t i t a t i v e Veränderung bis zum Erlöschen der Reaktion; in wenigen Fällen soll Andeutung von E. A. beobachtet worden sein. Die Sehnenreflexe pflegen in den betroffenen Gebieten zu schwinden; oft traf ich auch a l l g e m e i n e Areflexie der Sehnen und des Periosts. Die Hautreflexe bleiben ungestört.

Anatomie. Gehirn, Rückenmark und pheripheres Nervensystem wurde bisher (in reinen Fällen) auch mit feinsten histologischen Methoden normal gefunden.

Dagegen zeigten die Muskeln stets auffallende Veränderungen: in den atrophischen Muskeln finden sich neben dem Zugrundegehen zahlreicher Muskelzüge und deren Ersatz durch Fettinfiltration die einzelnen Muskelfasern meist sehr atrophisch, zum Teil aber auch von abnorm starkem Umfang; die

Muskelkerne sind vermehrt, die Muskelfasern selbst pflegen Spalten und Vakuolen zu zeigen, daneben Wucherung des interstitiellen Bindegewebes. Während in pseudohypertrophischen Muskeln neben der Atrophie die fettige Entartung und Durchwucherung überwiegt, finden sich Muskeln, die durch eine

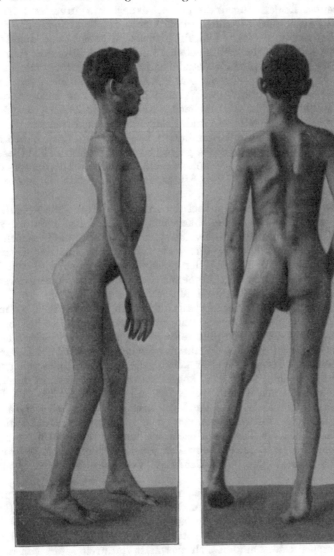

Abb. 127. Lordose und typischer Gang bei juveniler Dystrophie.
(Nach Heinr. Curschmann.)

durchgängige außerordentliche Volumzunahme der Primitivfasern als echt hypertrophisch aufzufassen sind.

Ätiologie. Eine eigentliche „auslösende Ursache" der Dystrophie kennen wir nicht. Ob Traumen eine solche abgeben können, halte ich für sehr zweifelhaft. Das Leiden ist vielmehr als der Ausdruck und die Folge einer spezifisch mangelhaften kongenitalen Anlage des Muskelsystems aufzufassen, das dem Aufbrauch früher oder später in dieser typischen Weise erliegt.

Verlauf und Prognose. Der Verlauf ist stets sehr chronisch; während die infantilen Kranken häufig das erwachsene Alter nicht erreichen, früh an interkurrenten Leiden zugrunde gehen, dauert die juvenile Form sehr lange. Es gibt nicht wenige Fälle, in denen trotz der Dystrophie das 50. und 60. Lebensjahr erreicht wurde. Die Progredienz ist meist sehr langsam; besonders juvenile Fälle zeigen nicht selten 10 Jahre und länger Stillstand des Prozesses. Die Prognose quoad valetudinem ist stets schlecht. Mir ist durch eine (mündliche) Mitteilung E r b s nur ein Fall bekannt, bei dem eine von ihm diagnostizierte Dystrophie eines kleinen Mädchens zur Heilung kam.

Die **Therapie** ist dementsprechend fast stets machtlos, wenn auch milde hydriatische, gymnastische und elektrische Prozeduren bisweilen (im Verein mit der Ruhe der Spitalbehandlung!) Besserungen erzielt haben sollen. Organpräparate haben keinen Nutzen gebracht. In manchen Fällen (besonders bei seltener Komplikation mit Kontrakturen) können orthopädisch - chirurgische Eingriffe indiziert sein. Von Stützkorsetten hat man im ganzen nicht viel Nutzen gesehen.

Die **Differentialdiagnose** hat bei der infantilen Form die — allerdings nur ganz oberflächliche — Ähnlichkeit mit der Diplegia infantum zu berücksichtigen, die aber durch ihre Py. Ba-symptome sofort die Unterscheidung ermöglicht. Die Poliomyelitis anter. wird wohl selten mit der Dystrophie verwechselt werden können. Bei der pseudohypertrophischen Form ist an die eventuelle Verwechslung mit Myotonia congenita zu denken, deren charakteristische Bewegungstörung und Muskelreaktion allerdings die Diagnose leicht zu sichern pflegt. Schwieriger kann die Unterscheidung bei T h o m s e n scher Krankheit mit Muskelschwund sein, zumal die Myatrophie hier bisweilen den Verteilungstypus der Dystrophie zeigt. Aber auch in solchen Fällen wird der Nachweis der myotonischen Reaktion einzelner Muskeln die Differentialdiagnose entscheiden lassen. Weiter können die seltenen Fälle von genuiner echter Muskelhypertrophie (entweder kongenital oder erworben) in differentialdiagnostische Konkurrenz treten, weiter die ganz seltenen Fälle von Hypertrophie nach Thrombose, Neuritis und bei spastischer Spinalparalyse. Eine Berücksichtigung des Verteilungsmodus der muskulären Dystrophie wird in allen diesen Fällen die Diagnose leicht machen. Auch die nicht seltenen Fälle von kongenitalen Defekten einzelner Muskeln (vor allem M. trapezius, M. pectoralis!) können den oberflächlichen Verdacht auf eine Dystrophie erwecken.

Am wichtigsten in differentialdiagnostischer Beziehung sind naturgemäß die übrigen Formen des Muskelschwundes: die spinale, die neurale (M a r i e - H o f f m a n n sche) Amyotrophie, die Syringomyelie, die Muskelatrophien bei Polyneuritis und die schon genannte Myotonia amyotrophica. Die beiden erstgenannten Formen unterscheiden sich allermeist dadurch sofort von der Dystrophie, daß sie eine jener entgegengesetzte Anordnung der Atrophien zeigen: die Bevorzugung der d i s t a l e n Extremitätenenden, während die Dystrophie die p r o x i m a l e n Teile bevorzugt. Es ist allerdings in seltenen Fällen mit dem Beginn der spinalen Affektion in den Rückenmuskeln zu rechnen. Ähnliches gilt von den polyneuritischen Formen des Muskelschwunds. Die Syringomyelie kann ja, wenn auch recht selten, in den proximalen Armmuskeln und dem Schultergürtel zu der ersten Atrophie führen; die Sensibilitätsstörung wird hier jedoch sofort die Differentialdiagnose entscheiden. Vor allem wird aber in allen diesen genannten Fällen das Auftreten der fibrillären Zuckungen und der elektrischen Entartungsreaktion die Diagnose wesentlich erleichtern.

Schließlich ist zu erwähnen, daß bisweilen entzündliche Erkrankungen der Muskeln mit Atrophie (O p p e n h e i m) und gewisse Knochenerkrankungen (z. B. Rachitis tarda [Verf.]) oberflächlich an die Dystrophie erinnern können.

S e l t e n e   F o r m e n   u n d   K o m p l i k a t i o n e n : Hier ist vor allem die von J. H o f f m a n n beobachtete Form mit bulbärparalytischer Lokalisation der Dystrophie zu erwähnen. Auch von O p p e n h e i m u. a. wurde die — sehr seltene — Mitbeteiligung der Zungen- und Schlundmuskeln festgestellt; desgleichen das Befallensein von Augenmuskeln. Daß die Dystrophie ganz ausnahmsweise auch an den Unterschenkeln und Händen und Unterarmen beginnen kann, wurde durch Befunde von J. H o f f m a n n , S c h u l t z e und E r b festgestellt. Weiter sind die Fälle bemerkenswert, in denen die trophischen Veränderungen sich nicht auf die Muskulatur beschränkten, sondern auch auf die Knochen erstreckten (F r i e d r e i c h , E. S c h u l t z e , S c h l i p p e u. a.); einzelne dieser Fälle zeigten außerdem ausgedehnte Frühkontrakturen der Muskeln. Weiter wurden Anomalien der Schädelbildung und des Brustkorbes beobachtet.

Daß die Dystrophie schließlich noch mit allerlei organischen und funktionellen Nervenkrankheiten kombiniert beobachtet worden ist (z. B. mit Tabes, mit Epilepsie, mit Hysterie, mit Psychosen), sei noch erwähnt. Daß es dauernd nicht zur vollen Ausbildung gelangende Formen der Dystrophie (formes frustes) gibt, ist nach neueren Beobachtungen wahrscheinlich.

2. Myotonia congenita, Thomsensche Krankheit.

Die seltene, zuerst von C h. B e l l und L e y d e n gesehene, im Jahre 1876 aber durch den schleswigschen Arzt T h o m s e n eigentlich „entdeckte" und von E r b klassisch bearbeitete Krankheit muß, wie die progressive Dystrophia musculorum, solange nicht ein stringenter Beweis des Gegenteils geführt ist, einstweilen noch als eine primäre Myopathie angesehen werden: als eine schwere Intentionsneurose der Muskulatur.

Das Leiden, das in vielen Fällen, vor allem in der Familie des Entdeckers, exquisit f a m i l i ä r und die männlichen Personen bevorzugend auftritt, beginnt in den typischen Fällen meist in früher Jugend, nicht ganz selten auch erst gegen die Pubertät zu, meist sehr langsam, nur bei dem Einsetzen ungewohnt starker Körperbewegung (Militärdienst!) rascher, bisweilen förmlich akut sich steigernd. Die ersten Anzeichen finden sich fast stets in einer gewissen Steifigkeit und Hemmung beim Gehen, Aufrichten, Heben usw. nach längerer Ruhe, vor allem morgens; diese Steifigkeit nimmt nach öfterer Wiederholung der betreffenden Bewegung ab und schwindet schließlich völlig.

Das t y p i s c h e   B i l d   d e r   v o l l e n t w i c k e l t e n   M y o t o n i e ist nun folgendes: Die meist gut genährten, nicht selten vollblütigen jungen Männer zeigen eine förmlich athletische Muskulatur des Rumpfes und der Extremitäten, die in auffallendem Gegensatz zu der geklagten Funktionsuntüchtigkeit steht. Bei jedem ersten Bewegungsversuch in irgendeiner Muskelgruppe nach einiger Ruhe derselben (besonders der Extremitäten) kommt es zu einer eigentümlichen Spannung und Steifigkeit, einem förmlichen Krampf der betreffenden Muskeln, der eine starke Verlangsamung der Bewegung zur Folge hat;

und zwar erreicht dieser „Myotonus" meist bei der zweiten Bewegung (nicht schon bei der ersten) ihren Höhepunkt: z. B. gelingt die erste Adduction des Daumens oft noch relativ rasch, während die nun folgende Abduction dem stärksten Widerstand begegnet. Besonders scharf zeigt sich dieser Unterschied der ersten und zweiten Bewegung bei raschen kräftigen Bewegungen.

Bei Wiederholung der betreffenden Bewegung wird dieselbe immer freier, bald sind die Spannungen gelöst, und die Bewegung wird völlig normal. Höchst charakteristisch äußert sich die Störung im Gang: zu Anfang werden mit äußerster Anstrengung langsame, kurze, stark schlürfende (also förmlich spastische) Schrittchen ausgeführt, nach 8—10 m ist der Gang schon freier, um am Ende eines ca. 15 m betragenden Weges (z. B. des Ganges eines Krankensaales) völlig normal, rasch und elastisch zu werden. Besonders schwer wird die Störung, wenn der Patient gezwungen wird, plötzlich eine b r ü s k e und r a s c h e Bewegung zu machen, z. B. ein ihm in den Weg tretendes Hindernis zu vermeiden od. dgl.; die Beine können dann förmlich stocksteif werden, der Patient stürzt wie ein Klotz nieder und kann sich nur schwer wieder erheben. Auch wird die myotonische Störung meist durch Erregung und durch die Kälte gesteigert.

Diese Störung kann sich nun — in seltenern Fällen — auf bestimmte Muskelgebiete, z. B. die Beine, die Hände und Zunge usw., beschränken; meist aber tritt sie generalisiert auf, die sämtlichen Stamm- und Gliedermuskeln — wenn auch nicht gleichmäßig stark — befallend und stört häufig auch die Motilität der Gesichts- und Kaumuskeln, der Zunge und der Lidschließer, sehr selten diejenige der Schlundmuskeln und der äußeren Augenmuskeln; ob sich Atem- und Herzmuskulatur beteiligen können, ist zweifelhaft.

Die befallenen Muskeln zeigen nun in der Ruhe und bei passiven Bewegungen meist keinen gesteigerten Tonus; die passiven Bewegungen sind im Gegensatz zu den aktiven völlig frei, ebenso die Reflexbewegungen (z. B. Plantarreflex). Dagegen sind die m e c h a n i s c h e u n d e l e k t r i s c h e E r r e g b a r k e i t, wie E r b zuerst nachwies, in höchst auffälliger Weise verändert.

Die m e c h a n i s c h e E r r e g b a r k e i t ist meist deutlich erhöht; jedes Beklopfen des Muskels, oft schon Druck oder Kneten erzeugen eine abnorme Nachdauer der lokalen Muskelkontraktion von 5—30 Sekunden; es entstehen je nach Lage und Form der Muskeln entweder Wülste oder tiefe Dellen und Furchen (besonders schön an der Zunge, dem M. gastrocnemius usw.). Dabei ist die idiomuskuläre Erregbarkeit sehr unbedeutend; ebenso fehlen Schiffsche Wellen.

Die e l e k t r i s c h e E r r e g b a r k e i t ist für beide Stromarten meist absolut gesteigert. Bei gewöhnlicher faradischer (direkter) Reizung mit etwas stärkeren Strömen kommt es bisweilen zu einer etwas verlangsamten Kontraktion mit langer Nachdauer (2—20 Sekunden und mehr); einzelne Öffnungsschläge beliebiger Stärke erzeugen stets nur normale, rasche Zukkungen; bei starker stabiler Faradisation tritt bisweilen oszillierendes Muskelwogen auf. Auch die (direkt) g a l v a n i s c h erzeugten Kontraktionen sind träge, tonisch und zeigen abnorme Nachdauer; es treten meist nur Schließungszuckungen (AnSZ = KSZ) auf; bei stabiler Galvanisation bisweilen (nicht konstant und an allen Muskeln) rhythmisch-wellenförmige Kontraktionen von der Ka zur An hin. Dieser elektrische Symptomenkomplex wird nach E r b als „m y o t o n i s c h e R e a k t i o n" bezeichnet.

Die Nervenstämme zeigen bei mechanischer und elektrischer Reizung meist keine besondere Erregbarkeitsveränderung; bei i n d i r e k t e r elektrischer Reizung kommt es also nicht zum Myotonus.

Die sensorischen Funktionen, die Sphincteren, die Sensibilität und die Hautreflexe wurden stets normal gefunden; die Sehnenreflexe waren bisweilen abgeschwächt oder abnorm ermüdbar, meist jedoch lebhaft. Trophische und vasomotorische Störungen fehlen fast immer. Die Psyche ist — was gegenüber der Einreihung des Leidens unter die Psychosen durch T h o m s e n selbst zu betonen ist — wohl meist normal, wenn auch Kombination mit Hysterie und Epilepsie beobachtet wurde.

A b a r t e n d e r M y o t o n i e: Die wichtigste Abart ist die mit verschiedenen Formen des Muskelschwunds einhergehende, die a m y o t r o p h i s c h e M y o t o n i e, die in letzter Zeit nicht selten — in ca. 20—25 Fällen bisher — beobachtet worden ist. Im Gegensatz zur typischen Myotonie scheint das Leiden nicht in früher Jugend, sondern erst im 2.—3. Jahrzehnt zu beginnen, mit Atrophie und Paresen und myotonischen Störungen gleichzeitig zu verlaufen. Die Myotonie kann dabei ziemlich generalisiert bleiben, kann sich aber auch auf nur wenige Muskeln (besonders auf die Hände und die Zunge) beschränken. Die Atrophien haben bald den Typus der E r b schen Dystrophie, bald — seltener — denjenigen der D u c h e n n e - A r a n schen Amyotrophie (Vorderarm-Peronealtypus); relativ häufig findet sich Atrophie der Gesichts- und Kaumuskeln (Spontaluxationen der Mandibula) und Sprachstörungen, sehr selten Ptosis (F ü r n r o h r). Einmal wurden beginnende Atrophien in einem bisher typischen Fall von M. congenita festgestellt (H o f f - m a n n). Die myotonische Reaktion wird durch die Atrophien natürlich modifiziert; bisweilen findet sich die myasthenische Reaktion. Die Sehnenreflexe fehlen bei der amyotrophischen M. nicht selten überall; manchmal findet sich mechanische Übererregbarkeit der Nerven. Der Verlauf ist entsprechend den Atrophien ein schwererer, Besserungen sind aber möglich.

In das Gebiet der amyotrophischen Myotonie fällt auch die Kombination von Syringomyelie mit Myotonie, die in einigen Fällen beobachtet wurde.

Die M y o t o n i a a c q u i s i t a ist in seltenen in Heilung auslaufenden Fällen in Anschluß an Traumen und akute Infektionen von T a l m a beschrieben worden. Sie scheint prognostisch günstiger zu sein.

Weiter wurden eigentümliche Fälle von intermittierender Myotonie, myotonieähnlichen, mit intermittierenden Lähmungen verlaufenden Neurosen (Paramyotonie, E u l e n - b u r g), Myotonie in Verbindung mit Tetanie (B e t t m a n n, v. V o ß), die Myotonie der Säuglinge und der Magenektatiker in sehr seltenen Fällen beobachtet.

Die **Differentialdiagnose** der generalisierten Myotonie bietet kaum jemals Schwierigkeiten; höchstens können manche Fälle von pseudohypertrophischer Dystrophia muscul. oder seltene Fälle von spastischer Spinalparalyse eine oberflächliche Ähnlichkeit mit jener aufweisen, die aber durch den Nachweis des typischen Verschwindens des Myotonus nach Wiederholung der Bewegung und durch die Myo. Re. hinfällig wird. Die partielle Myotonie z. B. der Vorderarme kann entfernt an die chronische tonische Form der Tetanie und an Beschäftigungskrämpfe erinnern, ohne aber ernstliche differential-diagnostische Schwierigkeiten zu machen. Auch die pseudospastische Parese der Hysterie kann — sehr selten und nur oberflächlich — an die Myotonie erinnern. Bei der amyotrophischen Form gelingt jedoch die Abgrenzung von andern Formen des Muskelschwunds bisweilen erst durch eine genaue elektrische Untersuchung besonders der nicht atrophischen Muskulatur.

Anatomisches. Das Zentralnervensystem ist bisher frei von allen Veränderungen gefunden worden. Dagegen zeigen die Muskeln nach E r b folgende Veränderungen: „enorme Hypertrophie aller Fasern, mit reichlichster Kernvermehrung des Sarcolems, Veränderungen der feineren Struktur (undeutliche Querstreifung, Vakuolenbildung usw.); daneben geringe Vermehrung des interstitiellen Bindegewebes und Einlagerung einer körnigen

Substanz. S c h i e f f e r d e c k e r zeigte neuerdings, daß die Kernzunahme
nur eine relative ist, und daß sich im Sarkoplasma bei einer bestimmten Fixierung eigentümliche Körner finden.

Das e i g e n t l i c h e   W e s e n   d e r   K r a n k h e i t ist auch heute
noch unklar; die bisher angenommene rein myogene Theorie befriedigt trotz
der Befunde von S c h i e f f e r d e c k e r nicht völlig. Mancherlei Symptome
weisen vielleicht auf einen zentralen (cerebralen?) Entstehungsort des Leidens hin.

Die **Ätiologie** ist dementsprechend für die Myotonia congenita noch
völlig unaufgeklärt; der Gedanke an eine Autointoxikation (Analogie mit
Veratrinvergiftung) hat nur hypothetisches Interesse. Die wichtige Rolle
der Heredität spricht für angeborene Entwicklungsmängel irgendwelcher
Art.

Die **Prognose** der typischen T h o m s e n schen Krankheit ist quoad
valetudinem stets schlecht, quoad vitam stets gut. Für körperlich angreifende Berufe sind die Kranken meist ungeeignet. Die Abarten, vor allem
die amyotrophische Myotonie, die Myotonie der Magenektatiker und Säuglinge haben eine ernstere Prognose.

Die **Therapie** ist — in typischen Fällen — stets fruchtlos; Nervendehnungen haben sich nicht bewährt. Vorsichtige Gymnastik und Massage
sollen funktionelle Besserungen herbeiführen können. Die Hauptsache scheint
in der Prophylaxe vor Unfällen zu bestehen.

3. Myasthenia pseudoparalytica
(Myasthenische Bulbärparalyse, Erbsche Krankheit).

Die ersten Mitteilungen über das eigentümliche Leiden verdanken wir
E r b; später haben die Forschungen O p p e n h e i m s ,   H o p p e s ,   G o l d -
f l a m s ,   S t r ü m p e l l s ,   E i s e n l o h r s ,   J o l l y s u. a. das Wesen des
Leidens schärfer erkennen gelehrt und — klinisch wenigstens — völlig geklärt.

Die Eigenart der myasthenischen Paralyse müssen wir darin erblicken,
daß sie zu s c h w e r e n   L ä h m u n g e n   d e r   b u l b ä r e n   N e r v e n -
g e b i e t e ,   v o r   a l l e m   d e r   A u g e n -   u n d   S c h l u n d m u s k e l n ,
w e i t e r   a u c h   z u   l ä h m u n g s a r t i g e r   S c h w ä c h e   d e r   R u m p f -
u n d   E x t r e m i t ä t e n m u s k u l a t u r   f ü h r t ,   o h n e   d a ß   e s   j e
z u   d e g e n e r a t i v e n   A t r o p h i e n   o d e r   h y p e r t o n i s c h e n
M u s k e l v e r ä n d e r u n g e n   k o m m t ,   u n d   o h n e   d a ß   d e r   m a -
k r o s k o p i s c h e   o d e r   m i k r o s k o p i s c h e B e f u n d   a m Z e n t r a l -
n e r v e n s y s t e m   d i e s e   S t ö r u n g e n   h i n r e i c h e n d   e r k l ä r e n d e
V e r ä n d e r u n g e n   z e i g t . Die Lähmungen in allen Gebieten haben, wie
zuerst G o l d f l a m zeigte, besonders anfangs einen klaren r e m i t t i e r e n -
d e n   C h a r a k t e r , sie sind das Produkt einer k r a n k h a f t   g e s t e i g e r t e n
E r m ü d b a r k e i t . Die Prognose ist meist ungünstig, Genesung ist im
ganzen selten.

Verlauf und Symptomatologie. Bis dahin gesunde Menschen des
20. bis 40. Jahrzehnts, Frauen etwas häufiger als Männer, erkranken meist
recht allmählich, seltner rasch nach einer akuten Krankheit, nach Trauma
oder Überanstrengung, an Lähmungserscheinungen der Augenmuskeln, sehr
häufig an Ptosis und Doppelsehen; zugleich pflegt ein oder die andere bulbäre
Funktion, die Phonation oder der Schluckakt zu leiden. Diese Erscheinungen
können auch mit Schwächegefühl des Nackens, Rumpfes und der Extremitäten

einhergehen, wenn auch im Beginn
die bulbären Symptome — oft jahrelang isoliert — dominieren. Alle
Störungen können dann restlos auf
Wochen, Monate oder Jahre zurückgehen, so daß die Krankheit im Beginn aus kurzen Exacerbationen
zwischen langen Remissionen bestehen kann. Dieses relativ harmlose Anfangsstadium kann lange, bis
22 Jahre lang (Verf.) bestehen. Bisweilen verläuft die Krankheit aber
auch rascher und steigert sich in
Wochen und Monaten allmählich
ohne länger dauernde Besserungen
zur Höhe.

Gerade im ersten Stadium zeigt
das Leiden nun das charakteristische Moment, das es völlig von
allen anderen bulbären Symptomen-
komplexen unterscheidet, nämlich
das Symptom der Lähmung
durch pathologisch gesteigerte Ermüdbarkeit: die
Augenmuskeln, die Schlingmuskeln,
die morgens nach der stärkenden
Nachtruhe noch gut oder leidlich
funktionieren, versagen nach kürzerer oder längerer Aktivität im
Laufe des Tages mehr und mehr,
bis sie paralytisch (oder richtiger
pseudoparalytisch) werden. Eine
Nacht (oder Ruhestunden am Tage)
genügen, um die Lähmung zu heben,
und am nächsten Tage beginnt
das Spiel der myasthenischen Ermüdungslähmung aufs neue. Erreicht das Leiden seine Höhe, tritt
es gar in sein Finalstadium, so
pflegen jedoch ein Teil der Lähmungen zu persistieren oder nur
leichte Veränderungen je nach Ruhe
oder Ermüdung zu zeigen.

Allmählich, häufig auch plötzlich wird die Höhe des Leidens erreicht: die Augenmuskeln, die Kau-
und Schluckmuskeln, seltner das
Facialisgebiet, häufig die Nacken-

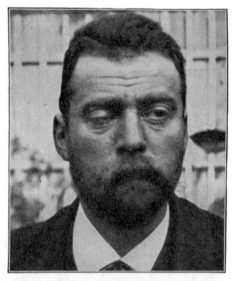

Abb. 128. Myasthenia mit rechtsseitiger
Ophthalmoplegia externa.
(Nach Knoblauch.)

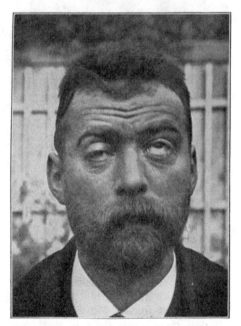

Abb. 129. Derselbe Patient beim Versuch aufwärts zu sehen.
(Nach Knoblauch.)

muskeln und die des Rückens werden fast permanent paretisch; die Ermüdungslähmung der Extremitäten wird so hochgradig, daß die Kranken
dauernd bettlägerig werden. Die Ernährung leidet durch die Schlinglähmung,

Verschlucken tritt auf, schließlich versagt auch die Atemmuskulatur (vielleicht auch der Herzmuskel) und das Ende, das durch die Inanition vorbereitet ist, tritt an Atmungs- oder Herzlähmung völlig spontan oder nach einem herzangreifenden Akt (Magensonde, differente Bäder!) plötzlich ein, oder wird durch eine Schluckpneumonie langsamer herbeigeführt.

Selten verläuft die Myasthenie ohne wesentliche Bulbärlähmung als reine Extremitäten- und Rumpfparese. (G r u n d , R a u t e n b e r g u. a.)

Von den objektiven Symptomen des voll ausgebildeten Leidens treten die A u g e n m u s k e l s t ö r u n g e n am meisten in den Vordergrund: die Ptosis, die vergeblich durch eine auxiliäre Kontraktion der Stirnmuskeln auszugleichen versucht wird, die Lähmung der N. abducentes, der Oculomotoriusmuskeln und der übrigen, so daß eine totale Ophthalmoplegie externa die Folge ist; oft scheinen die Beweglichkeitsdefekte streng assoziierter Natur zu sein (B i e l s c h o w s k y); charakteristischerweise nimmt der Sphincter iridis allermeist nicht teil an der Ermüdungslähmung. Häufig besteht — bei unvollkommener Lähmung der Augenmuskeln — Diplopie in einem vom Morgen zum Abend wechselnden Grade.

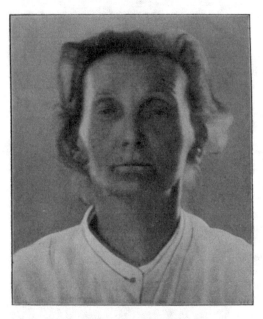

Abb. 130. 45jährige Kranke mit Myasthenie, doppelseitige Ptosis, myopathisches Maskengesicht.
(Eigne Beobachtung.)

Die Kaumuskeln werden meist früh und erheblich paretisch; nach wenigen Bissen versagen die Masseteren und Temporales; das Schlucken wird durch die zunehmende Lähmung des Gaumensegels, der Pharynx- und Speiseröhrenmuskeln gestört; flüssige Nahrung fließt aus der Nase herab. Die Kehlkopfmuskeln, meist die Phonatoren, selten die N. postici versagen, die Stimme wird heiser, aphonisch.

Die Lippenmuskeln, die Nasolabialmuskeln (am seltensten die M. frontales), schließlich fast das ganze Facialisgebiet wird gelähmt; es entsteht ein bekümmertes, müdes Maskengesicht.

Auf der Höhe des Leidens zeigen, wie bemerkt, auch die Nackenmuskeln, alle Rumpfmuskeln Ermüdungsschwäche; Arme und Beine werden besonders in ihren proximalen Muskelgebieten schon nach wenigen Bewegungen, nach kurzem Heben und Beugen, nach wenigen Schritten müde und paretisch.

Dabei finden sich an den gelähmten Muskeln (in reinen Fällen des Leidens) n i e A t r o p h i e n , k e i n e f i b r i l l ä r e n Z u c k u n g e n , n i e m a l s e l e k t r i s c h e o d e r m e c h a n i s c h e E n t a r t u n g s r e a k t i o n.

Dagegen trifft man in vielen Muskeln (aber durchaus nicht immer an den dauernd paretischen, am schwersten betroffenen) n e b e n d e r a k t i v e n Ü b e r e r m ü d b a r k e i t a u c h e i n e s o l c h e f ü r d e n f a r a d i s c h e n

Strom, die von **Jolly** gefundene **myasthenische Reaktion** (Mya. R.) (Abb. 131): reizt man direkt tetanisierend einen solchen Muskel, so reagiert er anfangs normal zuckend, allmählich nehmen die Schließungszuckungen an Intensität ab und erlöschen schließlich ganz, um nach kurzem Aussetzen der Tetanisierung (Minimum ca. 2 Sek.) wieder ausgelöst werden zu können. Die Mya. R. braucht nicht komplett zu sein, aber angedeutet wenigstens findet sie sich in den meisten Fällen. Der Grad und die Raschheit des Eintritts der Mya. R. scheint direkt proportional der vorherigen willkürlich motorischen oder auch elektrischen Ermüdung des Muskels zu sein.

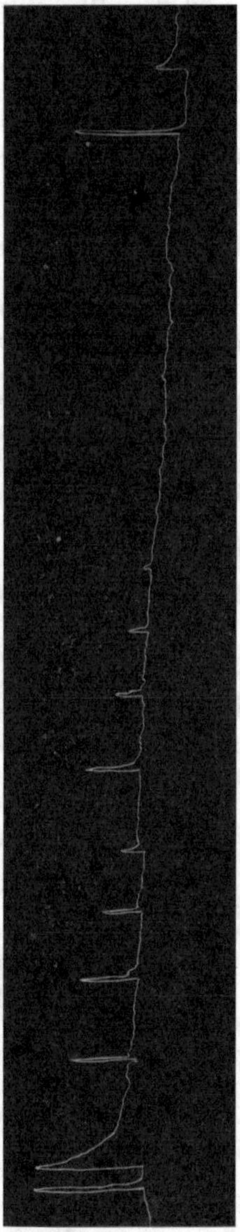

Es sei erwähnt, daß man die Mya.R. auch an den atrophischen Muskeln, bei andern Nervenkrankheiten, bei Herderkrankungen des Gehirns, bei „cerebralen Muskelatrophien" (H. Steinert), bei amyotrophischer Myotonie usw. gefunden hat. Diese Befunde können aber die Spezifizität der Reaktion bei der ohne Atrophien verlaufenden Myasthenie nicht in Frage stellen.

Verschont werden von dem Leiden stets die sensorischen Hirnnerven (Opticus, Olfactorius, Glonopharyngeus, Acusticus usw.). Auch die sensiblen Funktionen jeder Art bleiben stets intakt, meist auch Blase und Mastdarm.

Die Sehnenreflexe bleiben meist normal erhalten, selten sind sie abgeschwächt; oft sind sie durch häufigeres Auslösen überermüdbar und verschwinden. Selten können sie im Stadium der Dauerlähmung auch dauernd erlöschen (Verf.). Die Hautreflexe werden stets normal gefunden.

Die Psyche der Patienten ist meist intakt, stets auch die höheren Sprachfunktionen. Zwangsaffekte, die Crux der atrophischen und Pseudobulbärparalytiker, scheinen zu fehlen.

Anatomie. Das Gehirn, Rückenmark und die austretenden Nerven sind in den meisten typischen Fällen völlig intakt gefunden worden, von geringen zur Erklärung der schweren Störungen nicht ausreichenden Veränderungen in wenigen Fällen abgesehen. Dagegen haben sich in zahlreichen Fällen in den betroffenen Muskeln Anhäufungen von Lymphoidzellen konstatieren lassen (Weigert, Flatau, Link, Goldflam, Laqueur, Boldt, Verf. u. a.), die bei ihrer Häufigkeit in den neueren Obduktionsfällen vielleicht eine pathognomonische Bedeutung haben. Einmal fand sich fettige Umwandlung des Sarcoplasmas (Marburg). In einigen Fällen wurde Thymus persistens oder Thymustumoren und Muskelmetastasen (Weigert) gefunden, in einem Fall (Pel) Leukocytose intra vitam und Leukocytenanhäufungen in den parenchymatösen

Abb. 131. Muskelkurve bei typischer myasthen. Reaktion (M. tibialis antic). OS = Öffnung-Schließung des farad. Stroms. S = Schließung des farad. Stroms. R = Unterbrechung der Faradisation. (Nach Hedinger.)

Organen. Alles in allem erklären aber die bisherigen anatomischen Befunde die schweren Funktionstörungen der Myasthenie nicht völlig. Ob das neuerdings von Knoblauch gefundene krankhafte Überwiegen der „hellen Muskelfasern" zuungunsten der „roten dunklen" bei Myasthenie und die vergleichend-biologischen Erwägungen des Autors für die Pathogenese Bedeutung gewinnen werden, steht noch dahin.

Ätiologie. Die eigentliche Ursache ist unklar. Als auslösende Momente werden akute Infektionskrankheiten (Influenza, Traumen, Intoxikationen, Überanstrengungen usw.) beschuldigt. Das letztere Moment tritt besonders plausibel in einem (unveröffentlichten) Fall Erbs hervor, dem eines älteren Buren, der wochenlang mit minimalen Ruhepausen zu Pferde mit Dewet von den Engländern gejagt wurde.

Oft fehlt aber jedes merkliche ursächliche Moment.

Die Annahme, daß eine Sekretionsstörung der Glandulae parathyreoideae die Ursache der Myasthenie sei (Lundbørg, Chvostek), ist eine bisher unbewiesene Hypothese.

Von großer Bedeutung scheint jedoch der zuerst von Oppenheim geführte Nachweis, daß viele Myastheniker auffallende kongenitale Entwicklungshemmungen und Mißbildungen aufweisen (Anomalien am Nervenapparat, Polydaktylie an Füßen und Händen (Oppenheim), totale Aplasie der Genitalien und Hyperplasie der Lungenlappen (Verf.). Diese Befunde stempeln die Kranken zweifellos zu kongenitalen Hypoplasten, bei denen uns die Edingersche Lehre vom abnormen Aufbrauch und unzureichenden Ersatz im Nervensystem besonders wahrscheinlich und manches erklärend erscheinen muß.

Die **Komplikationen**, mit denen das Leiden — selten genug — zusammen beobachtet wurde, die Hysterie, M. Basedowii, die Dystrophia musculorum, die Bantische Krankheit (Mohr) können der ätiologischen Forschung wenig weiterhelfen.

Die **Differentialdiagnose** kann im Anfang besonders nach der Richtung der Hysterie hin Schwierigkeiten machen, die aber die Art der Augenmuskellähmung, die Schlingstörung, der streng remittierende Charakter der Lähmungen und schließlich die Mya.M. beseitigen. Gegen die Diagnose der atrophischen und der Pseudo-Bulbärparalyse schützen einerseits die Beachtung der degenerativen Atrophien, andrerseits die der Störungen der Py. S. B. (Spasmen, Hyperreflexie) in jenen Fällen. Größere Schwierigkeit kann im Beginn die Abgrenzung von einer polyneuritischen Bulbärlähmung, einer Lues cerebri, der Landryschen Paralyse und besonders der Poliencephalomyelitis (Oppenheim) machen. Das Fehlen der quantitativen und qualitativen elektrischen Veränderungen und das Auftreten der Mya.R. werden jedoch auch in diesen Fällen die Differentialdiagnose entscheiden lassen.

Die **Prognose** ist meist infaust. Wenn auch von Erb, Goldflam, H. Steinert u. a. in leichten Fällen Heilung beobachtet wurde, verlaufen die meisten Fälle nach kürzerer oder — meist — sehr langer Dauer, wie oben geschildert, letal.

Die **Therapie** kann nur in größter Schonung, Ruhe und geeigneter Ernährung bestehen; daneben mögen tonisierende Medikamente wirken. Kontraindiziert sind jegliche brüsken elektrischen oder aktiven und passiven gymnastischen Prozeduren, die die Überermüdbarkeit der Muskeln nur noch vermehren können. Bäderbehandlung ist nur unter aufmerksamer Kontrolle von Atmung und Puls, am besten gar nicht anzuwenden (S t e i n e r t). Der — bei völliger Schlucklähmung bisweilen nicht zu vermeidende — Magenschlauch ist nur mit großer Vorsicht zu gebrauchen, da Todesfälle während der Sondierung beobachtet worden sind (O p p e n h e i m).

4. Myatonia congenita (Oppenheim).

Das zuerst von O p p e n h e i m 1894 geschilderte, seitdem nur noch in ca. zehn Fällen beschriebene Leiden scheint fast stets angeboren zu sein, wenn es auch bisweilen — bei schwächeren Graden — erst im zweiten oder dritten Lebensjahr bemerkt wurde. Die betroffenen Kinder fallen dadurch auf, daß sie ihre Gliedmaßen, besonders die unteren Extremitäten nicht spontan bewegen: die Beine liegen völlig gelähmt und schlaff da, der Muskeltonus ist hochgradig herabgesetzt, die Glieder schlottern förmlich in ihren Gelenken. In den Armen ist die Störung meist geringer, hier tritt mehr die Schwäche der Bewegung hervor. Die Rumpf- und Nackenmotilität ist dagegen fast nie gestört. Eine Mitbeteiligung der Muskeln von Kopf, Gesicht und Zunge, der Augenmuskeln, des Schlundes und Zwerchfells wurde bisher nicht beobachtet. Auch die sensorischen Hirnnerven, die sensiblen Funktionen, die Sphincteren und die intellektuelle Entwicklung scheinen durch die Krankheit nicht zu leiden.

Die Muskeln zeigen, wenn sie sich auch schlaff und welk anfühlen, k e i n e e i g e n t l i c h e n A t r o p h i e n und keine fibrillären Zuckungen. Die direkte und indirekte elektrische Erregbarkeit ist zumeist sowohl in den gelähmten, wie in den anscheinend intakten Muskeln hochgradig q u a n t i t a t i v herabgesetzt, häufig bis zum totalen Schwund der Erregbarkeit; Andeutung von Entartungsreaktion wurde aber beobachtet.

Die Sehnenreflexe sind fast stets nicht nur an den betroffenen Extremitäten, sondern auch an den normal beweglichen erloschen; die Hautreflexe werden meist als normal geschildert.

Anatomische Befunde liegen erst in einem Fall (S p i l l e r) vor: das gesamte Nervensystem erwies sich als intakt; die Muskeln dagegen waren hyaloid verändert, hatten ein trübes Aussehen und nur undeutliche Querstreifung; die einzelnen Fibrillen waren abnorm schmal; das fetthaltige Bindegewebe war vermehrt. Zeichen von Entzündung und Zerfall fehlten. Andere Autoren bestätigten an dem Lebenden entnommenen Muskelstückchen im wesentlichen diesen Befund (R e y h e r und H e l m h o l t z), während B i n g normale Struktur fand.

Das **Wesen** d e r M y a t o n i e sieht O p p e n h e i m in einer angebornen verzögerten Entwicklung der Muskulatur; hierfür scheint auch der anatomische Befund am meisten zu sprechen. B e r n h a r d t ist eher geneigt, eine Schädigung der peripheren Nerven, etwa eine generalisierte Polyneuritis autotoxischen oder infektiösen Ursprungs anzunehmen (allerdings auf Grund von Fällen, die zum Teil nicht kongenital krank waren.) Jedenfalls bedarf die Pathogenese des Leidens noch sehr der Aufklärung durch weitere klinische und anatomische Befunde, die vor allem erweisen müssen, ob wirklich ein einheitliches Krankheitsbild vorliegt.

Die **Differentialdiagnose** hat besonders die Poliomyelitis anterior und die intrapartualen peripher und spinal bedingten Lähmungen zu berücksichtigen. Das Fehlen von Atrophien und Sensibilitätstörungen, das

generalisierte, fast stets symmetrische Befallensein der Muskeln und die meist
a l l e Muskeln betreffende Veränderung der elektrischen Erregkarbeit unterscheiden jedoch die Myatonie von jenen Krankheiten. Von einer — wohl
enorm seltenen — allgemeinen Polyneuritis im Säuglingsalter scheint mir
das Leiden allerdings nicht abgrenzbar zu sein. Schließlich möchte ich
dringend darauf hinweisen, daß nervengesunde, aber etwas atrophische oder
rachitische Kinder hochgradige Hypotonie der Muskeln und Gelenke (die ja
bis zu einem gewissen Grade dem frühen Kindesalter physiologisch eigen ist)
aufweisen können. Hier ist ebenfalls eine differentialdiagnostische Fehler-
quelle gegeben.

Der **Verlauf** ist stets äußerst langwierig. Die **Prognose** ist aber nicht
schlecht, da bei einem Teil der Fälle im Laufe der Zeit mehr oder weniger vollständige Rückbildung der Störungen beobachtet wurde.

Die **Therapie** hat in der Anwendung allgemein tonisierender Mittel, vorsichtiger Strychninmedikation, Massage und dem elektrischen Strom zu bestehen; vielleicht können auch orthopädische Maßnahmen nötig werden.

V.
Die Krankheiten des Gehirns.

1. Normale und pathologische Physiologie des Gehirns[1]).

Von

Hugo Liepmann-Berlin.

I. Vorbemerkungen zur Anatomie, Physiologie und Pathologie des Gehirns.

1. Die Hirnhäute.

Das Gehirn liegt eingeschlossen von der weichen und der harten Hirn-haut in der Schädelkapsel.

Über die Beziehungen der Hirnteile zum Schädel siehe die Abb. 132.

Die harte Hirnhaut (Dura mater, Pachymeninx) ist das Periost der Schädelknochen. Sie haftet jedoch beim gesunden Erwachsenen nur der Basis des Schädels fest an, während sie sich an der Konvexität leicht los-lösen läßt. Fortsätze von ihr dringen sagittal zwischen die Großhirnhemi-sphären (Proc. falcif. maj.), die Kleinhirnhemisphären (Proc. falcif. min.) und transversal zwischen Kleinhirn und Basis des Hinterhauptlappens (Ten-torium).

Sie bildet stellenweise durch Spaltung in zwei Blätter, welche Blut auf-nehmen, die sog. Sinus. Sie begleitet auch mit Duralscheiden die austreten-den großen Nerven.

Die Nerven der Dura sind teils sympathische, teils stammen sie vom Nervus trigeminus.

An der weichen Hirnhaut (Leptomeninx) unterscheidet man ein äußeres Blatt, die Arachnoidea, und ein inneres, die Pia mater. Die Pia kleidet alle Furchen aus, schmiegt sich innig der Gehirnoberfläche an, dringt als Tela chorioidea in die Ventrikel, während die Arachnoidea über die Furchen hinweg-gespannt ist. Beide Blätter sind durch zahlreiche Bälkchen innig ver-bunden, so daß man sie in der Pathologie als eine Einheit behandeln kann. Zwischen harter und weicher Hirnhaut befindet sich der Subduralraum,

---

[1]) Mit Rücksicht auf die erforderliche Kürze und Übersichtlichkeit gehen die fol-genden Ausführungen auf die feineren Verhältnisse nicht ein und bringen den unsäglich verwickelten Stoff in möglichster Vereinfachung.

Auf die differierenden Anschauungen der führenden Fachmänner in den vielen strittigen Punkten konnte nicht eingegangen werden.

Autorennamen werden grundsätzlich nicht angeführt, außer in wenigen Fällen, wo eine ganz fundamentale Lehre mit einem Namen verknüpft ist.

der kaum Spuren von Flüssigkeit enthält, auch in Krankheitsfällen nicht der Ort von Flüssigkeitsansammlungen ist.

Dagegen ist es der Subarachnoidealraum zwischen Arachnoidea und Pia innerhalb der weichen Hirnhaut, in dem sich infolge seiner Kommunikation mit den Ventrikeln normalerweise etwas Cerebrospinalflüssigkeit findet, welche bei der progressiven Paralyse, der senilen Atrophie usw. oft reichlich vermehrt ist (Hydrocephalus externus).

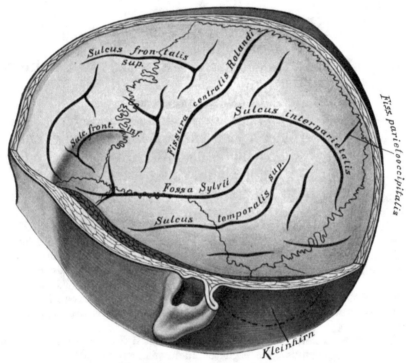

Abb. 132. Beziehung des Schädels zur Hirnoberfläche.
(Nach Bardeleben-Häckel.)

2. Blutversorgung des Gehirns.

Sein Blut erhält das Gehirn aus
    1. den beiden Art. vertebrales,
    2. den beiden Arteriae carotides internae.

Die beiden Vertebrales vereinigen sich am Übergang von der Medulla in die Brücke zur Art. basilaris, welche sich vor der Brücke in die beiden nach hinten seitwärts ziehenden hinteren Hirnarterien = Art. cerebr. post., teilt.

Die Carot. int. teilt sich jederseits in folgende Äste:
    a) Vordere Hirnarterie (Art. cerebr. ant.).

Beide vorderen Hirnarterien sind durch die Art. commun. ant. verbunden.
    b) Die mittlere Hirnarterie = Art. foss. Sylvii.
    c) Art. commun. post.
    d) Art. chorioidea.

Die Art. commun. post. (cp) verbindet das Carotisblut mit dem Vertebral-
blut, indem sie sich in die Art. cerebr. post. begibt. (Abb. 133).

Durch die beiden A. commun. entsteht der Circul. art. Willisii.
(Varietäten häufig).

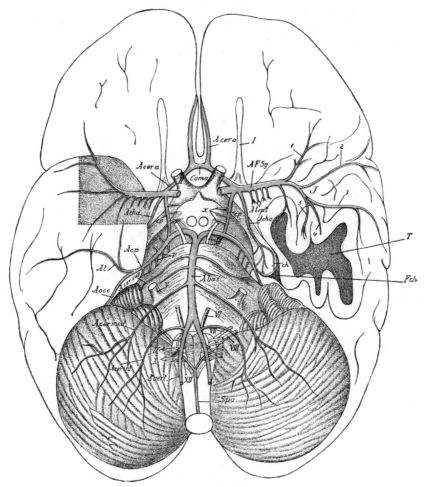

Abb. 133. Arterien der Basis.
(Nach v. Monakow.)

Acera Art. cerebri anterior. *AFSy* Art. Fossae Sylvii. *Acha* Art. chorioidea
anterior. *Acp* Art. cerebri posterior. *cp* Art. communic. posterior. *Abas* Art.
basilaris. *Avert* Art. vertebralis. *Coma* Art. communic. ant.

Die drei Hauptarterien des Gehirns sind somit:

1. die Art. cerebr. ant., ⎫ (beide aus der Carotis),
2. die Art. foss. Sylvii ⎭
3. die Art. cerebr. post. (aus der Art. basil.).

Diese Hauptarterien senden teils kurze Äste in das Innere des Gehirns
(Zentralarterien), besonders die Ganglienmassen, teils lange Äste in die Rinde
und in das anliegende Mark (Corticalarterien).

Die kurzen und die langen (corticalen) Äste bilden untereinander zwei vollkommen voneinander unabhängige Zirkulationssysteme, d. h. es bestehen zwischen den beiden Systemen keine Anastomosen.

Die kurzen Äste (Zentralarterien) haben auch untereinander wenig Anastomosen, so daß sie als Endarterien bezeichnet werden.

Die langen Äste verlaufen auf der Hirnoberfläche, versorgen Rinde und anliegendes Mark und haben Anastomosen untereinander.

Von den zentralen Ästen haben besondere Bedeutung die Äste, welche die innere Kapsel, Linsenkern und Sehhügel ernähren. (Lenticulo-striäre

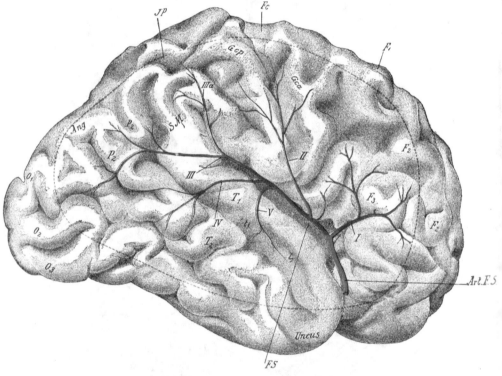

Abb. 134.   Arterien der Konvexität.
(Nach v. Monakow.)

Art FS Art. Foss. Sylvii.   *I, II, III, IV, V* die fünf Hauptäste.   *Fc* Fissura centr.
Fs Fossa Sylvii.   *JP* Interparietalfurche.   *Gca* Vord. Zentralwindung.   *Gcp* Hintere Zentral-
windung.   *SM* Gyr. supramarg. Ang. Gyr. angul.   *F₁F₂F₃* die Stirnwindungen.   *T₁T₂* die
Schläfewindungen.   Die rotpunktierte Linie deutet die Begrenzung der Sylvischen Arterie an.

und lenticulo-optische Arterien.)   Das von diesen, nicht miteinander anastomosierenden, Gefäßen versorgte Gebiet ist der **Vorzugssitz von Gehirnblutungen und Gehirnerweichungen.**

Im besonderen versorgt die Art. cerebr. ant. (Hauptast: Art. corp. callosi) die beiden oberen Stirnwindungen, die Basis des Stirnhirns und die medialen Teile der Hemisphäre (Gyrus fornicatus, Lobus paracentralis, einschließlich des Praecuneus, ferner den Balken).

Da der Lobus paracentralis das Beinzentrum ist, bewirkt Verstopfung des betreffenden Astes **isolierte Beinlähmung.**

Die Art. cerebr. med. oder Foss. Sylvii hat besondere Bedeutung für die Sprachstörungen.

Ihre kurzen (zentralen) Äste sind schon oben als die wichtigen lenticulostriären usw. erwähnt.

Ihre 5 bis 7 corticalen Hauptäste versorgen die 3. Stirnwindung, die Insel, die Zentralwindungen, den Scheitellappen, die beiden oberen Schläfenlappenwindungen.

Die Art. cerebr. post. ernährt zunächst die Ventrikelwände. Ihre kurzen Äste gehen zu: Sehhügel, Hirnstiel, Kniehöcker, Tela chorioidea usw. Durch kurze Äste versorgt sie auch das Splenium des Balkens.

Sie spaltet sich in zwei corticale Hauptäste.

1. Art. temporalis für die Unterfläche des Schläfenlappens.

2. Art. occipit., welche den Hinterhauptslappen ernährt.

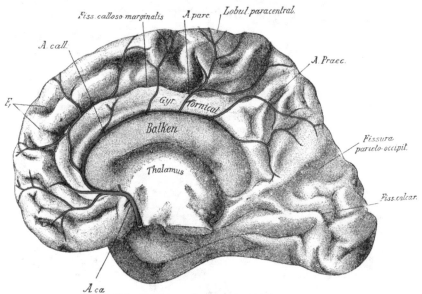

Abb. 135. Arterien der Medianfläche.
(Nach v. Monakow.)
Aca Art. cerebri anterior. *A call* Art. corpor. callori. *A parc* Art. paracentralis.
F_1 medianer Teil der ersten Stirnwindung.

Von den Abkömmlingen der letzteren hat besondere Bedeutung die Art. calcarina, welche die Umgebung der Fissura calcarina (also das Sehzentrum) und die Sehstrahlung ernährt.

Kleinhirn und Brücke werden von den Ästen der Art. basilaris (der Art. cerebelli) versorgt.

Die Ernährung der einzelnen Gehirnabschnitte ist also folgende:

Großhirnrinde und Marklager: Die corticalen Äste der drei Hauptarterien. Und zwar:

Stirnhirn: basal, medial und oberste Konvexität von der Art. cerebr. ant. Rest der Konvexität des Stirnhirns, besonders F. m. und F. i. von der Art. cerebr. med.

Zentralwindungen, Insel, Konvexität des Scheitellappens von der Art. cerebr. med.

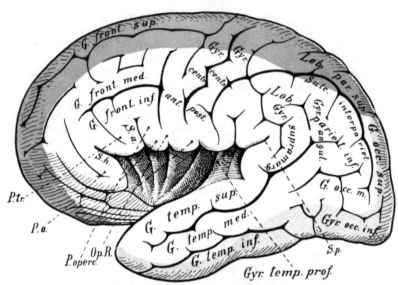

Abb. 136. Ernährungsbezirke der Hirnarterien an der Konvexität.
Weiß = Bezirk der Art. foss. Sylvii. Rot = der Art. cerebri anterior.
Blau = der Art. cerebri posterior.
Sonstige Zeichen wie in Abb. 138.

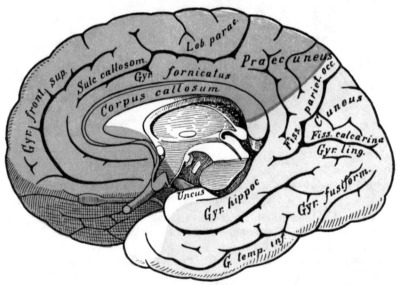

Abb. 137. Ernährungsbezirke der Hirnarterien an der Medianfläche.
Farben wie in Abb. 136.

Mediale Scheitellappen (Lobus paracentr. und Praecuneus) Gyr. fornic.
von der Art. cerebr. ant. (Praec. z. T. auch von der Art. cerebr. post.).
Schläfenlappen: Zwei obere Windungen von der Art. cerebr. med.
Rest, insbesondere Basis von der Art. cerebr. post.
Hinterhauptslappen von der Art. cerebr. post.

Große Ganglien und innere Kapsel: Von den Zentralästen der drei großen Hauptarterien.

Balken: Art. cerebr. ant. Das Splenium durch die Art. cerebr. post.

Mittlere Basalgegend: Art. commun. post.

Hirnschenkel: Art. cerebr. post und commun. post.

Vierhügel: Art. cerebr. post.

Brücke und Kleinhirn und verlängertes Mark: Von der Art. cerebelli sup., der Art basilaris und der Art. cerebelli inf., der Art. vertebralis.

Die Venen des Gehirns.

Die Venen des Gehirns besitzen keine Klappen und sind durch zahllose Anastomosen verbunden. Sie entleeren sich in die venösen Hirnsinus (Sinus longitudinalis usw.), welche ihr Blut schließlich in die Vena jugul. int. führen. Die Venen aus dem Streifenhügel und den Plexus chorioidei der Ventrikel vereinigen sich in der unpaaren Vena magna Galeni unterhalb des Balkens. Diese ergießt ihr Blut in den Sinus rectus.

3. Morphologie des Gehirns.

Das Gewicht des Gehirns ist beim Manne durchschnittlich ca. 1350 g., beim Weibe 100 bis 120 g leichter.

Auf Grund der Entwicklungsgeschichte unterscheidet man

1. das Endhirn (Telencephalon): die beiden Hemisphären samt den Vorderhirnganglien: Schwanzkern, Linsenkern, Mandelkern und Vormauer. Seine Höhle: die Seitenventrikel.

2. Das Zwischenhirn. (Diencephalon): Die Sehhügel mit ihrem Anhang, insbesondere die wichtigen Kniehöcker und an der Basis das Chiasma und der Tractus opticus. Seine Höhle: der 3. Ventrikel.

Vorderhirn (Prosencephalon).

3. Das Mittelhirn (Mesencephalon) Vierhügel, untere Schleife, roter Kern und die Kerne des N. III und IV, Hirnschenkel (Haube und Fuß) mit Substantia nigra. Von den Hirnhöhlen entspricht dem Mittelhirn der Aquaeductus Sylvii.

4. Hinterhirn (Metencephalon oder Rhombencephalon): Brücke und Kleinhirn.

5. Nachhirn (Myelencephalon): Medulla oblongata.

Die Höhle von Hinter- und Nachhirn ist der 4. Ventrikel. Die Grenze zum Rückenmark bildet der unterste Teil der Pyramidenkreuzung.

Das Vorderhirn wird auch zusammen mit dem Mittelhirn häufig als Großhirn dem Kleinhirn, der Medulla und dem Pons gegenübergestellt.

Als Hirnstamm bezeichnet man die Gesamtheit von Medulla, Brücke, Mittelhirn, Zwischenhirn und Großhirnganglien im Gegensatz also zu Rinde und Mark der Hemisphären.

Jede Hemisphäre zerfällt in Stirnlappen, Scheitellappen, Schläfenlappen und Hinterhauptslappen.

Die größte der Furchen, die Foss. Sylvii trennt den Schläfenlappen von Stirn- und Scheitellappen. Die Stirnlappen lassen viele Autoren vom Scheitellappen durch die Rolandosche oder Zentralfurche getrennt sein, so daß die vordere Zentralwindung zum Stirn-, die hintere zum Scheitellappen gerechnet wird. Jedoch spricht man auch oft von den beiden Zentralwindungen als einem Ganzen: der Zentralgegend oder Rolandoschen Gegend und rechnet sie dann als einen zwischen Stirn- und Scheitellappen gelegenen selbständigen Teil.

Zwischen Stirn-, Scheitellappen und Schläfenlappen liegt in der Tiefe der Foss. Sylvii die Insel. Die sie bedeckenden Teile des Stirnhirns und der Zentral-windungen heißen deshalb Deckel (Operculum), und zwar der Teil des Oper-culums, welcher zu den Zentralwindungen gehört: Opercul. Rolandi, der, wel-cher zur unteren Stirnrinde gehört: Opercul. frontale (die Brocasche Stelle).

Der Hinterhauptslappen ist vom Scheitellappen scharf nur an der me-dialen Fläche getrennt durch die Fissura parieto-occipitalis, an der Konvexität fehlt solche scharfe Grenze.

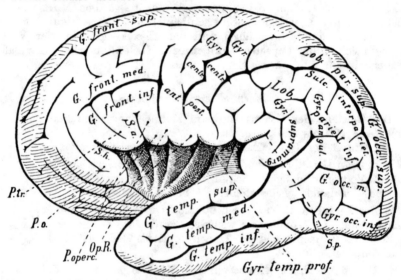

Abb. 138. Windungen und Furchen der Konvexität.
(Unter Benutzung eines Flechsigschen Grundrisses.)

S.h. S.a. S.p. = Ramus horizont., Ra-mus ascendes oder verticalis und Ra-mus poster. der Sylvischen Furche.	P.tr. = Pars triangularis ⎫ der dritten P.operc. = Pars opercularis ⎬ Stirn- P.o. = Pars orbitalis ⎭ windung.
Op.R. = Operculum Rolandi.	

Die Bezeichnung Gyr. supramargin. müßte schon weiter vorn — unmittelbar hinter dem Gyr. centr. post. — beginnen.

a) Windungen und Furchen der Konvexität.

Der Stirnlappen wird durch zwei Furchen an der Konvexität in drei Windungen geteilt, die obere oder erste (F s), mittlere oder zweite (F m) und untere oder dritte (F i) Stirnwindung.

Die untere Stirnwindung wird durch den horizontalen vorderen und den vertikalen Ast (Ramus ascendens) der Sylvischen Furche in drei Abschnitte geteilt (Abb. 138):

1. vorn die Pars orbitalis,
2. zwischen horizontalem und vertikalem Ast die Pars triangularis und
3. hinter dem vertikalen Ast das schon erwähnte Opercul. frontale, welches nach hinten unscharf in das Opercul. Rolandi übergeht.

Der Scheitellappen reicht nach vorn, wenn wir die beiden Zentralwin-dungen als Regio Rolandica für sich nehmen, bis zu der die hintere Zentralwindung hinten begrenzende Furche und wird durch die Interparietalfurche in einen oberen und unteren Lappen geteilt.

Der untere Scheitellappen zerfällt in

1. den vorderen Teil oder Gyr. supramarginalis, welcher das hintere Ende der Sylvische Furche umgibt und unten die Fortsetzung der oberen Schläfenwindung nach hinten bildet und nach vorn bis an die hintere Zentralwindung reicht (die Franzosen bezeichnen nur das unmittelbar dem hinteren Ende der Sylvische Furche anliegende Windungsstück als Gyr. supramarginalis);

2. den hinteren Teil oder Gyr. angularis (Pli courbe), welcher das hintere Ende der Temporalfurche umgibt. Zwischen Gyr. supramarginalis und angularis die unkonstante Jensen'sche Furche.

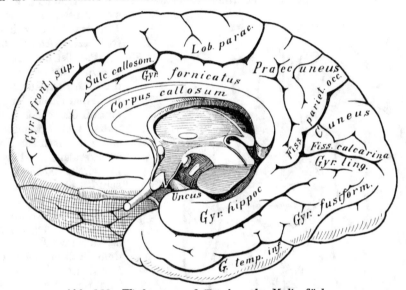

Abb. 139. Windungen und Furchen der Medianfläche.
(Unter Benutzung eines Flechsigschen Grundrisses.)
Sulc. callosom. = Sulcus callosomarginalis. *Lobus parac.* = Lobus paracentralis.

Dieser Gyr. angul. geht, oft durch eine Furche getrennt, in den Hinterhauptslappen über.

Zur leichteren Orientierung merke man sich: Der Gyr. supramargin. reitet auf dem hinteren Ende der Sylvischen, der Gyr. angul. auf dem hinteren Ende der oberen Temporalfurche.

Der Schläfenlappen gliedert sich an der Konvexität durch die oben erwähnte obere Schläfenfurche (Sulcus temp. sup.) und die mittlere Schläfenfurche in drei Windungen, die obere, mittlere und untere Schläfenwindung. Nach hinten geht die obere Schläfenwindung in den Scheitellappen, besonders den Gyr. supramargin. über, entsprechend dem Ende der Sylvischen Furche, die mittlere hauptsächlich in den Gyr. angul., die untere in die entsprechenden Hinterhauptswindungen.

An der der Insel zugekehrten — in der Foss. Sylvii verborgenen — Fläche des Schläfenlappens verlaufen, ihren Ursprung von der Konvexität des Gyr. temp. sup. nehmend, 1 bis 2 Querwindungen (Gyri temporales profundi oder transversi, auch Heschl'sche Windungen genannt), nach hinten innen in die Parietalgegend hinter der Insel.

Der Hinterhauptslappen ist an der Konvexität nach vorn nicht scharf abgegrenzt. Als künstliche Grenze nimmt man eine Linie an, welche das obere Ende der Fiss. parieto occip. mit der Incisura praeoccipit verbindet.

b) Die Medianfläche und Basis des Gehirns.

Die Medianfläche der Hemisphären zeigt uns zunächst den Balkeneintritt, den Eintritt jenes großen Commissurensystems, welches beide Hemisphären, und zwar sowohl symmetrische wie unsymmetrische Partien, miteinander verbindet.

Unter dem Balken und von vorn nach hinten ähnlich gekrümmt wie dieser, sehen wir den Fornix (den verdickten Hemisphärenrand), welcher sich hinten unten in der Fimbria des Unterhornes fortsetzt. (Abb. 139.)

Parallel dem Balken, oberhalb desselben, zieht die eine Hauptfurche der medialen Fläche der Sulc. cinguli oder callosomarginalis, hinten wendet sie sich nach oben zur Hemisphärenkante und endigt in einem kleinen Einschnitt hinter dem Ende der hinteren Zentralwindung an der Kante.

Der Windungszug zwischen dieser Furche und dem Balken heißt Gyr. fornicatus. Was vor ihm und oberhalb seiner ist, rechnet zum Stirnhirn (Gyr. rectus und medialer Teil der oberen Stirnwindung), nur der hinterste Teil dieses Windungszuges, welcher den Zentral-Windungen der Konvexität entspricht,

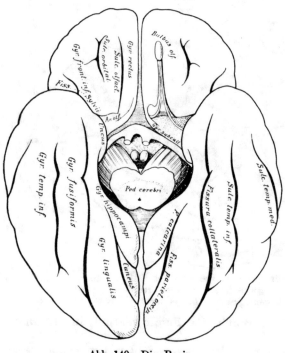

Abb. 140. Die Basis.
(Nach Edinger.)

wird als Läppchen für sich gerechnet und heißt Lobus paracentralis.

Der hintere Teil des Gyr. fornic. geht (hinter dem aufsteigenden Ast des Sulc. cinguli) sich verbreiternd in den Praecuneus über, der zum Scheitellappen gehört. Seine hintere Grenze ist eine zweite Hauptfurche der Medialfläche: Die schon als Grenze zwischen Scheitel- und Hinterhauptslappen erwähnte Fiss. parieto-occipitalis. In diese Furche mündet vorn eine dritte, sehr wichtige Hauptfurche, die Fissura calcarina, sagittal von hinten nach vorn verlaufend.

Das zwischen beide Furchen gefaßte keilförmige Windungsstück ist der Cuneus.

Unterhalb der Fiss. calcarina liegt der Gyr. lingualis und unter diesem durch den Sulc. occipito-temp. (collateralis) von ihm getrennt der Gyr. fusiformis, der sich vorn durch den Schläfenlappen erstreckt. Beide: Gyr. ling. und fusif., gehören schon zur Basalfläche. Der Gyr. fornic. geht nach hinten oben in den Praecuneus über. Nach hinten unten schlägt er sich um das Splenium des Balkens und geht hier in den bis an das vordere Ende des medialen Schläfenlappens ziehenden Gyr. hippocampi über. Die hakenförmige Umbiegung, welche der zusammen auch als Randwindung bezeichnete Windungszug (Gyr. fornic. und Gyr. hippocampi) vorn zeigt, heißt Uncus. (Abb. 140).

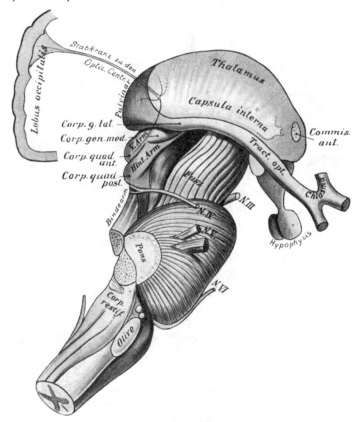

Abb. 141.   Seitenansicht von Zwischen- und Mittelhirn.
(Nach Edinger.)
Die Verbindungen von Corp. geniculat. laterale *(Corp. g. lat.)*
und Lob. occipit. nicht eingezeichnet.

In den Gyr. hippocampi mündet von hinten der Gyr. ling., so daß also in dem Gyr. hippocampi der Gyr. fornic. und Gyr. ling. zusammenfließen.

Wie man sieht, geht hinten die mediale Fläche unscharf in die basale Fläche über.

An der basalen Fläche läßt sich zwischen Schläfen- und Hinterhauptslappen keine scharfe Grenze angeben. Die untere Schläfenwindung beteiligt sich an der Bildung der Basis.

Medial von ihr, getrennt durch den Sulc. temp. inf., liegt der schon erwähnte Gyr. fusif., und diesem liegt medial vorn der Gyr. hippocampi an, hinten

der Gyr. ling. Der Gyr. fusif. ist von ihnen durch die über die ganze Unterfläche bis fast zum Schläfenpol ziehende Occipitotemporalfurche (Kollateral-
furche) getrennt. Vorn zeigt die Basis zwischen den Hirnschenkeln die Corp.
mammillaria, die Hypophyse, die Tractus optici, Subst. perfor. ant. und post.

An der Basis des Stirnlappens ist durch den Sulc. olfact., in dem der Lobus
olfact. gelegen ist, nach innen der Gyr. rectus, d. i. die basale Fortsetzung

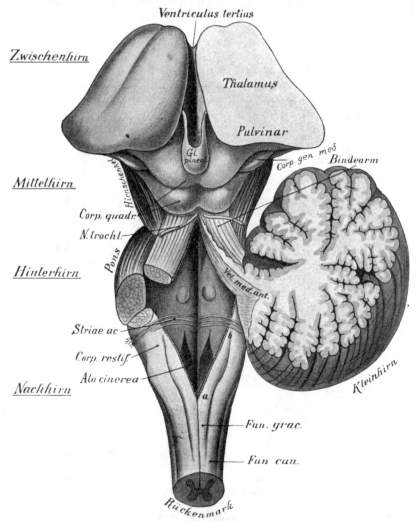

Abb. 142. Aufsicht auf Zwischen-, Mittel- und Nachhirn.
(Nach Edinger.)

des Gyr. front. sup. abgetrennt. Nach außen von ihm liegt der basale Teil
des Gyr. front. med. und von diesem durch den Sulc. orbitalis getrennt der
basale (auch orbital genannte) Teil des Gyr. front. inferior, (Pars orbitalis von
F. i.).

Bezüglich der Formverhältnisse von Zwischenhirn, Mittelhirn, Nachhirn und Hinterhirn sei nur auf die beiden Abb. 141 und 142 verwiesen.

4. Feinerer Bau der Hirnrinde.

Als Grundtypus der cellulären Rindenschichtung läßt sich, wie die Entwicklungsgeschichte und vergleichende Anatomie ergeben, ein sechs-schichtiger Typ angeben:

1. Lamina zonalis (Mole-kularschicht).
2. Lamina granularis externa (äußere Körner-schicht).
3. Lamina pyramidalis (Pyramidenschicht).
4. Lamina granularis interna (innere Körner-schicht).
5. Lamina ganglionaris (Ganglienzellenschicht).
6. Lamina multiformis (polymorphe oder Spin-delzellenschicht).

Dieser embryologisch in der ganzen Groß-hirnschicht nachweisbare sechsschichtige Typus, in Abb. 143 noch in Unter-abteilungen (IIIa und b, VIa und b) zerlegt, er-fährt zahlreiche, vielfach mit scharfer Grenze ein-setzende örtliche Mo-difikationen, welche in Vermehrung oder Ver-minderung oder Umlage-rung einzelner der Haupt-schichten bestehen, indem etwa die innere Körner-schicht verschwindet oder aber durch Spaltung sich verdoppelt, indem andre Zellformen, z. B. Riesen-Pyramidenzellen auftre-ten, schließlich sich Va-riationen in der Zell-

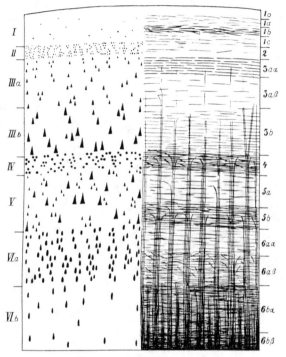

Abb. 143. Cyto- und myelo-architektonische Schichtung der Rinde.
(Nach Vogt und Brodmann.)
Rechts die arab. Ziffern bezeichnen die myeloarchitekton. Schichten.
$1o$ = Pars afibrosa laminae tangentalis; $1a$ = P. externa l. t.; $1b$ = P. intermedia l. t.; $1c$ = P. interna l. t.; 2 = Lamina dysfibrosa; $3a\alpha$ = Stria Kaesi-Bechterewi; $3a\beta$ = Regio ty-pica partis superficialis laminae suprastriatae; $3b$ = Pars profunda l. s.; 4 = Stria Baillargeri externa; $5a$ = Lamina intrastriata; $5b$ = Stria Baillargeri interna; $6a\alpha$ = Lamina substriata; $6a\beta$ = Lamina limitans externa; $6b\alpha$ = Lamina limitans interna; $6b\beta$ = Substantia alba.

Links die römischen Ziffern bezeichnen die cytoarchitekto-nischen Schichten. I—VI s. Text.

dichtigkeit, Zellgröße und Schichtenbreite vorfinden. Es lassen sich danach in der gesamten Rinde etwa 50 derartige besondere Schichtungsmodalitäten unterscheiden und entsprechende Be-zirke abgrenzen. Im allgemeinen halten sich die Grenzen dieser Bezirke nicht an Furchen und Windungen. (Abb. 144.)

Von besonderer Bedeutung sind zwei extreme Variationen der Zell-schichtung:

1. Der Riesenpyramiden- oder motorische Typus in der vorderen Zentralwindung. (Abb. 145.) Fehlen der 4. Schicht.

2. Der Calcarinatypus mit Verdopplung der inneren Körnerschicht in der nächsten Umgebung der Fiss. calcarina (entsprechend der klinisch-pathologisch abgegrenzten Sehsphäre Henschens).

Die cyto-architektonisch abgegrenzten Felder decken sich zum Teil und nur annähernd mit der auf Grund der Markreifung (Myelogenese) gewonnenen Felderung Flechsigs.

Neben der cellulären Schichtung bedingen Verschiedenheiten in Dichtigkeit, Anordnung und Kaliber der markhaltigen Nervenfasern der

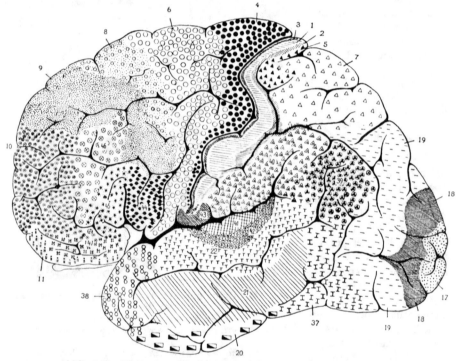

Abb. 144. Die cytoarchitektonischen Rindenfelder der Konvexität.
(Nach Brodmann.)

Rinde eine verschiedene Querschnittsgliederung verschiedener Stellen der Rinde, welche eine Abgrenzung ungefähr derselben Rindenfelder ergibt, welche die Cyto-Architektonik lehrt. (Abb. 143.)

Das Verhältnis der horizontalen Faserung der Rinde zu den radiär verlaufenden Markstrahlen stellt, wenn wir von den lokalen Besonderheiten absehen, im allgemeinen folgendes Bild her:

1. Tangentialschicht.

2. Das supraradiäre Flechtwerk (Edingers).

3. Das intraradiäre Flechtwerk, enthaltend den inneren und äußeren Baillargerschen Streifen, welche auch nur eine Verdichtung horizontal in der Rinde verlaufender Fasern darstellt.

Die feinere Untersuchung hat auch hier zu einer weiteren Teilung in Abschnitte und Unterabschnitte geführt, die wir in beistehendem Schema O. Vogts in Beziehung gesetzt zu dem cytoarchitektonischen Grundtypus Brodmanns wiedergeben (Abb. 143).

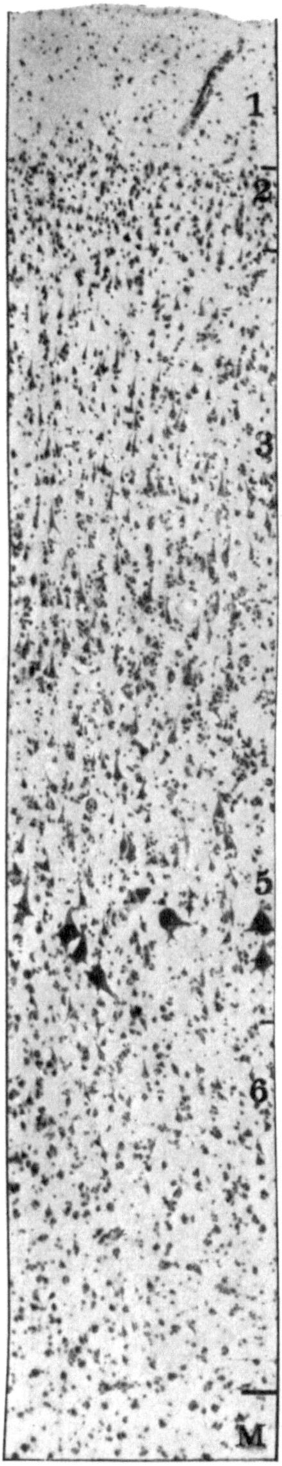

Die besonders starke Ausprägung dieser Horizontalfaserschicht ist in der Calcarina-Gegend als Vicq d'Azyrscher Streif bekannt, welcher schon am frischen Gehirnschnitt als weiße Linie der Rinde in die Augen fällt.

[[5. Die Kerne der Hirnnerven.

1. N. olfactorius (N. I), s. S. 417.

2. N. opticus (N. II), s. Sehbahnen. (Abb. 146).

3. Die Augenmuskelnerven: N. oculomotorius (III), N. trochlearis (IV), N. abducens (VI), reine motorischen Nerven.

Der Kern des N. oculomotorius liegt im Bereich der vorderen Vierhügel im Boden des Aquaeductus Sylvii. Er hat eine mediale, genau in der Mittellinie gelegene Abteilung, welche nach beiden Seiten Fasern sendet, und eine laterale größere auf jeder Seite, die auch der gekreuzten Seite Fasern abgibt. Der Kern besteht aus Zellgruppen, deren jede wahrscheinlich einen bestimmten Muskel versorgt. Die Wurzeln treten am inneren Rande des Hirnschenkels vor der Brücke aus, die Fasern durchbohren die Dura mater, laufen in der Wand des Sinus cavernosus und gelangen durch die Fissura orbitalis superior zum Auge. Spaltung in den Ramus superior und inferior, von welchem letzteren die Radix brevis ganglii ciliaris zum Ganglion ciliare zieht. (Abb. 147.)

4. Der Kern des N. trochlearis liegt in der caudalen Verlängerung des Oculomotoriuskernes im Bereich der hinteren Vierhügel. Die Fasern ziehen vom Kern dorsalwärts und kreuzen sich vollständig im Velum medullare anticum. Sie treten hinter den Vierhügeln aus, laufen um den Hirnschenkel nach vorn und ventral und gelangen durch die Wand des Sinus cavernosus und Fissura orbitalis superior in den Musculus obliquus superior.

5. N. abducens. Der Kern liegt im Bereich der Brücke im Boden des 4. Ventrikels. Die Fasern ziehen ventralwärts und treten zwischen Brücke und Pyramide aus. Der Nerv zieht durch den Sinus cavernosus und die Fissura orbitalis superior zum M. rectus externus. (Abb. 148.)

Verbindungen zwischen den Augenmuskelfasern untereinander sowohl wie mit dem Deiterschen Kern (des N. vestibularis) und dem Kleinhirn stellt das hintere Längsbündel (Fascicul.

Abb. 145. Der Riesenpyramidentypus in der vorderen Zentralwindung.
(Nach Brodmann.)

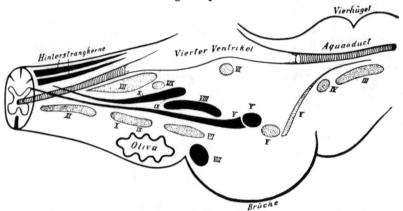

Abb. 146. Schematische Übersicht über die Lage der Kerne Nr. III—XII.
(Nach Villiger.)
Motorische Kerne gepünktelt, sensible tiefschwarz.
Statt *XIX* lies *X* und *IX* (gemeinsamer Kern von Nr. *IX* und *X*).

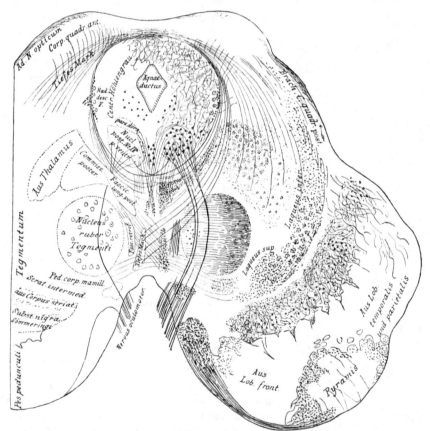

Abb. 147. Schematischer Schnitt hinter den vorderen Vierhügeln durch den
Oculomotoriuskern.
(Nach Edinger.)
Statt *Nucl. Nr. IV* lies *Nr. III.*

longitud. post.) her, welches von der hinteren Kommissur bis zum Rückenmark zu verfolgen ist, und welches u. a. besonders Beziehungen der Augenbewegungen zu Änderungen des Gleichgewichtes herstellt.

6. N. trigeminus (N. V), ein gemischter Nerv, hat ein sehr ausgedehntes Kerngebiet. Der motorische Hauptkern liegt im dorsolateralen Teile der Brückenhaube. Daneben noch ein kleinerer motorischer Kern im Vierhügelgebiete zur Seite des Aquaeductus. Die motorische Wurzel zieht direkt zum dritten Ast des N. mandibularis.

Die dickere sensible Wurzel hat ihren Ursprung im Ganglion Gasseri, tritt in die Brücke ein, zieht bis nahe dem sensiblen Endkern, wo sich jede Faser in einen auf- und absteigenden Ast teilt.

Der aufsteigende Ast endet in einer Zellanhäufung, die neben dem motorischen Kern in der Brükkenhaube gelegen ist (Nucleus sensibilis N. V), der absteigende Ast endet in einer Zellsäule, welche die caudale Fortsetzung des genannten sensiblen Kernes ist. Die Gesamtheit der absteigenden Fasern nennt man die absteigende oder spinale Trigeminuswurzel, sie kann bis in das zweite Cervicalsegment verfolgt werden. Der caudale Teil dieses sensiblen Kerns ist identisch mit der dem Hinterhorn aufsitzenden Substantia gelatinosa Rolandi.

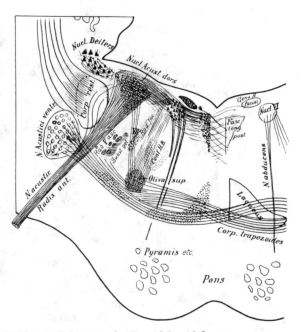

Abb. 148. Schnitt in der Gegend des Abducensursprunges.
(Nach Edinger.)

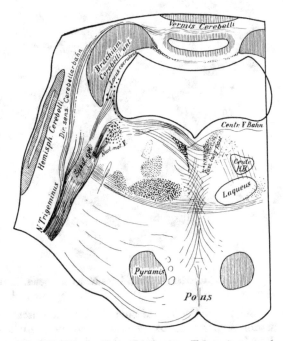

Abb. 149. Motor. Trigeminuskern u. Trigeminuswurzel.
(Nach Edinger.)

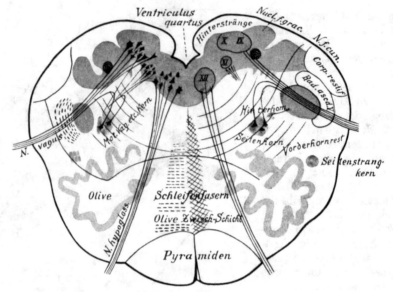

Abb. 150. Vagusaustritt.
(Nach Edinger.)

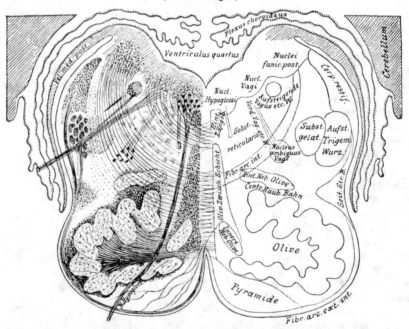

Abb. 151. Kern u. Wurzel des N. hypoglossus, Nucl. ambignus u. Vaguswurzel.
(Nach Edinger.)

N. facialis, motorischer und sekretorischer Nerv (N. VI). Der Kern liegt in der Brückenhaube, ventrolateral vom Abducenskern. Die Fasern ziehen dorsalwärts um den Kern des N. abducens herum, dann ventralwärts und treten am hintern Rande der Brücke über und seitlich von der Olive aus.

Der N. intermed. Wrisbergii (als Pars minor des N. fac., weil ihm zum großen Teil anliegend, bezeichnet), hat teils sensible Funktionen (Geschmacksfasern), teils sekretorische (durch die Chorda tymp.). Seine sensiblen Fasern aus dem Gangl. geniculi endigen wahrscheinlich im sensiblen Endkern des N. glossopharyngeus.

N. acusticus (N. VIII), siehe Hörbahnen. (Siehe Abb. 149.)

N. glossopharyngeus (N. IX), ein gemischter Nerv. Die motorischen Fasern entspringen in zwei Kernen:

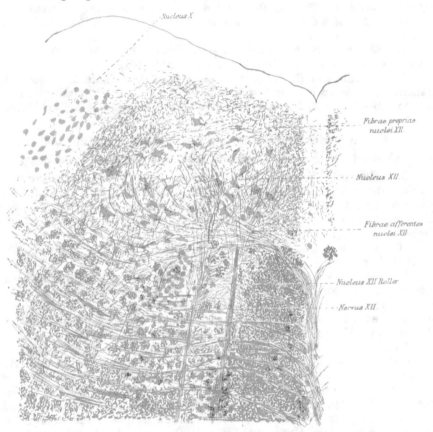

Abb. 152.   Der Kern des N. hypoglossus im Weigert-Präparat.
(Nach Koch.)

1. dem Nucleus dorsalis, am Boden der Rautengrube, und

2. dem Nucleus ventralis oder ambiguus, dorsal von der Olive.

Die sensiblen Fasern stammen aus beiden Ganglien des Nerven (G. superius und petrosum) und ziehen als sensible Wurzel in die Medulla oblongata unterhalb des N. facialis und acusticus hinter der Olive ein.

Hier teilen sich die Fasern in auf- und absteigende Äste.   Die aufsteigenden enden im Nucleus alae cinereae, die absteigenden (sog. Tractus solitarius) enden in dem diesen anliegenden Nucleus tractus solitarii.

N. vagus (N. X), ein gemischter Nerv. Die motorischen Fasern nehmen ihren Ursprung in denselben Kernen, wie die des N. glossopharyngeus, also im Nucleus dorsalis und im Nucleus ambiguus. Die sensiblen Fasern entspringen in den beiden Ganglien des N. vagus (G. jugulare und nodosum), treten unterhalb des N. IX hinter der Olive in die Medulla ein, und enden in denselben sensiblen Endkernen (Nucleus alae cinereae und Nucleus tractus solitarii) wie die des Glossopharyngeus.

N. accessorius (N. XI), ein rein motorischer Nerv. Er entspringt aus einer Zellgruppe, die in der caudalen Verlängerung des Nucleus ambiguus beginnt (cerebraler Teil des Accessoriuskernes) und sich bis in das siebente Cervicalsegment verfolgen läßt (spinaler Teil des Accessoriuskernes). Letzterer ist gelegen an der Basis der Seitenhörner und im dorsolateralen Teile der Vorderhörner des Rückenmarks.

Aus diesem Kern entspringen 9—13 Wurzelfäden, welche die Medulla oblongata, resp. das Cervicalmark verlassen (Abb. 151).

N. hypoglossus (N. XII), rein motorisch. Der Kern im Boden der Rautengrube dicht neben der Raphe. Die Fasern ziehen ventralwärts und verlassen in 10—15 Wurzelfäden zwischen Olive und Pyramide die Medulla (Abb. 152).

6. Allgemeine Beziehung des Gehirnbaues zur Funktion.

a) Begriff der Projektion, die Projektionsbahnen und Projektionsfelder.

Die Hirnrinde empfängt die Erregungen von den reizaufnehmenden Flächen des Körpers (der ganzen Haut, den Gelenken, Muskeln und den sog. höheren Sinnesflächen, wie Netzhaut, Cortischem Organ usw.) und entläßt Erregungen in die willkürlich beweglichen Teile, die Muskeln und in gewisse Drüsen.

Die Bahnen, welche die Hirnrinde mit der Peripherie verbinden, heißen Projektionsbahnen.

Es gibt keine ununterbrochene Verbindung zwischen Rinde und einem sensiblen oder muskulären Endorgan. Es sind vielmehr zwischen Rinde und Peripherie graue Massen (z. B. die des Rückenmarks) eingeschaltet. In den Zellen der zwischengeschalteten grauen Massen endigen die sensiblen Nerven und entspringen die motorischen Nerven.

Und erst diese Zellen sind dann durch höhere Bahnen mit der Rinde in Verbindung gesetzt. Für die Projektionsbahnen sind also zwischen Peripherie und Rinde ein oder mehrere graue Zwischenstationen eingeschaltet. So finden alle sensiblen Nerven des Rumpfes und der Glieder ihre erste Endigung im Grau des Rückenmarks oder des verlängerten Marks (sensible Endkerne). Und alle motorischen Nerven von Rumpf und Gliedern haben ihren Ursprung in dem Grau des Rückenmarks (Vorderhornzellen, motorische Ursprungszellen).

Aber ganz analog verhalten sich die Hirnnerven. Auch sie haben in dem Grau, welches dem vierten Ventrikel und dem Aquaeductus Sylvii anliegt, ihre sensiblen Endkerne und ihre motorischen Ursprungskerne. Auch diese Kerne sind Anhäufungen von Ganglienzellen, welche — bei den zentripetalen Leitungen — die Erregung des peripheren sensiblen Neurons aufnehmen und in ihrem corticalwärts leitenden Axon fortleiten, oder — bei zentrifugalen Leitungen — deren Axone selbst zum motorischen, peripheriewärts ziehenden Nerven werden.

Gerade weil dieses Grau der Medulla und der Vierhügelgegend sensible Wurzeln in Endkernen aufnimmt, motorische Wurzeln aus Ursprungskernen entläßt, hat man dieses Gebiet des Gehirns, in der Funktion weitgehend

analog dem Rückenmark, als spinales Hirngebiet bezeichnet. Dieses Grau
am Boden des vierten Ventrikels und Aquädukts können wir zusammen mit
den Hinterstrangskernen der Medulla und dem Rückenmarksgrau (Vorder-
und Hinterhorn) als erste Station der gesamten Sensibilität und Motilität
ansehen und als primäre Zentren dieser Funktionen. Diese primären
Zentren stellen die erste Projektion der Peripherie im Zentralnervensystem dar.

Jede Läsion dieser primären Zentren hebt die Leistungsfähigkeit irgendwelcher peripherer Teile, sei es sensibler oder contractiler, auf. Über die
Bezeichnung Projektion siehe unten.

Für die weitere Verbindung dieser primären Zentren mit dem Rindengrau
müssen wir motorisches und sensibles System getrennt betrachten.

Für die Hauptbahnen der Motilität (direkte motorische Bahnen) besteht
nämlich keine weitere Zwischenstation zwischen Muskulatur und Rinde außer
dem eben genannten subcorticalen Grau, welches die Ursprungskerne der
motorischen Nerven im Mittelhirn, verlängertem Mark und Rückenmark enthält. Das Nähere über diese Urprungskerne siehe S. 410 ff.

Von der Rinde bis zu diesen Kernen verläuft eine ununterbrochene
Leitungsbahn, die zentrale motorische Bahn.

Ihr Ursprungsgebiet in der Rinde repräsentiert zum zweiten Male
die gesamte willkürliche Motilität (Projektion zweiter Ordnung, corticales
Zentrum), allerdings noch in zu besprechender Umschaltung. Für die Willkürbewegungen gibt es also nur 1. eine corticale Projektion, 2. eine subcorticale
Projektion (letztere für die Hirnnerven im Grau der Vierhügel, der Brücke,
des verlängerten Marks und für die Rumpfgliedernerven im Grau der Vorderhörner des Rückenmarks). Die beiden Projektionszentren sind durch die
motorische Projektionsbahn verbunden. Die Hauptbahn für die willkürlichen Bewegungen der Glieder und des Rumpfes heißt auch Pyramidenbahn (corticospinale Bahn). Sie entspringt in den oberen zwei Dritteln der vorderen Zentralwindung und deren nächster Nachbarschaft und im Lobus paracentralis
und zieht ununterbrochen durch das Centrum semiovale, die innere Kapsel
(vorderes zwei Drittel des hinteren Schenkels), durch den Fuß des Hirnschenkels, die Brücke in die Medulla, an deren unterem Ende sie sich zum
größten Teil kreuzt. Der gekreuzte Teil verläuft im Seitenstrange des
Rückenmarks und endigt im gleichseitigen Vorderhorne, aus dessen Zellen
die vorderen Wurzeln, der motorische Nerv entspringt. Die ungekreuzten Fasern
verlaufen im Vorderstrange und gelangen von da in das — gleichseitige? —
Vorderhorn. Die Pyramidenbahn ist die längste Leitungsbahn. (Abb. 153.)

Die entsprechende motorische Bahn für die Hirnnerven, die cortico-
bulbäre Bahn, entspringt im unteren Drittel der vorderen Zentralwindung,
zieht durch das Markweiß, durch das Knie der inneren Kapsel, den Hirnschenkelfuß und endigt vorwiegend gekreuzt in den contralateralen Kernen
der Hirnnerven.

Außer diesen wichtigen direkten Bahnen der Motilität gibt es noch
indirekte Bahnen, welche im roten Kern unterbrochen sind und beim
höheren Tiere eine große, beim Menschen eine geringere Bedeutung haben.
Ob die zentrale Bahn, welche zum roten Kern führt, direkt von der Rinde zu
ihm verläuft oder nach einer Unterbrechung im Thalamus, oder ob sie einen
großen Umweg über das Kleinhirn macht, nämlich erst wie die Pyramidenbahnen — in der Großhirnbrückenbahn durch die innere Kapsel, den Hirnschenkel, ziehen, zu den Brückenkernen gelangen (gekreuzt), in das Kleinhirn

und von hier erst durch den Bindearm in den roten Kern, darüber ist noch keine Einigkeit hergestellt.

Komplizierter liegen die Dinge für die zentripetalen Bahnen, sowohl der gemeinen wie der höheren Sensibilität (Abb. 154). Zwischen die ersten Endigungen im Grau der Endkerne und der schließlichen Endigungen in der Rinde ist durchgehends, wenn wir weitere Unterbrechungen hier ignorieren, mindestens noch eine Station eingeschaltet; diese wird von den grauen Kernen der Sehhügel mit ihren Anhängen: (den beiden Kniehöckern) und der grauen Masse der Vierhügel gebildet.

Von den sensiblen Endkernen entspringt nämlich eine zweite zentralwärts ziehende Bahn, welche zum größten Teil in der medialen und lateralen Schleife verläuft und im Sehhügel mit seinen Anhängen und in den Vierhügeln endigt. Sehhügel und Vierhügel stellen also eine zweite Projektion der Sensibilität dar. Von Seh- und Vierhügeln entspringt dann eine dritte Bahn, welche in der Großhirnrinde endigt, so daß die corticale Projektion der Sensibilität mindestens die dritte ist. S. auch S. 449.

Obgleich entwicklungsgeschichtlich die Ganglienzellen der Netzhaut nicht den Spinalganglien, der N. opticus nicht einer hinteren Wurzel entspricht, er vielmehr

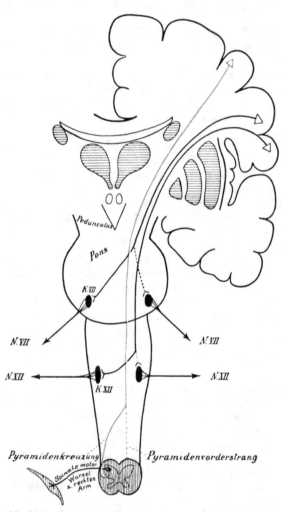

Abb. 153. Schema des Verlaufes der motorischen Bahnen. **Rot:** die Pyramidenbahn. **Schwarz:** die Bahn für die motorischen Hirnnerven. K = Kern. N = Nerv.

die Verbindung zweier Hirnteile darstellt (die Netzhaut ist ein vorgestülpter Hirnteil), läßt sich physiologisch dieselbe Betrachtung für die Verbindung von Netzhaut und Hirnrinde anwenden, welche wir soeben für die übrigen zentripetalen Nerven kennen gelernt haben. Auch die Fasern des Opticus, welche in den Zellen der Netzhaut entspringen, finden ihre erste Endigung in einem subcorticalen Kern, seinem primären Zentrum, nur liegt dieser im Zwischenhirn, resp. Mittelhirn (der zweiten Station der übrigen sensiblen Bahnen), nämlich im äußeren Kniehöcker des Sehhügels und dem vorderen Vierhügel. Von hier geht dann die zentrale Bahn durch die Sehstrahlung in die Rinde des Hinterhauptlappens (siehe später Sehbahnen). Auch hier also primäre subcorticale und sekundäre corticale Projektion.

Die Riechbahn bedarf einer gesonderten Besprechung. Die Axone des peripheren Nerven finden im Bulbus olfactorius ihr Ende; von hier geht eine zweite Bahn hauptsächlich zum Grau des Trigonum olfactorium und der Substantia perforata anterior; von hier eine dritte Bahn, welche in der Rinde des Gyr. hippocampi und im Ammonshorn endigt. Es ergibt sich also für die entwicklungsgeschichtlich mit den übrigen sensiblen Nerven nicht in Analogie zu stellenden N. olfact. und optici dasselbe Gesetz, daß zwischen Peripherie und Rindenzentrum graue Zwischenstationen eingeschaltet sind.

Wir können also sagen: Die gesamten reizaufnehmenden Flächen und Bewegung erzeugenden Organe des Körpers sind durch Vermittlung einer oder mehrerer grauer Zwischenstationen auf die Rinde projiziert.

Das Wort Projektion ist schon bezüglich der ersten Projektion im Rückenmark usw. und erst recht bezüglich der corticalen Projektion nicht im buchstäblichen Sinne zu verstehen. Nicht in dem Sinne, daß jedem Punkte der Peripherie ein bestimmter Punkt der Rinde zugeordnet, und daß die Anordnung der Rindenelemente im einzelnen die Anordnung der peripheren

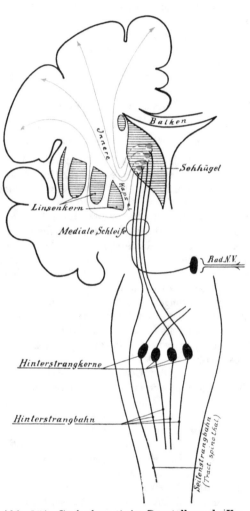

Abb. 154. Grobschematische Darstellung des Verlaufes der Bahnen der Sensibilität.

(sensiblen und muskulären) Elemente getreulich wiederholte. Ein solcher „Abklatsch" der Peripherie auf die Rinde besteht nicht. Es hat z. B. nicht jeder einzelne Muskel ein gesondertes Zentrum in der Rinde, sondern es sind hier schon gewisse Zusammenfassungen mehrerer Muskeln für bestimmte Bewegungen vertreten. Aber in großen Zügen besteht die Projektion doch, insofern verschiedene Sinnesorgane, ferner die Sensibilität und die Motilität verschiedener Glieder verschiedenen Abschnitten der Rinde zugeordnet sind.

Und wenn auch innerhalb eines Rindenabschnittes, welcher der Motilität eines Gliedes, etwa der oberen Extremität, entspricht, die Gliederung der Muskeln derselben sich nicht bis ins einzelne wiederholt, so ist andrerseits doch nicht der ganze Abschnitt unterschiedslos dem ganzen Gliede zugeordnet, sondern Teile desselben entsprechen bestimmten Muskelgruppen. In diesem weniger strengen Sinne besteht also der Begriff einer Projektion des Körpers auf die Rinde zu Recht.

Diejenigen Gebiete der Rinde, welche Projektionsbahnen aufnehmen oder entlassen, heißen Projektionsfelder. Ihre Zerstörung macht sich also durch Vernichtung der Motilität, resp. Sensibilität bestimmter Aufnahme-, resp. Erfolgsorgane geltend, ihre Reizung: durch Krampf oder andre motorische Reizerscheinungen, resp. Schmerzen oder andre sensible Reizerscheinungen (elementare Halluzinationen etwa).

b) Mnestische Rindenfelder und die Lehre von Assoziationsfeldern.

Der Aufnahme der zentripetalen Erregungen in den Projektionsfeldern entspricht, wenn diese Erregung eine gewisse Höhe erreicht hat[1]), die Empfindung. Die Erregung der motorischen Projektionsgebiete führt bei einer gewissen Höhe zur Innervation und Bewegung.

Das Großhirn hat aber einerseits die weitere Funktion, von einmal dagewesenen sensiblen oder motorischen Erregungen Dauerspuren aufzunehmen (Residuen oder Remanenzen, Gedächtnisbesitz). Diese Remanenzen ermöglichen einerseits die bewußten Erinnerungen an Empfindungen und Bewegungen, andererseits setzen sie, auch ohne zu bewußter Reproduktion zu führen, als rein materieller Besitz, das Nervensystem in Stand, wiederholte Leistungen leichter, sicherer und vollkommener zu vollziehen, sind also Bedingungen aller Übung.

Das ist die mnestische Funktion des Großhirns. Andrerseits stellt es Verknüpfungen zwischen diesen Residuen her, das ist die assoziative Funktion des Großhirns. Der Geruch einer Rose weckt etwa infolge solcher assoziativen Verknüpfung das Gesichtsbild und die Gesamtvorstellung der Rose.
Es wird nun seit langem erwogen, ob die mnestisch-assoziativen Funktionen an dieselben Rindenfelder gebunden sind wie Empfindung und Innervation, oder ob sie eigene Rindengebiete besitzen.

Nach einer weitverbreiteten Anschauung würden alle Teile der Rinde Projektionsbahnen aufnehmen, resp. entlassen, d. h. die ganze Rinde wäre in Projektionsfelder aufgeteilt. Der zu jedem Projektionsfelde gehörige elementare Gedächtnisbesitz, also die einsinnigen Remanenzen, würden innerhalb desselben Rindenfeldes eventuell in andren Schichten wie Empfindung und Innervation lokalisiert werden, die Assoziation zwischen gleichsinnigen Elementen, also den optischen unter sich usw. würde in denselben Rindengebieten stattfinden, die Assoziation dagegen zwischen den verschiedensinnigen (optischen, taktilen usw.) Remanenzen würden durch die langen Assoziationsfasern besorgt werden. Es würde dann derselbe Rindenbezirk etwa, der die Sehstrahlung aufnähme, die optische Erinnerungen bergen. In dieser Anschauung ist nicht notwendig eingeschlossen, daß die-

---

[1]) Durchaus nicht jede Erregung des Großhirns ist mit Bewußtsein verknüpft, wenn auch anzunehmen ist, daß beim Menschen nur Erregungen des Großhirns mit Bewußtsein verbunden sind.

selben nervösen Elemente der Empfindung, Innervation und der Erinnerung dienen, was auch sehr unwahrscheinlich ist: es könnten die Remanenzen zwar in demselben großen Rindenbezirk gelegen sein und
doch an andere Zell-Faserkomplexe desselben gebunden sein.

Dem gegenüber steht Flechsigs Lehre, welche nur einen kleinen Teil
der Rinde als Projektionsfelder gelten läßt. Nur sie stehen nach ihm durch
ab- und zuführende Leitungen mit der Peripherie in Verbindung. Der Rest
der Rinde ist ohne solche Beziehung zur Peripherie. Er wird eingenommen durch die Assoziationsfelder, welche nur Verbindungen mit den
Projektionsfeldern (Assoziationsfasern) und mit der gegenüberliegenden Hemisphäre (Commissurenfasern) besitzen und die assoziativen und höheren
mnestischen Funktionen ausüben. F. teilte weiter nach der Zeit der Markreifung die ganze Rinde in 36 verschiedene Felder, von denen die zuerst markreifen (Primordialgebiete), 12 an der Zahl, die Projektionsgebiete konstituieren, die später markreifen (Intermediärgebiete), 16 an Zahl, ihrer Mehrzahl
nach und die 7 zuletzt markreifen (Terminalgebiete) ganz ausschließlich die
Assoziationsgebiete konstituieren. (Abb. 155.)

Flechsigs Projektionsfelder nehmen in der Hauptsache die beiden
Zentralwindungen nebst dem Parazentrallappen, den anstoßenden Teil der
ersten Stirnwindung und des Gyr. fornic., die Querwindung der ersten
Schläfenwindung mit einem geringen Anteil dieser selbst, die Umgebung der
Calcarina, weitere kleine Feldchen an der Konvexität des Hinterhauptlappens
den Uncus des Gyr. hippocampus und die Innenfläche des Schläfenpols ein.
Der ganze Rest der Hirnoberfläche, also vor allem die beiden unteren
Stirnwindungen, die Insel, der Rest des Schläfen- und Hinterhaut-
lappens und der ganze Scheitellappen sind nach Flechsig Assoziationsfelder. (Abb. 156.)

In Flechsigs Lehre sind zwei gesondert zu behandelnde Behauptungen
enthalten: zunächst die rein anatomische: daß nur ein Teil der Rinde
Stabkranzfasern enthält und entläßt, also nur er direkt mit der Peripherie
verbunden ist, daß der Rest der Rinde daher nicht Projektionsfelder
darstellt.

Die zweite These ist eine physiologische, die Funktion der stab-
kranzfreien Felder betreffende: sie sollen der Assoziation zwischen den
optischen, taktilen usw. Vorgängen dienen und gleichzeitig den höheren und
höchsten psychischen Prozessen.

Was die anatomische Frage betrifft, so muß Flechsig zugestanden
werden, daß sich die Ansicht von einer gleichmäßigen Verteilung der Projektionsfasern auf die Rinde nicht aufrechterhalten läßt: das Gros der
wichtigsten motorischen und sensibeln Leitungsbahnen drängt
sich in der Tat in beschränkte, in und um Flechsigs Projektionsfelder
gelegene Gebiete zusammen. Sind auch die übrigen Gebiete nicht ganz
frei von Projektionsfasern, und ist die und jene Abgrenzung Flechsigs
noch strittig, so ist jedenfalls die wichtige Unterscheidung sehr stabkranz-
reicher und sehr stabkranzarmer Gebiete anzuerkennen, womit der funda-
mentalen Unterscheidung Flechsigs mindestens eine relative Berechtigung
gewahrt bliebe.

Eine zweite Frage ist, ob die stabkranzarmen Gebiete nun wirklich Werk-
stätten der höchsten Assoziationen sind. Eine andre Möglichkeit ist
die, daß sie elementare mnestische Funktionen haben, also im Sinne von
Exner, Notnagel, Ziehen als Erinnerungsfelder aufzufassen wären.

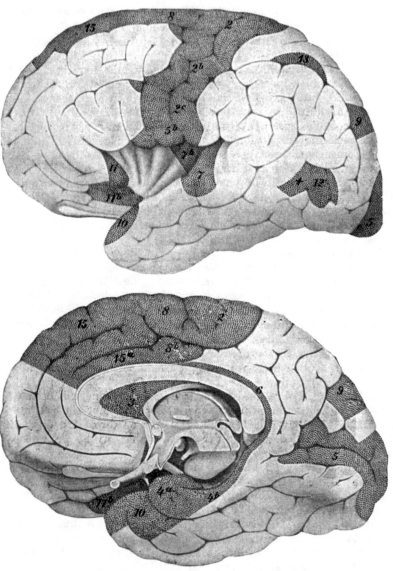

Abb. 155 u. **156.** Projektions- und Assoziationsfelder.
(Nach Flechsig.)

Nur für die punktierten Gebiete ist nach Flechsig mit Sicherheit ein Stabkranz nachgewiesen. Für die nichtpunktierten nicht. Eventuell kommt nur noch der Rest der ersten Schläfewindung und des Gyr. hippocampi in Betracht. Die übrigen nichtpunktierten Gebiete sind nach Fl. Assoziationszentren.

Es würden dann in der Nachbarschaft jedes Projektionsfeldes die entsprechenden einsinnigen Remanenzen ihr Substrat haben z. B. in der Nachbarschaft von dem Projektionsfeld des Acusticus die acustischen Remanenzen, in der Nachbarschaft des optischen Projektionsfeldes (mediale Seite des Hinterhauptlappens) die optischen Remanenzen (an der Konvexität des

Hinterhauptlappens. Die stabkranzarmen Gebiete wären dann hauptsächlich **Erinnerungsfelder**, die intrasensuelle Assoziation fände allerdings in ihnen statt; diese wird überhaupt von allen Autoren als innerhalb der Rinde vor sich gehend angenommen. Die **Assoziationen aber zwischen den verschiedenen Sinnes- und Gliedfeldern und damit alle höheren assoziativen Komplexe** würden dennoch, wie **Wernicke** annahm, durch die großen im Mark verlaufenden Assoziationsbahnen besorgt werden. Für die letztere Annahme sprechen viele Erfahrungen.

In der ganzen, noch keineswegs endgiltig zu entscheidenden Frage scheint folgender einigender Standpunkt angezeigt:

Es gibt stabkranzreiche in Verbindung mit Aufnahme- und Erfolgsorganen stehende Rindenfelder: die **Projektionsfelder.**

Es gibt ferner stabkranzarme Rindenfelder ohne erhebliche Verbindung mit der Peripherie.

Aber die Verteilung von Empfindung und Innervation, von Erinnerung und Assoziation ist nicht eine derartige, daß die Felder ersterer Art nur der Projektion, nur die Felder zweiter Art der Erinnerung dienen, und letztere außerdem die höheren Assoziationen besorgen.

Sondern die **Felder erster Art** dienen neben der Projektion auch der Festhaltung der Remanenzen.

Die **Felder zweiter Art** dienen fast nur den Remanenzen, verdienen daher den Namen von mnestischen Feldern. Die Assoziation zwischen den Remanenzen **gleicher** Art findet überall in der Rinde statt.

Die **Assoziation zwischen Remanenzen verschiedener Art** und damit alle **höheren psychischen Komplexe** sind erst durch die langen Assoziationsfasern möglich. Diese höhere Assoziation ist an die **Systeme** gebunden, welche durch Assoziationfasern verbundene Projektions- und Erinnerungsfelder darstellen.

Kein Abschnitt der Rinde ist also ganz frei von Remanenzen. Nur daß gewisse Abschitte außerdem der Projektion dienen, andre nicht, gestattet, letztere als **nur** mnestische Felder von den Projektionsfeldern zu unterscheiden. Und die höheren Assoziationsvorgänge spielen sich nicht in einzelnen Rindenfeldern ab, sondern erfordern die, verschiedene Rindenfelder zu gemeinsamer Tätigkeit verbindenden, langen Assoziationsfasern.

c) Assoziationsbahnen.

Die **kurzen** Assoziationsfasern, welche in der Rinde (intracortical) verlaufen oder benachbarte Gyri verbinden (Fibrae arcuatae), variieren in Anordnung und Verlaufsrichtung sehr in den verschiedenen Rindenabschnitten.

Die **langen** Assoziationsfasern, welche entfernte Stellen der Rinde verbinden, verlaufen, je länger sie sind, desto tiefer im weißen Mark. Ihre genaue Kenntnis ist noch sehr mangelhaft.

Gewisse auffällige Zusammenlagerungen von langen Assoziationsfasern zu kompakten Bündeln haben einen eigenen Namen erhalten. Es ist nicht zu vergessen, daß die vielen verstreuter verlaufenden Fasern associativer Funktion darin nicht einbegriffen sind.

Diese Bündel bestehen nicht nur aus ganz langen Fasern, welche von Anfang bis zu Ende in dem Bündel verlaufen, sondern vielfach treten im Verlauf aus der Rinde Fasern ein und andere Fasern aus. (Abb. 157.)

Es seien nur die **allerwichtigsten** langen Assoziationsfaserzüge genannt:

1. Fasciculus uncinatus. Verbindet die Orbitalfläche der Stirnhirns mit dem Pol und vordersten Partien des Schläfenlappens.

2. Fasciculus longitudinalis superior oder arcuatus. Vom Stirnhirn bis zum Scheitel-Hinterhauptlappen und hinteren Teile des Schläfenlappens.

3. Der Fasciculus longitudinalis inferior, in der Umgebung des Hinterhorns verlaufend, als äußerstes der drei sagittalen Marklager, welche das Hinterhorn umkleiden. (S. Abb. 173 u. 174). Er galt früher als reines Assoziationsbündel zwischen Schläfen- und Hinterhauptlappen, ist aber ein gemischter Zug. Er führt auch reichlich Projektionsfasern zur Sehsphäre, enthält also Sehstrahlung, ja sogar Balkenfasern neben Assoziationsfasern.

4. Der Fasc. fronto-occipitalis, eine dem Schwanzkern anliegende, ebenfalls von vorn nach hinten ziehende Fasermasse.

5. Cingulum. Verläuft im Mark des Gyr. fornicatus vom vorderen Stirnhirn bis zum Hinterlappen, aus sagittalen Fasern bestehend, welche meist benachbarte Rindenteile verbinden, aber auch einzelne durch seine ganze Länge ziehende Fasern enthalten.

6. Auch die caps. externa und extrema enthalten sagittale Assoziationsfasern. Weitere Assoziationsbündel s. auf Monakows Schema.

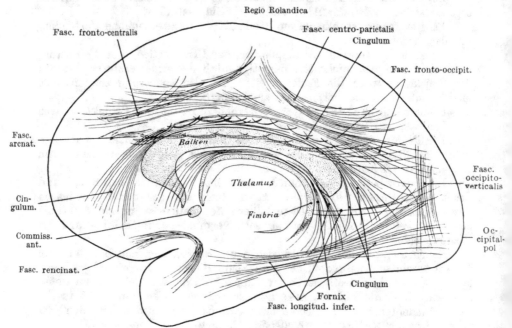

Abb. 157. Schema der wichtigsten Assoziationsbahnen.
(Nach v. Monakow.)

d) Die Commissuren, insbesondere der Balken.

Die Commissurenfasern verbinden Rindenteile beider Hemisphären.

1. Die bei weitem wichtigste Commissur stellt das System der Balkenfaserung dar. Die in der Mitte geschlossene Masse seiner Fasern nennt man Balkenkörper.

Dessen vordere Krümmung heißt das Knie, seine hintere Verdickung Wulst oder Splenium. Das Mittelstück heißt Stamm.

Er verbindet mittels der intrahemisphäriellen Balkenfaserung sowohl symmetrische wie auch unsymmetrische Rindenbezirke. Diese Faserung mischt sich den Projektions- und Assoziationsfasern bei und macht einen großen Teil des Markweißes aus. (Abb. 158.)

Das Knie sendet seine Faserung in das Stirnhirn als Forceps anterior; das Splenium in Hinter- und Schläfenlappen als Forceps posterior, dessen Fasern zum großen Teil in die Tapete des Hinter- und Unterhorns übergehen. Der Stamm des Balkens verbindet die mittleren Partien der Hemisphären, darunter die beiderseitigen Zentralwindungen.

Beachtet man, daß im Zentrum semiovale Projektions- und Commissurfasern gemeinsam laufen (s. Schema), sich aber dann am lateralen Rande des Seitenhorns trennen, daß dann die Projektionsfasern in die innere Kapsel ziehen, während die Commissurenfasern, den Balkenkörper formend, oberhalb des Ventrikels zur andern Seite ziehen, so ergibt

sich für Herde ein bis vor Kurzem übersehener Unterschied: ein Herd (I Abb. 158) im Zentrum semiovale trifft Projektions- und Balkenfasern, ein Herd in der inneren Kapsel (III) nur Projektionsfasern, ein Herd im Balken (II, II a, II b) nur Commissurenfasern. Da — s. unter Apraxie — die linke Hemisphäre durch den Balken hindurch die Innervationen der rechten Hemisphäre beeinflußt, wird ein Herd (I) neben Lähmung der rechten Extremitäten, Dyspraxie der linken machen. Ein Herd in der inneren Kapsel dagegen nur Lähmung der rechten, im Balkenkörper nur Dyspraxie der linken Extremitäten. Ausgiebige Unterbrechung der Balkenfasern, vermutlich besonders des mittleren Drittels bewirken so ein Lokalsymptom: Dyspraxie der linken Oberextremität — gleichgültig, ob die Unterbrechung in der linken Hemisphäre, im Corpus callosum selbst, oder in der rechten Hemisphäre statthat. Bei der großen Ge-
drängtheit der Fasern im Corpus wird aber natürlich eine Läsion dieses selbst am verhängnis-vollsten für die Praxie sein.

Von großer Bedeutung ist die Unterbrechung der vorderen Balkenfaserung für Zustande-kommen der motorischen Apha-sie, da das frontale Sprach-zentrum durch die Balkenfase-rung auf die rechtshirnigen Zentren der Nerv. VII und XII wirkt.

Ebenso kann Unterbrechung der Spleniumfasern in diesem selbst, im Forceps und dem Markweiß des Schläfen- und Hinterhauptlappens zur Her-stellung von Alexie und Seelen-blindheit mitwirken. S. die betr. Kapitel.

2. Die Commissura ant. ver-bindet die basalen Teile der Schläfen- und Stirnlappen.

3. Die Lyra Davidis verbin-det die Ammonshörner.

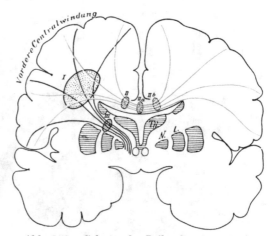

Abb. 158. Schema der Balkenfaserung (rot). Auf der Frontalebene konnten nur Verbindungen sym-metrischer Gebiete eingetragen werden. Die Projektions-faserung schwarz. *I, II, IIa* u. *b, III* = Herde. *I* im Markweiß trifft Balken- und Projektionsfasern. *II, IIa* und *IIb* nur Balkenfasern, *III* in der inneren Kapsel nur Projektionsfasern. *Th* = Thalamus. *N.l.* = Nucl. lentic.

7. Klinische Lokalisation in der linken Hemisphäre.

Glücklicherweise wird die Pathologie im gröbsten durch die S. 418—421 besprochenen Differenzen der Anschauungen nicht so sehr berührt.

Nämlich, wie man sich auch zu der Frage stellt, ob die Assoziation zwischen verschiedenen Qualitäten (optischer, taktiler, akustischer usw.) durch eigene Rindengebiete oder durch lange Assoziationsleitungen besorgt wird, in einem stimmen die Anhänger beider Anschauungen überein, daß Läsionen gewisser Gebiete des Großhirns, wenn man Rinde und Mark zusammen in Betracht zieht, keine massiven Ausfallserscheinungen auf dem Gebiete der Sensibilität und Motilität bedingen, dagegen sich durch schwere Gedächtnis-störungen und Ausfall assoziativer Leistungen geltend machen, daß umgekehrt Läsionen anderer Gebiete in erster Linie schwere Lähmung oder Empfindungs-losigkeit zur Folge haben. So bewirkt Zerstörung der vorderen Zentralwindung Hemiplegie, des Calcarina-Gebietes Hemianopie; eine Läsion dagegen der dritten Stirnwindung, des hinteren Drittels der ersten Schläfenwindung, des Scheitellappens und seiner Übergänge in den Hinterhauptslappen (sofern nicht zu den primären Projektionszentren ziehende Leitungen mit lädiert sind), keine Lähmung oder Empfindungslosigkeit, sondern je nachdem Sprach-, Schreib-,

Lesestörung, Agnosie, Apraxie.   Siehe S. 463. u. ff.   Während Flechsig und
seine Schule diese mnestisch-assoziativen Ausfälle hauptsächlich auf die Läsion
der Rinde bezieht, führen nämlich wir anderen sie zum großen Teil auf die
Verletzung der unter der Rinde verlaufenden Assoziationsbahnen zurück.

Wir können so schon mit einiger Sicherheit sagen, welche klinischen Ausfallserscheinungen Zerstörung ganzer, Rinde und Mark einschließender Groß-
hirnpartien bedingt, also ganzer Lappen und Lappenteile, während die Frage,

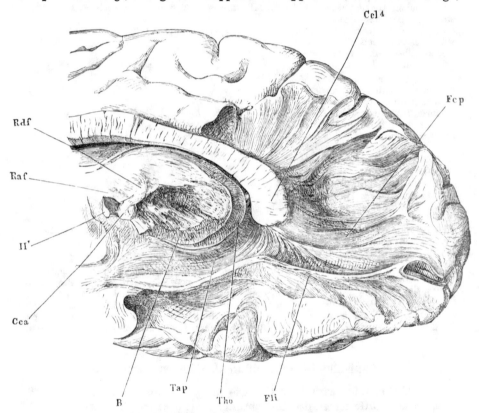

Abb. 159. Der Balken und seine Strahlungen.
(Nach Edinger.)

Durch Abbrechen mit der Pinzette ist die Strahlung des hinteren Balkenendes dargestellt.
Ccl^4 = Splenium. Tho = Thalamus. $Tap.$ = Tapetum. Cca = Corpus candicans.
B Schnittstelle des Hirnschenkels. Fcp = Forceps. II' = N. opt. Raf = Fornix.
Rdf = Vicq d'Azyrsches Bündel. Fli = Fascic. longit. inf.

wie weit daran die Rindenelemente selbst oder im Mark vorbeiziehende
Assoziationsfasern beteiligt sind, noch in vielen Punkten strittig ist. Kombiniert man eine solche rein klinisch-pathologische Lokalisation mit den für
die motorischen Gebiete vorhandenen Ergebnissen elektrischer Reizversuche,
so ergibt sich folgende Lokalisation[1]):

---

[1]) Es sind dabei nur diejenigen Symptome aufgeführt, welche als direkte Herdsymptome anzusehen sind, also nicht die durch Nachbarschafts- und Fernwirkung bedingten Symptome. Die ganze Übersicht kann in ihrer Kürze natürlich nur eine ganz
summarische Orientierung geben.

Für die feinere Lokalisation motorischer Funktionen sind die Ergebnisse der elektrischen Reizmethode von größter Bedeutung. Es hat sich ergeben, daß auch beim Menschen die erregbaren Punkte ganz überwiegend in der vorderen Zentralwindung (C a) gelegen sind, ferner, daß das untere Drittel den Muskeln des Kopfes, das mittlere der oberen Extremität und das obere samt dem Parazentralläppchen denen der unteren Extremität angehört. S. die bei Hirnoperationen von Krause am Menschen gewonnenen Reizergebnisse Abb. 160.

Die hinteren zwei Drittel der unteren Stirnwindung (vielleicht auch das untere Drittel der mittleren Stirnwindung) nebst einem anstoßenden Teil des unteren Viertels der Zentralwindung zusammen mit dem vorderen Teil der Insel bilden das frontale Sprachgebiet, dessen Zerstörung motorische Aphasie macht.

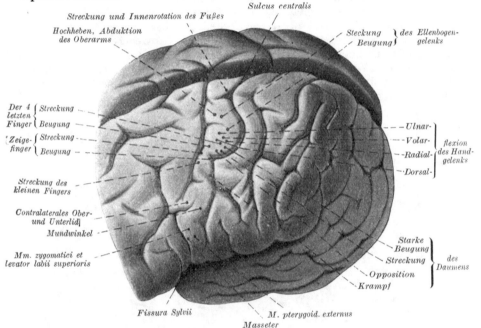

Abb. 160. Linke Großhirnhemisphäre des Menschen
mit den von F. Krause durch die faradische Reizung bei 12 Operationen gewonnenen
Ergebnissen. Alle Foci liegen in der vorderen Zentralwindung.
(Nach F. Krause.)

Herde an der Basis des Stirnhirns machen, wenn sie Bulbus und Tractus olfact. zerstören, gleichseitige Geruchsunfähigkeit.

Zerstörung des unteren Viertels der vorderen Zentralwindung für sich allein macht Parese der kontralateralen Zungen-, Gaumen-, Lippen-, Backen-, Kaumuskeln, welche jedoch, da diese Muskeln von beiden Hemisphären innerviert werden, nicht sehr erheblich und (bis auf die Lähmung des kontralateralen M. genioglossus) nicht von Dauer ist. Infolgedessen tritt auch auf die Dauer nur Dysarthrie mäßigen Grades ein.

Schwerere Lähmung der genannten Muskeln beiderseits samt Kehlkopfmuskeln, daher auch Anarthrie oder dauernde schwere Dysarthrie treten erst ein, wenn zugleich das symmetrische Gebiet der rechten Hemisphäre zerstört ist (corticale Pseudobulbärparalyse).

Läsionen der ersten und zweiten Stirnwindung sollen die Erhaltung des Gleichgewichtes beim aufrechten Gang schädigen, ähnlich wie Kleinhirnläsion (Stirnhirnataxie).

Über ein im Stirnhirn gelegenes Zentrum für die Blickbewegung siehe S. 428.

Die mittleren zwei Viertel der vorderen Zentralwindung enthalten vor allem das motorische Zentrum für die obere Extremität der Gegenseite. Und zwar folgen sich von oben nach unten die Spezialzentren für Schulter, Arm, Hand, Finger.

Das obere Viertel der vorderen Zentralwindung und die vorderen Teile des an der Medianfläche gelegenen Parazentralläppchens enthalten das motorische Beinzentrum. Die hintere Zentralwindung und ein Teil des ihr anliegenden oberen Scheitellappens ist der Sitz der Sensibilität der gegenseitigen Körperhälfte (von oben nach unten gleich angeordnet wie die Motilität). und zwar ist die hintere Zentralwindung vorwiegend Sitz der Lage- und Bewegungsempfindungen, des Orts- und Raumsinnes und der entsprechenden Vorstellungen. Diese Empfindungen und Vorstellungen greifen aber auch auf das (der Hauptsache nach motorische) Gebiet der vorderen Zentralwindung über. (Abb. 161.)

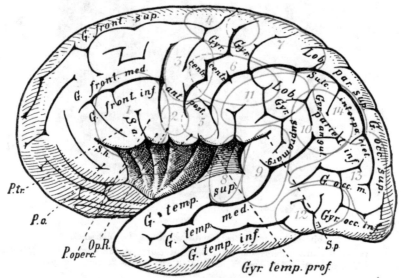

Abb. 161. Skizze zur Veranschaulichung der Wirkung verschieden gelegener Herde in der linken Hemisphäre.

Die blauen Linien besagen, daß dem umgrenzten Gebiet entsprechende subcorticale Herde den betreffenden Ausfall machen.

1 Motorische Aphasie (da die Abb. zufällig die dritte Stirnwindung in direkter Aufsicht und unverkürzt bringt, erscheint das frontale Sprachgebiet unverhälnismäßig groß).
2 Parese der gekreuzten Zungen-, Gesichts-, Kau-, Schluck-, Kehlkopfmuskeln (außer für die Zunge transitorisch).
3 Arm- und Handlähmung.
4 Beinlähmung.
5, 6, 7 Sensibilitätsstörung von Gesicht, Arm, Bein; bei *6* auch Tastlähmung
8 Wenn beiderseitig zerstört: Taubheit; wenn linksseitig: reine Worttaubheit (?).
9 Sensorische Aphasie.
10 Nahe der Konvexität: Alexie und Agraphie; in der Tiefe nahe der Medianebene: reine Alexie.

11 Daneben: amnestische Aphasie: in der Tiefe: Apraxie.
12 Amnestische Aphasie.
13 Wenn beiderseitig: Seelenblindheit, welche aber noch durch mannigfache andere Herdkombination zustande kommt; daneben amnestische (speziell optische) Aphasie.
14 Déviation conjuguée.
15 Inselaphasie (blau).
P.tr. Pars triangularis ⎫
P.o. Pars orbitalis   ⎬ der dritten Stirn-
P.operc. Pars opercularis ⎭   windung
Op.R. Operculum Rolandi.
S.h., S.a., S.p. Ramus horizontalis, ascendens, posterior Fossae Sylvii.

Das Gebiet für die Berührungs- und Schmerzempfindung dagegen dehnt sich über die hintere Zentralwindung nach hinten mindestens in vordere Partien des oberen Scheitellappens aus. Zerstörung des mittleren Drittels der hinteren Zentralwindung und der unmittelbar anstoßenden Partie des Scheitellappens machen Tastlähmung.

Das mittlere Drittel der oberen Schläfenwindung samt der Querwindung des Schläfenlappens (Gyrus transversus oder profundus) stellen das Hörzentrum dar, dessen Zerstörung aber wegen der Halbkreuzung der Acusticusfasern, erst wenn sie doppelseitig ist, Taubheit macht.

Zerstörung des dahinter gelegenen hinteren Drittels der oberen Schläfenwindung und vorderer angrenzender Partien des Gyr. supramarginalis machen sensorische Aphasie. Läsionen im Gyr. angularis bewirken Lese- und Schreibstörung mit Erschwerung der Wortfindung.

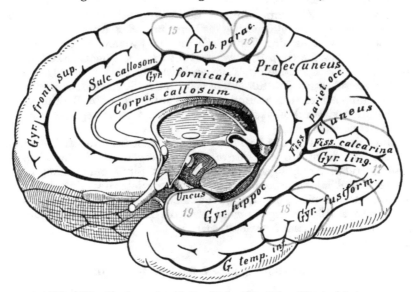

Abb. 162. Herde an der Medianfläche der linken Hemisphäre.

15 (rot) Beinlähmung.
16 Sensibilitätsstörung im Bein.
17 Hemianopie nach rechts.
18 (im Mark) Amnest. Aphasie.
19 Soll Geruchsstörungen machen.

Läsionen in der Tiefe des Gyr. angularis nahe der Median- und Basalfläche des Gehirns reine Lesestörung und Erschwerung der Wortfindung.

Große Läsionen im Mark des Gyr. supramargin., des Gyr. angul. und vielleicht auch im Mark des oberen Scheitellappens machen außerdem apraktische Störungen. Siehe S. 487.

Läsionen an der Basis der hintern Hälfte des Schläfenlappens und den angrenzenden Teilen des Hinterlappens bedingen besonders große Erschwerung der Wortfindung (amnestische Aphasie). (Abb. 162.)

Herde in Rinde und Mark der Konvexität des Hinterhauptlappens schädigen die optischen Erinnerungen, die Vorstellungen der Formen und der Raumverhältnisse und die assoziative Verarbeitung der Gesichtsempfindungen. Zu einem Seelenblindheit hervorbringenden Grade dieser Störung genügt bei manchen Menschen schon ein linksseitiger Herd; bei der Mehrzahl der Menschen sind zu schwerer Seelenblindheit doppelseitige Hinterhauptsherde erforderlich.

Herde an der Medianfläche des Hinterlappens, welche die Umgebung der Fiss. calcarina, Cuneus, Gyr. ling. und an der Basis den Gyr. fusif. zerstören, machen Halbblindheit.

Herde, welche im Mark des Hinterhauptlappens oder auch des Scheitellappens die Sehstrahlung treffen, ebenfalls Halb- oder Viertelblindheit.

Im Gyr. angul. liegt auch ein Projektionszentrum für die Blickbewegung beider Augen nach der entgegengesetzten Seite. Reizung desselben bewirkt Deviation der Augen nach der entgegengesetzten Seite (der Kranke sieht vom Herde weg), häufig dabei gleichzeitige Drehung des Kopfes.

Herde dagegen in der Brücke zwischen Oculomotorius- und Abducenskern machen die mit der Deviation nicht zu verwechselnde Blicklähmung: die Augen können nicht über die Mittellinie geführt werden, und zwar nicht nach der dem Herde gleichen Seite.

Lähmung des Zentrums für die Blickbewegung im Gyr. angul. führt, vielleicht, weil von hier gleichzeitig die Hemmung der Antagonisten vor sich geht, zum Überwiegen der kontralateralen Blickwender (der Kranke blickt nach der Seite des Herdes). Ein zweites Zentrum der Augenmuskeln im Stirnhirn, welches für die höheren Tiere erwiesen ist, wird von einigen Autoren auch bei Menschen im Fuß der ersten und zweiten Stirnwindung angenommen.

Gyr. hippocampi, Uncus und Ammonshorn werden in Beziehungen zum Geruchssinn und Geschmackssinn gebracht, zu letzterem speziell der hintere Teil des Gyr. fornic.

Über die Funktion des Linsen- und Schwanzkernes weiß man nichts Sicheres; Verletzung des Sehhügels mit Anhängen, als der Zwischenstation für alle sensiblen Erregungen, auch der höheren Sinnesempfindungen, macht schwere Sensibilitätsstörungen, Zerstörung speziell des äußeren Kniehöckers Hemianopie. Zerstörung eines inneren Kniehöckers führt nur dann zu schwereren Hörstörungen, wenn auch die Hörbahn auf der andern Seite irgendwo in ihrem Verlauf verletzt ist.

8. Abweichungen der rechten Hemisphäre.

Während für die Projektionsleistungen: Bewegung, Empfindung, Sehen, Hören, Schmecken, Riechen die rechte Hemisphäre bei allen Menschen der linken ebenbürtig ist, beteiligt sie sich in viel geringerem Maße an den höheren mnestischen und assoziativen Funktionen. Das gilt wenigstens für die ausgesprochenen Rechtshänder, etwa 90 % der Menschen. Umgekehrt ist es bei den 4—5% betragenden Linkshändern. Bei 5—6% der Menschen (Ambidextre) sind beide Hemisphären gleichwertig.

Die rechte Hemisphäre der Rechtshänder ist für die Sprachfunktionen jedenfalls so wenig unentbehrlich, daß Zerstörung des rechten Stirnhirns, des rechten Schläfenlappens, des rechten Gyr. angul. höchst selten Sprech-, Schreib- oder Lesestörungen machen, so daß also diese Funktionen ohne die rechte Hemisphäre vollzogen werden können.

Umgekehrt schützt die Intaktheit der rechten Hemisphäre die Personen, die ausgedehnte Läsionen in den linken Sprachgebieten erlitten haben, meist nicht vor langdauernden, oft bleibenden, schweren Sprachstörungen. Jedoch kann namentlich der rechte Schläfenlappen im Laufe der Zeit stellvertretend für den linken eintreten und die zuerst eintretenden aphasischen Störungen in gewissem Maße zum Ausgleich bringen.

Ebenso ist für die Praxie die linke Hemisphäre die führende; durch Läsionen in bestimmten Teilen der linken Hemisphäre verliert nicht nur die rechte, sondern in gewissem Maße auch die linke obere Extremität die Fähigkeit, Bewegungen aus der Erinnerung zu machen, Bewegungen nachzumachen usw. Zu den einfacheren Manipulationen mit Objekten reichen die Bewegungserinnerungen der rechten Hemisphäre im allgemeinen aus. Auch für die Form- und Farberinnerungen muß der linken Hemisphäre der Vorrang zugesprochen werden und besonders für die höhere assoziative Verknüpfung aller einfacheren Erinnerungen, und die spontane Erweckung der Erinnerungen.

Während so Läsionen der Zentralwindungen usw., der Hörsphäre, der Sehsphäre, der Riech- und Schmecksphäre in der rechten Hemisphäre genau dieselben klinischen Ausfallserscheinungen nach links machen, wie die der entsprechenden linken Hemisphäre nach rechts, hat man den rechten Stirnlappen, große Teile des rechten Schläfenscheitellappens als stumme Gehirnteile bezeichnet (die des Hinterhauptlappens machen sich durch die Folgen der meist vorhandenen Unterbrechung der Sehstrahlung bemerkbar), womit gesagt ist, daß die bei Herden in den entsprechenden linkshirnigen Gebieten auftretenden mnestisch-assoziativen Störungen hier wenig bemerkbar sind. Natürlich werden bei Verfeinerung der Methoden auch die stummen Hirnteile zu sprechen anfangen, und es ist anzunehmen, daß sie — in nur viel geringerem Grade — dieselben Vorrichtungen haben wie die entsprechenden der linken Hemisphäre. Additiv zu linksseitigen Läsionen machen sich die entsprechenden rechtsseitigen Läsionen auch heute schon sehr bemerkbar.

9. Kleinhirn.

Eine besondere Betrachtung erfordert das Kleinhirn. S. Abb. 141 u. 142.

Von den morphologisch wichtigen Verhältnissen heben wir nur hervor, daß das Kleinhirn durch drei Schenkelpaare Anschluß an das übrige Zentralnervensystem findet:

1. Crura cerebelli ad cerebrum oder ad corpora quadrigemina, vorderer Kleinhirnschenkel, auch Bindearm genannt, verschwindet — zwischen sich das Velum medullare anticum lassend — unter den Vierhügeln.

2. Crura cerebelli ad pontem, mittlere Kleinhirnschenkel, verlassen lateral das Kleinhirn und ziehen in die Brücke.

3. Crura cerebelli ad medullam oblongatam oder Corpus restiforme.

Von den noch in vielen Punkten ungeklärten physiologischen Verhältnissen sei folgendes als einigermaßen sicher hervorgehoben.

I. Das Kleinhirn empfängt eigene zentripetale Bahnen von der Körperperipherie und entläßt zentrifugale Erregungen zum Rückenmark.

Als zentripetale sind vor allem zu nennen:

1. die Kleinhirnseitenstrangbahn: entspringt in der Clarkeschen Säule des Rückenmarks und gelangt durch das Corpus restiforme in das Kleinhirn.

2. Der Gowersche Strang entspringt im Lendenmark und löst sich im Kleinhirn auf.

3. Weitere zentripetale Erregungen fließen dem Kleinhirn aus dem Seitenstrangkern und aus der gekreuzten Olive zu.

4. Erregungen aus dem N. vestibularis vermutlich durch Vermittlung des Deitersschen Kernes.

Vermittelst der zentripetalen Bahnen erhält das Kleinhirn Nachrichten von der Muskulatur des Rumpfes, Nackens, Kopfes, der Glieder, unbewußt bleibende Analoga der Lage und Bewegungsempfindungen, ferner solche vom Labyrinth.

Als zentrifugale Bahnen kommen vor allem in Betracht:

1. die Bahn Kleinhirnrinde — (Dachkern-?) — Deitersscher Kern, gleichseitige absteigende Vorderseitenstrangbahn.

2. Kleinhirnrinde — Nucl. dentatus — Bindearm — rote Kern — Monakowsches Bündel.

3. Verbindungen durch Vermittlung des Deitersschen Kernes und hinteres Längsbündels mit den Augenmuskelkernen.

Auf diesem zentrifugalen Wege wird die Muskulatur automatisch — unbewußt — beeinflußt. Und zwar reguliert das Kleinhirn automatisch die Haltung des Rumpfes, Kopfes, der Augen, besonders beim aufrechten Stehen und Gehen. Diese Kleinhirnregulierung reicht beim Menschen für sich nicht aus, um den aufrechten Gang zu gewährleisten, es muß dazu vielmehr die Großhirnregulierung hinzukommen, aber sie bildet eine wesentliche Stütze desselben.

Es stellt also das Kleinhirn erstens ein selbständiges sensomotorisches Organ dar, welches auf eigenen [von den sensiblen zum Großhirn gehenden Bahnen (Hinterstränge, Schleife usw.) verschiedenen] zentripetalen Wegen von der Peripherie Eindrücke erhält und auf eigenen zentrifugalen Bahnen diese Eindrücke muskulär verwertet, in erster Linie für die Kooperation der vielen beim aufrechten Stehen und Gehen in Betracht kommenden Faktoren der Gleichgewichtserhaltung.

II. aber hat das Kleinhirn (indirekte) Verbindungen mit der Großhirnrinde, und zwar sowohl corticopetale wie corticofugale. Durch den mittleren Kleinhirnschenkel gelangen die corticopetalen Bahnen nach verschiedentlichen Unterbrechungen zur Frontalrinde, von dieser die corticofugalen durch die Stirnhirnbrückenbahn und die Brückenkleinhirnbahn zur gekreuzten Kleinhirnhemisphäre.

Durch dieses cortico-cerebello-corticale System kommen in der Großhirnrinde Kleinhirneindrücke zur Verarbeitung, und gewinnt das Großhirn Einfluß auf das Kleinhirn. Bei Zerstörung eines Stirnlappens nimmt das Volumen der gekreuzten Kleinhirnhemisphäre ab.

III. sendet das Kleinhirn durch Vermittlung von Bindearm und rotem Kern der Großhirnrinde, weitere Erregungen zu, welche diese, wenigstens zum Teil, unter Umgehung des Kleinhirns durch die absteigende motorische Haubenbahn (aus dem roten Kern entspringend und gekreuzt im Seitenkranz verlaufend) motorisch beantworten kann.

Die Hauptsymptome bei Erkrankung des Kleinhirns und seiner Schenkel, resp. der genannten Bahnen sind:

1. Kleinhirnataxie. Siehe S. 453.

2. Subjektiv: Schwindel.

3. Zwangshaltungen und Zwangsbewegungen, die bald als Reiz, bald als Ausfallserscheinung zuweilen bei Erkrankung der Kleinhirnhemisphären und besonders des mittleren Kleinhirnschenkels beobachtet werden neben abnormen Einstellungen der Augen und Nystagmus.

4. Die gleichseitige Körpermuskulatur ist gewöhnlich hypotonisch (Folge des Verlustes zentripetaler Erregungen).

5. Gelegentlich ist bei Kleinhirnerkrankungen die Fähigkeit, schnell hintereinander antagonistische Bewegungen (etwa Pronation und Supination) auszuführen (Diadokokinesis) verloren gegangen.

6. Im Gegensatz zum Tabiker kann mancher Kleinhirnkranke seine

Glieder nach kurzem Schwanken auffällig lange in einer Stellung verharren lassen, gelegentlich soll geradezu kataleptisches Verhalten auftreten.

7. Eine zuweilen beobachtete Dysarthrie (verlangsamte skandierende Sprache) könnte — wenn sie nicht einer Druckwirkung auf die bulbären Sprachkerne entspringt — von dem Fortfall regulatorischer Kleinhirneinflüsse herrühren. (Analog der Adiadokokinesis).

8. Halbseitige Chorea kommt bei Herden, welche den Bindearm und seine Verbindungen treffen, als Reizerscheinung vor. Eine Fülle andrer Symptome, welche bei Kleinhirnerkrankungen, besonders von raumbeschränkender Art (Geschwülste), beobachtet werden, rühren von Nachbarschaftswirkungen auf Brücke, verlängertes Mark usw. her, so Hemiplegie, Krämpfe, Erbrechen, Blicklähmung.

Auch die obengenannten direkten Kleinhirnsymptome sind durchaus nicht immer vorhanden und oft nur transitorisch, weil die betreffenden Ausfälle mit der Zeit kompensiert werden können. Das Großhirn scheint die entstandenen Störungen weitgehend kompensieren zu können. Das bei weitem wichtigste und konstanteste Symptom ist die Kleinhirnataxie.

Wichtig ist, daß Kleinhirnherde — im Gegensatz zum Großhirn — Störungen vorwiegend auf der gleichseitigen Körperhälfte machen.

10. Gehirn und Reflexe.

Das Gehirn hat zunächst einen hemmenden Einfluß auf eine Reihe von Reflexen der übrigen Abschnitte des Zentralnervensystems. Er gibt sich schon normalerweise in der Möglichkeit kund, gewisse Reflexe willkürlich zu unterdrücken (das Husten, das Atmen, den Augenschluß bei Annäherung der Hand usw.), ferner in der Beeinflussung von Reflexen durch Gemütserregungen (Atemstillstand bei Schreck). Bei Gehirnläsion sind daher — durch Fortfall der Hemmung — viele Reflexe gesteigert — so die Sehnenreflexe.

Das gilt allerdings nur, so lange ein Rest von Verbindung zwischen Großhirn und Peripherie erhalten ist. Bei totaler Unterbrechung des Zusammenhanges — nämlich bei totaler Durchtrennung des Rückenmarks — sind gerade — in bisher schwer verständlicher Weise — die Reflexe der abgetrennten Rückenmarksabschnitte aufgehoben.

Das Gehirn beeinflußt nicht nur spinale Reflexe, sondern ist für gewisse Reflexe selbst Zentrum.

I. Pupillenreflexe.

1. Belichtungsreflex: Bei Belichtung eines Auges verengert sich in diesem die Pupille (direkte Lichtreaktion).

Gleichzeitig tritt auch eine Verengerung in der Pupille des anderen Auges ein (konsensuelle Lichtreaktion).

2. Konvergenzreaktion. Bei Sehen in die Nähe (Konvergenz- und Akkommodationsreaktion) verengern sich beide Pupillen, und zwar stärker als bei Belichtung. Es ist das als eine Mitbewegung aufzufassen.

3. Orbiculares Phänomen. Ebenfalls als Mitbewegung ist die Verengerung der Pupille aufzufassen, welche bei kräftigem Zukneifen der Augen auftritt. Wenn man dieses verhindert — und eine Reihe konkurrierender Momente den Effekt nicht aufhebt — gelangt diese Verengerung zur Anschauung.

4. Der Pupillenrindenreflex: Verengerung der Pupille bei bloßer Richtung der Aufmerksamkeit auf eine nicht fixierte Lichtquelle scheint nur bei wenig Individuen einzutreten.

5. Die behauptete Verengerung der Pupille bei der bloßen Vorstellung eines hellen Gegenstandes ist bei Nachuntersuchung in Zweifel gezogen worden.

6. Psychoreflex. Dagegen ist zweifellos eine Erweiterung der Pupille nicht nur bei allerlei schmerzhaften oder starken Reizen (besonders der Haut, aber auch bei Geräuschen), sondern bei jeglicher psychischen Erregung (Angst, Schreck) und bei energischer geistiger Arbeit, lebhafter Anspannung der Aufmerksamkeit vorhanden.

Bei der lebhaften Vorstellung eines dunklen Gegenstandes tritt als solcher Psychoreflex allerdings eine Erweiterung der Pupille ein, die aber wohl unabhängig von dem Inhalt der Vorstellung (etwas Dunkles) und bloße Folge des konzentrierten Vorstellens überhaupt ist.

Im Schlaf tritt maximale Pupillenverengerung ein.

Anatomisches.

Die Fasern der beiden N. optici endigen, wie wir sehen, halb gekreuzt im Corp. geniculatum laterale und im Pulvinar. Außerdem aber gelangen Fasern in den vorderen Vierhügel (Pupillenfasern). Von hier aus besteht eine Verbindung zu den in der Tiefe gelegenen Kernen der N. oculomotorii, von wo eine Erregung der Pupillenfasern Verengerung der Pupille bewirkt. (Abb. 31).

Die zum Teil anatomisch noch nicht ganz gesicherten Bahnen des Pupillarlichtreflexes (Verengerung bei Belichtung) sind folgende:

1. Zentripetaler Schenkel. Netzhaut, N. opticus, Tractus opticus, vorderer Vierhügel.

2. Zentrale Übertragung: Vorderer Vierhügel, Kern des N. oculomotorius (wahrscheinlich nicht direkte Verbindung).

3. Zentrifugaler Schenkel. Kern des N. oculomotorius zum Ganglion ciliare und von hier cum Musculus sphincter pupillae.

Da bei Belichtung eines Auges beide Pupillen sich verengern (konsensuelle Verengerung des nicht belichteten Auges), muß von jedem vorderen Vierhügel zu beiden Oculomotionskernen eine Verbindung sein.

Die Pupillenerweiterung kann erfolgen durch den vom N. sympathicus innervierten Dilatator pupillae.

Das Zentrum ist das Budgesche Centr. ciliospinale im Rückenmark in der Höhe des Ursprunges der ersten Dorsalnerven liegend. Es empfängt seine Erregungen von der Haut durch die hinteren Wurzeln, aber auch von anderwärts her und sendet die Innervation durch Rami communicantes zum Ganglion cervical. supr. des Sympathicus, von da zum Ggl. Gasseri und durch den Ramus ophthalm. trigemin. in die langen Ciliaräste zur Iris.

Jedoch spielt die Pupillenerweiterung durch den Dilatator pupillae, also durch Reizung des Sympathicus eine geringere Rolle, als man früher glaubte. Die Pupillenerweiterung bei allen starken sensiblen Reizen, bei jeder psychischen Anstrengung und Erregung, Anspannung der Aufmerksamkeit, energischer Muskelcontraction usw. kommt hauptsächlich durch Hemmung des Sphincterzentrums zustande, wird also durch den N. oculomotorius vermittelt.

Der Einfluß psychischer Vorgänge auf die Pupillenerweiterung — der sich z. B. selbst beim einfachen intensiven Nachdenken durch vergrößernde Meßapparate nachweisen läßt — weist auf Verbindungen der Rinde, namentlich mit dem Sphincterzentrum (*Cf*), wahrscheinlich auch mit dem Centrum ciliospinale hin.

Pathologie der Pupillenreflexe.

Wenn eine Läsion irgendeinen Teil des Reflexbogens trifft, ist der Pupillenreflex aufgehoben. Die besonderen Bedingungen, unter denen totale

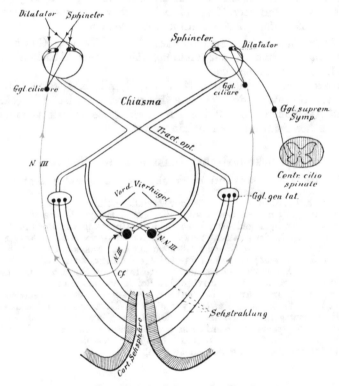

Abb. 163. Vereinfachtes Schema der Pupillenreflexe.

Cf Vermutete zentrifugale Bahn vom Cortex zum Sphincterzentrum.
Ggl. gen. lat. = Ganglion geniculatum laterale.
N. N. III = Nucleus N. oculomot.
N. III = Nervus oculomot.

Pupillenstarre, Lichtstarre, Pupillenträgheit, Hippus, hemianopische Pupillenreaktion, Miosis, Mydriasis, Anisokorie (Ungleichheit der Weite) zustande kommen, werden im speziellen Teil besprochen. (Siehe auch Allgemeine Symptomatologie.)

Aufhebung nur des Psychoreflexes findet sich häufig bei gewissen Geisteskrankheiten (Jugendverblödung). Die Annahme einer sog. „paradoxen" Pupillenreaktion (Erweiterung bei Belichtung) beruht in der Mehrzahl der Fälle auf der einer übersehenen Verengerung schnell folgenden Erweiterung.

II. Lidreflexe.

a) **Berührungslidreflex:** Schluß des Augenlides bei Berührung von Cornea oder Conjunctiva (N. trigeminus, Kern des N. facialis und dieser selbst). Areflexie der Cornea bei Brückenerkrankung, doppelseitig auch bei Hysterie.

b) **Blendungslidreflex:** Schluß des Lides bei plötzlichem starkem Lichtreiz, wahrscheinlich durch die Rinde vermittelt (bei Rindenblindheit fehlend).

III. **Der Gaumen- oder Würgereflex**, sowie der reflektorische **Schlingakt:** Sensible Abschnitte im N. vagus und glossopharyngeus. Zentrum: Kern des motorischen Trigeminus, des N. vagus, glossopharyngeus und hypoglossus. Zentrifugaler Abschnitt: Diese Nerven.

IV. **Der Brechakt:** Sensibler Abschnitt: Vagus, Glossopharyngeus, Splanchnicus. Zentrum in der Medulla. Motorischer Abschnitt: N. vagus, N. splanchnicus, N. phrenicus.

a) Husten und Niesen durch N. V, IX, X, XI, XII vermittelt.

Auf die Bedeutung der Medulla für die automatische Regulierung der Herz- und Ateminnervation und ein im verlängerten Mark vermutetes vaso-constrictorisches Zentrum sei nur hingewiesen.

11. Sekretorische Funktionen des Gehirns.

1. Für die **Schweißabsonderung** wird ein die spinalen Zentren zusammenfassendes Zentrum im verlängerten Mark vermutet.

2. **Speichelabsonderung.** In der Medulla oblongata ist ein reflektorisches Speichelzentrum gelegen, welches sowohl die Chorda tympani, wie die sympathischen Sekretionsnerven der Speicheldrüsen beherrscht (im Übergang von Pons in die Medulla in der Haube der sog. Nucleus salivatorius). Bei Bulbärparalyse vermehrter Speichelfluß.

Handelt es sich bei der Speichelsekretion auf Geschmacks- und sensible Reize der Mundhöhle (Nerv. trigem.) um einen medullären Reflex, so ist die Speichelsekretion, welche beim Anblick, Geruch und bei der Vorstellung von Speisen eintritt („das Wasser läuft im Munde zusammen") als corticaler Reflex zu bezeichnen.

3. **Tränenabsonderung.** Der subcorticale Reflex hat sein Zentrum in der Medulla oblongata. Zentripetale Fasern, vor allem im N. trigem. und anderen sensiblen Nerven, die zentrifugalen im N. facialis. Die Tränenabsonderung steht aber, wie ihre Abhängigkeit von psychischen Einflüssen beweist, unter corticalem Einfluß.

4. Die Medulla übt auch durch die N. splanchnici einen Einfluß auf die Sekretion der Leber aus (Glykosurie bei Zuckerstich).

II. Lokalisatorische Symptomatologie.

1. Allgemeinsymptome.

1. **Bewußtseinsstörungen.** Zunächst gibt es verschiedene Grade einer allgemeinen Bewußtseinsherabsetzung. Im **Koma** — z. B. im epileptischen Anfall oder häufig nach apoplektischem Insult — herrscht vollkommene Bewußtlosigkeit.

Die Reflexe sind ganz oder zum großen Teil aufgehoben. Die Glieder fallen emporgehalten schlaff herunter. Der Komatöse ist durch noch so starke Reize nicht zu wecken.

Geringere Grade der Bewußtseinsherabsetzung heißen **Sopor** und **Somnolenz**. Der Soporöse ist selbst durch starke Reize nur vorübergehend zu Reaktionen zu veranlassen, der Somnolente ist, wenn man sich mit ihm beschäftigt, leidlich zugänglich und reaktionsfähig, verfällt aber, sich selbst überlassen, leicht in einen schlafähnlichen Zustand, in dem die Mehrzahl der Außenvorgänge nicht für ihn existieren.

Mit diesen Herabsetzungen des Bewußtseins vergesellschaftet, kommen Reizerscheinungen und Abänderungen der Bewußtseinsvorgänge vor.

Als Delirien speziell werden Bewußtseinstrübungen mit zahlreichen Sinnestäuschungen und durch sie veranlaßte motorische Unruhe bezeichnet. Die Bewußtseinsstörung samt den Sinnestäuschungen bewirken Desorientierung. Delirien finden sich bei Hirnhautentzündung, Infektionskrankheiten, im Verlauf des Alkoholismus, Morphinismus, aber auch nach Gefäßverstopfungen und -zerreißungen.

Auch Angstzustände, ferner Zustände von Erstarrung (Stupor), selbst mit katatonischen Erscheinungen werden bei organischen Hirnerkrankungen beobachtet. Die weiteren geistigen Störungen, insbesondere allgemeine Gedächtnisschwäche (Verlust oder Schwererweckbarkeit früher gesammelten Gedächtnisbesitzes), Störung der Merkfähigkeit (Unfähigkeit, Neues in das Gedächtnis aufzunehmen), Störungen der Aufmerksamkeit, des Urteils, des Gefühls und des Wollens, Rührseligkeit, krankhaftes Mißtrauen bis zu Beeinträchtigungsideen gesteigert, Nachlassen der ethischen Motive, Einengung des Interessenkreises auf das Ich usw., Allgemeinsymptome, welche häufig infolge chronischer und diffuser Hirnerkrankungen (Arteriosklerose, progressive Paralyse, senile Atrophie, aber auch multiple Sklerose, Tumoren, usw.) auftreten, werden näher in den Lehrbüchern der Psychiatrie beschrieben.

2. Kopfschmerzen, ein sehr vieldeutiges Symptom, welches nicht einmal, wenn die Schmerzen von dem Kranken an bestimmte Stellen verlegt werden, mit Sicherheit den Schluß erlauben, daß der Herd der Stelle des Schmerzes entspricht.

3. Schwindel — ein von den Laien in sehr verschiedenem Sinne gebrauchtes Wort — z. B. für eine bloße Ohnmachtsanwandlung oder Verdunklungen des Gesichtsfeldes — bedeutet: 1. Scheinbewegungen des eigenen Körpers oder der äußeren Gegenstände, mindestens Desorientierung über die Stellung, resp. Lage des eigenen Körpers, d. i. subjektiver Schwindel oder 2. Verlust des Gleichgewichtes, d. i. objektiver Schwindel. Bei hohem Grade kommt es zum Hinstürzen. Der Schwindel, besonders geringere Grade desselben, eventuell bloß subjektiver, wird bei sehr verschieden gearteten und gelegenen Prozessen beobachtet, z. B. bei Anämie des Gehirns, allgemeinen vaskulären Veränderungen, Gehirnblutungen usw. Die höheren Grade aber haben besondere Beziehungen zu den Erkrankungen des Kleinhirns (siehe S. 430 u. 15) und Labyrinths.

4. Das Erbrechen ist ein lokales Reizsymptom des Brechzentrums in der Medull. obl., das nur deshalb zu den Allgemeinsymptomen gerechnet wird, weil dieses Zentrum auf Druck- und Reizwirkungen schon von sehr entfernten Stellen des Gehirns leicht ansprechbar ist, eventuell reflektorisch durch Störungen der sensiblen Äste der Dura.

Die Art des cerebralen Erbrechens ist dadurch ausgezeichnet, daß es ohne Übelkeit und Unlust, ohne langes Würgen auffällig leicht, auch ohne voraufgegangene Nahrungsaufnahme erfolgt.

5. Veränderungen von Puls, Atmung, Temperatur.

Gehirnerkrankungen können in mannigfacher Weise die Herztätigkeit beeinflussen.

Von besonderer Bedeutung ist die Pulsverlangsamung, welche häufig

bei schneller Drucksteigerung im Schädelraum durch Reizung des Vaguszentrums im verlängerten Mark eintritt.

Auch ohne daß eine Infektionskrankheit vorliegt, treten nach Arterien-
verstopfung oder Hirnblutung oder bei paralytischen Anfällen vorübergehende
Temperatursteigerungen auf, ohne daß schon Sicherheit darüber besteht,
welche bestimmten Hirnteile direkt dafür in Betracht kommen. Umgekehrt
treten gelegentlich Temperaturerniedrigungen bis zu 36° auf.

Von den mannigfachen Abänderungen des Atemtypus, welche besonders
im Koma eintreten, ist am wichtigsten das Cheyne - Stokes sche Atmen, das
aber auch bei Endzuständen von Herz- und Lungenkrankheiten und Urämie
vorkommt und ein Signum pessimum ist. Es ist durch folgenden Turnus
unregelmäßig miteinander wechselnder Phasen gekennzeichnet: 1. eine Anzahl (20—30) sich schnell folgender oberflächlicher Atemzüge, 2. Atempause,
3. allmählich wieder einsetzende langsamer bis zur Phase 1 sich steigernde
Atmung. Dieser Turnus wiederholt sich immer von neuem.

6. Die Stauungspapille (eine bloße Steigerung der Neuritis optica),
unscharfe Grenzen der rötlich-trüben und geschwollenen Papille, weiterhin
Verschwinden jeder Abgrenzung gegen die Umgebung, oft mit Blutungen
und weißen Flecken, Venen erweitert und geschlängelt, Arterien verengt,
die Gefäße scheinen am Papillenrande abgeknickt. Die Stauungspapille gehört insofern zu den Allgemeinsymptomen, als sie bei raumbeschränkenden
Prozessen an den verschiedensten Stellen des Schädelinnern zustande kommt
(besonders bei Tumoren, Hydrocephalus internus, Abszessen), auch bei
Meningitis und seltener bei Lues cerebri und Bleikrankheit, sehr selten bei
multipler Sklerose. Am häufigsten ist sie bei Tumoren der hinteren
Schädelgrube. Sie ist meist doppelseitig, wenn auch manchmal früher auf
einer Seite auftretend.

2. Projektionsstörungen.
Störung der Bewegung und Empfindung.

Wir unterscheiden:

1. Projektionsstörungen. Sie betreffen Bewegung, Empfindung
und Sekretion: Reiz- oder Ausfallserscheinungen von Verrichtungen
der Aufnahme- und Erfolgsorgane.

2. Mnestisch-assoziative Störungen. Sie betreffen Leistungen des Gehirns, welche in Aufspeicherung abgeklungener Erregungen und in der
Fixierung ihrer Verknüpfung bestehen. Die assoziative Arbeit des Gehirns
entspricht nicht irgendwelchen Anordnungen der Sinnes- und Muskelapparate
des Körpers, sondern den Verknüpfungen, welche die Erfahrung herstellt;
so ist z. B. die Assoziation zwischen Geruch und Aussehen der Rose in keiner
Weise in Zusammenhängen der Riechschleimhaut und Netzhaut gegeben.

Die Projektionsstörungen zerfallen in motorische, sensible und sekretorische und jede dieser Gruppen wieder in Reiz- und Ausfallssymptome.

a) Motorische Reizsymptome.

Rindenkrämpfe. Wie der elektrische Strom und jeder andre Reiz, der
auf die motorischen Zentren der Rinde einwirkt, Zuckungen in den Gliedern
der andern Seite bewirkt, so treten auch bei pathologischen Reizen (Geschwülste,
Blutungen, Narben, usw.) Krämpfe in den Gliedern auf. Gewöhnlich treten
erst tonische, dann klonische Krämpfe auf.

Je nach der Rindenstelle, welche der Reiz trifft, gerät die Gesichtsmuskulatur, der Arm, das Bein in Krampf. Bei einiger Dauer und Ausdehnung des Reizes dehnt sich die Reizwirkung von dem zuerst ergriffenen Gebiete auf die übrigen Glieder der gegenüberliegenden Seite aus. Und zwar schreitet der Krampf so vorwärts, daß die Muskulatur in der Reihenfolge ergriffen wird, in der ihre corticalen Zentren angeordnet sind, siehe S. 426, so daß sich etwa der Krampf, der im Gesicht eingesetzt hat, zunächst auf die obere, dann erst die untere Extremität fortsetzt. Der Krampf kann schließlich auf die dem Herde gleichseitige Körperhälfte übergehen, womit dann das Bild des allgemeinen epileptischen Anfalls hergestellt ist. Auch ohne daß der Krampf generell die andre Seite ergreift, können die gewöhnlich bilateral arbeitenden Muskelgruppen (Kiefer-, Atem- usw. Muskeln, also bei sonst einseitigem Krampf), auch auf der andren Seite mit in Zuckung geraten.

Diese auf eine Muskelgruppe oder Körperseite beschränkten, oder wenigstens zunächst dort einsetzenden Rindenkrämpfe sind unter dem Namen der Jacksonschen oder Rindenepilepsie bekannt. Sie stehen im Gegensatze zu dem von vornherein allgemeinen Krampfe der gemeinen Epilepsie.

Nach starken Jacksonschen Krämpfen tritt in den befallenen Muskeln eine Parese infolge der Erschöpfung ein, die sich aber meist schon nach Stunden zurückbildet. Führt aber, wie häufig, der Krankheitsprozeß, dessen Reizwirkung die lokalisierten Krämpfe sind, in weiterem Fortschritt, etwa Wachstum einer Geschwulst — zu Zerstörung des motorischen Rindenzentrums, so tritt dauernde Lähmung derselben Muskelgruppen ein, welche vorher im Krampfzustande waren. Zusammen mit den gekreuzten Extremitäten geraten auch Kopf und Augen in einen meist tonischen Krampf. Ist der reizende Herd etwas links, so drehen sich beide Augen und der Kopf nach rechts (Déviation conjugué). Bei dieser durch irritative Ursache bedingten Deviation sieht also der Patient die Seite der krampfenden Glieder an, umgekehrt wie bei der durch Lähmung bedingten Deviation. Bemerkenswert ist, daß nicht nur das kontralaterale Auge, sondern beide Augen dieser von einer Hemisphäre ausgehenden Reizwirkung unterstehen.

Diese Kombination tonisch-clonischer Krämpfe in isolierten Muskelgruppen einer Seite kommt pathologisch nur durch Rindenreizung zustande. Dabei ist zu bedenken, daß auch ein nicht im betreffenden Zentrum selbstgelegener, sondern ihm benachbarter Herd den Reiz ausüben kann.

Dadurch wird der lokaldiagnostische Wert der Krämpfe eingeschränkt gegenüber dem viel sichereren Hinweis der Lähmung; Ausfallssymptome sind lokaldiagnostisch viel zuverlässiger als Reizsymptome.

Allgemeine Krämpfe und besonders tonische Krämpfe können auch von tiefer gelegenen subcorticalen Zentren ausgelöst werden. Für eine Reizung der corticalen motorischen Zentren (Jacksonsche Epilepsie), ist also charakteristisch: Beschränktheit der Krämpfe auf eine Gruppe von Muskeln oder höchstens einer Seite, der Wechsel von Tonus und Klonus und die Ausbreitung entsprechend der Lage der Zentren für die einzelnen Glieder in der vorderen Zentralwindung.

Choreatische Zuckungen. Hemichorea.

Den Bewegungen des Veitstanzes der Kinder und Wöchnerinnen sehr ähnliche Gliedunruhe kommt bei Herderkrankungen einseitig in paretischen

Gliedern vor (oft erst längere Zeit nach der Lähmung), oder geht manchmal längere Zeit einer Parese, resp. Lähmung voraus (Hemichorea). Wenn, wie gewöhnlich, in hemiplegischen Gliedern auftretend, posthemiplegische Chorea. Die befallenen Glieder sind oft hypotonisch. Die Hemichorea ist manchmal von Schmerzen begleitet. Die Art der Bewegungsstörung wechselt in verschiedenen Fällen sehr, steht bald dem bloßen Tremor nahe, bald der Athetose.

Als anatomische Ursache scheinen hauptsächlich Herde in der subthalamischen Gegend (rote Kern und dessen Verbindungen mit dem Kleinhirn (Bindearm) und mit dem Sehhügel) in Betracht zu kommen.

Athetose, meist halbseitige, in gelähmten Gliedern auftretende, unaufhörliche, höchstens im Schlaf sistierende, unfreiwillige Bewegung. Sie besteht in langsamem Spreizen, Adduzieren, Beugen und Strecken, besonders der Finger und Zehen. (Selten kommt Athetose der Gesichtsmuskeln vor.) Auffällig sind die Überstreckungen der Finger. Sie findet sich am häufigsten bei cerebraler Kinderlähmung. Die Athetose tritt erst lange nach der Lähmung ein, dann, wenn sich diese schon in gewissem Grade zurückgebildet hat. Auch die Athetose scheint durch Herde im sensiblen zum Thalamus ziehenden Bahnen verursacht zu werden. Die Athetose kann ausnahmsweise auch bei diplegischer Lähmung in beiden Körperhälften auftreten.

Die sog. Athétose double ist eine Krankheit sui generis, welche ohne voraufgegangene Lähmung symmetrisch beiderseitig auftritt — aus unbekannter Ursache und ohne anatomischen Befund.

Halbseitiges Zittern findet sich gelegentlich in hemiparetischen Gliedern. Es kann in manchen Fällen auch vollkommen den Charakter des Schüttelns der Paralysis agitans annehmen.

Klonisch-tonische Zuckungen der Gaumen-Kehlkopfmuskeln, 150—200 in der Minute sind bei Hemiplegischen besonders mit pseudobulbärem Symptomen beobachtet worden und scheinen auf Herde in der Nähe des roten Kernes zurückzuführen zu sein.

Mitbewegungen nennt man ungewollte Bewegungen, welche neben einer intendierten oder selbst reflektorischen Bewegung eines Gliedes auftreten in andren Gliedern oder andren Muskeln desselben Gliedes.

Sie treten besonders in den gelähmten Gliedern bei kräftigen Bewegungen mit den gesunden Gliedern auf. Aber auch in den gesunden Extremitäten bei Versuch, die paretischen zu innervieren. So schießt in die gelähmte Hand, die willkürlich nicht zur Faust geschlossen werden kann, bei sehr energischem Handschluß der gesunden Hand ein Impuls, der Handschluß zur Folge hat, oder der von unzulänglichem Erfolg begleitete Versuch, die gelähmte Hand zu schließen, hat den Effekt, daß die gesunde zur Faust geschlossen wird. Auch beim Niesen und Gähnen hebt oder beugt sich manchmal ein gelähmtes Glied.

Auch das Strümpellsche Tibialisphänomen: starke Dorsalflexion des Fußes bei Heranziehen des hemiplegischen Beines an den Leib ist eine Mitbewegung einer andren Muskelgruppe desselben Gliedes. Selbst bei passiven Bewegungen des gesunden Gliedes führt manchmal das paretische Glied ähnliche Bewegungen aus.

Bei Paralytikern, chronischen Alkoholisten, Idioten und Aphasischen sehen wir häufig beim Sprechen Mitbewegungen in den Gesichtsmuskeln, besonders der Stirn.

Die Contracturen werden wir zusammen mit den Lähmungen besprechen. Siehe S. 441.

b) Sensible Reizsymptome.

Bei Herden, welche die sensiblen Bahnen (s. u.) reizen, können, konstant oder intermittierend, lebhafte Schmerzen auftreten, welche man im Unterschied von den gewöhnlichen, durch peripheren Reiz bedingten zentrale Schmerzen nennt. Diese Schmerzen, manchmal mit Hitzegefühl gemischt, werden in der gekreuzten Körperhälfte gefühlt, eventuell auch in einem einzelnen Gliede, Arm oder Gesicht, Zunge usw. Außer Schmerzen können Paräthesien verschiedener Qualität, Ameisenlaufen, Hitzegefühl, auftreten. Auch anfallsweise halbseitige Kälteempfindungen sind beobachtet worden, ferner Bewegungsempfindungen ohne objektive Bewegungen.

Die Sensibilität kann bei diesen zentralen Schmerzen ungestört sein. Es kommen aber auch in Teilen, welche für äußere Reize unempfindlich sind, Schmerzen vor: Anaesthesia dolorosa.

Mitunter sind die durch Herde bedingten hemichoreatischen Zuckungen mit zentralen Schmerzen verbunden.

Als Reizerscheinungen können wir auch die Hyperästhesien betrachten: schon leichte Berührungen oder leichte Temperaturreize werden schmerzhaft empfunden, ebenso die durch bloße Berührung ausgelösten Parästhesien: fremdartige, „komische", Empfindungen.

Die zentralen Schmerzen und Parästhesien können durch Herde in jedem Teil des sensiblen Systems, selbst in der Rinde, im Stabkranz, häufiger durch thalamische und subthalamische Herde verursacht werden. Einen lokalisatorischen Wert haben sie daher nicht.

Auf dem Gebiete der Spezialsinne (Gesicht, Gehör usw.) treten Reizerscheinungen in Gestalt von elementaren Empfindungen, Licht-, Flammen-, Farben-Sehen, Summen-, Klingen-, Rauschen-Hören, und von komplexen Halluzinationen auf. So kann eine Erkrankung im Hinterhauptslappen in der hemianopischen Gesichtsfeldhälfte Gesichtshalluzinationen bewirken.

c) Motorische Ausfallsymptome.

1. Lähmungen.

Bald nach einem schweren apoplektischen Anfall findet sich die sog. initiale schlaffe Lähmung, die passiv aufgehobenen Glieder fallen wie leblos herunter.

Die Reflexe sind zunächst aufgehoben, bald aber stellt sich ein gewisser Tonus in den Muskeln ein, die Sehnenreflexe kehren wieder und sind bald gesteigert, der Babinskische Sohlenreflex tritt auf. Das Stadium der schlaffen Lähmung dauert meist nur einige Tage, seltener einige Wochen. In einzelnen Muskeln kehrt eine gewisse Beweglichkeit zurück, z. B. in den Beugern des Armes und der Finger und geht nun allmählich die schlaffe Lähmung in den Dauerzustand der gleich zu schildernden residuären Hemiplegie über.

Um eine Lähmung im strengsten Sinne, wie etwa nach Nervendurchschneidung, handelt es sich bei der residuären Hemiplegie nicht. Es sind die Muskeln nicht wie dort jedes Tonus beraubt, nicht wie dort reflektorisch unerregbar. Sondern im Gegenteil: in einem Teile der Muskeln tritt eine Hypertonie ein, und die Sehnenreflexe sind gesteigert.

Das Verhalten der Reflexe, welches schon S. 56 ff. abgehandelt ist, sei hier nur kurz gestreift.

Bei der cerebralen Lähmung findet sich wenige Tage nach dem Insult eine Steigerung der Sehnenreflexe und der mechanischen Muskelerregbarkeit. Oft kommt es zum Patellar- und Fußklonus, seltener zum Hand- und Masseteren-Klonus. Auch Beklopfen vieler anderer Sehnen (Perioststellen) und der Muskeln selbst ergibt gesteigerte Zuckungen (Supinator, Trizeps, Radiusperiost-Reflex usw.). In einem gewissen, nicht absoluten, Gegensatz zu den Sehnenreflexen stehen gewisse Hautreflexe. Die Bauch- und Cremaster- reflexe sind meist auf der gelähmten Seite aufgehoben. Jedoch ist zu bedenken, daß na- mentlich ersterer auch bei Gesunden nicht immer sichtbar zu machen ist, und daß daher nur sein einseitiges Fehlen von Bedeutung ist.

Wenn die Steigerung der Reflexe ausnahmsweise fehlt, liegt entweder eine daneben bestehende Hinterstrangerkrankung (Tabes) oder Neuritis vor.

Ein häufiges Symptom — in 70 bis 80 Proz. der cerebralen Lähmungen — ist das Babinskische Sohlenphänomen (s. S. 60). Auch das Oppenheimsche dorsale Unter- schenkelphänomen (s. S. 60) und der Kurt Mendelsche Reflex (Plantarflexion der Zehen anstatt der normalen Dorsalflexion bei Beklopfung des Fußrückens in der Gegend des dritten und vierten Metatarsalknochens) sind häufige Kennzeichen der durch Läsion der corticospinalen Bahn verursachten Lähmung.

In den hemiplegischen Gliedern sind in gewissem Grade alle Muskeln ge- schwächt, aber gewisse Muskelgruppen, die sog. Prädilektionsmuskeln der Hemiplegie bleiben besonders stark befallen, die andren erholen sich einigermaßen. Diese Prädilektionsmuskeln gehören bestimmten Mechanismen an. Das Eigentümliche aller cerebralen Lähmungen ist nämlich, daß nicht einzelne Muskeln, sondern ganze Muskelmechanismen, d. h. eine Mehrheit zu- sammen arbeitender Muskeln, sog. Synergien gelähmt sind. Man muß dabei bedenken, daß eine einfache Bewegung (etwa Streckung des Zeigefingers) nicht etwa die Leistung eines Muskels ist. Dabei wirken schon Antagonisten, kollaterale und rotatorische Synergisten mit.

Die besonders bei der cerebralen Lähmung geschädigten Mechanismen sind am Bein: Alle Mechanismen, die der Verkürzung des Beines dienen: Besonders stark die Beugung im Knie und die Dorsalflexion des Fußes. Wegen der Schwäche der Dorsalflexion schleift die Fußspitze oft am Boden, und das Bein ist verlängert. Erhalten sind die Verlängerer des Beins: besonders die Strecker des Unterschenkels und die Plantarflektoren des Fußes. Daher kann das Bein als Stelze beim Gang benutzt werden. Überhaupt ist das Bein weniger schwer betroffen als der Arm. Gelähmt ist oft der Glutaeus medius, welcher das Becken gegen den Oberschenkel fixiert (contractiles Band). In- folgedessen fällt das Becken beim Gehen nach der ungelähmten Seite. Um dies zu kompensieren, wirft der Hemiplegische bei jedesmaligem Auftreten auf der gelähmten Seite den Rumpf nach der gelähmten Seite. So kommt die eigentümliche Seitwärtsbeugung des Rumpfes beim Gehen mancher Hemiplegiker zustande. Bei doppelseitiger Lähmung des Glutaeus medius — seltenes Vorkommnis bei cerebraler Kinderlähmung — kommt dann ein watschelnder Gang heraus. Der Körper sinkt bei jedem Tritt auf die Seite des Standbeines.

An der oberen Extremität sind die Muskeln, welche die Hand öffnen und Hand und Arm nach außen drehen, stärker gelähmt, die diesen antagonistischen Leistungen, Handschließen und Innenrollung des ganzen Armes weniger.

Die Hebung der Schulter (M. cucullaris und levator scapulae) ist meist schwer betroffen. Der M. sternocleido-mastoideus dagegen ist immer frei. Sowohl für obere wie untere Extremität gilt ferner die Regel, daß die distalen Teile immer stärker betroffen sind, also Hand und Fuß, und vor allem die differenzierten Bewegungen der Finger und Zehen, die isolierten Bewegungen in den kleinen Gelenken. Im Gegen- satz zu diesen sind einige grobe ungelenke Lageveränderungen der ganzen Extremität erhalten.

Vom Gesichtsnerven ist der Augenstirnast verschont (nur kann gewöhnlich das Auge auf der gelähmten Seite nicht mehr isoliert geschlossen werden), während der Mundwangenast deutlich paretisch ist. (Ein wichtiger Unterschied von der peripheren Lähmung des N. VII). Der Mund ist nach der gesunden Seite verzogen.

Die Zunge weicht, vorgestreckt, nach der gelähmten Seite ab, weil der gesunde Genioglossus sie nach der andren Seite herüberdrängt, ist aber im übrigen gut beweglich.

Frei oder fast frei sind bei der Hemiplegie alle bilateral-symmetrisch arbeitenden Muskeln, welche bekanntermaßen von jeder Hemisphäre für sich innerviert werden können: die Augenmuskeln, die Rückenmuskeln, die Kau-, Schluck- und Kehlkopfmuskeln.

Auch die bilateral arbeitenden Sprachmuskeln (Zunge, Gaumen, Gesichtsmuskulatur) werden durch einseitigen Herd nicht so außer Funktion gesetzt, daß sie ihre sprachlautbildenden Verrichtungen dauernd einbüßten. Schwerere Dysarthrie tritt meist nur vorübergehend nach einseitigen, dann linksseitigen Herden auf. Dauernde Anathrie oder schwere dauernde Dysarthrie kommt fast nur bei doppelseitigen Herden vor, im Gegensatz zur Aphasie, welche bei nur linksseitigen Herden vorkommt.

2. Contracturen und Hypertonie.

Es kommt nun zu der eigentlichen Muskelschwäche bei der Hemiplegie — außer im initialen schlaffen Stadium — ein weiterer bewegungsbeschränkender Faktor hinzu: die myogenen Contracturen.

Darunter versteht man die Fixierung von Gliedern in bestimmter Stellung durch unwillkürlich eintretende dauernde Verkürzung von Muskeln.

Diese myogenen Contracturen sind zu unterscheiden von solchen Contracturen, die durch Hautnarben, knöcherne Verwachsungen, Band- oder Sehnenschrumpfung entstehen.

Die normale Spannung der Muskeln fixiert schon in gewissem Maße die Glieder in ihren jedesmaligen Stellungen, so daß bei plötzlicher und schneller passiver Bewegung eines Gliedes ein mäßiger Widerstand des hierbei gedehnten Muskels gefühlt wird. Dieser normale Widerstand fehlt bei manchen Nervenkrankheiten, insbesondere Tabes. Dann sprechen wir von gesteigerter passiver Beweglichkeit oder Hypotonie.

Umgekehrt ist der Widerstand gegen passive Bewegung bei den Erkrankungen der Pyramidenbahnen sehr gesteigert: Es besteht Hypertonie gewisser Muskeln und dadurch Fixation in bestimmten Stellungen.

An dieser Fixation ist aber außer der Hypertonie häufig ein Zweites beteiligt: die Gewebsschrumpfung. Bindegewebige Schrumpfung des Muskels tritt nämlich ein, wenn sehr lange seine Insertionspunkte nicht voneinander entfernt sind, also in den Antagonisten eines gelähmten Muskels, auch dann, wenn dieser sich nicht im Zustande der Hypertonie befindet. Schrumpfungscontractur findet sich daher auch bei schlaffen, z. B. poliomyelitischen Lähmungen.

Bei den spastischen Lähmungen addiert sich diese Schrumpfungscontractur der hypertonischen oder spastischen Contractur hinzu, wenn diese lange Zeit bestanden hat.

Von diesen Schrumpfungscontracturen sind also zu unterscheiden die spastischen, welche nicht durch Gewebsveränderung, sondern durch nervöse Hypertonie bedingt sind. Diese Hypertonie macht sich in hemiparetischen Gliedern, auch wenn es nicht bis zur Contractur kommt, in gesteigertem federnden

Widerstande bei plötzlicher passiver Beugung oder Streckung geltend und entspricht den Spasmen, welche bei der eigenen Bewegung des Kranken auftreten. Die Reflexe sind gesteigert.

Manchmal sieht man gleichzeitig mit dem Eintreten einer Hirnschädigung (Hämatoma der Dura oder Trauma, Meningitis) oder bald darauf anfallsweise starre abnorme Haltungen und Gliederstellungen eintreten, welche man unglücklich Frühcontracturen genannt hat. Sie verschwinden gewöhnlich wieder und wechseln mit tonisch-klonischen Krämpfen ab. Es sind das Reizzustände, die man besser unter die tonischen Krämpfe subsumiert. Wenn man schlechthin von Contracturen spricht, meint man nicht diese vorübergehenden Spannungen auf Grund besonderen Reizes, sondern die dauernden Contracturzustände, welche sich als ein Dauersymptom eine Reihe von Tagen bis einige Wochen nach der Apoplexie bei Läsion irgendeines Abschnittes des ganzen motorischen cortico-spinalen Systems (also von der Rinde des Gyr. centralis ant. bis zu den Vorderhornzellen [exklusive]) einstellen.

Bei diesen cerebrospinalen Lähmungen addiert sich im Laufe der Zeit zu der spastische Contractur, wenn nicht therapeutisch entgegengewirkt wird, eine Schrumpfungscontractur.

Die spastische Contractur löst sich in der Narkose, im tiefen Schlaf, unter der Wirkung der Esmarchschen Constriction des betreffenden Gliedes, und sie läßt im warmen Bade nach.

Die Schrumpfungscontractur ist unter diesen Umständen natürlich nicht wieder zu lösen, und dadurch läßt sich leicht der Anteil, den die Hypotonie und die Schrumpfung an der Contractur haben, bestimmen. Gemütsbewegung steigert die spastische Contractur. Die spastische Contractur zeigt einen federnden Widerstand gegen Versuche, sie zu lösen. Plötzlichen brüsken Versuchen gegenüber ist derselbe heftig, dagegen lassen sich viele Contracturen bei allmählichem Vorgehen leicht lösen. Bewegungsversuche, sowohl in den kranken, wie den gesunden Gliedern, verstärken die Contracturen.

Die charakteristischen Stellungen der Glieder Mono-, Hemi- und Diplegischer kommen nun durch Verschiedenheiten in dem Grade der Contractur verschiedener Muskelgruppen zustande.

Es besteht zwar durch aus keine absolute Gesetzmäßigkeit für die hemiplegische Contractur, aber ein gewisser Typus ist der vorherrschende. Im großen und ganzen finden wir dieselben Muskeln contracturiert, welche von der Lähmung relativ verschont sind (siehe S. 440), also die Antagonisten der Prädilektionsmuskeln. Die typische Stellung des hemiplegischen Armes entspricht daher der erhaltenen Kraft der Handschließer und Innenrotatoren und Armbeuger: Die Finger sind geschlossen, der Daumen eingeschlagen oder adduziert, der Arm an die Brust adduziert, im Ellenbogen gebeugt. Das Bein ist in Streckhaltung, der Fuß in Equino-varus-Stellung. Wegen der Verlängerung des Beines durch die Plantarcontractur, resp. Schwäche der Dorsalflexion wird beim Gehen das Bein im Kreise herumgeführt („zirkumduziert"). Dieses ist die gewöhnliche Verteilung der Contracturen, bei der also im allmeinen gerade die noch willkürlich etwas beweglichen Muskeln im Contracturzustande sind. Es kommt auch aber seltener das Umgekehrte vor: Beugecontractur des Beines, Streckcontractur des Armes und der Finger.

Die Verteilung der Contracturen und dementsprechend die Dauerhaltung der gelähmten Glieder hängt nämlich gewiß davon ab, daß bestimmte Muskeln relativ verschont sind. Aber nur indirekt, dadurch, daß die Wiederkehr einer gewissen Kraft in einzelnen Muskelgruppen für die Lagerung der

Glieder in den ersten Wochen nach Eintritt der Lähmung bestimmend ist. Das in letzter Instanz entscheidende für die Verteilung der
Contracturen ist nämlich die Lagerung, welche das Glied während der Zeit
der schlaffen und halbschlaffen Lähmung einnimmt. Jede Muskelgruppe
neigt bei Pyramidenerkrankung dazu, einer irgendwie veranlaßten Annäherung
der Insertionspunkte sich durch Spannungszunahme und Verkürzung an-
zupassen. Es ist das ein subcorticaler Reflex, der erst nach „Isolierung" der
subcorticalen Zentren hervortritt (und übrigens von der Intaktheit der zentripetalen Bahnen abhängt, daher bei daneben bestehenden Tabes fehlt).

Das diese Annahme der Abhängigkeit der Contracturen von der Stellung,
welche das Glied nach der Lähmung einnimmt, richtig ist, geht daraus hervor, daß man durch künstliche Fixierung eines Gliedes imstande ist, eine schon
eingetretene Beugecontractur in eine Streckcontractur zu verwandeln und umgekehrt.

Die Wiederkehr der Kraft in einigen Muskelgruppen (den Antagonisten
der Prädilektionsmuskeln) scheint also nur dadurch zur Contractur zu führen,
daß sie die Bevorzugung bestimmter Haltung der Glieder in den ersten Wochen
nach der Lähmung herbeiführt. So kommt es, daß, wenn durch äußere Umstände das Glied verhindert wird, diesem Einfluß zu folgen, die Verteilung
der Contractur eine andre wird, und so erklären sich wohl hauptsächlich die
mannigfachen Abweichungen von der oben beschriebenen typischen Haltung
der Glieder des Hemiplegikers.

3. Verschiedenheit der cerebralen Lähmungen je nach der Lage des Herdes.

α) Corticale Herde.

Die dichte Aneinanderlagerung der motorischen Bahnen in der inneren
Kapsel und im Hirnschenkel einerseits und ihre Zerstreutheit im Markweiß entsprechend den verschiedenen Abschnitten der vorderen Zentralwindung, aus
denen sie entspringen, andererseits, begründen einen Unterschied in der
Wirkung von Herden, welche die Rinde und der Rinde nahe gelegene Mark-
partien treffen, von denen welche die innere Kapsel oder den Hirnschenkel
und erst recht noch tiefer gelegene Ebenen der motorischen Bahn treffen.
Die Bahnen für das Bein kommen vom Lobus paracentralis und oberen Viertel
der vorderen Zentralwindung, die für Arm und Hand von den mittleren zwei
Vierteln, die für Gesicht, Zunge, Kaumuskeln vom unteren Viertel derselben
Windung.

In der Rinde oder nahe der Rinde gelegene Herde werden bei geringerer
Ausdehnung nur Arm oder Bein oder Gesicht lähmen, d. h. sog. Monoplegien
machen, während tiefer gelegene Herde meist die ganze kontralaterale Seite
lähmen, also Hemiplegie hervorrufen werden.

Die Monoplegie des Gesichtes wird sich häufig mit einer solchen des Armes
kombinieren: Monoplegia facio-linguo-brachialis. Die des Beines oft mit einer
solchen des Armes: Monoplegia brachio-cruralis.

Eine bloße Läsion des Lobus paracentralis wird bloße Beinlähmung
machen. Diese kommt, weil der Lobus paracentralis von einer andren Arterie
versorgt wird, als die Zentralwindung, nämlich von der Art. corp. callosi,
zusammen mit Balkenerweichung öfter bei Verstopfung der genannten
Arterie isoliert vor.

Charakteristisch für corticale oder dem Cortex nahe Herde sind also:

1. Die Beschränkung der Lähmung auf ein oder zwei Gliedabschnitte (Arm, Bein, Kopf).

2. Die lokalisierten (Jacksonschen) Krämpfe.

Bei Läsionen der Zentralwindungen, der inneren Kapsel usw. sind die Augenmuskeln nicht mitergriffen. Über die Déviation conjugué siehe S. 428.

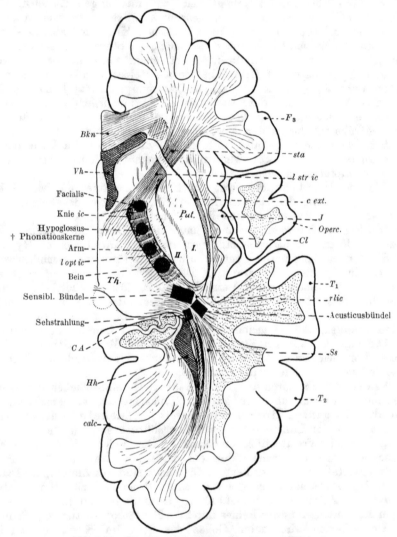

Abb. 164. Die Hauptsegmente der inneren Kapsel.
(Nach v. Monakow.)

Bkn	= Balkenknie.	*l str ic*	= lenticulo - striärer Abschnitt der inneren Kapsel.
Vh	= Vorderhorn.		
Knie ic	= Knie der inneren Kapsel.	*c ext*	= capsula externa.
l opt ic	= lenticulo-optischer Abschnitt der inneren Kapsel.	*J*	= Insel.
		Operc.	= Operculum.
C A	= Ammonshorn.	*Cl*	= Claustrum.
Hh	= Hinterhorn.	*T₁*	= erste Temporalwindung.
calc	= Fissura calcarina.	*r lic*	= retro - lenticulärer Abschnitt der inneren Kapsel.
F₃	= dritte Stirnwindung.		
sta	= Stabkranz.	*Ss*	= Sehstrahlungen.
		T₂	= zweite Temporalwindung.

β) Capsuläre Herde.

In der inneren Kapsel werden alle motorischen Bahnen leicht zusammen getroffen: sie liegen hinter dem sog. Knie im vorderen Drittel des hinteren Schenkels.

Die Reihenfolge der Faserbündel ist hier vom Knie nach hinten folgende:

Gesichtsfasern, Zungenfasern, Armfasern, Beinfasern (Abb. 164). Die Fasern sind aber doch so wenig scharf getrennt, daß eine monoplegische Lähmung durch Kapselherd zu den größten Seltenheiten gehört. Daß vorwiegend das Bein bei hinten gelegenem Sitz oder vorwiegend das Gesicht bei vorngelegenem Sitz betroffen ist, wird beobachtet.

Herde im Cortex und im Markweiß haben von Herden in der inneren Kapsel und noch tiefer gelegenen Abschnitten der Pyramidenbahn einen lange unbeachtet gebliebenen Unterschied. Jene treffen die Faserung der Hemisphäre, wo sie in innigem Gemisch Projektionsfasern und Balkenfasern enthält, zerstören also neben ersteren zahlreiche Verbindungen zur andren Hemisphäre. Herde dagegen in der inneren Kapsel, im Pedunculus usw. vernichten keine Commissurfasern und lassen daher das harmonische Zusammenspiel beider Hemisphären ungestört. Eine Folge dieser Differenz werden wir unten bei der **Apraxie** kennen lernen.

λ) Pedunculus und Pons-Herde, alternierende Lähmungen.

Trifft ein Herd die motorische Bahn im **Pedunculus**, wo sie im mittleren

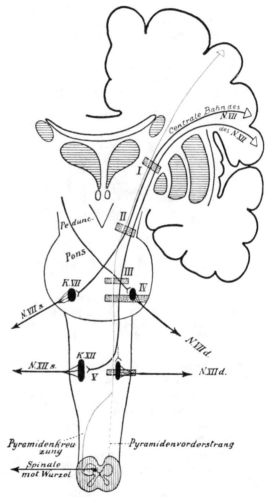

Abb. 165. Schema zur Erläuterung der Hemiplegia alternans (für *N. VII* und *XII*).

Rot: Pyramidenbahn. *N. VII s.* = Nerv. facialis sinister.
N. XII d. = Nerv. hypoglossus dexter.

I Herd in der **rechten** inneren Kapsel: **linke** Körperhälfte, **linke** *N. VII* u. **linke** *N. XII* betroffen.
II Im rechten Pedunculus: ebenso.
III In der rechten Pons-Hälfte: **linke** Körperhälfte und linker *N. XII*, **rechter** *N. VII* (supranucleär) getroffen.
IV Ebenda kaudaler: **linke** Körperhälfte, **linke** Zungenhälfte, und **rechter** *N. VII* getroffen (nucleär resp. radiculär).
V Herd in der Medulla lähmt **linke** Körperhälfte und **rechte** Zungenhälfte (nucleär resp. radiculär).

Drittel seines Fußes gelegen ist, so hat das für die Extremitäten denselben Erfolg wie die Unterbrechung in der inneren Kapsel.

Aber für die Hirnnerven treten hier und in der Brücke gewisse Besonderheiten auf. Während nämlich die Pyramidenbahnen für die Extremitäten sich erst in der Medulla kreuzen, ziehen die entsprechenden Bahnen für die Hirnnerven schon in den Etagen des Pedunculus, resp. Pons auf die andre Seite zu den Kernen der betreffenden Nerven (III, IV, V, VI, VII).

Es trifft so ein Herd etwa im linken Pedunculus die gesamte corticospinale Bahn für die rechten Extremitäten, außerdem aber schon Kern oder Wurzel des linken N. oculomotorius. Infolgedessen gesellt sich dann zu der spastischen Lähmung der rechten Glieder und des rechten N. VII eine nucleäre oder periphere Lähmung des linken N. oculomotorius (Ptosis, Internuslähmung usw.). Das nennt man Hemiplegia alternans.

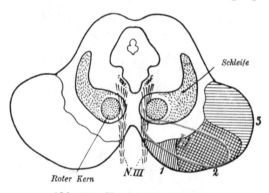

Abb. 166. Hemiplegia altern. super.
Der Herd *H* unterbricht die rechte Pyramidenbahn *2* und die rechte Oculomotoriuswurzel *N.III*, bewirkt also linksseitige Glieder- und rechtsseitige Augenlähmung.

Dasselbe kann aber im Pons für N. trigeminus, N. abducens und N. facialis eintreten. Es gesellt sich dann zu der Extremitätenlähmung der einen Seite eine Abducens-, Trigeminus- oder Facialislähmung der andern Seite, und zwar, wenn Kern oder Wurzel getroffen ist, eine Lähmung von peripherem Charakter. Es können aber auch bloß die supranuclearen Bündel des zentralen Neurons getroffen sein.

Es sind hier durch die Lage der Kerne zu den Pyramidenbahnen verschiedene Kombinationen möglich. Es können z. B., wenn der Herd die Mittellinie überschreitet, beide N. VII oder N. XII supranuclear oder einer supranuclear, der andre nuclear gelähmt sein neben einer Hemiplegie (Abb. 165).

Die Kombination von Hemiplegie mit gekreuzter Oculomotoriuslähmung (Pedunculusherd) nennt man die Webersche Lähmung oder Hemiplegia alternans superior.

Die Hemiplegie mit gekreuzter Lähmung des N. facialis oder N. abducens muß im Pons ihren Herd haben. (Gublersche Lähmung). Hemiplegia alternans inferior.

In der Medulla kann ein Herd die noch ungekreuzte Pyramidenbahn der einen Seite und die Wurzel des N. hypoglossus derselben Seite betreffen, dann werden die Glieder auf der einen Seite spastisch, die Zunge wird auf der andern Seite atrophisch gelähmt sein (Hemiplegia alternans infima).

Ebenso wie motorische Hirnnerven gekreuzt zu den Extremitäten gelähmt sein können durch Herde im Pedunculus und Pons, kann es aber auch zu gekreuzten Sensibilitätsstörungen kommen, derart, daß mit der Pyramidenbahn der rechten Ponshälfte die rechte Wurzel des N. trigeminus und daher mit linksseitiger Körperlähmung rechtsseitige Sensibilitätsstörung im Gesicht zustande kommen (Abb. 167).

Diese wechselständigen Lähmungen der Hirnnerven sind wichtige Lokalsymptome von Pedunculus und Pons.

Volumen der Muskulatur.

Im Gegensatz zu nucleaeren und peripheren Lähmungen behält die Muskulatur bei cerebralen Lähmungen ihre Volumen zunächst bei und magert dann entsprechend dem Nichtgebracuh langsam etwas ab. Die Atrophie erreicht nicht entfernt so hohe Grade wie dort. Ebenso ist die elektrische Reaktion qualitativ in Muskel und Nerv nicht verändert, quantitativ nur

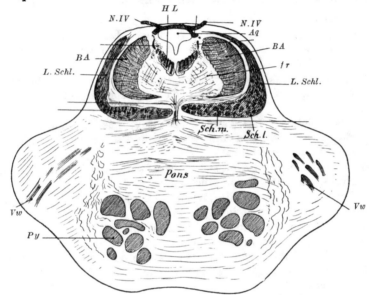

Abb. 167.　Lage des N. trigem. zur Pyramidenbahn in der Brücke.
(Nach v. Monakow.)
Ein Herd, der die Wurzel des *N. V* und die Pyramidenbahn *Py* trifft, bewirkt gleichzeitige Sensibilitätslähmung im Gesicht und gekreuzte Hemiplegie.
Sch. m. u. *Sch. l.* mittlere und seitliche Teile der Hauptschleife. *L. Schl.* laterale oder untere Schleife. *f r* Formatio reticularis. *BA* Bindearm. *HL* Hinteres Längsbündel. *N.IV* Trochlearis. *Vw* Trigeminuswurzel.

wenig herabgesetzt. Selten finden sich hiervon Ausnahmen (Atrophie und elektrische Veränderungen). Ihre Ursache ist nicht bekannt.

Vasomotorische und trophische Störungen werden in hemiplegischen Gliedern, manchmal auch in nur hemianästhetischen beobachtet: Temperaturabweichungen, Cyanose, Ödem, Gelenkerkrankungen, Hauteruptionen usw.

Doppelseitige Herde machen beiderseitige Hemiplegie = Diplegie. Herde, welche bloß die beiden Parazentralläppchen treffen, können beide Beine lähmen (cerebrale Paraplegie).

d) Sensible Ausfallsymptome.

Die allgemeine Sensibilität birgt verschiedene Qualitäten.

1. Berührungsempfindungen [1]).　　　　　　　　　　} Oberflächliche
2. Schmerzempfindungen (ihr Ausfall: An- oder Hypalgesie). } Sensibilität.

---

[1]) Strümpell unterscheidet davon Druckempfindungen der tieferen Teile.

3. Temperaturempfindungen (Ausfall: Thermoan- und hyp-⎫
ästhesie).   ⎪
4. Ortsempfindlichkeit (Lokalisation für den Ort der Reiz-⎬ Oberflächliche
einwirkung).   ⎪   Sensibilität.
5. Raumempfindlichkeit. Unterscheidung zweier gereizter ⎪
Hautstellen als getrennter (Webers Tastkreise).   ⎭

6. Lage- und Bewegungsempfindungen. Letztere für passive⎫ Tiefe Sensi-
und aktive Bewegung.   ⎬ bilität der Ge-
                                                              ⎪ lenke, Sehnen,
7. Gewichts- und Widerstandsempfindungen.   ⎭ Muskeln, (auch
                                                                Muskelsinn
                                                                  genannt).

Ein „stereognostischer" Sinn, d. h. die Fähigkeit, aus den beim Betasten eines Körpers gewonnenen Berührungs-, Lage-, Bewegungs-, Lokali-
sationsempfindungen die Form zu erkennen, darf nicht neben die
elementaren Qualitäten gestellt werden.

Die Astereognosie gehört, sofern sie nicht Folge des Verlustes elementarer Empfindungsqualitäten ist, unter die agnostischen Symptome. (Siehe
S. 486.)

Ein Sensibilitätsausfall kann partiell sein, insofern nur gewisse Qualitäten ausgefallen sind, also nur etwa Lage- und Bewegungsempfindungen
(Dissoziation der Sensibilität).

Er kann aber auch partiell sein in bezug auf die Intensität (Aufhebung,
bloße Herabsetzung der Empfindlichkeit).

Schließlich in bezug auf die Extensität. Nur ein Teil der Körperhälfte,
ein Gliedabschnitt ist an- oder hypästhetisch.

Alle Qualitäten auf einmal und intensiv total für ein Körpergebiet gehen
im allgemeinen nur verloren, wenn ein sensibler Nerv, resp. seine Wurzel
durchtrennt ist. Selbst dann kann es im Laufe der Zeit infolge der teilweisen
Überdeckung der Versorgungsgebiete verschiedener Wurzeln zum teilweisen
Ausgleich kommen.

Eine solche totale Anästhesie kann also im Gehirn nur in Brücke und
verlängertem Mark ihre Ursache haben, da nur hier das periphere Neuron eines
Nerven, welcher der Allgemeinsensibilität dient, nämlich die Wurzel des N. trigeminus, getroffen werden kann. Weiter zentralwärts wird immer schon ein
supranucleares zentrales Neuron vom Herde getroffen. Läsionen der zentralen sensiblen Bahnen, in welcher Etage sie auch liegen mögen, vernichten
gewöhnlich die Sensibilität in keiner der drei Richtungen total (Qualität,
Intensität, Extensität).

Nur in den ersten Tagen, höchstens Wochen nach dem Insult kommen
totale Anästhesien der ganzen, dem Herde kontralateralen Körperhälfte vor.

Besonders die Schmerzempfindlichkeit findet sich in gewissem Grade fast
immer wieder ein, wenn sie auch häufig herabgesetzt bleibt.

Nächst ihr restituiert sich am ehesten die Temperatur-, dann die
Berührungsempfindlichkeit. Der Orts- und Raumsinn, die Lage- und
Bewegungsempfindung dagegen bleiben bei zentralen Herden oft dauernd
aufgehoben.

Im ganzen restituiert sich die Sensibilität auch bei großen Hirnherden
besser als die Motilität.

Bezüglich der Extensität der Sensibilitätsstörungen ist zu bemerken, daß
sie zu Beginn häufig hemianästhetischen Charakter zeigen, daß dann aber
die Störung einerseits von der Mittellinie abrückt — die medialen Teile

von Kopf und Hals werden wieder empfindlich — andererseits sich vorwiegend auf die distalen Körperabschnitte (Hand, Fuß) zurückzieht.

Die Hemianästhesie reicht, so lange sie total ist, bis an die Mittellinie,
betrifft nicht nur die Haut, sondern auch die Schleimhäute, Gelenke und
Muskeln. Sie ist meist mit Hemiplegie vergesellschaftet, jedoch kommen
isolierte und fast isolierte cerebrale Sensibilitätsstörungen vor.

Die Anästhesie kann sich auch auf einzelne Gliedabschnitte ganz oder annähernd beschränken. (Auch dann werden die distalen Teile stärker betroffen.)

Gewöhnlich ist das stärker gelähmte Glied auch das quoad Sensibilität
schwerer betroffene.

Die Dissoziation der Sensibilität durch cerebrale Läsion kann ausnahmsweise so weit gehen, daß Kälteempfindung erhalten, Wärmeempfindung aufgehoben ist.

Über die mit Störungen des Muskelsinnes verbundene Ataxie der befallenen Seite siehe nächsten Abschnitt.

Obige allgemeine Sätze über meist unvollständigen Sensibilitätsausfall oder wenigstens gewöhnlich eintretende Rückbildung eines Teiles der
Sensibilität gelten allerdings vor allem für die corticalen und dem Cortex nähergelegenen Abschnitte, aber in gewissem Maße auch für Herde im
Thalamus und selbst im Pons und der Medulla.

Es haben offenbar die sensiblen Bahnen — wofür schon ihre vielfache
Unterbrechung durch graue Substanz spricht — mannigfache Nebenan-
schlüsse. Sogar mit dem vikariierenden Eintreten der andern Hemisphäre
muß gerechnet werden, da in einigen Fällen Wiederkehr eines erheblichen
Maßes von Sensibilität trotz völliger Vernichtung aller sensiblen Bahnen
einer Hemisphäre beobachtet wurde. Langsame Prozesse, z. B. Geschwülste,
machen viel geringere Sensibilitätsstörungen als plötzlich entstandene.

Besonderheiten der Herden in verschiedenen Etagen müssen an der
Hand einer Übersicht über die sensiblen Bahnen besprochen werden.

Unsere Kenntnis der sensiblen Bahnen ist noch sehr lückenhaft, über
feinere Verhältnisse differieren die Ansichten sehr, die folgende Darstellung
kann daher nur im groben ein schematisches Bild entwerfen.

Die zentripetalen Bahnen, welche zum Kleinhirn ziehen und nicht zu bewußter Empfindung führende Erregung leiten (Kleinhirnseitenstrang und Gowerscher
Strang) sind schon beim Kleinhirn erwähnt (S. 429) und werden hier übergangen.

Der mächtige Teil der sensiblen Bahnen, welcher ungekreuzt in den
Hintersträngen des Rückenmarkes verläuft (Bahnen für den Muskelsinn) und in den Hinterstrangkernen endigt (spino-bulbäre Bahn),
findet von diesen seine Fortsetzung in der zentralen (bulbo-thalamischen)
sensiblen Bahn, welche sich oberhalb der Pyramidenkreuzung als Fibrae
arcuatae internae ebenfalls kreuzt (Schleifenkreuzung) und die Olivenzwischenschicht bildet (s. Abb. 150 u. 151). Diese Fasern gelangen nach der
Kreuzung in die mediale oder Hauptschleife (Abb. 168), welche im Sehhügel endigt. Lage der Hauptschleife in der Brücke, s. Abb. 167.

Der Teil der sensiblen Fasern, welcher schon im Rückenmark sich gekreuzt hat (Tract. spino-thalamicus), und im Seitenstrang, Abb. 154, verläuft
(Schmerz und Temperaturleitung), vielleicht aus einer Kette kurzer Bahnen
bestehend, gelangt in die Formatio reticularis der Brücke und gesellt
sich weiter proximal der Hauptschleife zu, um mit dieser zusammen
in den Sehhügel zu gelangen.

Die Berührungsempfindung scheint in beiden Strängen (Hinter- und Seitensträngen) geleitet zu werden.

Die getrennte Lage der Bahnen für den Muskelsinn einerseits (Oliven- zwischenschicht, Schleife) für Schmerz- und Temperaturempfindung andrer- seits (Subst. reticularis), in der Medulla und caudaleren Brückenebenen er- möglicht, daß ein Herd hier eine Dissoziation der Sensibilität bewirkt derart, daß Lage- und Bewegungsempfindung erhalten sind und Schmerz- und Temperaturempfindung aufgehoben, oder umgekehrt; da sich die Bahnen

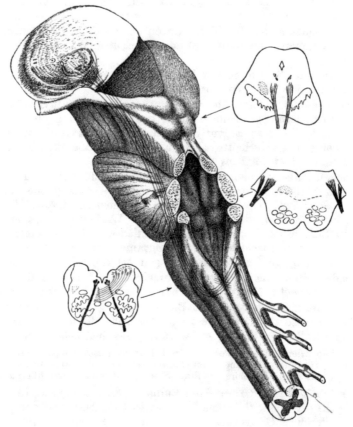

Abb. 168. Der Gesamtverlauf der medialen oder Hauptschleife.
(Nach Edinger.)

für den Muskelsinn erst in der Medulla kreuzen, so wird es von der Etage, in der der Herd liegt, abhängen, ob die Sensibilitätstörung auf der gekreuzten oder ungekreuzten Seite liegt. Der Umstand, daß die Bahnen des Seiten- stranges sich schon im Rückenmark gekreuzt haben, ermöglicht sehr kom- plizierte Herdwirkungen (etwa gleichseitige Aufhebung des Muskelsinns und gekreuzte Aufhebung des Temperatur- und Schmerzsinnes.

Herde in der Brücke, welche die Trigeminuswurzeln oder Kerne und die schon gekreuzten sensiblen Bahnen treffen, bewirken eine Sensibilitäts- störung des Gesichts auf der dem Herde gleichen und des Körpers auf der andren Seite (Hemianaesthesia cruciata). (Abb. 170.)

Die Hauptschleife schließt sich die aus den Kernen der sensiblen Hirnnerven (N. V usw.) stammende zentrale Bahn an und auf proximaleren Ebenen der Brücke wahrscheinlich, wie gesagt, auch die zentrale Fortsetzung der in die Formatio reticularis gelangten nnd dort wohl durch graue Masse unterbrochenen Seitenstrangbahn. Die gesamten sensiblen Bahnen gelangen so in den Thalamus.

Auf dem ganzen Wege biz zum Thalamus liegen die sensiblen Bahnen getrennt von den motorischen und können unbestrittenerweise durch Herde, welche die motorischen Bahnen verschonen, unterbrochen werden. So liegen z. B. im Frontalschnitt durch den hintersten Teil des Thalamus die sensiblen Bahnen erheblich dorsal (in der Haubenregion) von den im Hirnstielfuß verlaufenden Pyramidenbahnen.

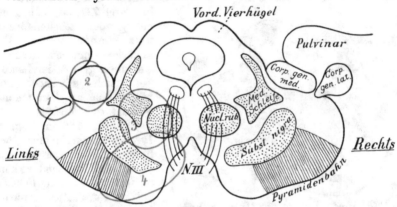

Abb. 169. Herde in der Vierhügelgegend.

Herd *1* macht Hemianopie (rechtsseitig).

„ *2* setzt die Hörschärfe auf beiden Ohren herab. Kombiniert mit einer rechtsseitigen Läsion der Hörbahnen macht er Taubheit auf beiden Ohren.

„ *3* Sensibilitätsstörung (wegen Verletzung der Schleife) rechts und Oculomotoriuslähmung links.

„ *4* Motilitätsstörung in Arm und Bein rechts und Oculomotoriusläsion links (Hemiplegia alternans superior).

Vom Thalamus zieht die thalamo-corticale Bahn durch den hinteren Schenkel der inneren Kapsel medial vom Linsenkern und z. T. durch ihn hindurch zur Rinde.

Die frühere Annahme, daß die sensiblen Bahnen im hinteren Schenkel der inneren Kapsel ganz getrennt von den motorischen, hinter letzteren verlaufen (s. Abb. 164), hat sich nicht aufrecht erhalten lassen.

Die oft bei hier gelegenen Herden beobachteten isolierten Sensibilitätsausfälle (bei guter Motilität) kommen zum großen Teil von Mitverletzung des Sehhügels her. Aber wenn auch die sensiblen Bahnen in der inneren Kapsel zum Teil gemischt mit den motorischen verlaufen, so können sie doch da, wo sie aus dem ventralen Sehhügelkern in den hinteren Schenkel der inneren Kapsel strahlen, verhältnismäßig isoliert und en masse getroffen werden, so daß Herde im hinteren Drittel des hinteren Schenkels der inneren Kapsel die Sensibilität schwerer schädigen, als die Motilität.

Wegen der Nachbarschaft der durch das hinterste Teil der inneren Kapsel verlaufenden zentralen Sehbahn ist die capsuläre Sensibilitätszerstörung gewöhnlich mit Hemianopie verknüpft.

Die Endigung der sensiblen Bahnen liegt nun hauptsächlich und am dichtesten in der hinteren Zentralwindung. Die vordere bekommt wenig sensible Fasern. Außerdem aber noch der vordere Abschnitt des Scheitellappens.

Herde in der hinteren Zentralwindung betreffen besonders stark die Orts-, Lage- und Bewegungsempfindungen.

Die Lokalisation ist dann äußerst schlecht, das Bewußtsein von der Lage des Gliedes oft ganz aufgehoben. Dagegen sind die übrigen Qualitäten: die Schmerz-, Temperatur- und Berührungsempfindung, offenbar an ausgedehnte Rindengebiete (beide Zentralwindungen) und Teile, besonders des oberen Scheitellappens, gebunden und bei bloßen Herden in der hinteren Zentralwindung nur mehr oder weniger leicht geschädigt. Große Zerstörung der hinteren Zentralwindung nebst anliegender Scheitellappenpartien können schwere Hemianästhesie machen, welche aber, wie oben gesagt, im Laufe der Zeit sich erheblich zurückbildet bis auf den stabileren Verlust des Muskelsinnes.

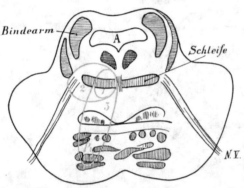

Abb. 170. Herdwirkung in der Mitte der Brücke (Austritt des N. trigeminus).

A = Aquädukt.
B = Pyramidenbahn.

Herd *1* trifft nur die Schleife, macht gekreuzte Sensibilitätsstörung des Körpers.

„ *2* trifft daneben die Wurzel des Trigeminus, daher gleichseitige Sensibilitätsstörung im Gesicht, gekreuzte Sensibilitätsstörung am Körper. (Hemianaesthesia cruciata.)

„ *3* macht gekreuzte motor. u. sensibl. Störung.

Wenn Ortssinn, Lage- und Bewegungsempfindung aufgehoben, die Berührungsempfindung geschädigt sind, so können natürlich die Formen der Gegenstände durch Tasten nicht erkannt, die Gegenstände überhaupt nicht identifiziert werden. Es ist das eine perzeptive Astereognosie, die eine selbstverständliche Folge der Aufhebung der zum Formerkennen erforderlichen Elementarqualitäten ist und mit Wernickes Tastlähmung (taktile Agnosie) nicht zu verwechseln ist. Sie verhält sich zu letzteren, wie die Leseunfähigkeit des Blinden zur Alexie.

Die obenerwähnte, bei Läsion des mittleren Drittels der hinteren Zentralwindung und unmittelbarer Nachbarschaft nach hinten eintretende taktile Agnosie, corticale „Tastlähmung", kommt unten zur Sprache.

Abb. 169 und 170 illustrieren die Wirkungen verschieden gelegener Herde in der Vierhügelgegend und Brücke.

e) Cerebrale und cerebellare Ataxie.

Wie Zerstörung der Hinterstränge im Rückenmark durch den Ausfall der zentripetalen Signale, welche die Bewegung regulieren, besonders der von den Muskeln, Gelenken, Bändern kommenden Erregungen, spinale Ataxie verursacht, so bewirkt ausgiebige Unterbrechung dieser sensiblen Bahnen in höheren Abschnitten — in der Medulla, in der Haube der Brücke des Hirnstieles, im Thalamus, Capsula interna, Centrum semiovale und Cortex — cerebrale Ataxie. Also werden besonders Läsionen der Schleife, des Sehhügels, der thalamocorticalen Haubenbahn, der Rinde der hinteren Zentralwindungen und der anliegenden Scheitelrinde die Koordination der Bewegungen stören.

Die Rindenataxie und die an sich schwer von ihr zu unterscheidende subcorticale durch Unterbrechung der sensiblen Bahnen bedingte Ataxie sieht etwas anders aus, als die von der Tabes bekannte spinale Ataxie. Es fehlt das Überwiegen der exzessiven, schleudernden Bewegungen der Tabiker. Statt dessen werden alle Bewegungen unpräzise, ohne Einhaltung der kürzesten Wege gemacht, bald gerät die Bewegung neben das Ziel, bald nicht bis ans Ziel.

Es fehlt das feine Zusammenspiel der zusammen arbeitenden Muskeln, weder Wahl noch Maß, noch zeitliche Folge der Innervationen ist korrekt. Die Synergien (Zusammenwirken von Agonisten und Antagonisten und kollateralen und rotatorischen Synergisten) sind gesprengt. Oft entfällt der Gegenstand der Hand, worauf sowohl die Sensibiltätsstörung direkt, wie die unzweckmäßige Hantierung zusammenwirken. Die Schrift eines solchen Ataktischen ist kritzlig, zittrig, bleibt nicht in der Linie, die Buchstaben und Teile derselben sind ungleich und entstellt. Alle Sicherheit, Exaktheit, Abrundung, welche die Übung unseren Bewegungen gegeben hat, kommt in Fortfall. In dem, was man früher Rindenataxie genannt hat, ist außer dieser Unbeholfenheit, welche durch Fortfall der zentripetalen Direktiven bedingt ist, noch etwas enthalten, was man jetzt mit zur Apraxie rechnet: die kinetische Erinnerung für bestimmte Innervationskomplexe ist verloren, siehe Apraxie. (Vermutlich sind zeitweise beobachtete mimische Störungen bei Thalamusherden bloße Folge des Sensibilitätsverlustes.)

Verschieden von der corticalen und subcorticalen Großhirnataxie (die in der Medulla, Pons usw. gelegenen Herde rechnen insofern hierher, als sie durch Läsion der zum Großhirn ziehenden Bahnen wirken) ist die Kleinhirnataxie. Das Kleinhirn hat weniger mit der Koordination der Extremitätenbewegungen zu tun, als mit der Regulierung der aufrechten Haltung, der Erhaltung des Gleichgewichtes beim Stehen und Gehen. Der Kleinhirnkranke schwankt wie ein Betrunkener. Das Charakteristische der Kleinhirnataxie ist, daß ein beim Gehen und Stehen schwer ataktischer Kranker bei Bewegungen mit Arm und Bein, die er in Rückenlage macht, verhältnismäßig wenig Ataxie zeigt.

Insbesondere ist beim Gehen das regelrechte Zusammenarbeiten von Bein und Rumpf gestört. Das kann auch einseitig der Fall sein, und zwar liegt die Ataxie auf der dem Kleinhirnherde gleichen Seite (im Gegensatz zu Großhirnherden). Vermutlich geschieht diese Regulierung im Kleinhirn auf Grund ihm durch die Kleinhirnseitenstrangbahn zufließender, aber nicht zum Bewußtsein kommender Erregungen, während im Großhirn auf Grund von — wenigstens zum großen Teile bewußten — Empfindungen die sonstige Regulierung der Extremitätenbewegungen geschieht.

f) Sensorische Ausfallsymptome (Störungen der Spezialsinne).

1. Sehstörungen, Sehbahnen.

a) Die Stauungspapille wurde schon unter den Allgemeinsymptomen besprochen. Siehe S. 436.

Bei länger bestehender Stauungspapille pflegt die zentrale Sehschärfe herabgesetzt und das Gesichtsfeld in unregelmäßiger Weise eingeschränkt zu sein. Es kann schließlich zur Erblindung kommen, der dann ophthalmoskopisch das Bild der Atrophie N. optici entspricht. Bei rechtzeitiger Eröffnung der Schädelhöhle oder eventuell medikamentöser Behandlung (bei Lues cerebri) können Stauung und Neuritis vollkommen zurückgehen.

b) Sehnervatrophie, grünlich weißliche Verfärbung der gut abgegrenzten Papille, gewöhnlich doppelseitig, ist eine nicht seltene Teilerscheinung der Degenerationsprozesse bei Tabes- und Taboparalyse, seltener bei bloßer Lues. Sie geht oft jahrelang den übrigen Symptomen voraus. Mit der Annahme einer isolierten Opticusatrophie — also ohne Tabes, Paralyse oder Lues — muß man daher sehr vorsichtig sein. Es soll aber vorkommen, daß sich dauernd die Opticusatrophie ohne weitere nervöse Erkrankung findet. Atrophia optica geringeren Grades findet sich auch zuweilen bei multipler Sklerose.

Es gibt weiter doppelseitige Erkrankungen des Sehnerven, welche keine oder geringe Veränderungen des Augenhintergrundes machen, die oft zu plötzlichen Erblindungen führen oder auch nur ein zentrales Skotom, besonders für Rot und Grün, verursachen.

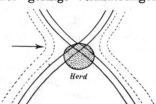

Abb. 171. Herd im Chiasma von der Hypophyse ausgehend (bewirkt bitemporale Hemianopie). Die ungekreuzten Fasern durch durchbrochene Linien dargestellt. Die vom Herd getroffenen gekreuzten Fasern versorgen beide nasalen Netzhauthälften, also die temporalen Gesichtsfeldhälften.

Sie werden auf neuritische Prozesse im Sehnerven (Neuritis retrobulbaris) zurückgeführt, toxische Stoffe: Alkohol, Nicotin, Extract. filic. mar. geben gewöhnlich die Ursache. Ihre nähere Schilderung gehört in ein Lehrbuch der Augenkrankheiten.

Interessant ist die erst in neuerer Zeit bekannt gewordene „amaurotische Idiotie", eine in bestimmten Familien auftretende erbliche Kombination von Sehnervenatrophie mit eigentümlichen Veränderungen der Macula lutea und Idiotie (überwiegend bei jüdischen Kindern).

c) Verletzungen des Chiasma.

Da Prozesse, welche das Chiasma befallen, gewöhnlich von der Mitte ausgehen, besonders häufig von der Hypophyse, so werden hier oft die beiden gekreuzten Bündel beider N. optici, also die, welche die nasalen Netzhautflächen versorgen, in Mitleidenschaft gezogen, d. h. die temporalen Gesichtsfeldhälften erblinden: bitemporale Hemianopie. Wird auf der einen Seite das ungekreuzte Bündel mit getroffen, so tritt totale Blindheit des gleichseitigen und bloß temporale des andren Auges auf. Ein von außen das Chiasma ergreifender Prozeß (Pfeil Abb. 171) kann einseitige nasale Hemianopie verursachen.

Die Vereinigung von bitemporaler Hemianopie mit Akromegalie ist bekanntlich für Hypophysentumoren charakteristisch.

Die Sehbahnen. In den Tractus opticus jeder Seite treten die Fasern von der gleichseitigen Hälfte der gleichseitigen Netzhaut und die (gekreuzten) Fasern von der gleichseitigen Hälfte der ungleichseitigen Netzhaut. Die Endigung der Tractusfasern erfolgt der Hauptmasse nach im Corpus geniculatum laterale, ein kleinerer Teil der Fasern endigt im vorderen Vierhügel und im Pulvinar. S. Abb. 141. Das sind die sog. primären Opticuszentren. Die Fasern, welche zu den Vierhügeln gehen, treten mit dem Oculomotoriuskern in Verbindung und bewirken den Pupillenreflex.

Von diesen primären Zentren zieht die sog. Sehstrahlung nach hinten in den Hinterhauptslappen und umgibt in ihrem ganzen Verlaufe von außen das Hinterhorn.   Sie passiert dabei das tiefe Mark des unteren Scheitellappens (insbesondere des Gyr. angularis) und Hinterlappens und gelangt vorwiegend an die mediale Fläche des Hinterlappens in die Umgebung der Fiss

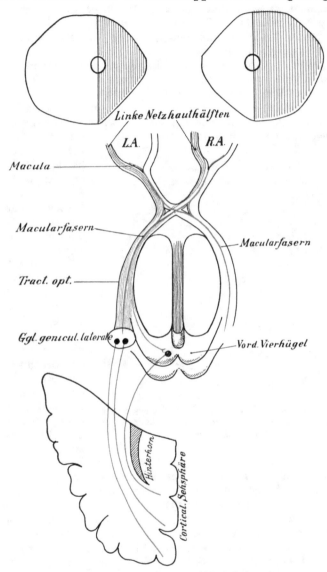

Abb. 172. Schema der optischen Bahnen.
Den linken Netzhauthälften entsprechen die rechten Gesichtshälften.

calcarina, in die durch den Vicq d'Azyrschen Streif und besonderen Bau ausgezeichneten Sehsphäre.   Diese umfaßt hauptsächlich den Cuneus (dorsale Lippe der Calcarina) und den Lobus lingualis, vielleicht auch noch den Gyr. fusiformis.   Auf die Konvexität greift die Sehsphäre nur wenig, vielleicht auf den Occipitalpol und die dritte Occipitalwindung über.

Von der Sehphäre ziehen corticofugale Bahnen zusammen mit den eben beschriebenen zentripetalen in dieselben Ganglien, aus denen die Sehstrahlung entspringt.

Das Hinterhorn ist außen von drei Markschichten umgeben, deren Fasern sagittal verlaufen. Die innerste, unmittelbar dem Ventrikelependym anliegende, den Ventrikel gewissermaßen austapezierende heißt das Tapetum (Strat. sagittale mediale).

Nach außen von ihr, also in der Mitte, liegt das Stratum sagittale internum und außen von diesem das Stratum sagittale externum oder der Fasciculus longitudinalis inferior (Abb. 173).

Letzterer galt lange als reines Assoziationsbündel zwischen Hinterhaupts- und Schläfenlappen, während die eigentliche Sehstrahlung (Gratiolets) in das Stratum sagittale internum verlegt wurde. Das Tapetum sollte ausschließlich Balkenfasern enthalten. Es hat sich aber ergeben, daß in allen drei Straten, besonders im Stratum internum und externum, Sehstrahlung verläuft, das Stratum sagittale externum enthält daneben Assoziationsfasern, das Tapetum überwiegend Balkenfasern durch Vermittlung des Forceps. Jedenfalls kann man die Sehstrahlung nicht mehr auf die mittlere Schicht beschränken, sondern muß namentlich dem Fasciculus longitudinalis inferior einen reichen Anteil an optischer Projektionsfaserung zusprechen.

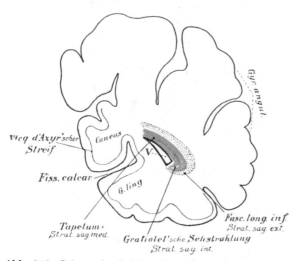

Abb. 173. Schema der drei das Hinterhorn *V* umgebenden sagittalen Markschichten auf einem Frontalschnitt durch den Gyr. angularis.

Hinter dem Chiasma gelegene Läsionen im Verlauf der ganzen Sehbahn, also, sowohl im Tractus opticus, wie im Ganglion geniculatum laterale, wie in der Sehstrahlung und dem corticalen Zentrum machen durchweg Sehstörungen von bilateral-homonym-hemianopischem Charakter, also Ausfälle in beiden, der Seite der der Hirnläsion gleichnamigen Netzhauthälften und dementsprechend ihren ungleichnamigen Gesichtsfeldhälften. In der Mehrzahl der Fälle ist die ganze Gesichtshälfte (bis auf das sog. überschüssige Feld) ausgefallen, so daß man im strengen Sinne eine Hemianopie hat. Also bei linksseitigem Sitz des Herdes eine rechtsseitige Hemianopie beider Augen entsprechend der Blindheit beider linken Netzhauthälften. Unter Umständen aber fällt nur ein Quadrant aus für beide Augen: Quadrantenhemianopie (Abb. 174).

Es ist nun von Bedeutung, daß fast nie ganz genau eine Hälfte des Gesichtsfeldes ausfällt (totale Hemianopie). Das würde bedeuten, daß die Trennungslinie zwischen erhaltener und ausgefallener Gesichtsfeldhälfte als Vertikale genau durch den Fixierpunkt ginge. Es kommt gelegentlich bei

Herden im Tractus opticus vor. Dem ist aber bei zentraler gelegenen Herden meist nicht so. Vielmehr gehört gewöhnlich mindestens noch ein kleiner Bereich um den Fixierpunkt herum nach der Richtung des Ausfalles zu dem er-

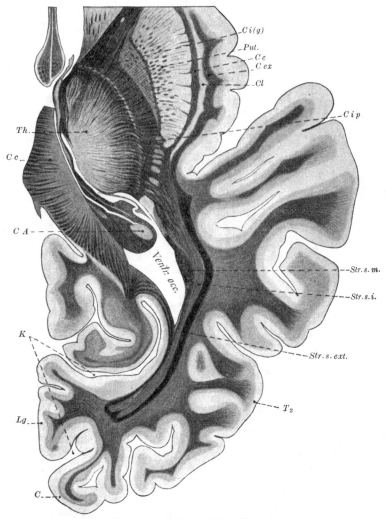

Abb. 174. Die Lage der drei sagittalen Markschichten
auf einem Horizontalschnitt des Gehirns.
(Nach einem Weigert-Präparat [³/₂ der natürl. Größe] gezeichnet. Nach Déjérine.)

C Cuneus.
C A Corna Ammonis.
C c Corpus callos.
C e Capsula externa.
C ex Capsula extrema.
C i (g) Capsula interna (Knie).
C i p Capsula interna (hintere Schenkel).
Cl Claustrum.
K Fissura calcarina (zweimal getroffen).
Lg Gyr. lingualis.

Put. Putamen.
O Hinterhauptswindung.
Str. s. ext. Strat. sagitt. externum oder Fasciculus longitudinalis inferior.
Str. s. i. Strat. sagitt. internum oder Gratioletsche Sehstrahlung.
Str. s. m. Strat. sagitt. mediale oder Tapetum.
T_2 Zweite Schläfenwindung.
Th Thalamus.

haltenen Bezirk. Gerade dieser Bereich, also das jenseits von dem durch
den Fixierpunkt gehenden vertikalen Meridian‚ gelegene erhaltene Stück
heißt das „überschüssige Gesichtsfeld". Die Trennungslinie macht mindestens
um den Fixierpunkt einen Bogen, der mit seiner Konvexität in die blinde
Gesichtsfeldhälfte ragt. (Abb. 175 u. 176.)

Die Tatsache, daß die nächste Umgebung des Fixierpunktes nach beiden Seiten fast immer erhalten ist, beweist, daß der Bezirk des deutlichsten Sehens in der Netzhaut (Macula) doppelseitig, d. h. in beiden Hemisphären vertreten ist. Die Größe des überschüssigen Gesichtsfeldes ist in verschiedenen Fällen wechselnd (2 bis 15 Gr.), ja, kann für beide Augen verschieden sein. Auch mäßige konzentrische Einengungen des erhaltenen Gesichtsfeldes kommen vor, und zwar stärker auf dem zum Herde gekreuzten Auge. Gewisse weitere Unregelmäßigkeiten in der Begrenzung des Gesichtsfeldes bei Herden in dem Hinterhauptslappen sind noch schwerer zu verstehen.

Doppelseitige Hemianopie nennt man Rindenblindheit, ein eingebürgerter, aber nicht ganz korrekter Ausdruck (besser cerebrale Blindheit), da es sich dabei oft um nichtcorticale Herde, sondern doppel-

Abb. 175 u. 176. Gesichtsfeld bei rechtsseit. Hemianopie mit
überschüssigem Gesichtsfeld.

seitige Unterbrechung der Sehstrahlung oder einseitigen corticalen und subcorticalen Herd auf der andren Seite handelt.

Bei dieser doppelseitigen Hemianopie ist meist ein kleines zentrales Gebiet des Gesichtsfeldes (manchmal nur 2 bis 3 Gr.) erhalten, das aber sehr
leicht dem Beobachter sowohl, wie dem Kranken entgeht und daher kunst-
voll nachgewiesen sein will.

In seltenen Fällen wurden gleichzeitig durch Embolie in beiden Hinterhauptslappen beide Gesichtshälften ausgeschaltet.

Die Sehschärfe ist auch in dem sehenden Bezirk, sowohl bei Hemianopie, wie bei Rindenblindheit meist, aber nicht immer herabgesetzt.

Ein Fall, in dem umgekehrt das maculäre Sehen vernichtet, das periphere erhalten war — also ein Gesichtsfeld mit zentralem Skotom durch Occipitalherd — ist als Dauerzustand bisher nicht beobachtet worden.

Der Umstand, daß sowohl bei einseitiger wie bei doppelseitiger Hemianopie das maculäre Sehen gewöhnlich erhalten ist, ist von einem Teil der Forscher auf doppelseitige corticale Vertretung der Macula, von einem andren auf eine besonders gegen Zirkulationsstörungen geschützte Situation der corticalen Vertretung der Macula zurückgeführt worden, von andren gegen eine inselförmige Vertretung der Macula überhaupt und zugunsten einer Vertretung der Macula über sehr ausgedehnte Partien beider Hinterlappen ins Feld geführt worden.

Vom letzteren Standpunkte hat die Macula gerade eine außerordentlich ausgedehnte Vertretung im Hinterlappen, so daß erst ungeheure ausgedehnte Herde sie aller Verbindungen mit dem Cortex berauben können.

Wie weit bestimmte Abschnitte der Netzhaut bestimmten Teilen der corticalen Sehsphäre entsprechen, d. h. wie weit die Netzhaut auf die Rinde im strengen Sinne projiziert ist, darüber ist eine volle Einigung nicht erzielt worden. Als Endigung der Sehstrahlung (Sehsphäre, Sehzentrum) kommt die Umgebung der Fissura calcarina in der Hauptsache in Betracht. Vor allem ihre obere Lippe — der Cuneus — und ihre untere Lippe, der Gyr. fusiformis, wahrscheinlich der ganze durch den Vicy d'Azyrschen Streifen ausgezeichnete Bezirk, dessen Zellaufbau auch ein eigenartiger und einheitlicher ist.

Die Tatsache, daß Quadranten und selbst Sextanten bei Herden in der Sehstrahlung und in dem Sehzentrum ausfallen, beweist jedenfalls, daß keine vollkommene Mischung der Fasern, welche von verschiedenen Teilen der Retina kommen, stattfindet, daß also mindestens im großen Zuge eine Projektion statthat. Und zwar entsprechen den oberen Netzhautquadranten beider Augen die obere Lippe der Calcarina, den unteren die untere Lippe.

Von gewichtiger Seite wurden allerdings die pathologischen Befunde, welche zu diesem Ergebnis geführt haben, dahin gedeutet, daß nicht die betreffenden Rindenherde selbst, sondern Mitläsion verschiedener Teile der Sehstrahlung den genannten Effekt haben, so daß also zwar noch in der Sehstrahlung, nicht mehr aber in der Rinde eine Projektion der Quadranten vorhanden wäre.

Über die Projektion der Macula sind die Akten noch nicht geschlossen.

An Stelle einer Hemianopie kann auch eine bloße Farbsinnsstörung in einer Gesichtsfeldhälfte eintreten (Hemiachromatopsie oder Hemidyschromatopsie). Bald besteht eine allgemeine Farbenschwachsichtigkeit, bald ist nur Farbenblindheit für Rot und Grün oder seltener für Gelb und Blau. Merkwürdig ist, daß sich öfter mit rechtsseitiger Hemianopie eine Hemidyschromatopsie in dem erhaltenen Gesichtsfelde zusammen findet.

Augenmuskellähmungen sind mit der Hemianopsie an sich nicht verbunden. Dagegen kann der Ausfall der sensibel-optischen Erregungen einen unökonomischen Gebrauch der Augenmuskeln und Täuschungen in der Streckenschätzung bedingen.

Mit der Hemianopie — gleichgültig, welcher Entstehung — ist jedenfalls häufig eine Augenmaßstörung verbunden derart, daß bei Halbierung einer Horizontalen die dem Gesichtsfeldausfall entsprechende „Hälfte" zu klein gemacht wird. (Selten umgekehrter Fehler.)

Hemianopie durch einen Herd im Tractus opticus muß sich von einer Hemianopie durch Unterbrechung der Sehstrahlung oder Herd im Sehzentrum dadurch unterscheiden, daß im ersteren Fall Belichtung der blinden Netzhauthälfte keinen Pupillenreflex hervorruft, während dafür im zweiten Falle kein Grund besteht, da dann der Reflexbogen (Verbindung des Tractus mit den Kernen des N. oculomotorius) unversehrt ist. Der Nachweis der hemianopischen Pupillenstarre hat aber große Schwierigkeiten, weil es nicht gelingt, die Belichtung ausschließlich auf die betreffenden Netzhauthälften zu beschränken. Dagegen läßt sich bei doppelseitiger Hemianopie durch corticalen oder subcorticalen Herd das Erhaltensein des Pupillenreflexes gut nachweisen.

Subcorticale Herde können das Sehzentrum reizen und gelegentlich in der ausgefallenen Gesichtsfeldhälfte Gesichtshalluzination verursachen.

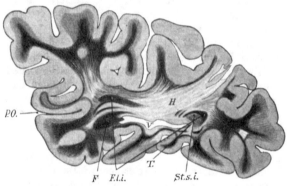

Abb. 177. Fall von Erweichung im Gyr. angularis.
Die Erweichung *H* durchtrennt die 3 sagittalen Marklagen. Zeichnung nach Palpräparat. Nat. Größe. (Frontalschnitt.)
Links: mediale Hirnfläche.
V Hinterhorn.
P.O. Fissura parieto-occip. Die nichtbezeichnete Fissur unter letzterer ist die Calcarina.
F Forceps, der erhaltene Teil der Balkenstrahlung.
F.l.i. Die erhaltenen Teile des Fascic. longitud. infer.
Str.s.i. Reste des Stratum sagitt. int.
T Stelle des geschwundenen Tapetum.

Welcher Teil des optischen Systems bei der urämischen Amaurose affiziert ist, ist noch unsicher.

Hemianopie findet sich außer bei allen Herderkrankungen, welche das optische System vom Tractus bis zur Sehsphäre betreffen, auch nicht selten transitorisch bei progressiver Paralyse nach Anfällen, ferner bei Migräne. Nach Herden im Schläfen- und Scheitellappen kommt sie in den ersten Wochen nach dem Insult transitorisch sehr häufig durch Nachbarschaftswirkung zustande. Die Hemianopie ist eine sehr häufige Initialerscheinung bei Schlaganfällen.

Herde im Scheitellappen, besonders im Gyr. angularis, welche in die Tiefe gehen, durchbrechen hier die Sehstrahlung und machen dauernde Hemianopie. (Abb. 177.)

2. Hörstörungen.

Hörbahnen. Der N. cochlearis (welcher Ast des Acusticus allein mit dem Hören zu tun hat), entspringt in den Zellen des Ganglion spirale Corti. Er endigt im Nucleus ventralis, Nervi cochlearis und im Nucleus dorsalis (Tuberculum acusticum). Aus diesen entspringen weitere Bahnen, die, weitere Unterbrechungen in den Kernen der lateralen Schleife nicht eingerechnet, zum größten Teils im Corpus trapezoides (Unterbrechung in der Olive), teils in den Striae acusticae auf die andre Seite ziehen, in die gekreuzte laterale Schleife gelangen und zum größten Teil durch den Arm des hinteren Vierhügels im Gangl. geniculatum mediale (zum kleineren Teil im hinteren Vierhügel) endigen. (Abb. 178.)

Ein Teil der Fasern bleibt ungekreuzt, ferner besteht eine Commissur zwischen den beiderseitigen Kernen der lateralen Schleife, so daß jeder N. cochlearis mit beiden Corp. geniculat. med. — also mit beiden Hemisphären — in Verbindung steht. Also auch hier Halbkreuzung.

Vom Ganglion geniculatum mediale geht die zentrale Hörbahn zur Rinde des Schläfenlappens, und zwar gelangt das Gros der Hörfasern in die Querwindungen des Schläfenlappens (Gyr. transversi) — Heschlsche Windungen, und in ein benachbartes Stück im mittleren Drittel der ersten Schläfenwindung.

Die Fortsetzung der in die hinteren Vierhügel gelangenden Fasern ist noch dunkel.

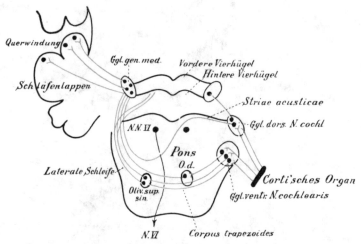

Abb. 178. Schema der zentralen Hörbahnen.
Unterbrechung in den Kernen der lateralen Schleife nicht berücksichtigt.
N. N. VI Kern des Abducens. *O. d.* Oliv. dextra superior.

Taubheit auf dem kontralateralen Ohr nach einseitigen Schläfenlappenläsionen sind nie beobachtet worden. Dann handelt es sich nur um eine Herabsetzung des Hörvermögens auf beiden Ohren entsprechend der Verbindung jedes Ohres mit beiden Schläfenlappen.

Ebensowenig bewirkt einseitige Unterbrechung der vom Gangl. genicul. mediale zum Schläfenlappen ziehenden Bahnen eine totale einseitige Taubheit.

Totale Taubheit auf beiden Ohren kann durch doppelseitige Schläfenlappenherde verursacht werden (sog. Rindentaubheit). Bisher ist das immer nur bei sehr ausgedehnten Herden beobachtet worden, so daß die oben gegebene anatomische (durch die myelogenetische Methode gewonnene) Abgrenzung der Hörsphäre klinisch-pathologisch noch nicht erhärtet werden konnte und viele Autoren der Hörsphäre eine viel größere Ausdehnung im Schläfenlappen zuschreiben, als ihr oben im Anschluß an Flechsig gegeben wurde.

Öfter als zu totaler Taubheit kommt es bei doppelseitiger Schläfenlappenläsion zu großer Schwerhörigkeit auf beiden Ohren. Diese zeigt nicht die von Labyrintherkrankungen bekannten Lücken in der Tonreihe (etwa Fortfall höchster Töne), sondern eine mehr gleichmäßige Herabsetzung für die ganze Tonreihe.

Gegen eine Projektion verschiedener Tonhöhen auf die Rinde spricht das nicht, da bei der Doppelseitigkeit der Repräsentation des Cortischen Organs in beiden Schläfenlappen eine inselförmige Tonlücke sich nur offenbaren

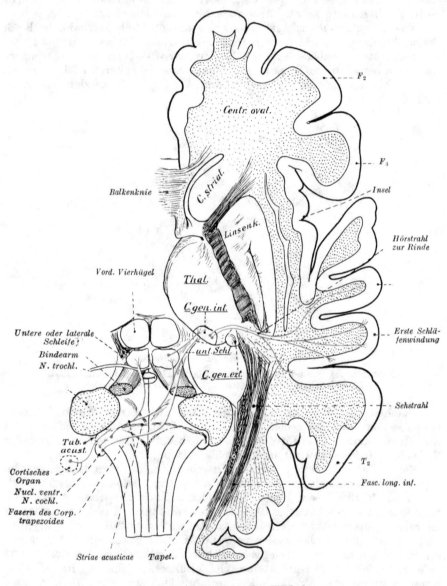

Abb. 179. Topographie der Hörbahnen.
(Nach v. Monakow.)

Untere Schleife = Untere oder laterale Schleife. *C. gen. int.* = Corpus geniculatum internum oder mediale. Zwischen dem (nicht bezeichneten) hinteren Vierhügel und dem *C. gen. int.* ist hier eine Verbindung eingezeichnet.

könnte, wenn zufällig auf beiden Seiten genau dieselben Teile zerstört wären. Immerhin ist die unten bei der sensorischen Aphasie zu besprechende Annahme, daß die corticale Endigung der Fasern für die Töne b' bis g" — ein sehr wichtiger Abschnitt der Tonreihe — einen bestimmten räumlichen Abschnitt innerhalb der gesamten Hörsphären einnimmt, noch ganz hypothetisch.

Gehörstörungen durch Herde in der Haube der Hirnstiele und der Brücke und in der Gegend der hinteren Vierhügel kommen vor, jedoch sind sie bei der Zerstreutheit der in Betracht kommenden Bahnen und der Halbkreuzung derselben nur bei sehr großer Ausdehnung des Herdes dauernd und in hohem Grade zu beobachten — außer wenn Kern oder Wurzel des N. cochlearis vernichtet ist, wobei dann Taubheit auf einem Ohre eintritt.

3. Geruchs- und Geschmacksstörungen.

Bei basalen Herden, welche den Nervus, Bulbus oder Tractus olfactorius, das Trig. olfactorium oder die Subst. perforata betreffen, wird gleichseitige Herabsetzung des Geruchssinnes beobachtet.

Die Riechzentren werden in den Gyr. hippocampi und Ammonshorn verlegt.

Auch Geruchshalluzinationen kommen bei Reizung der betreffenden Gegenden vor.

Auch die Schmecksphäre wird in der Ammonshorn, Gyr. hippocampi und das anschließende hintere Ende der Gyr. fornic. verlegt. Die peripheren Bahnen des Geschmacks laufen im N. trigeminus und Glossopharyngeus.

3. Mnestisch-assoziative Störungen.

a) Aphasische Störungen.

1. Einleitung.

Die noch projektiven Störungen des Sprachapparates:
Anarthrie bei Bulbär- und Pseudobulbärparalyse.

Die Sprache ist ein Zeichensystem, welches der Verständigung der Menschen untereinander dient.

Als Zeichen verwendet die natürliche Sprache Laute und Verknüpfungen derselben, d. h. Erzeugnisse der Lippen-, Backen-, Zungen-, Gaumen-, Kehlkopfmuskulatur. Insofern ist Sprache eine Bewegung, deren Effekt anderen Personen Zeichen für die psychischen Vorgänge (Gedanken, Gefühle, Wünsche usw.) der sprechenden Personen abgibt. (Sprachexpression.)

Insofern dieser Effekt in hörbaren Lauten besteht, wird er von dem andren mit dem Gehör aufgenommen und weckt in ihm die dazu gehörigen psychischen Vorgänge. Die Rolle des andren ist das Verstehen. (Sprachrezeption.)

Erst sehr spät in der Entwicklung der Gattung und spät in der Entwicklung des einzelnen findet sich ein zweites Zeichensystem ein: die Schriftsprache, welche wieder ihre expressive (Schreiben) und ihre rezeptive (Lesen) Seite hat.

Sowohl die Lautsprache wie die Schriftsprache bedient sich gewisser Muskelsysteme, welche auch zu andren Zwecken dienen. So dienen die Zungen-, Backen-, Lippen- usw. Muskeln noch zum Essen, Kauen, Saugen, Schlucken, Lecken, Küssen, zu mancherlei mimischer unwillkürlicher und willkürlicher Bewegung.

Ist dieses Muskelsystem oder sein nervöser Zentralapparat erkrankt (Lähmung, Parese, Ataxie, Zittern usw.), so wird sekundär das Sprechen in Mitleidenschaft gezogen. Die dadurch bewirkten Sprechstörungen nennt man je nach dem Grade Dys- oder Anarthrie.

Zu diesem nervösen Apparat gehören:

1. Die Rindenzentren für die betreffenden Muskeln, also die Zentren besonders der N. XII, VII, X und XI in dem unteren Viertel besonders der vorderen Zentralwindungen. (Operculum Rolandi.)

2. Die motorische (cortico-bulbäre) Leitungsbahn von diesen Zentren zu den Bulbärkernen der genannten Nerven. Sie führen durch das Markweiß, Kniegegend der inneren Kapsel, Fuß des Hirnstieles und gelangen zu den Kernen beider Seiten in Brücke und verlängertem Mark.

Durch die Verbindung jeder Hirnhälfte mit den Kernen beider Seiten ist es bedingt, daß einseitige supranucleäre Läsionen keine dauernde Lähmung der betreffenden Nerven und daher auch keine dauernde schwere Dysarthrie bewirken. Vorübergehend kann der Ausfall der cortico-bulbären Bahn (resp. ihres Zentrums) schon dysarthrische Störungen machen, und zwar besonders, wenn es sich um die linke Hemisphäre handelt. Leichtere dysarthrische Störungen bleiben oft nach einseitiger Läsion zurück.

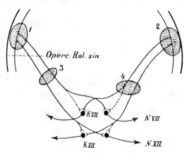

Abb. 180. Entstehungsweise der Pseudobulbärparalyse.

1 u. 2 Herde im linken und rechten Rindenzentrum der *N. VII, XII ect.* *3 u. 4* Herde in den Bahnen zu den pontinen und bulbären Kernen. Die Kombinationen: *1 + 2, 2 + 3, 1 + 4, 3 + 4* machen Pseudobulbärparalyse.

3. Die periphere Bahn vom Kern der N. XII usw. bis zum Muskel.

Erkrankungen im Bulbus (Medulla oblongata) treffen die unter 3 aufgeführte periphere Strecke: Kommt es zur Zerstörung der Bulbärkerne (resp. der Wurzeln), so haben wir Bulbärlähmung. Sie ist mit Atrophie und Entartungsreaktion der betreffenden Muskeln (Zunge, Lippen) verbunden und bewirkt außer der Dysarthrie (fehlerhafte Artikulation der Buchstaben und zwar je nach den ergriffenen Kernen, bald mehr der Lippen, der Gaumen, der Zungenbuchstaben) sonstige Lähmungserscheinungen: Parese der Gesichtsmuskeln, Eß-, Kau-, Schluckstörungen.

Sind entweder die corticalen Zentren, oder ist die supranucleäre Leitungsbahn einseitig ergriffen, so tritt nur, wie gesagt, ein mäßiger Grad von Schädigung der betreffenden Muskeln ein (leichte Parese der Mundäste des N. facialis, Abweichung der Zunge beim Herausstrecken, leichte Erschwerung der Artikulation, gar keine Schluckstörung). Keine Atrophie und keine Entartungsreaktion. Sind aber die Zentren beiderseitig, oder die Leitungsbahnen beiderseitig, oder auf der einen Seite das Zentrum, auf der andren die Leitungsbahn zerstört, so können ähnliche Schädigungen eintreten, wie bei Zerstörung der Bulbärkerne selbst, nur daß Atrophie und Entartungsreaktion fehlen, und daß der Grad der Störung ein geringerer zu sein pflegt. Da sich die supranuclearen Bahnen von der Brücke aufwärts immer mehr zerstreuen, so sind sehr große Herde erforderlich, um sie ganz zu unterbrechen. Am meisten Aussichten dazu haben noch Herde, die in der Brücke supranucleär gelegen sind. (Abb. 180.)

Da solche doppelseitige Zerstörung der corticalen Zentren und cortico-bulbären Bahnen der Bulbärkerne ähnliche Erscheinungen wie die Bulbär-paralyse machen, hat man sie auch „Pseudobulbärparalyse" genannt. Das Wesentliche ist also bei der Pseudobulbärparalyse, daß die beider-seitigen cortico-bulbären Bahnen (eventuell in ihrem corticalen Ursprunge) in irgendeinem Abschnitt unterbrochen sind. Dazu gehören also — außer in der Brücke — immer zwei Schlaganfälle, ein linksseitiger und ein rechts-seitiger. Die Sprache ist dann artikulatorisch gestört, es treten auch Schluck-störungen usw. auf.

Störungen dieses ausführenden neuro-muskulären Apparates gehören ganz den Störungen des Projektionssystems an, sie haben auch dann, wenn sie cortical verursacht sind, noch nichts mit Aphasie zu tun. Sie machen corticale, corticobulbäre und bulbäre An-, resp. Dysarthrie.

Ebenso wie die Lautsprache bedient sich die Schriftsprache eines neuro-muskulären Apparates, der auch noch andren Zwecken dient: nämlich des Apparates, welcher die feineren Bewegungen der Hand überhaupt inner-viert. Eine Lähmung, Schwäche, Ataxie der Hand wird für die Schriftsprache dieselbe Behinderung abgeben, wie die Pseudobulbärparalyse oder Bulbär-paralyse für die Lautsprache. Nur daß selten auch die zweite Hand mit-betroffen ist, und daß die Schreibbewegungen schließlich für jeden beweg-lichen Körperteil möglich sind (Fuß, Zunge), während die Lauterzeugung an ein begrenztes Muskelgebiet gebunden ist. Ebenso wie die expressiven Sprach-leistungen sekundär durch Schädigung des ausführenden neuro-muskulären Apparates beeinträchtigt werden, leiden die rezeptiven Sprachleistungen unter den Läsionen des aufnehmenden Apparates, d. i. des Hör- und Sehappa-rates. Durch eine an Taubheit grenzende Schwerhörigkeit— oder wie wir sehen werden — eine bestimmte Tonlücke kann das Sprachverständnis ebenso aufgehoben werden, wie durch eine an Blindheit grenzende Sehschwäche das Lesen.

Auch dann liegen keine aphasischen Störungen vor, sondern Empfindungs-störungen.

2. Störungen des mnestisch-assoziativen Sprachapparates: Aphasie. Innere Sprache.

Sobald der cortico-bulbäre Apparat, auf den die Lautbildung angewiesen ist, ausreichend funktioniert und dennoch nicht oder nur schlecht gesprochen werden kann, liegen aphasische Störungen vor[1]).

Was dann versagt, ist die sog. innere Sprache, d. i. etwas, was wir erlernt haben, ein Gedächtnisbesitz[2]).

Die innere Sprache steht im Gegensatz zur äußeren Sprache. Letztere ist das muskuläre, von dem Einen erzeugte Gebilde, das der Andre hört. Die Vorbedingung für die äußere Sprache ist die innere Sprache, so daß zwar die äußere ohne die innere Sprache verloren gehen kann, aber der Verlust der inneren den der äußeren nach sich zieht.

Ein inneres Sprechen findet fortwährend statt, wenn wir denken. Unsre Gedanken treten ganz überwiegend schon in sprachlicher Form auf. Bei

---

[1]) Vom Mutismus der Hysterischen und Geisteskranken wird hier abgesehen.
[2]) Das Artikulieren haben wir allerdings auch erlernt. Aber nicht dieses Erlernte geht bei der Dysarthrie verloren, sondern das angeborene Instrument, mit dem das Erlernte produziert wird.

sehr lebhaftem Denken fließen sogar Impulse auf den neuro-muskulären Apparat ab, so daß wir dann abortive Innervationen geben, die sich bis zum unwillkürlichen Aussprechen der Gedanken steigern können.

Das innere Wort besteht ursprünglich aus zwei Bestandteilen, welche innig verknüpft sind.

1. Die Wortklangerinnerung oder das akustische Wort (a), der Gedächtnisrückstand von den Worten, die das Kind von seiner Umgebung hört. Es ist der älteste Wortbesitz, und die ungeheure Mehrzahl der Worte wird akustisch gewonnen.

Und zwar heftet sich der Sinn des Wortes, d. h. der zugehörige Begriff — also bei dem Wort „Wauwau" der Begriff des Hundes — an das akustische Wort. So stellt sich für viele Worte, ehe das Kind selbst noch sprechen kann, eine feste Verbindung zwischen Begriff (B) und akustischem Wort her. B-a ist die erste sprachliche Assoziation.

2. Die Wortbewegungserinnerung oder das motorische Wort (m). Das Gedächtnis für das Verfahren, das zum Aussprechen eines Wortes eingeschlagen werden muß.

Gewöhnlich wird dieses als kinästhetisches bezeichnet. Darunter ist die Erinnerung an die Gesamtheit der uns von den beim Sprechen bewegten Teilen, den Lippen, der Zunge, dem Gaumen zufließenden Empfindungen zu verstehen. Das Aussprechen des Wortes „Papagei" gibt uns andre Lage-, Bewegungs-, Berührungsempfindungen, als etwa das Wort „Wiesel".

In der Tat finden wir im Bewußtsein weiter nichts als die Erinnerungen an diesen Empfindungskomplex. Aber unter der Schwelle des Bewußtseins kommt ein weiteres, ein materieller Gedächtnisbesitz hinzu: das häufig wiederholte Beisammen und Nacheinander von Innervationen, welches einem bestimmten Lautkomplex entspricht, hinterläßt vermutlich eine Dauerverknüpfung der zusammenarbeitenden innervatorischen Elemente, so daß sich das motorische Wort[1]) aus kinästhetischen und innervatorischen Remanenzen zusammensetzt, von denen nur die ersteren ein psychisches Äquivalent haben.

Das motorische Wort steht in offenkundiger Abhängigkeit vom akustischen: Was das Ohr nicht gehört hat, kann der Mund nicht erzeugen. Das Kind lernt eine Reihe gehörter Worte nachsprechen. Es stellt sich damit eine sehr feste Verbindung zwischen a und m her (a-m). Das ist das Wort des Kindes. Diese Verknüpfung des akustischen mit dem motorischen Wort repräsentiert die innere Sprache im engeren Sinne. Und wie wir sehen, sind die Begriffe vorwiegend mit a verbunden und erst durch Vermittlung von a mit m. So daß dauernd die Beziehungen des motorischen Wortes zum Begriff vorwiegend über a gehen.

Es bildet sich so folgende Assoziation:

$$B$$
$$\nwarrow \swarrow$$
$$(a - m)$$

Erst in zweiter Linie kann sich die Wortbewegungserinnerung mit dem Begriff verbinden, insofern zwar jeder Begriff erst durch Vermittlung von a zu m geführt hat, aber das häufige gleichzeitige Auftreten von B und m

---

[1]) Es gilt dieses innervatorische Gedächtnis zum Teil für ganze Worte, vorwiegend aber für Wortbestandteile, Silben und Buchstaben.

doch eine sekundäre direkte Assoziation herstellt. Diese **minder feste und ausgiebige** Verbindung drücken wir durch eine punktierte Linie zwischen B und m aus.

$$B$$
$$(a \;\rightarrow\; m)$$

Wenn das Kind im 7. bis 8. Lebensjahre die Schriftsprache erlernt, so heftet sich dem Komplex $(a\text{-}m)$, dem **Lautwort**, das **Schriftwort** an. Und zwar sind die Schriftzeichen der Worte nicht — wie **Hieroglyphen** — direkt Zeichen für Gegenstandsbegriffe, sondern sie sind **Zeichen für Laute,** d. h. für Teile des Lautwortes. Mit andren Worten: unsere Schrift ist **phonetisch.**

Das Kind lernt erst jetzt die Worte in Silben und Buchstaben zu zerlegen und jedem Buchstaben ein Schriftzeichen zuzuordnen. **Daher ist die Schriftsprache in der Regel nur durch Vermittlung der Lautsprache mit dem Begriff verbunden.** Jedem Laut ordnet sich ein optisches Buchstabenbild zu (**o**), und beim Schreiben wird dieser optische Buchstabe durch Bewegung des die Feder führenden Gliedes hergestellt. Der Weg geht also so, daß das vom Begriff wachgerufene akustisch-motorische Wort in seine Bestandteile zerlegt und jeder Bestandteil das optische Buchstabenbild wachruft, von dem aus dann dem Handzentrum Impulse zufließen.

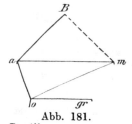

Abb. 181.

Im Handzentrum bilden sich durch Übung **graphisch-motorische Erinnerungen** aus.

$B =$ Begriff.
$a =$ akustische   Komponente
$m =$ sprechmotorische   ,,
$o =$ optische   ,,
$gr =$ graphisch motorische   ,,

Der so hergestellte Assoziationskomplex zwischen Begriff, akustischer, sprechmotorischer, optischer und graphischmotorischer Komponente repräsentiert die **innere Sprache im weiteren Sinne.**

Nun fließen von m Impulse zu dem neuro-muskulären Apparat der Mundzungenmuskeln. Die Erregungen im Handzentrum fließen in die Handmuskeln ab, während zu a und o die zentripetalen Erregungen des Ohres und Auges gelangen. Der Schall der Worte dringt zu dem Sitz der akustischen Erinnerungsbilder, weckt sie und löst damit die Wachrufung der assoziativ mit a verbundenen Komponenten, d. h. des ganzen Wortes aus.

Die frühere Annahme einer **direkten** eigenen ,,**Sprachbahn**'' von und zu den Bulbärkernen hat man aufgeben müssen. Es bedient sich vielmehr die Sprache derselben Projektionsbahnen, wie die sonstigen Bewegungen von Zunge, Lippen usw. (nur mit einer gewissen Bevorzugung der linksseitigen Projektionsbahnen), daher muß die Erregung von m erst zum corticalen Zentrum μ des N. VII, XII usw. in dem Operculum Rolandi gelangen, wo die eigentliche Innervation stattfindet. Es wäre also zwischen m und Zunge noch μ einzuschalten.

Ebenso erreichen die Hörreize erst das akustische **Projektionsgebiet** α, ehe sie die Remanenzen in a wecken. Auch die Autoren, welche nicht mit **Flechsig** das Projektionsgebiet (Hörsphäre) territorial vom mnestischen Gebiet (a) trennen, binden doch den perzeptiven und mnesti-

schen Prozeß an verschiedene Apparate desselben Territoriums, so daß perzeptive und Weckung der Erinnerung doch z w ei Stationen des Prozesses
darstellen. (Für o und gr sind entsprechende Projektionsapparate nicht
besonders eingezeichnet.)

Das vollständige Schema der Sprache würde wie Abb. 182 aussehen.

Dieses Schema, welches nicht die anatomischen Verhältnisse wiedergeben,
sondern nur gewisse Grundgesetze veranschaulichen und mitteilbar machen

soll, lehrt schon folgendes: Der Weg beim
Sprechen und Schreiben führt von B^1) vorwiegend über a.

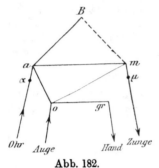

$$\text{Sprechen} = B - a - m - \mu - \text{Zunge.}$$

$$\text{Schreiben} = B - \begin{pmatrix} a \\ | \\ m \end{pmatrix} \searrow\!\!\!\nearrow\, o - gr - \text{Hand.}$$

Ebenso führt nicht nur beim Spracheverstehen
$(\text{Ohr} - a - a - B)$, sondern auch beim Lesen

$$\left(\text{Auge} - o - \begin{bmatrix} a \\ | \\ m \end{bmatrix} - B \right)$$

Abb. 182.

a = akustische Perzeption.
μ = Innervation.
Sonstige Buchstaben wie im Schema
Abb. 181.

der Weg über a.

Daraus ergibt sich, daß eine Vernichtung von
a, sowohl das Sprechen, wie Lesen und Schreiben
stören wird. Aber da beim Schreiben und Lesen eine Zerlegung des ganzen
Lautwortes (a-m) in seine Teile (Silben und Buchstaben) statthat, wird auch der
Verlust von m für Lesen und besonders Schreiben schädigend sein. Schreiben
und Lesen sind also sowohl von der Intaktheit von a, wie von m abhängig!

Diese Abhängigkeitsverhältnisse (also vor allem, daß B nur mit a direkt
verbunden ist, ferner, daß o nur über (a-m) mit B in Beziehung tritt), sind nun
nicht unverbrüchlich durch die Organisation des Gehirns gegeben, sondern
durch die Art der Erlernung der Sprachfunktion bedingt.

Das zeigen am besten die Taubstummen, welche schreiben und selbst
sprechen lernen, ohne daß bei ihnen überhaupt ein a existiert.

Die Abhängigkeitsverhältnisse können daher auch durch individuelle
Veranlagung, oder besondere Ausbildung Modifikationen erleiden. Man
hat sogar eine Zeitlang geglaubt, daß die individuellen Besonderheiten —
die bald mehr visuelle, bald akustische, bald motorische Veranlagung — die
Gesetzmäßigkeit des Sprachmechanismus ganz in Frage stellten, daß also
etwa eine große Anzahl motorisch veranlagter Menschen („Moteurs") den
Verlust der akustischen Sprachkomponenten ohne Schaden für ihr Sprechen
vertragen könnten, daß sie direkt vom Begriff aus die Innervationen zum
Sprechen fänden (denn das heißt mit andren Worten: der Begriff weckt die
motorische Komponente.) Oder daß eine große Anzahl optisch veranlagter
Menschen („Visuels") im Lesen nicht gestört seien, wenn a geschädigt ist,
da ein solcher imstande wäre, vom Begriff aus direkt die optischen Buch-
stabenbilder zu wecken. Es hat sich aber herausgestellt, daß die großen
Grundverhältnisse infolge gleicher Ausbildung bei der Mehrzahl der
Menschen übereinstimmender sind, als es jene die individuellen Differenzen

---

¹) B = Begriff ist natürlich nur im Schema ein Punkt, dem im Gehirn sehr ausgedehnte Rindenpartien entsprechen.

übertreibenden Betrachtung annahm. Man hat nicht mit vier annähernd gleich häufigen Typen zu rechnen. Von den großen in dem Schema gegebenen Grundverhältnissen finden sich nur selten Ausnahmen, insbesondere ist fast immer gewahrt und durch individuelle Veranlagung nicht überkompensiert: die herrschende Stellung von a, derart, daß das motorische Wort für die Mehrzahl der Worte durch Vermittlung von a mit B zusammenhängt, daß zweitens gewöhnlich die Schriftsprache auch von a abhängt. Dagegen erleidet die Regel, daß die Schriftsprache auch von m abhängt, nicht selten Ausnahmen: Es gibt Menschen, die den Verlust der motorischen Erinnerungen vertragen, ohne in der Schriftsprache Einbuße zu erleiden.

Auch für die schnellere und langsamere Rückbildung für die feinere Ausprägung, und für den Grad der Störungen kommen individuelle Differenzen in Betracht. So wird die Schriftgeläufigkeit, die ein Mensch vor der Erkrankung besaß, in Betracht kommen. Als Regel aber dürfen wir eine ziemlich gleichartige Organisation des menschlichen Gehirns annehmen.

3. Die Sprachregion im Gehirn.

Sehen wir nun, wie das psychologische Schema sich auf das Gehirn überträgt. Hier ist vor allem eine Grundtatsache zu bemerken: Daß die Sprachverrichtungen ganz vorwiegend von der linken Hemisphäre besorgt werden. Nur bei Linkshändern ist es umgekehrt: hier ist die rechte Hemisphäre die stärker beteiligte.

Außer den ausgesprochenen Linkshändern gibt es — etwa 4 bis 6 % Amphidextre — beide Hände sind gleich geschickt — nur bei diesen beteiligen sich beide Hemisphären in annähernd gleichem Maße an der Sprachfunktion. Es ist das nun nicht so zu denken, daß bei Rechtshändern — also der Mehrzahl der Menschen — die rechte Hemisphäre einerseits ganz unbeteiligt am Sprechen wäre, andrerseits ihrer Natur nach untauglich für die Sprachfunktion. Dem ist nicht so.

Die rechte Hemisphäre mag schon in einem gewissen Maße beim Sprechen des Gesunden beteiligt sein, sie ist nur nicht imstande, für sich allein die Sprachfunktionen zu besorgen, so daß nach Zerstörung bestimmter Teile der linken Hemisphäre die Sprache in einzelnen Teilverrichtungen (expressive, perzeptive) aufgehoben oder schwer geschädigt ist. Wäre die rechte Hemisphäre hierin der linken gleichwertig, so müßte dasselbe bei Läsion der rechten geschehen, was nicht der Fall ist. Abgesehen aber von einer gewissen Teilnahme der rechten Hemisphäre an den Sprachleistungen des Gesunden, ist sie nach Läsion der linken Hemisphäre in gewissem Maße imstande, durch Übung die Funktion der erkrankten zu übernehmen. Zur vollen Übernahme gelangt sie allerdings bei ausgesprochenen Rechtshändern nie, es lassen sich bei feinerer Prüfung immer Defekte nachweisen.

Alle Regeln, die im folgenden aufgestellt werden, gelten also mit der Einschränkung:

1. Daß es sich nicht um Amphidextre handelt.

2. Daß die rechte Hemisphäre (bei Linkshändern die linke) im Laufe der Zeit in gewissem zu besprechenden Maße stellvertretend für die linke eintreten kann.

3. Daß nicht individuelle Differenzen der Anlage oder Übung vorliegen.

Innerhalb der linken Hemisphäre gibt es ein Gebiet, das nun vorwiegend mit den Sprachfunktionen betraut ist: die Sprachregion, zu der auch die Gebiete zu rechnen sind, deren unterhalb der Rinde gelegene Läsionen schwere Ausfälle bedingen. Da aber die verschiedensten in Kürze gar nicht zu erschöpfenden Kombinationen von Faserunterbrechungen Sprachstörungen machen, so kann eine Einzeichnung der Sprachregion auf der Oberfläche nur ein annäherndes summarisches Bild geben (Abb. 183). Es können auch nur die markantesten Krankheitsbilder näher darauf angegeben werden. Würde man alle Gebiete, deren Läsionen Ersschwerung der Wortfindung bewirken (amnestische Aphasie) mit einbeziehen, so würde die Sprachregion erheblich größer anzusetzen sein.

Die Sprachregion umfaßt also links die unteren und hinteren Teile der Konvexität des Stirnhirns, die Insel, den vorderen Teil

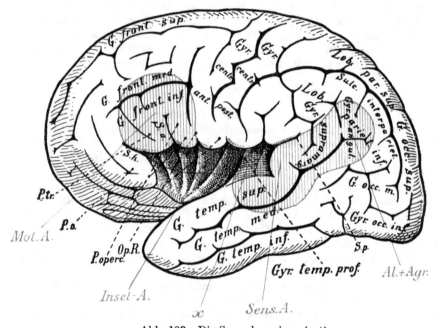

Abb. 183. Die Sprachregion (rot).

Mot. A. = Motorische Aphasie. *Insel-A.* = Inselaphasie. *Sens. A.* = Sensor. Aphasie. Ein Herd in *X* (in der temporalen Querwindung) macht vielleicht reine Worttaubheit. *Al. + Agr.* = Alexie + Agraphie.

des Operculums der vorderen Zentralwindung (das Operc. Rolandi), das hintere Drittel des Schläfenlappens und einen Teil des unteren Scheitellappens.

Diese Sprachregion ist in ihren verschiedenen Abschnitten nicht gleichwertig.

4. Vollständige motorische Aphasie.
(Corticale motorische Aphasie Wernickes).

Man unterscheide die frontale Sprachregion, deren Kerngebiet[1] die hinteren zwei Drittel der unteren Stirnwindung sind (Pars tringularis und opercularis, letztere: die Brocasche Stelle), welche aber, mindestens bei einer Anzahl Personen, noch in das untere Drittel des Gyr. centralis ant. und die vordere Partie der Insel hineinragt, wahrscheinlich selbst noch oben

---

[1] Natürlich hat hier das Wort „Kern" nichts mit dem anatomischen Begriff Kern zu tun.

in die mittlere Stirnwindung reicht. Und zwar scheinen die Grenzen nach vorn und hinten bei verschiedenen Personen nicht ganz identisch zu sein. Umfangreiche Läsionen dieser Gegend machen eine Schädigung, die klinisch-psychologisch dem Verlust der motorischen Wortkomponente entspricht. Die Kranken verstehen noch, was zu ihnen gesprochen wird — a ist erhalten —, können aber die zum Aussprechen eines Wortes gehörigen Innervationskomplexe nicht finden, d. h. die motorischen Erinnerungsbilder fehlen. Sie sind daher wortstumm (aphemisch), oder haben nur wenige Sprachreste. Bei der Abhängigkeit der Schriftsprache von m ist auch bei der Mehrzahl der Menschen (siehe unten) das Schreiben aufgehoben oder schwer gestört — bis auf das Abschreiben, welches über $\underset{\text{Auge}}{o} \xrightarrow{\qquad} \underset{\text{Hand}}{gr}$ ohne Inanspruchnahme von (a-m) gelingt. Und selbst das Lesen zeigt eine graduell sehr verschiedene Beeinträchtigung. Das Lautlesen ist zwar aufgehoben wegen der Wortstummheit, aber das innere Leseverständnis ist meist nicht sehr schwer geschädigt, selten ganz intakt.

Das so resultierende Bild nennt man vollständige motorische Aphasie; es setzt sich zusammen aus:

aufgehobenem Nachsprechen,
aufgehobenem Spontansprechen,
aufgehobenem Lautlesen,
aufgehobenem Spontanschreiben,
aufgehobenem Diktatschreiben,
erschwertem Leseverständnis.
Erhalten sind: Sprachverständnis und
Abschreiben.

In der Gemütserregung bringt der motorisch-aphasische (in Gegensatz zum anarthischen) manchmal ein Wort oder selbst einen Satz korrekt heraus, dessen Aussprache ihm gewöhnlich unmöglich ist. Auch verbessert sich die Sprache mancher dieser Kranken beim Singen.

Über die Rückbildung der motorischen Aphasie und die Eigentümlichkeiten der wiedergekehrten Sprache s. S. 473.

Der vollständigen motorischen Aphasie nahestehende Bilder siehe unter Inselaphasie S. 474.

5. Vollständige sensorische Aphasie.
(Corticale sensorische Aphasie Wernickes.)

Demgegenüber bewirken ausgedehnte Herde der temporalen Sprachregion (hinteres Drittel vom Gyr. temp. sup. mit der temporalen Querwindung und angrenzende vordere Partie des Gyr. supramarginalis) sensorische Aphasie. (Siehe auch S. 475, 481, 482.)

Bei der sensorischen Aphasie sind die Wortklangerinnerungen (a) schwer betroffen. Infolgedessen ist das Hauptsymptom: Worttaubheit. Die Kranken hören, was der andre spricht, verstehen es aber nicht. Und zwar wird schon der Wortlaut nicht aufgefaßt, daher erst recht nicht der Wortsinn. Zum Wortlautverständnis genügt eben das bloße Hören jedes einzelnen Tones nicht. Neben der Verschmelzung der Töne zu Buchstaben und Silben und der Merkfähigkeit ist vor allem die Mitwirkung der Wortklangerinnerungen erforderlich.

Da, wie wir sahen, beim Sprechen die akustische Komponente eine große Rolle spielt, so wird durch Schädigung dieser auch das Sprechen geschädigt.

Es ist nun aber nicht aufgehoben wie bei motorischer Aphasie, sondern es geschehen nur viele Entgleisungen, Wort-, Silben-, Buchstabenverwechslungen, das nennt man Paraphasie[1]).

Sagt der Kranke statt Messer: Hammer, so hat er verbale Paraphasie, sagt er statt Messer: Mexel, so hat er literale Paraphasie. Ist letztere sehr hochgradig, so kommt es zu einem unverständlichen Kauderwelsch: Kauderwelsch (oder Jargon)-Paraphasie, bei der oft nur durch Erraten verstanden werden kann, was der Patient meint.

Z. B.: Ich vergift so leichter, das ist ein Blugfentropp. (Ich vergesse so leicht, das ist ein Blumentopf.)

Der Grad der Paraphasie ist sehr verschieden.

Viele sensorische-aphasische wissen durch Umschreibungen die Worte, die sie nicht beherrschen, zu umgehen und bringen eine Menge richtiger Phrasen vor, deren Armut an Concretis auffällig ist. Dann tritt die schwere Sprachstörung erst hervor, wenn man sie konkrete Gegenstände (Messer, Stuhl, Fenster usw.) benennen läßt.

Z. B. Benennen von:
    Brille: Brische,
    Ring: Zick,
    Streichholz: Strischer,
    Messer: Kleines Schändel,
    Schlüssel: Schlimüssel.

Der sensorisch Aphasische verfügt also im Gegensatz zum motorisch Aphasischen auch bei hochgradiger Sprachstörung über eine Fülle von Buchstaben und Silben, deren Aussprache ihm keine Mühe macht, er bringt nur nicht die gerade passenden und wirft sie zu oft ganz unverständlichen oder nur teilweise verständlichen Kombinationen durcheinander.

Der sensorisch Aphasische ist gewöhnlich sogar geschwätzig (er merkt kaum, daß er unverständlich spricht), während der motorisch Aphasische annähernd stumm bleibt und sich ungern zu Sprechversuchen entschließt (er merkt infolge intakten akustischen Wortes (a) seine Fehler).

Da die Schriftsprache von a abhängt, ist sie auch beim sensorisch Aphasischen gestört, und zwar das Schreiben meist weniger als beim motorisch Aphasischen, der sensorisch Aphasische schreibt paragraphisch, d. h. er macht dieselben Buchstabenverwechslungen wie beim Sprechen, während das Lesen noch schwerer betroffen ist, als dort: Es besteht Alexie, häufiger nur schwere Dyslexie. Das Lautlesen ist ebenso paralektisch, wie das Sprechen paraphasisch, aber auch das innere Leseverständnis ist meist sehr schwer gestört.

Das Bild der sensorischen Aphasie ist daher folgendes: Sprachverständnis aufgehoben, resp. schwer gestört.

Spontansprechen: paraphasisch in verschiedenem Grade mit ziemlichem Silbenreichtum, oft sogar großem Wortreichtum.

Nachsprechen: aufgehoben oder sehr paraphasisch.

Schreiben: paragraphisch (Spontan und Diktat).

Abschreiben: erhalten.

Lautlesen: Paralexie.

Leseverständnis: schwer gestört.

---

[1]) Bei den Entgleisungen der sensorisch Aphasischen spielt das Haftenbleiben eine große Rolle.

Die Hauptunterschiede zwischen motorischer und sensorischer Aphasie
sind also:

	Mot. A.	Sens. A.
Sprechen:	Aufgehoben.	Ziemlich reichlich, aber paraphasisch.
Verständnis:	Erhalten.	Aufgehoben.
Leseverständnis:	Leicht gestört.	Schwer gestört.

Nun pflegt bei der sensorischen Aphasie die Worttaubheit sich nach
einer Reihe von Monaten zurückzubilden (durch Stellvertretung
von seiten der rechten Hemisphäre). Bei strengeren Prüfungen findet man
aber noch nach Jahren Defekte des Wortverständnisses. Die Paraphasie,
Paragraphie und Paralexie pflegen stabiler zu sein. Man darf daher von einem
alten Herde im linken Schläfenlappen nicht immer hohe Grade von Worttaubheit erwarten.

Während bei bloßer Zerstörung der linken temporalen Sprachregion es
nicht zur Aufhebung des Sprechens, sondern nur zur Paraphasie kommt,
kann ein hinzukommender zweiter Herd im rechten Schläfenlappen Wortstummheit bewirken. Diese Wortstummheit kommt auf ganz andre Weise
zustande, als die bei motorischer Aphasie: es sind dem motorischen Wort-
zentrum alle von außen kommenden Anregungen entzogen. Bei diesen
doppelseitigen Schläfenlappenherden bleibt die Worttaubheit stabil, bei geeigneter Lage der Herde besteht sogar allgemeine cerebrale Taubheit. Praktisch ist daher die temporale Wortstummheit durch die daneben bestehende Worttaubheit, ja gemeine Taubheit von der motorischen Aphasie
unterschieden. (Siehe auch S. 481 u. 482.)

Die Wortstummheit der motorischen Aphasie ist bei ausgedehntem
frontalem Herde recht stabil. Aber auch hier kann nach längerer Zeit —
wenn auch bei vielen Individuen nie — eine gewisse Rückbildung eintreten.
Bei kleinen Herden und günstigen Kompensationsbedingungen schon nach
Monaten.

Es finden sich dann zuerst die Substantive und einzelne Infinitive und
Adjektive ohne Partikeln, ohne Flexion und Deklination aneinandergereiht ein.
(Agrammatismus oder Depeschensprache, z. B.: „Spazieren, Schwindel, ganz
weg, Schlaganfall, Krankenhaus — als Erzählung des Herganges der Erkrankung.)

Durch diesen Depeschenstil unterscheidet sich die zurückgebildete motorische Aphasie von der Sprache des sensorisch Aphasischen, der gerade über
die Formteile der Rede verfügt, manche wohlgebildete umschreibende
Phrasen bringt, aber die konkreten Substantiva und Verben nicht findet.

Ferner durch die bei ersteren zurückbleibende Schwierigkeit der
Artikulation. Das Nachsprechen kehrt bei der Rückbildung der motori-
schen Aphasie früher wieder als das Spontansprechen und kann bei dauernder
Unzulänglichkeit des letzteren leidlich werden.

6. Totale Aphasie.

Häufiger als eine nur auf das frontale oder bloß auf das temporale
Sprachgebiet begrenzte Läsion finden wir infolge der Blutversorgung des
ganzen Sprachgebietes durch die Art. foss. Sylvii, Läsionen, die beide Ge-
biete betreffen, d. h. totale oder fast totale (motorische und sensorische)
Aphasie. Infolge der Rückbildung der Worttaubheit sieht man dann nach
Jahren ein Bild, in dem die Symptome der motorischen Aphasie über-

wiegen: Die Wortstummheit verdeckt die Paraphasie: Die Störung des Sprachverständnisses ist nicht mehr sehr erheblich.

Schreiben und Lesen, da *a* und *m* lädiert, ganz schlecht. So kommt es, daß alte Fälle, in denen die Läsion beide Sprachgebiete beteiligt, klinisch oft als nur motorische Aphasie gelten. In diesen Fällen ist die Sprech-, Schreib- und Lesestörung besonders stabil.

Das geschilderte Bild der motorischen und sensorischen Aphasie versah Wernicke mit dem Beiwort cortical. Er nahm an, daß die Rinde der Sitz der betreffenden Erinnerungsbilder ist, und daß nur der Verlust der Erinnerungsbilder die geschilderten Symptomenkomplexe verursachen. Natürlich ist das nicht so wörtlich zu nehmen, daß die Läsion nur die Rinde treffen darf. Das ist selten, gewöhnlich ist außer der Rinde auch die darunterliegende Markpartie mit zerstört.

Das ändert aber an dem klinischen Bilde nichts, da ja der Ausfall der im Mark verlaufenden Projektionsfasern und Assoziationsfasern, wenn das Zentrum selbst zerstört ist, keine additionellen Störungen machen kann.

7. Inselaphasien.

Zwischen frontalem und temporalem liegt das insuläre Sprachgebiet. Herde in der Insel machen sehr mannigfache Bilder, welche insofern der motorischen Aphasie nahestehen, als sie die Expressivsprache stören, dagegen das Verständnis nur unter unten näher zu kennzeichnenden Umständen schädigen. Sie wirken:

1. vielleicht durch Schädigung der Inselrinde, da, wie wir erwähnten, vordere Teile der Inselrinde vielleicht zum motorischen Sprachzentrum gehören.

2. Wenn sie subcortical zwischen Rinde und Linsenkern liegen, durch Unterbrechung wichtiger weißer Fasermassen, welche *a* mit *m* verbinden, nämlich die Capsula externa und die Capsula extrema. Diese Unterbrechung eines Teiles der Bahnen *a-m* bewirkt: Erschwerung der Wortfindung, Paraphasie und schädigt das Nachsprechen, aber letzteres weniger als das Spontansprechen, da diese einfachste Sprachleistung offenbar am widerstandsfähigsten ist. Solange nur ein Teil der Verbindungen *a-m* erhalten ist — die durchaus nicht alle durch die Insel ziehen — wird einigermaßen, wenn auch nicht fehlerlos, nachgesprochen. Im Gegensatz zu der älteren Annahme, daß bei Inselherden gerade das Nachsprechen schwerer gestört sei. Infolge der Dissoziation von *a* und *m* leidet auch die Schriftsprache mehr oder weniger, da sie bei der Mehrzahl der Menschen von einem intakten inneren Wort (*a-m*) abhängig ist.

3. Häufig senden sog. „Inselherde" Fortsätze nach oben in das Mark der dritten Stirnwindung und des Operculum Rolandi. In diesem Falle tritt zu den unter 2 genannten Unterbrechungen zwischen *a* und *m* noch hinzu: 1. die Unterbrechung der linken zentrifugalen Projektionsbahn zu den Bulbärkernen; 2. Unterbrechung von Fasern, die von *m* zum Operculum Rolandi ziehen; 3. Balkenfasern; 4. Zerstörung des Fasc. arcuatus (siehe S. 421), einer weiteren sehr wichtigen Verbindungsbahn zwischen *a* und *m*.

Damit wäre also einerseits die Trennung zwischen *a* und *m* noch erheblicher als bei 2, ferner besteht eine subcorticale Unterbrechung der von *m* zur Peripherie leitenden Bahnen. Daher findet man dann der vollständigen motorischen Aphasie sehr nahestehende Bilder: sehr schlechte, fast aufgehobene Spontansprache, fast aufgehobenes Nachsprechen, Störungen der Schriftsprache. Derartige Inselherde sind sehr häufig.

4. Oft sendet der Inselherd einen Ausläufer nach hinten unten in das Mark des Schläfenlappens und kann dann auch das Sprachverständnis schädigen.

Man sieht daraus, daß Inselherde je nach ihrer Ausdehnung und Lage verschiedene Wirkungen haben können, gemeinsam ist ihnen eine mehr oder minder große Schädigung der Expressivsprache.

8. Reine Wortstummheit.
Reine motorische Aphasie („Subcorticale" Wernickes).

Außer der oben geschilderten Form der vollständigen motorischen Aphasie (corticale Form Wernickes) kommt seltener eine andre vor, die reine Wortstummheit (subcorticale Form Wernickes). Bei ihr ist nur die expressive Lautsprache, also Spontansprechen und Nachsprechen aufgehoben, während die Schriftsprache (Schreiben und Lesen) erhalten sind. Bei einem Teil der Menschen ist, wie erwähnt (S. 469), die Schriftsprache von den motorischen Worterinnerungen unabhängiger und kann allein durch das akustische Wort unterhalten werden. So erklären sich die selteneren Fälle, in denen die Läsion ebenso liegt, wie bei der vollständigen motorischen Aphasie, und dennoch die Schriftsprache erhalten ist. Die Mehrzahl der Menschen besonders der Ungebildeten muß das Wort beim Schreiben (und Lesen) innerlich buchstabieren, andre (besonders Schreib- und Lesegewandte) bedürfen des motorischen Wortes weniger oder gar nicht. Letztere werden bei corticalem Herd im vorderen Sprachgebiete reine Wortstummheit zeigen.

Das wäre also die reine Wortstummheit durch Zerstörung des motorischen Sprachzentrums (erste Form der reinen Wortstummheit).

Bei der Mehrzahl der Menschen kommt das Bild der reinen Sprachstummheit dadurch zustande, daß das motorische Sprachzentrum selbst ganz oder wenigstens zum großen Teil erhalten ist, aber gegen die ausführende Sprachmuskulatur abgesperrt ist. Es sind dann die motorischen Erinnerungsbilder verschont und stehen dem Schreib- und Leseakt zur Verfügung, aber der Abfluß der Erregungen in die Bulbärkerne ist behindert. In diesem Falle ist die innere Sprache erhalten, der Gedächtnisbesitz nicht geschädigt, so daß man Bedenken tragen könnte, noch von Aphasie zu reden. Da es sich dabei aber noch nicht um eine Zerstörung des ausführenden neuro-muskulären Sprachapparates handelt, so gehört die Störung keinesfalls zur Anarthrie, sondern liegt als Absperrung des Erinnerungsapparates von dem Projektionsapparate zwischen beiden. Da nun die „Reinheit" dieser Wortstummheit immer nur eine annähernde ist und sich eine leichte Beimischung von Störungen der inneren Sprache fast immer nachweisen läßt, so werden diese Fälle herkömmlicherweise passend zu den Aphasien gerechnet.

In der Idee, daß bei der reinen Wortstummheit das Rindenfeld der motorischen Erinnerungsbilder erhalten ist und nur die Markfaserung zu den Sprachkernen unterbrochen ist, nannte Wernicke diese Form „subcorticale Aphasie". Da die ältere Annahme einer direkten Projektionsbahn („Sprachbahn") vom motorischen Sprachzentrum zu den bulbären Kernen zweifelhaft geworden ist, es vielmehr wahrscheinlich ist, daß vom motorischen Sprachzentrum die Erregungen erst zum corticalen Zentrum des N. hypoglossus und facialis (μ im Schema) beiderseits im unteren Drittel der vorderen

Zentralwindung (Operculum Rolandi) und von da erst zu den Bulbärkernen
gelangen, wäre an Unterbrechung dieser Verbindungen zwischen motorischem
Sprachzentrum und den beiderseitigen vorderen Zentralwindungen zu denken,
die nun in der Tat durch subcorticale Herde in der dritten Stirnwindung
und anliegendem Markweiß herbeigeführt werden kann. (Unterbrechung der
Verbindungen von *m* zum linksseitigen Operculum Rolandi und der Balken-
verbindungen zum rechtsseitigen Operculum Rolandi.)

Der alte — besser durch reine Wortstummheit zu ersetzende — Begriff „subcorticale" Aphasie darf nicht eine anatomisch streng wörtliche
Anwendung finden; der Sinn ist, daß es sich um eine Unterbrechung von
Bahnen zwischen motorischem Sprachzentrum und Sprachmuskulatur handelt.
Nun kann aber natürlich ein subcorticaler Herd außer diesen Verbindungen
noch so viel andre Verbindungen (Assoziationsfasern) des motorischen Sprachzentrums mit der gesamten Rinde unterbrechen, daß das motorische Sprachzentrum fast isoliert ist und daher fast ebenso außer Funktion gesetzt ist,
wie wenn es zerstört wäre. Eine solche subcorticale Läsion würde das Bild vollständiger motorischer Aphasie machen. Andrerseits kann eine subcorticale
Läsion nach Lage und Ausdehnung so beschaffen sein, daß sie gerade einen
Teil der vom Sprachzentrum zu den beiderseitigen Rindenzentren des N.
hypoglossus und facialis ziehenden Fasern teilweise verschont, etwa die
durch den Balken ziehenden Commissurenfasern zur rechten Seite, dann
würde ein subcortical gelegener Herd nicht einmal reine Wortstummheit
machen. Schließlich kann ein Herd einen Teil des Rindenfeldes zerstören,
ohne es ganz außer Funktion zu setzen, aber mit einem Ausläufer in das Mark
gerade die Verbindungen mit den beiderseitigen Opercula Rolandi unterbrechen. Dann würde dieser zum Teil cortical, zum Teil subcortical gelegene Herd einen ähnlichen Effekt haben, wie eine rein subcorticale Unterbrechung der genannten Verbindungen. Man sieht, daß die Begriffe corticale
und subcorticale Aphasie nicht buchstäblich anatomisch zu nehmen sind,
sondern so viel bedeuten wie Außerfunktionsetzung des corticalen
Sprachzentrums selbst und bloße Absperrung desselben gegen ihm
untergeordnete Zentren. In Wirklichkeit können daher mannigfach verschiedene Kombinationen von Läsionen das eine oder das andre klinische
Bild machen. Jedoch hat sich bestätigt, daß bei ausgedehnter Vernichtung
der Rinde das Bild der vollständigen motorischen Aphasie gewöhnlich ist,
während bei reiner Wortstummheit sich überwiegend subcorticale Läsionen
finden.

Sieht man also von jener Minderheit von Menschen, deren Schriftsprache unabhängig von dem motorischen Sprachzentrum ist, ab, so kann
man sagen: Läsionen, die die Rinde des vorderen Sprachgebietes ganz oder
teilweise verschonen, heben nur die Lautsprache auf und verschonen die
Schriftsprache. (Reine Wortstummheit, zweite Form der reinen Wortstummheit). Läsionen dagegen, welche die Rinde des frontalen Sprachgebietes
in großem Umfange zerstören, beeinträchtigen gewöhnlich mit der Lautsprache die Schriftsprache. Übrigens muß eine Läsion, welche die linke
cortico-bulbäre Bahn selbst unterbricht, plus einer zweiten, welche die
Commissurenfasern von *m* zum rechten Operculum Rolandi unterbricht,
ebenfalls reine Wortstummheit machen.

9. Reine Worttaubheit.

Ebenso gibt es neben der vollständigen sensorischen Aphasie eine isolierte oder reine Worttaubheit (Lichtheimsche Krankheit, subcorticale sensorische Aphasie).

Bei ihr ist nur das Verstehen und als selbstverständliche Folge davon das Nachsprechen und Diktatschreiben aufgehoben, während Sprechen, Schreiben und Lesen erhalten sind. Es fehlt also am Bilde der vollständigen sensorischen Aphasie die Paraphasie, Paragraphie und Paralexie. Daß ein Herd, welcher das sensorische Sprachzentrum selbst vernichtet, reine Worttaubheit verursache, weil es sich um eine individuelle Unabhängigkeit der Laut- und Schriftsprache von den Wortklangerinnerungen handelt, entsprechend dem oben besprochenen Verhältnis bei Vernichtung der motorischen Worterinnerungen, dürfte nur sehr selten vorkommen.

Selbst die Abhängigkeit der Schriftsprache von dem akustischen Wort duldet weniger Ausnahmen, als die von dem motorischen Wort. Wo reine Sprachtaubheit auftritt, ist also an Erhaltung des Substrates der Wortklangerinnerungen zu denken und an bloße Absperrung desselben von den akustischen Erregungen. Das macht in erster Linie ein subcorticaler Herd im linken Schläfenlappen, wie Lichtheim gelehrt hat. Er muß so gelegen sein, daß er die Zustrahlung beider Acustici zum linken Schläfenlappen unterbricht. Vermutlich auch die Balkenverbindung vom Hörzentrum der rechten zu dem der linken Hemisphäre. Dann dokumentiert sich der Besitz der Wortklangbilder darin, daß richtig gelesen, gesprochen, geschrieben wird, während die Absperrung dieser Wortklangerinnerungen von allen Hörerregungen das Sprachverständnis aufhebt. Eine zweite Möglichkeit des Zustandekommens reiner Worttaubheit ergibt sich, wenn man mit Flechsig das akustische Projektionszentrum scharf von dem mnestischen akustischen Zentrum trennt (siehe Abb. 161). Dann würde Zerstörung dieses Zentrums (also besonders der Querwindung des Schläfenlappens) die linke Hemisphäre ebenfalls der akustischen Erregungen berauben und daher die Wortklangerinnerungen gegen die Peripherie isolieren, während sie ihre intercorticale Wirksamkeit beim Sprechen, Schreiben, Lesen noch entwickeln könnten. Das wäre eine reine Worttaubheit durch corticalen Herd (in der Querwindung). Daß reine Worttaubheit auch durch Unterbrechung einer Bahn α-a zustande kommen könne ist zweifelhaft, da es zweifelhaft ist, ob α und a überhaupt durch einen geschlossenen Assoziationsfaserzug verbunden sind.

Die reine Worttaubheit ist bleibend, sofern nicht auch hier im Laufe der Zeit der rechte Schläfenlappen stellvertretend für den linken eintritt, was bei subcorticalen Herden öfter ausbleibt. Und zwar ist hier ebenso, wie bei der vollständigen sensorischen Aphasie schon das Wortlautverständnis aufgehoben. Die Töne werden gehört, aber wie ein fremdes wirres Geräusch. Ist das Wortlautverständnis aufgehoben, so taucht selbstverständlich der zum Wort gehörige Begriff nicht auf, d. h. das Wortsinnverständnis ist erst recht aufgehoben.

Für die Feststellung reiner Worttaubheit ist der Nachweis erforderlich, daß das Hörvermögen ausreichend ist. Ist das Hörvermögen durch beiderseitige Labyrintherkrankung oder doppelseitige Erkrankung der Hörbahnen oder Hörzentren schwer geschädigt, so kann allein infolge der Hörstörung das Sprachverständnis aufgehoben sein. Es liegt dann Pseudosprachtaubheit vor: eine bloße Folge der Schwerhörigkeit. Da Bezold gezeigt hat, daß totaler Ausfall der Tonstrecke b'-g'' oder selbst erhebliche Abschwächung innerhalb dieser Strecke eo ipso das Sprachverständnis aufhebt, muß mit der kontinuierlichen Tonreihe der Nachweis erbracht werden, daß der Kranke innerhalb der betreffenden Tonstrecke mit ausreichender Schärfe hört. Es genügt nicht, das ausreichende Hören durch erhaltene Perzeption von Geräuschen, Pfeifen, Händeklatschen, Klingeln zu erweisen, da, wenn die genannte Sprachsexte ausgefallen ist, Sprache nicht verstanden wird, selbst wenn in den übrigen Teilen der Tonstrecke das Hörvermögen ein gutes ist. Übrigens dient ferner zur Unterscheidung der subcorticalen sensorischen Aphasie von der durch allgemeine Schwerhörigkeit bedingten Aufhebung des Sprachverständnisses der Umstand, daß erstere wohl nie a b s o l u t rein ist, sondern daß vereinzelte paraphasische oder paragraphische Beimengungen bekunden: es handelt sich hier nicht um eine bloße Hörstörung.

Es gibt ferner eine noch seltenere Form der Sprachtaubheit, bei der zwar Buchstaben, Silben und kurze Worte verstanden und nachgesprochen werden können, aber längere Worte und Sätze nicht verstanden werden, schon dem Wortlaute nach nicht. Dabei besteht nur sehr leichte Paraphasie, Paragraphie und Paralexie, so daß diese Form (wegen der Geringfügigkeit der Störung der inneren Sprache) der reinen Worttaubheit nahesteht. Es dürfte sich um corticale Herde im Sprachzentrum handeln, welche weniger die Wortlauterinnerungen schädigen, als ihre Kommunikation mit den akustischen Erregungen.

10. Transcorticale Aphasieen
(einschließlich der amnestischen und optischen Aphasie).

Unter den transcorticalen Aphasien verstand Wernicke im Anschluß an Lichtheims Aufstellung solche, bei denen das motorische und senso-

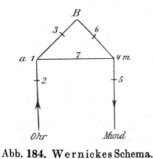

Abb. 184. Wernickes Schema.
1 Corticale sensorische Aphasie.
2 Subcorticale „ „
3 Transcorticale „ „
4 Corticale motorische „
5 Subcorticale „ „
6 Transcorticale „ „
7 Leitungsaphasie (klinisch nicht bestätigt).

rische Sprachzentrum selbst, ebenso ihre Verbindung untereinander und mit der Peripherie erhalten sind, aber eins von beiden vom Begriff, d. h. von der gesamten übrigen Rinde abgesperrt ist. Psychologisch ist also das Wort (a — m) intakt, aber eine Komponente desselben von B abgetrennt. Der Komplex Ohr—a—m—$Mund$ (Abb. 184) ist also frei.

W. dachte sich das durch Unterbrechung der Assoziationsfasern bedingt, welche von der gesamten Rinde zu je einem der beiden Sprachzentren konvergieren.

In seinem Schema bedeutete Zerstörung in a und m selbst corticale Aphasie, Unterbrechung der v o n m und der z u a leitenden Bahn subcorticale Aphasie und Unterbrechung der Wege von B zu m oder zu a transcorticale (je nachdem, motorische oder sensorische) Aphasie.

Klinisch sollte sich das vor allem dadurch kennzeichnen, daß zwar nachgesprochen werden kann (erhaltenes Wortlautverständnis), indem der Weg Ohr-a-m-Mund frei ist, daß aber entweder vom Begriff das Wort nicht gefunden: transcorticale motorische Aphasie (6) oder von dem gehörten Wort der Begriff nicht geweckt werden kann (aufgehobenes Wortsinnverständnis) transcorticale sensorische Aphasie (3). Die den transcorticalen Formen zugeschriebenen Schreib- und Lesestörungen (Lautlesen, Diktatschreiben erhalten) finden sich nur in einer gewissen Annäherung realisiert. Die klinische Realität dieser transcorticalen Formen, mit dieser Einschränkung, ist sicher: wir haben nicht selten Kranke, die nachsprechen können (Wortlautverständnis erhalten), aber den Sinn schlecht verstehen (Wortsinnverständnis aufgehoben) oder vom Begriff aus die Worte schwer finden. Häufig findet sich beides vereint: Erschwerung des Wortsinnverständnisses und äußerst reduzierte Wortfindung bei erhaltenem Nachsprechen.

Aber anatomisch finden sich die von Wernicke angenommenen Verhältnisse nicht in der einfachen und ohne weiteres aus dem Gehirn ablesbaren Weise verwirklicht, wie er es annahm. Nämlich es liegt nicht einfach so, daß bei aufgehobenem Nachsprechen der Herd im Zentrum, bei erhaltenem Nachsprechen in den zum Zentrum konvergierenden Bahnen gelegen ist. Das Prinzipielle in Wernickes Annahme, daß bei aufgehobenem Nachsprechen die eigentlichen Träger des motorischen oder sensorischen Wortes vernichtet, bei erhaltenem Nachsprechen erhalten und nur von der übergeordneten Begriffsrinde nicht erreichbar sind, kommt zwar teilweise zu seinem Recht, aber unter sehr verschiedenen anatomischen Bedingungen und bei einer Lage der Herde, der man diese Wirkung nicht ohne weiteres ansieht. Die empirischen Befunde und die Erkenntnis, daß der direkte Weg B-m keine große Rolle spielt, daß vielmehr das spontane Sprechen sich in der Hauptsache desselben Weges bedient, wie das Nachsprechen, nämlich des Weges a-m, nötigen zu einer Modifikation der diesbezüglichen Wernickeschen Anschauung. Verschonung und Vernichtung des Nachsprechens hängen auch noch von andren Momenten ab, als der territorialen Lage des Herdes, nämlich von dem Grad der Läsion. Das Nachsprechen ist nämlich im allgemeinen die widerstandsfähigste Sprachfunktion derart, daß leichtere Läsionen derselben Gegend, deren Zerstörung völlige Sprachlosigkeit bewirkt, noch ein leidliches Nachsprechen zulassen. Das gilt auch von den zu m führenden Bahnen (a-m). Bei partieller Läsion lassen sie die starken Erregungen, welche von der Peripherie kommen, noch durch, während sie für die schwächeren spontanen von B kommenden nicht mehr passierbar sind.

Das Wort transcortical birgt eine klinisch-symptomatologische, eine anatomische und eine psychologische Forderung, welche drei nicht immer zusammen erfüllt sind. Wir werden hier das Wort nur in seine klinisch-symptomatologischen Bedeutung nehmen, d. h. die Formen mit erhaltenem Nachsprechen als transcorticale ins Auge fassen.

Den Wert der übrigen Bedeutungen des Wortes transcortical zu würdigen, ist hier nicht der Ort.

A. Transcorticale motorische Aphasie ist hier also Aufhebung oder starke Erschwerung der Spontansprache bei erhaltenem Nachsprechen.

Das findet sich:

I. bei leichterer Schädigung vom m selbst, welche die Erregbarkeit des Zentrums vom Begriff her (über a) aufhebt, ohne doch die in dem Zentrum gelegenen Träger des motorischen Wortes so weit zu schädigen, daß sie nicht einmal mehr auf den stärkeren Reiz des vorgesprochenen Wortes ansprechbar sind,

II. bei leichterer Schädigung der Bahnen von a-m, ein schon unter den Inselherden S. 474 erwähnter Fall, und der Nebenbahnen von B zu m — aus demselben Grunde;

III. muß man mit der Möglichkeit rechnen, daß das wiederkehrende Nachsprechen von der rechten Hemisphäre besorgt wird.

In den Fällen 1—3 ist das Nachsprechen zwar besser als das Spontansprechen, aber doch immer erheblich erschwert und fehlerhaft.

IV. Strenger wird die Forderung des erhaltenen Nachsprechens durch die sog. amnestische Aphasie oder verbale Amnesie erfüllt, bei der allerdings nun anch der Ausfall der Spontansprache kein totaler ist. Sie ist klinisch und prinzipiell eine verdünnte Form der transcorticalen motorischen Aphasie, wenn auch der Enstehungsmodus ein andrer ist als der von Wernicke für letztere angenommene. Die Wortfindung ist sehr erschwert; wird das Wort aber angeboten, so wird es sofort als richtig erkannt und nachgesprochen und zwar mit Leichtigkeit und fehlerlos. Bei dieser verbalen Amnesie werden hauptsächlich die Substantiva und Verben für Konkretes nicht gefunden, während im Gegensatz zu den Formen 1 und 2 die Abstrakta und die Formbestandteile der Rede, Partikeln, Präpositionen usw., ferner Flexionen und Deklination erhalten sind. Diese Form findet sich unter sehr mannigfachen Bedingungen, nämlich immer, wenn eine der Stationen, welche der Sprechprozeß, ehe er zum motorischen Zentrum gelangt, passieren muß, leicht lädiert ist. Also

1. dann, wenn das sensorische (temporale) Sprachzentrum nur ganz leicht geschädigt ist (etwa durch mäßige Atrophie). Diese leichte Schädigung hebt das Nachsprechen und Verstehen noch nicht auf, aber erschwert die Erweckung der Wortklangbilder vom Begriff aus (die am leichtesten versagende Leistung);

2. wenn die Verbindungen des sensorischen Sprachzentrums (a) mit B leicht geschädigt sind, werden aus demselben Grunde die Worte schwer gefunden, während das gehörte Wort noch den Sinn weckt;

3. wenn die Begriffsregion selbst, also die gesamte Rinde geschädigt ist, auch ehe es zu einer so schweren Begriffsschädigung kommt, daß die verbale Amnesie im allgemeinen Blödsinn untergeht, sind die Bahnen zum sensorischen Sprachzentrum in ihren Wurzeln geschädigt.

Bei diffusen Prozessen (Paralyse, seniler Atrophie, Arteriosklerose) finden sich häufig mehrere der unter 1—3 genannten Bedingungen erfüllt, so daß bei ihnen das Bild der amnestischen Aphasie sehr gewöhnlich ist.

Aber auch Herde hinter a, die nicht ausgedehnt genug sind, um es zu der unten zu besprechenden transcorticalen sensorischen Aphasie kommen zu lassen, schränken die Spontansprache aufs Äußerste ein, ohne das Nachsprechen im geringsten zu behindern.

Die sog. optische Aphasie ist nur eine besondere Ausprägung der amnestischen Aphasie. Ihrer Definition nach sollen gesehene Gegenstände nicht benannt werden können, und diejenigen Gegenstände, die wir vorwiegend vom Gesicht aus kennen, auch in der freien Rede nicht bezeichnet werden können. Dagegen soll die Benennung von jedem andren Sinn, etwa dem Tastsinn, erfolgen. In Wirklichkeit handelt es sich meist um eine optisch-tactile Aphasie, d. h. weder vom Gesicht noch vom Getast wird der Name gefunden, während er vom Gehör aus gut gefunden wird. z. B. eine Trompete, die gesehen und getastet wird, kann nicht bezeichnet werden, während der Name, sobald die Trompete ertönt, sofort einfällt. Bei dieser optischen Aphasie handelt es sich also um eine Ausprägung der amnestischen Aphasie, bei der die Unfähigkeit zur Benennung des Gegenständlichen (im Gegensatz zu allgemeinen Redeteilen und Abstractis) noch mehr hervortritt

als gewöhnlich, bei der ferner die Wahrnehmung des Gegenstandes noch
ungünstigere Bedingungen für die Benennung schafft, als sie in der freien
Rede bestehen, und die Benennung von akustischen Merkmalen aus leichter
vonstatten geht.

Diese Ausprägung der amnestischen Aphasie findet sich besonders bei
Schläfenlappenabszessen, die ja meist an der Basis des Schläfenhinter-
hauptlappens liegen, ferner bei sonstigen Herden im Übergange vom
Schläfen- zum Hinterhauptlappen, ev. im Hinterhauptlappen
selbst. Sie haben das Gemeinsame, daß sie Verbindungen vom *a* zum
Hinterhauptlappen unterbrechen, der die besonders wichtigen optischen
Bestandteile des Begriffes birgt.

Die amnestische und speziell optische Aphasie ist eine transcorticale, auch in
dem andren bisher vernachlässigten Sinne des Wortes transcortical: die Behinderung
des Sprechens liegt nicht in den Wortzentren selbst (*a* oder *m*), auch nicht in ihren
Verbindungen untereinander und mit der Peripherie, sondern jenseits der Zentren auf
dem Wege, den der Erregungsprozeß durchlaufen muß, ehe er vom Begriff zu ihnen
gelangt.

Da für uns *a* eine Durchgangsstation für die Erregung von *B* zu *m* ist, so ist in
diesem Sinne auch jede Behinderung der Expressivsprache durch Läsion von *a* eine
transcorticale, insbesondere z. B. die Wortstummheit durch doppelseitige Schläfenlappenherde (s. S. 473). Bei dieser ist aber auch das Nachsprechen aufgehoben, also fehlt
gerade das Merkmal, das klinisch hauptsächlich transcorticale Aphasien charakterisiert.
Auf diese Schwierigkeit sei hier nur hingewiesen.

B. Transcorticale sensorische Aphasie. Wir sahen, daß eine
Schädigung der Bahnverbindung zwischen *a* und *B*, also eine nur partielle
Unterbrechung transcorticale motorische Aphasie macht, das Spontansprechen
schwer behindert (also die Erregung in der Richtung *B-a*) aber den Weg
in umgekehrter Richtung *a-B*: die Anknüpfung des Begriffs an das Wort,
das Wortsinnverständnis, noch nicht aufhebt.

Findet aber eine totale Unterbrechung der Bahnen von *B* zu *a* statt,
im Gegensatz zu der partiellen, oder ist *B* selbst sehr stark geschädigt
(Asymbolie im alten Sinne), so haben wir transcorticale sensorische
Aphasie (Nachsprechen erhalten, oft sogar zwangsmäßig auftretend
[Echolalie], Verständnis des Gesprochenen aufgehoben), weil sich zu dem
in a geweckten Wortklang kein Begriff mehr gesellt, sondern die Erregung,
welcher der Abfluß nach B verschlossen ist, sich in die freie Bahn des Nachsprechens a-m ergießt. Anatomisch findet sich das nicht selten durch schwere
Atrophien in der Umgebung der ersten Schläfenwindung, also in der zweiten
und dritten Schläfenwindung und nach hinten verwirklicht (starke Atrophie
des Schläfenlappenmarkes) gewöhnlich neben allgemeiner Atrophie und entsprechender Schädigung des Begriffsbesitzes. (Asymbolische Störungen im
alten Sinne.) Auch mehrere Herde in der hinteren Hirnhälfte können diese
— nur die Verbindung mit *m* verschonende — Isolierung von *a* bewirken.

Nun ist zu bemerken, daß, wenn schon eine partielle Unterbrechung von
a-B die Expressivsprache fast aufhob, die Expressivsprache erst recht durch
eine stärkere Unterbrechung alteriert werden muß. In der Tat haben wir
neben transcorticaler sensorischer Aphasie fast immer eine starke Erschwerung der Spontansprache. Also ist die transcorticale sensorische fast
immer gleichzeitig eine transcorticale motorische Aphasie: es wird nur der
Wortlaut verstanden und papageiartig nachgesprochen, aber weder der Wortsinn verstanden, noch spontan einigermaßen gesprochen. Eine wirkliche
Beschränkung auf den Symptomenkomplex der transcorticalen sensorischen
Aphasie (also Nachsprechen, aber Nichtverstehen bei leidlicher Spontan-

sprache) ist nur möglich bei einem Menschen, bei welchem ausnahmsweise die Bahn *B-m* sehr leistungsfähig ist.

Zusammenfassendes über **temporale** Läsionen. Wenn wir das über die sensorisch-aphasischen Störungen Gesagte zusammenfassen sollen, so kann eine Unterbrechung der zur linken Hörsphäre ziehenden Bahnen (nebst der Balkenverbindung), sowie der linken Hörsphäre selbst (mittleres Drittel von Gyr. temp. sup. und Querwindung), reine Wortlautaubheit machen. Eine Zerstörung des „sensorischen Sprachzentrums" (hinteres Drittel des Gyr. temp. sup. und unmittelbar dahinter gelegener Teil des Gyr. supramarginalis) bewirkt. Wortlauttaubheit nebst Paraphasie, Paragraphie und Paralexie. Wo Wortlauttaubheit ist, besteht konsekutiv Wortsinntaubheit.

Eine — bis auf die Verbindung mit *m* — totale Absperrung des sensorischen Sprachzentrums (schwere Atrophie des ganzen Schläfenlappens, ausgedehnte Herde in der Tiefe hinter und um das sensorische Sprachzentrum) hebt nur das Wortsinnverständnis auf, ohne das Wortlautverständnis, durch Nachsprechen sich bekundend, zu stören, erschwert gleichzeitig die Wortfindung auf das Äußerste. Ist aber das sensorische Sprachzentrum oder seine Verbindung mit *B* nur leicht oder partiell lädiert, so resultiert nur amnestische Aphasie (im zweiten Falle speziell, optische), während Wortlaut- und Wortsinnverständnis erhalten sind.

Es sagt sich nun von selbst — es gilt das generell von den Hirnläsionen —, daß Erkrankungen, die den linken Schläfenlappen treffen, ob es nun Neubildungen oder Herde vaskulären Ursprungs sein mögen, nur ganz ausnahmsweise ihre destruktiven und Nachbarschaftswirkungen auf das Substrat einer der im Schema scharf getrennten Elemente oder Elementverbindungen beschränken. Je nach ihrer wechselnden Lage und Ausdehnung und je nach Beteiligung der vielen im Schema durch eine Linie vertretenen Bahnen werden mannigfache Mischungen der Symptome auftreten. Aufgehobenes Wortlautverständnis, aufgehobenes Wortsinnverständnis, Störung der Wortfindung und Paraphasie, Schreib- und Lesestörungen werden in verschiedenem Grade gemischt die wirklichen Krankheitsbilder konstituieren, die meist nur mit einer gewissen Annäherung den theoretisch entwickelten Formen sich einordnen lassen. Reine Worttaubheit, vollständige sensorische Aphasie, und „transcorticale" sensorische Aphasie sind nur drei besonders hervorstechende Typen der sensorischen Aphasie, deren Herausstellung aber einen großen orientierenden Wert hat.

Um alle wirklichen Differenzen zu verstehen, müßte man in jedem Fall die Beteiligung der Rindenelemente, der Projektions-, Assoziations- und Commissuren-Fasern in Rechnung ziehen und über die Funktion von jeder derselben im klaren sein, eine Einsicht, von der wir leider noch weit entfernt sind.

Störungen der Schriftsprache:
a) Alexie und Agraphie; b) Reine Alexie; c) Reine Agraphie.

Wir sahen, daß die Schriftsprache gewöhnlich mit der Lautsprache beeinträchtigt ist, das Schreiben stark bei beiden Hauptformen der Aphasie, das Lesen schwer bei der sensorischen, leichter bei der motorischen Aphasie. Nur bei den sog. reinen Formen war die Schriftsprache erhalten.

Es gibt nun Störungen der Schriftsprache, die annähernd isoliert sind, d. h. die übrigen Sprachfunktionen sind nur leicht, Lesen und Schreiben schwer gestört.

Herde, welche dicht hinter dem sensorischen Sprachzentrum gelegen sind, nämlich im Gyr. angularis und dessen oberflächlichem Mark bewirken: **Agraphie und Alexie,** dabei nur geringe Anzeichen von Paraphasie und erschwerte Wortfindung. Herde dagegen, welche von der Medianfläche des Zentrums in das **tiefe** Mark des Gyr. angularis vordringen, bewirken vorwiegend **reine Alexie,** d. h. das Schreiben ist erhalten, das Lesen aufgehoben. Damit ist fast immer die rechtseitige Hemianopie verbunden, während die oberflächlichen Herde im Gyr. angularis, welche Lesen und Schreiben aufheben, öfters ohne Hemianopie verlaufen.

Die einfachste Erklärung dieser Befunde ist folgende:

Die Sehstrahlung verläuft durch das tiefe Mark des Gyr. angularis außen vom Hinterhorn durch das Mark des Hinterhauptlappens zur Regio calcarina, der linken und rechten Sehsphäre (s und s'). Von hier gehen (in Abb. 185 nicht eingezeichnete) Verbindungen zur Konvexität des Hinterhauptlappens, dem Sitze der optischen Formerinnerungen (s-o). Diese sind **vorwiegend** links, aber auch im rechten Hinterhauptlappen deponiert. Die Verbindung vom rechten Hinterhauptlappen zieht durch das Splenium zur Konvexität des linken Hinterhauptlappens (s'-o). Von dem sensorischen Sprachzentrum zieht eine Assoziationsbahn zur Konvexität des Hinterhauptlappens a-o. Von o zieht zum Handzentrum (gr) die Bahn, welche dem Handzentrum die optischen Direktiven liefert. (Abb. 185.)

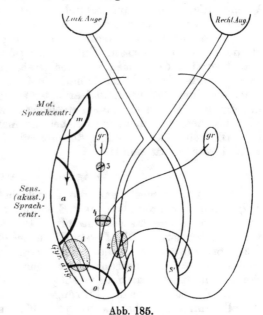

Abb. 185.
(Erklärung im Text.)

Herd *1* bewirkt Alexie + Agraphie.
„ *2* Reine Alexie mit Hemianopie.
„ *3* Reine Agraphie nur der rechten Hand.
„ *4* Reine Agraphie beiderseits.

Zerstört nun ein Herd (1) den Gyr. angularis von der Konvexität aus, so unterbricht er die Bahn a-o. Die Folge ist, daß die in a erweckten Klangbilder der Buchstaben in o nicht die zugehörigen optischen Bilder wecken, was zum Schreiben erforderlich ist, daher Agraphie. Umgekehrt werden aber beim Lesen die Erregungen beider Lichtfelder nicht zu a transportiert, d. h. die Buchstabenbilder wecken nicht die Buchstabenklänge (von der sekundären Verbindung o-m wird der Einfachheit halber abgesehen), das Gesehene wird nicht verstanden, daher auch Alexie. Wegen der Unterbrechung einer wichtigen Zuleitungsbahn von o zu a, erschwerte Wortfindung, wegen der Nachbarschaft des Herdes zu a oft leichte Paraphasie. Liegt der Herd dagegen in 2, so unterbricht er einerseits die Sehstrahlung, daher rechtseitige Hemianopie, andrerseits die Commissurenbahnen vom rechten Hinterhauptlappen (s'-o), so daß in das linke o keine optische Erregung gelangt. Die nur in den rechten Hinterhauptlappen gelangenden optischen Erregungen erreichen so *a* nicht und wecken daher keine Klangbilder: aufgehobenes Lesen. Dagegen unterbricht der Herd 2 nicht die Kommunikationen von *a* und *m* mit *o*, ebensowenig die von *o* nach *gr*, so daß kein Grund für die Aufhebung des Schreibens vorhanden ist: reine Alexie.

Nun kann ein Herd (3 und 4) die Bahn vom linken Hinterhauptlappen zum Zentrum der rechten (resp. auch linken) Hand unterbrechen, es wird dann reine Agraphie eintreten, gewöhnlich beider Hände, unter Umständen nur der rechten. Die reine Agraphie ist auch oft eine Teilerscheinung der allgemeinen Apraxie der betreffenden Hand.

Bedenkt man, daß es sich im Gehirn nicht wie im Schema um eine lineäre Verbindung, sondern um zahlreiche Faserverbindungen handelt, daß dieselben in verschiedenen Ebenen in verschiedensten Lagen zu andren Faserkategorien kommen, daß Größe, Ausdehnung, Richtung, Form und Zahl der Herde die verschiedensten Unterbrechungskombinationen schaffen, so wird man begreifen, daß es sich bei oben gegebenem linearen Schema nur um eine orientierende Konstruktion handelt, daß aber in Wirklichkeit die mannigfachsten Kombinationen und Varietäten eintreten können. Man nehme z. B. an, der Herd 2 gehe mit einem Ausläufer so weit nach lateral, daß auch *o-gr* unterbrochen wird, dann wird neben der Alexie Agraphie bestehen.

Die reine Alexie kommt durch Herde des Versorgungsgebietes der Art. cerebri poster. zu stande.

b) Agnostische Störungen.

Die Worttaubheit und die Leseblindheit sind schon besondere Ausprägungen von Störungen des Erkennens. Der Leseblinde sieht, aber das Gesehene wird nicht verstanden. Die Perzeption ist erhalten, aber die Gnosie aufgehoben. Die Leseblindheit ist eine Agnosie für Schriftzeichen, die Worttaubheit eine Agnosie für Wortklänge. Es handelt sich bei diesen rezeptiv aphasischen Störungen um Agnosien für konventionelle Zeichen, für Sprachsymbole. Wenn man von Agnosien im engeren Sinne spricht, so denkt man an die entsprechenden Störungen für die Dinge der Außenwelt, also für alle Sinneseindrücke, die nicht Symbole sind (Objektagnosien).

Wird etwa ein Kamm gesehen, aber seine Bedeutung nicht erkannt, weckt z. B. der Komplex optischer Empfindungen nicht diejenigen Assoziationen, welche bei ihm normalerweise auftreten, z. B., daß er das Ding ist, mit dem wir die Haare ordnen, das zur Bürste gehört usw., so liegt eine agnostische Störung vor. Es handelt sich also nicht um die Anknüpfung der symbolischen Bedeutung, sondern der realen Beziehungen, Herkunft, Zweck usw. Je nach dem Sinnesgebiet unterscheidet man akustische, optische, taktile, gustatorische und olfaktorische Agnosie.

1. Akustische Agnosie oder Seelentaubheit dokumentiert sich also darin, daß auch außer den Sprachlauten alle möglichen Gehörreize nicht verstanden werden (Tierlaute, Instrumente, Peitschenknallen, Geldklirren u. ä. Kommt bei Herden im linken Schläfenlappen neben sensorischer Aphasie vor.

2. Optische Agnosie oder Seelenblindheit. Der Kranke kann über die Form und oft auch die Farbe der Dinge Auskunft geben, aber sie sind ihm fremd, er kann sie nicht nur nicht benennen, wie bei optischer Aphasie, sondern wirklich nicht erkennen.

Die Seelenblindheit beruht auf Läsionen des Hinterhauptlappens, und zwar handelt es sich meist um doppelseitige Herde. Gewöhnlich ist durch Läsion des Sehzentrums oder der Sehstrahlung eine Gesichtsfeldhälfte oder wenigstens ein Quadrant ausgeschaltet, d. h. für den betreffenden Abschnitt ist die Person perzeptiv blind. Das Verständnis der von den nicht blinden Gesichtsfeldteilen aufgenommenen Eindrücke ist durch Unterbrechung von Assoziationsbahnen, welche von dem Sehzentrum zum Sitz der Formerinnerungen in der Konvexität des Hinterhauptlappens verlaufen, oder durch Zerstörung dieses Sitzes selbst oder seiner Verbindungen mit den übrigen Rindenbezirken aufgehoben. Das können mannigfache Herdkombinationen machen, welche Mark und Konvexität des Hinterhauptlappens und des unmittelbar vor ihnen gelegenen Scheitellappenteiles betreffen. Einer von beiden Herden muß immer links liegen, rechtseitige Hinterhauptsherde bewirken (außer bei Linkshändern) keine Seelenblindheit. Es beweist dies, daß die Festigkeit und Feinheit der optischen Erinnerungsbilder in der linken Hemisphäre viel größer ist. Ja bei einer Anzahl von Menschen ist die linke Hemisphäre so vorwiegend der Sitz optischer Erinnerungsbilder, daß bei ihnen ein nur linkseitiger Herd einen erheblichen Grad von Seelenblindheit bewirkt. Die Seelenblindheit durch bloß linkseitigen Herd kommt in solchen Fällen folgendermaßen zustande: Zerstörung des linken Sehzentrums oder der Sehstrahlung sperrt die optischen Erregungen von der rechten Gehirnhälfte ganz ab (rechtseitige Hemianopie). Der Herd unterbricht ferner die Balkenverbindung zwischen rechtem Hinterhauptlappen und linker Hemisphäre (Splenium oder Forceps), wodurch die in das rechte Sehfeld geratenden optischen Erregungen zwar Empfindungen auslösen, aber nicht verstanden werden, da sie nicht zu dem Sitz der in solchen Fällen überwiegend links vorhandenen Erinnerungen gelangen. Dabei besteht natürlich auch reine Alexie, wie dem der Mechanismus, der durch einseitigen Herd zustande kommenden Seelenblindheit derselbe ist, wie der der reinen Alexie. Es sind noch andre Kombinationen der Läsionen möglich.

Gewöhnlich verbinden sich also perzeptive und gnostische Störungen, so daß für einen Teil des Gesichtsfeldes Blindheit, für das erhaltene Gesichtsfeld Seelenblindheit besteht.

Meist ist auch die Sehschärfe herabgesetzt, oft bestehen Farbsinnstörungen daneben. Natürlich muß, ehe man Seelenblindheit diagnostiziert, nachgewiesen werden, daß diese perzeptiven Störungen nicht so hochgradig sind, daß zum Erkennen von vornherein unzulängliche Daten geliefert werden (Pseudoseelenblindheit).

Bei manchem Seelenblinden sind die optischen Erinnerungen verloren, bei andren werden sie nur durch die zentripetalen Erregungen nicht geweckt.

Der Kranke kann etwa durch Beschreibung oder Zeichnung den Besitz der Erinnerung bekunden.

Oder aber die optischen Erinnerungen werden zwar geweckt, aber die assoziierten Erinnerungen von andren Sinnesgebieten, taktile, akustische, finden keinen Anschluß. Oft ist der Grund des Nichterkennens, daß die Zusammenfassung der einzelnen Sinnesdaten zu einer Objektvorstellung nicht gelingt. Die Empfindungen bleiben dann ein Chaos von Einzeleindrücken, welche nicht zu Gegenstandsvorstellungen verschmelzen.

Gewöhnlich sind neben den Formerinnerungen auch die Farberinnerungen geschädigt: der Kranke kann sich die Farbe des Laubfrosches, der Postkutsche, des Blutes nicht mehr vorstellen; manchmal sind die Farberinnerungen erhalten, ausnahmsweise die Formerinnerungen erhalten und nur die Farberinnerungen aufgehoben. Gewöhnlich leidet bei der Seelenblindheit die Erinnerung für die räumliche Ordnung der Dinge. Der Patient kann sich etwa ihm früher ganz bekannte Wege nicht mehr in der Erinnerung vorführen, verläuft sich daher auch leicht.

Nicht zu verwechseln mit Störung der Farberinnerung einerseits und Störung der Farbenempfindung andrerseits (durch Sortieren geprüft), ist ein häufig neben, aber auch ohne jene auftretende Störung in der Farbbenennung (unpassend amnestische Farbenblindheit genannt). In diesem Falle verfehlt der Kranke das richtige Farbwort, wie er auch für andre Dinge die richtige Bezeichnung nicht findet. (Teilerscheinung der amnestischen und sog. optischen Aphasie, die für Farben- wie für Eigennamen oft besonders ausgesprochen ist.)

Amnestische Aphasie besteht gewöhnlich neben Seelenblindheit, ebenso Alexie eventuell mit Agraphie.

3. Taktile Agnosie (Tastlähmung). Bei der Tastlähmung wird trotz ausreichendem Vorhandenseins der einzelnen für das Tasten in Betracht kommenden sensiblen Verrichtungen (Berührungs-, Lage- und Bewegungsempfindungen usw.) das Getastete nicht erkannt. Z. B. werden die Formen nicht erkannt (Astereognosie). Auch führen Empfindungen, wie Feuchtigkeit, Kälte, Samtweiche u. ä., nicht zur richtigen Deutung.

Es gibt drei Arten der taktilen Agnosie.

1. Entweder werden die Einzeleindrücke nicht gehörig zu einem Objekt vereinigt bei erhaltener Tasterinnerung, resp. wecken sie die letztere nicht, oder

2. die Tasterinnerungen sind verloren oder

3. die Assoziation derselben mit den optischen, akustischen usw. Erinnerungen unterbleibt.

Anatomisch finden sich bei der Tastlähmung Herde im mittleren Drittel der hinteren Zentralwindung oder dahinter im Scheitellappen gelegene, welche letzteren besonders für die dritte assoziative Form in Betracht kommen.

Nicht verwechselt werden mit der taktilen Agnosie darf diejenige Aufhebung des Erkennens durch Tasten werden, welche durch schwere Sensibilitätsstörungen bedingt ist und durch Läsion der sensiblen Bahnen zustande kommt. In diesem Falle liegt keine agnostische, sondern eine perzeptive Störung vor, und man sollte auch die auf diesem Wege zustandekommende Störung im Formerkennen als perzeptive Astereognosie von der taktilen Agnosie trennen (s. S. 452).

4. Agnosien auf dem Gebiete des Geruches und Geschmackes sind schwer von den perzeptiven entsprechenden Störungen zu unterscheiden und sind noch wenig studiert.

Die bisher betrachteten (dissolutorischen) agnostischen Störungen beruhten darauf, daß die Glieder, der zum Erkennen erforderlichen Ideenreihe in ihre einzelsinnigen Bestandteile zerspalten oder durch Vernichtung eines solchen Bestandteils (etwa des optischen) geschädigt sind. Häufig aber kommt eine Störung des Erkennens dadurch zustande, daß in ihren sensuellen Elementen ungeschädigte Ideen verkehrt aneinandergereiht werden, daß etwa die Zusammenfügung von Teilvorstellungen zur Gesamtvorstellung, die richtige Anknüpfung von Ursache oder Zweck oder Merkmalen an ein Ding unterbleibt, kurz, solche zum Erkennen erforderlichen Assoziationen geschädigt sind, die nicht gerade die Verknüpfung der sensuellen Elemente betreffen (ideatorische Agnosie, Gegenstück und häufige Begleiterscheinung der ideatorischen Apraxie).

Mannigfache assoziative und attentionelle Störungen beirren in dieser Weise den Ideenablauf. Der Gegenstand wird z. B. nicht erkannt, weil eine perseverierende Vorstellung oder ein zufälliger Sinneseindruck oder sich vordrängende Nebenvorstellungen den Ideenprozeß abbiegen lassen.

Diese ideatorischen Agnosien kommen vorzugsweise bei diffusen Hirnprozessen vor, ferner als Allgemeinwirkungen von Herden, begleiten daher oft die Herdsymptome, vielleicht aber auch als direktes Herdsymptom. Sie stellen diejenigen Störungen des Erkennens dar, die man gewöhnlich als „psychische" charakterisiert.

Summieren sich optische, taktile und akustische Agnosie, so liegt totale Agnosie vor. Früher nannte man das totale Asymbolie. Diese setzt so ausgedehnte Zerstörungen voraus, große Läsionen meist beider Schläfen-, Scheitel-, Hinterhauptlappen, daß bei ihr wohl immer die Erinnerungsbilder selbst und ihre Verknüpfung zu Begriffen so gut wie vernichtet sind. Es liegt dann Begriffsverlust vor.

c) Apraktische Störungen.

1. Allgemeines.

Bei Gehirnerkrankungen findet sich häufig eine Unfähigkeit, die Glieder so zu bewegen, daß die Bewegungsabsichten des Kranken verwirklicht werden, sodaß selbst ganz geläufige Bewegungskombinationen (erlernte Fertigkeiten) nicht zustande kommen — ohne daß doch Lähmung oder Ataxie die zureichende Ursache abgibt.

Denn der Kranke kann gelegentlich alle Muskeln kontrahieren, er hebt, senkt, beugt, streckt Arm und Hand oft mit guter Kraft, führt auch einmal kompliziertere Bewegungen aus und unterscheidet sich dadurch von einem Gelähmten; aber wenn er gerade eine bestimmte Bewegung machen will und soll, gelingt sie nicht. Andre Apraktische können zwar solche einfachen Bewegungen intentionsgemäß ausführen, aber die immer noch relativ einfache Zusammensetzung von Bewegungen, wie sie das Grüßen, Winken, Drohen, Zigarre anzünden, Siegeln, Wasser einschenken, usw., erfordern, gelingt nicht. Gegenstände werden verkehrt gebraucht, oder der Kranke steht ihnen ratlos gegenüber.

Die Glieder können dann den Zwecken des Lebens nicht dienstbar gemacht werden. Wie bei der Aphasie die ungelähmten Zungen-, Lippen-, Gaumenmuskeln nicht so dirigiert werden können, daß sie das intendierte Wort ergeben, weiß der Apraktische es nicht anzustellen, daß seine ungelähmte Hand eine bestimmte Bewegungsform herstellt. Die expressiv-aphasischen Störungen stellen nur eine Teilerscheinung der Apraxie dar, ebenso wie die rezeptiv-aphasischen eine Teilerscheinung der Agnosie, und nur historische Rücksichten bestimmen, die aphasischen Störungen gesondert zu behandeln.

Die Unfähigkeit zu intentionsgemäßer Bewegung und intentionsgemäßer Kombinierung von Bewegungen zu alltäglichen Zwecktätigkeiten entspringt sehr verschiedenen Ursachen.

Es können Partialgedächtnisse (z. B. das kinetische oder optische) für die kombinierten Bewegungen verloren gegangen oder schwer erweckbar sein, oder die Verknüpfung der Partialkomponenten kann durch Faserunterbrechung aufgehoben sein, oder der regelrechte Ablauf, der die komplizierten Bewegungen Schritt für Schritt vorbereitenden Gehirnprozesse, ist durch

mannigfache — nicht gerade im Verlust oder der Zerspaltung von Partial-
gedächtnissen bestehenden — Störungen mnestischer, assoziativer, attentio-
neller Art gestört.

Der Apraktische leidet nicht an einer Störung jener niederen Koordination der Muskeln, die wir Ataxie nennen, die durch schwere Sensibilitätsstörungen bedingt ist.

Die Taxie regelt das Zusammenspielen der Muskeln derart, daß die
Glieder auf kürzestem Wege, ohne Schwanken die zum Ziel führende Wegstrecke durchlaufen. Welche Wegstrecke aber von welchen Gliedern und
Gliedteilen, in welchem Zusammen und Nacheinander, an welchem
Objekte abgelaufen werden sollen, damit die gewollte und von den Zwecken
des Lebens geforderte Bewegungsform resultiert, und wie, unter Benutzung
der Taxie, alle dazu geforderten simultanen und sukzessiven Innervationen
gegeben werden sollen, darüber sagt die Taxie nichts, das ist die Sache der
Praxie.

Zur praktischen Unterscheidung von dem Ataktischen dient u. a., daß
dieser unpräzise Bewegungen liefert, daß der Apraktische (Ausnahmen siehe
unten) dagegen oft ganz andre als die geforderten liefert, daß andrerseits
die Bewegungen der Apraktischen zwar nicht dem Zwecke entsprechen, aber
oft unter dem Gesichtspunkte eines anderen Zweckes durchaus koordiniert aussehen. Er schreibt etwa einen falschen Buchstaben, aber dieser ist in sich
korrekt, oder er steckt den Kamm hinter das Ohr mit durchaus für diese
Bewegung passender Muskelzusammenordnung. Diejenigen Apraktischen,
welche mit Objekten falsch manipulieren, wurden früher meist für Agnostische
gehalten. Das Wort Apraxie wurde früher schon angewendet, wenn jemand
einen Gegenstand falsch gebrauchte. Man meinte aber, daß er das tue, weil
er ihn verkenne, oder seinen Gebrauch nicht erkenne. Wie die einseitig
Apraktischen beweisen, kann aber jemand den Gegenstand erkennen und
seinen Gebrauch wissen und dennoch außerstande sein, ihn zu handhaben.

Um Apraxie zu diagnostizieren, muß man nachweisen, daß der Kranke
den Gegenstand erkennt. Zunächst sieht es so aus, als ob der Kranke
den Gegenstand verkennt — wenn er z. B. mit einer Zahnbürste die Rauch-
bewegung macht, als ob er sie für eine Zigarre hält.

Die Vorbedingung einer Zweckbewegung, wie etwa das Anzünden einer
Zigarre, ist, daß die einzelnen Teilakte dieser Bewegung in richtiger Reihenfolge am richtigen Objekt innerlich auftauchen, daß also die Ideenfolge
der Folge der erforderlichen Teilakte und ihren Beziehungen zu Objekten
entspricht [bei sehr geübten Akten das unterbewußte cerebrale Äquivalent
dieser Ideenfolge]. Das ist der ideatorische Entwurf der Bewegung, welcher
festsetzt, welche Wege, in welcher Reihenfolge, an welchen Objekten abgelaufen
werden sollen. Damit es wirklich zur entsprechenden Bewegung kommt,
müssen dem motorischen Zentrum des ausführenden Gliedes die dem
ideatorischen Entwurf entsprechenden Weisungen zugehen, d. h. es müssen
kinästhetisch-innervatorische Erinnerungen geweckt werden, welche die
eigentliche Innervation auslösen.

Ist der Ideenentwurf zur Bewegung schon falsch, so sprechen wir von
ideatorischer Apraxie, findet die Abirrung erst in der Übertragung des
Ideenentwurfes auf die spezielle Kinematik des ausführenden Gliedes statt,
so sprechen wir von motorischer Apraxie (im weiteren Sinne).

Wir beginnen mit letzterer.

2. Motorische Apraxie.

Man unterscheidet zweckmäßig zwei Unterformen:

1. die motorische Apraxie im engeren Sinne oder ideo-kinetische Apraxie. Hierbei ist das Gliedzentrum mit seinem Besitz von kinästhetisch-innervatorischen Erinnerungen selbst erhalten, aber durch Unterbrechung zahlreicher Verbindungen mit den übrigen Hirnzentren die gehörige Übertragung des Bewegungsentwurfes auf das Gliedzentrum behindert. Die Erkrankung reißt Ideation (Bewegungsentwurf) und Gliedkinematik auseinander. Nun muß man annehmen, daß im sensomotorischen Gliedzentrum nicht nur die Innervationsstätte und das Substrat der Synergien gelegen ist, sondern auch das Substrat für gewisse außerordentlich geübte einfache Bewegungsakte, den Bausteinen der komplizierten Zweckbewegungen, wie etwa Pusten, Pfeifen, Winken, einen Buchstaben schreiben u. ä.

Diese einfachsten Akte bedürfen also nicht erst einer Schritt für Schritt zu gebenden Anweisung von Gesamtgehirn, sondern sind Eigenbesitz des Gliedzentrums, wie die Synergien. Die Erhaltung dieses Eigenbesitzes des Gliedzentrums zeigt sich klinisch dadurch, daß gelegentlich wohlgebildete Bewegungsakte geliefert werden, z. B. ein korrekter Buchstabe geschrieben, der Handschluß gemacht wird usw., aber nicht an passender Stelle, nicht dann, wenn der Kranke es will und soll, weil eben die gehörige Kooperation des Gliedzentrums mit dem übrigen Gehirn fehlt.

2. Ist dagegen durch eine Läsion des Gliedzentrums selbst, welche nicht bis zur Lähmung geht, der Eigenbesitz des Gliedzentrums an kinetischen Erinnerungen geschädigt, so kann die Innervationsstätte den Weisungen des Gesamtgehirns zum Teil noch folgen, aber der Fortfall des Eigenbesitzes, den lange Übung dem Gliede gegeben hat, hat die Folge, daß alle Bewegungen roh unpräzis, unökonomisch — kurz, wie die jemandes, der sie zum erstenmal versucht, ausfallen, und daß solche Bewegungen, welche überhaupt nicht im übrigen Gehirn entworfen werden, sondern nur als kinetischer Gedächtnisbesitz des Gliedzentrums existieren, wie Pusten und Pfeifen überhaupt nicht mehr gemacht werden können. Diese Unterform der motorischen Apraxie kann man gliedkinetische[1]) nennen. Sofern aber das Zusammenarbeiten zwischen Gliedzentrum und Gesamtgehirn gewöhnlich unter Vermittlung des Eigenbesitzes geschieht, wird die Schädigung desselben auch Entgleisungen bedingen, die den durch Unterbrechung der zum Gliedzentrum laufenden Bahnen verursachten, also ideo-kinetischen ähnlich sind.

α) Klinisches Bild der ideo-kinetischen Apraxie (motorische Apraxie par excellence).

Sie ist auf einzelne Glieder, oft eine Körperhälfte beschränkt. (Einschränkung siehe später.)

Eine Reihe einfacher Bewegungen werden gelegentlich ganz korrekt ausgeführt; der Kranke macht den richtigen Handschluß, wenn er einen Gegenstand umfaßt, aber er kann dasselbe nicht, wenn er eine Faust machen will, er liefert beim Schreiben ganz falsche Buchstaben, aber jeder ist an sich korrekt. Abgesehen aber von diesem gelegentlichen Auftreten korrekter Bewegungen, gelingen selbst die allereinfachsten Bewegungen nicht, wenn der An-

---

[1]) Sie deckt sich — wenigstens definitionsgemäß — mit Meynerts „motorischer Asymbolie".

stoß dazu von den Hirngebieten kommt, von denen das Gliedzentrum abgeschnitten ist. Der **Kranke** kann daher einen vorgezeichneten geraden oder senkrechten Strich nicht nachzeichnen, nicht die Faust auf Aufforderung machen; kompliziertere Bewegungen: Glas Wasser einschenken, Streichholz anzünden erst recht nicht. Es treten folgende Arten von Fehlreaktionen auf:

1. Bewegungen, die gar keinen Zweckbewegungen gleichen, Fuchteln der Hand, Spreizen der Finger (sog. **amorphe** Bewegungen).

2. **Bewegungsverwechslungen**, Winken statt Drohen, ans Ohr statt an die Nase fassen- usw.

3. Die Bewegung gerät in einen ganz andren Muskelabschnitt: Stramm stehen statt Hand geben. Das täuscht Bewegungsunterlassung vor.

4. Oft tritt motorische Ratlosigkeit und wirkliche **Bewegungsunterlassung** ein. Bei vielen Fehlreaktionen zeigt sich starkes **Haftenbleiben** (Perseveration), d. h. vorausgegangene Bewegungen werden statt der passenden wiederholt. Durch Verschmelzung einer haftenbleibenden mit Bestandteilen der neu intendierten Bewegung entstehen merkwürdige Bastardbildungen. Das Haftenbleiben ist vermutlich nicht die Ursache, sondern die Folge des Ausbleibens der richtigen Bewegung. Die ideo-kinetische Apraxie zeigt sich schon beim **Nachmachen** von Bewegungen.

5. Sekundär treten Verfehlungen vom Charakter der unten zu schildernden **ideatorischen** Apraxie auf.

β) Klinisches Bild der gliedkinetischen Apraxie.

Da massive Herdläsionen des Gliedzentrums zur **Lähmung** führen (welche den Verlust des gliedkinetischen Erinnerungsbesitzes verdeckt), so kommt sie hauptsächlich bei elektiven Prozessen (arteriosklerotische und senile Atrophie, progressive Paralyse) vor. Die groben Bewegungen geschehen ungelenk, unpräzis und ähneln sehr denen bei cerebraler Ataxie. Von ihnen unterscheiden sie sich dadurch, daß für viele **feinere** Fertigkeiten, Nähen, Pusten, Pfeifen, überhaupt nicht der Ansatz gefunden wird. Die gelieferte Bewegung ist bei diesen „Fertigkeiten" nicht nur eine ataktische Verzerrung der richtigen, sondern unterbleibt ganz oder erinnert nicht einmal an deren Grundform. Auch hier können sekundär ideatorische Verfehlungen eintreten.

3. Ideatorische Apraxie.

Hier handelt es sich um sehr mannigfache Verirrungen schon des Ideenentwurfes. Gedächtnis-, Aufmerksamkeits-, Assoziationsstörungen beirren ihn. Der Kranke läßt Teilakte einer Handlung aus, verstellt sie in der Reihenfolge, macht die richtige Bewegung am falschen Objekt. Es entsteht so ein wirres Bewegungsdurcheinander, z. B. steckt der Kranke ein Streichholz, statt es anzuzünden, neben die Zigarre in den Mund oder versucht die Spitze der Zigarre durch Einklemmen derselben zwischen Hülse und Schachtel der Streichholzschachtel abzuschneiden. Beim Siegeln bringt er das Petschaft in die Flamme und drückt es dann auf die Siegellackstange. Die Verfehlungen sehen aus, wie Zerstreutheitsentgleisungen, es läßt sich auch meist das assoziative Band zwischen falscher und richtiger Bewegung nachweisen. Die Einzelakte sind ganz korrekt.

Die ideatorische Apraxie pflegt erst bei komplizierteren Bewegungen hervorzutreten, oder wenigstens mit der Kompliziertheit zu wachsen. Das **Nachmachen** kürzerer Bewegungen ist bei ihr erhalten, da hier ja der Bewegungsentwurf dem Kranken von außen gegeben wird. Die Bewegungsform fällt dem Kranken bloß nicht von selbst ein. (Wenn letztere Störung überwiegt, andre ideatorische Entgleisungen nicht oder kaum auftreten, was oft der Fall ist, so kann man von amnestischer Apraxie sprechen.) Sie ist ferner im allgemeinen nicht auf einzelne Glieder beschränkt, sondern betrifft gleichmäßig alle Glieder. Jedoch kommt es vor, daß in einem leicht motorisch apraktischen Gliede eine allgemeine Unsicherheit der Ideation besonders stark hervortritt. Die ideatorische Apraxie ist häufig mit agnostischen Störungen verbunden.

4. Das Überwiegen der linken Hemisphäre beim Handeln und die Lokalisation der apraktischen Störungen.

Es wurde bisher die Voraussetzung gemacht, daß der Bewegungsentwurf im ganzen Gehirn entsteht, daß sich gleichmäßig daran die optischen Vorstellungen beider Hemisphären und die kinetischen für alle Glieder beteiligen, und daß dann die Übertragung dieses Entwurfes an das Zentrum des ausführenden Gliedes geschieht. Das ist nun in gewisser Beziehung eine Fiktion. Es hat sich nämlich herausgestellt, daß sowohl der glied-kinetische Eigenbesitz des Armzentrums der linken Hemisphäre wie dessen Verbindungen mit dem übrigen Vorstellungsbesitz eine besondere Bedeutung nicht nur für die Bewegungen des rechten Armes selbst, sondern auch andrer beweglicher Teile, mindestens jedoch des linken Armes haben. Vermutlich ist das linkshirnige Armzentrum nicht nur eine Durchgangsstation für die Erregung des rechtshirnigen Armzentrums bei Zweckbewegungen, sondern die kinetischen Erinnerungen des linkshirnigen Armzentrums eine nicht leicht entbehrliche Stütze des ideatorischen Entwurfs auch für Bewegungen der linken Hand.

Tatsächlich finden wir, daß bei vielen Läsionen der linken Hemisphäre, welche die rechte Hand lähmen oder apraktisch machen, auch die Praxie der linken Hand in Mitleidenschaft gezogen wird, woraus sich ergibt, daß die Leitung beider Körperhälften bei Zweckbewegungen in erheblichem Maße von der linken Hemisphäre besorgt wird.

Die linke Hemisphäre präponderiert also wie für die Sprache, so auch für das Handeln, wenn auch nicht in gleichem Grade. Herde, welche

1. das linkshirnige Handzentrum oder
2. das darunter gelegene Mark oder
3. die Verbindungen des Handzentrums mit andren Hirnteilen, besonders mit dem Schläfen-, Scheitel-, Hinterhauptlappen treffen, bewirken bei der Mehrzahl der Menschen neben dem Effekt für die rechte Körperhälfte (bei 1 und 2 meist Lähmung, bei 3 Apraxie des rechten Armes) folgende, dem Grade nach leichtere dyspraktische Erscheinungen der linken, nicht gelähmten oberen Extremität:

1. Bewegungen aus der Erinnerung können nicht mehr oder nur verstümmelt gemacht werden, der Kranke kann nicht mehr markieren, wie man eine Fliege fängt, den Leierkasten dreht, den Taktstock schwingt usw. Vor allem kann er die Ausdrucksbewegungen Drohen, Winken, militärischen Gruß, Kußhand werfen, lange Nase machen, nicht mehr korrekt ausführen. Es entstehen mehr oder weniger verstümmelte Bewegungen, und es treten viel perseveratorische Fehlreaktionen auf. Könnte man das noch auf eine bloße Amnesie (Erschwerung der Erweckung der Erinnerung vom Begriff und Wort aus) beziehen, so zeigt sich

2. daß der Kranke auch nicht Bewegungen nach machen kann, so daß also nicht nur die spontane Erweckung der Bewegungserinnerungen auf die linke Hemisphäre angewiesen ist, sondern auch eine Leitung der Bewegungen der linken Hand durch die linke Hemisphäre statuiert werden muß;

3. daß ein kleiner Teil der Kranken auch mit Objekten links falsch manipuliert. Der größere Teil der Kranken dagegen kann, wenn er das Objekt sieht und fühlt, dieselben Bewegungen, die er frei aus der Erinnerung nicht machen kann, unter der Mithilfe der optisch-taktil-kinästhetischen vom Objekt zufließenden Signale bewerkstelligen.

Erwägungen und anatomische Befunde sprechen dafür, daß die rechte Hemisphäre bei Zweckbewegungen des von ihr innervierten linken Armes durch den Balken hindurch Direktiven von der linken Hemisphäre erhält. Ausgedehnte Balkenläsionen haben in einer Reihe von Fällen die linke Hand dyspraktisch gemacht.

. Man darf sich danach wohl die Vorstellung machen, daß die Erinnerung an fest eingelernte Fertigkeiten, der freie Entwurf von Bewegungen und schließlich die Überwachung der Ausführung derselben in überwiegendem Maße Sache der linken Hemisphäre ist und durch den Balken hindurch der rechten übermittelt wird.

Der Umstand, daß die Apraxie der linken Hand bei linksseitigen Herden meist nicht höchste Grade zeigt, insbesondere das Manipulieren mit Objekten häufig verschont, beweist, daß die rechte Hemisphäre nicht ganz auf die linke Hemisphäre für die Praxie angewiesen ist, und daß ein gewisses Maß von kinetischem Eigenbesitz sowohl wie von Verbindungen desselben mit dem Gesamtgehirn auch ihr eigen ist.

Die Eupraxie ist somit an die Intaktheit eines großen Apparates gebunden, dessen Hauptbestandteil das linkshirnige Armzentrum ist. Ist dieses selbst ganz zerstört (siehe Abb. 186), so tritt Lähmung des rechten Armes und Dyspraxie des linken ein. Ist es nur leicht lädiert (1 a), tritt gliedkinetische Apraxie des rechten Armes und wieder Dyspraxie des linken ein. Ist das Mark unterhalb des Handzentrums lädiert (2), so ist der rechte Arm wieder gelähmt, der linke wegen der im Mark unterbrochenen Balkenfasern dyspraktisch. Sind im Scheitellappen durch einen großen Herd die Verbindungen des Armzentrums mit dem Schläfen-, Scheitel-, Hinterhauptlappen und der rechten Hemisphäre unterbrochen (4), so findet sich ideokinetische Apraxie des rechten Armes mit leichter Dyspraxie des linken.

Noch weiter hinten gelegene Herde im hintersten Teil des Schläfen- und vordersten Teil des Hinterhauptlappens, ebenso diffuse Schädigungen des Gehirns zeigen oft ideatorische Apraxie.

Ist nur der Balken in ausgedehnter Weise unterbrochen (3), so wird die linke Hand dyspraktisch, die rechte weder gelähmt noch dyspraktisch (letzteres jedenfalls in geringerem Grade, als rechts). Wie Herde in der rechten Hemisphäre dadurch, daß sie das rechtshirnige Armzentrum der die Direktiven leitenden Zustrahlungen (eventuell auch die Eigenerinnerungen vernichten), berauben, die Praxie der linken Hand beeinflussen, ist noch nicht sicher bekannt.

Herde, welche die Projektionsfaserung von der inneren Kapsel ab und weiter abwärts zerstören (5), machen keine Apraxie der gleichseitigen Hand, weil dabei die Balkenfasern nicht mitbetroffen sind. Also nur supracapsuläre Herde führen zu Apraxie. Es ist daher Apraxie ein Kennzeichen, welches uns corticale und im Markweiß gelegene Herde von

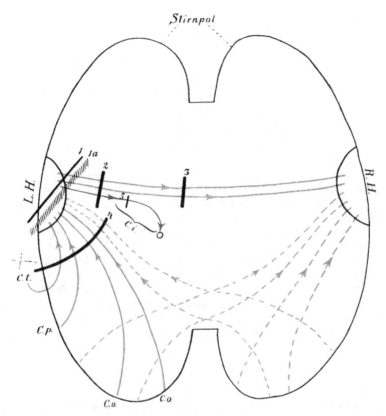

Abb. 186. Horizontales Schema der apraktischen Störungen.

L. H. linkshirniges Zentrum der **rechten** Hand.

R. H. rechtshirniges Zentrum der **linken** Hand.

C. o., C. p., C. t. corticaler Ursprung der occipitalen, parietalen und temporalen Assoziationsfasern zum linkshirnigen Handzentrum. Die entsprechenden Assoziationswege zum rechtshirnigen Handzentrum, ebenso die aus der rechten Hemisphäre nach der linken ziehenden
sind rot gestrichelt, um ihre untergeordnete Bedeutung zu kennzeichnen. Die Balken-
verbindungen zwischen *L. H.* und *R. H.* sind durch 2 ausgezogene rote Linien markiert.
Die **blaue** Linie, welche am Ende des Pfeiles die Ebene der Figur verläßt, stellt die
Projektionsfaserung von *L. H.* dar.

Der Weg für Zweckbewegungen der rechten Hand geht von *C. o., C. p., C. t.* über
L. H. durch die blaue Linie in die Vorderhornzellen des Halsmarkes. Für Zweck-
bewegungen der linken Hand vorwiegend von *C. o., C. p., C. t.* über *L. H.* durch den
Balken nach *R. H.;* ein Nebenweg führt durch die rotgestrichelten Linien nach *R. H.*

1 der Herd, der *L. H.* vollkommen zerstört: Lähmung der **rechten** und Dyspraxie der
linken Hand.

1a Leichtere Läsion von *L. H.*, welche nicht bis zur Lähmung führt, sondern nur den
mnestischen Besitz von *L. H.* vernichtet: gliedkinetische Apraxie der **rechten** und
Dyspraxie der **linken** Hand.

2 Lähmung der **rechten** und Dyspraxie der **linken** Hand.

3 (Balkenherd) Dyspraxie der linken Hand.

4 (Herd hinter dem Handzentrum im Scheitellapen) ideo-kinetische Apraxie der **rechten**
und Dyspraxie der **linken** Hand.

Weiter hinten gelegene Herde der linken Hemisphäre und diffuse Prozesse bewirken oft ideatorische Apraxie. *5* Kapselherd bewirkt Lähmung der **rechten** Hand **ohne**
Dyspraxie der **linken** zu machen.

tiefergelegenen, capsulären, pedunculären, pontinen, bulbären zu unterscheiden erlaubt!

Als „Seelenlähmung" wurde eine Erscheinung beschrieben, welche zwischen eigentlicher Lähmung und Apraxie steht: Ein Glied kann nicht willkürlich oder nur mit großer Mühe bewegt werden, bekundet aber durch Bewegungen, die unter besonderen Umständen ausgeführt werden, daß es nicht wirklich gelähmt und durch deren Richtigkeit, daß es nicht apraktisch ist. Es handelt sich nur um eine erschwerte Innervierbarkeit. Da das Wort Seelenlähmung in sehr verschiedenem Sinne gebraucht wird, sollte man diese Erscheinung Willenslähmung nennen.

Ob und wie weit der linke Stirnlappen an der Praxie beteiligt ist, ist noch unsicher.

Die größte Bedeutung für die Apraxie kommt dem linken Scheitellappen zu. Ausgedehnte Herde nämlich im linken Handzentrum selbst (Zentralwindungen) und im Mark desselben lähmen meist die rechte Hand (Fall 1a ist eine Seltenheit), die Apraxie ist dann rechts verdeckt und zeigt sich nur in den quantitativ geringeren Störungen der linken Hand. Die Läsion des Scheitellappens dagegen läßt die Apraxie der rechten Hand rein hervortreten. Balkenläsionen wiederum kommen nur für die Praxie der linken Hand erheblich in Betracht. Also ist der linke Scheitellappen zwar nicht das Praxiezentrum in dem Sinne, daß dort allein die Zweckbewegungen „gemacht" würden, aber in dem Sinne, daß er derjenige Ort im Gehirn ist, an dem Läsionen, die für die Praxie wichtigsten Verbindungsbahnen in großer Zahl und relativ isoliert unterbrechen können.

---

2. Die Krankheiten der Hüllen des Gehirns und Rückenmarks.

Von

Hugo Starck-Karlsruhe.

Da die Erkrankungen der Rückenmarkshäute, abgesehen von der Pachymeningitis cervicalis hypertrophica und der Meningitis syphilitica, welche an anderer Stelle ihre Besprechung gefunden haben, keine eigene klinische Bedeutung beanspruchen können, wurde hier von einer gesonderten Bearbeitung abgesehen; dieselben wurden nur insofern berücksichtigt, als sie von den Erkrankungen der Hirnhäute in Abhängigkeit stehen oder eine Teilerscheinung der letzteren bilden.

Auch die Geschwülste und das Hämatom der Dura mater sind von anderer Seite beschrieben.

Die Krankheiten der weichen Hirn- und Rückenmarkshaut.
(Leptomeningitis.)

Wir unterscheiden eine Leptomeningitis acuta und chronica.

Die Leptomeningitis acuta tritt in verschiedenen Formen auf: 1. Als primäre eitrige Leptomeningitis (epidemische Genickstarre) und 2. als sekundäre eitrige Form: (a) fortgeleitete, b) traumatische, c) metastatische resp. septische Leptomeningitis); 3. als tuberkulöse

Meningitis und 4. als Meningitis serosa. Diese letztere Form kann aber wahrscheinlich auch als selbständige Erkrankung in Erscheinung treten und sonach auch primären Charakter tragen (s. d.).

Die Leptomeningitis chronica wird nur in seltenen Fällen als primäre Krankheit aufgefaßt, meist entwickelt sie sich auf syphilitischer Basis.

Die syphilitische Leptomeningitis ist unter dem Kapitel der syphilitischen Erkrankungen des Zentralnervensystems eingereiht.

I. Leptomeningitis acuta.

A. Primäre Leptomeningitis purulenta.

Nur die epidemische Meningitis scheint eine Krankheit sui generis zu sein, die durch einen spezifischen Erreger hervorgerufen ist; die übrigen Formen sind ätiologisch nicht einheitlich, sie können durch verschiedene Mikroorganismen erzeugt werden, und nur der Weg, resp. die Art und Weise, auf welche diese zu den Meningen gelangen, ist verschieden.

Auch die klinische Beobachtung zeigt, daß die epidemische unter den genannten Formen eine Sonderstellung einnimmt, indem sie, abgesehen von der epidemischen Verbreitungsweise, ein schärfer umgrenztes Krankheitsbild bietet als die übrigen.

Die epidemische Cerebrospinalmeningitis.

Epidemiologie. Die epidemische Cerebrospinalmeningitis, auch epidemische Genickstarre genannt, ist erst seit Beginn des letzten Jahrhunderts bekannt. Im Frühjahr 1805 machte sich diese bisher unbekannte Krankheit zuerst in Genf bemerkbar, und seitdem gewann die Seuche langsam immer mehr und mehr an Ausdehnung, verschonte allmählich kein zivilisiertes Volk, kam in der zweiten Hälfte des vergangenen Jahrhunderts nach Deutschland und taucht nun in allen Gegenden gelegentlich auf.

Die Epidemien sind in der Regel nur klein, und selbst in großen Bevölkerungskomplexen sucht sich die Krankheit nur vereinzelte Opfer (in Großstädten nur 20 bis 50). Dies Verhalten kann geradezu als charakteristischer Zug der Epidemie angesehen werden. Das Auftreten derselben fällt gewöhnlich in den Winter und den Frühling. Mit besonderer Vorliebe scheint die Krankheit in Truppenteilen (Kasernen) aufzutreten und da vorwiegend die Rekruten zu befallen. Häufig aber werden hauptsächlich Kinder und unter diesen die Säuglinge ergriffen. Nach einer von Hirsch (Danzig) stammenden Statistik waren unter 779 Erkrankten 88 % Kinder unter 10 Jahren und 25 % Säuglinge. Erkrankungen jenseit des 40. Lebensjahres gehören zu den Seltenheiten.

Über die Ausbreitungsbedingungen ist nicht viel bekannt; direkte Ansteckung scheint kaum vorzukommen; vielleicht spielen auch Haustiere, bei denen öfters eitrige Meningitis konstatiert wurde, eine Vermittlerrolle.

Auch sporadische Fälle vom Charakter der epidemischen wurden beobachtet; doch ist in solchen Fällen daran zu erinnern, daß die Epidemien überhaupt meist dünn gesät sind, so daß schließlich der epidemische Charakter verwischt werden kann (vgl. a. u.).

Der Krankheitserreger ist der von Weichselbaum 1887 an Leichen, von Heubner im Lumbalpunktat Lebender nachgewiesene Meningococcus intracellularis.

Es muß hier hervorgehoben werden, daß die Auffassung der spezifischen
Ätiologie der epidemischen Genickstarre nicht allgemein anerkannt ist. Fränkel,
Stadelmann u. a. fanden bei eitriger Meningitis, die sich von der epidemischen
klinisch in nichts unterschied, den Fränkelschen Pneumococcus. Eine Reihe von
Autoren sind deshalb der Ansicht, daß die epidemische Meningitis durch mehrere,
jedenfalls diese beiden Erreger erzeugt sein kann. Tatsache ist, daß auch bei der
epidemischen Form gelegentlich eine Mischinfektion beobachtet wird, bei welcher
der Pneumococcus eine Rolle spielt. Heubner ist aber der Überzeugung, daß
die epidemische Genickstarre nur durch den Meningococcus hervorgerufen wird,
und daß für die sporadische Meningitis purulenta der Pneumococcus als Erreger in
Betracht kommt.

Der Meningococcus findet sich vorwiegend in den Eiterzellen, kommt
aber auch frei in der Exsudatflüssigkeit vor. In den Zellen gleicht er den
Gonokokken, ist in Doppelexemplaren angeordnet, die mit den Breitseiten
aneinanderliegen (im Gegensatz zu den Pneumokokken). Öfters liegen vier
zusammen. Heubner konnte mit dem Meningococcus bei Ziegen eitrige
Meningitis reproduzieren.

Die Kokken sind oft äußerst spärlich, in den Präparaten schwer zu
finden; sie verhalten sich meist Gram-negativ. Auf Agar wachsen sie in
üppigen Kolonien.

Häufig kommt der Meningococcus bei der epidemischen Genickstarre
nicht rein, sondern in Mischkultur, hauptsächlich mit dem Fränkelschen
Pneumococcus vor. Auch Staphylokokken, Streptokokken, Influenza-
bazillen wurden in seiner Gesellschaft gefunden.

Über den Infektionsmodus sind wir noch sehr im unklaren.
Weigert und Strümpell fanden den Meningococcus bei den Sektionen im
Nasenrachenschleim und in den Nasennebenhöhlen; aber auch bei Gesunden
fand er sich an diesen Stellen. Man nimmt deshalb an, daß er von hier
aus auf dem Wege der Lymphgefäße zum Subarachnoidealraum gelangt.
Westenhöffer sieht die Infektionsquelle in der Rachentonsille und glaubt,
daß der Nasenrachenraum als Eingangspforte dient. Manches spricht auch
für eine hämatogene Infektion der Meningen.

In vielen Fällen ist keine Ursache für das plötzliche Aufwuchern der
Meningokokken bekannt, in anderen aber scheinen Erkältungen, Durch-
nässungen, Verletzungen, schwere geistige Überanstrengung die Rolle von
Gelegenheitsursachen gespielt zu haben.

Pathologische Anatomie. Nach Abheben der Schädeldecke erscheint
die Dura gespannt, deren Innenfläche trocken, die Sinus strotzend mit Blut
gefüllt. Die Windungen sind abgeplattet, verbreitert, die Furchen verengt;
Zeichen des intrakraniellen Druckes.

Das Verhalten der Leptomeninx ist verschieden je nach dem Stadium
der Krankheit. In den stürmisch verlaufenden Fällen, welche in ganz
kurzer Zeit zum Tode führen, bemerkt man außer hochgradiger venöser
Hyperämie nur eine trübe Schwellung. Von Eiterung ist noch nichts zu
sehen; höchstens daß die tiefblauen Venen von schmalen hellgelben bis
grünlichen Streifen begleitet sind, die aus sero-purulentem Exsudat bestehen.
Mitunter fanden sich an umschriebenen Stellen große fleckweise Ansammlungen
solchen Exsudates.

In anderen Fällen, besonders solchen, welche eine mehrere Tage anhaltende Krankheitsdauer hinter sich hatten, kann die Eiteransammlung
große Dimensionen annehmen, so daß die ganze Oberfläche mit einer Eiter-
schicht überzogen ist. Häufiger allerdings finden mehr sprunghafte Auflagerungen von Exsudat statt, so daß z. B. das Kleinhirn und das Vorder-

hirn eitrig belegt ist, während die übrigen Partien annähernd frei sind; in anderen Fällen sind die Hirnnerven in eitrige Massen eingebacken, während die Hemisphären frei geblieben sind. Selten beschränkt sich der Prozeß nur auf die Meningen, meist dringt die Eiterung mehr oder weniger in die Gehirn- und Rückenmarksubstanz ein.

An den spinalen Meningen sammelt sich das Exsudat hauptsächlich im Lendenabschnitt und zwar vorwiegend an der hinteren Fläche an.

Die Ventrikel enthalten trübes eitriges Exsudat; in späteren Stadien entwickelt sich ein Hydrocephalus.

Führt die Krankheit nicht akut zum Tode, so findet man nach mehreren Wochen die Meningen verdickt, auch geschrumpft, die Ventrikel hydrocephalisch erweitert, am Boden eine dicke Eiterschwarte, darüber mehr oder weniger klare Flüssigkeit. Das Ependym zeigt warzige Verdickungen.

Die durch Lymphwege mit dem Subarachnoidealraum kommunizierenden Nachbarorgane, Labyrinth und Auge, fallen oft der eitrigen Infektion zum Opfer.

Krankheitsbild. Im Verlaufe einer Epidemie von Genickstarre erkrankt ein 2jähriges Kind unter leichten Allgemeinsymptomen, wie Kopfweh, Schwindel, vorübergehende Übelkeit; dabei besteht etwas Rachenkatarrh. Am dritten Tag plötzlich starke Verschlimmerung, Schüttelfrost, danach 39,6 Temperatur, heftiger Kopfschmerz, starker Schwindel, Erbrechen, Prostration. Am folgenden Tage bemerkt man einen Lippenherpes, der Kopf ist tief ins Kissen eingebohrt; jeder Versuch, ihn nach vorne zu beugen, ruft heftigste Nackenschmerzen hervor; Nackenstarre. Die Kopfschmerzen haben sich zur Unerträglichkeit gesteigert, so daß das Kind vor sich hin wimmert und laut aufschreit. Jede Nahrung wird verweigert; erhebliche Reizbarkeit; Tageslicht schmerzt die Augen und steigert den Kopfschmerz. Große motorische Unruhe macht jede Nachtruhe illusorisch. Das Fieber ist etwas abgefallen, übersteigt 39^0 nicht mehr und hat remittierenden Charakter. Mitunter scheint sich Besserung einstellen zu wollen, doch bald wird man vom Gegenteil überzeugt, der Kopf ist gerötet, die Zunge und Lippe sind trocken, die allgemeine Überempfindlichkeit hat sich noch gesteigert. Der Puls ist frequent, klein und unregelmäßig, die Atmung beschleunigt. Die ganze Wirbelsäule ist steif geworden und außerordeutlich druckempfindlich; die Masseteren sind krampfhaft kontrahiert. Trismus. Ende der ersten Woche ändert sich das Krankheitsbild, indem das Kind apathisch wird; es bewegt sich nicht mehr, faßt nur ab und zu an den Nacken und schreit aus dem Sopor auf; während das Sensorium bisher frei war, tritt Benommenheit ein.

In tiefem Koma tritt am zehnten Tage der Exitus ein.

2. Ein 23jähriger Mann wird aus vollster Gesundheit ohne Vorboten von Schüttelfrost, heftigem Kopfschmerz, Schwindel, mehrmaligem Erbrechen befallen. Die Temperatur hat 40^0 überschritten. Die abendliche Untersuchung ergibt unbewegliche Starre der Wirbelsäule (Opisthotonus und Nackenstarre), enorme Überempfindlichkeit des ganzen Körpers, druckempfindlichen Milztumor. Am folgenden Tage hat sich ein herpes labialis hinzugesellt; den Körper bedeckt ein urtikariaartiges Exanthem. Die stürmischen Anfangserscheinungen haben etwas nachgelassen, dagegen ist das Sensorium benommen. Ende der Woche besteht ein auffallender Wechsel in den Symptomen; vom Morgen auf den Abend wechseln freies

Sensorium mit Benommenheit; das Allgemeinbefinden hat sich gebessert, der Kopfschmerz tritt sporadisch, dann allerdings mit großer Heftigkeit auf; aus relativem Wohlbefinden erfolgt plötzliches Erbrechen von cerebralem Charakter; nur die Nackenstarre ist unverändert; auch besteht absolute Nahrungsverweigerung. Die Temperatur schwankt zwischen 37 und 38°.

Dieser Zustand hält die ganze zweite Woche an, das Sensorium ist allerdings fast ganz frei geworden. Ende der zweiten Woche macht sich, während der Augenhintergrund bisher normal war, eine Neuritis optica bemerkbar, und in der dritten Woche stellt sich eine Iritis mit Hypopyon ein, die in den nächsten zehn Tagen eine schwere Komplikation des Hauptleidens bildet. Schon scheint die Augenaffektion in den Hintergrund zu treten, da klagt der Kranke über stärkeren Schwindel und Ohrenschmerzen. Eine Labyrintherkrankung ist im Anzug, die anfangs einseitig, dann doppelseitig ein fortwährendes Ohrensausen und heftigsten Schwindel hinterläßt. Das Fieber ist fast ganz geschwunden, das Allgemeinbefinden ist, abgesehen von der anhaltenden Appetitlosigkeit, ein erträgliches; in der sechsten Woche darf der Kranke sich bereits außerhalb des Bettes bewegen; da stellt sich ganz erneut allgemeiner Kopfdruck ein; während früher keine Krämpfe das Krankheitsbild komplizierten, treten jetzt solche von Zeit zu Zeit in den Extremitäten ein; die psychischen Funktionen nehmen ab; infolge großer Schwäche der Beine ist der Kranke wieder ans Bett gefesselt. Die Vermutung, daß sich ein chronischer Hydrocephalus entwickelt hat, wird zur Gewißheit; hochgradige Macies, Sphincterenlähmung, schwerer Decubitus führen acht Wochen nach Beginn der Erkrankung zum Tode.

Symptomatologie. Wenn auch die einzelnen Krankheitsbilder ganz wesentliche Differenzen aufweisen, so zeigt die Krankheit doch so viele gemeinsame Züge, hervorstechende charakteristische Symptome, so daß die Diagnose in der Regel keine besonderen Schwierigkeiten macht. Als wesentlichster Charakterzug sei hervorgehoben, daß fast im ganzen Verlauf des akuten Stadiums Reizsymptome im Vordergrund stehen, während Lähmungserscheinungen entweder bis zum Tod ganz fehlen oder erst im terminalen Stadium sich einstellen.

Der Beginn ist meist ein plötzlicher; aus voller Gesundheit erfolgt ein heftiger Schüttelfrost mit hohem Fieber, gleichzeitig stellen sich heftigste Kopfschmerzen und Schwindel, Erbrechen, Lichtempfindlichkeit ein. In anderen selteneren Fällen gehen der eigentlichen Krankheit Vorboten voraus, ein Schnupfen, ein Rachenkatarrh, leichte Angina, eine Conjunctivitis, verbunden mit allgemeinem Unbehagen, Frösteln, etwas Schwindel, Körperunruhe, Kopfschmerz. Nach zwei bis drei Tagen wird der eigentliche Ausbruch der Krankheit markiert durch plötzliche heftige Erscheinungen, wie Kopfschmerz, Schwindel, Nackenstarre, oder aber der Übergang ist ein allmählicher.

Bei Kindern wird die Krankheit nicht selten mit allgemeinen Konvulsionen eingeleitet.

Die Kardinalsymptome der ausgebildeten Krankheit bestehen nun in. Kopfschmerz, Schwindel, Erbrechen, Nackenstarre und Bewußtseinstrübung.

Eines der ersten Symptome, welches häufig zuerst den Verdacht auf Meningitis aufkommen läßt, ist der Kopfschmerz, der bald plötzlich, bald schleichend einsetzt, aber schon in den ersten Tagen (mitunter ersten Stunden) unerträgliche Heftigkeit erreicht. Es ist aber geradezu als charakteristisch anzusehen, daß der Kopfschmerz zwar unaufhaltsam fortbesteht, daß er aber in raschem Wechsel in Paroxysmen exacerbiert und wieder nachläßt. Meistens wird er in den Hinterkopf lokalisiert, kann aber auch im ganzen Kopf oder in der Stirn oder den Schläfen seinen Sitz haben. Auch in den späteren Stadien, in der Rekonvaleszenz, können gelegentlich immer wieder Schmerzanfälle auftreten.

Der Schwindel wird fast nie vermißt, besonders in den ersten Krankheitstagen fehlt er nie. Stellt er sich in der Rekonvaleszenz ein, dann muß er stets den Verdacht auf eine Spätkomplikation im Gehörapparat lenken.

Das Erbrechen hat den Charakter des cerebralen. Frühzeitig, oft schon wenige Stunden nach dem Beginn wird der Nacken steif (,,Genickstarre") und schmerzhaft; der Kopf ist infolge der tonischen Contractur der Nackenmuskeln nach hinten abgebogen, bohrt sich in das Kissen; jeder Versuch einer Annäherung des Kinns nach der Brust ist von heftigsten Nackenschmerzen begleitet; bei keiner anderen Form von Meningitis steht die Nackenstarre so im Vordergrund des Leidens wie bei der epidemischen Genickstarre. Meist beschränkt sich die Starre nicht auf den Nacken, die ganze Wirbelsäule ist steif und druckempfindlich und infolge der Contractur der langen Rückenstrecker lordotisch gekrümmt (Opisthotonus).

Das Bewußtsein ist fast stets getrübt, dabei aber großen, ganz unvermuteten Schwankungen unterworfen. Nur in leichten Fällen ist es bis zur Heilung frei geblieben; in schweren geht es in Somnolenz, Sopor und tiefes Koma über. In der Regel herrscht eine leichte Benommenheit vor, die aber von heftigsten Delirien unterbrochen sein kann.

Krämpfe spielen mehr bei Kindern als bei Erwachsenen eine Rolle. Sie können epileptischen Typus annehmen, beschränken sich oft nur auf eine Extremität oder Körperhälfte und sind in seltenen Fällen von Lähmungen der betreffendenden Teile gefolgt. Klonische Zuckungen im Bereich des Facialis, Hypoglossus, der Augenmuskeln werden gelegentlich beobachtet.

Ein Zeichen der Hypertonie der Muskulatur ist auch das Zähneknirschen, der Trismus, und die krampfhafte kahnförmige Einsenkung des Leibes; dieselbe ergreift aber mitunter die ganze Körpermuskulatur, so daß der Kranke wie im Starrkrampf daliegt.

Dementsprechend konstatieren wir auch meistens eine allgemeine Reflexsteigerung. Die Hautreflexe sind fast stets gesteigert; das gleiche gilt allerdings nicht von den Sehnenreflexen, die sich sehr verschieden verhalten können.

Immerhin läßt sich gelegentlich der Babinskische Reflex neben lebhafter Steigerung der Patellarreflexe feststellen.

Auch das Kernigsche Zeichen (Unmöglichkeit der rechtwinkligen Beugung, das gestreckte Bein in Rückenlage rechtwinklig zu beugen oder die Unterschenkel in sitzender Stellung zu strecken wegen Contractur der Flexoren) ist ein fast regelmäßiges Symptom (s. Abb. 191, S. 519). Im terminalen Stadium sieht man die Reflexe auch schwinden.

Lähmungserscheinungen treten, wie erwähnt, gegenüber diesen Reizsymptomen ganz in den Hintergrund. Jedenfalls gehören sie in dem ersten Stadium der Krankheit zu Ausnahmen. In einzelnen Fällen hat man aber auch dauernde Monoplegien, Hemiplegien oder Paraplegien beobachtet.

Die Sensibilität zeigt insofern Abweichungen von der Norm, als eine ganz außerordentliche Überempfindlichkeit gegen alle äußeren Reize besteht; überall werden Schmerzen gefühlt: in den Armen, den Beinen, den Gelenken; besonders ist die Empfindlichkeit an einzelnen umschriebenen Stellen gesteigert, so an den Fersen, an den Zehen, am Übergang vom knöchernen zum knorpligen Teil der Rippen. Die Schmerzen veranlassen die bedauernswerten Kranken zu andauerndem Jammern und Stöhnen, zu unnatürlichsten Körperverdrehungen und schmerzerfüllten Gesichtsverzerrungen.

Aber nicht nur die Berührungsempfindung ist aufs höchste gesteigert, Licht, Geräusch wird als Schmerz empfunden, und ebenso sind die Geruchs- und Geschmacksnerven hypersensibel.

Ausgesprochene Anästhesien lassen sich selten nachweisen, dagegen wird neben den Schmerzäußerungen über störende Parästhesien geklagt.

Auch die Vasomotoren sind gesteigert erregbar; leichteste Hautreize rufen oft langdauernde Eantheme und urtikariaähnliche Quaddeln hervor. Der Druck der Bettdecke genügt, um intensive Eantheme zu erzeugen.

In der Mehrzahl der Fälle sprießt ein Herpes labialis auf, in der Regel am 2. bis 5. Tage. Im Verlauf der Krankheit kommen aber die vielgestaltigsten Exantheme zur Beobachtung: stippchenartige Flecken nach Art der Typhusroseolen, urtikariaartige, masern- und scharlachähnliche Exantheme. Auch Erythema exsudativum multiforme und hämorrhagische Infiltrationen können sich in späteren Stadien entwickeln.

Der Puls entspricht in Frequenz im allgemeinen der Temperatur. Häufig beobachtet man Verlangsamung, auch Irregularitäten gehören zum typischen Bilde. Die Temperatur zeigt keinen typischen Verlauf; nach dem ersten akuten Anstieg fällt sie gewöhnlich etwas ab, verläuft dann ganz unregelmäßig, oft remittierend. Bei subchronischen Fällen können leicht fieberhafte mit fieberfreien Perioden abwechseln.

Von seiten der Digestionsorgane ist eines der unangenehmsten, aber häufigsten und hartnäckigsten Symptome die Appetitlosigkeit, eine absolute Abneigung gegen jegliche Nahrungsaufnahme, die zu äußerster Abmagerung führt und häufig den schlechten Ausgang bedingt. Die Zunge kann wochenlang trocken, fuliginös sein, ebenso die Lippen; auch die Rachenorgane sind ausgetrocknet. Abgesehen von dem Erbrechen (das meist cerebralen Charakter hat) werden die Kranken durch lästigen Brechreiz oder Singultus geplagt.

Bronchialorgane werden, abgesehen von den Prodromalsymptomen, selten in Mitleidenschaft gezogen.

Auch die Nieren verhalten sich meistens normal.

Häufig zeigen sich dagegen im Verlaufe der Krankheit Gelenkaffektionen, entzündliche Schwellungen, die, falls sie in den Beginn der Erkrankung fallen, zunächst an eine akute Polyarthritis denken lassen.

Noch wäre einer wichtigen Symptomengruppe Erwähnung zu tun, nämlich derjenigen von seiten der Gehirnnerven. Allerdings können diese bei den akut verlaufenden Fällen vollkommen fehlen; sie finden sich mehr bei den subakut und chronisch verlaufenden Fällen und unter diesen wieder häufiger bei Meningitiden, welche durch den Pneumococcus erzeugt sind. Da sie aber auch gelegentlich bei reinen Meningokokken-Meningitiden angetroffen werden können, sollen sie hier als Komplikationen beschrieben werden. Vorausschicken will ich, daß Häufigkeit und Art der Komplikationen mit den verschiedenen Epidemien wechseln. Da der Subarachnoidealraum mit den verschiedensten Nebenhöhlen durch Lymphwege kommuniziert, so ist es nur natürlich, wenn diese durch Fortleitung der Entzündung miterkranken; in anderen Fällen aber handelt es sich mehr um metastatische Prozesse. Wohl am häufigsten zeigen die Augen komplizierende Erkrankungen. Die Pupillen sind anfangs eng, später erweitert oder ungleich weit; häufig wird Nystagmus beobachtet, auch Augenmuskellähmungen kommen vor, wenngleich seltener als bei anderen Meningitisformen, speziell der tuberkulösen (s. Abb. 190, S. 518). Die Neuritis optica und Retinitis sind häufige Komplikationen; auch gefährlichere Zustände, wie Keratitis, Iridocyclitis, Hypopyon, Panophthalmie (Axenfeld) kommen vor und führen schließlich zu vollständiger Blindheit.

Nicht selten sind Komplikationen von seiten des Ohres, Otitis media, mit Trommelfellperforationen, Labyrintherkrankungen, welche Taubheit, bei kleinen Kindern Taubstummheit im Gefolge haben können.

Endlich seien auch noch Nachkrankheiten erwähnt, die nicht allzu selten bleibenden Charakter annehmen. So sind vor allem schwere nervöse Störungen zu erwähnen, die das ganze Leben beeinträchtigen können, wie Ohrensausen, Schwindel, Kopfschmerz, Gedächtnisschwäche, geistige Ermüdbarkeit u. a. Auch bleibende Lähmungen von Gehirn- und Extremitätennerven gehören hierher. Die Taubheit, Blindheit ist bereits oben erwähnt.

Eine der gefürchtetsten Nachkrankheiten ist ferner der Hydrocephalus chronicus; noch in der Rekonvaleszenz kann er seinen Anfang nehmen, bei kleinen Kindern kann der Kopfumfang unter den Augen des Beobachters wachsen und enorme Dimensionen annehmen. Bei Erwachsenen führen die genannten nervösen Symptome zur Diagnose. Eichhorst beobachtete in mehreren derartigen Fällen einen fast plötzlichen Exitus. Kinder gehen der Verblödung entgegen; selten schwinden die Symptome mit den Jahren. (Siehe das Kapitel über Hydrocephalus.)

Verlauf. Dem Verlaufe nach kann man mehrere Typen unterscheiden. Eine Meningitis cerebrospinalis acutissima s. siderans zeichnet sich dadurch aus, daß schon in wenigen Stunden der Tod eintritt. Bei der Sektion fand man in solchen Fällen nur Hyperämie und Meningentrübung, noch keinen Eiter.

Als Meningitis cerebrospinalis apoplectiformis hat man Fälle bezeichnet, welche nach Art der Apoplexie mit Bewußtlosigkeit und Lähmung beginnen.

Im Gegensatz zu diesen mehr stürmischen Formen stehen die rudimentären, abortiven Fälle, die nur im Verlaufe einer Epidemie richtig gedeutet werden; die Erkrankung äußert sich nur in Kopfschmerz, Schwindel, Abgeschlagenheit, Hypersensibilität. Eventuell kann in solchen Fällen auch ein leichter Grad von Nackenstarre vorhanden sein. Nach 1 bis 2 Wochen tritt Heilung ein.

Endlich sei die intermittierende Form erwähnt, bei welcher die ganzen Erscheinungen nach Art einer Intermittens anschwellen und abflauen, in der anfallsfreien Zeit besteht Wohlbefinden und Fieberlosigkeit. Früher wurden diese Fälle mit Unrecht in Beziehung zur Malaria gebracht.

Im allgemeinen ist der Verlauf der epidemischen Genickstarre ein akuter. Bei schlimmen Fällen tritt der Exitus gewöhnlich am Ende der ersten Woche ein; häufiger am Ende der zweiten oder in der dritten Woche.

Der Tod erfolgt unter allgemeiner Erschöpfung, Sphinkterenlähmung, Meteorismus, Schweißausbruch im Koma; der Puls ist gegen das Ende klein, frequent unregelmäßig, die Temperatur abnorm hoch oder unter der Norm.

Nicht selten erstreckt sich die Krankheit aber auf Wochen und Monate, der Tod tritt dann unter Erscheinungen von Hirndruck, an Komplikationen, Decubitus oder an Erschöpfung oft in extremster Macies ein.

Rückfälle sind nicht selten, besonders in der Rekonvaleszenz ist man vor unangenehmen Überraschungen nicht sicher.

Diagnose. Die Diagnose ist, besonders wenn die Erkrankung im Verlaufe einer Epidemie unter den erwähnten Kardinalsymptomen einhergeht, nicht schwer zu stellen.

Vor allem der plötzliche Beginn unter stürmischen Erscheinungen zeichnet diese Art der Meningitis von andren Formen, bes. der tuberkulösen aus. Auch der Herpes und der frühauftretende Opisthotonus spricht gegen die letztere. Für die Diagnose sind auch eventuell vorhandene tuberkulöse Herde zu verwerten.

Den sichersten Ausschlag gibt aber die Lumbalpunktion, die ein ebenso unerläßliches wie sicheres diagnostisches Hilfsmittel bietet.

Das Lumbalpunktat ist trübe, flockig und mehr oder weniger eitrig. Im zentrifugierten Bodensatz lassen sich die obenbeschriebenen Meningokokken nachweisen; sie liegen entweder in den Eiterzellen oder in der intercellulären Flüssigkeit; allerdings sind sie mitunter so spärlich, daß nur gewissenhaftes Suchen sie entdeckt. Werden keine Kokken gefunden, so ist man genötigt Kulturen auf Agar oder Löfflerschen Blutserum anzulegen. Nicht selten erhalten wir aber keine Reinkultur, denn, wie bereits erwähnt, handelt es sich oft um Mischinfektionen mit Pneumokokken oder den banalen Eitererregern. Die zelligen Elemente bestehen vorwiegend aus polynucleären weniger mononucleären Leukocyten. Der Druck der Lumbalflüssigkeit ist mehr oder weniger erhöht, nicht selten, besonders wo bereits ein Hydrocephalus aufgetreten ist, steigt er ganz enorm (auf 500 bis 600 mm Wasser). Der Eiweißgehalt ist erhöht.

In differentialdiagnostischer Hinsicht kann die Abgrenzung vom Typhus abdominalis Schwierigkeit machen, besonders wenn ein roseolaartiges Exanthem, hohes Fieber, Benommenheit vorhanden sind. Für Typhus sprechen in solchen Fällen der langsamere Beginn, der Meteorismus, die Durchfälle, der Bazillenbefund im Stuhl, das Lumbalpunktat, welches bei Typhus fast klar ist. Bei der epidemischen Meningitis herrscht auch heftiger Kopfschmerz mit Nackenstarre vor, ein Herpes spricht eher zugunsten der Meningitis. Zu berücksichtigen ist allerdings, daß bei Typhus meningitische Symptome auftreten können, die entweder durch (im Lumbalpunktat nachgewiesene) Typhusbazillen oder Typhustoxine hervorgerufen sind. Die Erscheinungen sind allerdings nicht so stürmisch wie bei Meningitis; man bezeichnete sie deshalb nach französischem Vorgang als Meningismus typhosus.

Die apoplektiforme Meningitis unterscheidet sich von Gehirnblutung, Embolie und Thrombose hauptsächlich durch das Fieber und die Nackenstarre.

Bei Kindern kann ein Gastrointestinalkatarrh gelegentlich meningitisähnliche Symptome machen, nicht selten werden dabei Nackenstarre und Konvulsionen beobachtet. Das Verhalten des Stuhles, des Sensoriums, ev. Opisthotonus werden aber bald Aufschluß über das wahre Leiden geben.

Beim urämischen Koma wird in der Regel das Fieber, der Herpes, die Hyperästhesie vermißt.

Gegenüber der Meningitis serosa entscheidet das bei dieser Krankheit klare, unter hohem Druck stehende Lumbalpunktat; auch sind die Symptome hier nicht so stürmisch, die Hyperästhesie und Muskelstarre weniger ausgesprochen.

Die Differentialdiagnose gegenüber der Hysterie soll weiter unten besprochen werden.

Prognose. Die Prognose ist stets ernst zu stellen. Die rasch verlaufenden Formen bei jungen Kindern und Säuglingen enden letal. Von den subakuten und subchronischen Fällen kommt nach Heubner etwa die Hälfte mit dem Leben davon. Wie üblich, schwankt die Mortalität bei den einzelnen Epidemien. Florand berechnet die Heilungen auf 25 bis 30%, Netter auf 63%, Kohts auf 68%, im Mittel wird man wohl eine Mortalität von 40% annehmen dürfen.

Erfahrungsgemäß endigen die Fälle mit stürmischem Beginn mit frühzeitigem Koma. Gelinde beginnende Fälle, in denen die Bewußtseinstrübung erst spät einsetzt, geben eine bessere Prognose. Die letztere wird dann hauptsächlich durch die nicht seltenen Komplikationen mit anderen Infektionskrankheiten bestimmt.

Unter den Nachkrankheiten geben die Blindheit und Taubheit, sowie der Hydrocephalus die schlechteste Prognose. Axenfeld sah zwar auch in anscheinend verzweifelten Fällen von Meningitisophthalmie noch Besserung eintreten; auch ein Hydrocephalus kann nach Monaten und Jahren sich wieder zurückbilden.

Die nervösen Beschwerden, Kopfweh, Schwindel, Ohrensausen, Neuralgien bleiben mitunter für den Rest des Lebens bestehen.

Behandlung. Eine allgemeine Prophylaxe läßt sich insofern ermöglichen, als man bei sporadischen Fällen eine möglichst frühzeitige und vollendete Isolierung durchführt.

Absolute Bettruhe, Ruhe in der Umgebung und Verdunkelung des Krankenzimmers ist bei der Hyperästhesie des Kranken ein erstes Erfordernis.

Von vornherein ist größte Sorgfalt auf genügende Ernährung zu legen. Da meist absolute Abneigung gegen Nahrungsaufnahme besteht, ist dies Erfordernis oft nur schwer zu erfüllen. Man muß die günstigen Momente im Krankheitsverlauf erfassen, um möglichst calorienreiche Nahrung zuzuführen. Nicht selten läßt sich eine genügende Ernährung nur mit Hilfe des Magenschlauches durchführen, von dem z. B. Heubner ausgiebigen Gebrauch macht.

Zur Beeinflussung des entzündlichen Prozesses ist die Applikation des Eisbeutels auf den geschorenen Kopf, eventuell die Anwendung des Chapmannschen oder Leiterschen Kühlschlauches auf Kopf und Wirbelsäule empfehlenswert. Demselben Zweck dienen auch wiederholte kühle Übergießungen von Nacken und Rücken. Bei kräftigen Personen kommen Blutentziehungen durch Schröpfköpfe längs der Wirbelsäule, Ansetzen von Blutegeln in der Gegend der Proc. mastoid. in Betracht. Auch Ableitungen auf den Darm, besonders bei stürmischem Beginn durch Kalomel (0,2 bis 0,3 g mehrmals, bei Kindern entsprechend weniger), Ableitung auf die Haut durch Einreibungen mit Quecksilbersalbe auf den geschorenen Schädel, Einpinseln desselben mit Jodtinktur, Einreiben 10%iger Jodoformsalbe, Auflegen eines Blasenpflasters hinter den Ohren, im Nacken, längs der Wirbelsäule, Points de feu im Verlaufe derselben, sind Mittel, welche mindestens in symptomatischer Hinsicht mit Erfolg angewendet werden können.

Aufrecht, Wohlisch, Heubner u. a. sahen zweifellosen Nutzen von heißen Bädern; Heubner beginnt mit 35° und steigt jeden Tag um einen Grad bis auf 39 und 40° und darüber. An das Bad schließt er eine schweißtreibende Einwicklung an. Im allgemeinen gibt er täglich ein Bad, doch ließ er dieselbe Prozedur auch am gleichen Tag wiederholen.

Bei heftigen Schmerzen und hohen Temperaturen sind Anodyna und Antipyretica oft nicht zu umgehen. Bei letzteren ist aber, um die Gefahr des Kollapses zu vermeiden, Vorsicht geboten.

Bei starker Agitation, Konvulsionen, Delirien ist man auf Morphium (0,02 bis 0,03), eventuell Chloralhydrat (1 bis 2 g) angewiesen; letzteres ist, wenn keine Benommenheit vorhanden, in Form von Klysmen (2,0 bis 3,0 g pro dosi) zu empfehlen.

In letzter Zeit hat die Anwendung der therapeutischen Lumbalpunktion sehr an Boden gewonnen; eine große Anzahl von Publikationen hat sich mit dieser Behandlungsmethode beschäftigt, die Resultate sind allerdings noch widersprechend. A priori leuchtet der Gedanke ein, dem Eiter einen Abfluß zu gestatten und da die Lumbalpunktion als ziemlich harmloser Eingriff anzusehen ist, muß stets zu einem Versuch geraten werden. Allerdings kommt man nicht mit einmaliger Punktion aus, dieselbe ist vielmehr öfters, alle ein bis zwei Tage, je nach dem Druck, zu wiederholen, und bei jeder Punktion sind 20 bis 50 ccm (Zupnik empfiehlt sogar 70 bis 90 ccm) zu entleeren.

Der Effekt besteht in Abnahme der Drucksymptome, des Kopfschmerzes, des Schwindels, Klärung des Bewußtseins. Die weitere Erfahrung muß zeigen, ob die Fälle von Heilung als Punktionserfolg aufzufassen sind.

Von chirurgischer Seite ist Trepanation mit Eröffnung der Dura und Durchspülung des Subarachnoidealraumes empfohlen, aber unseres Wissens noch nicht mit Erfolg durchgeführt worden.

Neuerdings sind Versuche im Gang mit spezifischer Behandlung der epidemischen Genickstarre mit Hilfe von Meningokokkenserum. Bei frühzeitiger Anwendung will Wassermann mit Injektionen von 10 bis 20 cbcm seines Serums Erfolg gesehen haben; auch von andrer Seite wurde Günstiges über die Serumbehandlung berichtet.

Der Beurteilung der Heilwirkung eines Serums bei einer epidemisch auftretenden Krankheit stehen so viele Schwierigkeiten gegenüber, daß erst jahrelange Beobachtung und sachliche Kritik ein endgültiges Urteil fällen können.

B. Sekundäre Leptomeningitis purulenta.
(Meningitis simplex.)

Unter dieser Bezeichnung fassen wir also a) die fortgeleitete, b) die traumatische und c) die metastatische resp. septische Form von Leptomeningitis zusammen.

Wenn die Einteilung somit lediglich nur nach ätiologischen Gesichtspunkten aufgestellt ist, so ist doch zu bemerken, daß das Krankheitsbild je nach der Entstehungsursache gewisse charakteristische Eigenart besitzt und in wesentlichen Punkten von demjenigen der epidemischen Genickstarre abweicht.

Gemeinsam ist aber diesen sekundären Meningitiden, daß jede derselben durch die verschiedensten Krankheitserreger hervorgerufen werden kann, daß sie also in dieser Hinsicht keine ätiologische Einheit bilden.

Infektionserreger. Als solche kommen fast alle uns heutzutage bekannten Eitererreger in Betracht.

So fand man in dem eitrigen Exsudat die Streptokokken und Staphylokokken (hauptsächlich St. pyogenes aureus), ferner die Bacillen der Coligruppe, den Bacillus pyocyaneus, das Bacterium lactis aerogenes, aber auch Bacillen, die wir im allgemeinen für spezifische resp. spezifische Erkrankungen erzeugende Bakterien halten; so spielt in der Pathologie der Meningitis eine wichtige Rolle der Fränkelsche Pneumococcus lanceolatus, der Friedländersche Pneumobacillus; auch der Pfeiffersche Bacillus haemophilus (Influenzabacillus) gehört zum Erreger der Meningitis und ebenso der Typhusbacillus. Endlich sei auch noch der Meningococcus intracellularis (Weichselbaum) erwähnt, der bei manchen Fällen von sporadischer Meningitis gefunden wurde. Es wird sich fragen, ob man solche Fälle zur epidemischen oder sekundären Form der Meningitis rechnen soll. Da dieser Mikroorganismus auch im Nasenrachenraum Gesunder sich aufhalten kann, so ist es jedenfalls nicht ausgeschlossen, daß er bei Erkrankungen des Nasenrachenraumes etwa auf den Lymphwegen zur weichen Hirnhaut gelangen kann.

Die Differenz gegenüber der epidemischen Genickstarre läge dann nur in dem fehlenden epidemischen Charakter, und da auch das Krankheitsbild sich in nichts von demjenigen der epidemischen zu unterscheiden scheint, so sollen diese Fälle hier nicht weiter erörtert werden.

Auffallend häufig findet man den Fränkelschen Diplokokkus als Erreger der Meningitis und zwar auch im Verlaufe von Epidemien; man hat deshalb auch der epidemischen Genickstarre keine spezifische Bedeutung zuerkennen resp. ihre ätiologische Einheit in Abrede stellen wollen (Leyden, Stadelmann u. a.). Allein unseres Wissens hat man noch keine reine Epidemie mit Fränkelschem Diplokokkus kennen gelernt, während in den sporadischen Fällen dieser Erreger verhältnismäßig häufig gefunden wird. Wir schließen uns deshalb Heubner an, welcher zur epidemischen Genickstarre nur Fälle rechnet, welche durch den Meningococcus intracellularis hervorgerufen sind.

Es ist aufgefallen, daß sich die Pneumokokkenmeninigitiden zu gewissen Zeiten geradezu epidemieartig häufen können; dabei ist eben zu bedenken, daß auch die Pneumonien nicht selten epidemieartigen Charakter annehmen.

Mischinfektionen sind häufig und zwar enthält das Exsudat neben spezifischen Bakterien nicht selten die banalen Eitererreger wie Staphylokokken und Streptokokken.

Auf experimentellem Wege ließ sich durch Injektion von Pneumokokken in den Subarachnoidealraum eine Meningitis erzeugen. Der Fränkelsche Diplokokkus hat ein dickes und ein dünnes Ende; je zwei Kokken liegen mit dem dicken Ende gegeneinander eingehüllt in eine Kapsel (s. Abb. 189, S. 511). Die Färbung geschieht mit Anilinfarben, wobei der Kokkus sich färbt, während die ungefärbte Kapsel ihn als hellen Hof umgibt. Gelingt der mikroskopische färberische Nachweis nicht, so kann das Tierexperiment die Entscheidung herbeiführen; Kaninchen und Mäusen iniciert, ruft er eine Allgemeininfektion hervor.

Ob die Art des Infektionserregers auf das Krankheitsbild bestimmend Einfluß hat, ist noch nicht sicher gestellt; größere Bedeutung hat, wie erwähnt, der Infektionsmodus.

a) Die fortgeleitete Meningitis.

Dieselbe verdankt ihre Entstehung der Einwanderung von infektiösem resp. eitrigem Material in den Subarachnoidealraum aus benachbarten Organen. Der Wege, auf welchen diese Einwanderung ermöglicht wird, sind es drei. Einmal die Lymphgefäßbahn, dann die Scheiden der Nerven und endlich die direkte Berührung der Hirnhäute mit dem Infektionsherd, Infektion per continuitatem. Die Blutbahn scheint bei dieser Form kaum eine Rolle zu spielen.

Für die Fortleitung in den Lymphbahnen kommen vor allem die Höhlen des Schädels in Betracht, welche die Sinnesorgane bergen; dieselben stehen offenbar durch zahlreiche feine Lymphbahnen mit dem Subarachnoidealraum in Verbindung. Ein Transport durch die Nervenscheiden kann sowohl bei den Gehirnnerven wie Rückenmarksnerven durch die Foramina intervertebralia stattfinden.

Im einzelnen Falle ist oft nicht ersichtlich, welchen Weg die Infektionserreger genommen haben.

Wohl die wichtigste ätiologische Rolle spielen die Erkrankungen des Schädels.

In erster Linie sind zu erwähnen:

α) diejenigen des Felsenbeins resp. des Gehörorgans. In der Regel ist es die Otitis media, welche eine Caries des Felsenbeins zur Folge hat, die das dünne Dach des Cavum tympani perforiert; die Entzündung setzt sich direkt auf die Hirnhäute fort. Die Ursache der Felsenbeincaries kann sowohl im Cholesteatom wie in einer tuberkulösen oder luetischen Affektion gegeben sein. Auch vom Warzenfortsatz aus setzen sich eiternde Prozesse auf die Meningen fort.

Aber nicht nur durch Kontinuität ist bei der Otitis purulenta eine Mengeninfektion möglich; ohne Perforation des Felsenbeins können in der Scheide des Facialis, des Acusticus, auch entlang der durch die Fissura petrososquamosa ziehenden Gefäße die Infektionserreger zur Pia mater gelangen.

Nicht selten bildet das Bindeglied eine Thrombose des benachbarten Sinus, so des Sinus petrosus superficialis, des Sinus transversus, des Sinus cavernosus. Die Thrombophlebitis führt zunächst zur Vereiterung des Sinus und sekundär zur meningealen Infektion.

Neuerdings wird von Kinderärzten allerdings hervorgehoben, daß bei Säuglingen die klinische Beobachtung der Annahme widerspreche, daß eine Otitis media purulenta ohne Erkrankung des Labyrinths zu Meningitis führe. So ist z. B. Thiemich der Ansicht, daß in schweren Fällen eher eine sekundäre Infektion des Mittelohrs anzunehmen ist. Dieser Autor kann obiger Auffassung nur zustimmen, wenn anatomisch ein Zusammenhang zwischen Meningitis und Mittelohr nachzuweisen und wenn die Ohrerkrankung den meningitischen Erscheinungen vorausgegangen ist.

β) Nächst dem Ohr kommen als wichtige Infektionsquellen für die Meningen die Nase und deren Nebenhöhlen, die Siebbein-, Keilbein-, Stirnhöhle in Betracht.

Auf diese Infektionsquelle sei hier ganz besonders aufmerksam gemacht, denn es scheint mir, daß mancher der Fälle von kryptogenetischer Meningitis durch diese ihre Erklärung finden. Allerdings ist zur Feststellung der Sieb- und Keilbeinaffektionen stets eine spezialistische Hilfe nötig, und es empfiehlt sich daher, in unklaren Fällen stets den Nasenspezialisten zu konsultieren.

Ich verfüge selbst über zwei Fälle, in welchen die angeblich seltene Infektionsquelle in der Keilbeinhöhle gefunden wurde, und die beide dadurch geheilt wurden, daß durch Einführung von Cocaintampons und mechanische Erweiterung des Ostium sphenoidale bessere Abflußbedingungen für den Eiter geschaffen wurden.

Diese Fälle ermutigen für die Zukunft zu gleichem Vorgehen. Peinlichste Sorgfalt ist allerdings auf die Diagnosenstellung, resp. die Auffindung der Infektionsquelle zu legen.

γ) Eine weitere Infektionsquelle kann auch in einem in der Orbita gelegenen Eiterherd liegen. So sah man nach Panophthalmie sekundäre Meningitis auftreten.

δ) Ferner seien auch Hirnabszesse erwähnt, welche durch periphere Ausdehnung die Meningen erreichen können, und ebenso extradurale Abszesse, welche meist aus vereiterten Hämatomen hervorgehen.

ε) Säuglinge sollen nach Heubner besonders bei syphilitischer Rhinitis und bei Keuchhusteninfektion von eitriger Meningitis befallen werden.

ζ) Auch manche Fälle von Kopferysipel, von Furunkeln im Nacken und in der Kopfschwarte, Fälle von Eiterungen der Kopfhaut, Parotitis können durch Fortleitung des Entzündungserregers zur Meningitis führen.

η) Endlich gehören hierher die Fälle von ascendierender Leptomeningitis, in welchen der primäre Eiterherd in der Nähe der Wirbelsäule gelegen ist, Decubitus, Caries der Wirbel, der Rippen. Vielleicht sind hierher auch die Fälle zu rechnen, in welchen sich die Meningitis an Pleuritiden anschloß. Als vermittelnde Bahn sieht man in diesen Fällen die Scheiden der Intercostalnerven an.

b) Die traumatische Meningitis.

Dieselbe ist eine häufige Folge der Schädelfrakturen mit offenen Wunden. Der Eitererreger wandert von außen durch die Dura ein, manchmal unter Vermittlung einer Sinusthrombose.

Auch im Anschluß an Basisfrakturen ohne äußere Wunde sah man Meningitis auftreten. Wahrscheinlich dringt in solchen Fällen der Erreger durch den äußeren Gehörgang oder die Nasenhöhle ins Schädelinnere.

Die Frage, ob ohne Verletzung der Weichteile und Schädelknochen ein Meningitis entstehen kann, ist auf Grund zahlreicher Erfahrungen (z. B. bei tuberkulöser und Influenza-Meningitis) zu bejahen.

c) Die metastatische oder septische Meningitis

wird am häufigsten im Verlaufe eines Typhus, einer Influenza, eines akuten Gelenkrheumatismus, einer ulzerösen Endokarditis, einer Sepsis, vor allem aber im Gefolge oder Verlauf einer Pneumonie beobachtet. Auch die akuten Exantheme Scharlach, Pocken sind mitunter mit Meningitis vergesellschaftet. Die Entscheidung, ob in diesen Fällen die Meningitis auf metastatischem Wege entsteht, oder ob sie nur Teilerscheinung einer Blutinfektion ist, fällt allerdings oft schwer.

Die **pathologische Anatomie** der sekundären Meningitis deckt sich in den wesentlichen Punkten mit derjenigen der epidemischen. Doch ist zu bemerken, daß bei der fortgeleiteten und traumatischen Form häufig die wesentlichsten Veränderungen, Exsudatansammlungen, an der Stelle des benachbarten primären Herdes liegen; von diesem Herd erstreckt sich allerdings die eitrige, serös-eitrige oder fibrinös-eitrige Exsudation hauptsächlich den Gefäßen (Venen) entlang über die Oberfläche des Gehirns. Wie bei der epidemischen Genickstarre sieht man auch bei der sekundären die wesentlichen Veränderungen an der Konvexität, während die Basis verhältnismäßig weniger stark ergriffen ist. Allerdings kommen gerade bei der fortgeleiteten und traumatischen Form, wie erwähnt, viele Ausnahmen vor; bei der otitischen Meningitis finden wir dem-

entsprechend die größte Exsudatmasse an der Basis, und während
wir bei der sekundären Meningitis die spinalen Mengen verhältnismäßig frei
finden (im Gegensatz zur epidemischen), so macht hiervon wiederum die
ascendierende eine Ausnahme, bei welcher hauptsächlich an der Unterfläche
der spinalen Pia die Entzündung größte Ausdehnung nimmt.

Wie bei der epidemischen Meningitis, so ist auch bei der sekundären Form
die Gehirnsubstanz an der Entzündung beteiligt; Blutungen, Entzündungsherde, kleine Eiterherde u. dgl. sind in der Hirnrinde ganz gewöhnliche Befunde.

Das klinische Bild unterscheidet sich von demjenigen der epidemischen
hauptsächlich dadurch, daß sich auf das Krankheitsbild der Grundkrankheit
die Symptome der Meningitis aufpfropfen. Nicht selten bereitet es große
Schwierigkeit, die Anzeichen der Meningitis aus dem Symptomenbild der
Grundkrankheit herauszuheben, so z. B. beim Typhus, der ja häufig das
Bild der Meningitis vortäuscht.

Die septische Form ahmt meist ganz das Krankheitsbild der epidemischen nach, so daß auf diese verwiesen werden kann. Ebenso kann
die fortgeleitete und traumatische gelegentlich denselben Charakter annehmen.

Bei Säuglingen und kleinen Kindern ist der ganze Verlauf
vehementer. In wenigen Stunden gelangt das Krankheitsbild auf seinen
Höhepunkt mit Erbrechen, heftigem Fieber, Konvulsionen, Atembeschleunigung.
„Die Respiration nimmt bald einen eigentümlich ächzenden Klang beim
Ausatmen an, der einzige Ausdruck des Schmerzes, an dem der Säugling
wohl leidet" sagt Heubner. Der Gesichtsausdruck wird verzerrt, das
Bewußtsein wird getrübt und schwindet. Zeichen des Hirndruckes stellen
sich ein, Pulsverlangsamung, Spannung der Fontanellen. Im Verlaufe von
wenigen (2 bis 5) Tagen tritt der Exitus ein.

Auch beim Erwachsenen kann die Krankheit einen rapiden Verlauf
nehmen. Sie kündigt sich nicht selten mit einem Schüttelfrost an, nachdem vielleicht tagelang vorher eine Otitis media bestanden hat; die
Temperatur steigt rasch auf 40°, Kopfschmerzen treten in den Vordergrund
und beherrschen nun das Bild; das Bewußtsein wird getrübt, stuporöse
Zustände wechseln mit heftigen Delirien, die ebenso rasch in tiefen Sopor
und Koma übergehen können. In Zeiten freieren Bewußtseins macht
sich Schwindel geltend. Nun können sich Hirnnervenlähmungen, Pupillendifferenz, ev. auch Nackenstarre hinzugesellen. Die Neuritis optica läßt
sich nachweisen. Auch Konvulsionen mit nachfolgenden Extremitätenlähmungen kommen zuweilen vor. Die allgemeine Hyperästhesie, die vasomotorische Erregbarkeit, das anfängliche Steigern der Sehnenreflexe spielt
auch bei dieser Form eine gewisse Rolle. Ein fast stets vorhandenes
Symptom ist das bereits erwähnte Kernigsche (s. S. 499 und Abb. 191, S. 519).

Die Temperaturkurve verläuft ganz unregelmäßig, der Puls ist
meist beschleunigt und unregelmäßig, Verlangsamung wird seltener beobachtet als bei der epidemischen. Genickstarre wie überhaupt die Hirndrucksymptome treten nicht so in den Vordergrund wie bei dieser.

Der Verlauf ist meist ein rascher und ungünstiger. Der Tod tritt in
1 bis 1 $\frac{1}{2}$ Wochen ein.

Für die fortgeleitete und traumatische Form kann es in vielen
Fällen als charakteristisch angesehen werden, daß die Erscheinungen
gewissermaßen auf die Gegend des primären Herdes hindeuten.
Bei der von einer Erkrankung im oder am Felsenbein ausgehenden

Meningitis beginnt das Leiden häufig mit einer Facialisparese oder mit klonischen Zuckungen im Facialisgebiet; überhaupt ahmen diese Fälle mehr das Bild der Basilarmeningitis nach. Hier ist auch die Nackenstarre häufiger. Bei den von der Nase ausgehenden Fällen treten die basalen Symptome mehr in den Hintergrund, die Nackenstarre kommt spät, dagegen fallen bei weniger benommenen Patienten mehr Störungen auf psychischem Gebiete auf. Auch wird der Kopfschmerz mehr im Vorderkopfe lokalisiert. Bei traumatischen Erkrankungen in der Gegend der motorischen Sphäre können als erste Symptome der Meningitis Reizerscheinungen der motorischen Rindenregion — Konvulsionen der gegenüberliegenden Seite — zutage treten.

Aus dem Gesagten geht hervor, daß bei fortgeleiteten und traumatischen Meningitiden das Krankheitsbild häufig mehr einer Herderkrankung als einer diffusen entspricht, und daß man deshalb bei derartig atypischem Verlauf stets sein Augenmerk auf eventuelle primäre Affektionen in der Nachbarschaft zu lenken hat.

Die **Prognose** ist meist ungünstig zu stellen. Sie ist schlechter als diejenige der epidemischen Genickstarre. Allerdings werden neuerdings immer mehr Fälle sekundärer Meningitis bekannt, welche ausheilten. Ich selbst verfüge über eine Anzahl von geheilten Fällen, bei welchen die eitrige Natur der Meningitis durch die Lumbalpunktion sichergestellt war. Eine besonders schlechte Prognose gibt die Pneumokokkenmeningitis; ich hatte in einem Falle, in welchem sich im Anschluß an eine l. Oberlappenpneumonie eine Pleuritis und Endokardititis anschloß, einen Exitus zu beklagen. Pneumokokken wurden im eitrigen Lumbalpunktat, ebenso in Schnittpräparaten der Herzklappenexcrescenzen nachgewiesen. Es handelte sich also um typische Pneumokokkensepsis. Ein weiterer Fall von Pneumokokkenmeningitis verlief dagegen günstig. Ich füge hier die Präparate des Lumbalpunktats in den verschiedenen Stadien bei.

Die relativ günstigste Prognose geben natürlich diejenigen Fälle, bei welchen es noch nicht zur Blutinfektion gekommen ist, somit die fortgeleitete und traumatische.

Auch wenn die Lebensgefahr vorüber ist, können ähnliche Zustände zurückbleiben wie nach der epidemischen Meningitis. Der Hydrocephalus ist allerdings seltener. In dem zweiten erwähnten Falle von Keilbeinempyem mit eitriger Meningitis blieben etwa $\frac{1}{2}$ Jahr lang psychische Störungen zurück; der Patient mit der eben genannten Pneumokokkenmeningitis erholte sich außerordentlich schwer, hatte mit schweren aufregenden Träumen, Kopfweh, Schwindel, Abmagerung zu kämpfen.

Differentialdiagnose. Hinsichtlich der Differentialdiagnose sei auf die Besprechung in den Kapiteln epidemische und tuberkulöse Meningitis verwiesen. Die sekundäre Meningitis kann gelegentlich größere diagnostische Schwierigkeiten bereiten als die epidemische, zumal wenn sie in eine Epidemieepoche fällt.

Von der epidemischen Form läßt sich die sekundäre meistens unterscheiden durch den stürmischen Verlauf, den Herdcharakter, den fehlenden Opisthotonus; auch der Herpes kommt viel seltener vor als bei der epidemischen; ist der primäre Herd nicht aufzufinden, so hat die Lumbalpunktion zu entscheiden.

Typhus und Pneumonie (besonders häufig Oberlappenpneumonien) können gelegentlich meningitisähnliche Symptome machen, besonders wo

Kopfschmerz, Benommenheit, Nackensteifigkeit vorherrscht, doch wird die
Temperatur, das Fehlen von Lähmungssymptomen, die positive Widal-
Reaktion, der Bacillenbefund im Stuhl zugunsten des ersteren sprechen; in
besonders schwierig zu deutenden Fällen wird die Lumbalpunktion den Ausschlag geben.

Auch die pneumonische Affektion — es wird sich voraussichtlich
um eine zentrale handeln — wird dem genauen Untersucher nicht lange
entgehen.

Es gibt auch Fälle mit meningitischen Symptomen, die zum Tode führen,
ohne daß bei der Sektion meningitische Veränderungen nachzuweisen wären.
Sie werden deshalb als Meningismus bezeichnet. Im Verlaufe von Infektionskrankheiten, z. B. dem Typhus, hat man Gelegenheit, solche Fälle zu
sehen. Die Sektion weist keine Meningitis nach, höchstens etwas Hyperämie.
Es handelt sich in diesen Fällen offenbar um toxische Läsionen der Hirnhäute, die nicht anatomisch nachzuweisen sind.

Endlich sei noch die Pseudomeningitis erwähnt, welche auf hysterischer
Basis beruht. Die Hysterie kann jede Form der Meningitis typisch nachahmen;
hierauf haben zuerst französische Autoren aufmerksam gemacht. Nackenstarre,
Erbrechen, Schüttelfrost, Fieber, Inkontinenz, gesteigerte Reflexe, Strabismus
können die Meningitis naturgetreu nachahmen; der aufmerksame Beobachter
wird aber im Krankheitsbilde doch hysterische Züge entdecken, die ihn bald
an der organischen Natur der Erkrankung zweifeln lassen; andrerseits
werden hysterische Stigmata, das Fehlen der Temperaturerhöhung (bei per-
sönlicher Messung!) die wahre Natur des Leidens bald verraten.   Einen
eklatanten Fall von „psychogener Pseudomeningitis" habe ich 1901 ver-
öffentlicht (Zeitschr. f. Nervenheilkunde). In diesem Falle gelang die Entlarvung auf hypnotischem Wege.

Als wesentliches diagnostisches Hilfsmittel habe ich stets die Lumbalpunktion erwähnt; in der Tat scheint sie mir für viele Fälle das einzig
sichere Mittel zur Erkennung der Meningitisform zu sein und sollte deshalb
in jedem Fall mit meningitischen Symptomen ausgeführt werden. Man ist
oft überrascht, bei wie geringen cerebralen Anzeichen oft schon ein abnormer
trüber oder eitriger Liquor vorhanden ist. Es gibt wohl auch sekundäre Menin-
gitisfälle, in welchen die eitrige Beschaffenheit der Flüssigkeit noch fehlt,
die mikroskopische Untersuchung des Zentrifugats fördert doch bereits die
Krankheitserreger zutage; wo dies aber nicht der Fall ist, müssen Kulturen
angelegt oder das Tierexperiment zu Hilfe gezogen werden. Dabei ist stets
zu bedenken, daß nicht selten die Meningitis auf einer Mischinfektion beruht oder doch die ursprüngliche spezifische Infektion durch einen sekundären Keim kompliziert sein kann.

Die Zellen bestehen bei der eitrigen Meningitis in der Hauptsache
aus polynucleären Leukocyten, weniger Lymphocyten.

Bei mehrmaliger Punktion kann man sich oft mit Leichtigkeit über
den Fortgang der Erkrankung orientieren. Schon makroskopisch lassen
sich mitunter Besserungen an der Klärung des Punktats erkennen. Auch
das mikroskopische Präparat gibt hierüber bei peinlicher gleichmäßiger
Technik Aufschluß. In ihnen ist meist ganz deutlich zu erkennen, wie
der Zellreichtum bei der späteren Punktion abgenommen hat, wie die polynucleären Leukocyten ganz geschwunden und nur noch einige Lymphocyten
vorhanden sind.

Nicht unerwähnt sei aber, daß die eitrige Meningealflüssigkeit mitunter steril ist, d. h., daß die Erreger weder mikroskopisch noch auf der Platte nachgewiesen werden können.

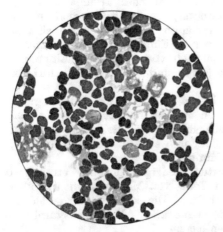

Abb. 187. Eitrige (Pneumokokken-)Meningitis (Nissls Methode).   Polynucleäre Leuko-cytose.   Punktat eitrig.
(Leitz Okl. Imm. ¹/₁₂ Ok. 3.)   (Eigne Beobachtung.)

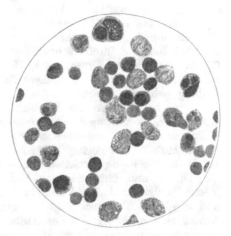

Abb. 188. Derselbe Fall. Punktat.
(Nach May-Grünwald gefärbt.)

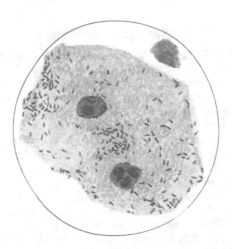

Abb. 189. Derselbe Fall. Ausstrichpräparat des Zentrifugats mit zahlreichen Pneumokokken.
(Fuchsinfärbung.)

Therapie.   Die Allgemeinbehandlung deckt sich mit derjenigen der epidemischen Meningitis.

In prophylaktischer Hinsicht sei auf die Notwendigkeit einer sach-gemäßen aseptischen Behandlung aller Schädelwunden, Eiterungen usw. hin-gewiesen. Daß nach Nasen- und Ohroperationen Meningitiden auftraten, muß bei solchen Eingriffen zur Vorsicht und peinlichsten Sauberkeit mahnen.

Wie wichtig es ist, den primären Herd aufzufinden, beweisen die oben erwähnten Fälle von Keilbeinerkrankung; eine beginnende Meningitis kann durch eine Paracentese, durch Trepanation des Wurmfortsatzes zum Stillstand gebracht werden. Wo etwa ein vorangegangenes Trauma oder die Symptome auf eine Herderkrankung hinweisen, ist durch Trepanation der Versuch einer Ausräumung des angesammelten Exsudats vorzunehmen. Mancher Fall ist durch rechtzeitiges operatives Eingreifen gerettet worden. Bei bereits diffuser Eiterung ist allerdings auch von operativem Eingreifen nicht viel zu erwarten. In einigen Fällen hat auch die Ventrikelpunktion Heilung gebracht (Beck).

Über den Nutzen der Lumbalpunktion sind sich die Autoren noch nicht einig. Besserungen sind zweifellos zu erzielen und erzielt. Aber auch Heilungen wurden von gewissenhaften Beobachtern auf die Lumbalpunktion zurückgeführt. Ich verfüge über einen Fall, in welchem ich nicht anstehe, die Heilung auf die Punktion zurückzuführen.

Dieser und ähnliche in der Literatur niedergelegte Fälle ermutigen jedenfalls die Lumbalpunktion in jedem Falle von Meningitis anzuwenden und möglichst alle zwei Tage zu wiederholen. Die zu entfernende Menge richtet sich nach der Art des Abflusses. Wo stärkere Hirndrucksymptome bestehen, kann man bis zu 100 cbcm entleeren.

Quincke empfahl die Schlitzung der Dura, doch liegen hierüber noch keine Erfahrungen vor. Auch über die Durchspülung des Subarachnoidealraums nach Trepanation der Wirbelsäule ist noch kein Urteil zu fällen.

C. Meningitis tuberculosa.

Ätiologie. Die Meningitis tuberculosa scheint stets eine sekundäre Erkrankung zu sein, die durch Einwanderung von Tuberkelbacillen in die Pia mater zustande kommt. Die primäre Erkrankung kann ihren Sitz in allen denjenigen Organen des Körpers haben, in welchen sich chronische tuberkulöse Herde zu etablieren pflegen.

Am häufigsten schließt sich die Erkrankung wohl an eine solche der Lungen an, und zwar sind es vor allem die vorgeschrittenen und terminalen Fälle, wenigstens bei den Erwachsenen; nicht selten aber ist die Lungenaffektion ganz geringfügig, sie hat keinen selbständigen Charakter oder aber sie ist scheinbar ausgeheilt.

Nächst den Lungen kommen vor allem die tuberkulös erkrankten Lymphdrüsen in Betracht, so die Mesenterialdrüsen, vor allem aber die Bronchialtrachealdrüsen, die Nackendrüsen und die tiefsitzenden parapharyngealen Halsdrüsen. Die letzteren scheinen bei der kindlichen tuberkulösen Meningitis eine Hauptrolle zu spielen.

Auch die Tuberkulose der serösen Häute, speziell der Pleura, soll nicht selten den Ausgangspunkt der tuberkulösen Meningitis bilden.

Etwas seltener liegt die Quelle der Meningealerkrankung in einer tuberkulösen Knochen- oder Gelenkaffektion, und endlich spielt auch die Genitaltuberkulose (Hoden) eine nicht zu unterschätzende ätiologische Rolle.

Wohl kommt es gelegentlich vor, daß die Sektion den primären Herd zunächst nicht aufzufinden imstande ist, und daß erst bei gründlichem Durchsuchen des ganzen Körpers (Wirbelsäule, Schädelhöhlen, Keilbeinhöhle, inneres Ohr, größere Lymphwege, Ductus thoracicus) der eigentliche Ausgangspunkt der Erkrankung aufgefunden wird. Jedenfalls ist ein einwandfreier Fall von primärer tuberkulöser Meningitis noch nicht bekannt.

Die Frage, auf welchem Wege und unter welchen Bedingungen die sekundäre Infektion der Meningen zustande kommt, harrt noch einer befriedigenden Lösung.

Für die Mehrzahl der Fälle steht es fest, daß ein Einbruch von tuberkulösem, bazillenhaltigem Material in die Blutbahn stattgefunden hat, dafür spricht der häufige Befund von gleichzeitiger miliarer Erkrankung der übrigen Körperorgane, die gleichzeitige allgemeine Miliartuberkulose, ferner die geradezu embolische Ausbreitung der Tuberkulose einzelner Gefäßgebiete in den Meningen, und endlich gelingt es nicht selten, die Einbruchstelle in das Gefäß aufzufinden,

Die Invasion kann sowohl in die venöse wie in die arterielle Blutbahn, z. B. Lungenvenen erfolgen.

Der zweite Infektionsweg ist durch direkte Fortsetzung von einem den Meningen benachbarten Organe gegeben; so sah man im Anschluß an eine tuberkulöse Erkrankung des Mittelohrs, des Keilbeins, der Schädelbasis oder des Schädeldaches, der Orbita auch von Solitärtuberkeln und tuberkulösen Abscessen des Gehirns ein Übergreifen des tuberkulösen Prozesses auf die Meningen. Handelt es sich in solchen Fällen wohl zunächst um eine circumscripte Entzündung, so kann durch den Liquor cerebrospinalis eine Überschwemmung der Meningen mit bacillenhaltigem Material erfolgen.

Daß drittens auch die Lymphbahnen den Transport tuberkulösen Materials zu den Meningen übernehmen, ist wohl zweifellos. Hierfür spricht das nicht seltene Fehlen von miliaren tuberkulösen Prozessen in andren Organen, das verhältnismäßig häufige ausschließliche Vorkommen von Meningitis neben tuberkulösen, trachealen, pharyngealen und cervicalen Drüsen. Strümpell spricht die Vermutung aus, daß der Infektionsstoff durch die Lymphscheide der Nerven, z. B. Intercostalnerven) zunächst in den Subarachnoidealsack des Rückenmarks und von hier weiter aufwärts zu der Gehirnbasis gelangt.

Nicht selten spielen Gelegenheitsursachen für die Entwicklung der Meningitis eine Rolle; so sind eine Reihe von Fällen bekannt, bei welchen dieselbe im unmittelbaren Anschluß an ein Schädeltrauma auftrat. Die tuberkulöse Meningitis der Kinder schließt sich auffallend häufig an Infektionskrankheiten, besonders Masern und Keuchhusten, an, Krankheiten, welche offenbar die Kinder für die Infektion mit Tuberkulose überhaupt empfänglicher machen.

Daß zu gewissen Zeiten eine Häufung der Krankheit sich bemerkbar macht, wird von vielen Praktikern bestätigt, manche sprechen geradezu von epidemischem Auftreten. Allgemein wird aber bestätigt, daß besonders bei Kindern eine Häufung von Fällen in die Frühjahrsmonate fällt.

Wenn in der Pathologie der tuberkulösen Meningitis von einer Prädisposition gesprochen wird, so kann sich eine solche nur auf die kindlichen Hirnhäute beziehen. Es ist jedenfalls auffallend und nicht durch oben angedeutete Momente erklärt, daß die tuberkulöse Meningitis ganz besonders das frühe und früheste Kindesalter bevorzugt. Kinder in der ersten Hälfte des ersten Lebensjahres werden selten von der Krankheit betroffen, am häufigsten befällt sie die zweite Hälfte des ersten, und das zweite Lebensjahr nimmt dann an Häufigkeit bis zum schulpflichtigen Alter ab; eine Steigerung fällt dann wieder in das 18. bis 35. Lebensjahr, während im späteren Lebensalter die Krankheit nur selten vorkommt.

Pathologische Anatomie. Die Dura ist stark gespannt, mit kleinen Hämorrhagien durchsetzt; an der Basis ist sie häufig mit kleinen miliaren Tuberkeln bedeckt.

Nach Entfernung der Dura fällt an der Konvexität meist eine Abflachung der Windungen, Verstreichung der Sulci auf; das ganze Gehirn, besonders die seitlichen Teile fühlen sich etwas schwappend an, infolge der starken Füllung der Seitenventrikel.

An der Gehirnbasis erkennen wir sofort die beiden charakteristischen Merkmale der pathologischen Veränderungen: die Tuberkel und die Zeichen der Entzündung und Exsudation. Die letzteren, augenfälligsten Erscheinungen bestehen in einem mehr oder weniger flüssigen, oft gelatinösen, sulzigen Exsudat von weißlicher, gelblicher oder grüngelber Farbe, das die Subarachnoidealräume ausfüllt. Am stärksten ist diese Exsudation in der Gegend des Chiasma, zwischen diesem und der Pons an der Unterfläche der Medulla oblongata entwickelt. Das Exsudat bettet aber auch die größeren Gefäße ein, füllt die Gruben und Buchten aus und folgt den Nervenstämmen.

Eröffnet man die Arachnoidea und hebt man das Exsudat vorsichtig ab, dann wird die etwas trübe Pia sichtbar, bedeckt mit einer großen Anzahl kleinster submiliarer und miliarer, opaker, weißlicher Tuberkelknötchen. Die Knötchen sind oft nur zu erkennen, wenn man die Pia von der Hirnrinde abhebt und das Licht auffallen läßt; in andern Fällen sind sie aber so zahlreich und so dicht aneinanderstehend, daß die Pia sich rauh anfühlt und Licht nicht mehr durchläßt. Die größte Häufung von Knötchen findet sich stets in der Gegend der Gefäße; sie folgen diesen von der Basis aus in die feinsten Verzweigungen, begleiten sie in die kleinsten Spalten und dringen mit dem Plexus chorioideus in die Ventrikel ein. Die genauere Untersuchung ergibt, daß sie hauptsächlich perivasculär in den lymphatischen Gefäßscheiden liegen; perlschnurartige Gefäßverdickungen weisen aber auch darauf hin, daß die Gefäßwand selbst befallen ist, oder daß tuberkulöses Material das Lumen verstopft.

Die Häufigkeit der Knötchen nimmt gewöhnlich mit der Entfernung von der Basis ab, und auf der Konvexität vermag das bloße Auge häufig keine mehr zu erkennen.

Auch an den Rückenmarkshäuten sehen wir die gleichen Veränderungen; doch ist hier hauptsächlich die hintere Hälfte der Häute an dem entzündlichen Prozeß beteiligt.

Von der entzündeten Pia setzen sich häufig Entzündungs- und Erweichungsprozesse in die Hirnsubstanz fort; besonders in den basalen Ganglien wurden solche oft tiefgreifenden encephalitischen Veränderungen festgestellt.

Mitunter kommen auch mehr umschriebene Ansammlungen tuberkulösen Materials an der Rinde, große Tuberkel, tuberkulöse Platten vor, die je nach ihrer Lage (Pons, Hirnstiele) Tumorsymptome hervorrufen können.

Die Hirnhöhlen sind fast ausnahmslos erweitert durch starke Ansammlung eines meist klaren Liquors. Derselbe entstammt dem Plexus, ist entzündlicher Natur und hat demgemäß hohen Eiweißgehalt. Dieser Hydrocephalus war in frühen Zeiten als Symptom der Meningitis tuberculosa bekannt, weshalb die Krankheit früher als „akute Wassersucht der

Hirnkammern" bezeichnet wurde. Über die Beschaffenheit der Cerebrospinalflüssigkeit soll weiter unten gelegentlich der Lumbalpunktion näheres berichtet werden.

Von dem bisher skizzierten pathologisch-anatomischen Bilde gibt es nun zahlreiche Abweichungen. Vor allem sehen wir einen außerordentlichen Wechsel in der Intensität der entzündlichen Erscheinungen. Das Exsudat kann auf ein Minimum reduziert sein, die Basis scheint frei zu sein, und es besteht nur ein Hydrocephalus, der zunächst für einen nichtspezifischen gehalten werden könnte. In andren Fällen ist es die Art des Exsudats, welche von dem Durchschnittsbilde abweicht; es ist bald klar, bald mehr eitrig, so daß das Bild der Meningitis purulenta vorgetäuscht wird. In wieder andern Fällen vermißt das bloße Auge die Tuberkelknötchen, erst bei exaktem Nachsuchen kann man solche an Prädilektionsstellen, an Teilungsstellen kleiner Gefäßchen in spärlicher Zahl entdecken. Auch kann sich der ganze Prozeß mehr an der Konvexität abspielen als an der Basis, oder aber er beschränkt sich auf ganz umschriebene Gefäßgebiete, etwa auf die Arteria fossae Sylvii nur einer Seite.

Im allgemeinen sind wohl die Hirnhäute vorzugsweise von dem Prozesse befallen, in seltenen Fällen beschränkt er sich hauptsächlich auf die Rückenmarkshäute.

Auch die Gehirn- und Rückenmarkssubstanz ist in ganz verschieden starker Weise an der Erkrankung beteiligt. Wie erwähnt, gehören Entzündungs- und Erweichungsprozesse der Gehirnrinde zur Regel, auch im Rückenmark hat man (Schultze) tiefgreifende Veränderungen in Form einer Myelitis interstitialis acuta festgestellt. Öfters werden auch die Spinalganglien in Mitleidenschaft gezogen.

Allein, mögen die Veränderungen noch so atypisch, mögen sie noch so geringfügig sein, stets werden sich als Erreger derselben die Tuberkelbacillen und zwar nicht nur in den Tuberkelknötchen, sondern auch im Exsudat nachweisen lassen.

Krankheitsbild. Aus den bisherigen Ausführungen ist bereits zu entnehmen, daß die Meningitis tuberculosa einen sehr variablen Symptomkomplex haben muß. In der Tat ist das Krankheitsbild in den einzelnen Fällen oft so verschieden, daß man kaum mehr dieselbe Krankheit vor sich zu haben glaubt. Häufig läßt sich die Diagnose nur auf Grund des Gesamteindrucks stellen.

Symptomatologie. Je nach dem Sitz und der Ausdehnung der primären Tuberkulose sind die Anfangserscheinungen der Krankheit verschieden. Hat es sich um eine latente Tuberkulose gehandelt, und findet ein Einbruch in ein Gefäß statt, dann können die ersten Krankheitserscheinungen in einem aus voller Gesundheit auftretenden Schüttelfrost bestehen. Die ersten lokalen Symptome zeichnen sich aus durch Atembeschwerden oder durch Pleuraschmerzen, oder Leibschmerzen, Seitenstechen, Kopfschmerzen — kurz, sie können in jedem Organ auftreten, das von der miliaren Aussaat der Tuberkelbazillen betroffen wird. Neben Symptomen der allgemeinen miliaren Tuberkulose setzen auch diejenigen der Meningitis ein.

Häufig aber, besonders wenn diese nicht Teilerscheinung der allgemeinen Miliartuberkulose ist, gehen den eigentlichen meningitischen Symptomen Prodromalerscheinungen voraus, die sich auf Wochen erstrecken können. Ob diese Vorläufer bereits auf eine Erkrankung der Meningen zu beziehen sind, sei dahingestellt — vieles spricht dafür, daß sich hinter denselben der aufflackernde primäre Herd in den Bronchialdrüsen, Halsdrüsen usw. versteckt; jedenfalls sieht man vielfach in deren Gefolge eine Meningitis auftreten. Besonders ausgeprägt ist dieses Prodromalstadium bei den Kindern. Es tritt vorzüglich in Erscheinung, wenn die Kinder vorher anscheinend gesund gewesen sind. Sie fallen dann besonders durch ihr verändertes Wesen auf, lebenslustige heitere Kinder werden mißmutig, sie spielen nicht mehr gern, werden wunderlich, bald mehr apathisch, bald mehr gereizt und unartig; der ganze Charakter ändert sich. Dabei nimmt die Eßlust ab, sie werden blaß und hager. Der Schlaf wird gestört; sie sprechen im Schlaf, delirieren und werfen sich unruhig herum. Die objektive Untersuchung fördert nichts zutage, es müßte denn sein, daß eine Temperaturmessung zufällig eine abnorme (tiefe oder hohe) Temperatur zeigt. Gelegentlich kann sich auch ein ganz unmotiviertes Erbrechen einstellen; auf Befragen hört man, daß vorübergehend etwas Hinterkopfweh auftritt oder der Nacken etwas steif ist. Schmerzen im Leibe, in der Blinddarmgegend scheinen darauf hinzudeuten, daß das Übel im Verdauungskanal seinen Sitz hat. Da diese Fälle nicht selten mit Obstipation einhergehen, so wird diese Annahme gestützt, und die ganze Behandlung erstreckt sich auf Stuhlregulierung. Wochenlang können diese unbestimmten Symptome fortbestehen, bis alarmierendere Erscheinungen auf ein Gehirnleiden hindeuten.

In andren Fällen gehen dem Ausbruch der Meningitis wochenlang schwere nervöse Symptome voraus, wie Konvulsionen, Ohnmachten, Kopfschmerzen, Agitation, Gereiztheit; vermutlich bestanden hier die anatomischen Vorläufer der Meningitis in circumscripten tuberkulösen Herden der Hirnoberfläche.

Wenngleich seltener, so beobachtet man auch bei Erwachsenen sich auf längeren Zeitraum erstreckende Vorläufer der eigentlichen Krankheit: Charakterveränderungen, verändertes Wesen, Unordentlichkeit, Unreinlichkeit, Traumzustände, verknüpft mit Kopfweh, allgemeinem, kaum zu lokalisierendem Krankheitsgefühl, Übelkeit, Appetitlosigkeit, Abmagerung, langdauernde Fieberperioden. In einem Falle meiner Beobachtung (der nicht in Miliartuberkulose überging) bestand neben solchen Symptomen eine drei Wochen lange Continua, während welcher nichts auf das Vorhandensein einer Meningitis oder einer Tuberkulose hindeutete.

Der eigentliche Ausbruch der meningealen Erkrankung kann sich unter den verschiedensten Symptomen vollziehen; bald geschieht er plötzlich explosiv und macht in einem Tage die Diagnose klar, bald geschieht der Übergang ganz unmerklich. Im letzteren Falle setzen allmählich Zeichen einer abnormen Erregbarkeit zentraler Apparate ein; die Sinne werden gegen geringe Reize überempfindlich, Licht, grelle Farben, Geräusche werden unangenehm, jede Berührung als Schmerz empfunden, Geruchs- und Geschmacksnerven sind hypersensibel. Auch motorische Reizerscheinungen treten hinzu: leichte Muskelzuckungen, Zähneknirschen, unwillkürliches Grimassieren, Gähnen, motorische Unruhe im Bett.

Auch die Vasomotoren zeigen eine gesteigerte Erregbarkeit, aufflammende Röte wechselt mit hochgradiger Blässe, circumscripte Hautrötungen machen sich bemerkbar, leichter Reiz der Haut ruft Gefäßfüllung hervor.

Ganz allmählich gesellen sich zu dem Krankheitsbild vorübergehende stärkere Konvulsionen, wechselnd mit Lähmungen und Bewußtseinsstörung.

Man hat versucht, den Symptomenkomplex der Meningitis in verschiedene Stadien einzuteilen und hat so z. B. ein febriles, ein apyretisches
und letales unterschieden, oder ein Stadium des Reizes von einem solchen
des Druckes und der Relaxation getrennt (Traube).

Da das Verhalten des Pulses in vielen Fällen an Gesetzmäßigkeit erinnert, so hat man die Krankheit in ein Stadium vor der Pulsverlangsamung,
während und nach derselben eingeteilt (Whytt, Kohts).

Die Einteilung in drei Stadien läßt sich meines Erachtens praktisch
nicht durchführen, da die Verlaufsweise eine zu verschiedene, die Symptomatologie eine zu wenig gesetzmäßige ist; gerade das Atypische im
Verlauf scheint mir für die Krankheit charakteristisch zu sein.

Immerhin kann man beim Überblicken einer größeren Anzahl von
Fällen unschwer erkennen, daß im Endstadium Lähmungssymptome
vorherrschen, während im Beginn die Reizsymptome vorwiegen. Die
letzteren sind, wie erwähnt, häufig die ersten sicheren Kriterien der
Meningealerkrankung. Allerdings können sie in selteneren Fällen so stürmisch
auftreten, daß man zunächst glaubt, eine Epilepsie vor sich zu haben; die
Krankheit kann mit einem epileptischen Anfall eingeleitet werden;
meist sind die Krämpfe auf einzelne Körperteile beschränkt, auf eine
Körperhälfte, einen Arm, ein Bein, den Facialis, und ahmen so die corticale
Epilepsie nach; in andren Fällen handelt es sich um kurze Zuckungen in
einzelnen Muskeln. Nicht selten schließt sich an die Konvulsion eine
vorübergehende Lähmung der betreffenden Muskelgruppe an. Eine der
häufigsten Erscheinungen aber ist eine eigenartige Starre der Muskulatur
vorzüglich des Rückens, des Nackens, aber auch der Extremitäten und
Bauchmuskulatur. Geht der Patient in diesem Stadium noch umher, dann
fällt vor allem die steife Haltung des Körpers auf; die Lendenwirbelsäule zeigt eine Lordose, der Kopf ist starr nach hinten gezogen. Der
Leib ist leer, die Bauchmuskulatur krampfhaft kontrahiert. Im Gesicht
kontrastiert häufig eine tetanische Contractur in einem Facialisgebiet mit
der Parese in demjenigen der andren Seite. Eine vielfach beobachtete
Erscheinung ist auch die tetanische Contractur der Kiefermuskeln, der
Trismus. Passive Überwindung der Contracturen ist meist nur unter
starker Schmerzerzeugung möglich. Die Nackenstarre ist oft so erheblich,
daß sich der Kopf nicht nach vorn bewegen läßt, vielmehr folgt der
Patient der versuchten Bewegung mit dem ganz steif gehaltenen Rumpfe nach.

Sehr charakteristisch ist nun der starke Wechsel im Contractions-
zustande der Muskeln; eine Contractur kann schon in der nächsten
Stunde normalem Tonus oder gar einer schlaffen Lähmung gewichen sein;
so sehen wir häufig an derselben Muskelgruppe Reizzustand mit Lähmung
im Verlaufe der Krankheit mehrmals wechseln.

Derselben Variation sind auch die Sehnenreflexe unterworfen; zur
Zeit vorherrschender Reizsymptome sind die Patellarreflexe und Achillessehnenreflexe lebhaft oder gesteigert; nicht selten beobachten wir positiven
Babinsky; im terminalen Stadium erlöschen die Patellareflexe
oft; sehr charakteristisch ist es, daß sich die beiderseitigen Reflexe nicht
gleichartig verhalten, daß der eine gesteigert, der andre normal sein
oder gar fehlen kann. Auch gehört es nicht zu den Ausnahmen, daß die
Sehnenreflexe bis zum Endstadium sich normal verhalten. Die Reflexe der
oberen Extremitäten zeigen viel seltener Abweichungen von der Norm. Die
Sensiblität weist nur selten Störungen auf, doch gehört die Hyper-

ästhesie von Haut, Muskulatur, Knochen und Gelenken zu den regelmäßigsten Symptomen der Krankheit. Ebenso wird die vermehrte vasamotorische Reizbarkeit der Haut nur selten vermißt.

Von seiten der Nerven spielen die Veränderungen der Gehirnnerven die wichtigste Rolle; sie führen uns häufig erst auf die richtige Diagnose und können in jeder Krankheitsphase, auch im Prodomalstadium zur Beobachtung kommen.

Wie wir im Kapitel der pathologischen Anatomie gesehen haben, lokalisiert sich der exsudative Prozeß hauptsächlich zwischen Pons und Chiasma, dort findet man den Oculomotorius und Abducens oft vollständig in Exsudatmasse eingebacken, es ist deshalb nicht verwunderlich, wenn gerade diese Nerven in ihrer Funktion vorzüglich geschädigt werden. In der Tat ist oft eines der ersten und bleibendsten Symptome eine einseitige oder selbst doppelseitige Ptosis. Die Pupillen verhalten sich selten normal, zeigen bald Miosis, bald Mydriasis, oder sie sind ungleich weit; die Reaktion ist träge, starke Hautreize rufen mitunter reflektorische Dilatation der Pupillen hervor, gegen Ende sind sie weit und reaktionslos.

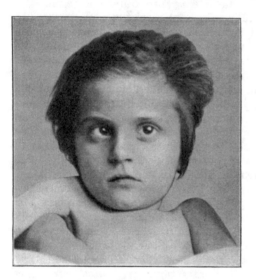

Auch unkoordinierte Stellung der Bulbi, Abweichen nach innen und außen, Schielen gehört zum Symptomenbild (s. Abb. 190); mitunter kann man auch in den Augenmuskeln Reizerscheinungen erkennen, die Bulbi werden unwillkürlich abgelenkt oder zeigen nystaktische Zuckungen.

Die opthalmoskopische Untersuchung fördert sehr häufig Anomalien des Augenhintergrundes zutage, wie Hyperämie, Verwaschensein der Pa

Abb. 190. Meningitis tuberculosa.
Abducenslähmung.

pille, Stauungspapille, Neuritis optica. Das Vorkommen von (ophthalmoskopisch nachweisbaren) Chorioidealtuberkeln scheint außerordentlich selten zu sein. Wenigstens konnte in etwa 50 von mir in den letzten vier Jahren beobachteten Fällen von Meningitis tuberculosa von augenspezialistischer Seite nur einmal ein Chorioidealtuberkel entdeckt werden.

Der Beteiligung des Facialis habe ich schon Erwähnung getan; in seltenen Fällen wurde auch eine Lähmung des Hypoglossus bemerkt. Die spinalen Nerven sind öfters druckempfindlich befunden worden; ein von uns nur selten vermißtes Symptom ist das Kernigsche, d. h. die Unmöglichkeit, in Rückenlage das gestreckte Bein im Hüftgelenk rechtwinklig zu beugen (s. Abb. 191, S. 519).

Die Körpertemperatur zeigt in verschiedenen Fällen höchst verschiedenartigen Verlauf.

Sie hängt häufig von der Grundkrankheit ab, von der begleitenden Lungen-, Drüsentuberkulose oder von der gleichzeitig vorhandenen Miliar tuberkulose. So sehen wir bald eine typisch intermittierende Kurve, bald eine Continua, bald ein hektisches Fieber oder einen atypischen Fieberverlauf, wie er bei mäßig ausgebildeten Lungenphthisen üblich ist.

Handelt es sich dagegen um eine latente Tuberkulose, die vorher fieberlos verlaufen ist, dürfen wir also die Temperatur lediglich auf die meningitische Erkrankung beziehen, dann sehen wir gewöhnlich mäßige Temperaturen, die selten hohe Grade erreichen oder irgendwelche für die Krankheit charakteristischen Merkmale tragen; bald überwiegen die Morgen-, bald die Abendtemperaturen; nicht selten sehen wir die Temperatur unter die Norm heruntergehen und dann wieder in steiler Zacke aufsteigen;

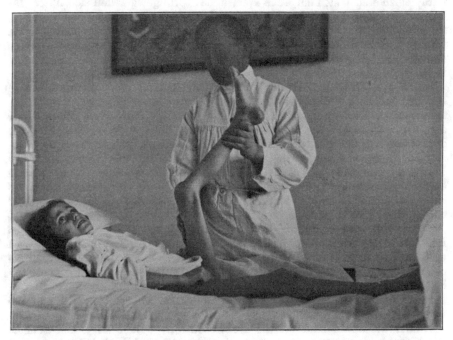

Abb. 191. Meningitis tuberculosa. Prüfung des Kernigschen Symptoms.

meist übersteigt sie 39,5 nicht, hält sich sogar oft unter 38,5, zeigt aber, wie gesagt, nach keiner Richtung hin eine Regelmäßigkeit.

Bei Kindern wird nicht selten vor dem terminalen Stadium ein Absinken der Temperatur zur Norm beobachtet, dem dann agonal eine erhebliche Steigerung und postmortal eine Hyperpyrexie folgt.

Der Puls zeigt ein variables Verhalten, anfangs ist er gewöhnlich beschleunigt, aber regelmäßig, er entspricht etwa der Höhe des Fiebers; gegen Ende der Krankheit, wo die Lähmungserscheinungen in den Vordergrund treten, wechselt er jedoch häufig sein Verhalten in auffallender Weise; er wird — oft ganz plötzlich — langsam, sinkt auf die Norm und darunter und wird zugleich klein und unregelmäßig, inäqual und irregulär, setzt aus; langsame Schläge folgen auf rasche. Diese Pulsveränderung ist stets ein schlechtes Anzeichen, sie deutet auf Vermehrung des Hirndruckes hin. Mit der agonalen Temperatursteigerung erhebt sich auch der Puls und steigt oft auf 150 und mehr Schläge.

Am Herzen machen sich die Schwankungen des Pulses ebenfalls geltend, besonders auffallend sind oft die Störungen im Rhythmus.

Die übrigen inneren Organe lassen meist keine wesentlichen Veränderungen erkennen. Milztumor wird gelegentlich beobachtet. Die Darmträgheit hält oft bis zum Ende an; an der Haut treten zuweilen spontane Exantheme, Erytheme auf.

Das terminale Stadium ist, wie gesagt, durch die Lähmungserscheinungen charakterisiert. Die Agitation, die Reizsymptome, Delirien machen allmählich immer mehr einer allgemeinen Erschlaffung Platz. Flüchtige und bleibende Lähmungen treten an ihre Stelle, Hemiplegien, Monoplegien und Paraplegien stellen sich ein, auch aphasische Störungen gesellen sich hinzu. Die Sphincteren sind gelähmt. Der Patient kann keine Nahrung zu sich nehmen, er schluckt nicht mehr. Die Atmung, welche anfangs beschleunigt war, wird oberflächlich, unregelmäßig, nimmt den Typus des Cheyne-Stokesschen Atmens an. Das Sensorium ist immer mehr geschwunden, der Kranke ist in tiefes Koma versunken, aus welchem er nicht mehr erwacht.

Die Deutung der Symptome ist meistens durch den anatomischen Befund möglich. Die Drucksymptome (Pulsverlangsamung, Papillenveränderung, Erbrechen, Kopfweh, Schwindel, Obstipation) lassen sich unschwer auf den Hydrocephalus zurückführen. Der fluktuierende Charakter der Symptome ist durch den Wechsel des Exsudats zu erklären. Die motorischen Reizerscheinungen haben wohl meistens in der Encephalitis der Hirnrinde ihre Ursache. Bei den Hemiparesen, Monoplegien findet man an den entsprechenden Rindenzentren häufig — wenn auch nicht immer — eine besonders reichliche Tuberkeleruption, plastisches Exsudat oder entzündliche Erweichung.

Verlauf. Der Verlauf der Erkrankung kann sehr verschieden sein. Ich sah schon Patienten, welche von der Arbeit ins Krankenhaus kamen und in derselben Woche starben; andrerseits konnte ich einen Fall beobachten, der fast sechs Wochen im terminalen Stadium war, bis er schließlich zum Skelett abgemagert, kühl und kalt, verschied.

In der Regel erstreckt sich die eigentliche Erkrankung nur auf einundeinhalb bis drei Wochen.

Sehr auffallend sind oft die Remissionen, welche in jedem Stadium der Krankheit eintreten können und nicht selten falsche Hoffnungen erwecken. Der Kranke kann aus dieser Benommenheit wieder aufwachen, Lähmungen können schwinden, das Allgemeinbefinden kann sich so bessern, daß man schon an Heilung zu denken wagt, bis dann der Rückfall wieder alle Hoffnungen zerstört.

Haben wir gesehen, daß die Symptomatologie eine äußerst vielseitige sein kann, so gibt es nun auch Fälle, in welchen der Verlauf ganz atypische Gestalt annimmt. So gibt es Fälle, bei welchen das Fieber vollkommen fehlt. Ich habe selbst einen derartigen Fall beschrieben, in welchem erst am letzten Tage sich die Temperatur auf über 38° erhob. Der Fall begann mit einer Hemiplegia alternans superior, so daß zuerst an Hirntumor gedacht wurde; in der Tat war der eine Hirnstiel durch eine tiefgreifende tuberkulöse Platte zerstört, von welcher offenbar erst sekundär die Meningen infiziert wurden. Ähnliche mit Monoplegie, Hemiplegie, Aphasie einsetzende Fälle wurden mehrfach beschrieben.

Ferner können wichtige zum Bilde der Meningitis gehörende Symptome, wie Nackenstarre, Beteiligung der Hirnnerven, der Pupillen, Extremitätenlähmungen usw., ganz fehlen. Dies konnte ich hauptsächlich in Fällen konstatieren, welche mit allgemeiner Miliartuberkulose einhergingen und rapiden Verlauf nahmen.

Auch Beginn und Verlauf der Krankheit unter dem Bilde des Delirium tremens wird von verschiedenen Autoren beschrieben. Ich verfüge selbst über einen Fall, der als Geisteskranker eingewiesen wurde. Endlich sollen auch Fälle vorkommen, welche sich unter Remissionen auf Jahre erstrecken.

Über die **Diagnose** ist in Hinblick auf die ausführlich besprochene Symptomatologie nicht mehr viel hinzuzufügen. Für die tuberkulöse Natur einer meningitischen Erkrankung kommen hauptsächlich das Vorhandensein eines tuberkulösen Prozesses, der allerdings oft erst nach peinlichstem Suchen gefunden wird, sowie die tuberkulöse Belastung in Betracht.

Die Diagnose der Meningitis kann, abgesehen von den erwähnten cerebralen Symptomen, hauptsächlich durch die Lumbalpunktion gesichert werden. Schon in Zeiten, in welchen noch keinerlei sichere Symptome einer Beteiligung der Meningen vorhanden sind, finden wir gelegentlich das Punktat entzündlich verändert und tuberkelbazillenhaltig. Die Flüssigkeit steht gewöhnlich unter mäßig erhöhtem Druck, sie kann klar sein, meistens erkennt man aber eine diffuse Durchsetzung

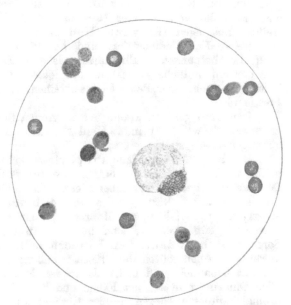

Abb. 192. Meningitis tuberculosa. Nissls Tröpfchenmethode. Mäßige Leukocytose, ausschließlich Lymphocyten! Einige rote Blutkörperchen.

mit feinsten molekularen Partikelchen. Läßt man die klare Flüssigkeit stehen, dann setzt sich in der Flüssigkeitssäule ein zartes fädiges Gerinnsel ab, in welchem sich sowohl die zelligen Elemente wie die Tuberkelbazillen befinden.

Das Aussehen der Flüssigkeit schwankt jedoch; so kann sie trüb, eitrig aussehen oder Beimengungen von Blut oder sonstigen Farbstoff enthalten, bernsteingelb (eigene Beobachtung) und grünlich gefärbt sein.

Im Sediment, resp. in dem Gerinnsel findet man meistens Lymphocyten, selten polynucleäre Leukocyten, mitunter große Zellen mit bläschenförmigem Kern, offenbar Endothelien, deren Vorkommen mir eine schlechte Vorbedeutung zu haben scheint. Bei mehrfachen Punktionen desselben Falles sieht man mitunter das mikroskopische Bild sehr wechseln insofern, als der Lymphocytengehalt sich erheblich steigern kann oder indem bei einer späteren Punktion an Stelle der Lymphocyten polynucleare Leukocyten treten. In dem unten erwähnten geheilten Falle schwand allmählich die starke Pleocytose, das achte Punktat verhielt sich vollkommen normal.

Das Punktat scheint stets Tuberkelbazillen zu enthalten, wenn auch mitunter in äußerst spärlicher Menge. Die Arbeit des Suchens ist jedoch sehr mühsam und erfordert oft viele Stunden. Auch bei der tuberkulösen Meningitis kann man nicht selten eine Mischinfektion mit andern Bakterien beobachten.

Die **Prognose** ist schlecht. Sie galt lange Zeit als absolut letal. Zwar wurde schon vor Jahrzehnten von pathologisch-anatomischer Seite (Virchow!) darauf aufmerksam gemacht, daß Ausheilungen zustande kommen müßten; auch Kliniker berichteten ab und zu über Heilungen, die meisten Autoren standen aber solchen Mitteilungen skeptisch gegenüber, man glaubte eher an eine Täuschung in der Diagnose. Seitdem uns aber die Lumbalpunktion zur Sicherung der Diagnose zur Verfügung steht, sind bereits mehrere Fälle von sicherer tuberkulösen Meningitis bekannt, welche in Heilung ausgingen (Freyhan, Henkel u. a.). Ich habe selbst einen einwandfreien Fall demonstriert und beschrieben, in welchem die Bazillen nach Lumbalpunktion allmählich aus der Lumbalflüssigkeit schwanden, und der entzündliche Charakter der letzteren vollkommen normalen Verhältnissen wich. Der Patient ist seit einem Jahre gesund und in schwerem Berufe tätig.

Immerhin gehören Heilungen zu großen Seltenheiten und sind nur da zu erwarten, wo der primäre Herd klein ist und an einer für die Ausheilung günstigen Stelle sitzt.

Die **Behandlung.** Eine Prophylaxe kann in allen denjenigen Fällen geübt werden, in welchen entfernbare tuberkulöse Herde vorhanden sind. So kommt bei der Hodentuberkulose, tuberkulöser Periostitis, Drüsentuberkulose vor allem chirurgische Behandlung in Betracht. Aber auch alle sonstigen prophylaktischen Maßregeln, welche gegen Tuberkulose im allgemeinen geübt werden, sind hier zur Anwendung zu ziehen. Besondere Sorgfalt ist schwächlichen Kindern nach Keuchhusten und Masern zuzuwenden. Auch sollten die Drüsenschwellungen der Kinder stets mit größter Sorgfalt behandelt und nicht als notwendiges Übel angesehen werden. Vor allen Dingen ist in solchen Fällen und besonders, wenn Symptome des Prodromalstadiums vorliegen, großes Gewicht auf die Ernährung zu legen, um so mehr, als in diesen Tagen nach Nahrung kein Verlangen besteht.

Sind bereits sichere meningitische Symptome vorhanden, dann sind wir leider meistens nicht mehr in der Lage, den Krankheitsverlauf zu beeinflussen. Immerhin können wir den Kranken manches unangenehme Symptom bessern oder erleichtern. Besonders, wo es sich um leichte Erregbarkeit der Sinnesorgane handelt, werden wir für Verdunklung des Zimmers, Fernhaltung jedes Geräusches, für körperliche und geistige Ruhe sorgen. Eine kräftige Ableitung auf den Darm durch fortgesetzte Kalomeldosen wirkt häufig sehr wohltätig auf das Allgemeinbefinden.

Der Kopfschmerz wird durch Eisblase bekämpft, häufig muß zu inneren Mitteln ev. Morphium (1—2 cg) gegriffen werden. Auch lokale Ableitungen durch Blutentziehung, Blutegel an den Warzenfortsätzen, können Erleichterung bringen. Sehr beliebt sind die Einreibungen des Nackens und der Wirbelsäule mit grauer Quecksilbersalbe.

Die Temperaturen sind selten so hoch, daß sie medikamentös beeinflußt werden müßten. Als lokale antiphlogistische Methode empfiehlt Heubner Bepinselung des geschorenen Kopfes mit (15—20%igem) Jodoformcollodium, täglich einmal nach vorheriger Reinigung des Schädels mit Äther.

Derselbe Autor verordnet auch Jodoform in ätherischer Lösung (1:10), dreimal täglich 10 Tropfen. Strümpell reibt eine ($10^0/_0$ige) Jodoformsalbe auf dem geschorenen Kopfe ein.

Manche Autoren preisen das Jodkalium (1—3 g pro die).

Stehen die motorischen Reizerscheinungen im Vordergrunde, dann ist neben Morphium, Chloralhydrat (in Dosen von 2—3 g bei Erwachsenen, von 0,5—1,0 g bei Kindern) als Klysma empfehlenswert.

Alle diese Dinge sind aber leider nicht imstande, den Krankheitsprozeß als solchen zu beeinflussen.

Die chirurgischen Eingriffe, Trepanation und Ventrikelpunktion (Ord. Waterhouse), Trepanation mit nachfolgender freier Dränage des Subarachnoidealraumes (Horsley), haben nicht zur Nachahmung ermuntert. Am ehesten kommen noch die ungefährlichen Lumbalpunktionen alle zwei bis drei Tage in Betracht.

Ich sah häufig auf die Lumbalpunktion Besserung des Gesamtbildes, Nachlassen der Drucksymptome. Im Freyhanschen Falle trat nach der Lumbalpunktion Besserung und Heilung ein; in meinem geheilten Falle habe ich acht Lumbalpunktionen ausgeführt und dreimal hohe Tuberkulindosen in den Subarachnoidealraum eingespritzt, die jedesmal starke Reaktion im Gefolge hatten. Andre Autoren sehen in der Lumbalpunktion kein Besserungs- oder Heilmittel. Auch eine Dauerspülung des Subarachnoidealraumes wurde erfolglos versucht.

D. Meningitis serosa.

Schon in früheren Jahren wurde von Huguenin, Oppenheim, Eichhorst u. a. einzelne Fälle von Meningitis mit nichteitrigem, sondern rein serösem Erguß in die Ventrikel oder in den Subarachnoidealraum beschrieben. Allein erst Quincke hat gelegentlich seiner Beschäftigung mit der Lumbalpunktion erkannt, daß diese Form der Meningitis nicht selten sei, und hat einen Symptomkomplex als selbständige Krankheit beschrieben, dem er die Bezeichnung Meningitis serosa ventriculorum beilegte. Das Wesen derselben bestand in einer abnorm reichlichen und unter hohem Druck stehenden serösen Cerebrospinalflüssigkeit, die meningitisartige Krankheitserscheinungen hervorrief. Quincke setzte diese Exsudation in Analogie zu serösen Ergüssen in der Pleurahöhle und stellte eine parasitäre Natur der Entzündung in Abrede. Nach ihm haben sich zahlreiche Forscher mit dem Krankheitsbilde beschäftigt, und es hat sich herausgestellt, daß, wenn das Wesen nur in vermehrter seröser Exsudation der Meningen erblickt wird, die Krankheit keinen einheitlichen Charakter besitzt, sondern jedenfalls in ätiologischer Hinsicht vielgestaltig sein kann.

Ätiologie. Die Ursache für die Exsudation erblickte Quincke in vasomotorischen angioneurotischen Störungen, wie sie z. B. bei der Migräne, beim neurotischem Ödem vorkommen.

Die Exsudation erfolgt bei der Meningitis interna aus dem Plexus chorioideus, bei Meningitis externa aus der Pia corticalis.

Während sonach Quincke die Erkrankung in vielen Fällen für eine primäre ansieht, neigen andre mehr zur Annahme, daß sie ein hauptsächlich im Verlauf von Infektionen auftretendes sekundäres Leiden sei. So soll nach Ansicht einiger Autoren die Exsudation auf toxischer Basis entstehen. Finkelstein and Pfaundler haben aber bei ihren an Säuglingen vorgenommenen Untersuchungen fast regelmäßig Bakterien im Cerebrospinalkanal nachweisen können. Hauptsächlich im Verlauf von Pneumonien und Typhus wurde die Exsudation beobachtet, ebenso soll die Tuberkulose eine ätiologische Rolle spielen. Verhältnismäßig häufig tritt die Meningitis serosa als Komplikation der Otitis media in Erscheinung (Hegener), bei Säuglingen hat man sie im Verlaufe einer Gastroenteritis, bei älteren Kindern im Verlaufe von Keuchhusten und Masern beobachtet. Auch Traumen, geistige Überanstrengungen, Alkoholismus werden als Ursache angeführt.

Als Infektionserreger kommen Pneumokokken, Staphylokokken, Streptokokken, Bacterium coli, Typhusbacillen in Betracht. Die geringe Virulenz und die spärliche Anzahl der Mikroben in dem Exsudat sollen nach Quincke die Bildung einer eitrigen Beschaffenheit verhüten.

Pathologische Anatomie. Bei der Meningitis serosa interna findet man Abplattung der Hirnwindungen; die Ventrikel sind erweitert, der Liquor ist reichlich, klar. Am Plexus findet man faserige Auflagerungen, die umgebende Gehirnmasse ist ödematös durchtränkt. Auch die corticale Pia zeigt gewöhnlich leichte Entzündungserscheinungen und ödematöse Durchtränkung.

Bei der Meningitis serosa externa sind diese letztren Erscheinungen stark ausgeprägt; die Pia ist gequollen; mikroskopisch erkennt man Rundzelleninfiltration, an der Basis mitunter auch organisiertes Exsudat.

Auch die Gehirnsubstanz ist serös durchtränkt; in leichteren Fällen besteht eine Capillarhyperämie, in schwereren eine Anämie.

Der Liquor enthält gewöhnlich Lymphocyten in relativ spärlicher Menge, mitunter Bakterien.

Krankheitsbild und Symptomatologie. Das Krankheitsbild ist in der Regel weder so schwer, noch so typisch wie bei den übrigen Meningitisformen. Im Säuglingsalter, wo die Krankheit wohl meist sekundär, namentlich im Anschluß an Verdauungsstörungen vorkommt, scheint sie allerdings meist ungünstig zu verlaufen. So kennt man eine foudroyant verlaufende Form, die plötzlich mit hohem Fieber, Konvulsionen einsetzt, rasch zu Koma führt und in wenigen Stunden unter Andeutung von meningitischen Symptomen, wie Nackenstarre, Pupillenveränderung in wenigen Stunden oder höchstens Tagen zum Tode führt.

Bei der Meningitis serosa externa treten bei Kindern mehr meningitische Symptome in Erscheinung als bei der internen; auch soll sie nicht so brüsk beginnen.

Die ventrikuläre seröse Meningitis, auch Hydrocephalus acutus genannt, zeichnet sich vor allem durch die stärkere Betonung der Symptome des Hirndrucks aus. Finkelstein unterscheidet hier zwei Formen: eine akut beginnende und eine schleichend sich entwickelnde und durch Koma ausgezeichnete Form.

Auch beim Erwachsenen kann die Meningitis serosa in verschiedenen Typen verlaufen.

Häufig ahmt sie das Bild der akuten eitrigen Meningitis in abgeschwächter Form nach.

Der Beginn ist plötzlich, das Fieber steigt aber nicht hoch an, fällt rasch ab; Kopfweh und Schwindel sind weniger heftig, Nackenstarre fehlt oder ist nur angedeutet.

Fieber kann unter Umständen ganz fehlen oder bewegt sich unregelmäßig und in mäßigen Grenzen.

Auffallend häufig sind Sehstörungen; sie können frühzeitig vorhanden sein und lange das Krankheitsbild überdauern. In einem Falle der Heidelberger Klinik konnte die Neuritis optica noch nach einem halben Jahre (bei völliger Gesundheit) nachgewiesen werden.

Die Bewußtseinstrübung ist meist nicht hochgradig, fehlt mitunter ganz. In meinem eben zitierten Falle bestand allerdings tiefes Koma, aus dem der Kranke aber bald nach der Punktion erwachte.

Auch Pulsverlangsamung, Irregularität des Pulses, Cheyne-Stokessches Atmen werden beobachtet. Krämpfe sind seltener; Ziehen sah die Krankheit mehrfach mit Jacksonscher Epilepsie einsetzen.

Spinale Symptome spielen eine geringere Rolle; abnorme Reflexe, Wechsel derselben sind festgestellt.

Nicht selten täuscht die Meningitis serosa einen Hirntumor vor.

Stauungspapille (bis zur Amaurose), Kopfschmerz, Schwindel, Erbrechen, auch Konvulsionen, Hirnnervenlähmungen können eine Differentialdiagnose außerordentlich erschweren.

Oppenheim weist auf zwei Unterscheidungsmerkmale hin, welche gelegentlich eine Diagnose ermöglichen; einmal die Tatsache, daß die Meningitis serosa nicht selten auf kongenitaler Anlage (Hydrocephalus) beruht und daß Größe und Gestalt des Schädels auf die richtige Diagnose hinlenken, dann der Verlauf, der sich in Remissionen und Intermissionen oft auf Jahre erstreckt und damit die Tumordiagnose unwahrscheinlich macht.

Von Herdsymptomen sind vorwiegend Lähmungen der Basilarnerven zu erwähnen; häufig fehlen diese allerdings ganz. Eine cerebellare Ataxie wurde in einigen Fällen beobachtet.

Der **Verlauf** der Erkrankung ist sehr wechselnd. Wenn gesagt ist, daß bei Säuglingen die Meningitis serosa meist tödlich verläuft, so sind doch Heilungen nicht ausgeschlossen. Die Erkrankung kann sich auf Wochen und Monate erstrecken und unter Schonung des Lebens in einen chronischen Hydrocephalus übergehen. Auch dieser kann sich später zurückbilden; solche Individuen sind aber — worauf besonders Quincke hingewiesen hat — prädisponiert zu akuten und subakuten Nachschüben, welche nach der Pubertät infolge von Traumen, Exzessen, Infektionskrankheiten sich einstellen können.

Auch bei Erwachsenen kann nach akutem Einsetzen ein Übergang in chronischen Hydrocephalus stattfinden. Oppenheim beobachtete einen Fall, der sich über neun Jahre erstreckte. Quincke kennt Fälle milderer Art, welche nur jahraus jahrein über Kopfschmerz und Schwindel klagen und wohl meistens als Neurasthenie beurteilt werden.

Die **Diagnose** wird hauptsächlich durch Lumbalpunktion gesichert. Das Punktat läuft unter hohem Druck wasserklar in großer Menge ab. Es ist eiweißreich, neigt zu spinnwebenartiger Gerinnselbildung. Im Zentrifugat findet man spärliche einkernige Lymphocyten. Die bakteriologische Untersuchung kann in manchen Fällen den Nachweis eines Entzündungserregers bringen; auch das Tierexperiment muß eventuell zur Klärung der Diagnose herangezogen werden. Dabei ist aber zu berücksichtigen, daß auch andre intracranielle Affektionen zu Vermehrung und Drucksteigerung des Liquors führen (Quincke: Urämie, Chlorose, Sinusthrombose). Man wird deshalb auch stets die Anamnese berücksichtigen und die klinischen Symptome gewissenhaft abwägen müssen.

Die **Prognose** ergibt sich aus dem Obenerwähnten. Spontanheilungen sind bekannt, vor allem führte die Lumbalpunktion in vielen Fällen zur Besserung und Heilung. Oppenheim hält das Leben für um so mehr gefährdet, je mehr das Krankheitsbild sich durch den progressiven Verlauf des Leidens, dem des Tumor cerebri nähert. Quincke hält Fälle, bei denen der Eiweißgehalt unter $0,5\,^0/_{00}$ beträgt, für prognostisch günstiger.

Die **Behandlung** hat in den letzten Jahren durch die Lumbalpunktion die wesentlichste Förderung erfahren. Sowohl bei akuten wie chronischen Fällen hat man Erfolg gesehen.

Es gibt Fälle, sagt Quincke, in welchen der Erfolg einer Lumbalpunktion viel mehr als der einer Pleurapunktion überrascht und das Krankheitsbild mit einem Schlage verändert. Das sieht man besonders bei manchen akuten entzündlichen und angioneurotischen Formen, wo augenscheinlich nur die Abflußbahnen frei gemacht zu werden brauchten, sobald der Höhepunkt der Exsudation überschritten ist.

Häufiger ist man allerdings genötigt, mehrere Punktionen in gewissen Zwischenräumen zu wiederholen.

Die zu entfernende Quantität hat sich nach dem Druck, unter welchem dieselbe steht, zu richten. Quantitäten über 100 ccm auf einmal zu entfernen, halte ich für gewagt. Auch ist es notwendig, daß die Flüssigkeit langsam abträufelt, damit die Druckerniedrigung nicht zu rasch eintritt.

Wo die Spinalpunktion ungenügendes Ergebnis hat, kann man in bedrohlichen Fällen auch zur Neißerschen Ventrikelpunktion schreiten, die gelegentlich gute Erfolge gezeitigt hat. Auch die Spaltung der Dura, besonders in otitischen Fällen, hat Besserung und Heilung herbeigeführt.

Im übrigen — besonders bei akuten Fällen — deckt sich die Behandlung mit derjenigen der übrigen Meningitisformen.

II. Leptomeningitis chronica simplex.

Ätiologie. Die einfache chronische Leptomeningitis besitzt keine große klinische Bedeutung im Gegensatz zur luetischen, welche an andrer Stelle abgehandelt wird.

Man kann eine diffuse und eine circumscripte Form unterscheiden. Die erstere wird als Teilerscheinung einer chronischen Meningo-encephalitis bei der Dementia paralytica, auch bei chronischen Nierenleiden und chronischem Alkoholismus beobachtet.

Die umschriebene Form ist nicht so selten die Folge eines Traumas, das zu mehr oder weniger umfangreichen Entzündungsprozessen führt, die dann schwielige Verdickungen der Pia mater zur Folge haben; nicht selten findet man dann Verwachsungen zwischen Pia, Dura und Schädelinnerm.

Eine besondere Bedeutung beansprucht die basiläre Form, die nicht selten eine Folge einer Meningitis serosa darstellt. Sie wird in manchen Fällen für die Unterbrechung der Kommunikation zwischen Ventrikel und Subarachnoidealraum und damit für die Entstehung des chronischen Hydrocephalus verantwortlich gemacht.

Pathologische Anatomie. Es handelt sich um bald circumscripte, bald mehr diffuse weißliche Verdickungen der Arachnoidea und Pia mater, die aber häufig nur Residuen abgelaufener Entzündungsprozesse darstellen. Mitunter sind diese Veränderungen auch durch immer wiederkehrende Zirkulations- und Ernährungsstörungen entstanden, z. B. bei Stauungen (Ziegler).

Umschriebene, durch zellige Infiltration gekennzeichnete chronische Entzündungen finden sich hauptsächlich in der Nachbarschaft von chronischen Knochenentzündungen.

Bei entwickeltem Prozeß ist die Pia getrübt, weiß, undurchsichtig, so namentlich in den Sulci, längs der Gefäße, oft auf der Höhe der Gyri. Hauptsächlich lokalisiert sich die Erkrankung auf die vorderen Gehirnabschnitte.

Krankheitsbild und Symptomatologie. Ein einheitliches Krankheitsbild ist bei der geringen Erfahrung, die über diese Form der Meningitis besteht, kaum aufzustellen. Am häufigsten finden sich Kopfschmerz, Schwindel, Erbrechen. Bei der basilaren Form können infolge eines Hydrocephalus ausgesprochene Hirndrucksymptome vorhanden sein. Auch Lähmungen der Basilarnerven und bei Sitz der Schwielen an der Konvexität hat man Jacksonsche Epilepsie beobachtet. Verhältnismäßig häufig wurden Veränderungen des Augenhintergrundes nachgewiesen.

Der Kopfschmerz wird mitunter an die Stelle der Läsion lokalisiert, auch kann an dieser Stelle der Schädel besonders druckempfindlich sein. Fieber fehlt meist.

Eine **Diagnose** ist wohl kaum sicher zu stellen. Am häufigsten ist eine Verwechslung mit Neurasthenie oder traumatischer Neurose möglich. Der Augenhintergrund kann in solchen Fällen Aufschluß geben. Auch an Hirngeschwulst kann man denken. Vielleicht kann ein vorhergehendes Trauma zur richtigen Diagnose verhelfen. Beim Hämatom der Dura mater werden sich voraussichtlich die Symptome rascher ans Trauma anschließen.

Die **Prognose** ist quoad vitam meist gut, quoad restitutionem schlecht zu stellen, falls der Prozeß nicht so umschrieben ist, daß er lokalisiert und operativ entfernt werden kann.

Eine erfolgreiche **Therapie** kann nur durch einen operativen Eingriff erzielt werden. Deuten etwa Jacksonsche Anfälle auf den Sitz des Herdes hin, dann ist durch Trepanation die Schwiele zu entfernen.

Läßt sich der Herd nicht lokalisieren, dann ist man auf symptomatische Behandlung, hauptsächlich der Kopfschmerzen, angewiesen.

---

3. Der Hirntumor.

Von

M. Lewandowsky - Berlin.

In dem Abschnitt von den Hirngeschwülsten sollen alle diejenigen Neubildungen behandelt werden, welche auf das Gehirn Einfluß gewinnen können; das sind also nicht nur die in der Substanz des Gehirns selbst entstehenden, sondern zum Teil auch die von den häutigen und knöchernen Umhüllungen des Schädels ausgehenden. Es sollen ferner in diesem Abschnitte nicht nur die eigentlichen Geschwülste im Sinne der pathologischen Anatomie, sondern

auch die Granulationsgeschwülste, die Tuberkel und die Gummata, und
weiter noch einige andere Erkrankungen abgehandelt werden, die ganz unter
dem Bilde des Tumors verlaufen können, das sind die Parasiten des Gehirns,
die Echinokokken und Cysticerken, ferner die Cysten und eine Gruppe von
Aneurysmen.

Das Hämatom der Dura mater, das gleichfalls unter den Symptomen eines Tumors
verlaufen kann, muß im Zusammenhange mit der Pachymeningitis haemorrhagica abgehandelt werden und findet hier nur Berücksichtigung in differentialdiagnostischer
Hinsicht.

Pathologische Anatomie.

Von den Neubildungen im eigentlichen Sinne kommen im Gehirn am
häufigsten vor die Gliome, die Sarkome und die Endotheliome.

Neurome, Tumoren, die aus Nervensubstanz selbst, aus Nervenfasern und Ganglienzellen bestehen, gibt es zwar; sie finden sich aber hauptsächlich, und auch da außerordentlich selten, am Sympathicus. In der Schädelhöhle selbst gehören sie zu den
größten Seltenheiten, erreichen auch hier nie eine in Betracht kommende Größe.

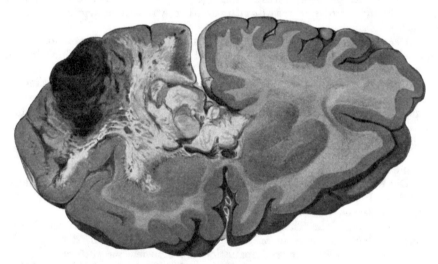

Abb. 193. Diffuses Gliom des linken Stirnlappens mit Blutung in den Tumor.
Allgemein-pathologische Sammlung der Landauschen Klinik (L. Pick).

Die Gliome sind die spezifische Geschwulst des Zentralnervensystems,
da sie aus dem nur diesem eigentümlichen Gewebe der Glia hervorgehen.
Sie bestehen aus Gliafasern und Gliazellen. Manchmal finden sich in ihnen
von Epithel umschlossener Räume oder auch Epithelrosetten, die auf eine
Entstehung dieser Geschwülste auf dem Boden abnormer embryonaler Ent-
wicklungsvorgänge hindeuten. Die Gliome sind gewöhnlich weich, von zahlreichen Blutgefäßen erfüllt. Sie gehören zu den infiltrierenden Geschwülsten,
und es ist für sie fast immer charakteristisch, daß sie ganz diffus und un-
abgrenzbar sich in das Gehirngewebe ausbreiten (Abb. 193). Mikroskopisch
zeigt sich dabei, daß im Bereiche der Geschwulstwucherung ein Teil des
Nervengewebes mehr oder weniger erhalten bleiben kann. Ihre Konsistenz
ist im allgemeinen weich, die Farbe ist grau, graurötlich oder gelbrötlich,
meist ungleichmäßig; Blutungen in die Geschwulst hinein sind häufig, und

durch diese Blutextravasate und die darauffolgenden Veränderungen des Blutfarbstoffs an einzelnen Stellen kann ein sehr buntes Bild entstehen. Die Gliome können jede Größe erreichen. Manchmal handelt es sich um sehr ausgedehnte diffuse Wucherungen der Glia unter Erhaltung der äußeren Konturen des Gehirns, die zu einer anscheinenden Hypertrophie der be-

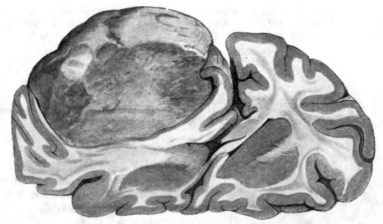

Abb. 194. Hartes, ziemlich circumscriptes Gliom.
Allgemein-pathologische Sammlung der Landauschen Klinik (L. Pick).

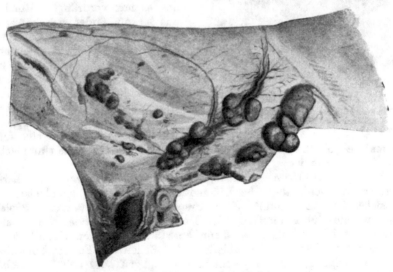

Abb. 195. Gliommetastasen der Dura, von dem Tumor der Abb. 194 ausgehend.

troffenen Hirnteile führen und die erst die mikroskopische Untersuchung aufklärt. Es gibt auch härtere Formen des Glioms, die sich durch eine engere Zusammenlagerung der Fasern auszeichnen, diese gehen am häufigsten vom Ventrikelependym aus, sie können sich dann als Knoten gegen den Ventrikel hin vorstülpen, kommen seltener aber auch an andren Stellen vor (Abb. 194). Besonders häufig am Kleinhirn kommt es auch zu eigen-

tümlichen, bizarren, polypenartigen Auswüchsen, die dann die anliegenden
Hirnteile komprimieren (Abb. 201). Sehr gewöhnlich ist eine cystische Degeneration der Gliome. Das Gliom macht sehr selten Metastasen, die fast
nur an den Hirnhäuten beschrieben sind (Abb. 195). Multiplizität der Gliome
ist sehr selten, häufig nur bei der vom Ventrikelependym ausgehenden
Form.

Zu den Tumoren im pathologisch-histologischen Sinne muß auch die tuberöse
Sklerose des Neugeborenen gerechnet werden. Die tumorartigen Wucherungen hier
scheinen aus Gliagewebe und aus embryonalen nervösen Zellen zu bestehen.

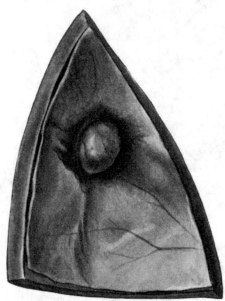

Abb. 196. Psammom der Dura.
Sammlung des pathologischen Instituts des
Krankenhauses Friedrichshain (L. Pick).

Während das Gliom nur in der
Gehirnsubstanz selbst entstehen
kann, nimmt das Sarkom, das in
allen seinen verschiedenen Formen
(Spindelzellen — Rundzellen —
kleinzelliges — großzelliges — Sarkom) vorkommt, seinen Ausgang
gewöhnlich von den Meningen, dem
Periost oder dem Knochen. Das
Wachstum des Sarkoms ist im Gehirn wesentlich ein expansives, dementsprechend unterscheidet es sich
meist schon mikroskopisch von dem
Gliom durch die scharfe Begrenzung gegenüber dem Hirngewebe,
das es nur verdrängt. Rund um
das Sarkom findet sich häufig eine
Erweichungszone, aus der es leicht
gelingt, die Geschwulst im ganzen
herauszulösen. Das Sarkom kann
sehr beträchtliche Größen erreichen,
nach außen wachsend, kann es
durch seinen Druck die Schädelknochen zum Schwund bringen. An
den Meningen kommt eine diffuse
Sarkomatose vor, die manchmal erst durch die mikroskopische Untersuchung
genau festzustellen ist.

Das Endotheliom ist histogenetisch von den Sarkomen scharf zu
unterscheiden, wenn auch die Differentialdiagnose häufig histologisch nicht
ganz sicher ist. Es nimmt seinen Ursprung fast immer von den platten
Zellen, welche die Innenfläche der Dura auskleiden, oder von analogen
Zellen der weichen Hirnhäute, kann aber auch von den Endothelien der
Blut- oder Lymphgefäße sich ableiten. Die Zellen der Endotheliome haben
häufig die Neigung, sich zu geschichteten kugligen oder spießigen Gebilden
zu gruppieren, sie können dann auch reichlich Bindegewebsfasern entwickeln,
und die Geschwulst kann dann mit Kalkkonkrementen durchsetzt werden,
derart, daß sie sich hart und auf dem Durchschnitt wie mit Sand bestreut
anfühlt. Sie wird dann als Psammom bezeichnet. Die Psammome werden
gewöhnlich nicht groß (Abb. 196). Andrerseits erreichen die zellreichen Epi-
theliome, die auch histologisch von den Sarkomen schwer oder gar nicht
zu unterscheiden sind (Abb. 197), Faustgröße und darüber, indem sie, immer
von der Pia aus, das Gehirn vor sich herdrängen und verschieben.

Alle anderen Geschwülste können als selten bezeichnet werden.

Von Geschwülsten des Bindegewebes kommen im Gehirn, bzw. an seinen Hüllen vor ferner das Fibrom, das Lipom, das Chondrom, das Chordom, das Angiom, das Osteom und das Melanom (Chromatophorom).

Fibrome sind selten, aber wichtig als Neurofibrome an den Hirnnerven, besonders am intrakraniellen Verlauf des Acusticus. Sie können eine Teilerscheinung der allgemeinen Neurofibromatose (Recklinghausensche Krankheit) sein.

Lipome sind sehr selten, dann meist in der Gegend des Balkens beobachtet worden.

Chondrome und Osteome sind nicht häufiger.

Das Chordom, das sich von Zellen der Chordaanlage ableitet, kommt ausschließlich am Clivus Blumenbachii vor. Es sitzt hier typisch in der Mitte des Knochens und tritt durch eine enge Öffnung der Dura in die Schädelhöhle, wo es der Vorderfläche des Pons anliegt. Es kommt zwar nach Ribbert in 2% aller Leichen zur Beobachtung; da es aber gewöhnlich Erbsengröße nicht übertrifft und von ganz außerordentlich weicher gallertiger Konsistenz ist, macht es gewöhnlich gar keine Symptome bis auf extrem seltene Fälle, in denen es eine beträchtliche Größe erreicht hatte.

Das Melanom (Chromatophorom) ist von Virchow als primäre Geschwulst der Hirnhäute, von Minelli und Pick der Substanz des zentralen Nervensystems selbst gefunden worden.

Das Angiom ist als Teleangiektasie, als Kavernom und als Angioma arteriale racemosum bekannt, aber in allen Formen selten.

Außer den bindegewebigen Geschwülsten finden sich, aber noch seltener, epitheliale, und zwar können sich Adenome und Carcinome aus

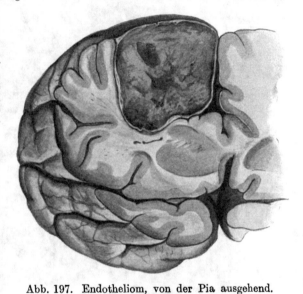

Abb. 197. Endotheliom, von der Pia ausgehend.
Sammlung des Pathologischen Instituts des Krankenhauses Friedrichshain (L. Pick).

dem Ventrikelepithel bilden. Häufiger ist nur das Adenom der Hyphophysis, die gewöhnliche Tumorform an diese Stelle (Abb. 203).

Weiterhin sind nicht so ganz selten die Dermoidcysten, die Cholesteatome und die Teratome (Abb. 200), die ja sämtlich auf embryonale Keimversprengung zurückgehen. Die Cholesteatome verdanken ihren Ursprung der embryonalen Verlagerung von Epidermis in die Pia (Bostroem). Sie finden sich meist an der Basis (Abb. 198) oder in den Ventrikeln und zeigen schon makroskopisch Anhäufungen der bekannten perlmutterartig glänzenden Schuppen.

Metastatische Geschwülste im Gehirn sind nicht gar so selten, besonders Carcinome. Häufiger noch als das Gehirn selbst werden die Hirnhäute davon befallen.

Die Granulationsgeschwülste, Gummata und Tuberkel, sind wieder sehr häufige Formen. Das Gumma geht in der Mehrzahl der Fälle von den Meningen aus. Es erscheint auf dem Querschnitt gegen die Gehirnsubstanz, die es mehr verdrängt als infiltriert, scharf abgesetzt. Sein Lieblingsort ist die Konvexität des Großhirns. In seltenen Fällen kann es Apfelgröße erreichen, bleibt aber meist hinter diesem Umfange zurück. Es zeigt einerseits die Neigung zur Verkäsung, andrerseits zu schwieliger Narbenbildung. Zu erwähnen ist hier noch die gummöse Meningitis der Basis, die unter dem Bilde basaler Tumorbildung verlaufen kann.

Der Solitärtuberkel kann dem Gumma makroskopisch ähnlich sein, weil er mit ihm die Neigung zur Verkäsung teilt. Im Unterschiede von ihm kommt er meist im Kindesalter vor und bevorzugt den Hirnstamm und das Kleinhirn, Gegenden, in denen das Gumma ungewöhnlich ist. Der Tuberkel zeigt ferner die Neigung zu käsig-eitriger Einschmelzung und kann dann den Eindruck eines Abszesses machen, dessen Natur erst durch die bakteriologische Untersuchung aufgeklärt wird.

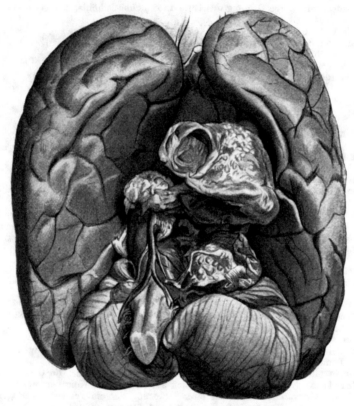

Abb. 198. Cholesteatom der Basis.
Allgemein-pathologische Sammlung der Landauschen Klinik (L. Pick).

Von durch Actinomyces verursachten Granulationsgeschwülsten (Actinomycom) sind ganz wenige Fälle beschrieben (Bollinger).

Durch Hefepilze erzeugte Tumorbildungen sind zuerst von Krönig-Hansemann, seitdem noch in einigen weiteren Fällen beschrieben.

Von den Parasiten des Gehirns wird der Cysticercus, die Finne der Taenia solium, seit der Einführung der Fleischbeschau immer seltener. Noch in den sechziger Jahren des vorigen Jahrhunderts waren ca. $2^0/_0$ der in der Berliner Charité zur Sektion kommenden Leichen mit Cysticerken infiziert, 1900 war dieser Prozentsatz auf $0,15^0/_0$ gesunken. Das Gehirn ist der bei weitem häufigste Sitz des Cysticercus. Derselbe siedelt sich meist in der Rinde, in den Häuten und in dem Ventrikel an. Es kann sich nur eine einzige Blase finden, wie das besonders häufig beim Cysticercus des vierten Ventrikels der Fall ist, gewöhnlich aber finden sich deren mehrere oder viele (Abb. 199). Die einzelne Blase stellt sich am Ende ihrer Entwicklung als ein mit wasserheller Flüssigkeit gefülltes Bläschen dar, meist von Kirschkern- bis Haselnußgröße, an dessen einem Ende, außen durch eine Einziehung kenntlich, die Anlage des späteren Bandwurmkopfes sich befindet. Diese einfache Blase kann nun aber in den Ventrikeln (Abb. 203) und noch mehr in dem Arachnoidealraume der Basis die sonderbarsten Formen annehmen, indem sie durch ein abnormes Wachstum, sich vielfach ausbuchtend und verzweigend, sich mannigfach ausbreitet. Besonders an der Basis hat die Cysticercusblase so die Neigung, sich über die Gefäße hinweg in die Buchten

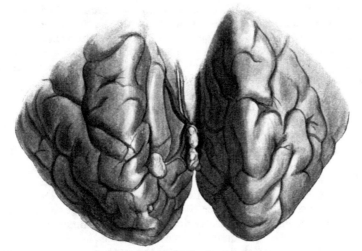

Abb. 199. Multiple Cysticerken.
Präparat der allgemein-pathologischen Sammlung der Landauschen Klinik (L. Pick).

der Basis und in die Spalten des Gehirns hinein vorzuschieben. Die Natur dieser eigenartigen Gebilde als Cysticercus racemosus hat erst Zenker durch Auffindung des Finnenkopfes aufgeklärt. Infolge des Reizes, der durch das Wachstum der Blase gegeben ist, kann es dann zur entzündlichen Wucherung seitens der weichen Hirnhäute und sogar zur Bildung fibröser Massen kommen, die nun die zusammengefallenen Blasen völlig überdecken können, so daß das äußere Bild einer fibrösen oder gummösen basalen Meningitis entstehen kann (basale Cysticerkenmeningitis). Ältere Blasen, sowohl die geschlossenen wie die verzweigten, können verkalken, aber andrerseits können sich auch lebensfähige Blasen jahrzehntelang im Körper halten.

Echinokokken im Gehirn sind in Deutschland ungleich seltener als Cysticerken. Mehrere Fälle sind bekannt, in denen die Echinokokkenblase den Schädelknochen zum Schwund brachten und nach außen durchbrachen (Autotrepanation).

Die nichtparasitären Cysten des Gehirns (mit Ausnahme der Dermoid- cysten) verdanken ihre Entstehung gröberen Zerstörungen des Gehirns, z. B. durch Encephalitis oder Trauma.

Von den Aneurysmen können nur die größeren unter dem Bilde eines Tumors verlaufen. Sie entstehen am häufigsten an den Arterien der Hirnbasis, besonders an der A. fossae Sylvii; ferner kommen sie vor an der Carotis interna selbst, an der A. basilaris und der A. vertebralis usw. Sie können Hühnereigröße und darüber erreichen.

Die Entwicklung größerer Tumoren führt zu oft sehr erheblichen Verdrängungen und Verschiebungen der Hirnteile (Abb. 194, 195), sowie häufig zu Hydrocephalus als Ausdruck des gesteigerten Hirndrucks (s. unter Symptomatologie).

Vorkommen und Ätiologie.

Die Hirntumoren scheinen beim männlichen Geschlechte erheblich häufiger vorzukommen als beim weiblichen. Mehrere Autoren geben an, daß ungefähr zwei Drittel aller Fälle bei Männern beobachtet würden. Was das Alter der betroffenen Personen anlangt, so kann man wohl nur das sagen, daß die Häufigkeit der Hirntumoren nach dem 40. Lebensjahr erheblich abnimmt. Immerhin kommen einzelne Fälle auch im höchsten Alter noch vor. Recht häufig sind die Hirngeschwülste auch bei Kindern, besonders wenn man die Tuberkel mit dazu rechnet.

Über die Ätiologie der Gehirntumoren wissen wir so viel und so wenig, wie über die Ätiologie der Tumoren überhaupt. Es ist daher überflüssig, an dieser Stelle etwa auf die Theorie der Geschwulstentstehung einzugehen. Wie bei allen andren Geschwülsten aber stehen wir auch bei denen des Gehirns fast immer unter dem Eindruck, daß sie die Folge und Ausbildung einer abnormen Anlage sind, daß sie dem Menschen, auch wenn sie erst im späteren Alter zur Entwicklung kommen, als ein unabwendbares Geschick schon in die Wiege gelegt sind. Dabei spielt die Heredität gar keine Rolle. Aber die Entstehung aus abnormer Anlage ist ja ganz deutlich bei den Cholesteatomen und den ihnen verwandten Geschwülsten, und auch bei den Gliomen haben wir bereits auf die Zeichen hingewiesen, welche ähnliches wahrscheinlich machen. Wenn wir aber eine eigentliche Ursache in der Mehrzahl der Fälle doch nicht angeben können, so gewinnt in letzter Zeit die Frage besonders an praktischem Interesse, inwieweit ein Unfall, speziell ein Trauma des Schädels einen Hirntumor im Gefolge haben kann.

Es scheint, als wenn auch in wissenschaftlichem Sinne ein solcher Zusammenhang eines Traumas mit der Entstehung einer Hirngeschwulst nicht von der Hand zu weisen ist. Ein Zusammenhang eines Traumas und einer Geschwulstentwicklung wird ja auch bei Tumoren anderer Organe anerkannt. Freilich sind die Voraussetzungen für den wissenschaftlichen Nachweis der traumatischen Entstehung eines Hirntumors nur in ganz wenig Fällen gegeben. Es sind das vor allem völlige Symptomenfreiheit vor dem Unfall. In den meisten Fällen stellt sich mit Wahrscheinlichkeit heraus, daß das Trauma doch eher eine Folge des Tumors war, etwa beim Hinstürzen infolge eines Schwindelanfalls zustande kam, als daß es die Ursache gewesen wäre. Auch darf natürlich nicht ein allzu langer Zeitraum zwischen Trauma und Tumorentwicklung liegen. Besonders wahrscheinlich ist ein Zusammenhang in den Fällen, in denen der Tumor an der Stelle des Schädeltraumas entstanden war.

Für die praktische Begutachtung bei einer Rentenfestsetzung ist es aber unmöglich, diesen streng wissenschaftlichen Maßstab anzulegen. Der Unfallverletzte hat ein selbstverständliches Interesse, Krankheitssymptome, die etwa vor dem Unfall vorhanden waren, zu verschweigen, und wenn solche sonst nicht mit Sicherheit zu eruieren sind, so ist es nicht möglich, ein Gutachten anders abzugeben, als dahin, daß — da im Prinzip die Entstehung eines Tumors auf Grundlage eines Unfalls möglich ist — auch in dem vorliegenden Falle ein solcher Zusammenhang nicht ausgeschlossen erscheint. Auch wenn übrigens Krankheitssymptome vor dem Unfall nachgewiesen waren, bleibt immer noch die Frage, ob nicht durch den Unfall die Symptome des Tumors eine erhebliche Verschlimmerung erlitten haben. Wir befinden uns also praktisch in der Begutachtung gegenüber der traumatischen Entstehung des Tumors genau in der gleichen Lage wie einer ganzen Reihe von andren Erkrankungen des Nervensystems gegenüber.

Die Krankheitsursache ist natürlich gegeben in den Fällen der tuberkulösen und syphilitischen Granulationsgeschwülste. Der Anlaß zur Entwicklung auch dieser Tumoren im Gehirn oder in andren Fällen der Anlaß zu einer erheblichen Verschlimmerung kann wieder ein Unfall, speziell ein Schädeltrauma sein. Hirntuberkel können klinisch anscheinend die erste Manifestation der Tuberkulose sein; sie gehen aber wohl immer auf die tuberkulöse Erkrankung andrer Organe, insbesondere der Lunge und der Lymphdrüsen zurück. Gummata können bekanntlich erst Jahrzehnte nach der syphilitischen Infektion entstehen, anscheinend aus voller Gesundheit heraus, ohne daß sonst noch Zeichen von Lues klinisch nachzuweisen wären. Auch auf dem Boden hereditärer Lues kommen im Kindesalter oder auch noch zur Zeit der Pubertät Hirngummata vor.

Der Mechanismus der Infektion mit Cysticerkus und Echinococcus kann an dieser Stelle als bekannt vorausgesetzt werden.

Allgemeine Pathologie und Symptomatologie.

Der Tumor selbst ist eine lokal begrenzte Erkrankung des Gehirns, aber in weitaus der Mehrzahl der Fälle führt er zu Folgen, welche, von seinem speziellen Sitz unabhängig, viel mehr von seiner Einwirkung auf das ganze Gehirn und dessen Höhlen abhängig sind. Wir unterscheiden daher die Lokalsymptome von den Allgemeinsymptomen und bemerken hier schon, daß die große Mehrzahl der allgemeinen Symptome die Folge des gesteigerten Hirndrucks, der erhöhten Spannung und der Vermehrung der Cerebrospinalflüssigkeit sind. Die sogenannten Nachbarschaftssymptome kommen dadurch zustande, daß der Tumor, ganz anders wie etwa eine Blutung, je länger er besteht, um so mehr, und im Einzelfall in sehr verschiedenem Grade, auf die Umgebung wirkt, sie durch den von ihm ausgehenden Druck schädigt. Der Druck, der sich vom Tumor aus fortpflanzt, wirkt besonders leicht da schädigend, wo er Gebilde trifft, welche nicht mehr ausweichen können, welche vielmehr dem knöchernen Schädel schon unmittelbar anliegen. Es sind das in erster Linie die Gehirnnerven an der Basis, die daher in der Lehre von den Nachbarschaftssymptomen eine besonders große Rolle spielen.

Der Krankheitsverlauf bei den eigentlichen Hirntumoren, speziell den Gliomen und Sarkomen, ist ein bis zum Tode langsam fortschreitender. Dabei gehen die allgemeinen Symptome den lokalen sehr häufig voran. Das häufigste Anfangssymptom sind die Kopfschmerzen, verbunden nicht selten mit denen des Neurasthenikers nicht unähnlichen Beschwerden. Auch allgemeine epileptische Krämpfe, die sich von denen der genuinen Epilepsie in nichts zu unterscheiden brauchen, können jahrelang den Lokalsymptomen vorangehen, immerhin ist das ein selteneres Frühsymptom. Von den gewöhnlichen ist der gesteigerte Hirndruck mit allen seinen weiter unten zu besprechenden Symptomen, besonders aber der sichtbare Ausdruck des Hirndrucks, die Stauungspapille, häufig ein sehr frühes Zeichen, besonders bei den expansiv wachsenden Tumoren der hinteren Schädelgrube. Absolute

Gesetze sind aber hier in keiner Richtung vorhanden, auf gewisse Regeln wird später aufmerksam gemacht werden. In einer kleineren Gruppe von Fällen treten von vornherein die Lokalsymptome in den Vordergrund, und es gibt natürlich alle Mischungen von lokalen und allgemeinen Symptomen. Die objektiv feststellbaren Lokalsymptome überwiegen natürlich im allgemeinen um so mehr, je wichtiger und — im Bereiche des Großhirns — im besonderen je mehr mit Projektionsfasern ausgestattet das von der Neubildung betroffene Gebiet ist. Nicht selten treten Reizsymptome, bei Tumoren der motorischen Region epileptische Anfälle von Jacksonschen Typus schon im Beginne der Entwicklung auf, und keine andere Erkrankung des Gehirns führt so häufig zu solchen Reizerscheinungen wie die Hirngeschwulst. Ein ganz gleichmäßiges Fortschreiten des Krankheitsverlaufs ist nicht das gewöhnliche. Es können mehr oder weniger langandauernde Exacerbationen, besonders solche der Allgemeinsymptome auftreten, die zum Teil wieder zurückgehen, aber häufig eine dauernde Verschlimmerung zurücklassen. Nur selten treten völlige Intermissionen, die den Anschein der Genesung erwecken, ein. Von den Lokalsymptomen schreiten die Ausfallserscheinungen häufig kontinuierlich fort, während die Reizerscheinungen, z. B. die Jacksonschen Krämpfe, nur in Intervallen auftreten, sich aber zuzeiten häufen können. Ganz akute Verschlimmerungen sind manchmal die Folge einer Blutung in den Tumor oder auch Folge einer plötzlichen Steigerung des Hirndrucks. Die Größe, die ein Tumor haben muß, um Erscheinungen zu machen, ist sehr verschieden. wesentlich von seinem Sitze abhängig. Kirschkerngroße Tumoren der motorischen Region können Krampfanfälle machen, und nicht viel größere in der Umgebung des vierten Ventrikels können sogar schon den Tod bedingen. Andrerseits aber gibt es apfelgroße Geschwülste besonders der weniger wichtigen Teile des Großhirns, aber, wenn auch selten, auch der hinteren Schädelgrube, welche keine Symptome gemacht, wenigstens den Betroffenen in seiner Arbeitsfähigkeit und seinem Wohlbefinden keineswegs gestört haben. In solchen Fällen können dann manchmal aber die Störungen ziemlich plötzlich beginnen und schnell fortschreiten. In seltenen Fällen sind auch größere Tumoren ein Nebenbefund bei der Sektion, natürlich nur dann, wenn sie in den „stummen" Teilen des Großhirns lokalisiert sind. Abgesehen von dem Ort der Neubildung, hängt die Schnelligkeit des Verlaufs ab von der Schnelligkeit des Wachstums, die am größten ist bei den weichen Sarkomen und bei gewissen Gliomen; andre Formen des Glioms wachsen langsamer. Langsam wachsen die Fibrome und manche Endotheliome (Psammome); sie können sogar ebenso wie die Angiome und Enchondrome im Wachstum stille stehen, so daß die Symptome dann stationär werden. Auch die Cysten können natürlich stationär sein, manchmal nur von Zeit zu Zeit Symptome machen. Tuberkel verlaufen im allgemeinen schnell, können aber durch Verkalkung zu klinischer Heilung kommen. Zur Heilung — selten spontan, häufiger durch innere Medikation — gelangen in erster Linie die Gummata. Endlich kann durch die Operation eine Unterbrechung des Verlaufs herbeigeführt werden. Die Dauer des Verlaufs bei den am gewöhnlichsten vorkommenden Gliomen, Sarkomen und Endotheliomen beträgt im Durchschnitt etwa sechs Monate bis zwei Jahre. Es sind aber auch schon Tumoren beobachtet worden, die jahrzehntelang bestanden hatten.

Die parasitären Erkrankungen, d. h. Echinokokken und Cysticerken können ganz in der gleichen Weise verlaufen, wie die echten Tumoren.

Häufiger wohl als diese bleiben sie stationär. Cysticerken können, wie oben schon bemerkt, zur Verkalkung kommen und bilden dann, wenn sie nicht an besonders wichtiger Stelle sitzen, einen zufälligen Sektionsbefund, nachdem sie im Leben manchmal keine, manchmal auch vorübergehende Symptome gemacht haben.

Auch das Aneurysma kann wie ein echter Tumor verlaufen und allmählich zum Tode führen. In vielen Fällen tritt derselbe durch eine Ruptur ein. In andren Fällen ist Heilung durch Organisation des Aneurysmas beobachtet, manchmal allerdings erst dann, wenn das Aneurysma durch seine Ausdehnung zu dauernden Defekten des Gehirns geführt hatte.

In weitaus der Mehrzahl der Fälle ist der schließliche Ausgang der Gehirngeschwulst der Tod. Er erfolgt gewöhnlich im tiefen Koma, nachdem alle Stadien der Bewußtseinstrübung bis hierhin durchlaufen worden sind. Die lebenswichtigen Zentren des verlängerten Marks versagen allmählich, wesentlich unter dem Einfluß des vermehrten Hirndrucks; die Atmung wird ungenügend, kann schließlich den Cheyne-Stokesschen Typus zeigen, das Vaguszentrum wird gelähmt, das Schlucken ist erschwert, teils durch die direkte Schädigung seiner bulbären Zentren, teils durch die Benommenheit, welche zum Verschlucken Veranlassung gibt. So kann sub finem Pneumonie entstehen, und auch die Erschöpfung infolge der enormen Schmerzen wie die Unmöglichkeit genügender Ernährung angesichts des Erbrechens und der Schluckstörung können den Tod beschleunigen.

In einer Minderzahl der Fälle tritt der Tod plötzlich ein, besonders häufig, aber nicht ausschließlich, bei Geschwülsten der hinteren Schädelgrube, die plötzlich das Atemzentrum durch Druck lähmen können. Dasselbe kann jedoch auch eine plötzliche Steigerung des allgemeinen Hirndrucks ohne lokale Affektion der hinteren Schädelgrube, z. B. bei Stirnhirntumoren, bewirken. In seltenen Fällen kann eine starke Blutung aus dem Tumor, besonders wenn sie in den Ventrikel durchbricht, ein schnelles Ende herbeiführen. Ein Solitärtuberkel führt häufig durch Infektion der Hirnhäute zu einer tuberkulösen Meningitis und durch deren Vermittlung zum Tode.

Nach dieser Schilderung des allgemeinen Verlaufs ist zweckmäßig zunächst die Pathologie der Allgemeinsymptome zu besprechen.

Der bei weitem größte Teil der Allgemeinsymptome ist die Folge des gesteigerten Hirndrucks, d. h. der erhöhten Spannung der Cerebrospinalflüssigkeit, die wohl fast immer auch mit einer Vermehrung derselben einhergeht und zur Ausbildung eines Hydrocephalus internus führt. Wir sehen außer der Erweiterung der Ventrikel dann bei der Autopsie die Windungen des Gehirns abgeplattet, die Furchen verstrichen, die Venen der Pia erscheinen gestaut, die Gehirnsubstanz selbst dabei häufig anämisch. Bei der operativen Freilegung des Gehirns sieht man dasselbe, und vorher noch bemerkt man meist, daß die stark gespannte Dura nicht pulsiert. Bei der Sektion erscheinen meist die Hirnnerven durch den Druck abgeplattet. Bei Kindern kann der Hirndruck sich auch in einer Auseinanderdrängung der noch nicht fest verwachsenen Schädelknochen äußern. In einzelnen Fällen wurde beobachtet, daß der Liquor sich einen Weg durch das Siebbein gebahnt hat, und daß dann ein dauerndes Ausfließen desselben durch die Nase die Folge war.

Wie ein in einem oft sehr beschränkten Gebiete des Gehirns sich entwickelnder Tumor zu einer allgemeinen Erhöhung der Spannung der Cerebrospinalflüssigkeit führen kann, ist noch nicht ganz aufgeklärt. Die Raumbeschränkung allein ist jedenfalls nicht der Grund; denn im Experiment können wir große Mengen von Wachs oder dgl. unter die Dura bringen, ohne daß es zu einem allgemeinen Hirndruck kommt. Die Folge davon ist nur die, daß das Gehirn lokal komprimiert und geschädigt wird. Man muß daher annehmen, daß es zur Erzeugung des Hirndrucks der immerwährend wirkenden Ausdehnungstendenz des wachsenden Tumors bedarf, von welchem aus der Druck durch das Gehirn hin fortgepflanzt wird. Die wachsende Spannung des Liquors würde dann entweder Folge einer vermehrten Produktion oder wohl noch mehr einer verschlechterten Resorption der Cerobrospinalflüssigkeit sein.

Wie weiter die Wirkung des gesteigerten Druckes der Cerebrospinalflüssigkeit (oder auch die direkte Druckwirkung des Tumors) auf das Gehirngewebe zu denken ist, ist eine alte Streitfrage. v. Bergmann hat die Vorstellung vertreten, daß der Hirndruck nur unmittelbar durch Erzeugung capillärer Anämie die Funktionen des Nervensystems beeinflussen könne, da das Gehirn innerhalb der starren Schädelwände als inkompressibel anzusehen sei, ein Druck nur durch Auspressen der Gefäße eine Wirkung äußern könne. Demgegenüber ist von Albert u. a. geltend gemacht worden, daß es gleichgültig sei, ob in physikalischem Sinne das Gehirn kompressibel sei, es genügt, wenn unter dem Einflusse eines Druckes seine Teile sich gegeneinander verschieben, seine Windungen sich abplatten können, wie wir es unmittelbar bei der Sektion von Tumorkranken und Hydrocephalen sehen, so daß man annehmen muß, daß der Zusammenhang der elementaren Teile schwer geschädigt ist. Es ist daher wohl anzunehmen, daß auch die direkte Schädigung der Hirnsubstanz bei der Entstehung der sog. Hirndrucksymptome eine Rolle spielt neben der Erschwerung der Zirkulation, die unzweifelhaft auch mitwirksam ist. Diese letztere besteht zunächst, wie Cushing das durch direkte Beobachtung des Gehirns mittels eines in den Schädel eingesetzten Glasfensters festgestellt hat, in einer Kompression der Venen, in welchen der geringste Druck herrscht, und die also eine Stauung bedeutet. Schreitet dann die Steigerung des Hirndrucks noch weiter fort, so kommt es zur Auspressung des Blutes aus den Capillaren und zu Anämie. Wie Kocher und Cushing betonen, erfolgt nun während eines gewissen Stadiums des Hirndruckes durch diese Anämie eine Erregung des Vasomotorenzentrums in der Medulla oblongata, welches mit Erhöhung des arteriellen Druckes antwortet, der die Capillaranämie überwindet. Die Folge davon aber ist dann, daß die Erregung des Vasomotorenzentrums wieder aufhört, der Blutdruck wieder fällt, die Hirngefäße wieder anämisch werden; dieses Spiel kann sich sehr lange fortsetzen, so lange, bis der Cerebrospinaldruck eben die Gefäße mit solcher Kraft zusammenpreßt, daß das Vasimotorenzentrum nichts mehr dagegen ausrichten kann. Der arterielle Blutdruck arbeitet also gegen den Hirndruck, und dieser Tatsache entspricht es auch, wie Naunyn im Experiment nachgewiesen hat, daß eine Erniedrigung des Blutdruckes das Eintreten der Hirndrucksymptome beschleunigt.

Besonders stark kann der Hydrocephalus bei Tumoren des Kleinhirns sein. Als Ursache nimmt man an, daß durch die Kompression der Vena magna Galeni, welche das Blut aus den Plexus choriodei in den Sinus rectus leitet, eine venöse Stauung und besonders schlechte Bedingungen für die Resorption des Liquors geschaffen würden. Von den in der Substanz der Brücke sich entwickelnden Tumoren ist es dagegen bekannt, daß sie fast immer erst sehr spät oder gar nicht zum Hirndruck führen.

Seit der Einführung der Lumbalpunktion durch Quincke haben wir ein Mittel, um den Hirndruck unmittelbar zu messen. Während der Druck, im Liegen gemessen, in der Norm etwa 120 mm Wasser beträgt, kann er beim Hirndruck Werte von 1000 mm Wasser und darüber erreichen. Werte bis 200 liegen wohl noch im Bereiche des Normalen. Werte von da bis 250 sind recht verdächtig, Werte darüber wohl sicher pathologisch. Daß natürlich mit der Feststellung des Hirndrucks noch nicht die des Hirntumors gemacht ist, bedarf wohl kaum einer Bemerkung. Der Hirndruck kann auch durch Ventrikelpunktion festgestellt werden.

Die Verlegung des Aquaeductus Sylvii durch in seiner Umgebung sitzende Geschwülste muß die Kommunikation zwischen den Ventrikeln behindern, es kann dann vorkommen, daß die Lumbalpunktion entweder

von vornherein einen geringen oder einen bei Ablassen geringer Mengen von
Flüssigkeit schnell abnehmenden Druck zeigt, während die Ventrikelpunktion
erheblichen Druck und erhebliche Flüssigkeitsmengen ergibt.

Der unmittelbare Ausdruck des Hirndrucks ist die Stauungspapille,
von deren Bedeutung wir die Kenntnis Gräfe verdanken. Wir halten es
für sicher, daß im Sinne der Schmidt-Manzschen Theorie der mechanische
Einfluß des Hirndrucks zur Erzeugung der Stauungspapille durchaus genügt.

Da die Scheide der Sehnerven sich in die Arachnoidea fortsetzt, so wird bei
steigendem Hirndruck die Cerebrospinalflüssigkeit gegen die Lamina cribrosa gedrängt,
diese wird ödematös und buchtet sich vor, wodurch dann weiter eine Kompression und
Stauung der Vena centralis retinae hervorgerufen werden kann.

Für die mechanische Theorie spricht besonders auch das Vorkommen
einseitiger Stauungspapille, die nur durch eine lokale Einwirkung des Druckes
auf die Lymphgefäße des einen Auges zu erklären ist. Daß andrerseits eine
Neuritis optica durch rein chemische Einflüsse zustande kommen kann, lehrt
ihr Vorkommen bei Polyneuritis und einer Reihe andrer Erkrankungen. Aber
beim Tumor kommt diese Entstehung aus chemischer Ursache wohl nicht
in Betracht.

Da aber immerhin so die Neuritis optica nicht in allen Fällen Ausdruck
eines Hirndrucks zu sein braucht, so ist das Verhalten des meßbaren Hirndrucks neben der Neuritis optica immer von besonderer Wichtigkeit. Ist
die Neuritis optica die Folge eines gesteigerten Hirndrucks, so werden wir
diesen in allen Fällen auch durch die Lumbalpunktion feststellen können.
Manchmal geht die Steigerung des Hirndrucks der Stauungspapille auch
deutlich voran. Eine ausgesprochene Papillitis ohne Hirndruck muß darauf
hinweisen, daß hier eine andere Erkrankung als Hirntumor vorliegt. Nur
bei Sitz des Tumors derart, daß er einen Druck auf die Lymphgefäße des
Opticus selbst ausübt, könnte einmal dieser Fall auch bei Bestehen eines
Tumors eintreten, dürfte jedoch tatsächlich bisher noch nicht festgestellt sein.

Die Stauungspapille ist an und für sich rückbildungsfähig, derart, daß
nach einigen Monaten kaum noch eine Abnormität mit dem Augenspiegel
aufzufinden ist. Diese Rückbildung tritt aber nur in den seltenen Fällen
ein, in denen es zur Heilung des Grundleidens, oder wenigstens zum Verschwinden des Hirndrucks kommt. Sonst bildet sich früher oder später,
manchmal ziemlich schnell, eine neuritische Atrophie aus, welche dann nicht
mehr reparabel ist.

Sehstörungen können bei dem Bestehen von Stauungspapille lange Zeit
vermißt werden. Gröbere Sehstörungen, die häufig bis zu völliger Blindheit
fortschreiten, werden dagegen beobachtet, wenn die Atrophie eintritt.

Man hat sich die Frage vorgelegt, ob der Stauungspapille analoge Vorgänge durch den Hirndruck auch bei anderen Hirnnerven vorkämen,
und es ist das auch z. B. für den Acusticus behauptet worden (Stauungslabyrinth). Sicher ist wohl nur, daß Schädigungen der Hirnnerven durch
den Hirndruck herbeigeführt werden können, die zu einer Verminderung
oder Aufhebung ihrer Funktion Veranlassung geben; ob der Mechanismus
dabei ein ähnlicher ist, wie bei der Stauung im Opticus, ist jedoch zweifelhaft, viel wahrscheinlicher, daß es sich um die Folgen einfacher Kompression
handelt. Wichtig ist, daß auch auf die Rückenmarkswurzeln der Hirndruck schädigend einwirken kann. Die häufigste der hierdurch hervor-
gebrachten Störungen ist das Fehlen oder die Abschwächung der Sehnenreflexe durch Schädigung der hinteren Wurzeln, die sich in einer mehr oder

weniger erheblichen Degeneration dieser, bzw. der Hinterstränge kundgibt. Wesentliche andere Störungen außer dem Fehlen der Sehnenreflexe, etwa Ataxie, pflegen aber dabei nicht vorzukommen. Auch motorische Lähmungen, z. B. im Peroneusgebiet, kommen gelegentlich einmal als Folge einer Schädigung der vorderen Wurzeln zur Beobachtung.

Der Ausdruck der allgemeinen Störung in den Funktionen der Hirnrinde, welche durch den Hirndruck bedingt wird, ist die Benommenheit, der für den Allgemeinzustand des Tumorkranken charakteristische psychische Zustand. Von einem leichten Gefühl der Schwerbesinnlichkeit und Dumpfheit, das dem Kranken zunächst noch mehr subjektiv zum Bewußtsein kommt, als daß es, besonders bei einmaliger Untersuchung, besonders auffiele, von diesen leichtesten Störungen also bis zum tiefsten Sopor, in welchem alle bewußten Reaktionen fehlen, Stuhl und Urin unwillkürlich abgeht, finden sich alle Grade. Sehr gewöhnlich ist schon im Beginn der Erkrankung eine große Schlafsucht. Daß außer der Benommenheit noch andre Formen psychischer Störung, die beim Hirntumor vorkommen, und die auch noch erwähnt werden sollen, durch den Hirndruck ausgelöst werden, ist möglich, aber nicht ganz erwiesen. Schwerere Grade von Hirndruck machen immer Benommenheit.

Nicht ganz selten sind mehr oder weniger plötzliche Anfälle von Bewußtlosigkeit, die durch Schwindelerscheinungen eingeleitet werden können. Unter dem Wort „Schwindel" verbergen sich allerdings eine ganze Reihe, keineswegs einheitliche, subjektiver Symptome, das Schwarzwerden vor den Augen, rudimentäre Ohnmachten, leichte Zustände von Benommenheit, Unsicherheit auf den Füßen, alles das wird von den Kranken als Schwindel bezeichnet. Der echte Drehschwindel ist als Allgemeinsymptom selten.

Die Kopfschmerzen, das fast regelmäßige Symptom des Hirntumors sind mit sehr großer Wahrscheinlichkeit bedingt durch die Wirkung des Hirndrucks nicht auf die Hirnsubstanz, sondern auf die Hirnhäute, und zwar im besonderen die Dura, die durch den Hirndruck gedehnt und gezerrt wird, und die bekanntlich gegen Einflüsse aller Art außerordentlich empfindlich ist. Der Kopfschmerz beim Hirntumor ist in seinen höheren Graden dumpf, bohrend, überwältigend heftig, genau nicht zu lokalisieren, wenngleich sehr häufig das Überwiegen auf einer Seite, nicht selten auch in der Stirn und im Hinterkopf angegeben wird. Plötzliche Steigerung des Kopfschmerzes sind meist von einer Zunahme der Benommenheit begleitet. Daß der Kopfschmerz in der Mehrzahl der Fälle vom Hirndruck abhängig ist, beweist die Tatsache, daß man ihn durch Verminderung des Druckes mittels Lumbalpunktion meist für einige Zeit erheblich lindern oder beseitigen kann. Es ist selbstverständlich, daß, worauf noch später eingegangen wird, ein Tumor auch durch direkte Reizung oder Spannung der Dura an umschriebener Stelle, unabhängig von dem allgemeinen Hirndruck Kopfschmerzen machen kann.

Neben dem Kopfschmerz und der Benommenheit sind klassische Allgemeinsymptome des Hirntumors in erster Linie noch die Pulsverlangsamung und das Erbrechen. Allgemeinsymptome sind sie insofern, als auch sie vom Hirndruck abhängig sind; aber zum Unterschiede von der Benommenheit sind sie bedingt durch die lokale mechanische Reizung, welche der Hirndruck an umschriebener Stelle, nämlich auf die Gebilde am Boden des vierten Ventrikels ausübt. Hier wird das Herzvaguszentrum gereizt, das den Herzschlag verlangsamt, und das Brechzentrum, das im wesentlichen durch den Vagus, aber auch durch den Splanchnichus auf den Magen wirkt, und außerdem bekanntlich noch die Bauchpresse in der für den Brechakt charakteristischen Weise in Tätigkeit setzt. Das Erbrechen des Tumorkranken ist von der Nahrungsaufnahme fast unabhängig; befindet sich Speise im Magen, so wird sie natürlich ausgebrochen, sonst besteht das Erbrochene nur aus Schleim mit galligen Beimengungen. Die Zunge braucht nicht belegt, der Appetit kann leidlich erhalten sein.

Singultus und häufiges Gähnen sind seltenere Allgemeinsymptome des Hirntumors, die wie die vorgenannten auf der Reizung der in der Medulla oblongata gelegenen Zentren durch den Hirndruck beruhen. Respirationsstörungen waren als finale Symptome schon erwähnt, können aus gleicher Ursache aber auch vorübergehend vorkommen.

Auch Diabetes mellitus und Diabetes insipidus kann ohne lokalen Druck eines Tumors auf die betreffenden Zentren am Boden des vierten Ventrikels, nur durch die Wirkung des Hirndrucks auf diese, gelegentlich zur Entstehung kommen.

Die Genese der bisher behandelten Symptome des gesteigerten Hirndrucks ist leicht zu erklären. Sie beruhen auf der Einwirkung dieses Druckes entweder auf das gesamte Gehirn und seine Häute, oder auf einzelne Teile des Gehirns, die infolge ihrer Lage und vielleicht infolge einer besonders leichten Erregbarkeit gegen die Wirkungen dieses allgemeinen Hirndrucks ganz besonders empfindlich sind, wie eben die Zentren des verlängerten Marks.

Nun gibt es aber noch andre Schädigungen durch den allgemeinen Hirndruck, welche darum so schwer zu erklären sind, weil sie nur in einer Anzahl von Fällen auftreten, und weil sie von Fall zu Fall verschieden sind. Es kann nämlich als feststehend betrachtet werden, daß der Hirndruck gelegentlich fast jedes Lokalsymptom erzeugen kann, ohne daß doch auch bei der Autopsie ein Grund dieser lokalen Schädigung, die ja offenbar vorgelegen haben muß, einzusehen wäre. Man kann also von lokalisierten Symptomen des allgemeinen Hirndrucks sprechen, wenn wir auch nicht sagen können, warum der Hirndruck in einem Fall die Lähmung eines Hirnnerven, im andren eine Jacksonsche Epilepsie, im dritten überhaupt kein lokalisiertes Symptom gemacht hat. Daß diese Symptome nicht auf unberechenbaren Fernwirkungen eines Tumors zu beruhen brauchen, geht mit Sicherheit aus solchen Fällen hervor, in welchen ein vermehrter Hirndruck aus andrer Ursache als durch Tumor erzeugt war. Nur in der Minderzahl der Fälle gibt für diese lokalisierten Symptome des allgemeinen Hirndrucks eine Lokalisierung des Hirndrucks, bzw. des Hydrocephalus selbst auf eine Hirnseite oder einen Hirnventrikel, oder eine lokale Meningitis eine genügende Erklärung. Sie müssen also wohl durch die Konfiguration des Schädels, durch die mehr oder weniger große Nachgiebigkeit der schützenden Hüllen, oder durch individuelle Verschiedenheit der Gefäßversorgung bedingt sein. In der Mehrzahl der Fälle bestehen diese lokalisierten Symptome des allgemeinen Hirndrucks in einer Parese oder der Lähmung eines der basalen Hirnnerven, z. B. des Abducens oder des Oculomotorius usw.; gewöhnlich sind diese Wirkungen einseitig. Ferner kommen vor Jacksonsche Krämpfe, also lokale Reizung einer motorischen Zone durch den Hirndruck, hemiplegische Störungen, Aphasie und besonders häufig noch cerebellare Störungen. Wenn nun solche lokale Störungen durch den Hirndruck zustande kommen können, in Fällen, in denen überhaupt kein Tumor besteht, so können sie es natürlich auch, wenn ein Tumor da ist; so sind also in, wenn auch nicht allzu häufigen, so doch nicht gerade seltenen und praktisch wichtigen Fällen, Lokalsymptome vorhanden, welche mit dem Tumor nichts zu tun haben, sondern nur lokalisierte Störungen des durch ihn hervorgerufenen Hirndrucks sind.

Endlich ist vom Hirndruck das wichtig zu wissen, daß er in den meisten Fällen keine konstante und auch keine gleichmäßig zunehmende Größe darstellt, sondern daß er zeitweise — für Stunden oder Tage — erhebliche Zunahmen erfahren kann, die sich auch durch die Lumbalpunktion objektiv feststellen lassen. Diese Steigerungen geben sich dann kund durch die Zunahme der vom Hirndruck abhängigen Symptome, die Kopfschmerzen nehmen zu, die Benommenheit vertieft sich, die Pulsverlangsamung — die als dauernde Störung überhaupt sehr selten ist — wird deutlicher usw. Auf der Höhe dieser Schwankungen des Hirndrucks treten dann auch häufig dessen lokalisierte Folgen auf, von denen soeben die Rede war, und die dann entweder dauernd bestehen bleiben oder wieder rückgängig werden können. So gibt es eine vorübergehende Amaurose, welche durch die Kompression erklärt wird, die das Chiasma und die Tractus optici durch den Druck vom dritten Ventrikel aus erleiden.

So weit über die Symptome, die von der Steigerung des Hirndrucks abhängig sind.

Weniger wichtig sind diejenigen, welche, sei es von einer schlecht definierbaren mechanischen Reizung, die ein Tumor naturgemäß auf den Schädelinhalt ausübt, abhängig sind, oder möglicherweise auch durch chemische Stoffwechselprodukte des Tumors erklärt werden können. Dazu rechnen wir die allgemeinen epileptischen Krämpfe, die, wie schon bemerkt, allen andren Tumorsymptomen lange Zeit vorausgehen können. Vielleicht kommen sie besonders häufig bei multiplen Tumoren vor; so können multiple Cysticerken ganz unter dem Bilde einer sich über Jahrzehnte erstreckenden Epilepsie ohne Symptome gesteigerten Hirndrucks verlaufen.

Nicht notwendig und nicht immer durch Vermittlung eines allgemeinen Hirndrucks zu erklären sind ferner eine Reihe psychischer Störungen, die bei Hirntumoren zur Beobachtung kommen, zornmütige Reizbarkeit, melancholische Verstimmungen, Zustände leichter Hypomanie, sehr selten Wahnbildungen, alle diese natürlich nicht in Form einer geschlossenen Psychose. Häufig sind vorübergehende delirante Zustände, selten die Ausbildung des Korsakowschen Symptomenkomplexes. Ob eine psychische Erkrankung Lokalsymptom eines Tumors sein kann, wird bei Besprechung der Stirnlappengeschwülste erörtert werden. Schließlich sei bemerkt, daß sich hysterische Symptome den eigentlichen Tumorsymptomen auflagern können.

Was nun weiter die allgemeine Kennzeichnung der Lokalsymptome des Tumors anlangt, so entsprechen sie natürlich im großen und ganzen den Tatsachen, welche die Erforschung der Hirnlokalisation aufgedeckt hat. Hat doch zu dieser Erforschung auch die Beobachtung des Verlaufes von Hirngeschwülsten beigetragen. Aber im allgemeinen sind doch die lokalen Symptome des Hirntumors sehr viel schwerer zu beurteilen als die anderer lokaler Hirnerkrankungen. Denn Blutung und Erweichung wirken zwar auch immer nicht nur genau an der Stelle ihres Entstehens, sondern auch noch auf die Nachbarschaft des unmittelbar zerstörten Gebietes; sie können sogar vorübergehend zu schweren Allgemeinerscheinungen führen, aber immer kann man sich doch darauf verlassen, daß diejenigen Herdsymptome, die im Mittelpunkte des klinischen Bildes stehen, auch dem Hauptsitze der Erkrankung entsprechen, und daß diejenigen Hirnregionen, in denen wir die etwa erhaltenen Funktionen zu lokalisieren haben, auch anatomisch intakt sind. Die Entwicklung, die Art des Wachstums der Tumoren, sowie die Mischung mit den oben beschriebenen Allgemeinsymptomen bedingt es, daß wir uns der gleichen Sicherheit beim Tumor nicht zu erfreuen haben, und daß wir uns nach zwei entgegengesetzten Richtungen hin täuschen können. Einerseits kommt es vor, daß nicht nur kleine, sondern auch recht große Tumoren keine oder nur ganz geringe Symptome machen, weil sie das Gehirn entweder nur verdrängen, oder wenn es sich um infiltrierende Formen handelt, weil in ihrem Bereich noch Nervensubstanz funktionstüchtig bleibt. Es ist außerordentlich überraschend zu sehen, welche Deformationen und Verlagerungen auch lebenswichtiger Teile des Gehirns, z. B. des verlängerten Marks, durch Tumor manchmal verursacht werden, ohne daß wesentliche Störungen in der Funktion dieser Teile hervorgetreten wären. Besonders ist das der Fall, wenn es sich um sehr langsam wachsende, womöglich schon von früher Jugend an bestehende Geschwülste handelt, und das Gehirn so allmählich sich den abnormen Verhältnissen hat anpassen können. Gerade darum beweisen auch negative Befunde bei Tumor häufig nichts für die physiologische Lokalisation der Gehirnfunktionen.

Entgegengesetzt wirkt die andre Eigenschaft des Tumors, daß sich nämlich seine Wirkung häufig weit über seinen eigentlichen Sitz hin erstreckt. Nicht nur findet sich um gewisse Tumoren herum eine Erweichungszone, sondern der Tumor schädigt durch den Druck, den er ausübt, in mehr oder weniger großem Umfange die Funktionen benachbarter Gehirnteile. Diese Nachbarschaftssymptome sind wohl im allgemeinen bei sonst gleichen Verhältnissen um so ausgeprägter, je größer der allgemeine Hirndruck ist, zu dessen schädigenden Wirkungen sich die vom Tumor selbst ausgehenden dann noch lokal hinzuaddieren. Die Nachbarschaftssymptome können sich entweder auf die dem Tumor angrenzenden Teile des Gehirns, sowohl auf die graue, wie auch die weiße Substanz erstrecken, wie auch die Hirnnerven betreffen. Wenn nun, wie oben bemerkt, der Tumor an der Stelle seines Sitzes, gar nicht so besonders ausgesprochene Symptome zu machen braucht, so erhalten die Lokalsymptome durch die ausgedehnten Nachbarschaftssymptome dann häufig etwas Diffuses, im allgemeinen aber sind doch auch die Nachbarschaftssymptome hinweisend auf den Sitz des Tumors, besonders in den Fällen, in denen der Tumor selbst in den sog. stummen Teilen des Gehirns sitzt. Von welcher Richtung aus diese Nachbarschaftswirkung ihren Ausgang nimmt, kann man freilich aus dieser selbst nie folgern. Eine Nachbarschaftsstörung der motorischen Zone kann ebensogut in einem Tumor des Stirnlappens als des Schläfenlappens ihren Grund haben. Besonders wichtig sind auch als Nachbarschaftssymptome wieder die Störungen im Bereiche der Hirnnerven, weil sie manchmal sehr früh auftreten.

In allerdings sehr seltenen, aber immerhin erwähnenswerten Fällen können sich die Druckwirkungen eines Tumors derart geltend machen, daß die unmittelbar benachbarten Gebiete verschont, entferntere betroffen werden. So kann ein Tumor der linken hinteren Schädelgrube hauptsächlich oder ausschließlich die Hirnnerven der rechten Seite durch seinen Druck schädigen. In ähnlicher Weise sind wohl auch die Fälle homolateraler Hemiplegie, d. h. z. B. rechtsseitiger Lähmung bei Tumor der rechten Hemisphäre zu erklären, dadurch, daß infolge der Verschiebung der intrakraniellen Teile unter dem Druck des Tumors der entgegengesetzte Pedunculus am meisten leidet.

Abgesehen von dem Ausdehnungsbereich unterscheiden sich die Lokalsymptome des Hirntumors in ihrer Art noch besonders dadurch von den

Lokalsymptomen andrer Hirnerkrankungen, daß sie ganz besonders häufig und zu ganz besonders schweren Reizerscheinungen führen. Infolge der mechanisch erregenden Einwirkung der Neubildung. Am auffallendsten sind diese Reizerscheinungen im Gebiete der motorischen Zone, von welcher aus sie dann in Form epileptischer Anfälle von Jacksonschem Typus zur Erscheinung kommen. Ferner können auch sensible und sensorische Reizerscheinungen auf dem Gebiete aller Sinne durch Reizung von deren corticaler Vertretung bewirkt werden. Dabei kann ein Wechsel von Reiz- und Ausfallsymptomen bestehen. Reizung der Hirnnerven selbst, die sich an den motorischen in Form von Muskelzuckungen, an den sensiblen in Form von Parästhesien und Schmerzen kundgibt, kommt naturgemäß besonders bei den basalen Erkrankungen vor.

Spezielle Diagnostik und Symptomatologie.

In diesem Abschnitt soll die Differentialdiagnose des Hirntumors und dann die lokale Diagnostik dargestellt werden.

Die Stellung der Diagnose „Tumor". Entsprechend der Einteilung der Tumor-Symptome in lokale und allgemeine kann man zwei Gruppen von Kranken unterscheiden, solche, bei welchen die Allgemeinsymptome vorherrschen oder allein vorhanden sind, und solche, in denen die Lokalsymptome entweder das Bild beherrschen oder doch wenigstens in ausgesprochenem Maße vorhanden sind.

Wie im vorigen Abschnitt dargelegt, beruhen die Allgemeinsymptome des Tumors fast alle auf dem gesteigerten Hirndruck; es handelt sich also in einer großen Gruppe von Fällen darum, und überhaupt muß in jedem Falle bei Tumorverdacht die Aufmerksamkeit sich darauf richten, den Hirndruck festzustellen. Von seinen Folgezuständen ist das Häufigste der Kopfschmerz. Der Tumorkopfschmerz in seinen geringeren Graden hat nichts Charakteristisches, und auch in seinen höheren Graden ist er durch seine Art niemals mit Sicherheit von anders bedingtem Kopfschmerz, z. B. bei Migräne, bei Urämie zu unterscheiden. Daher ist die erste, heute vom Neurologen auch wohl allgemein befolgte Regel, jeden Menschen, der sich mit Kopfschmerzen vorstellt (wie eigentlich zwar überhaupt jeden Nervenkranken) zu augenspiegeln. Bei der Häufigkeit der Kopfschmerzen und der verhältnismäßigen Seltenheit der Tumoren genügt ja meist ein Blick auf die Papille, um sich von dem Fehlen einer Neuritis optica zu überzeugen, und diese kleine Mühe belohnt sich, da das Fehlen einer Neuritis optica einen Tumor, wenn auch nicht ausschließt, so doch immerhin unwahrscheinlich macht. Die Fälle, in denen der Kopfschmerz wirklich das einzige Tumorsymptom ist und sowohl Stauungpapille wie Lokalsymptome fehlen, sind eben zunächst nicht zu diagnostizieren.

Praktische Regel ist beim Augenspiegeln, wenn irgend möglich, zunächst ohne künstliche Erweiterung der Pupille mit Atropin oder Homatropin auszukommen. Ist das Bild zweifelhaft, wird man sie natürlich anwenden; man soll sich aber vorher genau von der Beschaffenheit und der Reaktion der Pupillen auf Licht überzeugen. Es ist das in mehrfacher Hinsicht, besonders ja für die Differentialdiagnose der Lues von ausschlaggebender Bedeutung, und die Wirkung auch des Homatropins dauert doch häufig erheblich länger, als man es im allgemeinen anzunehmen gewohnt ist. Da die Kunst zuverlässiger Pupillenuntersuchung erfahrungsgemäß nicht sehr verbreitet ist, so kommt auch dann der hinzugezogene Neurologe in solchen Fällen manchmal in die Lage, sich wegen vorangegangener Atropinisierung nicht mit Sicherheit aussprechen zu können.

Wenn nun in einem Falle, gleichgültig, ob der Kopfschmerz oder sonst ein Symptom uns zunächst auf die Feststellung der Neuritis optica geleitet hat, diese Feststellung geschehen ist, kommt die ausgebildete Stauungspapille, d. h. die Hervorwölbung des Sehnervenkopfes sicherlich nur in extrem seltenen Fällen anders als durch gesteigerten Hirndruck bedingt vor. Ein bloßes Verwaschensein und eine Stauung in den Retinalvenen aber kommt bei multipler Sklerose, bei Encephalitis doch häufiger vor, und schließlich muß man daran denken, daß auch die einfache Chlorose, die multiple Neuritis und die Urämie Bilder erzeugen können, welche von den bei Tumor vorkommenden nicht zu unterscheiden sind. Sollte die Entscheidung in solchen Fällen aus Gründen, die in den Symptomen dieser anderen Erkrankungen selbst liegen, nicht gegeben werden können, und dabei doch dringlich sein, so ist die Lumbalpunktion zu machen (unter den Kautelen, die im Abschnitt über die Therapie erwähnt werden). Es wird das immerhin nur in einer Minderzahl von Fällen dringend notwendig, wenn auch in recht vielen erwünscht sein.

Eine Neuritis optica, bei der die Lumbalpunktion einen erhöhten Hirndruck nicht ergibt (vgl. oben) muß im höchsten Grade auf eine der andren genannten Ursachen der Neuritis optica verdächtig sein. Wenigstens ist es wohl sicher, daß bei Chlorose, bei multipler Sklerose, bei multipler Neuritis Hirndruck nicht vorkommt; bei Urämie scheint er zuweilen, aber nur vorübergehend vorhanden zu sein.

Diejenigen Fälle, in denen nun die häufigsten und auch die praktisch bedeutungsvollsten Schwierigkeiten entstehen, sind die, in welcher das Bestehen eines Hirndrucks zweifellos feststeht, in denen unter Umständen alle die im vorigen Abschnitt genannten Folgen gesteigerten Hirndrucks vorhanden sind, in denen aber keine oder nur sehr geringe Lokalsymptome bestehen.

Zunächst handelt es sich natürlich darum, auch die kleinsten Zeichen irgendeiner lokalen Affektion des Gehirns herauszufinden, weil diese ja auch als Nachbarschaftssymptome so wertvolle Hinweise auf den Sitz des Tumors geben können. Am wichtigsten bleiben natürlich hier die Ausfallsymptome von seiten der motorischen Region oder der von ihr ausgehenden Bahnen, als welche wir hier nur kurz aufzählen den Babinskischen Zehenreflex, den Oppenheimschen, den Mendel-Bechterewschen Reflex, das Babinskische Mouvement associé du tronc et de la cuisse, sowie den P. Marieschen gekreuzten Adductorenreflex, endlich einseitiges Fehlen des Bauchdecken- oder Cremasterreflexes. Über den Wert dieser Symptome für die Diagnostik muß in einem früheren Kapitel gehandelt worden sein. Häufig ist nur ein einziges von ihnen vorhanden, aber jedes einzige ist beweisend für eine Affektion der motorischen Bahn und kann also geeignet sein, den Verdacht z. B. auf einen Stirnhirntumor zu lenken, der eben beginnt, die Gegend der Zentralwindungen zu affizieren, oder auf einen basalen Tumor, der auf den Hirnschenkel drückt usw. So wird man doch in vielen Fällen wenigstens zunächst einmal die Diagnose der Seite des Tumors machen können. Selbstverständlich wird man auch nach dem gelegentlichen Vorkommen Jacksonscher Krämpfe zu forschen haben und den Kranken in wichtigen und dringenden Fällen zur Beobachtung dieser Krampfanfälle unter die dauernde Beobachtung einer geschulten Pflegeperson zu stellen haben. Ebenso wichtig wie die Symptome, welche auf eine Erkrankung der motorischen Bahn hinweisen, sind diejenigen, die eine Affektion eines Hirnnerven anzeigen, besonders dann, wenn sie einseitig sind. In Betracht kommen hier besonders Riechstörungen, Pupillendifferenzen, leichte Grade von Ptosis und diejenige leichte Form der Trigeminusaffektion, die sich nur in der Areflexie der Cornea kundgibt. Gerade die Symptome von seiten der Hirnnerven sind ja schon geeignet, den Verdacht auf die Lokalisation in einer der drei Schädelgruben zu begründen.

Diese eben erwähnten Fälle mit nur sehr wenig ausgesprochenen Herdsymptomen bilden ja nur eine praktisch besonders schwierige Gruppe. Denn je ausgesprochener und massiver die Herdsymptome sind, um so wahrscheinlicher ist von vornherein die Diagnose des Hirntumors. Aber in jedem Falle muß trotzdem die Frage aufgeworfen werden, ob wir es wirklich mit einem Tumor oder mit einem andren Leiden, das unter Steigerung des Hirndrucks einhergeht, zu tun haben.

Für die Entscheidung dieser Frage kommen, da wir ja die Gummata unter die Geschwülste mit einrechnen, in erster Linie differentialdiagnostisch die Meningitis serosa, bzw. der erworbene Hydrocephalus in Betracht. Nur ganz gelegentlich kann, wie schon bemerkt, auch die Urämie einmal eine ins Gewicht fallende Drucksteigerung machen. Zur Entscheidung also zwischen Tumor und Meningitis serosa, bzw. Hydrocephalus führt in einer Reihe von Fällen die mikroskopische Untersuchung des Lumbalpunktats. Es spricht hier der Befund einer Lymphocytose mit sehr großer Wahrscheinlichkeit gegen das Bestehen eines Tumors, bei welchem sie nur in extrem seltenen Fällen gefunden wird, vielmehr, wie besonders Krönig betont, für seröse Meningitis. Nur bei syphilitischen Tumoren ist gleichfalls die Lymphocytose gewöhnlich. Nicht denselben Wert hat das Fehlen einer Lymphocytose. Denn es kommen auch Fälle von Hydrocephalus mit Herderscheinungen ohne Lymphocytose vor, wenngleich sie doch wohl in der Mehrzahl der Fälle gefunden wird. Sonst ist noch anzuführen, daß beim erworbenen Hydrocephalus die Erscheinungen des gesteigerten Hirndrucks über lange Zeiträume hinaus sich in remittierender Weise wiederholen können; aus der Art des Verlaufs wird man aber immerhin nur in seltenen Fällen Schlüsse von einiger Sicherheit ziehen können.

Sind in den Fällen von Meningitis serosa oder Hydrocephalus Herderscheinungen vorhanden, so können Krankheitsbilder entstehen, welche klinisch von einem Tumor nicht zu unterscheiden sind, und die Nonne daher auch als Pseudotumor cerebri bezeichnet hat. Dabei bleibt die Frage nach dem Ursprung dieses Hydrocephalus, die nicht ganz gelöst ist — abgesehen von der otitischen Entstehung besteht in einigen Fällen der Verdacht auf eine luetische Grundlage — hier außer Betracht. Verwirrend scheint es, wenn auch solche Fälle, die nicht mit Hirndruck verliefen, von einzelnen zu dieser Gruppe gerechnet werden. Die Lokalsymptome, die man am häufigsten in diesen Fällen gefunden hat, sind erstens cerebellare Erscheinungen und zweitens motorische Reizsymptome in Form Jacksonscher Epilepsie. Aber auch andere, wie z. B. alternierende Lähmung, kann man gelegentlich als Symptome des Pseudotumor sehen. Je ausgesprochener die Herdsymptome, besonders die Ausfallserscheinungen, je mehr chronisch und dabei fortdauernd progressiv der Verlauf des Leidens, und je früher und bestimmter dabei die Lokalsymptome aufgetreten sind, um so wahrscheinlicher ist die Diagnose des echten Tumors, wobei auch immer zu berücksichtigen ist, daß die Fälle von Pseudotumor doch im ganzen nicht häufig sind.

Kann man sich aus dem Lokal- und Allgemeinsymptomen und auch aus der Lumbalpunktion ein Bild von genügender Klarheit nicht machen, dann ist die Neißer-Pollacksche Gehirnpunktion mit dem Versuch der Aspiration von Tumorgewebe anzuwenden, deren positiver Ausfall natürlich beweisend ist, während der negative Zweifel übrigläßt, da die Punktion ja nicht genau die Stelle des Tumors getroffen zu haben braucht. Die Neißer-Pollacksche Punktion ist geboten dann, wenn wir einen Zweifel haben, ob nicht eine Pachymeningitis haemorrhagica, bzw. ein Hämatom der Dura mater vorliegt; hier wird durch die Aspiration alten Blutes sehr häufig die Entscheidung gegeben werden können, und hier dürften bei genügender Lokaldiagnose auch negative Resultate gegen das Bestehen eines Hämatoms voll beweisend sein. Aber auch für die Differentialdiagnose zwischen Tumor und Pseudotumor haben wir ein andres ganz sicheres Mittel bisher nicht. Erst die Heilung, die beim Pseudotumor eintreten kann, oder auch die Autopsie klärt in manchen Fällen erst über die Natur des Leidens auf.

Ein positiver Ausfall der Neißerschen Punktion enthebt uns ja mit einem Schlage gleichzeitig mit der Sicherheit der Diagnose Tumor auch der lokaldiagnostischen Schwierigkeit. In den meisten Fällen aber ist sie, da sie wohl nur im Krankenhause ausgeführt werden sollte, zunächst überhaupt nicht anwendbar, ihr negativer Ausfall ist für viele Fälle nicht beweisend, und jedenfalls sollte sie in allen Fällen doch nur das letzte heroische Mittel der Lokaldiagnose sein. Trotzdem nicht zu leugnen ist, daß die Einführung der Hirnpunktion die Lokaldiagnose etwas verändert hat, ist doch nichts falscher, als zu glauben, daß man mit ihr auskommen könnte, wenn man nicht vorher die andren Mittel der Lokaldiagnose erschöpft hätte. Vielmehr steht im Mittelpunkte der diagnostischen Aufgabe nach wie vor, nachdem die Diagnose „Tumor" überhaupt einmal mit dem nötigen Grade von Wahrscheinlichkeit gestellt ist, der Versuch, den Tumor nach seinen klinischen Symptomen genau zu lokalisieren.

Ehe wir aber dazu übergehen, muß noch kurz die Differentialdiagnose derjenigen Tumoren besprochen werden, die ohne Drucksteigerung und ohne Stauungspapille einhergehen. Zunächst muß man wissen, daß bei gewissen Lokalisationen ein Hirntumor überhaupt nur selten Hirndruck macht. Es gilt das in erster Linie für die Tumoren des Pons. Auch Tumoren des Großhirns brauchen durchaus nicht von Anfang an zu Hirndruck zu führen. Merkwürdig ist, daß auch Cysticerken und auch solche des vierten Ventrikels häufig ohne Stauungspapille verlaufen. Gelegentlich können aber Tumoren jeder Lokalisation auch solche des Kleinhirns, welche ja gewöhnlich schon sehr früh Stauungspapille machen, ohne solche bis zum Exitus verlaufen.

Häufig machen die Fälle von Hirntumor, die ohne Hirndruck, besonders auch ohne Stauungspapille, aber mit Lokalsymptomen verlaufen, doch durch ihren Bewußtseinszustand und durch die Heftigkeit der Kopfschmerzen den Verdacht auf Tumor rege. Aber man wird überhaupt bei jeder Gehirnerkrankung, die sich bei jüngeren Individuen anscheinend von einem Punkt aus langsam progressiv entwickelt, die Diagnose Tumor in Erwägung ziehen. In weitaus der Mehrzahl der Fälle entwickeln sich die Symptome des Tumors langsamer als alle andren Erkrankungen, das gilt besonders gegenüber dem Gehirnabszeß, der Encephalitis und der Pachymeningitis haemorrhagica; eine thrombotische Erweichung kann wohl einmal bei älteren Personen Schwierigkeiten machen. Die multiple Sklerose kann einerseits in den Fällen, wo sie eine Zeitlang mit Benommenheit, Kopfschmerzen und Erbrechen einhergeht, andrerseits den beginnenden Ponstumoren und den seltenen ohne Hirndruck einhergehenden Kleinhirntumoren gegenüber Schwierigkeiten machen. Die Urämie kann in solchen Fällen Anlaß zu differentialdiagnostischen Erwägungen geben, wo neben den Kopfschmerzen und der Benommenheit Krampfanfälle oder Hemiplegien sich entwickeln, wie sie ja bei der Urämie, und zwar ohne groben anatomischen Befund, vorkommen. Die wichtigste Differentialdiagnose des Hirntumors bleibt natür-

lich immer die gegenüber der Lues, wenn wir die Gummata zu den Hirntumoren rechnen, also gegenüber der vaskulären Lues mit ihren Folgezuständen. Hier werden die Anamnese und die Auffindung syphilitischer
Zeichen am Körper oder spezifisch syphilitischer Nervensymptome, ins-
besonders der reflektorischen Pupillenstarre, in den meisten Fällen sehr bald
eine Unterscheidung ermöglichen.

Besonders groß erscheint die Wahrscheinlichkeit eines Tumors immer
bei den epileptischen Krämpfen von Jacksonschem Typus, die (siehe unten)
auf die Lokalisation innerhalb der motorischen Region hinweisen. In diesen
Fällen kommen aber außer den schon genannten Erkrankungen noch — wir
sprechen jetzt nur noch von den Fällen ohne Hirndruck und ohne Stauungspapille — solche Formen der echten genuinen Epilepsie in Frage,
die im Beginn, aber doch ziemlich lange Zeit hindurch, unter dem Bilde
einer lokalisierten Jacksonschen Epilepsie verlaufen können, ohne daß doch
die Spur einer lokalen Veränderung an der entsprechenden Hirnrindenstelle
zu finden wären. Es sind solche Fälle schon unter der Diagnose „Tumor"
zur Operation gekommen. Vor einer Verwechslung wird hier am ehesten
noch eine sorgfältige Anamnese schützen, die auf die Auffindung der für
die genuine Epilepsie charakteristischen Merkmale (Heredität, Petit-mal Anfälle usw.) gerichtet ist.

Auf einzelne Fälle der Differentialdiagnose werden wir weiterhin bei
der Besprechung der Lokalisation noch zurückkommen.

Eine Verwechslung mit Hysterie sollte nicht vorkommen. Man hat
sich auf den Standpunkt zu stellen, daß der Nachweis hysterischer Symptome
nicht beweisend ist, dafür, daß Hysterie allein vorliegt, daß wir weiter
aber ohne alle organischen Symptome einen Tumor nicht diagnostizieren
können, daß aber der Nachweis eines sicheren organischen Symptoms die
Hysterie als alleinige Krankheitsursache ausschließt.

Die Lokaldiagnose des Tumors. Wenn wir nunmehr also unabhängig
von der Stellung der allgemeinen Diagnose auf Tumor überhaupt zur Besprechung der Lokaldiagnose des Tumors übergehen, so haben wir zunächst
eine kleinere Gruppe von lokalen Symptomen, die durch die Untersuchung
des Schädels festzustellen sind. Man wird nie versäumen dürfen, den Schädel
überall vorsichtig auf lokale Klopf- und Druckempfindlichkeit zu prüfen. Die
Feststellung einer solchen ist kein irgendwie sicheres Zeichen, aber in einer
Reihe von Fällen deckt sie doch ungefähr mit dem Sitze des Tumors. Häufiger
wenigstens entspricht sie der Seite des Tumors. In vielen Fällen besteht auch
an der Stelle der objektiven Empfindlichkeit der subjektiv empfundene Kopfschmerz, der aber auch ein unsicheres Symptom ist. Die objektive lokale
Empfindlichkeit des Schädels kann durch die schmerzhafte Verziehung des
Gesichts bei Beklopfen, besonders bei benommenen Kranken, einen guten
Anhalt geben. Mehr als einen Anhalt gibt die lokale Klopf- und Druckempfindlichkeit des Schädels nur dann, wenn sie dem auf andrem Wege
empfundenen vermuteten Ort des Tumors entspricht; dann kann die Diagnose
wesentlich stützen.

Erheblich seltener sind gewisse durch die Perkussion des Schädels
festzustellende Erscheinungen, auf die nach dem Vorbilde englischer Autoren
in Deutschland besonders Bruns die Aufmerksamkeit gelenkt hat. Man
kann unter Umständen an umschriebener Stelle eine Änderung des gewöhnlich leeren Perkussionsschalles des Schädels im Sinne eines Tympani oder
ein Bruit de pot fêlé (Scheppern) feststellen. Es sind das wahrscheinlich

die Zeichen einer erheblichen Verdünnung des Schädeldaches, und sie treten in den Grenzen auf, in denen eine solche ev. durch den Tumor verursacht ist. Da sie also auch bei andren Prozessen, die das Schädeldach verdünnen, vorkommen, so sind sie lokaldiagnostisch wesentlich nur zur Unterstützung der Diagnose zu verwerten.

In einzelnen Fällen wurden auch auskultatorisch Gefäßgeräusche, synchron mit dem Pulse, gehört, und zwar nicht nur, wenn auch vorzugsweise, bei Aneurysmen, sondern auch bei soliden Geschwülsten, welche dann wohl ein Gefäß teilweise komprimieren.

Tumoren, die vom Schädel ausgehen, können an der Außenfläche des Schädels selbst zur Erscheinung kommen.

Die Hauptgruppe der Lokalsymptome, die durch die Schädigung der nervösen Substanz selbst hervorgebracht werden, kann hier verhältnismäßig kurz behandelt werden, weil die Tatsachen der Gehirnlokalisation bereits im vorhergehenden Kapitel dieses Buches ihre Darstellung gefunden haben.

Von vornherein ist zu bemerken, daß ein jedes Lokalsymptom um so mehr Wert hat, je isolierter, je konstanter es ist, und je früher im Verlaufe der Erkrankung es auftritt. Denn daß ein jedes Lokalsymptom ohne Ausnahme und insbesondere dann, wenn es im späteren Verlauf der Erkrankung womöglich schon bei hochgradiger Benommenheit auftritt, an und für sich trügerisch sein kann, ist oben ja sehr ausführlich auseinandergesetzt worden. Sieht man daher die Kranken erst im späteren Verlauf des Leidens, so ist es immer von großer, manchmal entscheidender Wichtigkeit, sich, wenn möglich, über die Entwicklung und die Aufeinanderfolge der im Augenblick vorhandenen Symptome zu unterrichten. Es ist ja ersichtlich für die Beurteilung des primären Sitzes einer Geschwulst und außerordentlich wichtig, ob die Anamnese dahin lautet, etwa, daß der Kranke seit einem halben Jahre an ab und zu sich wiederholenden Krämpfen der linken Seite leidet, und daß neuerdings starke Kopfschmerzen und Schlafsucht aufgetreten sind, oder ob wir erfahren, daß seit einem halben Jahre sich die allgemeinen Zeichen einer Hirnkrankheit bemerkbar gemacht haben, und daß nun in der letzten Woche ein- oder zweimal ein halbseitiger Krampf aufgetreten ist. Im ersten Falle werden wir von vornherein geneigt sein, den Tumor in der motorischen Region selbst zu suchen, im zweiten die Krämpfe nur als ein Nachbarschaftssymptom vielleicht von einem sich primär im Stirn- oder Schläfenlappen entwickelnden Tumor anzusehen. Die in jedem Falle anzustellenden diagnostischen Erwägungen dieser Art sind hier natürlich unmöglich im einzelnen aufzuführen.

Was die Untersuchung des Tumorkranken anbetrifft, so lasse man sich vor allem durch die Benommenheit nicht abschrecken. Man versuche nach der objektiven Untersuchung, soweit sie ohne Mitwirkung des Kranken möglich ist, durch immer wiederholte Aufforderung den Kranken zu willkürlichen Leistungen auf dem Gebiete der Extremitätenbewegung — Apraxieprüfung nicht vergessen! — der Augenbewegung und der Sprache zu bringen. Man versuche, wenn irgend möglich, eine stereognostische Prüfung mit einfachen Gegenständen (Schlüssel, Messer, Uhrkette u. dgl.). Man versuche eine Prüfung auf Hemianopsie in einfachster Weise, indem man den Kranken auffordert, während er den ihm gegenübersitzenden Untersucher ansieht, nach einem seitlich gehaltenen Taschentuch zu fassen. Manchmal kann man benommene Kranke noch dadurch etwas aufrütteln, daß man sie aus dem Bett auf einen Stuhl bringt.

Wir betrachten nun zunächst die Geschwülste des Großhirns und werden dabei einfach von vorn nach hinten fortschreiten.

Stirnlappen. Wenn man als Stirnlappen das Gebiet bezeichnet, welches nach vorn von der Präzentralfurche, bzw. von der vorderen Zentralwindung gelegen ist, so ist ein Tumor in diesem Gebiete um so schwerer zu diagnostizieren, je weiter nach vorn er gelegen ist, und zweitens sind wegen der Lage des Sprachzentrums auf der linken Seite Tumoren hier noch erheblich leichter zu erkennen als rechts.

Es ist zwar vor kurzem die Lehre Brocas von dem Sitze des Sprachzentrums in der dritten linken Frontalwindung durch P. Marie bekämpft worden, und es ist auch wohl sicher, daß dieses motorische Sprachzentrum in einer Anzahl von Fällen nicht hier, sondern weiter nach hinten gelegen ist. Für die praktische Lokalisation von Tumoren dieser Gegend aber bleiben in jedem Falle die Sprachstörungen im Sinne der motorischen Aphasie (die ja Schreib- und Lesestörungen einschließen kann) bezeichnend, besonders da der Chirurg sich ja doch niemals mit der isolierten Freilegung gerade des Fußes der dritten Frontalwindung begnügen, sondern doch immer einen größeren Lappen bilden wird. Man wird besonders auf Andeutungen der motorischen Aphasie in Form von Silbenstolpern, Ungeschicklichkeit der Aussprache u. a. zu achten haben.

Daß der Fuß der zweiten Frontalwindung eine besondere Bedeutung für das Schreiben hat, ist auch durch die Beobachtung von Tumorfällen nicht erwiesen. Dagegen dürfte hier allerdings der Mittelpunkt für die konjugierten Augenbewegungen nach der entgegengesetzten Seite liegen. Reizung des entsprechenden Feldes beim Tier bewirkt Ablenkung der Augen nach der entgegengesetzten Seite, und es gibt auch beim Menschen Jacksonsche Krämpfe, welche mit einer Wendung der Augen und des Kopfes nach der entgegengesetzten Seite beginnen. Diese Krämpfe deuten auf die Lokalisation des Tumors in dieser Gegend, wenn sie nicht etwa der Beginn eines Krampfes der genuinen Epilepsie sind. Aber wenn der epileptische Krampf sich nur auf die Augen- und Kopfbewegung beschränkt oder von hier ganz streng in Form eines Jacksonschen Krampfes fortschreitet, etwa dann nur noch den Facialis betrifft, so kann man sich doch einigermaßen auf das Vorhandensein eines krankhaften reizenden Prozesses, der die hinteren Teile des Stirnlappens beteiligt, verlassen. Die Déviation conjugée als Ausfallssymptom nach der Seite des Herdes spielt in der Lehre von der Lokalisation der Tumoren nur eine geringere Rolle; sie ist ja auch bei Blutungen in dieser Gegend nur ein vorübergehendes Symptom. Es kommt das wohl daher, daß erstens die Augenbewegung im Gehirn außer dem frontalen Feld noch ein zweites nahe dem Occipitalpol hat, vielleicht auch bei einseitiger Zerstörung die andre Seite kompensatorisch eintreten kann, und daß endlich vielleicht, wenn es sich nicht um eine ausgesprochene Déviation conjugée handelt, nach Andeutungen dieser Störung im Sinne der Erschwerung der Blick- und Kopfwendung vielleicht mehr gesucht werden müßte, als es gewöhnlich geschieht.

Es ist ferner bei Stirnhirngeschwülsten schon von Moeli und Wernicke, besonders aber von Bruns verhältnismäßig häufig eine Form der Ataxie beobachtet worden, welche mit der Kleinhirnataxie ganz übereinstimmen, d. h. vor allem beim Gehen und Stehen zur Erscheinung kommen soll. Besonders deutlich war diese Ataxie in Fällen doppelseitiger Erkrankung des Stirnhirns. In einigen Fällen einseitiger Ataxie ist auch eine Abweichung der Gangrichtung nach der erkrankten Seite wie beim Kleinhirntumoren beobachtet worden. Von den Autoren ist diese Ataxie in An-

betracht der Munkschen Behauptung, daß der Stirnlappen der Rumpf-
bewegung diene, auf die Schädigung dieser angeblichen Fühlsphäre des
Rumpfes bezogen worden. Diese Bedeutung des Stirnhirns für den Rumpf,
ebenso wie die Lehre von der besonders engen Verbindung von Stirnhirn
und Kleinhirn, erscheint aber heute sehr problematisch. Dagegen wäre es
wohl möglich, daß eine Schädigung der Augen- und der Kopf-, bzw. Nacken-
bewegungen, die ja, wie eben angeführt, unzweifelhaft mit dem Stirnlappen
etwas zu tun haben, besonders wenn sie doppelseitig ist, zur Ataxie führt.
Ganz bewiesen ist es aber noch keineswegs, daß diese Stirnhirnataxie nicht
doch eine Kleinhirnataxie ist, bedingt durch den Druck, mit der eine Stirn-
hirngeschwulst das Kleinhirn gegen den knöchernen Schädel drängen kann.
Sicherlich kann auch bei sehr großen einseitigen Geschwülsten des Stirnhirns jede Ataxie fehlen; da sie aber tatsächlich in einer in Betracht
kommenden Anzahl von Fällen hier vorkommt, wird man, wenn man sie
konstatiert, jedenfalls an einen Stirnhirntumor denken.

Sehr zweifelhaft steht es ebenso auch mit den psychischen Störungen
bei Stirnhirntumoren. Nachdem eine Reihe von Forschern dafür eingetreten
waren, daß das Stirnhirn besondere Bedeutung für die psychischen Funktionen habe, hat Jastrowitz als charakteristisch für die Tumoren des Stirn-
hirnlappens die Moria, den Blödsinn mit eigentümlich heiterer Aufregung,
bezeichnet. Oppenheim spricht von Witzelsucht. Es ist in der Tat kaum
ein Zweifel, daß ein leicht hypomanischer Zustand, eine Euphorie mit Neigung
zu flach witzelnden, läppischen Bemerkungen, besonders häufig bei Stirnhirntumoren vorkommt. Diese euphorische Stimmung steht dann in eigen-
tümlichem Gegensatz zu der leichten Benommenheit, durch welche eine
Demenz wohl nur vorgetäuscht wird. Daß dieser Zustand nun auch im
theoretisch-physiologischen Sinne ein Herdsymptom des Stirnlappens ist, ist
dadurch zweifelhaft geworden, daß er auch bei andrer Lokalisation, wenn
auch weniger häufig, vorkommt. Auch psychische Bilder, die man der progressiven Paralyse ähnlich fand, hat man bei Stirnhirntumoren beobachtet;
daß man aber wirklich zwischen der Diagnose Paralyse und Tumor schwanken
könnte, ist extrem selten, weil einerseits sowohl Stauungspapille wie konstante Lokalsymptome der Projektionsbahnen zu den größten Seltenheiten
bei der echten progressiven Paralyse gehören, und weil andrerseits die
körperlichen Zeichen der Paralyse, insbesondere die reflektorische Pupillenstarre, doch fast nur die Möglichkeit syphilitischer Tumoren offen lassen,
echte Tumoren fast mit Sicherheit ausschließen.

Je näher ein Stirnhirntumor der Basis sitzt, um so mehr ist der Olfactorius und auch der Opticus bedroht. Einseitige Geruchstörung kann von
entscheidender Wichtigkeit für die Lokaldiagnose sein, wenn sie auch natürlich, wie jedes Lokalsymptom, allein nichts beweist. Die Geruchsprüfung
ist jedenfalls nie zu unterlassen. Auch einseitige Erblindung durch Druck
auf den Opticus, wie auch einseitige Stauungspapille kommen vor. Dadurch, daß der Tumor gegen und die Orbita vordringt, können Exophthalmus und Störungen von seiten aller der hier verlaufenen Nerven auftreten.

Als cerebrale Nachbarschaftssymptome kommen natürlich durch Einwirkung auf die benachbarte vordere Zentralwindung, bzw. deren Stab-
kranzfaserung motorische Symptome, entweder Reizerscheinungen oder
Paresen vor.

Zentralwindungen und Scheitellappen. Wir fassen das Gebiet
der Zentralwindungen und des Scheitellappens hier zusammen, weil es die

zentrale Vertretung der Körpermotilität und -sensibilität beherbergt. Dabei ist die Grenze, bis zu welcher das funktionell so definierte Gebiet nach hinten reicht, unscharf oder wenigstens bis heute noch unbestimmt. Dagegen ist innerhalb dieses Gebietes durch die Rolandosche Furche eine ganze scharfe Grenze gegeben. Es kann heute als sichergestellt betrachtet werden, daß nur dem Gebiete, das vor der Rolandoschen Furche gelegen ist, insbesondere der vorderen Zentralwindung eine eigene motorische Erregbarkeit zukommt, wie das den elektrischen Reizversuchen von Hitzig und Sherrington am Tier, sowie von F. Krause u. a. am Menschen entspricht. Was für die elektrische Erregbarkeit gilt, trifft mit Sicherheit auch für die mechanische zu, welche etwa durch einen Tumor ins Spiel gesetzt wird. Der Ausdruck dieser Erregung ist der lokalisierte epileptische (Jacksonsche) Krampf, und es ist in der Tat sehr wahrscheinlich, daß ein jeder Jacksonsche Krampf von der vorderen Zentralwindung, bzw. vom Parazentrallappen ausgelöst wird. Für die praktische Lokalisation heißt das aber nicht, daß, wenn epileptische Krämpfe Jacksonscher Art vorhanden sind, notwendigerweise der Tumor in der vorderen Zentralwindung selbst sitzen muß, vielmehr kann besonders häufig auch von der hinteren Zentralwindung aus ein Druck so auf die vordere ausgeübt werden, daß Jacksonsche Krämpfe die Folge sind. Es scheint aber allerdings, daß je circumscripter die Reizerscheinungen sind und je konstanter in ihrer Art und Ausdehnung, um so näher der Tumor der vorderen Zentralwindung liegt. An keinem Orte sind entsprechend der detaillierten Kenntnis, welche wir von der Lage der erregbaren Stellen in der vorderen Zentralwindung haben, dann Geschwülste so genau zu lokalisieren wie gerade hier. Es sei daran erinnert, daß die motorischen Zentren für die distalsten Teile der unteren Extremität am weitesten nach der Mantelkante zu liegen, daß dann lateralwärts die proximaleren Teile der unteren Extremität, weiter der Rumpf die oberen Extremitäten in proximal-distaler Richtung, endlich das Gesicht, dann die Kaumuskeln und die Zunge folgen. Es gibt Jacksonsche Krämpfe, die sich fast auf einen einzigen Muskel, z. B. den Extensor hallucis beschränken. Sie können sich von ihrem Ausgangspunkt verschieden weit, auch auf die andere Seite verbreiten. Besonders wichtig bleibt es immer, den Punkt zu bestimmen, an dem der Krampf beginnt. Ein Jacksonscher Anfall kann viel länger dauern als der Anfall der genuinen Epilepsie, von dem er sich auch durch die bei nicht zu großem Ausbreitungsgebiet gewöhnliche Erhaltung des Bewußtseins unterscheidet.

Das Ausfallssymptom der vorderen Zentralwindung sind die circumscripten Paresen und Lähmungen, gewöhnlich in Form der Monoplegien, im einzelnen entsprechend dem Sitze des Tumors. Bei kleinen Tumoren können sich die Lähmungen auch auf Teile des Gliedes, wie z. B. den Fuß, ja in seltenen Fällen sogar auf eine Zehe oder etwa den zweiten bis fünften Finger beschränken. Bei größerer Ausdehnung des Tumors können natürlich auch volle Hemiplegien zustande kommen.

Die Ausfallserscheinungen können sich mit den Reizerscheinungen kombinieren; im Anfang der Erkrankung können nach den Jacksonschen Krämpfen für kurze Zeit Paresen zurückbleiben, die durch die Erschöpfung der Rinde erklärt werden. Später können die Paresen dauernd sein, sich aber doch noch immer einzelne Jacksonsche Krämpfe in den paretischen Gliedern zeigen. Daß Reizerscheinungen bei wirklichen Rindentumoren der motorischen Region überhaupt nicht zur Entwicklung gelangen, kommt kaum vor; ja, solche Reizerscheinungen können auch nicht selten bei subcorticalen Tumoren auftreten, aber hier fehlen sie, besonders bei infiltrierenden Tumoren, häufig.

Ob bei auf die vordere Zentralwindung beschränkten Affektionen überhaupt Sensibilitätsstörungen, mit Ausnahme vielleicht von solchen der tiefen Sensibilität, vorkommen, ist zweifelhaft. Jedenfalls lassen erhebliche Sensibilitätsstörungen auf eine Beteiligung der hinter der Zentralfurche gelegenen Windungen, bzw. der von ihnen ausgehenden Faserung schließen. Besteht neben einer nicht zu schweren Parese ausgesprochene Sensibilitätsstörung — Vernichtung der Berührungsempfindung, Abstumpfung der Schmerzempfindlichkeit, Verlust des Muskelsinnes —, so wird man den Tumor eher hinter der Zentralfurche suchen als vor ihr, und es scheint, als wenn diese schweren Sensibilitätsstörungen auch wesentlich dann vorkommen, wenn die Erkrankung nach hinten ziemlich nahe der Zentralfurche, vielleicht im wesentlichen auf die hintere Zentralwindung beschränkt ist. Auf die Bedeutung der hinteren Zentralwindung für die Sensibilität hat besonders Wernicke aufmerksam gemacht. Bei Erkrankungen des Scheitellappens, der oberen und unteren Parietalwindung ist von Oppenheim und Mills vornehmlich Astereognosis neben nur geringen Störungen der primären Empfindungen beobachtet worden. Es ist jedenfalls bei Tumorverdacht sehr wichtig, die Fähigkeit des tastenden Erkennens von Gegenständen zu prüfen; ist sie intakt, so kann man sich fast darauf verlassen, daß Sensibilitätsstörungen überhaupt nicht vorliegen. Ist sie gestört, ohne daß schwere Sensibilitätsstörungen sonst vorliegen, so lenkt sich der Verdacht auf den Parietallappen, bei dessen Erkrankung sie das einzige Symptom sein kann. Liegen schwerere motorische Störungen nicht vor, so ist bei schwereren Sensibilitätsstörungen — nicht bei reiner Astereognosis = Tastlähmung — auch immer Ataxie vorhanden. Diese cerebrale Ataxie unterscheidet sich aber von der spinalen und cerebellaren sehr wesentlich dadurch, daß das unruhige und schwankende in der Bewegung und auch in der Haltung sehr wenig zum Ausdruck kommt gegenüber den enormen Fehlern, die in der Richtung und in dem Ausmaß der Bewegungen gemacht werden.

Die sensiblen Reizerscheinungen bei Erkrankung des in Frage stehenden Gebietes sind bisher vielleicht weniger gewürdigt worden, als sie es verdienen. Nicht sowohl die zentralen Schmerzen, deren Lokalisation keine einheitliche ist, als die circumscripten Parästhesien weisen darauf hin, daß hinter der Zentralfurche und wohl parallel dem motorischen Gebiete das sensible Gebiet analog dem motorischen organisiert ist. Dafür sprechen besonders die anfallsweise auftretenden und sich genau nach dem Jacksonschen Typus verbreitenden Parästhesien auf dem Gebiete der Berührungsempfindung und auch der Temperaturempfindung. Eine Trennung der einzelnen Sinnesqualitäten untereinander ist allerdings bisher nicht gelungen.

Bei ausgedehnter Tumorbildung im linken sensomotorischen Gebiete kommt es neben der rechtseitigen Lähmung genau wie bei anders bedingten Herden dieser Gegend beim Rechtshänder zu der Liepmannschen Apraxie der linken Seite. Auch für die Lokaldiagnostik ist dieses Symptom insofern wichtig, als es bei Tumoren, die weit unterhalb der Rinde sitzen, nicht vorkommt. So bewährt sich das Merkmal der Apraxie z. B. in Fällen, in welchen anscheinend eine alternierende Lähmung von Weberschem Typus vorliegt, so daß man geneigt ist, einen Tumor im Hirnschenkelfuß anzunehmen. Es kann dann durch Feststellung einer Apraxie sehr

wahrscheinlich gemacht werden, daß die Oculomotoriusstörung aber nur
Fernsymptome durch Druck auf den Grund der mittleren Schädelgrube ist.

Schläfenlappen. In der Lokalisation der Tumoren im Schläfenlappen besteht wieder ein großer Unterschied zwischen rechter und linker
Seite. Einen Tumor der linken Seite wird man ohne sensorische oder
amnestische Aphasie nicht diagnostizieren. Eine weitere lokalisatorische
Differenzierung ist praktisch kaum möglich und nicht notwendig. Bei
Tumoren des rechten Schläfenlappens, dessen Ausfall wesentliche Störungen
nicht macht, hat man einen Anhalt nur an den Nachbarschaftssymptomen,
von denen besonders gleichseitige Ptosis oder Mydriasis als Druckwirkung
auf den Oculomotoriusstamm wichtig sind (Wernicke). Weiter können
natürlich noch Nachbarschaftssymptome besonders von seiten der Sehbahn
einerseits und der motorischen Bahn andrerseits auftreten. Einseitige Hörstörungen gibt es nicht. Als Reizsymptome sind manchmal subjektive Hör-
erscheinungen, Brausen, Klingen u. dgl. beobachtet worden. Störungen des
Geruchs und Geschmacks, besonders Halluzinationen auf diesen Gebieten,
scheinen darauf hinzuweisen, daß der Tumor die medialen Teile des Schläfenlappens (Gyr. fornicatus, Uncus) beteiligt.

Hinterhauptslappen. Das Herdsymptom des Hinterhauptlappens
ist die Hemianopsie nach der der Erkrankung entgegengesetzten Seite. Da
die gleiche Hemianopsie aber bei Sitz der Neubildung im Verlaufe der Sehbahn vom Tractus opticus an zustande kommt, und dieser ganze Weg auch
noch Nachbarschaftswirkungen seitens der Tumoren andrer Regionen (Scheitellappen, Schläfenlappen) sehr häufig ausgesetzt ist, so ist sie mit Vorsicht
zu beurteilen. Eine mit Sicherheit festgestellte hemianoptische Pupillenstarre würde nach Wernicke für eine Erkrankung des Traktus, also gegen
den Sitz im Occipitallappen sprechen. Optische Halluzinationen im hemianopischen Gesichtsfelde sind als Reizerscheinungen von seiten des Hinterhauptlappens einige Male beobachtet. Linkseitiger Hinterhauptlappentumor
kann mit Alexie und (sekundärer) Agraphie verbunden sein, besonders wenn
das Mark des Gyrus angularis beteiligt ist. Als Nachbarschaftssymptome
finden sich bei diesen in die vordere Region des Hinterhauptlappens
reichenden Tumoren am häufigsten Symptome leichter sensorischer Aphasie,
besonders erschwerte Wortfindung. Gelegentlich kann auch einmal ein Tumor
des Hinterhauptlappens einen Druck nach hinten auf das Kleinhirn ausüben
und so zu cerebellaren Symptomen führen.

Innere Kapsel. An einen in der inneren Kapsel sich entwickelnden
Tumor wird man zu denken haben, wenn die Symptome einer sich allmählich herausbildenden Hemiplegie ohne wesentliche Reizerscheinungen vorliegen, besonders dann, wenn sich zu einer solchen Hemiplegie noch andre
Symptome wie etwa Hemianopsie gesellen, so daß dann also der Sitz des
Tumors mit Wahrscheinlichkeit dahin verlegt werden muß, wo größere Teile
der Hemisphärenfaserung eng zusammen liegen.

Großhirnganglien. Tumoren des Schwanz- und Linsenkerns sind im
allgemeinen nicht zu diagnostizieren, allenfalls nur an den eventuellen Nachbarschaftswirkungen, die sich besonders auf die innere Kapsel geltend machen,
zu vermuten. Tumoren des Thalamus können in typischen Fällen einseitige sensible Störungen und Hemianopsie machen, auch choreatische
Zuckungen und Amimie wurden beobachtet. Indessen sind gerade Tumoren
des Thalamus häufig ohne oder nur mit ganz unbestimmten Symptomen
beobachtet worden. Andrerseits kann die Hemianästhesie und die Seh-

störung, wenn vorhanden, ersichtlich zu diagnostischen Schwierigkeiten gegenüber den Tumoren der Hemisphäre, besonders des Scheitellappens führen. Als Nachbarschaftssymptome kommen bei Thalamustumoren motorische Störungen durch Schädigung der inneren Kapsel, bzw. des Hirnschenkelfußes, und Oculomotoriussymptome durch Beteiligung der Vierhügel in Frage.

Balken. Die Balkentumoren waren bis vor kurzer Zeit noch diagnostisch eigentlich nicht faßbar. Nach den Untersuchungen Liepmanns kann heute kein Zweifel mehr sein, daß das Herdsymptom des Balkens, wenigstens seines vorderen Teiles eine isolierte motorische Apraxie der linken Seite ist, und auch Tumoren des Balkens sind bekannt gegeben worden, die dieses Symptom zeigten. Diesem Symptome gegenüber muß eine angeblich besonders ausgeprägte Intelligenzstörung, die in einer Anzahl von Fällen auch noch hervorgehoben, aber noch zweifelhaft ist, durchaus zurücktreten. Durch Nachbarschaftswirkung oder Übergreifen des Tumors vom

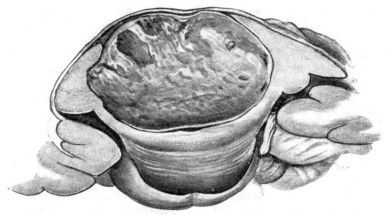

Abb. 200. Teratom der Vierhügel.
Sammlung des Pathologischen Instituts des Krankenhauses Friedrichshain (L. Pick).

Balken auf die Hemisphärenfaserung werden sich mit der einseitigen Apraxie fast immer Paresen einer oder beider Körperseiten verbinden, aber man kann auch bei nicht allzu schweren paretischen Störungen doch gewöhnlich leicht die apraktische Komponente herauserkennen. Für einen Tumor der hinteren Balkenabschnitte haben wir allerdings bisher noch kein sicheres Zeichen.

Hirnstamm. Tumoren der Vierhügelregion machen Erscheinungen von seiten der Augenmuskeln durch Schädigung des Oculomotoriuskerns neben mehr oder weniger ausgeprägten motorischen und sensiblen Störungen durch Schädigung der auf engem Raume in dieser Gegend zusammengedrängten Leitungsbahnen. Pathognomisch scheint für Vierhügeltumoren (Abb. 200) die konjugierte Lähmung der Aufwärts- und Abwärtsbewegung der Augen zu sein, deren physiologische Grundlage allerdings noch recht unklar ist.

Tumoren der Epiphysis können, wenn sie nach unten wachsen, die gleichen Symptome wie Vierhügeltumoren machen.

Das klassische Symptom der Tumoren des Hirnschenkelfußes ist die obere alternierende Lähmung, Oculomotoriuslähmung auf der einen, Extremitätenlähmung auf der anderen Seite (Weberscher Typus). Die Extremitätenparese kann dabei mit einem feinschlägigen Tremor verbunden sein (Benedictsches Syndrom). Auch Oculomotoriuslähmung mit gekreuzter Ataxie kommt — vielleicht besonders häufig bei Affektion der Haube, aber auch bei solcher des Fußes — in dieser Gegend vor. Dadurch, daß die Tumoren, insbesondere die diese Gegend liebenden Tuberkel, sich auf beide Seiten des Hirnstamms ausbreiten, können sehr schwere und komplexe doppelseitige Störungen entstehen.

Bei einem Tumor der Bindearme in dieser Gegend hat Bonhöffer ausgesprochene choreatische Symptome beobachtet.

Tumoren der Brücke machen, wenn sie einseitig sind, das bekannte Bild der unteren Form der alternierenden Lähmung, indem am häufigsten der Facialis (Gublerscher Typus), seltener Abducens oder Trigeminus einer Seite gelähmt sind und daneben eine Pyramidenläsion alle unterhalb dieses gleichseitig betroffenen Muskeln der Gegenseite in der für Pyramidenläsionen typischen Weise schädigt. Ferner können gekreuzt zum Herd Sensibilitätsstörungen, manchmal dissoziiert vorkommen. Auch Reizungen der Hirnnervenkerne, welche z. B. zu Zuckungen im Facialisgebiet führen können, werden beobachtet. Ebenso pathognomisch, wie für die Vierhügeltumoren die Lähmung der vertikalen Augenbewegung ist für die einseitigen Tumoren in der Umgebung des Abducenskerns die einseitige Lähmung der konjugierten Blickwendung nach der Seite des Tumors. Es liegt in den engen Raumverhältnissen hier begründet, daß die Tumoren dieser Gegend nicht lange einseitig bleiben, und dann das klinische Bild sich entsprechend ändert.

Tumoren, die innerhalb des verlängerten Marks sich entwickeln, sind nicht häufig. Ihre Symptomatologie ist aus der Anatomie dieser Gegend leicht abzuleiten. Lokale Störungen der drei letzten Hirnnerven, motorische Störungen durch Schädigung der Pyramiden, sensible Störungen durch Schädigung der absteigenden Trigeminuswurzel einerseits und der sensiblen Bahnen von der Körperperipherie andrerseits sind die wesentlichen Erscheinungen. Besonders zu erwähnen ist noch eine Miosis auf der Seite der Neubildung durch Unterbrechung der zu dem sympathischen Ursprungskern im Dorsalmark verlaufenden Bahnen. Es ist ersichtlich, daß sich der Symptomenkomplex mit dem der Syringobulbie eng berührt oder deckt.

Kleinhirn. Das Kleinhirn ist ganz besonders häufig der Sitz von Neubildungen, Das Hauptsymptom des Kleinhirntumors ist die Ataxie, die in ihren ausgesprochenen Formen den Charakter des Ganges der Betrunkenen aufweist und die so stark sein kann, daß der Kranke nicht einen Schritt gehen, oder sich überhaupt aufrechterhalten kann. Es ist ferner charakteristisch, daß trotz dieser Unfähigkeit des Kranken, sich im Gleichgewicht zu halten, die Ataxie bei der Ausführung von Bewegungen, die mit der Aufrechterhaltung des Körpers, bzw. der Koordination der Rumpfhaltung an und für sich nichts zu tun haben, ganz erheblich geringer ist. Der Kranke kann also etwa den Kniehackenversuch oder den Fingernasenversuch, oder das Zum-Munde-führen eines Glases ganz leidlich, freilich in ausgesprochenen Fällen nie ganz normal, ausführen. Babinski hat sogar auf die paradox erscheinende Tatsache aufmerksam gemacht, daß der Kleinhirnkranke in bestimmten Stellungen, wenn er z. B. auf dem Rücken liegend, die im Knie gebeugten Beine durch Beugung in der Hüfte etwas gegen den Bauch anzieht, länger als ein Normaler und ganz entgegengesetzt dem Tabiker in geradezu kataleptischer Weise verharren kann. Die allgemeine Ataxie hohen Grades findet sich am häufigsten bei großen Tumoren, besonders solchen, welche vom Wurm ausgehen und beide Seiten des Kleinhirns beteiligen.

In der Mehrzahl der Fälle ist es auch möglich, bei einseitigen Geschwülsten ihre Seite zu bestimmen. Es ist zwar betont worden, daß Geschwülste der Kleinhirnhemisphären symptomlos verlaufen können, aber wenn man einmal die Diagnose „Tumor" überhaupt gestellt hat, wird man doch die Diagnose eines einseitigen Kleinhirntumors, auch dann, wenn die Symptome nicht gerade sehr typisch sind, mit einem gewissen Maß von Wahrscheinlichkeit machen können. Von Symptomen die auf die Schädigung des Kleinhirns selbst zu beziehen sind, sind zu nennen: das Abweichen

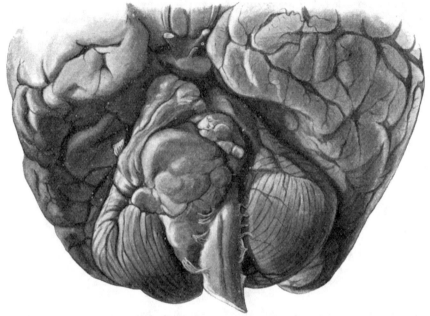

Abb. 201. Gliom des Kleinhirns.
Sammlung des Pathologischen Instituts des Krankenhauses Friedrichshain (L. Pick).

beim Gange nach der Seite des Tumors, besonders dann, wenn man dem Kranken die Aufgabe stellt, mit geschlossenen Augen auf ein bestimmtes Ziel gerade los zu gehen. Zweitens tritt sehr häufig die Ataxie der Extremitätenbewegung die hinter den hochgradigen Gleichgewichtsstörungen der großen Tumoren, wie bemerkt, zwar quantitativ sehr zurücktritt, doch bei einseitigem Sitz häufig deutlich hervor, und sie zeigt sich dann auf der Seite des Tumors. Drittens endlich hat Babinski als Diadochokinesie die Unfähigkeit beschrieben, schnell hintereinander Bewegungen zu machen, insbesondere die Hand schnell hintereinander zu supinieren und zu pronieren. Auch diese Störung findet sich auf der Seite des Tumors. Nicht ungewöhnlich ist ferner auf derselben Seite eine leichte Atonie der Extremitäten; grobe Sensibilitätsstörungen finden sich dagegen nicht.

Ein Hauptsymptom der Kleinhirnerkrankung ist der Schwindel und zwar der echte Drehschwindel. Nach Stewart und Holmes soll die Rich-

tung dieses Drehschwindels in der Weise kennzeichnend sein, daß die subjektiv empfundene Scheinbewegung der Objekte immer von der Seite des
Tumors nach der gesunden hin geht. Diese Angaben sind aber oft nur
schwierig zu erheben und wohl auch nicht in allen Fällen mit der Aufstellung der englischen Autoren in Übereinstimmung.

Auch der Nystagmus ist wahrscheinlich noch ein echtes Kleinhirn-
symptom und kann bei einseitiger Erkrankung sich nur beim Blick nach
der erkrankten Seite zeigen.

Sehr wichtig sind gerade für die Lokalisation von Kleinhirngeschwülsten
die Nachbarschaftssymptome In erster Reihe steht hier die Oppenheimsche
Areflexie der Cornea, die auf der Seite des Tumors durch die Schädigung
des Trigeminusstammes zustande kommt, und der erst später dann auch
ausgeprägterer Sensibilitätsstörungen im Bereiche des Trigeminus folgen
können. Weiter können auch Abducens-Facialis- und Hypoglossusparesen

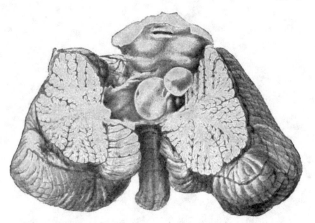

Abb. 202. Cysticercus racemosus des vierten Ventrikels
nach A. Stern.
Sammlung des Pathologischen Instituts des Krankenhauses
Friedrichshain (L. Pick).

vorkommen durch Druck auf die Kerne oder die Nervenstämme. Druck
vom Kleinhirn auf den Hirnstamm kann auch zu einer Pyramidenschädigung,
einseitiger oder auch doppelseitiger, führen. Es ist zu bemerken, daß auch
Fälle vorkommen, in denen der Druck des Tumors so gerichtet ist, daß er
auf die Hirnnerven der dem Tumor entgegengesetzten Seite einwirkt. Nach
vorn können in seltenen Fällen die Kleinhirntumoren den Vierhügel und
sogar den Hinterhauptslappen schädigen und so die diesen Regionen entsprechenden Erscheinungen das Bild des Kleinhirntumors verdunkeln.

Nicht ungewöhnlich beim Kleinhirntumor ist eine Nackensteifigkeit, die
wohl reflektorisch durch den Druck auf die Dura der hinteren Schädelhöhle unterhalten wird. Einseitige Erkrankungen bedingen häufig eine bestimmte Kopfhaltung, aus der heraus in ausgesprochenen Fällen manchmal
auch passiver Änderung unüberwindlicher Widerstand entgegengesetzt wird.

Ein selteneres Symptom sind eigentümliche, von Jackson und Gowers
beschriebene tetanische Krämpfe des Körpers. Ob hemiepileptische Krämpfe,
die auf der Seite des Tumors beschrieben sind, ein echtes Herdsymptom
des Kleinhirns darstellen, erscheint zweifelhaft.

Den Kleinhirntumoren sehr nahe stehen die Tumoren des vierten Ventrikels. Durch den Druck auf die Gebilde am Boden des vierten Ventrikels machen sie Erscheinungen von seiten der Hirnnerven, und ferner können Cerebellarerscheinungen wechselnden Grades vorhanden sein. Herdsymptome können aber auch ganz fehlen. Charakteristisch ist für die Mehrzahl der Fälle intensiver Hinterhauptskopfschmerz, steife, nach vorn gebeugte Kopfhaltung, und periodischer Verlauf, eventuell mit Intermissionen völligen Wohlbefindens. Beim Cysticerkus des vierten Ventrikels, der im übrigen ganz die gleichen Symptome macht wie ein solider Tumor, ist mehrere Male Auftreten heftiger cerebraler Erscheinungen — Schwindel, Erbrechen, Hinstürzen — bei plötzlicher aktiver oder passiver Lageveränderung des Kopfes beobachtet worden, das Brunssche Symptom, das wohl auf die Lageveränderung des beweglichen Cysticerkus zurückgeführt werden muß.

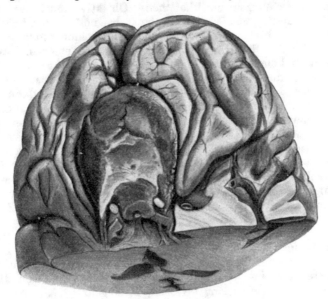

Abb. 203. Adenom der Hypophysis.
Sammlung des Pathologischen Instituts des Krankenhauses Friedrichshain (L. Pick).

Bei Tumoren des Kleinhirns und des vierten Ventrikels tritt der Tod häufig ganz plötzlich ein durch Lähmung des Atemzentrums. Ebenso kommen alle die Allgemeinerscheinungen, die durch den Einfluß des Hirndrucks auf die Zentren des verlängerten Marks zustande kommen, bei Tumoren der hinteren Schädelgruppe durch den lokalen Einfluß derselben zu besonders starker Ausprägung.

Tumoren der Basis. Die Geschwülste, die an der Basis beginnen, vom Knochen oder von den Hirnhäuten aus entstehen, zeichnen sich, wie in ihrer Lage begründet ist, dadurch aus, daß sie zuerst und manchmal lange Zeit hindurch ausschließlich die Hirnnerven betreffen. Von größerer Häufigkeit und typischen Symptomen sind besonders zwei Lokalisationen der basalen Tumoren, einmal der Hypophysistumor, dann der Acusticustumor.

Das Herdsymptom des Hypophysistumors ist die bitemporale Hemianopsie, die durch den Druck auf das Chiasma entsteht. Der Zusammenhang der Hypophysistumoren mit der Akromegalie wird an anderer Stelle erörtert. Besonders merkwürdig erscheinen die bei Hypophysistumoren häufig beobachteten allgemeinen Störungen, insbesondere Fettsucht und Amenorrhöe.

Der Hypophysistumor ist ferner die einzige Lokalisation der Gehirngeschwulst, bei welchem die Röntgenuntersuchung häufig die Diagnose fördert, indem sie, wie Oppenheim zuerst nachwies, eine Ausbuchtung und Erweiterung der Sella turcica durch den Tumor aufdecken kann.

Die verhältnismäßig recht häufigen, dem intrakraniellen Verlaufsstück des Acusticus ansitzenden Tumoren, pflegen ein typisches Symptomenbild zu entwickeln, das seine Begründung findet in ihrer Lage im Kleinhirnbrückenwinkel. Sie beginnen wohl immer mit einseitigen Hörstörungen, die dem Kranken selbst aber subjektiv sehr lange entgehen können, bis dann die andern Erscheinungen hinzukommen. Objektiv konstatiert man sehr schwere Hörstörungen oder völlige Taubheit bei normalem Ohrbefund. In Fällen gleichzeitig bestehender chronischer Mittelohrentzündung kann die Bestimmung der Art der Hörstörung Schwierigkeiten machen. Auch vestibulare Störungen kommen, manchmal anfallsweise (Ziehen), vor. Sehr auffällig ist häufig die völlige oder fast völlige Integrität des dem Acusticus doch unmittelbar benachbarten Facialis. Weiter stellen sich dann cerebellare Störungen ein und durch Kompression der Brücke Erscheinungen kontralateraler Lähmung der Glieder und manchmal Blicklähmungen nach der Seite des Tumors. Von den intrapontinen Tumoren unterscheiden sich diese Acusticustumoren dadurch, daß bei ihnen erstens die Stauungspapille sehr ausgesprochen zu sein pflegt, während sie bei dem intrapontinen gewöhnlich fehlt, und daß so hochgradige Hörstörungen wie sie bei den Acusticustumoren gewöhnlich sind, bei intrapontinen kaum vorkommen. Acusticustumoren sind in einer beachtenswerten Anzahl von Fällen auch doppelseitig beobachtet worden.

Die übrigen Tumoren der Basis machen die Symptome, welche den betroffenen Hirnnerven entsprechen. Z. B. kann einmal eine Trigeminusneuralgie durch einen Tumor der mittleren Schädelgruppe bedingt sein. Nicht so selten sind Basistumoren, welche eine ganze Reihe von Hirnnerven, indem sie an der Basis entlang kriechen, beteiligen.

Multiple Tumoren. Multiple Tumoren sind im allgemeinen nicht zu diagnostizieren; man kann sie vermuten, wenn schon in früher Zeit der Erkrankung Symptome auftreten, die durch einen einheitlichen Herd gar nicht zu erklären sind. Daß in späterer Zeit der Entwicklung durch die lokalen Symptome des Hirndrucks zwei Herde vorgetäuscht werden können, wo nur einer besteht, geht aus dem weiter oben Gesagten genügend hervor. Das Prinzip wird daher auch immer sein müssen, alle Erscheinungen möglichst auf einen Herd zurückzuführen.

Lumbalpunktion und Hirnpunktion. Ergänzend und in gewisser Richtung zusammenfassend läßt sich über die Verwendung der Lumbalpunktion und der Hirnpunktion auf das Resultat im vorhergehenden ja bereits mannigfach Bezug genommen worden ist, folgendes sagen:

Die Lumbalpunktion ist bei Verdacht auf einen Hirntumor als diagnostische Methode berechtigt, wenn sie mit der nötigen Vorsicht ausgeführt wird. Unter nötiger Vorsicht ist zu verstehen die dauernde Druckmessung während der Punktion, die ohne unbeabsichtigten Verlust von Flüssigkeit am besten mit dem Krönigschen Apparat ausgeführt wird. Der

Druck darf nur langsam vermindert werden und nicht unter 120 mm Wasser hinuntergehen. Sollte der Anfangsdruck sehr hoch sein, so empfiehlt es sich oberhalb dieser Grenze zu bleiben. Plötzliche starke Verminderung des Drucks kommt bei Tumoren der hinteren Schädelgrube vor (s. S. 539) und ist ein Zeichen, die Punktion sofort abzubrechen. Es ist gänzlich unzulässig, besonders bei Verdacht auf Tumor, die Ceresbrospinalflüssigkeit einfach ablaufen zu lassen und aus der Stärke des Strahles die Stärke des Druckes abzuschätzen. Die Folge unvorsichtiger Punktion sind dann Blutungen aus dem Tumor oder auch aus den Gefäßen der Gehirnbasis, die zum Tode führen können. Ferner kann der Tod nach Lumbalpunktion dann eintreten, wenn durch die Erniedrigung des Druckes im Wirbelkanal bei Absperrung des Nachflusses aus den Gehirnventrikeln das Gehirn gewissermaßen angesaugt wird, und Kleinhirn und verlängertes Mark nun gegen das Foramen magnum gepreßt werden. Daher die besondere Vorsicht bei plötzlichem Drucknachlaß. Gewiß werden ganz vereinzelte Unglücksfälle auch bei vorsichtigster Handhabung der Lumbalpunktion zuweilen vorkommen, und sie ist sicherlich nicht als ein absolut gleichgültiger Eingriff anzusehen; aber angesichts des großen Nutzens, den sie schafft, verschwinden diese keiner Methode fehlenden geringen Gefahren. Wird man doch auch in Fällen wo etwa der Tod bei Hirntumor der Lumbalpunktion zur Last zu legen wäre, doch wohl fast immer nur sagen können, daß das unvermeidliche Ende etwas beschleunigt worden ist.

Die Neißer-Pollacksche Hirnpunktion, die nach gleichzeitiger Durchbohrung der Haut und des Schädelknochens mit feinen elektrischen Bohrern mittelst feiner Nadeln vorgenommene Aspiration von Hirn- bzw. Tumorsubstanz dürfte größere Gefahren haben als die Lumbalpunktion. Die Gefahr liegt hier in der direkten Verletzung von Hirnhautgefäßen durch die Nadel; mehr oder weniger große Blutungen unter die Hirnhäute sind dabei wiederholt festgestellt. Man wird auch mit der Möglichkeit rechnen müssen, daß einmal ein Angiom oder ein Aneurysma angestochen wird. Unzulässig dürfte es sein, bei unbestimmtem Tumorverdacht auf gut Glück an vielen Stellen den Schädel anzubohren, bis man den Tumor gefunden oder nicht gefunden hat. Schon der einzelne Stich kann als ein gleichgültiger Eingriff in bezug auf die Funktion des Gehirns unter keinen Umständen angesehen werden. Von Nutzen dürfte die Neißer-Pollacksche Punktion da sein, wo die klinische Beobachtung zwischen zwei Lokalisationen, z. B. Stirnhirn und Kleinhirn schwankt. Besonders leicht wird man sich zu der Punktion „stummer" Hirnteile entschließen. Ein negativer Ausfall wird ferner niemals ganz beweisend gegen das Bestehen eines Tumors in der Nähe der Punktion sein, da man doch nicht überall punktieren kann. Eine besondere Bedeutung dürfte, wie erwähnt, der Hirnpunktion zur Unterscheidung der Tumoren von Blutergüssen in Zweifelsfällen zukommen.

Diagnose der Art des Tumors. Ist ein Tumor lokalisiert, so kann auch die Bestimmung seiner Art von Wichtigkeit sein. Dabei sehen wir hier von der Neißerschen Punktion ab, die im positiven Falle ja auch die histologische Struktur des Tumors klarstellt. Zu bemerken ist nur noch, daß die Hirnpunktion besonders gute Dienste zur Differentialdiagnose von Cysten leistet. Abgesehen also davon gibt schon der typische Sitz mancher Tumorarten eine gewisse Wahrscheinlichkeit für bestimmte Strukturen. So sind Acusticustumoren immer Fibrome, bei Kindern Tumoren des Hirnstammes meist Tuberkel, sonst Brückengeschwülste meist Gliome, basale Hirnnervenlähmungen sind in allererster Linie immer auf Gumma verdächtig. Tumoren der Hypophysis sind meist Adenome. Tumoren des vierten Ventrikels werden immer den Gedanken an Cysticercus nahelegen.

Praktisch am wichtigsten ist die Unterscheidung zwischen syphilitischen und nichtsyphilitischen Neubildungen. Der Gedanke an luetische Hirngeschwulst wird natürlich immer dann in erster Linie auftauchen, wenn überhaupt Lues in der Anamnese ist oder wenn sich sonstige syphilitische Zeichen am Körper finden, ferner dann, wenn reflektorische Pupillenstarre vorhanden ist. Die Lymphocytose der Lumbalflüssigkeit kommt, Tumor vorausgesetzt, fast ausschließlich bei luetischer Erkrankung vor, kann aber auch hier in selteneren Fällen fehlen. Bei gummöser Meningitis ist sie wohl ausnahmslos zu konstatieren. Wir haben ferner in der Wassermannschen Serumreaktion nunmehr eine Methode, deren positives Ergebnis wohl mit Sicherheit die Tatsache feststellt, daß einmal Lues vorhanden gewesen ist oder noch besteht, woraus nicht unbedingt zu schließen ist, daß auch die Hirnerkrankung eine luetische ist, ebenso wie der negative Ausfall Syphilis nicht mit Sicherheit ausschließt. Die Anstellung der Reaktion an der Cerebrospinalflüssigkeit anstatt am Blutserum scheint übrigens auch im Falle der luetischen Hirnerkrankung Vorteile nicht zu bieten.

Die Wahrscheinlichkeit tuberkulöser Neubildungen wird in analoger Weise wie bei der Lues durch das gleichzeitige Vorkommen andrer Manifestationen der Tuberkulose im Körper zu stützen sein.

Die Differentialdiagnose der echten Geschwülste untereinander ist gewöhnlich nicht möglich, mit Ausnahme der metastatischen, wo sie in der Diagnose des primären Tumors gegeben ist.

Therapie.

Die einzige Methode, die zur Heilung einer echten Hirngeschwulst führen kann, ist die Operation. Seitdem Wernicke den Gedanken der operativen Behandlung der Hirngeschwülste begründete, und Horsley den ersten Hirntumor erfolgreich operierte, ist die Operation der Hirngeschwülste in Hunderten von Fällen versucht worden; Mißerfolge und Erfolge sind registriert, und die Frage nach der Indikation der Operation ist nach allen Richtungen behandelt worden. Daß zu hochgespannte Erwartungen sich nicht erfüllen konnten, liegt nicht nur in der Schwierigkeit der Diagnose, sondern vielmehr in der Tatsache, daß sehr viele Hirngeschwülste ihren Sitz in unzugänglichen Gegenden des Gehirns haben, oder ihrer histologischen Art nach, bzw. ihres unlösbaren Zusammenhanges mit nicht angreifbaren Gebilden wegen, nicht total entfernbar sind. Freilich hat sich auch die Meinung von der operativen Zugänglichkeit mancher Gehirnteile geändert; die hintere Schädelgrube, die früher ein Noli me tangere darstellte, bildet heute insbesondere der Kleinhirngeschwülste wegen einen durch die Chirurgen vielfach und zum Teil mit Erfolg in Angriff genommenen Ort. Ja, selbst Geschwülste der Hypophysis sind bereits, freilich ohne dauernden Erfolg, von der Nase her angegriffen worden. Operativ zugänglich ist ferner ohne weiteres die Konvexität des Großhirns, auch Geschwülste der Markstrahlung, sogar einer aus dem Thalamus sind entfernt worden. Geschwülste des Balkens werden sicherlich nicht unangreifbar sein. Chirurgisch nicht angreifbar ist der Hirnstamm und Teile der Basis (man vgl. z. B. den Tumor der Abb. 198). Chancen bietet von den basalen Tumoren eigentlich nur der Acusticustumor. Die Indikation zur Operation ist gegeben, wenn ein echter Tumor lokal diagnostiziert werden kann, und wenn er an chirurgisch erreichbarer Stelle sitzt. Bruns berechnet, daß das in $35^0/_0$ der Fälle möglich ist, bzw. bisher der Fall war. Die Gefahren der Operationen an und für sich und die Unmöglichkeit, die infiltrierenden Geschwülste überhaupt, in vielen Fällen auch die gut abgegrenzten Geschwülste vollständig zu operieren, machen die Erfolge sehr viel ungünstiger. Bruns rechnet nach seiner eigenen und andrer Statistik nur $9^0/_0$ klinisch diagnostizierter und zugleich technisch völlig exstirpabler Geschwülste heraus, und schließlich wurde nach Oppenheim von 75 von ihm zur Operation gebrachten Fällen nur in 5 gleich ca. $7^0/_0$, dauernder voller Erfolg, in weiteren 5 gleich ca. $7^0/_0$ Heilung mit Defekt erreicht. Da die überhaupt zur Operation gebrachten Fälle, wie das ja auch mit Bruns' Statistik ungefähr übereinstimmt, höchstens $^1/_3$, eher erheblich weniger als mehr der überhaupt in ärztliche Beobachtung kommenden und als Tumor zu diagnostizierenden Fälle sind, so hätten wir kaum mehr als $2^0/_0$ völlig und weitere $2^0/_0$ mit Defekt durch Operation geheilter Fälle von Hirntumor. Das ist gewiß wenig, darf aber nicht entmutigen, auf dem Wege der Operation fortzufahren. Selbstverständlich ist, daß der Kranke, bzw. seine Angehörigen über die Gefahren der Operationen aufgeklärt werden müssen. Der Erfolg der Operation kann ein vollständiger sein dadurch, daß nach Extirpation eines expansiv wachsenden Tumors die durch den Druck geschädigte Hirnsubstanz sich völlig erholt, und auch die Allgemeinsymptome ganz zurückgehen können. Es können aber auch dauernde Defekte zurückbleiben, lokaler Art, wenn der Tumor die Gehirnsubstanz in irreparabler Weise geschädigt hatte oder wenn etwa die Narbe doch eine dauernde Schädigung der Gehirnsubstanz herbeiführt. Insbesondere geht auch eine neuritische Sehnervenatrophie nie wieder zurück. Rezidive nach anscheinend völliger Entfernung circumscripter Geschwülste kommen, wenn auch nicht sehr häufig, vor. Gliome sind ja fast nie völlig zu exstirpieren. Die operative Behandlung einfacher Cysten, die in die obige Statistik nicht mit eingerechnet sind, hat natürlich sehr viel bessere Resultate. Auch Tuberkel sind in einer Reihe von Fällen durch die Operation mit dauerndem Erfolge entfernt worden. Gelegentlich ist man auch auf einen Cysticercus oder einen Echinokokkus gestoßen, die aber gewöhnlich multipel sind. Der Vorschlag, den Cysticercus des vierten Ventrikels zu operieren, ist noch nicht ausgeführt worden. Metastatische Geschwülste wird man, wenn man weiß, daß sie metastatisch sind, nicht operieren.

Die syphilitischen Geschwülste sind im allgemeinen nicht zu operieren, sondern mit Quecksilber und Jod, und zwar, wenn möglich, in hohen Dosen in einer der üblichen Weisen zu behandeln. In den meisten Fällen wird wohl doch die Schmierkur bei gleicher Wirksamkeit besser vertragen, als die Injektionskur, insbesondere als die mit unlöslichen Salzen. Es kann aber vorkommen, daß auch die operative Entfernung luetischer Geschwülste indiziert ist; denn erstens sind Fälle, wo Gummata selbst auf energische und fortgesetzte Hg- und Jodkuren nicht oder nur ganz ungenügend reagieren, nicht zu selten beschrieben; dann wird man sich mit der Indikation zur Operation nach der Schwere des Falles richten. Es kommt aber auch, sei es, daß eine Intoleranz gegen Hg besteht, oder daß der Kranke zu spät in ärztliche Behandlung kommt, der Fall vor, daß auf den Erfolg einer Hg-Kur nicht mehr gewartet werden kann, weil die Gefahr totaler Erblindung in wenigen Tagen droht.

Im allgemeinen wird ja mit Recht bei jedem Hirntumor zuerst eine antisyphilitische Behandlung versucht, in dem Gedanken, daß es ja doch Lues sein könne. Es ist aber bemerkenswert, daß Tumoren aller Art sehr häufig mit erheblichen vorübergehenden Besserungen auf diese Kur reagieren, auch wenn sie nicht auf Lues beruhen, daß man also nicht allzu viel Zeit mit dem Versuche einer internen Therapie hinbringen soll, wenn Lues unwahrscheinlich ist. Ist der Tumor nicht lokalisierbar oder nicht extirpierbar, kommt in einer Reihe von Fällen die palliative (dekompressive) Trepanation, die Schaffung einer Knochenlücke in Frage. Es ist kein Zweifel, daß sie in einer Reihe von Fällen die Allgemeinsymptome ganz erheblich bessert, Schwerkranke für Monate und Jahre wieder lebens- und arbeitsfähig machen kann, und daß sie vor allem der Entwicklung und Verschlimmerung der Stauungspapille vorbeugen kann. Versprechen kann man aber solche Erfolge nicht, da sie in manchen Fällen auch gar nichts nützt.

Wird die palliative Trepanation verweigert, so können wiederholte Lumbalpunktionen erheblichen Nutzen und Linderung bringen, in den Fällen besonders, in denen sich der Hirndruck nur langsam wiederherstellt und es daher genügt, die Punktion alle paar Wochen einmal auszuführen.

Arsen in großen Dosen sollte in inoperablen Fällen durchaus versucht werden.

Gegen die Kopfschmerzen kommen symptomatisch natürlich die Nervina in Frage, in schweren Fällen hilft aber nur Morphium.

Die Prognose ergibt sich aus dem, was einerseits über den Verlauf der verschiedenen Tumorformen oder tumorähnlichen Erkrankungen und weiter über die Möglichkeiten der Therapie gesagt ist.

---

4. Der Hirnabsceß.

Von
M. Lewandowsky - Berlin.

Im Unterschied von der nicht eitrigen Encephalitis, die im nächsten Abschnitt besprochen werden wird, ist die eitrige Encephalitis, der Hirnabsceß, eine einheitliche und völlig geschlossene Erkrankungsform.

Ätiologie.

Die unmittelbare Ursache der Entstehung des Hirnabscesses ist immer das Eindringen eitererregender Mikroorganismen in die Gehirnsubstanz. Aseptische Eiterungen würden sich zwar im Gehirn ebenso, wie an andren Orten des Körpers, im Experiment künstlich erzeugen lassen, für die Erkrankung „Hirnabsceß" kommt diese künstliche Möglichkeit nicht in Betracht. Auf der andren Seite aber scheint es, als wenn die gleichen Mikroorganismen, die einmal einen Hirnabsceß erzeugen können, doch ein andres Mal nur zu einer nicht eitrigen Entzündung, insbesondere zu einer Encephalitis haemorrhagica zu führen brauchen. Das ist wahrscheinlich z. B. für den Influenzabacillus und den Pneumococcus. Über die besonderen Bedingungen, unter denen unter dem Einfluß dieser Mikroben das eine Mal eine nicht eitrige, das andre Mal eine eitrige Encephalitis zustande kommen würde, ist bisher noch nichts bekannt.

Als eitererregende Mikroorganismen wurden im Hirnabsceß gefunden in weitaus der Mehrzahl der Fälle die gewöhnlichen Eitererreger, die Streptokokken und Staphylokokken. Es sind ferner gefunden worden u. a. der Influenzabacillus, der Typhusbacillus, der Pneumococcus, der Friedländersche Pneumoniebacillus, der Weichselbaumsche Diplococcus. Daß auch der Tuberkelbacillus einen echten Absceß, der nicht etwa durch die Abscedierung eines Solitärtuberkels vorgetäuscht wird, machen kann, wird von A. Fränkel und Nonne behauptet. In seltenen Fällen kommen noch Streptothrixarten, schließlich auch der Soorpilz und Actinomyces in Betracht.

Diese eitererregenden Mikroorganismen werden der Gehirnsubstanz entweder auf dem Wege des allgemeinen Körperkreislaufs durch das Blut zugeführt, oder sie dringen aus der Umgebung des Gehirns auf unmittelbarerem Wege in dasselbe ein. Die viel erörterte Frage, ob es einen idiopathischen Hirnabsceß gäbe, ist im Grunde genommen eine recht nichtssagende. Sie würde dahin gehen, ob Eitererreger sich im Gehirn ansiedeln können, ohne daß sie zuvor an andrer Stelle eine Eiterung gemacht hätten. Theoretisch ist das ebenso möglich, wie praktisch im Einzelfall schwer zu entscheiden. Denn es kann die primäre eitrige Infektion, etwa ein unbedeutendes Panaritium oder eine leichte, in völlige Restitution ausgegangene Otitis media, längst vergessen sein, wenn der Absceß auftritt, vielleicht auch gar nicht beachtet worden sein. Eine besondere Stelle in dieser Frage nimmt eine Beobachtung Strümpells ein, welcher vier Fälle von Hirnabsceß während einer Epidemie von Meningitis cerebrospinalis epidemica beobachtete. Aber auch das waren vielleicht keine idiopathischen Abscesse mehr, da hier der Hirnsubstanz der Eitererreger von der Cerebrospinalflüssigkeit zugeführt worden sein wird, wenn auch die Zeichen der Meningitis selbst bis zur Entdeckung des Abscesses längst vergangen sein können. Jedenfalls ist an der Tatsache festzuhalten, daß auch bei genauester Sektion manchmal außer dem Hirnabsceß kein Zeichen einer bestehenden oder vorangegangenen Eiterung im Körper gefunden wird.

Der Weg der Entstehung des metastatischen Hirnabscesses ist kein anderer als der metastatischer Eiterungen in andren Körperteilen. Eine Eiterung an beliebiger Stelle des Körpers, eine Phlegmone des Arms, eine Gelenkeiterung, eine eitrige Peritonitis, eine eitrige Agina, ein Karbunkel usw. kann durch Verschleppung eitrigen Materials in das Gehirn gelegentlich zur Bildung eines Hirnabszesses führen. Ebenso kommt es im Gefolge der Infektionskrankheiten, Scharlach, Masern, Erysipel, Influenza, Typhus, im Gehirn nicht anders wie an andren Stellen gelegentlich zur Bildung von Abscessen. Der Hirnabsceß kann auch zusammen mit Absceßbildungen in andern Organen als Teilerscheinung einer Pyämie auftreten. Von besonderer Häufigkeit und Wichtigkeit ist nur eine Art der Entstehung des metastatischen Hirnabscesses, diejenige im Gefolge eitriger Erkrankungen der Brusthöhle, ein Zusammenhang, dessen Häufigkeit zuerst Virchow erkannt hat. Am meisten ist das Gehirn gefährdet durch die eitrige Bronchitis, besonders bei Bestehen von Bronchiektasen; es folgen dann in weitem Abstand Empyema pulmonum, Lungengangrän, Lungenabsceß. Der Weg der eitrigen Metastasierung ist bei Lungenerkrankung ja ein sehr kurzer, da das infektiöse Material aus der Lunge zum linken Herzen, und von da in den großen Körperkreislauf gelangt. Ganz aufgeklärt ist es aber keineswegs, warum unter diesen Umständen das Gehirn anscheinend so viel öfter als andre Körperregionen Sitz der Metastase wird.

Im Gehirn selbst ist das Ausbreitungsggebiet der Art. Fossae Sylvii, be-besonders der linken, der Lieblingssitz des metastatischen Abscesses. Bemerkenswert ist, daß auch die metastasichen Abscesse nicht immer multipel, sondern, sehr häufig, nach Gowers in der Hälfte der Fälle solitär sind.

Erheblich wichtiger als alle diese metastatischen Hirnabscesse ist die zweite Gruppe, welche dadurch entsteht, daß die Eitererreger auf unmittelbarerem Weg an das Gehirn gelangen. Diese Gruppe zerfällt in zwei Untergruppen, eine, welche einem Trauma ihren Ursprung verdankt, eine andre, welche auf der Überleitung in unmittelbarer Nachbarschaft des Gehirns vorhandener Eiterungen des Gehirns selbst beruht.

Die traumatischen Hirnabscesse können am einfachsten so entstehen, daß unter Verletzung des Schädels die eitererregenden Mikroorganismen unmittelbar in das Gehirn eingebracht werden, also etwa durch eine Stich- oder Schußwunde. Dabei kann der grobe Fremdkörper, dem die Mikroorganismen anhingen, also die Messerklinge oder etwa Haare von der Kopfhaut, selbst im Gehirn stecken bleiben, kann aber natürlich auch entfernt worden sein. In der Mehrzahl der Fälle handelt es sich aber gar nicht um das Eindringen grober eigentlicher Fremdkörper, vielmehr ist es selbstverständlich, daß perforierende Schädelwunden, komplizierte Schädelbrüche u. dgl. immer Gelegenheit zum Eindringen von Mikroorganismen geben können. Dabei kann die äußere Schädelwunde anscheinend aseptisch verheilen, während in andren Fällen erst eine Eiterung des Knochens sekundär einen Hirnabsceß entstehen läßt.

Es ist aber gar nicht nötig, daß der Schädel überhaupt verletzt ist, damit ein Hirnabsceß zustande kommt. Es müssen die Mikroorganismen von der infizierten Weichteilwunde aus durch den Schädel und die Hirnhaut hindurch das Gehirn erreichen können. Fast immer findet sich auch in diesen Fällen der Absceß an der Stelle der Verletzung, doch gibt es seltene Fälle, in denen der Absceß sich auch an der Stelle des Contrecoups entwickelt haben soll (Gowers).

Es gibt mehrere Möglichkeiten, auf denen auch ohne Verletzung des Schädels Eitererreger von den Schädeldecken in das Gehirn gelangen können. Es kann sich in den venösen Gefäßen, die den Schädel durchsetzen, eine Thrombose etablieren, und so der infektiöse Prozeß entweder direkt auf das Schädelinnere fortgeleitet oder durch rückläufigen Transport ohne durchgängige Thrombosierung infektiöses Material in das Gehirn verschleppt werden.

Abgesehen von den traumatischen Hirnabscessen ist die bei weitem wichtigste Ursache des Hirnabscesses die Otitis, und zwar in ca 90 Proz. der Fälle die chronische, in 10 Proz. die akute Otitis media purulenta. Frühestens wurde ein manifester Absceß drei Wochen nach dem Beginn der akuten Ohreiterung gefunden, während in den Fällen chronischer Otitis diese 30—40 Jahre und darüber bestehen kann. Trotz der relativen Häufigkeit der Hirnabscesse bei Otitis ist derselbe im Verhältnis zu der Zahl der Otitiden überhaupt doch eine sehr seltene Erkrankung. Auf 1137 Fälle von Otitis media purulenta entfallen nach Chauvel nur zwei Fälle von Hirnabsceß. Besonders gefährdet das Cholesteatom des Felsenbeins. Die statistischen Angaben der Autoren, wieviel Prozent der eitrigen intracraniellen Folgezustände der Otitis media der Hirnabsceß ausmache, schwanken in sehr weiten Grenzen. Jedenfalls ist die extradurale Eiterung sehr viel häufiger und wahrscheinlich auch die Meningitis und die Sinusthrombose.

Der otitische Hinabsceß wird gewöhnlich durch eine Caries des Schläfenbeins vermittelt, und zwar sind die gewöhnlichen Ausgangspunkte das Tegmen tympani und das Dach des Antrum mastoideum. Zusammen mit dem Hirnabsceß findet sich dann auch oft eine extradurale Eiterung. Der Kleinhirnabsceß nimmt seinen Ursprung entweder von den Zellen des Warzenfortsatzes in der Fossa sigmoidea oder vom Ohrlabyrinth, das, wie zuerst Jansen zeigte, häufig erkrankt ist. Außer der direkten Fortleitung des Eiters von einer Caries aus kommt noch die Leitung durch präformierte Wege in Betracht. Solche sind Dehiscenzen im Knochen, die Fisura petrosquamosa, der Meatus auditorius internus, der Aquaeductus vestibuli. Die otitischen Abscesse sind fast ausschließlich solche des Kleinhirns oder des Schläfenlappens, und zwar führen eben die otitischen Erkrankungen im Bereich der mittleren Schädelgrube zu Abscessen des Schläfenlappens, die im Bereich der hinteren zu Abscessen des Kleinhirns. Die Abscesse des Schläfenlappens entwickeln sich zunächst gewöhnlich in den dem Felsenbein anliegenden Windungen, der dritten Schläfenwindung und dem Gyrus fusiformis. Die Wernickesche Stelle ist gewöhnlich frei.

Im Kleinhirn liegt der Absceß gewöhnlich im lateralen vorderen Teil der Hemisphäre.

Die Abscesse können mit den Meningen oder mit dem primären Knochenherd durch eine Fistel in Verbindung stehen. Aber auch, wenn das nicht der Fall ist, ist die Rinde meist erkrankt. In einigen Fällen wurde aber selbst bei genauester Untersuchung ein unmittelbarer Zusammenhang zwischen Ohreiterung und Hirnabsceß nicht gefunden, und es kann das nicht wundernehmen, da ja auch bei den traumatischen Abscessen, worauf soeben hingewiesen wurde, ein direkter Zusammenhang mit der Verletzung, bzw. dem Ort des Eindringens der Mikroorganismen nicht immer nachgewiesen werden kann, vielmehr die Vermittlung auf dem Wege der Gefäße gesucht werden muß.

Erheblich seltener als die otitischen sind die rhinogenen Hirnabscesse. Auch hier ist fast immer eine Caries des Knochens, sei es der knöchernen Wand des Sinus frontalis, sei es des Siebbeins usw. das verbindende Glied. Die rhinogenen Abscesse finden sich fast ausschließlich im Stirnhirn.

Pathologische Anatomie.

Der Hirnabsceß kann außerordentliche Größe erreichen (Abb. 204); er kann fast eine ganze Hemisphäre ausfüllen. Demgegenüber stehen solche von Stecknadelkopfgröße. Bei der Sektion, wenn der Absceß Todesursache geworden ist, findet man am häufigsten im Bereiche des Großhirns hühnerei- bis apfelgroße Abscesse, im Kleinhirn solche von geringerer Größe. Am Lebenden wurden bis 400 g Eiter entleert.

Der Eiter ist gewöhnlich grün oder grüngelblich, gewöhnlich geruchlos, nur selten stinkend, meist dünnflüssig.

Die Gestalt des Abscesses ist im Beginn eine unregelmäßige (Abb. 206), mit der Bildung der Membran pflegt sich eine regelmäßige runde oder ovoide Höhle einzustellen (Abb. 204). Indessen kommen auch nicht selten unregelmäßige und durch Zwischenwände in mehrere Kammern geteilte Höhlen (Abb. 205) vor.

Die Histogenese des Hirnabscesses dürfte von der des Abscesses in anderen Organen nicht abweichen. Die eitrige Entzündung ist eben überall das Prototyp der Entzündung überhaupt, deren Charakteristicum die Auswanderung von polynucleären Leukocyten aus den Gefäßen darstellt. Unter dem Einfluß dieser massenhaften Leukocytenauswanderung findet ein rascher Zerfall des Nervengewebes statt, das zunächst erweicht und ödematös

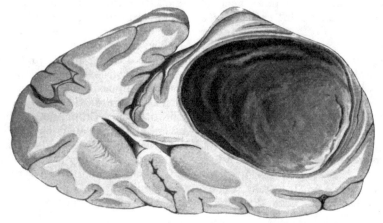

Abb. 204. Sehr großer Absceß der rechten Hemisphäre.
Sammlung des Pathologischen Instituts des Krankenhauses Friedrichshain (L. Pick).

erscheint. Die Veränderungen an der Glia sind ganz sekundär. Die Umgebung der Absceßhöhle wird häufig durch eine Zone erweichten Gewebes gebildet (Abb. 205). Es ist jedoch, wie schon Wernicke betonte, mindestens für die Mehrzahl der Fälle nicht richtig, daß eine hämorrhagische Encephalitis ein notwendiges Vorstadium der Abscesse darstelle. Ja es ist zweifelhaft, ob die hämorrhagische Encephalitis überhaupt in einen Absceß übergehen kann.

Bei allen älteren Abscessen bildet sich um den Absceß herum eine Membran, deren erste Andeutung sich nach den experimentellen Untersuchungen Friedmanns schon am 5.—6. Tage, und nach einer Beobachtung Cassirers auch beim Menschen schon am 8. bis 10. Tage zeigen kann. Diese Membran bildet sich aus dem Gefäßbindege-

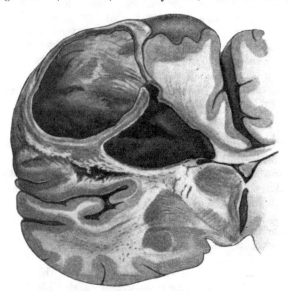

Abb. 205. Zweikammriger Absceß.
Sammlung des Pathologischen Instituts des Krankenhauses
Friedrichshain (L. Pick).

webe, scheint also rein mesodermalen Ursprungs. Sie kann die Gestalt eines festen Balges annehmen, derart, daß man manchmal den ganzen Absceß mit samt diesem Balg aus dem Gehirn herausschälen kann. Die weichen Hirnhäute können mit der Absceßmembran verschmelzen. Einen Schutz der Umgebung gegen die bakterielle Invasion bildet dieser Balg jedoch nur in sehr beschränkter Weise, wenngleich die lange Latenz mancher Abscesse wohl nur durch den langdauernden Anschluß mittels der Membran erklärt werden kann. Die großen Abscesse können, wie Tumoren wirkend, zu erheblicher Verdrängung und Verlagerung der Hirnteile (Abb. 204) und zur Ausbildung des Hydrocephalus durch Steigerung des Cerebrospinaldruckes führen. Auch der Mechanismus dieser Drucksteigerung kann kein andrer sein, als der für den Tumor besprochene (S. 537 u. 538). Der otitische Hirnabsceß ist häufig mit Sinusthrombose verbunden.

Diejenigen Veränderungen, welche zur Bildung eines Abscesses Veranlassung geben, sind oben bereits erwähnt. Der Absceß führt schließlich gewöhnlich zum Durchbruch entweder in die Ventrikel oder den Subarachnoidealraum und damit zur Entwicklung einer eitrigen Meningitis. Beim otitischen Absceß kann eine Meningitis auch durch direkte Infektion der

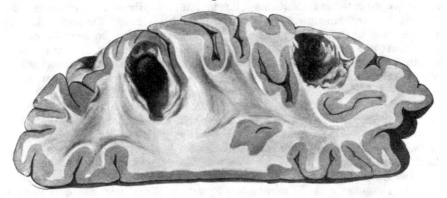

Abb. 206. Multiple Abscesse.
Sammlung des Pathologischen Instituts des Krankenhauses Friedrichshain (L. Pick).

Meningen infolge des Grundleidens zustande kommen. Aber auch beim metastatischen findet man trotz bestehender Meningitis nicht immer eine eigentliche Durchbruchstelle, so daß man wohl auch die Möglichkeit der Entstehung der Meningitis durch Verschleppung der Mikroben auf präformierten Wegen vom Absceß aus annehmen muß.

Es kann sich auch eine, manchmal schon beim Lebenden festzustellende Verbindung zwischen Absceßhöhle und Hohlräumen des Ohrs finden.

Allgemeine Symptomatologie.

Der Hirnabsceß kann in wenigen Tagen verlaufen, er kann aber bisweilen auch jahre- und jahrzehntelang latent bleiben. Sehr schnell können die traumatischen oberflächlichen Rindenabscesse zum Ausgang kommen, wenn sie, wie häufig, fast von Anfang an mit einer traumatischen Meningitis verbunden sind. Es brauchen dann zwischen der Einwirkung des Traumas und dem tödlichen Ausgang nur wenige Tage zu vergehen. Hier handelt es sich um eine von Anfang, vom Augenblick der Infektion an gleichmäßig schnell fortschreitende Erkrankung.

In den andren Fällen pflegt man drei Stadien zu unterscheiden 1. das Initialstadium, 2. das der Latenz und 3. das der Manifestation,

eventuell bis zum tödlichen Ausgang. Diese Einteilung ist insofern keine
zwingende, als erstens das Initialstadium ganz fehlen, wenigstens ganz
symptomlos sich darstellen kann, als zweitens, wie schon bei der oben erwähnten Gruppe der traumatischen Frühabscesse ein Stadium der Latenz
fehlen kann, und als drittens sogar das Stadium der manifesten Erkrankung
insofern fehlen kann, als der Tod ganz plötzlich aus scheinbarem Wohlsein
heraus eintreten kann.

Das Initialstadium soll, wenn es vorhanden ist, durch die Zeichen
einer fieberhaften Erkrankung mit cerebralen Symptomen, Kopfschmerz, Erbrechen, Benommenheit, ausgezeichnet sein. An exakten klinischen Beobachtungen, welchen pathologisch-anatomischen Veränderungen dieses Stadium
entsprechen würde, fehlt es jedoch natürlich.

Das Latenzstadium ist ein vollkommenes besonders in den Fällen,
in denen die Hirnabscesse jahrzehntelang getragen wurden. Wesentlich in
diesen Fällen kann von Latenz gesprochen werden. Denn, wenn ein Kranker
häufig Kopfschmerzen, Erbrechen, Krampfanfälle, Hirndrucksymptome oder
dauernd leichte Benommenheit oder Herdsymptome zeigt, Zustände, die von
manchen als unvollkommene Latenz bezeichnet werden, so handelt es sich
hier eben um ein langsames Fortschreiten oder um ein für kurze Zeit
Stationärwerden des Prozesses, das man doch höchstens in Unterschied zu
dem Terminalstadium, aber nicht in Gegensatz zu dem Stadium der manifesten Symptome bringen kann. Von einem wirklichen Stadium der Latenz
kann man aber noch in den schon oben erwähnten Fällen sprechen, in
denen der Tod aus anscheinender Gesundheit heraus plötzlich eintritt, und
in denen die Autopsie dann gewöhnlich einen großen Absceß ergibt, der in
einem der ,,stummen" Gehirnteile (besonders im Stirnlappen) gelegen und
dann durchgebrochen war.

Die Symptome des Hirnabscesses im Hauptstadium, in dem
also die Diagnose gestellt werden muß, setzen sich, wie die des Tumors,
zusammen aus den allgemeinen und den Lokalsymptomen. Unter den
Allgemeinsymptomen sind diejenigen zu unterscheiden, welche auf der Anwesenheit eines Eiterherdes im Körper überhaupt, und zweitens diejenigen,
welche auf den Wirkungen dieses Eiterherdes auf das Gehirn als Ganzes
beruhen.

Was die erste Gruppe betrifft, so besteht sie ja eigentlich nur aus
einem einzigen Symptom, dem Fieber. Es ist aber sehr wichtig, daß, und
zwar in einer sehr beträchtlichen, vielleicht der Mehrzahl der Fälle, das
Fieber während fast des ganzen Verlaufs der Erkrankung fehlen kann, und
daß somit das Fehlen des Fiebers niemals ein Grund gegen die Annahme
eines Hirnabscesses sein darf. Erst mit dem Durchbruch des Abscesses
tritt immer Fieber auf; wenn man aber darauf wartet, wird es zu spät zu
einer wirksamen Therapie. In einer andren Gruppe von Fällen besteht
jedoch auch bei ganz unkomplizierten Abscessen Fieber, meist wohl nur
von geringer Intensität und manchmal intermittierend, aber in andren Fällen
auch hohes und dauerndes. Im Gegensatz dazu kommen auch subnormale
Temperaturen vor.

In vielen Fällen ist es natürlich schwer zu entscheiden, ob etwaiges
Fieber auf den Absceß oder das Grundleiden, bzw. die begleitenden Veränderungen (akute Otitis, Sinusthrombose) zu beziehen ist.

Die allgemeinen Hirnsymptome des Abscesses sind weit weniger
charakteristisch als die des Hirntumors. Wir hatten ja die allgemeinen

Symptome des Hirntumors fast alle auf die Erzeugung eines Hirndrucks durch den Tumor bezogen, und, insofern auch der Absceß eine Raumverdrängung verursacht und durch seine innere Spannung einen Druck auf das Gehirn ausüben kann, kann auch er in genau der gleichen Weise wie der Tumor zu Hirndruck und zu dessen Erscheinungen führen, zu Kopfschmerz, Stauungspapille, Erbrechen, Benommenheit, Pulsverlangsamung usw. In einer sehr beträchtlichen, vielleicht in der Mehrzahl der Fälle von unkompliziertem Hirnabsceß kommt es aber nicht, wie man sich durch die Messung des Spinaldruckes mittels der Lumbalpunktion und durch das Fehlen der Stauungspapille überzeugen kann, zu ausgesprochenem Hirndruck. Aber auch in diesen Fällen bestehen oft sehr schwere Allgemeinerscheinungen, besonders sehr schwere Benommenheit und allgemeine epileptische Krämpfe, die dann wohl nur durch eine Vergiftung des Gehirns durch die bakteriellen Stoffwechselprodukte zu erklären sind. Andrerseits können auch während des Stadiums der manifesten Erscheinungen — also auch abgesehen vom Latenzstadium — Allgemeinerscheinungen völlig fehlen, vielmehr nur Lokalsymptome vorhanden sein, wie sie bei jeder andren lokalen Erkrankung des Gehirns sich auch darstellen. Tritt eine Meningitis zu dem Absceß, so haben wir natürlich deren Allgemeinsymptome; über die Differentialdiagnose wird noch weiter unten gesprochen werden; hier sei nur bemerkt, daß eine leichte Nackensteifigkeit auch zu den Allgemeinsymptomen des unkomplizierten Hirnabscesses, besonders, aber nicht ausschließlich des Kleinhirnabscesses gehören kann.

Der Augenblick des Durchbruchs wird häufig durch eine ganz akute Verschlimmerung, manchmal durch allgemeine Konvulsionen bezeichnet, worauf dann sehr bald die Zeichen der Meningitis folgen. Manchmal tritt mit dem Durchbruch sofort der Tod ein.

Die Lokalsymptome des Hirnabscesses haben an und für sich nichts Charakteristisches. Mit den Lokalsymptomen des Hirntumors haben sie das gemein, das sie verhältnismäßig oft als Reizerscheinungen, insbesondere auch (bei entsprechendem Sitz) als Jacksonsche Krämpfe auftreten. Dagegen spielen die Nachbarschaftssymptome beim Absceß eine weit geringere Rolle, als beim Tumor. Zu erwähnen ist noch, daß die Lokalsymptome des Abscesses ganz apoplektiform auftreten, und sich trotz Fortschreitens des Abscesses zunächst bis zu einem hohen Grade wieder zurückbilden können. Es scheint das besonders bei metastatischen Abscessen vorzukommen, wo dann der Anschein der Apoplexie vielleicht durch die Circulationsstörung, welche im Augenblick der Embolie stattfindet, hervorgerufen wird.

Der Ausgang des Hirnabscesses ist der Tod, wenn nicht die operative Eröffnung erfolgt. Gewöhnlich tritt derselbe durch eine Meningitis ein. In anderen Fällen aber erfolgt er plötzlich, ohne daß wir bei der Autopsie eine Erklärung finden, schließlich kann er auch unter allen Erscheinungen des Tumortodes eintreten.

Spezielle Diagnose.

Die Diagnose des Hirnabscesses gehört zu den schwierigsten und verantwortungsvollsten Aufgaben, die dem Neurologen gestellt werden können. Wie aus dem, was oben über die Ätiologie gesagt ist, sich ergibt, spielt dabei die Anamnese eine große Rolle, und praktisch diagnostisch scheiden sich die Fälle in zwei Gruppen: eine, in welcher die Anamnese deutlich auf

die Möglichkeit eines Hirnabscesses hinweist, und eine zweite, bei denen
eine solche Anamnese oder überhaupt eine Anamnese fehlt. Denn der
Praktiker muß eben damit rechnen, daß es im Leben nicht immer so
systematisch zugeht, wie es in den Lehrbüchern dargestellt zu werden
pflegt.

Zu den Momenten, die auf die Möglichkeit eines Abscesses hinweisen,
gehört in allererster Linie das Trauma und die Otitis.

Ganz einfach sind natürlich diejenigen traumatischen Fälle, in welchen
im Zusammenhang mit einer Schädelverletzung und in unmittelbarem zeitlichen Anschluß daran sich die Zeichen eines Hirnabscesses ausbilden, die
traumatischen Frühabscesse.

Nicht ganz so leicht, aber auch noch einfach sind die traumatischen
Spätabscesse, wo entweder, ohne daß der knöcherne Schädel selbst über-
haupt verletzt wurde, oder nachdem eine völlige Heilung, sei es prima, sei
es secunda intentione eingetreten ist, der Absceß manifest wird. Ist ein
Schädeltrauma anamnestisch erhoben, oder ist Haut- oder Knochennarbe am
Schädel feststellbar, und treten nun, am häufigsten einige Wochen oder
Monate nach dem Trauma, allgemeine oder lokale Hirnsymptome auf, so
wird man immer sofort an einen Hirnabsceß zu denken haben.

Differentialdiagnostisch kommt in Fällen traumatischen Ursprungs
gegenüber dem Absceß in erster Linie wohl das epidurale oder subdurale
Hämatom in Frage. Indessen schließt sich das Hämatom gewöhnlich
wenigstens unmittelbar oder fast unmittelbar an den Unfall an, während
der Spätabsceß eine längere Latenz hat. Freilich können sich auch Abscesse
im Verlauf weniger Tage nicht nur entwickeln, sondern auch bereits zu
schweren Erscheinungen und zum Exitus führen. Auch die Unterscheidung
von einer Meningitis kann in Betracht kommen, besonders in den seltenen
Fällen, wo zwischen Meningitis und Trauma ein längeres freies Intervall
liegt. Auf die generelle Unterscheidung der Meningitis vom Absceß kommen
wir bei den otitischen Erkrankungen sogleich zurück.

Ferner werden wir bei bestehender Otitis, insbesondere bei der chronischen Form, sobald Hirnsymptome auftreten, immer sogleich mit der
Möglichkeit eines Abscesses rechnen müssen. Hier handelt es sich dann in
den meisten Fällen um die Differentialdiagnose: Absceß-Meningitis oder
Abszeß-Labyrintheiterung. Die allgemeinen sicheren Symptome der
Meningitis sind in einem anderen Kapitel dargestellt. Ist die Diagnose
zweifelhaft, so ist zur Feststellung einer Meningitis, sei es, daß eine solche
durch Durchbruch des Abscesses oder durch die Otitis direkt verursacht ist,
in jedem Fall ein wichtiges Hilfsmittel die Lumbalpunktion, und zwar
bietet die Druckmessung in dem Fall eine annähernd sichere Entscheidung,
wenn sie eine klare Flüssigkeit ohne erhöhten Druck ergibt. Es ist das
ein Verhalten, das im Zweifelsfall jedenfalls nicht bei Meningitis vorkommt
Andrerseits kommt eine Trübung der Lumbalflüssigkeit, die dann auch
immer erhöhten Druck zeigt, nur bei eitriger Meningitis vor. Weniger
sichere Schlüsse gestattet die Lumbalpunktion gegenüber der serösen
Meningitis. Bei ihr steht die Lumbalflüssigkeit unter erhöhtem Druck,
erscheint makroskopisch völlig klar, zeigt aber bei Untersuchung des Sedi-
ments reichliche Lymphocyten. Das kann aber auch, wenn auch selten,
beim Absceß vorkommen. Erhöhter Druck ohne Lymphocyten spricht immer
für Absceß (oder Tumor) (vgl. überhaupt hierzu das über die Lumbalpunktion bei Tumor S. 539 und 561 Gesagte).

Sind überhaupt keine Lokalsymptome da, so spricht das natürlich zunächst für Meninigitis. Indessen haben doch gerade die im Gefolge der Otitis eintretenden Abscesse des rechten Schläfenlappens und häufig auch Kleinhirnabscesse nur sehr geringe oder keine Lokalsymptome. Bei Abscessen des rechten Schläfenlappens ist besonders, wie Koerner betont, auf die schon beim Tumor des Schläfenlappens hehandelten Nachbarschaftssymptome von seiten des Oculomotorius, Ptosis, Pupillenverschiedenheit (S. 554), zu achten.

Andrerseits kommen bei seröser Menigitis, besonders wenn sie mit einer nichteitrigen Encephalitis, auf deren Häufigkeit bei Otitis Oppenheim aufmerksam gemacht hat (vgl. das folgende Kapitel) verbunden ist, auch Herderscheinungen vor, die wieder zur Annahme eines Abscesses verführen können, wo keiner besteht. Für den Einzelfall hier Vorschriften zu geben, ist nahezu unmöglich. Auch das Bestehen oder Nichtbestehen von Fieber bietet kein sehr großes Hilfsmittel. Bei seröser Meningitis fehlt es fast immer, aber, wie oben schon bemerkt, ja auch sehr häufig beim Absceß.

Sehr schwer kann auch die Differentialdiagnose zwischen der Labyrintheiterung und dem Hirnabsceß, hier speziell dem Kleinhirnabsceß, sein, weil durch eine lokale Meningitis, besonders eine leichte Encephalitis, hier die Symptome einer leichten Kleinhirnerkrankung vorgetäuscht werden können und ja überhaupt eine sichere Feststellung des Ursprungs gewisser bei beiden Erkrankungen vorkommenden Symptome, wie insbesondere des Nystagmus, bisher noch nicht zu geben ist.

Bei den otitischen Abscessen kommt noch die Unterscheidung von der Sinusthrombose in Frage. Sie verläuft im Gegensatz zum Absceß meist mit hohem remittierenden Fieber, wiederholten Schüttelfrösten. Ausgesprochene Lokalsymptome sprechen gegen Sinusthrombose; die Unterscheidung ist aber nicht immer zu machen, um so weniger, als Absceß und Sinusthrombose gleichzeitig vorkommen können.

Besondere Schwierigkeiten macht die Beurteilung der endokraniellen Komplikationen der Otitis bei kleinen Kindern. Hier ist immer daran zu denken, daß allgemeine Konvulsionen und meningitisähnliche Zustände auch bei reiner akuter Otitis, besonders im Beginn einer solchen vorkommen können.

Als letztes Mittel der Feststellung eines etwaigen Abscesses kommt bei bestehender Otitis die Ohroperation und dann die Verfolgung der Wege des Eiters in Betracht, ein Mittel, das freilich auch nicht immer zum Ziele führt. Die Neißer-Pollacksche Hirnpunktion dürfte gerade in den Fällen möglicher otitischer Entstehung wenig in Frage kommen.

An die otogenen würden sich die rhinogenen Abscesse anschließen. Ihr Ort ist der Stirnlappen, und daher können sie fast ohne lokale Symptome verlaufen. Sie sind sehr selten. Meist handelt es sich differentialdiagnostisch hier um Fälle von Stirnkopfschmerz, die auf Hirnabsceß verdächtig erscheinen. Man wird sich bei der Ablehnung der Diagnose Hirnabsceß auf das Fehlen der Allgemeinsymptome — Erbrechen, Benommenheit — verlassen und immerhin sich auch darauf stützen müssen, daß das Fehlen eines jeden Lokalsymptoms doch auch bei Stirnlappenerkrankung selten ist. Man wird auf das genaueste nach Differenzen der Reflexe suchen müssen. Sind solche vorhanden (etwa Fehlen der Bauchdeckenreflexe auf einer Seite oder Babinski), so rückt natürlich die Möglichkeit des Abscesses näher. Kaum einen Wert haben gerade in diesen Fällen die lokale Schmerz-, Klopf- und Druckempfindlichkeit.

Die nicht von Trauma oder eitrigen Erkrankungen der Scheitelknochen ausgehenden Abscesse sind noch schwerer zu diagnostizieren, ebenso schwer übrigens die traumatischen, bei denen wir die Anamnese oder den Befund eines Traumas nicht haben. Es kommen diesen Fällen insbesondere aber den metastatischen gegenüber eigentlich alle andren lokalen Hirnerkrankungen differentialdiagnostisch in Frage. Am nächsten steht dem Absceß der Tumor, da sie beide zu den gleichen Lokal- und Allgemeinerscheinungen führen können. In diesen Fällen ist die Entscheidung — wenn wir nunmehr die traumatische oder otogene Entstehung ausschließen — durch den augenblicklichen Befund oft gar nicht zu geben. Der Verlauf ist jedoch beim Absceß meist sehr viel schneller. Besonders heimtückisch sind jene Fälle von Absceß, wo nach einigen Jacksonschen Anfällen plötzlich der Tod eintritt. Das Fehlen von Allgemeinerscheinungen spricht eher für Absceß als für Tumor, besonders wenn eine der selteneren Möglichkeiten der Absceßentstehung anamnestisch feststeht, wie insbesondere Infektionskrankheiten und eitrige Prozesse im Brustraum. Gerade bei Bestehen von Bronchiektasen kann es sehr wohl gelingen, die Diagnose eines metastatischen Hirnabscesses richtig zu stellen. Bei der Anamnese einer Infektionskrankheit kann die Differentialdiagnose gegenüber der nichteitrigen Encephalitis unüberwindliche Schwierigkeiten machen.

Aber auch der Erweichung und gewissen Herderscheinungen bei Urämie gegenüber kann der Hirnabsceß in allen den Fällen Schwierigkeiten machen, wo er metastatisch ist, und wo motorische Reizerscheinungen nicht vorliegen. Solche sollten allerdings immer an Absceß denken lassen, wenn auch außer dem Tumor (und Pseudotumor S. 546), hier noch andre, aber sehr seltene Erkrankungen, wie die marantische Sinusthrombose und hemiepileptische Zustände bei seniler Hirnatrophie gelegentlich in Betracht kommen.

Ob und in welchen Fällen die Neißer-Pollacksche Hirnpunktion bei Absceßverdacht berechtigt ist, ist noch nicht ganz ausgemacht. Daß die Chirurgen im allgemeinen nicht geneigt sind, sie bei Absceß auszuführen, aus Furcht, die Meningen ev. mit dem Eiter zu infizieren, erscheint nicht ganz berechtigt. Denn diese Gefahr besteht doch wohl auch bei der kunstgerechten breiten Eröffnung des Abscesses, und selbstverständlich darf die Punktion nur unter Verhältnissen ausgeführt werden, unter denen, im Falle Eiter gefunden wird, sofort die Operation angeschlossen werden kann. Im Falle des Absceßverdachtes wird die Neißersche Punktion daher nur auf der chirurgischen Abteilung eines Krankenhauses ausgeführt werden dürfen, und bei dringendem Verdacht auf Absceß wird man überhaupt keine Punktion machen, sondern sofort breit eröffnen. Es ist ferner wohl nicht richtig, wenn Neißer und Pollack auch das negative Ergebnis der Hirnpunktion als beweisend gegen das Vorhandensein einer lokalen Erkrankung ansehen. Denn es kommt vor, daß von einer über dem Absceß angelegten breiten Trepanationsöffnung verschiedentlich in die Tiefe punktiert wird, ohne daß Eiter herauskommt, weil die Nadel immer gerade an dem Absceß vorbeigleitet. Das ist natürlich bei der Neißerschen Punktion noch viel eher möglich. Die Neißersche Punktion wird aber gewiß von Nutzen sein in den Fällen, in denen eine Lokaldiagnose nicht mit genügender Sicherheit gestellt werden kann, besonders in solchen, in welchen sie zwischen zwei weit auseinanderliegenden Orten, wie, was ja nicht so selten ist, etwa zwischen Stirnhirn und Kleinhirn, schwankt, und sie dürfte ferner empfehlenswert sein in einer Reihe von Fällen, in denen die Diagnose zwischen Hämatom und Absceß schwankt.

Die Lokaldiagnose. Wir können uns bei der Lokaldiagnose des Hirnabscesses sehr kurz fassen, da hier nur sehr wenig zu sagen ist, was nicht in der allgemeinen Lokalisationslehre oder dem Kapitel über den Hirntumor schon gesagt wäre. Auch macht tatsächlich die Lokaldiagnose beim Absceß im allgemeinen viel weniger Schwierigkeiten, als beim Tumor. Beim Absceß ist das bei weitem Schwierigere die Allgemeindiagnose ,,Hirnabsceß''.

Der Hirnabsceß kann gelegentlich in jedem Teil des Gehirns vorkommen, und die Lokalsymptome sind im einzelnen genau die gleichen wie beim Tumor, insbesondere ist auch außer den eigentlich nervösen Reiz- und Anfallserscheinungen auf die Zeichen der lokalen Klopf- und Druckempfindlichkeit des Schädels hinzuweisen.

Handelt es sich um einen Absceß traumatischer Entstehung, so war schon oben bemerkt, daß der Absceß fast immer in unmittelbarer Nähe des Traumas sich bildet.

Bei den otitischen Abscessen handelt es sich — mit sehr wenigen Ausnahmen, wo die Abscesse z. B. im Stamm sitzen — nur um die Differentialdiagnose zwischen Schläfenlappen- und zwischen Kleinhirnabsceß. Deutliche, wenn auch leichte Symptome schwacher Aphasie, wie Störungen der Wortfindung und Paraphasie sind sichere Zeichen für einen linksseitigen Schläfenlappenabsceß. Der rechtseitige Schläfenlappenabsceß ist nur an den Nachbarschaftssymptomen, d. i. Oculomotoriusstörungen, Hemianopsie, leichte contralaterale Parese, zu erkennen.

Die cerebellaren Abscesse haben keine andren Zeichen, als die cerebellaren Tumoren. Sitzen sie in den lateralen Teilen des Kleinhirns, so können sie ganz symptomlos verlaufen, bis der Durchbruch und durch ihn der plötzliche Exitus erfolgt.

Sowohl beim otogenen Schläfenlappen-, wie Kleinhirnabsceß wird man einen Zweifel an der Seite nur dann haben können, wenn es sich um doppelseitige Otitis handelt, da bei einseitiger der Absceß sich immer auf der Seite der Otitis findet.

Therapie.

Prophylaktisch wirken der Entstehung von Hirnabscessen entgegen einmal die sachgemäße Versorgung von Schädelwunden, und zweitens die radikale Behandlung der Ohreiterungen. Es dürfte kein Zweifel sein, daß durch die Fortschritte in diesen beiden Richtungen die Häufigkeit der Hirnabscesse an vielen Orten eine wesentliche Minderung erfahren hat. Gehören doch die traumatischen Spätabscesse heute in den städtischen Krankenhäusern schon zu den großen Seltenheiten.

Ist ein Hirnabsceß vorhanden, so kann nur die Trepanation und die breite Eröffnung des Abscesses helfen. Das Technische der Operation wird in einem der letzten Kapitel dieses Buches von F. Krause besprochen. Ist der Verdacht auf Absceß dem kompetenten Beurteiler dringender, so muß der Entschluß zur Operation sofort gefaßt werden und dieselbe rücksichtslos durchgeführt werden. Insbesondere begnüge man sich nicht mit Punktionen in die Tiefe, sondern spalte breit die Hirnsubstanz. Die Nadel kann auch bei wiederholten Punktionen den Absceß verfehlen, und eine Verzögerung der Operation kann infolge des Durchbruchs des Abscesses den tödlichen Ausgang verursachen. Nach dem tödlichen Ausgang die Diagnose zu stellen und den Fall mit der richtigen Diagnose auf den Sektionstisch zu bringen, ist beim Hirnabsceß kein besonderer Triumph. Die Diagnose freilich ist manchmal so schwer, daß sich einerseits weder dieser Fall, noch auch unbegründete — wenigstens durch das Vorhandensein eines Abscesses nicht begründete — Operationen, wo man also etwa eine nichteitrige Encephalitis findet, ganz vermeiden lassen werden. Wenn jemand allerdings überhaupt nicht operiert oder operieren läßt, wird er auch keine unbegründeten Operationen erleben. Besonders zu bemerken ist, daß auch die metastatischen Hirnabscesse operativ angegriffen werden sollen, wenn sie nicht nachweislich multipel sind, und sie sind in einem großen Prozentsatz der Fälle nicht multipel. Nachweisliche Multiplizität ist allerdings eine Kontraindikation, fast die einzige. Keine Kontraindikation ist ein schlechter Allgemeinzustand der Kranken; denn es sind Fälle, in denen im Koma operiert wurde, völlig wieder genesen. Auch eine beginnende eitrige Meningitis wird heute nicht mehr überall als eine unbedingte Kontraindikation angesehen, indessen sind die Chancen, wenn die Lumbalpunktion deutlich getrübte Flüssigkeit nachweist, doch minimal.

Die Operation bietet zwar die einzige Möglichkeit, aber keineswegs die Sicherheit der Heilung, auch dann, wenn sie zu rechter Zeit ausgeführt ist, und Komplikationen, wie Meningitis, Sinusthrombose, Pyämie, nicht vorliegen. Der Grund des Mißerfolges kann, abgesehen von den Gefahren der Operation als solcher, sein, daß nur ein Teil des Abscesses entleert wurde, oder daß ein zweiter Absceß vorhanden ist, oder daß eine fortschreitende Erweichung in die Umgebung des Abscesses sich ausbreitet. Die Prozentzahl der durch Operation geheilten Hirnabscesse schwankt so außerordentlich in den Statistiken auch hervorragender Operateure, zwischen ca. 25 Proz. und ca. 95 Proz., daß hier wohl das Material, bzw. dessen Auswahl zur Operation, bestimmend gewesen sein muß. Besonders schlechte Chancen bieten der operativen Heilung allgemeiner Ansicht gemäß die Kleinhirnabscesse.

----

5. Die nichteitrige Encephalitis.

Von

M. Lewandowsky-Berlin.

Es ist vielleicht keine der Erkrankungen des Gehirns in ihren Grundlagen und Ursprüngen so unbestimmt und schwankend, wie die nichteitrige Encephalitis. Wir treffen auf die merkwürdige Tatsache, daß unter dem Namen Encephalitis, Gehirnentzündung, eine Reihe von Erkrankungen genannt werden, deren entzündliche Natur im anatomischen Sinne nicht nur zweifelhaft, sondern sogar widerlegt ist, und daß andere Krankheiten, deren entzündliche Natur sichergestellt ist, gewohnheitsgemäß und aus praktischen Gründen bei der Besprechung der Encephalitis nicht aufgeführt werden. Zu den letzteren gehört, ganz abgesehen von der eitrigen Entzündung, dem Hirnabsceß, die progressive Paralyse der Irren und, wie es scheint, auch die Trypanosomenkrankheiten, unter ihnen die Schlafkrankheit.

Die pathologische Anatomie würde grade bei der Vielheit der klinischen Bilder zur Schaffung einer Krankheitseinheit wohl von Nutzen sein können. Indessen befanden sich unsere Kenntnisse von der Histologie und Histopathologie des Gehirns bis vor verhältnismäßig kurzer Zeit in keineswegs konsolidiertem Zustand, und selbst der derzeitige Stand der Kenntnisse ist nicht von allen Untersuchern und noch nicht in einer genügenden Anzahl klinisch beobachteter Fälle völlig ausgenutzt worden.

So ist auch pathologisch-anatomisch die Encephalitis bis heute noch ein Sammelbegriff geblieben; das kommt zum Teil auch noch daher, daß die Definition des Entzündungsbegriffes im Gehirn ihre ganz besonderen Schwierigkeiten hat, weil wir es da nicht, wie in anderen Organen, mit einem einheitlichen Parenchym und dem Gefäßbindegewebsapparat zu tun haben, sondern weil neben den funktionierenden Bestandteilen des nervösen Gewebes noch ein Stützgewebe ektodermalen Ursprungs, die Glia, steht. Wenn seit Cohnheims Untersuchungen die meisten dafür eintreten, daß für die Entzündung der Austritt weißer Blutkörperchen und die Ausschwitzung von Flüssigkeit durch die nicht rupturierte Gefäßwand charakteristisch ist, so wird das aber wohl auch für die Encephalitis Geltung haben müssen. Jedenfalls würden andernfalls alle Formen der Herdbildung, welche mit Austritt weißer Blutkörperchen verlaufen, zu einer ganz anderen Art von Entzündung zu rechnen sein. Sieht man sich nun unter diesem Gesichtspunkt die Literatur durch, so wird man sehr wenig Befriedigendes finden. Eine Gruppe von Autoren rechnet nämlich alle reaktiven Vorgänge des Gehirngewebes zur Encephalitis, z. B. die Folgen eines aseptischen Stiches in die Hirnrinde. Tut man das, so gibt es nur sehr wenige Affektionen des Gehirns, welche man zur Encephalitis nicht rechnen dürfte. Denn Nissl hat nachgewiesen, daß diese Art von Veränderungen überall auftreten, daß, wo Hirnsubstanz zertrümmert wird, oder wo nekrotische Hirnsubstanz oder ein Fremdkörper von lebendem Gewebe umgeben wird, das letztere in ganz bestimmter und immer gleicher Weise reagiert. Ganz gleichgültig, welche Schädigung die Zertrümmerung herbeigeführt hat, ob ein Stich, eine Blutung, eine Ätzung, immer folgen dieselben reaktiven Vorgänge, die sich zunächst in der Hauptsache am Gefäßbindegewebsapparat abspielen (mesodermaler Typus Schröders), während zunächst nur in der Peripherie dieses mesodermalen Reaktionsgebietes sich reparative Erscheinungen von seiten der Glia geltend machen, die dann später und allmählich in das bindegewebige Gebiet vorrückt und dasselbe ganz oder zum Teil ersetzt. Es handelt sich also um rein reparative Vorgänge, und zwar um solche, bei denen ein Austritt weißer Blutkörperchen durch die Wand der Gefäße gar keine Rolle spielt. Würde man sie Entzündung nennen, so müßte man sagen, daß jede Blutung in die Hirnsubstanz zu einer Entzündung führt und auch in anderen Organen jede Bildung einer Narbe eine Entzündung nennen. Die allgemeine Ausdehnung des Entzündungsbegriffes ist zum sehr großen Teil bedingt worden durch die Anschauung, daß der Nachweis der sogenannten Körnchenzellen darum für den Nachweis einer Entzündung beweisend wäre, weil sie aus den weißen Zellen des Blutes entstünden, und daß man daher die Neigung hatte, überall da Entzündung zu diagnostizieren, wo man die Körnchenzellen antraf. Erst durch Nissl und seine Schule ist nun der Nachweis erbracht worden, daß die Fettkörnchenzellen nicht aus weißen Blutkörperchen, sondern zu einem Teil aus fixen Bindegewebs- bzw. Gefäßwandelementen, zum andern aus Gliazellen entstehen, und daß es fraglich ist, ob überhaupt Leukocyten im Nervensystem sich in nennenswerter Anzahl in Körnchenzellen umwandeln. Die Fettkörnchenzellen sind also kein Zeichen der Entzündung. Zur eigentlichen Entzündung im pathologisch-anatomischen Sinne gehören, wie schon einmal bemerkt, (neben dem Absceß) die progressive Paralyse und, wie es scheint, die Trypanosomenkrankheiten, insbesondere die Schlafkrankheit. Aber gerade diese werden im Kapitel Encephalitis nicht behandelt. Was dann aber für die Encephalitis im strengen pathologisch-anatomischen Sinne überhaupt noch übrig bleiben wird, ist gar nicht abzusehen angesichts der Erklärung Schröders, daß sich in all den Fällen, die ihm von Klinikern und Anatomen als „hämorrhagische Encephalitis" übergeben worden sind, bisher histologisch stets nur Hämorrhagien (in den Gefäßscheiden oder im Gewebe) feststellen ließen, nie echte entzündliche Veränderungen, und daß es sich meist um embolische und thrombotische Prozesse handelte. Für eine bestimmte Form ist, wie wir bald sehen werden, dieses primäre Entstehen von Hämorrhagien und das Fehlen echter Entzündungsvorgänge festgestellt. Es ist vielleicht ein Trost bei diesem Stand der Dinge, daß die Umgrenzung des Entzündungsbegriffs auch in der Pathologie andrer Organe fast ebenso bestritten ist. Wir werden im folgenden also im wesentlichen von klinischen Gesichtspunkten auszugehen haben.

I. Poliencephalitis haemorrhagica superior.
(Wernicke.)

Ätiologie. Die Poliencephalitis haemorrhagica superior ist eine Krankheit der Gewohnheitstrinker, speziell der Schnapstrinker. Wernicke, der das Krankheitsbild aufstellte, hatte unter drei Fällen zwei Trinker und ein junges Mädchen, deren von Wernicke hierher gerechnete Erkrankung vier Wochen nach der Genesung an einer Schwefelsäurevergiftung zum Ausbruch kam. Wenngleich später die Zugehörigkeit dieses letzten Falles zur Poliencephalitis haemorrhagica bestritten wurde, ist es doch wohl möglich, daß analoge Bilder gelegentlich einmal auch durch andre toxische Einflüsse als durch Alkohol, besonders durch Fleisch- und Wurstvergiftung entstehen. Ätiologisch, klinisch und auch pathologisch-anatomisch bildet aber gerade die Encephalitis der Gewohnheitstrinker eine so feste Einheit, daß ihr eine besondere Stellung gegeben werden muß.

Pathologische Anatomie. Trotz des Namens ist nun die Encephalitis haemorrhagica superior das Beispiel einer im oben erörterten anatomischen Sinne nicht entzündlichen Erkrankung. Schon makroskopisch wird der charakteristische Befund gebildet durch kleine Hämorrhagien in der Umgebung des dritten und vierten Ventrikels, sowie des Aquaeductus Sylvii; sie haben meist nur Hirsekorn- bis Stecknadelkopfgröße, manchmal sind größere Blutungen dabei; häufig ergeben sie sich nur der mikroskopischen Untersuchung. Die mikroskopische Untersuchung (Bonhoeffer, Schröder) erweist nichts andres als kleine Blutungen in die Gefäßscheide oder in das Gewebe, die die charakteristische Reaktion von seiten des Gefäßbindegewebsapparates auslösen, jene vulgäre Reaktion (s. oben), die fälschlich vielfach als Entzündung angesehen wurde.

Symptomatologie. Gewöhnlich erkranken chronische Schnapstrinker, die wohl immer schon früher ein oder mehrere Delirien durchgemacht haben, und bei denen die Anamnese die gewöhnlichen Anzeichen des chronischen Alkoholismus in mehr oder minder großer Vollzähligkeit ergibt. Es können einige Tage oder Wochen vor dem eigentlichen Ausbruch Prodrome in Form von Schwindel, Kopfschmerzen und häufigerem Erbrechen vorausgehen. Gewöhnlich beginnt die Erkrankung wie ein Delirium tremens, und erst einige Tage nach diesem Beginn folgt die Entwicklung bzw. Manifestation der akuten Encephalitis. Zu dem Delirium gesellt sich dann bald eine schwere Benommenheit und große Schwäche. Es bilden sich die charakteristischen Augenlähmungen aus und gewöhnlich geht der Kranke im Verlauf einiger Tage oder Wochen zugrunde. In einer immerhin nicht unerheblichen Anzahl von Fällen, auf die noch zurückzukommen sein wird, endet die Erkrankung jedoch nicht letal. Die Temperatur ist nicht selten subnormal, erhebt sich nur selten auf 38 bis 39°. Der Puls ist fast immer beschleunigt. Die Erkrankung kann kompliziert erscheinen durch polyneuritische Symptome. Auch Neuritis optica mit Blutungen ist wiederholt beobachtet. Der Gang und die Sprache entsprechen im allgemeinen dem, was man bei einfachem schwerem Delirium auch sieht, es besteht also starke Ataxie, manchmal mit cerebellarer Färbung, Tremor der Zunge und der Hände; die Sprache ist stolpernd, manchmal verwaschen. In einzelnen Fällen sind Hemiparesen und auch vorübergehende spastische Zustände beobachtet worden. Leichte Nackensteifigkeit scheint nicht ungewöhnlich. Der psychische Zustand ist der des Alkoholdeliranten, d. h. es bestehen ängstliche Verwirrtheit, Hallucinationen, Desorientiertheit usw., bis die Benommenheit diese Züge verwischt. Die Erkrankung kann durch epileptische Anfälle eingeleitet oder unterbrochen werden.

Die nicht letal verlaufenden Fälle können in einen Zustand chronischen Deliriums, besonders in die Korsakowsche Psychose übergehen, wobei aber dann die Zeichen der Augenmuskellähmung verschwinden können.

Die Lähmung der Augenmuskeln selbst erscheint häufig als eine associierte, es kommen jedoch auch andre Formen, z. B. unvollständige Ophthalmoplegie beiderseits oder doppelseitige Abducenslähmung vor. Diese Augenmuskellähmungen sind von Wernicke auf die Blutungen im Höhlengrau in der Nähe der oberen Hirnnervenkerne bezogen worden, und daher hat dann die ganze Erkrankung ihren Namen erhalten. Die inneren Augenmuskeln sind im allgemeinen nicht betroffen.

Es ist jedoch gar kein Zweifel, daß, wie besonders Bonhoeffer ausgeführt hat, gerade die Symptome der Poliencephalitis superior nur einen Teil einer schweren Allgemeinerkrankung des Gehirns, insbesondere auch der Großhirnrinde, bilden, die auf dem Boden des chronischen Alkoholismus entsteht, ebenso wie sich bei den verschiedenen Formen des alkoholistischen Deliriums nicht selten Augenmuskellähmungen einstellen. Es dürfte sehr wahrscheinlich sein, daß das Gift, welches unter dem Einflusse des chronischen Alkoholismus entsteht, und welches die Vergiftung des ganzen Nervensystems bewirkt, auch die Durchlässigkeit der Gefäße bis zur Entstehung von Blutungen steigert. Es ist nachgewiesen, daß das nicht nur bei den Hirngefäßen, sondern auch den Körpergefäßen der Fall ist. Warum in den Fällen der Encephalitis haemorrhagica superior gerade die Gefäße der Vierhügelgegend so besonders stark reagieren, bleibt natürlich, wie alle solche regionären Affinitäten, unklar.

Die Prognose ergibt sich aus dem oben Gesagten. Die Gefahr des letalen Ausgangs ist sehr groß. Im Beginn ist der einzelne Fall nicht zu prognostizieren. Tritt der letale Ausgang nicht ein, so ist doch gewöhnlich eine lange und selten in vollständige Genesung ausgehende Korsakowsche Psychose die Folge.

II. Die Hauptgruppe der Encephalitis.

Diese zweite Gruppe ist durchaus keine einheitliche. Es ist nicht unmöglich, daß später einmal eine Angliederung der zunächst hier vereinigten Fälle einmal an die Gruppe I, andrerseits an die Gruppe III, die besser charakterisiert sind, erfolgen kann; vorläufig ist das jedoch nicht möglich.

Ätiologie. Die ätiologischen Faktoren dieser Gruppe der Encephalitis sind in allererster Linie toxisch-infektiöser Natur, und der Typus dieser Gruppe ist die Influenzaencephalitis, deren Kenntnis wir besonders Leichtenstern verdanken. Der Influenzabacillus selbst ist zuerst von Nauwerck in den Hirnherden und im Ventrikelinhalt nachgewiesen worden, nachdem der klinische Zusammenhang allerdings schon früher erkannt worden war. Es ist auch nicht einmal sicher, daß die Encephalitis bei und nach Influenza immer bakteriellen Ursprungs sein muß; vielleicht genügen auch hier die bakteriellen Stoffwechselprodukte; eine besondere Disposition zur Entwicklung dieser Encephalitis soll die Chlorose darstellen.

Die epidemische Cerebrospinalmeningitis kann gleichfalls zur Entwicklung einer Encephalitis führen (Klebs, Leichtenstern), und zwar in Fällen, in welchen eine Infektion der Hirnhaut selbst sich nicht bemerkbar macht. Ihr Erreger, der Weichselbaumsche Diplococcus, ist in den Herden nachgewiesen worden. Gelegentlich sind, auch nach der entsprechenden Infektionskrankheit, Pneumokokken, Tyhusbazillen, und auch Milzbrandbazillen in den Hirnherden festgestellt worden, und also als mögliche Erreger der Encephalitis zu betrachten. Wahrscheinlich aber werden in einer Reihe von Fällen auch hier nicht die Mikroorganismen selbst, sondern nur ihre Toxine im Spiele sein. Bei andren Infektionskrankheiten, in deren Gefolge die Encephalitis auftreten kann, ist es bei einigen schon wegen der mangelnden Kenntnis des Infektionserregers ungewiß, ob eine im eigentlichen Sinne infektiöse oder nur eine toxische Ursache im Spiele ist. Wir nennen noch Masern, Scharlach, aber es gibt wohl keine Infektionskrankheit, in deren Verlauf Encephalitis nicht beobachtet wäre.

Besonders häufig tritt eine Encephalitis bei eitrigen Ohrleiden, meist zusammen mit einer serösen Meningitis auf.

Encephalitiden wurden ferner beobachtet nach Fleisch-, Wurst-, Fischund Pilzvergiftung, nach Schwefelsäurevergiftung. Der nosologische und pathologisch-anatomische Charakter dieser Fälle ist nicht ganz sicher gestellt. Dagegen scheint Kohlenoxydvergiftung genau die gleichen Bilder machen zu können, wie die ätiologischen Faktoren der Encephalitis.

Encephalitiden traten ferner als primäre Erkrankung ohne bekannte vorhergehende Infektion auf. Dazu gehören vor allem die Encephalitiden der Kinder. Daß eine große Anzahl der cerebralen Kinderlähmungen auf eine Encephalitis in dem weiten Sinn des Wortes, wie er augenblicklich allein haltbar ist, zurückzuführen sind, erscheint entsprechend den Hypothesen von Marie und Strümpell außer allem Zweifel. Ob für diese Encephalitiden ein einheitliches infektiöses Agens verantwortlich ist, wie ein solches für die Poliomyelitis, wenigstens für die Mehrzahl der Fälle zwar nicht bekannt ist, aber angenommen werden muß, ist zweifelhaft (vgl. auch weiter unten Gruppe III). Ob die Tuberkulose eine gewöhnliche hämorrhagische Encephalitis machen kann, ist zweifelhaft. Dagegen beobachtet man zuweilen typische große Herde bei der tuberkulösen Meningitis.

Daß das Trauma einen unzweifelhaften Einfluß auf die Entstehung von Veränderungen hat, die wir bis auf weiteres als encephalitische bezeichnen, unterliegt keinem Zweifel. Zwar halten wir, wie oben bemerkt, die direkte Folge einer aseptischen Verletzung, etwa eine Quetschung des Gehirns, niemals für eine Encephalitis, aber es gibt Fälle, wo sich mit einer Latenz von Tagen oder Wochen nach einem Trauma, das diese äußere Verwundung des Schädels gar nicht herbeigeführt hat, eine Encephalitis bzw. eine herdförmige hämorrhagische Erkrankung entwickelt. Daß dabei eine Infektion im Spiele ist, ist behauptet worden, aber nicht für alle Fälle, besonders da Fieber dauernd fehlen kann, wahrscheinlich.

Pathologische Anatomie. Was die pathologische Anatomie betrifft, so können wir auf das zur Einleitung dieses Kapitels gesagte verweisen. Hinzuzufügen ist, daß die sog. Encephalitis, auch abgesehen von der Encephalitis haemorrhagica superior meist als eine hämorrhagische erscheint, und zwar haben wir entweder einen geschlossenen großen oder auf einem umgrenzten Raum eine Reihe von kleinen, manchmal mikroskopischen Herden nebeneinander oder eine ganz disseminierte Verbreitung. Ob diese Hämorrhagien sekundäre oder wie bei der Wernickeschen Form primäre sind, ist noch nicht aufgeklärt. In mehreren Fällen ist von einer Thrombosierung der kleinen Gefäße die Rede, die doch vielleicht nicht sekundär ist, sondern auch primär sein könnte. Auch ist zu beachten, daß Encephalitis verhältnismäßig häufig mit Sinusthrombose zusammen beobachtet ist. Der Bluterguß kann so erheblich sein, daß sich das Bild kaum von dem einer Hirnhämorrhagie unterscheidet. Ob die hämorrhagische Encephalitis als solche der nicht hämorrhagischen als eine besondere Form gegenüberzustellen ist, ist ungewiß, jedoch nicht wahrscheinlich.

Die Histologie der nicht hämorrhagischen Formen ist auch noch nicht sichergestellt. Makroskopisch ist hier in einzelnen Fällen überhaupt nichts gefunden worden. Mikroskopisch gibt es eine Reihe von Angaben. Vom Standpunkt der Nisslschen Forschung ist das Gebiet noch nicht durchgearbeitet worden. Besonders unklar ist die Stellung der disseminierten Encephalomyelitis (Poliencephalomyelitis), wo sich die angeblich entzündlichen Veränderungen über das ganze Nervensystem hin verstreut finden. Hier steht vor allem die Unterscheidung gegenüber der multiplen Sklerose in Frage. Tatsächlich sind in ganz akut verlaufenden Fällen derart auch in den frischen Herden nur die banalen Veränderungen der multiplen Sklerose gefunden worden.

Gleichzeitig mit der Encephalitis finden sich häufig auch Veränderungen an den Hirnhäuten.

Der Ausgang der Encephalitis, insbesondere der hämorrhagischen, ist Narbenbildung oder Cystenbildung. Ob in einer Anzahl von Fällen die klinisch in Genesung ausgehen, auch anatomisch völlige Rückbildung eingetreten ist, muß dahingestellt bleiben.

Symptomatologie. Eine sehr große Anzahl der Encephalitiden dieser Gruppe zeichnet sich aus durch den akuten Verlauf. In der großen Mehrzahl der Fälle besteht Fieber. Das Fieber kann kontinuierlich oder remittierend sein. Bei der Encephalitis des Kindesalters kann das Fieber der Herderkrankung vorausgehen, bei der Encephalitis der Erwachsenen scheint das im allgemeinen nicht der Fall zu sein. Der Typus dieser Erkrankung ist die Influenzaencephalitis. Die Influenzaencephalitis bricht gewöhnlich erst nach Ablauf der eigentlichen Influenza mit erneutem Fieber wieder aus, manchmal aus voller Rekonvaleszenz, manchmal nachdem allgemeime Prodrome tagelang vorausgegangen sind. Sehr schnell stellt sich Somnolenz und tiefe Benommenheit ein. Erbrechen kann schon im Beginn vorhanden sein. Psychische Erregungszustände im Beginn sind selten. Der Schädel kann diffus oder an circumscripter Stelle klopfempfindlich sein. Geringe Nackensteifigkeit kommt vor. Allgemeine Konvulsionen sind die Regel bei der Encephalitis der Kinder; auch bei erwachsenen jugendlichen Individuen kommen sie, aber seltener, vor. Es gibt Fälle, in welchen nach mehrtägigem Bestehen von Fieber auch beim Erwachsenen plötzlich allgemeine Konvulsionen auftreten, sich häufen und ohne weitere Symptome als diese die Erkrankung sehr schnell ungünstig verläuft.

Neuritis optica kommt zuweilen vor. Herderscheinungen können von vornhererein vorhanden sein oder erst im Verlauf der Erkrankung hervortreten. Wir verzichten darauf, sie einzeln zu beschreiben. Da die Encephalitis jeden Teil des Gehirns befallen kann, so können eben auch alle Arten der lokalisierten Ausfallserscheinungen vorkommen. Hemiplegien, Aphasien, cerebellare und pontine Symptome, Lähmungen der Hirnnerven durch Affektion der Kerne, manchmal alternierende Lähmungen usw. Selbstverständlich können auch die gleichen Herdsymptome wie bei der Wernickeschen Form vorhanden sein. Sind die Herderkrankungen nicht sehr massiv, so können sie unter der allgemeinen Benommenheit nur schwer festzustellen sein.

In einer Minderzahl von Fällen, die trotzdem zu der Gruppe der infektiös-toxischen zu gehören scheinen, kann die Entwicklung eine abweichende sein. Daß das Fieber fehlen kann, war bereits bemerkt. Auch das Bewußtsein kann ziemlich intakt bleiben. Die Herderscheinungen können sich ganz allmählich herausbilden.

Der Verlauf der Encephalitis ist in einer ganzen Anzahl von Fällen ein akuter oder perakuter, in wenigen Tagen oder Wochen zum Tode führender. Seltener sind Fälle, in welchen die Erkrankung subakut, in Schüben verläuft, schließlich aber doch der Exitus nicht aufzuhalten ist. Heilungen mit Defekt, ensprechend der Ausdehnung des zerstörten Gebiets, sind besonders häufig bei Kindern, kommen aber auch beim Erwachsenen vor. Die dauernden Folgezustände bei Kindern sind zum Teil im Kapitel der cerebralen Kinderlähmung nachzulesen. In einer nicht ganz geringen Anzahl von Fällen kommt aber auch völlige Heilung vor, und zwar auch in solchen, die sehr akut mit schweren Allgemein- und Herdsymptomen begonnen haben.

III. Die Encephalitis als Teilerscheinung der Heine-Medinschen Krankheit.

Ätiologie. Unter Heine-Medinscher Krankheit verstehen wir mit Wickmann eine ganze Gruppe von Krankheitsbildern, die durch eine gemeinsame Ätiologie verbunden werden, denen, wie es epidemiologische Forschungen beweisen, ein einheitliches Virus zugrunde liegen muß, wenn dieses Virus auch seiner Natur nach noch nicht erkannt ist. Das Prototyp und das häufigste dieser Krankheitsbilder ist die Poliomyelitis spinalis anterior, aber es kann keinem Zweifel unterliegen, daß sich der gleiche Prozeß auch am Gehirn manifestieren kann. Man ist soweit gegangen, die Encephalitis und die Poliomyelitis des Kinderalters generell auf das gleiche unbekannte Virus zurückzuführen. Dagegen spricht aber, daß bei großen Epidemien von Poliomyelitis nur ganz vereinzelte typische Hemiplegien, bzw. cerebrale Kinderlähmungen beobachtet worden sind. Gerade die Hemisphären, der Hauptsitz der Encephalitis der Kinder, werden also von dem Virus der Heine-Medinschen Krankheit anscheinend äußerst selten ergriffen, so daß wir die große Masse der infantilen Encephalitiden zu der vorigen Gruppe gerechnet haben. Viel häufiger ist hier die Erkrankung des Hirnstammes, die bulbäre und die pontine Form. Auch cerebellare Erkrankungen kommen vor.

Pathologische Anatomie. Die Heine-Medinsche Krankheit scheint auch in ihrem pathologisch-histologischen Bilde den Typus der echten Entzündung mit Leukocyteninfiltraten der Gefäßscheiden zu bilden. Hämorrhagien kommen nur in Ausnahmefällen vor. Die Nervenzellen können durch das wirkende Gift auch direkt angegriffen werden, so daß sie akut zugrunde gehen. Unter solchen Umständen ist eine Aufnahme durch Leukocyten (Neuronophagie) beobachtet worden.

Der Verlauf der Erkrankung ist ganz anders wie der der erstgenannten Formen. Zwar ist wie bei der zweiten Gruppe auch in dieser die Erkrankung eine fieberhafte, aber während bei jener das Fieber häufig erst auf der Höhe der Erkrankung eintritt, ist es bei dieser wohl immer das erste Symptom; es kann nur vorübergehend sein, derart, daß nach der anscheinenden Gesundung erst die Folgen der Erkrankung bemerkt werden. Kopfschmerzen und Erbrechen, auch leichte Nackensteifigkeit sind im Beginn gewöhnlich. Die Erkrankung betrifft vorzugsweise Kinder. Das Bewußtsein ist nie so stark getrübt, wie bei den beiden ersten Gruppen, kaum mehr, als es dem Grade des Fiebers entspricht. Auch wenn keine Epidemien bestehen, wird die Erkennung der Fälle eben aus diesen Unterschieden keine Schwierigkeiten machen.

Die Lokalisation der Erkrankung zeigt sich bei der bulbären und pontinen Form analog der Poliomyelitis in einer Lähmung der Hirnnerven; je nachdem mehr die Medulla oblongata mit dem Hypoglossus, Facialis und Abducens beteiligt ist, oder die Vierhügelgegend mit dem Oculomotorius, kann man von einer Poliencephalitis inferior oder superior sprechen, darf die letzte aber nicht mit der Wernickeschen Form zusammenwerfen. Das Hauptsymptom sind die entsprechenden Hirnnervenlähmungen, und zwar fast nie symmetrische, sondern immer einseitige. Wie im Rückenmark beschränkt sich die Erkrankung oder auch nicht völlig auf die motorischen Zellen, sondern kann auch die benachbarten Bahnen, die motorischen und sensiblen, betreffen, so daß entsprechende Störungen, die aber niemals sehr stark sind, zur Beobachtung kommen können. Das Kleinhirn kann in seltenen Fällen allein betroffen sein, und der Kranke bietet dann nichts als die Erscheinungen cerebellarer Ataxie. Die Zeichen der, wie bemerkt, in dieser Gruppe seltenen Großhirnerkrankung sind dieselben, wie bei den andren Formen. Neuritis optica ist sehr selten.

Der Verlauf ist nur in einer Minderzahl der Fälle ein das Leben bedrohender, wesentlich — wenn wir die gleich zu besprechenden Fälle auf- und absteigender Lähmung ausnehmen — nur in den sehr seltenen Fällen, in welchen durch doppelseitige Hirnnervenlähmung das Schlucken erschwert wird, und so der Ausbildung von Komplikationen Vorschub geleistet wird. In einer Reihe von Fällen gehen selbst schwere Lähmungen völlig wieder zurück. In der Mehrzahl bleiben mehr oder weniger ausgesprochene Paresen der Kopf- und Gesichtsmuskulatur zurück.

Eine besondere Verlaufsart der Heine-Medinschen Krankheit kann die aufsteigende Paralyse von Landryschem Typus bilden. Wickmann hat das bei Epidemien beobachtet, und auch der histologische Befund bei freistehenden Fällen bestätigt das. Hier ergreift also die Erkrankung vom Rückenmark aus aufsteigend den Hirnstamm. Diese Form ist prognostisch sehr ungünstig und führt fast immer in kurzer Zeit zum Tode (durch Lähmung der Atmung, des Schluckens). Aber nicht alle Formen der aufsteigenden Paralyse sind eine Poliomyelitis und Polioencephalitis, darauf wird gleich zurückzukommen sein.

IV. Encephalitische Symptome ohne anatomischen Befund.

Es kommen eine Reihe von Erkrankungen, die unter dem Bilde einer Encephalitis verliefen, auf der Höhe der Erkrankung zur Autopsie, ohne daß diese einen pathologischen Befund aufdecken könnte. Es müssen diese Erkrankungen also wohl auf eine reine Vergiftung des Nervensystems, bzw. gewisser Teile desselben zurückgeführt werden. Die Erscheinung der akuten Bulbärparalyse bzw. der Poliencephalitis superior et inferior sind so besonders häufig bei Fällen von Wurst-, Fleisch-, Fisch- und Pilzvergiftung, als auch in Fällen dunkler Ätiologie beobachtet worden. Die wesentlichen Symptome sind ja hier Hirnnervenlähmungen. Aber auch Fälle, die durch den Verlauf mit Fieber, schwerer Benommenheit, und durch die Herderscheinungen von seiten des Großhirns (Aphasie, Hemiplegie, Pseudobulbärparalyse) ganz der Encephalitis haemorrhogica gleichen, beobachten wir immer wieder ohne jeden pathologischen Befund und sind außerstande, die Differentialdiagnose diesen gegenüber zu machen.

Dabei denken wir noch nicht einmal an die Herderscheinungen ohne Befund bei der Urämie, bzw. chronischer Nephritis, wenngleich auch diese vielleicht den erwähnten Fällen nicht fernstehen, sondern an Fälle unbekannter Ätiologie.

Endlich sei noch erwähnt, daß die aufsteigende Lähmung mit Beteiligung der Hirnnerven ohne jeden pathologisch-anatomischen Befund zur Erscheinung kommen kann (eigentliche Landrysche Paralyse), also von den in der vorigen Gruppe geschilderten Fällen der Heine-Medinschen Krankheit klinisch gar nicht zu unterscheiden ist.

Differentialdiagnose der Encephalitis. Es bietet eine gewisse Schwierigkeit, ein nach mancher Richtung noch so unbestimmtes Gebiet, wie die Encephalitis, abzugrenzen. Zunächst können alle Formen der Encephalitis einen meningitischen Eindruck machen, weil ja in der Tat die Meningen an der Erkrankung beteiligt sein können. Ein Mittel für diese Unterscheidung bietet wenigstens manchmal die Lumbalpunktion. Die Lumbalpunktion weist immerhin fast niemals wesentlich erhöhten Druck auf. In den meisten Fällen ist sie auch völlig klar, sie kann aber leicht hämorrhagisch sein; sie kann auch Leucocyten aufweisen. Stärkere Trübungen beweisen Meningitis. Für die tuberkulöse Meningitis spricht natürlich der eventuelle Befund von Tuberkelbazillen.

Was dann diejenige Form, die mit großen einheitlichen Herden einhergeht, anbelangt, so sind Verwechslungen möglich mit Erweichungsherden, mit

Blutungen und mit dem Absceß. Gegenüber der thrombotischen Erweichung und der Blutung wird das meist bei der Encephalitis vorhandene Fieber sprechen. Auch ist das Lieblingsalter der Encephalitis das jugendliche, während Thrombose und Blutung arteriosklerotische alte Individuen betreffen. Gegenüber den auf syphilitischen Gefäßerkrankungen beruhenden Erweichungen wird das Vorhandensein spezifisch syphilitischer Erscheinungen (reflektorische Pupillenstarre) oder werden sonstige Zeichen von Lues ins Gewicht fallen. Es ist aber zu bemerken, daß ausgedehnte Encephalomalacien ohne Beteiligung der größeren Gefäße beschrieben worden sind, welche vielleicht mit Recht der Encephalitis zugerechnet werden können. Auch auf dem Sektionstisch kann manchmal bei jugendlichen Personen die Differentialdiagnose zwischen einer Blutung und einer Encephalitis Schwierigkeiten machen, da sich ja auch auf dem Boden der Encephalitis hämorrhagische Cysten u. dgl. bilden können. Es kommt das in Betracht bei der Frage, ob nach einem Trauma eine Spätapoplexie oder eine Encephalitis vorliegt. Nach einigen wäre die Spätapoplexie immer eine Encephalitis haemorrhagica.

Praktisch bei weitem am wichtigsten ist die Differentialdiagnose zwischen der Encephalitis und dem Hirnabsceß. Davon war in dem Abschnitt über die letzte Erkrankung die Rede. Diese Differentialdiagnose ist manchmal schwierig, ja symptomatologisch geradezu unmöglich, so daß bei feststehender Lokalisation die Neißersche Punktion zur Sicherung mit herangezogen werden muß.

Was die Differentialdiagnose der mit Augenmuskellähmung einhergehenden Formen anlangt, so ist die der Wernickeschen Form wohl kaum zu verfehlen, ebensowenig die der Gruppe III (Heine-Medinsche Krankheit). Die übrigen, d. h. die weder auf alkoholistischer Grundlage, noch auf Infektion mit dem Virus der Heine-Medinschen Krankheit beruhenden Formen können Anlaß zu Verwechslungen mit der Polyneuritis geben. Es ist das nicht so schlimm, da praktische Konsequenzen aus der Verwechslung nicht folgen, und in einer größeren Reihe von Fällen die Polyneuritis und die Poliencephalitis zusammen vorkommen.

Gegenüber den disseminierten Formen der Encephalitis kommt dann noch die multiple Sklerose in Betracht, die ja von einigen auch in einen genetischen Zusammenhang mit der Polioencephalomyelitis gebracht wird. Indessen dürfte es doch sehr wahrscheinlich sein, daß es sich um zwei grundverschiedene Prozesse handelt. Denn selbst die akutest verlaufenden multiplen Sklerosen scheinen doch ein anderes histologisches Bild als die Encephalitiden zu zeigen, nämlich von vornherein Gliawucherung (mit Gefäßneubildung). Auch bleiben ja fast immer die Achsencylinder bei der multiplen Sklerose intakt. Bei sehr akutem Beginn der multiplen Sklerose, die auch, wenn auch nur in sehr seltenen Fällen, wie bei der Encephalitis unter schwerer Benommenheit erfolgen kann, kann die Diagnose aber eine Zeitlang schwanken. Das Fieber wird bei der multiplen Sklerose wohl immer fehlen. Daß man eine multiple Sklerose für eine Poliencephalitis hält, wird im übrigen sehr selten sein. Aber wahrscheinlich gehen eine nicht kleine Anzahl von Fällen als Poliomyeloencephalitis auch in der Literatur, die wahrscheinlich auch multiple Sklerosen von akutem Verlauf sind.

Therapie. Daß irgendeine Therapie imstande ist, den anatomischen Prozeß der Encephalitis irgendeiner Form zu beeinflussen, ist bisher nicht bewiesen. Eine spezifische oder spezifisch wirksame Therapie gibt es nicht. Bei den exitierten Formen, wie insbesondere der Poliencephalitis haemorrhogica superior der Gewohnheitstrinker, wird man natürlich nach den allgemeinen Regeln der Behandlung des Deliriums verfahren, man wird, wenn auch natürlich so wenig wie möglich Narcotica geben (Veronal, Chloral, bei ganz schwerer Erregung Hyoscin), bei nicht ganz schwerer Erregung und befriedigender Herztätigkeit kann man mit Nutzen, wo es möglich ist, Dauerbäder anwenden. Im übrigen ist die Überwachung und Excitierung der Herztätigkeit die Hauptaufgabe, wofür natürlich hier nicht der Ort sein kann, Vorschriften zu geben. Außer den gleichen Maßregeln, je nach dem Bedürfnis des einzelnen Falles sind in den Fällen der akuten hämorrhagischen Encephalitis vielleicht mit einigem Erfolg Blutegel in den Nacken oder die Schläfengegend angewendet worden. Nicht nur in den Fällen, in denen man eine Intoxikation vom Darm aus vermutet, sondern in allen Fällen soll jedenfalls für eine gründliche Entleerung des Darms gesorgt werden, wozu sich am besten das Kalomel eignet.

Wenn nach Ablauf einer Encephalitis Reizerscheinungen zurückbleiben, besonders in Form von Jacksonschen Krämpfen oder allgemeiner Epilepsie, die auf das Bestehen von festen Narben oder Cysten schließen lassen, so kann die operative Eröffnung des Schädels und die Eröffnung der Cyste, unter Umständen auch die Exstirpation der pathologisch veränderten Rindenzentrums in Frage kommen (vgl. darüber F. Krause, Kap. XII). Es handelt sich in diesen Fällen allerdings fast ausschließlich um die Folgeerscheinungen der infantilen Encephalitis.

6. Die Zirkulationsstörungen des Gehirns

(Anämie, Hyperämie, Gefäßzerreißung, Gefäßverlegung, syphilitische Gefäßveränderungen, allgemeine Arteriosklerose, meningeale Blutungen und Hämatom der Dura mater, Sinus-Thrombose).

Von

C. Hirsch - Göttingen.

I. Anatomie[1]) und Physiologie der Gehirngefäße.

Die arteriellen Gefäße des Gehirns entstammen der Carotis und Vertebralis.

Die Gehirnäste der Carotis interna verzweigen sich an der Oberfläche der Pia mater (Gefäßhaut). Von hier aus nehmen die in das Gehirn eindringenden Arterien ihren Ursprung.

Diese Gehirnäste sind:
a) Die A. cerebri anterior,
b) Die A. cerebri media (Art. fossae Sylvii) mit den Aa. lenticulo-striatae.
c) Die A. chorioidea,
d) Die A. communicans posterior.

Die A. cerebri anterior zieht hinter dem Ursprunge des Tractus olfactorius medial- und vorwärts, sie überkreuzt den Sehnerven und läuft zur medianen Längsspalte des Großhirns. Von hier zieht sie vor- und aufwärts zum Balkenknie und zur oberen Fläche des Balkens. Am Splenium corporis callosi biegt sie nach unten um. Sie gibt Zweige ab für die Streifenhügel, für die Unterfläche des Stirnlappens und zur oberen Fläche der Hemisphären. Vor dem Chiasma bei ihrem Eintritt zwischen die Stirnlappen

---

[1]) Nach C. Gegenbaur und F. Merkel. F. Merkels Handbuch der topographischen Anatomie gibt dem Praktiker die sichersten anatomischen Grundlagen für seine Tätigkeit' am Krankenbett. Vgl. auch Spalteholz, Handatlas der Anatomie des Menschen; Corning, Lehrbuch der topographischen Anatomie.

beider Hemisphären werden die beiden Arterien durch die kurze, quer verlaufende A. communicans ant. verbunden.

Die A. fossae Sylvii (A. cerebri media) ist der stärkste Ast, sie gibt in der Sylvischen Grube zahlreiche Zweige nach hinten ab. Nahe an ihrem Ursprunge sendet sie feine Zweige durch die Substantia perforans anterior zu dem Streifenkörper. Von ihr gehen auch Äste zum Stirnlappen, zur Insel und zum Schläfenlappen aus.

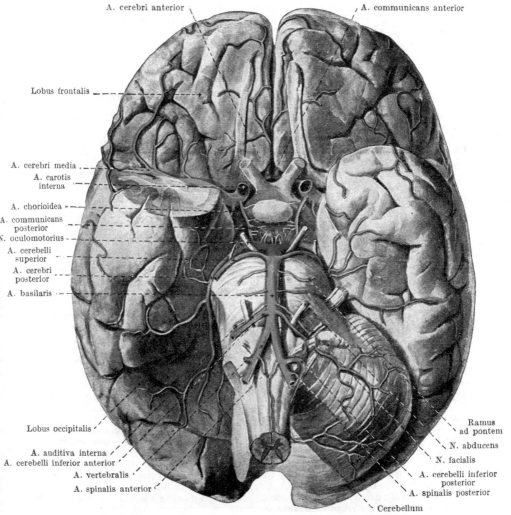

A. cerebri anterior

A. communicans anterior

Lobus frontalis

A. cerebri media
A. carotis interna

A. chorioidea
A. communicans posterior
N. oculomotorius
A. cerebelli superior
A. cerebri posterior
A. basilaris

Lobus occipitalis

A. auditiva interna
A. cerebelli inferior anterior
A. vertebralis
A. spinalis anterior

Ramus ad pontem
N. abducens
N. facialis
A. cerebelli inferior posterior
A. spinalis posterior
Cerebellum

Abb. 207. Arterien der Gehirnbasis.
(Nach Spalteholz.)
Die Kuppe des r. Schläfenlappens und das rechte Kleinhirn sind abgetragen.

Die A. chorioidea kann auch als ein Zweig der A. fossae Sylvii angesprochen werden. Sie geht unter dem Gyrus uncinatus zu den Adergeflechten des Unterhorns.

Die A. communicans posterior entsteht nahe dem Stammesende der Carotis und zieht über die Hirnstiele zur A. profunda. Von ihr gehen keine Zweige aus. Sie schließt den Kranz von Arterienstämmchen an der Hirnbasis — Circulus arteriosus Willisii ab, dessen Abschluß nach hinten die beiden Aa. profund. cerebri und dessen vorderen Abschluß die A. communicans anterior bilden. (Abb. 207.)

Die A. vertebralis stellt den bedeutendsten Ast der Subclavia dar. Die beiden A. vertebrales verbinden sich hinter der Brücke zu der A. basilaris.

Der eigentümliche Verlauf der Arterie am zweiten und ersten Halswirbel erscheint als Anpassung an den Bewegungsmechanismus des Kopfes (C. Gegenbaur.)

Bei der Drehbewegung erfährt die Arterie der einen Seite (jene, von der das Gesicht sich abwendet) eine Druckwirkung, während auf der andren Seite die Durchblutung erleichtert wird. Durch dieses kompensatorische Verhalten wird die Blutzufuhr zur A. basilaris gleichmäßig erhalten (Gegenbaur, L. Gerlach.)

Die A. basilaris teilt sich in die Aa. profund. (A. cerebri post). Vorher gibt sie folgende Zweige ab:

a) einen für die Varolsbrücke,
b) die A. auditiva interna,
c) die A. cerebelli inferior anterior,
d) die A. cerebelli superior.

Die A. cerebri posterior (A. profunda cerebri) zieht vor der Brücke lateralwärts, indem sie den N. oculomotorius umfaßt. Sie verbindet sich mit der A. communicans posterior, zieht um die Großhirnstiele nach oben zur Unterfläche des Schläfen- und Occipitallappens des Großhirns, wo sie sich verzweigt.

An ihrem Ursprunge gehen feine Zweige ab, die zwischen den Hirnstielen zum dritten Ventrikel ziehen. Sie gehen durch die Substantia perforata posterior.

Von dem oberen Abschnitt der A. profunda cerebri gehen Äste zu den Vierhügeln und der Tela chorioides.

Von diesen drei großen Gehirnarterien (A. cerebri anterior, med., post.) und dem Circulus arteriosus entspringen während ihres basalen Laufes Äste, die direkt in die Hirnsubstanz eindringen und zu den Zentralganglien und der benachbarten Marksubstanz ziehen. Diese Äste zeigen angeblich keine Anastomosenbildung.

An der übrigen Oberfläche des Gehirns bilden die Arterien das sog. piale Gefäßnetz. Die benachbarten Gefäße anastomosieren hier, und von hier aus dringen kürzere oder längere Ästchen in die Rinde, bzw. in die subcorticale Marksubstanz. Man unterscheidet also ein zentrales und ein corticales Arteriennetz (Basalbezirk, Rindenbezirk Heubners).

Mit Recht betont Merkel, daß bei einer so scharfen anatomischen Trennung der Gefäßbezirke auch die Erkrankungen von Ganglien und Rinde des Großhirns voneinander zu trennen sind, insofern die Ursache der Erkrankung in Läsionen bzw. Verstopfungen der Gefäße zu suchen ist.

Die Angabe Heubners und Durets, daß sämtliche kleine Arterien des Basalbezirkes Endarterien sind, d. h. keine Anastomosen bilden, bedarf meines Erachtens einer erneuten Nachprüfung, nachdem der Begriff der Endarterie selbst für die Coronagefäße des Herzens fallen gelassen werden muß (W. Spalteholz und C. Hirsch).

Wenn man in dem Verlaufe der einzelnen Arterien nach Prädilektionsstellen für das Haften von Emboli sucht, so ist es nicht schwer, solche zu entdecken.

Da die A. cerebri media (Sylvii) die eigentliche Fortsetzung des Hauptstammes der Carotis darstellt, so ist es nicht verwunderlich, daß ein Embolus, der von der Carotis kommt, gerade in diese Arterie und nicht in die fast in einem rechten Winkel von der Carotis abgehende A. cerebri anterior gelangen muß (Duret).

Nach Heubner kann man das Ursprungsgebiet im vorderen Teile des Basalbezirkes in drei Teile teilen: 1. die A. cerebri anterior von ihrem Beginn bis zum Ramus communis anterior, 2. den ersten Zentimeter des Verlaufs der A. cerebri media und 3. den zweiten Zentimeter dieser Arterie. (Abb. 208.)

Von der dritten Teilstrecke zweigen sich noch Gefäßchen ab, die durch die Substantia perforata lateralis ins Gehirn gelangen. Sie versorgen nach Heubner das Laterale und oberste Glied des Linsenkerns, den Mittelteil des Nucleus caudatus und die äußere Kapsel. Duret weist besonders auf eine dieser Arterien hin, die an dem Übergang vom Linsenkern zur Capsula interna hinzieht und sich dann in mehrere Äste teilt, die im Linsenkern und Nucleus caudatus endigen. Sie erscheint als ein Lieblingssitz der hier beobachteten Hämorrhagien[1] (A. cerebri media mit den aus ihr entspringenden Aa. lenticulo-striatae, Monakow).

---

[1] Daß gerade die Hirnarterien bei atherosklerotischen Erkrankungen so sehr zur Zerreißung prädisponiert sind, liegt in ihrem anatomischen

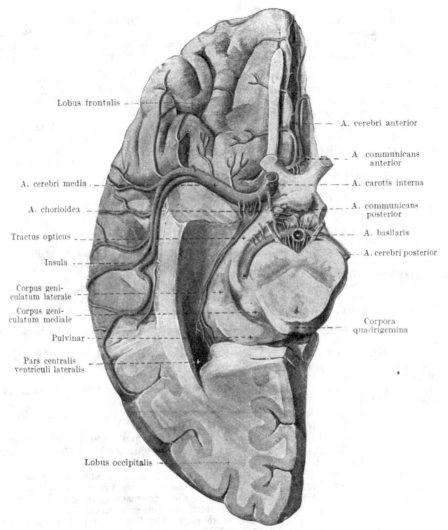

Abb. 208. A. cerebri media und A. chorioidea.
(Nach Spalteholz.)
Schläfenlappen und Hinterhauptslappen sind bis zur Eröffnung des cornu inferius
ventriculi lateralis und bis zur Bloßlegung der fossa cerebri lateralis (Sylvii)
entfernt; das Kleinhirn ist mit der Brücke unmittelbar vor deren vorderem,
oberem Rande abgeschnitten.

Aufbau begründet. Durch die grundlegenden Untersuchungen Bonnets und Triepels
haben wir wichtige Aufschlüsse hierüber erhalten.

„Alle Arterien, welche durch wechselnd gefüllte oder verschiebliche Organe belastet oder komprimiert werden können, wie z. B. Eingeweidearterien, Art. spermat.
int. usw., oder solche, welche das Blut trotz gewisser Widerstände durch Kompression
von seiten sich kontrahierender Muskeln, wie die Extremitätenarterien, fortzubewegen
haben, sind besonders reich mit Muskeln ausgestattet. Werden sie durch Bewegungen
an ihrer Umgebung verschoben, so ist ihre Adventitia besonders reich an elastischen
Elementen, namentlich längsverlaufenden elastischen Fasernetzen. Dagegen zeigen
die Arterien in der starren Schädelkapsel einen ganz abweichenden und

Von der A. cerebri posterior gehen einzelne Äste durch die Substantia perforata media nach den Vierhügeln und in den hinteren Teil des Thalamus; sie geben Zweige ab zum Plexus choroideus des dritten Ventrikels und des Hinterhorns vom Seitenventrikel. Nothnagel weist darauf hin, daß bei dieser Anordnung gleichzeitige Blutungen in den Hirnschenkeln und Sehhügeln leicht zu erklären sind.

Im Gegensatz zu den angeblich keine Anastomosen bildenden Gefäßen des Basalbezirkes zeigt die Ausbreitung der Rindengefäße zahlreiche Anastomosen. Nicht nur die Arterien einer Hemisphäre kommunizieren auf diese Weise, sondern auch die beider Hirnhälften (Verbindungen der Aa. cerebri posteriores) [Duret].

Heubner wies experimentell nach, daß der Widerstand, der sich der Füllung der Anastomosen in der weichen Hirnhaut entgegenstellt, viel schwächer ist als der, welcher bei der Füllung der feineren Pianetze und des Gehirns selbst gefunden wird.

Es erscheint also hier ein promptes Eintreten der einen Arterie für die andre möglich.

Gefäßversorgung einzelner Gehirnteile
(nach Merkel).

Corpus callosum: Äste der A. cerebri anterior.
Nucleus caudatus: Kopf: Äste der A. cerebri ant.
               Mitte: Äste des zweiten Zentimeters der A. cerebri media.
               Schwanz: Äste aus dem R. communicans posterior.
Nucleus lentiformis: A. cerebri med.
Capsula interna: Vorderer Teil vom Anfang der A. cerebri media oder anterior aus,
        hinterer Teil von der A. choroidea oder dem Ramus communicans post.
Capsula externa: Von Ästen des zweiten Zentimeters der A. cerebri media.

An der Grenze zwischen Capsula ext. und Linsenkern steigt die Hauptarterie des Nucleus caudat. auf.

Thalamus opticus. Die Gegend des Tuberc. anterius wird von größeren Ästchen des Ramus communicans posterior versorgt ebenso die Commissura media. Die hintere Hälfte erhält Äste aus der A. cerebri posterior.

Tractus opticus. Ästchen vom Stamme der Carotis, dem Ramus communicans posterior und der A. choroidea.

Chiasma und Nervus opticus. Äste vom Stamme der Carotis, aus der A. cerebri ant. und dem Ramus communicans ant. und post.

Corpora quadrigemina. Äste aus der A. cerebri post. und cerebelli superior.

Pons. Mediane Äste der A. basilaris von der unteren Grenze bis zum Locus coeruleus. Seitliche Äste aus der A. cerebelli superior.

Medulla oblongata. Mediane Äste aus den Aa. spinales und vertebrales vom Beginn des zwölften Hirnnerven bis zur Horizontalebene der unteren Brückengrenze. Äste der benachbarten Arterien, welche in den Nervenwurzeln nach den Kernen am Boden des Ventrikels aufsteigen. Die Pyramiden und Oliven erhalten besondere Seitenästchen, aus den Aa. spinales ant. und vertebrales. Der Seitenstrang und das Corpus restiforme erhalten Äste aus der A. cerebelli inf. post. Der Funiculus gracilis und die Ränder der Calamus scriptorius werden von Zweigen der A. spinalis post. versorgt. Die Seitenteile des Bodens vom vierten Ventrikel erhalten Zweige aus der A. plexus choroidei.

Das in den Gehirnvenen gesammelte venöse Blut fließt in die großen venösen Sinus ab.

Während in den grundlegenden Untersuchungen Heubners und Durets die Zweckmäßigkeit lediglich der Gefäßanordnung des Gehirns gegenüber den Schwankungen des Blutdrucks mehrfach hervorgehoben wird, so dürfen wir heute auf Grund der wichtigen Untersuchungen Otfried Müllers sagen, daß daß Gehirn in seinen Gefäßnerven das wichtigste Mittel für die Regulierung seiner Durchblutung besitzt. Mit

---

besonderen Bau: Weites Kaliber, auffallend dünne Wände mit einer sehr dicken, durch Längsleisten ausgezeichneten Elastica interna bei im übrigen großer Armut an elastischen Elementen.

Recht betont Otfried Müller, daß der Gedanke, unser wichtigstes und feinst differenziertes Organ sei bezüglich seiner Durchblutung widerstandslos den Schwankungen des allgemeinen Blutdruckes ausgeliefert, angesichts der feinen Regulierung, welche z. B. die Nieren für ihre Durchblutung besitzen, schwer zu fassen sei.

Müller knüpft in seinen Versuchen an die Versuchsanordnung an, die Mosso benutzt hatte, um den Einfluß psychischer Alterationen auf die Blutzufuhr im Gehirn zu studieren. Mosso hatte seine Versuchspersonen auf ein langes Brett gelagert, das im Schwerpunkt unterstützt war und so seine beiden Enden im Gleichgewicht frei schwebend erhielt. Wurden nun bei der Versuchsperson psychische Alterationen hervorgerufen, oder verfiel diese in Schlaf, so senkte sich das Kopfende des Brettes, oder es stieg in die Höhe. Mosso schloß aus diesem verschiedenen Verhalten auf eine Vermehrung oder Verminderung der Blutzufuhr zum Gehirn.

Otfried Müller arbeitete mit der von ihm selbst ausgearbeiteten Methode der Partialwägung: stützt man den Kopf einer horizontal gelagerten Versuchsperson auf eine Wage, so kann man aus den unter dem Einfluß bestimmter Reize auftretenden Gewichtsveränderungen Schlüsse auf die entsprechenden Kaliberschwankungen der Hirngefäße machen. Müller experimentierte an Menschen und Tieren (Hunden).

Er gelangte zu folgenden wichtigen Ergebnissen:

„1. Doppelseitige Durchschneidung des Vagosympathicus beim Hunde oder des Sympathicus beim Kaninchen bewirkt eine starke Volumenzunahme des Gehirns, bzw. eine starke Vermehrung der aus dem Gehirn abfließenden venösen Blutmenge.

2. Reizung des zentralen Stumpfes des einen der beiden durchschnittenen Nerven bewirkt eine starke Volumenabnahme des Gehirnes, resp. eine beträchtliche Verminderung der aus dem Gehirn abfließenden Blutmenge.

3. Diese beiden Veränderungen der Hirnzirkulation müssen zunächst als aktiv vom Nervensystem abhängige Vorgänge gedeutet werden, da sie einmal zeitlich vor entsprechenden Veränderungen des allgemeinen arteriellen oder venösen Druckes auftreten, da sie weiter nur am Gehirn, nicht aber an andren Gefäßgebieten (Pfote, Splanchnicus) nachweisbar sind, und da sie endlich in einzelnen Fällen ohne jede deutliche Veränderung des allgemeinen Blutdruckes in Erscheinung treten.

4. Es verlaufen mithin im Vagosympathicus beim Hunde, resp. im Sympathicus beim Kaninchen constrictorische Fasern für die Gehirngefäße, die einen beträchtlichen Tonus besitzen. Dieser Tonus wird durch doppelseitige Durchschneidung der genannten Nerven aufgehoben, durch Reizung des zentralen Stumpfes des einen von beiden temporär wiederhergestellt.

5. Für das Vorhandensein vasomotorischer Nerven im Gehirn spricht weiter die Einwirkung des Chloroforms und des Strychnins auf die Zirkulation. Beide Mittel greifen im wesentlichen am vasomotorischen Zentrum an und bewirken von dort aus Kaliberschwankungen der Hirngefäße, die denen des arteriellen Blutdrucks genau entgegengesetzt sind.

In gleicher Weise sprechen die unter dem Einfluß sensibler und thermischer Reize reflektorisch ausgelösten Veränderungen der Hirnzirkulation für das Vorhandensein von Hirnvasomotoren, da sie zeitlich vor den entsprechenden Schwankungen des arteriellen Blutdrucks auftreten. Durch Veränderungen des Venendrucks können alle diese reflektorisch ausgelösten Schwankungen des Hirnvolumens, resp. der abfließenden serösen Blutmenge nicht erklärt werden.

6. Bei sehr lebhaften Blusdrucksteigerungen werden die dem Gehirn zufließenden nervösen Impulse unter Umständen durch passive Dehnung seiner Gefäße überwunden, so daß statt seiner Kontraktion eine Dilatation eintritt.

7. Ähnliche Verhältnisse finden sich bei der Einwirkung von Mitteln, die nicht zentral, sondern peripher an der Gefäßwand selbst angreifen, z. B. beim Adrenalin. In kleinen Dosen, eventuell direkt in den Hirnkreislauf gebracht, entfaltet es seine gefäßverengernde Wirkung auch an den Hirnarterien. In großen Dosen in den allgemeinen Kreislauf gebracht, steigert es den Blutdruck zu so enormen Werten, daß die Hirnarterien passiv gedehnt werden."

Die Gehirngefäße besitzen also eine nervöse Selbststeuerung, die die Blutverteilung des wichtigsten Organs nach jeweiligen lokalen Bedürfnissen reguliert. Das Gehirn besitzt in hohem Maße Selbsthilfe, es kann seine eigene Durchblutung zweckentsprechend regulieren.

Diese reflektorische Regulierung der Gehirngefäße unterscheidet sich aber nicht unwesentlich von der Blutversorgung andrer Organe. Während an peripheren Körperteilen (Arm, Bein) die kontrahierenden Gefäßreflexe die dilatierenden überwiegen, ist es beim Gehirn umgekehrt. Hier sind die dilatierenden Reflexe mächtiger als die kontrahierenden. Das ist eine außerordentlich zweckmäßige Einrichtung: es soll unter allen Umständen dafür gesorgt werden, daß dem Gehirn immer frisches Blut in reichlicher Menge zufließt, damit die so lebenswichtigen Zentren keine Not leiden. Wenn in der Chloroformnarkose der Blutdruck rasch absinkt, wenn bei der Verblutung alle Körperprovinzen ihren Blutgehalt rascher einbüßen — das Gehirn sucht bis zuletzt mit enormer Zähigkeit seine Zirkulation aufrechtzuerhalten.

So gelangt Otfried Müller zu dem wichtigen Schlusse:

„Die Auffassung einer rein mechanischen Beeinflussung der Hirnzirkulation durch die Schwankungen des arteriellen und venösen Druckes im allgemeinen Kreislaufe ist unhaltbar. Wie die peripheren Teile, wie der Darm, die Nieren, die Milz, die Speicheldrüsen und viele andre Organe, so wird auch das Gehirn von besonderen vasomotorischen Nerven versorgt, und erst hohe Grade von Blutdrucksteigerung oder Senkung sind imstande, die primären nervösen Einflüsse zu überwinden."

II. Störungen der Blutversorgung im Gehirn.

a) Anämie und Hyperämie des Gehirns. Ödem des Gehirns.

Die Diagnose Gehirnanämie ist von den alten Ärzten sehr häufig gestellt worden. Darin lag sicher eine Übertreibung. Die Gehirnanämie bietet aber charakteristische Symptome, so daß sie als klinischer Begriff ihre Berechtigung hat (Synkope). Physiologisch liegt ihr zugrunde eine mangelhafte Durchblutung und Ernährung des Gehirns. Nächst den erwähnten Untersuchungen Otfr. Müllers haben vor allem die Feststellungen R. Geigels unser Verständnis für die Zirkulationsstörungen des Gehirns vertieft.

Für die Funktion der Nervenelemente ist die reichliche Zufuhr von Sauerstoff und die Abfuhr von Kohlensäure und Ermüdungsstoffen von der größten Bedeutung. Mangelhafte Blut- und Sauerstoffzufuhr bedingen zunächst eine Steigerung der Nervenerregbarkeit (Kußmaul-Tennerscher Versuch: Nach Unterbindung der Carotiden cerebrale Krämpfe, Bewußtlosigkeit). Nimmt der Sauerstoffmangel zu, dann sinkt die Nervenerregbarkeit. Wir wissen ferner, daß gewisse Zentren in der Medulla oblongata durch sauerstoffarmes Blut erregt werden (Atemzentrum). Bei der Gehirnanämie müssen also Reiz- und Erschöpfungssymptome sich kombinieren. Dazu treten mannigfache Störungen im Bereiche des Sinnesnerven.

Wir beobachten folgende Symptome: Schwarzwerden vor den Augen bis zur Amaurose, Pupillenverengerung, die in Erweiterung übergeht (Reizung des Dilatator pupillae durch das sauerstoffarme Blut), Ohrensausen, Erbrechen, Kopfschmerzen und Muskelzuckungen (Reizung der Nerven der Dura und Rindenreizung), Schlaflosigkeit. In schweren Fällen (besonders in akuten Fällen): Aufhebung des Bewußtseins, Somnolenz, Synkope. Die Haut wird blaß und kalt. Die Herztätigkeit wird infolge Schädigung des Vaguszentrums stark beschleunigt.

Ursachen. Verblutung. Chronische Blutarmut (Chlorose, perniziöse Anämie, Leukämie), Kachexie, Inanition (Hydrocephaloid, Hall) bei Kindern mit langdauernden Diarrhöen. Tumoren des Gehirns, Ventrikelhydrops können durch Kompression des in die feste Schädelkapsel eingeschlossenen Organs Gehirnanämie bedingen. Ferner akute Schwäche des linken Ventrikels (Aortenfehler). Vasomotorischer Krampf der Hirngefäße bei nervösen Menschen.

Beim plötzlichen Ablassen eines Ascites, bei der Punktion einer Ovarialcyste, bei rasch erfolgender Geburt, bei der Entfernung großer Bauchtumoren

kann sich das Blut in den vorübergehend gelähmten Gefäßen der Bauchhöhle ansammeln (Verblutung in die Bauchgefäße im Sinne C. Ludwigs).
Ganz ähnlich liegen die Verhältnisse ja auch bei dem durch Lähmung des
Vasomotorenzentrums in der Medulla oblongata bedingten Kollaps (Romberg und Päßler).[1]

Aber auch durch plötzlichen Schreck, psychische Erregung kann eine
akute Gehirnanämie verursacht werden (vgl. Anmerkung).

Die Ohnmachtsanfälle bei Verengerung der Gehirnarterien infolge Arteriosklerose und syphilitischer Endarteriitis werden an andrer Stelle besprochen.

Vielleicht können auch durch geistige Überanstrengung Anfälle von
akuter Gehirnanämie ausgelöst werden (vgl. Lebensgeschichte von H. v. Helm-
holtz).

Prognose. Sie ist auch bei langdauernder Ohnmacht meist gut. Es
sind aber einzelne Todesfälle beobachtet worden. Bei der chronischen Hirn-
ämie bestimmt das Grundleiden die Prognose (Arteriosklerose, Herzschwäche).

Therapie. Bei dem gewöhnlichen Ohnmachtsanfall sehen wir die
Symptome schwächer hervortreten bzw. rasch verschwinden, wenn wir den
Kranken mit tiefliegendem Kopfe horizontal lagern. Dadurch wird dem
Gehirn mehr Blut zugeführt. Bei Herzschwäche: Kampher, Wein, Kaffee.
Zweckmäßig sind auch Hautreize (Besprengen des Gesichts mit kaltem
Wasser, Riechenlassen von Essig, Ammoniak).

Bei schweren allgemeinen Anämien mit chronischer Gehirnanämie:
Eisen, Arsen, Luft- und Ernährungskuren. Behandlung von Verdauungsstörungen! Die englischen Kliniker empfehlen bei neurasthenischen Ohnmachten Phosphordarreichung.

Bei der **Gehirnhyperämie** kann man unterscheiden sog. kongestive
Hyperämie und Stauungshyperämie. Die letztere erfolgt infolge allgemeiner Stauung bei Lungen- und Herzaffektionen, bei Sinusthrombose,
bei Tumoren (Druck auf die Vena magna Galeni, meist kombiniert mit
Hydrocephalus internus). Wie wir schon bei der Gehirnanämie besprochen haben,
wird durch die venöse Stauung des in einer festen Kapsel befindlichen Gehirns der arterielle Zufluß gehemmt. Die Folgen der
passiven Stauungshyperämie sind also ganz ähnlich denen der Gehirnanämie:
Kopfschmerzen, Apathie, Schwindel, Delirien. Die Kranken sehen aber nicht
blaß, sondern cyanotisch aus. Die Halsvenen treten stark hervor.

Schwieriger liegt die Diagnose einer kongestiven Gehirnhyperämie. Wenn man nicht bei Menschen mit sog. Plethora oder Polycythaemia
hypertonica, oder Leuten mit „geschwollener Zornesader" eine Hyperämie
des Gehirns annehmen will, dann steht die Diagnose überhaupt auf schwachen

---

[1] Ähnlich wirken aber auch heftige Diarrhöen und starke Purgierung. Der Zufluß zu den Bauchgefäßen macht die Gehirndurchblutung mangelhaft.
Andrerseits kann die Synkope durch Einflüsse hervorgerufen werden, die direkt
auf das Nervensystem oder durch dieses wirken, z. B. plötzlicher heftiger Bauchschmerz
oder Schmerz in der Herzgegend. Die Annahme einer direkten Vaguswirkung erklärt
die Sache nicht, da bei gleichem Reize keine Synkope auftritt, wenn der Mensch unter
der Wirkung eines Anästheticums steht. Gowers nimmt daher in einer sehr interessanten Abhandlung (Das Grenzgebiet der Epilepsie, übers. von Schweiger. Wien,
Deuticke 1908) an, daß die Ohnmacht durch einen Einfluß auf die sensorischen Rindengebiete und indirekte Beeinflussung der Medulla ollongata bedingt werde.
So muß auch die Ohnmacht mancher Personen beim Sehen von Blut emotiellen
Ursprungs sein. Sie wird durch die realistischsten Abbildungen nicht hervorgerufen.
(Nach Gowers bestehen Beziehungen zwischen Ohnmacht und Petit mal.)

Füßen. Auf Grund der Otfr. Müllerschen Untersuchungen sind wir keineswegs berechtigt, aus einem hochroten „geschwollenen Kopf" auf eine Gehirnhyperämie zu schließen. Auch die kongestive Gehirnhyperämie nach reichlichen Mahlzeiten und Alkoholgenuß, bei Herzhypertrophie, bei Cession der Menses, ist nicht einwandfrei.

Ein so erfahrener Kliniker wie v. Leube sagt: „Jedenfalls läßt sich eine aktive Hyperämie als solche meiner Meinung nach nicht diagnostizieren. Wenn ich ehrlich sein soll, muß ich gestehen, daß mir nach dreißigjähriger Praxis nicht ein Fall bekannt ist, wo ich eine aktive Hirnhyperämie hätte sicher diagnostizieren können. Wer an der Röte und Hitze im Gesicht auf Gehirnhyperämie schließt, macht eine Voraussetzung von dem Verhalten der Zirkulation im Innern des Schädels, die er nicht beweisen kann."

Die Möglichkeit einer kongestiven Gehirnhyperämie ist natürlich nicht abzuweisen. Vielleicht hilft die ophthalmoskopische Untersuchung hier weiter. Jedenfalls wird man gut tun, in verdächtigen Fällen auf eine Schrumpfniere (Polycythaemia hypertonica) zu fahnden (Herzhypertrophie, Harnuntersuchung!).

Therapie. Gegen die sog. kongestiven Wallungen nach dem Kopfe bei nervösen Menschen empfiehlt sich Hochlagerung des Kopfes. Kühle Umschläge auf den Schädel. „Ableitung" durch heiße Hand- und Fußbäder (ev. mit Senfmehl). Bei Vollblütigen: Aderlaß.

Verbot von Kaffee, Alkohol, starken Mahlzeiten. Bei Fetten und Vollblütigen: Brunnen- und Diätkuren (Marienbad, Karlsbad, Kissingen, Bernburg), Hydrotherapie. Bei Kranken mit hohem Blutdruck (über 150 mm Riva Rocci) ist vorsichtig die Anwendung von Nitroglycerin zu versuchen (in 1 $^0/_0$ alkoholischer Lösung; mehrmals täglich einen Tropfen, langsam steigen und längere Zeit geben).

Gehirnödem.

Das Ödem des Gehirns kann vermutet werden, es ist aber nicht sicher klinisch zu diagnostizieren. Schlechte Durchblutung des Gehirns und Intoxikationen mannigfacher Art können die gleichen Erscheinungen machen. Das Gehirnödem kann durch Entzündung oder Stauung bedingt sein. Allgemeines, entzündliches Ödem beobachten wir bei Infektionskrankheiten, toxisches Ödem bei der Nephritis (Urämie, Traube). Das Stauungsödem hat die gleiche Ätiologie wie die Stauungshyperämie. Die älteren Ärzte sprachen häufig von einer Apoplexia serosa, einzelne jüngere von Meningitis serosa. Es liegen sicher nicht selten Verwechselungen mit Gehirnödem vor. Es muß aber betont werden, daß Quincke einwandsfrei vereinzelte, ganz rätselhafte Fälle auf einen idiopathischen Hydrocephalus bzw. auf ein sog. angioneurotisches Gehirnödem zurückführen konnte. Auch manche Fälle von sog. Pseudotumor des Gehirns mögen hierher gehören.

b) Gehirnblutung (Apoplexia sanguinea, Haemorrhagia cerebri) und Gehirnerweichung (Encephalomalacie) nach Gefäßverlegung (Endarteriitis, Embolie, Thrombose).

Krankheitsbegriff und Ätiologie. Bei diesen Affektionen handelt es sich um eine Herdaffektion des Gehirns. Bei der Hirnblutung zerreißt ein Gefäß und es entsteht ein Bluterguß ins Gehirn (hämorrhagischer

Herd), bei der Gehirnerweichung handelt es sich um die Bildung eines Erweichungsherdes infolge von Gefäßverschluß (encephelomalacischer Herd). Beiden Affektionen gemeinsam sind die Erscheinungen einer meist vorübergehenden diffusen Hirnschädigung, die vor allem zur Störung des Bewußtseins führt. Es kann zur Ausbildung eines schweren Komas kommen. Die Plötzlichkeit des Eintritts dieser allgemeinen Symptome rechtfertigt die Bezeichnung Hirnschlag, apoplektischer Insult, Apoplexie. Die Bezeichnung Apoplexie (ἀποπληξία von ἀποπλήττειν == zu Boden schlagen) ist schon von den alten Ärzten für jede plötzlich auftretende Bewußtlosigkeit oder plötzliche Lähmung gebraucht worden.[1])

Wir besprechen zunächst die Gehirnblutung.

Eine spontane, nicht traumatische, Gehirnblutung ist die Folge einer Gefäßzerreißung in den kleineren oder kleinsten Gehirngefäßen. Sie trifft meist Personen, die das mittlere Lebensalter überschritten haben und deren Hirngefäße atheromatös oder sklerotisch verändert sind. Aber auch fettige und hyaline Degeneration, sowie syphilitische Erkrankung können zur Gehirnblutung führen. Die Gehirnblutung erscheint als die Folge einer Erkrankung der Gefäßwand, die dem gesteigerten oder normalen Blutdruck nicht mehr standzuhalten vermag.

Wie Charcot (1868) zuerst gezeigt hat, bilden sich infolge der Arteriosklerose häufig sog. miliare Aneurysmen an den Hirngefäßen (Durchmesser 1 mm und mehr). Sie werden dann zur Quelle der Blutung. Insbesondere an den zu den Sehstreifenhügeln aufsteigenden Gefäßästen können diese kleinen Aneurysmen in großer Zahl sitzen. Es gibt aber auch Fälle von Gehirnblutung, bei denen derartige Aneurysmen vermißt werden. Es sei ferner darauf hingewiesen, daß das Verhalten der peripheren palpablen Gefäße dem Untersucher keinen sicheren Anhaltspunkt für den Zustand der Hirngefäße zu geben vermag. Bei hochgradiger peripherer Arteriosklerose braucht keine wesentliche Veränderung der Hirngefäße zu bestehen, und umgekehrt gilt dieser Satz natürlich auch.

Die Prädisposition für die Gehirnblutung schafft vor allem die Arteriosklerose. Es kommen die gleichen ätiologischen Momente in Betracht: Abnutzung besonders im höheren Lebensalter; infektiöse und toxische Einflüsse (Alkoholismus, Gicht, Lues, chronische Nephritis). Bei der chronischen Nephritis wirkt die Blutdrucksteigerung zugleich abnutzend auf die Gefäßwand; der hohe Blutdruck bringt aber auch die degenerierte Gefäßwand leichter zum Zerreißen. Auch die Aorteninsufficienz führt durch ihre ständigen Blutdruckschwankungen schon bei jugendlichen Individuen zur Arteriosklerose.

Die Ursache der Apoplexie im jugendlichen Alter ist nicht selten die Folge einer Nephritis oder einer Aorteninsuffizienz. Aber auch an luetische Veränderungen oder an eine Embolie ist bei der Apoplexie junger Menschen zu denken.

Um eine Anschauung zu geben von der Bedeutung der Degeneration der Gefäßwand für die Hirnblutung, sei daran erinnert, daß nach Volkmann erst eine ca. 14fache Steigerung des Innendruckes die normale Carotis zur Ruptur zu bringen vermag.

---

[1]) Boerhaave sagt: „Apoplexia dicitur adesse quando repente actio quinque sensuum externorum, tum internorum, omnesque motus voluntarii abolentur, superstite pulsu plerumque forti et respiratione difficile, magna, stertente, una cum imagine profundi, perpetuique somni."

Ist die Gefäßwand erkrankt, dann kann jede vorübergehende Steigerung der Herzarbeit und des Blutdrucks gefährlich werden: körperliche Anstrengung, psychische Erregung, reichliche Mahlzeit, Genuß von Spirituosen, kaltes Bad, starkes Drängen und Pressen beim Stuhlgang, Husten, Lachen, Erbrechen, Coitus usw.

Warum sind gerade die atherosklerotisch erkrankten Hirnarterien so sehr zur Zerreißung disponiert? Die Antwort auf diese wichtige Frage ist in den grundlegenden Untersuchungen Bonnets und Triepels über den Bau der Arterienwand gegeben. Im Gegensatz zu den Extremitätenarterien mit ihrer starken Muscularis und Adventitia zeigen die Hirnarterien auffallend dünne Wände mit relativer Armut an elastischen Elementen. Wir müssen in dem verschiedenen Verhalten der Arterien verschiedener Gefäßprovinzen eine Folge der Anpassung an ihre Umgebung erblicken (Belastung, Zerrung, Druck auf die Extremitätenarterien bei Bewegungen; Aufenthalt der Hirngefäße in der starren, schützenden Schädelkapsel [vgl. Einleitung dieses Abschnittes]).

Wer einmal eine Apoplexie erlitten hat, erscheint natürlich für immer gefährdet.

Fraglos gibt es Familien, die durch eine angeborene, besonders leichte Abnutzbarkeit ihrer Gefäße in mehreren Generationen häufig von Apoplexien heimgesucht werden. Möglicherweise spielen hier auch hereditäre luetische Schädigungen mit. Die älteren Ärzte nahmen auch eine Habitus apoplecticus an (untersetzter Körperbau mit kurzem dicken Hals und gerötetem, gedunsenem Gesicht). Dieser Habitus erinnert an das Aussehen bei der Polycythaemia hypertonica (sog. Geisböcksche Krankheit, die wohl mit der Nephritis mannigfache Beziehungen hat). Es ist also bei derartigen Individuen an eine Prädisposition für Gehirnblutung infolge Nierenveränderungen zu denken.

Viel diskutiert wurde in neuerer Zeit die sog. traumatische Spätapoplexie, d. h. der Eintritt einer Gehirnblutung längere Zeit nach einem Kopftrauma.

Nach Duret und Bollinger soll die traumatische Spätapoplexie dadurch bedingt sein, daß infolge vorübergehender Kompression des Schädels der Liquor cerebrospinalis verdrängt wird und an bestimmten Partien (Umgebung des Aquaeductus Sylvii und des vierten Ventrikels, der Rinde) eine Hirnerweichung hervorruft. Der Prozeß kann nicht nur zu direkter Erweichung, sondern auch zu Gefäßdegenerationen führen, die dann wieder zur Ursache einer Apoplexie werden kann.

Langerhans nimmt im Gegensatz zu Bollinger lediglich eine traumatische Aneurysmenbildung an.

Als Ursache der Apoplexia cerebri werden ferner angegeben: Stockung hämorrhoidaler Blutungen (Oppenheim). In den beobachteten Fällen bestand aber gleichzeitig Arteriosklerose. Durch gleichzeitig bestehende Arteriosklerose sind wohl auch die „sog. vikariirenden Hirnblutungen" (bei Aussetzen der Menses) zu erklären.

Die hämorrhagische Diathese führt häufiger zu Meningealextravasaten, als zu tieferen Gehirnblutungen.

Der Lieblingssitz der spontanen Hirnblutungen sind die großen Zentralganglien (Corpus striatum und Thalamus) und die innere und äußere Kapsel, also Gefäßbezirke der Arteria fossae Sylvii. Hier finden sich auch am häufigsten die miliaren Aneurysmen. Am seltensten treten Blutungen in der Medulla oblongata auf.

Pathologische Anatomie. Meist handelt es sich um einen hämorrhagischen Herd. Multiple gleichzeitig auftretende hämorrhagische Herde sind selten.

Die Größe variiert sehr; meist ist der Herd nicht größer als eine Hasel- oder Walnuß. Es werden aber auch ganz kleine oder sehr große Blutungen beobachtet. So kann der größte Teil einer Hemisphäre zertrümmert werden. In der nächsten Umgebung der Blutungsstelle wird die Hirnsubstanz zertrümmert; es bildet sich ein blutiger Brei. An der Peripherie des Herdes ist das Gewebe zerfetzt und meist blutig infiltriert. Man sieht kleine zerrissene Gefäße. Nach einigen Tagen erscheint die Umgebung des Herdes ödematös durchtränkt. Das Ödem wird durch den Blutfarbstoff gelb gefärbt (zitronenfarbenes Ödem).

Die Großhirnganglien und ihre Umgebung, das Centrum ovale oberhalb der Ventrikel sind am häufigsten Sitz der Blutung. Die übrigen wichtigeren Hirnpartien partizipieren an der Häufigkeit etwa in folgender Reihenfolge: Großhirnwindungen, Kleinhirn, Pons, Pedunculi, Medulla oblongata, Gehirnhaut. Blutergüsse in der Nähe der Ventrikel können in die Ventrikel durchbrechen. Dagegen ist der Durchbruch nach der Hirnoberfläche (Konvexität oder Basis) selten. Die Durchbrüche der Blutung in die Ventrikel, Blutungen in den Pons und in die Medulla oblongata sind meist tödlich.

In vielen Fällen aber geht der Insult vorüber und es erfolgt nach kürzerer oder längerer Zeit eine Wiederholung. Bei größeren Blutungen zeigen sich die Folgen der Raumbeschränkung: die Dura mater ist stark gespannt, die Furchen sind verstrichen, die Oberfläche ist abgeplattet.

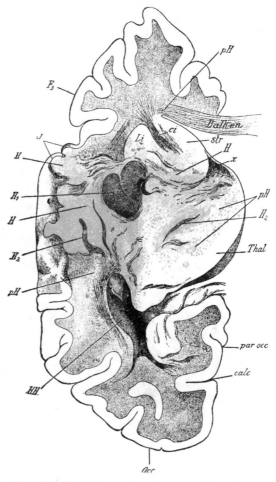

Abb. 209. Fünf Tage alter hämorrhagischer Herd.
(Nach v. Monakow.)

Hervorgerufen durch Berstung eines Miliaraneurysmas in der lenticulo-optischen Arterie. Durchbruch in die Seitenventrikel (bei x). Horizontalschnitt durch die linke Großhirnhemisphäre. H_1 primärer festgeronnener Blutklumpen. H später erfolgter Blutaustritt mit einigen derben geronnenen Streifen (H_2). pH punkt- und strichförmige sekundäre Extravasate in der weiteren Peripherie des primären Herdes, entstanden durch Diapedesis. $Thal$ Sehhügel, hochgradig ödematös und über die Mittellinie nach links geschoben. ci vorderer Schenkel der inneren Kapsel, ziemlich normal. Li Putamen, Glied des Linsenkerns. str Streifenhügelkopf. HH Hinterhorn, enthält einige Cruormassen. J Insel. F_3 dritte Stirnwindung. Occ Occipitalspitze. $par\ occ$ Fissura parieto-occipitalis. $calc$ Fiss. calcarina.

F. v. Niemeyer hat wohl zuerst auf den Widerstand aufmerksam gemacht, den Falx und Tentorium der Ausbreitung des Hirndruckes entgegensetzt. So kann bei einem Bluterguß in einer Hemisphäre die Oberfläche des Gehirns auf der Seite des Herdes stärker abgeflacht sein, als auf der andren. Bei Blutungen unterhalb des Tentoriums braucht die Oberfläche der Großhirnhemisphäre nicht abgeflacht zu sein (Liebermeister).

Bleibt das Leben erhalten, so zeigt der Blutungsherd gewisse Umwandlungen. Zunächst gerinnt das Blut in dem hämorrhagischen Herde. Das Serum wird ausgepreßt und durch den Blut- und Lymphstrom entfernt. Auf diese

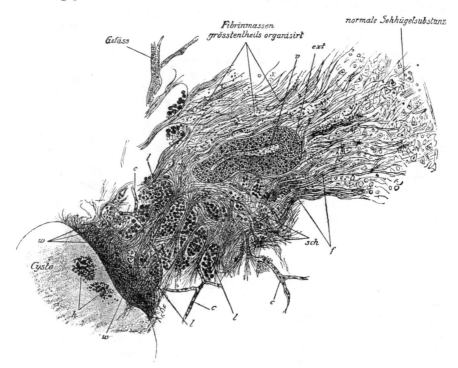

Abb. 210. Segment eines 2 Jahre alten hämorrhagischen Herdes (Cyste) im Sehhügel.
(Nach v. Monakow.)

Cyste, Cystenwand und Übergang in normales Sehhügelgewebe. 200 fache Vergrößerung. *w* Cystenwand, fibrös. *v* Blutgefäß mit extravasiertem Blut im Adventitialraum (*ext*). *sch* Pigmentschollen, Hämatoidin- und Hämosiderinkristalle. *f* welliges Bindegewebe (organisierte Fibrinmassen). *c* Capillaren. *l* Körnchenzellen, zusammengeballte rote Blutkörperchen und Blutplättchen, eingeschlossen in lacunösen Räumen; die Wände letzterer bestehen aus organisiertem Fibrin. *h* umgewandeltes zusammengeballtes Blut, der Cystenwand anhaftend.

Weise können selbst große Herde beträchtlich schrumpfen; der von ihnen ursprünglich ausgeübte Hirndruck verschwindet. Leukocyten nehmen die roten Blutkörperchen oder den freien Blutfarbstoff auf. Die Hirntrümmer gehen in Autolyse über, oder werden z. T. auch von Leukocyten wegtransportiert. Der Herd wird breiig-flüssig. Auch die Farbe ändert sich: sie wird braunrot, später rostbraun bis gelblich (Abb. 210). In der Umgebung kommt es zur Gliaproduktion; hierdurch kann ein kleiner Herd völlig verschwinden. An seine Stelle tritt eine pigmentierte bindegewebige Schwiele (apoplektische Narbe).

Größere Herde werden durch regionäre Bindegeweb- und Gliawucherung abgekapselt; der durch Resorption freigewordene Raum ist mit Serum gefüllt (apoplektische Cyste). Die Größe der Cysten schwankt zwischen der Größe einer Erbse und der einer Walnuß. Kaufmann beobachtete in einem Falle eine hühnereigroße Cyste im Mark einer Hemisphäre. In der Umgebung einer Cyste ist die Gehirnsubstanz oft atrophisch.

Bei Läsion der Pyramidenbahnen kann es zu sekundärer absteigender Degeneration kommen (Türck).

Symptomatologie. Wir unterscheiden diffuse und Herdsymptome. Die diffusen Erscheinungen entsprechen den verschiedenen Graden der Bewußtseinsstörung. Je schneller ein Bluterguß eintritt, je größer die Blutung, desto ausgesprochener ist die Beeinträchtigung des Bewußtseins („Schlaganfall"). Diese diffusen Erscheinungen können bald vorübergehen im Gegensatz zu den Herderscheinungen, die als Folge der lokalen Gehirnzertrümmerung bleibende sind. Am häufigsten ist die Hemiplegie das Resultat eines Schlaganfalls.

Der Symptomenkomplex beginnt meist mit dem sog. apoplektischen Insult. Der Kranke verliert mehr oder weniger das Bewußtsein, er fällt „vom Schlage gerührt" zu Boden. Es gibt aber Fälle, in denen der eigentliche apoplektische Anfall fehlt, und der Kranke selbst die plötzlich eingetretene Lähmung diagnostiziert. Der schwere Insult führt zu Koma, Aufhebung aller willkürlichen Bewegungen und der bewußten Empfindung. In diesem Zustande kann jede Reflexbewegung fehlen. Der Kranke läßt Harn und Kot unter sich gehen, manchmal besteht auch Retentio urinae (katheterisieren!). Der Harn kann vorübergehend Zucker und Eiweiß enthalten (Fernwirkung auf die Medulla oblongata). Das Gesicht sieht blaßrot „gedunsen" aus. Die Atmung ist infolge der Gaumensegellähmung meist schnaufend. Die Thoraxhälfte der gelähmten Seite kann bei der Atmung deutlich zurückbleiben. Nicht selten beobachtet man Cheyne-Stokes-Atmen. Bei der Exspiration werden die Wangen aufgebläht (Erschlaffung des Buccinator). Der Puls ist meist voll und verlangsamt. Die Carotiden schlagen sichtbar.

Der aufmerksame Beobachter vermag oft schon während des Komas eine halbseitige Lähmung zu erkennen: das Gesicht ist nach einer Seite verzogen, die Extremitäten einer Seite sind völlig schlaff, und bei starken sensiblen Reizen erfolgen auf der gelähmten Seite keinerlei Abwehrbewegungen.

Selten sind Konvulsionen und direkte Muskelkontraktionen: sie sind bei großen Blutergüssen der Ausdruck einer Rindenreizung.

Die Körpertemperatur kann abnorm niedrig sein. Eine stärkere Temperatursteigerung ist meist ein ungünstiges Zeichen.

Schon Prévost wies darauf hin, daß Kopf und Augen Zwangsbewegungen nach einer Seite zeigen können. „Der Kranke sieht gleichsam nach dem Orte der Gehirnläsion hin" (Déviation conjuguée). Das Zentrum für die konjugierte Augenbewegung liegt wahrscheinlich im unteren Scheitellappen. Das Verhalten der Pupillen ist sehr wechselnd. Bald sind sie verengert, bald erweitert, oft ungleich. Es kann vorübergehend gegen Lichteinfall reflektorische Pupillenstarre bestehen.

Dem Insult können Vorboten vorausgehen: Kopfschmerzen, Schwindel, leichte Paresen, Sensibilitätsstörungen. Mehrmals sah ich Taubheitsgefühl der einen Hand einem apoplektischen Anfall vorausgehen. Netzhautblutungen können prämonitorische Bedeutung haben.

Der Insult kann fast momentan erfolgen (Apoplexie foudroyante); er kann sich aber auch langsam ausbilden. Die Dauer des Insults schwankt meist zwischen mehreren Stunden. Selten dauert er tagelang. Je länger der Insult andauert, desto schlechter ist meist die Prognose.

Die Ursache des Insultes muß in der Vermehrung des interkraniellen Druckes und der dadurch bedingten Gehirnanämie gesucht werden. Freilich müssen wir zugeben, daß zwischen einer einfachen Ohnmacht und einem Koma bei Apoplexie ein gewaltiger Unterschied ist. Die Störung des Bewußtseins entspricht vielmehr der Bewußtlosigkeit im epileptischen Anfall. Bei schweren Insulten ist daher an eine Art Commotio cerebri (Etonnement cérébral) zu denken.

Merkwürdig und nicht leicht zu erklären ist das Verhalten der Sehnenreflexe. Nach der allgemeinen Lehre sollte man erwarten, daß bei so schwerer Schädigung der Gesamtfunktion des Gehirns (Unterbrechung des Willenseinflusses und Aufhebung der reflexhemmenden Faktoren) die Reflexe wenigstens nach der einen Seite gesteigert wären. Das ist aber nicht der Fall. Das Koma geht oft mit völligem Erloschensein der Reflexe einher. Die Reflexleitung muß also vorübergehend völlig gestört sein. Weicht das Koma des schweren Insults, dann stellt sich allmählich auch die Reflexerregbarkeit wieder ein, und der aufmerksame Untersucher vermag schon früh eine wesentliche Steigerung der Reflexe auf der gelähmten Seite festzustellen (Verminderung oder Wegfall der physiologischen Reflexhemmung durch die Gehirnläsion).

Die Hautreflexe erscheinen abgeschwächt oder gar erloschen, besonders auf der gelähmten Seite. Man kann auf Grund dieser Tatsache schon bei benommenen Kranken den Sitz der Lähmung durch Prüfung der Cremaster- und Bauchdeckenreflexe feststellen. Das verschiedene Verhalten von Sehnen- und Hautreflexen kann vielleicht dadurch erklärt werden, daß die Bögen der Hautreflexe räumlich höher angeordnet sind, als die Bögen der Sehnenreflexe. Sie gehen durch das Gehirn. Ihr Fehlen ist also auf eine Schädigung der Reflexbahn zurückzuführen. Praktisch besonders wichtig für die Störung der Reflexhemmung auf der gelähmten Seite ist der Nachweis des Babinskischen Reflexes.

Führt der apoplektische Insult nicht im Koma schon den Tod herbei, dann weichen die die Umgebung so alarmierenden schweren Allgemeinerscheinungen allmählich, und das Krankheitsbild wird nunmehr von den Herdsymptomen beherrscht. Die klinische Systematik unterscheidet seit langer Zeit direkte und indirekte oder bleibende und vorübergehende Herdsymptome. Anatomisch ausgedrückt lautet nun die Frage: Was ist in dem Gehirn zerstört, was ist nur „gedrückt", bzw. vorübergehend in seiner Funktion gestört? Die Antwort auf diese Frage kann nur der weitere Verlauf geben. Allerdings läßt sich auf Grund vieler Erfahrungen im einzelnen Falle mit einer gewissen Wahrscheinlichkeit sagen, die Symptome werden in der und der Reihenfolge weichen, die aber werden wohl dauernd bleiben.

In der Mehrzahl der Fälle bleibt als Herdsymptom eine Hemiplegie.

Diese Hemiplegie kann aber auch nach schweren Insulten wieder völlig zurückgehen, falls sie nicht die Folge einer Zertrümmerung der motorischen Bahnen ist, sondern lediglich durch Fernwirkung auf diese Bahnen (Blutung in der Nachbarschaft) bedingt war.

In der anatomischen Einleitung haben wir bereits darauf hingewiesen, warum die Hemiplegie die typische cerebrale Lähmungsform darstellt. Die Gehirnblutung erfolgt mit Vorliebe in fast drei viertel der Fälle in der Nähe der Großhirnganglien. Entsprechend dem Verlaufe der motorischen Bahnen (Kreuzung der Pyramidenbahnen) ist sie kontralateral. Sie betrifft mehr oder weniger die meisten Muskeln der dem Herde gegenüberliegenden Körperhälfte. Besonders prägnant zeigt sie sich kurz nach dem Erwachen aus dem Koma in dem schlaffen Zurückfallen des passiv gehobenen Beines oder Armes. Ist die Blutung in einen Seitenventrikel durchgebrochen, dann kann auch tonische Starre der Extremitäten beobachtet werden (Strümpell). Wir können Erhöhung des Patellarreflexes, Babinskischer Reflex (Dorsalflexion der Zehen, insbesondere der großen Zehe, statt der normalerweise erfolgenden Plantarflexion bei Reizung der Fußsohle, bzw. des Ballens der großen Zehe) nachweisen.

Cremaster- und Bauchdeckenreflexe der gelähmten Seite sind schwach oder erloschen. Aber auch die Sehnenreflexe der gesunden Seite sind meist, wenn auch in geringerem Grade, gesteigert.

Bei vielen Kranken sieht man schon, wenn man ans Bett herantritt, an dem eigentümlichen Gesichtsausdrucke, welche Seite gelähmt ist. Der Mund steht schief, er ist nach der gesunden Seite verzogen. Der Mundwinkel der gelähmten Seite hängt herunter. Die Nasolabialfalte ist verstrichen. Es besteht eine Lähmung des unteren Facialis. Der obere Facialis (Stirn, Lidschließer) ist im Gegensatz zur peripheren Facialislähmung frei von Lähmungserscheinungen. Andeutungen von Parese der Mm. frontal., corrugator und orbicularis palpebr. finden sich freilich auch bei der cerebralen Lähmung.

Die Zunge wird schief herausgestreckt, und zwar schief nach der gelähmten Seite durch Überwiegen des M. genioglossus der gesunden Seite (Hypoglossusparese).

Aphasie tritt bei der gewöhnlichen Apoplexie meist nur als indirektes vorübergehendes Symptom auf.

Auch die Rumpfmuskulatur (Atmungsmuskeln!) erscheint paretisch. Leube hebt hervor, daß dies eine Prädisposition zur Entwicklung einer Pneumonie abgeben könne.

Hinsichtlich der Sensibilität macht sich in den meisten Fällen eine vorübergehende leichte Hemianästhesie bemerkbar. Ausgesprochene und andauernde Hemianästhesie muß den Verdacht eines direkten Herdsymptoms erwecken. Ferner beobachtet man Störungen der Muskelempfindung: „der Kranke weiß nicht, wie und wo sein Bein liegt".

Als indirekte Herderscheinungen sind die vasomotorischen und trophischen Störungen anzusprechen. Die gelähmten Extremitäten können eine erhöhte Temperatur zeigen. Im Sinne derartiger Störungen dürfte auch der Decubitus acutus zu deuten sein (Charcot). Er befällt sehr schnell, wenige Tage nach dem Insult, die Glutäalgegend der gelähmten Seite.

Wenn man von den Gelenkveränderungen absieht, die lediglich durch Inaktivität in den gelähmten Gliedern auftreten, kann man vielleicht die seltene, durch Schwellung, Rötung und Schmerzen charakterisierte Gelenkveränderung bei Apoplexie als eine sog. trophische Störung auffassen. Man beobachtet ferner Ödeme der gelähmten Seite. Sie dürften auf die mangelhafte Bewegung des Blutes und Gefäßveränderungen in der gelähmten Seite zurückzuführen sein.

Da die vasomotorische Leitungsbahn vielleicht in der Nähe der sensiblen verläuft, oder nach Parhon-Goldstein im vorderen Schenkel der inneren Kapsel, so ist auch an eine direkte oder indirekte Schädigung der Vasomotoren der gelähmten Seite zu denken.

In vereinzelten Fällen ist auch eine bemerkenswerte Muskelatrophie in den gelähmten Gliedern festgestellt worden, die nicht lediglich durch den Ausfall der Bewegung erklärt werden konnte. Es zeigte sich deutlich Herabsetzung der elektrischen Erregbarkeit, aber nie E. A. R. Charcot dachte an eine der absteigenden Degeneration der Pyramidenbahnen folgende Degeneration der Vorderhörner. Steinert macht den Wegfall der motorischen Reize verantwortlich.

Mit der Wiederkehr des Bewußtseins ist für den Arzt überhaupt erst die Möglichkeit einer genaueren topischen Diagnose gegeben. Wir können aber noch nicht sagen, was von den Erscheinungen dauernd bleibt, was nicht (direkte und indirekte Herdsymptome). Sind aber mehrere Wochen nach dem Insult verflossen, dann können wir schon mit größerer Sicherheit sagen, welche von den Symptomen als dauernde anzusehen sind. Manchmal gehen aber noch nach Monaten Herdsymptome zurück!

Hinsichtlich der speziellen Lokalisation verweisen wir auf den von Liepmann bearbeiteten Abschnitt dieses Buches.

Wir besprechen hier nur die wichtigsten Herdsymptome.

Es muß zunächst hervorgehoben werden, daß die Hemiplegie keine völlig gleichmäßige ist. Fast stets ist der Arm stärker gelähmt, als das Bein und am Arm selbst ist die Lähmung am ausgesprochensten in den Muskeln, die die Handbewegung besorgen. Daß die Facialislähmung nur die unteren Äste betrifft, haben wir schon besprochen. Die Lähmung des Hypoglossus, der Nacken- und Rumpfmuskulatur ist weniger ausgesprochen als gerade die Extremitätenlähmung.

Dieses Verhalten kann erklärt werden durch die verschieden starke Degeneration der einzelnen Faserzüge. Eine sehr einleuchtende Erklärung gibt aber auch die durch v. Leubes Beobachtungen gestützte Hypothese Broadbents. Nach Broadbent werden nur die willkürlich arbeitenden Muskeln mit ihrer feinen Bewegungsabstufung von einer Hemisphäre innerviert.

Die Nacken- und Rumpfmuskeln, die meisten vom Facialis innervierten Muskeln, die Seitwärtswender der Augen dagegen werden von beiden Hemisphären (von der einen freilich schwächer) innerviert. Derartige symmetrisch auf beiden Körperhälften tätigen Muskeln werden erfahrungsgemäß durch einseitige Herde auch nur vorübergehend gelähmt. Die intakte Hemisphäre kann ausgleichend eingreifen.

v. Leube weist ferner darauf hin, daß sich mit dieser Broadbentschen Hypothese sehr gut die Tatsache begründen lasse, daß bei frischen Hemiplegien nicht nur die kontralaterale, sondern auch die gleiche Seite Bewegungsstörungen zeigen kann! In der Tat treten diese Paresen auch deutlicher am Bein als am Arm hervor. Bei einer Blutung in der linken Hemisphäre kann sich also neben der Lähmung der rechten Extremitäten auch eine Kraftverminderung im linken Arm, besonders aber im linken Bein zeigen.

Vielleicht sind in diesem Sinne auch die Mitbewegungen zu erklären, die Apoplektiker auch auf der gesunden Seite zeigen, wenn sie sich anstrengen, die gelähmte zu bewegen. Im Sinne einer Mitbewegung ist auch das von Strümpell angegebene Tibialisphänomen zu erklären. (Der

Kranke kann eine isolierte Dorsalflesion des Fußes der gelähmten Seite nicht ausführen. Versucht er aber das ganze Bein an den Rumpf heranzuziehen, dann tritt eine starke Dorsalflexion des Fußes ein mit starker Anspannung der Sehne des M. tibialis anticus. Der Kranke kann also „synergisch" nur noch größere Muskelgruppen kontrahieren.

Der Sitz der Blutung ist, wie beschrieben, am häufigsten in den Streifenhügeln, in der inneren Kapsel und dem benachbarten Centrum semiovale. Die Blutungen in der inneren Kapsel bedingen eine ausgesprochene motorische Hemiplegie. Liegt der Sitz der Blutung in der inneren Kapsel mehr im unteren Teil des hinteren Kapselschenkels, dann treten zu der motorischen Lähmung auch sensible und vasomotorische Störungen hinzu.

Besteht neben der motorischen Hemiplegie eine Oculomotoriuslähmung der andren Seite (Ptosis, Auswärtsrollung des Auges, Erweiterung der Pupille), so denke man einen Herd im Pedunculus cerebri.

Ein Brückenherd macht neben der gekreuzten Hemiplegie gleichseitige Abducens-, Trigeminus- oder Facialislähmung.

Bei einem Oblongataherd kann man neben der gekreuzten Hemiplegie eine gleichseitige Hypoglossuslähmung finden.

Bei größeren Blutungen in das Pons oblongata-Gebiet erfolgt aber meist der Tod.

Handelt es sich um ausgedehnte Rindenblutung mit zu einer Hemiplegie addierten Monoplegien, dann treten (oft nach Wochen und Monaten) epileptiforme Zuckungen in den gelähmten Extremitäten und im Gesicht auf. Auch findet sich in solchen Fällen häufiger Aphasie.

Es können Monoplegien aber auch auftreten, wenn der Sitz der Blutung im Centrum ovale ist, wo die Fasern für Arm und Bein nicht nahe zusammenliegen. Dagegen ist im Gegensatz zur zentralen Kinderlähmung die Hemiathetosis posthemiplegica bei der Apoplexie älterer Leute sehr selten.

Bei Herden im Centrum ovale fehlen natürlich epileptiforme Zuckungen und Aphasie.

Differentialdiagnose. Die Meningitis kann zu Koma und in seltenen Fällen auch zu Hemiparesen führen. Aber sie bedingt zugleich die charakteristische Hyperästhesie des ganzen Körpers. Sie führt zu Konvulsionen und Contracturen, zu Augenmuskellähmungen und geht mit Fieber einher. Die Untersuchung des Augenhintergrundes ergibt oft Neuritis optica.

Apoplektiforme Anfälle treten ferner auf bei der multiplen Sklerose, der progressiven Paralyse, bei Hirntumoren und Abscessen. Die Anamnese und die genauere Untersuchung vor allem auch des Augenhintergrundes werden Zweifel nicht lange bestehen lassen (Sklerose: graue Atrophie des Sehnerven; Tumor: Stauungspapille).

Schwierig kann die Differentialdiagnose sein zwischen Hirnhämorrhagie und toxischer Hemiplegie bei Urämie. Das Koma ist beiden gemeinsam. Eiweiß kann auch bei schweren apoplektischen Insulten, ohne daß eine Nephritis besteht, im Harn vorübergehend auftreten. Andrerseits führt gerade die Schrumpfniere auch zur Arteriosklerose und schafft mit ihrer Arteriendegeneration und dem erhöhten Blutdruck die Prädisposition für eine Hirnhämorrhagie. In einem solchen Falle muß man sich sagen, daß es überhaupt während des Komas unmöglich sein kann, eine sichere Diagnose zu machen. Man muß warten und vor allem eine genaue Anamnese aufzunehmen suchen.

Sobald Herdsymptome hervortreten und Convulsionen und Erbrechen ausbleiben, ist die Diagnose meist leicht. Auch Fehlen der Bauch- und Cremasterreflexe einer Seite und die konjugierte Augenablenkung können schon früh auf eine Hirnblutung hinweisen, wenn die Schlaffheit der Extremitäten der einen Seite noch nicht sehr deutlich ist. Bekanntlich können aber passagere Hemiparesen auch bei Urämie auftreten.

Auch die Differentialdiagnose gegenüber hysterischen Lähmungen kann sehr schwer sein. Die hysterische Hemiplegie läßt meist die Facialislähmung vermissen. Eine hysterische Facialislähmung ist überhaupt die größte Seltenheit! Anamnese, Gesamthabitus, Fehlen von Koma müssen hier helfen. Vor allem aber achte man auf hysterische Zonen, auf hysterische Hemianästhesie mit halbseitiger Störung des Gehörs, Geruchs und Gesichtsfeldes. Am schwierigsten aber ist die Differentialdiagnose zwischen Hirnblutung und Pachymeningitis cerebralis haemorrhagica. Wir kommen hierauf zurück bei Besprechung der duralen Blutungen.

Verlauf und Prognose. Stirbt der Kranke nicht im Insult, dann ist der weitere Verlauf zunächst davon abhängig, ob sich eine Pneumonie anschließt oder nicht. Die Herderscheinungen können noch nach Monaten zurückgehen. Vollkommene Heilung freilich beobachtet man nur bei sehr kleinen Blutungen oder bei leichten Embolien (vgl. folgendes Kapitel), wenn der Kollateralkreislauf prompt eintritt. War die Lähmung nur durch Druck oder lokales Ödem bedingt, dann kann sie allmählich zurückgehen. Auch können sich „vikariierende" Leitungsbahnen ausbilden.

Aber schon Charcot betonte, daß eine Restitutio nicht zu erwarten ist, wenn die innere Kapsel zertrümmert wurde. Sitzt die Blutung aber im Streifenhügel und Linsenkern, dann kann in den meisten Fällen eine wesentliche Besserung eintreten.

Bleibt die Lähmung, dann kommt es oft zur Ausbildung von Contracturen in den gelähmten Muskeln. Contracturen sind besonders häufig bei Blutungen in der Capsula interna (Charcot). Der Arm steht meist in Flexion und Pronation, das Bein kann gestreckt oder gebeugt sein, meist aber besteht Extensionscontractur. Das Gesicht kann nach der gelähmten Seite verzogen werden. Diese Contracturen sind also „passive", d. h. die Muskeln werden verkürzt infolge der Lähmung. Die Steigerung des Sehnenreflexes der gelähmten Seite führt ja auch zu tonischer Spannung der Muskulatur. So beobachtete Hitzig, daß manche Contracturen in oder nach dem Schlafe nur gering sind und sich erst nach Bewegungen wieder einstellen. Die gelähmten Muskeln und Nerven sind für den konstanten und fardischen Strom erregbar. Es stellt sich kein E. A. R. ein. In einzelnen Fällen wurde allerdings Herabsetzung der elektrischen Erregbarkeit festgestellt (Steinert).

Manchmal treten mit dem Beginn der Beweglichkeit in den ursprünglich gelähmten Extremitäten choreatische oder athetotische Bewegungen auf (posthemiplegische Chorea oder Athetose). Dies zeigt sich besonders dann, wenn der Herd im Sehhügel oder in dem hinteren Teil der inneren Kapsel sitzt.

Genaue zeitliche Termine hinsichtlich der Besserung und Heilung lassen sich selbstverständlich nicht geben. Im allgemeinen kann man sagen, daß nach jedem apoplektischen Insult die ersten zwei Wochen immer noch kritisch bleiben (neuer Insult, Pneumonie).

Die allmähliche Besserung nach schwereren Insulten kann Monate dauern. Was sich aber in 6—9 Monaten nicht zurückgebildet hat, das muß als dauernder Defekt angesehen werden. Je rascher nach einem Insult die Besserung der Motilität eintritt, desto günstiger gestaltet sich die Prognose. Aber auch von dieser Regel gibt es Ausnahmen (vgl. das folgende Kapitel). Man sieht gar nicht selten einen leichteren apoplektischen Insult spurlos verschwinden und dann kommt plötzlich ein ganz schwerer Schlaganfall.

Man sei also mit der Prognose auch in anscheinend leichten Fällen zurückhaltend!

Besonders traurig sind die Fälle, in denen sich an einen apoplektischen Insult eine fortschreitende Abnahme der geistigen Funktionen bis zur Verblödung anschließt (vgl. den Abschnitt Arteriosklerose des Gehirns).

Therapie. Die älteren Ärzte machten in jedem Falle von Apoplexia cerebri einen Aderlaß. Von den Klinikern war Liebermeister ein Anhänger der Aderlaßtherapie beim Gehirnschlag. Er empfahl sie bei vollblütigen Menschen, deren Radialpuls und Carotiden stark pulsieren, und die ein stark gerötetes Gesicht zeigen. Er verwirft ihn bei Herzschwäche und anämischen Kranken.

Aber schon Trousseau, der anfangs bei allen Fällen einen Aderlaß gemacht hatte, war später völlig davon zurückgekommen. Auch nach den Untersuchungen Otfried Müllers ist ein wesentlicher Einfluß des Aderlasses auf den Hirndruck nicht ohne weiteres zu erwarten.

Immerhin hat man insbesondere bei Kranken mit hohem Blutdruck (Apoplexie bei Schrumpfniere) den Eindruck, daß der Aderlaß nicht ganz nutzlos ist. Ein so scharfsinniger Beobachter wie H. Geigel möchte ihn auch nicht ganz aus der Therapie der Gehirnhämorrhagie streichen.

Selbstverständlich wird man dem vom Schlage Getroffenen die Kleider lösen und ihn zu Bett bringen. Man sorge für Entleerung des Mastdarmes durch Klysma. Man vergesse bei bewußtlosen Kranken nicht die gefüllte Blase zu entleeren. Man achte auf die Lungen (Pneumonie)! Mit Rücksicht auf die Möglichkeit eines akuten Decubitus empfiehlt sich bei schweren Fällen die Lagerung auf ein Wasser- oder Häckselspreukissen.

Erfahrene Ärzte legen auf den Kopf eine Eisblase, wenn der Blutdruck hoch ist und eine sichtbare Kongestion besteht; sie vermeiden das Auflegen der Eisblase bei niederem Blutdruck und anämischem Aussehen. Oppolzer riet für die Beurteilung, ob Hirnerscheinungen durch Anämie oder Hyperämie bedingt seien, die Beobachtung des Zustandes der Jugulargefäße. Geigel will die Eisblase während der akuten Attacke weglassen haben „bis zu dem Augenblick, wo die schwersten Hirnsymptome uns verraten, es sei die höchste Zeit, jetzt um jeden Preis dem ersticken wollenden Gehirn durch Verbesserung der Zirkulation Luft zu machen". (Über die Behandlung der Herzschwäche bei embolischen Prozessen siehe den folgenden Abschnitt.)

In der ersten Zeit nach dem Insult sind Krankenpflege und zweckmäßige Ernährung die Hauptsache. Man sorge für regelmäßige Stuhlentleerung (Diät, Obstpürées, Einläufe, milde Abführmittel, Rhabarber, Pulv. Liquiritiae compos., Cascara Sagrada usw.).

Zur Erfüllung der Indicatio causalis muß, wenn eine luetische Erkrankung der Arterien in Betracht kommt, eine energische antisyphi-

litische Kur eingeleitet werden (Quecksilbereinreibungen 4—6 g pro die
und innerliche Darreichung von Jodnatrium 2—3 g pro die).

Kleine Dosen von Jodnatrium sind auch bei der Arteriosklerose
zweckmäßig. Das Jod setzt, nach den Untersuchungen von Müller und
Inada die innere Reibung des Blutes (Viskosität) herab und erleichtert
so auch die Durchblutung des Gehirns. In Fällen mit hohem Blutdruck
bei Arteriosklerose, Schrumpfniere empfiehlt sich auch der vorsichtige Gebrauch von Nitroglycerin.

Hinsichtlich der Verhütung von Contracturen ist es wichtig, daß man
sich der Untersuchungen von H. Munk erinnert. Munk wies an Affen
nach, daß die hemiplegische Contractur hauptsächlich eine Folge der Inaktivität ist und daß sie sich durch systematisch passive Bewegungen vermeiden läßt. Man darf daher Geigel durchaus zustimmen, wenn er empfiehlt, 2—3 Wochen nach dem Insult in geeigneten Fällen mit einer regelmäßigen Dehnung der Muskeln zu beginnen, die zur Contractur neigen.
Man dehnt zweimal am Tage ca. 5—10 Minuten lang und muß diese Behandlung — wenn nötig — monatelang fortsetzen. Die Dehnung wird
zweckmäßig mit Massage verbunden.

Die zurückbleibenden Lähmungen werden ferner mit peripherer Faradisation oder Galvanisation und hydrotherapeutischen Maßnahmen behandelt. Von einer direkten Hirngalvanisation möchte ich abraten. Jedenfalls beginne man aber mit den genannten elektrischen Maßnahmen nicht zu
früh, da in der ersten Zeit nach dem Insult jede Gehirnreizung Schaden
bringen kann. Man warte ruhig einige Wochen ab.

Auch mit einer hydriatischen Behandlung beginne man erst circa
vier Wochen nach dem Insult. Man beginne mit systematischen Waschungen
der gelähmten Extremitäten (lauwarm beginnen; allmählich auf Zimmer-
temperatur abkühlen. Eventuell mit Zusatz von Franzbranntwein. Ein-
bis zweimal täglich). Werden sie gut vertragen, dann versuche man zwei
Wochen später ein indifferentes Bad (34—35° und fünf Minuten Dauer).
Vorsichtiges Tragen, kalter Umschlag auf den Kopf!

Allmählich verlängere man die Bäder und lasse den Patienten Bewegungen im Bade ausführen; man kann dann den Kranken bis zu einer
halben Stunde im Bade lassen. (Contracturhemmende Wirkung des Bades,
unterstützt durch gleichzeitige Massage). Man gibt pro Woche 2—3 Bäder.

Erben und Matthes haben neuerdings geraten, den bei den ersten
Gehversuchen manchmal auftretenden starken Schwindel durch heiße Kopf-
umschläge zu verhüten.

Es ist selbstverständlich, daß man einem Kranken, der eine Gehirnhämorrhagie gehabt hat, sein ganzes ferneres Leben im Sinne der Prophylaxe zu regeln strebt. Die meisten Kranken folgen willig den Anordnungen
des Arztes, denn es gibt keine folgsameren Patienten als Hemiplegiker, die
eine allmähliche Besserung ihres Zustandes beobachten.

Damit der Kranke den Mut nicht verliert, wird der erfahrene Arzt
manche suggestiv wirkenden Maßnahmen zu treffen wissen (gewisse Zusätze zu Bädern: wie Salz, Fichtennadelextrakt.) Man hat auch CO_2-Bäder
vielfach enthusiastisch empfohlen. Man sei aber mit derartigen kühlen,
Blutdruck steigernden Bädern sehr vorsichtig! Jedenfalls sind sie nur für
einzelne Fälle geeignet und müssen sehr schwach dosiert gegeben werden.
Sie passen jedenfalls nicht für die Behandlung des frühen Stadiums einer
Hemiplegie.

Für die Nachbehandlung eignen sich folgende Orte: Wiesbaden, Nauheim, Schlangenbad, Marienbad, Oeynhausen u. a. Also Orte, die für Arteriosklerotiker überhaupt geeignet sind. Jedenfalls vermeide man Orte, die höher als 500 m liegen bei Leuten, die den leichtesten Insult gehabt haben.

Eine richtige Allgemeinbehandlung wird diätetisch und prophylaktisch alles zu berücksichtigen haben, was die Behandlung der Arteriosklerose überhaupt erfordert.

c) Die Gehirnerweichung durch Gefäßverlegung.
(Embolie, Thrombose, Endarteriitis.)

Krankheitsbegriff und Ätiologie. Embolische Verstopfung und autochthone Blutgerinnung (Thrombose) sind neben endarteriitischen Prozessen die Ursachen des plötzlichen oder allmählichen Verschlusses der Gehirngefäße.

Wie wir in der Einleitung dieses Abschnittes bei Besprechung der Gefäßversorgung des Gehirns sahen, zeigen die Arterien der Basalbezirke eine mangelhafte Kollateralentwicklung (sog. „Endarterien" im Sinne Cohnheims). Dagegen zeigen die corticalen Arterien mannigfache Anastomosen. Die Hirnrinde ist also besser kollateral versorgt, als die großen Ganglien und das Centrum ovale.

Dieses Verhalten wird am besten dadurch illustriert, daß bei Verschließung einer A. fossae Sylvii (5 Hauptäste für die Hirnrinde; außerdem versorgt sie den größten Teil des Nucleus candatus, den Nucleus lentiformis, die Capsula interna und einen Teil des Sehhügels) eine Ernährungsstörung der Rinde ganz ausbleiben kann (Ed. Kaufmann).

Die Emboli entstammen meistens dem linken Herzen (Endocarditis). Ist das Foramen ovale offen, dann können sie auch aus dem rechten Herzen kommen (gekreuzte Embolie). Ferner bilden Thromben in den Herzohren, in arteriosclerotischen Gefäßen, in Aneurysmen die Ursache von Embolien. Besonders gern bilden sich Thromben an der arteriosklerotischen Aorta, an der Teilungsstelle der Carotiden, auch in den Lungenvenen (bei Kavernen und Gangraen). Die Emboli bleiben meistens an den Teilungsstellen der Gefäße hängen.

Bei der Atherosklerose sowie bei toxisch-infektiöser Schädigung der Gehirngefäße können auch in diesen selbst Thrombosen entstehen.

So können akute Infektionskrankheiten (Typhus, Diphtherie) zu lokalen Intimaschädigungen führen, die dann zur Ursache von Thrombenbildung werden.

Von jedem Thrombus aus kann eine Embolie ausgehen. Am häufigsten wird die A. fossae Sylvii (oder deren Äste) von einer Embolie betroffen, und zwar die linke häufiger als die rechte. Selten ist der embolische Verschluß einer Carotis oder einer Vertebralarterie. Der thrombotische Verschluß der Hirngefäße steht in seiner Häufigkeit hinter dem embolischen zurück. Doch spielt gerade bei der arteriosklerotischen Demenz die multiple Thrombose kleinster und kleiner Hirngefäße eine wichtige Rolle.

Die Folgen der Verlegung einer Gehirnarterie sind abhängig von der Ausdehnung collateraler Verbindungen. So kommt es darauf an, ob das Gefäß diesseits oder jenseits des Circulus arteriosus Willisii sitzt: der Verschluß einer Carotis z. B. braucht keine schweren bzw. dauernden

Störungen hervorzurufen. Wird dagegen der Stamm der A. fossae Sylvii verschlossen, dann kann ihr ganzes Gefäßgebiet erweichen.

Kommt nach Verschluß einer Hirnarterie keine collaterale Versorgung des abgesperrten Gebiets zustande, dann tritt ischämische Nekrose und Erweichung ein. Wird der ischämische Bezirk von der Nachbarschaft aus mit Blut imbibiert, dann spricht man von roter Gehirnerweichung. Wandelt sich der Blutfarbstoff um, dann entsteht die sog. braune oder

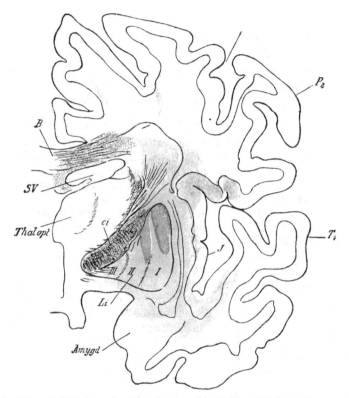

Abb. 211. Ausdehnung der Erweichung bei frischer Embolie der rechten Art. carot. int. an einem 40 jährigen Individuum. Frontalschnitt durch das Großhirn in der Gegend der vorderen Zentralwindung.

(Nach v. Monakow.)

Die erweichten Stellen sind blau wiedergegeben, die Intensität der Färbung entspricht dem Grade der Nekrose; die ganz dunklen Stellen sind breiig. Die hämorrhagischen, resp. extravasierten Stellen rot. *B* Balken. *Amygd* Amygdala. *Thal opt* Thalamus opticus. *Li* Linsenkern. *J* Insel. *T₁* erste Temporalwindung. *P₂* Gyr. supramarginalis. *JP* Interparietalfurche. *ci* innere Kapsel. *SV* Seitenventrikel.

gelbe Erweichung. Ist kein Blut in den toten Bezirk eingedrungen, dann handelt es sich um sog. weiße Erweichung. Es ist klar, daß es für das Zustandekommen eines Erweichungsherdes auch von Bedeutung ist, ob der Verschluß sehr plötzlich oder allmählich erfolgt, ob die Herzkraft gut oder geschwächt ist.

Denn sind Collateralen vorhanden, dann werden sie sich bei gutem Blutdruck und allmählichem (thrombotischem) Verschluß so erweitern können, daß der Erweichungsherd viel kleiner ist als bei plötzlichem Verschluß und schlechter Herztätigkeit. Die Verhältnisse liegen ganz analog wie bei der Caronarsclerose des Herzens (s. Einleitung zu diesem Kapitel. Jedenfalls bedarf der Begriff der Endarterie auch für das Gehirn einer experimentellen Revision).

Stammt der Embolus aus einem gangränösen Lungenherd oder aus einem Eiterherd, dann kommt es zu gangränöser Erweichung, bzw. zu einem metastatischen Absceß. (Hirnabsceß bei Bronchiectasie!)

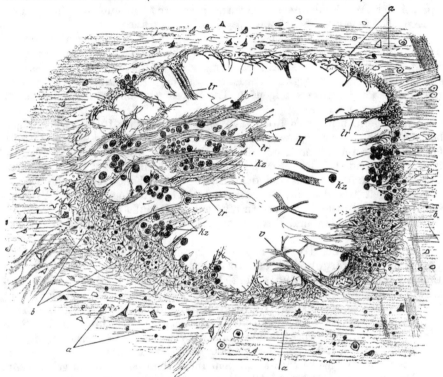

Abb. 212. Kleiner alter ischämischer Erweichungsherd
im rechten Sehhügel eines 70jährigen Mannes.
(Nach v. Monakow.)

Vergrößerung 300. *a* normale Thalamussubstanz. *b* geschrumpfte (sklerotische) Wand des Herdes; sie enthält gewucherte Gliazellen, Spinnenzellen usw. *H* Herdhöhle, mit seröser Flüssigkeit und Detritus gefüllt. *Kz* Körnchenzellen. *tr* geschrumpfte, in die Höhle tauchende Trabekel, bestehend aus Capillaren, faserig umgewandelter Glia und nekrotischen Nerven-elementen. *v* Gefäßchen.

Die Größe der encephalomalacischen Herde kann natürlich sehr verschieden sein. Ähnlich wie bei der Hämorrhagie kann es zur Narben- und Cystenbildung kommen. Bei zahlreichen alten kleinen Herden kann das Hirn wie „Schweizerkäse" durchlöchert erscheinen. Liegen die Herde nahe der Oberfläche, dann kann es zu tiefen Einsenkungen kommen.

Das anatomische Bild kann auch ähnlich sein wie die von Ferrard als Encéphalite chronique sclérosique des vieillards oder Lacunes et Desintégration cérébrales bezeichneten Veränderungen (Schumann, Kaufmann). (Abb. 212.)

Symptome. Das anatomische Bild weist schon darauf hin, daß die Symptome abhängig sind 1. von der plötzlichen Verstopfung an sich (Insult), 2. von den durch die Erweichung bedingten Ausfallserscheinungen. Es gibt aber Fälle von sog. chronischer Gehirnerweichung, in denen sich ohne eigentlichen Insult lediglich ein Ausfallssymptom zum andern hinzuaddiert.

Der apoplektische Insult bei der Gefäßverlegung ist an sich von dem bei Blutung nicht zu unterscheiden, er ist aber bei der Embolie entschieden seltener und meist kürzer. Prodrome fehlen meist oder sie entsprechen den bei der Arteriosklerose des Gehirns bekannten allgemeinen Hirnerscheinungen (Kopfschmerz, Schwindel, psychische Depression).

Die Intensität des Insultes ist abhängig von der Größe des verlegten Gefäßes.[1]) Bei der Verlegung kleiner Gefäße kann er ganz fehlen. Nicht selten werden bei der Verlegung eines größeren Gefäßes epileptiforme Zuckungen beobachtet (Störung der Rindendurchblutung). Daß bei einer langsam erfolgenden Thrombose jegliche Insulterscheinungen fehlen können, ist klar.

Im allgemeinen geben aber auch lange andauernde Insulterscheinungen bei der Embolie eine bessere Prognose als bei der Gehirnblutung. Es ist bei jener eher immer noch auf die Ausgleichung durch die Collateralen zu hoffen, während bei letzterer der schwere Insult die Folge einer schweren Gehirnzertrümmerung ist. Bei dem Insult bei Embolie fehlen die Druckerscheinungen wie das initiale Sinken der Körpertemperatur, die Verlangsamung des Pulses und die Fernwirkung auf die Medulla ablongata (Störungen der Harnausscheidung und Respiration). Das Gesicht zeigt nicht die starke Rötung.

Hinsichtlich der Herdsymptome können wir auch bei der Gefäßverlegung vorübergehende und dauernde unterscheiden. Gerade bei der Embolie können Hemiplegie und Hemianästhesie wieder völlig verschwinden, falls sich der Collateralkreislauf gut ausgleichend bewährt.

Kommt es zu einem Erweichungsherd, dann treten natürlich dauernde Ausfallserscheinungen auf. Hinsichtlich der lokalistischen Diagnose sei auf das vorhergehende Kapitel verwiesen. Hervorheben möchte ich noch, daß gerade bei der Embolie und Thrombose eine passagere Hemiplegie einem neuen Insult mit dauernder Hemiplegie vorausgehen kann.

Da meist die linke A. fossae Sylvii bzw. ihre Äste verlegt werden, so ist auch die rechtsseitige Hemiplegie mit Aphasie das häufigste Herdsymptom. (Bei Linkshändern können Erweichungsherde der rechten Hemisphäre zur Aphasie führen.)

Diagnose. Wie gesagt, ist es sehr oft unmöglich, zwischen Hämorrhagie und Gefäßverschluß zu unterscheiden.

Die Unterscheidung einer thrombotischen Verlegung von einer Hirnembolie oder Apoplexia sanguinea kann unmöglich sein. Hat doch ein Diagnostiker wie v. Bamberger erklärt, daß er es nur selten wage, bei einem apoplektischen Anfalle eine Differentialdiagnose zu machen.

Abgesehen von dem atheromatosen Prozeß führen besonders die akuten Infektionskrankheiten zu Thrombosen (Typhus, Diphtherie, in seltenen Fällen auch Pneumonie). Kürzlich beobachtete ich nach Pneumonie bei einem jugendlichen Kranken eine corticale motorische Aphasie (vgl. Port, Münch.

---

[1]) Über die Ursache des Insultes bei der Embolie gehen die Ansichten noch auseinander. Viele (Monakow u. a.) nehmen eine reflektorische Gehirnanämie an.

med. Wochenschr. 1909). Auch im Puerperium kommen Thrombosen vor.
Veränderungen der Gefäßwand und des Blutes mögen hier zusammenwirken.
Auch nach CO-Vergiftung und nach Narkose hat man Thrombosen beobach-
tet. Andrerseits können aber infektiöse und toxische Prozesse auch zur
Thrombenbildung in einem geschwächten Herzen führen, und dann können
Embolien auftreten. Bei den Infektionskrankheiten kann die Embolie auch
von einer Endocarditis herstammen. — Bei der senilen (arteriosklerotischen)
Gehirnerweichung ist die thrombotische Gefäßverlegung sehr häufig. Hin-
sichtlich der luetischen Gefäßveränderungen (Endarteriitis obliterans) ist
natürlich auf eine genaue Anamnese und gründliche Untersuchung zu achten.

Die Frage, ob Embolie oder Gehirnblutung, ist — wie ausgeführt —
oft gar nicht zu beantworten. Ein sicheres Schema der Differentialdiagnose
gibt es da nicht.

Hämorrhagien kommen vorzugsweise bei älteren Leuten, Embolien in
jedem Lebensalter vor. Die Hauptsache aber ist, man suche den Ausgangspunkt eines Embolus zu ergründen!

(Klappenfehler! Ophthalmoskopische Untersuchung auf Embolie der
Art. centralis retinae.)

Therapie. Die Behandlung ist im allgemeinen die gleiche wie bei
der Hämorrhagie. Luetische Prozesse fordern eine energische spezifische
Behandlung.

Ist die Diagnose „Gefäßverlegung" wahrscheinlich und besteht Herzschwäche, dann gebe man Campher und Digitalis. Ich habe mehrmals einen
eklatanten Nutzen von der Besserung der Herztätigkeit gesehen: es ist ja
klar, daß dadurch die Eröffnung und Durchblutung der kollateralen Gefäße
eine bessere sein muß.

d) Die syphilitische Gefäßerkrankung des Gehirns.

Die Lues führt an den Hirngefäßen zur Ausbildung einer Endarteriitis
obliterans, häufig sind nur einzelne, kleinere Strecken eines Gefäßes, bzw.
eines Gefäßastes verändert, während die übrigen Teile des betreffenden Gefäßes normal sind. Im Gegensatz zur Arteriosklerose bestehen häufig auch
periarteriitische Veränderungen.

Die klinischen Erscheinungen der Endarteriitis syphilitica sind
die der Gefäßverlegung (Encephalomalacie). Bei jeder Apoplexie, besonders im jugendlichen Alter fahnde man gewissenhaft auf Zeichen einer
überstandenen Lues! (Anamnese!) Im richtig erkannten Falle ist sofort
eine energische antiluetische Kur einzuleiten. Hier gilt ganz besonders der
Satz: qui bene diagnoscit, bene medebitur.

Bei den syphilitischen Gefäßerkrankungen besteht meist keine Tendenz zur
Verfettung und Verkalkung wie bei der Arteriosklerose, wohl aber zur fibrösen
Umwandlung. So kann im einzelnen Falle eine Strecke der Art. basilaris in
einen soliden fibrösen Strang umgewandelt sein. In andern Fällen bilden
sich Aneurysmen an den basalen Hirnarterien (Kaufmann). Lumenver-
engung und Thrombose führen zur Verlegung der Blutbahn. Es
ist das Verdienst Heubners, zuerst die klinische Bedeutung der syphilitischen
Gefäßerkrankung des Gehirns erkannt zu haben. Vorzugsweise betroffen
werden die Basisgefäße und das Gefäßgebiet der A. fossae Sylvii.

e) Die Arteriosklerose des Gehirns als chronisches Krankheitsbild.

In den vorhergehenden Kapiteln haben wir die Klinik des Apoplexia cerebri besprochen. Gehirnblutung, Embolie und Thrombose können sie verursachen. Alle drei Möglichkeiten können sich auf dem Boden der Atherosklerose entwickeln.

Wir haben die verschiedenen Verlaufsformen des Insultes erörtert. Alle Erscheinungen können in leichten Fällen vorübergehen, in andern bleiben eine Reihe von Ausfallserscheinungen bestehen (Hemiplegie).

Manchmal häufen sich in kurzer Zeit die Schlaganfälle: neben den motorischen Ausfallserscheinungen macht sich eine rasch zunehmende Demenz bemerkbar.

Es bedarf aber in einzelnen Fällen gar keiner Häufung von Insulten; ein leichter Insult eröffnet die so unsagbar traurige Schlußszene eines in geistiger Tätigkeit erfolgreichen Lebens, um den Träger eines hochentwickelten Gehirns der Demenz entgegenzuführen.

Ja es kann jeder ausgesprochene Insult fehlen, und die Abnahme der geistigen Leistungsfähigkeit stellt das Hauptsymptom der cerebralen Gefäßerkrankung dar. „On a l'âge de ses artères", dieser Satz gibt nicht nur hinsichtlich der Arteriosklerose der peripheren Gefäße und der arteriosklerotischen Erkrankung des Herzens, er gilt auch für das Gehirn. Die Arteriosklerose ist eine Abnutzungserkrankung. Wie oft finden wir gerade bei geistigen Arbeitern, daß sich ihr Altwerden vor allem in einer wesentlichen Veränderung ihrer psychischen und intellektuellen Eigenschaften manifestiert. Wir finden einen Menschen alt geworden, nachdem wir geschäftlich mit ihm verhandelt, nachdem wir ihn öffentlich reden gehört, eine Änderung seines Wesens gefunden haben. Wir sagen, er hat nicht mehr die alte Elastizität seines Geistes, er stockt in der Rede, sein Gedächtnis zeigt Lücken usw. Kopfdruck, Kopfschmerzen sind häufige Klagen bei der Arteriosklerose des Gehirns, und sie können schweren Erscheinungen oft jahrelang vorausgehen. Es ist klar, daß in solchen Fällen gerade bei geistig sehr tätigen Menschen die Differentialdiagnose zwischen sog. neurasthenischen Klagen und einer Arteriosklerose des Gehirns nicht immer leicht ist. Es ist andrerseits aber auch zu bedenken, daß sich die Abnutzungserkrankung der Arteriosklerose bei sehr neurasthenischen Individuen leichter entwickeln kann. Aber es ist doch ein großer Unterschied, ob jemand immer neurasthenisch war oder ob jemand im vorgeschrittenen Lebensalter plötzlich neurasthenische Symptome zeigt, die ihm früher fremd waren und für deren Auftreten auch kein besonderer Grund vorliegt. Gerade das plötzliche und scheinbar unmotivierte Auftreten neurasthenischer Klagen muß den Verdacht auf cerebrale Arteriosklerose erwecken.

Die fortschreitende Abnahme der Leistungsfähigkeit der Hirnrinde kann den Kranken zur Verzweiflung bringen und zum Selbstmord treiben. Psychisch zeigt sich eine egocentrische Einengung des Gefühlslebens. (Ziehen.) Der Greis verliert das Verständnis und das Mitgefühl für seine Umgebung, Ideenassociation und Produktivität nehmen ab.

Schwindelgefühl, Verwirrtsein, Erregungszustände abwechselnd mit Depressionen, Sinnestäuschungen, Mangel an Orientierungsvermögen, vorübergehende Dysarthrie und Amnesie treten auf als Folgen vorübergehender Zirkulationsstörung oder einer Summation kleinster und kleiner Erweichungsherde (Encephalomalacia multiplex). Auch das Bild der Pseudobulbärparalyse kann sich entwickeln. Es können aber auch echte bulbäre Symptome auftreten. Charakteristisch für die arteriosklerotische Seelenstörung ist, daß sie im allgemeinen den „Kern der Persönlichkeit" länger schont als z. B. die Paralyse. Es ist das Verdienst von Cramer und Weber, in einzelnen Fällen gezeigt zu haben, wieviel von der persönlichen Individualität in das Krankheitsbild hineingetragen wird.

Der meist thrombotische Verschluß kleinerer und kleinster Gefäße mit nachfolgenden Erweichungsherdchen macht neben atrophischen Vorgängen das anatomische Bild aus.

Besonders erschütternd sind für die Umgebung solcher Kranken die gar nicht seltenen Weinkrämpfe. Lachkrämpfe sind seltener. Schließlich entwickelt sich das Bild der völligen senilen Demenz. Außer diesen Störungen der Psyche und Intelligenz treten aber auch motorische Störungen auf, die nichts mit Hemiplegie zu tun haben. Die Kranken zeigen eine eigenartige Störung des Ganges, die Ähnlichkeit mit der Paralysis agitans (Pro- und Retropulsion) oder der Basophobie hat: Unsicherheit, Trippeln, leichtes Schwanken und vor allem eine außerordentlich leichte Ermüdbarkeit sind zu beobachten.

Der Kranke hat vielleicht gut geschlafen (Schlaflosigkeit ist häufig, aber nicht immer vorhanden), er will nach dem Frühstück einen kleinen Spaziergang machen. Anfangs geht alles verhältnismäßig gut. Nach einem Gang von $1/_4$ Stunde stellt sich plötzlich eine solche Unsicherheit ein, daß er nicht weiter kann. Er muß geführt werden. Man lasse Kranke in solchem Stadium nicht allein gehen! Man hat den Eindruck, daß bei dieser eigenartigen Gehstörung organische und funktionelle Schädigungen zusammenwirken. Ein Kranker, der Einsicht in seinen Zustand hat, erfährt ja schon dadurch täglich einen neuen psychischen Schok. Oppenheim sucht die Ursache der Gangstörung in einer Störung der Gleichgewichtszentren und des Koordinationsapparates. Naunyn erblickt in der Gehschädigung mehr eine Folge der allgemeinen Gehirndegeneration.

Besser als die Aufzählung aller einzelnen Symptome vermag folgende Krankengeschichte (eigene Beobachtung) das ebenso wichtige wie schwierige Krankheitsbild in seiner eigenartigen Entwicklung zu schildern.

65 jähriger angesehener Arzt mit großer ärztlicher Tätigkeit klagt seit 2—3 Jahren über leichtes Taubheitsgefühl in der rechten Hand und häufiges Auftreten von Kopfdruck und Kopfschmerzen. Besonders bei psychischer Erregung starker Tremor der Hände. Er nimmt alles schwerer; leicht mißtrauisch. Berufliche Handlungen, die ihn früher nicht im geringsten erregt hatten, bereiten ihm jetzt Sorgen und schlaflose Nächte (er wird immer ängstlicher: befürchtet Maximaldosen zu überschreiten, das Ausstellen von Krankheitszeugnissen führt zu Zweifeln und langen Erörterungen, ob er denn das Zeugnis auch wirklich richtig ausstelle, sich nicht irre usw.).

Ausgesprochene Arteriosklerose der palpablen Arterien.

Eines Tages apoplektischer Insult mit ganz leicht vorübergehender Störung des Bewußtseins. Rechtsseitige Hemiplegie, die im Laufe von ca. 8 Wochen fast völlig zurückgeht. Nur geringe Parese.

Er geht wieder seiner Praxis nach; kann 1—2 Stunden zu Fuß laufen, ohne wesentlich zu ermüden. Macht Eisenbahnfahrten.

Infolge der durch den Insult bedingten ca. zweimonatlichen Ruhe erscheint er sogar in körperlicher und geistiger Leistungsfähigkeit wesentlich gebessert. Die Stimmung erscheint aber häufig sehr deprimiert. Er übt ca. 6—8 Monate seinen Beruf wieder aus. Ganz allmählich nimmt das Gedächtnis weiter ab. Im Laufe eines Jahres entwickelt sich eine solche Unsicherheit und Ermüdbarkeit im Gehen, daß Patient nicht mehr allein ausgehen kann.

Er weint oft und spricht Selbstmordgedanken aus. Freudige Ereignisse in der Familie bringen vorübergehend eine Besserung. Schließlich nimmt aber die Demenz immer mehr zu, Patient muß auch im Zimmer gehütet werden. Er muß gefüttert werden. Er kann nicht mehr lesen. Er kann sich keine Zigarre mehr anzünden. Meist brütet er dumpf vor sich hin und fängt plötzlich an heftig zu weinen. Es stellen sich heftige Erregungszustände ein. Er läßt Stuhl und Urin ins Bett gehen.

Da die häusliche Pflege unmöglich wird, erfolgt Verbringung in das Hospital.

Dort mehrwöchige Bettruhe. Zur Freude und zum Erstaunen seiner näheren und ferneren Umgebung erholt sich der Kranke nun so, daß er wieder allein mit Hilfe eines Stockes gehen kann. Er wohnt mit Interesse Operationen im Hospital bei. Er liest wieder mit Interesse; rezitiert Klassiker; scherzt, macht Besuche bei Freunden. Kurz er zeigt eine geistige Regsamkeit, wie sie seit 2—3 Jahren nicht mehr bei ihm beobachtet worden war.

Diese Besserung hält 1—2 Monate an, dann setzt eine nicht mehr zum Stillstand kommende langsam fortschreitende Demenz ein.

Tod nach einem Jahre. (3 Jahre nach dem einzigen apoplektischen Insult; später sind keine Insulte mehr aufgetreten.)

Allgemeine motorische Schwäche und die beschriebenen Störungen der Intelligenz und Psyche beherrschten das Krankheitsbild.

Der Fall zeigt zugleich die merkwürdigen überraschenden Besserungen, die im Verlaufe einer allgemeinen Arteriosklerose des Gehirns möglich und die hinsichtlich der Prognose sehr zurückhaltend zu beurteilen sind.

Die pathologische Physiologie eines so merkwürdigen Krankheitsbildes ist durch die neueren Untersuchungen über Arteriosklerose und über Gefäßinnervation des Gehirns dem Verständnis näher gerückt.

Die Arteriosklerose führt zu einer Abnahme der Dehnbarkeit der Gefäße. Das Überfließen des Blutes in die Kapillaren wird erschwert. Schon Jacob Henle lehrte uns: ,,Vom Herzen ist hauptsächlich die Blutbewegung, von den Gefäßen die Blutverteilung abhängig.`` Senac sagte: ,,Les artéres sont de vrais coeurs sous une autre forme.`` Sind die Gefäße eines Organs arteriosklerotisch erkrankt, dann zeigt sich das vor allem in einer schlechten Anpassung des Gefäßsystems des Organs bei der Tätigkeit. Die Arteriosklerose führt so zu einer schlechteren Durchblutung des tätigen Organs. Verminderte Leistungsfähigkeit und leichte Ermüdbarkeit sind also notwendige Folgen der Gefäßabnutzung.

Hierzu kommen Ernährungs- und Gewebeschädigungen durch Gefäßverlegung und kleinere Blutungen (Encephalomalacia multiplex) und atrophische Vorgänge.

Neben der anatomischen und physikalischen Veränderung der Gefäßwand ist aber auch die von der Arteriosklerose bedingte Schädigung der Vasomotorentätigkeit von größter Bedeutung. So konnten Romberg und Otfried Müller zeigen, daß arteriosklerotische Arterien auf kalte und warme Reize viel träger reagieren als gesunde Arterien. Müller und Siebeck haben uns dann in neuester Zeit über die Vasomotoren des Gehirns aufgeklärt. (Siehe Einleitung S. 590 u. f. zu diesem Abschnitt.) Die Schwankungen des eigenartigen Symptomenkomplexes müssen auf Schwankungen in der Durchblutung des Organs zurückgeführt werden.

Es ist nicht gekünstelt, wenn man in dem pathologischen Geschehen Parallelen sucht und findet zwischen gewissen Gehirnstörungen, dem intermittierenden Hinken und der Coronarsklerose.

Noch einen Punkt möchte ich hervorheben, es ist nicht unmöglich, daß manchmal leichtere urämische Erscheinungen übersehen oder falsch gedeutet werden. (Leichte Benommenheit, Kopfschmerzen, Übelkeit.) Man achte auf das Herz (Herzhypertrophie). Die Nierenerkrankung kann sich zunächst lediglich durch eine Blutdrucksteigerung bemerklich machen, die der Albuminurie und der Cylindrurie vorangeht (Bedeutung der Blutdruckmessung und genauen Harnuntersuchung).

Die Behandlung der allgemeinen Arteriosklerose des Gehirns stellt große Anforderungen an den Arzt. Die Störungen der Psyche und des Intellektes fordern viel Taktgefühl und Geduld. Die allgemeine Behandlung deckt sich mit der der Arteriosklerose überhaupt. Geistige und körperliche Ruhe, Verminderung weiterer Abnutzung. Entsprechende Diät: Mehr Gemüse, Milch, weniger Fleisch. Kein Kaffee. Wenig Alkohol. Darreichung von Jod. Sorge für regelmäßigen Stuhlgang. Bei Herzschwäche Digitalis. Dadurch wird auch die Durchblutung des Gehirns gefördert. Die Gefahren der Digitalisdarreichung bei der Arteriosklerose sind vielfach übertrieben worden. Fordert der Zustand des Herzens Digitalis, dann muß sie gegeben werden. Bei hohem Blutdruck (Schrumpfniere) vorsichtige Anwendung von Nitroglycerin.

Bei hochgradiger Demenz oder gefährlichen Erregungszuständen ist Anstaltspflege notwendig.

f) Meningeale Blutungen, Haematom der Dura mater.

Wir sehen von der Besprechung des Cephalhaematoma neonatorum (durch Zerreißung subperiostaler Gefäße bei schweren Geburten) hier ab. (Vgl. Lehrbücher der Chirurgie und Geburtshilfe, besonders auch Runge, Lehrbuch der Krankheiten der Neugeborenen.)

Klinisch von Interesse ist besonders das Hämatom der Dura mater, das meist die Folge einer Pachymeningitis interna haemorrhagica ist. Ätiologisch kommen in Betracht vor allem Dementia paralytica und Dementia sensilis besonders aber Potatorum. (Anamnese!) In sehr seltenen Fällen kommen ausgedehnte meningeale Blutungen vor bei Skorbut, Anaemia perniciosa, Leukämie, Typhus, Variola, Nierenleiden. Nach Virchow handelt es sich bei der Pachymeningitis haemorrhagica um eine fibrinöse Entzündung infolge toxämischer Alteration der Dura (Melnikow). Nach Huguenin handelt es sich um Blutungen aus krankhaft veränderten, brüchigen Gefäßen. Erfolgt eine größere Blutung, so wühlt sie die pachymeningitischen Membranen auseinander. Der Bluterguß sitzt dem Gehirn oft wie eine Kappe auf und kann die Gehirnoberfläche tief eindrücken (Kaufmann). Der Bluterguß kann resorbiert werden, und es kann zur Bildung großer, mehrkammeriger Cysten kommen (Hygroma durae matris Virchow).

Die Symptome sind in der Hauptsache die des Gehirndrucks. Bei langsam erfolgender Blutung entwickeln sie sich ganz allmählich. Es kann sich auffallende Schlafsucht einstellen. Die Pupillen sind meist eng! Werden die Zentralwindungen gedrückt, dann können Monoplegien und epileptiforme Zuckungen auftreten. Wirkt der Druck auf eine Gehirnhälfte besonders stark, dann kann auch eine Hemiplegie auftreten; eine Differentialdiagnose gegenüber einem typischen apoplektischen Insult ist dann nicht möglich.

In einzelnen genau beobachteten Fällen bestand sogar merkwürdigerweise klinisch eine Parese bzw. Hemiplegie der gleichen Seite. In solchen Fällen ist der Sitz des Hämatoms, selbst wenn ein solches wahrscheinlich ist, nicht zu bestimmen. Ja, man hat sogar Trepanationen auf der falschen Seite gemacht (Kaufmann, Enderlen).

Instruktiv in dieser Hinsicht ist auch folgender von mir beobachtete Fall:
N. Gr. 62. Arbeiter.
Am 2. VI. 08 bewußtlos in die Klinik eingeliefert. Die Begleitung sagt aus:
Patient habe in der letzten Zeit viel Kopfschmerzen gehabt. Er konnte schlecht
schlafen und war zeitweilig sehr aufgeregt.
Am Abend des 1. VI. wurde er taumelig. Die Angehörigen glaubten, er sei be-
trunken, da er Alkoholist ist. Er wurde ins Bett gebracht und war sofort völlig be-
wußtlos.
Die Untersuchung ergab: Vollkommen bewußtlos, leicht starr und Gesicht
gerötet. Die linke Pupille größer als die rechte. Cornealreflexe erloschen.
Der linke Bulbus steht etwas nach außen.
Schnarchende Atmung. Die linke Backe wird bei der Atmung aufgeblasen.
Puls verlangsamt 48—60.
Der linke Arm zeigt gar keine, das Bein geringe Bewegung. Patellarreflexe abgeschwächt.
Auf der linken Körperhälfte ist die Schmerzempfindung anscheinend herabgesetzt.
3. VI. Exitus letalis.
Die Autopsie (Dr. Schultze) ergab: Dolichocephale unregelmäßige Schädelform.
Schädeldach schwer (500 g). Beim Durchschneiden der Dura auf der linken Hemisphäre entleert sich reichlich Blut. Innenfläche der Dura bedeckt mit einer bräunlich-
rötlichen Haut, der an dem vorderen Teil ein bräunliches Gerinnsel anhaftet. Menge
des Blutes 100—200 ccm. Hirnoberfläche erscheint abgeplattet, und zwischen Dura
und Gehirnoberfläche bleibt ein 1,5 cm hoher Raum von Kinderhandteller-Ausdehnung.
Durainnenfläche der rechten Hemisphäre zeigt einzelne blutige Flecke, die sich
leicht abwischen lassen. Die Windungen auf der rechten Hemisphärenoberfläche erscheinen abgeplattet. Bei Herausnehmen des Gehirns zeigt sich auf der Basis dunkles,
flüssiges Blut auf der Durainnenfläche. Besonders der mittleren Schädelgrube. Schädelbasis o. B. Sonst Gehirn o. B.
Es muß also in solchen Fällen die andre Hemisphäre einen besonders starken
Druck an die Schädelwand erfahren, oder es könnte am Foramen magnum eine Ab-
Knickung so wirken, daß die Py.-Bahnen der andern Hemisphäre geschädigt werden.
Ähnliches hat man ja in einzelnen Fällen von Hydrocephalus gesehen. (Vgl. übrigens
auch die Broadbentsche Hypothese — —).

Wenngleich dem langsamen bzw. attackenartigen Auftreten der cerebralen Symptome bei entsprechender Anamnese (Potatorium) eine gewisse
Bedeutung beigelegt wird, so muß man doch offen bekennen, daß die Diagnose
in den allerwenigsten Fällen sicher gemacht wurde. (Griesinger 1862.)

Einer kurzen Erwähnung bedürfen an dieser Stelle noch die traumatischen
Blutungen aus den Gefäßen der Hirnhäute, vor allem der A. meningea media. Trotzdem sie eigentlich die ausschließliche Domäne des Chirurgen sind, ist ihre genaue Kenntnis in differential-diagnostischer und vor allem therapeutischer Hinsicht für den Praktiker
von größter Wichtigkeit, zumal derartige Fälle recht häufig zuerst nicht in die Hände
des Chirurgen, sondern des praktischen Arztes kommen; leider war das typische Krankheitsbild des traumatischen Hämatoms aus der A. meningea media früher viel zuwenig
bekannt, eine Tatsache, die am besten durch die schlechten Heilresultate bei zu spät
der chirurgischen Therapie überlieferten Fällen illustriert wird: unter 99 Fällen Berg-
manns wurden nur 16 geheilt!
Die A. meningea media, der stärkste Ast der A. maxillaris int., verläuft zwischen
Dura und Knochen, in der Schläfengegend nach aufwärts sich in einen vorderen und
hinteren Ast teilend. Bei Kopftraumen, die entweder zu Fraktur oder Infraktion des
Schädels führen, aber auch bei solchen, die keine sicht- oder fühlbare Verletzung des
Schädels machen, kann es zur Verletzung (Anreißung oder Durchtrennung) der Arterie
kommen, besonders häufig unterhalb des Os temporale und parietale. Diese Gefäß-
verletzung erfolgt meist auf der Seite der Läsion, kann aber auch in selteneren Fällen
durch Contrecoupwirkung auf der entgegengesetzten Seite stattfinden. Das klinische
Bild ist nun oft das folgende typische: Ein Mensch erhält einen Stoß oder Schlag gegen
den Kopf oder erleidet einen Sturz auf denselben. Er zeigt anfangs außer den Erscheinungen einer „Beule" und einer leichten Commotio cerebri keine schweren Symptome, erholt sich rasch, steht auf und geht — oft ohne jede Hilfe — nach Hause.
Dort treten nun nach mehreren Stunden ganz allmählich erst leichtere, dann schwerere

allgemeine Hirndrucksymptome auf, Schwindel, Kopfweh, Pulsverlangsamung, Erbrechen u. dgl. Nimmt nun das Blutextravasat zu, so kommt es fast regelmäßig durch den Druck desselben auf die Hirnrinde zu allmählich, aber oft ziemlich rasch zunehmenden Lähmungserscheinungen, am häufigsten zur Hemiplegie, der bisweilen halbseitige Krämpfe beigemischt sind.

Erfolgt keine eingreifende Hilfe, so wird die Lähmung immer ausgeprägter, der allgemeine Hirndruck schwerer, und in tiefem Koma gehen die Patienten zugrunde. Die einzige Therapie ist natürlich in Fällen, wie den geschilderten, die Operation, sobald es möglich ist, die Diagnose zu stellen. Und diese ist aus der charakteristischen Anamnese und dem Verlauf allermeist zu stellen! Die Operation erfolge durch Eröffnung des Schädels, womöglich nicht durch Trepanation, sondern durch osteoplastische Resektion über den Rindenteilen, die man nach der Art der Ausfallserscheinungen als lädiert vermuten muß. Sofort nach der Aufmeißelung wölbt sich nun ein großes, flaches Blutcoagulum vor, nach dessen Entfernung man eine oft überraschend tiefe Impression der Rindenregion wahrnimmt. Nun erfolgt die Stillung der Blutung nach den üblichen Regeln der chirurgischen Technik durch Umstechung und Unterbindung.

Die Prognose ist, wenn die Fälle rechtzeitig zur Operation kommen, nicht schlecht. Oft nehmen die Lähmungserscheinungen wenige Stunden nach der Operation ab und können dann restlos im Verlauf von Tagen und Wochen verschwinden. Die Prognose trübt sich natürlich um so mehr, je später die Patienten zur Aufmeißelung kommen, je länger also die lokalen und allgemeinen Einwirkungen des Hirndrucks bestanden haben.

g) Die Thrombose der Gehirnsinus
(Sinusthrombose).

Wir unterscheiden eine primäre, sog. marantische und sekundäre entzündliche Thrombose (Thrombophlebitis). Die entzündliche Thrombose ist meist die Folge einer Caries des Felsenbeins (otitische Sinusthrombose). Sie führt zu eitriger Leptomeningitis, extraduralem Absceß nnd Gehirnabsceß (besonders im Kleinhirn). Siehe dieses Kapitel!

Die marantische Thrombose erscheint als Folge einer schweren Allgemeinerkrankung, die zur Herzschwäche, Schädigung des Blutes (Veränderung der Gerinnbarkeit) und Schädigung der Innenwand des Sinus geführt hat. (Schwere Anämie, Chlorose, Typhus.) Sitz meist im Sinus longitudinalis und Sinus transversus. Die mechanischen Folgen der Sinusverstopfung sind: Stauung, Ödem und Blutungen im Gehirn. Es kann zu ausgedehnter Encephalomalacie (rote Erweichung) kommen.

Sind beide Sinus transversi verschlossen, dann muß natürlich das ganze Gehirn leiden, während bei dem Verschluß eines Sinus immer noch ein gewisser Ausgleich möglich ist. Bei Verschluß des Sinus longitudinalis ist freilich ein Ausgleich unmöglich.

Wenn wir uns erinnern (Einleitung), daß eine hochgradige seröse Stauung des in die starre Schädelkapsel eingeschlossenen Gehirns notwendigerweise zu einer Erschwerung und Verminderung des arteriellen Zuflusses führen muß, so ist die schwere Störung der Funktionen des Zentralorgans verständlich. Apathie, Sopor, Koma sind häufig die wesentlichen allgemeinen Erscheinungen, Lähmungen, Delirien und Krämpfe sind seltener. So ist es auch nicht verwunderlich, daß die anatomische Kasuistik meist „Meningitis" als klinische Diagnose anführt. Immerhin gelingt in einzelnen Fällen die Diagnose. Griesinger diagnostizierte im Jahre 1862 eine Thrombose des Sinus transversus (Ödem hinter dem Ohr!). Man wird bei der Diagnose also darauf zu achten haben, ob z. B. die Thrombose des Sinus transversus sich bis in die Vena jugularis interna fortsetzt, und ob an den äußeren mit dem Sinus kommunizierenden Venen Stauungserscheinungen (Ödem) sichtbar werden.

Die Thrombose des Sinus transversus kann zu Ödem hinter dem Ohre führen. Auch kann die V. jug. ext. der gleichen Seite weniger gefüllt sein als auf der gesunden Seite. Dies findet nach Gerhardt seine Er-

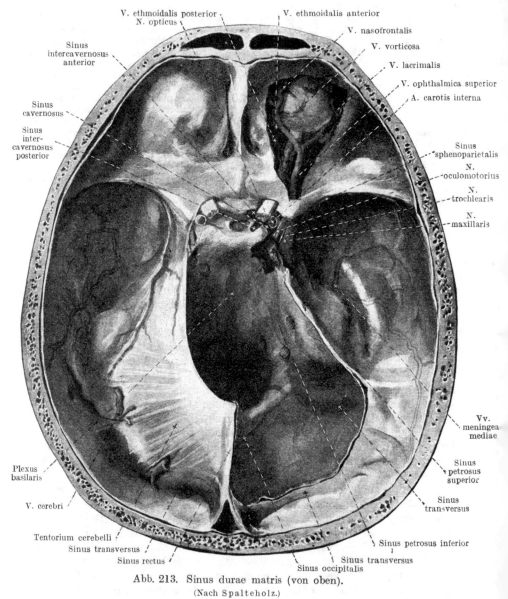

Abb. 213. Sinus durae matris (von oben).
(Nach Spalteholz.)

Rechts ist die Augenhöhle und der Sinus cavernosus eröffnet, das Tentorium cerebelli abgetragen.

klärung dadurch, daß die V. jug. ext. ihr Blut rascher in die schlecht gefüllte V. jug. int. abgibt, falls die Thrombose bis in die letztere hineinreicht.

Die Thrombose des Sinus longitudinalis kann zu starker Füllung der Venen führen, die von der Schläfengegend zum Scheitel ziehen. Bei

Kindern deutlich sichtbar! Infolge Überfüllung der Nasenvenen kann es zu profusem Nasenbluten kommen. Cyanose im Gebiete der V. facial. ant. Die **Thrombose des Sinus cavernosus** macht besonders schwere Stauungserscheinungen. Da die V. ophthalmica in diesen Sinus einmündet, können sich enormes Lidödem (auch Gesichtsödem wegen Communication der V. ophthalmica sup. mit der V. facialis ant.), Exophthalmus, Stauungserscheinungen in den Netzhautvenen, Ödem der Papille einstellen.

Bei **entzündlicher** Thrombose werden Augenmuskellähmungen, Neuralgien (1. Ast des Quintus und Ophthalmia neuroparalytica) beobachtet. (Nachbarschaft des Sinus cavern. und des Nn. oculomot. und trochlearis, 1. Ast des V. und N. abducens.) Die phlebitische Thrombose des S. cavernosus wird meist durch Entzündungen in der Augenhöhle und am Gesicht ausgelöst. Die Diagnose der phlebitischen Thrombose wird unterstützt durch den Nachweis eines primären Entzündungherdes (Ohr, Augenhöhle, Erysipel des Gesichtes und Kopfes, Verletzungen, Caries, große Furunkel), allgemeine pyämische Erscheinungen, septische **Lungenembolie** (Lungenabsceß).

Die **Therapie** der phlebitischen Thrombose hat vor allem die Indicatio causalis zu erfüllen (vergl. die Lehrbücher der Chirurgie und Ohrenheilkunde).

Die marantische Thrombose erfordert vor allem größte Ruhe. Behandhandlung der Anämie und Herzschwäche.

---

7. Die progressive Paralyse der Irren.
Von
R. Gaupp-Tübingen.

Die progressive Paralyse der Irren ist eine der schwersten Erkrankungen des Zentralnervensystems. Psychische Störungen, vor allem eine zunehmende Verblödung verbinden sich in mannigfaltiger Weise mit körperlichen Lähmungserscheinungen zu einem vielgestaltigen Krankheitsbild; das Leiden führt in der Regel innerhalb weniger Jahre zum Tode. Die anatomische Grundlage der Krankheit ist ein meist chronischer, selten akuter Zerstörungsprozeß im gesamten Zentralnervensystem, vor allem in der Großhirnrinde. Das Nervenparenchym (Zellen und Fasern) wird schwer geschädigt, geht teilweise völlig zugrunde; gleichzeitig spielen sich am Blutgefäßapparat entzündliche Erscheinungen ab, die ebenfalls in der Hirnrinde am stärksten ausgeprägt sind. Außerdem wuchert die Glia. Diesem unheilvollen Krankheitsprozeß liegt offenbar eine Vergiftung zugrunde, welche zu früher erworbener Syphilis in Beziehung zu bringen ist. Paralyse und Tabes sind „metasyphilitische" Nervenleiden. Die Krankheit scheint mit dem Wachstum der Großstädte allmählich immer häufiger zu werden; in Berlin bilden die männlichen Paralytiker 30—40 % der männlichen Aufnahmen; auf dem flachen Lande ist das Leiden auch heute noch ziemlich selten.

Synonyme Bezeichnungen: Dementia paralytica, progressive Paralyse der Irren, neuerdings oft kurzerhand: Paralyse. In Frankreich: Paralysie générale progressive, Maladie de Bayle. In England: general Paresis, paretic Dementia. Die Laienbezeichnung „Gehirnerweichung" ist, weil anatomisch falsch, zu verwerfen.

Die Krankheit wird in der alten Medizin nirgends geschildert; ihre genauere Beschreibung ist noch keine 100 Jahre alt. B a y l e (1822) erkannte zuerst die Zusammengehörigkeit und die Parallelentwicklung körperlicher und seelischer Symptome. C a l m e i l behandelte 1826 die Krankheit zuerst monographisch, führte sie auf eine Periencephalitis chronica diffusa zurück. Die sichere neuere Entwicklung der Histopathologie der Hirnrinde brachte der Paralyse eine sichere pathologisch-anatomische Grundlage.

Die Umgrenzung des Krankheitsbegriffes der progressiven Paralyse ist auch heute noch eine verschiedene. In Frankreich wird noch von Vielen manches zur Paralyse gerechnet, was bei uns einen andern Namen trägt. Mit der Abgrenzung der arteriosklerotischen, alkoholischen, traumatischen, tertiär-syphilitischen Blödsinnsformen wurde der Paralysebegriff allmählich enger und schärfer gefaßt. Je mehr diese differentialdiagnostische Sonderung gelang, desto deutlicher ergab sich die Gesetzmäßigkeit des Verlaufs. Die ältere Literatur ist deshalb in ihren Ausführungen über Prognose, Heilungen, Behandlungserfolge nur mit großer Vorsicht zu verwerten. Trotz aller diagnostischen Fortschritte gibt es immer noch einzelne Fälle, in denen erst die Obduktion endgültige Klarheit bringt. Die sichere Diagnose der progressiven Paralyse aus dem histopathologischen Bild verdanken wir Nissl und Alzheimer. Der makroskopische Leichenbefund ermöglicht nicht immer eine bestimmte Entscheidung. Der Arzt sei also in seinem Urteil vorsichtig!

Ursachen und Vorkommen der Krankheit. Die Bedeutung der Rasse und Nationalität ist noch strittig. Bei manchen Völkern (Chinesen, Türken, Irländern) soll die Paralyse selten sein, bei anderen, z. B. den Magyaren, besonders häufig. Es ist aber fraglich, ob dies mit der Rassenverschiedenheit etwas zu tun hat. Nur bei etwa 40—50% der Kranken finden sich in der Familie Geistes- oder Nervenkrankheiten, Trunksucht oder andere Zeichen der Entartung. Manche Paralytiker haben von Haus aus ein kleines Gehirn; nicht selten trifft man bei ihnen auch andere Degenerationszeichen. Männer werden viel häufiger krank, als Frauen; das Verhältnis schwankt zwischen 7: 1 und 2: 1; in Großstädten ist die Paralyse des Weibes relativ häufiger als auf dem flachen Lande. Die meisten Paralytiker erkranken zwischen dem 35. und dem 50. Jahr. Vor dem 28. und nach dem 55. Lebensjahr ist die Paralyse selten, doch kommt sie ausnahmsweise auch noch im 7. Jahrzehnt vor. Nur etwa 0,4 % erkranken vor dem 25. Jahr. Bei den Männern überwiegen die höheren Stände (Offiziere, Fabrikanten, Kaufleute, seltener Beamte, sehr selten Pfarrer), bei den Frauen die niederen. Kellnerinnen erkranken oft; die früher gehörte Ansicht, daß die Prostituierten selten paralytisch werden, hat sich als Irrtum erwiesen.

Die wichtigste Ursache der Paralyse ist frühere Syphilis, die meist etwa 10—15 Jahre vor dem Ausbruch der Krankheit erworben war. Die Erfahrungen der neueren Zeit (sorgfältige Statistiken, Tatsachen der vergleichenden Psychiatrie, Ergebnisse der Lumbalpunktion, serologische Untersuchungen) machen es immer wahrscheinlicher, daß Möbius recht hatte, als er die Paralyse für eine metasyphilitische Erkrankung erklärte; d. h. die anatomischen Veränderungen bei der Paralyse sind nicht typisch syphilitische Gewebserkrankungen, die Paralyse ist also keine Form der tertiären Lues, wohl aber kann nur derjenige paralytisch werden, der früher Syphilis gehabt hat. Die konstitutionelle Syphilis erzeugt irgendwelche Veränderungen im Organismus, vermutlich chronische Vergiftungen; das erzeugte Gift führt zum progressiven Zerfall des Centralnervensystems. Für die maßgebende Bedeutung der Syphilis in der Ätiologie der Paralyse sprechen auch manche andere Tatsachen. Paralytiker konnten bei Versuchen nicht mit Schankergift infiziert werden. Weil Frauen meist früher geschlechtlich angesteckt werden, als Männer, erkranken sie durchschnittlich in jüngerem Alter. Bei Ehegatten ist die Krankheit schon öfters beobachtet worden. Nicht selten ist der eine der Ehegatten paralytisch, der andere tabisch. Die Paralyse der Kinder und Jünglinge entsteht auf der Grundlage der hereditären Syphilis. Wo viel Syphilis ist, da ist im allgemeinen auch viel Paralyse (Großstädte, Häufigkeit bei Offizieren, Kaufleuten, Seltenheit bei Pfarrern, gebildeten Frauen; man hörte noch nie von einer paralytischen Nonne). Dagegen ist es durchaus nicht erwiesen, daß die Paralye eine Folgekrankheit besonders schwerer Syphilis sei; man erlebt sogar recht oft, daß die frühere

Infektion nur sehr wenig Symptome gezeitigt hatte. Auch scheint es keinen großen Unterschied zu machen, ob die Syphilis früher sorgfältig behandelt worden ist oder nicht.

Nicht jeder Syphilitische wird paralytisch, ja es gibt Länder mit viel Syphilis und wenig Paralyse (Persien, Bosnien usw.). Die Krankheit bedarf also zu ihrer Entstehung noch anderer Ursachen. Von vielen wird der gesteigerte Kampf ums Dasein, die Hast und Unruhe des modernen Lebens, der größere Verbrauch von Nervenkraft in der Großstadt angeschuldigt. K r a f f t - E b i n g schuf das vielzitierte Wort von der „Zivilisation und Syphilisation" als den Ursachen der Paralyse. Es mag sein, daß geistige und namentlich gemütliche Überanstrengung der Krankheit die Wege ebnen kann; allein ich habe doch viele Paralytiker kennen gelernt, in deren Anamnese nichts von all dem zu finden war, die ruhig und sorglos gelebt hatten, bis die Krankheit sie ergriff.

Neuerdings wird wieder auf Grund von Erfahrungen in fremden, namentlich muhammedanischen Ländern die Bedeutung des c h r o n i s c h e n A l k o - h o l i s m u s als eines Hilfsmomentes betont. Trunksucht allein erzeugt keine Paralyse; die alkoholische „Pseudoparalyse" ist von der echten Paralyse völlig verschieden. Aber es ist immerhin auffällig, wie häufig man von Paralytikern hört, daß sie früher viel getrunken haben, und bei den Muhammedanern scheinen von den früher Syphilitischen hauptsächlich diejenigen an Paralyse zu erkranken, die westeuropäische Gewohnheiten angenommen haben und dem Alkohol zugetan sind. Ob geschlechtliche Ausschweifungen ursächliche Bedeutung haben, ist fraglich.

Schwere K o p f v e r l e t z u n g e n können eine Geistesschwäche erzeugen, die mit der Paralyse eine gewisse Ähnlichkeit hat, aber nicht progressiv zu sein pflegt (sog. traumatische Demenz). Außerdem scheint es, daß ein ernstliches Kopftrauma bei einem früher Syphilitischen die Paralyse auslösen und eine schon bestehende verschlimmern kann. Doch ist in der Praxis in der Annahme eines derartigen ursächlichen Zusammenhangs große Vorsicht geboten, zumal heutzutage aus bekannten Gründen die Neigung besteht, Unfälle als Ursachen von Krankheiten anzugeben. Auch ist das Trauma manchmal Folge, nicht Ursache der Paralyse: der Kranke stürzt in der paralytischen Ohnmacht oder infolge paralytischer Ataxie und Unaufmerksamkeit.

Pathologische Anatomie. An der Leiche Paralytischer findet man zahlreiche Veränderungen, von denen manche bei vielen chronischen Erkrankungen des Nervensystems vorkommen, während andere in ihrer Gruppierung für die Paralyse charakteristisch sind. Zur ersteren Gruppe gehören: Verdickung des Schädeldaches mit Schwund der Diploë, Verwachsung der Dura mit dem Schädeldach, Pachymeningitis, Hydrocephalus externus et internus, Trübung und Verdickung der Pia (namentlich über dem Stirnhirn, während der Hinterhauptslappen frei bleibt), Verwachsungen der Pia mit der Hirnrinde, Rindenschälung, Ependymitis granularis, mehr weniger hochgradige Atrophie und Gewichtsabnahme des großen und kleinen Gehirns, namentlich des Stirnhirns (Verschmälerung der Windungen, Vertiefung und Klaffen der Sulci), Verkleinerung des Thalamus opticus, Verschmälerung und Atrophie des ganzen Rückenmarks. Von anderen makroskopischen Veränderungen, die sich häufig finden, sind zu nennen: Arteriosklerose am Anfangsteil der Aorta und an den größeren Gefäßen an der Hirnbasis, chronisch atrophische und degenerative Prozesse am Herzmuskel, an der Leber und den Nieren, allgemeine Knochenbrüchigkeit durch Osteoporose.

Alle diese Befunde sind nicht pathognomonisch für die Paralyse; sie finden sich auch bei ihr keineswegs in allen Fällen. Bei der histologischen Untersuchung erweist sich die Pia immer als krankhaft verändert; es besteht eine Infiltration mit Plasmazellen, Lymphocyten und Mastzellen; der Gefäßapparat zeigt Wucherungs- und Degenerationsvorgänge. Die Hirnrinde selbst enthält regelmäßig erkrankte Blutgefäße; die Endothelien sind gewuchert und bilden neue Gefäße durch Sprossung und Vaskularisierung der gewucherten Intima. Das elastische Gewebe ist vermehrt, die Adventitia gewuchert, die adventitiellen Lymphscheiden sind erweitert und infiltriert; stets finden sich in ihnen Plasmazellen, Lymphocyten und Mastzellen. Im weiteren Verlauf der Krankheit kommt es an den Gefäßen zu Rückbildungserscheinungen (Gefäßverödung, hyaline Entartung). In der Rinde finden sich die aus den Gefäßen stammenden Nisslschen Stäbchenzellen. Die Ganglienzellen des Gehirns erkranken in verschiedener Form, zerfallen oft rasch; allmählich gehen viele zugrunde, die Zellarchitektonik der Rinde wird gestört. Schon frühe schwinden zahlreiche Markfasern der Hirnrinde. Das Stützgewebe, die Glia wuchert, es entstehen massenhafte und abnorm große Gliazellen, die viele Fasern bilden; so kommt es zu dicken Fasergeflechten in Rinde und Mark. Die Gliascheide der Gefäße wird verstärkt.

Nicht alle Teile des Gehirns erkranken gleich früh und gleich stark. Der Faserausfall beginnt zunächst an den feinen Geflechten der 2. und 3. Meynertschen Schicht; am längsten erhalten sich die Projektions- und die subkortikalen Assoziationsfasern; die oberen Schichten der Hirnrinde werden im allgemeinen früher ergriffen als die tieferen. Meist ist der regressive Prozeß am stärksten im Stirnhirn, am geringsten im Occipitalhirn; der Schläfenlappen ist bald mehr, bald weniger betroffen. Ausnahmsweise kommt auch eine andere Lokalisation vor (atypische Paralyse). Das Kleinhirn zeigt ähnliche Veränderungen wie das Großhirn; oft ist auch der Thalamus ergriffen, in leichterem Grade auch andere Hirnteile (Pons, Höhlengrau, Medulla oblongata). Das Rückenmark ist wohl in allen Fällen krankhaft verändert; bald überwiegen Strangdegenerationen, bald handelt es sich mehr um diffuse degenerativ-atrophische Vorgänge. Die paralytische Hinterstrangserkrankung unterscheidet sich anatomisch nicht sicher von der tabischen; die degenerativen Prozesse überwiegen im Rückenmark über die entzündlichen. Häufig sind die Seitenstränge erkrankt, noch öfter finden sich kombinierte Strangerkrankungen. Auch in der grauen Substanz des Rückenmarks kommen bisweilen degenerative Veränderungen vor. Selten und praktisch wenig belangreich sind sie in den peripheren Nerven und in den Muskeln.

Psychische Symptome. Das Kernsymptom ist eine langsam zunehmende geistige Schwäche. Der Kranke erfährt meist ganz allmählich eine Umwandlung seiner gesamten Persönlichkeit in pejus. Häufig beginnt das Leiden mit einem „nervösen" Vorstadium; der Kranke wird reizbar, neigt bei geringem Anlaß zu heftigen Gefühlsausbrüchen, er ermüdet leicht; eine gedrückte und hypochondrische Stimmung bemächtigt sich seiner; er verliert das Interesse an seiner Arbeit. Der mühsamste geistige Erwerb geht zuerst wieder verloren: die Selbstbeherrschung und Selbstbeurteilung, Takt und Kritik, Übersicht über die Aufgaben und Pflichten in Beruf und Familie. Die feinsten gemütlichen Regungen erlöschen schon früh, der Kranke wird auf ethischem und ästhetischem Gebiet stumpfer, sein Charakter verschlechtert sich. Manchmal verliert er schon im Beginn des Leidens den Sinn für die äußere Form, wird taktlos, in Haltung und Kleidung nachlässig, im Benehmen unmanierlich. Energische Naturen werden bisweilen mit dem Einsetzen der Paralyse weich und schlaff, sehr beeinflußbar, sind „besser zu haben als früher", feinfühlige werden stumpf oder brutal. Kommt eine gewisse Erregung hinzu, so fällt der Kranke durch Worte und Handlungen auf; er bezähmt seine Triebregungen nicht mehr, zotet, benimmt sich sexuell obszön, ißt mit Gier, verfällt der Trunksucht. Wird er gereizt, so gerät er in maßlosen Zorn, schimpft in ordinären Ausdrücken. Bei gehobener Stimmungslage und erhöhtem Wohlbefinden setzt nicht selten eine Vielgeschäftigkeit ein; der Kranke schmiedet unvernünftige Pläne, verlobt sich mit einem Mädchen aus niederem Stande, macht unsinnige Einkäufe, verschenkt wertvolle Dinge an Fremde. Die Ausführung langgewohnter Arbeit geht oft noch längere Zeit leidlich von statten, während jeder geistige Neuerwerb schwer fällt oder bereits unmöglich ist. Das Gedächtnis wird zunächst für die jüngste Vergangenheit unsicher, die Merkfähigkeit läßt nach, die zeitliche Ordnung der Erinnerungen wird mangelhaft, Erinnerungstäuschungen stellen sich ein. Früherworbene Kenntnisse haften noch längere Zeit, doch treten oft schon frühe beim Rechnen Fehler auf. Die Auffassung wird allmählich schwerfällig, die Aufmerksamkeit unsicher, das Interesse erlischt, das Wissen schwindet. Die zeitliche und örtliche Orientierung geht verloren, die Umgebung wird nicht mehr beachtet; der Kranke verläuft sich, wenn er ausgeht.

Der Rückgang der geistigen Kräfte wird meist gar nicht wahrgenommen, es besteht in der Regel kein psychisches Krankheitsgefühl. Nur im Beginn des Leidens hat der Paralytiker manchmal eine unbestimmte Ahnung des kommenden Unheils. Selbstmord ist dann nicht selten. Die Urteilsfähigkeit leidet im Verlauf der Krankheit immer mehr; der Kranke verblödet sichtlich. Allmählich macht sich eine leichte Benommenheit bemerkbar, der Paralytiker lebt oft wie im Halbschlaf dahin. Je nach der Affektlage kann sich nun das Bild sehr verschieden gestalten. Manchmal ist der geistige Verfall ein ganz allmählicher; alle psychischen Leistungen nehmen langsam und stetig ab, bis der Kranke schließlich geistig völlig leer dahinvegetiert. Bei euphorischer Stimmungslage dagegen sehen wir Erregungen mit Plänesucht, sinnlose Handlungen, massenhafte groteske Größenideen wechselnden Inhalts; der Kranke schwelgt in Millionen und Milliarden, ist Kaiser, Gott, Obergott usw.; die manisch gefärbte Erregung kann sich bis zu ideenflüchtiger Verwirrtheit steigern; in schwerer Tobsucht springt, tanzt, lacht, schreit, zerstört der Kranke; er schmiert mit Urin und Kot, zerreißt seine Kleider, wird gegen seine Umgebung gewalttätig. Die Stimmung schlägt von heller Glückseligkeit plötzlich in wilden Zorn um, in dem der Kranke brutal und sehr gefährlich werden kann. Mit dem Nachlaß der tobsüchtigen Erregung verschwindet manchmal der Größenwahn; oft aber bleibt er auch nach eingetretener äußerer Beruhigung, und mit dem Fortschreiten des Blödsinns äußert der Kranke bei stumpfem Hinbrüten verworrene Größen- und Verfolgungsideen sinnloser Art. Meist beherrscht dann blöde Euphorie das Krankheitsbild bis zum Schluß.

In anderen Fällen ist die Stimmung lange Zeit eine vorwiegend gedrückte. Es kommt zur Bildung von hypochondrischen und melancholischen Wahnvorstellungen, die häufig absurd sind. Der nihilistische Wahn findet sich namentlich bei depressiven Paralytikern. Seltener sind eigentliche Sinnestäuschungen. Laute Zwiegespräche, die der Paralytiker mit sich selber führt, lassen oft Halluzinationen vermuten. Bei erblindeten Tabesparalytikern werden zahlreiche Gesichtstäuschungen beobachtet. Systematisierte Verfolgungsideen und katatonische Symptome sind bei der Paralyse ungewöhnlich, kommen aber als vorübergehende, selten als längerdauernde psychotische Bilder vor. Reichliches Konfabulieren ist häufig. Bei weiterem Fortschreiten des Leidens wird das geistige Wesen des Kranken immer plumper, er wird ganz untätig, dämmert in mehr weniger benommenem Zustand apathisch vor sich hin; er muß gefüttert werden, erkennt seine nächste Umgebung nicht mehr, kann völlig asymbolisch werden. Heitere, zornige, ängstliche, hypochondrische Erregungen können fehlen oder sich in buntem Wechsel ablösen. Die Verblödung nimmt schließlich alles geistige Leben weg. Der Kranke wird kindisch, schließlich fast tierisch.

Körperliche Symptome. Kopfschmerzen können dauernd gänzlich fehlen, sind aber häufig, namentlich in den ersten Zeiten, vorhanden; oft sind sie fast unerträglich; sie können den Charakter der Migräne tragen. Bisweilen besteht hartnäckige Schlaflosigkeit, in anderen Fällen eine große Müdigkeit und Schläfrigkeit. Appetit und Verdauung können leiden, das Aussehen schlechter werden. Der Kranke scheint rasch zu altern; er magert ab. Der Gesichtsausdruck verändert sich, das Gesicht wird schlaffer,

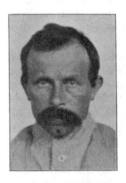

leerer, die Gesichtsmuskeln sind oft einseitig paretisch (Abflachung der Nasolabialfalte); beim Lachen geht ein Wetterleuchten über das Gesicht; die Lippenmuskeln flattern, wenn der Kranke zum Sprechen ansetzt. Bei der Ausführung aufgetragener Bewegungen (Mund zu, Augen auf! — Augen zu, Mund auf!) ist der Kranke ungeschickt und schwerfällig. Die vorgestreckte Zunge weicht manchmal seitlich ab; sie zeigt oft Zittern oder fibrilläre Zuckungen. Der Stimmklang kann sich ändern, die Stimme wird monotoner, härter, meckernd, der früher musikalische Kranke singt falsch. In mannigfaltiger Weise ist die Sprache und Schrift in Mitleidenschaft gezogen. Die paralytischen Sprachstörungen

Abb. 214. Depressive Form im Frühstadium. Schlaffe Gesichtszüge.

sind in der Regel ein Gemisch kortikaler und bulbärer Ausfallserscheinungen; im Anfang überwiegt der kortikale Ausfall, später dominiert die bulbäre Lähmung, zuletzt herrscht Aphasie und Asymbolie. Oft ist anfänglich die Sprache verlangsamt, eintönig, stockend, man bemerkt dabei ein Zittern der Sprachmuskeln; bisweilen tritt schon frühe Häsitieren und Silbenstolpern auf, ferner literale Paraphasie. Später wird die Sprache verwaschen, lallend, schmierend. Mit Zunahme der Demenz leidet die Satzbildung und der sprachliche Ausdruck der Gedanken.

Die Prüfung der Sprache geschehe auf verschiedene Weise. Man beobachte zunächst den Kranken beim spontanen Sprechen, beim unbefangenen Erzählen seines Lebensganges, dann gebe man ihm bestimmte Aufgaben: Nachsprechen schwieriger Worte, Zählen von 650 rückwärts bis 620, Vorlesen aus einem Buche. Dabei stelle man auch zugleich fest, ob der Kranke mit Sinn und Ausdruck liest. Je ruhiger und unbefangener er ist, um so sicherer darf die gefundene Sprachstörung als ein wesentliches Zeichen der Krankheit betrachtet werden. Nach Anfällen und im Spätstadium der Paralyse treten zu den bisher genannten Sprachstörungen noch sehr oft plötzlich aphasische, paraphasische, asymbolische Störungen zutage; das erschwerte Wortfinden kann schon frühe auftreten. In den letzten Zeiten der Krankheit ist das Sprachvermögen manchmal ganz oder fast ganz erloschen; der Sprachschatz ist geschwunden, es werden nur noch wenige Worte in unverständlicher Weise gelallt. In Zeiten der Erregung hört man bisweilen verwaschenes, schmierendes Vorsichhinreden und Lallen.

Bei Kranken, die im Schreiben Übung hatten, zeigt oft die S c h r i f t Veränderungen von diagnostischem Wert. Sie sind zum Teil motorische Störungen (undeutliche, ataktische Schriftzeichen, Zitterschrift), zum Teil sind sie der Ausdruck der psychischen Schwäche, namentlich der Störung der Aufmerksamkeit und des Formsinnes (Auslassungen von Buchstaben und Silben, Wiederholungen von Buchstaben, Silben, Worten, unordentliche Form des Schriftstückes mit Klexen, schiefer Stellung der Zeilen). Auch Agraphie ist nicht selten. Man vergleiche bei der Prüfung Schriftstücke aus gesunder Zeit mit den Proben aus der kranken.

Die Abnahme der Muskelkraft und die zunehmende Verschlechterung der Muskelbeherrschung, die der Krankheit den Namen „progressive Paralyse" eingetragen haben, machen sich allmählich auch bei vielen anderen willkürlichen und unwillkürlichen Bewegungen geltend. Der Gang wird plumper, unge-

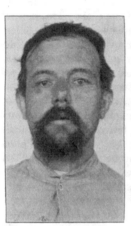 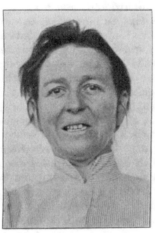 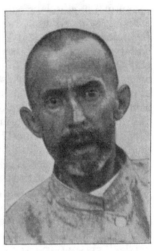

Abb. 215. Demente Form.   Abb. 216.   Abb. 217. Endstadium
Frühstadium.   Demenz mit Euphorie.   mit starker Abmagerung.
Schlaffes, leeres Gesicht.

schickter und schwerfälliger. Ataxie und Parese kombinieren sich. Völlige Lähmungen einzelner Muskeln oder Muskelgruppen sind selten, kommen meist nur vorübergehend nach Anfällen vor; dagegen verliert die Innervation aller Muskeln an Kraft und Präzision, es entsteht eine allgemeine motorische Erschwerung und Ungeschicklichkeit, die allmählich so weit fortschreiten kann, daß der Kranke fast unbeweglich wird und als unbeholfener Körper im Bett liegt. Oft besteht starkes allgemeines Z i t t e r n. Das Z ä h n e k n i r s c h e n gehört dem Spätstadium des Leidens an; man beobachtet es namentlich nach Anfällen und im terminalen Blödsinn. Bulbärsymptome (Schlucklähmung, Atmungslähmung) bilden häufig den Abschluß.

Neben diesen allgemeinen Störungen der willkürlichen Bewegungen finden sich nun diagnostisch wichtige, meist schon frühe auftretende Veränderungen an den Pupillen, Reflexen, der Sensibilität, der passiven Beweglichkeit der Glieder. Die Symptome gruppieren sich in verschiedener Weise. Die wichtigsten sind die S t ö r u n g e n d e r P u p i l l e n r e a k t i o n. Diese

kann bei der Paralyse dauernd normal bleiben; in der Regel jedoch
(80—90 %) finden sich — und zwar meist schon frühe — krankhafte
Veränderungen: erhebliche Pupillendifferenz bei erhaltener, träger, abgeschwächter oder aufgehobener Lichtreaktion; Miosis oder Mydriasis, erstere
namentlich bei Tabesparalyse; einseitige oder doppelseitige reflektorische
Pupillenstarre, absolute Pupillenstarre. Von diesen Störungen ist die einseitige
oder doppelseitige r e f l e k t o r i s c h e P u p i l l e n s t a r r e (bzw. Pupillenträgheit) die wichtigste, da sie fast nur bei der Tabes und der Paralyse vorkommt. Nicht selten geht sie im weiteren Verlauf der Krankheit in absolute
Starre über. Leichtere Pupillendifferenzen bei guter Lichtreaktion wollen
nicht viel besagen, da sie auch bei Gesunden und namentlich bei vielen Nervenkranken zu finden sind. Bisweilen ist bald die rechte, bald die linke Pupille
weiter; manchmal besteht Entrundung. Selten ist Hippus, der ausnahmsweise
auch einseitig vorkommt. Die Pupillenstörungen können den psychischen
Symptomen jahrelang vorausgehen. Da der demente Paralytiker der Untersuchung seiner Pupillen oft Schwierigkeiten bereitet, so hat die Prüfung mit
besonderer Sorgfalt und Vorsicht zu geschehen; es wird bei Geisteskranken oft
Paralyse diagnostiziert, weil der Untersucher infolge technischer Fehler Pupillenstarre zu finden glaubt! In zweifelhaften Fällen untersuche man im Dunkel-
zimmer! Noch sicherer ist die Prüfung mit einem der neueren Pupillenmeß-
apparate. Man hüte sich vor dem oft gemachten Fehler, aus dem Vorhandensein der Lichtreaktion den Schluß zu ziehen, daß keine Paralyse vorliegen könne.
Bei den spastischen Formen (starke Sprachstörung, Steifigkeit der Glieder,
Steigerung der Sehnenreflexe, allgemeine Parese) bleiben die Pupillenbewegungen manchmal dauernd ungestört. Oft fehlt schon frühe die konsensuelle
Lichtreaktion. Der Mangel der ,,sekundären Lichtreaktion'' (die Pupille eines
beleuchteten Auges wird noch enger, wenn auch das andere Auge beleuchtet
wird) scheint ein besonders wichtiges Frühsymptom bei der Paralyse zu sein.

Andere A u g e n m u s k e l l ä h m u n g e n sind selten. Sie finden sich
in derselben Weise wie bei der Tabes (flüchtige oder dauernde Lähmungen
eines oder mehrerer Augenmuskelnerven), kommen auch noch am ehesten
bei der Tabesparalyse zur Beobachtung. Das Gleiche gilt von der B l i n d h e i t
durch O p t i c u s a t r o p h i e.

S e h n e n r e f l e x e. Wichtig sind die Veränderungen der Kniescheiben-
und Achillessehnenreflexe. Diese sind manchmal ungleich, bisweilen erloschen,
oft abgeschwächt, häufiger gesteigert, bleiben selten dauernd normal. Echter
Fußclonus und Patellarclonus kommt vor, ist aber doch im Ganzen selten. Die
Prüfung muß am entblößten Bein geschehen. Bei Miosis und reflektorischer
Pupillenstarre ist Verlust der Patellarreflexe häufiger, bei Mydriasis und ab-
soluter Pupillenstarre sind sie meist gesteigert; gleichzeitig bestehen in solchen
Fällen starke S p a s m e n (H y p e r t o n i e der Muskeln) und ataktisch paretische
Symptome von seiten der Glieder. Doch kommen mancherlei Ausnahmen von
dieser Regel vor. Manchmal sind die Sehenenreflexe anfangs lebhaft, sogar
abnorm gesteigert, um später zu erlöschen (kombinierte Strangerkrankung im
Rückenmark).

H a u t r e f l e x e. Sie sind nicht selten erloschen. Das B a b i n s k i -
sche Zeichen findet sich bei den spastischen Formen ausnahmsweise; häufiger
sieht man es einseitig nach paralytischen Anfällen, die halbseitige Paresen
hinterlassen haben. Das Gleiche gilt vom O p p e n h e i m schen Unterschenkelreflex.

H a u t e m p f i n d l i c h k e i t. Bei der Tabesparalyse kann sie wie bei der Tabes gestört sein. Bei den anderen Formen der Paralyse herrscht in der Regel die psychisch bedingte allgemeine Hypalgesie.

G e s c h m a c k s s i n n und G e r u c h s s i n n verkümmern oft im Lauf der Krankheit.

Das R o m b e r g sche Z e i c h e n findet sich manchmal, fehlt öfter. Stärkere Ataxie der Beine bei schlaffen Gelenken fehlt meist, kommt (von den Endzuständen abgesehen) wesentlich der Tabesparalyse zu. Abnorme Schlaffheit der Gelenke bei gesteigerten Sehnenreflexen kommt vor, spricht für eine kombinierte Strangerkrankung im Rückenmark.

Periphere Nervenlähmungen (Radialis, Peroneus) und umschriebene Muskelatrophieen sind Seltenheiten.

V e r l u s t d e r G e s c h l e c h t s k r a f t kann schon früh auftreten; manchmal geht ihr eine Zeit gesteigerter Libido voran. B l a s e n s t ö r u n g ist häufig. Im Spätstadium besteht Incontinentia urinae et alvi.

Die p a r a l y t i s c h e n A n f ä l l e sind häufige und wichtige Symptome der Krankheit. Klinisch sind sie sehr vielgestaltig: kurzdauernde Schwindelanfälle, vasomotorische Störungen, Migräneanfälle mit Flimmerskotom, Ohnmachten mit und ohne epileptiforme Zuckungen, allgemeine oder halbseitige oder auf einen Körperteil (Gesicht, Arm, Bein) beschränkte rythmische Zuckungen mit oder ohne Bewußtseinsverlust. Die Krämpfe sind ausnahmsweise mit dem Puls synchron. Sie können Tage lang andauern. Im Beginn der Krankheit sind Ohnmachten häufig. Nach dem Anfall besteht oft Aphasie und Paraphasie, Ptosis, Hemiplegie oder Monoplegie von meist nur kurzer Dauer; auch Hemianopsie, Tastlähmung und ähnliche kortikale Ausfallserscheinungen motorischer und sensibler Art werden beobachtet. Dauerndes Bestehen schwerer Herderscheinungen (Aphasie oder Hemiplegie) spricht im allgemeinen gegen Paralyse, kommt aber ausnahmsweise doch vor; es können sich dann spastische Kontrakturen entwickeln. Während des Anfalls besteht oft Fieber bis zu 41°. Nicht selten stirbt der Kranke im Anfall. Bleibt er am Leben, so sind meist die Symptome der Paralyse, namentlich Demenz und Sprachstörung nachher deutlicher; manchmal besteht retrograde Amnesie für Wochen oder Monate. Die einfach-demente Form mit starken spastisch-paretischen Symptomen ist besonders reich an Anfällen. Wo einmal Anfälle aufgetreten sind, pflegen sie sich in der Regel zu wiederholen und dann mit Vorliebe in gleicher Form wiederzukehren. Besonders gilt dies für die atypische (Lissauersche) Paralyse. Die anatomische Grundlage der paralytischen Anfälle erblickt man in einem akuten Anschwellen des paralytischen Prozesses in bestimmten Gehirnbezirken, das durch eine plötzliche Überschwemmung mit dem vermuteten Paralysegift verursacht werden soll.

Als A n f ä l l e p s y c h i s c h e r A r t sind manche rasch auftretenden und oft rasch wieder vorübergehenden Zustände deliriöser Erregung oder angstvoller Verwirrtheit aufzufassen. Bisweilen entsteht dabei ein dem Delirium tremens ähnliches Bild, auch wenn der Kranke kein Trinker war. Außerdem finden sich manchmal bei Paralytikern, die infolge ihrer Krankheit der Trunksucht verfallen waren, akute psychotische Züge, die deutlich alkoholische Färbung zeigen (delirante Desorientiertheit, bewegte Sinnestäuschungen, starker Tremor); sie klingen in der Anstalt bei Abstinenz rasch ab. Die Untersuchung der C e r e b r o s p i n a l f l ü s s i g k e i t (Lumbalpunktion) ergibt Vermehrung des Eiweißes und abnorm viele Lymphocyten. Auch soll der Druck in der Hirnrückenmarkshöhle häufig sehr gesteigert sein. Nach neueren Untersuchungen finden sich in der Spinalflüssigkeit der Paralytiker spezifisch-syphilitische Antistoffe, ein wichtiger Beweis für die metasyphilitische Natur der progressiven Paralyse; es scheint, daß bei ihr das Zentralnervensystem aktiv lange Zeit Antikörper erzeugt.

Sogenannte „t r o p h i s c h e" Störungen gehören mehr zu den Spätsymptomen. Starke Schwankungen des Körpergewichts (rasche Gewichtsabnahme trotz reichlicher Ernährung, enormer Fettansatz), Brüchigwerden der Knochen, Haarausfall, Ohrblutgeschwulst nach leichter mechanischer Gewalteinwirkung, blasige Abhebungen der Haut, Mal perforant, Decubitus sind hier zu nennen. Letzterer entwickelt sich oft sehr schnell während eines paralytischen Anfalls. C y a n o s e und O e d e m einzelner Körperteile werden nicht selten beobachtet. Bei Frauen erlischt sehr häufig die Menstruation.

Störungen der K ö r p e r t e m p e r a t u r kommen auch außerhalb der Anfälle vor. Im späteren Verlauf des Leidens sind subnormale Temperaturen häufig. Rasches Ansteigen der Temperatur geht manchmal dem paralytischen Anfall voraus.

Der U r i n des Paralytikers zeigt oft Anomalien: intermittierende Albuminurie, Peptonurie, Glykosurie, Polyurie ohne Zucker. Über die Veränderungen der Blutbeschaffenheit sind die Untersuchungen noch nicht abgeschlossen.

Es ist üblich, bei der Paralyse verschiedene k l i n i s c h e F o r m e n zu unterscheiden, je nachdem gewisse psychische Symptombilder im Vordergrund des Leidens stehen. Die ganz akute Form kann die Züge des D e l i r i u m a c u t u m tragen, angstvolle Erregung mit Verworrenheit oder heitere Verwirrtheit mit blühendem Größenwahn kann sich zu wildem Schreien, Umsichschlagen, stereotypem Hinundherrennen steigern; der Tod erfolgt bisweilen schon nach wenigen Wochen in schwerster Erschöpfung, nicht selten nach Hinzutreten von Eiterungen, Lungenerkrankungen oder anderen Komplikationen. Bei dieser g a l o p p i e r e n d e n Form finden sich häufig Anfälle; wird der erste stürmische Schub überstanden, so kommt es nicht selten zu Remissionen von mehrmonatiger Dauer, die so gut sein können, daß man an der Diagnose Paralyse zweifelt, namentlich wenn die körperlichen Symptome noch wenig ausgesprochen sind. Häufiger ist die e x p a n s i v e Form, bei der sich nach einem nervösen oder hypochondrischen Vorstadium ein der Manie ähnliches Krankheitsbild einstellt. Gehobene Stimmung, motorische Erregung, Plänemacherei, massenhafte, rasch wechselnde Größenideen, unbesonnene Handlungen, oft plötzlicher Umschlag in maßlose Wutausbrüche verbinden sich hier mit den Lähmungssymptomen und der Urteils- und Gedächtnisschwäche. Nach Abklingen der Erregung bleibt der Größenwahn und die Ausfallssymptome treten deutlicher hervor. Seltener ist ein Umschlag in depressive Stimmung oder gar ein Wechsel zwischen manisch und depressiv gefärbten Zuständen (sog. c i r k u l ä r e Form der Paralyse). Die agitierte und die expansive Form der Paralyse verbindet sich mit Vorliebe mit Hinterstrangserkrankung des Rückenmarks. Besonders eigenartig ist das megalomanische Konfabulieren erblindeter (Opticusatrophie) Paralytiker mit ausgesprochen tabischen Symptomen. Etwas seltener als die expansive Form ist die häufig rasch verlaufende d e p r e s s i v e Form. Phantastischer Kleinheitswahn, nihilistische Ideen, unsinnige hypochondrische Wahnbildungen, die bisweilen durch demente Ausdeutung tabischer Schmerzen und Parästhesieen entstehen mögen, Verfolgungsideen, überraschende Angstzustände, in denen der Kranke völlig unbeeinflußbar ist, energische Selbstmordversuche, Nahrungsverweigerung, manchmal dumpfes Hinbrüten werden hierbei beobachtet. Sondenfütterung kann nötig werden. Paralytische Anfälle kommen vor, sind aber nicht häufig. Die depressive Form der Paralyse findet sich relativ oft bei Frauen. Sie verläuft ziemlich rasch.

Das häufigste Bild, unter dem die Paralyse zur Zeit auftritt, ist die einfache chronisch-progressive Verblödung, anfänglich manchmal bei leicht hypochondrischer, später meist bei euphorischer Stimmungslage, bei fehlender oder spärlicher Wahnbildung (sog. e i n f a c h - d e m e n t e F o r m d e r P a r a l y s e). Bei ihr sind Anfälle besonders häufig; die körperlichen Lähmungssymptome erreichen die höchsten Grade, die Sprache wird völlig unverständlich, allgemeine motorische spastische Parese führt oft zur äußersten Hilflosigkeit. Schließlich bildet sich ein asymbolischer Zustand aus, der als eine Summation vieler Ausfallserscheinungen aufzufassen ist. Das Rückenmark weist in diesen Fällen meist kombinierte Strangdegenerationen auf; bisweilen finden sich nur die Seitenstränge, seltener nur die Hinterstränge verändert. Der Tod erfolgt hier nicht selten im paralytischen Anfall.

Von einer p a r a n o i d e n Form der Paralyse kann man sprechen, wenn Verfolgungsideen und Sinnestäuschungen auffällig hervortreten. Meist besteht dieser Symptomenkomplex nur eine kurze Zeit bei der Paralyse und geht dann unvermittelt in euphorische Demenz über. Wo systematisierte Verfolgungsideen und reichliche Sinnestäuschungen lange anhalten, wird man mit der Diagnose der Paralyse sehr vorsichtig sein müssen. Man untersuche auf alkoholische bzw. syphilitische Pseudoparalyse. Auch die Dementia praecox wird nicht selten als Paralyse verkannt!

Die F r ü h f o r m (infantile, juvenile Form) der Paralyse ist bei Knaben und Mädchen annähernd gleich häufig, was sich leicht daraus begreift, daß bei ihr die ererbte oder in der Kindheit erworbene Syphilis die Hauptursache ist. In seltenen Fällen beginnt das Leiden schon vor dem 10. Lebensjahre; die Mehrzahl fällt zwischen das 13. und 18. Jahr. Die Krankheitsdauer ist länger als bei der Paralyse der Erwachsenen (4—7 Jahre). In mehreren Fällen war Vater und Mutter paralytisch; andere erbliche Belastung wurde etwa bei der Hälfte der Kranken gefunden. Manche jugendlichen Paralytiker waren von Haus aus geistig minderwertig. Klinisch überwiegt die einfach demente Form; reichliche Wahnbildungen expansiver oder hypochondrischer Art kommen zwar vor, sind aber selten. Erhebliche Remissionen fehlen entsprechend dem von Anfang an chronischen Verlauf ganz. Paralytische Anfälle finden sich sehr oft. Die spastischen Formen mit enormer Sprachstörung, allgemeiner schwerer motorischer Parese und Ataxie, häufigen Anfällen sind häufiger als die tabischen; bei letzteren findet sich nicht selten früh Opticusatrophie. Die Kranken bleiben meist in der körperlichen Entwickelung zurück. Der Verlauf ist kontinuierlich fortschreitend bis zum Tode in höchster Abmagerung und allgemeiner Lähmung. Differentialdiagnostisch kommt vor allem die multiple Sklerose, die diffuse Gliose des Großhirns und der Hirntumor in Frage. Die Art der Demenz, die Pupillenstörungen, die Sprachstörung, der Charakter der Anfälle, vor allem das Ergebnis der Lumbalpunktion werden wohl in der Regel die Diagnose ermöglichen.

Die S p ä t f o r m d e r P a r a l y s e (senile Paralyse), bei der die ersten Zeichen erst nach dem 60. Lebensjahr beobachtet werden, verläuft meist ohne stürmische Symptome, ohne starke Sprachstörung, ohne schwere spastisch-paretische Erscheinungen. Anfälle sind bei ihr selten.

Die T a b e s p a r a l y s e. Zu ausgesprochener Tabes tritt manchmal später die Paralyse hinzu. Solche Fälle bieten oft gewisse Besonderheiten; die Demenz trägt andere Züge, das Gedächtnis bleibt länger gut, Sprachstörung und andere motorische Störungen können ganz fehlen, Anfälle sind selten, die Charakterentartung überwiegt über die Verstandesschwäche, der Kranke bleibt geistig regsamer. Der Verlauf ist ein sehr langsamer; oft ist jahrelang kein Fortschreiten der psychischen Symptome wahrzunehmen; überraschende Remissionen der Paralyse setzen ein, sobald die Tabessymptome (Ataxie, Krisen) rasch fortschreiten. Der Degenerationsprozeß im Gehirn zeigt dann eine atypische Lokalisation. Nicht jede Tabespsychose ist eine Paralyse. Andererseits gibt es auch Fälle von Tabesparalyse, die weder symptomatisch noch im Verlauf etwas Ungewöhnliches zeigen. Von der Tabesparalyse ist die g e w ö h n l i c h e P a r a l y s e mit v o r w i e g e n d e r H i n t e r s t r a n g s e r k r a n k u n g zu unterscheiden. Die tabischen Symptome bleiben hier meist sehr vereinzelt (Pupillenstörungen, Verlust der Patellarreflexe, Schlaffheit der Glieder, leichte Ataxie); die hohen Grade der Ataxie werden kaum je beobachtet, vielleicht weil der Kranke stirbt, ehe die Krankheit alt genug geworden ist, um schwere Tabessymptome zu produzieren. Diese tabische Form der Paralyse verläuft durchschnittlich etwas langsamer als die spastische, die Sprachstörung ist geringer, Anfälle sind seltener. Doch kommen zahlreiche Ausnahmen von dieser Regel zur Beobachtung.

K o m b i n a t i o n echter P a r a l y s e mit a n d e r e n K r a n k h e i t e n (multipler Sklerose, Syringomyelie, Hirntumor, Gumma cerebri) kommt vor, ist aber selten. In einzelnen Fällen sind E p i l e p t i k e r später paralytisch geworden.

Diagnose. Die Paralyse wird namentlich anfangs oft verkannt; im späteren Stadium ist die Diagnose meist leicht. Die Verbindung organisch-neurologischer Symptome mit psychischen Reiz- und Ausfallserscheinungen kennzeichnet die Krankheit. Wenn ein Mensch zwischen dem 35. und 50. Lebensjahr zum erstenmal geistig erkrankt oder ohne rechten Grund sehr „nervös" wird, muß der Arzt immer zunächst an Paralyse denken. Diagnostisch wichtige Frühsymptome sind: Kopfschmerzen, Schlaflosigkeit. P u p i l l e n s t ö r u n g e n,

Verlust der Sehnenreflexe an den Beinen, erhebliche Steigerung dieser Reflexe, apoplektiforme und epileptiforme Anfälle
mit nur flüchtigen Lähmungen, vorübergehender Sprachverlust, Schwindelanfälle, Vermehrung der Lymphocyten und des Eiweißes in der Spinalflüssigkeit, spezifisch syphilitische Antistoffe in ihr, leichte Ataxie der Glieder, schlaffe
leere Gesichtszüge, Facialisparese, Zungenabweichung, grobwelliges Zittern der
Zunge, Sprachstörung. Die Sprachstörung ist das wichtigste
körperliche Symptom der Paralyse, tritt aber oft erst später als die Pupillen-
und Sehnenreflexstörungen auf. Bei Männern ist Erlöschen der Geschlechts-
kraft manchmal ein auffälliges Frühsymptom; seltener sind Opticusatrophie,
lanzinierende Schmerzen und andere tabische Zeichen.

Von psychischen Frühsymptomen sind besonders wichtig: Charakterveränderung, gesteigerte Reizbarkeit, rascher Stimmungsumschlag, Verlust
der feineren Gefühlsregungen, geistige Schwerfälligkeit, leichte Bestimmbarkeit,
Abnahme von Merkfähigkeit und Urteilskraft, Mangel an Einsicht für die
Abnahme der geistigen Kräfte, unbegründete Euphorie, demente Handlungen.
Dazu treten dann oft früher oder später die psychotischen Bilder expansiver,
hypochondrischer, agitierter, deliriöser Art.

Die Differentialdiagnose hat in verschiedenen Stadien der
Krankheit verschiedene Aufgaben. Im Vorläuferstadium kommen in Frage:
die Neurasthenie und die psychopathischen Zustände mit
ihrer gesteigerten Erschöpfbarkeit, Schlaflosigkeit, Reizbarkeit, den hypochondrischen Klagen, den Kopf- und Rückenschmerzen, der nervösen Sprache,
dem Zittern der Hände und der Zunge, der bisweilen vorhandenen Pupillendifferenz. In diesen Zuständen fehlen jedoch alle organisch-neurologischen
Symptome, es fehlt die tiefgreifende Charakterveränderung, die Demenz; das
Gedächtnis ist bei der Prüfung objektiv besser als der hypochondrische Kranke
zugibt, die Urteilskraft hat nicht gelitten, das Krankheitsgefühl übertreibt
die vorhandenen Mängel der körperlichen und geistigen Leistungsfähigkeit.
Die Kranken, die zum Arzte kommen, weil sie glauben, verrückt oder blöd-
sinnig zu werden, sind meistens keine Paralytiker. Ausnahmen kommen
freilich vor. Plötzlicher Stimmungsumschlag spricht für Paralyse, Zwangsvorstellungen dagegen. Man vergesse nicht, daß ein Tabiker psychopathisch
sein oder neurasthenisch werden kann. Das psychische Verhalten muß ausschlaggebend sein. Die expansive Paralyse kann der Manie ähneln, die
depressive der Melancholie. Das gleichzeitige Bestehen der körperlichen Symptome und die Anamnese (nervöses Vorstadium mit psychischer
Schwäche und Anfällen) schützt meist vor Verwechslung. Dagegen möchte
ich davor warnen, aus der Maßlosigkeit des Größenwahns bzw. der hypochondrischen oder melancholischen Wahnbildungen auf Paralyse zu schließen.
Auch ist es oft völlig unmöglich, bei manischen oder depressiven Kranken
Intelligenz und Gedächtnis genau zu prüfen. Ein gehemmter Manischer (im
sog. Mischzustand) kann den Eindruck eines euphorischen Blödsinnigen
machen. Der Inhalt der Wahnbildungen hat überhaupt geringe diagnostische
Bedeutung. Man hüte sich vor der Verwechslung von Sprachmanieren ma-
nischer oder katatonischer Kranker mit der Sprachstörung bei der Paralyse!
Verbindet sich die Manie mit Alkoholismus, so kann die Diagnose im gegebenen
Augenblick besonders schwer sein.

Die alkoholische Verblödung kann, solange der Kranke
noch unter der Alkoholwirkung steht, der Paralyse fast gleichen (alkoholische
Pseudoparalyse). Gemeinsam können beiden Krankheiten sein: Tremor,

Ataxie, Verlust der Sehnenreflexe, abgeschwächte Pupillenreaktion, Facialisparese, Sensibilitätsstörungen, zitternde Sprache, mimisches Wetterleuchten
beim Sprechen, Schriftstörung, Anfälle, Demenz, Euphorie, Reizbarkeit,
Gefühlsverrohung, wechselnde Wahnbildungen, delirante Zustände. Die alkoholische Verblödung schreitet jedoch nicht fort, wenn der Alkoholmißbrauch
aufhört; ferner fehlt die reflektorische Pupillenstarre; die oft abgeschwächte
Lichtreaktion bessert sich unter Alkoholabstinenz. Auch die Sehnenreflexe
kehren oft wieder, weil ihr Verlust auf heilbarer Neuritis beruht. Die Merkfähigkeit ist bei der alkoholisch-polyneuritischen Psychose meist viel schlechter
als bei der Paralyse, die Konfabulationen tragen mehr den Charakter deliriöser
Erlebnisse; Größenwahn findet sich nur selten in Zeiten akuter, meist nicht
lange dauernder Erregung. Die Lumbalpunktion ergibt beim Alkoholismus
in der Regel nichts Abnormes.

Die Unterscheidung der Paralyse von andren V e r g i f t u n g e n (Blei, Kohlenoxyd, Ergotin, Morphium, Opium, Brom, Trional, Schwefelkohlenstoff) kann ebenfalls
v o r ü b e r g e h e n d Schwierigkeiten machen. Das Gleiche gilt von den psychischen
Verfallssymptomen bei Urämie und schwerem Diabetes.

Die einfach demente Form der Paralyse kann, wenn sie bei älteren Personen auftritt, mit der s e n i l e n und p r ä s e n i l e n Demenz verwechselt
werden. Auch bei dieser kommt eine Abschwächung der Pupillenreaktion bei
Miosis vor, sehr selten sogar völlige Pupillenstarre. Dagegen fehlen der senilen
Demenz in der Regel: die Sprachstörung, der Verlust der Sehnenreflexe, die
schwere a l l g e m e i n e Verblödung und Charakterveränderung, die Unsauberkeit des Wesens. Die psychotischen Zustände Seniler (ängstliche Erregungen, Delirien) verschlimmern sich meist gegen Abend, während die ähnlichen Bilder bei der Paralyse diese Abhängigkeit von der Tageszeit nicht
zeigen. Die Lumbalpunktion ergibt bei seniler Psychose normale Verhältnisse.

Die a r t e r i o s k l e r o t i s c h e D e m e n z kann, namentlich in Verbindung mit seniler Rindenerkrankung, ein der Paralyse ähnliches Krankheitsbild erzeugen. Anfälle mit leichteren oder schwereren Lähmungserscheinungen, Affektschwäche, Spracherschwerung, Abnahme von Gedächtnis und
Merkfähigkeit finden sich in beiden Krankheiten. Der arteriosklerotische
Demente hat jedoch meist ein deutliches Krankheitsgefühl, er leidet unter
seinen Störungen, seine Demenz ist keine so allgemeine, sein Wesen weniger
plump. Die Pupillenreaktion bleibt erhalten; die Lähmungserscheinungen
sind meist von Anfang an schwerer und dauernder (Aphasie, Hemiplegie,
Monoplegie). Auch sind die Arteriosklerotiker meist älter als die Paralytiker.
Die Lumbalpunktion ergibt in der Regel normalen Befund.

Die größten differentialdiagnostischen Schwierigkeiten bereitet die d i f -
f u s e S y p h i l i s d e s G e h i r n s. Doch ist auch hier die Demenz meist
keine so allgemeine, schwere wie bei der Paralyse, die Kritik leidet weniger,
das Gedächtnis bleibt für Einzelnes intakt, die äußere Haltung des Kranken
wird besser gewahrt; es besteht oft eher Benommenheit als eigentliche Demenz.
Sprach- und Schriftstörung sind selten sehr ausgeprägt. Größenwahn, Delirien,
Anfälle kommen bei beiden Krankheiten vor. Der Verlauf der Hirnsyphilis
ist wechselvoller, nicht unbedingt progressiv; Quecksilber und Jod helfen oft,
aber nicht immer; nicht selten treten schwere dauernde Lähmungssymptome
(Augenmuskellähmungen, Mono- und Hemiplegien) auf. Die Spinalflüssigkeit
enthält bei der Hirnsyphilis in der Regel weniger Eiweiß als bei der Paralyse.
Sehr selten ist die K o m b i n a t i o n von Hirnsyphilis und progressiver
Paralyse.

Vor der Verwechslung der Paralyse mit der multiplen Sklerose schützt meist das andere Lebensalter, der ganz andere Verlauf, der andre Charakter der Sprachstörung, das verschiedene Verhalten der Sensibilität, des Tremors, das Fehlen schwerer psychischer Verfallserscheinungen bei der Sklerose. Dagegen kann die Differentialdiagnose zwischen der diffusen Gliose des Gehirns und der infantilen Paralyse ausnahmsweise Schwierigkeiten machen. Doch sind diese Fälle bei ihrer Seltenheit praktisch ziemlich belanglos.

Hirntumor und Paralyse können sich in ihren Anfängen ähnlich sehen. Bei ersterem sind die Kopfschmerzen stärker und hartnäckiger, oft auch lokalisiert, es besteht oft die bei der Paralyse fehlende Stauungspapille; langdauernde starke Benommenheit, umschriebener Kopfschmerz, Pulsverlangsamung, Erbrechen, dauernde Lähmungserscheinungen sprechen für Hirntumor, allgemeine Demenz, reflektorische Pupillenstarre, Silbenstolpern für Paralyse. Eine Verwechslung der Paralyse mit Epilepsie wird bei Kenntnis der ganzen Anamnese und bei sorgfältiger körperlicher Untersuchung wohl immer vermieden werden können.

Verlauf und Prognose. Man pflegt bei der Paralyse verschiedene Krankheitsstadien zu unterscheiden. Im Vorläuferstadium (Stadium prodromale) bestehen unbestimmte Symptome nervöser Art, die eine Abgrenzung von der Neurasthenie unmöglich machen oder jedenfalls sehr erschweren können. Dieses Stadium kann Monate bis Jahre lang dauern. Daran schließt sich das Stadium initiale, in dem der beginnende geistige Verfall und einzelne körperliche Symptome bei sorgfältiger Untersuchung gefunden werden, während der Kranke dem Laien vielleicht noch nicht als geisteskrank, sondern nur als nervös, aufgeregt, gealtert erscheint. Auch diese Episode kann sich über Monate und selbst Jahre erstrecken, um dann in das Stadium acmes überzugehen, in dem alle paralytischen Symptome ausgeprägt sind und das auch meist schon Anstaltsbehandlung nötig gemacht hat. Den Abschluß bildet das Stadium terminale, in dem der verblödete Kranke hilflos dahinsiecht und bei allmählichem Verfall der körperlichen und geistigen Kräfte der Auflösung entgegengeht. Der Tod erfolgt in der Regel nach 2—4 Jahren vom Beginn der ersten sicheren Symptome. Längere Dauer (4—10 Jahre) wird bisweilen beobachtet. Viele Kranke sterben im paralytischen Anfall, andere gehen an körperlichen Leiden (Pneumonie, Eiterungen, Pyelitis, Tuberkulose u. a.) zugrunde, ein kleinerer Teil stirbt im Marasmus paralyticus.

Zahlreiche Ausnahmen von dem eben skizzierten Verlauf kommen vor. Vorübergehende Besserungen (Remissionen) werden beobachtet. Doch ist das Leiden unheilbar und, wie sein Name besagt, progressiv. Der Tod ist der regelmäßige Abschluß. Daran vermag keine Therapie etwas zu ändern. Freilich werden in der Literatur einzelne Heilungen berichtet, allein es hat sich dabei wohl meist, wenn nicht immer, um Fehldiagnosen gehandelt. Auch ein Stationärbleiben der Krankheit wurde schon öfter behauptet. Die Nachprüfung dieser Frage ergab mir, daß es sich dabei wohl immer um nichtparalytische, nur symptomatisch ähnliche Krankheiten gehandelt hat.

Man unterscheidet vollständige und unvollständige Remissionen; erstere sind sehr selten; manche körperlichen Symptome, wie die reflektorische Pupillenstarre, sind einer Rückbildung nicht fähig. In der Regel schwinden bei der Remission die psychotischen Symptome (Größenwahn, Stimmungsanomalieen, Erregung), in günstigeren Fällen auch die Sprachstörung; wo diese bestehen bleibt, ist die Besserung nicht von längerer Dauer.

Remissionen sind um so häufiger, je akuter das psychotische Bild auftrat; sie fehlen bei der einfach-dementen Form fast ganz. Nach akuten fieberhaften Krankheiten sah man oft selbst noch im Spätstadium überraschende Besserungen und für einige Zeit einen Stillstand des Leidens. Der therapeutische Versuch, durch künstliche Eiterungen dem Leiden beizukommen, hat einzelne Erfolge aufzuweisen, kann aber zur Zeit noch nicht als einwandfreie Heilmethode gelten, zumal er Gefahren für das Leben des Kranken in sich birgt. Dauernde Heilung wird auch damit nicht erreicht.

Behandlung. Die Prophylaxe ist wirkungsvoller als alle Therapie: man bekämpfe die Ausbreitung der Geschlechtskrankheiten. Hat ein Kranker sich Syphilis zugezogen, so ist er natürlich sorgfältig antisyphilitisch zu behandeln; er soll nüchtern leben und in Arbeit und Vergnügen Maß halten. Sobald die Diagnose der Paralyse feststeht, ist geistige und körperliche Ruhe geboten. Quecksilber und namentlich Jodnatrium können im Beginne des Leidens, aber nur bei gutem Allgemeinbefinden versucht werden; meist bleibt der Erfolg aus. Bei schlechtem Ernährungszustand des Kranken sehe man von einer anti-syphilitischen Behandlung ab. Letztere ist jedoch geboten, wenn die Frage, ob Paralyse oder diffuse Hirnlues vorliegt, noch nicht völlig geklärt ist.

Paralytiker passen meist nicht für offene Sanatorien. Kaltwasserkuren, Reisen, aufregende Vergnügungen sind schädlich. Der Alkoholgenuß werde verboten, der Tabakgenuß eingeschränkt. Bei mageren Kranken ist eine Gewichtszunahme zu erstreben. Bei heftigen Kopfschmerzen versuche man zunächst mit kalten Umschlägen auszukommen. Werden Hynotika nötig, so gebe man gleich mittlere Dosen, da kleine erfahrungsgemäß nichts helfen (Veronal 0,6 bis 1,0; Paraldehyd 4—6 Gramm, Trional 1,0—2,0). Bei plötzlichen Erregungszuständen bringt meist nur Hyoscin Erfolg (subkutan 0,001—0,002! pro dosi); außerdem Bettruhe oder Dauerbad. Die Lumbalpunktion leistet therapeutisch nichts. Bei paralytischen Anfällen sorge man für Darm- und Blasentleerung, gebe Chloral oder Amylenhydrat im Klystier, außerdem eine Eisblase auf den Kopf, Lagerung auf Wasser- oder Luftkissen, Kochsalzinfusionen.

Der erregte und vielgeschäftige Paralytiker gehört in eine geschlossene Anstalt, damit er seinen guten Namen nicht durch demente Handlungen schädigt, sein Vermögen nicht unsinnig verbraucht, seinen Kindern und der weiteren Umgebung nicht ein trauriger und erschreckender Anblick werde. Auch soll er keine Gelegenheit mehr haben, Kinder zu zeugen, da die Nachkommen von Paralytikern sehr häufig Entartete sind. Der verblödete Kranke leidet unter dem unfreiwilligen Anstaltsaufenthalt nicht oder wenig. Mit Zunahme des Blödsinns und des körperlichen Verfalls werden die Anforderungen an die Pflege so groß, daß ihnen meist nur in einer Irrenanstalt genügt werden kann. Diese ist bei Nahrungsverweigerung und Selbstmordtrieb unbedingt nötig. Frühzeitige Entmündigung wegen Geisteskrankheit kann viel Unglück verhüten. Es ist Pflicht des Arztes, die Angehörigen von Anfang an auf diesen Weg zu verweisen; oft wird er erst betreten, nachdem der Kranke Unheil angerichtet hat.

G e r i c h t s ä r z t l i c h e s. Die zunehmende Geistesschwäche führt namentlich bei gleichzeitiger expansiver Erregung oft zu Delikten: Beleidigung, Widerstand, Körperverletzung, Sittlichkeitsvergehen kommen bisweilen im Beginn der Paralyse vor. Häufiger sind Zechprellereien, plumpe Diebstähle. Jeder Paralytiker ist unzurechnungsfähig (§ 51 des Strafgesetzbuches). Schon sehr bald vermag er seine Angelegenheiten nicht mehr zu besorgen (§ 6 des Bürgerl. Gesetzbuchs), muß also entmündigt werden, namentlich wenn er außerhalb einer Anstalt lebt.

Die Beantwortung schwieriger Rechtsfragen (Gültigkeit eines im Beginn der Paralyse abgefaßten Testaments, einer nach Ausbruch der Krankheit geschlossenen Ehe, Aufhebung der Entmündigung während einer Remission usw.) überlasse man dem Psychiater!

8. Die Epilepsie.

Von

R. Gaupp - Tübingen.

Der landläufige Begriff der Epilepsie (fallende Krankheit, Fallsucht, Morbus sacer) stammt noch aus einer Zeit, in der man in der Pathologie die Gewohnheit hatte, Symptome für Krankheiten zu nehmen. Wer an Anfällen litt, die mit Bewußtlosigkeit einhergingen, galt als Epileptiker. Die zunehmende Erfahrung lehrte, daß sog. „epileptische Krämpfe" bei ganz verschiedenen Krankheiten vorkommen und daß es andrerseits eine Epilepsie ohne Krampfanfälle gibt. So hat der Begriff „Epilepsie" im Laufe der Zeit einen recht verschiedenen Inhalt gehabt, und noch heute steht keineswegs fest, wodurch er seine Grenzbestimmung findet. Vor allem ergab sich aus den Lehren der Hirnpathologie, daß epileptische Krämpfe allgemeiner und umschriebener Art ein Symptom allgemeiner oder umschriebener Hirnkrankheit sein könne. Bei der progressiven Paralyse, der multiplen Sklerose, dem Hirntumor und Hirnabszeß, bei der Hirnsyphilis, der Meningitis, der Alkohol-, Blei-, Morphiumvergiftung, bei Urämie, Diabetes, Myxödem können epileptische Anfälle auftreten, die rein symptomatisch sich nicht von den Anfällen der Krankheit „genuine Epilepsie" („idiopathische Epilepsie") unterscheiden. Daraus ergibt sich mit Notwendigkeit der Schluß, daß der Begriff der Epilepsie als einer einheitlichen Krankheit entweder ganz aufzugeben wäre, oder daß man für die Krankheit Epilepsie außer den Anfällen noch nach anderen Kennzeichen suchen muß. So gewinnen neuerdings die psychischen Störungen und die Dauersymptome der Epilepsie eine größere nosologische Bedeutung. Es ist daher nicht zu verwundern, daß die Fortschritte in der Lehre von der Epilepsie in neuerer Zeit hauptsächlich von psychiatrischer Seite kommen: die geistige Eigenart des Epileptikers, die leichten periodischen psychischen Anomalien werden immer mehr zur Diagnose der genuinen Epilepsie herangezogen. Gleichzeitig sind auch der ätiologischen und pathologisch-anatomischen Forschung neue Aufgaben entstanden, nachdem sich gezeigt hat, daß man dem jeweiligen Krankheitsbilde nicht immer entnehmen kann, ob „genuine" oder „symptomatische" Epilepsie vorliegt.

Zur Krankheitsgruppe „Epilepsie" rechnen wir in der folgenden Darstellung nicht: die epileptischen, bzw. epileptoiden Anfälle bei akuten und chronischen Vergiftungen mit Metallgiften (Blei, Arsen), mit Alkohol, Morphium, bei chronischen Geisteskrankheiten, wie Dementia paralytica, Dementia praecox, bei umschriebenen Hirnkrankheiten, wie Hirntumor, Hirnabszeß, multiple Sklerose, Lues cerebri, Cysticercus cerebri, traumatischer Hirnerweichung oder narbiger Veränderung einzelner Hirnteile. Ebensowenig gehören zur eigentlichen Epilepsie die Anfälle bei cerebraler Kinderlähmung (Encephalitis), bei Porencephalie, Meningitis. Dagegen ist es weder praktisch noch auch immer wissenschaftlich möglich, zu entscheiden, ob epileptische Symptome, die zusammen mit Idiotie auftreten, als genuine Epilepsie oder als symptomatische Krämpfe einer nicht spezifisch-epileptischen Hirnerkrankung aufzufassen sind. Ähnliche Schwierigkeiten können auch bei der sog. traumatischen Epilepsie auftreten; zweifellos gibt es Fälle, in denen ein Trauma keine nachweisbaren umschriebenen Hirn- oder Hirnhautverletzungen, sondern nur diffuse Veränderungen erzeugte, die klinisch u. a. epileptische Anfälle bedingen oder eine epileptische Veranlagung in ausgesprochene Epilepsie umwandeln. Die Beziehungen zwischen Alkoholismus und Epilepsie erfahren unten (S. 641) eine besondere Besprechung.

Unter der Krankheit Epilepsie, wie sie im folgenden geschildert werden soll, verstehen wir ein chronisches, meist progressives Gehirnleiden, dessen Hauptsymptom eine anfallsweise, plötzlich auftretende

Störung des Bewußtseins darstellt. Motorische und andre Reizerscheinungen sind häufig, aber keineswegs in allen Fällen vorhanden. Neben den transitorischen, oft, aber nicht immer periodischen Anfallssymptomen zeigt sich in der Mehrzahl der Fälle eine allmähliche Umwandlung des ganzen geistigen Wesens, die manchmal mehr den Charakter, in anderen Fällen auch die Intelligenz des Erkrankten betrifft (epileptische Degeneration) und bei den schwereren Formen des Leidens in hochgradigem terminalem Blödsinn von eigenartiger Färbung endet.

Die Krankheit ist keineswegs selten; man zählt in Deutschland etwa 35 000 Epileptiker.

Symptomatologie. Der klassische Anfall (Epilepsia major, haut mal).

Vorboten. Bisweilen überfällt der Anfall den Kranken ohne alle Vorläufererscheinungen; der Kranke stürzt bewußtlos zusammen, nachdem er sich eben noch völlig wohl befunden hatte. In anderen Fällen, namentlich wenn die Anfälle selten, dann aber schwer und gehäuft auftreten, gehen dem Insult gewisse Vorboten voraus. (Wir unterscheiden mit Binswanger die entfernteren „Vorboten" von der eigentlichen „Aura".) Solche Vorboten, die sich schon einige Tage vor dem Anfall bemerkbar machen können, sind vor allem Änderungen der Stimmung und der Selbstempfindung. Der Kranke wird reizbar, mürrisch, traurig verstimmt; trübe Gedanken beherrschen ihn, er fühlt sich bedrückt, der Kopf ist schwer, müde, zur Arbeit unlustig; manchmal besteht migräneartiger Kopfschmerz; der Kranke hat Beschwerden im Leibe, abnormen Hunger oder völlige Appetitlosigkeit; seine Sinnesorgane sind überempfindlich. Vasomotorische Störungen können auftreten (Urticaria, Erytheme, Ödeme). Seltener als die depressiven Verstimmungen ist eine unmotivierte Euphorie und frohe Erregtheit. Derartige Vorboten können sich bei einem Kranken mit solcher Regelmäßigkeit einstellen, daß seine Umgebung an ihnen merkt, wenn ein Anfall nahe ist.

Aura. Unter Aura verstehen wir die dem Krampfanfall unmittelbar vorhergehenden Erscheinungen, die nur wenige Sekunden, bis höchstens eine Minute dauern. Bei der Mehrzahl der Fälle genuiner Epilepsie fehlt jede Aura; am häufigsten ist sie bei den Formen, bei denen eine umschriebene Hirnerkrankung oder -verletzung dem Ausbruch der Epilepsie voranging. Die klinischen Bilder, unter denen die Aura auftritt, sind sehr mannigfaltig, doch kehrt beim Epileptiker, wenn überhaupt eine Aura vorhanden ist, diese fast immer in gleicher Form wieder. Unter psychischer Aura versteht man eine plötzliche Änderung des psychischen Verhaltens: angstvolle Erregung, unmotiviert auftauchende Furcht, strahlende Glückseligkeit, Betäubungsgefühl, die Empfindung, als ob das Denken plötzlich stille stehe, Verwirrung und Flucht der Gedanken bis zur abschließenden Bewußtlosigkeit, unvermitteltes Auftreten bestimmter Erinnerungen in scharfer Beleuchtung, eigenartiges „Klarsehen" eines früheren Erlebnisses, Gefühl, die augenblickliche Situation schon einmal durchgemacht zu haben, schmerzhafte Deutlichkeit einer Einzelvorstellung. Diese psychische Aura geht unmittelbar in völlige Bewußtlosigkeit über. Nach dem Anfall besteht manchmal Amnesie für die Aura; in anderen Fällen ist die Erinnerung erhalten. (Vgl. unten Dämmerzustände.) Eine sensorielle Aura kann in sehr verschiedener Form auftreten; bisweilen sind es elementare Licht-, bzw. Schallempfindungen (Funkensehen, Hören eines brausenden Geräusches oder Knalles), manchmal handelt es sich um deutliche Halluzinationen (Gestalten, Landschaften, vor allem rote, überhaupt sehr bunte Erscheinungen). Ein bitterer oder metallischer Geschmack, ein fremdartiger Geruch kann dem Anfall vorangehen. Als sensible Aura bezeichnet man Parästhesieen, Schmerzen in einzelnen Gliedern, Kopfschmerz, viszerale Mißempfindungen. Eine motorische Aura findet sich hauptsächlich bei der symptomatischen Epilepsie infolge organischer Hirnerkrankung. Hierher gehören lokalisierte tonische und klonische Krämpfe, die der Bewußtlosigkeit vorausgehen und einen wichtigen Fingerzeig für den Sitz der Hirnerkrankung geben. Dagegen zeigen sich gewisse komplizierte Bewegungen vom Charakter der Willenshandlung auch bei der genuinen Epilepsie, so z. B. Tret- und Laufbewegungen (Aura cursativa), Aufknöpfen der Weste u. ä. Die Mannigfaltigkeit derartiger Formen motorischer Aura ist groß. Auch Krämpfe im Gebiet der Atmungsmuskulatur (Singultus, Nieskrampf, Gähnkrampf usw.) und Sprachstörungen (Aphasie, Lallen) wurden bisweilen beobachtet. Als vasomotorische Aura kann ein Erblassen oder Erröten, Herzklopfen mit aufsteigender Hitze, starker Schweißausbruch vor dem Einsetzen der Bewußtlosigkeit bezeichnet werden. Nicht selten verbinden sich die geschilderten Aurasymptome zu komplizierten Bildern.

Der Anfall selbst. Nach vorangegangener Aura oder häufiger ohne eine solche setzt der eigentliche Anfall ganz plötzlich ein. Das Bewußtsein erlischt, der Kranke stürzt zusammen, wobei er sich im Fallen nicht selten verletzt. Nunmehr geraten alle Muskeln des Körpers in einen tonischen Krampf; der gelle Schrei, den viele Epileptiker im Beginn des Anfalls ausstoßen, entsteht durch den tonischen Krampf der Atmungsmuskeln. Der Kopf ist nach hinten oder nach einer Seite gerissen, die Augen starren weit geöffnet ins Leere oder stehen in extremer Seitenstellung, die Kiefer sind fest aufeinandergepreßt. In der Regel besteht Opisthotonus. Die Arme sind gestreckt und nach innen rotiert, die Hand zur Faust geballt, der Daumen in die Handfläche gepreßt. Die Beine befinden sich meist in forcierter Streckstellung. Die Atmung steht still. Alle Muskeln fühlen sich bretthart an; passive Bewegungen können vom Untersucher nicht ausgeführt werden. Dieser tonische Krampf dauert meist 15—30 Sekunden, dann löst er sich allmählich, und nunmehr setzen klonische Krämpfe ein, denen bisweilen ein allgemeines Gliederzittern vorangeht. Die Bewegungen sind nicht immer von gleichem Charakter; im allgemeinen herrscht an den Gliedern ein Wechsel von Beuge- und Streckbewegungen; Kopf und Rumpf werden mit großer Gewalt hin und her geschleudert, der Klonus der Atmungsmuskeln erzeugt keuchende und gurgelnde Geräusche. Das Gesicht wird von wilden Grimassen verzerrt, die Augen rollen ruckartig hin und her, die Zunge wird zwischen die Zähne geworfen. In diesem Stadium sind Verletzungen häufig. Die Contractionen der Muskeln der Blase, des Darmes, der Geschlechtsorgane führen nicht selten zu unfreiwilligem Abgang von Urin, Kot und Samen. Am ganzen Körper tritt starkes Schwitzen auf. Das klonische Stadium dauert länger als das tonische (1—15 Minuten); die Zuckungen lassen allmählich an Stärke nach, die Pausen werden länger, manchmal geraten die Glieder in ein lebhaftes Zittern, endlich liegt der ganze Körper wieder ruhig; die Bewußtlosigkeit dauert meist noch einige Minuten an. Bisweilen erwacht dann der Kranke, ohne eine Ahnung von dem zu haben, was mit ihm vorgegangen ist. In andren Fällen schließt sich ein stundenlanger Schlaf an; oft besteht nur eine gewisse Schwerbesinnlichkeit, die ganz allmählich wieder in den normalen Bewußtseinszustand übergeht. Ist der Kranke wieder klar, so fehlt ihm in der Regel jede Erinnerung an den Anfall, manchmal auch an die Zeit kurz vorher. In einzelnen Fällen besteht bald wieder völliges Wohlbefinden. Häufiger sind gewisse Nachwehen vorhanden: Erschlaffung und Müdigkeit, Kopfschmerzen, Gemütsverstimmung, Muskelschmerzen, selten Erbrechen. Auch erhöhtes Wohlgefühl kommt vor. Sehr häufig finden sich bei genauer Untersuchung flüchtige Lähmungssymptome motorischer und sensibler Art (aphasische und asymbolische Störungen, Augenmuskellähmungen, Hemiparesen, Blindheit, Taubheit, Gesichtsfeldeinengung Hypästhesien und Hypalgesieen von sehr verschiedener Ausdehnung und Stärke).

Im Beginne des epileptischen Krampfanfalles wird das Gesicht des Kranken meist blaß, um schon nach kurzer Zeit dunkelrot, cyanotisch zu werden. Die Venen am Hals springen als prall gefüllte Röhren hervor. Die Augäpfel treten nach vorne; nicht selten kommt es zu kleinen Blutungen in die Conjunctiva des Auges und in die Haut (Gesicht, Hals, Brust). Eine Lieblingsstelle für solche Ecchymosen ist die Haut hinter dem Ohre (über dem Processus mastoideus).

Besondere Beachtung verdient das Verhalten der Reflexe. Die Pupillen sind während der Dauer des schweren Anfalls fast immer reaktionslos; meist sind sie anfangs eng, bald aber sehr weit. Nach dem Abklingen des Anfalls kommen manchmal oszillierende Bewegungen der Iris vor. Die Hautreflexe sind während des Anfalles erloschen; sie sind übrigens, ebenso wie die Sehnenreflexe, im Anfall selbst meist nicht sicher zu prüfen. Die Kniesehnenreflexe fehlen oft noch eine Zeitlang nach dem Anfall; in der Zwischenzeit zwischen den Anfällen sind sie beim Epileptiker meist gesteigert. In und nach schweren Anfällen kommt Fußclonus und das Babinskische Zeichen vor. Die Körpertemperatur ist in der Regel nicht erhöht, doch finden sich geringe Schwankungen nach oben unmittelbar vor und im Anfall, für die man eine cerebrale Erregung verantwortlich zu machen pflegt. Im Status epilepticus (s. unten) steigt die Körpertemperatur um mehrere Grade.

Unmittelbar nach dem Krampfanfall weist der Urin oft etwas Eiweiß, selten Aceton auf; die Harnmenge ist manchmal vermehrt. Der Urin enthält in der Regel viel Harnsäure, deren Menge vor dem Anfall abnorm nieder sein kann. Krainsky's Angaben, daß bei der Epilepsie eine periodische Bildung von carbaminsaurem Ammoniak stattfinde, das die Anfälle auslöse und während des Anfalles in Harnstoff und Wasser zerfalle, werden bestritten. Die Fragen nach den chemischen Bedingungen der epileptischen Entladungen sind heute noch ungeklärt. Exakte Untersuchungen sind hier im Gange. Das gleiche gilt von der Lehre über die toxischen Eigenschaften des Epileptikerblutes (Ceni u. a.).

Häufen sich bei einem Kranken die Anfälle, folgen sie sehr rasch hintereinander, so daß Konvulsionen einsetzen, ehe der vorangehende Anfall völlig abgeklungen ist, so entsteht der sog. „Status epilepticus", während dessen die Bewußtlosigkeit andauert. In solchen Zuständen kann der Tod an Herzlähmung durch Erschöpfung eintreten. Der Status epilepticus bildet deshalb immer eine unmittelbare Lebensgefahr für den Kranken. Die Ursache einer derartigen Häufung der Anfälle ist nicht bekannt; doch lehrt die Erfahrung, daß, wenn bei der Krankheit die Anfälle längere Zeit ganz weggeblieben waren, das Auftreten des Status besonders zu fürchten ist, falls es sich nicht überhaupt um eine leichte Form der Epilepsie handelt. Auch gibt es Fälle, in denen die Konvulsionen sehr selten, aber dann immer gehäuft auftreten. Die Annahme, daß namentlich erhebliche Verdauungsstörungen den Anlaß zum status epilepticus geben, ist noch nicht sicher bewiesen. Alle die oben geschilderten Residuärsymptome (Lähmungen, Sprachstörungen, Benommenheit), finden sich mit Vorliebe nach dem status epilepticus.

In manchen Fällen kann der epileptische Anfall nach Ausbruch der Aura noch unterdrückt werden. Besteht die Aura in Parästhesieen oder Zuckungen eines Gliedes, so hilft gelegentlich rasches Umschnüren oder Zerren des Gliedes (vgl. unten „Reflexepilepsie"). Auch sollen einzelne Epileptiker imstande sein, durch energische Willensspannung, durch die sie ihr Bewußtsein wach halten, den drohenden Krampfanfall niederzuzwingen (Oppenheim, Pick u. a.). Mir selbst ist ein derartiger Fall noch nicht vorgekommen. Auch andere Maßnahmen (Verschlucken von etwas Kochsalz, Ausrufen eines bestimmten Wortes) sollen manchmal den Ausbruch des Krampfanfalls verhüten können.

Andere Formen des epileptischen Anfalls. Neben dem typischen Krampfanfall mit seinem tonischen und klonischen Stadium gibt es nun bei der Epilepsie zahlreiche andere Formen von Anfällen, in denen das konvulsive Element ganz fehlen oder sich auf einige kurze Zuckungen beschränken kann; auch kommen oft bei einem Kranken verschiedene Arten von Anfällen vor. Selten sind die Zuckungen bei der genuinen Epilepsie halbseitig; manchmal bestehen partielle tonische und klonische Krämpfe nebeneinander. Sehr häufig sind kurze Schwindelanfälle; dem Kranken verschwimmt plötzlich alles vor den Augen, er muß sich anhalten, wenn er nicht fallen will; dabei können ganz leichte Zuckungen, Urinabgang und andere Symptome tiefer Bewußtseinsstörung auftreten. Bisweilen sind es nur momentane Bewußtseinslücken, die dem Kranken selbst unbemerkt bleiben und auch der Umgebung entgehen können. Der Kranke unterbricht seine augenblickliche Beschäftigung für einen Moment, um dann gleich wieder weiterzumachen, als ob nichts vorgefallen wäre. Oder er hält beim Sprechen eine kleine Weile inne, um dann eventuell mitten im Satze fortzufahren, wenn der kleine Anfall (Absence, petit mal) vorüber ist. Diese kleinen Anfälle, die sehr oft von kleinen klonischen Zuckungen begleitet werden [(Schnalz- und Schmeckbewegungen, Gliederzucken), können bei einem Kranken täglich zu wiederholten Malen auftreten. Als epileptische Schlafsucht (Narkolepsie) bezeichnet man eigenartige Anfälle von plötzlichem Einschlafen bei Tage mit nachfolgender Amnesie für die dem Einschlafen unmittelbar vorangehende Zeitspanne. Periodische Schweißausbrüche bei getrübtem Bewußtsein kommen als epileptische Äquivalente vor; auch akute lokale Ödeme wurden beschrieben.

Eine seltene Form des epileptischen Anfalls stellt die sog. Epilepsia cursoria oder procursiva dar. Der Kranke führt hierbei im Anfall automatische Tret- oder Laufbewegungen aus, die durchaus unmotiviert sind und mit tiefer Bewußtseinstrübung einhergehen; für den Anfall besteht nachher keine Erinnerung. Manchmal findet er in allgemeinen Konvulsionen seinen Abschluß. Die Epilepsia procursiva ist zweifellos eine schwere Form epileptischer Erkrankung, bei der die ernsten Dauersymptome des Leidens (Degeneration, Demenz) wohl nie vermißt werden.

Von großer praktischer Bedeutung ist die Tatsache, daß die epileptischen Anfälle häufig nur bei Nacht im Schlaf auftreten (Epilepsia nocturna) und dann lange unbekannt bleiben können, wenn der Kranke in einem Zimmer für sich allein zu schlafen pflegt. Bisweilen merkt er tags darauf an einem frischen Zungenbiß oder anderen Verletzungen, an dem Gefühl großer Abgeschlagenheit und psychischer Depression, am Feuchtsein der Bettwäsche durch Harnabgang im Schlaf, daß in der Nacht ein Anfall stattgehabt haben muß.

Manchmal treten die Anfälle nur zu ganz bestimmten Tageszeiten oder bei bestimmten Anlässen, z. B. beim Essen, auf.

Die transitorischen Geistesstörungen der Epileptiker. Dämmerzustände sind häufige Symptome der Epilepsie; in der Mehrzahl der Fälle treten sie im Anschluß an einen oder mehrere Krampfanfälle auf, bisweilen gehen sie einem Anfall voraus und endlich ersetzen sie manchmal den epileptischen Insult. Man hat deshalb unterschieden: postepileptische (richtiger postkonvulsive) und präepileptische (richtiger präkonvulsive) Dämmerzustände und endlich Dämmerzustände als epileptische Äquivalente. Diese Unterscheidung ist praktisch ziemlich belanglos; immerhin ist aber die Tatsache festzuhalten, daß namentlich nach gehäuften Anfällen Dämmerzustände oft auftreten. In seltenen Fällen stellt sich ein Krampfanfall im Verlauf des Dämmerzustandes ein. Tritt ein solcher vor einem Anfall auf, so erscheint der Kranke manchmal in depressiv-ängstlicher Stimmung wie „geladen". Er läuft unruhig hin und her, beachtet seine Umgebung nicht, erscheint deutlich benommen, empfindet bisweilen Kopfweh, Schwindel, Ohrensausen, Augenflimmern. Einzelne Sinnestäuschungen können sich einstellen. Dieser Zustand geht dann oft nach einer deutlichen Aura in den eigentlichen Anfall über. Meist setzen epileptische Dämmerzustände plötzlich ein und enden wieder ziemlich plötzlich. Das Bewußtsein ist stark getrübt, die Orientierung schwer gestört, die Aufmerksamkeit herabgesetzt, die Persönlichkeit erscheint gewissermaßen von ihrem normalen Zusammenhang völlig losgelöst; nach Abklingen der Psychose besteht meistens völlige oder teilweise Erinnerungslosigkeit für die ganze Zeit des Dämmerzustandes, oft auch für die der Psychose vorangehenden Stunden oder Tage, selten für längere Zeiten (retrograde Amnesie). Manchmal schließt ein tiefer und langer Schlaf den Dämmerzustand ab. Bei längerdauernden Dämmerzuständen (sie erstrecken sich ausnahmsweise über Monate, manchmal über Wochen, häufiger nur über Tage oder Stunden) ist die Bewußtseinstrübung zuweilen weniger tief, der Kranke ist anscheinend besonnen, sinnvoller und komplizierter Handlungen sehr wohl fähig, erscheint der Umgebung nicht ohne weiteres als ein Geistesgestörter. Bisweilen führt er weite Reisen ohne Zweck aus und erwacht an fremdem Orte, ohne zu wissen, wie er dorthin gekommen ist (Poriomanie).

Das klinische Bild der Dämmerzustände ist außerordentlich vielgestaltig; meist sind die einzelnen Psychosen bei ein und demselben Kranken einander sehr ähnlich; ja diese Ähnlichkeit kann sich bis auf die kleinsten Einzelheiten (Dauer des Dämmerzustandes, Beginn und Aufeinanderfolge der Symptome, Inhalt der Halluzinationen, der Wahnvorstellungen, der Triebhandlungen) erstrecken. Der vorherrschende Affekt ist der der Angst, seltener ist eine ekstatische Glückseligkeit oder ein tiefer, alle Affektäußerungen hemmender Stupor zu beobachten. Katalepsie und triebartiger Negativismus kommen vor. Das Denken ist in der Regel schwer gehemmt, die Orientierung geht verloren, die Umgebung wird im Sinne der Affektlage verkannt. Die sprachlichen Äußerungen sind manchmal inkohärent, nur ganz ausnahmsweise ideenflüchtig; die schwere assoziative Störung verrät sich in dem häufigen Auftreten von Echolalie, Perseveration, in der Mischung von Verwirrtheit mit aphasischen und paraphasischen Symptomen. Sehr häufig ist die Wortfindung erschwert. In ganz tiefer Bewußtseinstrübung kann es zu förmlicher Asymbolie und Apraxie kommen. Besteht eine ausgeprägte traumhafte Benommenheit, so herrschen meist zahlreiche Sinnestäuschungen vor, die vorwiegend schreckhaften oder ekstatischen Inhalts sind. Manchmal kleidet sich der Dämmerzustand in die Form des Nachtwandelns. Von jeher wurde hervorgehoben, daß die Halluzinationen der Epileptischen sehr häufig elementarer Art sind; bunte Farben (namentlich rot), brausende Geräusche, feurige Gestalten, Rauch, Blutlachen, scharfer Gestank werden oft wahrgenommen. Religiöse Szenen werden erlebt: Gott, Christus, Engel und Teufel erscheinen, himmlische Musik ertönt, das jüngste Gericht spielt sich vor den Augen des traumhaft verzückten Kranken ab. Die bisweilen furchtbarem Angstzustände kombinieren sich mit triebartigen Erregungen, führen zu schrecklichen Gewalttaten, so daß man die Epileptiker im Dämmerzustand als die gefährlichsten aller Geisteskranken bezeichnen kann. Das motorische Verhalten ist sehr verschieden; manchmal herrscht für die ganze Dauer des Dämmerzustandes der Stupor vor, in anderen Fällen sehen wir einen Wechsel von Stupor mit Erregung, bisweilen tritt das Bild eines ängstlichen Deliriums auf, das sich von dem Alkoholdelir namentlich durch die tiefere Bewußtseinstrübung, durch den vorherrschenden schweren Angstaffekt, die schreckhaften Sinnestäuschungen, die Veränderungen des Persönlichkeitsbewußtseins (Größenideen), die ausgedehntere Amnesie unterscheidet. Manchmal bestehen bedrohende und beschimpfende Stimmen, es zeigen sich Wahnbildungen, in denen eine gewisse Systematisierung vorkommen kann und die zu impulsiven Handlungen und Tobsuchtsausbrüchen drängen. Derartige Delirien können wochenlang andauern. Trinkt der Kranke in einem solchen Dämmerzustand geistige Getränke, so vertieft sich die Bewußtseinstrübung sehr rasch und die Gefahr heftiger Wutzustände und roher Gewalttaten wächst (pathologischer Rausch). Die Amnesie für diese Zeiten ist dann fast immer eine totale. Nicht selten macht der geängstigte Kranke seinem Leben selbst ein Ende, in anderen Fällen treten in jedem Dämmerzustand dieselben kriminellen Triebe hervor (Sittlichkeitsverbrechen, Totschlagsversuche, Selbstverstümmelungen).

Ausnahmsweise kann ein epileptischer Dämmerzustand bei vorwiegend heiterer Stimmungslage und ideenflüchtigem Vorstellungsablauf ein fast „manisches" Zustandsbild aufweisen (sog. epileptische Manie); in der Regel herrschen aber depressive und ängstliche, manchmal auch zornige Verstimmungen vor; ein Wechsel depressiver und expansiver Verstimmung ist selten. Von körperlichen Symptomen, die im epileptischen Dämmerzustand beobachtet werden, sind zu nennen: Analgesie des Körpers, Gesichtsfeldeinengung, weite, ausnahmsweise lichtstarre Pupillen, Asymmetrien im Facialisgebiet, Steigerung der Sehnenreflexe, Albuminurie, Pulsverlangsamung (Stupor) und Pulsbeschleunigung (Erregung), vermehrte Schweißabsonderung. Der Gang ist manchmal taumelnd, die Sprache schwerfällig, monoton, selbst lallend.

Bei den schwereren Formen der Epilepsie (früher Beginn des Leidens, viele Anfälle) sind Dämmerzustände häufig; sie finden sich nach den Berechnungen von C. Neißer bei den anstaltsbedürftigen Epileptikern bei etwa 60% der Fälle. Bisweilen setzen sie, ebenso wie auch die Anfälle, zurzeit der Menses ein. In der Regel, aber nicht ausnahmslos, treten sie erst auf, nachdem die Epilepsie schon längere Zeit besteht. Manchmal geht ihrem Ausbruch eine längere anfallsfreie Zeit voraus.

Andre transitorische Psychosen bei Epilepsie. Von den eigentlichen Dämmerzuständen sind die sehr häufigen periodischen Verstimmungen zu unterscheiden, bei denen die Bewußtseinstrübung eine nur ganz leichte und die Erinnerung meist nachher leidlich erhalten ist. Derartige Verstimmungen finden sich bei etwa 75% aller Epileptiker; nicht selten treten sie zeitlich vor den Anfällen auf; sie können so typisch sein, daß sie für sich allein die Diagnose der Epilepsie ermöglichen. Sie entstehen ohne äußeren Anlaß aus innerer Ursache, erscheinen darum völlig unmotiviert, dauern in der Regel nur einige Stunden oder Tage. Oft wacht der Kranke morgens in gereizter oder ängstlicher Stimmung auf; alles ärgert ihn, eine innere Unruhe quält ihn, wehmütige Erinnerungen suchen ihn heim, ein unbestimmter Drang treibt ihn von der Arbeit weg, er wandert umher, der Soldat desertiert, weil ihn plötzlich schmerzliches Heimweh ergreift. Manchmal herrscht eine hypochondrische Verstimmung oder ein akut paranoider Symptomenkomplex mit Sinnestäuschungen, seltener sind heitere Erregungen mit eigenartigem Glücksgefühl. Meist verbinden

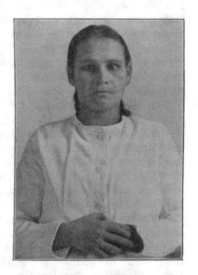

sich mit diesem endogenen Verstimmungen ähnlich wie bei den Dämmerzuständen auch körperliche Störungen vorübergehender Art; Herzklopfen, Pulsbeschleunigung, gerötetes Gesicht, starkes Schwitzen, Zittern, weite Pupillen, Funkensehen, Kopfschmerzen, Betäubungsempfindung. Alkohol steigert die pathologische Verstimmung sehr rasch, manchmal zu einem förmlichen Dämmerzustand; trägt diese den Charakter der pathologischen Reizbarkeit, so kommt es unter Alkoholwirkung oft zu schweren Gewalttaten.

Endlich haben neuere Untersuchungen (Kraepelin, Aschaffenburg, Gaupp) gelehrt, daß die eigentliche Dipsomanie eine Form der Epilepsie darstellt. Wir verstehen unter Dipsomanie einen periodisch wiederkehrenden pathologischen Trieb zum Trinken, der einer endogenen depressiven Verstimmung des Kranken entspringt. Das Primäre ist stets die depressive Verstimmung, meist vom

Abb. 218. Junges Mädchen in epileptischer Verstimmung (Depression, innere Spannung, Reizbarkeit, schwere Wutausbrüche).

Charakter der Angst und inneren Unruhe, oft mit einem qualvollen Durstgefühl verbunden. Dieser krankhafte Seelenzustand treibt den Kranken, auch wenn er sonst kein Freund geistiger Getränke ist, zum sinnlosen, oft tagelang fortgesetzten Alkoholexzeß, während dessen die Erregung immer mehr zunimmt, ohne daß die körperlichen Lähmungssymptome der Trunkenheit auftreten. Meist geht der dipsomanische Anfall allmählich unter Alkoholwirkung in einen schweren Dämmerzustand über, aus dem der Kranke mit völliger oder teilweiser Amnesie erwacht. Wird der Kranke im Anfall am Trinken gehindert (Bettruhe, Dauerwache, Brom, Veronal), so pflegt die Verstimmung meist ziemlich rasch vorüberzugehen. Manchmal wird der Dipsomane sekundär ein chronisch Trunksüchtiger.

Von dieser echten Dipsomanie sind zu trennen: die periodischen Exzesse chronischer Alkoholisten, die nach vergeblichen Versuchen, abstinent oder mäßig zu sein, unter der Wirkung des Alkohols schnell in schwere akute Trunksucht verfallen, ferner die Trinkexzesse im Beginne der periodischen Manie, die Selbstbetäubungsversuche psychodathischer Personen, die im Alkohol Beruhigung und Vergessenheit suchen, deren

Dysphorie aber psychologisch begründet erscheint. Schwieriger ist die Unterscheidung der Dipsomanie von der hereditären Trunksucht, die ebenfalls zu periodischen Steigerungen neigt, und bisweilen auch sonst epileptoide Züge aufweist Wenn wir uns vergegenwärtigen, daß die Epilepsie ja mit Vorliebe bei Kindern von Alkoholisten auftritt, so können wir verstehen, daß die vererbte Trunksucht gerne den epileptoiden Charakter der periodischen Steigerungen annimmt.

Die chronische Wesensveränderung des Epileptikers. In manchen leichten Fällen von Epilepsie (seltene Anfälle, später Beginn, nüchternes Leben) kann sich die Krankheit auf das zeitweise Auftreten der Anfälle beschränken, während die Persönlichkeit im übrigen intakt bleibt. Einige hervorragende Männer waren Epileptiker. Allein weit häufiger, bei mehr als 75% der Erkrankten, sehen wir das Leiden von verhängnisvoller Bedeutung für Intelligenz und Charakter des Erkrankten (epileptische Degeneration). Freilich darf nicht alles, was der Epileptiker an auffälligen Eigenschaften bietet, ohne weiteres als Symptom der Epilepsie gedeutet werden. Die Epilepsie erwächst auf dem Boden der Entartung, und manche Epileptiker haben einzelne psychische Stigmata degenerationis (Reizbarkeit, Egoismus, Alkoholintoleranz usw.) schon aufgewiesen, ehe sich die ersten Symptome der Krankheit selbst (Verstimmungen, Anfälle) zeigten. Außerdem ist zu beachten, daß sehr viele Idioten epileptische Anfälle haben (Encephalitis, Porencephalie, Meningitis usw.); der Schwachsinn ist hier kein epileptischer, wenn er auch dem epileptischen ähnlich ist. Meist sehen wir nun aber bei der genuinen Epilepsie nach jahrelangem Bestehen eine spezifische, nur dieser Krankheit zukommende Wandlung des geistigen Wesens. Der Charakter erfährt eine ungünstige Veränderung. Der Kranke wird reizbar, eigensinnig, boshaft, rechthaberisch, pedantisch, kleinlich, unverträglich, schamlos, lügenhaft, er neigt zu eintönigen hypochondrischen Vorstellungen, zu kriechender Höflichkeit und Phrasenhaftigkeit, er wird allmählich immer egoistischer. Er gefällt sich darin, sich selbst und seine Familie mit schwülstigen Worten zu loben, mit seinen Erlebnissen und Leistungen zu prahlen. Dazu gesellen sich die Zeichen der progressiven Demenz. Das Gedächtnis leidet, die Merkfähigkeit nimmt ab, die Auffassung wird unsicher und sehr schwerfällig, es stellt sich Urteilsschwäche ein, der Kranke zeigt eine eigenartige Langsamkeit, Umständlichkeit, geistige Schwerbeweglichkeit und Gedankenarmut. Bestimmte Gedankengänge wiederholen sich beständig. Die Ausdrucksbewegungen tragen den Charakter des Übertriebenen, die affektiven Regungen drängen nach starker motorischer Entladung; der Geschlechtstrieb nimmt nicht selten eine krankhafte Richtung; die geistigen Interessen erlöschen; die Vorliebe für eine süßliche Frömmelei, die man bei ungebildeten Epileptikern häufig findet, kommt in wortreichen, aber inhaltsarmen religiösen Ergüssen zu eigenartigem, nicht zu verkennendem Ausdruck. Geringe Anlässe lösen bisweilen sinnlose Wutzustände aus. Oft besteht ein auffälliger Optimismus in der Beurteilung der eigenen Krankheit. Mit Zunahme des Leidens erreicht die Demenz häufig sehr hohe Grade, es kann zu einer hochgradigen Verarmung des Ideenschatzes, zum Verlust der einfachsten Begriffe, ja selbst der Sprache und des Sprachverständnisses kommen. Der Kranke wird unreinlich, stumpf, kann sich nicht mehr beschäftigen, lebt bisweilen in einem dauernden Dämmerzustand, in dem die Auffassung der Außenwelt völlig unmöglich geworden ist, während starke motorische Erregungen sich in wildem Schreien, Herumrennen, triebartigem Zuschlagen und Zerstören Luft machen. Derartige Kranke, die natürlich nur in gut eingerichteten Epileptikeranstalten behandelt werden können, sind für ihre Umgebung im höchsten Maße gefährlich.

Die epileptische Demenz und Charakterentartung ist unheilbar. Wohl sieht man bisweilen, wenn es gelingt, durch eine wirksame Behandlung die Zahl und Schwere der Anfälle zu vermindern, ein gewisses Aufleben der stumpfapathischen, geistig schwerfälligen Kranken. Doch handelt es sich hierbei mehr nur um die Beseitigung der Symptome langdauernder Dämmerzustände, in denen es häufig schwer zu entscheiden ist, inwieweit der Kranke schon dauernd geistig geschädigt ist. Je früher die Epilepsie einsetzt, je häufiger die Anfälle auftreten und je mehr sich psychische Störungen (Äquivalente, Delirien, Dämmerzustände) bemerkbar machen, um so schwerer pflegt meist die epileptische Degeneration zu werden. Es ist zurzeit noch nicht völlig geklärt, wovon es abhängt, ob ein Epileptiker verblödet oder geistig rüstig bleibt. Erst vor kurzem haben Binswanger und Heilbronner betont, daß manche Epileptiker trotz schwerer und seit lange bestehender Anfälle von der epileptischen Degeneration verschont bleiben. Komplizierender Alkoholismus scheint mehr das Auftreten schwerer Dämmerzustände als die Tiefe des geistigen Verfalls zu beeinflussen. Häufige petit mal-Anfälle gelten seit langer Zeit als besonders verderblich; bei ihnen bleibt die psychische Persönlichkeit fast nie intakt.

Eine seltene Form geistiger Störung bei Epilepsie ist eine chronisch-paranoische Erkrankung, die sich bei geistig defekten Epileptikern aus den akuten paranoischen Erregungen während vorübergehender Verstimmungen herausbilden kann; die in der akuten Phase entstandenen Wahnbildungen werden nicht mehr korrigiert, es kommt zu einer dauernden Bewußtseinsverfälschung im Sinne eines Verfolgungswahns. Doch ist eine solche Entwicklung sehr selten; meistens bleiben die Wahnbildungen rein episodische Störungen.

Dauernde körperliche Störungen sind bei der Epilepsie keineswegs regelmäßig vorhanden; die Kranken können außerhalb ihrer Anfälle als körperlich völlig gesund erscheinen. Am häufigsten finden sich von somatischen Symptomen Sensibilitätsstörungen (allgemeine Analgesie, fleckweise Anästhesien oder Hypästhesien). Manchmal erscheint die Muskelkraft im Verhältnis zur Entwicklung der Muskulatur gering. Sehr viele Epileptiker sind Linkshänder. Oft wird die Sprache langsamer, schwerfälliger, stockend, bei vorgeschrittener Demenz lallend. Narben, Blutungen sind Folgen, nicht Symptome des Leidens. (Über die oft zahlreichen Degenerationszeichen s. unten S. 644.) Manchmal verbindet sich die Epilepsie mit der Myoklonie.

Ursachen. Verstehen wir unter Epilepsie, wie oben dargelegt, nur die sog. genuine, idiopathische Epilepsie, so ist über die Ursachen des Leiden selbst wenig Bestimmtes zu sagen, während die auslösenden Ursachen der einzelnen Anfälle mannigfaltig sind.

Es empfiehlt sich vielleicht, hier eine kurze Übersicht über die Umstände zu geben, unter denen wir epileptische Anfälle auftreten sehen, ohne daß Epilepsie vorliegt. Der allgemeine Krampfanfall kommt vor als ein Symptom zahlreicher Allgemein- und Lokalerkrankungen des Gehirns: bei der progressiven Paralyse, der Dementia praecox, der multiplen Sklerose, dem Hirntumor, dem Hirnabszeß, der Hirnsyphilis, der Meningitis, bei akuten und chronischen Vergiftungen (Kohlenoxyd, Alkohol, Morphium, Blei, Arsen, beim Diabetes, bei Nephritis, bei Rachitis und Kretinismus, bei der Arteriosklerose der Hirngefäße, nach schweren Hirnerschütterungen, bei akuter Hirnanämie durch Kompression der Carotiden (Erhängungsversuch). Bestehen im Gehirn selbst oder an den Hirnhäuten Narben (Encephalitis, Porencephalie, Folgen von Verletzungen des Schädels, der Hirnhäute, des Gehirns), so können sich von Zeit zu Zeit epileptoide Anfälle einstellen, die sich oft durch die Art ihrer Ausbreitung (z. B. Jacksonsche Rindenepilepsie) als Symptome lokaler Hirnerkrankung ausweisen.

Die wichtigste Ursache der genuinen Epilepsie ist die Entartung. Die abnorme Veranlagung des Gehirns, auf der das Leiden erwächst, ist angeboren; worin sie besteht, ist heute noch unbekannt. Epileptiker stammen meistens aus Familien, in denen Nerven- oder Geisteskrankheiten häufig sind. Oft ist Vater oder Mutter auch epileptisch gewesen; häufiger finden sich in der Ascendenz andere Nervenleiden, namentlich auch Migräne. Es scheint, daß die Epilepsie eine schwerere Form der Entartung darstellt, die mit Vorliebe bei konvergierender Belastung entsteht. Besonders verhängnisvoll ist die Keimschädigung durch Trunksucht eines der Eltern. Dies geht aus zahlreichen sorgfältigen Untersuchungen deutlich hervor. Die Behauptung, daß Trunkenheit des Vaters im Moment der Zeugung beim Kind Epilepsie hervorrufe, ist aus naheliegenden Gründen schwer zu beweisen. Ähnlich steht es mit einer Reihe anderer Annahmen: hohes Alter der Erzeuger, Gemütserschütterungen der Mutter in der Schwangerschaft, Schädigungen des kindlichen Kopfes

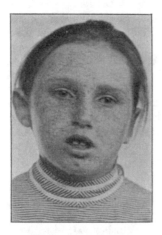 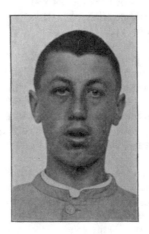 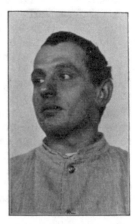

Abb. 219. 11jähr. epileptisches Mädchen. Sehr asymmetrischer Schädel. Zahlreiche Degenerationszeichen. Viele Anfälle. Verblödung.

Abb. 220. 20jähr. Kranker. Habitus epilepticus.

Abb. 221. 27jähr. Kranker. Epileptischer Charakter. Asymmetrischer Schädel. Strabismus. Leicht benommener Gesichtsausdruck.

während der Geburt werden als Ursachen der epileptischen Disposition angegeben. Tuberkulose, Gicht, chronische Vergiftungen mit Metallgiften (Blei, Arsen) eines der Eltern sollen bei den Kindern die Veranlagung zur Epilepsie bewirken können (sog. „toxikopathische Belastung"). Die Blutsverwandtschaft psychopathischer Eltern gilt ebenfalls als eine Ursache. Geht Syphilis der Eltern auf das Kind über, so können sich epileptische Anfälle einstellen, die jedoch in der Regel nicht zur genuinen Epilepsie zu rechnen, sondern als Symptome hereditärer Hirnsyphilis aufzufassen sind.

Wie sehr die Epilepsie eine Form der Entartung darstellt, geht aus zwei Reihen von Tatsachen hervor: die Kinder der Epileptischen sind fast immer nervenkrank oder geistig abnorm; die Epilepsie der Eltern belastet die Nachkommen besonders schwer. Ferner: Epileptiker zeigen sehr häufig die körperlichen und geistigen Stigmata degenerationis. Viele sind von früher Kindheit an, ehe die Krankheit selbst in Erscheinung tritt, nervös, psychopathisch, manche angeboren schwachsinnig; körperliche Entartungszeichen (abnormer Schädel, Hydrocephalie, Mikrocephalie, Asymmetrien des Schädels und Gesichtes, abnorm hoher oder platter Gaumen, breite massige Nase, wulstige Lippen, Refraktionsanomalien der Augen, weite, oft differente Pupillen, Schielen, abnorme Ohrformen, Anomalien der Zähne, der Behaarung, Melanodermie finden sich häufig bei Epileptischen. Neuere Untersuchungen (Thiemich u. a.) haben gelehrt, daß die Eklampsie der kleinen Kinder von der Epilepsie wesensverschieden ist; dagegen hört man oft, daß Epileptische schon in den Kinderjahren zu Krämpfen neigten, an Pavor nocturnus litten, der Erziehung durch Eigensinn und Leidenschaftlichkeit große Schwierigkeiten bereiteten. In anderen Fällen jedoch kommt das Leiden völlig überraschend an bisher gesunde und anscheinend normale Menschen.

Besondere Erörterung verdienen die Beziehungen des chronischen Alkoholismus zur Epilepsie. Von der Bedeutung der elterlichen Trunksucht war schon die Rede. Bei ausgesprochener Epilepsie wirkt der Alkohol, wie schon erwähnt, zweifellos verschlimmernd auf die Zahl und Schwere der Anfälle, begünstigt das Auftreten schwerer psychischer Störungen, macht den Epileptiker gewalttätig und gefährlich. In anderen Fällen hat man den Eindruck, daß eine epileptische Veranlagung erst durch die Trunksucht in wirkliche Epilepsie verwandelt wurde; dies ist namentlich anzunehmen, wenn der bisher zwar psychopathische und reizbare Kranke erst als erwachsener Mensch an epileptischen Zufällen erkrankt, die sich hauptsächlich nach dem Genuß geistiger Getränke einstellen. Oft bildet hierbei die Arteriosklerose der Hirngefäße das Mittelglied. Von diesen Fällen sind die Formen zu unterscheiden, bei denen die akute schwere Trunksucht und der chronische Genuß von minderwertigen alkoholischen Getränken (fuselhaltiger Schnaps, Absinth) epileptische Krämpfe als akute Vergiftungserscheinungen hervorruft. So sehen wir nicht selten, daß beim Delirium tremens epileptische Krämpfe das Symptomenbild eröffnen. In solchen Fällen, die man als Alkoholepilepsie von der eigentlichen Epilepsie abtrennen muß, treten bei Wegfall der Trunksucht keine epileptischen Symptome mehr auf; für die Alkoholepilepsie ist die Abstinenz ein absolut sicheres Heilmittel, ebenso wie für die Krämpfe der Morphiumvergiftung die Heilung des Morphinismus.

Ist also die wesentliche Ursache der genuinen Epilepsie eine angeborene, ihrer Natur nach noch unbekannte Veranlagung des Gehirns, so kommen nun im Laufe des Lebens zahlreiche Gelegenheitsursachen zur Wirkung, von denen das Auftreten des einzelnen Anfalls abhängt. Verletzungen des Kopfes oder anderer Körperteile, Schreck oder andere heftige Gemütsbewegungen, körperliche und geistige Überanstrengung, fieberhafte Erkrankungen, Masturbation, Darmwürmer, Fremdkörper in Nase und Ohr gelten mit mehr oder weniger Grund als solche auslösende Ursachen. Bisweilen treten die Anfälle beim Coitus auf. Nicht selten löst die Menstruation den Anfall aus; dies kann mit solcher Regelmäßigkeit geschehen, daß man von einem „menstrualen Typus" der Epilepsie reden kann. Manchmal zeigen sich die ersten epileptischen Symptome während oder nach akuten Infektionskrankheiten (Scharlach, Typhus); doch besteht hierbei immer der Verdacht, daß es sich um symptomatische Epilepsie bei infektiöser Encephalitis handelt. Auf die ursächliche Bedeutung von Verdauungsstörungen wird neuerdings, seit man die Ursache des einzelnen Anfalls in Stoffwechselanomalien sieht, mit Nachdruck hingewiesen. Zahlreiche Beobachtungen und einzelne chemische Untersuchungen sprechen in der Tat dafür, daß dem Anfall eine akute

Vergiftung des Gehirns mit irgendwelchen toxischen Zersetzungsstoffen zugrunde liegt. Welcher Art diese Stoffe sind, ist heute noch nicht sicher entschieden (carbaminsaures Ammoniak? Harnsäure? Cholin?). Freilich erklären alle diese toxischen Theorien gerade die wichtigsten Tatsachen der Epilepsielehre (Periodizität der Anfälle, Polymorphismus der Symptome, grundlegende Bedeutung der Heredität, symptomatologische Ähnlichkeit mit der nichtgenuinen Epilepsie nach Encephalitis, Kopftrauma usw.) durchaus nicht. Auch versteht man schwer, warum bei einzelnen Kranken der epileptische Insult immer unter den gleichen Umständen erfolgt. So werden, wie schon erwähnt, viele Epileptiker nur im Schlaf vom Anfall heimgesucht; bei anderen lösen psychische Faktoren (Schreck, Ärger) oder mechanische Reize den Anfall aus.

Die Bedeutung der Syphilis, der Arteriosklerose, mancher Herzkrankheiten für die Epilepsie ist noch nicht völlig geklärt. Zweifellos handelt es sich bei der sog. Epilepsia tarda häufig um chronische Hirnerkrankungen auf arteriosklerotischer oder hirnsyphilitischer Basis, bei denen epileptische Anfälle nur ein Symptom sind, und die von der eigentlichen Epilepsie getrennt werden müssen. In anderen Fällen aber herrscht in Symptomen und Verlauf durchaus das Bild echter Epilepsie, so daß es bei dem heutigen Stande unserer pathologisch-anatomischen Kenntnisse nicht möglich ist, solche Fälle von Spätepilepsie als selbständige Formen klinisch abzutrennen.

Die Beziehungen der Rachitis zur Epilepsie sind noch unklar; doch wird von mancher Seite hervorgehoben, daß viele Epileptiker früher rachitisch waren und nicht selten rachitische Schädelformen aufweisen. Auch zu Erkrankungen der Thyreoidea hat man die Epilepsie in Beziehung gebracht; in der Tat sehen wir bei der Cachexia strumipriva und beim Kretinismus bisweilen epileptische Anfälle auftreten, die als Symptome schwerer Stoffwechselstörungen anzusehen sind.

Die Krämpfe bei Nierenerkrankung (Urämie), bei Leberleiden und bei Diabetes haben mit der genuinen Epilepsie nichts zu tun.

Die ersten Anzeichen der Krankheit treten in der Regel im zweiten Lebensjahrzehnt hervor; doch können die Anfälle und Verstimmungen (letztere sind bisweilen früher vorhanden, als die ausgebildeten Anfälle) sich schon im ersten Jahrzehnt bemerkbar machen. Treten die ersten Äußerungen des Leidens erst nach dem 20. Lebensjahr auf, so spielen erworbene Schädlichkeiten, namentlich Trauma und chronischer Alkoholmißbrauch häufig die auslösende Rolle.

„Die Reflexepilepsie" bildet ein unklares Kapitel der Epilepsielehre. Nach Verletzungen an den Gliedern, dem Schädel, dem Gesicht, die Narben hinterlassen, stellt sich bisweilen Epilepsie ein, wobei die dem Krampfanfall vorausgehende motorische oder sensible Aura von dem verletzten Körperteil ausgeht; der Kranke empfindet an der Gegend der Narbe einen Schmerz, eine Mißempfindung, es treten an dem Glied Zuckungen auf, und dann setzen die meist nur partiellen Krämpfe ein, deren Ausbruch bisweilen dadurch hintangehalten werden kann, daß der Kranke das Glied rasch umschnürt. Auch werden in solchen Fällen durch Druck auf die Narbe (epileptogene Zone) Anfälle ausgelöst. Bisweilen zeigt sich in der Hautnarbe ein Neurom oder ein Nervenästchen. Das Bewußtsein geht erst auf der Höhe der Konvulsionen verloren. Es ist fraglich, ob diese Form partieller Epilepsie wirklich mit der eigentlichen Epilepsie identisch ist. Manches von dem, was man unter dem Namen Reflexepilepsie beschrieb, gehört wohl zur Hysterie;

in anderen Fällen lag symptomatische Epilepsie bei lokaler Hirnerkrankung vor, und nur bei einem Teil der Fälle erscheint die Annahme berechtigt, daß es sich wirklich um echte Epilepsie auf erblich degenerativer Grundlage handelt, bei der nur die Auslösung des Leidens und des einzelnen Anfalles, sowie der lokale Beginn der Anfallsymptome durch das Trauma beeinflußt ist. Immer, wenn der Anfall in seinem ganzen Verlauf den Charakter der Rindenepilepsie trägt, liegt die Vermutung nahe, daß er das Symptom einer umschriebenen Rinden- oder Hirnhauterkrankung ist, nicht aber der Ausdruck genuiner Epilepsie.

Pathologische Anatomie. Die Bezeichnung der Epilepsie als einer Neurose, d. h. einer funktionellen Nervenkrankheit, bei der keine anatomischen Veränderungen nachweisbar sind, ist heute nicht mehr zulässig. Doch ist zuzugeben, daß ein alle Fälle von Epilepsie kennzeichnender pathologisch-anatomischer Befund noch aussteht. Es scheint, daß wir heute noch unter dem Begriff der genuinen Epilepsie verschiedene pathologische Prozesse zusammenfassen, und es ist nicht unwahrscheinlich, daß uns die Zukunft eine Sonderung der Epilepsien auf anatomischer Grundlage bringt. Überblickt man die Gesamtheit der bei der Epilepsie beobachteten und beschriebenen anatomischen Veränderungen des Körpers, so ergibt sich ohne weiteres, daß diese im einzelnen sehr verschiedenwertig sind. Manche sind rein zufällig und belanglos, andere sind die Folgen schwerer Insulte (z. B. Haut- und Schleimhautblutungen, Narben nach Verletzungen, vielleicht auch akute Gefäßveränderungen und kleine Blutungen im Gehirn), wieder andere sind allgemeine Degenerationszeichen, die in gleicher Weise bei anderen Entartungen vorkommen. Und endlich finden sich im Zentralnervensystem chronische Veränderungen, in denen man wohl die anatomische Grundlage für die Dauersymptome der Epilepsie (Charakterentartung, Demenz) erblicken darf. Dagegen ist es auch heute noch unaufgeklärt, was beim epileptischen Anfall selbst im Gehirn vorgeht. Man glaubt sich wohl zu der Annahme berechtigt, daß ein — vermutlich toxisch bedingter — Erregungsvorgang in der Hirnrinde (Bewußtseinsveränderung, klonische Krämpfe) und in den tiefer gelegenen Teilen (tonisches Krampfstadium) den anfallartigen Symptomen der Epilepsie zugrunde liege. Die Tatsache, daß ganz verschiedene allgemeine und lokale Erkrankungen des Gehirns epileptische Anfälle hervorrufen können, beweist, daß beim Anfall ein gewissermaßen präformierter Entladungsmechanismus in Erscheinung tritt, dessen Auslösung durch verschiedene Hirnreize bewirkt werden kann. Kompliziertere motorische Störungen der Epilepsie (Tret- und Laufbewegungen u. a.) werden mit einer Reizung subcorticaler Zentren (Thalamus opticus, Vierhügel?) in Verbindung gebracht. Das Wesen der sog. „epileptischen Veränderung" ist noch unbekannt.

Vom pathologisch-anatomischen Standpunkt aus ist Alzheimer zu der Auffassung gekommen, daß, was wir heute Epilepsie nennen, eine Gruppe verschiedener Krankheiten darstellt, eine Auffassung, die bekanntlich auch Féré von rein klinischen Erwägungen aus gewonnen hat. Alzheimer unterscheidet sechs Gruppen verschiedener Prozesse. Die erste Gruppe umfaßt die genuine Epilepsie, deren Ursachen wir noch nicht kennen. Bei der zweiten Gruppe nimmt er äußere Gifte als Ursachen an (Alkohol, Blei) und findet im Gehirn Veränderungen, die für diese Giftwirkungen kennzeichnend sind. Die dritte Gruppe bildet die syphilitische Epilepsie, die durch die Endarteritis syphilitica der kleinsten Rindengefäße bedingt ist. Die vierte Form stellt die arteriosklerotische Spätepilepsie dar, bei der man den typischen Befund der Gehirnarteriosklerose erheben kann. Die fünfte Form bildet die symptomatische Epilepsie bei Herderkrankungen, namentlich bei Encephalitis. Die letzte Gruppe endlich stellt die Epilepsie bei Entwicklungshemmungen des Gehirns (Stadium verrucosum der Rinde, tuberöse Sklerose) dar. Da wir unter Epilepsie nur die genuine Epilepsie verstanden wissen wollen, so soll hier nur der anatomische Befund bei der ersten Gruppe geschildert werden. In 50 bis 60 %, dieser Fälle findet sich eine Sklerose der Ammonshörner, in der jedoch Alzheimer nur eine Nebenerscheinung der epileptischen Degeneration, nicht die eigentliche Grundlage der Epilepsie erblickt. Wichtiger erscheint ihm die Randgliose der Großhirnhemisphären. Markfasern und Ganglienzellen nehmen an Zahl ab; viele Ganglienzellen erscheinen abnorm klein; die Gefäße sind leicht gewuchert, ihre Wand manchmal stark verdickt. In den Lymphscheiden finden sich oft Mastzellen. War der Tod im Status epilepticus erfolgt, so findet man schwere akute Veränderungen an Ganglienzellen, Achsenzylindern, massenhafte Kernteilungen an Gliazellen, manchmal große amöboide Gliazellen, die mit Abbauprodukten beladen sind, ferner frische Veränderungen an den Blutgefäßen, Blutextravasate, Hyperämie und Ödem. In der Randgliose hat man wohl die anatomische Grundlage der Demenz, in den akuten Parenchymveränderungen diejenige der Anfälle zu erblicken. Seltener als diese Randgliose findet sich bei der genuinen Epilepsie eine atrophische Sklerose ganzer Windungsgebiete oder einer ganzen Hemisphäre. Man trifft alsdann in derart sklerosierten Hirnteilen das nervöse Gewebe sehr stark geschwunden, namentlich ist die dritte Rindenschicht sehr atrophisch; die Gliawucherung erstreckt sich auf die Randschicht und die Markleiste. Das Mark sieht man an frischeren Stellen mit Fettkörnchenzellen angefüllt, die aus Gliazellen hervorgehen. Im Status epilepticus sieht Alzheimer den klinischen Ausdruck eines Höhepunktes akuter destruktiver Rindenerkrankung. Von dieser Rindenerkrankung nimmt er an, daß sie auch in der anfallsfreien Zeit fortschreiten könne. Daraus würde sich die zweifellose Tatsache erklären, daß die epileptische Verblödung keineswegs immer der Zahl und Schwere der Anfälle parallel geht.

Von den zahlreichen anderen anatomischen Befunden, die man bei Epileptikern erhoben hat, seien noch folgende genannt: Manchmal sind die Schädelknochen verdickt, es finden sich Exostosen am Schädeldach, die Hirnhäute verwachsen. Nicht selten weist der Schädel Spuren früherer Rachitis auf. Auf die zahlreichen Degenerationszeichen, die man bei Epileptikern findet, wurde schon oben hingewiesen. Bisweilen will man eine abnorm kleine Aorta gefunden haben. Auch eine pathologische Enge der Hirngefäße wollte man für die Entstehung der Epilepsie verantwortlich machen. Doch fehlen hierfür noch alle sicheren Beweise. Bei sehr vielen Epileptikern findet man schon im mittleren Lebensalter ausgesprochene Arteriosklerose, wobei aber zu beachten ist, daß viele Epileptiker chronische Trinker sind. Parenchymatöse Verfettungen an Herzmuskel, Leber und Niere fanden sich in Fällen, in denen der Tod unter akuten epileptischen Erscheinungen aufgetreten war. Eine Erkrankung des Sympathicus bei Epilepsie ist zwar schon wiederholt behauptet, aber noch nie anatomisch erwiesen worden. Ebenso muß es noch als fraglich bezeichnet werden, ob eine echte Hypertrophie des Gehirns (Gewicht bis 2800 g!), die zu einem Mißverhältnis zwischen Gehirn und Schädel führen soll (Anton), als Grundlage mancher Fälle von Epilepsie angesehen werden kann. Umschriebene Blutungen der Haut oder innerer Organe (Pleura) werden auf zentrale vasomotorische Vorgänge zurückgeführt; häufiger sind sie Stauungserscheinungen.

Die **Diagnose** der Epilepsie sieht sich vor verschiedene Aufgaben gestellt. Ist der symptomatologisch zweifellos „epileptische Anfall" Symptom der Krankheit Epilepsie oder einer anderen Gehirnerkrankung, bzw. -vergiftung? Sind die geschilderten oder beobachteten Anfälle epileptischer oder hysterischer Natur? Ist der Schwindel ein Anfall von petit mal oder Symptom der Neurasthenie oder einer Herzerkrankung? Wodurch unterscheiden sich die Verstimmungen und die transitorischen Psychosen der Epileptiker von andersartigen Seelenstörungen? Womit kann der dauernde Geisteszustand des Epileptikers verwechselt werden? Wie unterscheidet er sich von der Degeneration bei Hysterischen und anderen Psychopathen, wodurch vom angeborenen

Schwachsinn oder der nichtepileptischen Demenz? Ein Teil dieser Fragen ist bereits bei der Symptomatologie und Ätiologie des Leidens erörtert worden, auf andere ist hier nochmals im Zusammenhang einzugehen; bezüglich der psychiatrischen Differentialdiagnose sind die psychiatrischen Lehrbücher einzusehen.

Zunächst ist stets festzuhalten, daß, wie schon dargelegt, typische epileptische Anfälle bei vielen Nerven- und Geisteskrankheiten vorkommen; die genaue neurologische und ophthalmoskopische Untersuchung des Kranken wird meist dartun, ob es sich um genuine oder symptomatische Epilepsie handelt. Besondere Schwierigkeiten kann die Diagnose des beginnenden Hirntumors machen. Die nach Encephalitis auftretende Epilepsie kann dann leicht für eine genuine gehalten werden, wenn der akute Prozeß keine unzweideutigen Herdsymptome (Kinderlähmung) hinterlassen hat. Das gleiche gilt von manchen Fällen traumatischer Entstehung. Da die Behandlung der nach Encephalitis auftretenden Anfälle sich von der bei echter Epilepsie nicht unterscheidet, hat eine Fehldiagnose hier wenig zu besagen. Es ist neuerdings wiederholt darauf hingewiesen worden, daß bei psychopathischen Menschen bisweilen epileptoide Anfälle vereinzelt vorkommen (Oppenheims „psychasthenische Krämpfe", Bratz' „Affektepilepsie"). Hier muß das übrige klinische Bild, vor allem die Analyse der ganzen Persönlichkeit zur richtigen Diagnose herangezogen werden. Heilbronner's „gehäufte kleine Anfälle" sind wohl auch von der echten Epilepsie wesensverschieden. Die Eklampsie der kleinen Kinder im ersten Lebensjahre, die auf eine Stoffwechselstörung zurückzuführen ist, wird seit den exakten Untersuchungen von Thiemich (pathologische Steigerung der mechanischen und elektrischen, namentlich galvanischen Erregbarkeit der peripheren motorischen Nerven) von der genuinen Epilepsie völlig getrennt, obwohl die Nachuntersuchung früher eklamptischer Kinder ergab, daß viele später nervös erkranken, manche epileptisch (Heubner) werden. Bisweilen handelt es sich bei den Kinderkrämpfen um akute seröse Meningitis, die durch Lumbalpunktion festgestellt werden kann; häufiger bestehen Beziehungen zur Tetanie.

Bei der Spätepilepsie (Auftreten der Anfälle erst nach dem 40. Lebensjahr) ist nach den Zeichen der Arteriosklerose, sowie ätiologisch nach Lues, Alkoholismus, Bleivergiftung zu forschen. Es ist zu betonen, daß auch diese Spätepilepsie unter klinisch sehr vielgestaltigen Bildern auftreten kann. Petit mal, Dämmerzustände kommen auch bei ihr vor.

Die Migräne kann mit epileptischen Äquivalenten verwechselt werden, und es hat nicht an Stimmen gefehlt, die auf die nahe Verwandtschaft der beiden Krankheiten hinwiesen. Es ist jedoch zu betonen, daß die Migräne keinerlei Neigung zu dauernder Progression zeigt, daß sie die psychische Persönlichkeit fast immer intakt läßt, daß sie (im Unterschied von der Epilepsie) bei Frauen häufiger als bei Männern ist, und daß bei ihr die gleichartige Vererbung vorherrscht (Möbius). Gemeinsam ist dagegen beiden die aus endogener Ursache stammende Periodizität der Anfälle.

Auf den Unterschied zwischen den epileptischen Krämpfen bei akuter Alkoholvergiftung und der durch Alkoholmißbrauch ausgelösten und verschlimmerten Epilepsie wurde schon oben hingewiesen.

Die einfache Ohnmacht unterscheidet sich von der epileptischen dadurch, daß sie häufig eine unmittelbare körperliche und psychische Ursache hat (Herzerkrankung, Schreck, starker Blutverlust), daß der Puls in der gewöhnlichen Ohnmacht meist klein und sehr frequent ist, bisweilen ganz aussetzt; auch ist die Bewußtlosigkeit meist keine völlige (Oppenheim). Der Schwindel des Neurasthenischen hängt in der Regel mit psychischen Erregungen zusammen und geht ohne nennenswerte Bewußtseinstrübung vonstatten, während beim epileptischen Schwindel das Bewußtsein immer deutlich getrübt ist; auch ist bei letzterem die Körperlage ohne Einfluß (Gowers). Die Unterscheidung epileptischer und hysterischer Anfälle (Hoche u. a.) gehört zu den wichtigsten Aufgaben der neurologischen Diagnostik, da eine Fehldiagnose zu schweren prognostischen Irrtümern und therapeutischen Fehlern führt. Eine Krankheit „Hysteroepilepsie" gibt es nicht; wohl aber können Epileptiker wie alle Entartete auch hysterische Symptome aufweisen, und der hysterische Anfall kann in seltenen Fällen dem epileptischen symptomatisch ähnlich oder vielleicht sogar gleich sein. Trotzdem sind beide ihrem Wesen nach grundverschieden. Zur klinischen Differenzierung merke man sich: Der typische epileptische Anfall entsteht meist ohne psychologisch nachweisbaren Anlaß, seine Bewegungen sind schwere „organische" Konvulsionen oder triebartige Automatismen, in denen keine seelischen Vorgänge zum Ausdruck gelangen. Er ist oft gekennzeichnet durch eine deutliche Aura, das Erblassen im Beginn, die darauffolgende Cyanose, den lauten inspiratorischen Schrei, das meist rücksichtslose Zubodenstürzen in völliger Bewußtlosigkeit, die Unabhängigkeit des Krampfablaufs von äußeren Einwirkungen, die Aufeinanderfolge tonischer und klonischer Krämpfe, den Zungenbiß, das Auftreten blutigen Schaumes vor dem Munde, den Verlust der Pupillenreaktion, die kurze Dauer von wenigen Minuten, das schwere Erwachen mit Kopfschmerzen, Schlafsucht, allgemeiner Muskelermüdung, die Erinnerungslosigkeit für den Anfall selbst. Ganz anders der hysterische Anfall. Oft ist nachzuweisen, daß er die Reaktion auf eine Gemütserregung ist, daß bei seiner Auslösung und weiterer Ausgestaltung seelische Vorgänge wirksam waren. Manchmal ist er suggestiv hervorzurufen. Die Bewußtseinstrübung ist weniger tief, setzt auch nicht so brüsk ein, so daß der Kranke in der Regel Zeit findet, sich vorher zu setzen oder wenigstens sich schonend zur Erde zu werfen, wodurch Verletzungen fast immer vermieden werden. Den Bewegungen des Anfalls (s. das Kapitel über Hysterie) haftet etwas Willkürliches an, sie sind in der Hauptsache Ausdrucksbewegungen; der Kranke schreit oder spricht im Anfall selbst. Dieser ist meist einer Beeinflussung von außen wohl zugänglich, so daß der experimentierende Arzt mit dem im Anfall befindlichen Kranken in Beziehung treten, den Ablauf der einzelnen Phasen suggestiv beeinflussen kann. Die Pupillenreaktion erlischt meist nicht, doch kommen Krampfzustände im Sphincter, vielleicht auch im Dilatator pupillae während des hysterischen Anfalles vor (Miosis, bzw. Mydriasis); in solchen Fällen ist dann nicht nur die Lichtreaktion, sondern auch die Konvergenzreaktion aufgehoben. Für die Mehrzahl der Fälle trifft aber der alte diagnostische Satz zu, daß die Pupillen im epileptischen Anfall nicht reagieren, wohl aber im hysterischen. Zungenbiß ist im hysterischen Anfall selten; häufiger sind kompliziertere Beißbewegungen, die deutlich seelisch bedingt sind. Die Selbstbeschädigungen des Epileptikers im Anfall sind unglückliche Zufälle, die des Hysterikers meist gewollte und darum kompliziertere Handlungen. Unsauberkeit im Anfall ist bei Hysterischen selten. Die hysterischen Anfälle dauern viel länger, oft stundenlang; der Kranke erwacht aus ihnen mit überraschendem Wohlbefinden. Selten besteht völlige Erinnerungslosigkeit. Die Rückwirkung der Anfälle auf das Allgemeinbefinden ist bei der Epilepsie groß, wenn die Anfälle häufig auftreten, während Hysterische tägliche Anfälle von langer Dauer ohne jede Schädigung ihres Allgemeinbefindens ertragen.

Endlich ist — und dies ist namentlich dann von großer Wichtigkeit, wenn der Arzt keinen Anfall selbst gesehen hat — der dauernde Geisteszustand des Epileptikers ein ganz anderer als der des Hysterischen und des Psychopathen. Die Hysterie und Psychopathie führen niemals zur Verblödung. Der hysterische Charakter hat zwar mit dem epileptischen manche Symptome der Entartung gemein (moralische Depravation ist bei beiden häufig), unterscheidet sich aber doch in wesentlichen Zügen (geistige Beweglichkeit, Intelligenz, Gedächtnis usw.) von Grund aus von jenem. Das Wesen der Hysterie ist im allgemeinen gesteigerte Suggestibilität, das der Epilepsie bornierte Starrheit. Wo also erwiesen ist, daß ein Kranker im Verlaufe seines Krampfleidens eine Wesensänderung erfahren hat, die der oben (S. 642) geschilderten entspricht, da nehme man Epilepsie an, auch wenn die Art der Anfälle vielleicht zunächst mehr an Hysterie denken ließe; und wo andrerseits ein seit Jahren bestehendes, mit sehr häufigen Anfällen einhergehendes Krampfleiden die psychische Persönlichkeit nicht merkbar geschädigt hat, spricht die Wahrscheinlichkeit viel mehr für Hysterie, auch wenn die Anfälle symptomatisch als epileptische erscheinen. Man hat die Vermutung ausgesprochen (Jolly, Karplus, Hoche), daß die Hysterie den beim epileptischen Anfall vorauszusetzenden, seiner Art nach noch unbekannten Hirnzustand auslösen könne. Der epileptische Anfall in seiner Urform (Bewußtlosigkeit und Muskelzuckungen) setzt den Ablauf bestimmter, stets in gleicher Form wiederkehrender Vorgänge im Gehirn voraus; die Ursache des einzelnen Anfalls braucht nicht in irgendwelchen groben materiellen Hirnveränderungen zu liegen, so daß die Möglichkeit nicht von der Hand zu weisen ist, es möchte bei degenerativen Zuständen, z. B. bei Hysterischen, die erhöhte Reizbarkeit des Gehirns unter bestimmten Bedingungen in den Zustand geraten, in dem die ,,epileptische'' Krampfentladung stattzufinden pflegt. Es wäre dann also möglich, daß in solchen Ausnahmefällen der Anfall des Hysterischen symptomatisch identisch mit dem klassischen Anfall der Krankheit Epilepsie wäre (Hoche). Die gleiche Betrachtung mag auch für Oppenheims psychasthenische Anfälle gelten.

Die Simulation der Epilepsie hat die Kenntnis des Ablaufs eines epileptischen Anfalls zur Voraussetzung. Im simulierten Anfall fehlt die Pupillenstarre, das transitorische Verschwinden der Sehnenreflexe, die anfängliche blasse Verfärbung des Gesichts, die weiterhin während der Krampfperiode in tiefe Cyanose übergeht, die vermehrte Ausscheidung des Stickstoffs im Urin. Zungenbiß, traumhafte Verworrenheit oder tiefer Schlaf nach dem Anfall sprechen gegen Simulation. Der Epileptiker ist im Anfall völlig analgetisch, der Ablauf der Konvulsionen ist von äußeren Einwirkungen unabhängig, während der Simulant in der Regel weder Analgesie zeigt, noch auch sonst durch äußere Maßnahmen völlig unbeeinflußt bleibt. Hat der Arzt keinen Anfall gesehen, so muß er bei der Beurteilung, ob eine ihm vorgebrachte Schilderung Epilepsie beweise, sehr vorsichtig sein; in solchen Fällen ist es besonders wichtig, nach den Dauersymptomen der epileptischen Degeneration zu suchen. Die geistige Schwerfälligkeit und Umständlichkeit des Epileptikers sticht von der überlegten und durchdachten Art, mit der ein Simulant seinen ,,Anfall'' schildert, deutlich ab. Man ist immer wieder erstaunt, wie wenig Epileptiker, die seit vielen Jahren an Krämpfen leiden, über den Ablauf dieser Anfälle auszusagen wissen, auch wenn sie die Möglichkeit hatten, sich durch Ausfragen ihrer Umgebung genauer darüber zu orientieren.

Prognose. Die Prognose des Leidens ist stets nur mit großer Vorsicht zu stellen. Man pflegt im allgemeinen mit der Annahme einer Heilung viel zu voreilig zu sein. Je früher die Anfälle auftreten, und je früher die geistigen Fähigkeiten Not leiden, um so schlechter ist die Prognose. Dagegen ist es falsch, aus der Schwere der Konvulsionen auf einen schlimmen Verlauf zu schließen. Die Erfahrung lehrt, daß die Kranken mit petit mal, mit unvollständigen Anfällen, mit Dämmerzuständen genau ebenso verblöden, wie die Kranken, die an typischen großen Anfällen leiden. Ja, es scheint sogar, daß der Erfolg der Behandlung, namentlich der Bromtherapie bei den Fällen mit häufigen Absencen geringer ist, als bei der konvulsiven Form. Völlige dauernde Heilungen kommen vor, sind aber selten (wohl nicht 10%). Selbst nach mehrjährigen Pausen können sich von neuem Anfälle einstellen. Die Prognose des Leidens hängt namentlich auch davon ab, ob der Kranke geistige Getränke meidet. Epileptiker, die viel trinken, dürfen auf keine Heilung ihres Leidens rechnen. Schwere erbliche Belastung, sehr frühes Auftreten der ersten Symptome, Komplikation mit Idiotie oder moralischem Schwachsinn verschlechtern die Prognose. Kommen die Anfälle bei einem geistig normalen Kranken nur alle Jahre oder noch seltener, so können die Dauersymptome, welche die Epilepsie zu einer so schweren Krankheit machen, ganz ausbleiben.

In der Regel treten die Anfälle annähernd periodisch auf (etwa alle 8, 14 Tage, während der Menses), manchmal bestehen aber freie Zwischenräume von Monaten und Jahren. Die Anfälle des Petit mal pflegen sich viel häufiger zu wiederholen (in manchen Fällen täglich mehrmals) als die schweren Konvulsionen. Epileptische Frauen bleiben bisweilen während der Schwangerschaft frei von Anfällen. Auch ist seit langer Zeit bekannt, daß während schwerer akuter Krankheiten die Anfälle wegbleiben; ja man hat sogar schon geglaubt, daß eine Heilung der Epilepsie durch die — ihrem Wesen nach völlig unklare — Einwirkung fieberhafter Leiden erreicht werden könne, ähnlich wie dies auch für die progressive Paralyse behauptet wurde. Etwa die Hälfte aller Epileptiker stirbt im Status oder geht an einer im Anfall erlittenen Verletzung zugrunde, manche ersticken im Anfall. Bei hochgradiger Verblödung und großer Unreinlichkeit können Infektionen und Decubitus das Leben gefährden. Die mittlere Lebensdauer ist weit kürzer als bei Gesunden. Nur etwa 3% erreichen das 50. Lebensjahr. Zahlreiche Epileptiker sterben an Tuberkulose.

Behandlung. Ein sicheres Heilmittel der Epilepsie gibt es nicht. Die Ursachen des Leidens sind noch zu wenig geklärt, um eine kausale Therapie zu gestatten. Wie überall, so ist auch bei der Epilepsie die wichtigste Aufgabe die Verhütung ihrer Entstehung. Alles, was der Entartung Vorschub leistet, begünstigt auch die Entstehung der Epilepsie. Die Trunksucht der Eltern ist besonders verhängnisvoll. Wer also Kinder zeugen will, enthalte sich des Mißbrauchs geistiger Getränke. Geistig abnorme, epileptische, hysterische Menschen sollen nicht heiraten und Kinder zeugen; tun sie es doch, so sollen sie wenigstens darauf sehen, daß der andere Gatte nervengesund ist. Konvergierende Belastung schafft häufig schwere Epilepsie. Die Ernährung und Erziehung des kleinen Kindes geschehe nach den Regeln der Hygiene. Epileptische Mütter sollen ihre Kinder nicht selbst stillen. Es ist ein Verbrechen, dem Kinde geistige Getränke zu verabreichen. Zeigen sich Symptome erblicher Belastung auf körperlichem oder geistigem Gebiete, so ist besondere Vorsicht geboten. Pathologischen Eltern soll die Erziehung der Kinder aus der Hand genommen werden. Die Überfütterung des Kindes mit Fleisch steigert die Erregbarkeit des Nervensystems und begünstigt die Entstehung von Krämpfen. Wenn auch Eklampsie und Epilepsie nicht wesensgleich sind, so lehrt doch die Erfahrung, daß viele früher eklamptischen Kinder später epileptisch werden. Man vermeide also Ernährungsstörungen im frühen Kindesalter. Zeigen sich Spuren der Rachitis bei einem Kinde, so behandle man diese sofort nach den Grundsätzen der Kinderheilkunde. Abhärtung des etwas älteren Kindes, Vermeidung heftiger Gemütserschütterungen, Behütung vor der Onanie sind wichtige Aufgaben bei der Erziehung gefährdeter Kinder.

Ist das Leiden ausgebrochen, so handelt es sich darum, sicher festzustellen, welche Ursachen bei seiner Entstehung mitgewirkt haben. Man ermittle die erblichen Verhältnisse mit Sorgfalt, lasse sich die Vorboten, die Aura, den Ablauf des Anfalls genau schildern, forsche nach vorangegangenen Krankheiten und suche zunächst darüber klar zu werden, ob ein organisches Hirnleiden, eine Stoffwechselerkrankung, eine Verletzung ursächlich in Frage kommen kann. Bei der Erhebung der Anamnese hüte man sich vor Suggestivfragen und vergesse nicht, daß die meisten Laien schlechte Beobachter von Krankheitserscheinungen sind. Ist man sicher, daß Epilepsie vorliegt, so gilt es, ein Urteil über die Schwere des Leidens (Häufigkeit der Anfälle, Verhalten der geistigen Fähigkeiten) zu gewinnen. Denn die Behandlung hat sich nach der Schwere der Erkrankung zu richten.

Die Behandlung des Anfalls. Der Kranke muß so gelagert werden, daß er sich im konvulsivischen Stadium nicht verletzen kann; während der klonischen Krämpfe halte man seine Glieder nicht fest. Beengende Kleidungsstücke (Halskragen, Mieder, Gürtel usw.) öffne man; wenn möglich, schiebe man ein Stück Kork, Holz oder Gummi zwischen die Zähne, um schwere Zungen- und Lippenbisse zu vermeiden. Speichel und Schleim entferne man vom Munde. Nach Aufhören der Krämpfe lasse man den Kranken ruhig liegen oder lege ihn vorsichtig zu Bett, wecke ihn nicht aus dem Schlafe. Den Rest des Tages, nach schwereren Anfällen auch die folgenden Tage soll der Kranke im Bett bleiben, körperliche und geistige Ruhe halten. Die Umgebung vermeide es, ihm ihren Kummer und Schrecken zu zeigen. Kinder dürfen epileptische Krämpfe nicht zu Gesicht bekommen.

Die Behandlung des Leidens selbst. Die Grundsätze der Behandlung der Epilepsie müssen sein: Behütung des Gehirns vor allen Schädlichkeiten, die seine Erregbarkeit steigern, Vermeidung aller Nervengifte, Regelung der geistigen und körperlichen Tätigkeit nach den Kräften des Erkrankten, Anwendung von Arzneimitteln, die erfahrungsgemäß die Erregbarkeit des Gehirns vermindern. In einzelnen ist zu sagen: Da im allgemeinen die Häufigkeit und Schwere der Anfälle einen Maßstab für die Schwere des Leidens überhaupt gibt, da vor allem der geistige Verfall sich vorzugsweise, wenn auch nicht ausschließlich bei Kranken mit vielen Anfällen einstellt, so sah man von jeher die Hauptaufgabe der Behandlung darin, die Anfälle zum Verschwinden zu bringen oder wenigstens ihre Zahl zu verringern, obwohl nicht verschwiegen werden darf, daß bisweilen das Ausbleiben der Anfälle vom Kranken subjektiv unangenehm empfunden wird, so daß er den Anfall geradezu herbeisehnt (Binswanger). Da manche Epileptiker den Anfall mit Vorliebe nach bestimmten Anlässen (gemütliche Erregung, körperliche Überanstrengung, Geschlechtsakt, Magenüberladung u. a.) bekommen, so ist die Aufgabe gegeben, diese Anlässe tunlichst zu vermeiden. Der Kranke ist gezwungen, nach den Regeln der geistigen Hygiene zu leben; er braucht reichlichen Schlaf, eine seinen Kräften entsprechende Arbeit. Wenn ein epileptisches Kind häufige Anfälle bei Tage hat, ist es aus der Schule herauszunehmen; solange seine geistigen Kräfte nicht merkbar leiden, ist Privatunterricht gestattet; sobald aber ein erheblicher Nachlaß der Intelligenz eintritt, hat die geistige Ausbildung vor der körperlichen Pflege und der Anstaltsbehandlung zurückzutreten. Bei der Berufswahl ist Vorsicht geboten; Arbeiten, bei denen ein plötzlicher Anfall das Leben des Kranken gefährdet (Maurer, Dachdecker, Schmied usw.), sind zu vermeiden, bzw. aufzugeben. Das gleiche gilt von Berufen, die zum Alkoholmißbrauch verleiten (Gastwirt, Brauer, Kellner), und solchen, die ein Arbeiten in starker Sonnenhitze erfordern. Da der epileptische Anfall eines Kranken andre Menschen sehr zu erschrecken pflegt, werden Epileptiker nicht gerne im Dienst behalten; es ist deshalb ratsam, einen Beruf zu wählen, bei dem der Kranke möglichst für sich arbeiten kann und dem großen Verkehr der Menschen entzogen ist. Dies empfiehlt sich auch deshalb, weil der Epileptiker häufig reizbar, im Verkehr mit den Menschen umständlich und empfindsam ist.

Von alters her gilt die Regel, daß die Kost des Kranken eine reizlose, vorwiegend vegetabilische sein soll. Nach den großen Erfahrungen von Alt u. a. sind Milch und Vegetabilien den meisten Epileptikern zuträglicher als Fleischkost. Bei nächtlichen Anfällen darf abends nur wenig und nur leicht Verdauliches gegessen werden. Der Genuß geistiger Getränke ist für alle Epileptiker völlig zu verbieten. Auch Kaffee, Tee, Rauchen gelten als schädlich, ebenso starke Gewürze, Bouillon. Da es möglich ist, daß Fäulnisvorgänge im Darm epileptische Anfälle auslösen, wird man Verstopfung und Darmkatarrhe bekämpfen (Kalomel, Ölklistiere u. a.).

Wenn die Anfälle nur sehr selten sind (etwa nur alle Jahre ein Anfall), so kann man zunächst von arzneilicher Behandlung absehen. Meist wird es aber geboten sein, mit Arzneimitteln vorzugehen. Unter der großen Zahl von Mitteln, die im Laufe der Zeit empfohlen wurden, haben sich die meisten nicht bewährt, so daß sie nur noch historisches Interesse haben. Von ihrer Nennung wird hier Abstand genommen. Am besten wirken nach der Erfahrung der meisten Fachmänner die Bromsalze, die jahrelang fortgegeben werden können, ohne Schaden zu stiften. Ich ziehe das Natrium bromatum in 10%iger Lösung, in viel kohlensaurem Wasser verabreicht, allen anderen Mitteln vor. Man gibt bei Kindern 3—5 g pro die, bei Erwachsenen 4—8 g je nach der Häufigkeit und Schwere der Anfälle. Epileptische Psychosen können Tagesausgaben von 12—15 g nötig machen. Bromacne bekämpfe man mit innerlicher Darreichung von Arsen (Fowlersche Lösung, 5—10 Tropfen zweimal täglich). Niemals breche man mit der Brombehandlung plötzlich ab, da sich sonst leicht gehäufte Anfälle einstellen. Das Brom muß jahrelang gegeben werden. Das Erlenmeyersche Gemisch (Kalium bromatum 10,0, Natrium bromatum 10,0, Ammonium bromatum 5,0) und Sandows brausendes Bromsalz sind ebenfalls beliebte Brommedikationen, die aber keine besonderen Vorzüge haben. Neuerdings wird das Bromipin (Brom und Sesamöl), das 10% Brom enthält und eßlöffelweise genommen wird, aber schlecht schmeckt und teuer ist, viel verordnet. Auch Borax und Monobromcampher werden gerühmt; letzterer soll namentlich die Schwindelanfälle günstig beeinflussen. Zur Unterstützung der Bromwirkung wird geraten, die Kost kochsalzarm zu geben (Toulouse und Richet, Balint), damit der Körper infolge Mangels an Chlornatrium das Brom gieriger aufnehme. Es gibt Brote und Zwiebacke, in denen das Kochsalz durch Bromsalze ersetzt ist (Bromopan und Spasmosit).

Mit der langdauernden Verabreichung des Broms in großen Dosen ist die Gefahr des Bromismus, d. h. der chronischen Bromvergiftung, verbunden, die bei einer Übersättigung des Körpers mit Brom auftreten kann. Acne, Obstipation, Speichelfluß, Abmagerung, Abschwächung der Haut- und Schleimhautreflexe, Erlöschen des Hornhautreflexes, Gefühl der Kraftlosigkeit, Erschwerung der geistigen Arbeit, hypochondrische Verstimmung, in hohen Graden der Vergiftung Schwund des Gedächtnisses und Schwerbesinnlichkeit sind die Hauptsymptome des Bromismus, dessen Auftreten zum Abbrechen der Bromkur zwingt. Sorgfältige Hautpflege ist jedem Epileptiker, der Brom nimmt, ans Herz zu legen.

Mit der Brombehandlung erreicht man bei der genuinen Epilepsie meistens ein Seltenerwerden der Anfälle, dagegen nur ausnahmsweise ihr völliges Verschwinden. Um die Bromwirkung zu verstärken, hat Flechsig zuerst die sog. Opium-Bromkur empfohlen, durch die es bisweilen gelingen soll, die Anfälle dauernd zu beseitigen. Die Kur ist nicht ohne Gefahr, darf nur bei kräftigen, noch nicht verblödeten Personen jugendlichen Alters unter dauernder ärztlicher Aufsicht ausgeführt werden. Die Urteile über ihren Heilwert sind sehr verschieden. Kellner hat sie auf Grund sorgfältiger Untersuchungen neuerdings wieder sehr empfohlen. Er gibt zunächst 50 Tage lang Opium in allmählich steigender Dosis, beginnend mit dreimal 0,05 Opium, an jedem zweiten Tag um 0,01 steigend. Man erreicht dann am 50. Tag dreimal 0,29. Am Morgen des 51. Tages gibt er 0,03, dann läßt er das Opium plötzlich ganz weg, gibt mittags und abends je 2 g Brommischung. Er steigt dann an den folgenden Tagen je um 1 g Brommischung, so daß er am 58. Tag 9 g erreicht, bleibt längere Zeit bei dieser Dosis. Während der Opiumverabreichung gibt er täglich dreimal einen Eßlöffel einer 1%igen Salzsäurelösung, wenn nötig, auch Wismut und Karlsbader Salz. Leichte gewürzfreie vegetabilische Nahrung, Aufenthalt in frischer Luft, körperliche und geistige Ruhe während des Opiumgebrauches und lauwarme Bäder von kurzer Dauer (24 bis 17 Grad Celsius, Dauer 10 bis 6 Minuten) dienen zur Unterstützung der Kur. Diese selbst soll in ihrem ersten Teil (Opium) nur in einem Krankenhause angewandt werden. Todesfälle sind von mehreren Autoren mitgeteilt worden.

Bei nächtlichen Anfällen empfiehlt es sich, das Brom abends in einer Dosis (4—5 g) zu geben. Der Status epilepticus erfordert sehr große Dosen (12—18 g) Brom; beliebt ist bei ihm auch die Verabreichung von Amylenhydrat (6—8 g) oder Chloralhydrat (2—4 g) im Klistier; auch Hyoscinum hydrobromicum (subcutan 0,001—0,002) mag in schweren Fällen versucht werden, ebenso Inhalation von Chloroform, Aderlaß, Darmausspülungen.

Außer den Brompräparaten wird von manchen das Atropin (0,0003 bis 0,0005 mehrmals täglich) und das Extractum Belladonnae empfohlen. Doch ist die Wirkung sehr unsicher. Ob das Cerebrin etwas hilft, ist fraglich. Digitalis, Adonis vernalis, Strophantus hat man in solchen Fällen gegeben, in denen man die Epilepsie auf Herzerkrankung, bzw. auf arteriosklerotische und alkoholische Hirnveränderungen zurückführen zu müssen glaubte. Wo Syphilis in Frage kommt, ist Quecksilber und Jodkali am Platze. Eine operative Behandlung der genuinen Epilepsie gibt es nicht. Es sind zwar schon vielerlei Vorschläge gemacht worden, das Leiden durch chirurgischen Eingriff zu heilen; man hat den Sympathicus reseziert, die Carotis unterbunden, den Schädel trepaniert, Rindenpartien entfernt. Wo mit derlei Eingriffen wirklich etwas geholfen wurde, handelte es sich nicht um genuine

Epilepsie, sondern entweder um symptomatische Krämpfe bei organischer Hirn- und Hirnhauterkrankung oder um hysterische Anfälle. Wo die Ätiologie oder der Ablauf des Anfalls die Vermutung nahelegt, daß ein umschriebenes Hirnleiden oder eine Schädelverletzung für die epileptischen Symptome verantwortlich zu machen ist, ist natürlich, wenn tunlich, eine möglichst frühe operative Entfernung der Reizquelle geboten; ebenso wird man bei der „Reflexepilepsie" die Narbe, das Neurom beseitigen. Die Unsicherheit des Erfolgs hat aber die ganze Lehre von der Reflexepilepsie etwas in Mißkredit gebracht.

Über die Hydrotherapie der Epilepsie gehen die Meinungen der Ärzte sehr auseinander. Manche, so Ziehen, empfehlen eine vorsichtige Kaltwasserbehandlung, während andere alle stärkeren Hautreize als schädlich ablehnen. Kalte Kopfduschen sind verwerflich. Eine wesentliche Heilwirkung dürfte der Hydrotherapie ebensowenig wie der Elektrizität zukommen. Auch von der Hypnose ist nichts Nennenswertes zu erwarten. Führt die Epilepsie zu schwerer Charakterveränderung, zur Verblödung, treten häufige Dämmerzustände oder längerdauernde Psychosen auf, so ist bei der großen Gefährlichkeit der Kranken Anstaltsbehandlung unumgänglich. Hier tritt dann namentlich die psychische Therapie in ihr Recht. Der Hauptwert der Anstaltsbehandlung liegt aber in der Unmöglichkeit der Kinderzeugung. Jedem Epileptiker ist das Heiraten zu widerraten, weil seine Nachkommen in hohem Maße gefährdet sind.

Für geistig noch nicht geschädigte jugendliche Kranke empfehlen sich besondere Fortbildungsschulen im Anschluß an staatliche oder kommunale Heilanstalten. In letzteren sollen die Abteilungen für die heilbaren Fälle von den Verpflegungsabteilungen für Unheilbare und Verblödete getrennt sein. Manche Kranke mit hypochondrischer Charakteranlage leiden sehr unter dem Bewußtsein ihres Leidens; Beruhigung und Aufmunterung, Teilnahme und eingehende Beratung sind notwendig, soll der Patient nicht aus der Behandlung des Arztes in die des Kurpfuschers getrieben werden. Es ist erstaunlich, welch feines Gefühl selbst demente Epileptiker dafür haben, ob man Zeit und Herz für ihre körperliche und geistige Not hat.

Gerichtsärztliche Bedeutung. Keine andere Nerven- oder Geisteskrankheit führt so häufig zu kriminellen Handlungen wie die Epilepsie, und bei keiner ist der Nachweis, daß der Täter bei Begehung der Tat geisteskrank im Sinne des § 51 des Str.-G.-B. war, unter Umständen so schwierig wie eben bei der Epilepsie. Manche Verbrechen epileptischer Kranker sind Folge ihrer dauernden allgemeinen Reizbarkeit und ihrer Neigung zu explosiven Gewalttaten (Beleidigungen, Sachbeschädigung, Körperverletzung), andere sind Begleiterscheinungen der allgemeinen sozialen Entgleisung, der manche Epileptiker verfallen, so Bettel, Vagabundage, Diebstähle. Zahlreiche und besonders schwere Delikte kommen aber in den epileptischen Psychosen zustande. Brandstiftung, Mord, schwere Körperverletzung, Sittlichkeitsverbrechen der brutalsten Art, beim Militär namentlich Fahnenflucht, findet man nicht bloß bei schweren epileptischen Psychosen, sondern auch bei den leichteren epileptischen Verstimmungen, deren pathologische Grundlage für den Laien nicht ohne weiteres einleuchtend ist. Der Nachweis, daß die Handlung eines Epileptikers im Dämmerzustand oder in der transitorischen Verstimmung begangen wurde, setzt eine genaue Kenntnis des gesamten Tatbestandes und eine große klinische Erfahrung voraus. Der Arzt wird gut tun, in allen Fällen, in denen die Möglichkeit eines solchen Zusammenhanges besteht, die Untersuchung und Beobachtung des Täters in einer Irrenanstalt vorzuschlagen. Über die Grundsätze, nach denen die gerichtsärztliche Begutachtung strafbarer Handlungen bei Epileptikern zu geschehen hat, siehe die Lehrbücher der gerichtlichen Psychiatrie.

Das Wesen der epileptischen Entartung bringt es mit sich, daß viele derartige Kranke ein unstetes Wanderleben führen, Landstreicher werden. In Arbeitshäusern findet man stets auch Epileptiker.

VI.
Die organischen Nervenkrankheiten des Kindesalters.

Von

J. Ibrahim - München.

---

1. Die cerebrale Kinderlähmung (infantile Cerebrallähmung).
Hemiplegia et Diplegia spastica infantilis.

Die cerebrale Kinderlähmung ist ein klinischer Begriff. Wir verstehen darunter die Ausgänge einer Reihe ätiologisch und pathologisch-anatomisch verschiedenartiger Prozesse, denen im wesentlichen der eine Gesichtspunkt gemeinsam ist, daß sie das Gehirn in der ersten Kindheit, ev. schon vor der Geburt treffen. So mannigfaltig sich auch das klinische Bild der cerebralen Kinderlähmung gestaltet, so ist es doch keineswegs möglich, aus den Erscheinungen auf die Art des ursprünglichen Krankheitsprozesses einigermaßen sichere Schlüsse zu machen; ja sogar der autoptische Befund als solcher ermöglicht nur in seltenen Fällen eine sichere Beurteilung des oft viele Jahre zurückliegenden Initialprozesses. Wenn es daher einerseits nicht gelingt, vom ätiologischen oder pathologisch-anatomischen Gesichtspunkte aus die Fülle der Krankheitsbilder in einzelne Gruppen zu sondern, so ist andrerseits eine strenge Abtrennung klinischer Typen auch nicht durchführbar, da eine lückenlose Reihe von Übergangsformen die einzelnen Typen miteinander verbindet. Gleichwohl ist es von einigem praktischen Wert, das Chaos der Fälle in klinische Gruppen aufzulösen, um so mehr, als bis zu einem gewissen Grade die einzelnen Gruppen auch vom ätiologischen und prognostischen Gesichtspunkt aus einige, wenn auch nicht durchgreifende, gemeinsame Merkmale erkennen lassen.

Ätiologie. Es sind uns eine ganze Reihe von Umständen bekannt, welche als disponierende Momente für die cerebrale Kinderlähmung eine Rolle spielen. Die wichtigsten sind Geistes- oder Nervenkrankheiten, Phthise oder Lues in der Ascendenz und Potatorium des Vaters. Verhältnismäßig oft werden erstgeborene Kinder betroffen (Gowers) oder Kinder, die das letzte, bzw. ein spätes Glied einer langen Reihe von Geschwistern bilden (Freud). — Außer diesen prädisponierenden Momenten, die nicht selten die einzigen ätiologischen Faktoren darstellen, welche uns im Einzelfall bekannt werden, gibt es aber noch Schädigungen, die wir als direkte Ursachen des Leidens in vielen Fällen betrachten dürfen, vor allem zwei, das Trauma und die Infektionskrankheiten. Das Trauma kann den graviden Uterus treffen, es kann als Schädeltrauma im früheren oder späteren Kindesalter zu einer Hirnblutung und cerebralen Lähmung Veranlassung geben; seine wesentlichste Rolle in der Ätiologie unsres Leidens spielt es aber beim Geburtsakt selbst. Schwere und protrahierte Entbindungen sind zweifellos

in vielen Fällen die Ursache der Hirnlähmungen, die sich kürzere oder
längere Zeit nach der Geburt bemerkbar machen. Es kommt dabei zu
meningealen Hämorrhagien, welche die motorischen Großhirnzentren schädigen und den klinischen Beobachtungen zufolge in der Regel doppelseitige
Läsionen setzen. Daß die Zangenapplikation in ähnlicher Weise wirken
kann, wird nicht bestritten werden können. Doch ist sicher, daß die in-
strumentelle Hilfe viel öfter die Blutung verhütet als verursacht, und die
Umstände, die zur Anlegung der Zange nötigen, wohl meist die Schuld an
der Entstehung des Leidens tragen. — Eine besondere Bedeutung kommt
bei den Geburtsschädigungen sicher der Asphyxie zu.

Psychisches Trauma, Schreck in der Gravidität scheint auch mitunter ätiologisch in Betracht zu kommen.

Der Frühgeburt wird von vielen Autoren eine besondere Bedeutung
beigemessen, und es ist eine bekannte Tatsache, daß ein großer Teil speziell
der Kinder mit paraplegischer Starre, aber auch mit andren Diplegien vorzeitig
zur Welt kamen. Die schwierige Frage ist nur die, ob die Frühgeburt
stets als Ursache des Leidens zu betrachten ist, oder nicht vielmehr häufig
eine Folge desselben darstellt, bzw. durch die gleichen Ursachen wie die
cerebrale Lähmung bedingt ist (z. B. Lues). Sicher wissen wir, daß es sich
nicht selten herausstellt, daß solche vorzeitig geborene Kinder Gehirnveränderungen darbieten, deren Entstehung zweifellos lange vor die Geburt
zurückzudatieren ist. Die gleiche Erfahrung kann man übrigens auch bei
Schwergeburten machen. Es entzieht sich unsrer Kenntnis, wie oft in
dieser Hinsicht Täuschungen möglich sind.

Eine weitere wichtige Quelle für die Entstehung cerebraler Kinderlähmungen bilden die Infektionskrankheiten. Daß die Syphilis sowohl
in den angeborenen wie in den postnatalen Fällen eine bedeutende Rolle
spielen kann, ist nach Mitteilungen aus den letzten Jahren wohl zweifellos.
Fournier rechnet die paraplegische Starre zu den parasyphilitischen Affektionen. Die Erkrankungen jenseits des ersten Lebensjahres lassen aber nicht
selten auch Zusammenhänge mit akuten Infektionskrankheiten aller Art
erkennen (Masern, Scharlach, Typhus, Pneumonie, Variola u. a.). Es ist
wahrscheinlich, daß es in der Regel vaskuläre Hirnläsionen (Embolie,
Hämorrhagie) sind, die sich im Anschluß an diese Leiden einstellen.

Ob es eine besondere Form der infantilen Hemiplegie gibt, die eine Infektionskrankheit suie generis darstellt, ist eine vielumstrittene Frage. Strümpell hat im
Jahre 1884 auf Grund klinischer Erwägungen ziemlich überzeugend diese Ansicht vertreten und diese Fälle als Polioencephalitis acuta, bzw. Encephalitis acuta
aus dem allgemeinen Rahmen der kindlichen Hirnlähmungnn auszuscheiden gesucht.
Er hat sie in Analogie mit der akuten Poliomyelitis gesetzt (wie vor ihm schon Vizioli)
und darauf hingewiesen, daß gelegentlich von zwei Geschwistern eines an spinaler, das
andere an cerebraler Lähmung erkrankte. Auch sind Kombinationen von schlaffer und
spastischer Lähmung am gleichen Patienten beschrieben worden. Solche Fälle sind
allerdings extrem selten; doch haben die genauen Beobachtungen der letzten großen
Epidemien von Poliomyelitis acuta in den nordischen Ländern gelehrt, daß am Entzündungsprozeß relativ häufig das Großhirn sich mitbeteiligt (Wickmann, Harbitz
und Scheel), so daß an der Möglichkeit der Strümpellschen Annahme, die von
Pierre Marie und vielen anderen Autoren akzeptiert wurde, nicht gezweifelt werden
kann. Es muß immerhin auffallen, wie außerordentlich selten in diesen großen Epidemien Hemiplegien vom Charakter der cerebralen Kinderlähmung konstatiert werden,
und es dürfte daher wohl noch unentscheidbar sein, ob die Encephalitis bei der Entstehung der Hemiplegien wirklich eine ausschlaggebende Rolle spielt. Es fehlt eben bisher auch noch völlig die anatomische Kenntnis eines derartigen Frühstadiums unsres
Leidens. Es sind zwar Encephalitiden bei Kindern in den letzten Jahren wiederholt
während des floriden Entzündungsprozesses zur Untersuchung gekommen (Fischl,

Ganghofner, Weyl); doch wies das klinische Bild dieser Fälle durchaus nicht darauf hin, daß sich eine typische cerebrale Kinderlähmung aus dem schweren Krankheitszustand entwickelt hätte, dem die Kinder erlagen. Es bleibt hier der Forschung noch ein weites Feld.

Zum Schluß wäre noch zu erwähnen, daß Konvulsionen, eklamptische Anfälle mit den damit verbundenen Kongestionen von einigen Forschern (Sachs, Osler) als direkte Gelegenheitsursachen von Hirnlähmungen betrachtet werden, während andre, besonders Freud, die Krämpfe stets als Ausdrucksform des bereits bestehenden Hirnleidens auffassen.

Im konkreten Fall läßt sich recht oft eine bestimmte Ätiologie nicht feststellen; besonders häufig finden wir auch, daß mehrere prädisponierende Momente beim gleichen Patienten zusammentreffen; die wichtigen Momente der Schwergeburt (protrahierten Geburt), Asphyxie und Frühgeburt werden nach ihrem Entdecker als Littlesche Ätiologie bezeichnet; sie finden sich vorwiegend in der Anamnese der diplegischen Lähmungstypen.

Hier sei noch bemerkt, daß nach Sachs' Vorgang die Hirnlähmungen der Kinder mitunter vom ätiologischen Gesichtspunkt aus in drei große Gruppen eingeteilt werden, die vor, während und nach der Geburt entstandenen Fälle. Es ist in jedem Fall von Interesse, seine Entstehungsart und -zeit ausfindig zu machen. Sehr häufig ist es aber ein vergebliches Bemühen, namentlich für die Fälle, bei denen die Lähmung im Verlauf des ersten Lebensjahres bemerkt wurden, da diese, wenn kein akutes Stadium den Beginn des Leidens kennzeichnet, oft mit gleichem Recht allen drei Gruppen zugerechnet werden können.

Pathologische Anatomie. Die anatomischen Befunde der cerebralen Kinderlähmung sind sehr mannigfaltig. Wir kennen bisher nur die Endausgänge, die abgelaufenen Prozesse, während wir über die Initialläsionen sehr dürftig unterrichtet sind. Von diesen kennen wir eigentlich nur die Hämorrhagien durch Geburtsschädigungen genauer; wir wissen, daß sie in der Regel durch Abreißen der Venen vor ihrem Eintritt in den Sinus zustande kommen (Virchow). Aber auch hier kennen wir nur das anatomische Bild der verstorbenen Fälle, ohne bestimmt sagen zu können, ob eine typische Hirnlähmung sich im Heilungsfall entwickelt hätte. Der Übergang einer klinisch sicheren Meningealblutung etwa in eine Diplegie ist meines Wissens noch nicht beobachtet worden. Doch gibt es einige Sektionsbefunde (Mac Nutt, Railton), die mit ziemlicher Sicherheit als Folgen oberflächlicher Blutungen gedeutet werden können. — Wir haben im übrigen Grund zur Annahme, daß vaskuläre Läsionen (Hämorrhagie, Embolie, Thrombose) der Mehrzahl der Hirnlähmungen im Kindesalter zugrunde liegen, daß ein Teil durch Entzündungsvorgänge und vielleicht ein kleiner Teil durch primäre degenerative Prozesse zustande kommt.

Wenn wir die pathologische Anatomie der abgelaufenen Fälle ins Auge fassen, so finden wir zum Teil lokalisierte Schädigungen, Erweichungsherde, Narben, Cysten, besonders häufig aber Defekte der Hirnrinde, die mehr oder weniger tiefe, oft trichterförmige Einsenkungen zur Folge haben. Man nennt diese Defekte seit Heschl Porencephalien (Abb. 222). Sie können mit den Ventrikeln direkt kommunizieren, ein- oder doppelseitig sein und sind mit Vorliebe in der Gegend der motorischen Zentren lokalisiert. Zweifellos ist ein großer Teil der Porencephalien pränatal entstanden, als Entwicklungsanomalie zu deuten (Kundrat), doch ist auch eine extrauterine, z. B. traumatische (v. Kahlden) oder embolische

(Heubner) Entstehung sicher möglich. Es ist trotz mancher Kriterien, die angeführt werden, die Genese für jeden einzelnen Fall wohl kaum sicher zu stellen. Das gleiche gilt bezüglich eines weiteren Befundes, der sich auch mit der Porencephalie kombinieren kann, der Mikrogyrie (s. Abb. 222); man versteht hierunter eine feine Fältelung der Hirnrinde, die sowohl als Entwicklungsanomalie wie als Schrumpfungserscheinung nach Meningealhämorrhagie oder Meningeoencephalitis (Oppenheim) gedeutet werden kann.

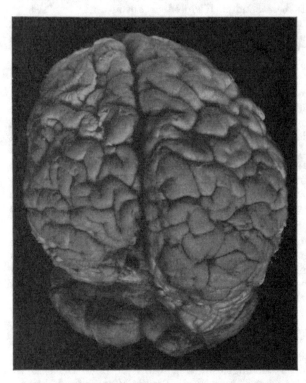

Abb. 222. Gehirn eines 3¹/₂ jährigen Kindes mit angeborener cerebraler Kinderlähmung.
Porencephalie, speziell im Bereich des linken Occipitallappens. Mikrogyrie, namentlich im linken Frontallappen. Atrophie und Sklerose der linken Großhirnhemisphäre.
(Nach einem Präparat des Pathologischen Instituts in München.)

Die Hirnhäute zeigen oft Trübungen, Verdickungen, Verwachsungen im Bereich der Hirnerkrankungen. Daß auch echte ausgeheilte Meningitiden das klinische Bild der cerebralen Kinderlähmung erzeugen können, ist gewiß, doch werden solche Fälle ebenso wie die von reinem Hydrocephalus eigentlich zu Unrecht unter unser Leiden rubriziert.

Außer der Herderkrankung findet sich meist eine mehr oder weniger ausgesprochene Verkümmerung der ganzen Hirnhemisphäre (Atrophia cerebri, vgl. Abb. 222); sie beruht auf einem sklerotischen Prozeß, der sich aus den verschiedensten Initialläsionen (Blutung, Thrombose, Encephalitis) entwickeln kann und offenbar häufig eine ausgesprochen progrediente Tendenz erkennen läßt.

Nicht selten findet sich überhaupt keine lokalisierte Erkrankung, sondern größere Teile des Gehirns erweisen sich als induriert (lobäre Sklerose), oder es bestehen knollenartige Verhärtungen (tuberöse Sklerose). Es kann auch das Gehirn makroskopisch völlig normal erscheinen, und nur bei histologischem Studium werden Veränderungen an den Nervenzellen und Wucherungen der Glia entdeckt. Es scheint, daß auch eine einfache Entwicklungshemmung der Hirnrinde (Agenesis corticalis (Sachs) oder primär degenerative Prozesse klinische Bilder erzeugen können, die der cerebralen Kinderlähmung zuzurechnen sind (Mya und Levi, Collier).

In den pränatalen Fällen können sonstige schwere Entwicklungshemmungen aller Art am Hirn vorhanden sein, auf die hier nicht näher eingegangen werden kann. Besonders interessiert im Hinblick auf die pathologische Physiologie der Muskelstarre das Verhalten der Pyramiden-bahn. In der Regel erweist sie sich als atrophisch, degeneriert, bzw. in der Entwicklung beeinträchtigt, die Markumkleidung der Nervenfasern ver-zögert; doch muß hervorgehoben werden, daß auch Fälle von allgemeiner oder paraplegischer Starre bekannt sind, in denen sich keinerlei Verände-rung an den Pyramidenbahnen nachweisen ließ.

Symptome. Eine Reihe von charakteristischen klinischen Erscheinun-gen kennzeichnen die cerebralen Kinderlähmungen. Sie können in mehr oder weniger ausgesprochenem Maße bei allen Formen des Leidens vor-kommen, und es gibt nicht ein einziges Merkmal, das einer Gruppe aus-schließlich zukäme. Die Hauptsymptome, die dabei in Betracht kommen, sind neben der Lähmung, die aber im Krankheitsbild sehr zurücktreten kann, folgende: die Rigidität und Contracturen in den gelähmten Gliedern, die in ihnen sich einstellenden Mitbewegungen und Spontanbewegungen (Chorea und Athetose), die Wachstumsstörungen, die Geistesschwäche und die Epilepsie. Immerhin ist eine gesonderte Betrachtung der Hemiplegien und Diplegien zweckmäßig, da sich trotz häufiger Übergangsformen die beiden klinischen Typen in ausgeprägten Fällen doch recht wesentlich von einander unterscheiden.

Hemiplegia spastica infantilis (halbseitige Cerebrallähmung der Kinder).

Die hemiplegischen Fälle zeichnen sich vor den diplegischen im allgemeinen dadurch aus, daß sie in der Mehrzahl post-natalen Ursprungs sind, daß meist der Arm schwerer beein-trächtigt ist als das Bein, und daß sie ganz besonders häufig zu Wachstumsstörungen und zur Epilepsie führen.

In typischen Fällen verläuft die Krankheit etwa folgendermaßen: Kinder der ersten Lebensjahre erkranken im Anschluß an eine Infektions-krankheit oder in völliger Gesundheit mit Fieber, Sopor, Erbrechen und Konvulsionen; nach Ablauf dieses meist kurzdauernden, akuten Stadiums wird eine mehr oder minder vollständige Hemiplegie erkannt, an der das Gesicht in der Regel beteiligt ist. Die Lähmung ist zuerst schlaff, nimmt aber bald die Charaktere der spastischen Lähmung an; die häufig im Beginn vorhandene Aphasie schwindet. Die Lähmung geht später, nament-lich im Bein meist erheblich zurück, während der Arm oft stärker geschädigt bleibt und schwere Contracturen aufweist. Mit der Besserung der Lähmung stellen sich häufig choreatische und athetotische Erscheinungen in der gelähmten Körperhälfte ein. Später bleibt diese Seite im Längen- und Dicken-wachstum zurück. In vielen Fällen stellen sich nach Wochen, Monaten oder Jahren epileptische Anfälle ein, die in der Regel an Häufigkeit und Schwere zunehmen. Die geistigen Fähigkeiten erweisen sich auch bei den Kindern, die frei von Krampfanfällen bleiben, oft mehr oder weniger hoch-gradig beeinträchtigt.

Betrachten wir die Einzelheiten des Krankheitsbildes näher, so finden wir bei Berücksichtigung der ätiologischen Faktoren, daß angeborene oder durch die Geburt entstandene Fälle keine Seltenheiten sind, daß aber die große Mehrzahl in den ersten drei Lebensjahren entsteht; ein späteres Auftreten der Krankheit ist weniger häufig, sie kann sich aber noch nach dem zehnten Jahre in typischer Weise einstellen.

Das akute Initialstadium kann fehlen, die Lähmung sich ohne Vorboten apoplektiform oder seltener langsam zu voller Höhe entwickeln. Meist aber leiten die genannten Allgemeinerscheinungen, Fieber, Erbrechen, Coma und Konvulsionen die Krankheit ein; letztere sind mitunter von vornherein halbseitig. Das Initialstadium pflegt nur wenige Tage zu dauern, es kann sich in seltenen Fällen aber auch über Wochen ausdehnen. Die Lähmung ist meist nach Ablauf des akuten Anfalls in voller Ausdehnung vorhanden; doch kommt es vor, daß der erste Anfall nur geringe Störungen hinterläßt, die sich im Verlauf von weiteren Konvulsionsattacken (nach Wochen oder Monaten) also gewissermaßen ruckweise zur vollen Hemiplegie ausbilden.

Die Ausbreitung der Lähmung erstreckt sich meist auf Arm, Bein und Gesicht; doch ist der Facialis oft nur wenig beteiligt und bei älteren Fällen ev. völlig wieder zur Norm zurückgekehrt; die Parese prägt sich ev. in der Ruhe und auf der Höhe der Innervation nicht aus; beim Beginn des Weinens oder Lächelns erkennt man aber auch in leichten Fällen das verspätete Einsetzen oder frühere Nachlassen der Innervation auf der gelähmten Seite (Freud). Der Augenast des Facialis ist nicht selten mitbeteiligt. Die unwillkürliche (mimische) Innervation ist viel öfter als bei Erwachsenen beeinträchtigt (König). Gekreuzte Facialisparese kann vorgetäuscht werden, wenn die gelähmte Gesichtshälfte spastisch innerviert ist und dadurch der Mundwinkel der kranken Seite höher steht, das kranke Augenlid enger ist.

Von den übrigen Hirnnerven ist öfter auch der Hypoglossus beteiligt; die Zunge weicht dann nach der kranken Seite hin ab; fast stets ist der Facialis in solchen Fällen miterkrankt. Gelegentlich kommt auch eine Parese der Pterygoidei vor: beim Öffnen des Mundes kommt dann eine kräftliche seitliche Verschiebung des Unterkiefers nach der hemiplegischen Seite zustande (König).

Augenmuskelstörungen, Oculomotoriusparesen sind selten. Pupillendifferenzen und reflektorische Pupillenstarre (König, Ossipow) können einen Hinweis auf luetische Ätiologie geben; wiederholt wurde Hemianopsie festgestellt (zuerst von Freud), die bei jüngeren Kindern nur bei genauer Beobachtung erkannt werden kann (,,durch die Gleichgiltigkeit gegen Gegenstände in der verlorenen Hälfte des Gesichtsfeldes und durch den Ausdruck der Ratlosigkeit und Verzweiflung, wenn man vorher gesehene und begehrte Dinge in die andere Hälfte des Sehraumes bringt").

Motorische Aphasie kommt bei links- und rechtsseitigen Lähmungen vor, ist aber nicht sehr häufig und gewöhnlich von kurzer Dauer.

Von den Extremitäten ist der Arm meist schwerer betroffen als das Bein, die Hand in der Regel am schwersten. Das Bein erholt sich meist auch vollständiger, so daß in älteren Fällen mitunter der Eindruck einer monoplegischen Armlähmung bestehen kann. Die Lähmung beschränkt sich meist auf einzelne Muskelgruppen; Lewandowsky betont, daß im Gegensatz zu den Hemiplegien der Erwachsenen stets einzelne Agonisten und Antagonisten z. B. die Flexoren und Extensoren, funktionstüchtig bleiben, andre, und zwar speziell die Rotatoren der oberen und unteren Extremität sowie die Pro- und Supinatoren, paarweise gelähmt sind. Die ursprüngliche schlaffe Lähmung nimmt bald spastischen Charakter an, und damit stellen sich zugleich die für die ganze Folgezeit typischen Steigerungen der tiefen Reflexe ein, die auch bei weitgehendster Erholung der motorischen Fähigkeiten ein steter Hinweis auf die cerebrale Halbseitenlähmung bleiben. Die Hautreflexe sind meist lebhaft. Oft (nicht immer) ist das Babinskische Zehenphänomen, die Streckung der großen Zehe bei Bestreichen der Fußsohle oder der Innenseite des Unterschenkels (Oppenheim) vorhanden.

Zugleich mit der Reflexsteigerung entwickelt sich das kennzeichnendste Symptom des Leidens, die Rigidität und Contractur; in einzelnen Muskelgruppen, besonders in den Flexoren und Pronatoren des Armes und in den Flexoren der Beine pflegt sie am ausgeprägtesten zu sein. Es kommt dadurch in vielen Fällen zu typischen fixierten Stellungen: das Bein ist dauernd leicht gebeugt und etwas nach innen rotiert, der Fuß in spastischer Spitzfußstellung, die große Zehe aufwärts gespreizt, während der Arm, fest an den Thorax angepreßt, etwa rechtwinklig im Ellbogen gebeugt gehalten wird (s. Abb. 223), die Hand kann in Beugung oder Überstreckung fixiert sein; der Daumen ist in die geschlossene Faust eingeschlagen, mitunter aber auch in Extensionsstellung. Bei alten Fällen ist eine passive Überwindung der Spasmen oft unmöglich; es kann sich bei der Entstehung dieser fixen Contracturen zum Teil um die Wirkung von mangelnder Konformität in Wachstum von Knochen und Muskeln handeln (Lewandowsky).

Außer diesen Dauerspasmen, welche die verschiedensten Grade annehmen, auch ganz fehlen können, ist häufig besonders die spastische Innervation bei willkürlichen Bewegungen sehr auffallend.

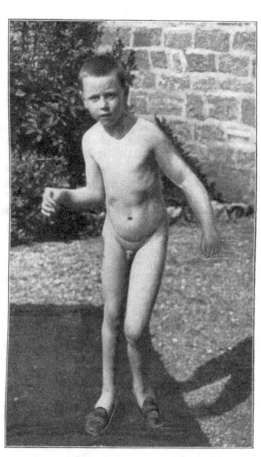

Abb. 223. Hemiplegia spastica infantilis dextra. Contractur des r. Arms, Athetose der r. Hand, Spasmen und Reflexsteigerungen auch im l. Bein, Epilepsie, Imbezillität.
(Beobachtung der Heidelberger Kinderklinik.)

Diese Intentionsspasmen hemmen und erschweren jede Tätigkeit; je intensiver die Willensanstrengung, desto stärker wird das Hemmnis; die Kranken arbeiten beständig gegen innere Widerstände, und ihre verlangsamten angestrengten Bewegungen verleihen ihnen etwas ungemein Charakteristisches. Es zeigt sich dabei oft, daß von eigentlichen Lähmungen fast keine Rede sein kann, so daß man für manche Fälle richtiger statt Hemiplegie die Bezeichnung Hemitonie (Bechterew) oder Hemispasmus anwenden sollte. Die Spasmen sind hier bei passiven Bewegungen geringer als bei aktiven, sie sind am geringsten oder können fast ganz schwinden im Liegen und im Schlaf.

Die Contractur und die Lähmung stehen bezüglich ihrer Intensität in keiner direkten Abhängigkeit; die Spannungen machen sich oft im Bein stärker bemerkbar, während die Lähmung vorwiegend am Arm lokalisiert ist; die am stärksten geschädigte Hand kann fast frei vonHypertonie sein, während die Schultermuskulatur sich im Zustand der Starre befindet.

An den Gelenken der Hand und der Finger kann auffallenderweise mitunter eine abnorme passive Beweglichkeit sich einstellen, so daß die Finger überstreckt werden können.

Der Gang ist durch die spastische Fixierung des Beines meist sehr charakteristisch. Das Bein wird nicht direkt, sondern durch eine Kreisschwenkung in der Hüfte (Circumduktion) nach vorn gebracht, es schleift etwas nach, und der Fuß zeigt ausgesprochenen Zehengang. Später verliert sich das mitunter, und es bleibt nur eine geringe Steifheit und Unbeholfenheit zurück, die sich aber sehr geltend machen kann, wenn der Patient versucht, auf dem kranken Bein allein zu stehen, zu hüpfen oder sich auf die Zehen zu erheben. Bemerkenswert ist übrigens, daß das gesunde Bein recht häufig auch bei genauer Untersuchung sich als leicht spastisch erweist, ja es ist nicht ausgeschlossen, daß durch langsames oder anfallsweises Fortschreiten des Hirnprozesses später die Störung der beiden Beine in den Vordergrund tritt; das sind dann Übergänge zu den diplegischen Formen.

Sensibiltätsbeeinträchtigungen sind selten. Die mitunter festgestellte Störung des stereognostischen Tastvermögens kann in der Störung des Abtastens durch die Athetose seine Erklärung finden, aber auch dadurch, daß bei Beginn der Krankheit im frühen Lebensalter die Tasterinnerungsbilder der gelähmten Hand noch gar nicht erworben waren (Oppenheim).

Zu den wichtigsten Symptomen gehören die posthemiplegischen Bewegungsstörungen. Von dem spastischen Charakter der intendierten Bewegungen war schon die Rede; oft gesellt sich dazu ein gewisser Grad von Ataxie; auch Tremor oder choreatische Zuckungen können die Willkürbewegung beeinträchtigen. Mitbewegungen der gelähmten Seite gehören zu den häufigsten und typischsten Erscheinungen der cerebralen Hemiplegie. In der Regel erhebt sich der gelähmte Arm mehr oder weniger hoch zur Horizontalen, sowie mit dem anderen Arm gearbeitet wird; besonders aber beim Gehen oder Laufen sieht man den gelähmten Arm sich flügelartig aufrichten und in der Luft auf und ab rudern. Es kommen aber auch noch viel detailliertere Mitbewegungen vor, derart, daß die paretische Hand all Bewegungen der gesunden nachahmt; auch Mitbewegungen der gesunden Seite bei intendierter Bewegung in der paretischen Körperhälfte sind oft sehr ausgeprägt; die Mitbewegung der gesunden Hand kann die beabsichtigte Bewegung der gelähmten sogar an Ausgiebigkeit übertreffen. Es gelingt den Patienten oft mit aller Mühe nicht, die Mitbewegung zu unterdrücken oder auch nur einzuschränken.

Sehr auffallend sind ferner die posthemiplegischen Spontanbewegungen, die als Chorea und Athetose bekannt sind. Die unwillkürlichen ruckweisen, schleudernden Bewegungen der Chorea betreffen meist die ganze Extremität, auch den Schultergürtel, können auch im Facialis auftreten; die langsameren rhythmischen Spreiz-, Beuge- und Streckbewegungen der Athetose sind vorwiegend auf die Hände und Füße lokalisiert; im Gesicht kann ein häufiges Grimassieren als analoger Vorgang betrachtet werden. Die beiden Bewegungstypen, zu denen sich noch blitzartige Contractionen (myoklonische Bewegungen König) gesellen können, kennzeichnen die späteren Stadien der cerebralen Kinderlähmung; sie finden sich bei etwa einem Drittel der Fälle und sind bis zu gewissem Grade ein Widerspiel der Lähmung; je mehr die Lähmung und die Spasmen schwinden, desto ausgiebiger und intensiver können die Spontanbewegungen werden, welche den Gebrauch der Glieder unter Umständen völlig unmöglich machen. Im Schlaf hören sie, ganz schwere Fälle von Athetose ausgenommen, in der Regel auf; dagegen sind sie bei Willensanstrengungen und psychischer Alteration besonders ausgeprägt. Namentlich die im späteren Kindesalter einsetzenden Lähmungen sind zum Auftreten der Chorea und Athetose disponiert. Am Arm sind die Spontanbewegungen meist am stärksten, und man findet nicht selten die Kombination von spastischer Lähmung im Bein und Athetose und Chorea im Arm.

Trophische Störungen in den von der Hemiplegie befallenen Gliedern sind häufig, und zwar handelt es sich gewöhnlich um ein Zurückbleiben der Glieder im Längen- und Dickenwachstum (siehe Abb. 224), letzteres z. T. durch eine osteoporotische Beschaffenheit der Knochen bedingt, wie uns das Röntgenbild lehrt (Kellner, v. Rutkowski).

Eine genauere Untersuchung zeigt gewöhnlich, daß die Wachstumshemmung nicht die ganze Extremität in gleicher Weise betrifft. Die Hypoplasie bevorzugt die im frühen Kindesalter entstandenen Fälle, sie prägt sich

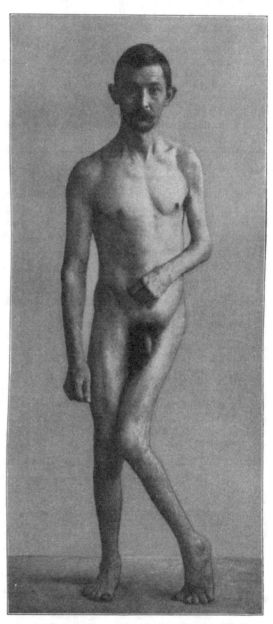

Abb. 224. Linkseitige cerebrale Kinderlähmung (im vierten Lebensjahr erworben).
Der linke Arm, weniger das linke Bein sind im Wachstum hochgradig zurückgeblieben.
(Nach Heinr. Curschmann.)

besonders deutlich in der zweiten Periode der Kindheit und zur Pubertätszeit aus; sie entwickelt sich unabhängig von der Schwere der Lähmung und kann in seltenen Fällen das sinnfälligste Symptom werden.

Die Muskulatur der gelähmten Körperhälfte zeigt gelegentlich eine Atrophie, die weit über die Atrophie bei einfacher Inaktivität hinausgeht. Bei Athetose kommt zuweilen eine Hypertrophie der Muskeln zur Beobachtung. Sonstige trophische Störungen (der Mamma, der Hoden, abnorme Entwicklung der Pubertätsbehaarung, frühzeitigeres Ergrauen des Kopfhaares einer Seite u. a.) beanspruchen ein geringeres Interesse. Die Temperaturherabsetzung und bläulichrote Verfärbung der gelähmten Glieder hält sich meist in mäßigen Grenzen.

Der Schädel weist oft Asymmetrien, Abflachung eines Scheitelbeins u. a. auf. Mikrocephalieen höheren Grades kommen dagegen bei den hemiplegischen Formen so gut wie nie vor.

Von maßgebender Bedeutung für die späteren Schicksale der Patienten ist die sehr häufige Komplikation des Leidens mit Epilepsie und Idiotie.

Mehr als die Hälfte der Kranken werden Epileptiker. Gewöhnlich folgt auf die Krämpfe, die das Initialstadium der Lähmung begleiten, ein anfallsfreies Intervall von Wochen, Monaten, ja gar nicht selten von vielen Jahren, und nun stellen sich epileptische Krämpfe ein, die sich in größeren oder kleineren Zeiträumen wiederholen, auch häufen und zum Status epilepticus führen können. Auch die leichtesten Fälle, bei denen die Lähmung bis auf Spuren sich zurückgebildet hat, sind vor dieser schweren Komplikation durchaus nicht gesichert.

Die Anfälle zeichnen sich, wenigstens in den ersten Jahren nach ihrem Auftreten vor der genuinen Epilepsie, oft durch halbseitigen Beginn oder Ablauf und durch die geringere Schwere der Anfälle aus, denen eine Aura meist vorangeht, bei denen initialer Schrei, unwillkürliche Entleerungen und Zungenbiß selten sind, bei denen der Bewußtseinverlust ganz fehlen kann oder nur von kurzer Dauer ist und ein Nachstudium oft vermißt wird. Psychische Äquivalente sind nur vereinzelt gesehen worden (z. B. von Heubner). Nach Bourneville folgt auf eine 10—15 Jahre dauernde schwere anfallsreiche Periode später eine Abmilderung der Epilepsie, die zwischen dem 40. und 45. Lebensjahr ganz erlöschen kann.

Wie die Epilepsie, so ist die Intelligenzstörung eine traurige Beigabe vieler infantiler Hemiplegien. Völlig intakt bleiben die geistigen Fähigkeiten in der geringeren Zahl der Fälle; und auch in diesen macht sich ev. eine Änderung des Charakters geltend, Reizbarkeit und Neigung zu Zornausbrüchen und Gewalttätigkeit; es kommen im übrigen alle Abstufungen vor, von leichter Imbezillität bis zu den schwersten Idiotien, doch sind letztere bei den diplegischen Formen der Cerebrallähmung häufiger.

Auch bezüglich der Intelligenzstörung besteht kein Parallellismus mit der Schwere er Lähmung; es kann keinem Zweifel unterliegen, daß es reine Idiotien gibt, die mit der cerebralen Kinderlähmung als wesensgleich zu betrachten sind und nur deshalb keine Lähmungserscheinungen darbieten, weil der Krankheitsprozeß die motorischen Zentren verschont, sich nur in sogenannten „stummen" Bezirken abgespielt hat. Man bezeichnet solche Fälle nach Freud als „cerebrale Lähmung ohne Lähmung". Auch Fälle von Taubstummheit können unter diese Kategorie fallen (Schultze, Heubner).

Besondere Krankheitstypen.

1. Die Strümpellsche Encaphelitis acuta. Unter diesem Begriff wären die akquirierten Fälle zu verstehen. in denen ein gehäuftes, z. B. familiäres Auftreten, oder der typische fieberhafte Beginn mit Konvulsionen, Koma, Erbrechen usw. den Eindruck einer akuten Infektionskrankheit erweckt. Im übrigen entspricht der Verlauf der obigen Schilderung.

2. Die choreatische Parese (Freud und Rie). Mit diesem Namen werden solche Krankheitsbilder bezeichnet, bei denen ein spastisches Lähmungsstadium der Hemichorea nicht vorausging, gewissermaßen übersprungen wurde. Diese Fälle sind dadurch ausgezeichnet, daß sie meist etwas ältere Kinder (über 3 Jahre) befallen, sich in der Regel

schleichend entwickeln, und daß bei ihnen Epilepsie, Atrophie, Aphasie und stärkere Intelligenzstörung fast stets fehlen. In der Ätiologie spielen akute Infektionen und psychisches Trauma (Schreck) eine besondere Rolle.

Diplegia spastica infantilis; die cerebralen Diplegien der Kinder.

Ein Teil der cerebralen Diplegien stellt nichts weiter dar als eine Verdoppelung der hemiplegischen Lähmung. Wir bezeichnen sie mit Freud als bilaterale spastische Hemiplegie. Sie zeigt die gleichen Caraktere wie die Halbseitenlähmung, die meist stärkere Beteiligung des Armes, die Contracturstellungen usw. Die Psyche ist oft schwer beeinträchtigt. Eine besondere Bedeutung können bei diesen Fällen die Hirnnervenlähmungen gewinnen. Es wird hiervon noch im Abschnitt über die Pseudobulbärparalyse die Rede sein.

Die wichtigsten Formen der cerebralen Diplegien stellen aber die in der Literatur vielfach als Littlesche Krankheit bezeichneten Fälle dar, die wir mit Freud, je nachdem der ganze Körper oder nur die Beine betroffen sind, als allgemeine Starre oder paraplegische Starre bezeichnen. Diese Fälle sind besonders dadurch ausgezeichnet, daß das Moment der Lähmung mehr oder minder zurücktritt, sogar ganz fehlen kann, während die Starre, die Rigidität der Muskulatur das ganze Krankheitsbild beherrscht, ferner durch das vorherrschende oder ausschließliche Befallensein der Beine, die ausgesprochene regressive Tendenz der Krankheitserscheinungen in vielen Fällen und durch die in der überwiegenden Mehrzahl nachweisbare pränatale oder in Geburtsschädigungen begründete Ätiologie. Asphyxie und Schwergeburt trifft man besonders häufig in der Anamnese der allgemeinen Starre an, Frühgeburt dagegen vorwiegend bei der paraplegischen Starre (Feer, Freud).

Schwere Fälle von allgemeiner Starre fallen den Eltern schon im frühen Säuglingsalter auf; bei Baden erscheinen die Kinder steif und unbeweglich, wie ein Stück Holz, das Anziehen ist erschwert. Die Beine sind kaum auseinanderzubringen; man kann die Kleinen nicht aufsetzen, bei jedem derartigen Versuch wird der ganze Rumpf bretthart versteift. Leichtere Fälle werden auch bei sicher pränatalem Ursprung oft erst entdeckt, wenn die Kinder laufen lernen sollen und die Starre der Beine die angestellten Versuche vereitelt. Viele Kinder lernen überhaupt nicht oder sehr spät gehen. Stellt man sie auf die Füße, so kommt ein ungemein charakteristisches Bild zustande. Die Oberschenkel sind einwärts rotiert, die Knie durch Spasmen der Adductoren, die regelmäßig besonders stark ausgeprägt sind, fest aneinandergepreßt, die Füße berühren den Boden nur mit den äußersten Zehenspitzen. Beim Versuch, zu gehen, werden mit großer Anstrengung die Kniee aneinander vorbeigerieben, es kommt zu einem beständigen Überkreuzen der Beine; das Kind geht nicht, es windet sich gewissermaßen um seine Achse weiter (Abb. 226). Wo die Spasmen weniger hochgradig sind oder mit zunehmendem Alter eine gewisse Rückbildung erfahren haben, können die Kinder zwar gehen, aber unter beständigem Kampf mit inneren Widerständen. Sie machen bei ihrem verlangsamten und angestrengten Schreiten den Eindruck wie jemand, der sich in einem breiigen Medium vorwärtsbewegt, im Schlamm watet. Dabei wird stets der Zehengang beibehalten. Beim Hinlegen und Aufstehen werden die Beine oft ganz gemeinsam bewegt, als wären sie zusammengeschweißt. Beim Sitzen stehen sie infolge der Streckspasmen gerade in die Luft hinaus. Die großen Zehen sind in der Regel nach oben gespreizt.

An den Armen sind die Erscheinungen der Starre stets weniger ausgesprochen; typische Dauercontracturen wie bei den Hemiplegien kommen dabei nicht vor. Wo das Gesicht an der Starre beteiligt ist, hat es einen maskenartigen, schwer veränderlichen Ausdruck; beim Weinen erscheint die Mimik forciert und mitunter eigenartig, fast dem lachenden Gesichtsausdruck sich nähernd (perverse Mimik [Freud]). Spasmen der Schlundmuskulatur können das Schlucken erschweren. Choreatische und typische rythmische athetotische

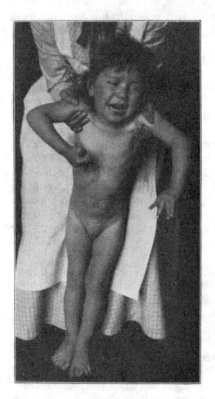

Abb. 225. Allgemeine Starre (Littlesche Krankheit), Athetose, Idiotie.
(Eigne Beobachtung an der Heidelberger Kinderklinik.)

Bewegungen trifft man viel seltener an wie bei den Hemiplegien; doch findet man oft, daß die Hände bei ihren Bewegungen eigenartige athetoide Spreizstellungen annehmen (s. Abb. 225). Tremor und ataktische Erscheinungen können sich dabei auch bemerkbar machen. Die tiefen Reflexe sind stets gesteigert, doch wird sehr oft beim Beklopfen der Sehnen infolge der Starre überhaupt kein Effekt der Muskelcontraction sichtbar. Nach unsern Erfahrungen sieht man besonders häufig den gekreuzten Adductorenreflex zustande kommen (beim Beklopfen der Quadricepssehne eine Contraction der kontralateralen Adductoren). Der Babinskische Zehenreflex ist die Regel. Kürzlich hat Brudzinski auf eigenartige kontralaterale Reflexe aufmerksam gemacht: wenn man passiv das eine Bein beugt, wird das andere automatisch gestreckt oder auch gebeugt.

Die Spasmen können in manchen Fällen sich mehr oder minder latent verhalten und nur bei stärkeren willkürlichen oder ruckweise ausgeführten passiven Bewegungen manifest werden. Mitunter bewirkt jede plötzliche Berührung, auch akustische Reize, ein momentanes Zusammenfahren des ganzen Kindes, in eine intensive spastische Streckung des ganzen Körpers ausmündend, als wenn ein Ladstock in das Kind gefahren wäre.

Von seiten der Hirnnerven ist zu erwähnen, daß Strabismus sich sehr häufig findet, besonders bei der paraplegischen Starre; Sehnervenatrophie ist seltener, aber bei genauer Prüfung doch häufiger, als vielfach angenommen wird. Pupillendifferenzen kommen vor. König hat auf das Vorkommen von „springenden Pupillen" hingewiesen, d. h. auf die Tatsache, daß bei verschiedenen Untersuchungen bald die rechte, bald die linke Pupille enger ist. Nystagmus wird öfter beobachtet, auch Nystagmus verticalis (eigene Beobachtung). Dysarthrie und Bradylalie sind nichts Ungewöhnliches.

Die Sensibilität bietet nichts Besonderes (außer bei Idioten, wo sie abgestumpft ist).

Hypoplasien, wie wir sie bei den Hemiplegien kennen lernten, sind kaum beobachtet, gelegentlich eine Rückständigkeit der ganzen Körperentwicklung. Muskelatrophien finden sich ausgesprochen nur da, wo die Lähmungen auch höhere Grade erreichen (paraplegische Lähmung); dagegen sind Hypertrophien einzelner oder fast aller Muskelgruppen als Folge der Hypertonien beobachtet worden (Ibrahim, Finkelstein). Hier möge auch der von Schultheß und Joachimsthal beschriebene Hochstand der Patella mit Verlängerung des Ligamentum Patellae Erwähnung finden, der besonders bei spitzwinkliger Beugung des Knies am deutlichsten erkannt wird.

Konvulsionen sind bei allen Formen der cerebralen Diplegien sehr häufig; dabei unterscheidet man mit Freud zweckmäßig Früh-Konvulsionen, die in den ersten Tagen nach der Geburt erfolgen und oft eine direkte Folge des Geburtstraumas sind, von den später sich einstellenden Krämpfen(Spätkonvulsionen), die als Epilepsie aufgefaßt werden können. Letztere sind bei den Diplegien entschieden seltener als bei den Hemiplegien und bei paraplegischer Starre sogar ziemlich ungewöhnlich.

Intelligenzdefekte spielen bei den diplegischen Cerebrallähmungen eine ganz besondere Rolle. Ein großer Teil davon beruht ja auf schweren Hirnmißbildungen, pränatalen Entwicklungsstörungen, und diese Fälle weisen

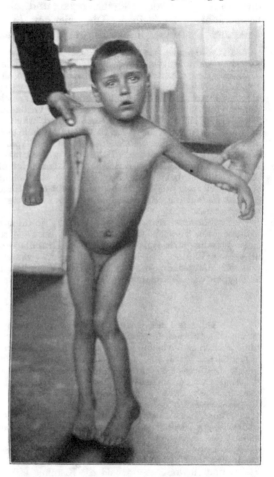

Abb. 226. Gang bei paraplegischer Starre
(Littlesche Krankheit).

Arme völlig frei. — Frühgeburt. — Verzögerte geistige
Entwicklung. — Kryptorchismus.

(Eigne Beobachtung an der Heidelberger Kinderklinik.)

in der Regel die schwersten Idiotien auf; verhältnismäßig oft bestehen bei ihnen die Symptome der allgemeinen Starre; nicht selten findet sich bei ihnen ein mikrocephaler Schädel, der oft schon bei der Geburt auffällt. Andere Mißbildungen sind recht selten gleichzeitig vorhanden. Auch bei den durch Geburtstraumen entstandenen Fällen und bei den sog. bilateralen spastischen Hemiplegien sind die geistigen Fähigkeiten oft schwer beeinträchtigt. Es gibt aber auch Fälle mit annähernd oder ganz normaler Intelligenz.

Was den Verlauf der sog. Littleschen Krankheit betrifft, so wurde schon erwähnt, daß er ein regressiver zu sein pflegt; von der allgemeinen Starre kann schließlich nur eine Steifheit der Beine zurückbleiben, die paraplegische Starre kann sich nahezu völlig im Laufe der Jahre zurückbilden; immerhin pflegt das Gehvermögen und oft auch die Sprache noch lange beeinträchtigt zu bleiben. Die geistigen Funktionen lassen eine solche Tendenz zur Besserung in der Regel nicht erkennen.

Pathologische Physiologie. Das Wesen der Starre ist in eindeutiger Weise bisher noch nicht aufgeklärt worden. Meist nimmt man an, daß ein Wegfall hemmender Einflüsse des Großhirns auf das Rückenmark ihr zugrunde liegt. Der Ausfall der Pyramidenbahnen (durch Atrophie oder Agenesie) kann dabei eine Rolle spielen, ist aber offenbar nicht das maßgebende oder ausschließliche Moment; es können noch andere bekannte oder noch unbekannte Verbindungsbahnen zwischen Großhirn und Rückenmark in Betracht kommen. Freud erklärt das Wesen der Starre ohne Lähmung mit der Oberflächlichkeit oder Unvollständigkeit der Hirnläsion mit einer Abschwächung, nicht Aufhebung des Hirneinflusses auf die spinale Innervation. Nach seinen Ausführungen hat die corticale Bahn bei weitem mehr Einfluß auf die oberen als auf die unteren Extremitäten. „Entfällt der Rindeneinfluß völlig, so muß sich dies an den Armen stärker bemerkbar machen durch ein höheres Maß von Lähmung mit Contractur; ist er nur abgeschwächt, so bleibt ihm für die Innervation der Arme noch eine gewisse Bedeutung, so daß diese gegen Lähmung und Contractur besser als die Beine bewahrt sind."

Erwähnt sei hier auch, daß Rolly, gestützt auf vier eigene gleichartige Sektionsbefunde, den Versuch gemacht hat, für die Fälle reiner Starre ohne Spur von Lähmung eine typische pathologisch anatomische Grundlage aufzufinden, die er in makroskopisch negativem Befund bei mikroskopisch nachweisbarer diffuser Wucherung des Gliagewebes und der Blutgefäße (in Hirn- und Rückenmark) erblickt; er schlägt für diesen Krankheitstypus die Bezeichnung allgemeine angeborene Muskelstarre vor.

Besondere Symptomenkomplexe.

1. **Allgemeine Chorea und bilaterale Athetose.** Ein Teil dieser Fälle entspricht der Verdoppelung der oben geschilderten choreatischen Parese; doch pflegen die Lähmungserscheinungen stärker hervorzutreten als bei der halbseitigen Form. Die allgemeine Chorea, bei der sich die Rumpfmuskulatur und das Gesicht zu beteiligen pflegt, bedingt schwere Krankheitsbilder. Dabei ist die Intelligenz oft weniger beeinträchtigt, als es bei den in ihrer Bewegungsfreiheit und Sprache gehemmten Individuen den Anschein hat. Meist ist die Hypertonie beschränkt und gering, ev. abnorme Muskelschlaffheit vorhanden.

Die doppelseitige Athetose (Athétose double) zeigt mit der bilateralen Chorea enge Analogien. Sie kommt in Gemeinschaft mit schweren spastischen (angeborenen) Diplegien vor und kennzeichnet sich nach Lewandowsky durch eine Art generalisierter aber keineswegs identischer Mitbewegungen, die stark unter dem Einfluß auch ganz leichter psychischer Erregung stehen. Die Spontanbewegungen pausieren im Schlaf und in der Ruhe; sobald die Kranken sich beobachtet fühlen, beginnt ein wildes Grimassieren des Gesichts und ein wechselvolles Bewegungsspiel aller Glieder, die athetoide Stellungen aller Art einnehmen, wobei jede Bewegung wieder andere bizarre Mitbewegungen auslöst. Auch der Gang ist nicht einfach spastisch, sondern eigenartig verzerrt. Die Hirnnerven können Erscheinungen der Pseudobulbärparalyse aufweisen.

2. **Die Pseudobulbärparalyse,** die besonders durch Oppenheim und Peritz genauere Schilderung gefunden hat, ist ein Symptomenkomplex, der bei jeder Form der infantilen Diplegie, sowohl bei den angeborenen mit allgemeiner Starre, wie bei akquirierten mit bilateraler Hemiplegie, auch bei chronisch sich entwickelnden Typen das Krankheitsbild komplizieren kann und wegen der schweren Störungen, die sie oft mit sich bringt, mitunter sehr in den Vordergrund tritt. Die Gesichtszüge haben etwas Starres, Maskenartiges. Bei den mehr paretischen Formen können Affektausbrüche, Weinen, Lachen mit ganz normaler mimischer Innervation einhergehen (Peritz), bei den spastischen kann die Mimik so gut wie ganz fehlen, das Gesicht ist dann wie aus Holz geschnitzt, oder es fehlt das Maß für die Bewegung, an Stelle des Lächelns tritt

der verzerrte Gesichtsausdruck des Risus Sardonicus. — Das Sprechen ist erschwert. die Sprache klingt näselnd, auch bei erhaltener willkürlicher Hebung des Gaumensegels, oder skandierend, langsam; sie kann auch ganz fehlen oder aphonisch sein. Kauen und Schlingen, die feineren Bewegungen der Lippen, Wangen und Zunge sind gestört, dadurch die Nahrungsaufnahme unter Umständen erschwert; doch ist sehr bemerkenswert. daß es vorwiegend die wilkürlichen Bewegungen sind, die nicht ausgeführt werden können, während die unwillkürliche Innervation nur bei den schwersten Graden des Leidens, besonders bei spastischen Formen, mitbetroffen ist. Die Kinder können die Lippen nicht spitzen, nicht pfeifen, die Backen nicht aufblasen, die Zunge nicht vorstrecken, nicht ausspucken; dagegen gelingt Saugen und Schlucken relativ gut; mitunter müssen sie die Finger zu Hilfe nehmen, um den Bissen bis ins Bereich der mehr

automatisch wirkenden Teile der Mundhöhle zu schieben, von wo aus der weitere Schluckakt sich regulär vollzieht. — Zwangslachen und Zwangsweinen ist bei Kindern selten. Dagegen ist öfters die Nackenmuskulatur paretisch, so daß der Kopf nicht gehalten werden kann. — Es kommen neben diesen schweren Formen alle möglichen Abstufungen bis zu den leichtesten Störungen vor, die sich nur in Veränderungen der Sprache und Offenstehen des Mundes offenbaren.

Von besonderem Interesse sind zwei von Oppenheim beschriebene Erscheinungen, die sich bei diesen Kindern häufig finden, die abnorme Schreckhaftigkeit, das gewaltsame Zusammenfahren beim geringsten Geräusch und der sogenannte Freßreflex (das Zustandekommen einer größeren Zahl rythmischer Kau-, Saug- und Schluckbewegungen beim Bestreichen der Lippen oder der Zunge).

Auf die Erklärung dieser Erscheinungen, sowie auf die höchst interessante pathologische Physiologie des ganzen Symptomenkomplexes der infantilen Pseudobulbärparalyse kann an dieser Stelle nicht näher eingegangen werden. — Bezüglich der pathologischen Anatomie und Ätiologie gilt alles, was über die cerebralen Kinderlähmungen überhaupt gesagt wurde.

3. Die infantile spastische Spinalparalyse, Tabes spasmodique. Unter diesem Namen pflegte man früher eine Anzahl von Fällen zu bezeichnen, für die wir

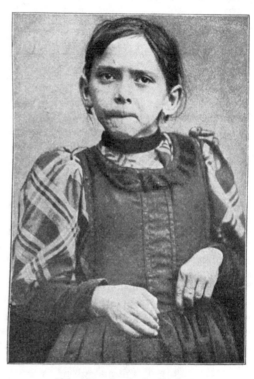

Abb. 227. Cerebrale Diplegie mit sehr ausgesprochener spastischer Pseudobulbärparalyse und athetoider Stellung beider Hände. — Die Mutter bot dasselbe Krankheitsbild.

(Fall Oppenheims, aus dessen Lehrbuch der Nervenkrankheiten. 4. Aufl.)

auf Grund unserer heutigen Kenntnisse geneigt sind, einen cerebralen Ursprung als sicherstehend anzunehmen. Es handelt sich um jene Gruppe, die wir oben als paraplegische Starre beschrieben haben. Wir haben erwähnt, daß sich Strabismus, Sprachstörungen, Intelligenzdefekte, Epilepsie usw. dabei finden können. Für solche Fälle ist der cerebrale Ursprung ohne weiteres klar; dagegen läßt sich für die Kinder, bei denen lediglich eine spastische Paraparese der Beine[1] oder aller vier Extremitäten besteht, auf Grund klinischer Erwägungen die Möglichkeit eines rein spinalen Ursprungs der Bewegungsstörung nicht ablehnen. In der Tat ist es Déjérine auch gelungen, in zwei

---

[1] Von manchen Autoren werden nur diese Fälle als Maladie de Little geführt.

derartigen Fällen eine Herderkrankung (Lues?) im Halsmark mit sekundärer Degeneration der Pyramidenbahnen als Grundlage des Leidens aufzufinden. Vielfach wird in Hinblick auf die Tatsache, daß derartige Fälle oft Frühgeburten betreffen, die Behauptung aufgestellt (van Gehuchten, Brissaud), der zu dieser Periode des Fötallebens noch unfertige Entwicklungszustand der Pyramidenbahnen oder deren Markumhüllung bedinge die Starre; durch das Weiterwachsen dieser Bahnen erkläre sich die spätere Besserung des Leidens. Dieser Gedankengang hat etwas Bestechendes; nur darf er keinesfalls auf die Pyramidenbahnen und auf das ätiologische Moment der Frühgeburt allein beschränkt werden, da er sonst durch viele Tatsachen und Erwägungen widerlegt wird. Daß aber durch intrauterine Schädigungen vielleicht im Verein mit dem Moment der Frühgeburt eine Hemmung oder Verzögerung in der Entwicklung sämtlicher Verbindungsbahnen zwischen Großhirn und Rückenmark zustandekommen kann, die sich nachträglich einigermaßen ausgleichen kann, dürfte zur Erklärung mancher Fälle dieser Kategorie immerhin in Betracht gezogen werden, zumal bisher noch kein einigermaßen ausreichendes Sektionsmaterial vorliegt, welches das Gegenteil bewiese.

4. Die familiären Formen der cerebralen Diplegien sowie die amaurotische Idiotie werden an andren Stellen dieses Buches besprochen.

Diagnose. Ausgeprägte Fälle von cerebraler Kinderlähmung, sowohl hemiplegische wie diplegische, können kaum verkannt werden; dagegen können sich Schwierigkeiten ergeben, wenn die typischen Erscheinungen der Lähmung und Starre bis auf Spuren zurückgegangen sind und andre Symptome im Vordergrunde stehen. Man wird in Hinblick auf diese Möglichkeit jeden hartnäckigen Fall von Chorea, speziell Hemichorea, auf spastische Residuen und halbseitige Reflexsteigerungen prüfen müssen. Speziell die Erkennung der choreatischen Parese kann im Anfang ev. unmöglich sein. — Ebenso wird man in jedem Falle von Epilepsie und von Idiotie auf Reste von Starre, auf ev. Vorhandensein athetotischer oder choreatischer Störungen und auf Reflexsteigerungen achten müssen, um den Charakter der Krankheit richtig einzuschätzen. Von den peripher bedingten Lähmungen (Poliomyelitis, Entbindungslähmung), die oberflächliche Ähnlichkeiten darbieten können, ist die cerebrale Lähmung leicht auseinanderzuhalten durch ihren spastischen Charakter, die Reflexsteigerungen, die geringere Atrophie, die geistigen Störungen, die Epilepsie, die choreatischen oder athetotischen Bewegungen. Wo ein Zweifel bleibt, wird die erhaltene Erregbarkeit der gelähmten Muskeln durch den faradischen Strom die periphere Lähmung ausschließen lassen.

Im akuten Initialstadium werden wir vor Eintritt der Lähmung niemals den Charakter des Leidens erkennen können. Man wird wohl eher an eine Meningitis denken. Die tuberkulöse Meningitis kann übrigens gelegentlich mit einer Hemiparese oder Hemichorea einsetzen, und auch in diesen Fällen kann ev. nur die genaue Beobachtung des weiteren Verlaufs vor Irrtümern schützen.

Tumor cerebri kann einen der cerebralen Hemiplegie ähnlichen Verlauf annehmen; auch hier wird, wenn sonstige Symptome, Stauungspapille usw. fehlen, erst die weitere Beobachtung zur sicheren Diagnose führen. Das gleiche gilt für die Lues cerebri, an die man übrigens bei Pupillendifferenzen und reflektorischer Pupillenstarre denken soll.

Die Differentialdiagnose gegenüber der multiplen Sklerose wird in Betracht gezogen werden müssen, wo sich Nystagmus Intentionstremor, Bradylalie mit paraspastischen Zuständen kombinieren. Die Anamnese wird in solchen Fällen eventuell die Zugehörigkeit zur cerebralen Diplegie erkennen lassen. Besonders die familiären Formen der Diplegien können schwierige Aufgaben stellen. Wir werden im übrigen daran festhalten dürfen, daß die multiple Sklerose bei Kindern sehr selten ist, ja vielleicht gar nicht in ausgeprägten Graden vorkommt.

Von der **Friedreich**schen **Ataxie** unterscheiden sich Fälle von cerebralen Diplegien, bei denen ataktische Erscheinungen, Bradylalie und Nystagmus bestehen, durch die spastischen Symptome und die Reflexsteigerung. — Die familären Fälle der spastischen Diplegien sind als solche natürlich nur zu erkennen, wenn schon andere Geschwister erkrankt waren. Bei Fällen mit ungewöhnlichen Begleitsymptomen wird man dies erwägen müssen.

Daß der **Hydrocephalus** zu Bildern führen kann, die der paraplegischen oder selbst der allgemeinen Starre ungemein ähnlich sind, ist bekannt, besonders durch **Ganghofner**. Man wird bei kleinen Kindern durch die Schädelgröße ohne weiteres auf die richtige Diagnose gelenkt; bei größeren kann eventuell ein verhältnismäßig rasches Wachstum des Schädelumfangs und das Auftreten von Sehnervenstörungen an Hydrocephalus denken lassen.

Die **diffuse Hirnsklerose** und die **Westphal**sche **Pseudosklerose** lassen sich durch ihren mehr schleichenden Beginn und die Progredienz der Erscheinungen, ferner durch das höhere Alter der befallenen Kinder, in dem erworbene cerebrale Diplegien seltener vorkommen, sowie durch klinische Einzelheiten (apoplektiforme Anfälle u. a.) von den cerebralen Diplegien abgrenzen.

Die Differentialdiagnose der einzelnen Formen, speziell der Diplegien, ergibt sich aus dem in der Symptomatologie Mitgeteilten. Man wird sehr häufig keine reinen Typen, sondern Mischformen antreffen. Ob es sich um pränatale, akquierte oder intra partum entstandene Fälle handelt, kann die Anamnese oft nur bei ausgeprägten Initialstadien akquierter Lähmungen entscheiden. Mikrocephalie höheren Grades ist in der Regel ein wertvoller Hinweis auf pränatale Entstehung (**Ibrahim**).

Da eine konstante Beziehung zwischen klinischen Bildern und patho-logisch-anatomischen Hirnbefunden nicht besteht, so ist eine sichere Er-kennung letzterer nicht möglich; man wird darauf verzichten müssen, die Diagnose Porencephalie oder Atrophia cerebri usw. in vivo stellen zu können. Adenoma sebaceum der Haut, sowie congenitale Nieren- oder Herztumoren können nach **Vogt** für die Diagnose einer tuberösen Hirnsklerose in Betracht kommen.

Zum Schluß sei noch darauf hingewiesen, wie schwer es im frühen Säuglingsalter sein kann, leichtere Fälle von allgemeiner oder paraplegischer Starre sicher zu er-kennen, da beim jungen Säugling physiologischerweise die Muskulatur einen nicht unbeträchtlichen Grad von Starre aufweist. Zu berücksichtigen sind in diesem Alter ferner die uns durch die Feststellungen der letzten Jahre immer mehr bekannt ge-wordenen Hypertonien der Muskulatur, die Dauerspasmen, welche sowohl akute wie namentlich chronische Ernährungsstörungen der Säuglinge begleiten und Wochen und Monate andauern können, um sich mit der Besserung der Ernährungsverhältnisse wieder zu verlieren. Den Unkundigen können diese Spasmen sehr irreführen, dem Kundigen dagegen die sichere Diagnose cerebral bedingter Störungen sehr erschweren. Sonstige Begleiterscheinungen der **Little**schen Krankheit, speziell Idiotie, auch deutliche Reflex-steigerung, sichern die Diagnose. Von Wert kann nach meinen Erfahrungen auch der Nachweis eines ausgeprägten gekreuzten Adductorenreflexes sein, sowie die Beobachtung eines vorzeitigen Fontanellenschlusses.

Prognose. Der Verlauf vieler Hemiplegien und vieler Fälle von all-gemeiner und paraplegischer Starre ist ein regressiver. Im Verlauf von Jahren bessern sich die Bewegungsbehinderungen, die Kinder der letzten Gruppe lernen schließlich noch mit 8 oder 10 Jahren gehen; immerhin wird man auf eine weitgehende Spontanheilung nicht allzu sicher rechnen dürfen. Von größter Bedeutung für die Prognose aller Formen der cerebralen Kinder-lähmung ist das Maß der vorhandenen geistigen Fähigkeiten, da die thera-peutische Beeinflußbarkeit sehr von der Mitwirkung der Patienten abhängt und nur bei einem nicht allzu niedrigen intellektuellen Niveau Aussich-ten bietet.

Die bei den Hemiplegien oft die Lähmung ersetzende Chorea und

Athetose bedeutet für den Gebrauch des Armes gewöhnlich keine funktionelle Verbesserung; es ist zwar erstaunlich, wie geschickt solche Kranke mitunter ihre Hände trotz der ununterbrochen sich abspielenden Fingerspreizungen zu gebrauchen wissen, wie sie Werkzeuge festhalten und handhaben können; doch bleibt ein großer Teil dieser Patienten dauernd erwerbsunfähig.

Besonders getrübt wird die Prognose auch der leichtesten Lähmungen dadurch, daß man auch noch nach vielen Jahren nie sicher ist vor der schweren Komplikation durch Epilepsie, welcher dann die gleiche ernste Bedeutung für das ganze weitere Leben der Kranken zukommt wie der genuinen Epilepsie.

Die Lebensdauer wird durch die cerebralen Lähmungen und ihre Folgen in der Regel nicht verkürzt.

Therapie. Eine Prophylaxe könnte nur insofern möglich sein, als sie die künstliche Beschleunigung protrahierter Geburten zum Ziele hat. In diesem Sinne hat Sachs zur häufigen Anwendung der Zange geraten.

Eine kausale Therapie des Initialstadiums ist in den letzten Jahren bei schweren Meningealblutungen infolge von Geburtstraumen versucht worden. Seitz hat kürzlich die Symptomatologie dieser Zustände genauer studiert und über einen Versuch der chirurgischen Behandlung derselben berichtet (Aufklappung des Scheitelbeins, Wegspülen der Blutgerinnsel). Cushing hat in zwei derartigen Fällen Heilung erzielt. Vielleicht sind weitere Bemühungen in dieser Richtung aussichtsreich.

Sonst dürfte eine kausale Behandlung nur bei Hirnlues möglich sein. Wo ein solcher Verdacht gerechtfertigt erscheint, ist unter allen Umständen eine energische antiluetische Behandlung angezeigt.

Das Initialstadium der erworbenen Formen wird man mit möglichster Ruhe, Eisblase oder Kühlschlauch auf den Kopf und Ableitung auf den Darm mittels Kalomel behandeln. Gegen die Frühkonvulsionen der angeborenen Leiden wird man am besten Chloralhydrat verabreichen.

Die Behandlung der Lähmungen kann durch Konsequenz und Geduld vielfach Günstiges erreichen.

Bei den hemiplegischen Formen wird man die Elektrizität anwenden, die gelähmten Muskelgruppen faradisieren, die spastisch contracturierten mit der Anode des galvanischen Stroms bestreichen. Durch vorsichtige Massage, warme Bäder und vor allem aktive und passive Bewegungen, wird man die Entstehung von Contracturen hintanhalten können. Durch zielbewußte aktive Übungen läßt sich sich manches erreichen, doch ist dazu eine erhebliche Willensanstrengung seitens der Kranken Vorbedingung und diese Behandlungsmethode daher nur bei etwas älteren Kindern möglich, deren Intelligenz nicht zu schwer gelitten hat. Man kann die Neigung zu Mitbewegungen therapeutisch sich zu nutze machen, indem man die Übungen mit der gesunden Hand mitausführen läßt (Hans Curschmann). Die Übungstherapie ist besonders dann von Nutzen, wenn durch Tenotomien und Redressements Contracturstellungen beseitigt sind.

Die Orthopädie vermag auch sonst den Zustand der Kranken zu bessern. Durch Sehnenüberpflanzungen kann eine Schwächung der spastischen und eine Stärkung der paretischen Muskelgruppen erreicht werden, indem man Teile der hypertonischen Muskeln auf die funktions-untüchtigen Gebiete überträgt. Von ganz besonderer Bedeutung sind die

Mitteilungen Witteks und J. Fränkels, aus denen hervorgeht, daß das Auftreten der Chorea in dem einer Sehnenoperation unterworfenen Gliede durch die in der Peripherie geschaffene Veränderung direkt hintangehalten wird; das wäre um so wichtiger, als die Chorea und Athetose sonst sehr wenig beeinflußbar sind. Sachs berichtet Besserungen und Dauerheilungen von athetoiden Bewegungen durch monatelanges Tragen von Schienenapparaten, welche die Bewegungen unmöglich machten.

Für die Behandlung der Epilepsie stehen uns keine anderen Mittel zur Verfügung als zur Bekämpfung der genuinen Form dieser Krankheit: reizlose, salzarme, alkoholfreie Diät und Brompräparate. Man hat vielfach versucht, durch chirurgische Eingriffe, Trepanation des Schädels und Excision von Meningealnarben oder Entleerung von Cysten die Krampfanfälle zu beeinflussen. Die erreichten Erfolge sind bisher noch nicht sehr zahlreich und nicht stets von Dauer gewesen; immerhin wird man sich zu einem Versuch in dieser Richtung entschließen können, wenn man Grund zur Annahme eines lokalisierten Krankheitsherdes hat.

Die Littlesche Krankheit, speziell die paraplegische Starre, bietet der Therapie mancherlei Angriffspunkte. Die Hypertonien werden erfahrungsgemäß durch protrahierte warme Bäder günstig beeinflußt. Heubner empfiehlt, mehrmals im Jahre eine Kur von mehreren Wochen durchmachen zu lassen. „Man beginnt mit 37° C zehn bis fünfzehn Minuten lang und steigt allmählich auf 39°, 40° und selbst darüber, verlängert auch die Badezeit und läßt hinterher etwas nachschwitzen. Die Bäder werden einen Tag um den anderen gegeben. Kinder wohlhabender Eltern läßt man Sommerkuren in Wildbad, Gastein, Teplitz und ähnlichen Orten vornehmen."

Massage, ev. im warmen Bade, und sehr vorsichtige passive Bewegungen können die Erschlaffung der Muskeln weiter fördern. Durch Massage sucht man die Abductoren und Extensoren zu kräftigen, durch Tapotement der Sehnenenden (Hoffa) die Spasmen in den Adductoren und Flexoren zu mindern.

Das Hauptziel bei diesen Kindern ist, sie auf die Beine zu bringen, ihnen eine selbständige Lokomotion zu ermöglichen. Bei intensiverer Starre kommt man nur mit Hilfe eingreifender orthopädischer Methoden zum Ziel, die aber auch hier ganz Vortreffliches leisten. Es genügt nicht, durch Tenotomien der Adductoren und der Achillessehne die Hauptcontracturen zu beseitigen, es werden auch hier mit bestem Erfolg gleichzeitig Sehnenüberpflanzungen und Sehnenverkürzungen vorgenommen, die sich, je nach der Lage des Falles, verschieden gestalten werden; die Kinder müssen danach längere Zeit in einer Grätschhaltung eingegipst werden. Eine zweckmäßige Nachbehandlung mit aktiven und passiven Bewegungen und systematischen Gehübungen, ev. anfänglich in Schienenhülsenapparaten, bringt schließlich das gewünschte Resultat; merkwürdigerweise schwinden durch die Sehnenüberpflanzungen nach vielfach bestätigten Erfahrungen auch die Spasmen in der Regel vollständig (Vulpius). Die ganze Behandlung hat wie schon erwähnt, nur Sinn bei einigermaßen erhaltener Intelligenz.

Ein dankbares Gebiet ist ferner in vielen Fällen die Sprache, welche bei diesen Kindern oft nur deshalb so rückständig ist, weil in der Annahme einer schwereren Idiotie gar kein planmäßiger Versuch gemacht wurde, in dieser Richtung Ersprießliches zu erreichen. Im übrigen bedürfen die Patienten vielfach besonderer pädagogischer Behandlung, während für die schwereren Idiotien die Unterbringung in geeignete Anstalten angezeigt erscheint.

2. Der chronische Hydrocephalus im Kindesalter.

Der Hydrocephalus chronicus der Kinder ist kein ätiologisch oder pathogenetisch fest umgrenzter Krankheitsbegriff. Wir fassen mit dieser Bezeichnung vielmehr eine Reihe von Zuständen zusammen, denen allen das eine Symptom der Vermehrung der Hirnflüssigkeit gemeinsam ist. Zweifellos wäre eine ätiologische Einteilung dieser Krankheitsfälle sehr wünschenswert. Sie läßt sich aber bei der Dunkelheit, die über die spezielle Pathogenese jedes einzelnen Falles in der Regel (wenigstens intra vitam) gebreitet ist, praktisch kaum durchführen, andrerseits beherrschen die Symptome, die direkt oder indirekt durch die Ansammlung der Flüssigkeitsmasse ausgelöst werden, in so hohem Maße das Krankheitsbild (und die pathologisch-anatomischen Veränderungen), daß sich die zusammenfassende Besprechung unter Zugrundelegung des Hauptsymptoms wohl noch rechtfertigen läßt.

Gehen wir aber von diesem Gesichtspunkte aus, so wird es verständlich erscheinen, daß wir eine gesonderte Beschreibung des Hydrocephalus congenitus und acquisitus, wie sie allgemein üblich ist, nicht für zweckmäßig halten, da diese beiden Formen sich in der Regel klinisch durchaus ähnlich verhalten, und im Einzelfall eine Unterscheidung selbst mit Zuhilfenahme der Lumbalpunktion oft nicht möglich ist; auch die Anamnese erlaubt vielfach keinerlei berechtigte Schlüsse. Einzelne diagnostische und prognostische Ausblicke für die Beurteilung des Einzelfalles werden sich gelegentlich ergeben. Wichtiger erscheint uns dagegen eine Abtrennung der Krankheitsfälle der ersten Lebensjahre von denen des späteren Kindesalters, da bei letzteren infolge des Naht- und Fontanellenschlusses ganz andere klinische Bilder zustande kommen wie bei Säuglingen.

Ehe wir näher auf die Symptomatologie eingehen, wollen wir kurz einige Typen erwähnen, die praktisch von geringer Bedeutung sind.

1. Der marantische Hydrocephalus, der bei Tuberkulose, Nephritis, Anämien als gelegentlicher pathologisch-anatomischer Nebenbefund entdeckt wird, pflegt ganz symptomlos zu verlaufen und kann hier übergangen werden.

2. Der Hydrocephalus e vacuo kommt bei Entwicklungshemmungen und Schrumpfungen des Gehirns lediglich durch das Mißverhältnis zwischen Schädelkapsel und Schädelinhalt zustande (Hydranencephalie) und kann sich mit Mikrocephalie kombinieren; er hat auch keinerlei selbständige Bedeutung.

3. Der Hydrocephalus externus (Hygroma durae matris). Hierunter versteht man eine abnorme Ansammlung von Hirnflüssigkeit zwischen der harten und weichen Hirnhaut. Der Hydrocephalus e vacuo wäre hier in erster Linie zu nennen. Ob ein echter Hydrocephalus externus sonst vorkommt, ist zweifelhaft, durch einige Beobachtungen (Léon d'Astros, Huguénin, v. Bókay) allerdings wahrscheinlich gemacht; es scheint, daß in diesen Fällen die Hirnentwicklung durch den primär vorhandenen umhüllenden Flüssigkeitsmantel verzögert werden kann. In der Regel handelt es sich aber, wie wir jetzt sicher wissen, um Folge- oder Begleiterscheinungen einer Pachymeningitis haemorrhagica interna, die mit dem chronischen Hydrocephalus schon wegen des entzündlichen Charakters der Flüssigkeit, die sich in cystenartigen intrameningealen Räumen lokalisieren kann (Hydrocephalus saccatus), nicht identifiziert werden darf. Symptomatisch kann diese Form des Hydrocephalus externus Bilder ergeben, die dem Hydrocephalus internus sehr ähnlich sind, wenn auch in der Regel die Flüssigkeitsmengen in geringeren Grenzen bleiben.

Hydrocephalus chronicus internus.

Bei dieser gewöhnlichen Form des Wasserkopfes, der eine ziemlich häufige Krankheit des Kindesalters darstellt, sammelt sich die Flüssigkeit in den Hirnventrikeln an.

Pathologische Anatomie. Am meisten dilatiert sind in der Regel die Seiten-ventrikel, aber auch der dritte und vierte Ventrikel können sich in geringerem oder höherem Grade beteiligen, ja selbst der oberste Teil des Rückenmarkskanals kann erweitert sein. Die Ausdehnung der Seitenventrikel erweist sich meist als einigermaßen symmetrisch, wie ja auch die Foramina Monroi gewöhnlich erhalten, oft sogar abnorm weit sind (bis zu 5 cm im Durchmesser). Es kommen aber auch halbseitige Ergüsse vor (Hydrocephalus partialis). Die Flüssigkeitsmenge kann nur leicht vermehrt sein, sie kann aber auch exzessive Grade erreichen, besonders bei kleineren Kindern mit nachgiebiger Schädel-kapsel. Durchschnittlich beträgt sie wohl etwa ½—1 Liter, doch sind Mengen von 10 und 12 Litern und mehr bekannt geworden. Von der physikalischen und chemischen Be-schaffenheit der Flüssigkeit wird später die Rede sein.

Die Veränderungen der Hirnsubstanz stehen in direkter Abhängigkeit vom Druck der Flüssigkeit. Die Hirnrinde hat zunächst weniger zu leiden. Die Marksubstanz des Großhirns, sowie das Balkens und Fornix verfallen zuerst der Atrophie (A n t o n). Bei höheren Graden erscheinen aber auch Windungen und Furchen verstrichen, ja es kann das ganze Großhirn sich bei der Autopsie in Form von zwei großen schwappenden Blasen präsentieren, deren Wandung in den extremsten Fällen eine papierdünne Schicht bildet, die nur bei genauer histologischer Untersuchung als Rest von grauer Hirnsubstanz identi-fiziert werden kann. Auch die zentralen Ganglien sind nicht selten durch die Druckwirkung geschädigt und abgeplattet; der Boden des dritten Ventrikels kann sich blasig aus-stülpen und dadurch das Chiasma der Sehnerven erheblich komprimieren. Das Klein-hirn kann durch die Druckwirkung der Flüssigkeit ganz oder teilweise nach dem erweiterten Wirbelkanal hin verlagert sein (C h i a r i); man hat es auch zur Dünnheit eines Blätt-chens zusammengedrückt gefunden.

Wenn der Wasserkopf in die Fötalzeit zurückdatiert, so können schwere Hem-mungen der ganzen Hirnentwicklung die Folge sein. Er kann auch in solchen Fällen mit Mikrocephalie kombiniert sein. Es findet sich dabei oft auch eine Agenesie oder eine ver-zögerte Entwicklung der Pyramidenbahnen; nach E n g e l handelt es sich im wesent-lichen um eine Verzögerung der normalen Markumkleidung dieser Bahnen. Es kommen aber auch sekundäre Degenerationen vor (S c h u l t z e).

Die Veränderungen am E p e n d y m sind weder konstant noch typisch. Es erscheint mitunter verdickt und granuliert, auch entzündliche Veränderungen sind an den Blut-gefäßen des subependymären Gewebes gefunden worden. Die P l e x u s c h o r i o i d e i weisen nicht selten Veränderungen entzündlicher Natur auf, bindegewebige Verdickungen und cystische Bildungen.

Die M e n i n g e n sind vielfach völlig normal. In einer Reihe von Fällen aber sind Trübungen und Verdickungen, namentlich an der Hirnbasis, vorhanden. Dies gilt be-sonders für die erworbenen Formen, die ja in der Mehrzahl als Ausgänge einer im übrigen abgeheilten Meningitis gelten können.

Die S c h ä d e l k n o c h e n verfallen in höheren Graden des Leidens einer Druck-atrophie; die Diploe verschwindet. Dabei sind die Knochen selbst in der Regel beträcht-lich größer als in der Norm. Oft findet man Schaltknochen. Über das Verhalten der Nähte und Fontanellen wird bei den klinischen Erörterungen noch zu berichten sein. An der Schädelbasis kann eine vorzeitige Synostose das Knochenwachstum hemmen.

Am übrigen Körper findet sich nichts, was mit dem Wasserkopf in Zusammenhang stünde. Der einzige Befund, der hier namhaft gemacht wurde, ist die von A. C z e r n y in fünf Fällen gefundene Hypoplasie oder Agenesie der Marksubstanz beider N e b e n -n i e r e n bei makroskopisch normalem Aussehen. Es besteht keine Einigkeit darüber, welche Bedeutung dieser Tatsache beigemessen werden soll.

Daß der angeborene Hydrocephalus sich häufig mit Mißbildungen aller Art kom-biniert, sei hier auch erwähnt. Besonders häufig ist das Zusammentreffen mit Spina bifida, einer Erkrankung, die ja vielleicht pathogenetisch mit dem Hydrocephalus in gewisse Analogie gestellt werden kann. Besonders interessant ist die Tatsache, daß nicht selten nach Abtragung einer Myelocele sich ein chronischer Hydrocephalus eingestellt hat. Auch Klumpfuß, Hasenscharte, Wolfsrachen, Kolobom der Aderhaut (S a e m i s c h), Vitiligo (eigene Beobachtung), Albinismus (O p p e n h e i m) u. a. sind gleichzeitig gefunden worden.

Klinisches Bild. Höhere Grade von chronischem Hydrocephalus im ersten oder zweiten Lebensjahr bieten etwa folgenden Symptomen-komplex dar.

Der Kopf in seinen ungeheuerlichen Dimensionen zieht sofort die Blicke auf sich; auf ihn entfällt ein beträchtlicher Teil der gesamten Körperlänge, ein Fünftel und mehr. Sein Umfang übersteigt erheblich den der Brust, erreicht 60—70 cm; durch die dünnen spärlichen Haare schlängeln sich weithin sichtbar von den Schläfen und der Nasenwurzel aufsteigend blaue Venenzüge, die beim Schreien zu reliefartigen Strängen anschwellen können. Auffallend ist das Mißverhältnis zwischen Schädel und Gesicht; letzteres klein und zierlich gebaut, erweitert sich gegen die Augenhöhe zu und nähert sich dadurch einer Dreiecksform, die durch den nun anschließenden riesenhaften Schädelteil mit seiner rundlichen Wölbung zur Birnenform erweitert wird. Von vorn kommt diese Birnenform ebenso zur Geltung wie von der Seite

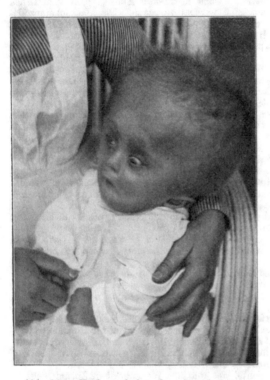

aus betrachtet. Die hohe vorgetriebene Stirn, an der die Tubera frontalia als starke Wölbungen sich darstellen, ist fast bis an die Nasenwurzel von der erweiterten großen Fontanelle geteilt. Von der Haargrenze zur Nasenwurzel mißt man ebenso viele Zentimeter, wie von da bis zum Kinn. Die Nasenwurzel selbst ist breit und die Augen auseinandergerückt. Seitlich davon lassen die Schläfen hochgewölbte halbkuglige Ausladungen erkennen; es zeigt sich, daß hier die Seitenfontanellen sich wieder geöffnet haben und weit klaffen. Die Ohren stehen schräg am Kopf, und der äußere Gehörgang hat seine ganze Richtung geändert, ist in eine fast horizontale Spalte umgewandelt. Sagittalnaht und Lambdanaht erweisen sich als breite Kanäle, in die man mehrere Finger einlegen kann. Die pralle Spannung der Fontanellen läßt keine respiratorische oder pulsatorische Veränderung erkennen.

Abb. 228. Hydrocephalus chronicus internus. 10 Monate alt; Beginn des Leidens in den ersten Lebensmonaten. — Temporalumfang 62 cm. — Typische Blickrichtung; Schrägstellung des Gehörgangs. — Transparenz des Schädels. Vorwiegend linkseitiger Nystagmus horizontalis. Stauungspapillen. (Eigne Beobachtung an der Heidelberger Kinderklinik.)

Die Augen konvergieren und sind nach abwärts gedrängt. Die weiten reaktionslosen Pupillen sind zum Teil vom unteren Augenlid überdeckt. Ein großer Teil der Sklera wird zwischen dem oberen Lidrand und der Iris sichtbar, und unheimlich leuchten die beiden weißen Flecken aus dem unförmlichen Antlitz hervor. Ein langsamer Nystagmus vermehrt noch den unsteten Eindruck.

Der Kopf liegt da wie eine bewegungslose Masse, an die der übrige Körper angestückt ist. Eine gewisse Steifheit der Glieder ist auf den ersten Blick zu konstatieren. Die Daumen sind eingeschlagen, die Beine leicht überkreuzt. Nun schreit das Kind, und zu den ungewöhnlich intensiven Verziehungen des Gesichts beim Weinen gesellen sich krampfhafte Bewegungen der

Extremitäten, die deren spastischen Zustand erst recht deutlich werden lassen. Während die großen Zehen schon in der Ruhe aufgerichtet und abduciert waren, werden jetzt alle Zehen mit großer Gewalt fächerförmig auseinandergespreizt, und die Adductoren der Oberschenkel spannen sich noch intensiver an. Passive Bewegungen haben erhebliche Widerstände zu überwinden, die tiefen und die oberflächlichen Reflexe erweisen sich als gesteigert. In den Armbewegungen kommen ataktische Erscheinungen zum Ausdruck. Liebkosungen ist das Kind zugänglich; es kennt auch seine Pflegerinnen, kann sogar mit ihnen jauchzen und erscheint, wenn man sich näher mit ihm beschäftigt, viel weniger geistig geschädigt, als man erwarten sollte. Die Sehkraft ist allerdings erheblich gestört. Bei der Untersuchung mit dem Augenspiegel findet sich eine beginnende Sehnervenatrophie. Seine Flasche trinkt der kleine Patient gern und rasch, verdaut sie auch gut, bricht aber fast täglich ein- oder zweimal ohne erhebliche Beeinträchtigung seines Befindens einen größeren Teil der Nahrung wieder aus.

Symptome und Verlauf. Das geschilderte Krankheitsbild entspricht etwa dem durchschnittlichen Typus des Leidens. Im einzelnen bedarf es noch mannigfacher Ergänzung.

Der Beginn der Krankheit kann in jedes Lebensalter fallen, weitaus die meisten Fälle kommen aber in den beiden ersten Lebensjahren zur Beobachtung. Es kann keinem Zweifel unterliegen, daß von diesen eine größere Zahl als angeboren zu betrachten ist, bzw. auf der Grundlage einer kongenitalen Anomalie zur Entwicklung kommt. Eine strenge Scheidung läßt sich hier aber keineswegs durchführen. Ist es ja doch auch für Fälle des späteren Lebensalters mitunter nicht unwahrscheinlich, daß kongenitale Verhältnisse bei ihrer Entstehung im Spiele sind.

Streng absondern lassen sich nur eine Kategorie von Wasserköpfen, welche als Ausgangsstadien einer akuten Meningitis zu deuten sind. Diese stellen mit Sicherheit das dar, was wir als Hydrocephalus acquisitus zu bezeichnen bestrebt sind. Der meningitische Zustand setzt hier in typischer Weise akut mit Fieber, Krämpfen, Benommenheit, Nackenstarre usw. ein; die Lumbalpunktion weist das Vorhandensein eines stark eiweißhaltigen, an Eiterkörperchen reichen entzündlichen Exsudats in den Meningen nach. Auch Eitererreger (Meningokokken) können gefunden werden. Ich verweise bezüglich aller Einzelheiten auf die Kapitel, welche die Meningitis serosa und die Meningitis cerebrospinalis epidemica abhandeln. Die Meningitis klingt ab, und nun stellen sich allmählich in immer steigendem Maße die Symptome des Flüssigkeitszuwachses in der Schädelhöhle ein. Anfangs weist der höhere Eiweißgehalt des Hirnwassers noch auf den entzündlichen Ursprung des Leidens hin; späterhin ist symptomatisch keinerlei Unterscheidung mehr möglich. Gleichwohl ist es wichtig, in jedem Einzelfall die Zugehörigkeit zu dieser ätiologisch wohlcharakterisierten Gruppe zu ermitteln, da die Aussichten auf eine Besserung des Zustandes durch operative Maßnahmen hier etwas günstigere sind als beim sog. Hydrocephalus congenitus.

Der letztere kann bereits in weit entwickelten Stadien mit auf die Welt gebracht werden. Der große Schädel bildet dann ein erhebliches Geburtshindernis und macht unter Umständen die Zertrümmerung des Schädels während der Geburt notwendig. Anatomische Befunde an solchen wirklich kongenitalen Wasserköpfen lassen es möglich erscheinen, daß ein Teil davon auch entzündlichen Prozessen der Hirnhäute seine Entstehung verdankt, pathogenetisch also mit den oben geschilderten Fällen von erworbenem

Hydrocephalus auf eine Stufe zu stellen wäre. Der Beginn der Krankheit wird in den meisten kongenitalen Fällen in die zweite Hälfte des Fötallebens zu verlegen sein, doch lassen vereinzelte Beobachtungen eine noch viel frühere Entstehungszeit vermuten (dritter Fötalmonat bei Zappert und Hitschmann).

Die Entwicklung des Leidens bei den Kindern, die nicht während der Geburt oder kurz nachher sterben, gestaltet sich verschieden. Der Kopf kann schon von vornherein durch seine Größe auffallen, die nun sukzessiv zunimmt; oder das Kind erscheint zunächst völlig normal; es macht sich aber das Wachstum des Schädels von den ersten Lebenswochen an bemerkbar; oder aber die ersten Monate verlaufen scheinbar ohne Störung; es stellt sich dann schleichend eine Beeinträchtigung des allgemeinen Gedeihens ein, für die zunächst keine ganz sichere Grundlage gefunden werden kann, und ganz langsam, aber in ziemlich regelmäßiger Progression kommt nun die Vergrößerung der Schädelkapsel mit all ihren weiteren Folgen zur Ausbildung.

Das Wachstum des Schädels schreitet mitunter sehr rasch fort, so daß man bei wöchentlichen Messungen regelmäßige Zunahmen des Temporalumfangs um 1 cm und mehr konstatieren kann; gewöhnlich aber hält die Vergrößerung des Schädels einen langsameren Schritt ein; das gilt besonders für etwas ältere Säuglinge und Kinder des zweiten Lebensjahrs, bei denen die Nähte schon geschlossen sind. Bei diesen bleibt der Fontanellenschluß aus (die Fontanelle kann ev. bis in das dritte Lebensdezennium offen bleiben). Es können aber auch die Nähte wieder völlig gesprengt werden, und namentlich das Auftreten seitlicher Fontanellen ist bei höheren Graden des Leidens fast Regel.

Bei vorwiegender Vergrößerung der Stirnpartie des Schädels kann übrigens die große Fontanelle nach rückwärts verlagert sein und direkt die Scheitelhöhe einnehmen.

Die Wachstumszunahme wie der Wachstumsstillstand, der in jedem Stadium der Krankheit eintreten kann und dann mitunter ihren Abschluß erkennen läßt, ist nur durch regelmäßige vergleichende Messungen richtig zu beurteilen. Man mißt zu diesem Zwecke mit dem Bandmaß den Temporalumfang und das Maß von der Nasenwurzel über die Scheitelhöhe zur Protuberatnia occipitalis, sowie das Verhältnis zwischen Stirnhöhe Glabella-Haargrenze) zur Gesichtshöhe (Glabella-Kinn). Mit dem Zirkelmaß interessiert besonders der maximale Transversaldurchmesser (Biparietaldurchmesser). Namentlich bei älteren Kindern ist von Wichtigkeit der Vergleich des Kopfumfanges mit der Körperlänge. Nach Raudnitz beträgt der Quotient aus Körperlänge und Kopfumfang bei normalen Kindern:

Neugeborene	1,4
1 Jahr alt	1,6
2 Jahre alt	1,7
3 „ „	1,8
4 „ „	2,0
5 „ „	2,1
6 „ „	2,2
7 „ „	2,3

Der Schädelumfang hält sich bei normalen Kindern in folgenden Grenzen (Heubner):

1. Monat	35,4 cm
3. „	40,9 „
6. „	42,7 „
9. „	45,3 „
12. „	45,9 „
Ende des 2. Jahres	48,0 „
4. Lebensjahr	50,0 „
7. „	51,0 „
11. „	51,9 „

Bei großen Wasserköpfen sind Maße von 60 und 70 cm Temporalumfang in den ersten Lebensjahren nichts Ungewöhnliches. F r a n k konnte bei einem 16 Monate alten Kinde die abenteuerliche Zahl von 154 cm feststellen.

Die Schädelform ist in der Regel zunächst kuglig und behält in leichteren Graden diese Form auch bei. Nach Sachs und Bókay soll die Kugelform einen gewissen Hinweis auf Hydrocephalus externus bedeuten, der andre Formen nicht annimmt. Mit steigender Flüssigkeitsmenge in den Ventrikeln kommen dann die oben geschilderten Veränderungen am Schädel zustande, die seitlichen Ausladungen in der Parietal- und Schläfengegend, die starke Vorwölbung der Stirnbeine und die Horizontalstellung der Hinterhauptsschuppe. Letzteres findet man übrigens selten, wie auch die dolichocephale Schädelform durchaus nicht die Regel ist. Zum Teil sind auch die mechanischen Faktoren der Lagerung im Bett wirksam. Es kann dadurch das Hinterhauptsbein ganz abgeflacht werden oder der Schädel asymmetrische Gestaltung annehmen. Die eigenartige Dreiecks- oder Birnenform (vgl. Abb. 228) trifft man in höheren Graden öfter an.

Das Kopfhaar ist meist spärlich und dünn, kann aber, wenn das Leiden sich erst im späteren Säuglingsalter entwickelt, auch ganz reichlich sein. Die Schädelknochen, in schweren Fällen durch weite Kanäle voneinander getrennt („wie Inseln im Meer") können sehr verdünnt sein, pergamentartig eindrückbar, besonders an den Rändern ganz erweicht und zeigen sich in ihren Gesamtmaßen ganz erheblich gegenüber der Norm vergrößert. Sie können wie auch der ganze Schädelinhalt völlig transparent werden, so daß eine dahinter gehaltene Lichtquelle die ganze Schädelkugel in leuchtenden Rot aufschimmern läßt.

Bei dem abgebildeten Fall war diese Erscheinung in schönster Weise zu sehen. Die rote Kugel wies einzelne dunkle undurchsichtige Flecken auf, die keine Beziehung zu den Knochen erkennen ließen und bei der Autopsie ihre Erklärung in der ungleichmäßigen Verteilung der Hirnsubstanz fanden.

Die Fontanellen und Nähte sind straff gespannt und vorgewölbt. Respiratorische Schwankungen kommen nicht zur Geltung, auch Pulsationen sind nicht immer wahrnehmbar. Gefäßgeräusche können mitunter gehört werden, haben aber keinerlei Bedeutung.

Venenzüge am Schädel sind eines der häufigsten Begleitsymptome.

Die Erscheinungen an den Augen gehören zu den charakteristischsten Folgezuständen des Hydrocephalus und stellten nicht selten ein Frühsymptom dar. Die konvergenten und nach abwärts gerichteten Sehachsen, die Protrusio bulborum, sowie das Sichtbarwerden der Sclera zwischen Iris und oberem Lidrand verleihen dem Gesicht etwas ungemein Charakteristisches. Man nimmt allgemein an, daß grob mechanische Ursachen, Abplattung der knöchernen Decke der Orbita, die Grundlage des Symptomenkomplexes bilden. Nur Henoch weist auf die Möglichkeit hin, daß Oculomotoriuslähmung mit im Spiel sein könne. Übrigens habe ich die Erscheinung bei hochgradigen Fällen gelegentlich vermißt.

Nystagmus horizontalis kommt ziemlich häufig vor, auch Strabismus ist nicht ungewöhnlich. Ich konnte in einem Falle einen ausgesprochen halbseitigen Nystagmus feststellen.

Die Pupillen sind fast stets abnorm weit, oft maximal dilatiert und reaktionslos, nur selten different. Neuritis optica und Sehnervenatrophie ist bei den Hydrocephalis des ersten Lebensjahres durchaus nicht die Regel, kann aber vorkommen. Um so häufiger ist diese schwere Komplikation im späteren Alter.

Die übrigen Hirnnerven pflegen keine Erscheinungen zu machen. Doch sind Perioden von regelmäßigem Erbrechen cerebraler Natur nach meinen Erfahrungen ziemlich häufig. Saug- und Schluckstörungen kommen kaum vor. Dagegen kann in schweren Fällen der Oppenheimsche Freßreflex vorhanden sein (Fürnrohr). Öfter habe ich Nackensteifigkeit und Opisthotonus gesehen und mehrmals eine eigenartige Atemstörung, ein lautes inspiratorisches Schnarchen oder Gurgeln, das mir rein mechanisch durch den Opisthotonus oder durch Veränderungen an der Schädelbasis bedingt zu sein schien. — Das Gehör kann auch bei höchsten Graden des Leidens intakt bleiben.

Zu den hervorstechendsten Symptomen gehört die Tatsache, daß die Kinder, sowie der Hydrocephalus einigermaßen größer wird, den Kopf nicht mehr erheben und nicht mehr aufrechthalten können. Er fällt mit der

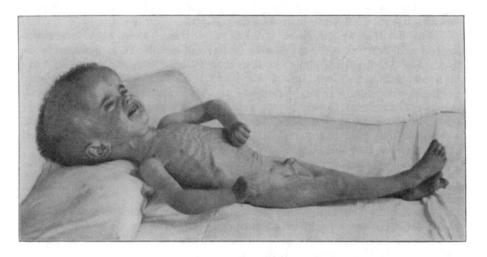

Abb. 229. Stauungshydrocephalus
bei Hirntumor (Lymphangiosarkom). — 20 Monate alt. — Erscheinungen von allgemeiner Starre. — Beiderseitige Sehnervenatrophie.
(Eigne Beobachtung am Giselakinderspital, München.)

Verlagerung des Schwerpunktes widerstandslos nach der Seite oder nach rückwärts, wie ein lebloser Körperteil. Die Fähigkeit, in horizontaler Bettlage den Kopf zu drehen, bleibt länger erhalten.

Der übrige Körper, Rumpf und Extremitäten, ist vielfach rückständig und atrophisch, doch sind Fälle mit ungewöhnlich kräftig und groß entwickelten Gliedern nicht allzu selten; das kommt besonders vor, wenn die Kinder an der Brust ernährt werden.

Spastische Zustände und Reflexsteigerung an den Beinen sind fast Regel; die Steigerung der Patellarreflexe möchte ich auch als ein Frühsymptom betrachten. Wie bei der Littleschen Krankheit ist der Adductorenspasmus, die Neigung zum Überkreuzen der Beine besonders ausgesprochen. Hypertrophie der Wadenmuskulatur (Gnomenwaden) als Folge der dauernden Hypertonie konnte ich in einem Falle feststellen.

Arme und Rumpf werden in höheren Graden des Leidens meist auch steif; besonders beim Schreien treten die Spasmen hervor. Die Zehen werden dabei gespreizt, die Hände mit eingeschlagenem Daumen zur Faust geballt. Tremor und ataktische Erscheinungen können sich hinzugesellen. Athetose habe ich stets vermißt.

In der Ruhe habe ich oft gesehen, daß die Kinder einen Arm mit geschlossener Faust senkrecht in die Höhe streckten und in dieser stereotypen Haltung wie Katatoniker eine Reihe von Minuten fast unbeweglich liegen blieben.

Lähmungen, auch hemiplegische Lähmungsformen sind beschrieben worden (mehr bei älteren Kindern), gehören aber zu den Ausnahmen. Hingegen zählen Krampfanfälle aller Art zu den häufigsten Komplikationen. Doch können auch die schwersten Grade des Leidens ganz frei von eklamptischen Zuständen bleiben. Manche Kinder schreien sehr viel und unnatürlich heftig, wohl infolge von Kopfschmerzen.

Die Sensibilität erweist sich, soweit sie in diesem Lebensalter einer Prüfung zugänglich ist, mitunter als leicht abgestumpft, doch ist mir auch deutliche Hyperästhesie begegnet.

Die vegetativen Funktionen verlaufen bis auf das erwähnte Erbrechen und eine oft ausgesprochene Neigung zu Obstipation ungestört. Die Dentition ist meist verzögert. Fieber wird durch das Leiden selbst nicht verursacht. Große Wasserköpfe akquirieren aber leicht eine decubitale Phlegmone des Hinterhauptes, welche zur Todesursache werden kann.

Die geistigen Funktionen können bei leichteren Graden, die zum Stillstand kommen, nicht nur intakt bleiben, sondern sogar sich auffallend gut entwickeln. Auch bei schweren Fällen ist man oft erstaunt, wieviel bei der gewaltigen Zerstörung der Hirnsubstanz doch noch an Großhirnfunktionen erhalten sein kann; doch ist Schwachsinnigkeit oder Idiotie dann meist die Folge, auch wenn das Schädelwachstum zum Stillstand kommt. Von 41 Hydrocephalen brachten es nur fünf zum Schulbesuch (Wyss). Die Sprache stellt sich spät und unvollkommen ein, das Gehvermögen entwickelt sich überhaupt nicht, oder der Gang bleibt steif und schwerfällig. Geschlechtliche Frühreife wurde mehrmals beobachtet (Bourneville-Noir, Young).

Eine besondere Betrachtung verdient noch die Beschaffenheit der Cerebrospinalflüssigkeit, wie wir sie durch die Punktion des Wirbelkanals oder der Ventrikel selbst gewinnen können. Sie erweist sich in der Regel als wasserhell und völlig klar; die durch Ventrikelpunktion erhaltene Flüssigkeit kann durch Flöckchen leicht getrübt erscheinen. In größeren Quantitäten spielt die Farbe leicht ins Gelbliche oder ins Grünliche.

Die Reaktion ist alkalisch, das spezifische Gewicht schwankt zwischen 1001—1009. Formelemente finden sich nur sehr spärlich. Der Eiweißgehalt (Albumin und Globulin) ist sehr gering, 0,25 bis höchstens $1^0/_{00}$. Werden kurz nacheinander Punktionen ausgeführt, so kann der Eiweißgehalt allerdings beträchtlich steigen (Bókay, Finkelstein, eigene Beobachtung). Der von C. Schmidt festgestellte relativ hohe Kaligehalt (K: Na = 1: 3,18) ist von andern Untersuchern (Fr. Müller, Salkowsky, Langstein) nicht bestätigt worden und wird von Salkowski als Fiebererscheinung gedeutet. Kohlensäure und Phosphorsäure findet man regelmäßig, oft auch eine reduzierende Substanz, wahrscheinlich Traubenzucker; Langstein vermutet auch Galaktose. Auch Fermente sind enthalten, diastatisches Ferment (Grober), glykolytisches Ferment (Nawratzki).

Der Druck, unter dem die Flüssigkeit bei der Lumbalpunktion entleert wird, kann sehr erheblich sein, meist über 20,0 Hg, bis 60,0 Hg (Pfaundler), doch ist er in der Regel nur auf der Höhe der Erkrankung so hoch und unter allen Umständen nur dann, wenn zwischen den Ventrikeln und dem Wirbelkanal die Kommunikation erhalten blieb. Andernfalls laufen nur ganz geringe Mengen Liquor ab, und die Fontanellenspannung bleibt unbeeinflußt.

Die durch Punktion abgelassene Flüssigkeit ersetzt sich meist in kürzester Zeit wieder. 250 ccm und mehr können in wenigen Tagen sich wieder angesammelt haben und die nach der Punktion wie Scherben zusammenfallenden Schädelknochen wieder zur prallen Spannung ausdehnen.

Ausgänge. Der Tod kann im Koma und unter Konvulsionen erfolgen, doch ist das ziemlich selten, noch erheblich seltener kommt es zum Platzen des Kopfes; immerhin sind solche Fälle beschrieben (Veninger u. a.); meist sind es Komplikationen (z. B. decubitale Phlegmonen), Ernährungsstörungen oder interkurrente Krankheiten, welche die Kinder dahinraffen, in nicht wenigen Fällen operative Eingriffe, die zur Besserung des verzweifelten Zustandes unternommen wurden.

Stillstände können in jedem Stadium des Leidens vorkommen. In manchen Fällen können sie als Heilungen bezeichnet werden, obschon die eigenartige Kopfform durchs ganze Leben bleibt.

In andren Fällen bleiben die schon erwähnten somatischen und intellektuellen Schäden zurück. Es kommt auch vor, daß Stillstände noch nach Monaten oder Jahren von Nachschüben der Exsudation gefolgt sind.

Naturheilungen sind in einigen wenigen Fällen beobachtet worden, in denen der Hydrocephalus sich durch grob mechanische Traumen oder Druckusur der Schädelknochen nach außen entleerte. Es kann die Flüssigkeit in letzterem Falle tagelang durch Nase, Augenhöhle, Mund, Ohren, Stirnbein abtropfen, oder es können sich wiederholt größere Mengen, z. B. durch die Nase, entleeren (Hydrorrhoea nasalis). Solche Heilungen gehören aber zu den größten Seltenheiten.

Der chronische Hydrocephalus der älteren Kinder. Mit dem endgültigen Schluß der Nähte und Fontanellen ist dem abnormen Wachstum des Schädels ein mächtiges Hindernis gesetzt. Dadurch gewinnt das Krankheitsbild des Wasserkopfes im späteren Kindesalter ein ganz andres Aussehen als in den beiden ersten Lebensjahren; es nähert sich dem der Erwachsenen. Die Wirkung des Flüssigkeitsdruckes ist viel deletärer, da die Schädelkapsel nicht nachgeben kann; es kommt zwar auch in diesen Jahren noch vor, daß die Nähte wieder gesprengt werden (Henoch), doch äußert sich die größere Nachgiebigkeit des kindlichen Schädels gegenüber dem erwachsenen in der Regel nur dadurch, daß der Schädel in toto rascher wächst und größere Dimensionen annimmt. Es ist also auch im späteren Kindesalter der Schädelumfang bei der Beurteilung dieser Zustände stets besonders zu berücksichtigen.

Die Symptome werden hier in der Regel durch Seh- und Gehstörungen eingeleitet. Es kommt viel öfter und viel früher als im Säuglingsalter zur Sehnervenatrophie die mit einer bitemporalen Hemianopsie eingeleitet werden kann und oft rasch zur Blindheit führt; dazu gesellen sich leichtere oder schwerere Spasmen in den Beinen mit Steigerung der Patellar- und Achillessehnereflexe. Es kann das typische Bild der Littleschen Krankheit zustande kommen (Ganghofner). Doch gibt es auch Fälle ohne Reflexerhöhung (Finkelnburg). Oft machen sich äußerst heftige Kopfschmerzen geltend, die anfallsweise ein paar Tage andauern und wieder schwinden können; Schwindel und Erbrechen, Ohrensausen und Hirnnervenlähmungen ergänzen das Krankheitsbild. Seltenere Erscheinungen sind Klopfempfindlichkeit des Schädels, Cerebellarataxie (Finkelnburg) und Tremor (Oppenheim). Schließlich stellt sich ein Zustand von Benommenheit und Unbesinnlichkeit ein; kurz, der ganze Verlauf kann in hohem Maße dem eines Hirntumors gleichen, von dem er sich ev. nur durch das starke Schädelwachstum und die gelegentlichen langdauernden Intermissionen unterscheiden läßt. Die Konstatierung des er-erhöhten Flüssigkeitsdrucks bei der Lumbalpunktion genügt nicht zur Differenzierung. Ich begnüge mich mit diesen kurzen Bemerkungen und verweise im übrigen auf das Kapitel über den Hydrocephalus der Erwachsenen.

Ätiologie und Pathogenese. Klar ist bisher nur die Genese des Hydrocephalus e vacuo und des Stauungshydrocephalus. Letzterer kommt dadurch zustande, daß der Abfluß des Blutes aus dem Gehirn namentlich aus der Vena magna Galeni behindert ist, z. B. durch Tumoren der hinteren Schädelgrube. Auch die Kompression des Aqueaductus Sylvii kann die Kommunikation zwischen den Ventrikeln und mit dem Subarachnoidalraum stören und zum Hydrocephalus führen.

Was ist aber das Wesen der übrigen Fälle? Ist es vermehrte Flüssigkeitsabsonderung? Ist es erschwerter Abfluß? Sind die Chlorioidalgefäße, oder ist das Ependym der Ventrikel der eigentliche Sitz der Krankheit? Alle diese Dinge liegen noch in tiefstem Dunkel. Wir wissen, daß für einzelne Fälle die Verlegung der Kommunikationsöffnungen zwischen Ventrikeln und Subarachnoidalraum, der Verschluß des Foramen Magendii oder der Foramina Monroi beschuldigt werden kann, aber für viele Fälle trifft das nicht zu, und die Diskussion bleibt unfruchtbar, weil sie sich auf keine Tatsachen stützen kann.

Als erwiesen kann aber das eine gelten, daß viele Fälle, sowohl kongenitale wie solche, die erst im späteren Leben zur Ausbildung kommen, mit Syphilis in Zusammenhang stehen, vielleicht als parasyphilitische Erscheinungen aufzufassen sind und mitunter auch einer antisyphilitischen Therapie sich zugänglich erweisen.

Bekannt ist ferner, daß in einzelnen Familien wiederholt Wasserköpfe erzeugt werden können. Vieleicht kommt auch dem Alkoholismus der Erzeuger eine gewisse ätiologische Bedeutung zu.

Alle übrigen Angaben über ursächliche Momente (somatische und psychische Traumen oder Infektionskrankheiten in der Schwangerschaft, Consanguinität usw.) sind sehr wenig beweiskräftig.

Daß die seröse oder epidemische Meningitis eine Hauptquelle der erworbenen Fälle darstellt, wurde bereits erwähnt.

Diagnose. So leicht der chronische Hydrocephalus in den ersten beiden Lebensjahren in ausgeprägten Fällen zu erkennen ist, so schwer kann die Diagnose im späteren Kindesalter sein und Verwechslungen mit cerebralen Diplegien und besonders Hirntumoren können eventuell unvermeidlich sein. Bei letzteren kann übrigens auch ein sekundärer Stauungshydrocephalus das Krankheitsbild beherrschen, selbst im Säuglingsalter.

Aber ganz besondere Schwierigkeiten können auch dann erwachsen, wenn es sich um Frühdiagnosen bei Säuglingen handelt. Nur regelmäßige sorgfältige Schädelmessungen werden den Verdacht bekräftigen oder abweisen lassen. Zu den Frühsymptomen gehören in der Regel die Steigerung der Patellarreflexe und oft auch die Veränderung des Blickrichtung. Wo sich zu diesen beiden Erscheinungen eine auffallende runde Schädelform mit klaffenden Nähten und Fontanellen gesellt, da ist ein Verdacht gerechtfertigt. Ich muß hier aber bemerken, daß nach meinen Erfahrungen kleine Frühgeburten die typische Blickrichtung und die runde Schädelform mitunter in schönster Ausbildung durch Wochen und Monate darbieten können, ohne daß später der Verdacht sich bestätigt. Nur zweimal sah ich in solchen Fällen später wirklich einen mäßigen Hydrocephalus entstehen; meist verloren sich die Symptome allmählich. Man wird also bei Frühgeburten mit einer Frühdiagnose besonders vorsichtig sein müssen.

Der rachitische Schädel kann für einen hydrocephalen gehalten werden. Er ist aber mehr viereckig, und die Fontanellen sind nicht prall vorgewölbt. Außerdem ist die absolute Größe des Schädels meist nicht erheblich gesteigert, und die übrigen nervösen Symptome fehlen. Daß Rachitis und Hydrocephalus am gleichen Individuum beobachtet werden können, ist bei der Häufigkeit der Rachitis ganz natürlich. Daß ein leichter Hydrocephalus auf rein rachitischer Basis vorkommt, wird von vielen Autoren angenommen. Stöltzner denkt daran, daß in solchen Fällen periostale Wucherungen in der Umgebung der Foramina der Schädelbasis zu Lymphstauungen Veranlassung geben könnten.

Luetische Verdickungen der Kopfknochen werden bei genauer sonstiger Beobachtung und Berücksichtigung der Härte der Schädelknochen kaum zu Verwechslungen Anlaß geben.

Eher möglich ist die Verkennung eines sog. Turmschädels, jener eigenartigen Schädelform, die auf Störungen des Knochenwachstums an der Schädelbasis zurückgeht und vielfach mit Sehstörungen oder Sehnervenatrophie verbunden ist.

Die seltenen Fälle von Hypertrophie des Gehirns seien hier kurz erwähnt. Es soll bei ihnen die Vergrößerung des Schädels besonders das Hinterhaupt betreffen und die für Hydrocephalus charakteristische Augenstellung fehlen; reichliche Lumbalpunktionsflüssigkeit spricht gegen Hirnhypertrophie.

Eine Erkennung des Hydrocephalus externus wird kaum möglich sein; nach Sachs spricht die Vorwölbung der Stirn- und Hinterhauptsknochen gegen diese Form.

Die Lumbal- oder Hirnpunktion ermöglicht die Unterscheidung von der Pachymeningitis haemorrhagica, bei der ein gelb gefärbtes oder hämorrhagisches eiweißreiches Exsudat entleert wird. Bei letzterer findet man außerdem regelmäßig Netzhautblutungen (Göppert).

Die Meningitis weist einen viel höheren Eiweißgehalt auf, doch vergesse man nicht, daß rasch wiederholte Punktionen den Eiweißgehalt beim Wasserkopf steigern können.

Die Unterscheidung des angeborenen Wasserkopfes vom erworbenen ist oft nicht möglich. Anderweitige Mißbildungen sind entscheidend für ersteren, der akute Beginn mit meningealen Symptomen für letzteren.

Geringer Druck der Lumbalflüssigkeit und rasches Sistieren des Abflusses bei sonstigen Zeichen des Hydrocephalus beweisen das Bestehen eines primären oder sekundären Abschlusses der Ventrikel.

Prognose. Sie ist nie mit Sicherheit zu stellen und im allgemeinen recht trübe, besonders bei raschem Wachstum. Näheres ergibt sich aus dem über den Verlauf Gesagten. Die acquirierten Formen sind durch Therapie eher beeinflußbar als die angeborenen.

Therapie. Die interne Behandlung mit Derivantien, Diaphoreticis usw. hat keine auf Grund von Erfolgen basierende Berechtigung. Dagegen ist außer Zweifel gestellt, daß konsequent durchgeführte antisyphilitische Kuren (mit oder ohne gleichzeitige Punktionen) ab und zu Heilungen bewirkt haben. Man darf von kleinen Dosen allerdings nicht viel erwarten. H. Neumann erzielte z. B. einen Erfolg durch 0,25 Jodkali täglich, im ganzen innerhalb von 9 Monaten 75 g; außerdem kam am Ende des ersten Jahres eine Schmierkur mit Quecksilberresorbin von 1 g täglich, im ganzen 42 g zur Anwendung. Auch von Sublimatinjektionen wurden Erfolge mitgeteilt (Russo).

Ableitende Methoden (Haarseil, Brechweinsteinsalbe nach Quincke) anzuwenden, wird man sich bei Kindern kaum entschließen.

Eine Beeinflussung des Zustandes durch Verfütterung von Nebennierensubstanz habe ich mehrmals ohne jeden Erfolg versucht.

Somma hat Günstiges berichtet von der Anwendung der Sonnenstrahlung auf den Hinterkopf, 15—20 Minuten täglich. Von anderen Autoren ist dies Verfahren, wie es scheint, nicht versucht worden.

Dagegen beherrschen gegenwärtig, und wohl mit Recht, chirurgische Methoden die Therapie des Wasserkopfes, wenn auch zugegeben werden muß, daß die Erfolge recht dürftig sind. Es ist klar, daß man auch von den besten Methoden nicht mehr verlangen kann, als daß der Prozeß zum Stillstand kommt. Was an Hirnfunktion verloren ist, wird sich nie wieder ersetzen lassen. Immerhin können reine Drucksymptome sich ganz zurückbilden, und daher kann namentlich in günstigen Fällen das verlorene Sehvermögen sich wiederherstellen.

Die Lumbalpunktion ist der harmloseste Eingriff. Sie kann zur Heilung genügen, und speziell postmeningitische Hydrocephali sind durch systematische Anwendung dieses Verfahrens in einer ganzen Reihe von Fällen zum Stillstand gebracht worden. Es empfiehlt sich, die Punktion alle 3—4 Wochen zu machen und jedesmal kleine Mengen 50—60 ccm (v. Bókay) oder nur 20—30 ccm (Kröpfelmacher) abzulassen. Man wird den Eingriff unter Umständen sehr häufig wiederholen müssen (in Knöpfelmachers Fall z. B. 66 Mal), und ev. eine antiluetische Behandlung nebenhergehen lassen (Slávik).

Die Ventrikelpunktion wird man vornehmen müssen, wenn durch die Lumbalpunktion ein Abfluß größerer Flüssigkeitsmengen nicht erfolgt. Man wird hier ev. größere Quantitäten entnehmen können, allerdings meist eine rasche Wiederherstellung des vorherigen Zustandes erleben.

Bei Kindern mit offenen Fontanellen hat der Eingriff keinerlei Schwierigkeit. Lebensbedrohliche Symptome (Kollaps, Krämpfe) können sich einstellen, wenn der Abfluß des Hirnwassers zu rasch erfolgt, und man wird dann ev. genötigt sein, physiologische Kochsalzlösung zu injizieren und die Operation abzubrechen. Zur nachträglichen Einspritzung von verdünnter Jodtinktur (10 g Tct. Jodi, 20 g Wasser) wird man sich wohl kaum entschließen können.

Es sind eine Anzahl chirurgische Methoden ersonnen worden, die eine Dauerdrainage der Ventrikel bezwecken, auf Einzelheiten kann hier nicht eingegangen werden; die offene Drainage nach außen hat meist einen raschen Tod des Kindes zur Folge gehabt. Die Drainage unter die Galea (v. Mikulicz) ist noch nicht sehr häufig versucht worden. Sie hat in jüngster Zeit mehrere Fürsprecher gefunden. Besonders aussichtsreich sind vielleicht die von Payr stammenden Versuche, die Drainage mittelst freitransplantierter Blutgefäße zu bewirken. Es soll auf diese Weise sogar gelingen, eine direkte Verbindung zwischen Seitenventrikel und Längsblutleiter herzuzustellen. — Auch die Schaffung einer Verbindung zwischen Ventrikeln und Subduralraum durch Catgutfäden oder Glaswolle soll gelegentlich Nutzen gebracht haben. van der Hoeven berichtet jüngst befriedigende funktionelle Resultate von zwei Fällen, die ältere Kinder betrafen, in denen er nach Trepanation des Hinterhaupts Scarificationen der Dura vornahm.

Die Kompression des Schädels durch Heftpflasterstreifen und andre Mittel dürfte nur geeignet sein, die schädlichen Drucksymptome zu vermehren.

Wir werden kurz zusammenfassend sagen dürfen, daß bei acquirierten Formen wiederholte Lumbalpunktionen zu empfehlen sind, die nur bei gestörter Kommunikation mit den Hirnkammern durch die Ventrikelpunktionen ersetzt werden sollen, daß bei sogenannten angeborenen Formen möglichst frühzeitig nach den gleichen Gesichtspunkten verfahren werden soll, und wenn sich kein Erfolg bemerkbar macht, der Versuch einer Dauerdrainage gerechtfertigt ist. Weder bei stationärem Wasserkopf, noch bei angeborenem Hydrocephalus in vorgeschrittenen Stadien (Idiotie usw.) ist ein operatives Verfahren am Platze (Finkelstein), bei letzterem höchstens als symptomatisches Hilfsmittel.

Die Pflege wird bei Säuglingen besonders auf die Verhütung des Decubitus bedacht sein müssen; bei ausheilenden Fällen wird sie die Beweglichkeit der Glieder durch Massage und warme Bäder unterstützen. Diese Kinder bedürfen natürlich später in der Regel einer besonderen geistigen Leitung, um das zu entwickeln, was ihnen an intellektuellen Fähigkeiten geblieben ist.

Spina bifida (Rachischisis).

Man versteht unter Spina bifida eine Spaltbildung am Wirbelkanal, der vielfach mit Spaltbildung an den äußeren Integumenten, den Rückenmarkshäuten, auch des Rückenmarks selbst kombiniert sein kann. In den leichteren Fällen zieht die unveränderte äußere Haut über den nicht völlig verschlossenen Wirbelkanal hinweg (Spina bifida occulta). Es kann sich die betreffende Stelle ev. durch eine seichte kissenartige

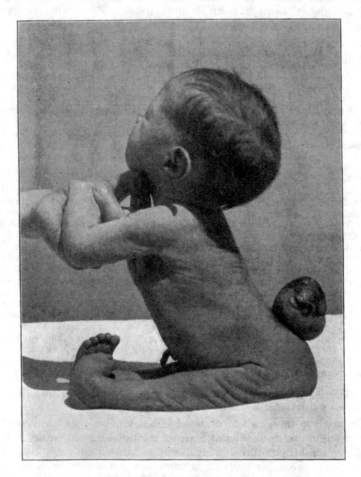

Abb. 230. Spina bifida sacrolumbalis. Meningomyelocele.
Deutliche Abgrenzung der Zona dermatica. — Klumpfüße; mangelhafte Entwicklung der Muskulatur an den unteren Extremitäten. — Sphincterenlähmung.
(Eigne Beobachtung an der Heidelberger Kinderklinik.)

Vorbuchtung kennzeichnen. Oft weist sie eine Zone abnormer Behaarung auf. Der Sitz dieser Form der Spaltbildung ist zumeist die Lumbalgegend.

In der Mehrzahl der Fälle kommt es aber zu hernienartigen Ausbuchtungen des Wirbelkanalinhaltes in Form kugliger oder eiförmiger, in der Regel genau der Mittellinie des Rückens gestielt oder breitbasig aufsitzender Geschwülste von wechselndem Umfang (von Nuß- bis Kindskopfgröße). Der Sitz ist in der Regel die Lenden- und Sakralgegend. Doch kommen auch höher gelegene Geschwülste vor; speziell im Nacken sind sie nicht selten (Spina bifida cervicalis). Die Geschwulst ist stets mit

Cerebrospinalflüssigkeit gefüllt und enthält außerdem wechselnde Anteile des Rückenmarks und seiner Häute.

Die Mißbildung, die besonders von v. Recklinghausen genauer studiert worden ist, erklärt sich entwicklungsgeschichtlich dadurch, daß die Vereinigung der Medullarlinie, die in eine frühe Embryonalperiode fällt, an einer Stelle unvollständig bleibt. Bei der seltensten Form, der Meningocele, enthält die Geschwulst keine Rückenmarksteile, sondern lediglich eine Ausstülpung der Meningen. Die Myelocystocele kommt dadurch zustande, daß der Zentralkanal an der Stelle des Wirbelsäulenspaltes sich bauchig ausweitet und der dorsale Teil des geschlossenen Rückenmarks an der Hernienbildung teilnimmt. — Bei der schwersten Form des Leidens endlich, der Myelocele (oder Meningomyelocele), ist das Rückenmark selbst an der Spaltbildung beteiligt, es liegt nach außen frei zutage und bildet die Kuppe der Geschwulst. Man erkennt in diesen schweren Fällen äußerlich an dem Tumor drei Zonen, zunächst eine gefäßreiche, dunkelrote granulationsartige Schicht, die Zona medullovasculosa; diese entspricht dem Rückenmark, und von hier aus ziehen die verkümmerten Nerven in die Tiefe, des Wirbelkanals. Peripher davon schließt sich eine blasig dünne, grauglänzende Zone an, die entwicklungsgeschichtlich als Pia spinalis zu deuten ist (Zona epitheloserosa); an der Basis endlich findet sich normale Haut, die in wechselnder Ausdehnung den Tumor überkleiden kann (Zona dermatica). Die Geschwulst ist in der Regel prall gespannt, man kann oft einen Teil des Inhalts in den Wirbelkanal hereinreponieren. Der Spalt im Rückgrat läßt sich in der Regel durch Palpation, sicher durch radiologische Methoden nachweisen. In sehr seltenen Fällen kann eine Rückenmarkshernie durch einen Spalt an der vorderen Wand des Wirbelkanals zustande kommen (Spina bifida anterior) und sich ins Becken hinein vorwölben. Häufig ist die Spina bifida mit andren Mißbildungen vergesellschaftet, besonders mit Hydrocephalus internus, aber auch mit Blasenektopie, angeborenen Hernien u. a. Nach den Untersuchungen von E. Schwalbe und Gredig scheinen oft auch Entwicklungsanomalien am Kleinhirn und der Medulla oblongata sich mit der Rachischisis zu kombinieren. Die unteren Extremitäten sind bei Myelocelen in der Regel mißbildet (spez. Klumpfuß).

Symptome. Die klinischen Erscheinungen können sehr mannigfaltig sein, je nach Sitz und Art der Geschwulst. In schweren Fällen sind die Beine verkrüppelt und ganz gelähmt. Der Ileopsoas ist dabei meist verschont. Die Sensibilität kann in den gelähmten Teilen ganz fehlen; schwere trophische Störungen an der Haut sind die Folge (Geschwüre am Gesäß und in der Genitalgegend). Regelmäßig findet man beim Sitz der Mißbildung in der Lumbal- oder Sakralgegend Lähmungen des Spincter ani, auch Harnträufeln. Der Anus erhält durch die Lähmung der Muskulatur des Beckenbodens und seines Schließmuskels ein eigenartiges Aussehen. Die Crena ani ist verstrichen, die Analgegend vorgewölbt, die tiefrote Darmschleimhaut mehr oder weniger prolabiert. Die Reflexe fehlen vollständig, doch habe ich die eigenartige Erscheinung gesehen, daß jede Berührung des Beins an beliebiger Stelle stets von einer reflektorischen Contraction des einzigen funktionierenden Muskels (Extensor digitorum communis) gefolgt war. Bei hohem Sitz der Geschwulst können die Bauchmuskeln total gelähmt sein, bei tieferer Lokalisation bleiben die Recti abdominis verschont. Die Lähmung ist fast stets eine schlaffe, atrophische. Die elektrische Reaktion ist meist erloschen, kann aber auch Entartungsreaktion, ja sogar normales Verhalten aufweisen.

In leichten Fällen kann die Lähmung nur die Sphincteren, ev. außerdem die Fußmuskulatur betreffen.

Letzteres gilt speziell für die Spina bifida occulta, die ein erhebliches neurologisches Interesse beansprucht. Bemerkenswerterweise pflegen sich bei dieser Form des Leidens die Störungen (Schmerzen, Lähmungen am Fuß und Inkontinenzerscheinungen) erst im späteren Kindesalter oder sogar erst nach der Pubertät einzustellen und können leicht verkannt werden. Dieser späte Eintritt der Störungen hängt wohl mit Zerrungen an dem Verbindungsstrang zwischen Rückenmark und Haut zusammen, die durch das physiologische Höherrücken des Rückenmarkendes im Wirbelkanal beim wachsenden Menschen bedingt werden (Katzenstein).

Diagnose. Die Myelocele ist, wenn die geschilderten Eigentümlichkeiten vorhanden sind, sicher zu erkennen. Die andren Formen sind kaum sicher zu unterscheiden. Gestieltes Aufsitzen eines völlig transparenten Tumors bei Fehlen von Lähmungen kann die Diagnose Meningocele wahrscheinlich machen, Fehlen von Lähmungen bei vorhandenen Sensibilitätsstörungen und breitem Aufsitzen der Geschwulst spricht für Myelocystocele.

Die Unterscheidung von andren median gelegenen Geschwülsten kann, wenn Lähmungen fehlen, recht schwer sein. Teratome und Lipome kommen in Betracht. Es sind auch Kombinationen von Lipomen mit Spina bifida bekannt geworden. Ich erinnere mich eines Falles, in dem erst die Probepunktion die Diagnose eines großen Abscesses infolge von Wirbelcaries sicherte. Wenn man den Tumor partiell reponieren kann, so ist das für die Spina bifida pathognostisch.

Wichtig ist die Diagnose der Spina bifida occulta. Klumpfußbildung, symmetrische, langsam sich steigernde Lähmungen an den Füßen, speziell zunehmende oder im späteren Alter sich entwickelnde Inkontinenzerscheinungen werden den Gedanken an eine Spaltbildung des Wirbelkanals erwecken müssen, der ev. durch eine abnorme Behaarung in der Lenden- oder Kreuzbeingegend erheblich an Wahrscheinlichkeit gewinnt. Der sichere Beweis kann mitunter nur durch ein Röntgenbild erbracht werden.

Therapie kann nur eine operative sein. Sie besteht in Abtragung des Tumors unter möglichster Schonung der nervösen Elemente und womöglich osteoplastischer Deckung des Defektes. Ich verweise auf die chirurgischen Lehrbücher. Wenn schwere Lähmungen bestehen, ist ein großer Eingriff jedenfalls zu widerraten. In leichteren Fällen kann er dagegen sehr empfohlen werden. Gelegentlich hat die einfache Punktion des Sackes die Lähmungen günstig beeinflußt (D e m m e). Bei Kombination mit Hydrocephalus wird die Operation allgemein widerraten. Bemerkenswert ist die Tatsache, daß sich nicht selten nach Abtragung der Geschwulst ein Hydrocephalus entwickelt hat. Sehr aussichtsreich kann die chirurgische Hilfe bei der Spina bifida occulta sein durch Beseitigung zerrender Stränge und fibröser Platten, die das Mark komprimieren.

Bei inoperablen Fällen wird man sich auf sorgfältige Pflege beschränken müssen, die sich recht schwierig gestalten kann, da eine Infektion des nässenden, granulierenden und leicht verletzlichen Gebildes durch den Stuhl des Kindes kaum zu vermeiden ist. Die Kinder sterben in der Regel schon in den ersten Lebenswochen an einer eitrigen Meningitis, einer Infektion der Harnwege oder der Haut oder an interkurrenten Leiden. Wenn sie länger am Leben bleiben, kann übrigens eine reguläre Überhäutung des Tumors von den Rändern her sich vollziehen.

Anhangsweise sei hier der **Encephalocele** gedacht. Es handelt sich bei diesem Leiden um ganz analoge hernienartige Ausstülpungen des Schädelinhalts durch umschriebene Schädellücken. Sie sitzen fast nur an zwei Stellen, am Nacken oder am Nasenansatz, sind von normaler Haut oder von einer dünnen glänzenden Bedeckung überzogen und sind selten reine Meningocelen. In der Regel ist die Geschwulst mit Hirnmasse gefüllt, und zwar ragt gewöhnlich ein Ventrikel mit in die Geschwulst herein (Encephalocystocele). Klinische Symptome seitens des Nervensystems können fehlen; es kommen Idiotie, Strabismus, Opticusatrophie und andere Erscheinungen vor. — Die Behandlung ist chirurgisch und besteht in Abtragung des Tumors, ev. Reposition des Inhalts und Verschluß der Schädellücke.

3. Entwicklungshemmungen.

In diesem Kapitel wollen wir einige praktisch wichtige Zustände und Erkrankungsformen berühren, die im wesentlichen als Entwicklungshemmungen des kindlichen Hirns oder seiner Teile zu betrachten sind. Wir übergehen dabei eine Reihe von gröberen Mißbildungen, die eine längere Lebensdauer nicht ermöglichen, z. B. die Acephalie, Anencephalie, Hemicephalie, Arhinencephalie. Solche Mißbildungen sind zwar von größter Bedeutung für die neurologische Forschung und sie werden in dieser Hinsicht seit den grundlegenden Untersuchungen von v. Monakow und seinen Schülern auch nach Gebühr gewürdigt. Ärztlich können sie aber kein weitergehendes Interesse für sich in Anspruch nehmen. — Die Porencephalie, die ja kein einheitlicher Begriff ist und auch kein in jedem Fall charakteristisches Krankheitsbild bedingt, wurde bereits bei der Besprechung der pathologischen Anatomie der cerebralen Kinderlähmung berührt. Wir werden ihr bei der Betrachtung der Idiotie nochmals begegnen. — Der Hydrocephalus, der in vielen Fällen angeboren ist oder auf kongenitale Anlage zurückgeht, ist im vorhergehenden Abschnitt eingehend geschildert; dort ist auch die Encephalocele und die Spina bifida berücksichtigt.

Wir beabsichtigen, hier zunächst auf zwei klar umgrenzte Krankheitsbilder näher einzugehen, die in das Bereich der Entwicklungshemmungen gehören, den angeborenen Kernmangel (infantilen Kernschwund) und die familiäre amaurotische Idiotie (Tay - Sachssche Idiotie); schließlich werden noch einige zusammenfassende Erörterungen über Imbezillität und Idiotie im allgemeinen am Platze sein, denen sich eine kurze Besprechung der Mikrocephalie und des Mongolismus angliedert.

Angeborene Funktionsdefekte motorischer Hirnnerven.

(Angeborener Kernmangel, infantiler Kernschwund.)

Es kommen im Gebiete der Hirnnerven, speziell im Gebiete der äußeren Augenmuskeln, Lähmungen vor, die teils angeboren sind, teils sich in früher Kindheit entwickeln (ausnahmsweise auch im späteren Alter). Sie sind dadurch charakterisiert, daß sie elektiv, oft beiderseits symmetrisch, einzelne Nervengebiete oder auch nur Teile derselben befallen, daß sich nur motorische Störungen bemerkbar machen, daß die Lähmung, wo sie nicht in voller Ausbildung schon auf die Welt gebracht wird, ganz langsam sich zur vollen Höhe entwickelt, und daß eine Progredienz auf weitere Gebiete des Nervensystems nie zu beobachten ist. Das Leiden ist zum Abschluß gekommen und besteht unverändert jahrzehntelang fort. Die elektrische Reaktion der gelähmten Muskelgebiete ist herabgesetzt oder erloschen. Entartungsreaktion kommt bei typischen, angeborenen Fällen nicht vor.

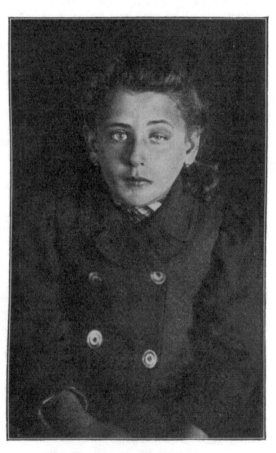

Abb. 231. Angeborener Kernmangel.
Ptosis links; Hochstand der linken Augenbraue.
(Eigne Beobachtung am Giselakinderspital, München.)

Am häufigsten handelt es sich um ein- oder doppelseitige Ptosis. Sie kann das einzige Symptom des Leidens bilden oder sich mit anderen Augenmuskellähmungen kombinieren. Es kann eine vollständige Ophthalmoplegia exterior bestehen, außerdem Facialislähmung vorhanden sein; auch die Abducenslähmung, einseitig oder doppelseitig, mit oder ohne Facialislähmung, kommt vor. Die Zunge kann sich beteiligen, ja eine interessante Beobachtung Heubners macht es wahrscheinlich, daß in seltenen Fällen auch der Glossopharyngeus und Vagus analoge Krankheitserscheinungen darbieten können (allmählich zunehmende Schlinglähmung).

Mangelnde Tränensekretion wurde bei solchen Zuständen auch gesehen. Erwähnung verdient ferner die mehrfach beschriebene Erscheinung, daß das hängende Augenlid bei einseitiger Ptosis sich energisch hebt, sobald der Mund weit geöffnet wird, um beim Schließen des Mundes wieder herabzusinken. Interessant ist weiterhin, daß bei angeborenen Abducenslähmungen sekundäres Schielen völlig fehlen kann (das sich bei erworbenen Dauerlähmungen stets einstellt). Doppelsehen kommt auch bei den erst extrauterin entstehenden Formen kaum vor.

Die geschilderten Krankheitsbilder sind als einheitlich zusammengehörige Gruppe von Möbius erkannt worden; er nahm an, daß es sich um einen Kernschwund in der Medulla oblongata handelt. Mit Kunn teilen wir die Fälle in zwei Kategorien, angeborene und in früher Jugend (ev. später) entstandene. Den ersteren liegt kein Kernschwund, sondern ein Kernmangel, eine Agenesie oder Aplasie zugrunde, wie die Autopsie des Heubnerschen Falles beweist; es kann aber, wie Neurath gefunden hat, der Kern auch ganz normal sein; der Funktionsausfall muß dann auf primäre mangelhafte Muskelentwicklung zurückgeführt werden. Daß auch eine angeborene Schädigung des Nerven in seinem Verlauf zu den gleichen Symptomen führen kann, beweist die Beobachtung von Marfan und Armand-Delille; in ihrem Fall hatte Mißbildung des Felsenbeins die Facialislähmung bedingt.

Bemerkenswert ist, daß sich mit diesen angeborenen Formen oft anderweitige Mißbildungen kombinieren, Bildungsfehler an Händen und Füßen, angeborene Herzfehler, speziell auch Defekte von Muskeln am Körper, z. B. des Pectoralis major. Im übrigen kann es bei älteren Individuen klinisch unmöglich sein, zu entscheiden, ob die angeborene oder erworbene Form vorliegt. Die beiden Typen dürften auch kaum wesensverschieden sein. Bei der letzteren handelt es sich wohl im Sinne der Edingerschen Aufbrauchstheorie um ein funktionelles Zugrundegehen der minderwertig angelegten Organe, die bei der ersten Form überhaupt nie funktionsfähig waren.

Über die speziell ätiologisch in Betracht kommenden Faktoren wissen wir nichts Bestimmtes. Alkoholismus und Lues (Gierlich) wird vermutet. Hereditäre und familiäre Fälle wurden mehrfach gesehen.

Diagnostisch wäre zu bemerken, daß unter Umständen Schädigungen durch Geburtstraumen (Zange) völlig identische Bilder erzeugen sollen. Knochenmarken können hier die Ätiologie erkennen lassen. In seltenen Fällen können Solitärtuberkel vorübergehend ähnliche Symptome bewirken. Auch postdiphtherische Lähmung könnte gelegentlich zu Täuschungen führen. Der nicht progressive Charakter des Leidens wird die Differenzierung gegenüber der infantilen progressiven Bulbärparalyse und der Dystrophia muscularis progressiva bei längerer Beobachtung leicht ermöglichen. Bei den seltenen Fällen, die erst jenseits der Kindheit entstehen, wird man ev. die Tabes ausschließen müssen.

Die Diagnose ist deshalb wichtig, weil die Prognose von ihr abhängt. Das Leiden ist zwar therapeutisch unbeeinflußbar. Es ist aber, wenn die Lähmung einmal ausgebildet ist, kein weiteres Fortschreiten der Erkrankung auf andre Nervenzentren zu befürchten.

Die familiäre amaurotische Idiotie (Tay-Sachssche Idiotie).

Die von Sachs erstmalig im Jahre 1898 beschriebene und seither vielfach beobachtete familiäre amaurotische Idiotie könnte man den familiären Formen der cerebralen Diplegien zuzählen. Sie zeichnet sich vor diesen aber aus durch die große Konstanz ihres klinischen Verlaufs und, soweit unsre bisherigen Kenntnisse reichen, durch etwas noch viel Wichtigeres, durch einen einheitlichen und typischen pathologisch-anatomischen Befund[1]); sie stellt daher den bestcharakterisierten Krankheitstypus auf dem Gebiete der cerebralen Kinderlähmungen dar.

Ätiologie. Die Krankheit ist exquisit familiär, befällt in der Regel mehrere Geschwister; sie zeigt ferner ein ganz besonders merkwürdiges Verhalten darin, daß sie die jüdische Rasse in außerordentlichem Maße bevorzugt. Mehr als vier Fünftel der Beobachtungen betrafen jüdische Familien, besonders arme polnische und russische Juden. Neuropathische Belastung scheint auch von Bedeutung zu sein.

Symptome. Der Beginn der Erkrankung fällt in das zweite Lebenshalbjahr, mitunter schon in den dritten bis vierten Monat. Das bis dahin gesunde, muntere Kind wird stiller, matter, lacht nicht mehr, schläft viel. Allmählich fällt die Abnahme des Sehvermögens auf; es folgt glänzenden Gegenständen nicht mehr mit den Augen; auch die Beweglichkeit der Glieder leidet Not. Die ärztliche Untersuchung konstatiert meist schon völlige Erblindung. Die Besichtigung des Augenhintergrundes ergibt einen charakteristischen Spiegelbefund: die Sehnerven zeigen einen mehr oder weniger vorgeschrittenen Grad von einfacher Atrophie; die Gegend der Macula lutea zeigt eine umschriebene, grauweiße Verfärbung, etwa doppelt so groß als die Papille; in der Mitte findet sich an der Stelle der Fovea centralis ein kirschroter Fleck. Dieser Befund ist pathognostisch für unser Leiden. Häufig findet sich auch Nystagmus und Pupillendifferenz, gelegentlich auch Strabismus. Abnorme Schreckhaftigkeit ist oft beobachtet worden, mitunter auch Taubheit.

Die Lähmung, die sich allmählich am ganzen Körper einstellt und meist die Nackenmuskulatur mitaffiziert, ist stets eine doppelseitige; sie ist gewöhnlich schlaff, kann aber auch spastisch werden. Die Reflexe lassen kein konstantes Verhalten erkennen, sind oft gesteigert. Die geistigen Fähigkeiten schwinden immer mehr, es stellt sich schließlich eine völlige Verblödung ein, und die Kinder gehen ausnahmslos zugrunde, in der Regel gegen Ende des zweiten oder dritten Lebensjahres.

Pathologische Anatomie. Makroskopisch ergeben sich gar keine oder nur geringfügige Veränderungen am Hirn (Windungsabnormitäten, Untergewichtigkeit). Die mikroskopische Untersuchung läßt einen ganz diffusen, über die gesamte graue Substanz des Zentralnervensystems, speziell der Hirnrinde, verbreiteten Degenerationsprozeß der Ganglienzellen erkennen, der sich durch eine eigenartige Schwellung und Aufblähung des ganzen Zellleibes oder auch einzelner Teile der Zelle kennzeichnet (Schaffer). Entzündliche Veränderungen fehlen. Die Retina weist gleichfalls degenerative Prozesse in den Zellen der Körnerschicht auf. Der rote Fleck an der Fovea centralis entspricht der normalen Netzhautfarbe, da hier die Zellen fehlen.

Wir haben das Leiden wohl auch als eine Aufbrauchkrankheit zu deuten, eine funktionelle Degeneration des abnorm schwach angelegten, eines Ersatzes unfähigen Nervensystems.

Diagnose. Wenn man an das Leiden denkt, wird die Erkennung desselben keinerlei Schwierigkeiten haben. Jüdische Abstammung, familiäres Vorkommen, die Abnahme des Sehvermögens erwecken den Verdacht, die Untersuchung des Augenhintergrundes

---

[1]) Der Fall von Huismans ist in seiner Zugehörigkeit zu unsrem Leiden nicht unbestritten.

ist entscheidend. Immerhin muß man wissen, daß auch einige durch die familiäre Zugehörigkeit und den ganzen Krankheitsverlauf sicher hierher zu rechnende Fälle bekannt geworden sind, bei denen der Maculabefund fehlte (K o l l e r , H e v e r o c h , M ü h l b e r g e r). Zwei davon betrafen Kinder christlicher Abstammung.

Prognose ist absolut infaust. Doch wird man den Eltern die Versicherung geben dürfen, daß nicht unbedingt alle Kinder an dem Leiden erkranken müssen. Wenn ein Kind glücklich über das Alter hinausgekommen ist, in dem seine Geschwister erkrankten, hat es wohl Aussicht, verschont zu bleiben.

Therapie. Man könnte als prophylaktische Maßnahme in Betracht ziehen, die bedrohten Kinder nicht von ihrer Mutter, sondern von einer Amme stillen zu lassen.

Die juvenile Form der familiären amaurotischen Idiotie.

Es kommen im späteren Kindesalter (Beginn 4.—16. Lebensjahr) Krankheitsbilder zur Beobachtung, die mit der T a y - S a c h s schen Idiotie viele Analogien erkennen lassen und wahrscheinlich als mildere Formen des gleichen Krankheitsprozesses anzusehen sind (C. V o g t). Es handelt sich auch hier um exquisit familiäre Leiden von progredientem Charakter, die zu Erblindung, diplegischen Lähmungen und fortschreitender Verblödung führen. Der Unterschied gegenüber der oben geschilderten „infantilen Form" liegt im wesentlichen nur im Fehlen des ophthalmoskopischen Befundes an der Macula lutea und in dem langsameren Fortschreiten der Krankheit begründet. Der Beginn des Leidens fällt bei den einzelnen Geschwistern einer Familie meist etwa in das gleiche Lebensjahr. Der Augenspiegelbefund ergibt einfache Opticusatrophie, ev. sogar normale Papille, so daß die Blindheit in das zentrale optische Neuron verlegt werden muß (V o g t). S p i e l - m e y e r fand eine Retinitis pigmentosa.

Die Zusammengehörigkeit der beiden Gruppen wird um so wahrscheinlicher, als der pathologisch-anatomische Befund in den Fällen von S p i e l m e y e r große Ähnlichkeit mit den für die infantilen Formen typischen Veränderungen ergab.

Möglicherweise bestehen auch noch Beziehungen zu andren Krankheitstypen. H i g i e r konstatierte in einer Familie, daß zwei Geschwister an familiärer Sehnervenatrophie, zwei an familiärer Kleinhirnataxie und das jüngste an typischer T a y - S a c h s - scher amaurotischer Idiotie litt. Hier werden pathologisch-anatomische Untersuchungen uns zweifellos weitere Aufschlüsse bringen.

Imbezillität und Idiotie.

Mit Imbezillität und Idiotie pflegen wir die auf mangelhafter Entwicklung der Intelligenz beruhenden Schwachsinnsformen zu bezeichnen. Imbezillität nennen wir die leichteren Grade. Ein scharfes Kriterium der Abgrenzung gegen die schwereren Formen gibt es nicht. Vielfach bezeichnet man als Imbezille solche, die noch imstande sind, irgend einen Beruf im Leben auszufüllen. Die leichteren Grade der Imbezillität werden als Debilität bezeichnet.

Die große Gruppe der Idiotien begreift eine Menge verschiedenartiger Zustände in sich, deren Erforschung im wesentlichen noch zu leisten ist. Die mannigfaltigsten Schädigungen, welche die Großhirnrinde treffen, können zur Beeinträchtigung der geistigen Fähigkeiten führen. Wir können nach der Art dieser Erkrankungen verschiedene Formen der Idiotie unterscheiden: hydrocephale, mikrocephale Formen, Idiotie im Gefolge von cerebralen Lähmungen, von Meningitis, einfache Idiotien, die z. T. als einfache Entwicklungshemmungen, Hypoplasien gelten können, dazu kämen als besondere, klinisch wohlcharakterisierte Formen noch die familiäre amaurotische Idiotie und die myxödematösen und mongoloiden Idiotien.

Die somatischen Erscheinungen der hydrocephalen Fälle sowie die der cerebralen Lähmungen sind bereits geschildert. Oft finden wir die Kennzeichen der letzteren bei idiotischen Kindern nur angedeutet in Form leichter Spasmen und Reflexerhöhungen, geringer choreatischer oder athetotischer Bewegungen. Wir haben allen Grund zur Annahme, daß auch bei einem großen Teil der Idioten, die frei von solchen Hinweisen auf die infantile Cerebrallähmung sind, die gleichen Prozesse im Hirn sich abgespielt haben, daß sie nur zufällig die motorischen Regionen unberührt ließen. Es sind dies sog. Fälle von „cerebraler Lähmung ohne Lähmung" (Freud). Wir haben es also hier mit gröberen Mißbildungen oder Zerstörungen des Gehirns, mit Porencephalien, cystischen, narbigen, oder auch diffusen sklerotischen Prozessen zu tun. Alles über die Ätiologie der cerebralen Kinderlähmung Gesagte hat daher auch hier Geltung. — Daneben kommen aber auch Fälle vor, bei denen solche greifbare Störungen nicht zu finden sind, bei denen nur genaue mikroskopische Untersuchungen die Rückständigkeit, die Aplasie der Hirnrinde erkennen läßt. Das Hirngewicht hält sich stets mehr oder weniger unter der Norm. Ätiologisch hängen solche Formen wohl vielfach mit Syphilis zusammen; auch der Alkohol, speziell die Zeugung im Rausch, spielt hier eine besondere Rolle, neuropathische und psychopathische Belastung ist ferner von größter Bedeutung; Konsanguinität der Eltern und akute Infektionskrankheiten treten wohl meist nur als weitere Momente zu andren hinzu.

Die Schädelform kann sehr verschieden sein; neben den selteneren hydrocephalen Typen finden sich häufiger abnorm kleine Schädel; besonders die Stirnteile sind oft abgeflacht (fliehende Stirn, Aztekentypus); auch dolichocephale (skaphocephale) Formen kommen vor. — Kennzeichen sonstiger körperlicher Minderwertigkeit sind häufig, so besonders abnorme Bildungen der Genitalien (Kryptorchismus, Phimose, Hypospadie u. a.), ferner Abnormitäten des Auges, Ohres, der Behaarung, der Zahnbildung usw.

Auch in den Fällen, in denen keine Zugehörigkeit zur cerebralen Kinderlähmung sich erkennen läßt, sind Konvulsionen im Säuglingsalter und später nichts Ungewöhnliches. Oft zeigen die Kinder eine große Muskelschlaffheit; sie können den Kopf nicht halten, nicht sitzen, fallen der Wirkung der Schwerkraft preisgegeben, nach allen Richtungen um. Eine sehr häufige Erscheinung ist die Ruhelosigkeit. Ohne Ruhepause werfen sich solche Kinder im Bett herum oder schlenkern ihre Glieder hin und her; wenn sie gehen können, treibt es sie rastlos im Zimmer umher, von einem Gegenstand zum andren; nichts fesselt sie, nichts hemmt ihren Bewegungsdrang (versatile Idiotie). Das klinische Gegenstück zu diesen Kranken bilden die torpiden oder apathischen Idioten, die, unberührt von dem Wechsel der Außenwelt, mitunter fast ohne Regung stundenlang in ihrem Bette blöde vor sich hinstarren können, ab und zu tierische Laute von sich gebend oder, wenn sie in ihrem Behagen gestört werden, in ein unmäßig lautes Gebrüll ausbrechend.

Die meisten Idioten, auch schwerer Art, kennen wenigstens ihre Mutter oder Pflegerin und sind zärtlicher Regungen fähig, Liebkosungen zugänglich. Ein besonderer Übelstand ist ihre Unsauberkeit; manche lernen überhaupt nie, die Stuhl- und Urinentleerung willkürlich zu regeln; oft sieht man aber außerdem, daß der Stuhl mit Wonne im ganzen Lager verschmiert wird; es kann dabei auch zur Koprophagie kommen.

Eine Eigenschaft, die den meisten schweren Idioten zukommt, ist das Geifern. Vielfach wird es künstlich unterhalten, indem die Kinder die Hand beständig im Mund herumziehen, sie mitunter bis zum Handgelenk im Rachen vergrabend; das kann man schon bei Säuglingen beobachten. Viele Idioten müssen ihr Leben lang gefüttert werden. — Die Sensibilität ist in der Regel erheblich abgestumpft. Auf Nadelstiche erfolgt keinerlei Schmerzäußerung.

Das Sitzen, Stehen und Gehen wird vielfach in späteren Jahren noch erlernt; in den Fällen von cerebralen Diplegien wird allerdings die Gehfähigkeit bei vorhandener Idiotie meist nicht erworben. Das Sprachvermögen kann in Rudimenten vorhanden sein, auch ganz leidlich sich entwickeln, trotz schwerer Beeinträchtigung der höheren geistigen Funktionen.

Alle diese Störungen können natürlich auch in leichteren und leichtesten Graden vorhanden sein.

Onanie ist eine häufige Erscheinung bei Idioten. Auf die Störungen der Geistestätigkeit im einzelnen kann im Rahmen dieses Werkes nicht eingegangen werden. Bekannt ist, daß bei Imbezillen das Gedächtnis einseitig besonders gut entwickelt sein kann, und daß sich oft zu der geringen Urteilsfähigkeit unangenehme Charaktereigenschaften gesellen, Dünkel, Rücksichtslosigkeit, brutales Wesen u. a. Viele Imbezille werden zu Verbrechern.

Eine besondere Form der Idiotie ist die durch p s y c h i s c h e T a u b h e i t (H ö r -s t u m m h e i t) bedingte. Nach H e u b n e r sind diese Fälle dadurch ausgezeichnet, daß die körperliche Entwicklung weniger beeinträchtigt ist. Die Kinder lernen rechtzeitig sitzen, gehen usw., die Empfindungen sind vorhanden, auch elementare Gehörseindrücke; es kann sogar Echolalie beobachtet werden. Dagegen fehlt das Klangbild der Worte Die Patienten vermögen an das Wort keinen Begriff zu knüpfen, und da die Gewinnung der elementaren Begriffe ebenso wie die der abstrakten durch das Gehör vermittelt zu werden pflegt, entwickelt sich bei ihnen kein seelisches Leben. Meist sind es versatile Idiotien, die in diese Kategorie gehören. Die Prognose soll hier weniger ungünstig sein, als bei anderen Formen, ,,wenn die Kinder in geeignete Erziehung kommen, die zunächst auf andern als dem üblichen Wege durch das Gehör die Kinder zur Sammlung von Begriffen anzuregen versteht".

Diagnose. Die Diagnostik der einzelnen ätiologischen Formen der Idiotie, soweit eine solche möglich ist, deckt sich mit der Erkennung der cerebralen Lähmungen, des Hydrocephalus, Turmschädels usw. Bezüglich der tuberösen Sklerose vgl. S. 673. — Die praktisch viel wichtigere Frage nach dem Grade des Schwachsinns, ob Idiotie, Imbezillität oder Debilitas, ist erst auf Grund genauer Beschäftigung mit dem Kinde, und meist erst in späteren Jahren möglich. Bezüglich der Methodik und vieler Einzelheiten sei auf das vortreffliche Werkchen von Z i e h e n ,,Die Geisteskrankheiten des Kindesalters" verwiesen. Eine besondere Berücksichtigung verdient die Erkennung der Idiotie im Säuglings- und ersten Kindesalter. Ein wichtiger Hinweis ist hier die mangelhafte oder fehlende Reaktion auf Nadelstiche (T h i e m i c h); es kann ferner auffallen, daß das Kind nicht fixieren lernt, glänzenden Gegenständen nicht wie gesunde Säuglinge mit den Augen folgt, daß es nicht nach ihnen greift, daß es die Mutter oder Pflegerin nicht mit einem Aufleuchten des Blickes oder einem Lächeln begrüßt, sie nicht schon an der Stimme erkennt, daß es überhaupt den Kontakt mit der Außenwelt nicht zu finden weiß. In leichteren Fällen ist die fehlende Sprachentwicklung oft ein Fingerzeig; doch muß man daran festhalten, daß auch geistig völlig normale Kinder nicht selten erst im zweiten oder dritten Jahre, selbst noch später zu sprechen beginnen; viel wichtiger ist der Nachweis, ob das Kind das gesprochene Wort versteht und Begriffe damit verknüpft. Besonders wichtig ist es, die reine Taubstummheit als solche zu erkennen. Viele dieser unglücklichen, bei richtiger Würdigung ihres Leidens und entsprechender Erziehung durchaus bildungsfähigen Geschöpfe werden fälschlich für Idioten gehalten und demgemäß vernachlässigt. — Die Debilität kann oft erst zur Zeit des Schulbesuchs erkannt werden. Lang bestehende Enuresis, Onanie können Symptome derselben darstellen und Verdacht erwecken. Moralische Defekte sind in der Regel nur dann auf geistige Minderwertigkeit zu beziehen, wenn körperliche oder intellektuelle Defekte nachweisbar sind, Verführung, Verwahrlosung und anderes als Ursache ausgeschlossen erscheint, und Strafen wie Belohnungen keinerlei Wirkung erkennen lassen (Z i e h e n).

Prognose. Sie ist stets zweifelhaft, obwohl die modernen spezialpädagogischen Erziehungserfolge, wie sie systematisch namentlich in Frankreich zuerst angestrebt worden sind (S é g u i n, B o u r n e v i l l e u. a.), die Aussichten außerordentlich günstiger erscheinen lassen als früher, und manchen zweifellos minderbegabteren Kindern zu völliger geistiger Reife verhelfen, imbezile wenigstens zu einigermaßen brauchbaren Mitgliedern der menschlichen Gesellschaft gestalten. Bei der heutigen Lage der Dinge ist eine günstige Vermögenslage der Eltern allerdings eine wesentliche Vorbedingung.

Therapie. Die Behandlung kann nur bei hereditär luetischen Formen kausal sein. Im übrigen müssen debile Kinder vor jedem schädigenden Einfluß, zu dem oft das neuropatische Milieu des Elternhauses gehört, aber auch der Alkohol, schlechter Umgang usw. möglichst behütet werden. Bei einigermaßen schweren Graden der Geistesschwäche ist eine Unterbringung in geeigneten Erziehungsheimen notwendig; man dringe aber darauf, daß dieser Schritt nicht zu lange hinausgeschoben wird, da die Erfolge am günstigsten sind, wenn die sachgemäße Behandlung schon im dritten oder vierten Lebensjahre einsetzt. Auf die Details der in Anwendung kommenden pädagogischen Methoden kann hier nicht eingegangen werden.

Die Mikrocephalie.

Wir verstehen unter Mikrocephalie die abnorm geringe Größe des Schädels und Schädelinhalts. Bei Erwachsenen gilt als oberste Grenze ein Schädelumfang von 45 cm und ein Hirngewicht von 900 g. Bei Kindern gibt es keine feste Norm; ein erhebliches

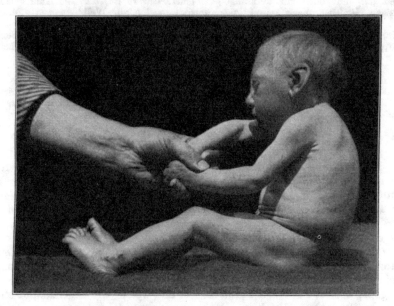

Abb. 232. Mikrocephalie mit allgemeiner Starre.
5 Monate alt. — Temporalumfang 33,3 cm. — Congenitale Schrumpfung beider Linsensysteme. Vertikaler anfallsweiser Nystagmus.
(Eigne Beobachtung an der Heidelberger Kinderklinik.)

Zurückbleiben hinter den Maßen gesunder gleichaltriger Kinder, im Verein mit charakteristischer Schädelgestaltung ist hier entscheidend.

Die Mikrocephalie ist die Folge einer Hemmung oder Störung des normalen Hirnwachstums, die in der weitaus überwiegenden Zahl der Fälle angeboren ist. Der Schädel paßt sich in seiner Größe dem Inhalt an. Die Annahme, daß vorzeitige Verknöcherung der Schädelnähte die primäre Ursache des Leidens sei, ist längst widerlegt. Die Entwicklungshemmung des Hirns kann nun eine rein endogene, primäre sein, ein Stehenbleiben auf primitiven Entwicklungsstufen, die unter Umständen an die Hirnbildung von Affen oder Raubtieren erinnern können; dazu gesellen sich in der Regel abnorme Verteilung der grauen Substanz (Heterotopie, Metaplasie) und eventuell abnorme Windungstypen (Makrogyrie, auch Mikrogyrie). Man bezeichnet diese einfachen Entwicklungshemmungen mit G i a c o m i n i als M i c r o c e p h a l i a   v e r a. Ihnen stehen die P s e u d o m i k r o -

c e p h a l i e n gegenüber; bei diesen handelt es sich um pathologische Prozesse, z. B. Entzündungen, die das bereits in einer späteren Entwicklungsperiode befindliche Hirn getroffen haben und schwere, in der Regel schon makroskopisch sichtbare Veränderungen bedingen. Es können diese Störungen allerdings auch in einer so frühen Periode des Fötallebens erfolgt sein, daß nur genaueste mikroskopische Durchforschung sie aufdeckt. Dadurch engt sich der ursprünglich nur auf das makroskopische Aussehen des Hirns bezogene Begriff der Microcephalia vera erheblich ein. — Bei echten und unechten Mikrocephalen ist stets auch das Rückenmark verkleinert (Agenesie oder Hypoplasie der Pyramidenbahnen).

Der Gesichtstypus der Mikrocephalen hat in der Regel etwas sehr Charakteristisches. Der kleine Kopf und die fliehende Stirn in Verbindung mit der oft besonders stark entwickelten Nase erinnert an ein Vogelgesicht. Die Intelligenz steht in der Regel auf sehr niederer Stufe, doch finden sich die trostlosesten Idiotien vorwiegend bei der Pseudomikrocephalie, die ja fast durchweg in die schwersten Fälle der angeborenen cerebralen Diplegien einzureihen ist. Meist zeigen diese Kinder die Erscheinung der hochgradigen allgemeinen Starre. Es gibt im Gegensatz dazu sehr leicht bewegliche und behende Mikrocephalen; diese Form tritt oft familiär auf und entspricht vorwiegend der Microcephalia vera. Wo man hochgradige Spasmen und besonders Athetose findet, da handelt es sich jedenfalls nahezu immer um Pseudomikrocephalie (I b r a h i m).

Die Ätiologie der letzteren, sowie deren klinische Erscheinungen decken sich mit denen der pränatalen Hirnlähmungen. Bemerkenswert ist, daß die Kinder mit dem winzigen Köpfchen nicht selten in schweren Geburten zur Welt kommen. Man konstatiert oft an Stelle der Nähte wenige Monate nach der Geburt prominente Wälle oder Riffe, die aber keinen Schluß auf eine definitive Verknöcherung zulassen. Die große Fontanelle, von vornherein abnorm klein, schließt sich sehr früh, mit einem halben oder sogar Vierteljahr.

Therapeutisch ist der Zustand nicht beeinflußbar. Die von L a n n e l o n g u e inaugurierte operative Behandlung (Kraniektomie oder Kraniamphitomie), die das Hirnwachstum fördern wollte, indem sie sich gegen die vermeintliche vorzeitige Verknöcherung des Schädeldachs richtete, beruhte auf falschen Voraussetzungen und hat keinerlei wirkliche Erfolge zu verzeichnen gehabt.

Der Mongolismus.

Man versteht unter Mongolismus einen eigenartigen Typus der Idiotie, der gewisse Änlichkeiten mit dem Myxödem oder dem sporadischen Kretinismus aufweist, ohne daß eine sichere Beziehung zur Schilddrüse sich bisher aufdecken ließ; sie ist bei diesen Kindern makro- und mikroskopisch ganz normal entwickelt. Der Name der Krankheit rührt von dem eigenartigen Gesichtstypus dieser Kinder her; das Gesicht ist breit mit leicht vortretenden Backenknochen, die Nase flach und stumpf, die Nasenwurzel mitunter sattelartig eingesenkt, die Augen sitzen schräg und schlitzförmig im Gesicht; der Mund steht meist offen und läßt die öfter verdickte und rissige Zunge heraustreten. — Die Haut ist fett und weich; die Gelenke und Muskeln sind abnorm schlaff, Hände und Füße plump und nicht selten etwas mißbildet. Obstipation und Nabelhernie sind häufig. Die Sprache ist meist unentwickelt und rauh; das Körperwachstum ist nicht rückständig, der Fontanellenschluß oft verzögert, der Schädel meist klein und brachycephal. Auffallend häufig finden sich angeborene Herzfehler. Die Intelligenz ist äußerst dürftig; die Kinder lernen spät laufen, wenig sprechen und bleiben lange unrein. Ein gewisser Grad versatiler Unruhe ist bei ihnen die Regel.

Es liegen bisher nur wenige Hirnbefunde vor. Nach V o g t handelt es sich um eine Hemmung der letzten Stadien der embryonalen Hirnentwicklung.

Die sichere Diagnose kann Schwierigkeiten bereiten. Die Abgrenzung gegenüber dem Myxödem und Kretinismus ist in der Regel leicht. Sie ergibt sich aus der Agilität, dem Fehlen von Zwergwuchs und von myxödematösen Hautveränderungen; in Zweifelfällen entscheidet das Röntgenbild, in dem sich höchstens eine geringe Verzögerung im Auftreten der Knochenkerne nachweisen läßt, im Gegensatz zu der hochgradigen Rückständigkeit der Verknöcherung beim Schilddrüsenmangel.

Der Zustand ist, wie empirisch feststeht (Kassowitz, Siegert, Heubner), in vielen Fällen durch Schilddrüsendarreichung günstig beeinfluß-bar, allerdings nicht entfernt in dem Maße wie die Myxidiotie. Die günstige Wirkung zeigt sich besonders im Beginn der Kur, läßt dann aber gewöhn-lich nach; es gibt auch ganz unbeeinflußbare Fälle, die dann nach den für die Idiotie im allgemeinen maßgebenden Gesichtspunkten zu behandeln sind.

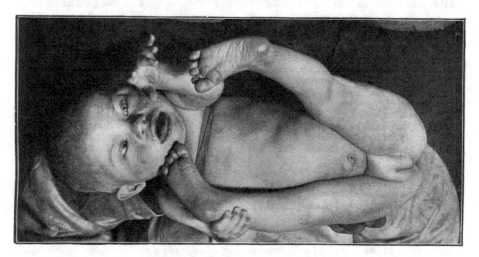

Abb. 233. Mongoloïd. (Nach Pfaundler.)

4. Poliomyelitis anterior acuta. (Akute spinale Kinderlähmung.)

Die Poliomyelitis anterior acuta ist eine akut einsetzende, nicht progrediente, vorwiegend dem Kindesalter eigentümliche Erkrankung des Rückenmarks, speziell der Vorderhörner, welche in der Regel dauernd schlaffe Lähmungen in einem Teil der be-troffenen Muskelgruppen zurückläßt.

Ätiologie und Verbreitung. Die spinale Kinderlähmung stellt eine ziemlich häufige Erkrankung des Kindesalters dar. In der Regel handelt es sich um sporadische Einzelfälle, deren spezielle Ätiologie meist ganz dunkel bleibt. Doch sind in den letzten Jahren immer häufiger kleinere oder größere Epidemien beschrieben worden, und zwar in den verschie-densten Ländern (Frankreich, Schweden, Norwegen, Finnland, Deutschland, Österreich, Schweiz, Italien, Amerika u: a.).

Besonders die nordischen Länder wurden vielfach von schweren Epidemien heim-gesucht, von denen eine (1905) mehr als 1000 Einzelfälle aufwies (Wickmann). Eine noch größere Epidemie mit über 2000 Einzelfällen wurde 1907 in New-York und Umgebung beobachtet. Es scheint, daß die epidemisch auftretende Krankheit in jeder Hinsicht mit den sporadischen Fällen als wesensgleich zu betrachten ist. In der Regel zeichnen sich allerdings diese Epidemien dadurch aus, daß eine verhältnismäßig große Zahl Erwachsener und älterer Kinder betroffen werden; es handelt sich wohl um eine gesteigerte Virulenz des Infektionserregers, worauf auch die häufigeren Todesfälle deuten. Andrerseits sind uns durch die Beobachtungen während solcher Epidemien auch Abortivformen des Leidens bekannt geworden, und die gelegentliche Kombination mit andren Nervenleiden (Polyneuritis, Encephalitis, Landrysche Paralyse), auf welche zuerst Medin die Aufmerksamkeit gelenkt hat, ist geeignet, uns vor einer allzu schematischen Auffassung vom Wesen der Krankheit zu behüten.

Daß wir es mit einer Infektionskrankheit zu tun haben, kann nach den angeführten Beobachtungen wohl nicht zweifelhaft sein. Darauf war man auch schon früher durch das klinische Bild des Initialstadiums hingewiesen worden (Strümpell), den akut fieberhaften Beginn und die schwere Beeinträchtigung des Allgemeinbefindens, sowie durch die zuerst von Sinkler mitgeteilte und seither vielfach bestätigte Feststellung, daß ein gehäuftes Auftreten der Poliomyelitis stets in die Sommermonate (Juli bis August) fällt.

Auch experimentelle Erfahrungen wären hier zu erwähnen, deren ausführliche Mitteilung zu weit führen würde, um so mehr, als es noch nicht geglückt ist, experimentell ein Krankheitsbild und Veränderungen hervorzurufen, die mit denen der Poliomyelitis wirklich zu identifizieren wären (Wickmann).

Über den Infektionserreger selbst und seine Eintrittspforte in den Körper wissen wir bis heute ebensowenig Sicheres als über seine Wirkungsweise. Es ist bisher auch in den frischesten Fällen niemals gelungen, Mikroorganismen durch Färbung oder Kulturverfahren in den Erkrankungsherden im Rückenmark aufzufinden; das dürfte vielleicht damit zusammenhängen, daß im Rückenmark Keime schon sehr bald nach dem Tode für unsere Untersuchungsmethoden nicht mehr nachweisbar sind, wie wir durch experimentelle Untersuchungen wissen (Homén). Freilich ist durchaus auch die Möglichkeit im Auge zu behalten, daß es sich um eine Fernwirkung durch Bakterientoxine handeln könnte, die an ganz andren Stellen des Körpers gebildet werden könntn und nur eine besonders große Affinität zur grauen Substanz des Rückenmarks besäßen. Hier harren jedenfalls noch viele Rätsel ihrer Lösung.
In der Lumbalpunktionsflüssigkeit hat zuerst Schultze einen positiven Befund erhoben; er konnte im mikroskopischen Präparat den Jäger-Weichselbaumschen Meningokokkus feststellen. Den gleichen Befund bot ein Fall von Concetti, während derselbe Autor zweimal den Fränkelschen Diplokokkus fand. Looft und Dethloff fanden einen nach Gram färbbaren Diplokokkus, Geirsvold mehrfach einen analogen bohnenförmigen Diplo-, bzw. Tetrakokkus, der aber in späteren Epidemien (Wickmann, Harbitz und Scheel) nicht nachgewiesen werden konnte. Forßner und Sjövall berichten über den Befund von Streptococcus citreus, bzw. Staphylococcus albus in zwei tödlich verlaufenen Fällen. Ellermann hat zweimal bei dem gleichen Patienten in der Lumbalpunktionsflüssigkeit amöboide homogene Zellen gefunden, die er als Protozoen anspricht.
Sichere Schlüsse über die ätiologische Bedeutung der bisher erhobenen Befunde sind wohl noch nicht zulässig.
Als Eintrittspforte wird von Bülow-Hansen der Darmkanal, von Geirsvold der Rachenring bezeichnet; Sicheres läßt sich hierüber ebensowenig behaupten wie über den epidemischen Verbreitungsmodus. Einige Beobachter glauben, eine direkte Übertragung von Kind zu Kind gesehen zu haben (Lundgren, Platon), während andre (Stören) diese Möglichkeit bestreiten. Durch Wickmanns sorgfältige epidemiologische Studien kann als erwiesen gelten, daß eine Verbreitung durch Kontaktinfektion vorkommt, bei der aber gesunde Zwischenpersonen den Kontakt vermitteln können. Mehrfach erkrankten Geschwister gleichzeitig oder kurz nacheinander, auch in epidemiefreien Zeiten und Gegenden.

Sicher bekannt sind uns einige ätiologisch, besonders bei den sporadischen Fällen in Betracht kommende Momente, denen wohl die Bedeutung einer disponierenden oder Hilfsursache zukommen dürfte. Wir nennen hier die Erkältung und das Trauma. Wenn auch Oppenheims Annahme, daß das letztere oft schon Folge der Erkrankung sein kann, daß z. B. ein Kind vom Stuhl fällt, weil die Lähmung sich zu entwickeln beginnt, für manche Fälle zutreffend sein mag, wissen wir doch andrerseits, daß Traumen auch sonst bei der Lokalisation von Infektionserregern als Hilfsursachen mitspielen können.

Als Erfahrungstatsache kann ferner gelten, daß die poliomyelitische Lähmung mitunter sich im Gefolge anderer Infektionskrankheiten einstellt; besonders Masern, Keuchusten, Scharlach, Influenza, Variolois u. a. werden hier genannt; wir haben selbst einen typischen Fall im Anschluß an eine lobäre Pneumonie entstehen sehen. Es läßt sich natürlich vorerst nicht entscheiden, ob es sich in solchen Fällen um eine nachträgliche Lokalisation des Infektionskeimes im Rückenmark handelt, oder ob die vorausgehende Erkrankung nur den Boden für den spezifischen Erreger der Poliomyelitis vorbereitet. Jedenfalls möchten wir betonen, daß solche Fälle nicht häufig sind, daß wir vielmehr ein spezielles ätiologisches Moment meist nicht eruieren können.

Daß h e r e d i t ä r e E i n f l ü s s e eine Disposition schaffen, wird mitunter daraus geschlossen, daß die Eltern nervenleidend sind; in sehr seltenen Fällen (O p p e n h e i m, H e u b n e r) hatte die Mutter in der Kindheit das gleiche Leiden durchgemacht.

Das Alter hat einen großen Einfluß auf die Entstehung des Leidens. Weitaus die Mehrzahl der Fälle betrifft Kinder in den ersten drei Lebensjahren, während der Beginn nach dem fünften Jahre viel seltener ist, und sporadische Fälle bei größeren Kindern und Erwachsenen nur ausnahmsweise beobachtet werden; im Verlauf größerer Epidemien allerdings sind auch diese erheblich gefährdet. Es sind mehrfach Erkrankungsfälle in den ersten Lebenswochen gesehen worden (D u c h e n n e 12 Tage, B a u m a n n 6 Wochen); die intrauterinen Fälle, die berichtet wurden, sind nicht ganz sicher.

H o c h e hat versucht, für die Häufigkeit der Erkrankung im frühen Kindesalter eine Erklärung zu finden; er weist auf das Offenstehen des Zentralkanals in diesem Alter hin, der in späteren Jahren in der Regel weitgehende Obliterationen aufweist, und denkt an eine Ausbreitung des Infektionserregers auf dem Wege des Zentralkanals. „Wären es nur die anatomischen Verhältnisse der arteriellen Gefäßversorgung der grauen Substanz, welche die Lokalisation der Poliomyelitis bedingen, so wäre nicht einzusehen, warum sie bei Erwachsenen nicht in gleicher Weise eintreten sollte, wie bei den Kindern." L a n g e hat an die Überanstrengung des Rückenmarks beim Erlernen von Geh- und Greifbewegungen der Kinder als Hilfsursache gedacht.

Symptome und Verlauf. Die Inkubationszeit in Epidemien scheint keine fest begrenzte zu sein. C o r d i e r konnte sie in einer eindeutigen Beobachtung auf 36 Stunden berechnen; nach W i c k m a n n s genauen Feststellungen darf man sie auf ein bis vier Tage ansetzen, doch scheint sie sich auch noch länger hinausziehen zu können.

Die Krankheit läßt ein meist fieberhaftes Initialstadium erkennen, welches in das Stadium der anfänglichen Lähmung übergeht, aus dem sich langsam das Stadium der Dauerlähmungen mit seinen sekundären Folgeerscheinungen entwickelt.

Das Initialstadium wird nur selten durch mehrtägige Prodrome eingeleitet (Unruhe, Abgeschlagenheit, Appetitlosigkeit, Zähneknirschen, prämonitorisches Zittern in den später befallenen Gliedern (N e u r a t h).

In der Mehrzahl der Fälle setzt die Krankheit unerwartet mit der größten Heftigkeit ein, gelegentlich über Nacht, so daß die Eltern das Kind, welches am Abend munter und gesund zu Bett gebracht wurde, am Morgen gelähmt finden. Fieber ist wohl in den meisten Fällen vorhanden; es ist mitunter von kurzer, nach Stunden sich bemessender Dauer und kann leicht der Beobachtung entgehen; es kann 39 und 40° erreichen und in schwereren Fällen sich über mehrere Tage hinziehen. In solchen Fällen zeigen sich auch sonstige schwere Störungen des Allgemeinbefindens, Kopfschmerz, Prostration, Somnolenz, Erbrechen, seltener Durchfälle, die aber mitunter das ganze Initialstadium beherrschen; es kann auch völliges Koma sich einstellen und recht häufig kommen allgemeine Konvulsionen zur Beobachtung. Die späteren Lähmungen sind in diesem Stadium gewöhnlich durch genaueste Untersuchung noch nicht zu erkennen, und es ist eine gewiß nicht unwahrscheinliche Vermutung, daß manche Fälle in diesem allerersten Stadium zum Tode führen können, ohne daß der Arzt die richtige Diagnose stellen kann.

Nach Ablauf dieser stürmischen Erscheinungen, die sich, wie gesagt, nicht selten in wenigen Stunden abspielen, auch ganz fehlen oder übersehen werden können, stellen sich die Lähmungen ein; in der Regel haben sie ihre größte Ausbreitung schon vom ersten Anbeginn erreicht; doch kommt es vor, daß im Verlauf der ersten 2 bis 3 Tage die Lähmung noch weitere Gebiete gewinnt.

Durchaus für unser Leiden charakteristisch ist aber, daß von da ab kein Fortschreiten mehr zu erkennen ist, daß im Gegenteil nunmehr eine Rückbildung der Lähmungen sich manifestiert.

In diesem ersten Stadium der Lähmung machen sich einige Symptome geltend, die sich später regelmäßig verlieren, nämlich Schmerzen der gelähmten Partien bei Berührung und spontane Nacken- und Rückenschmerzen. Diese Erscheinungen sind wohl auf eine begleitende Meningitis zu beziehen, die ja nach den sorgfältigen anatomischen Studien von Wickmann und Harbitz und Scheel recht häufig besteht; auch als neuritische Symptome können sie gedeutet werden, ebenso wie die gelegentlich vorhandene Hauthyperästhesie.

Den gleichen transitorischen Charakter zeigen die in der ersten Woche gelegentlich vorhandenen Störungen der Urin- und Stuhlentleerung (Schmerzen beim Urinieren, Harnverhaltung, Inkontinenz); sie finden sich stets nur bei Affektion des Lumbalsegments, also meist mit Paraplegie der Beine vergesellschaftet.

Es gehört zu den wesentlichsten Kennzeichen unseres Leidens, daß Störungen der Sensibilität und der Funktion von Blase und Darm im endgültigen Krankheitsbilde völlig fehlen.

Die Muskellähmung steht nach Ablauf der Initialperiode im Mittelpunkt der Erscheinungen. Anfänglich weit ausgebreitet bildet sie sich im Verlauf der folgenden Tage und Wochen mitunter so weit zurück, daß ganze Glieder, die befallen waren, fast völlig wieder zur Norm zurückkehren, daß also eine Hemiplegie oder Paraplegie zur Monoplegie werden kann; ebenso zeigt sich, daß an den gelähmten Gliedern eine Anzahl von Muskeln, die ihre Funktion verloren hatten, wieder funktionstüchtig werden. Zur völligen Restitutio ad integrum kommt es allerdings nur in sehr seltenen Fällen, in Abortivformen, wie sie im Verlauf von Epidemien beobachtet worden sind. Sonst bleibt immer ein Teil der ursprünglich paralysierten Muskelgebiete dauernd geschädigt und man kann daher mit Oppenheim von einer Konzentration der Lähmung auf bestimmte Muskelgruppen sprechen.

Weitaus die meisten Fälle von akuter Poliomyelitis führen zu Monoplegien (ca 70%), unter denen die Lähmung eines Beines die erste Stelle einnimmt; seltener ist nur ein Arm gelähmt. Paraplegie der Beine ist auch nicht ungewöhnlich, während Paraplegie der Arme, gekreuzte Lähmungen und hemiplegische Formen zu den seltenen Bildern gehören. Es kommen auch schwere Lähmungen aller vier Extremitäten, sog. Panplegien vor.

Die befallenen Muskeln zeigen von Anfang an alle Zeichen der peripheren, schlaffen, atrophischen Lähmung; die betroffenen Glieder fallen, wenn man sie erhebt, wie tot auf die Unterlage zurück, die tiefen Reflexe sind erloschen, die elektrische Untersuchung läßt Entartungsreaktion erkennen; es stellt sich in kürzester Zeit eine Atrophie der Muskeln ein.

Im einzelnen verlaufen diese Veränderungen wie folgt: In den ersten Tagen zeigen die Muskeln eine gesteigerte mechanische Erregbarkeit; aber auch für den faradischen wie galvanischen Strom sind sie überempfindlich, wie S a c h s dartun konnte. Nach den ersten zwei bis drei Tagen verlieren die Nerven und Muskeln sehr rasch die Erregbarkeit für den faradischen Strom, während die galvanische Reaktion noch sehr lange Zeit erhöht bleiben kann. Es stellen sich aber nunmehr die bekannten Zeichen der Entartungsreaktion ein, das Überwiegen der anodischen Erregbarkeit und die träge wurmförmige Zuckung des Muskels. Am Ende der ersten Woche ist dieses Stadium bereits erreicht. Muskeln, bei denen sich die komplette Entartungsreaktion eingestellt hat, pflegen sich nur unvollkommen oder gar nicht vom Krankheitsprozeß zu erholen; wenn die faradische Erregbarkeit nicht ganz erloschen ist, kann die Funktion nach Verlauf einiger Wochen sich wiederherstellen.

Das Erlöschen der tiefen Reflexe hängt direkt zusammen mit der Schädigung der Vorderhornzellen im Rückenmark. Da in der Regel ein Bein befallen ist, gehört das Fehlen des Patellarreflexes oder eine erhebliche Beeinträchtigung desselben zu den gewöhnlichsten Symptomen unseres Leidens.

Es ist aber ohne weiteres klar, daß der Patellarreflex vorhanden sein muß, wenn der Quadriceps und seine Vorderhornzellen vom Krankheitsprozeß ganz verschont geblieben sind. In der Tat sehen wir diesen Fall gar nicht so selten realisiert, ja es sind Beobachtungen mitgeteilt (L ö v e g r e n, S c h ü l l e r, W i c k m a n n), in denen das Kniephänomen gesteigert war. Es handelte sich gewöhnlich um Fälle, bei denen Armlähmungen bestanden; es ist anzunehmen, daß eine Ausbreitung des Krankheitsprozesses auf die das Vorderhorn umgebenden Teile des Vorderseitenstranges dieser Erscheinung zugrunde liegt. — Ähnliche Erwägungen gelten auch für den Achillessehnenreflex. — Die Hautreflexe sind intakt oder nur so weit verändert, als die Lähmung einzelner Muskelgruppen eine Modifikation herbeiführt.

Die Atrophie der Muskulatur schreitet sehr rasch vor. S a c h s konnte schon nach drei Tagen erhebliche Volumdifferenzen gegenüber der gesunden Seite erkennen, und am Ende der zweiten Woche kann man schon Umfangsunterschiede von 1 cm feststellen (N e u r a t h). Wenn größere Muskelpartien der Atrophie verfallen, so schwindet natürlich die ganze Modellierung des betreffenden Körperteiles; es kann das Glied gewissermaßen nur aus Haut und Knochen bestehen. Zuweilen wird der Muskelschwund durch wucherndes Fettgewebe maskiert, so daß man speziell bei sehr jungen Kindern, die Schwere der Veränderungen am Muskel kaum vermuten kann.

Wir kommen nunmehr zur Betrachtung der Lähmungen im einzelnen. Wenn auch so ziemlich alle denkbaren Kombinationen gelegentlich beobachtet werden können, so lassen sich doch einzelne Typen feststellen, die öfter als andre in Erscheinung treten. Charakteristisch ist für die Poliomylitis acuta, daß fast nie ein ganzes Glied völlig paralysiert ist; es bleiben vielmehr in der Regel einzelne Muskeln oder Muskelgruppen verschont; ferner erweist sich die sehr bemerkenswerte Tatsache, daß oft funktionell zusammengehörige Muskeln befallen werden, auch wenn sie von ganz verschiedenen Nerven versorgt sind. Am auffälligsten ist das vielleicht am Deltoideus; man kann die Schlüsselbeinportion dieses Muskels gemeinsam mit dem Serratus anticus major gelähmt finden, während die mittlere und hintere Portion ungestört funktioniert, oder letztere Partien sind gelähmt und gleichzeitig der Subscapularis (M a r i e). Auch an den Brust- und Bauchmuskeln haben sich ähnliche partielle Lähmungen funktionell nahestehender Teile nachweisen lassen.

Bezüglich der einzelnen Muskelgruppen läßt sich behaupten, daß am Bein die Musculi Peronei ganz besonders häufig befallen werden (Abb. 234); dabei wird der Tibialis anticus in der Regel verschont. Oft kommt die Kombination einer Paralyse des Quadriceps und Tibialis anticus zur Beobachtung. Bekannt ist ferner, daß bei Lähmung der Oberschenkelmuskulatur der Sartorius fast stets intakt befunden wird.

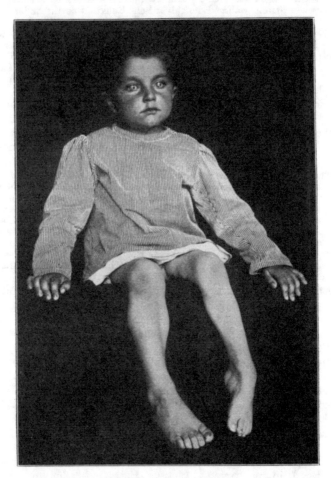

Abb. 234. Poliomyelitis anterior acuta.
Schlaffe Lähmung des linken Peroneusgebietes; paralytischer
Spitzfuß. — Atrophie der linken Unterschenkelmuskulatur.
(Eigne Beobachtung an der Heidelberger Kinderklinik.)

Am Arm wird besonders der Deltoideus von der Lähmung ergriffen, oft in Gemeinschaft mit dem Biceps, Brachialis internus uud den Supinatoren (Oberarmtypus nach Remak); im Gegensatz dazu steht der Unterarmtypus, bei dem in der Regel die Extensoren gelähmt sind, die Supinatoren dagegen unversehrt bleiben.

Zu den seltensten Lokalisationen gehören die kleinen Handmuskeln, doch sind auch solche Fälle beschrieben (Zappert u. a.).

Die Rumpf- und Nackenmuskulatur wird öfter befallen. Die claviculare Portion des Cucullaris bleibt dabei gern unversehrt. Die Rückenmuskeln beteiligen sich nicht selten am Krankheitsprozeß, wodurch besonders schwere Störungen für die gesamte Statik des Körpers resultieren können.

Auf die totale oder partielle Bauchmuskellähmung ist in den letzten Jahren wiederholt hingewiesen worden.

Bei der totalen Lähmung kommt eine enorme Ausbauchung des ganzen Abdomens zustande, und die Bauchpresse erscheint funktionell schwer geschädigt.

Es scheint, daß in frischen Fällen die Bauchmuskeln meist diffus befallen sind (Medin, Wickmann), und daß sich erst mit der Rückbildung des akuten Stadiums die partiellen Lähmungen geltend machen. Von diesen lassen sich zwei Typen unterscheiden: wenn nur Teile der queren Muskulatur befallen sind, kommt es bei jedem tieferen Atemzug und jeder Anstrengung der Bauchpresse zu hernienartigen Ausstülpungen der Bauchwand im Bereich der gelähmten Muskeln (Ibrahim und Herrmann) (s. Abb. 235); sind dagegen die Recti abdominis ergriffen, so resultiert nach den Beobachtungen von Strasburger eine Senkung des Beckens nach vorn und zugleich die Unfähigkeit, sich aus der Rückenlage ohne Hilfe der Hände aufzurichten. Der letztere Typus scheint ungemein selten zu sein.

Zu den seltensten Ereignissen, die aber doch wiederholt einwandfrei beobachtet wurden, gehört die Lähmung im Bereich der Hirnnerven.

Speziell der Facialis kann befallen werden; auch der Abducens, Hypoglossus und Oculomotorius können sich beteiligen; Beobachtungen von Medin und Baginski über asthmatische Dyspnoeattacken mit Kollapszuständen, die zum Tode führten, weisen auch auf eine Erkrankung des Vaguskerns hin. Diese klinischen Feststellungen lassen sich mit den anatomischen Befunden von Wickmann und Harbitz und Scheel, die stets auch in den Hirnnervenkernen Veränderungen fanden, gut in Einklang bringen.

Oculopupilläre Erscheinungen (Verengerung der Lidspalte und der Pupille mit gleichzeitiger Rücklagerung des Bulbus) können durch Erkrankung des Centrum ciliospinale bedingt sein und wurden in seltenen Fällen gesehen (Clopatt, Wickmann).

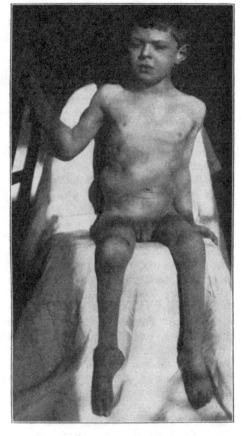

Abb. 235. Ausgebreitete Lähmung bei Poliomyelitis anterior acuta.
Lähmung und Atrophie beider Beine. Partielle Lähmung der queren Bauchmuskeln, besonders rechts mit hernienartiger Vorwölbung beim Pressen.
(Eigne Beobachtung an der Heidelberger Kinderklinik.)

Während dieses Stadium der initialen Lähmungen abläuft, hat sich das Allgemeinbefinden der Kinder längst wieder völlig günstig gestaltet; außer den Erscheinungen der Lähmung läßt sich nichts Krankhaftes an ihnen entdecken. Intelligenz und Psyche erweisen sich als völlig unbeeinträchtigt.

Das Einzige, was noch Erwähnung verdient, sind die Befunde an der Cerebro - spinalflüssigkeit. Die Bakteriologie des Initialstadiums wurde schon berührt. Auch die Morphologie der in der Lumbalpunktionsflüssigkeit enthaltenen Zellen scheint nicht einheitlich zu sein; Leukocytose fanden Raymond und Sicard, Lymphocytose Brissaud-Londe, Achard, Stärcke.

Das Stadium der Dauerlähmung entwickelt sich ganz allmählich aus dem der anfänglichen Lähmung. Während ein Teil der Muskeln die frühere Funktion wieder ganz gewinnt, ein andrer sich nur zum Teil wiederherstellt — und eine Besserung in dieser Hinsicht kann noch nach neun Monaten bis zu einem Jahre erfolgen —, verfällt ein Teil der gelähmten Muskeln rettungslos dem Untergange. Die elektrische Erregbarkeit schwindet auch für anodische Reizung immer mehr und kann schließlich ganz erlöschen. Neben dem Funktionsausfall stellen sich aber nunmehr wichtige sekundäre Störungen ein; es sind die Contracturen und Deformitäten, welche den meisten Fällen dieses Stadiums eigen sind und ihnen den Stempel der Verkrüppelung für das ganze fernere Leben aufdrücken.

Sind alle oder nahezu alle Muskeln einer Extremität gelähmt, so kommt es nicht zu Contracturen; das Glied hängt aber wie ein körperfremdes Anhängsel am Rumpfe, durch jede Berührung wie bei einer Gliederpuppe verschiebbar.

Wenn aber, wie gewöhnlich, nur einzelne Muskelgruppen der Paralyse verfallen sind, so stellt sich durch die Wirkung der Antagonisten bald, schon nach Wochen, eine Contractur im Sinne der Antagonistenwirkung ein, die zunächst passiv leicht gelöst werden kann, allmählich aber durch Schrumpfung der Sehnen und fibröse Entartung der Muskeln zu einer fixierten pathologischen Stellung wird. Neben dem Muskelzug wirken bei der Entstehung dieser paralytischen Contracturen noch mechanische und statische Momente mit. Der Druck der Bettdecke, die Belastung des Gliedes bei Versuchen sich aufzustützen oder zu gehen, können schwere Schädigungen bewirken. Gleichzeitig machen sich auch noch sonstige ungünstige Folgezustände des Leidens geltend, nämlich Wachstums-hemmungen und Erschlaffung der Gelenkbänder. Die Gelenkkapseln, die vielfach durch Sehnen verstärkt und in ihrer Straffheit durch Muskelzug erhalten werden, können sich bei Atrophie dieser Muskeln außerordentlich lockern, so daß sich Schlottergelenke im vollen Sinne des Wortes ent-wickeln. Namentlich am Schulter- und Hüftgelenk können sich diese Zustände ausbilden und zu schweren funktionellen Schädigungen, Subluxa-tionen usw. Veranlassung geben.

Wachstumsstörungen an den gelähmten Gliedmaßen äußern sich fast stets in einer Wachstumshemmung, die recht beträchtlich werden kann. Die gelähmte Extremität ist kürzer (bis zu 20 cm), die Knochen sind im Röntgenbild verschmälert und osteoporotisch, sie sind auch zu Frakturen disponiert; die Haut ist blaß oder cyanotisch, fühlt sich erheb-lich kühler an als die der gesunden Seite; der Temperaturunterschied kann mehrere Grade betragen; in seltenen Fällen zeigt die Haut trophische Veränderungen, hartes Ödem (Oppenheim) oder Störungen der Behaarung und Schweißsekretion, Anhydrosis (Higier). Auch Verkleinerung des Pulses kann auf der im Wachstum zurückgebliebenen Seite vorkommen. In seltenen Fällen wurde eine Verlängerung des kranken Glieder gesehen (Seeligmüller, Neurath, Oppenheim).

Zu den schwersten Skoliosen und namentlich Lordosen kann die atro-phische Lähmung der Rückenmuskeln Veranlassung geben.

Die durch paralytische Contracturen erzeugten Deformitäten sind besonders häufig und besonders störend am Fuß und Bein. Je nach der Art der Lähmung kommt es zum Pes planus, Pes varus, bzw. equinovarus oder Pes calcaneus. Die Verkrüppelungen können so weit führen, daß die Kranken auf dem Fußrücken zu gehen genötigt sind. Genu recurvatum und incurvatum können auch Folgen poliomyelitischer Lähmungen sein.

Bei Verlust des Quadriceps oder bei Kombination mit schweren Rückenmuskellähmungen sind die Kinder oft nur nur imstande, auf allen vieren mit Zuhilfenahme der Hände sich fortzubewegen (Handgänger) (Abb. 236). Man kann bei solchen unglücklichen Geschöpfen gelegentlich eine Arbeits· hypertrophie in den Armen beobachten. Es ist einer der größten Triumphe der modernen orthopädischen Chirurgie, solchen Handgängern mehrfach wieder auf die Beine geholfen zu haben (Vulpius u. a.).

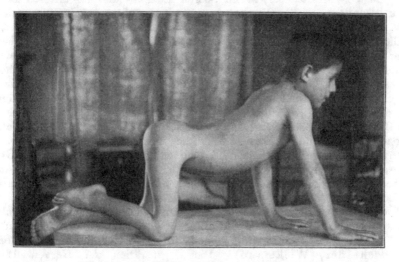

Abb. 236. Spinale Kinderlähmung (Handgänger).
(Beobachtung von Prof. O. Vulpius, Heidelberg.)

So sehr durch die geschilderten Verkrüppelungen das körperliche und nicht selten auch indirekt das seelische Befinden der Kranken beeinträchtigt wird, so ist doch für das Leben dadurch auch in den schwersten Fällen keine Gefahr bedingt, da die Lähmung ja niemals eine progrediente ist. Immerhin sei erwähnt, daß einige wenige Rezidive bekannt geworden sind, (Marie, Wendenburg), und daß auch Beobachtungen mitgeteilt sind, in denen im späteren Alter eine progressive Muskelatrophie eintrat. „Es scheint, daß die durch die überstandene akute Krankheit einmal geschädigten Vorderhornzellen den an sie gestellten funktionellen Anforderungen später nicht mehr völlig gewachsen sind und deshalb einer vorzeitigen Atrophie verfallen" (Strümpell).

Pathologische Anatomie. Während die ersten Untersucher des erkrankten Rückenmarks nur längst abgelaufene Prozesse zu Gesicht bekamen, sind in den letzten beiden Dezennien eine größere Zahl frischer Fälle studiert worden, auf Grund derer wir uns ein ziemlich genaues Bild von der pathologischen Histologie des Initialstadiums machen können. Neben den berühmt gewordenen ersten derartigen Fällen von Rißler, Dauber. Goldscheider, Mathes, haben namentlich die jüngsten Untersuchungen nordischer Forscher (Wickmann, Lövegren, Harbitz und Scheel) uns eingehende Kenntnisse hierüber vermittelt. Wir wissen, daß bei makroskopischer Betrachtung im wesentlichen nur eine hämorrhagische herdweise sichtbare Veränderung der Vorderhörner auffällt, die bis zur Erweichung gehen kann, daß aber die Meningen keine Trübung oder Exsudation erkennen lassen.

Die mikroskopische Betrachtung deckt im Bereich der erkranten Partien schwere entzündliche Veränderungen auf. Die Gefäße sind erweitert und vermehrt, zum Teil thrombosiert. Es kommt zu Blutaustritten in das Gewebe. In der Umgsbung der Gefäße findet man Anhäufungen von Rundzellen. Die Ganglienzellen erweisen sich als schwer geschädigt, getrübt und gequollen, die Fortsätze geschrumpft. Auch die Erscheinung der Neuronophagie ist neuerdings öfter gesehen worden. Der entzündliche Prozeß ist vorwiegend auf die graue Substanz der Vorderhörner lokalisiert, doch keineswegs in elektiver Weise; er greift nicht nur auf andre Teile der grauen Substanz über, so im oberen Lumbal- und im unteren Dorsalmark besonders auf die Clarkeschen Säulen, sondern regelmäßig auch auf Teile der weißen Substanz. Immer ist der Prozeß viel ausgebreiteter, als es die klinischen Erscheinungen vermuten lassen. Wenn auch mit besonderer Vorliebe und Intensität Hals- und Lendenanschwellung befallen werden, so zeigen sich doch stets sehr große Gebiete des ganzen Rückenmarks betroffen, und wo danach gesucht wurde, fand man auch in der Medulla oblongata und in der Hirnrinde reichlich analoge Veränderungen. Mikroskopisch ließ sich häufig eine Entzündung der Meningen erkennen, ein Befund, den schon Schultze betonte, und dem Harbitz und Scheel besondere Bedeutung vindizieren. Eine überwiegende Abhängigkeit der Prozesse von der Arteria centralis, wie sie von vielen Autoren (Goldscheider) angenommen wurde, besteht nach neueren Untersuchungen (Wickmann) nicht. Die Annahme Charcots, die später von v. Kahlden verfochten wurde und neuerdings von Lövegren wieder vertreten wird, daß eine herdweise Degeneration der Ganglienzellen den Prozeß einleite, ist wenig wahrscheinlich, da die interstitielle Entzündung nicht nur das Bild beherrscht, sondern auch neben normalen Ganglienzellen vorkommt (Goldscheider, Wickmann). Die Degeneration der Nervenzellen ist wohl Folge der Entzündung, könnte allerdings auch eine der Entzündung koordinierte Erscheinung darstellen (Medin, Schwalbe, Neurath). Kürzlich berichtete Heubner von einem Falle, in dem lediglich degenerative Veränderungen der Ganglienzellen ohne entzündliche Erscheinungen gefunden wurden.

In späteren Stadien der Krankheit erweisen sich die Herde als sklerotisch und atrophisch. Die Ganglienzellen sind geschwunden oder erscheinen schwer entartet; cystische Räume können die frühere Lokalisation der Krankheit kennzeichnen. Die Blutgefäßwandungen sind verdickt, die Glia ist gewuchert; die ganze Rückenmarkshälfte kann schon makroskopisch sichtbar verkleinert sein, das Vorderhorn erscheint stark verschmälert, die Grenze zwischen Vorderhorn und weißer Substanz verwischt (Abb. 237).

Die den Herden entsprechenden vorderen Wurzeln und Nervenstämme sind atrophisch. Die Muskeln weisen degenerative Veränderungen auf. Makroskopisch finden sich, wie man bei operativen Eingriffen oft zu konstatieren Gelegenheit hat, die verschiedensten Stadien nebeneinander; statt den normalen kräftig roten Farbenton aufzuweisen, erscheinen die Muskeln lachsfarben, hellrosa, graurot oder auch ganz gelblich oder weißgelb; sie können ev. fast ganz geschwunden sein. Es kommt nicht selten vor, daß in einem Muskel neben gesunden Teilen degenerierte sich finden, wodurch er ein getigertes Aussehen gewinnt (Vulpius). Bei mikroskopischer Betrachtung sieht man die einzelnzelnen Muskelfasern verschmälert, zerklüftet, vakuolisiert, von Fettkörnchen durchsetzt; die Querstreifung geht verloren, die Sarkolemmkerne sind vermehrt. Daneben sieht man nicht selten hypertrophische Muskelfasern, die aber auch Zerfallserscheinungen erkennen lassen.

Nosologische Stellung der spinalen Kinderlähmung. Während unser Leiden früher als eine klinisch und pathologisch wohlcharakterisierte Krankheitseinheit galt, drängt sich bei Berücksichtigung der ausgedehnteren pathologisch-anatomischen Untersuchungen und der aus epidemiologischen Beobachtungen gewonnenen Tatsachen immer mehr die Überzeugung auf, daß die akute Poliomyelitis im wesentlichen ein nur klinischer Begriff ist, dagegen ätiologisch wie patho-histologisch als Glied einer größeren Krank-

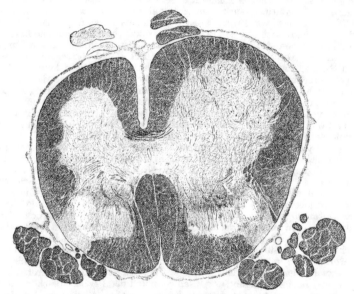

Abb. 237. Abgelaufene Poliomyelitis acuta.
Schnitt aus dem Lendenmark; Färbung nach Weigert. — Verschmälerung
der linken Hälfte des Rückenmarkquerschnitts; Atrophie und Sklerose
des Vorderhorns; Degeneration der vorderen Wurzeln linkerseits.
(Nach Schmaus.)

heitsgruppe einzureihen wäre, für die Wickmann den Namen Heine-Medinsche Krankheit vorgeschlagen hat. Es wären hierunter alle die Nervenkrankheiten zu subsummieren, welche in epidemischer Verbreitungsweise gemeinsam mit der Poliomyelitis zur Beobachtnug kommen und wohl nur einer verschiedenen Lokalisation des gleichen Krankheitsprozesses (und Erregers?) ihr manigfaltiges klinisches Bild verdanken. Wickmann beschreibt, von diesem Gesichtspunkt ausgehend, acht verschiedene klinische Formen der Heine-Medinschen Krankheit: 1. die spinale poliomyelitische, 2. die unter dem Bilde der auf- oder absteigenden Lähmung (Landryschen Paralyse) verlaufende Form, 3. die bulbäre (Medin) oder pontine (Oppenheim) Form, 4. die cerebrale, encephalitische, 5. die ataktische, 6. die polyneuritische, 7. die meningitische Form und 8. abortive Formen. Die Berechtigung dieses weiter ausschauenden Gesichtspunktes ist gewiß anzuerkennen, doch erscheint uns aus praktischen Gründen die Beibehaltung des klinischen Begriffs der spinalen Kinderlähmung zweckmäßig.

Diagnose. Im Initialstadium wird die Diagnose der akuten Poliomyelitis in den seltensten Fällen gestellt werden können und wohl in der Regel nur, wenn durch epidemische Häufung der Fälle der spezielle Verdacht des Arztes

nach dieser Richtung gelenkt ist. Erst das Auftreten der Lähmung wird
die Erkennung des Leidens ermöglichen. Charakteristisch und von diagnostischer Bedeutung für die spinale Kinderlähmung ist die Tatsache, daß die akut
einsetzende Lähmung keinen progredienten Charakter aufweist, daß vielmehr
das Maximum der Ausbreitung mit dem Beginn der Krankheit zusammenfällt, ferner der schlaffe atrophische Charakter der Paralyse, das Fehlen von
Sensibilitätsstörungen und von Erscheinungen seitens der Sphincteren von
Blase und Darm. Die Diagnose ist auf Grund dieser Symptome meist sehr
leicht zu stellen, doch kann die Differentialdiagnose in besonders gelagerten
Fällen auch erhebliche Schwierigkeiten bereiten.

Differentialdiagnose. Multiple Neuritis kann sehr ähnliche Krankheitsbilder erzeugen. Sie ist im ersten Kindesalter sehr selten. Folgende Punkte gestatten eine
Unterscheidung: Die multiple Neuritis entwickelt sich im Gegensatz zur Poliomyelitis acuta
nur allmählich im Verlauf von Tagen, selbst Wochen zum vollen Krankheitsbild, zeigt also
zunächst einen progredienten Charakter; das Fieber dauert bei ihr länger und kann rekrudeszieren. Gefühlsstörungen sind bei der Neuritis vorhanden, allerdings bei Kindern oft nicht
leicht nachweisbar. Die Schmerzhaftigkeit der Muskeln und Nervenstämme ist nur für
die späteren Stadien zugunsten der Neuritis verwertbar; im Beginn kommt sie auch bei
der Poliomyelitis recht häufig vor. Ödeme und Hirnnervenbeteiligung, sowie Ataxie sprechen
mehr für Neuritis, ebenso eine Lähmung, bei der die befallenen Muskeln streng der peripheren
Innervation entsprechen, während die Poliomyelitis mehr funktionell nahestehende Muskelgruppen bevorzugt. Beginn mit Konvulsionen soll bei der Polyneuritis nicht vorkommen.

Hämatomyelie nach Traumen dürfte in manchen Fällen von der Poliomyelitis
kaum zu unterscheiden sein, wenn Sensibilitätsstörungen fehlen.

Akute Myelitis, im Kindesalter selten, wird sich durch Erscheinungen, die
auf ein Ergriffensein der weißen Substanz deuten (Sensibilitätsstörungen, Spasmen, Ataxie,
Sphincterenbeteiligung) von der reinen Poliomyelitis unterscheiden lassen.

Cerebrale Kinderlähmung kann in gewissen Fällen Schwierigkeiten
bereiten, z. B. wenn die Poliomyelitis mit Hirnnervenlähmung einhergeht. Die Feststellung
des schlaffen, degenerativen Charakters der Lähmung, die Abschwächung der Sehnenreflexe, die Entartungsreaktion der Muskeln, eventuell der monoplegische Lähmungstypus schützt vor Verwechslung; der akute Beginn beider Krankheiten kann sehr ähnlich
verlaufen, wie ja auch Kombinationen vorkommen können. Es sei hier daran erinnert,
daß das Fehlen des Patellarreflexes zwar für die Poliomyelitis charakteristisch ist, aber
kein obligatorisches Symptom darstellt, daß selbst Steigerungen des Kniephänomens
bei der spinalen Kinderlähmung denkbar sind. Im weiteren Verlauf auftretende Krampfanfälle, Epilepsie, Beeinträchtigung der Intelligenz und der Psyche sprechen für cerebrale
Lähmung, ebenso Athetose, bei älteren Kindern auch halbseitiges Babinskisches
Zehenphänomen auf der paretischen Körperhälfte. Untersuchung mit dem faradischen
Strom gibt in Zweifelfällen sicheren Aufschluß.

Entbindungslähmung kann in jeder Beziehung der Poliomyelitis gleichen.
Einwärtsrotation des Arms infolge von Lähmung des Infraspinatus spricht für die Entbindungslähmung; die Anamnese ist ausschlaggebend.

Angeborene Muskeldefekte können mitunter durch gleichzeitig vorhandene
Mißbildungen anderer Art, z. B. Schwimmhautbildung, erkannt werden (Oppenheim).

Die Myatonia congenita (Oppenheim) kann dem, der noch keinen
Fall gesehen hat, Schwierigkeiten in der Abgrenzung gegenüber der spinalen Kindeslähmung bereiten. Genaue Beobachtung und elektrische Untersuchung, die meist keine
Entartungsreaktion erkennen läßt, werden Verwechslungen verhüten.

Hemmungslähmungen (Vierordt) bei Rachitikern und hereditär
Luetischen können auch an Poliomyelitis erinnern. Eine genauere Beobachtung läßt
aber stets erkennen, daß es sich nur um Pseudoparalysen handelt; auch ist der elektrische
Befund nicht verändert.

Auch die Paralysie douloureuse, durch Zerrung am Arm entstanden, kennzeichnet
sich als Pseudoparalyse und ist außerdem durch die rasche Heilung zu unterscheiden.

Hysterische Monoplegieen, die gelegentlich mit deutlicher Atrophie
einhergehen können, lassen sich auf Grund der Anamnese und des normalen elektrischen Befundes erkennen.

Progressive Muskeldystrophien können bei mangelnder Anamnese
differentialdiagnostisch in Betracht gezogen werden, bzw. als Poliomyelitis acuta imponieren; die Unterscheidung kann dann eventuell nur durch fortlaufende Beobachtungen

getroffen werden; das gilt sowohl für die spinale Muskelatrophie (W e r d n i n g - H o f f - m a n n) wie für die H o f f m a n n sche neurale Muskelatrophie, die nur ältere Kinder befällt und mit Atrophie der peronealen Muskelgruppe beginnt. Die bilaterale Symmetrie und die langsame Progredienz sprechen gegen Poliomyelitis acuta; auch sind bei letzterer die Entartungsreaktionen meist viel ausgeprägter.

R ü c k e n m a r k s t u m o r e n, S p o n d y l i t i s bewirken sensible und Sphinc- terenstörungen, Reflexsteigerungen. Es fehlt die Entartungsreaktion und der akute Beginn.

P o s t d i p h t h e r i s c h e L ä h m u n g e n können bei kleineren Kindern, die über Sensibilitätsstörungen keinen Aufschluß geben können, mit Poliomyelitis verwechselt werden. Die geringe Atrophie und die rasche Wiederherstellung, eventuell die allmähliche Weiterausbreitung der Lähmung schützen vor Verwechslung, auch wenn die voraus- gegangene Erkrankung nicht bekannt geworden ist.

B e i n l ä h m u n g e n b e i S p i n a b i f i d a (o c c u l t a) sind mit Sphinc- terenlähmungen und Sensibilitätsstörungen kombiniert.

B a u c h m u s k e l l ä h m u n g e n durch Poliomyelitis acuta sind wiederholt für echte Abdominalhernien gehalten worden. Der Nachweis sonstiger Lähmungs- residuen und eventuell die Lokalisation des sich vorwölbenden Tumors wird vor Ver- wechslungen schützen.

Prognose. Das Leben wird durch die akute Poliomyelitis, soweit unsre Kenntnisse reichen, nur selten bedroht. In Epidemien sollen nach den Mitteilungen von J. Wickmann allerdings speziell die älteren Kinder und Er- wachsenen öfter, als man sonst annimmt, zum Opfer fallen. Für junge Kinder soll die Prognose insofern günstiger sein, als Totalheilungen öfter vorkommen.

Im allgemeinen ist die völlige Wiederherstellung recht selten. Meist bleibt, auch bei leichteren Fällen, irgendein Defekt zurück. Besonders ver- hängnisvoll sind die schweren Paraplegien der Beine, die das Gehvermögen für immer rauben können; auch die Rumpflähmungen bedeuten eine der ungünstigsten Lokalisationen. Ist nur ein Bein gelähmt, so gelingt es der heutigen Orthopädie fast immer, die Gehfähigkeit wiederherzustellen. Auch die früher so ungünstigen Schulterlähmungen, welche den ganzen Arm und die Hand funktionell unbrauchbar machen, bieten bei Ausführung einer Arthrodese günstigere Aussichten.

Im einzelnen Fall läßt sich in den ersten Tagen sehr schwer entscheiden, wie weit die entstandene Lähmung einer Rückbildung fähig sein wird. Im allgemeinen pflegen die zurückbleibenden Funktionsstörungen geringer zu sein, wenn von vornherein nur ein kleines Gebiet von der Lähmung befallen war. Bezüglich der einzelnen Muskeln gestattet uns die elektrische Unter- suchung einigermaßen zuverlässige Schlüsse. Muskeln, die nach Ablauf von zwei bis drei Wochen noch durch den faradischen Strom zur Contraction gereizt werden, werden ihre Funktion wiedererlangen. Wo sich komplette Entartungsreaktion bemerkbar macht, sind die Hoffnungen auf Wieder- herstellung recht geringe. Teilweise Erholung ist auch dann noch möglich. Spontane Besserungen kommen noch nach sechs bis neun Monaten vor. Nach Ablauf eines Jahres kann der Prozeß als abgeschlossen gelten.

Man wird in jedem Falle, den man als sichere spinale Kinderlähmung erkannt hat, den Eltern die bestimmte Versicherung geben dürfen, daß die geistige Entwicklung des Kindes in keiner Hinsicht durch das Nervenleiden benachteiligt werden wird.

Therapie. Im Beginn der Erkrankung, während der fieberhaften Initial- periode ist möglichste Ruhe die wichtigste Forderung. Man kann durch Phenacetin oder Aspirin das Fieber bekämpfen und eine Diaphorese an- regen, die durch heiße Luft oder trockene Packung und schweißtreibende heiße Getränke wirksam unterstützt werden kann. Bäder sind dagegen im Interesse der Ruhe zu vermeiden. Gleichzeitig wird man für regelmäßige

Entleerung Sorge tragen und eine blande, nicht reizende Diät einhalten, jedenfalls alkohol- und coffeïnhaltige Getränke streng vermeiden.

Um eine ableitende Wirkung direkt auf den Krankheitsherd zu erzielen, werden verschiedene Maßnahmen empfohlen (Einreibung von Unguentum cinereum 0,3—0,5 mehrmals täglich, Eisblase oder Eisschlauch, Blasenpflaster, Jodtinkturpinselungen). Ratsamer dürfte es sein, alles zu unterlassen, was für den Kranken eine unnatürliche Lagerung mit sich bringt oder geeignet ist, der Entstehung von Decubitus oder Hautentzündungen den Boden vorzubereiten. Am zweckmäßigsten erscheint vielleicht eine einmalige örtliche Blutentziehung in der Rückengegend auf der Höhe des vermuteten Krankheitsherdes und eine Lumbalpunktion, die nach allen theoretischen Voraussetzungen nur Nutzen bringen kann. A. Starr empfiehlt im Initialstadium Urotropin zu geben, das als Formaldehyd in den Liquor übergehe. Spirituöse Waschungen und Einreibungen der Rückenhaut können auch von vornherein vorgenommen werden, namentlich wenn bei ausgebreiteten Lähmungen ein langes Krankenlager zu erwarten steht.

Die Bettruhe muß 2—3 Wochen streng beibehalten werden auch bei leichtesten Fällen. Nach Ablauf der ersten 14 Tage soll man mit der lokalen physikalischen Therapie der Muskeln beginnen, die dann unentwegt fortzusetzen ist, solange noch irgend Hoffnungen auf weitere Wiederherstellung der Funktionen berechtigt sind. Diese viele Monate lang, bis zu einem Jahr fortgesetzte Behandlung durch Massage und Elektrizität stellt die höchsten Anforderungen an die Geduld des Arztes und Patienten; es ist aber zweifellos, daß mit Daransetzung großer Sorgfalt und speziell durch sachkundig ausgeführte Massage, die Erholung und Kräftigung der Muskeln rascher und vollständiger erfolgt, als wenn man die gelähmten Glieder sich selbst überläßt.

Die Elektrizität wird in der Weise angewandt, daß man Ströme von der Stärke und Qualität benutzt, die, dem jeweiligen Stadium der Lähmung entsprechend, eben Zuckungen auslösen. Die Anwendung des faradischen Stromes hat daher nur dann Wert, wenn die Muskeln durch ihn noch erregbar sind. In der Regel wird man vom galvanischen Strom Gebrauch machen, und zwar wird man bei schweren Lähmungen meist die Kathode an indifferentem Ort (oder am Rücken in der Höhe des Hauptherdes) aufsetzen und mit der Anode unter Verstärkung und Abschwächung des Stromes über die gelähmten Muskeln hinstreichen, bzw. durch Öffnen und Schließen des Stromes leichte Zuckungen veranlassen. Die Sitzungen von etwa 10 Minuten Dauer werden anfangs täglich, später jeden zweiten Tag durchzuführen sein; mit fortschreitender Besserung kann man zur Kathodisierung und später eventuell zur Faradisierung übergehen. Elektrisieren des Rückenmarks selbst ist nicht anzuraten. Bei allen Manipulationen mit den nassen Elektroden sei man darauf bedacht, eine Durchnässung und Erkältung der kleinen Patienten peinlichst zu vermeiden. Die Gefahr liegt nahe, und es können sehr unangenehme Komplikationen dadurch bedingt werden.

Nach je 4—8 Wochen setzt man die elektrische Behandlung für 1—2 Wochen aus, da sich sonst leicht nervöse Aufregungen einstellen (Eichhorst).

Die Massage soll täglich ein- oder zweimal in kurzen Sitzungen vorgenommen werden und sich bei ausgedehnten Lähmungen und bettlägerigen Kranken auch auf die gesunde, aber inaktive Muskulatur erstrecken. Die Massage in Verbindung mit aktiven und passiven Bewegungen bildet die weitaus wichtigste Behandlungsmethode zur Erzielung günstiger Endresultate und zur Hintanhaltung von Contracturen.

Wenn die ersten Wochen abgelaufen sind, erweisen sich neben der Massage und Elektrizität warme Bäder (35—37° C) als nützlich, denen aromatische Zusätze oder Sole beigegeben werden kann (2—3 Pfund Kochsalz auf ein Bad).

Große Sorgfalt ist in schweren Fällen auf eine zweckmäßige Lagerung der Patienten zu verwenden, um statischen und mechanischen Contracturen und Deformitäten vorzubeugen. Die Kinder dürfen nicht zusammengedrückt mit angezogenen Beinen im Bett liegen. Durch Drahtgestelle müssen die besonders gefährdeten Füße vor dem Druck der Bettdecke geschützt werden.

Von i n n e r e n M i t t e l n , die zur Anregung der Resorption oder zur Bekämpfung der Entzündungserscheinungen im Rückenmark empfohlen werden (Jodpräparate, Ergotin), wird man sich kaum eine große Wirkung versprechen dürfen, etwas mehr vielleicht von subcutanen Strychnininjektionen.

Von besonderer Bedeutung ist dagegen in späteren Monaten eine zielbewußte Hebung des Allgemeinbefindens durch zweckentsprechende Ernährung und eventuellen Aufenthalt auf dem Lande oder im Gebirge.

Auch B a d e k u r e n in Nauheim, Tölz, Kreuznach u. a. werden gute Wirkungen nachgerühmt.

Die Muskeln, die sich von der Lähmung erholt haben, sind durch Übung, mit Widerstandsbewegungen (ev. an Apparaten) sorgfältig vor Inaktivität zu bewahren, der sie nur zu leicht anheimfallen, wenn das Glied nicht gleich ganz gebrauchsfähig geworden ist.

Bleibende Deformitäten sind durch o r t h o p ä d i s c h e H i l f e oft noch der glänzendsten Heilungen fähig. Auch hier wird eine frühzeitige Therapie am Platze sein, doch scheint mir eine wichtige Regel, daß mindestens die Periode der Spontanreparationen abgewartet werden sollte, also $^1/_2$—$^3/_4$ Jahre, ehe man sich zu operativen Eingriffen entschließt.

Während man sich früher auf T e n o t o m i e n und R e d r e s s e m e n t s beschränkte, stehen der modernen Orthopädie eine Reihe von Methoden zur Verfügung, unter denen die richtige Auswahl für jeden einzelnen Fall individuell getroffen werden muß, deren kombinierte Anwendung aber auch wunderbare funktionelle Resultate zeitigen kann. Ich muß mich hier darauf beschränken, die prinzipiellen Fragen kurz zu berühren. Manche Kranke verdanken p o r t a t i v e n S c h i e n e n h ü l s e n a p p a r a t e n eine erhebliche Verbesserung ihres Zustandes. Diese Maschinen dienen vor allem der Fixierung schlotternder Gelenke, ferner der Bewegungsregulierung partiell gelähmter Gelenke; sie können eventuell auch zur Korrektur fehlerhafter Gelenkstellungen Dienste leisten. Es haftet ihnen aber der große Nachteil an, daß mit den gelähmten Gliedmaßen das Gewicht des Apparates getragen werden muß, und daß eine funktionelle Heilwirkung durch sie nicht zustande kommen kann. Von den vielgerühmten Gummizügen („künstlichen Muskeln") darf man sich nicht zuviel versprechen.

Ein Verfahren, welches in vielen Fällen von großem Nutzen sein kann, ist die A r - t h r o d e s e (A l b e r t) , die operative Gelenkversteifung, die hauptsächlich für das Sprung-, Knie- und Schultergelenk in Frage kommt, falls alle oder der größere Teil der Muskeln, die das Gelenk bewegen, dem Untergang verfallen sind. Durch diese Operation kann z. B. die Gehfähigkeit wiederhergestellt werden, es kann ein lahmer Arm, dessen Vorderarm- und Handmuskulatur erhalten ist, der aber wie ein unbrauchbarer Appendix in seinem schlotternden Schultergelenk sitzt, seine volle Gebrauchsfähigkeit wiedergewinnen.

Das dritte Verfahren endlich ist die von N i c o l a d o n i erfundene S e h n e n ü b e r - p f l a n z u n g . Es werden gesund gebliebene Muskeln oder Teile derselben zum Ersatz verloren gegangener Funktionen benutzt, indem sie entweder mit den peripheren Sehnen der degenerierten Muskeln vereinigt werden, oder indem durch künstliche Sehnen aus Seide die Übertragung des Muskelzuges auf die zweckmäßigsten Ansatzstellen am Knochen bewerkstelligt wird (L a n g e). Es hat sich gezeigt, daß nicht nur funktionell zusammengehörige Muskelgruppen, sondern sogar Antagonisten zur Überpflanzung herangezogen werden dürfen, daß also z. B. der gelähmte Quadriceps femoris durch die Unterschenkelbeuger ersetzt werden kann.

Auf Einzelheiten der Technik, deren souveräne Beherrschung natürlich die erste Grundlage der Erfolge bildet, kann hier nicht eingegangen werden. Der genaue Operationsplan, die Beurteilung, welche Muskeln als gesund genug zu betrachten sind, um als Kraftspender zu wirken, und wie im Einzelfall unter genauer Berücksichtigung des Verlorengegangenen und dessen, was noch vorhanden ist, ein möglichst günstiges Gesamtresultat erstrebt werden soll, ist eine Kunst für sich. Nach den Erfahrungen der Orthopäden ist die makroskopische Inspektion der Muskeln bei der Operation mitunter wertvoller für die Beurteilung ihres funktionellen Wertes als die elektrische Prüfung, die natürlich stets mit herangezogen werden sollte.

Über ein weiteres Verfahren, das vielleicht noch aussichtsreich werden kann, die N e r v e n p f r o p f u n g , liegen bei der spinalen Kinderlähmung bisher nur spärliche Erfahrungen vor (H a c k e n b r u c h), so daß ich mich hier mit diesem kurzen Hinweis begnügen kann.

VII.
Hyperkinetische Erkrankungen.

Fr. Pineles - Wien.

---

1. Chorea.

a) Infektiöse Chorea.

Die infektiöse Chorea (auch Chorea minor[1]), Sydenhamsche Chorea, Veitstanz genannt) ist eine, durch eine infektiöse Schädlichkeit bedingte Erkrankung des Gehirns, die unwillkürliche und unkoordinierte Bewegungen, sowie Änderung der Gemütsstimmung kennzeichnen.

Symptomatologie. Meist treten die ersten Erscheinungen in ziemlich unvermittelter Weise auf. Die Kranken werden apathisch, mürrisch, reizbar und zeigen eine allmählich zunehmende allgemeine Unruhe, sowie stets bemerkbarere Ungeschicklichkeit bei Ausführung selbst einfacher Bewegungen. So erfassen sie einen Gegenstand mit unsicherem Griff oder lassen ihn fallen, entbehren der Fähigkeit, ruhig dazustehen, zu sitzen, zu schreiben, zu stricken usw. Sie vermögen in Ruhe, selbst für kurze Zeit, nur mit sichtlicher Anstrengung zu verharren, die jedoch ebensooft zu entgegengesetztem Ziele führt, indem sie in choreatische Zuckungen ausartet. Bei dieser Undeutlichkeit der Symptome ist es nicht zu verwundern, wenn die Umgebung sich über das Leiden täuscht und ihm als Ungezogenheit auf pädagogischem Wege zu begegnen sucht.

Bald beginnen sich die eigentlichen Muskelzuckungen einzustellen, zunächst in den Händen, Armen und im Gesichte: unzweckmäßige, ungewollte Bewegungen, die entweder spontan in der Ruhe auftreten, oder eine intendierte Bewegung durchkreuzen. Auch andre Muskeln, wie Augenmuskeln, Zunge, Schlundmuskeln, Atemmuskeln, unterliegen diesen Zuckungen; die Beine werden gewöhnlich erst in einem späteren Stadium und in geringerem Grade davon ergriffen. Alle diese Zuckungen sind kurzdauernd, ähnlich brüsken, raschen, willkürlichen Bewegungen, von denen sie sich aber unterscheiden durch ihren Mangel an System, Zweck und Geschick; durch ihre Sprunghaftigkeit, die sie bald hier, bald da auftreten läßt, ergeben sie eine Muskelunruhe, die an beliebig in Szene gesetzte Bewegungen von Marionetten erinnert.

Bei der Betrachtung eines solchen Kranken fallen eine Reihe von eigentümlichen Erscheinungen auf. Der Kopf wird bald nach der einen, bald nach der andren Seite, bald wiederum nach rückwärts geworfen. Im Gesichte führen die Zuckungen zu lebhafter Grimassenbildung: die Stirn wird

---

[1] Die Chorea major gehört zum Krankheitsbild der Hysterie.

gerunzelt, Augenbrauen zusammengezogen, der Mund bald rechts, links verzogen, dann geschlossen und wieder weit geöffnet, wie wenn der Kranke nach etwas schnappen wollte. Hierbei hört man öfters schmatzende, schnalzende oder jauchzende Laute. Soll die Zunge herausgestreckt werden, so wird sie rasch hervorgeschnellt, um ebenso rasch wieder zurückgezogen zu werden. Die Hände werden gebeugt und gestreckt, Finger gespreizt, Arme einwärts gerollt, Schultern emporgezogen. Die Beine werden bald gestreckt, bald gegeneinandergedrückt, dann wieder auswärts gerollt. Die Sprache ist durch die choreatische Unruhe der Zunge, Glottis und der Bauchmuskeln (v. Ziemssen) beeinträchtigt, und da die Exspirationsbewewegungen ruckweise stattfinden, stoßen die Kranken nur einzelne Silben hervor, wobei sie sich durch unwillkürliche schnelle und tiefe Atemzüge beim Sprechen selbst unterbrechen. Sind die Atemmuskeln beteiligt, so sind zwischen den einzelnen Atemzügen die Intervalle unregelmäßig. Die Bewegungen der Schlingmuskeln können so weit gestört werden, daß die

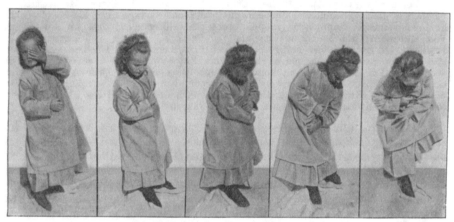

Abb. 238. Chorea minor (Befehl zum Stillstehen).
(Medizinische Klinik, Heidelberg.)

Nahrungsaufnahme gehemmt ist. Gang und Schrift werden fahrig und ungleichmäßig. Im Schlafe hören die choreatischen Zuckungen auf. Mit Intensität und Ausbreitung der Krankheit gerät zuletzt der ganze Körper in Muskelzuckungen, so daß die Kranken weder stehen noch gehen können. In Bettlage werden sie, oft in Schweiß gebadet, hin und her geworfen und emporgeschnellt, ja bei den höchsten Graden der Erkrankung schleudern sie sich zum Bett hinaus. Unter angestrengter, keuchender Atmung und Trübung des Bewußtseins kann in solchen Fällen allgemeiner Kräfteverfall und Herzschwäche zum tödlichen Ausgang führen.

In vielen Fällen ist, namentlich im Beginne der Erkrankung, nur die eine Körperhälfte ergriffen (Hemichorea) oder stärker beteiligt. Selten tritt die motorische Schwäche schon zu Beginn der Krankheit in den Vordergrund des Bildes, während die choreatischen Zuckungen mehr zurücktreten. Doch auch dann kann man sich bei näherer Untersuchung überzeugen, daß nur eine Pseudoparese (Oppenheim) vorliegt, indem die schlaff herabhängenden Glieder doch noch verschiedene Bewegungen ausführen können (sog. Chorea paralytica). Die elektrische Erregbarkeit der Nerven und Muskeln ist normal, die Reflexe meist unverändert, die Blasen- und Mastdarmfunktion intakt. In manchen Fällen besteht Temperatursteigerung, bei Exacerbation des Krankheitsprozesses kann man Temperaturen bis 41° und noch mehr feststellen.

Neben diesen körperlichen Erscheinungen spielen die Veränderungen der Psyche die hervorragendste Rolle. Man findet alle Übergänge von geringer bis zur größten Verstimmung. Die Kranken sind äußerst reizbar, schreckhaft, launisch, zeigen überhaupt einen labilen Gemütszustand, jähen Stimmungswechsel, Unfähigkeit zur Sammlung, ohne daß die Intelligenz irgendwie gestört wäre, die vielmehr häufig von großer geistiger Regsamkeit zeugt. Nur in wenigen Fällen — den auch symptomatisch schwersten — kommt es meist bei älteren Individuen oder doch oberhalb des 15. Lebensjahres zur Geistesstörung, die das Bild von Intoxikationsdelirien mit hochgradiger Verworrenheit, Halluzinationen, stuporösen Zuständen und Tobsuchtsanfällen (Möbius) darbietet.

Bei der posthemiplegischen Chorea, einem ziemlich seltenen Krankheitsbild, beobachtet man schleudernde, drehende und schüttelnde Bewegungen, die im Anschluß an unvollständige Hemiplegien in den paretischen Gliedern, häufiger im Arm als im Bein, auftreten; nur ausnahmsweise sind die Gesichts-, Gaumen- und Zungenmuskeln beteiligt. Oft gesellen sich heftige Schmerzen in den erkrankten Gliedern hinzu; auch sind die choreatischen Zuckungen häufig mit Zitter- und athetotischen Bewegungen vermengt. Bei Zielbewegungen kommt es zur Steigerung der Zuckungen. Die affizierten Muskelgruppen sind meist erschlafft, hypotonisch. Die posthemiplegische Chorea findet sich bei Erkrankungsprozessen, die in dem hinteren Anteil des Thalamus, dem roten Kern und der Bindearmregion ihren Sitz haben.

Ätiologie und Pathogenese. Die Chorea infectiosa tritt meist im späteren Kindesalter, am häufigsten zwischen dem 7. und 13. Lebensjahre auf und bevorzugt in Häufigkeit und Intensität außerordentlich das weibliche Geschlecht, oberhalb des 15. Lebensjahres fast ausschließlich nur dieses. Das Verhältnis zwischen beiden Geschlechtern ist ungefähr 3:1. Doch kommt die Krankheit, wenn auch viel seltener, in jedem Lebensalter und auch im Greisenalter vor (Chorea senilis). Man begegnet ihr häufiger in der kühleren und nassen, als in der warmen und trockenen Jahreszeit. Heredität ist bei der akuten Chorea sehr selten nachweisbar; dagegen fällt es auf, daß die von der Krankheit Betroffenen oft eine neuropathische Anlage besitzen. Es sind zumeist empfindliche, blutarme, erregbare Individuen, die dazu neigen. Von Wichtigkeit sind die Beziehungen der Chorea zur Schwangerschaft, wobei hervorzuheben ist, daß jugendliche Frauen, Erstgebärende und die erste Hälfte der Schwangerschaft (Gowers, Kroner) bevorzugt erscheinen; nur sehr selten tritt die Chorea während des Puerperiums auf.

Unter den Angaben, welche die Kranken machen, findet man öfters heftige Gemütserregungen oder Schreck als Entstehungsursache vermerkt. Da solche Vorkommnisse immerhin noch viel häufiger sind als die angeblich daraus resultierenden Erscheinungen, so meint man manchmal, nicht allzuviel von ihnen halten zu sollen; indessen kann man sich der Überlegung nicht verschließen, daß Schreck oder Aufregung als auslösendes Moment doch vielleicht auch unter den rein physischen Bedingungen der Erkrankung ihre Rolle spielen.

Unter den ätiologischen Ursachen der Chorea besitzen zweifellos der akute Gelenkrheumatismus und die Endokarditis die erheblichste Bedeutung. Alle drei Krankheiten kommen in allen möglichen Wechselbeziehungen vor. So haben ausgedehnte statistische Untersuchungen (von Ziemssen, Sée, Mackenzie, Gowers, Starr u. a.) ergeben, daß mindestens ein Drittel der Fälle von infektiöser Chorea früher an Polyarthritis acuta gelitten haben, wobei öfters auch Endokarditis vorausgegangen war. Ferner sieht man akuten Gelenkrheumatismus und Endokarditis sich im Verlaufe einer Chorea entwickeln oder findet bei Choreakranken die Symptome eines Herzfehlers. Die Chorea von Individuen, die über das Kindesalter hinaus sind, und die Schwangerschaftschorea sind am häufigsten von Herzfehlern begleitet. In vereinzelten Fällen tritt die Chorea im Anschluß an andre Infektionskrankheiten, wie Scarlatina, Morbillen, auf, wobei sie meist ungünstiger verläuft. Alle diese Tatsachen sprechen im Zusammenhang mit andren Momenten dafür, daß es sich bei der Chorea minor um eine Infektionskrankheit handelt. Solche Momente sind: das meist unvermittelte Einsetzen der Krankheitserscheinungen, der ziemlich typische Verlauf, die Bevorzugung eines bestimmten Lebensalters, das meist typische Abklingen des Bildes, die große Tendenz zu Rezidiven, die akuten Geistesstörungen, die den Stempel der im Gefolge akuter Infektionskrankheiten auftretenden Intoxikationsdelirien tragen. Unter diesen Voraussetzungen ist es wahrscheinlich, daß das „Choreavirus" in sehr nahen Beziehungen zum Virus des akuten Gelenkrheumatismus steht. Über die pathogenetischen Einzelheiten der Chorea fehlen noch klare Begriffe. Gegen die Annahme, daß von der affizierten Herzklappe losgelöste Gerinnsel durch Verstopfung der feinsten Hirngefäße (Kirkes, H. Jackson, Frerichs u. a.) zu Chorea führen — Befunde, wie sie in manchen Fällen erhoben wurden —, muß das häufige Fehlen von anatomischen Veränderungen im Gehirn geltend gemacht werden. Inwieweit die Anschauung Bonhöffers, daß der choreatischen Bewegungsstörung eine zentripetale, durch Läsion der Kleinhirn-Bindearmbahn (resp. ihrer Fortsetzung in die subcorticalen Ganglien) bedingte Funktionsstörung zugrunde liege, auf die infektiöse Chorea angewendet werden könne, läßt sich vorderhand nicht entscheiden.

Verlauf und Prognose. Die infektiöse Chorea ist ein im allgemeinen gutartiges Leiden, bei dem nur 2—4 % letal enden. Der gewöhnliche Verlauf vollzieht sich in 2—3 Monaten, im Durchschnitt in 10 Wochen (Gowers, Oppenheim); bisweilen zieht sich der Krankheitsprozeß in die Länge, insbesondere bei nicht mehr jugendlichen Individuen, wo dann dem Nachlassen der Erscheinungen ein Wiederaufflackern des Prozesses folgt (Chorea adultorum permanens). In manchen Fällen zeigen sehr herabgekommene, schwächliche oder geistesschwache Kinder vom Beginne an ein sehr verschwommenes Krankheitsbild, das erst nach einem Jahre oder noch später verschwindet. Sehr groß ist bei der infektiösen Chorea die Neigung zu Rezidiven; mindestens der vierte Teil aller Fälle erkrankt mehrere Male. Meist zählt man zwei bis drei Anfälle, doch kann sich ihre Zahl auch bis zu zehn vermehren (Sachs, Gowers). Mit der Zunahme der Rezidiven werden die Herzaffektionen auch häufiger.

Die Prognose ist bei kindlichen und jugendlichen Individuen meist eine günstige, verhältnismäßig am schlechtesten ist sie im Gefolge von Scarlatina, Morbillen und Typhus, sowie in jenen Fällen, wo sich ein schweres Krankheitsbild foudroyant entwickelt (Chorea acutissima). Bei erwachsenen Personen ist sie wahrscheinlich wegen der in diesem Alter häufiger und schwerer auftretenden Endokarditis ungünstiger. Die prognostisch düsterste Form der akuten Chorea ist die Chorea gravidarum, bei der die Mortalität

zwischen 20—30% schwankt (Fehling, Gowers, Oppenheim). Der Tod
tritt ein infolge von allgemeiner Erschöpfung, ungenügender Ernährung und
ungenügendem Schlaf.

Pathologische Anatomie. Das anatomische Substrat der infektiösen
Chorea ist unbekannt. Bei der Obduktion der im akuten Stadium der
Erkrankung zugrunde gegangenen Fälle findet man häufig auffallend zarte
und kleine endokarditische Auflagerungen auf der Mitralklappe (Kirkes,
Ogle, Tuckwell, Pye-Smith u. a.), manchmal auch ein Vitium cordis
oder eine fettige Entartung des Myokard. Der Befund am Gehirn bietet
in der Mehrzahl der Fälle nichts Auffallendes dar. Bisweilen begegnet man
embolischen Verstopfungen von größeren und kleineren Hirngefäßen
und entzündlichen Prozessen um dieselben. Die als „Choreakörperchen"
(Elischer, Jakowenko) beschriebenen, stark lichtbrechenden kleinen Körnchen, die im Linsenkern angetroffen und mit der Krankheit in Zusammenhang gebracht wurden, sind auch bei andren Erkrankungen gefunden worden,
also in nichts für die Chorea charakteristisch (Wollenberg.)

Differentialdiagnose. In der weitaus größten Zahl der Beobachtungen
ist die Diagnose der infektiösen Chorea mit Sicherheit zu stellen, mitunter ergeben sich aber große Schwierigkeiten. So kann die Hysterie
ein der akuten Chorea sehr ähnliches Bild vortäuschen. Häufig handelt es
sich hier um Epidemien in Schulen, wo auf dem Wege der Imitation die
Kinder von choreatischen Zuckungen befallen werden. Man fahnde hier
nach Anhaltspunkten für Imitation, nach hysterischen Stigmen und unter
Umständen prüfe man den therapeutischen Erfolg der Hypnose. Zu bedenken bleibt überdies, daß im Anschluß an eine infektiöse Chorea sich
Hysterie mit choreiformen Zuckungen einstellen kann. Bisweilen ist die
maladie des tics von der Chorea schwer zu trennen. Bei der ersteren
Krankheit haben die Zuckungen den Charakter von zweckmäßigen, koordinierten Bewegungen, betreffen mit Vorliebe die großen Gelenke, treten intermittierend auf und sind sehr oft mit Zwangsvorstellungen und Koprolalie
verbunden. Es liegt auch die Möglichkeit vor, daß die cerebrale, von
choreatischen Bewegungen begleitete Kinderlähmung zu Verwechslungen
mit Chorea führen kann. Für die Kinderlähmung ist charakteristisch: der
Rigor in den von choreatischer Unruhe befallenen Muskeln, Steigerung der
Sehnenreflexe und die Beimischung von athetoseartigen Zuckungen. Tritt
die hereditäre, degenerative Chorea in einem verhältnismäßig frühen
Alter auf, und ist direkte Heredität nicht nachweisbar, so kann nur eine
längerdauernde Beobachtung darüber Aufschluß bringen, ob eine infektiöse
oder degenerative Chorea vorliegt.

Behandlung. Das allergrößte Gewicht ist auf vollkommene körperliche und geistige Ruhe zu legen. Unter jeder Bedingung verbiete man
den Schulbesuch aus doppelten Gründen, indem auch die Gefahr einer durch
Imitation entstehenden hysterischen Chorea bei den andren Schulkindern
vorhanden ist. Bei sehr leichten Graden der Erkrankung hat sich der Patient
in luftigen Räumen aufzuhalten, kann sich sogar auch etwas im Freien bewegen; bei halbwegs schwereren Formen ist Bettruhe dringend angezeigt.
Besteht infolge heftiger Muskelunruhe die Gefahr einer Verletzung, so fertige
man ein weiches Matratzenlager an und belege die Wände mit Kissen
oder Matratzen. Auch die gepolsterten sog. „Krampfbetten" eignen sich
sehr gut zur Unterbringung von Choreakranken. Kommt es zu einer
Psychose, so muß der Patient in eine geschlossene Anstalt übergeführt werden.

Die Kost sei eine lactovegetabilische mit Vermeidung von Kaffee, Tee und alkoholischen Getränken.

Als zuverlässigstes Medikament gilt das Arsen. Man verabreicht von dem mit drei Teilen Aqua destillata verdünnten Liquor arsenicalis Fowleri zweimal täglich nach dem Mittag- und Abendessen je drei Tropfen und steigt bei kleineren Kindern allmählich bis zu zweimal täglich je zwölf, bei jugendlichen Individuen je zwanzig Tropfen, um dann wieder auf die Anfangsdosis zurückzugehen. Auch Acidum arsenicosum (von $^1/_2$—3 mg täglich) bewährt sich sehr gut. Arsen wird von Choreakranken fast ausschließlich gut vertragen und kann durch 2—3 Monate gegeben werden. Natürlich muß das Mittel beim Auftreten von Vergiftungserscheinungen (Diarrhöen, Conjunctivitis, Herpes) ausgesetzt werden. Als antirheumatische Mittel wären Natrium salicylicum (dreimal täglich 0,5—1,0), Antipyrin (zweimal täglich 0,3) oder Salipyrin (zweimal täglich 0,5) sehr zu empfehlen. Bei Aufregungszuständen und den schwereren Formen ist Brom (Natr. bromat. 2,0—5.0 täglich) von Nutzen. Sehr schwierig ist die Behandlung der schwersten Fälle von Chorea, in denen Schlaf und Nahrungsaufnahme höchst unzureichend sind. Von Schlafmitteln sind am meisten zu empfehlen: subcutane Morphiuminjektionen, Amylenhydrat (3,0—4,0 per rectum), Veronal (0,2—0,4) und ganz leichte Chloroforminhalationen. Letztere kommen hauptsächlich dann in Betracht, wenn es sich darum handelt, die unruhigen Kranken mittels Schlundsonde zu füttern. Doch bedenke man bei wiederholter Anwendung des Chloroforms seine schlechte Wirkung aufs Herz. Aus demselben Grunde ist Chloralhydrat durchaus kontraindiziert. Prolongierte laue Bäder sowie heiße Bäder führen oft zu großer Beruhigung; die Wirkung des galvanischen Stromes ist sehr problematisch.

Treten bei der Chorea gravidarum die choreatischen Zuckungen in beträchtlicher Intensität auf, sind die Kranken sehr heruntergekommen, und liegen irgendwelche schwerere Komplikationen (wie Vitium, Nephritis) vor, so ist die Einleitung der künstlichen Frühgeburt zu erwägen.

b) Degenerative Chorea.

Die degenerative Chorea (auch hereditäre, chronisch progressive oder Huntingtonsche Chorea genannt) ist ein seltenes, chronisches Erbübel, das zumeist Erwachsene befällt und neben den choreatischen Zuckungen auch Störungen der Intelligenz aufweist.

Ätiologie. Die Krankheit wird durch direkte Vererbung von einer Generation auf die andere übertragen; doch kommen in diesen „Choreafamilien" auch Individuen vor, die ganz gesund bleiben, und in solchen Fällen ist auch fast ausnahmslos deren Nachkommenschaft von Chorea verschont. Es wurde zu wiederholten Malen (Heilbronner, Hans Curschmann) die Wahrnehmung gemacht, daß in späteren Generationen die Deszendenten in immer früherem Lebensalter erkranken. Andrerseits zeigen Angehörige von Choreafamilien neuropathische Anlagen, erkranken an Hysterie, Demenz, Paranoia.

Alter und Geschlecht. Im Gegensatze zur infektiösen Chorea beginnt die hereditäre Chorea in einem höheren Alter, gewöhnlich zwischen dem 30. und 45. Lebensjahr. Das männliche Geschlecht scheint etwas häufiger zu erkranken.

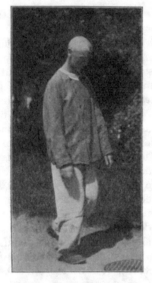

Abb. 239.

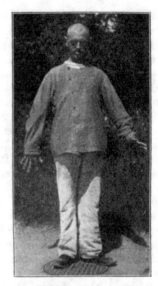

Abb. 240.

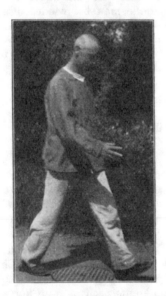

Abb. 241.

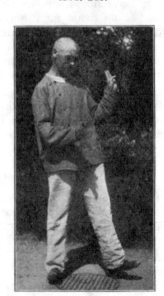

Abb. 242.

Abb. 239—242. Schwerer Fall von Chorea chron. hered.
(Huntington) mit pathetischen Gesten, Gehstörung usw.
(Medizinische Klinik, Heidelberg.)

Symptomatologie. In dem Mittelpunkte des Krankheitsbildes stehen
die Muskelzuckungen, die in ihrem Charakter denen der infektiösen Chorea
sehr gleichen. Es sind ungewollte, unkoordinierte, fast ununterbrochen
anhaltende Bewegungen der verschiedensten Muskelgruppen, nur daß sie im
großen ganzen etwas langsamer und träger als bei der infektiösen Chorea

abzulaufen scheinen. Die Zuckungen betreffen vornehmlich die Muskeln des Gesichtes und der Extremitäten. Die choreatischen Zuckungen an Stirn und Mund, das Aufreißen der Augen und die schmatzenden Geräusche mit Zunge und Lippen führen zu eigentümlichen Grimassen und Gestikulationen. Die Sprache ist infolge der choreatischen Unruhe der Zunge, des Kehlkopfes und der Atemmuskeln erschwert, die Sätze werden zerhackt, die Worte silbenweise hervorgestoßen; die Schriftzüge sind ausfahrend. Die Kranken gehen breitspurig, schwankend oder tänzelnd; bald bewegen sie sich langsam nach vorwärts, bald überstürzt, oft bleiben sie jählings ruckweise stehen. Dieser eigenartige Gang mit den schlendernden Armen und dem grimassierenden Mienenspiel kann gemahnen an das Gebaren von Clowns.

Die choreatischen Zuckungen verschwinden im Schlafe; Erregungen steigern sie, doch vermögen die Kranken bei intendierten Bewegungen die motorischen Reizerscheinungen teils zu verringern, teils vollkommen zu unterdrücken. So kommt es, daß die Kranken verhältnismäßig lange Zeit gewisse kompliziertere Bewegungen auszuführen und bestimmten Berufen nachzugehen imstande sind. Die grobe Muskelkraft und die elektrische Erregbarkeit der Nerven und Muskeln bleibt intakt; nur in wenigen Fällen kommt es gegen Ende des Lebens zu Lähmungen meist hemiplegischen Charakters. Die Sehnenreflexe sind gewöhnlich etwas erhöht. Die inneren Organe, Blase und Mastdarm verhalten sich normal; am Herzen fehlen pathologische Veränderungen.

Fast regelmäßig gesellen sich zu den choreatischen Zuckungen Störungen der Psyche. Die Kranken werden apathisch, deprimiert, manchmal auch außerordentlich

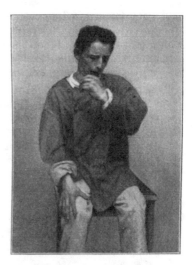

Abb. 243. Chorea Huntington, depressive Form mit weniger theatralischen, als „Verlegenheitsbewegungen".

reizbar. Später zeigen sich Abnahme des Gedächtnisses und psychische Schwäche; oft besteht auch ausgesprochener Lebensüberdruß bis zum Suicidversuch. Im Laufe der Jahre gelangen die Kranken meist in das Stadium des Schwachsinns und Blödsinns, wobei auch Verfolgungs- und Größenwahn deutlich hervortreten können. Die Kranken sitzen dann vollkommen stumpfsinnig da, müssen oft künstlich gefüttert werden, die choreatischen Zuckungen dagegen sind häufig vermindert.

Verlauf. Die Erkrankung zeigt einen chronischen, über 20 Jahre und mehr währenden progredienten Verlauf mit absolut ungünstiger Prognose. Die Kranken gehen teils an interkurrenten Prozessen und Traumen, teils an allgemeiner Kachexie zugrunde. Letztere wird häufig durch mangelhafte Nahrungsaufnahme, die eine Folge der choreatischen Unruhe der Schlingmuskeln ist, verstärkt.

Diagnose. Für hereditäre, degenerative Chorea spricht der Nachweis der Heredität, der gewöhnlich zu erbringen ist, die langsame und progressive Entwicklung des Leidens und die allmählich zutage tretende Störung der Intelligenz. Fehlen diese Anhaltspunkte, so ist es bisweilen schwierig, zwischen infektiöser und hereditärer Chorea zu unterscheiden, da, wenn auch selten, Fälle von infektiöser Chorea chronisch werden können. Hier fallen bei der Annahme einer hereditären Chorea ins Gewicht: die allmähliche Verschlimmerung der Krankheit, die schwere Alteration der Psyche und bis zu einem gewissen Grade der trägere Charakter der Zuckungen. Ausnahmsweise kommt es aber auch bei der Chorea hereditaria nur zu geringfügigen Störungen des Intellekts.

Pathologische Anatomie. Es wurden verschiedene anatomische Veränderungen im Nervensystem gefunden, deren Zusammenhang mit den Krankheitserscheinungen noch unklar ist. Zu solchen Veränderungen gehören: Trübungen der Meningen, Verwachsungen derselben mit dem Schädel und dem Gehirn, hämorrhagische Pachymeningitis, Hydrocephalus externus, disseminierte, in Sklerose übergehende encephalitische Herde (Oppenheim und Hoppe, Kronthal und Kalischer, Facklam) in den Zentralwindungen, sowie die Erscheinungen der diffusen Encephalitis.

Therapie. Die Behandlung ist eine rein symptomatische. Bisweilen sollen Arsen und Hyoscin (subcutane Injektion von 0,0005—0,002 pro die) den Zustand günstig beeinflussen. Außerdem werden auch heilgymnastische Übungen empfohlen. Falls Erregungszustände auftreten, sind laue Bäder, Brom und Opium am Platze. Bei Angstzuständen und deutlich hervortretenden seelischen Störungen ist die Beaufsichtigung der Kranken in einer geschlossenen Anstalt notwendig, zumal die Gefahr eines Selbstmordversuches groß ist.

c) Chorea electrica.

Unter diesem Namen sind verschiedene Krankheiten unerkannten Ursprungs beschrieben worden.

Henoch trennte von der gewöhnlichen kindlichen Chorea ein Krankheitsbild ab, das er als Chorea electrica bezeichnete. Hierbei erfolgen die Muskelzuckungen im Gegensatz zur infektiösen Chorea mit blitzartiger Schnelligkeit und betreffen vornehmlich die Schulter- und Nackenmuskeln. Höchstwahrscheinlich handelt es sich in diesen Fällen um Myoklonie. Bergeron beschrieb als Chorea electrica eine Erkrankung, die zarte, anämische Kinder befällt. Die jähen, ruckartigen Zuckungen in den Muskeln des Nackens, der Schultern und der Arme erschüttern den Körper, bisweilen ist aber auch nur eine Extremität beteiligt; die Absicht zur Überwindung mißrät nicht nur, sondern verschlimmert die Krankheitserscheinungen gewöhnlich. Arsenik und Hydrotherapie beseitigen bisweilen in einiger Zeit die Beschwerden. Vermutlich liegt hysterische Chorea vor.

Endlich wurde in Oberitalien ein Krankheitsbild bekannt (Dubini), das mit Schmerzen in der Rücken- und Nackengegend beginnt, zu blitzartigen, spontanen Zuckungen führt, die in einer Körperhälfte, von oben nach unten gehend, anfangen, worauf sie Gesicht, Arm und Bein der andren Hälfte zu befallen pflegen. Mitunter gesellen sich auch epileptiforme Anfälle und Lähmungserscheinungen hinzu. Das mit Fieber einhergehende Leiden führt über kurz oder lang zum Tode; nur selten tritt Heilung ein. Es handelt sich wahrscheinlich um eine Infektionskrankheit aus unbekannter Ursache.

2. Tetanie.

Die Tetanie äußert sich in anfallsweise auftretenden, tonischen Muskelkrämpfen, die besonders die Arme befallen, während das Bewußtsein intakt zu bleiben pflegt.

Die Tetanie findet sich bei gewissen Berufen und Zuständen ein, und hiernach unterscheidet man klinisch folgende Formen: die Arbeitertetanie, die Magen-Darmtetanie, die Tetanie bei akuten Infektionskrankheiten, die Schwangerschaftstetanie, die Tetanie nach Intoxikationen, die Kindertetanie und die operative Tetanie nach Kropfexstirpationen.

Die Arbeitertetanie befällt sonst gesunde, meist jugendliche Individuen der arbeitenden Bevölkerung, unter diesen am liebsten gewisse Berufsarten, wie Schuster (daher der Name „Schusterkrampf"), Schneider, Tischler, Drechsler und Schlosser; sie zeigt ein epidemisches Auftreten innerhalb gewisser Monate (Januar bis April) und bevorzugt gewisse Orte, in Mitteleuropa besonders Wien und Heidelberg. Die Tetanie bei Magendarmerkrankungen kommt bei Darmstörungen (Diarrhöen, Obstipation) und insbesondere bei Magenektasien nach Pylorusstenose (infolge von Ulcus oder Carcinom) vor (Kußmaul). Die im Gefolge von akuten Infektionskrankheiten auftretende Tetanie ist ziemlich selten und wird bei Typhus, Cholera, Morbillen, Influenza beobachtet. Die Schwangerschaftstetanie ist relativ häufig, entwickelt sich während der Schwangerschaft oder Lactation, neigt zu Rezidiven und zeigt wie die Arbeitertetanie das besonders häufige Auftreten in den Monaten Januar bis April, auch bevorzugt sie manche

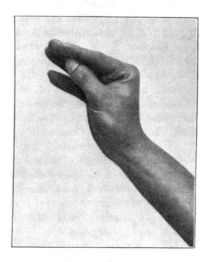

Abb. 244. Hand in Tetaniecontractur.
(Medizinische Klinik, Heidelberg.)

Orte, wie z. B. Wien und Heidelberg. Die Tetanie nach Kropfexstirpation (N. Weiß) (Tetania strumipriva) ist, wie die Untersuchungen der letzten Jahrzehnte lehren, auf Entfernung oder Läsion der Epithelkörperchen (Glandulae parathyreoideae) zurückzuführen (Tetania parathyreopriva). Die Kindertetanie befällt gewöhnlich rachitische, an Magendarmbeschwerden leidende Kinder und ist oft von Stimmritzenkrämpfen und Konvulsionen begleitet.

Symptomatologie. Die tetanischen Muskelkrämpfe werden häufig von Vorläufererscheinungen eingeleitet, die sich in schmerzhaften Sensationen und Parästhesien im Bereiche der erkrankten Glieder äußern. Vornehmlich werden Hände und Arme vom Krampfe befallen, was besonders gilt von den Musculi interossei und den andren kleinen Handmuskeln. Es kommt zu einer Beugung der Grundphalangen, Streckung der Mittel- und Endphalangen, sowie Adduktion und Opposition des Daumens, wodurch jene charakteristische Stellung entsteht, die man Geburtshelferhand- oder Pfötchenstellung nennt. Oft werden auch die Beine ergriffen, an ihnen besonders die Beuger der Füße und der Zehen. In den höheren Graden sind auch andre Muskelgruppen, wie Gesichts-, Augen-, Rumpf-, Rachen- und Atemmuskeln, am Krampfe beteiligt; auch Krämpfe der Cilar- muskeln kommen vor und führen zu charakteristischen Sehstörungen. Seltener sind Würgekrämpfe, Laryngospasmen und Intentionskrämpfe (F. Schultze, J. Hoffmann). Letztere sind dadurch gekennzeichnet, daß durch intendierte Bewegungen tonische Krämpfe ausgelöst werden, die erst nach einiger Zeit verschwinden. Auffallend ist das symmetrische Auf- treten des tetanischen Muskelkrampfes; nur selten betrifft er eine Körper- seite. Ist der Krampf von geringerer Intensität, so gelingt es leicht, der Muskelspannung Herr zu werden; kommt es aber zu stärkeren Anfällen, so läßt sich selbst mit großer Anstrengung die meist schmerzhafte Verkrampfung nicht lösen. Die Dauer der Krämpfe schwankt ganz verschieden zwischen Minuten, Stunden, Tagen. Hinterher hält noch oft ein lästiges Spannungs- gefühl oder Ameisenlaufen an. Bei Erwachsenen kommt es nur hin und wieder zu epileptiformen Attacken mit Beeinträchtigung des Bewußtseins; dagegen sind eklamptische Anfälle bei tetaniekranken Kindern viel häufiger.

Leichte Temperatursteigerungen werden verhältnismäßig oft be- obachtet, auch kommen bisweilen subnormale Temperaturen vor.

Außer den Krämpfen, die das in die Augen springendste Symptom der Tetanie darstellen, gibt es noch eine Reihe von charakteristischen Krank- heitszeichen, die die Muskelkrämpfe begleiten, aber auch für sich allein bestehen können (latente Tetanie), vor allem das Trousseausche, Erbsche und Chvosteksche Phänomen.

Das Trousseausche Zeichen wird in der Weise geprüft, daß man mit den Fingern die Nerven im Sulcus bicipitalis komprimiert oder noch zweckmäßiger den Oberarm des Kranken mittels Esmarchscher Binde oder Kautschukschlauch zusammenschnürt; nach einigen Sekunden bis mehreren Minuten wird dann in den meisten Fällen ein typischer Krampfanfall im Arme und in der Hand ausgelöst. Es ist höchstwahrscheinlich (v. Frankl- Hochwart) der auf die Nerven ausgeübte Druck und nicht die Kom- pression der Gefäße das zum Krampf führende Moment. Das Trousseausche Phänomen ist für Tetanie pathognomonisch, wurde bei keiner andren Krank- heit nachgewiesen, kann aber mitunter bei sicher festgestellter Tetanie auch fehlen.

Das Erbsche Phänomen besteht in einer elektrischen Übererreg- barkeit der motorischen Nerven, die sich darin äußert, daß die KaSZ schon bei einer geringen Stromstärke auftritt und sehr leicht in den KaSTe übergeht; ebenso zeigen sich AnOeZ und AnSZ bei verhältnismäßig geringen galvanischen Werten. So z. B. reagiert der N. ulnaris des gesunden Menschen auf die KaS bei 0,9—3,3 Milliampères, während man bei Tetaniekranken schon bei Werten von 0,1—0,7 Milliampères KaSZ erhält. Bei Kindern (Mann, Thiemich) ist das Auftreten der KaOeZ unterhalb 5 Milliampères und das Prävalieren der AnOeZ über die AnSZ für Tetanie charakteristisch; ähnliche Verhältnisse finden sich bisweilen auch bei der Tetanie der Er- wachsenen (Pineles).

Das Chvosteksche Phänomen besteht in der mechanischen Über- erregbarkeit der Nerven, die besonders deutlich im N. facialis ist (Facialisphänomen). Beklopft man mittels des Perkussionshammers den Facialisstamm vor dem äußeren Gehörgang, so beobachtet man bei den höchsten Graden der Übererregbarkeit Zuckungen im ganzen Facilisgebiet

(Chvostek Nr. 1[1])); in manchen Fällen genügt zur Auslösung des Phänomens schon ein leises Streichen über das Gesicht. Bei mittleren Graden kommt es nur zu Zuckungen im Nasenflügel und Mundwinkel (Chvostek Nr. 2), während bei geringgradiger Übererregbarkeit nur Zuckungen des Mundwinkels (Chvostek Nr. 3) nachweisbar sind. Das Chvosteksche Zeichen findet sich bisweilen auch bei Individuen vor, die sonst keine Zeichen der Tetanie aufweisen, z. B. bei Enteroptose, Macies (Mager).

Häufig ist auch eine Steigerung der mechanischen und elektrischen Erregbarkeit der sensiblen Nerven vorhanden (Hoffmannsches Symptom). Druck auf sensible Nerven löst dann Parästhesien und schmerzhafte Gefühle im Bereiche der von den betreffenden Nerven versorgten Körperteile aus. Bisweilen ist die faradische und galvanische Erregbarkeit der sensorischen Nerven (z. B. des Acusticus) gesteigert (Chvostek jun.).

Zum Krankheitsbilde der Tetanie gehören auch sekretorische und trophische Störungen. So findet man oft während des Anfalls und in den anfallsfreien Intervallen Schweißausbrüche, Ödem der Lider, Urticaria, Schwellungen und cyanotische Verfärbung der Hände. Sehr charakteristisch ist die eigentümliche Gedunsenheit und Schwellung des Gesichts, die besonders häufig bei der Arbeitertetanie beobachtet wird („Tetaniegesicht"). Mitunter zeigen Tetaniekranke Veränderungen an Haaren und Nägeln. Die Haare werden dünn, der Haarwuchs nimmt ab, unter Umständen bis bis zu totalem Schwund. Die Nägel werden dünn, brüchig und fallen aus. Nägel wie Haare wachsen jedoch nach, um nicht so selten bei Rezidiven wieder zu schwinden. In manchen Fällen kommt es zur Bildung von Katarakt (Tetaniestar). Es ist für diese trophischen Störungen charakteristisch, daß sie sich fast ausschließlich bei der chronischen rezidivierenden Tetanie zeigen und bei allen Formen der Tetanie, auch bei der parathyreopriven Tetanie vorzukommen pflegen.

Nur äußerst selten werden in einzelnen Muskeln (Gesäß- und Bauchmuskeln) Lähmungen und Atrophien beobachtet; ebenso seltene Befunde sind Neuritis optica und Mydriasis. Die Sehnenreflexe sind bei den akuten Anfällen mitunter gesteigert, können aber auch herabgesetzt sein oder fehlen. Haut- und Schleimhautreflexe verhalten sich normal. Die im Gefolge der tetanischen Muskelkrämpfe hier und da auftretenden Psychosen verlaufen unter dem Bilde der halluzinatorischen Verworrenheit und sind zu den toxischen Delirien zu zählen (v. Frankl-Hochwart).

Verlauf und Prognose. Bei der Arbeiter- und Schwangerschaftstetanie ist bei einem Teile der Fälle die Prognose sehr günstig, indem die Krankheit über kurz oder lang ausheilt. In einem nicht unbeträchtlichen Reste der Beobachtungen kommt es aber zu einem chronischen rezidivierenden Verlauf, indem im Laufe vieler Jahre die Krankheit, meist zur Tetaniezeit, immer von neuem wieder auftritt (v. Frankl-Hochwart). Auch in den krampffreien Intervallen bestehen bei manchen dieser Kranken krankhafte Symptome, wie: Parästhesien, schmerzhafte Spannungsgefühle, Schweißausbrüche, allgemeine Abgeschlagenheit. Bei dieser Form finden sich verhältnismäßig häufig trophische Veränderungen (Katarakt, Haar- und Nagelausfall). Dagegen ist die Prognose quoad vitam insofern günstig, als ein tödlicher Fall von idiopathischer Tetanie ohne anderweitige Komplikationen bisher nicht beobachtet wurde. Die Tetanie bei Magenerkrankungen

---

[1]) Nach dem Vorschlag v. Frankl-Hochwarts.

gibt eine viel ungünstigere Prognose, da die Magenaffektion selbst schon
eine schwere, oft tödliche Krankheit vorstellt (Pylorusstenose, Carcinoma
ventriculi). Bei der operativen Tetanie nach Kropfexstirpationen hängt
die Prognose von der Menge des funktionsfähig restierenden Epithelkörper-
gewebes ab, weshalb die nun aufgegebene totale Strumektomie viel schlimmere
Resultate ergab als die gegenwärtig übliche partielle, bei der man die
Epithelkörperchen soweit als möglich zu schonen trachtet. Bei der kindlichen Tetanie führen die eklamptischen Anfälle, mitunter auch die Stimm-
ritzenkrämpfe zum letalen Ausgang.

Ätiologie und Pathogenese. Die Tatsache, daß das Auftreten der
Tetanie mit Vorliebe an gewisse Orte und an eine gewisse Jahreszeit (Januar
bis April) gebunden ist (v. Frankl-Hochwart), sowie daß Tetanie bisweilen
unter den Mitgliedern derselben Familie oder eines Quartiers bemerkbar ist,
ferner daß manche Jahre reich, andre arm an ihr sind, endlich daß sie
gewisse Berufsarten bevorzugt, spricht in hohem Grade für die Annahme
einer infektiösen Schädlichkeit. Ob dieses infektiöse Virus mit den
engen und schlecht gelüfteten Wohnungen bei den von der Tetanie bevor-
zugten Berufsarten zusammenhängt, ob es in dem von ihnen benutzten
Arbeitsmateriale (Oppenheim) zu suchen sei, oder ob andre ätiologische
Momente in Betracht kommen, entzieht sich vorläufig der Entscheidung.

Hinsichtlich der Pathogenese der Krankheit ist die Annahme einer
gemeinsamen pathogenetischen Grundlage aller Formen der Tetanie berechtigt. Es kommt für diese Theorie in Betracht, daß zwischen den verschiedenen klinischen Formen der Tetanie und der parathyreopriven Tetanie
bezüglich vieler Symptome (Geburtshelferhandstellung der Hände, Erbschen,
Chvostekschen und Trousseauschen Phänomen, Intentionskrämpfen, Starbildung,
Haar- und Nagelausfall usw.) eine ganz auffallende Übereinstimmung besteht.
Da die parathyreoprive Tetanie auf den Ausfall der Epithelkörperchen
zurückzuführen ist, müssen auch innige pathogenetische Beziehungen
der idiopathischen Tetanie zu den Epithelkörperchen angenommen
werden.

Die Epithelkörperchen (Glandulae parathyreoideae) sind kleine, drüsige Organe,
die teils in der Nähe der Schilddrüse, teils in ihr liegen. Die außerhalb des Schild-
drüsenparenchyms gelegenen „äußeren" Epithelkörperchen wurden von dem schwedischen
Anatomen Sandström (1880) entdeckt, und die ersten physiologischen Untersuchungen
(1892) von Gley ergaben, daß diesen Organen eine hervorragende, spezifische Wirkung
zukomme. Doch erst die bedeutungsvolle Entdeckung der „inneren" Epithelkörperchen
durch Alfred Kohn in Prag (1895) ermöglichte die Ausführung und richtige Deutung
der Versuche von Moussu (1896—98) und Vassale und Generali (1896—97), die die
Symptome der experimentellen Tetanie mit dem Wegfall der Epithelkörperchen in
Zusammenhang brachten. Diese Angaben wurden von zahlreichen Forschern (unter
andren von Welsh, Biedl, Pineles, Erdheim) bestätigt. Pineles übertrug die
Ergebnisse der experimentellen Forschung auf die menschliche Pathologie (1904) und
zeigte — seine Beweisführung erstreckte sich auf die Erfahrungen bei dem Krankheitsbild der Thyreoplasie und den partiellen Strumektomien, sowie auf die Beobachtungen
an Zungenkröpfen —, daß die Tetania strumipriva auf den Ausfall der Epithelkörperchen
zurückzuführen sei. Erdheim (1906) bestätigte dies durch anatomische Untersuchung
von Fällen, bei denen im Anschluß an die Strumektomie sich letale Tetanie entwickelt hatte. Ferner wies Pineles (1904—06) nach, daß zwischen der experimentellen
Tetanie der Tiere, der menschlichen strumipriven (= parathyreopriven) Tetanie und
den verschiedenen Formen der menschlichen idiopathischen Tetanie nicht nur hinsichtlich der nervösen Symptome (Phänomen von Erb, Chvostek und Trousseau, isolierten und
allgemeinen Muskelkrämpfen, Geburtshelferhandstellung, chronischen Spasmen, Paresen,
myotonischer Reaktionen, epil ptiformen Anfällen), sondern auch hinsichtlich der trophischen Störungen (Kataraktbildung, Haar- und Nagelausfall) eine so auffallende Übereinstimmung bestehe, daß den verschiedenen menschlichen Tetanien das „parathyreoprive

Tetaniegift" (d. h. jenes Gift, das nach dem Wegfall der Epithelkörperchen seine schädliche Wirkung auf den Organismus entfaltet) als gemeinsames physiopathologisches Substrat vindiziert werden muß. Für diese Annahme brachten Erdheims Untersuchungen (experimentelle Kataraktbildung, Haarausfall, Auftreten von Graviditätstetanie bei epithelkörperlosen Ratten) weitere Bestätigungen.

Die zur Erklärung der Magentetanie aufgestellten Hypothesen (Reflextheorie, Bluteindickungstheorie) haben sich als unhaltbar erwiesen.

Pathologische Anatomie. Die Untersuchung des Nervensystems hat bisher keine nennenswerten Resultate zutage gefördert. Es wurden Veränderungen der Ganglienzellen im Rückenmark, Blutungen, Erweichungsherde usw. gefunden. Die mikroskopischen Befunde an den Epithelkörperchen waren zum Teil negativ; bei der Kindertetanie waren häufig Blutungen nachweisbar (Erdheim, Yanasse).

Diagnose. In der weitaus größten Zahl der Fälle ist die Diagnose der Tetanie mit Leichtigkeit zu stellen. Die Parästhesien und ziehenden Schmerzen, die symmetrischen Krämpfe in den Armen, die Pfötchenstellung der Hände, das Freibleiben des Sensoriums, und endlich das Erbsche, Chvosteksche und Trousseausche Phänomen sind die wichtigsten Anhaltspunkte für die Diagnose. Schwierigkeiten entstehen manchmal hinsichtlich der Abgrenzung der Tetanie von der Hysterie, Epilepsie und dem Tetanus. Es gibt sicher festgestellte Mischformen von Hysterie und Tetanie, in denen neben den für Tetanie charakteristischen Symptomen hysterische Krankheitszeichen nachweisbar sind (wie allgemeine Krämpfe mit Opisthotonus, Hemianästhesie, hysterogene Zonen). Weiter gibt es Fälle von Hysterie, die Tetanie vortäuschen. Für Hysterie würde hier sprechen: das nach Anlegen der Kompressionsbinde sofortige und nicht allmähliche Auftreten des Trousseauschen Zeichens, das oft nicht zur charakteristischen Pfötchenstellung, sondern zur krampfhaften Faustbildung führt, der Mangel der das Trousseausche Phänomen begleitenden Parästhesien, die Möglichkeit der Auslösung des Phänomens von anderen Körperstellen (z. B. durch Druck auf die Ovarialgegend), das Fehlen des Erbschen und Chvostekschen Phänomens. Sehr selten wird die Unterscheidung des schweren tetanischen Anfalls vom epileptischen zweifelhaft sein. Beim epileptischen Anfall kommt es sehr rasch zum totalen Schwinden des Bewußtseins, häufig zu Verletzungen, Zungenbiß, zur Blasen-Mastdarminkontinenz und postepileptischen Verworrenheit. Hingegen wird der epileptiforme Anfall bei der Tetanie mit Parästhesien in den Armen eingeleitet, zeigt eine allmähliche Trübung des Sensoriums und typische Geburtshelferhandstellung, während unfreiwilliger Abgang von Urin und Stuhl, Zungenbiß und Verworrenheitszustände vermißt werden. Bei sehr schweren tetanischen Muskelkrämpfen könnte auch die Differentialdiagnose zwischen Tetanie und Tetanus in Betracht kommen. Der Tetanus zeigt eine besonders starke Beteiligung der Kau- und Nackenmuskeln und Streckkrämpfe in den Fingern, wobei die Phänomene von Trousseau, Erb und Chvostek fehlen.

Endlich müssen noch jene Fälle von Tetanie angeführt werden, die als „Formes frustes" oder „tetanoide" Zustände bezeichnet werden, und deren Diagnose nicht unerhebliche Schwierigkeiten bereiten kann. Es handelt sich hier um latente, geringgradige Tetanie, wobei deutliche Krämpfe fehlen und nur die Angaben der Kranken hinsichtlich der Parästhesien im Verein mit dem Nachweis des Chvostekschen und Erbschen Phänomens die Diagnose der Tetanie sichern. Wahrscheinlich gehören hierher auch jene Individuen, die besonders häufig in den Tetaniestädten anzutreffen sind und nur das isolierte Chvosteksche Phänomen darbieten.

Behandlung. Bei allen Arten der Tetanie ist zur Milderung der Krämpfe die Darreichung von Brom in nicht zu geringer Dosis (Natr. brom. 3,0 bis 5,0 pro die) angezeigt; in schweren Fällen kann man auch den Versuch mit Morphium, Hyoscin oder Curarin (0,3—0,6 mg) machen. Außerdem empfehlen sich warme oder heiße Bäder, heiße Einpackungen und lactovegetabilische Kost mit Vermeidung von Fleischbrühe und Fleisch (parathyreoprive Menschen haben einen Widerwillen gegen Fleisch und parathyreoprive Tiere zeigen bei fleischloser Kost eine Abnahme der Krämpfe). Der Genuß von Kaffee, Thee und alkoholischen Getränken ist zu verbieten. Die Behandlung mit Schilddrüsentabletten (1—2 Tabletten täglich) und mit Epithelkörperchenpräparaten (Parathyreoidintabletten von Vassale, 3mal täglich je 2—3 Tabletten, Parathyreoidinlösung von Vassale, 3mal täglich je 20—30 gtts.), hat sich als nutzlos erwiesen. Zur Bekämpfung der mitunter recht peinlichen Schmerzgefühle dienen in leichten Fällen Salicyl, Phenacetin und Antipyrin; in schweren Fällen kann man das Morphium nicht entbehren.

Bei der Arbeitertetanie kommen in prophylaktischer Beziehung auch hygienische Maßnahmen in Betracht. Man sorge dafür, daß die Leute nicht allzu enge beisammenwohnen, sowie für gründliche Lüftung der Wohn- und Arbeitsräume. Auch achte man darauf, daß die Kranken sich keinen Kälteeinflüssen aussetzen und den Genuß von alkoholischen Getränken vermeiden. Bei den zu Rezidiven neigenden Fällen dringe man auf Wechsel des Wohnortes und des Berufes. Müttern, die an Lactationstetanie leiden, verbiete man das Stillen der Säuglinge und empfehle, insbesondere bei den rezidivierenden Formen, Verhütung neuerlicher Schwangerschaft. Die innerliche Darreichung von Phosphor ist bei tetaniekranken Kindern sehr angezeigt.

Bei der Magentetanie wird die vorsichtige Anwendung weicher Magensonden und Ausspülung des Magens mit dreiprozentiger Borsäurelösung oder einprozentiger Thymollösung empfohlen; doch bedenke man, daß die Einführung der Sonden häufig zur Auslösung von tetanischen Krämpfen führt. Sehr gute Dienste leisten subcutane Injektionen von sterilisierter physiologischer Kochsalzlösung, sowie Milch- und Wasserklysmen, da sie die aus dem Magen entfernten Flüssigkeitsmengen zu ersetzen imstande sind. Tritt keine Besserung des Zustandes ein, so muß der operative Eingriff (Gastroenteroanastomose, Pylorusresektion) erwogen werden, der in einigen Fällen in der Tat zur Beseitigung der Tetanie geführt hat.

Die parathyreoprive Tetanie wird dadurch verhütet, daß möglichst keine Entfernung oder Läsion der Epithelkörperchen stattfindet. Man achte also auf: Vermeidung der Entfernung der Epithelkörperchen und Schonung des N. recurrens. Kommt es dennoch zum Ausbruch von tetanischen Krämpfen, so ist die Einpflanzung von menschlichen Epithelkörperchen, die bei Kropfexstirpationen zufälligerweise mitgenommen werden, dringend indiziert (v. Eiselsberg, Garrè). Auch bei der chronischen idiopathischen Tetanie ließe sich an dasselbe Heilmittel denken.

3. Paralysis agitans (Schüttellähmung).

Die Paralysis agitans (auch Parkinsonsche Krankheit genannt) ist ein ziemlich seltenes Leiden, das meist in den präsenilen Jahren (zwischen dem 45. und 60. Lebensjahr) auftritt; unterhalb des 40. Lebensjahres findet sie sich nur in sehr wenigen Fällen. Sie befällt das männliche Geschlecht etwas häufiger als das weibliche und vorzugsweise die ärmeren Schichten der Bevölkerung.

Bezüglich der Ätiologie fehlen noch sichere Anhaltspunkte. Manchmal soll die Krankheit sich im Anschluß an heftige seelische Erregungen (Schreck, Kummer, sorgenvolles Leben) oder große körperliche Überanstrengung (v. Krafft-Ebing) entwickelt haben. In anderen Fällen werden körperliche Traumen und starke Abkühlungen als Krankheitsursachen beschuldigt; auch soll bisweilen ein Zusammenhang mit Infektionskrankheiten bestehen. Hereditäre Verhältnisse spielen keine besondere Rolle. Aus der Verschiedenartigkeit der angegebenen ätiologischen Ursachen geht hervor, daß sie im besten Falle nur auslösende Momente darstellen.

Symptomatologie. Mitunter zeigt die Krankheit Vorläufer, die sich in Schmerzhaftigkeiten an den verschiedensten Stellen, Parästhesien und großer Abgeschlagenheit bemerkbar machen. Meist stellen sich sehr allmählich die Krankheitserscheinungen ein, die mit Zittern in Hand und Fingern der einen Seite zu beginnen pflegen. Das Zittern ist anfangs gering, kann sogar zeitweise aufhören, nimmt aber nach und nach an Intensität zu und breitet sich langsam auf weitere Muskelgruppen aus. Alsbald folgt auch in den zitternden Muskeln eine Rigidität nach, die mit Verlangsamung der Bewegungen einhergeht. Nach kürzerer oder längerer Zeit beginnen auch die anderen Gliedmaßen zu zittern, und schließlich wird ein großer Teil der Körpermuskeln davon befallen. Ist die Krankheit halbwegs ausgebildet, so bietet der Kranke ein recht prägnantes Krankheitsbild dar.

Er steht starr, statuenhaft, wie leblos da. Das Gesicht ist regungslos, ohne Muskelspiel, wie von einer Wachsmaske überzogen, der Mund geschlossen, und nur die Augen hinter diesen maskenartigen Gesichtszügen blicken so lebhaft hervor, daß sie die Intaktheit des Intellekts verraten. Bei der hemiplegischen Form kann die Starrheit auf die eine Gesichtshälfte beschränkt bleiben. Die starren Gesichtszüge werden unterbrochen durch Zitterbewegungen von Unterkiefer, Zunge und Lippen. Die Körperhaltung ist gebückt, der zitternde Kopf und der Rumpf sind vornübergeneigt, die Arme an den Rumpf gedrückt, im Ellbogen mäßig gebeugt, die Hände gestreckt, Finger in Pfötchenstellung (Metakarpophalangealgelenke gebeugt, Mittel- und Endphalangen gestreckt); Hände in lebhaften Zitterbewegungen begriffen, wobei die Finger gebeugt und gestreckt, aneinandergeschmiegt oder auseinandergefächert werden, Zeigefinger und Daumen begegnen sich in drehender Bewegung, wie wenn sie etwas kneteten. Beine, in Hüfte und Knie leicht gebeugt, sind auch vom charakteristischen Zittern, wenngleich weniger wie die Arme, befallen; die Oberschenkel sind adduziert. Die Bewegungen des Kranken erfolgen zögernd und lässig, und eine Wendung des Körpers wird durch mehrere trippelnde Schritte ermöglicht. Der Gang erfolgt langsam, wie mit erstarrten oder tauben Fußsohlen, was ihm seine Sicherheit nimmt.

Diese Krankheitserscheinungen verschlimmern sich allmählich, die Muskelrigidität steigert sich, die Kranken können nur mehr mit Mühe geringfügige Bewegungen ausführen, werden unfähig, selbständig ihre Lage zu ändern, sehen sich ans Bett gefesselt und in die Notwendigkeit versetzt, gefüttert und gelagert zu werden, und leiden an Schlaflosigkeit. Der Tod erfolgt an Marasmus oder infolge von interkurrenten Krankheiten.

Zu den wichtigsten Krankheitssymptomen gehören: das Zittern, die Muskelsteifigkeit, sowie die Verlangsamung und Beeinträchtigung der Bewegungen.

Das Zittern, dieses sinnfälligste Anfangssymptom, fehlt nur in außergewöhnlichen Fällen (Paralysis agitans sine agitatione). Es zeigt eine Reihe von charakteristischen Eigenschaften. Vor allem sind die Schwingungen langsam, treten ungefähr 4—5mal in der Sekunde auf. Sie zeichnen sich durch Rhythmus und Gleichmäßigkeit aus, wodurch sie dem Zittern ein stereotypes Aussehen verleihen. Das Zittern ist konstant bei Ruhe und Bewegung, wenn überhaupt, dann nur sehr kurz und ohne jeden sichtlichen Grund unterbrochen. Doch kann man sich davon überzeugen, daß aktive Bewegungen den Tremor bisweilen verringern oder aufheben können, so kann feste Absicht einer auszuführenden Bewegung günstig hemmend auf den Tremor wirken, nur darf es sich nicht um kompliziertere Bewegungen, wie beim Schreiben, handeln. Ebenso kann man durch passive Bewegungen den Tremor beherrschen, gleichzeitig aber häufig an den in Ruhe befindlichen Gliedern eine Steigerung feststellen. Unbedingt steigernd aufs Zittern wirkt jede Art seelischer Erregung, fast ausnahmslos es aufhebend wirkt der Schlaf.

Ist der Tremor das augenfälligste und meist erste Symptom, so ist die Muskelspannung das konstanteste und insofern prägnanteste Merkmal, als sie bei bisweilen fehlendem Tremor das einzige charakteristische Krankheitszeichen bildet und als sie es ist, die den oben geschilderten Gesichtsausdruck und die Körperhaltung bedingt. Die Muskelsteifigkeit befällt einen großen Teil der Muskulatur, insbesondere die Muskeln der Extremitäten, des Gesichts, Nackens und der Wirbelsäule. Zum Teil von der Muskelsteifigkeit abhängig, zum Teil aber selbständig ist die Schwerfälligkeit der aktiven Bewegungen, die dem Willensimpulse kaum gehorchen läßt und sich am meisten bemerkbar macht, wo es sich um zusammengesetzte Manipulationen handelt. Wird diese Muskelsteifigkeit vom Untersuchenden durch passive Bewegungen der Gliedmaßen des Kranken festgestellt, so fällt es auf, daß der Rigor das Eigentümliche hat, daß die Glieder je nach den langsameren oder brüskeren Bewegungsversuchen ihren Widerstand nicht ändern, sondern konstant erhalten; das dürfte darauf deuten, den letzten Grund des Symptoms nicht wie bei sonstigen Spasmen, die sich bei passiven Bewegungen steigern, oft sogar durch sie erst hervorgerufen werden, im Nervensystem zu suchen. Auch ein anderer Unterschied zwischen diesen beiden Spasmenarten spräche für diese Annahme, indem der spastische Rigor bei Erkrankungen des Nervensystems (Hemiplegie, Paraplegie) mit Erhöhung der Sehnenreflexe einhergeht, während bei der Paralysis agitans die Sehnenreflexe meist unverändert sind.

Bei den ausgesprochenen, schweren Fällen von Schüttellähmung bemerkt man am Gange der Kranken häufig folgende Störungen: der Kranke, aufgefordert, durchs Zimmer zu gehen, beginnt mit bedächtigen Schritten, überhastet sich immer mehr und würde schließlich vornüberstürzen, wenn er nicht nach Stützpunkten griffe (Propulsion). Ebenso kommt dieselbe Bewegung nach rückwärts zu vor (Retropulsion), seltener nach seitwärts (Lateropulsion). Jeder dieser vorkommenden Fälle kann auch hervorgerufen werden durch eine richtunggebende Berührung am Kranken. Wahrscheinlich sind diese Erscheinungen auf zweierlei Gründe zurückzuführen, deren einer in der Gebundenheit durch die Muskelspannung liegt, deren zweiter darin zu suchen ist, daß der Willensimpuls die Bewegung viel schwerer und mühsamer als bei Gesunden veranlaßt.

Die Sprache zeigt häufig manche Abweichung von der Norm. Die Stimme ist schwach, weinerlich, monoton. Der Kranke ist erst nach einer Weile imstande, zu sprechen; kommt er ins Sprechen, so werden die Worte überstürzt hervorgestoßen.

Die Sehnenreflexe sind immer erhalten, manchmal gesteigert. Niemals läßt sich wirklicher Fussklonus auslösen, wobei zu beachten ist, daß hier und da die Untersuchung auf dieses Symptom zu den für Schüttellähmung charakteristischen Zitterbewegungen der Fußmuskeln führt ("falsches Fußzittern", Oppenheim). Häufig ist das paradoxe Fußphänomen nachweisbar, indem der dorsalflektierte Fuß infolge tonischer Kontraktion der Fußstrecker längere Zeit in seiner Stellung verharrt. Das Babinskische Zeichen fehlt stets. Die galvanische und faradische Muskelerregbarkeit ist normal.

Störungen der Blasenfunktion kommen mitunter vor, sind aber immer auf Komplikationen (z. B. Prostatahypertrophie) zurückzuführen. Die Sensibilität ist in einigen Fällen (Ordenstein, Karplus) verändert gefunden worden (Hypästhesie und Hypalgesie an den Extremitäten). Im Gebiete der Sinnesorgane fehlen krankhafte Störungen (z. B. Sehnervenatrophie oder Nystagmus).

Die Kranken klagen häufig über großes Hitzegefühl (Charcot) und zeigen eine Steigerung der Schweißsekretion; manchmal wurden auch Temperatursteigerungen festgestellt.

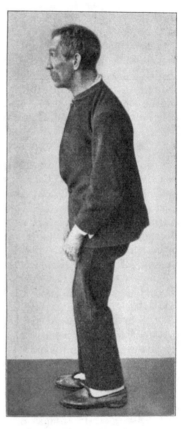

Abb. 245. Schwere Paralysis agitans mit typischer Körperhaltung und charakteristischem Gesichtsausdruck (20 Jahre bestehend).
(Nach Heinr. Curschmann.)

Der Intellekt ist nicht beeinträchtigt; daß die Stimmung der Patienten der lästigen Beschwerden halber häufig eine sehr deprimierte ist, liegt als selbstverständlich in der Natur der Sache. Psychische Störungen gehören nicht zum Krankheitsbilde der Paralysis agitans, sondern stellen Komplikationen dar.

Verlauf. Die Paralysis agitans ist eine sehr chronische, progrediente Erkrankung; die Prognose ist quoad vitam gut, quoad sanationem ungünstig, da eine Heilung nicht vorkommt. Bisweilen beobachtet man

Remissionen, denen aber bald wiederum eine Verschlimmerung folgt. Meist verstreichen viele (gewöhnlich 15—20) Jahre, bis der Patient infolge der hochgradigen Muskelsteifigkeit dauernd ans Bett gefesselt wird. Apoplektiforme Anfälle treten mitunter hinzu. Führen sie zu hemiplegischen Erscheinungen, so kann hier und da das Zittern in den hemiplegischen Extremitäten für eine Zeit aufhören, um dann wieder zutage zu treten.

Pathologische Anatomie. Über die anatomische Grundlage der Krankheit konnte bisher nichts Sicheres eruiert werden. In manchen Fällen (Koller, Redlich, Sander u. a.) wurden insbesondere im Rückenmark sklerotische Prozesse an Gefäßen und Wucherungen der Glia und des Bindegewebes nachgewiesen, Veränderungen, die mit den im Senium vorkommenden Störungen des Nervensystems übereinstimmen. Man glaubte deshalb darin eine gesteigerte senile Degeneration zu erkennen (Dubief, Borgherini, Ketscher). Von andrer Seite (Gauthier, Blocq, v. Saß) wurde der Versuch gemacht, anatomische Veränderungen der Muskeln mit dem Krankheitsbild in Zusammenhang zu bringen. Manche Autoren (Lundborg, Möbius) lenkten wieder die Aufmerksamkeit auf die Schilddrüse und die Epithelkörperchen.

Diagnose. Bei der Feststellung der Diagnose ergeben sich manchmal Schwierigkeiten. So kann der senile Tremor ein der Schüttellähmung ähnliches Bild darbieten; man halte sich gegenwärtig, daß bei ihm das Zittern vornehmlich den Kopf befällt, durch intendierte Bewegungen verstärkt wird, sehr selten einseitig einsetzt, und daß die Muskelsteifigkeit fehlt. Ferner pflegt zuweilen die senile Atherosklerose des Nervensystems, insbesondere bezüglich der Körperhaltung, an die Paralysis agitans zu erinnern. Doch lassen sich bei ihr immer irgendwelche Lähmungen, wie Schluckstörungen, Dysarthrie, Blasenstörungen, feststellen. Die progressive Paralyse zeigt hier und da auch Zitterbewegungen, denen aber Rhythmus und Gleichmäßigkeit abgehen, während andrerseits die Veränderungen der Psyche und die charakteristische paralytische Sprachstörung bei der Paralysis agitans vermißt werden. Der Tremor der multiplen Sklerose fehlt in der Ruhe und kommt im Gegensatz zur Paralysis agitans bei intendierten Bewegungen zum Vorschein; die für multiple Sklerose charakteristischen Symptome, wie Nystagmus, Opticusatrophie, Blasenschwäche, sind bei der Schüttellähmung nie nachweisbar. Hysterisches Zittern unterscheidet sich von dem Zittern der Paralysis agitans dadurch, daß die Schwingungen viel stärker sind, innigst mit psychischen Vorgängen zusammenhängen und auf hypnotischem Wege beseitigt werden können. Endlich verdient noch die Tatsache Erwähnung, daß Propulsion und Retropulsion bisweilen, wenn auch in geringerem Grade, bei Neurosen und Erkrankungen des Kleinhirns angetroffen werden.

Bei der **Behandlung** achte man vornehmlich darauf, daß der Kranke körperliche und geistige Ruhe genieße. Seelische Aufregungen und lärmende Umgebung sind zu meiden. Am besten ist isoliertes Leben auf dem Lande, etwa im Waldgebirge; in den Anfangsstadien mäßige Bewegung in frischer Luft. Leichte Kaltwasserbehandlung (laue Halbbäder mit etwas kühleren Übergießungen), elektrische Bäder, vorsichtige passive Bewegungen mit häufigen Variationen (Oppenheim), leichte Massage und Vibrationsmassage beeinflussen den Zustand in günstiger Weise. Die Anwendung von eigens konstruierten Stühlen (Fauteuils trépidants), die durch fortwährende Schwingungen — an Schüttellähmung Leidende sollen das Fahren in Wagen und Eisenbahn auffallend gut vertragen (Charcot) — den Kranken Erleichterung schaffen sollen, wird von manchen empfohlen. Suspension und Nervendehnung sind unter jeder Bedingung zu verwerfen (Oppenheim).

Von Medikamenten kommt das Brom zur Beruhigung der Kranken und zur Beseitigung der Angstzustände in Betracht. Das Zittern wird in manchen Fällen günstig beeinflußt durch: Tinctura veratri (3—6 gtts. mehrere Male täglich), Tinctura Gelsemii, Sol. arsen. Fowleri (Sol. ars. F., Aq. foeniculi, Tct. nuc. vomic. āā 5,0 täglich 6—12 Tropfen), Hyoscin (Scopolamin. hydrobromic.) dreimal täglich je 0,3 mg intern oder subcutan, Duboisin sulf., dreimal täglich je 0,3—0,4 mg in Pillen oder subcutan, Rhizoma Scopoliae carniol. (dreimal täglich je 0,2—0,4).

Bei den drei letzten Mitteln achte man auf das Auftreten von Vergiftungserscheinungen (wie Kopfschmerzen, Schwindel, Übelkeiten, Sehstörungen). Die Verfütterung von Schilddrüsen- und Epithelkörpersubstanz erweist sich als wirkungslos. In sehr schweren Fällen, in denen die Zitterbewegungen das Befinden ungünstig beeinflussen und die Nachtruhe stören, muß man zu subcutanen Morphiuminjektionen greifen.

4. Tremor.

a) Habitueller Tremor.

Bei jugendlicheren Individuen findet sich bisweilen ein Tremor, der vornehmlich Hände und Kopf, seltener auch die Gesichtsmuskeln und die Zunge befällt. Er ist feinwellig, läßt in der Ruhe nach und wird durch willkürliche Bewegungen und psychische Erregungen gesteigert. Mitunter sind die Kranken imstande, ihn durch ihren Willen zu verringern. Der Tremor kann nach mehrjährigem Bestand für immer verschwinden oder nach einer längeren Remission wieder von neuem auftreten; oft besteht er zeitlebens fort.

Über die Ätiologie dieses Zitterns ist nichts Sicheres bekannt. Es handelt sich meist um neuropathisch veranlagte Individuen, die manchmal ihr Leiden auf große Erregungen (Kummer, Schreck) zurückführen. Brom und Arsenik sollen das Leiden günstig beeinflussen.

b) Familiärer Tremor.

Der familiäre Tremor ist eine seltene Erkrankung, über deren Ursachen noch tiefes Dunkel herrscht. Mitunter findet man in der Ascendenz chronischen Alkoholismus, Psychosen und Epilepsie. Beide Geschlechter sind in gleicher Weise prädisponiert; ebenso erfolgt die Vererbung durch das männliche und weibliche Geschlecht.

Der Tremor zeigt sich gewöhnlich schon in der Jugendzeit, seltener tritt er im höheren Alter auf. Es handelt sich bei ihm um rhythmische Schwingungen von geringer Exkursionsweite, die in der Zahl von drei bis neun in der Sekunde auftreten. In der Ruhe läßt der Tremor manchmal nach, kann häufig durch den Willen des Kranken unterdrückt werden, zeigt aber fast regelmäßig bei intendierten Bewegungen eine Steigerung. In einzelnen Fällen liegt ein Intentionstremor vor, indem das Zittern in der Ruhe fehlt und nur bei der Ausführung von Bewegungen wahrnehmbar ist.

Am häufigsten und stärksten sind die Hände befallen, verhältnismäßig häufig auch die Beine, während die Muskeln des Gesichts und der Zunge seltener an den Zitterbewegungen partizipieren. Es kommt bisweilen vor, daß sich die Zitterbewegungen mit tickartigen und choreatischen Zuckungen vermengen.

Das Leiden wird von einer Generation auf die andre übertragen und oft auf mehrere Mitglieder derselben Generation.

Manchmal bleibt das Zittern während des ganzen Lebens bestehen und kann dabei auch einen langsam progredienten Verlauf zeigen; in andren Fällen tritt eine anhaltende Besserung ein, die bisweilen zum vollständigen Verschwinden des Tremors führt. Die Therapie scheint vollkommen machtlos zu sein.

c) Seniler Tremor.

Ältere Individuen bieten mitunter einen Tremor dar, der vornehmlich Kopf und Arme befällt. Es ist ein feinwelliger Tremor, der in der Ruhe abgeschwächt ist oder ganz verschwindet, durch willkürliche Bewegungen gesteigert wird. Während des Schlafes fehlt er. Durch medikamentöse oder anderweitige therapeutische Maßnahmen ist er unbeeinflußbar. Von dem Tremor bei Paralysis agitans unterscheidet er sich dadurch, daß bei ihm Muskelrigidität und Muskelschwäche fehlen.

Die verschiedenartigen Formen des Tremors, die bei organischen Affektionen des Zentralnervensystems, bei Hysterie und bei chronischen Intoxikationen (Alkohol, Blei) vorkommen, werden in den diesen Erkrankungen gewidmeten Abschnitten abgehandelt.

5. Beschäftigungskrämpfe (Beschäftigungsneurosen).

Zu den nervösen Störungen, die am ehesten zufällig bedingt aussehen, am wenigsten ein Teil zu bilden scheinen von allgemeinen Nervenerkrankungen, gehören die Beschäftigungskrämpfe. Dennoch kann man sich leicht davon überzeugen, daß sie immer Individuen befallen, die in einer oder andren Weise zu den nervös Belasteten gehören, weswegen nicht allzu selten mehr als ein Familienmitglied davon ergriffen wird.

Die Beschäftigungskrämpfe sind gekennzeichnet durch krampfhafte Zustände in den Muskeln, die nur bei ganz bestimmten, komplizierteren gewohnheitsmäßig erlernten Bewegungen der Muskeln auftreten, wogegen alle übrigen mit den gleichen Muskeln vollführten Betätigungen normal verlaufen. Der von Benedikt vorgeschlagene Name: koordinatorische Beschäftigungsneurosen erscheint deshalb recht passend. Hierher gehören die Beschäftigungskrämpfe der Telegraphisten, Näherinnen, Schneider, Schuster, Melker, Zigarrenwickler, Tänzerinnen usw. Bei den Schneidern und Näherinnen betreffen die Innervationsstörungen die am meisten gebrauchten Muskeln des Daumens und Zeigefingers; bei den Melkern kommt es neben den Krämpfen in den Hand- und Fingermuskeln auch zu Parästhesien. Häufiger noch ist der Klavierspieler- und Violinistenkrampf, und als der wichtigste und weitaus hervorstechendste der Schreibekrampf (Graphospasmus). Es handelt sich bei ihm um einen krampfartigen Zustand der beim Schreiben tätigen Muskeln der Hand und der Finger, der dem Schreiben Hindernisse bereitet. In erster Reihe kommen hier die Musculi interossei und lumbricales, Thenar, Antithenar, die Beuger und Strecker der Finger und des Handgelenks, sowie dessen Pronatoren und Supinatoren in Betracht. Durch den Krampf wird die Schrift verzerrt, ohne daß andre Bewegungen deshalb erschwert würden. Als auslösendes Moment spielt die berufliche Überreizung der betreffenden Muskelgruppen die größte Rolle, aber auch unzweckmäßige, zu unbiegsame Federn, sowie ein zu energischer Druck auf die Feder oder auf, beim Schreiben nicht mitbeteiligte Finger (Ring- und kleiner Finger) tragen oft die Schuld. Daß Erregungen zur Entstehung des Leidens beitragen können, ist sehr naheliegend.

In den meisten Fällen spürt der Kranke erst nur eine Ermüdung beim Schreiben, einen Mangel an Herrschaft über seine Schrift, die nicht recht vonstatten gehen will, wobei es allmählich zu einer immer krampfigeren Muskelspannung der Fingerbeuger (insbesondere des Daumens und Zeigefingers) kommt, ohne daß sie ihm Erleichterung bringt. Hier und da fällt im Gegenteil der Federhalter aus der Hand, weil die Finger sich ebenso krampfhaft ausstrecken. Später pflegen auch Handgelenk und Vorderarm mitbeteiligt zu werden, und Schmerzen treten auf, manchmal auch ein Zittern oder ein Schwächezustand in der Hand. Man unterscheidet demgemäß auch eine spastische, sensible, tremorartige oder paralytische Form des Graphospasmus.

Der objektive Befund ergibt kaum etwas, dementsprechend muß das Leiden als Erschöpfungsneurose angesehen werden, der keine anatomische Grundlage entspricht. Auch kann diese Erkrankung ohne weitere gesundheitliche Störungen sich über die ganze Lebenszeit erstrecken. Manchmal wird das dadurch für eine Zeitlang erleichtert, daß die linke Hand zum Schreiben geschickt gemacht wird; allein später pflegt der Krampf auf sie überzugehen. Insofern kann man meist von einer guten Prognose nicht sprechen, weil nur wenige Fälle heilen und selbst diese wenigen nicht vor Wiedererkrankung geschützt sind.

Diagnose. Manches drängt sich freilich als Schreibkrampf auf, was ganz andersartigen Erkrankungen seine Entstehung verdankt (wie der Tabes, multiplen Sklerose, Paralysis agitans) oder auch funktionelles Zittern täuscht Schreibkrampf vor, der den Tremor nicht auf Schreibbewegungen beschränkt und auf suggestivem Wege beeinflußbar ist.

Behandlung. Vor allem ist das Schreiben für längere Zeit zu verbieten, und da viele der von Schreibkrampf befallenen Individuen eine allgemeine nervöse Veranlagung besitzen, liegt es nahe, bei ihnen durch hydriatische Prozeduren und tonisierende Mittel (Arsen, Eisen, Chinin) der Neurose entgegenzuwirken. Zur Bekämpfung des Schreibkrampfes empfehlen sich in erster Linie Heilgymnastik und Massage (in methodischer Weise ausgeführte aktive und passive Bewegungen der beim Schreiben in Betracht kommenden Muskeln, methodische Schreibübungen). Von förderndem Einfluß ist auch die galvanische Behandlung (Galvanisation der Halswirbelsäule und periphere Galvanisation der erkrankten Muskeln).

Große lateinische Schrift ist der deutschen vorzuziehen, ebenso Bleistifte und Gänsefedern dem Federhalter; die Federhalter sind umfangreich und aus Kork zu wählen. Es wurden auch eigene Federhalter konstruiert (z. B. die von Zabludowski, die zwischen Zeige- und Mittelfinger festgehalten werden). Man versuche auch das Nußbaumsche Bracelet (das die Beuger und Adductoren beim Schreibprozeß überflüssig macht.) Sonst Benutzung der Schreibmaschine.

Wie schon erwähnt, steht dem Schreibkampf an Bedeutung am nächsten der Klavierspielerkrampf, insbesondere beim lernenden weiblichen Geschlecht, sei es, daß nur eine spontane Erschöpfung der Hand diese lähmt, sei es, daß die Hände die Tasten zusammendrücken, sei es endlich, daß sie über den Tasten starr schweben bleiben. Der Krampf der Violinspieler bezieht sich sowohl auf die linke wie auf die rechte Hand.

6. Kaumuskelkrampf (Trismus).

Krämpfe der vom motorischen Trigeminus innervierten Unterkiefermuskeln kommen verhältnismäßig häufig als Teilerscheinung von Allgemeinerkrankungen, selten als isolierte Muskelkrämpfe vor. Beim tonischen Kaumuskelkrampf (Trismus) sind beide Zahnreihen so fest aneinandergepreßt, daß das willkürliche Öffnen des Mundes nur in äußerst geringem Umfange oder absolut nicht gelingt, und auch passiv die Kiefer nicht auseinandergebracht werden können. Die Masseteren und Temporales bilden deutlich sichtbare, vorspringende Wülste; die Kranken vermögen nicht zu kauen und zu essen, so daß die Nahrung öfters künstlich durch etwaige Zahnlücken, durch die Nase oder per rectum zugeführt werden muß. Trismus findet sich bei: Tetanus, Meningitis, Epilepsie, Hysterie, Tetanie, Erkrankungen des Pons (z. B. progressiver Bulbärparalyse) und der motorischen Hirnregion. Als isoliert bestehender Muskelkrampf wird Trismus durch Erkrankungen im Bereich der Ausbreitung des sensiblen Trigeminus (Erkrankungen der Mundschleimhaut, Caries der Zähne, Periostitis, Entzündungen der Kieferknochen, Trigeminusneuralgie) ausgelöst, auch kann er das einzige Symptom eines leichten Tetanus bilden. Hysterische und epileptische Individuen können unter Umständen den Kinnbackenkrampf als isoliertes, lange Zeit hindurch bestehendes Symptom aufweisen.

Die klonische Form des Kaumuskelkrampfes, wobei die Zähne aneinanderschlagen (Zähneklappern), beobachtet man bei Schüttelfrost und Nervenerkrankungen (z. B. Paralysis agitans, Hysterie). Im Anschluß hieran sei noch eigenartiger Kontraktionszustände des Tensor tympani gedacht, die sich in subjektiv und manchmal auch objektiv wahrnehmbar knacksenden Ohrgeräuschen kundgeben.

Die **Prognose** der Erkrankung richtet sich nach der Art des Grundleidens. Bei organischen Erkrankungen, wie Tetanus, Meningitis, ist sie natürlich eine mindestens zweifelhafte; bei Hysterie, Epilepsie, Paralysis agitans hat der Krampf nur symptomatische Bedeutung.

Therapie. Zunächst suche man die Ursache des Krampfes zu ergründen und unterwerfe hierzu Zähne, Kiefer, Mundhöhle einer eingehenden Prüfung. Bei funktionell nervöser Basis der Krämpfe bewährt sich Brom, Arsen, Belladonna, galvanischer Strom.

7. Zungenkrampf (Glossospasmus).

Er findet sich nur äußerst selten als lokalisierter Krampf, tritt zumeist als Begleiterscheinung von Hysterie, Epilepsie, Chorea, Meningitis und Psychosen auf. Mitunter wird er durch Trigeminus-Neuralgien, Zahncaries, Stomatitis hervorgerufen. Der Krampf äußert sich vorwiegend in klonischen Zuckungen der Zungenmuskeln, wodurch die Zunge entweder nach vorn oder gegen den Gaumen gestoßen wird. Beim tonischen Krampf liegt sie als ein starrer Körper auf dem Boden der Wundhöhle, meist gegen den Gaumen gedrückt. Krämpfe der Zungenmuskeln, die bei jedem Versuche zu sprechen, auftreten und das Sprechen verhindern (Aphthongie) gehören meist zu den atypischen Formen des Stotterns.

Die Behandlung des Glossospasmus richtet sich nach dessen Allgemeinleiden. Eisen, Arsen, Brom, Belladonna sind oft von günstigem Einfluß.

8. Krämpfe in den Hals- und Nackenmuskeln.

Die Krämpfe in den Halsmuskeln können klonischen, tonischen und gemischten Charakters sein. Das Gewöhnliche sind klonische Zuckungen mit zeitweise auftretenden tonischen Muskelspasmen. Die Krämpfe befallen entweder einen Muskel oder mehrere, und zwar am häufigsten: den Sterno-cleido-mastoideus, die drei Bündelgruppen des Cucullaris, den Splenius, die Scaleni, die tieferen Halsmuskeln, seltener das Platysma myoides.

Die Krämpfe sind charakterisiert, je nachdem wo und in welchem Grade sie auftreten. Handelt es sich um einen einseitigen Kopfnickerkrampf, so wird der Kopf nach der, dem befallenen Muskel entgegengesetzten Seite mit emporgehobenem Kinn gedreht. Der einseitige Krampf des oberen Anteils des Cucullaris zieht den Kopf, indem er ihn zugleich seitlich dreht, nach hinten. Vom doppelseitigen Cucullariskrampf wird der Kopf lediglich nach hinten geschleudert, beim Krampf des Splenius gleichzeitig zur Seite und nach rückwärts gewendet. Die Nickkrämpfe, die hauptsächlich bei zahnenden Kindern vorkommen (Spasmus nutans), sind im wesentlichen klonische Krämpfe der tiefen Halsmuskeln, manchmal mit Rotationsbewegungen verbunden. Sie werden häufig von Nystagmus, Strabismus und Blepharospasmus begleitet.

Der Stärkegrad des Krampfes ist verschieden; bisweilen so wenig ausgesprochen, daß man Mühe hat, den Krampf zu lokalisieren, dann wieder erscheinen die wichtigsten Funktionen durch seine Heftigkeit gestört. Am besten wirkt hierbei völlige Ausspannung, Ablenkung und Beruhigung, während die fruchtlose Anstrengung, den Krampf zu überwinden, ebenso wie alle Aufregungen, ihn verschlimmern, so daß nicht einmal der Schlaf ihn zu beschwichtigen vermag. Schmerzen sind nicht beträchtlich. Ob der Krampf mehr konstant oder zeitweilig auftritt, pflegt ganz verschieden zu sein. Das Bewußtsein ist nicht gestört, hingegen sind Psychosen häufige Nebenerscheinungen, die in einem nahen Verhältnis zum Krampf zu stehen scheinen.

In differentialdiagnostischer Beziehung kommen der Torticollis rheumaticus, Erkrankungen der Halswirbel, Tic général und Myoklonie in Betracht. Der **Torticollis rheumaticus** ist gekennzeichnet durch seine große Schmerzhaftigkeit, die sich sowohl spontan, als auch auf Druck der erkrankten Nackenmuskeln oder beim Versuch, diese passiv zu bewegen, in Äußerung tritt. Bei Entzündungen der Halswirbel kommt es zu einer krampflosen, weil chronischen Schiefhaltung des Kopfes, wobei der betreffende Sternocleidomastoideus wulstartig und hart vortritt, ja nicht selten verkürzt wird (Caput obstipum paralyticum). Schwierigkeiten entstehen bei der Abgrenzung des Tic général vom Halsmuskelkrampf, wenn dieser sich mit einem Krampf der Gesichtsmuskeln verbindet. In einem solchen Falle sprechen für die Maladie des Tics die scheinbare Zweckdienlichkeit der Bewegungen, Echolalie und Koprolalie. Bei der Myoklonie sind außer den Halsmuskeln auch andre Muskelgebiete in Mitleidenschaft gezogen, und die krampfartigen Zuckungen von geringerer Intensität.

Die anatomische Untersuchung hat Veränderungen im Nervensystem nicht ergeben. Manche denken an eine Erkrankung der Rinde, andre an eine des Cerebellum, oder endlich der Nervenkerne der Halsmuskeln. Verschiedene Momente, wie Beeinflußbarkeit der Symptome auf psychischem Wege, sprechen, wenigstens in manchen Fällen, für eine psychogene Basis des Leidens.

Prognose. Prognostisch läßt sich nichts Günstiges aussagen, da meist das Leiden viele Jahre oder für immer bestehen bleibt, wenn auch gewisse Remissionen vorhanden sind. Hin und wieder sieht man aber diese Krämpfe, selbst wo sie hochgradig auftreten, unter verschiedenen therapeutischen Maßnahmen schwinden. Die im frühesten Kindesalter beobachteten Halsmuskelkrämpfe geben eine viel bessere Prognose, indem sie meist nach dem Durchbruch der Zähne aufhören.

Therapie. Körperliche und geistige Ruhe, bisweilen der Gebrauch von krampfstillenden und tonisierenden Mitteln (Brom, Zinkpräparate, Belladonna, Eisen, Arsen) ist von Nutzen, ebenso wird von manchen galvanische und faradische Behandlung (Anode auf den N. accessorius, Kathode auf den Muskel) empfohlen. Außerordentlich gute Erfolge wurden durch Heilgymnastik erreicht, entweder als Übung im Stillhalten des Kopfes (Brissaud, Feindel) oder als von Oppenheim angegebene „Hemmungstherapie". Einige (Wetterstrand, v. Reuterghen) berichten günstiges über hypnotische Beeinflussung. Falls diese verschiedenen Methoden wirkungslos bleiben, kann man an operativen Eingriff denken. Die Dehnung oder Resektion des N. accessorius bringt mitunter, sei es dauernd oder vorübergehend, Erfolg. Auch die von Kocher und Quervain angegebene Sehnendurchschneidung der Nackenmuskeln führte in einer Anzahl von Fälle größere oder geringere Besserung herbei.

9. Maladie des Tics (Tic général).

Diese ziemlich seltene Erkrankung tritt meistens im Kindesalter auf und bevorzugt erblich neuropathische Individuen, während direkte Heredität nur ganz vereinzelt vorkommt. Die Krankheit wird gewöhnlich eingeleitet durch Zuckungen in Gesichts- und Halsmuskeln; diesem Zucken schließen sich allmählich Bewegungen an, die den Eindruck erwecken des Affektiven oder Zielbewußten, z. B. ein Emporschleudern des Kopfes, ein Fassen nach Nase oder Bart, Ausspucken, Aufreißen des Mundes, Hüpfen, Tanzen usw., was alles ganz unverändert sich immer wiederholt. Von willkürlichen Bewegungen unterscheiden derartige Zuckungen sich sowohl durch den Charakter des Jähen, Brüsken, als auch durch ihren Mangel an Zweck. Das Sprechen und Atmen ist häufig beeinträchtigt, indem die geschilderten Störungen von inartikulierten Lauten begleitet werden, die dem Kranken entfahren. Man hört schnalzende, schmatzende, bellende Laute oder zusammenhangloses Zeug, auch zotige Ausdrücke (Koprolalie), hier und da werden auch Worte (Echolalie) oder Bewegungen nachgeahmt (Echokinesis).

Gewöhnlich handelt es sich um eine Vielheit der Bewegungen. Durch Konzentration der Aufmerksamkeit auf andre Dinge lassen sich die Zuckungen günstig beeinflussen, so sind bisweilen die Kranken tatsächlich in der Lage, durch Willenskraft bei der Ausübung ihres Berufes sich zu beherrschen. Bei zu gewaltsamer Unterdrückung treten die Zuckungen um so heftiger auf; auch von seelischer Erregung werden sie gesteigert. Manche Kranke leiden an Zwangsvorstellungen und Zwangshandlungen, müssen z. B. beim Gehen die Schritte zählen.

Verlauf. Bei der Mehrzahl der Fälle handelt es sich um eine chronische progrediente Erkrankung, während bei manchen trotz längeren Bestehens des Leidens vollkommene Heilung eintritt.

Die **Diagnose** stößt öfters wegen der Ähnlichkeit mit andren Krankheitsbildern auf Schwierigkeiten. Bei der infektiösen Chorea sind die Muskelzuckungen im Gegensatz zur Maladie des Tics zusammenhanglos, zeigen einen kontinuierlichen Verlauf, Koprolalie und Echolalie fehlen bei ihr. Hysterische Individuen bieten manchmal ein dem Tic général sehr ähnliches Krankheitsbild dar. Doch läßt sich hier fast ausnahmslos der Beginn der Krampferscheinungen auf psychische Ursachen zurückführen; ebenso wird hier Echolalie und Koprolalie vermißt. Es gibt ferner neuropathische Personen, die an einer ganz lokalisierten ticartigen Bewegung leiden (z. B. Achselzucken, Schnalzen), die sich nach kürzerer oder längerer Zeit verliert. Zur Maladie des Tics können solche Individuen nicht gerechnet werden.

Behandlung. Möglichste Ruhe und Abgeschlossenheit, leichte Hydrotherapie und vor allem Heilgymnastik beeinflussen den Zustand des Kranken am günstigsten. Die gymnastischen Kuren (Meige und Feindel, Oppenheim) bestehen in Freiübungen und Übungen im Fixieren der einzelnen Körperteile mit Überwindung der ticartigen Zuckungen. Arsen, Hyoscyamin und Hypnose sind erfolglos.

10. Paramyoclonus multiplex (Myoclonie).

Unter diesem Namen beschrieb Friedreich im Jahre 1881 ein Krankheitsbild, das sich in klonischen Zuckungen der Muskeln des Rumpfes und der Extremitäten äußert, während die Gesichtsmuskeln frei bleiben. Die Zuckungen sind blitzartig, befallen in ziemlich gleichmäßiger Weise die Muskeln beider Körperseiten, doch sind sie nicht synchron, indem nur selten dieselben Muskeln beiderseits zur gleichen Zeit zucken. Die Zuckungen sind ferner unregelmäßig und ungleichmäßig, kräftige Stöße wechseln häufig ab mit schwachen, kaum wahrnehmbaren; sie sind auch arhythmisch, folgen einander in verschieden großen Intervallen, so daß man bald in der Minute nur wenige, bald wiederum selbst 60—100 zählt. Es handelt sich immer um Zuckungen einzelner Muskeln, die durch ihre Kontraktion so vorspringen, wie wenn sie mit einem schwachen elektrischen Strom gereizt würden.

Am häufigsten sind beteiligt: der Cucullaris, Supinator longus, Biceps, Quadriceps femoris, Semitendinosus. Bisweilen werden auch die Gesichtsmuskeln ergriffen. Die Zuckungen verschwinden während des Schlafes ganz, werden durch intendierte Bewegungen häufig verringert, dagegen durch seelische Erregungen vermehrt. Die motorische Kraft ist intakt, Muskelspasmen fehlen. Die Sehnenreflexe sind gewöhnlich erhöht; Sensibilität, mechanische und elektrische Erregbarkeit der Muskeln und

Nerven zeigen normale Verhältnisse. Die Psyche ist normal. Eine besondere Form der Myoklonie wurde von Unverricht, Lundborg u. a. beschrieben. Sie verbindet sich mit Epilepsie, tritt als familiäres Leiden auf und befällt die Muskeln der Zunge, des Schlundes und des Zwerchfells. In manchen Fällen ist die Entscheidung, ob ein reiner Fall von Paramyoclonus multiplex vorliegt, nur mit Vorsicht zu fällen, da es sicher festgestellte Beobachtungen gibt, die der Hysterie angehören und der Myoklonie sehr ähnliche motorische Reizerscheinungen darbieten.

Die Prognose dieses chronischen Leidens ist eine schlechte. Es kommt zwar mitunter zu Remissionen, doch tritt die Krankheit dann wieder von neuem auf. Die Fälle mit dauernder Heilung sind der Hysterie zuzuzählen. Henochs Chorea electrica ist mit der Myoklonie identisch.

Die anatomischen Untersuchungen ergaben bisher ein ganz negatives Resultat. v. Wagner-Jauregg hat bei epithelkörperlosen Tieren ähnliche Krampferscheinungen wie bei Myoklonie beobachtet.

Beruhigend wirken Brom, Arsen, galvanische und statische Elektrizität. Bisweilen sollen Schilddrüsentabletten (1—3 täglich) von Erfolg gewesen sein. Für Beobachtungen, die Übergänge zur Hysterie bilden, kommt die Psychotherapie in Betracht.

11. Primäre Athetose.

Die primäre Athetose (auch idiopathische oder primitive genannt) ist eine sehr seltene Erkrankung, bei der athetoseartige Bewegungen auftreten, ohne daß Anzeichen einer Hemiplegie vorausgegangen wären. Sie tritt in jeglichem Lebensalter auf und bezieht sich häufig symmetrisch auf beide Körperhälften (Athétose double). In manchen Fällen werden refrigeratorische Einflüsse oder heftige psychische Erregungen als ätiologische Ursachen angeführt. Während bisweilen die Athetose das Krankheitsbild allein beherrscht, findet man in andren Fällen auch sonstige Nervenerkrankungen (Epilepsie, Geistesschwäche). Gewöhnlich zeigt das Leiden einen progredienten Verlauf, manchmal auch bleibt es stationär. Die anatomische Untersuchung ergab meistens einen negativen Befund. Jedenfalls muß diese Erkrankung strengstens von der mit Athetose verbundenen Diplegia spastica infantilis getrennt werden.

Anhang.
Ménièresche Krankheit (Ménièrescher Symptomenkomplex).

Die Ménièresche Krankheit ist ein Leiden, das sich in Schwerhörigkeit, Ohrensausen, Schwindel und Erbrechen äußert, und entweder plötzlich ohrgesunde Individuen befällt (Ménièresche Apoplexie) oder sich akuten und chronischen Erkrankungen des Ohres zugesellt. Die apoplektische Form, die weit seltenere, findet sich bei Erkrankungen wie Lues, Paralues, Arteriosklerose, Nephritis, Leukämie; mitunter auch im Anschluß an ein Trauma (Schädelkontusion, Labyrinthverletzung, Caissonkrankheit). Der Ménièresche Symptomenkomplex, als der häufigere, tritt bei den verschiedensten Affektionen des mittleren und inneren Ohres, sowie Acusticuserkrankungen auf. Hierher gehören vorwiegend: Otosklerose, chronische adhäsive Prozesse des Mittelohres, chronische, seltener akute, eitrige Mittelohrentzündungen, Acusticuserkrankungen, Krankheiten des äußern Ohres (Cerumen) und Labyrintherkrankungen; ebenfalls muß man hier nennen die epidemische Genickstarre, sowie Chinin- und Salizylvergiftungen.

In den meisten Fällen ist die Schwerhörigkeit ziemlich hochgradig, in einzelnen Fällen aber nur gering. Gewöhnlich sehr beträchtlich ist der Schwindel dabei, ein Gefühl auslösend von Drehung oder Geschleudertwerden, wobei die Drehrichtung bald die nämliche bleibt, bald wechselt; tritt der Schwindel sehr intensiv auf, so stürzen die Kranken zusammen oder suchen sich eine horizontale Lage zu ermöglichen. Fast immer leiden die Kranken an kontinuierlichem Ohrensausen, das die Anfälle noch steigern. Vielfach ist die Ménièresche Krankheit auch von Erbrechen begleitet, ebenso bisweilen von schmerzlosen Diarrhöen. Bewußtlosigkeit kommt selten vor. Als Nebensymptome wären zu erwähnen Nystagmus, Augenflimmern, Verdunklung des Gesichtsfeldes, Kongestionen gegen den Kopf, Schweißausbrüche.

Als Basis der Ménièreschen Apoplexie ist eine Erkrankung des Labyrinths oder des Hörnerven (Blutungen, Infiltration) anzusehen. Beim akzessorischen Ménière findet man pathologische Prozesse im Mittelohr, inneren Ohr, Acusticus und dessen intracerebralen Verzweigungen. Die Schwerhörigkeit ist auf Veränderungen des Mittelohres und Labyrinths zurückzuführen, während der Drehschwindel mit den Bogengängen zusammenhängt.

Differentialdiagnose. Manchmal kann der apoplektische Ménièresche Anfall schwer von Gehirnapoplexie unterschieden werden. Der Insult, wenn er auch beim Ménièreschen Anfall zu keiner tieferen Bewußtseinsstörung führt, ist mit plötzlicher Ertaubung, Ohrensausen und Erbrechen verbunden. Verhältnismäßig häufig hat man Gelegenheit, den Ménièreschen Symptomenkomplex von den verschiedenen Formen des Schwindels (Augenschwindel, Intoxikation mit Nikotin, Chinin, Salizyl, Schwindel bei Nephritis, Diabetes, Arteriosklerose, Neurosen, Paralues) abzugrenzen. Während des Ménièreschen Schwindelanfalls liegt der Kranke gewöhnlich zu Bett, klagt über Ohrensausen, erbricht zu wiederholten Malen, klammert sich ängstlich an. In den anfallsfreien Pausen ist man auf die Mitteilungen des Patienten angewiesen. Mit dem Namen Pseudo-Ménière (v. Frankl-Hochwart) werden Anfälle von Schwindel, Ohrensausen und Erbrechen bei ohrgesunden Personen bezeichnet. Sie sind meist Teilerscheinungen eines hysterischen oder epileptischen Anfalls.

Bei der **Behandlung** müssen außer der otologischen Therapie allgemeine therapeutische Maßnahmen berücksichtigt werden. Die Hydrotherapie, Klimatotherapie, Massage und Kopfgalvanisation sind hier in erster Linie zu nennen. Als Medikamente kommen Brom, Jod und Chinin in Betracht; Bromnatrium in täglichen Dosen von 2—3 g, Jodnatrium täglich $^1/_2$—1 g, die Chinintherapie (2—3 Wochen lang Tagesdosen von 1,0), die von Charcot angegeben wurde, ist jetzt zumeist verlassen.

VIII.
Die psychasthenischen Zustände.

Von

G. Aschaffenburg-Köln a. Rh.

Einleitung.

Die Betrachtung der unter diesem Namen zu erörternden Krankheitsbilder muß unter einem einheitlichen Gesichtspunkte erfolgen. Zwar haben scheinbar die Erkrankungen, die wir als Hysterie und Neurasthenie zu bezeichnen pflegen, in ihren ausgeprägtesten Formen kaum etwas miteinander gemeinsam. Ein ängstlich zurückgezogen lebender Neurastheniker, der seine Zwangsvorstellungen und seine Angst scheu in sich und vor der Öffentlichkeit verbirgt, und ein explosiv reizbarer Hysterischer, der durch lautes und aufdringliches Jammern und Aufzählen seiner zahlreichen Beschwerden der Mittelpunkt allgemeinen Mitleids zu werden bestrebt ist, unterscheiden sich so weit voneinander, daß es auffällig erscheinen muß, sie als Typen einer und derselben krankhaften Veranlagung aufzufassen. Untersucht man aber eine große Anzahl von Fällen, so stellt sich heraus, daß sich Übergänge so häufig finden, daß sich neurasthenische Beschwerden mit hysterischen Stigmaten und hysterische Krämpfe mit allgemeinen neurasthenischen Klagen so häufig verbinden, daß an ihrer engen Verwandtschaft kein Zweifel obwalten kann. Die scharfen Grenzen verwischen sich um so mehr, je häufiger wir den Symptomen des einen Krankheitsbildes auch bei dem anderen nachspüren. Nicht einmal die Vielgestaltigkeit der Hysterie und ihr, wie man es vielfach genannt hat, proteusartiges Wechseln, dem man früher besondere Bedeutung beimaß, ist eine regelmäßige Erscheinung der Hysterie. Wir finden neben Fällen, die jeden Tag ein neues Symptom zeigen, auch solche, die eintönig jahrelang hartnäckig dieselben Erscheinungen vorbringen, auch monosymptomatische Hysterien, und umgekehrt Neurastheniker mit von Tag zu Tag wechselnden Beschwerden.

Gleichwohl empfiehlt es sich, wenn auch eine scharfe Trennung nicht möglich ist, an der Trennung der Krankheitsbilder aus didaktischen und zuweilen auch therapeutischen Gründen festzuhalten. Nur durch eine gewisse Schematisierung läßt es sich ermöglichen, die Schilderung lebenswahr zu gestalten, ohne durch die Fülle der Einzelheiten die Klarheit der Zeichnung zu verwischen. Wenn ich also die Hysterie und die Neurasthenie getrennt darzustellen versuche, so soll damit zwar das typische Bild gekennzeichnet werden; es darf aber nie über dieser Schematisierung vergessen werden, daß es sich nur um zwei Erscheinungsformen derselben Erkrankung handelt.

Die Hysterie setzt die Vorstellungen in körperliche Erscheinungen um, die Neurasthenie die körperlichen Erscheinungen in Affekte. Der Hysterische hat Angst vor einer Lähmung, und der Arm ist gelähmt. Er spürt einen Schmerz im Halse; die Stimmbänder versagen den Dienst. Der Neurasthenische empfindet Druck in der Magengegend; sofort steigt das Gespenst des Magenkrebses vor ihm auf. Er glaubt, sein Gedächtnis versagt, und fürchtet Gehirnerweichung. Das Denken des Hysterischen bewegt sich in der Vergangenheit und Gegenwart. Er schildert, was er alles schon durchgemacht hat, und was ihn augenblicklich peinigt. Für den Neurastheniker aber sind seine Beschwerden nur insofern quälend, als der trüben Gegenwart eine noch trostlosere Zukunft folgt, als er die Entwicklung der einstweilen noch geringfügigen Beschwerden zu ernsten und lebensgefährlichen Krankheiten dauernd vor Augen hat. Der Hysterische ist leichter zu beeinflussen, schon allein deshalb, weil er seine Beschwerden gern zur Schau trägt, der Neurastheniker vergräbt seine Hauptbeschwerden grüblerisch im Innersten, weil er das mangelnde Verständnis der Gesunden scheut.

Das sind — unter Beiseitelassung vieler Erscheinungen — einige der trennenden Gesichtspunkte. Sie liegen ausnahmslos auf psychischem Gebiete. Und ich habe sie mit Absicht deshalb so in den Vordergrund gestellt, um darauf hinzuweisen, daß es sich bei der Neurasthenie wie bei der Hysterie um psychische Erkrankungen handelt. Man nennt sie gemeinhin Neurosen. Diese Bezeichnung ist zur Beruhigung des Kranken nicht unzweckmäßig. Er und seine Angehörigen scheuen den Begriff der geistigen Erkrankung. Den Arzt aber darf diese Furcht nicht zu einer Verkennung der Tatsache führen, daß die wichtigsten und für die Erkrankung wesentlichsten Symptome rein psychischer Natur sind.

Cramer definiert die Nervosität — unsere psychasthenischen Zustände — als eine Störung der allgemeinen harmonischen Leistungsfähigkeit des Gehirns, die in einer gewissen Insuffizienz zum Ausdruck kommt, und macht den Versuch, diese Erkrankungen von den eigentlichen Geisteskrankheiten scharf zu trennen. Ich kann mich mit dieser Auffassung nicht recht befreunden. Die von ihm angegebenen Kriterien sind meines Erachtens nicht stichhaltig. Anatomisch nachweisbare Veränderungen fehlen auch bei manchen ausgesprochenen Psychosen; und auch bei der Nervosität finden wir — nicht einmal selten — mangelnde oder falsche Urteilsbildung infolge affektiver Störungen.

Die psychasthenischen Zustände gehören dem breiten Grenzgebiete zwischen geistiger Gesundheit und geistiger Erkrankung an und scheiden sich nur durch die geringere Ausprägung der Erscheinungen von manchen Formen der Psychosen, wie z. B. den leichtesten Fällen des manischdepressiven Irreseins, der konstitutionellen Verstimmung und den Entartungszuständen. Wir werden ruhig anerkennen dürfen, daß die psychasthenischen Zustände, deren Symptome sich größtenteils im Seelenleben abspielen, oder von dem psychischen Leben abhängig sind, als leichte Formen psychischer Erkrankung anzusehen sind; wir werden ihnen und damit den Kranken dann eher gerecht werden.

1. Hysterie.

Begriffsbestimmung. Das vielgestaltige Krankheitsbild der Hysterie hat im Laufe der Jahrhunderte, ja man könnte beinahe sagen der Jahrtausende, eine so eingehende und sorgsame Beachtung gefunden, daß der Beschreibung der Symptome kaum noch etwas Neues hinzugefügt werden kann. Der rein äußerlichen Beschreibung, meine ich, denn von dieser bis zum Verständnis, wie die Symptome zustande kommen, ist noch ein weiter Schritt, und trotz alles dessen, was die Arbeiten Charcots und seiner Schüler, insbesondere Pierre Janets, und der Deutschen Voigt, Möbius, Freud, Binswanger und Oppenheim, um nur einige Namen zu nennen, Neues und Wichtiges zutage gefördert haben, sind wir über dieses Stadium noch nicht hinweggekommen.

Alle diese Arbeiten versuchen die Erscheinungen der Hysterie auf eine Formel zurückzuführen, von einem einheitlichen Gesichtspunkte aus zu erklären. Gleichwohl wären wir, selbst wenn das geglückt wäre, auch dann noch nicht zu dem Endziele vorgedrungen. Dieses Ziel besteht darin, zu erklären, warum und wodurch der einheitliche Geisteszustand zustande kommt, der die Symptome gestaltet.

Ob es uns je glücken wird, dieses hohe Ziel zu erreichen, muß einstweilen wohl noch als recht fraglich erscheinen. Die Hoffnung, daß die Anatomie und die Chemie uns zu Hilfe kommen könnten, ist überaus gering. Und so sind wir vorerst immer wieder darauf angewiesen, den Versuch zu machen, auf Grund einer Analyse der Symptome zu einer einheitlicheren Auffassung zu kommen, ein Versuch, der so alt ist, wie der Name selbst. (ὑστέρα=Gebärmutter). Er läßt ja zur Genüge erkennen, wie man sich die Erkrankung erklärte: Das Sehnen des nach Befriedigung verlangenden Uterus, das später durch die etwas medizinischer klingende Vorstellung von der Erkrankung der Gebärmutter und ihrer Adnexe ersetzt wurde, sollte den Anlaß zum Auftreten der Symptome, zum Zustandekommen der Krankheit geben.

Jahrtausende sind verflossen, und wir dürfen uns nicht verhehlen, daß wir wieder an dem Ausgangspunkte angelangt sind. Wohl ist es nicht mehr der Uterus selbst, der im Körper auf und ab steigt, aber sexuelle Wünsche, befriedigte und unbefriedigte, rufen nach Freuds Theorie die schweren Symptome hervor. Für ihn stellen die Krankheitserscheinungen der Hysterie die „sexuelle Betätigung" des Kranken dar. Geschlechtliche Erlebnisse, Wünsche und Vorstellungen werden nach seiner Auffassung, bewußt oder unbewußt, verdrängt und dadurch in körperliche Erscheinungen umgewandelt.

Ich halte diese Anschauung, auf die hier nicht näher eingegangen werden kann, für verfehlt, die breite Erörterung sexueller Vorgänge für die Kranken sogar für bedenklich. Wäre aber die Theorie Freuds selbst richtig, so würde damit doch noch kein Einblick in die Frage gewonnen sein: warum lösen derartige Schädigungen hysterische Symptome aus, und warum nur bei einzelnen Personen? Wir würden also auch dann eine besondere Eigenart, eine bestimmte Prädisposition anzunehmen haben.

Sicher ist, daß die Erkrankungen der Gebärmutter und ihrer Adnexe nicht die Ursache der Hysterie sein können. Dieser Vorstellung wurde schon allein dadurch der Todesstoß versetzt, daß man die Hysterie auch bei Männern, sehr häufig auch bei Frauen mit gesunden Genitalien beobachtet. Alle Versuche, die Hysterie mit groben körperlichen Erscheinungen oder Erkrankungen der Geschlechtsorgane wie des sonstigen Körpers in ursächlichen Zusammenhang zu bringen, sind gescheitert.

Versuchen wir, die Symptome der Hysterie kurz zu beschreiben, so begegnet uns immer wieder eine Erscheinung: das Mißverhältnis zwischen Reiz und Reaktion. Entweder wird der Reiz zu stark oder zu schwach oder gar nicht empfunden, oder die Reaktion ist übertrieben oder zu gering oder bleibt ganz aus. Diese Formel erklärt ebensowohl die Gesichtsfeldeinschränkung wie die Anästhesie und Hyperästhesie, die Lähmung eines Armes durch den Stoß wie die Sprachlähmung infolge von Schreck; sie paßt auf den hysterischen Anfall wie auf das hysterische Asthma, auf die Freude an der Sensation, auf die egozentrische Rücksichtslosigkeit, wie auf die übertrieben altruistische Opferfreudigkeit des hysterischen Charakters.

Die starke Betonung des Gefühlsmoments gibt jedem Reiz etwas Unberechenbares. Die Erregbarkeit der Affekte ist durchaus nicht in jedem Falle die gleiche. Ein Ereignis ruft das eine Mal einen tiefen und schwer zu überwindenden Eindruck hervor, das andere Mal gar keinen, je nachdem die Aufmerksamkeit auf den Vorgang gelenkt, je nachdem die Affektbereitschaft — das gilt besonders von den Beziehungen von Mensch zu Mensch — im Spiele ist.

Ich betrachte die leichte Beeinflußbarkeit, die ein besonders auffälliges Symptom der Hysterie ist, nur als eine Teilerscheinung der Affekterregbarkeit. Der Kranke ist deshalb so leicht zu beeinflussen, im guten und im schlechten Sinne, weil alles in ihm ungemein lebhafte Empfindungen der Zuneigung oder der Abneigung hervorruft. Auch die Autosuggestibilität hängt aufs innigste mit der Erregung des Gemüts zusammen.

Nicht die Stärke der Reaktion auf einen Reiz allein, sondern auch deren Art ist für die Hysterie charakteristisch. Sie zeigt sich vorwiegend in der Richtung, daß sie die Vorstellungen und Empfindungen in körperliche Erscheinungen umsetzt. Möbius hat diejenigen krankhaften Veränderungen des Körpers als hysterisch bezeichnet, die durch Vorstellungen verursacht sind. Diese Begriffsbestimmung ist zu weit, da wir nicht berechtigt sind, jede körperliche Erscheinung, die infolge einer Vorstellung entsteht, — ich erinnere z. B. an Übelkeitsgefühl und Erbrechen infolge ekelerregender Vorstellungen — als hysterisch zu bezeichnen. Und sie ist zu eng, da wir körperliche Erscheinungen bei Hysterischen finden, die auf Vorstellungen zurückzuführen uns nicht gelingen will. Es kann aber nicht bezweifelt werden, daß Möbius mit seiner Erklärung dem Richtigen wohl sehr nahe gekommen ist. Sommers Vorschlag, die hysterischen Erscheinungen als psychogen zu bezeichnen, hat viel für sich. Auch deshalb schon, weil in den Augen der Laien und leider gelegentlich auch der Ärzte die Kennzeichnung eines Symptoms als „hysterisch" von einem schwer zu überwindenden Vorurteil begleitet wird, insbesondere von dem Vorurteil der Willkürlichkeit und des sexuellen Urgrundes.

Dem Wesen der Hysterie sind wir mit all diesen Erörterungen nicht viel näher gerückt. Die Erfahrung lehrt, daß sich die Hysterie auf dem Boden der psychopathischen Prädisposition entwickelt. Wir finden fast regelmäßig in der Aszendenz schwere Störungen aller Art; und — ein Beweis für den Ernst der Erkrankung — die Deszendenz der Hysterischen zeigt meist noch schwerere Erkrankungen. Wir sehen ferner den

starken Einfluß der Erziehung, das Schwinden der Symptome und das Auftauchen neuer durch psychische Eindrücke. Aber auch hier stehen wir vor
dem Rätsel, warum die endogene Veranlagung bei gleicher Erziehung,
gleicher Lebensführung, gleichem Schicksal das eine Mal eine schwere
Hysterie zum Vorschein kommen läßt, das andere Mal nicht. Erklären
können uns das alle Theorien nicht. Weder Janets „Einschränkung des
Bewußtseinsfeldes und insuffisance cérébrale", noch Solliers Vigilambulismus,
weder Hellpachs gesteigerte Lenksamkeit, noch Jelgersmas Unterent-
wicklung des Zentralnervensystems helfen uns das Rätsel der Hysterie
lösen, wenn ich auch nicht verkennen will, daß jede neu aufgestellte Theorie
zu neuen Forschungen und damit zur Förderung des Problems dient.

Wir werden wohl noch lange auf eine zutreffende Erklärung des Wesens
der Hysterie verzichten müssen. Ich will mich deshalb auf den Versuch beschränken, das Grundsymptom der Hysterie, aus dem sich nach meiner
persönlichen Ansicht alle Erscheinungen ableiten lassen, in einer kurzen
Formel zusammenzufassen:

Die Hysterie ist eine auf endogener psychopathischer Grund-
lage entstehende Erkrankung, die gekennzeichnet ist durch das
Mißverhältnis des Reizes, vor allem des gefühlsbetonten, zur
Reaktion, die nicht selten die Eigenart zeigt, Vorstellungen und
Empfindungen in körperliche Erscheinungen umzusetzen.

Ätiologie. Die Hysterie ist eine Erkrankung, die eine psychopathische
Prädisposition voraussetzt. Es wäre aber verfehlt, wollte man als Ausdruck
dieser Veranlagung eine besonders hohe Zahl erblich belasteter Kranker erwarten. Dafür sind unsere Feststellungen über das Vorleben der Eltern und
Voreltern zu dürftig und zu unzuverlässig, als daß wir in jedem Falle den
sichern Nachweis führen könnten. Doch wird man nicht fehlgehen, wenn
man die Zahl der erblich Belasteten auf 70 bis 80% schätzt. Bei manchen
mag die Minderwertigkeit ihrer Veranlagung an Keimschädigungen liegen,
bei manchen vielleicht auch an Erkrankungen, die während der Schwangerschaft oder in den ersten Lebensjahren zu einer konstitutionellen Schädigung
führen. Ob eine bestimmte Art der Belastung für die Hysterie bedeutsam
ist, ist unbekannt, nur das eine ist mir öfter aufgefallen, daß sich eine
leichte Hysterie der Eltern oft bei den Kindern in vergrößertem Maßstabe
wieder zeigt.

Frauen sind häufiger hysterisch als Männer. In dieser Tatsache
stimmen alle Beobachter überein, während das angegebene Verhältnis
zwischen 1:5 bis 1:10 schwankt. Die Zahl der männlichen Kranken nimmt
mit dem Anwachsen der Fälle von Unfallhysterie (siehe daselbst) zu. Doch
scheint tatsächlich der Mann mehr dem neurasthenischen, die Frau mehr
dem hysterischen Krankheitsbilde zuzuneigen.

Auch die Rasse scheint von Bedeutung zu sein. Wenigstens sind die
schweren Fälle, besonders die mit Krämpfen und nachfolgenden deliriösen
Zuständen einhergehenden, anscheinend bei romanischen und slawischen
Völkern häufiger, als bei den germanischen. Auch bei den Juden kommen
hysterische Krankheitsbilder, nach meiner Erfahrung allerdings meist in
wenig ausgeprägter Form, ungewöhnlich häufig vor.

Daß wir mit der Annahme, die Hysterie sei eine angeborene Veranlagung,
nicht fehlgreifen, zeigen die zahlreichen Fälle, in denen schon in sehr
frühem Lebensalter — ich sah ein Kind von 2 und mehrere von 3 und
4 Jahren mit unverkennbaren hysterischen Symptomen — Erscheinungen

auftreten, die wir als hysterisch bezeichnen müssen. Es gelingt dann meist, festzustellen, daß die Angehörigen diesen Kindern wegen aller möglichen körperlicher Erkrankungen oder angeborener Schwächlichkeit frühzeitig eine besondere Sorgfalt haben angedeihen lassen. Sicher ist es kein Zufall, daß wir unter den hysterischen Kindern, wie natürlich auch unter den hysterischen Erwachsenen eine überraschend große Zahl einziger Kinder finden oder auch von Kindern, die, nach langer Pause geboren, außer von den Eltern auch von den älteren Geschwistern verwöhnt worden sind. Auch einzige Töchter unter zahlreichen Söhnen und umgekehrt einzige Söhne unter Töchtern sind in besonderem Maße gefährdet. Irgendeine leichte körperliche Erkrankung wird der Anlaß zu ängstlicher Beobachtung, an der bald auch das Kind teilnimmt. Die Aufmerksamkeit wird, statt von dem eigenen Körper abgelenkt zu werden, auf ihn hingelenkt, und die bis dahin vielleicht latente Veranlagung wird manifest. Setzt dann nicht gleich eine zielbewußte Erziehung und Behandlung ein, so ist die ausgeprägte und das ganze Leben beherrschende Hysterie fertig. Ich lege auf die Schädigungen, die in der Erziehung liegen, einen besonderen Wert für das Verständnis der hysterischen Erscheinungen.

Die Zeit, in der sich die Erscheinungen hauptsächlich zu zeigen pflegen, ist die Entwicklungsperiode. Ich glaube nicht, daß die übliche Chlorose der jungen Mädchen in dieser Zeit eine wirkliche Ursache vorstellt, vielleicht nicht einmal eine auslösende. In vielen Fällen ist wohl die Chlorose als der Ausdruck einer unzulänglichen körperlichen Veranlagung aufzufassen. die den Gefährdungen der Entwicklungszeit nicht gewachsen ist.

In die gleiche Zeit fällt das erste Keimen der geschlechtlichen Empfindung und damit die Gefahr der Onanie. Ich will an dieser Stelle auf den Zusammenhang zwischen Geschlechtsleben und nervösen Erkrankungen nicht näher eingehen, weil ich darüber bei der Neurasthenie noch ausführlich sprechen muß, und will deshalb nur bemerken, daß nach meiner persönlichen Erfahrung — ich darf versichern, daß ich gerade diesem Gegenstande eine besondere Beachtung geschenkt habe — das Geschlechtsleben keinen nennenswerten schädlichen Einfluß auf das Nervensystem ausübt. Da, wo wir einen solchen Einfluß zu bemerken glauben, ist er durchweg auf die Vorstellungen zurückzuführen, die durch Tradition und Vorurteil an das Geschlechtsleben geknüpft werden, mit ihm aber an und für sich nichts zu tun haben.

Auch die Erkrankungen der Geschlechtsorgane sind aus der Ursachenlehre der Hysterie zu streichen. Eine sorgfältige gynäkologische Untersuchung findet zwar oft genug Verlagerungen, Verwachsungen. atrophische und andere Prozesse. Aber wir finden die gleichen Erscheinungen auch bei Frauen, die nicht hysterisch sind. Beseitigt der Frauenarzt die lokalen Beschwerden, so schwinden zwar gelegentlich die hysterischen Symptome, aber sie würden auch verschwinden, wenn eine andere suggestiv wirksame Methode der Behandlung gewählt worden wäre. Wenige ausgenommen, sind allmählich auch die Frauenärzte zu der Überzeugung gekommen, daß die Vielgeschäftigkeit, die früher dem Uterus und seinen Adnexen in Fällen nervöser Erkrankung zugewendet worden ist, vom Übel war.

Nur eine einzige Ursache verdient besondere Aufmerksamkeit, weil sie mehr als alle andren geeignet ist, wie mit einem Schlage aus einer bis dahin harmlosen hysterischen Veranlagung eine schwere Erkrankung zu machen, das ist der Affekt. Ich habe in der Erörterung des Begriffes der Hysterie bereits auf die Bedeutung der Affekterregbarkeit hingewiesen. Sie ist eine Erscheinung der Erkrankung, eine Vorbedingung, deren Bedeutung aber dann besonders zutage tritt, wenn eine wirklich ernste Gemütsbewegung den empfindsamen Hysteriker trifft. Die Eigenart seines Seelenlebens bringt es mit sich, daß nicht jeder Affekt in gleicher Stärke wirkt. Besonders nachhaltig pflegen plötzlich einsetzende Ereignisse, die im Augenblick des Erlebens eine Bestürzung, einen Schreck hervorrufen und dadurch die ruhige Überlegung und kühle Betrachtung verhindern, den Kranken zu schädigen. Andrerseits auch chronische, sozusagen Daueraffekte, wie Sorgen, das Gefühl der Zurücksetzung, Examensangst, Mißerfolge, die nicht verwunden werden können. Unter allen den Ursachen, die aus der latenten Veranlagung eine manifeste Erkrankung machen — agents provocateurs nennt Charcot diese auslösenden Ursachen — verdient sicher der Affekt den ersten Rang, und ich glaube nicht fehlzugehen, wenn ich auch bei körperlichen Erkrankungen der Sorge um den eigenen Körper und der Angst vor einem schlimmen Ausgange eine größere Bedeutung beimesse, als der Erschöpfung der Kräfte.

Ich will deshalb auch davon absehen, alle die körperlichen Erkrankungen anzuführen, an die sich hysterische Erscheinungen anschließen. Sie lassen uns nur die im Kranken steckende hysterische Veranlagung durch gröbere Symptome erkennen. Geht man dann dem Vorleben der Kranken genauer nach, so wird man selten in der Vorgeschichte Zeichen nervöser Prädisposition vermissen, die wegen ihrer geringen Ausprägung unbeachtet geblieben sind, aber beweisen, daß die Hysterie auch schon früher bestand.

Eine überaus häufige Erfahrung zeigt die Bedeutung der Nachahmung für das Entstehen hysterischer Erscheinungen. Verstärkt wird diese Gefahr durch das Sensationsbedürfnis der Hysterischen, das von allem Ungewöhnlichen, besonders von krankhaften Erscheinungen angezogen wird. Man kann mit ziemlicher Gewißheit darauf rechnen, daß eine wirkliche Chorea minor bei einer oder der anderen Prädisponierten eine täuschend ähnliche choreiforme Unruhe herrvorruft, wenn die Hysterischen lange mit der Veitstanzkranken zusammen waren; ebenso wie ein großer hysterischer Anfall in einem Krankenhause selten vereinzelt bleibt. Es handelt sich dabei durchaus nicht um willkürliche Nachahmung; offenbar verstärkt sich der Eindruck, der das Interesse der Kranken wachruft, sehr schnell zu einer Empfindung, die zu unwillkürlichen Bewegungen Anlaß gibt, und diese Empfindung gibt dann das Beispiel der Ersterkrankten die genauere Gestaltung. Als Ursache eines einzelnen Symptoms oder auch einer Gruppe von Symptomen wird man daher oft auf die Nachahmung zurückgehen können, die Möglichkeit aber, daß die Erkrankung Hysterie eine Folge des Anblicks etwa eines hysterischen oder epileptischen Anfalles sein kann, halte ich für ausgeschlossen.

Pathologische Anatomie. Eine pathologische Anatomie der Hysterie fehlt völlig, und wir werden wohl auch in der Zukunft wenig Hoffnung darauf setzen können, daß sie uns über das Wesen der Hysterie eine klare und unzweideutige Auskunft geben wird. Die Erscheinungen der Erkrankung sind vielfach so flüchtiger Natur, verändern sich unter psychischem Einfluß so stark, daß gröbere anatomische Veränderungen dem Bilde wohl gar nicht zugrunde liegen können. Viel eher, daß wir hoffen können, für die konstitutionelle Veranlagung eine anatomische Grundlage zu finden.

Doch ist auch diese Hoffnung äußerst gering, und jedenfalls läßt sich zurzeit auch noch kein Weg absehen, der uns diesem Ziele näher führen könnte.

Symptomatologie. Der hysterische Charakter. Wir bezeichnen als hysterischen Charakter eine persönliche Eigenart, die auch dem Laien wohlbekannt zu sein pflegt, ein seltsames Gemisch von Kühle und Überschwang des Empfindens, von süßlicher Freundlichkeit und Gehässigkeit, Launenhaftigkeit und Eigensinn, Unwahrhaftigkeit, Egoismus und Bosheit. Gewiß kein erfreuliches Bild. Wir dürfen aber dabei nicht aus dem Auge lassen, daß diese Eigenart nichts spezifisch Hysterisches, keine Erscheinung der Hysterie, sondern der angeborenen Entartung ist; wir finden die gleichen Charaktereigenschaften auch bei Nichthysterischen, wenn wir ihnen auch am ausgeprägtesten, sozusagen in Reinkultur, gerade bei Hysterischen zu begegnen gewohnt sind. Es gibt aber andrerseits sehr viele Hysterische, deren Charakter — weit entfernt, alle oder auch nur einen großen Teil dieser unerfreulichen Züge aufzuweisen — durchaus sympathische Eigenschaften zeigt.

So erklärt es sich, daß manche Autoren, wie Wollenberg und Löwenfeld, das Bestehen eines hysterischen Charakters geradezu in Abrede stellen. Ich möchte nicht so weit gehen. Ich halte allerdings auch die geschilderte Eigenart — Cramer spricht sogar von ausgesprochenen ethischen Mängeln und einer gewissen moralischen Depravation — für eine Erscheinung der Entartung, die demselben Boden entstammt, der die Hysterie erzeugt. Aber wir finden doch vereinzelte Züge bei fast jeder Hysterie, und wenn sie sich nicht alle zur üppigsten Blüte entfalten, so liegt das vielfach mehr an äußeren, insbesondere an erziehlichen Einflüssen, als an dem Fehlen der Eigenschaften selbst. Dazu sind sie doch zu sehr in dem Wesen der Hysterie begründet, als daß sie nicht im Keime oder andeutungsweise fast immer vorhanden sein müßten.

Über die Verstandesentwicklung der Hysterischen ist im ganzen nichts Besonderes zu sagen. Ganz gleichgültig ist sie nicht, insofern, als die Form der Erkrankung und die Art und Ausprägung der Erscheinungen von der Intelligenz beeinflußt werden. Je weniger Intelligenz, — das ist eine Regel mit allerdings recht häufigen Ausnahmen — um so mehr auf Krämpfe, sensorische und motorische Symptome beschränkt, um so eintöniger das Bild; je intelligenter der Kranke, um so mannigfaltiger und wechselvoller.

Fast immer macht die Verstandesentwicklung des Hysterischen den Eindruck der Einseitigkeit. Diese Einseitigkeit ist indessen nichts weiter als eine Folge der lebhaften Gefühlsbetonung, die jedes Ereignis begleitet. Die sensitive Empfänglichkeit macht den Kranken aufnahmefähiger, er begeistert sich leichter als andere; die Fähigkeit nachzuempfinden, sich in fremde Gefühle, fremdes Denken hineinzuleben, läßt ihn oft den Kernpunkt einer Situation mit überraschend schlagender Schärfe erfassen. So wird der Hysterische bald zum führenden Träger einer großen Bewegung, die vielleicht in der breiten Masse erst keimt, bald zum leidenschaftlich begeisterten Anhänger einer Idee, bald auch zum Schrecken der Umgebung, deren Fehler er mit dem Talente einseitiger Aufmerksamkeit überall aufspürt und rücksichtslos aufdeckt.

Wenn die Leistungen der Hysteriker hinter denen Gleichbegabter vielfach zurückbleiben, so liegt es an der großen Ablenkbarkeit und Einseitigkeit. Das zielbewußte, ruhige Arbeiten, das auch dem weniger Fesselnden, aber Unentbehrlichen die gebührende Aufmerksamkeit und den erforderlichen

Fleiß nicht versagt, entspricht zu wenig der Veranlagung des Hysterischen.
Die Beharrlichkeit, mit der er ein Ziel verfolgt, das in seinem Empfinden
einen Ansporn findet, versagt allem gegenüber, was ihn gleichgültig läßt. So
finden wir neben den unter Umständen erfreulichen Leistungen ein völliges
Versagen, und doch beides bedingt durch die gleiche Erscheinung, die
starke Gefühlserregbarkeit.

Die Lebhaftigkeit der Gemütsbewegungen, die affektive Ergriffen-
heit macht uns die meisten Züge des hysterischen Charakters verständlich.
Der Kranke ist überaus empfindlich und leicht verletzt. Jede Kleinig-
keit regt ihn auf, und wenn seine eigene Person dabei in Frage kommt
— und wo fände der Hysterische nicht eine Beziehung zur eigenen Person —
betrachtet er jede harmlose Bemerkung als Kränkung, jede kleinste Verletzung
als schweren Schimpf. Diese Empfindlichkeit kann für seine Umgebung
zur unerträglichen Qual werden. Um ein Beispiel zu nennen: Die Angehörigen erkundigen sich, wie der Kranke geschlafen hat. Dann beklagt er
sich, weil man ihn fortwährend an seine Krankheit erinnert und mit über-
flüssiger Neugier belästigt, oder er glaubt, man wolle ihm damit andeuten,
man traue seinen Klagen über Schlaflosigkeit nicht. Die Familie unterläßt
deshalb das Fragen; nun ist der Kranke beleidigt, weil man nicht einmal
so viel Interesse an seinem Befinden zeige, um sich danach zu erkundigen,
oder durch die Ignorierung seiner Leiden beweise, daß man alles für Ver-
stellung halte. Die starke Betonung des eigenen Ichs bringt es gewöhnlich
auch mit sich, daß der Kranke sich seiner Umgebung entfremdet, weil er
in rücksichtslosester Weise seine Person in den Vordergrund stellt und die
Feinfühligkeit, die er für sich und seine Beschwerden zu verlangen pflegt,
anderen gegenüber durchaus nicht betätigt.

Man darf es nicht als einen Gegensatz zu dieser Eigenschaft betrachten,
wenn gleichzeitig dieselben Kranken an Selbstaufopferung das denkbar
Möglichste zu leisten imstande sind. Zum Teil liegt das an der Begeisterungsfähigkeit, mit der sie irgendeine Idee aufgreifen. Daß diese Ideen
nicht gerade immer die alltäglichsten sind, ist nur zu natürlich. Stumpft
doch auch den Gesunden ein täglich sich wiederholender Eindruck so ab,
das er schließlich gleichgültig wird. Wie viel mehr muß das bei dem
Hysterischen der Fall sein. Er begeistert sich stets nur für etwas Unerwartetes, Ungewöhnliches, ja Unerlaubtes. Wo er sich aber für
etwas erwärmt, da sucht er seine Empfindungen auch zu betätigen.

Um so lieber, wenn ihm als Lohn für die Übertreibung der Selbstaufopferung die Anerkennung und Bewunderung anderer winkt. Doch
bedarf es nicht immer des Beifalls der Umgebung. Oft genug genügt ihm
die innere Befriedigung, die er im Bewußtsein, ein Opfer an Mühe und
Arbeit, an Verzicht auf eigenes Behagen gebracht zu haben, findet. Zuweilen
auch das Gefühl, etwas zu leisten, was andere nicht können oder wollen.
Der Kranke merkt dabei nicht einmal, daß gerade egoistische Motive
nicht selten da sein Handeln bestimmen, wo es äußerlich als ein Überwinden jedes egoistischen Empfindens erscheint.

Diese Eigenschaft berührt aufs innigste die Neigung des Hysterischen,
eine Rolle zu spielen. Es verschlägt dabei wenig, ob es die Rolle der
vom Schicksal gepeinigten Dulderin, oder die einer für eine Idee sich opfern-
den politischen Märtyrerin ist. Man tut aber den Kranken unrecht, wenn
man annehmen wollte, sie spielen diese Komödie aus ruhiger Überlegung
und mit genauer Berechnung der zu erreichenden Wirkung. Es ist vielmehr

ein Bedürfnis zur Pose, zum Hineinleben in fremdartige Situationen und
Sensationen, das stärker ist, als die nüchterne Überlegung und der klare
Wille.

Unterstützt wird diese Eigenheit noch durch eine gewisse Unzuverlässigkeit des Gedächtnisses. Auch hier darf wohl im wesentlichsten
die affektive Erregbarkeit als Erklärung herangezogen werden. Der Kranke
erwärmt sich für eine Idee so, daß ihm jeder Wunsch, jede Möglichkeit
sofort als verwirklicht oder der Verwirklichung nahe erscheint; er verliert
völlig die Fähigkeit, Wahres und Unwahres, Gewünschtes und Verwirklichtes
zu unterscheiden. Das gibt dann seinem Verhalten den Anschein der ungekünstelten Lebenswahrheit, der schon so manches Mal diesen Menschen
zu Erfolgen verholfen hat, die der Fernerstehende für fast unbegreiflich
halten muß.

Selbst kritische Menschen werden getäuscht, wenn die Kranken die
schwersten Verdächtigungen gegen ihre Umgebung ausstreuen, oder in beweglichen Worten über das mangelnde Verständnis der Angehörigen klagen.
Oft genug ist eine tatsächlich vorhandene Verständnislosigkeit der
Familie der Ausgangspunkt bewußter Übertreibung. Aber indem der
Kranke übertreibt, verliert er den Boden unter den Füßen. Die Lebhaftigkeit seiner Phantasie — ihrerseits wieder die Folge der starken Affektbetonung — verwandelt jeden Wunsch in Wirklichkeit, jede Befürchtung
wird zu vollendeter Tatsache. So bewirkt die Angst vor einer Lähmung
die Lähmung, die Angst vor einer außerehelichen Schwangerschaft die Überzeugung, schwanger zu sein.

Wie es dann kommt, daß sich diese Empfindungen in körperliche
Erscheinungen umsetzen, daß die Brüste zu schwellen beginnen, die
Linea alba sich färbt, der Leib sich wölbt, ja sogar die Menstruation ausbleibt, entzieht sich unsrer Kenntnis. Aber die Erfahrung lehrt nur zu
häufig, daß sich jede Vorstellung auch körperlich in schweren Veränderungen,
Lähmungen, Anomalien der Gefäßinnervation, in Schwellungen, Blutungen,
Aufhören der Menstruation, unstillbarem Erbrechen, Durchfällen usw. widerspiegeln kann. Die gesteigerte Erregbarkeit macht den Körper des Kranken
zu einem Instrument, dessen Mißklang niemand stärker empfinden kann,
als der Kranke selbst.

Die Autosuggestibilität des Kranken läßt sich unschwer auf die
erhöhte Affektivität zurückführen, wenn wir auch den Einfluß des Gefühlslebens auf die Körperorgane nur in gröbster Weise durch die Abhängigkeit
von der Gefäßinnervation verständlich machen können. Die Autosuggestibilität ist nur die eine Seite der Suggestibilität, in der wir gleichfalls den
Grundzug der starken Affekterregbarkeit wiederfinden. Das, was auf unser
Gemütsleben am meisten Eindruck macht, wirkt auch auf unser Denken am
stärksten. Diese allgemeine psychologische Erfahrung macht uns verständlich, warum der Arzt, und, man darf ruhig sagen, mehr noch der Kurpfuscher
einen so unbeschränkten Einfluß auf die Krankheitserscheinungen besitzt,
solange er sich des Vertrauens des Hysterischen erfreut. Umgekehrt genügt
der kleinste Verstoß, um mit dem keimenden Mißtrauen gegen die Kunst
des Arztes jeden weiteren Fortschritt zuschanden zu machen.

Der Hysterische kennt keine objektive Kritik, er ist stets subjektiv;
er weiß nicht die Mitte zu wahren, sondern bewegt sich stets in Extremen.
Auch in seiner Zu- und Abneigung. Und wehe, wenn er gegen jemand
eine Abneigung besitzt. Wenn er verletzt ist oder sich verletzt glaubt.

nimmt er das nicht harmlos hin. Die Stärke der inneren Erregung ruft
in ihm das Verlangen nach Genugtuung, den Wunsch wach, sich zu rächen.
Und auch hier spielt die Suggestibilität, die Lebhaftigkeit des Empfindens
und Anempfindens eine üble Rolle. Der Kranke verdreht, mehr unbewußt
als bewußt, die Worte seines Gegners. Ein Verdacht, den er schöpft —
und bei seinem Mißtrauen findet er dazu leicht Anlaß —, wird zur Tatsache
und er scheut sich auch nicht, die Verdächtigungen zu übertreiben, auch
bewußt zu übertreiben.

Sehr oft mischt sich in diesen Vorgang eine weitere Eigenschaft: die
Sensationslust. Der Kranke freut sich seiner starken Affekte, er kann
sie nicht entbehren und sucht sie da, wo sie sich nicht von selbst bieten,
auf. So kann ihm die allgemeine Bestürzung über anonyme Verleumdungen,
die Brandmarkung eines angesehenen Mannes durch eine falsche Bezichtigung
genau ebenso zum Bedürfnis werden, wie der Wunsch, wegen eines schweren
Unglücks, einer schmerzhaften Erkrankung bemitleidet zu werden, oder wie
die mehr innerlich sich abspielende Angst vor einer Operation, die er ganz
unnötigerweise vielleicht durch Klagen über nicht vorhandene Schmerzen und
falsche Fiebermessungen zu veranlassen weiß. Sicher ist, daß in den meisten
Fällen das Kokettieren und der Ehebruch hysterischer Frauen weniger aus
sexueller Erregbarkeit, die bei Hysterischen oft überaus gering entwickelt
ist, als aus dem Verlangen nach Befriedigung des Sensationsbedürf-
nisses hervorgeht. Nicht umsonst ist solchen Kranken keine Einzelheit
eines grausigen Unglücks grausig genug, kein Anblick so abstoßend, daß sie
ihn meiden möchten, wenn sie auch nachher nicht genug tun können, ihr
Mitleid oder ihren Ekel zu schildern,

Ich möchte die Darstellung des hysterischen Charakters nicht abschließen,
ohne vor einem Mißverständnis zu warnen, dem wir nur zu oft begegnen.
Obgleich der Kranke gelegentlich übertreibt und sogar direkt simuliert, obgleich er sensationslustig ist und verleumderisch, launisch und anspruchsvoll,
obgleich er den Arzt und seine Umgebung bis aufs Blut quälen kann
und alle Mühe oft mit schnöder Undankbarkeit vergilt, dürfen wir nie vergessen, daß er ein Kranker ist, daß alle die gekennzeichneten Züge einer
krankhaft gesteigerten Affekterregbarkeit entspringen, und daß er
doch das am meisten gequälte Opfer seiner unglücklichen Veranlagung ist.

Störungen der Empfindung. Kaum ein Fall von Hysterie läßt Störungen der Empfindung vermissen. Geben doch gerade die überaus
lebhaft vorgetragenen Klagen über Schmerzen, die bald wechseln, bald hartnäckig an derselben Stelle sitzen, dem Krankheitsbilde die charakteristische
Färbung. Seit den Arbeiten Briquets und Charcots haben sich viele
Forscher mit den Empfindungsstörungen der Hysterischen befaßt und stets
mehr oder weniger ausgeprägte Veränderungen der Hautempfindung gefunden.
Erst in der allerletzten Zeit ist, zuerst von Böttiger und dann von der
Pariser Schule, insbesondere von Babinski behauptet worden, es bestünden
keinerlei Empfindungsstörungen, wo die Ärzte nicht durch ihr Vorgehen bei
der Untersuchung diese Erscheinung künstlich erzeugt hätten.

Ich halte diese Ansicht insofern für falsch, als zweifellos auch bei noch
niemals früher daraufhin untersuchten Patienten Empfindungsstörungen nachweisbar sind, in der Regel zur großen Überraschung der Kranken selbst.
Daß es sich dabei nicht um eine Folge der Untersuchung handelt, beweist
die eigentümliche Anordnung der Störung, beweist auch die Schwierigkeit,
durch Suggestivfragen die Verteilung der unempfindlichen Stellen zu ändern.

Der richtige Kern der Zweifel Böttigers und Babinskis, liegt in der auch von mir geteilten Überzeugung, daß es sich bei dieser Erscheinung nicht um eine organische Anomalie handelt, sondern daß sie als rein psychogen aufgefaßt werden muß. Nur daß nicht, wie Böttiger annimmt, die Suggestion durch die ärztliche Untersuchung und Fragestellung, sondern uns unbekannte Vorgänge zu dem Verschwinden oder der Veränderung der Empfindung führen,

Natürlich kann auch die Art der Untersuchung zur Entstehung einer Empfindungsstörung Anlaß geben; aber dann ist eben diese künstliche Erzeugung doch diagnostisch sehr bedeutsam. Ich habe gelegentlich die Suggestibilität der Kranken geradezu benutzt, um in schwierigen Fällen durch die unter meinen Augen entstehenden Veränderungen der Hautempfindlichkeit die Diagnose zu sichern, z. B. bei Krämpfen, bei denen entweder die Unterscheidung, ob epileptisch oder hysterisch, sehr schwierig war, oder bei denen mir die Gelegenheit gefehlt hatte, sie selbst zu beobachten. Ich gehe zu dem Zwecke in der Weise vor, daß ich zwei Stellen, an denen ich vorher die gleiche Empfindung festgestellt habe, mit der Nadelspitze verschieden stark berühre. Bei Hysterischen entsteht sehr bald die Vorstellung, daß sie an der weniger berührten Stelle auch weniger empfänden, und nach kurzer Zeit kann man nunmehr ausgeprägte Empfindungslosigkeit an dieser Stelle nachweisen. Ich betone ausdrücklich, daß nur der positive Ausfall dieser für den Kranken gänzlich ungefährlichen Probe für Hysterie, der negative aber nicht gegen diese Diagnose spricht.

Die Prüfung des Empfindens nimmt man am besten in der Weise vor, daß man mit einem weichen Haarpinsel möglichst gleichmäßig abwechselnd symmetrische Körperpartien oder, falls kein Unterschied zwischen beiden Seiten besteht, die Extremitäten distal und proximal berührt. Die gleiche Untersuchung wird dann mit einer Stecknadel wiederholt, da nicht so selten die Empfindlichkeit für feine Berührungen völlig normal ist, wo die Schmerzempfindlichkeit Verschiedenheiten aufweist. Faßt man eine ziemlich schwere Nadel ganz locker zwischen den Fingern, so gelingt es ziemlich leicht, die Berührung leidlich gleichmäßig vorzunehmen. Auf die Prüfung der Empfindung für warm und kalt oder für den elektrischen Strom kann man im allgemeinen verzichten. Ich habe nicht gefunden, daß die darauf verwendete Mühe sich lohnt.

Eine völlige Empfindungslosigkeit des Körpers ist recht selten. Auch eine vollkommen ausgeprägte Halbseitenanästhesie findet sich nur vereinzelt. (Abb. 246a und b.) Meist wird man bei sorgfältiger Untersuchung auf dem unempfindlichen Körperteile einzelne inselförmige Stellen finden, an denen der Kranke die Berührungen und Nadelstiche wahrnimmt. Die Empfindungslosigkeit des Hysterischen zeigt als charakteristisches Merkmal die Verteilung nach Organen im Laiensinne. Der Arm, der Vorderarm, die Hand, die Brust, der Rücken, band- manschetten- oder strumpfförmige Stellen sind empfindungslos (Abb. 246c und d). Dadurch unterscheidet sich die Störung von der organischen, daß sie keinen Zusammenhang mit der Verteilung der Nerven hat.

Eine genaue Scheidung zwischen unempfindlichen Stellen und solchen, an denen die Empfindung nur herabgesetzt ist, ist meist nicht möglich und durchweg auch ganz überflüssig. Nicht einmal eine sorgfältige Trennung von Zonen der Überempfindlichkeit, die sich gelegentlich, neben oder eingesprengt in die unempfindlicheren Gegenden, finden (Abb. 246e). Die über-

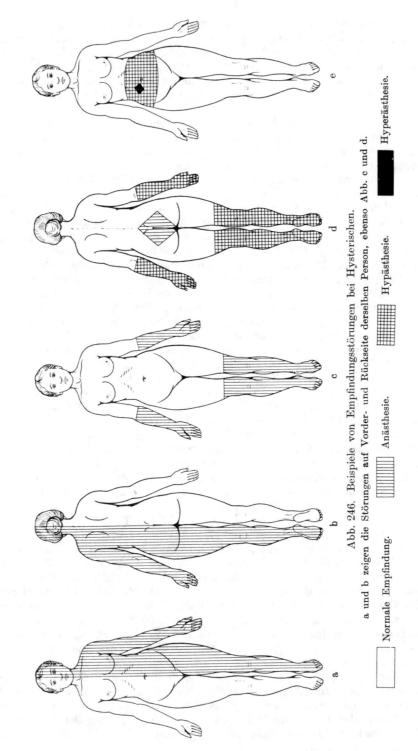

Abb. 246. Beispiele von Empfindungsstörungen bei Hysterischen.
a und b zeigen die Störungen auf Vorder- und Rückseite derselben Person, ebenso Abb. c und d.

Normale Empfindung.   Anästhesie.   Hypästhesie.   Hyperästhesie.

empfindlichen Stellen haben nur insofern eine etwas größere Bedeutung, als sie leicht für Erkrankungen der darunterliegenden Organe gehalten werden. Der Druck auf die Haut bewirkt Schmerzen, die von dem Kranken tiefer lokalisiert werden und dadurch zu diagnostischen Fehlschlüssen, zur Annahme von Neuralgien, unter Umständen auch zur Annahme von schwereren entzündlichen Prozessen Anlaß geben.

Die Störungen der Empfindung treffen nicht allein die Haut, sondern auch die Schleimhäute. Besonders charakteristisch ist in der Beziehung die Empfindungslosigkeit der Sklera und der Hornhaut. Während bei der Berührung der Sklera mancher, bei der der Hornhaut fast ausnahmslos jeder reflektorisch zurückzuckt oder die Augen schließt, ruft die Berührung bei dem Hysterischen häufig keinerlei Abwehrbewegung hervor. Auch die Nasenschleimhaut, die beim Gesunden sehr empfindlich gegen Berührung und leise Nadelstiche ist, zeigt zuweilen der unempfindlichen Körperhälfte entsprechend eine Herabsetzung des Abwehrreflexes. Die Unempfindlichkeit des Gaumens halte ich für weniger wichtig; bei Hysterischen, die rauchen

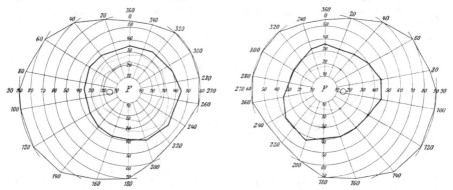

Abb. 247. Typische doppelseitige konzentrische Gesichtsfeldeinschränkung für alle Farben.

oder trinken, ist der Würgreflex nicht selten sogar besonders stark, und andrerseits fehlt er bei vielen Nichthysterischen.

Unter den Sinnesorganen ist als wichtigstes das Auge hervorzuheben. Das Sehvermögen ist zuweilen auf beiden Augen, zuweilen nur auf einem völlig aufgehoben; der Regel nach dann auf der der Empfindungslosigkeit der Haut entsprechenden Körperseite. Häufiger noch findet sich eine sehr hochgradige Gesichtsfeldeinschränkung, die in der Regel konzentrisch für alle Farben ist und meist doppelseitig (Abb. 247), wenn auch auf der unempfindlichen Seite in der Regel etwas weniger stark. Das Gesichtsfeld kann in vereinzelten Fällen völlig röhrenförmig sein, und doch kann der Kranke sich im Raume orientieren und seine Umgebung erkennen. Ich habe es sogar erlebt, daß ein Kranker mit kaum nennenswertem Gesichtsfelde ohne Schwierigkeit auf einem Teiche Schlittschuh lief. Diese Erfahrung ist deshalb wichtig, weil sie uns den Schlüssel zur Deutung des Symptoms gibt. Während eine hochgradige Gesichtsfeldeinschränkung bei Retinitis pigmentosa oder Tabaksamblyopie dem Kranken die Fähigkeit nimmt, sich im Raume zurechtzufinden, stört den Hysterischen meist die Gesichtsfeldeinschränkung überhaupt nicht, ja, er weiß in der Regel gar nichts davon, bis die Untersuchung das Symptom aufdeckt.

Man kann sich den Vorgang nur so vorstellen, daß er zwar wahrnimmt, sich aber der Wahrnehmung nicht bewußt wird. Die gleiche Erscheinung findet sich übrigens auch bei der Prüfung der Hautempfindlichkeit. Man erlebt nicht selten, daß der Kranke, dem man bei der
Prüfung zuerst jeden Stich mit „jetzt" ankündigt, und der zuerst je nach
der berührten Stelle mit „nein" und „ja" antwortet, auch dann, wenn man
das ankündigende Signal wegläßt, auf jede nicht gefühlte Berührung mit
„nein" reagiert. Würde man dieser Erscheinung nicht sehr häufig auch bei
Kranken begegnen, bei denen jeder Gedanke an Übertreibung oder Simulation ausgeschlossen ist, so würde man mit Recht daran denken müssen,
daß der Kranke simuliere. Das ist aber zweifellos nicht der Fall, kann
mindestens in der Regel als ausgeschlossen gelten. Der Kranke unterscheidet, ohne sich dessen klar bewußt zu sein, zwischen den empfundenen
und nichtempfundenen Stichen und bezeichnet die veränderte Empfindung
auf der unempfindlichen Seite als nicht wahrgenommen.

Auch hysterische Taubheit ist wiederholt beobachtet worden, dann
meist doppelseitig, Vielleicht gehören hierhin die Fälle, in denen Kinder
jahrelang anscheinend nicht hören, so daß sie oft für taubstumm oder
idiotisch gehalten werden. Sie reagieren nicht auf lärmende Geräusche und
Zurufe, auch nicht durch Zusammenfahren; die Laute, die sie von sich
geben, entsprechen aber nicht den rauhen Tönen der Taubstummen. In
späteren Jahren stellt sich von selbst das Hören und Sprechen ein. In
einem Falle überraschte ein solches Kind plötzlich durch Nachsingen
eines Liedes.

Die einseitige Taubheit entzieht sich deshalb der Regel nach der
Feststellung und entgeht auch der Aufmerksamkeit des Kranken, weil wir
wenig Wert auf die Unterscheidung zu legen pflegen, mit welchem Ohre
wir hören.

Der Geruch und Geschmack können halbseitig fehlen, nicht immer
für alle Gerüche und Geschmacksqualitäten gleichmäßig. Auch diese Erscheinung pflegt dem Kranken nur aufzufallen, wenn sie doppelseitig auftritt. Häufiger sind Hyperästhesien des Geschmacks und Geruchs; besonders in der Richtung, daß kaum merkbare Gerüche dem Kranken höchst
unangenehm sind und starke Unlustempfindungen erzeugen.

Die Störungen des Gleichgewichtssinnes sind noch wenig untersucht. Man findet sehr häufig eine Unsicherheit des Ganges mit vorein-
andergesetzten Füßen, noch häufiger ein deutliches Schwanken bei Augenschluß. Sehr charakteristisch ist folgender Versuch, der die psychogene
Natur der Erscheinung aufdeckt und sie von dem gleichen Symptom bei
Tabes oder Kleinhirnerkrankung unterscheidet. Läßt man einen Kranken,
der mit geschlossenen Füßen stark schwankt, sobald er die Augen schließt,
unmittelbar danach bei offenen Augen die Mittelfinger langsam einander
nähern, wie bei der Prüfung des Intensionszitterns, und wiederholt dieselbe
Prüfung bei geschlossenen Augen, so fällt das Schwanken fast stets fort.
Die Aufmerksamkeit des Kranken ist dann auf die Prüfung der Bewegung
der Arme gelenkt, und dadurch wird das sonst vorhandene Schwanken unterdrückt. Daß auch bei Tabes gelegentlich die Unsicherheit bei angespannter
Aufmerksamkeit nachläßt, ist nicht in Abrede zu stellen, doch ist das Schwanken bei Augenschluß auch dann noch deutlicher als bei den Hysterischen.

Zuweilen erinnern plötzlich auftretende Störungen des Gleichgewichts
in der äußeren Form durchaus an die Schwindelanfälle bei Läsionen des

Labyrinths. Dieser Pseudo-Ménière unterscheidet sich von der eigentlichen Ménièreschen Krankheit durch das Fehlen des Ohrbefundes und durch den Erfolg der Behandlung. In einem Falle sah ich neben Schwindelanfällen nach Erkrankung des Labyrinths mit allen den dafür charakteristischen Symptomen rein psychogen ausgelöste.

Bei der überaus großen Rolle, die in der Gedankenwelt der Hysterischen ihr eigener Körper spielt, kann es nicht wundernehmen, daß sie über körperliche Beschwerden aller Art immer wieder in beweglichen Tönen klagen. Einige dieser Klagen erfreuen sich einer besonderen Beliebtheit und sind derartig häufig, daß man sie geradezu, wenn auch mit Unrecht, als pathognostisch angesehen hat. Dahin gehören der Clavus und die Ovarie.

Unter Clavus versteht man einen bohrenden Kopfschmerz, der in der Regel auf der Höhe des Scheitels sitzt, ein Gefühl, als wenn ein Nagel eingeschlagen wäre; zuweilen sitzt dieser Schmerz auch mehr seitlich oder mehr im Hinterkopf oder auch in den Schläfen. Auch der Charakter ist nicht immer der eines bohrenden Schmerzes, sondern häufig der eines brennenden Gefühls, oder auch eine dumpfe, nicht genauer zu beschreibende Empfindung. Oder der Kranke klagt über ein Gefühl, als ob ein eisernes Band rund um den Kopf gelegt sei. Zuweilen lokalisiert er die unangenehme Empfindung ins Innere des Schädels: das Gehirn schwillt oder schwappt hin und her, oder aber es rieselt leise die Schädelwand entlang.

Die Ovarie entspricht dem Sitze nach ungefähr der Gegend der Ovarien und wurde deshalb früher häufig mit Erkrankungen dieser Organe in Zusammenhang gebracht. Besondere Bedeutung gewann dieser Schmerzpunkt durch den Nachweis Charcots, daß typisch hysterische Krämpfe durch Druck auf diesen Punkt ausgelöst und durch weiteren Druck wieder zum Verschwinden gebracht werden konnten. (Charcots zones spasmogènes.)

Ich habe selbst noch Kranke Charcots gesehen, die dauernd eine stark federnde Pelotte trugen, um durch den Druck das Auftreten von Krämpfen zu verhindern. Die weiteren Beobachtungen haben wohl die Häufigkeit der Schmerzempfindlichkeit in dieser Gegend bestätigt; dagegen hängt der Schmerz zweifellos nicht mit einer Erkrankung der Ovarien zusammen, wie daraus hervorgeht, daß er meist etwas höher sitzt und bei hysterischen Männern ebenso gut gefunden wird. Daß es sich bei der Auslösung der Krämpfe wie bei deren Sistierung durch Druck auf den Charcotschen Punkt nur um eine Suggestionswirkung handelt, ist wohl jetzt ganz allgemein anerkannt.

Weitere Schmerzpunkte finden sich auch unterhalb der Brustdrüsen, ebenso an einzelnen Interkostalnerven, auf den Dornfortsätzen und an sonstigen Stellen des Körpers (Abb. 246e). Auch von allen diesen Punkten lassen sich gelegentlich Krämpfe auslösen. Recht häufig ist die Schmerzhaftigkeit des Steißbeins. Sie kann so stark werden, daß sie bei den Kranken im Vordergrunde der Beschwerden steht, ihn im Sitzen hindert und im Liegen belästigt; in früherer Zeit hat man gelegentlich das Steißbein deshalb exstirpiert, zuweilen mit, zuweilen ohne Erfolg. Denn auch in diesen Fällen handelt es sich natürlich nicht um organische Erkrankungen.

Man kann in der Beurteilung der Schmerzen Hysterischer nicht vorsichtig genug sein. Typische Schmerzen, wie sie sonst in der gleichen charakteristischen Weise nur bei Magengeschwüren vorkommen, Schmerzempfindlichkeit der Gallenblase, Schmerzen in der Nierengegend, vor allem neuerdings auch in der Gegend des Blinddarms, haben schon häufig zu Fehldiagnosen und zu überflüssigen Operationen Anlaß gegeben. Ich möchte aber doch hier schon ausdrücklich hervorheben, daß vielleicht gerade bei Hysterischen doppelte Vorsicht in der Annahme, daß neu auftretende Schmerzen stets als hysterische aufzufassen sind, angebracht ist. Sie können begreiflicherweise auch einmal organisch bedingt sein, wenn ich auch glaube, daß im allgemeinen der umgekehrte Fehler, daß fälschlich eine organische Grundlage angenommen wird, häufiger gemacht wird.

Ein merkwürdiges Symptom, merkwürdig wenigstens insoweit, als es in seiner Erklärung recht unklar ist, stellt der sogenannte Globus hystericus dar. Wir bezeichnen so ein Gefühl, als ob eine Kugel, ein harter Gegenstand etwas unterhalb des Kehlkopfes oder in der Speiseröhre säße, als ob beim Schlucken dort ein Hindernis überwunden werden müsse, oder auch sehr häufig eine Empfindung, als ob ein Knäuel, eine Feder, eine Blase in der Speiseröhre auf und ab steige. Die unangenehme Sensation kann gelegentlich zu einer Schluckangst führen, so daß die Kranken sich vor jeder Nahrungsaufnahme scheuen, unter Umständen geradezu die Nahrung verweigern.

Mit dieser Aufzählung ist das Heer der schmerzhaften Stellen und und körperlichen Beschwerden nicht entfernt erschöpft. Es hieße aber geradezu jedes einzelne Organ, jede einzelne Region des Körpers aufzuzählen, wollte man sämtliche Möglichkeiten oder auch nur die häufigeren einzeln anführen.

Vasomotorische und trophische Störungen. Zu den strittigsten Fragen der Hysterie gehört die, ob es wirklich ein hysterisches Fieber gibt. Mir selbst ist noch nie ein unzweifelhafter Fall begegnet. Die Fälle, in denen vom Arzte gemessenes Fieber, bei dem jede Täuschung durch Reiben des Thermometers ausgeschlossen ist, nur auf die Hysterie zurückgeführt werden konnte, sind auch in der Literatur sehr spärlich. Viele Autoren lehnen deshalb auch die Annahme ab, daß es ein hysterisches Fieber gäbe. Ist es doch nie ganz ausgeschlossen, daß trotz sorgfältigster körperlicher Untersuchung auch von einem guten Beobachter eine die Temperatursteigerung bedingende körperliche Erkrankung übersehen werden kann. Immerhin erscheint es fraglich, ob man die Möglichkeit eines rein hysterischen Fiebers prinzipiell ablehnen kann, wenn man in Betracht zieht, wie außerordentlich stark bei Hysterischen das vasomotorische System suggestiver und antosuggestiver Beeinflussung zugänglich ist.

Eine sehr große Zahl Hysterischer zeigt schon bei einfacherem Bestreichen der Haut mit der Fingerkuppe starkes und lange andauerndes Nachröten, nach einem etwas derberen Hautreize wie beim Bestreichen mit dem Stiele des Perkussionshammers sehr häufig in der Form, daß sich rechts und links von einem völlig anämischen Streifen, der zuweilen leicht erhaben ist, eine dunkelrote Verfärbung zeigt. Bei anderen wieder stellt sich eine mehr oder weniger deutliche Quaddelbildung ein, nicht selten auch ohne Berührung der Haut, schon auf Grund von Vorstellungen, besonders ekelerregender.

Fast immer zeigen gelähmte oder contracturierte Gliedmaßen eine blaurote Färbung. Diese, auch als oedème bleu bezeichnete Verfärbung, die meist mit einer Schwellung der befallenen Körperteile einhergeht, tritt auch ohne erkennbare Ursache auf und kann ebenso wie die als oedème blanc bekannte anämische Abart wochen-, ja monatelang bestehen bleiben. Sehr häufig sind diese Schwellungen überaus schmerzhaft und quälend, nicht selten auf ganz kleine und symmetrische Körperstellen beschränkt.

Ob wirklich trophische Störungen in Form von Geschwüren vorkommen, muß dahingestellt bleiben. Der weitaus größte Teil ist sicher künstlich von den Kranken hervorgerufen. Die Lust am Täuschen und die Virtuosität des Täuschens ist bei den Hysterischen so groß, daß man allen solchen merkwürdigen Erscheinungen gegenüber nicht vorsichtig genug sein kann. Aber nach Abzug aller fraglichen Fälle bleiben immerhin genügend Anhaltspunkte zurück, die uns beweisen, daß bei Hysterischen die Gefäße ungewöhnlich leicht und ungewöhnlich lebhaft auf Reize aller Art reagieren, und so läßt sich vielleicht denken, daß in ganz vereinzelten Fällen die lokale Ischämie zu Geschwürsbildung führen, oder daß durch vasomotorische Einflüsse eine Temperatursteigerung zustande kommen kann. Der Ausdruck hysterische Temperatursteigerung wäre wohl zutreffender als der des hysterischen Fiebers, weil die sonstigen Erscheinungen des Fiebers, Pulsbeschleunigung, Austrocknen der Zunge, Benommenheit, erhöhte Konzentration des Urins zu fehlen pflegen.

Anfallsweise Pulsbeschleunigung ist ein nicht gar so seltenes Symptom; zumal in der Erregung kann die Pulszahl außerordentlich in die Höhe schwellen. Pulsverlangsamung ist dagegen sehr selten, wenn auch mehrfach beobachtet. Druck auf schmerzempfindliche Stellen ruft in der Regel eine Beschleunigung des Pulses, der sonst qualitativ unverändert bleiben kann, hervor, ebenso schnelle Bewegungen.

Wir dürfen wohl auch die Störungen der Sekretion ohne Zwang den vasomotorischen anreihen. Unter diesen sind einseitiges, sich an Erregungen anschließendes Schwitzen, profuse wässerige Durchfälle ohne jedes sonstige Zeichen von Verdauungsstörung, starkes Fließen der Nase — ich sah es einmal wochenlang genau um die gleiche Tageszeit und von stets gleicher Dauer einer Stunde — die häufigsten. Auch eine langandauernde Polyurie, deren hysterische Natur durch die Wirksamkeit der Behandlung bewiesen werden kann, ist kein seltenes Symptom, während man den Fällen von Anurie gegenüber doch wohl mit Recht etwas skeptisch sein darf. In einem mir bekannten Falle hatte eine Kranke längere Zeit eine Anurie dadurch vorgetäuscht, daß sie für ihre Kopfschmerzen nasse Tücher auflegte, in die sie den Urin ließ.

Störungen der Beweglichkeit. Lähmungen und Contracturen, Lähmungen können plötzlich, scheinbar ohne jeden äußeren Anlaß (in einem meiner Fälle erwachte ein Kranker mit einer Parese des Armes, nachdem er geträumt hatte, er sei bei einer Rauferei verletzt worden), eintreten, schließen sich aber meist an einen Schreck, eine Verletzung oder eine sonstige greifbare Ursache an. Oder aber sie entwickeln sich langsam, so daß erst ein Schwächegefühl und dann allmählich eine völlige Lähmung sich ausbildet.

Es läßt sich schwer abschätzen, wie häufig die Lähmungen bei der Hysterie vorkommen; scheinen doch dabei merkwürdige lokale Verschiedenheiten aufzutreten. So finden Briquet und Voß bei ungefähr einem Viertel aller Hysterischen Lähmungen, während nach meiner eigenen Beobachtung, die mit denen anderer, insbesondere deutscher Autoren übereinstimmt, völlige Lähmungen, ja auch nur teilweise Paresen erheblich seltener sind.

Die Lähmungen der Hysterie sind entweder schlaff oder mit Contracturen verbunden. Sie können halbseitig sein und dadurch cerebrale

Hemiplegien vortäuschen, oder sie sind paraplegisch oder monoplegisch oder beschränken sich auf die Hand, den Fuß. In den meisten Fällen wird man in der Begleitung der Lähmungen Empfindungsstörungen, auch im Bereiche der Sinnesorgane der gleichen Seite, seltener auf der anderen finden. Die Reflexe bleiben normal oder sie zeigen auf der gelähmten Seite eine Steigerung, die bis zu Fußklonus und Patellarklonus gehen kann. Der Babinskische Reflex ist aber nie beobachtet worden. Das Äußere der gelähmten Glieder kann selbst bei längerdauernder Lähmung ganz unverändert bleiben. Zuweilen verbindet sich die Lähmung auch mit ödematösen oder einer mehr prall sich anfühlenden Schwellung

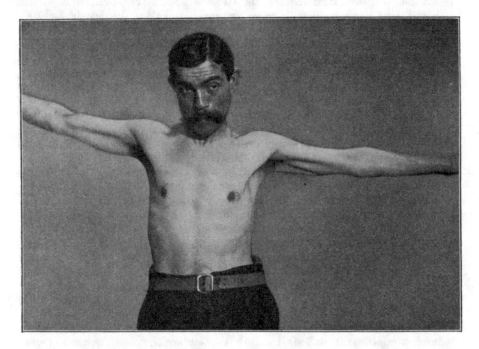

Abb. 248. Parese des linken Armes mit starker Abmagerung.
Krampf im Musc. coracobrachialis.
Photographiert während eines Versuches, beide Arme in gleicher Höhe ausgestreckt zu halten.

und Verfärbung der befallenen Glieder. Hochgradige Abmagerungen ohne Veränderung der elektrischen Erregbarkeit finden sich neben Fällen ohne jeden Muskelschwund. Bei den hysterischen Lähmungen fällt oft die starke Contractur der Antagonisten beim Versuche, die gelähmten Gliedmaßen zu heben, auf (Abb. 248).

Seltener sind die Gesichtsmuskeln, die Zunge, die Augenmuskeln und offenbar nur ganz vereinzelt die inneren Augenmuskeln beteiligt. Doch sind Fälle von Pupillenstarre (nicht aber von reflektorischer) von zuverlässiger Seite beschrieben worden.

Auch die inneren Organe zeigen zuweilen Lähmungen. Dahin gehört vor allem die hysterische Aphonie. Sie kann als völlige Stimmlosigkeit oder in der Form auftreten, daß der Kranke mit leiser heiserer Stimme gerade noch zu sprechen vermag; nur selten ist eine völlige Unfähigkeit, zu sprechen, beobachtet worden. Auch hysterisches Stottern, das gelegentlich nur bestimmten Personen gegenüber oder bei ganz bestimmten Buchstaben auftritt, ist nicht selten. Meist handelt es sich dabei um eine rein psychische Störung, doch bemerkt man dabei auch krampfartige Bewegungen der Zunge, der Lippen und des Kehlkopfes.

Hysterische Durchfälle, soweit sie nicht als sekretorische Anomalien gedeutet werden müssen, dürften wohl im Zusammenhange mit einer Lähmung des Darmes und vielleicht des Schließmuskels stehen. Sicher beobachtet habe ich in mehreren Fällen stärkere Blasenlähmung, die Oppenheim für sehr selten hält. Sie ist nicht selten, wenn man, wie ich, geneigt ist, die lange Jahre hindurch bestehende nächtliche Inkontinenz dahin zu rechnen. Die Berechtigung dazu scheint mir aus der Therapie hervorzugehen. Aber auch, abgesehen von diesen, kenne ich mehrere Fälle von hysterischer Blasenlähmung, die alle gleichmäßig die Eigentümlichkeit zeigten, nur unter ganz bestimmten psychischen Voraussetzungen und bei ganz bestimmten Gelegenheiten regelmäßig aufzutreten. Psychogener Urindrang, der allerdings nur zu quälenden Empfindungen, nicht zu direktem Urinabgang zu führen pflegt, ist sehr häufig.

Eine besondere Beachtung verdient die zuerst von Blocq beschriebene Astasie-Abasie. Gerade bei dieser Form läßt sich zuweilen die psychische Genese besonders hübsch erkennen. Der Kranke ist von seiner Unfähigkeit, zu gehen und zu stehen, so überzeugt, daß er sich, sobald man ihn auf die Beine stellt, auf den Boden fallen läßt, während er im Bett die Beine durchaus gut bewegen kann. Möbius hat sogar als besonderes Kennzeichen hervorgehoben, daß der Kranke im Liegen und Sitzen die Beine frei bewegen kann, während ihm das Stehen und Gehen vollständig unmöglich ist. Ich möchte nicht, wie Cramer, die unter dem Namen Stasobasophobie (Mingazzini) beschriebenen Fälle von der Abasie-Astasie trennen, da sich im einzelnen Falle der psychische Vorgang, der die Erscheinung hervorruft, doch nicht immer genügend nachweisen läßt, um die Angst als ausgeschlossen betrachten zu dürfen.

Häufiger als die völlige Unfähigkeit, zu stehen und zu gehen, sind die Störungen des Ganges. Meist verbunden mit allerhand spastischen Erscheinungen (Nonnes pseudospastische Parese mit Tremor) geben sie dem Gange etwas Eigentümliches, das von vornherein den Gehstörungen bei Rückenmarkerkrankungen wenig ähnlich ist. Beobachtet man die Kranken genauer, so sieht man, wie sie durch unzweckmäßige Anspannung wechselnder Muskeln das Gehen fast unmöglich machen. In Abb. 249 und 250 tritt diese Erscheinung sehr hübsch hervor. Der Kranke, der angeblich keinen Schritt zu gehen vermochte, kann sich auch in schwierigen Stellungen, — auf der Abb. 250 wurde er in schnellem Tempo durch einen großen Saal geführt — im Gleichgewicht halten.

Die Muskelspannungen begleiten die hysterischen Lähmungen fast regelmäßig. Daneben treten sie auch unabhängig von jeder Parese, oft in einer Weise auf, daß die Franzosen sogar von einer diathèse de contracture gesprochen haben. Indessen sind die Contracturen zweifellos in Deutschland nicht so häufig, daß diese Bezeichnung gerechtfertigt wäre. Sie finden sich als dauernde Contracturen und fixieren dann ein Glied, ein Gelenk oft in einer Weise, daß jeder Versuch, das Glied zu beugen oder, im Falle der Beugecontractur, zu strecken, scheitert. Man beoachtet

sogar häufig, daß bei jeder passiven Veränderung der Stellung die ohnehin
schon recht starke Spannung der Muskeln sofort noch zunimmt. Die Dauer-
formen der Contractur können selbst jahrelang unverändert bestehen bleiben.
Zuweilen, wenn auch nicht immer, bleiben die Contracturen auch während
des Schlafes bestehen; in der Chloroformnarkose lösen sie sich oder
sind doch wenigstens passiv zu beseitigen.

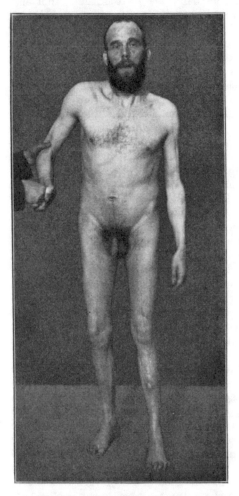 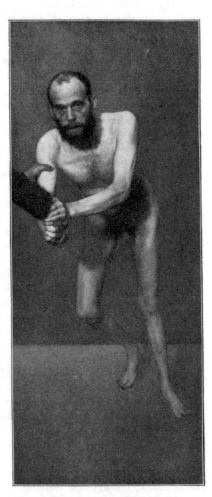

Abb. 249. Hysterische Dysbasie.   Abb. 250. Hysterische Dysbasie.
Im Begriff zu gehen; starkes Zusammenziehen   Derselbe Kranke während schnellen
der Zehen.   Gehens.

Bei der Entstehung spielen, wie ich dies im Gegensatz zu Binswanger
annehme, psychische Vorstellungen doch eine große Rolle. Das beweist
die Möglichkeit, die Contracturen in der Hypnose, durch den Magneten
oder durch Franklinisation zu beseitigen oder durch Auflegen von Metall
mittels Transfert auf die andre Seite zu übertragen. Einmal sah ich eine
Streckcontractur des Beines, die entstanden war, als eine Beugecontractur

in der Narkose gestreckt und durch einen Gipsverband einige Tage fixiert worden war.

Neben den Gliedmaßen, die meist in toto befallen zu sein pflegen (Abb. 251), findet man auch einige Muskeln in langdauernden Contracturen, meist begleitet von Schmerzen. Im Verhältnis zu den Extremitäten sind die Contracturen im Bereich der Gesichtsmuskulatur selten. Zuweilen entwickeln sich die Contracturen im Bereiche bestimmter Muskelgruppen, die ein erkranktes Gelenk fixieren; der Muskelkrampf bleibt aber auch dann noch bestehen, wenn die Schmerzhaftigkeit des Gelenks längst geschwunden ist.

Neben diesen langdauernden Contracturen finden wir die intermittierend auftretenden, zuweilen in der Form, daß der Druck auf bestimmte hysterogene Zonen bestimmte Muskeln zum Zusammenziehen bringt. Andere Male entwickeln sich die Contracturen bei bestimmten Bewegungen. Auf der Abb. 248 sieht man eine Contractur des Coracobrachialis beim Versuch, den paretischen Arm in der gleichen Stellung zu erhalten, wie auf der nicht gelähmten Seite. Auch beim Senken des Armes bleibt die Anspannung des Muskels noch kurze Zeit bestehen.

Bei den Fällen von dauernden wie von intermittierenden Contracturen wird man selten Sensibilitätsstörungen der Haut vermissen, sei es in Form von Unempfindlichkeit oder von

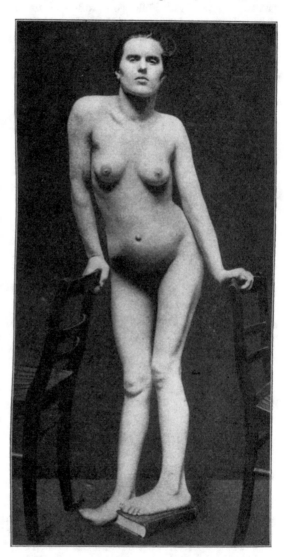

Abb. 251. Hysterische Contractur der linken Hüfte. Heilung durch Suggestion.
(Nach Schoenborn und Krieger.)

Überempfindlichkeit. Und ich möchte doch mit Binswanger annehmen, daß Schmerzhaftigkeit in den angespannten Muskeln wohl kaum je vermißt wird. Die Contracturen verdienen auch deshalb Beachtung, weil gelegentlich eine Parese durch die Contractur der Antagonisten vorgetäuscht

wird. Sie gehören jedenfalls mit zu den lästigsten Erscheinungen im Bilde
der Hysterie.

Hier mag gleich noch das hysterische Zittern angereiht werden.
Ein typisch hysterisches Zittern gibt es nach meiner Erfahrung nicht. Wir
kennen ebenso gut Fälle von außerordentlich feinschlägigem, fast unmerk-
lichem Zittern, das nur bei lebhaften Affekten deutlicher wird, wie Fälle,
in denen ganz grobe, fast stoßweise Zuckungen auftreten, die manchmal
geradezu etwas Beabsichtigtes haben. In der Regel wird das Zittern
geringer und kann ganz ver-
schwinden, wenn der Kranke
abgelenkt wird. Bei anderen
bleibt es aber auch dann bestehen. So erklärt es sich,
daß bei einzelnen, sehr lebhaft zitternden Kranken die
Schrift, die ja in der Regel
die Zitterbewegungen sehr
hübsch wiedergibt, ganz ungestört ist, während bei anderen (Abb. 253) das Zittern
sehr deutlich zu erkennen ist.

Die hysterischen An-
fälle. Die klassischen Arbeiten
der Charcotschen Schule,
insbesondere von Richer,
haben zweifellos dem Stadium
unklarer Verworrenheit über
die Bedeutung und Formen
der hysterischen Krämpfe
ein Ende gemacht. Über-
raschenderweise finden sich
aber diese typischen Anfälle
von grande hystérie in andern Ländern sehr viel seltener.
Heute kann wohl als sicher
feststehend betrachtet werden,
daß nichts so ansteckend
wirkt, wie der hysterische
Anfall. Und wenn sich derartige Attacken bei einem

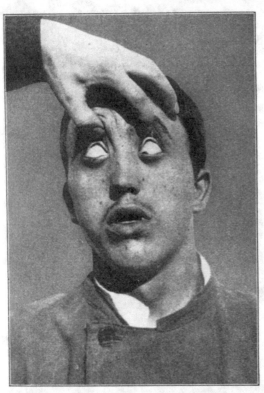

Abb. 252. Hysterischer Konvergenzkrampf
von ungewöhnlicher Intensität.
(Nach Schoenborn und Krieger.)

Kranken oder in einem Krankenhause häufen, so liegt es daran, daß den
Anfällen zu viel Beachtung geschenkt worden ist.

Die Salpetrière, der Ort, an dem Charcot und seine Schüler ihre Studien
machten, hat nicht nur alle schweren Fälle von Hysterie gesammelt, sondern
auch den Kranken Gelegenheit geboten, voneinander zu lernen. So erklärt
es sich, daß nirgendwo sonst eine so große Zahl klassischer Anfälle zur
Beobachtung gekommen ist, und daß, seitdem man sie mehr zu ignorieren
gelernt hat, ihre Zahl und Ausbildung überhaupt abgenommen hat. Jedenfalls bleiben die von Binswanger angegebenen Prozentsätze von Hysterischen mit Anfällen weit hinter denen der Franzosen und auch hinter dem
von Voß für Petersburg festgestellten zurück; und ich selbst habe trotz

eines großen Materials von Hysterischen doch nur vereinzelt Hysterische mit großen Anfällen in der von Richer beschriebenen Ausbildung und auch die rudimentären Formen nicht allzu häufig gesehen.

Der typisch hysterische Anfall verläuft etwa so: Ein Ärger, ein Kummer, ein Schreck oder auch ein freudiger Anlaß, bei einzelnen Kranken der Druck auf einen der spasmogenen Schmerzpunkte lösen den Anfall aus. Meist gehen Prodrome voraus, bestehend in allgemeinem Unbehagen, Kopfdruck, Empfindsamkeit der Magengegend, Gefühl des Aufgeblähtseins, Globus, Gähnen, aber auch in Angst, gelegentlich in einer vereinzelten Sinnestäuschung. Dann fällt der Kranke mehr oder weniger plötzlich hin.

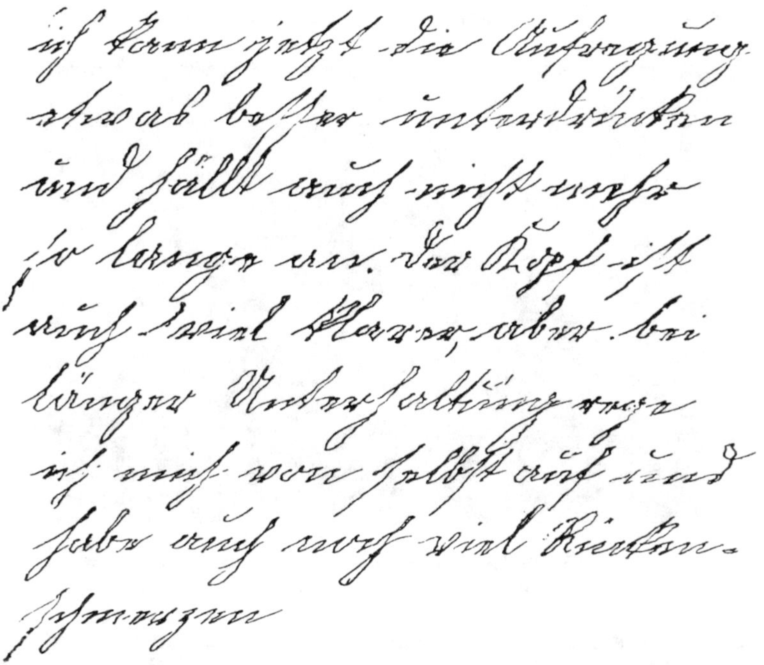

Abb. 253. Hysterischer Tremor. (Sehr charakteristischer Inhalt des Schreibens.)

Da meist das Bewußtsein nicht allzu schnell zu schwinden pflegt, so stürzen die Kranken nicht wie bei der Epilepsie wie vom Blitz geschlagen nieder, sondern können noch einen Stuhl, ein Bett aufsuchen oder sich langsam auf den Boden niedersinken lassen. Doch möchte ich ausdrücklich bemerken, daß wir die gleichen Erscheinungen auch bei Epileptikern gelegentlich beobachten können. Bei diesem langsamen Niedersinken kommt es so gut wie nie zu Verletzungen. Eine nennenswerte Verletzung habe ich meines Erinnerns nur zweimal gesehen. Das eine Mal unmittelbar, nachdem ich die Kranke als Beweis, daß ihre Anfälle nicht epileptisch seien, auf das Fehlen jeglicher Selbstbeschädigung trotz häufigen Hinstürzens hingewiesen hatte.

Nun beginnt das Stadium der Krämpfe, Richers période épileptique. Sie ähneln häufig genug den ungeordneten Zuckungen, dem wilden Hin- und Hergeworfenwerden der Gliedmaßen des Epileptikers im

Anfall, so daß die Differentialdiagnose außerordentlich schwierig sein und nur aus den Begleiterscheinungen des gesamten Krankheitsbildes, dem Verlaufe des Anfalls und der Therapie gestellt werden kann. Meist allerdings tragen die Zuckungen mehr den Charakter einer coordinierten Bewegung, die Kranken klopfen, hämmern, stoßen und treten, zuweilen ganz rhythmisch. Die Bewegungen dauern in der Regel nicht lange, oft überwiegt die tonische Starre des ganzen Körpers.

Die Gesichtsfarbe bleibt unverändert oder wird blaß; selten sieht man eine starke zyanotische Verfärbung des Gesichts und des Körpers. Versucht man, die Augen zu öffnen (zuweilen bleiben sie auch weit offen), so weicht der Bulbus nach oben aus, so daß es nicht leicht ist, die Pupillenreaktion zu prüfen. Sie scheint selten zu fehlen. In einem

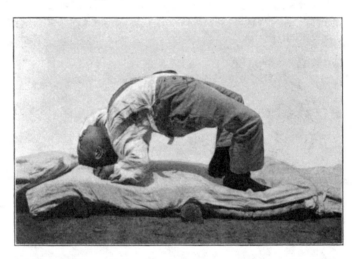

Abb. 254. Hysterischer arc de cercle bei 9jährigem Knaben.
(Nach Schoenborn und Krieger.)

Falle untersuchte ich gerade zufällig die Pupillenreaktion und war erstaunt, eine Pupillenstarre zu finden. Unmittelbar danach verfiel der Patient in einen typisch hysterischen Anfall.

Zungenbisse sind trotz lebhafter Krämpfe äußerst selten und dann meist nur ganz oberflächlich. Dagegen habe ich vereinzelte Male unfreiwilligen Urinabgang bei zweifellos hysterischen Anfällen gesehen. Die Reflexe sind in der Regel unverändert, zuweilen aber auch bis zum Fußklonus gesteigert, die Empfindung erloschen; doch ist in diesem wie in den anderen Stadien zuweilen die eigentümliche Beobachtung zu machen, daß ein energischer Nadelstich oder das Anspritzen mit Wasser das erstemal eine deutliche Reaktion hervorrufen, dann aber nicht wieder.

Nach einer nicht immer deutlichen Ruhepause, in der der Kranke ganz erschlafft und erschöpft daliegt, beginnt das zweite Stadium, Richers période des contorsions et des grands mouvements. Der Kranke beginnt, sich um sich selbst zu drehen, streckt die Beine in die Luft, turnt, oder er bohrt den Kopf ins Kissen, eine eigentümliche Stellung, die, überaus häufig, auch da auftritt, wo es nicht zur Bildung eines Kreisbogens kommt. Bei dem typischen arc de cercle ruht der ganze Körper auf den

Fersen und dem Kopfe (Abb. 254). Die Mannigfaltigkeit der Stellungen, die der Kranke einnimmt, ist außerordentlich groß, und man hat oft den Eindruck einer schlangenmenschartigen Beweglichkeit, auch bei sonst ungelenken Personen. Der Name clonisme, den Charcot dieser Phase des Anfalls gab, charakterisiert die merkwürdigen Positionen sehr glücklich.

Allmählich bekommen die Stellungen etwas Gewolltes, Poseartiges: Grüß- und Drohbewegungen, Verbeugungen, Tanzschritte leiten in das Stadium der attitudes passionelles über. Ich sehe keinen Anlaß und keine Möglichkeit, dieses von der période de délire, die Richer als vierte Phase schildert, abzutrennen. Der Kranke springt auf, seine Haltung, seine Gesichtszüge lassen erkennen, daß er die Beute eines lebhaften Affektes ist. Er schauspielert — nebenbei in diesem Stadium unbewußt —, hält eine große Rede mit pathetischer Betonung und lebhaften Gesten, flüchtet vor einer Schlange, einem wilden Tier, sucht einer Feuersbrunst zu entgehen, wehrt sich heftig gegen Anschuldigungen, die er zu hören scheint. Oder er benimmt sich wie ein Kind, spielt mit der Puppe, sammelt Blumen, jagt Schmetterlingen nach, klettert auf Tische und Stühle. Oder er versinkt in schwärmerische Verzückung, sieht Himmelserscheinungen, zu denen er laut und ausdrucksvoll betet. Es ist nicht zu verkennen, daß diese Phase, die stundenlang währen kann, und in der die Kranken sich mit einer ihnen sonst oft fremden Gewandtheit und Freiheit bewegen und sprachlich zu äußern vermögen, einen packenden Eindruck der Lebenswahrheit macht, der über den Wert der in solchen Zuständen gemachten Äußerungen, Prophezeiungen und Reminiszenzen den Unkundigen leicht täuscht und oft genug den Anlaß zur Idee, die Kranken seien besessen oder von Gott begnadet, gibt.

Der Anfall schließt mit einem, nur ausnahmsweise lange dauernden Schlafe oder geht ohne weiteres in volle Klarheit über. Nur da, wo das Stadium der Krämpfe lange gedauert hat, pflegt die Abgeschlagenheit groß zu sein. Sonst fühlen sich die Kranken überraschend wohl in Anbetracht der langen Dauer der Zustände.

Diesen großen Anfällen stehen die rudimentären gegenüber, bei denen eine oder mehrere Phasen fehlen oder auch nur kurz angedeutet sind. So sieht man gelegentlich Kranke plötzlich den Kopf in die Kissen bohren, kurze Zeit vor sich hinstieren, um dann wieder zu sich zu kommen. Oder es stellen sich Krämpfe oder tonische Starre ein, die in wenigen Minuten enden, ohne daß sich ein weiteres Stadium anschießt. Oder es treten nur die theatralischen Szenen ein, und es fehlen die Krämpfe. Gelegentlich beschränkt sich der Anfall auf eine kürzere oder längere Zeit der Bewußtseinstrübung, in der das Mißverhältnis zwischen der scheinbaren Besonnenheit und der Unfähigkeit, auf einfache Fragen zu antworten, das auffälligste Symptom ist. (Ganserscher Dämmerzustand.)

Jedenfalls hat die Erfahrung gezeigt, daß die genaue Trennung in drei oder vier Phasen unmöglich ist, daß die einzelnen Zustände ineinander übergehen, und daß die volle Ausbildung des Anfalles in der beschriebenen Weise als recht selten zu bezeichnen ist.

Sehr eigentümlich sind die als Lethargie bezeichneten Zustände, in denen die Kranken plötzlich einschlafen und unter Umständen tagelang in diesem Schlaf verharren. Man hat derartige Zustände auch als Autohypnose bezeichnet, da sie gelegentlich bei solchen Kranken auftraten, die früher öfter hypnotisiert worden waren. Doch kommen sie weit häufiger bei Kranken vor, die nie in ihrem Leben hypnotisiert worden sind. Die Wesensgleichheit beruht zweifellos in der Suggestion, der in dem Kranken aus meist unbekannten Gründen auftauchenden Idee, schlafen zu müssen. Die Erinnerung an diese Zustände ist meist nur bruchstückweise erhalten, ebensowie bei den Anfällen von grande hystérie der Kranke nur einen Teil oder gar nichts von allen Vorgängen zu wissen pflegt.

Ob man auch die sonstigen Anfälle hier anreihen soll, erscheint mir fraglich. Es kommen z. B. bei Hysterischen langdauernde Husten- oder Nies- oder Gähnanfälle oder ein von dem Kranken überaus unangenehm empfundener Zwang zum Nicken vor, oder der Kranke gerät bei einem plötzlichen Geräusch in ein rhythmisches Tanzen. Diese Anfälle unterscheiden sich von den vorher geschilderten dadurch, daß sie nie mit Bewußtseinsverlust oder Bewußtseinstrübung einhergehen. Das gleiche gilt von den Lach- und Weinkrämpfen. Die Weinkrämpfe sind nichts weiter, als nervös übertriebene Affektäußerungen, die der Kranke nicht zu beherrschen vermag. Dagegen haben die Lachkrämpfe sehr häufig etwas Zwangsartiges, insofern, als sie nicht der Stimmung des Kranken entsprechen, vielmehr gerade bei ganz ungeeigneten Situationen wie eine Art Kontrasterscheinung auftreten.

Die hysterischen Psychosen möchte ich aus der Betrachtung ausscheiden. Es würde zu weit führen, wollte ich meine Auffassung begründen, nach der wir eigentlich nicht berechtigt sind, eine selbständige Krankheitsform als hysterisches Irresein abzugrenzen. Wir kennen außer den erwähnten kurzdauernden Verwirrtheitszuständen, die Ganser beschrieben hat, wohl auch sonst hysterische Dämmerzustände; doch stehen diese dem Bilde der grande hystérie sehr nahe. Wir kennen ferner die Hineinmengung hysterischer Züge in viele Krankheitsbilder, wie z. B. ins manisch-depressive Irresein; begreiflich bei der nahen Verwandtschaft und der Entwicklung auf dem Boden endogener Veranlagung. Aber die Abgrenzung gegenüber den Formen geistiger Störung, die nur äußerlich eine gewisse Ähnlichkeit einzelner Symptome zeigen, würde an dieser Stelle unangebracht sein.

Differentialdiagnose. Die Hysterie kann alle Krankheitsbilder vortäuschen, und zwar mit solcher Vollkommenheit, daß es auch für den Erfahrensten schwer sein kann, sich vor Fehlgriffen zu schützen. Die überraschend echte Nachahmung selbst komplizierter Krankheitsbilder wird um so größer, je mehr der Kranke Gelegenheit hat, in Krankenhäusern oder in großen Kulturzentren von anderen Kranken zu lernen. Es handelt sich dabei nicht um ein bewußtes Nachahmen, wenigstens der Regel nach nicht.

Der Gesichtspunkt, daß ein Kranker aller Wahrscheinlichkeit nach keine Gelegenheit hatte, eine organische Erkrankung zu sehen, erleichtert zuweilen, aber durchaus nicht immer die Diagnose. Ich sah z. B. eine von mehreren tüchtigen Nervenärzten diagnostizierte Bulbärparalyse mit typischer bulbärer Sprach- und Schluckstörung bei einem Mädchen, das aus einem entlegenen Dorfe kam und sicher noch keine Bulbärparalyse gesehen haben konnte. Die Erscheinungen waren ohne jede sonstige Therapie sofort mit der Aufnahme ins Krankenhaus verschwunden. Nach Jahren traten dann paraplegische Erscheinungen auf, die ebenfalls wieder verschwanden.

Man kann aber auch nach der anderen Richtung sündigen und zu häufig Hysterie diagnostizieren. Ich will nur einige der vielen Fälle, die ich gesehen habe, erwähnen. Ein wegen der sonstigen nervösen Beschwerden von Haut- und Nervenspezialisten (zu letzteren rechne ich auch Vertreter der inneren Medizin) für psychogen gehaltenes Hautjucken war eine Folge mangelhafter Funktion der Gallenblase. Es war verabsäumt worden, den Urin zu untersuchen. Ein nervöses Kind mit Anfällen galt für hysterisch, bis die sorgfältige Prüfung des Sprachschatzes eine deutliche Asymbolie und damit die organische Grundlage des Leidens aufdeckte. Wiederholt habe ich durch die Untersuchung des Augenhintergrundes Hirntumoren und multiple Sklerosen da gefunden, wo bisher die Diagnose der Hysterie gestellt worden war. Trigeminusneuralgien entpuppten sich als Kieferhöhleneiterungen, allgemeine nervöse Schwäche als Diabetes.

Derartige Fehldiagnosen, die wohl jeden begegnet sind, und deren wohl auch jeder einige gestellt hat, sind nur dann zu vermeiden, wenn man vom Augenhintergrunde bis zur Urinuntersuchung nichts unberücksichtigt läßt. Dazu rechne ich aber nicht nur diejenigen Funktionen, die der Arzt eigentlich selbstverständlich untersuchen müßte, die körperlichen, sondern möchte dringend raten, gerade auch dem psychischen Zustande recht viel Augenmerk zuzuwenden. Dann wird es nicht vorkommen, daß ein Magengeschwür diagnostiziert wird, wo eine genaue Sensibilitätsprüfung neben der Überempfindlichkeit der Magengegend auch sonstige über- oder unterempfindliche Stellen aufgedeckt hätte, eine Blinddarmentzündung, wo es sich um eine einfache Ovarie handelt.

Die Diagnose der Hysterie muß unbedingt davon ausgehen, den konstitutionellen Zustand festzustellen. Dessen muß man sich stets bewußt bleiben. Denn wir finden einerseits allerhand psychogene Züge bei Nichthysterischen und sehr häufig gerade als Begleiterscheinung schwerer organischer Erkrankungen; und andrerseits fehlen die Stigmata gar nicht so sehr selten oder sind so verborgen, daß nur eine mühsame Untersuchung, die beispielsweise bei der Sensibilitätsprüfung keine Stelle des Körpers übergeht und alle Empfindungsqualitäten prüft, sie aufzudecken vermag.

Im allgemeinen liegt es im Interesse des Kranken, wenn in fraglichen Fällen der Arzt der ernsteren Krankheit sich zuneigt, weil er dann weniger Gefahr läuft, in der Behandlung etwas zu versäumen. Das gilt aber nicht für die Hysterie. Sie kann nur verschlimmert werden, wenn den einzelnen Erscheinungen zu große Aufmerksamkeit zugewendet wird, und die zahlreichen, auf Grund von Fehldiagnosen operierten Hysterischen beweisen am besten, daß der Arzt der Hysterie gegenüber nicht vorsichtig genug sein kann.

Er muß nach zwei Richtungen hin sich vor Fehlgriffen hüten. Einmal in der, daß er nicht, vielleicht verführt durch die theatralische Art des Klagens oder die Oberflächlichkeit der Beschwerden, organische Erkrankungen übersieht, und andrerseits vermeiden, organische Erkrankungen anzunehmen, wo nichts vorliegt, als eine psychogene Erscheinung. Es darf nie vergessen werden: einzelne Symptome, die wir für gewöhnlich als hysterisch zu bezeichnen pflegen, sind noch kein Beweis für Hysterie, und umgekehrt ist eine Hysterie nicht da auszuschließen, wo wir nicht sofort in die Augen springende Stigmata finden.

Wollte man erörtern, welche diagnostischen Schwierigkeiten besonders beachtet werden müssen, so müßte man so ziemlich alle Krankheiten der Reihe nach besprechen. Ich will mich deshalb nur auf die häufigsten beschränken. Wohl am wichtigsten ist die Abgrenzung gegenüber der Epilepsie. Ich stehe im Gegensatz zu Cramer auf dem Standpunkte, die sogenannte Hystero-Epilepsie abzulehnen. Es kann natürlich nicht in Abrede gestellt werden, daß ein Hysterischer, etwa nach einer Schädelverletzung, typische epileptische Anfälle bekommen, ebensowenig, daß ein Epileptiker allerhand hysterische Erscheinungen aufweisen kann. Aber die beiden Erkrankungen sind doch zu verschieden, als daß nicht der Begriff der Hystero-Epilepsie zu einer Verwässerung der Begriffe und auch wohl zu Fehlgriffen führen würde.

Ich kann nicht zugeben, daß es Krampfanfälle gibt, die man mit Oppenheim als intermediär bezeichnen könnte, die zwischen der Epilepsie und Hysterie stehen. Ich gestehe gern, daß es auch für den Erfahrenen oft äußerst schwierig ist, den einzelnen Anfall mit Bestimmtheit der einen oder anderen Krankheit zuzuweisen. Aber tatsächlich ist ja auch der Anfall nur ein Symptom einer Krankheit. Die Krankheit Epilepsie aber besteht nicht nur in Krampfanfällen, sondern läßt auch sonst andersartige Anfälle und eigenartige Charakterbildung nicht vermissen; andrerseits hat auch die Krankheit Hysterie neben den Anfällen ihre Eigentümlichkeiten, die aufgesucht werden müssen.

Im einzelnen Anfall wird man die Diagnose der Epilepsie auf das Vorhandensein der Pupillenstarre, auf Zungenbisse und sonstige Verletzungen, auf die Art der Bewegungen, auf Abgang von Urin und Stuhl, auf das sich dem Krampfanfall anschließende Stadium stützen können. Der epileptische Anfall wird durch Alkohol ungünstig beeinflußt, der hysterische schließt sich meist an irgendwelche Erregungen an. Der Epileptiker verfällt in seine Krämpfe überall, auch da, wo, wie auf der Straße der lebhafte Verkehr direkte Lebensgefahr heraufbeschwört. Der hysterische Anfall spielt sich meist da ab, wo ein beschränkter Zuschauerkreis vorhanden ist, kaum jemals, wenn der Kranke unbeobachtet ist. Der epileptische Anfall bleibt durch äußere Eingriffe unbeeinflußt, der hysterische kann unter Umständen sofort zum Verschwinden gebracht werden.

Ich hebe aber hier nochmals ausdrücklich hervor, daß nicht die einzelne Erscheinung allein für und gegen eine Diagnose verwertet werden darf, sondern nur die Berücksichtigung aller Symptome. Und dazu gehören auch die außerhalb des Anfalls zu beobachtenden, der Charakter des Kranken, sein Benehmen, Sensibilitätsstörungen, frühere Erscheinungen, Stigmata. Berücksichtigt man das alles, so wird man wohl in jedem einzelnen Falle zu einer sicheren Differentialdiagnose gegenüber der Epilepsie kommen können.

Recht große Schwierigkeiten kann die Scheidung gegenüber organischen Gehirn- und Rückenmarkserkrankungen machen, am häufigsten gegenüber der multiplen Sklerose. Da, wo ein spastisch-paretischer Gang, dauernder Nystagmus, ausgeprägtes Intensionszittern vorhanden sind, ist die Diagnose nicht schwer. Aber schon über die Bedeutung des Fußklonus gehen die Ansichten auseinander. Soll doch sogar der Babinskische Zehenreflex bei Hysterie beobachtet worden sein. Das habe ich nie gesehen; wohl aber unverkennbaren Fußklonus, dem ich also mit Oppenheim im Gegensatz zu Jolly den Wert eines pathognostischen Symptoms abstreiten muß. Je weniger ausgeprägt die Erscheinungen sind, um so schwieriger wird die Differentialdiagnose. Ausschlaggebend ist die temporale Abblassung der Pupillen, wenn ich auch glaube, daß sie nicht so regelmäßig als Frühsymptom der multiplen Sklerose vorkommt, wie E. Müller angegeben hat.

Auch organische Gehirnerkrankungen haben schon oft zu Verwechslungen Anlaß gegeben, besonders Hirntumoren ohne ausgeprägte lokalisierte Erscheinungen. Der Kopfschmerz ist bei dem Hirntumor dumpfer, die Benommenheit größer, als bei der Hysterie. Da, wo Erbrechen und

Pulsveränderungen auf Druckerscheinungen hinweisen, wird man selten Veränderungen des Augenhintergrundes vermissen. Man darf aber nie vergessen, daß psychogene Symptome gerade bei Hirntumoren nicht selten beobachtet worden sind.

Von sonstigen nervösen Erkrankungen möchte ich nur auf die Neuralgien hinweisen. Sie sind oft kaum von andersartigen Neuralgien zu unterscheiden. Zuweilen hilft die Feststellung, daß die Schmerzen über das Gebiet des befallenen Nerven hinausgehen und sich nach anderen Richtungen verbreiten, zuweilen daß sich im Gebiete der Neuralgien Anästhesien, häufiger noch Hyperästhesien der Haut finden, gelegentlich auch das symmetrische Befallensein der Nerven auf beiden Seiten oder die symmetrische Lage einer größeren Zahl von Schmerzpunkten.

Im Gebiete der körperlichen Erkrankungen gehen die hauptsächlichsten differentialdiagnostischen Schwierigkeiten von lokalisierten Schmerzen aus. Sie können sich scheinbar in so charakteristischer Weise an bestimmten Stellen lokalisieren, daß sie z. B. Magengeschwüre vortäuschen. Gesellen sich zu den Ulcuserscheinungen dann noch Appetitlosigkeit, Anämie und Erbrechen, dem sogar einzelne Blutbeimengungen nicht zu fehlen brauchen, so ist die Differentialdiagnose oft kaum möglich. Auch Gallensteinkoliken, Blinddarmentzündungen, entzündliche Prozesse der Genitalien, Entzündungen der Gelenke, zumal bei gleichzeitiger Fixierung des Gelenkes durch Contracturen, können leicht angenommen werden, wo nichts weiter vorliegt als eine Hysterie. Auch in diesen Fällen, wo die Abtrennung von körperlichen Erkrankungen in Frage kommt, kann man nicht vorsichtig genug sein.

Prognose. Die Prognose ist verschieden, je nachdem man die Beseitigung der Beschwerden oder die Gesamterkrankung ins Auge faßt. Man kann prinzipiell sagen, daß jedes einzelne Symptom zum Verschwinden gebracht werden kann, wenn auch die Hartnäckigkeit mancher Erscheinungen die Geduld des Arztes aufs äußerste zu erschöpfen imstande ist. Mit der Äußerung der Unheilbarkeit muß man bei keiner Erkrankung so zurückhaltend sein, als bei der Hysterie, oder vielmehr bei hysterischen Symptomen. Was der zielbewußten Behandlung des Arztes nicht glückt, gelingt gelegentlich einem Kurpfuscher spielend. Umsonst sind nicht die Hysterischen und mit ihnen die Neurastheniker die treuesten Anhänger aller Arten vom Kurpfuschertum und die dankbarsten Objekte für die Behandlung mit blauer Elektrizität und Voltakreuzen, mit Kuhneschen Reibesitzbädern und Lehmpackungen. Sie begeistern sich zuerst für die Gebetsheilmethoden der Christian science und die Augendiagnose. „C'est la foi qui guérit", sagte Charcot von den Behandlungsmethoden der Hysterie.

Und wenn der Glaube an die Wirksamkeit irgendeines mystischen Mittels ihn von Beschwerden geheilt hat, die der Kunst des Arztes gespottet hatten, dann wird der Kranke immer geneigt sein, darin eine Unfähigkeit des Arztes zu sehen.

Ganz anders ist die Gesamtprognose zu beurteilen. Die Hysterie stellt nach meiner Auffassung eine konstitutionelle Veranlagung dar. Ein Kranker ist hysterisch, er wird es nicht; und er bleibt es auch dann, wenn zeitweise und selbst für Jahre alle Erscheinungen in den Hintergrund getreten sind. Deshalb wird man immer auf neue Symptome gefaßt sein und auch bei der Behandlung sich als Ziel setzen müssen, den Kranken selbst zu belehren, wie er sich gegen das Neuauftauchen von Beschwerden wehren kann.

Man kann bei der Behandlung der Hysterie nicht früh genug beginnen. Gerade deshalb, weil erziehliche Momente von so großer Bedeutung sind, ist der Verlauf einer unbehandelten Hysterie ein ganz anderer, sehr viel ungünstigerer, als der einer richtig behandelten.

Eine direkte Lebensgefährdung ist im allgemeinen nicht zu befürchten. Die Bedeutung der sogenannten akuten tödlichen Hysterie ist ganz unbekannt. Die wenigen bisher beschriebenen Fälle sind zum Teil recht fraglicher Natur und lassen jedenfalls die Annahme organischer Erkrankungen des Zentralnervensystems nicht mit genügender Sicherheit ausschließen. Durch hartnäckiges Erbrechen, profuse Durchfälle und durch völliges Daniederliegen des Appetits kann der Kräftezustand der Kranken unter Umständen bis an die Grenze der Lebensfähigkeit gehen. Ob darüber hinaus, ist fraglich. Immerhin kann eine in einem solchen Zustande hinzukommende, an und für sich vielleicht nicht gefährliche körperliche Erkrankung das Leben ernstlich gefährden.

Ein Wort verdienen schließlich noch die hysterischen Selbstbeschädigungen und Selbstmordversuche. Sie sind nicht so harmlos, wie im allgemeinen angenommen wird. Das Verschlucken von Glas und Steinen, das Einstechen von Nadeln in die Haut hat schon mehrfach zu tödlichen Perforationen Anlaß gegeben. Die Selbstmordversuche Hysterischer spielen sich entweder so ab, daß der Kranke des Effektes wegen einen Selbstmord markiert, der nicht ernst gemeint ist. Ein unglücklicher Zufall kann aber ein unerwartetes Ende herbeiführen. So sah ich einen Sprung aus einem Parterrefenster tödlich enden, weil eine Pflegerin die Kranke festzuhalten versuchte. Dadurch bekam die Kranke das Übergewicht und erlitt eine Schädelfraktur, an der sie zugrunde ging.

Oder aber die Kranken begehen im Affekt einen Selbstmord, der ernst gemeint ist und auch ernst endet. In diesen Fällen handelt es sich nicht um längerer Hand vorbereitete Handlungen; der Kranke wird vom Affekt fortgerissen und verliert die ruhige Besinnung, die ihm vielleicht sonst gezeigt haben würde, daß zu einem ernsten Selbstmord der Anlaß viel zu nichtig war.

2. Die akute nervöse Erschöpfung.

Begriffsbestimmung. Wir wissen aus der Experimentalphysiologie, daß die Arbeit des Muskels durch Anhäufung von Zerfallsprodukten zu einer Herabsetzung seiner Leistungsfähigkeit führt, die wir als Ermüdung bezeichnen. Wird die Arbeit fortgesetzt, ohne daß der Muskel Zeit findet, sich zu erholen, und ohne daß die Durchblutung die sich anhäufenden Zerfallsprodukte fortschaffen kann, so wird der Kraftvorrat des Muskels verbraucht, erschöpft. Eine scharfe Grenze zwischen Ermüdung und Erschöpfung läßt sich am Muskelpräparat nicht einmal im Laboratorium ziehen, geschweige denn im Leben, in dem zur körperlichen die geistige Anstrengung, zur Arbeit der Affekt schädigend hinzutritt. Wir werden deshalb den Versuch aufgeben müssen, die Ermüdung scharf von der Erschöpfung zu trennen. Beide gehen ineinander über; folgen sich die ermüdendem Einflüsse zu schnell, sind die Erholungspausen zu kurz, so kann auch eine an und für sich geringe Anforderung den Zusammenbruch der Kräfte beschleunigen. Vom praktischen Gesichtspunkte aus genügt deshalb eine oberflächliche Trennung der Begriffe Ermüdung und Erschöpfung in der Form, daß wir mit Ermüdung eine vorübergehende Herabsetzung der Leistungsfähigkeit bezeichnen, die leicht ausgleichbar ist, während die schwereren Erscheinungen der Erschöpfung, meist durch eine Dauerermüdung hervorgerufen, oft lange Zeit gebrauchen, bis sie der alten Spannkraft wieder Platz machen.

Je kräftiger der Körper ist, um so reiner tritt das Krankheitsbild der Ermüdung hervor, je stärker und anhaltender die schädigenden Einflüsse, um so stärker auch die Erschöpfung der Kräfte. Aber der gesunde Organismus bleibt auch dann noch frei von allen den Zügen, denen wir auf dem Boden der angeborenen psychopathischen Konstitution begegnen. So war es nur eine natürliche Entwicklung in der Auffassung der Neurasthenie, daß zwei ursprünglich zusammengeworfene Krankheiten wieder getrennt wurden. Kraepelin hat unter dem Namen der chronischen nervösen Erschöpfung (Cramers „Neurasthenie"), die auf nicht entarteter Grundlage sich entwickelnde erworbene Krankheit von der Nervosität geschieden, die Cramer, um das Vorwiegen der endogenen Erscheinungen zu kennzeichnen, „endogene Nervosität" nennt. Da sich die nervöse Erschöpfung auch akut und subakut entwickelt, und die Bezeichnung „chronisch" leicht zu dem Mißverständnis Anlaß geben könnte, als ob es sich um einen Dauerzustand handelt, möchte ich für diese Form den Namen der „akuten nervösen Erschöpfung" vorziehen. Das Beiwort akut soll gerade die Entwicklung der Krankheit auf gesundem Boden, den heilbaren gegenüber dem konstitutionellen Zustand kennzeichnen. Die Bezeichnung „Neurasthenie", die nun einmal eingebürgert ist, möchte ich dagegen für die endogenen Zustände beibehalten. Sie scheint mir durchaus brauchbar, zumal wenn wir daran festhalten, daß die Symptome der Neurasthenie Folgen der konstitutionellen nervösen Erschöpfbarkeit und deshalb stets endogen sind.

Letzten Endes vermischen sich beide Krankheitsformen; je mehr das Individuum von Hause aus erschöpfbar, um so schneller muß ja auch die akute Erschöpfung eintreten, nur daß wir dann eben die durch die angeborene Prädisposition bedingten Erscheinungen neben denen der akuten Erschöpfung finden.

Ätiologie. Jede Überanstrengung kann zur Erschöpfung führen, wenn die vorhandenen Kräfte verbraucht werden, ohne ausreichenden Ersatz zu finden. Besonders schweren körperlichen Erkrankungen folgen nicht selten ernste Erschöpfungszustände. Die Erfahrung, daß nicht alle die gleiche Wirkung zeigen, daß vielmehr hauptsächlich nach Infektionskrankheiten, vor allem nach Typhus und Influenza, die Wiedererlangung der alten Leistungsfähigkeit sich oft verzögert, lassen den Verdacht auftauchen, daß hierbei die Toxine eine gewisse Bedeutung haben. Doch finden wir auch bei nichttoxischen Erkrankungen, wie nach schweren Entbindungen, großen Blutverlusten, sowie nach schmerzhaften Krankheiten, die dem Patienten lange Zeit den Schlaf stören, die gleichen Symptome der Erschöpfung.

Ebenso nach sehr starken körperlichen und besonders nach geistigen Anstrengungen. Man darf sogar ruhig behaupten, daß keine Ursache gleich oft angegeben wird, als die Überarbeitung. Das Wort hat insofern einen schlechten Klang, als es zum Schlagwort geworden ist und einer vielfach überflüssigen und sehr häufig schädlichen Verweichlichung als Vorwand dient. Aus diesen Uebertreibungen ist aber nicht der Schluß zu ziehen, daß es keine Überarbeitung gäbe. Die Leistungsfähigkeit auf körperlichem wie auf geistigem Gebiete ist individuell außerordentlich verschieden, und manche

Arbeit schädigt den einen schon erheblich, die für den anderen noch lange nicht bis an die Grenze seiner Kräfte geht.

Die Anforderungen einer lebhaften — und nehmen wir an, um den Einfluß der Gemütsbewegungen auszuschalten — günstigen Geschäftslage lassen dem strebsamen Geschäftsmanne keine Zeit zum Ausruhen; in Hast werden die Mahlzeiten heruntergeschlungen, die Tage in fieberhafter Tätigkeit verbracht, die Nächte zu Eisenbahnfahrten, die Abende und Sonntage zur Ausarbeitung neuer Pläne benutzt, bis der Zusammenbruch der Kräfte der rasenden Hetze Einhalt gebietet. Und ähnlich der Gelehrte, der vor der Vollendung eines großen Werkes steht, der Arzt, den eine große Klientel und schwere Epidemien Tag und Nacht in Atem halten, der Schüler, der, vielleicht weil er schwer lernt oder weil er durch Nebenarbeit (Stundengeben) oder gar durch Betreiben aller möglichen Liebhabereien abgelenkt ist, die Nachtstunden zu Hilfe nehmen muß, um die gestellte Aufgabe zu bewältigen, — alle diese würden unvermeidlich dem Zusammenbruch der Kräfte entgegeneilen, wenn nicht Erholungszeiten eingeschoben werden. Geschieht das nicht oder nicht ausreichend, so sehen wir die Zeichen der Überanstrengung immer stärker werden, bis eines Tages Körper und Geist versagen.

Um so schneller tritt dieser Augenblick ein, wenn sich lebhafte Gemütsbewegungen mit der gesteigerten Inanspruchnahme der Kräfte verbinden. Daher sind Prüfungsarbeiten, die unter dem steten Drucke der bangen Erwartung stehen, ob die Zeit zur Vorbereitung ausreiche, wirtschaftliche Krisen, die den Kaufmann gefährden, Erkrankungen der eigenen Angehörigen, die dem Arzte die gewohnte Ruhe rauben, so besonders gefährlich. Zum Teil wohl ebenso wie außerberufliche Sorgen deshalb, weil sie den Schlaf beeinträchtigen und damit das beste Schutzmittel gegen die Überanstrengung zunichte machen.

Einer anderen, vielfach als Ursache nervöser Erschöpfung angesehenen Schädlichkeit lege ich kein so großes Gewicht bei, den sexuellen Ausschweifungen. Ich glaube, daß der Körper nicht so sehr durch die erhöhte und übertriebene Inanspruchnahme der Keimdrüsen, als durch die begleitenden Umstände geschwächt wird, durch die Alkoholexzesse, die Schlafentziehung, je nach den Umständen auch durch die gemütliche Erregung (Furcht vor Entdeckung, vor Schwangerschaft, vor Ansteckung.) Am meisten Schaden stiftet, wie bei der Besprechung der Neurasthenie noch besonders ausgeführt werden muß, die törichte, durch die sehr lohnende Überproduktion von Schriften und Gegenmitteln immer von neuem unterhaltene Furcht vor den Schädigungen des Geschlechtslebens, insbesondere der Onanie. Aber gerade hier zeigt sich der Unterschied zwischen dem Gesunden und dem Psychopathen. Der Verstand des rüstigen Menschen erkennt unschwer die Übertreibung in all diesen Schriften, die Spekulation auf die Ängstlichkeit und den Geldbeutel der Lesenden; er überwindet — vielleicht mit Hilfe des Arztes — schnell die entstandene Angst und beseitigt damit das Schädlichste, den Affekt. Der nervös Prädisponierte aber läßt sich nicht so schnell beruhigen. Er schöpft vielmehr aus den Schriften immer neues Material zu hypochondrischen Selbstbeobachtungen und Befürchtungen, und — was die körperliche Überanstrengung nicht vermag — die seelische Qual erschöpft seine Kraft.

So bleibt von den Ursachen der akuten nervösen Erschöpfung wenig übrig; es sind immer nur wirkliche Überanstrengungen oder ernste körperliche Schädigungen, die wir als Ursachen ansehen dürfen, und die um so reiner in ihrer Wirkung erkennbar sind, je gesunder von Hause aus das Individuum ist.

Symptomatologie. Die Folgeerscheinungen der Überanstrengung kennzeichnen sich hauptsächlich durch eine starke Ermüdbarkeit. Der Kranke kann nicht lange hintereinander arbeiten; er fühlt sich vielleicht nach gut durchschlafener Nacht ganz frisch. Kaum aber hat er zu arbeiten begonnen, so versagen die Kräfte; er wird durch jede kleinste Störung abgelenkt, zerstreut, kommt beim Lesen ins Träumen, entdeckt schon nach kurzer Zeit, daß er die letzten Minuten völlig unaufmerksam war, beginnt wieder von neuem mit dem gleichen Ergebnis, ohne recht zum Ziele zu kommen. Das Gefühl der Müdigkeit ist so stark, daß er sich an keine ernste Tätigkeit herantraut, obgleich er sich bei wichtigen Angelegenheiten vorübergehend aufzuraffen vermag.

Der Kranke glaubt zu bemerken, daß sein Gedächtnis ihn leicht im Stiche läßt, obgleich keine objektive Störung festzustellen ist. Die Merkfähigkeit ist dagegen tatsächlich herabgesetzt. Bei dem engen Zusammenhange, in der die Fähigkeit, sich neue Eindrücke und Tatsachen einzuprägen mit der Konzentration der Aufmerksamkeit steht, nur zu begreiflich. Der Kranke, der dieses Versagen für Gedächtnisschwäche hält, verliert seine Unbefangenheit und das feste Vertrauen zu seiner Leistungsfähigkeit. Dann kommen die Klagen über das Gefühl des geistigen Zusammenbruchs, der Leere im Kopfe, der Unfähigkeit, die Gedanken zusammenzuhalten, die ängstliche Besorgnis vor der Zukunft. Der Kranke wird empfindlich, besonders gegen Geräusche, reizbar, ärgert sich leicht, und zwar hauptsächlich über Kleinigkeiten, die ihn sonst völlig kühl gelassen haben.

Äußerlich prägt sich dieser Zustand in einer leichten motorischen Unruhe aus. Der Kranke kann nicht still sitzen, nicht lange im selben Raume bleiben. Diese Unruhe wird übrigens auch durch die psychische Unstetigkeit verstärkt. Er bleibt nicht bei der Sache, weil ihm alles mögliche einfällt, was sofort erledigt werden müßte. Und sobald er etwas Neues beginnt, wiederholt sich dasselbe Spiel.

Die körperliche Unruhe ist ihm, da sie auch für Fremde bemerkbar ist, sehr peinlich, ebenso auch die Neigung zum Gähnen. Versucht er aber zu schlafen, so findet er den Schlaf nicht gleich, obwohl er todmüde ist. Die Tageserlebnisse und die Unruhe lassen ihn nicht sofort zum Schlafen kommen. Das Schlafbedürfnis ist dabei außerordentlich groß. Meist allerdings, und dadurch unterscheiden sich vor allem diese Kranken von den Neurasthenikern, kann der Kranke zu jeder Tages- und Nachtzeit tief schlafen, wenn er nur einmal den Schlaf gefunden hat.

Solange die erschöpfenden Ursachen fortwirkten, so lange kann allerdings auch der Schlaf den Übermüdeten fliehen. Aber sobald er zur Ruhe gekommen ist, zeigt sich die Schlafsucht in vollem Umfange. Es ist eine merkwürdige, wenn auch nicht häufige Erscheinung, solche erschöpften Menschen in jeder Stellung, bei jeder Gelegenheit schlafen zu sehen.

Das körperliche Befinden läßt viel zu wünschen übrig, ohne daß geradezu bestimmte Klagen geäußert werden können. Der Kranke fühlt sich abgeschlagen, kraftlos, die Gliedmaßen werden steif, sie versagen bei jeder Anstrengung, es treten Schmerzen in den überanstrengten Muskeln auf, die hartnäckig bestehen bleiben. Der Kopf ist eingenommen, leer, wie mit eisernem Bande umgeben, jede Bewegung des Kopfes schmerzt. Bei anhaltendem Lesen tanzen die Buchstaben vor den Augen, der Blick verschleiert sich.

Die sexuelle Erregbarkeit sinkt, ohne zu verschwinden. Jeder Versuch sexuellen Verkehrs verstärkt das Gefühl der Abgeschlagenheit. Der Appetit ist gering, doch zeigt sich auch gelegentlich ein fast nicht zu befriedigender Heißhunger.

Das Körpergewicht nimmt ab, zumal bei der Erschöpfung infolge akuter Krankheiten und Blutverlusten; bleibt der Kranke bei seiner erschöpfenden Lebensweise, so magert er trotz ausgiebigster Nahrungsaufnahme noch weiter ab. Schließlich versagen die Kräfte ganz.

Differentialdiagnose. Die akute nervöse Erschöpfung berührt sich gelegentlich so eng mit der konstitutionellen Neurasthenie, daß eine scharfe Grenze nicht gezogen werden kann. Doch wird in den meisten Fällen die Vorgeschichte, das völlige Fehlen jedes nervösen Zuges im Vorleben und der Nachweis der schweren Schädigung, die dem Zusammenbruch voranging, die Abtrennung ermöglichen.

Die Feststellung, daß wirklich ernste Schädigungen vorangegangen sind, ist deshalb besonders wichtig, weil sie für die bedeutsamste differential-diagnostische Schwierigkeit ins Gewicht fällt, für die Abtrennung von der Paralyse. Als erstes Symptom der Paralyse finden wir sehr häufig unbestimmte allgemeine nervöse Beschwerden aller Art. Deren Auftreten im mittleren Lebensalter, insbesondere zwischen dem 35. und 45. Lebensjahre, ist immer verdächtig, zumal dann, wenn die nervöse Erscheinung sich bei einem Individuum entwickelt, das bis dahin keinerlei Anzeichen nervöser Disposition hat erkennen lassen. Dann wird man doppelt vorsichtig erwägen müssen, ob wirklich die vorangegangene Schädigung so ernst war, daß sie als ausreichende Erklärung für das Versagen der geistigen Spannkraft betrachtet werden kann, und nur dann — das Fehlen körperlicher Erscheinungen vorausgesetzt — den Verdacht der Paralyse fallen lassen, wenn wirklich die Ursache als ausreichend erscheint.

In etwas höherem Alter kann die Abtrennung von arteriosklerotischen Prozessen Schwierigkeiten machen. Die fortschreitende Abnahme der Leistungsfähigkeit unter gleichzeitigem Auftauchen der verschiedensten nervösen Beschwerden haben beide Erkrankungen miteinander gemeinsam. Der alternde Körper versagt jeder Anforderung gegenüber wie der überanstrengte. Aber die Prognose ist in beiden Fällen völlig verschieden. Leider gestatten die äußerlich fühlbaren Arterien nicht immer einen sicheren Schluß auf das Verhalten der Hirnarterien. Eher verwertbar ist die Steigerung des Blutdrucks, besonders wenn sie dauernd besteht und erheblich ist, und vorübergehende Eiweißausscheidung im Urin, die nicht zum Bilde der nervösen Erschöpfung passen. Man wird aber auf alle Fälle guttun, die Prognose der akuten nervösen Erschöpfung in höherem Alter mit Rücksicht auf diese Schwierigkeit sehr vorsichtig zu stellen.

Auch in jüngerem Alter, insbesondere um die Entwicklungszeit, treten Zustände auf, die vielfach unter der falschen Flagge der Nervosität oder der nervösen Erschöpfung segeln, während es sich in Wirklichkeit um schleichend sich entwickelnde hebephrenische Zustände handelt. Die Schwierigkeit der Diagnose wird dadurch noch erhöht, daß die Kranken oft noch ganz gut die täglichen Arbeitsleistungen, an die sie einmal gewöhnt sind, auszuführen verstehen und erst dann versagen, wenn ernste Anforderungen, insbesondere durch Prüfungen und selbständige Arbeiten, an sie herantreten. Dann erweckt dieses zeitliche Zusammentreffen den Anschein, als handle es sich um einen ursächlichen Zusammenhang. Hier kann nur ein sorgfältiges Fahnden nach den Erscheinungen der Dementia praecox, insbesondere der Nachweis kataleptischer und negativistischer Erscheinungen, sowie das Auftreten der charakteristischen Sonderbarkeiten im Wesen des Hebephrenen die Verkennung der Psychose verhindern.

Gegenüber den Depressionszuständen im Verlaufe des manisch-depressiven Irreseins ist die Abtrennung weniger schwierig. Doch kann man auch hier nicht vorsichtig genug sein. Die Vielgeschäftigkeit des manischen Stadiums kann eine ernste Überarbeit vortäuschen. Die Vorgeschichte gibt indessen meist genügend Anhaltspunkte, um diese Zeit lebhafter Tätigkeit als das zu erkennen, was sie ist, nicht eine durch äußere Gründe bedingte stärkere Inanspruchnahme der Kräfte, sondern eine krankhafte Sucht nach Betätigung, die sprunghaft bald diese, bald jene Beschäftigung mit Begierde aufgreift, eine innere Unruhe, deren gehobene Stimmungslage oft auf den ersten Blick den pathologischen Charakter dieser Betriebsamkeit aufdeckt. Der Zusammenbruch ist dann nicht die Reaktion auf die übertriebene Inanspruchnahme der Kräfte, sondern der Umschwung in die depressive Phase. Die Unentschlossenheit, die starke Hemmung, die gelegentlich auftretenden Selbstvorwürfe und das ausgeprägte Krankheitsgefühl sind weitere wichtige Anhaltspunkte für die Diagnose.

Prognose und Verlauf. Der Verlauf ist durchweg günstig. Kranke mit akuter nervöser Erschöpfung erholen sich in der Regel überraschend schnell. Man wird aber guttun, auch von vornherein die Möglichkeit einer Wiederkehr ähnlicher Zustände im Auge zu behalten. Läßt sich die Rückkehr in die gleichen Verhältnisse, die an der Überarbeitung schuld waren, nicht umgehen, so muß der Arzt dem Genesenen die Notwendigkeit genauer Einhaltung der Linie ans Herz legen, die die gesunde Ermüdung von der ungesunden Erschöpfung trennt. Wechsel zwischen körperlicher und geistiger Arbeit genügt nicht, um eine Übermüdung zu verhindern, da beide, wenn auch in ihrer Art verschiedene Ermüdungswirkungen hervorrufen. Wichtiger ist strenge Einhaltung bestimmter Erholungspausen, die nicht zu kurz bemessen sein dürfen, Ablenkung durch Zerstreuung, die natürlich nicht wieder zu Anstrengung und Erschöpfung führen darf, Vermeiden der Nachtarbeit und endlich regelmäßiges Betreiben irgendwelcher sportlicher Übungen, bei denen selbstverständlich ebenfalls jede Übertreibung verhindert werden muß. Nur so kann die Erschöpfung der Kräfte dauernd vermieden werden.

Behandlung. Bei der großen Bedeutung, die dem Verbrauch der Kräfte in der Ätiologie zukommt, werden wir die Sorge für Ersatz der Körperkräfte in den Vordergrund stellen müssen, zumal dann, wenn Blutverluste oder schwere Erkrankungen als Ursache anzusehen sind. Doch wird man selten einer systematischen Mastkur bedürfen, da sich die Kranken meist schnell erholen. Im Anfange kann man die Erholung durch Eisen, Arsen und Nährpräparate beschleunigen. Auf alle Fälle, und das gilt erst recht da, wo geistige Überanstrengung den Zusammenbruch herbeigeführt haben, muß dafür gesorgt werden, daß der Kranke seinem Bedürfnisse nach Schlaf ausgiebig nachkommen kann. Die Schlafmittel wird man in den meisten Fällen entbehren können. Sobald der Kranke von dem Drucke einer nicht mehr zu bewältigenden Arbeit erlöst, die Hetzjagd täglich sich erneuernder großer Anforderungen hinter sich liegen fühlt, kommt der Schlaf von selbst wieder. Höchstens wird man anfangs durch leichte Wasseranwendungen dem Kranken das lästige Gefühl der körperlichen Un-

ruhe, das ihm am Schlafe hindert, zu nehmen versuchen. Ich habe von
warmen Bädern (34—35⁰ C.) von der Dauer einer halben bis einer Stunde
und mehr gute Erfolge gesehen. Die Kranken, denen ich möglichst im
Bade die Zeitung oder sonstige gleichgültige Lektüre zu lesen empfehle,
bekommen schnell ein Gefühl der Behaglichkeit und finden dann den
Schlaf schnell wieder.

Sind chronische Affekte mit im Spiele, so ist zuweilen die Entfernung
aus den häuslichen Verhältnissen nicht zu umgehen. Bei einfacher geistiger
Überanstrengung empfiehlt sich das Betreiben von Sport, der ein gutes
Gegengewicht gegen die andauernde Anspannung des Verstandes bildet;
Wanderungen im Mittel- und Hochgebirge geben dem Kranken oft schnell
seine Gesundheit wieder. Doch möchte ich raten, stets diesen Wanderungen
erst einige Tage möglichster Ruhe vorangehen zu lassen, nicht gleich mit
erheblichen Anstrengungen zu beginnen und jede Übertreibung, die gerade
bei sportlicher Betätigung so nahe liegt, zu vermeiden.

3. Die konstitutionelle Neurasthenie.

Ätiologie. Die allgemeine Nervosität beruht auf einer angeborenen
Disposition. Dieser Tatsache wird man sich in den meisten Fällen
schwerlich verschließen können, wenn man die Lebensgeschichte der Nervösen bis in die früheste Kinderzeit hinein verfolgt. Wir finden dann
fast regelmäßig schon in einem sehr frühen Alter, in dem äußere Schädigungen ausgeschlossen sind, nervöse Symptome, deren Auftreten nur
verständlich ist, wenn wir annehmen, daß die Nervosität dieser Kinder
eine konstitutionelle Eigenart darstellt. Sehr viel schwerer ist es, den
statistischen Nachweis der angeborenen Degeneration aus der Vorgeschichte
der Eltern zu führen. Zu absolut brauchbaren Zahlen wird man nie
kommen können. Nur zu häufig stellen die Angehörigen nervöse Erkrankungen in Abrede, auch da, wo in reichlichstem Maße Erkrankungen vorgelegen haben.

Mit der einfachen Feststellung, daß in einer Familie nervöse Erkrankungen
vorgekommen sind, ist das Rätsel der psychopathischen Konstitution
noch nicht gelöst. Dafür sehen wir zu oft in schwer degenerierten
Familien einzelne Glieder sich völlig normal entwickeln, und umgekehrt
stammen aus scheinbar gesunden Familien oft schwer entartete Menschen.
In manchen dieser Fälle wird man nicht fehlgehen in der Annahme, daß
zurzeit der Zeugung irgendwelche schädigenden Ereignisse sich abgespielt
haben. Ich erinnere hier nur an den gefährlichen Einfluß eines Rausches
zurzeit der Konzeption. Auch während der Schwangerschaft können Erkrankungen die Gesundheit der Mutter so untergraben, daß die Entwicklung der Frucht darunter notleidet.

Die angeborene Disposition muß nun aber durchaus nicht immer zu
einer schweren konstitutionellen Nervosität führen. In der Regel finden
wir neben der Belastung noch äußere Ursachen, die, sich zu der
endogenen Veranlagung hinzugesellend, erst die krankhaften Erscheinungen
hervortreten lassen. Wo der Keim zur Nervosität schon im Kinde steckt,
da müßte schon in der Kindheit für Abhaltung aller die nervöse Gesundheit schädigenden Einflüsse Sorge getragen werden. Und gerade in der
Kindheit wird am wenigsten darauf geachtet. Wie manches, was als kind-

liche Ungezogenheit aufgefaßt wird, ist in Wirklichkeit nichts weiter als ein Zeichen der nervösen Veranlagung, ein Sturmsignal, dessen Erkennung oder Mißachtung für die Entwicklung des unglücklichen Wesens von der allergrößten Bedeutung ist.

Zu den schwersten Schädigungen rechne ich eine verkehrte Erziehung. Sei es, daß irgendein Talent, das nicht selten vorhanden ist, in unnatürlicher Weise zu einer künstlichen Blüte getrieben wird, sei es, daß man allen möglichen nervösen Angstzuständen mit Strenge statt mit Vorsicht und Ruhe entgegentritt. Ebenso gefährlich ist eine allzugroße Nachgiebigkeit, die frühzeitig zu einer Verzärtelung führt, die Aufmerksamkeit des Kindes auf den Körper hinlenkt und das Gefühl untergräbt, daß leichte Beschwerden mit etwas Energie überwunden werden können.

Mit der Schule setzt dann eine neue Art der Schädigung ein, die starke Inanspruchnahme der Geistes- und Körperkräfte. Die Anstrengung, die die Schule dem Kinde zumutet, geht bis an die Grenze dessen, was ein gesundes Kind zu leisten vermag. Glücklicherweise — wenigstens vom medizinischen Standpunkte aus — weiß es durch Unaufmerksamkeit der Schädigung zu entgehen, die ein stundenlanges, ununterbrochenes und konzentriertes Aufmerken zweifellos bedeuten würde. Für ein nervöses Kind aber wird die Schule deshalb so leicht zur Quelle ernster Störungen, weil es ihm durch die erhöhte Ablenkbarkeit, eine Begleiterscheinung der Nervosität, viel schwerer wird, dem Unterrichte mit angespannter Aufmerksamkeit zu folgen. Dazu kommt die größere Ermüdbarkeit und endlich, auch abgesehen von der Schädigung durch Angstvorstellungen aller Art, noch der häufig sehr ausgeprägte Ehrgeiz. Die Schulprüfungen und die Anstrengung während der Vorbereitungen dazu geben dann nicht selten den letzten Anstoß zum Zusammenbrechen. Auch bei dem Erwachsenen sind übrigens Examina oder Zeiten, bei denen ungewöhnliche Anforderung an ihn herantreten, die Klippen, an denen die Kraft des Nervösen besonders häufig scheitert.

Nicht nur die Schule, sondern auch das Leben, ja, man darf wohl sagen mehr noch das Leben mutet dem heranwachsenden neurasthenisch prädisponierten Kinde allzuviel zu. Jeder Gang durch eine Großstadt, jeder Spaziergang im Freien nimmt die Aufmerksamkeit in Anspruch, stellt das unreife und unerfahrene Geschöpf vor neue und schwierige Aufgaben. Könnte es gleichgültig daran vorbeigehen, so würde es sich selbst vor der Gefährdung schützen. Aber die Empfindsamkeit des Nervösen macht jede Wahrnehmung zum starken Reiz. Die verwirrende Fülle der Eindrücke macht das Kind aufgeregt und schlaflos. Glücklich das Kind, bei dem nicht die Gefahr noch durch die Unvernunft der Eltern und Erzieher vergrößert wird. Ein großer Teil unserer Märchenbücher, alle die unzähligen Räuber- und Indianergeschichten, die an der robusten Denkweise des gesunden Kindes abprallen, sind für das nervöse Kind Gift. Und die Neigung der Eltern, die Schaulust der Kinder durch Theaterbesuch und die Schauerszenen der Kinematographen zu befriedigen, dürfte die Gesundheit häufiger gefährden, als die Eltern ahnen. Alle diese Erlebnisse, denn das sind sie für das heranwachsende Kind, beschäftigen seinen Geist und sein Gemüt unablässig und überanstrengen das ohnehin noch nicht vollentwickelte Gehirn.

Ich glaube, daß der erwachsene Neuratheniker seltener, als im allgemeinen angenommen wird, wirklicher Überarbeitung erliegt. Denn er bricht schon zusammen, bevor er allzuviel geleistet hat. Sicher spielen dabei gerade die Gemütsbewegungen eine große, vielleicht sogar die Hauptrolle. Eine mechanisch zu erledigende Tätigkeit, die nur die Zeit, nicht aber das Gemüt des Nervösen in Anspruch nimmt, pflegt unendlich viel besser vertragen zu werden, als eine kurzdauernde Arbeit, die von lebhaften Affekten begleitet ist. Auch bei den meisten anderen Schädigungen, die aus dem Vorleben des Nervösen berichtet werden, begegnet uns immer wieder als ausschlaggebend der Affekt.

Unter den körperlichen Schädigungen stehen die Erschöpfungszustände nach körperlichen Erkrankungen obenan. Insbesondere die Infektionskrankheiten, und unter diesen ganz ähnlich wie bei der akuten nervösen Erschöpfung wieder am häufigsten der Typhus und die Influenza, hinterlassen Zustände allgemeiner körperlicher Abgeschlagenheit, in der neurastenische Symptome aller Art das Bild beherrschen. Bei Frauen begegnen uns als Ursache schwerer Nervosität gehäufte Geburten und auch Erschöpfung durch Stillen.

Eine besondere Beachtung verdient das Sexualleben. Wir werden nur selten in der Vorgeschichte eines Neurasthenikers die Angabe vermissen, daß er seine Erkrankung mit Onanie in Zusammenhang bringt.

Bei der Schwierigkeit, zuverlässige Angaben über die Häufigkeit der Masturbation zu bekommen, wird man zu ganz sicheren Zahlen wohl nie kommen können. Doch glaube ich nach meiner Erfahrung annehmen zu müssen, daß unter den Männern nur ein ganz kleiner Prozentsatz sich rühmen darf, niemals in seinem Leben onaniert zu haben.

Geht man von dieser Anschauung aus, so wird man die Bedeutung der Onanie für die Entstehung nervöser Störungen nicht allzu hoch einschätzen können. Auch dann nicht einmal, wenn sie in unsinniger Weise getrieben worden ist. Denn in den Fällen ist sie, wie ich in Übereinstimmung mit Cramer annehme, bereits eine Erscheinung der psychopathischen Veranlagung oder auch gelegentlich ein Symptom einer beginnenden ernsteren psychischen Erkrankung, nicht aber deren Ursache. Wir sehen nicht selten junge Leute Ausschreitungen auf normalsexuellem Gebiete ausüben, die weit stärker sind, ohne daß trotz nervöser Disposition schädliche Folgen auftreten.

Den Schlüssel zu diesem Unterschied liefert die Beobachtung, daß die nervösen Beschwerden durchweg erst dann und besonders stark dann auftreten, wenn die Kranken durch Lektüre populär-wissenschaftlicher Werke von den angeblichen Schädigungen, die durch die Masturbation hervorgerufen werden, Kenntnis bekommen haben. Die widerliche Methode, erst diese Folgen im schwärzesten Lichte zu malen, Rückenmarksschwindsucht, Gehirnerweichung, Verblödung, Impotenz, Schwinden des Gedächtnisses und der Körperkraft als unvermeidliche Folgen des Onanierens hinzustellen, um dann als letztes Rettungsmittel irgendein teures Medikament oder eine kostspielige Behandlungsmethode zu empfehlen, fordert tagtäglich ihre Opfer unter den Neurasthenikern. Es hält oft außerordentlich schwer, den Glauben an diese Schreckgespenster zu erschüttern. Aber wenn die Angst vor den Spätfolgen einmal geschwunden ist, so sind in der Regel auch die ganzen Beschwerden beseitigt oder wenigstens erheblich gebessert, ein Beweis dafür, daß nicht die Onanie, sondern die Angst vor deren Folgen als Ursache der Erscheinungen anzusehen ist.

Nicht immer sind es Bücher; es genügt häufig auch schon die Durchsicht der Anzeigen in den Tagesblättern, deren Zahl und Ausdrucksweise für den Neurastheniker ausreicht, um das ganze Heer der hypochondrischen Klagen hervorzurufen. Auch das Konversationslexikon ist eine recht ergiebige Quelle ähnlicher Beschwerden.

Ich bin in langen Jahren in keinem einzigen Falle ernsten nervösen Störungen begegnet, die einwandfrei auf die Onanie zurückzuführen waren, und ich will hier gleich anschließen, ebensowenig auf die Abstinenz. Es mag gewiß für kräftige, junge Leute, zumal unter den heutigen Lebensverhältnissen, nicht leicht sein, sexuell abstinent zu leben, aber schädliche Folgen bringt die Abstinenz nach meiner Überzeugung nicht hervor. Beim Manne wenigstens, und gerade für ihn ist die Frage hauptsächlich erörtert worden, hilft sich die Natur durch spontane Entleerung. Die Pollutionen allerdings gehören auch zu den angeblichen Ursachen, die der Nervöse nicht gar so selten anzuschuldigen pflegt. Mit Unrecht; denn eine allzugroße Häufigkeit der Pollutionen ist entweder ein Beweis besonders kräftiger körperlicher Konstitution oder viel häufiger ein Beweis einer nervösen Disposition, ein Symptom, nicht die Ursache der Erkrankung.

In neuerer Zeit werden auch die mit dem Neo-Malthusianismus zusammenhängenden Methoden der Befruchtungsverhinderung, insbesondere der Coitus interruptus, als eine wichtige Ursache der Nervosität aufgefaßt. Es ist gewiß nicht gleichgültig, in welcher Weise der Beischlaf vollzogen wird, und die Anspannung der Aufmerksamkeit beim Coitus interruptus mag sicher vielen nicht bekommen und dadurch nervöse Beschwerden hervorrufen. Ob indessen auch bei gesunden Menschen, ist fraglich. Ich bin der Ansicht, daß in den letzten Jahren unserem Sexualleben mehr Beachtung geschenkt worden ist, als im Interesse der Volksgesundheit wünschenswert ist. Und bei der Überempfindlichkeit des Nervösen müssen alle schreckhaften Darstellungen bei ihm leicht Wurzeln schlagen; aus den Befürchtungen, die er auf Grund seiner Lesefrüchte für nur zu berechtigt hält, entwickeln sich die Beschwerden, aus den Beschwerden die Überzeugung, daß alles so eingetroffen ist, wie in den Büchern stand und, was noch fehlt, bald noch zu erwarten ist. Die lebhaften Affekte, mit denen der Nervöse auf alles reagiert, sind es eben immer wieder, die die Krankheitserscheinungen hervorrufen, und wir kämen zu einem gründlichen Verkennen der wirklichen Ursachen, wenn wir alles, was uns als Ursache angegeben wird, auch dafür nehmen würden.

Das gilt auch für zahlreiche Fälle, die auf chronische Vergiftungen zurückgeführt werden. Übertriebener Genuß des Alkohols, des bei uns am häufigsten genommenen Giftes, ruft, abgesehen von ernsteren psychischen Störungen, sehr häufig nervöse Erscheinungen hervor. Aber die Erfahrung lehrt, daß auch hier der Prädisposition eine nicht zu unterschätzende Bedeutung zukommt. Es wird nicht jeder zum Alkoholisten, sondern es gehört auch dazu schon eine recht erhebliche Prädisposition, und noch mehr kann man das für alle Morphinisten sagen. Mit verschwindenden Ausnahmen sind die Morphinisten Psychopathen, und zwar zeigt sich das schon bei der ersten Injektion, die ihnen ein ganz ungewöhnliches Wohlbehagen erzeugt. Wenn wir dann unter dem Einfluß dauernden Mißbrauches die nervösen Erscheinungen immer mehr hervortreten sehen, so sind wir deshalb doch nicht berechtigt, in dem Morphium die Ursache der Nervösität zu sehen. Auch der Kaffee und Tee rufen nervöse Beschwerden hervor, aber als Ursache der Neurasthenie sind sie nicht anzusehen.

Eine der wichtigsten Ursachen der Nervosität, das Trauma, hat in einem besonderen Kapitel seine Erörterung gefunden.

Symptomatologie. Die Psyche des Neurasthenikers. Wir finden die Neurasthenie ebensowohl bei hochintelligenten wie bei geistig wenig befähigten Menschen; bei beiden die schnelle Erschöpfbarkeit, die gleiche Haltlosigkeit gegenüber ihren hypochondrischen Beschwerden, die gleiche Unfähigkeit, die zwangsmäßig auftauchenden Vorstellungen durch kritische Erwägungen dauernd zu bekämpfen, die gleiche Neigung zum Schwarzsehen. Der intellekt höher Begabte wird vielleicht seinen Zustand besser schildern, die einzelnen Symptome besser zu analysieren, seinen Beschwerden einen klingenderen und scheinbar wissenschaftlich richtigeren Namen geben können, aber in der Art des Auftretens unterscheidet sich sein Krankheitsbild nicht von dem eines Schwachbegabten.

Das Zusammentreffen nervöser Erscheinungen mit höherer Begabung ist indessen nichts Seltenes und nichts Zufälliges. Dafür finden wir zu oft ausgeprägte Talente aller Art. Technische und mathematische Probleme werden mit spielender Leichtigkeit gelöst, die Welt der Formen und Farben, der Töne und der Sprache in künstlerischer Schönheit erfaßt und wiedergegeben, ja nicht selten finden wir die Neurastheniker als die genialen

Pfadfinder der Kultur voranschreiten. Meist zeigt sich diese Begabung schon sehr frühzeitig, ohne daß die Entwicklung der Wunderkinder stets das erfüllt, was die kurze Blütezeit zu versprechen schien. Mancher Keim verdorrt nur allzu schnell oder wird von der Fülle nervöser Beschwerden erstickt.

Die Nervosität und Genialität sind zwei Erscheinungsformen derselben psychopathischen Prädisposition. Dieselbe Empfindsamkeit und Empfänglichkeit, die das Nervenleben des Neurasthenikers als krank erscheinen läßt, gibt ihm die Möglichkeit zu ungeahnten und kühnen Kombinationen, macht sein Denken und Fühlen tiefer und nachhaltiger, gibt ihm den Schwung des Künstlers und Dichters, die Tatkraft des Genies. Wohl mag das stürmische Innenleben, stets den höchsten Aufgaben zugewandt, die Lebenskraft des Individuums schneller erschöpfen und auch dadurch die Erscheinungen eines zerrütteten Nervensystems leichter und früher zum Vorschein bringen. Aber die endogene Veranlagung teilt der nicht geniale Neurastheniker mit dem künstlerischen Talente und dem schöpferischen Genie; deshalb sehen wir auch da, wo alles zusammentrifft, um den ungewöhnlich Begabten vor den Schädigungen des Lebens zu bewahren, die nervösen Begleitsymptome nicht fehlen.

Die weitaus wichtigste Erscheinung bei der Neurasthenie ist die schnelle Erschöpfbarkeit. Das ruhige, gleichmäßige Arbeiten des Gesunden führt zu Ermüdungserscheinungen, die durch Schlaf und Ruhe bald wieder ausgeglichen werden. Bei dem Nervösen stellen sich aber auch dann schon Erscheinungen des Versagens ein, wenn die vorangegangene Arbeitsleistung nur geringfügig ist. Es handelt sich dabei allerdings wohl mehr um subjektive Empfindungen, wie daraus hervorzugehen scheint, daß plötzlich eintretende wichtige Ereignisse dem scheinbar völlig Erschöpften eine ganz ungewöhnliche Spannkraft geben können, die ihn zu großen und, wenn die Stärke der äußeren Veranlassung es erfordert, auch zu langdauernden Leistungen befähigt. Aber immerhin sind derartige Vorgänge eine Seltenheit. Der Regel nach geht der Neurastheniker mit großem Eifer an die Arbeit, um schnell zu erlahmen. Sein Eifer hat etwas vom Strohfeuer, das schnell erlischt. Ansätze ohne Durchführung sind charakteristisch für die Arbeitsweise des Neurasthenikers. Seine Begeisterungsfähigkeit, so groß sie auch ist, versiecht bald, und dann bricht er nur zu leicht zusammen.

Die Neigung, die Schattenseiten aller Dinge zuerst und vorwiegend ins Auge zu fassen, macht ihn entschlußlos und haltlos. Sobald eine neue Aufgabe, die voller Begeisterung begonnen ist, schwierig zu werden beginnt, treten die Bedenken auf, ob er sie überhaupt lösen kann, und sofort wachsen diese Bedenken, bis sie schließlich sich wie ein Berg vor dem Nervösen auftürmen, der unübersteiglich erscheint. Und charakteristisch ist dann, daß die Ruhepause, die ein Gesunder zum Sammeln neuer Kräfte benutzt, für den Neurastheniker oft das Ende wird. Er kann sich nicht wieder entschließen, die Arbeit, von der er nur die Schwierigkeiten sieht, von neuem in Angriff zu nehmen, er verschiebt den Wiederbeginn des Arbeitens. Je öfter das geschieht, um so entschlußloser wird er.

Das ist der Moment, in dem der Neurastheniker mit künstlichen Mitteln seine Energie aufzustacheln sucht, indem er zum Alkohol greift, seine erschöpften Nerven durch starken Kaffee und Tee anzupeitschen sucht, die nervöse Unruhe und die Unlustempfindungen durch anhaltendes Rauchen zu überwinden oder gar durch Morphium zu betäuben sucht.

Und da derartige Zustände des Versagens immer wieder eintreten, so wiederholt sich für ihn auch immer wieder von neuem der Anreiz zum Gebrauch solcher Mittel, bis er sie überhaupt nicht mehr entbehren kann. Für das Morphium gilt dabei noch weit mehr als für den Alkohol die Eigentümlichkeit, daß die meisten Neurastheniker besonders veranlagt sind, die charakteristische Euphorie zu empfinden. Dadurch wächst die Sehnsucht nach dem Mittel, das ihm wenigstens für kurze Zeit ein sonst unbekanntes Wohlbefinden verschafft.

Das schnelle Versagen trotz aller ernsten Vorsätze, die rasche Verflüchtigung der Begeisterungsfähigkeit der rauhen Wirklichkeit gegenüber prägt sich dem empfindsamen Gemüte des Neurasthenikers so ein, daß er sich bald überhaupt nichts mehr zutraut, sein Selbstvertrauen verliert und schließlich völlig unentschlossen und fassungslos jeder neuen Aufgabe gegenübersteht. Je stärker er seine Erschöpfbarkeit empfindet, um so größer wird das ängstliche Unbehagen, mit dem er an jede neue Aufgabe herangeht, Schwierigkeiten wittert, wo gar keine vorhanden sind, und schließlich in steter ängstlicher Erwartung zusammenbricht.

Die Arbeit des Gesunden wird beeinträchtigt, sobald ihr gleichmäßiger Fortgang durch ablenkende Eindrücke unterbrochen wird. Bei hinreichender Stärke der Beeinflussung nehmen die neuen Erlebnisse die Aufmerksamkeit so stark in Anspruch, daß es schwer wird, bei der ursprünglichen Aufgabe zu bleiben und sich dem störenden Einflusse zu entziehen. Aber der Gesunde versteht es in der Regel, sich zu zwingen, zu der notwendigen Arbeit zurückzukehren.

Ganz anders der Neurastheniker. Alles stört ihn, auch wenn es sein Interesse nur flüchtig in Anspruch zu nehmen imstande ist, äußere Reize wie seine Gedanken. Wohl spielt hier auch die übertriebene Empfindsamkeit stark mit. Ein dauerndes, leises Geräusch, für einen Gesunden kaum wahrnehmbar, wird zur unerträglichen Qual. Eine grelle Farbe lenkt ihn ab. Niemand ist so abhängig von den äußeren Dingen wie der Nervöse. Wenn das Papier nicht glatt, die Tinte etwas zu dünn- oder zähflüssig, die Feder zu weich oder spitz ist, ein Fensterladen klappert, ein Wasserleitungshahn tropft, so genügt das vollständig, um dem Nervösen die Arbeit unmöglich zu machen. Gewiß artet diese Abhängigkeit von den äußeren Dingen, von der „Tücke des Objekts" zuweilen in eine alberne Spielerei aus. Aber ebenso gewiß ist sie oft eine Erscheinung, unter der die Kranken in unerträglichster Weise leiden.

Die übertriebene Empfindsamkeit zeigt sich am charakteristischsten gegenüber den Tageserlebnissen. All der kleine und unvermeidliche Ärger, der sich im Haushalte nicht vermeiden läßt, jede kleinste Unpünktlichkeit, die nicht exakte Erledigung eines Auftrages, ein zu unrechter Zeit eintretender Mensch, eine zufallende Tür lenken den Kranken so ab, daß ihm das weitere Arbeiten unmöglich wird. Und es wird um so schlimmer, weil nicht allein das, was eintritt, sondern auch das, was eintreten könnte, die gleiche Wirkung ausübt. Man darf ruhig behaupten, daß gerade das Kommende störender ist, als das Ereignis selbst. So kann ein Nervöser stundenlang wach liegen in steter Erwartung, daß ihn gegen Morgen ein vorbeifahrender Zug weckt, dessen Vorüberfahren selbst er dann schlafend vielleicht nicht einmal bemerkt. Aus dem gleichen Grunde wird für ihn alles das, was er in Zukunft zu tun hat, zur Quelle höchst peinlicher nervöser Störungen. Wenn er eine Gesellschaft geben oder besuchen,

einen Vortrag halten, einen Besuch machen muß, so denkt er tagelang
schon immer, ob es ihm wohl schaden, ob er sich aufregen, ob alles richtig
vonstatten gehen wird; und was schlimmer ist, auch die Nächte gehen in
diesem Grübeln verloren, so daß er schließlich, wenn er wirklich etwas
leisten soll, tatsächlich zusammenbricht.

Begreiflicherweise bleiben diese Eigenschaften nicht ohne Einfluß auf
seine Stimmung. Die Empfindsamkeit, die jeden Nadelstich des täglichen
Lebens zu harter Qual werden läßt, macht ihn gereizt. Wenn ein Neurastheniker auf irgendeine harmlose Bemerkung oder auf das Zuschlagen einer
Tür in lebhafte Wut ausbricht, so liegt das nicht so sehr an der Wirkung
dieses Reizes, wie daran, daß er schon vorher in einer nervösen Spannung
sich befand, die durch das Erlebnis zum Explodieren kam. Der Tropfen,
der den Eimer zum Überlaufen bringt, läßt zu leicht vergessen, daß der
Eimer schon vorher bis zum Rande gefüllt war. Wenn das Erlebnis den
Augen des Gesunden als gar zu harmlos erscheint, so daß wir die schwere
Erregung des Nervösen unverständlich finden, so dürfen wir eben nicht
vergessen, was alles vorher auf ihn eingewirkt haben kann. Dieses Gefühl
seiner reizbaren Schwäche macht den Neurastheniker, der sich der ver-
hängnisvollen Widerstandsunfähigkeit nur zu gut bewußt zu sein pflegt,
tief unglücklich. Und doch vermag er sich nicht zu bezwingen, weil die
Empfindsamkeit gar zu groß, die erregenden Ereignisse gar zu häufig sind.
So schwankt er haltlos zwischen Weinerlichkeit und Schroffheit, zwischen
Begeisterung und Verzweiflung hin und her, in steter Angst und Unruhe
vor dem Kommenden, nie sich des Lebens freuend, außerstande, den Freuden-
becher des Lebens auch nur einmal zu leeren, im Bewußtsein, daß auf dem
Grunde ein bitterer Bodensatz ihm den Genuß vergällt.

Die starke Affektbetonung der Grübeleien kann sich mit ungeheurer
Hartnäckligkeit in das Denken des Kranken einnisten und zu ängstlichen,
sich stets wiederholenden Vorstellungen führen, die sich trotz aller Bemühungen
immer und immer wieder einstellen und schließlich den Charakter der Zwangsvorstellungen annehmen. In Andeutungen lassen sie sich fast stets nachweisen, doch soll ihnen bei der bedeutsamen Rolle, die sie im Leben mancher
Nervöser spielen, eine gesonderte Darstellung eingeräumt werden.

Die körperlichen Erscheinungen der Neurasthenie haben wenig Charakteristisches. Die Klagen sind so mannigfaltig, wie die Organe des
menschlichen Körpers, und im Gegensatz zu der Zahl der Klagen ist der
objektive Befund meist nur gering. Die Funktion der Sinnesorgane ist
kaum je ernsthaft gestört. Wohl findet sich eine Überempfindlichkeit
gegen Licht und Geräusche, doch handelt es sich dabei wohl mehr um
eine psychische Erscheinung, als um eine körperliche.

Ebenso ist das Versagen der Sehkraft zu deuten, das bei längerem
Lesen oder scharfem Hinsehen sich einstellt. Der Kranke sieht erst ganz
scharf, dann laufen die Buchstaben allmählich immer mehr durcheinander,
er hat die Empfindung, als ob er durch einen Schleier oder durch eine
leicht bewegte Wasserschicht hindurchsähe, und schließlich kann er überhaupt nichts mehr erkennen. Nicht selten klagen die Kranken über
Mouches volantes, die mit ungewöhnlicher Hartnäckligkeit vor den Augen
herumtanzen. Der objektive Befund ist dabei stets negativ. Die Pupillen
sind oft sehr weit, was dem Blick etwas eigentümlich Schwimmendes gibt,
so daß man geradezu von einem neuropathischen Auge gesprochen hat.
Die Reaktion der Pupillen ist lebhaft. Gelegentlich zeigt sich ein andauern-

des Schwanken in der Pupillenweite. Das Gesichtsfeld ist im allgemeinen normal, doch wird es während der Prüfung zuweilen allmählich enger. Ich lege dieser Erscheinung keinen besonderen diagnostischen Wert bei, auch nicht als Gradmesser der Ermüdbarkeit.

Der Schädel ist sehr häufig der Sitz starker subjektiver Beschwerden: Benommenheit, die sich bis zum Gefühl völligen Aussetzens der Denktätigkeit steigern kann, Druck, der, bald als von außen kommend, von den Kranken so geschildert wird, als ob der Kopf zusammengeschnürt würde, bald als von innen kommend, als ob das Gehirn die Schädeldecke auseinandersprengen wollte, Rieseln im Gehirn, Tropfen, ,,Schwappen", Stiche, Brennen sind nur einige der mannigfaltigen unangenehmen Empfindungen.

Kaum bei einem Neurastheniker fehlen Störungen seitens des Herzens. Den vereinzelten Fällen von Verlangsamung des Herzschlages steht die fast regelmäßig vorhandene Beschleunigung der Herzaktion gegenüber, die zuweilen so stark werden kann, daß der Puls kaum noch zu zählen ist. Sie tritt oft in Verbindung mit dem Gefühl der Pulsation in allen Gliedern auf; sehr lästig ist das Klopfen im Ohr beim Einschlafen, das den Schlaf zu verscheuchen imstande ist. Die gesteigerte Empfindlichkeit des Herzens zeigt sich besonders darin, daß jede Aufregung in einer für den Kranken höchst peinlichen Pulsation in der Herzgegend sich geltend macht, die sich ebenso wie nach körperlichen Anstrengungen gleichzeitig auch durch vermehrte Schlagfolge verrät. Auch Unregelmäßigkeit ist nicht so ganz selten.

Eine der quälendsten Erscheinungen ist die des Herzstillstandes. Der Kranke empfindet plötzlich ein Wehegefühl in der Herzgegend, zuweilen ein Gefühl, als wenn das Herz still stünde, das ihm den Atem benimmt. Meist handelt es sich dann um frustrane Herzkontraktionen.

Die Deutung dieser Beschwerden ist der Gegenstand lebhafter Erörterungen gewesen. Auf der einen Seite stehen die, die den Hauptwert auf die nervöse Entstehung legen; andrerseits warnen viele, darunter vor allem Krehl, davor, allzu leichtfertig mit der Diagnose der Herzneurose zu sein. Sehr häufig zeigen sich erst weit später greifbare Anhaltspunkte für organische Läsionen. Sicher ist diese Ansicht richtig, und es ist deshalb ratsam, nicht allzu freigebig mit der Bezeichnung nervöses Herzklopfen zu sein. Indessen möchte ich doch nachdrücklichst darauf aufmerksam machen, daß die subjektiven Beschwerden in zahlreichen Fällen in einem außerordentlich starken Mißverhältnis zu den objektiven Erscheinungen zu stehen pflegen. Und wenn wir ferner mitberücksichtigen, daß nicht wenige Kranke mit schweren Herzfehlern nur geringfügige subjektive Beschwerden haben, so ergibt sich als Schlußfolgerung, daß doch das Wesentliche die Nervosität ist. Sie zeigt sich nur am Herzen stärker und vielleicht deshalb stärker, weil eine organische Veränderung zugrunde liegt oder in der Entwicklung begriffen ist.[1])

Den gleichen Schwierigkeiten begegnen wir in der Deutung der außerordentlich häufigen Magen- und Darmstörungen. Wenn bei einem Nervösen die Untersuchung des Magensaftes und der Funktion des Magens ein Zuviel oder ein Zuwenig an Säure ergibt, so kann diese Erscheinung zur Erklärung der Beschwerden genügen; sie kann aber — und meiner

---

[1]) Über die peripheren vasomotorischen Störungen bei Neurasthenie vgl. den Abschnitt von Curschmann, S. 830 u. ff.

Überzeugung nach ist das die Regel — auch nur ein Symptom der Nervosität sein; die Hyper- und Hypoacidität ist dann nur die Folge der nervösen Veranlagung, die ebenso wie andere Organe die Funktion des Magens in irgend einer Richtung beeinträchtigen kann. Die Richtigkeit dieser Ansicht scheint mir hauptsächlich aus dem Erfolge der Behandlung hervorzugehen. In einer recht großen Zahl von Fällen helfen alle diätischen Vorschriften, Magenausspülungen, Medikamente nur wenig und nur vorübergehend. Die Kranken ziehen von Sanatorium zu Sanatorium, von Kurort zu Kurort. Immer eingeschränkter wird der Kreis der Speisen, die sie noch vertragen. Werden aber diese selben Kranken, die schon bei der kleinsten Abweichung von ihrer gewohnten Diät mit heftigen Magenschmerzen, mit Erbrechen und Durchfällen reagieren, überhaupt nicht mehr als magenkrank, sondern nur als nervös behandelt, so bessert sich mit dem allgemeinen Nervenzustande auch die Magenerkrankung. Ich kann jedenfalls versichern, daß die Zahl der Kranken, bei denen über den aufdringlichen Magen- und Darmsymptomen die allgemeine Nervosität übersehen wurde oder als sekundäre Erscheinung unberücksichtigt geblieben ist, unendlich viel größer ist, als die der Magenkranken, die nur infolge der Unterernährung vereinzelte nervöse Störungen zeigen oder gar nur deshalb nervös sind, weil ihr Verdauungstractus nicht richtig arbeitet.

Unter den subjektiven Erscheinungen überwiegen die Empfindungen der Flauheit, einer Leere im Magen, die den Kranken zwingt, andauernd etwas zu sich zu nehmen. Zuweilen tritt ein unstillbarer Heißhunger auf, der ganz unabhängig von der Nahrungsaufnahme ist, oder auch eine gänzliche Appetitlosigkeit, bei der jeder Versuch der Nahrungsaufnahme Übelkeit und Erbrechen nach sich zieht. Meist steht das geringe Sinken des Körpergewichts in Mißverhältnis zu der spärlichen Nahrungsaufnahme; doch kann es auch zu hochgradiger Abmagerung kommen.

Häufig zeigen sich in heftigen Paroxysmen, deren Zusammenhang mit psychischen Erregungen nicht immer nachweisbar ist, krampfartige Schmerzen der Magengegend mit starkem Sodbrennen, Aufstoßen und Erbrechen saurer Massen. Die Anfälle sind äußerst quälend, und aus Furcht vor ihnen wird der Kranke immer ängstlicher in der Auswahl der Speisen. Die Magenuntersuchung ergibt dann meist etwas Hyperacidität, zuweilen auch Atonie des Magens. Doch kann der Befund auch durchaus normal sein.

Die Kranken sind bald hartnäckig verstopft, bald leiden sie an Durchfällen. Der starke Einfluß der Gemütsbewegung auf den Darm ist ja auch dem Gesunden nicht ganz unbekannt. Ich erinnere nur an den Durchfall, der im Kriege und gelegentlich der Examina oft beobachtet worden ist. Stärker tritt diese Erscheinung natürlich beim Nervösen hervor, bei dem zuweilen jedes „Vorhaben", der Besuch einer Gesellschaft oder des Theaters, ein Examen oder öffentliches Auftreten Durchfälle herbeiführen. Gelegentlich finden sich in den wässerigen Ausscheidungen Schleimbeimengungen und vollständige Abgüsse des Darms (Colitis membranacea). Ich halte diese Form auch für eine rein nervöse Erkrankung, wie am besten aus ihrer Abhängigkeit vom Affekt und ihrer Beeinflußbarkeit durch eine psychische Therapie hervorgeht.

Der Drang zum Wasserlassen, der sich bei jeder psychischen Erregung einstellen und, im Falle die äußeren Umstände den Kranken an der sofortigen Entleerung der Blase hindern, sich bis zur Unerträglichkeit steigern kann, hat mit einer Schwäche der Blase oder des Sphincter in der Regel nicht das Geringste zu tun. Die Urinmenge muß dabei nicht vermehrt sein, doch findet sich nicht selten eine erhebliche Zunahme der Wasserausscheidung, der ein dauerndes und kaum zu befriedigendes Durstgefühl vorangehen kann. Diese Fälle von Diabetes insipidus sind nicht immer leicht von wirklichem Diabetes zu unterscheiden, weil gelegentlich auch vorbeigehend Zucker ausgeschieden wird. Doch fehlen bei diesen zeitweisen Glycosurien alle anderen Diabetessymptome, so daß wohl diese Erscheinung als ein flüchtiges Symptom der Neurasthenie von dem Diabetes völlig verschieden ist.

Zu den frühesten Störungen gehört das Auftreten von Atembeklemmungen. Zahlreiche Anfälle von Spasmus glottidis in frühesten Kindesalter sind wohl mit Bestimmtheit auf eine endogene Disposition zur Nervosität zurückzuführen. In etwas höherem Lebensalter, aber vielfach noch in der Kindheit entwickelt sich das nervöse Asthma. Es ähnelt in den Symptomen so sehr dem bronchialen Asthma, daß vielfach angenommen wird, der Unterschied bestehe nur in der größeren Abhängigkeit der bronchialen Form von erregenden Einflüssen und der stärkeren Ausprägung der katarrhalischen Erscheinungen. Das nervöse Asthma verschwindet oft überraschend schnell; der eben noch schwer keuchende und mühsam nach Atem ringende Kranke kann eine Stunde später schon wieder fast mühelos Treppen steigen und sich bewegen. Doch ist diese schnelle Besserung die Ausnahme und — trotz zweifellos psychischer Auslösung — fehlen meist weder die Cyanose noch die akute Lungenblähung, weder die Charcot-Leydenschen Krystalle noch die giemenden Geräusche über der ganzen Lunge.

Mit zu den charakteristischen Erscheinungen der Neurasthenie gehören die Störungen des Schlafes. Wir finden sie schon in frühem Kindesalter in der Form späten Einschlafens, das sehr häufig durch ängstliche Vorstellungen bedingt ist. Der Schlaf ist unruhig; die Kinder sprechen im Schlafe, wälzen sich herum, knirschen mit den Zähnen, zupfen an der Bettdecke. Nicht selten wird nächtliches Bettnässen bis in die Pubertät hinein beobachtet, nur ausnahmsweise bei der rein nervösen Form bis zum zwanzigsten Jahre und darüber.

Eine der charakteristischsten Erscheinungen der Schlafstörung im Kindesalter ist der Pavor nocturnus. Wenn ich auch überzeugt bin, daß ein großer Teil der unter diesem Namen gehenden nächtlichen Anfälle zur Epilepsie gehört, so ist doch auch ein ganz erheblicher nur ein Symptom der Nervosität. Die Kinder fahren unter Stöhnen oder auch lautem Schreien mit allen Zeichen der lebhaftesten Angst empor; zuweilen geben sie, ohne überhaupt wach zu werden, auf Fragen Antwort. Meist gelingt es aber, und gerade bei den Nervösen die Schreckhaftigkeit sofort durch Anzünden von Licht oder Anrufen zu unterdrücken. Wenn die Kinder dann schwere Träume als Ursache angeben, so sind wir, meiner Ansicht nach, nicht berechtigt, darin die Ursache zu sehen; vielmehr ist wohl schon die Färbung der Träume eine Teilerscheinung der beklemmenden Gefühle, die schließlich zu dem Schreckausbruch führen.

Im weiteren Verlauf des Lebens pflegt der Pavor nocturnus zu verschwinden, nicht aber die übrigen Schlafstörungen, und je stärker die Neurasthenie sich zeigt, um so mehr treten die Schlafstörungen in den Vordergrund. Tatsächlich gehören sie zu den Erscheinungen, denen wir oft

mit allen unseren Mitteln nicht beikommen können.   Die Art der Schlafstörung wechselt.   Einige Kranke schlafen schwer ein, wälzen sich stundenlang im Bette herum, springen auf, suchen sich durch Lesen, durch Nahrungsaufnahme, durch ein Bad, einen Umschlag zur Ruhe zu bringen, um endlich
gegen Morgen einzuschlafen.   Andere schlafen sehr schnell ein, liegen einige
Stunden in festem Schlaf, in dem sie nichts stört, um dann, meist nicht
allzulange nach Mitternacht, wach zu werden und den Rest der Nacht
wach zu bleiben.   Wieder andere schlafen ein, aber nur für kurze Zeit,
dann liegen sie wieder längere Stunden wach, um wieder für einige Minuten
oder Viertelstunden einzuschlummern.   Andere schlafen ziemlich lange, aber
stets nur oberflächlich, so daß das leiseste Geräusch sie weckt.

Sehr häufig ist die eigentümliche Erscheinung, daß plötzlich, meist im
Momente des Einschlafens, die Kranken einen heftigen Ruck empfinden, der
auch äußerlich, wenn auch nicht immer, in einem kurzen, stoßweißen Zu-
sammenzucken zu erkennen ist.   Dieser Ruck weckt den Kranken, der nun
mit Herzklopfen und Angst wach liegt und lange Zeit den Schlaf nicht
wieder finden kann.   Meist klagen die so Geweckten, sie hätten in dem
Augenblicke das Gefühl gehabt, eine Treppe herunterzufallen, in einen Ab-
grund zu stürzen od. dgl. m.

Die Träume sind überhaupt in der Regel für die Kranken eine Quelle
des Unbehagens.   Sie spiegeln die ängstliche Stimmung des Kranken in
verzerrtem und übertriebenem Bilde wieder.   Fast immer ist ihr Inhalt
schreckhaft.   Mord und Totschlag, Feuersbrunst und Erdbeben, Tod und
Verstümmelungen spielen in den Träumen der Nervösen die Hauptrolle.
Sehr häufig sieht sich auch der Kranke in der Schule oder im Examen,
wobei merkwürdigerweise das Abiturientenexamen weit regelmäßiger wiederkehrt als alle späteren; natürlich fehlen ihm alle Kenntnisse.   Besonders
peinlich ist die Empfindung des „Festgenageltseins", das sich in fast
allen den Fällen findet, in denen der Träumende sich in unangenehmer oder
gefährlicher Lage zu befinden glaubt.   Er steht halb oder unordentlich bekleidet auf der Straße oder sieht einen Wagen, ein wildes Tier auf sich
loskommen.   Oder er schwebt über einem Abhang, geht eine Treppe herunter,
die plötzlich unter ihm zusammenbricht.   Oder irgendeiner der nächsten
Angehörigen ist in Gefahr, der Kranke aber wird durch ein unübersteigliches
Hindernis daran verhindert, zu Hilfe zu kommen.   Aus diesen quälenden
Träumen erwacht der Kranke unter Stöhnen, schweißbedeckt und mit
starkem Herzklopfen, und es dauert dann zuweilen noch einige Minuten,
ja Viertelstunden, bis er die Angst ganz überwunden hat.

Der Inhalt der Träume steht oft in sehr durchsichtiger Beziehung zu
den Tageserlebnissen; dagegen muß ich es ablehnen, wenn Freud aus ihnen
sein Material aufbaut, um die sexuelle Genese der Neurasthenie zu beweisen.
Die Umdeutungen, die sich die Gedankenwelt des Träumenden bei Freud
gefallen lassen muß, sind so gewaltsam, so gesucht, daß sie meines Erachtens
keinerlei Beweiskraft besitzen.   Ich betrachte die Tatsache, daß jemand
ängstliche Träume hat, als sehr wichtig, lege aber dem Inhalt der Regel
nach keine Bedeutung bei.

Neben den schon erwähnten körperlichen Erscheinungen treten alle
anderen Störungen in den Hintergrund.   Sensibilitätsstörungen ausgeprägter Art fehlen, falls nicht das ganze Krankheitsbild, was nach dem
in der Einleitung Ausgeführten sehr oft der Fall ist, sich dem der Hysterie
stark nähert.   Doch sind auch da, wo Anästhesien fehlen, subjektive

Empfindungen, Parästhesien der Gliedmaßen, Rückenschmerzen, Druck im Leibe und, wie erwähnt, vor allem Kopfschmerzen jeder Art recht häufig.

Die Reflexe sind durchweg sehr lebhaft, es kommt aber nie zu einem Babinskischen Zehenreflex, wenn auch das starke Zucken des Fußes bei Bestreichen der Sohle oft sehr ähnlich aussieht.

Auf das häufige Zittern der Hände, das sich zuweilen sehr ausgesprochen fühlbar macht, auf starke Schweißsekretion, besonders in der Aufregung, und alle Arten der mangelhaften Blutzirkulation (kalte Hände und Füße, Gänsehaut, heißer Kopf) sei nur der Vollständigkeit halber hingewiesen.

Eine Erscheinung, die wahrscheinlich mehr der Verwandtschaft mit den Entartungszuständen als der Neurasthenie selbst zugeschrieben werden muß, sind die Tics. Nervöses Zusammenfahren, Zucken der Schultern, Schütteln, Nicken des Kopfes, Beiß- oder Kaubewegungen, Schnüffeln, Räuspern, Hüsteln oder auch blitzschnelle Kontraktionen einzelner Muskelgruppen, besonders im Gesicht, die wie ein Wetterleuchten den Ausdruck für Sekunden in eine Grimasse verwandeln, sind recht häufige Begleiterscheinungen der Neurasthenie. Sie steigern sich in der Erregung und können in der Ruhe ganz schwinden.

Schließlich muß noch der Schwindel erwähnt werden. Er kommt meist in Begleitung einer Zwangsvorstellung, z. B. als Höhen- oder Platzschwindel vor, kann sich aber auch beim Betreten heißer Räume, beim Anblick schnellfahrender Wagen und schließlich auch in der Ruhe einstellen. Er steigert sich meist nicht, wenn die Augen geschlossen werden; manche Kranke empfinden sogar ein Gefühl der größeren Sicherheit, sobald sie die Augen schließen, ein Beweis, daß dieser Schwindel mehr zu den psychischen als zu den körperlichen Erscheinungen gehört.

An der Grenze zwischen körperlichen und psychischen Erscheinungen stehen die Störungen der Geschlechtsfunktion. Gehäufte Pollutionen, meist, wenn auch nicht immer, die Folge der intensiven Beschäftigung der Kranken mit der Beobachtung ihres eigenen Geschlechtslebens, heftiger Zwang zur Masturbation, Prostatorrhöe, die regelmäßig mit Spermatorrhöe — die übrigens auch in seltenen Fällen vorkommt — verwechselt wird, sind die einleitenden Beschwerden, denen bald eine Fülle anderer folgen: Schmerzen in der Lendengegend, wo der Kranke das Zentrum für die Geschlechtsfunktionen vermutet, Klagen über Gedächtnisschwäche und Mangel an Energie sind die weiteren Erscheinungen, denen dann endlich als letzte die Impotenz folgt. Versucht der Kranke den Beischlaf zu vollziehen, so kommt es entweder zu einer Ejaculatio praecox, oder es fehlt überhaupt jede Erektion, oder der Kranke wird von starken Erektionen gequält, die aber im Augenblick des Versuchs der Kohabitation versagen, so daß die Beischlafsvollziehung völlig unmöglich ist.

Eine eigene Form der Neurasthenie als Sexualneurasthenie abzuzweigen, liegt meines Erachtens um so weniger Anlaß vor, als Störungen der Potenz kaum je dauernd zu fehlen pflegen. Die Erfahrung zeigt, daß regelmäßig, wie schon in der Einleitung besprochen worden ist, die Klagen die Folge mißverstandener Lektüre und verkehrter Belehrung sind. Nicht selten rücken solche Kranke bei dem Arzte mit einem ganzen Pack von Schriften aller Art an, in denen alle für sie kritischen Stellen angestrichen sind; allen Belehrungen gegenüber berufen sie sich immer und immer wieder auf diese Eideshelfer. Mit der Besserung des Allgemeinbefindens verschwinden zuweilen die Störungen seitens der Geschlechtsorgane, aber es fehlt auch nicht an Fällen, in denen sie hartnäckig bestehen bleiben, weil trotz der größeren körperlichen Frische die Angst, sich durch Onanie geschädigt zu haben, oder infolge gehäufter Pollutionen impotent geworden zu sein, nach wie vor bestehen bleibt, bis auch diese Furcht schließlich beseitigt ist. Denn die Prognose dieser Erscheinungen ist durchaus nicht ungünstig, wenn auch bei den zahlreichen und oft äußerst hartnäckig eingewurzelten Vorurteilen der Arzt nicht immer gegenüber den Belehrungen unberufener Schriftsteller durchzudringen vermag.

Prognose und Verlauf. Schon die ersten in der Kindheit auftauchenden Spuren sind Warnungssignale, die die späteren Stürme ankündigen. Deshalb muß gleich von frühester Jugend an mit größter Energie erziehlich und vorbeugend auf den nervös Veranlagten eingewirkt werden. Was in der Jugend versäumt wird, läßt sich meist nur schwer später wieder gut machen. Der weitere Verlauf entwickelt sich in mehr oder weniger großen Schüben und Schwankungen, aber, wie bei der Natur der Neurasthenie als einer konstitutionellen Erkrankung selbstverständlich ist, ganz frei von nervösen Störungen wird der Kranke kaum jemals bleiben. Oder vielleicht besser ausgedrückt, er kann sich wohl frei fühlen, aber jede Erregung, jede körperliche Schädigung kann die ganze Fülle nervöser Beschwerden mit einem Schlage wieder zum Vorschein bringen.

Sehr stark beeinflußt wird der Verlauf von äußeren Erlebnissen. Doch kommen auch Schwankungen vor, bei denen es nicht möglich ist, bestimmte äußere Gründe für eine eingetretene Verschlimmerung verantwortlich zu machen oder eine eingetretene Besserung durch die günstige Gestaltung der Lebensverhältnisse oder eine eingeschlagene Behandlungsmethode zu erklären. Es handelt sich hierbei offenbar um verwandtschaftliche Beziehungen zu den periodischen Depressionszuständen, die noch nicht ausreichend geklärt sind.

Trotz aller schweren Leiden, die häufig unerträglicher sind, als der Nervengesunde zu glauben geneigt ist, besteht im allgemeinen keine Gefahr für das Leben der Neurastheniker. Und doch begegnen uns die Fälle nicht gar so selten, in denen er seinem Leben ein Ende macht. Gerade dabei tritt die von mir eingangs erwähnte Erfahrung besonders deutlich hervor. Der Neurastheniker begeht den Selbstmord nicht wegen der bestehenden Qualen, sondern aus Angst vor den kommenden. Die Furcht vor Gehirnerweichung, vor Verfall in Geisteskrankheit, vor Krebs und Schwindsucht hat schon manchem völlig grundlos die Pistole in die Hand gedrückt. Auch das Gefühl, einer Umwälzung im Leben, gelegentlich sogar einer günstigen, einer großen Arbeit, einem Examen nicht gewachsen zu sein, begegnet uns gelegentlich als die Ursache von Selbstmorden.

Zweifellos gehören hierin auch die nicht seltenen Fälle, in denen jugendliche Personen aus Furcht vor Strafe oder auch nur aus Erregung über eine Zurechtweisung ihrem Leben ein Ende machen. Der empfindsame Neurastheniker wird durch die Ereignisse stärker mitgenommen als der Gesunde, nnd er hat nicht die Tatkraft oder auch nur den Gleichmut robuster Naturen; so bricht er zusammen und glaubt als einzigen Ausweg nur den Tod wählen zu können.

Differentialdiagnose. Die Diagnose der konstitutionellen Neurasthenie ist im allgemeinen nicht schwer. Der Kranke beginnt seine Klagen meist mit der Tatsache, daß er von jeher nervös und leidend gewesen sei. Doch enthebt uns diese Feststellung nicht von der Verpflichtung eingehendster körperlicher Untersuchung. Zumal in den Fällen, in denen die Kranken behaupten, bisher immer gesund gewesen zu sein, wird man nicht vorsichtig genug sein können. Die Bezeichnung der Erkrankung als einer nervösen besteht erst dann zu Recht, wenn jede körperliche Erkrankung ausgeschlossen ist.

Die Erschöpfung, die sich im Anschluß an einzelne körperliche Erkrankungen z. B. bei Carcinomen, bei Diabetes, anämischen und leukämischen Zuständen findet, erinnert sehr an die Erschöpfbarkeit des Neurasthenikers. Bei der Zuckerkrankheit muß besonders berücksichtigt werden, daß starke Harnvermehrungen ohne Zucker nicht selten ein nervöses Symptom sind, und daß andrerseits gelegentlich alimentäre Glyccosurien bei der Neurasthenie beobachtet werden, ohne daß man berechtigt wäre, von einem eigentlichen Diabetes zu sprechen.

Der häufigste Fehler, der bei der Diagnose begangen wird, ist das Übersehen beginnender geistiger Störungen. Unter diesen steht die Gehirnerweichung obenan. Das Auftreten nervöser Erschöpfbarkeit im mittleren Lebensalter bei einem Menschen, der bis dahin stets gesund gewesen ist, muß den Verdacht einer schweren Erkrankung wachrufen, und man wird dann bei sorgfältigem Nachforschen sehr bald das eine oder andere Zeichen der Gehirnerkrankung entdecken. Ein sehr wichtiges Hilfsmittel in der Diagnose ist die cytologische Untersuchung geworden, deren man sich in wichtigen Fällen zur Entscheidung mit bestem Erfolge bedienen kann.

In jugendlichem Alter stoßen wir auf Schwierigkeiten bei der Abtrennung von der Dementia praecox. Diese entwickelt sich sehr häufig unter dem Bilde der hypochondrischen Verstimmung. Im Anfang der Erkrankung werden die Beschwerden meist noch mit ziemlich lebhaftem Affekt vorgetragen. Die Kranken klagen über Erschwerung des Denkens und Abstumpfung der Intelligenz, über Angst und Unruhe, Reizbarkeit und Ermüdbarkeit, und verbinden diese Klagen in der Regel noch mit solchen körperlicher Art.

Die weitere Entwicklung bringt ja meist bald die Entscheidung. Doch wird man nicht in jedem Falle imstande sein, monatelang darauf zu warten. Wiederholt konnte ich bei Kranken, die in der Sprechstunde nicht richtig zu diagnostizieren waren, bei klinischer Beobachtung schnell zur Entscheidung kommen, da innerhalb des Krankenhauses die eigentümlichen Haltungs- und Bewegungsstereotypien, sowie die merkwürdigen Sonderbarkeiten der Hebephrenen schnell hervortreten.

Häufiger ist wohl die Verwechslung mit periodischen Depressionszuständen. Da beide Erkrankungen auf dem Gebiete konstitutioneller Entartung sich entwickeln, so hilft uns die Feststellung, daß die Kranken von jeher etwas nervös und empfindsam, leicht ermüdbar und zu hypochondrischen Klagen geneigt waren, nicht. Auch in den äußeren Symptomen, der mehr oder weniger ausgeprägten Hemmung, dem starken Insuffienzgefühl gleichen sich beide Erkrankungen; und wenn sich dann noch als manische Komponente gelegentlich Reizbarkeit und Erregung hinzugesellen, so ähnelt das Krankheitsbild der Neurasthenie dem einer periodischen Depression so, daß die Entscheidung nur aus dem weiteren Verlaufe möglich ist.

Im höheren Alter treten uns besondere Schwierigkeiten in der Abtrennung der Neurasthenie kaum mehr entgegen. Höchstens der Symptomenkomplex der Arteriosklerose kann das Bild der Neurasthenie vortäuschen.

Doch sind hier die Vorgeschichte, die Steigerung des Blutdrucks und die fühlbaren Symptome der Arterienverkalkung wichtige und meist ausreichende Unterscheidungsmerkmale.

Behandlung. Bei der Behandlung nervöser Zustände werden wir ganz verschieden vorgehen müssen, je nachdem es uns darum zu tun ist, gegen das Symptom oder gegen die zugrunde liegende Krankheit vorzugehen. Der Patient wünscht Beseitigung der ihn belästigenden Erscheinung. Der Arzt aber muß über die Erscheinung hinweg die Besserung der ganzen Krankheit ins Auge fassen. Wenn ich beispielsweise einem Neurastheniker, der jedesmal nach dem Essen über Schmerzempfindungen in der Magengegend mit Übersäurung klagt, den Magen systematisch ausspüle, so kann ich damit diese Beschwerden beseitigen. Der Krankheitszustand selbst aber bleibt derselbe, ja er wird nicht selten gerade dadurch verschlimmert, daß dem Patienten durch die eingehende Behandlung die Erkrankung seines Magens als besonders schwer erscheint und so für ihn die Grundlage zu neuen hypochondrischen Grillen gelegt wird.

Noch weniger bewährt sich natürlich die lokale Therapie bei der Hysterie. Damit soll nicht gesagt sein, daß nicht sehr häufig zuerst das belästigendste Symptom beseitigt werden muß Eine hysterische Aphonie, eine Contractur, ein Schmerzpunkt hindern den Kranken in jeder Tätigkeit, und er muß deshalb zuerst von diesen Symptomen befreit werden, bevor die allgemeine Behandlung Platz greifen kann. Dabei muß aber auch in allen Fällen der Gesichtspunkt der Behandlung im Vordergrunde stehen, den Kranken von seiner Krankheit selbst zu befreien, und zwar so weit, daß das Auftreten neuer Symptome möglichst verhindert wird, und daß, wenn sie auftreten, der Kranke selbst weiß, wie er dagegen vorzugehen hat.

Bei der von mir vertretenen Auffassung, daß die Neurasthenie, sowie die Hysterie konstitutionelle Zustände sind, wird man mit dem Worte Heilung sehr sparsam umgehen müssen. Die Empfindlichkeit des Nervensystems wird stets bleiben, aber es ist doch in sehr vielen Fällen möglich, den Kranken in einen Zustand zu bringen, der praktisch der Genesung gleichkommt. Da es sich um psychische Erkrankungen handelt, so hat die Psychotherapie den Vorrang vor allen anderen Mitteln. Auch in all den Fällen — darüber muß man sich klar sein —, in denen operative Eingriffe, Lehm- und Sonnenbäder, Arzneien oder Wunderelixiere einen oft überraschend großen Erfolg haben, beruht die anscheinende Heilung nur in dem felsenfesten Vertrauen des Patienten auf die Wirksamkeit der angewandten Heilmethode.

Die chirurgische Behandlung ist in den meisten Fällen ein Fehler. Es bedarf keines Wortes, daß da, wo irgendeine lokale Erkrankung, beispielsweise eine hartnäckig schmerzende Gelenkmaus, eine Operation auch bei einem Nichtnervösen erforderlich machen würde, die Gelenkmaus beseitigt werden muß. Aber man frage sich in jedem Falle noch sorgfältiger als sonst, ob die Operation wirklich erforderlich ist. Die Zeiten sind ja glücklicherweise vorbei, in denen jede weibliche Nervöse Auskratzungen, Einlegen von Ringen, Ventrifixationen der Gebärmutter oder gar die Kastration hat über sich ergehen lassen müssen. Aber immerhin begegnen uns doch noch viel zuviel Kranke, bei denen große Unterleibsoperationen, Beseitigung des Wurmfortsatzes, Operationen von Magengeschwüren oder

Gallenblasenerkrankungen gemacht worden sind, obgleich nie eine ernsthafte Erkrankung vorgelegen hat.

Zuweilen handelt es sich um recht schwer zu vermeidende diagnostische Irrtümer, vielfach aber auch um ein Verkennen von Ursache und Wirkung. Das gilt auch für nichtoperative Eingriffe (Magenspülungen, langdauerndes Elektrisieren, Katheterisieren u. dgl. m.). Wenn auch manchesmal eine gute Wirkung zu verzeichnen ist, so halte ich doch alle diese Prozeduren für durchaus nicht harmlos. Die Gefahr liegt darin, daß die Aufmerksamkeit des Kranken statt von seinen Beschwerden abgelenkt, auf sie hingelenkt wird. Und dann belehrt uns die Verschlimmerung, die sich an die anfängliche Besserung anschließt, oder die Ausbreitung der Beschwerden auf andere Organe, daß über der scheinbar kausalen Veranlassung zur Behandlung die eigentliche Grundlage der Klagen übersehen wird.

Es bedarf wohl keines Wortes darüber, daß jede Scheinoperation erst recht aus der Erörterung ausgeschieden werden muß. Abgesehen von ihrer Wirkungslosigkeit — für das beseitigte Symptom kommt sofort ein neues, wenn nicht gar mehrere —, ist es für den Arzt äußerst gefährlich, wenn der Kranke die Komödie, die nebenbei auch ein unwürdiges Spiel mit dem Kranken wäre, durchschaut und damit jedes Vertrauen zu dem Arzte, in dem Falle sogar mit Recht, verliert.

Das Vertrauen zum Arzte ist das wichtigste Erfordernis für die Behandlung Nervöser. Um sich das Vertrauen zu erringen, genügt es nicht, sich auch bei groben hysterischen Erscheinungen mit einer oberflächlichen Untersuchung zu begnügen. Die Untersuchung muß sich vielmehr mit aller Sorgfalt auf den ganzen Körper erstrecken, da wir uns immer bewußt sein müssen, daß sich sehr häufig psychogene Symptome bei organischen Erkrankungen finden. Gerade nach dieser Richtung hin können wir nicht vorsichtig genug sein.

Nicht nur wegen der Notwendigkeit, Fehldiagnosen zu vermeiden, so wichtig dieser Gesichtspunkt ist, muß in jedem Falle eine sorgfältige Untersuchung des Kranken dem Kurplane vorangehen, sondern auch, um sein Vertrauen zu gewinnen. Der Nervöse ist mehr wie jeder andere Kranke mißtrauisch und zu hypochondrischer Selbstbeobachtung geneigt. Wenn er der Versicherung des Arztes, das Herz, der Magen, das Gehirn sei gesund, glauben soll, so muß er die Empfindung haben, daß dem Arzte bei der Sorgsamkeit der Untersuchung nichts entgangen sein kann. Erst dann wird er sich wirklich beruhigen lassen. Zu der Untersuchung des Kranken gehört ferner eine Kenntnis seiner Persönlichkeit, die sich nicht mit der oberflächlichen Feststellung der wichtigsten Lebensereignisse begnügen darf. Der Arzt muß wissen, wes Geistes Kind ein Nervöser ist, da er die Persönlichkeit des Kranken in seinen therapeutischen Maßnahmen mit als den wichtigsten Faktor einsetzen muß. Erst auf dieser Grundlage kann er gegen die Krankheit selbst vorgehen.

Jede Behandlung eines Nervösen muß gleichzeitig eine allgemeine und eine spezielle sein. Für die Allgemeinbehandlung muß als Leitmotiv die Entfernung aus den häuslichen Verhältnissen dienen. Es ist nicht zuviel gesagt, wenn man behauptet, die Hälfte der Behandlung sei mit der Trennung von den Angehörigen erreicht. Der Grund liegt einerseits in dem Fernhalten der kleinen Ärgereien des täglichen Lebens, die für den Nervösen meist empfindlicher sind als ernste Lebensschicksale. Andererseits in der größeren Beeinflußbarkeit durch den Arzt. Ob man diese Trennung mit einer Mastkur verbinden will oder nicht, hängt weniger, als gewöhnlich angenommen wird, von dem körperlichen Zustande ab. Gewiß wird es notwendig sein, anämische, in der Ernährung heruntergekommene Individuen zu kräftigen, aber es wäre verfehlt, wenn man auf die einfache körperliche Kräftigung und die Gewichtszunahme die ganze Hoffnung setzen würde. Sehr wirksam hat sich zur Hebung der Körperkräfte Arsenik erwiesen, das in Form der Solutio Fowleri, in Pillenform, als Arsenferratose oder auch in Form des Levikowassers verabreicht werden kann. Günstiger wirkt, und vielleicht nicht nur aus psychischen Gründen, allgemeine Faradisation des ganzen Körpers und vor allem die Massage. Ich kann nur dringend raten, die Massage regelmäßig mit aktiven und passiven Bewegungen aller Glieder verbinden oder systematisch turnen zu lassen, da mit dem Gefühl größerer körperlicher Leistungsfähigkeit auch die psychische zu wachsen pflegt.

Von hydrotherapeutischen Maßregeln kommen hauptsächlich Bäder, Einpackungen und Abklatschungen in Frage. Der Zusatz von Kohlensäure und Fichtennadelextrakt — angenehmer, weil sauberer, ist Fluinol — pflegt die Wirkung der Bäder zu verstärken. Ob es sich dabei um mehr als eine psychische Wirkung handelt, ist fraglich.

Bei Schlaflosigkeit kann ich nur empfehlen, die Bäder recht lange auszudehnen, ein bis zwei Stunden bei einer Temperatur von 34—35° C; von der angeblichen schwächenden Wirkung langer Bäder habe ich nie etwas gesehen. Die Kranken können, um nicht die lange Zeit hindurch sich mit Grübeleien zu quälen, im Bade ruhig die Zeitung oder harmlose Bücher lesen. Dann ist die schlafmachende Wirkung oft stärker als die mancher chemischer Schlafmittel. Auch Einpackungen, deren Dauer man zweckmäßigerweise anfangs nicht über eine halbe Stunde, später aber unbedenklich bis zu einer Stunde und mehr ausdehnen darf, wirken sehr gut auf den Schlaf. Doch ist bei all diesen Mitteln von vornherein nicht zu vergessen, daß sie nicht bei allen Menschen gleich wirken, und daß gelegentlich die nervöse Unruhe sogar gesteigert werden kann. Am wenigsten kann ich mich mit den zahlreichen sonstigen Prozeduren befreunden, so weit wenigstens, als kaltes Wasser zur Anwendung kommt. Die meisten Nervösen vertragen den mit der Anwendung kalten Wassers unvermeidlich verbundenen momentanen Chok schlecht. In all den Fällen, in denen es auf eine Abhärtung des Körpers ankommt, empfiehlt es sich, mit gut lauwarmem Wasser zu beginnen und langsam bis zum kalten herunterzugehen.

Zur Behandlung der Nervösen gehört eine Überwachung ihrer Tätigkeit. Am besten schreibt man ihnen für den Anfang eine genaue Tageseinteilung vor, die neben anderen Vorzügen auch den Vorteil mit sich bringt, den Kranken an eine pflichtgemäße Ausführung aller Vorschriften zu gewöhnen. Eine Anweisung, wie diese Tageseinteilung am besten beschaffen ist, läßt sich nicht geben, da sich die Vorschriften nach der Persönlichkeit des Kranken und des Arztes richten müssen. Je größer das Vertrauen zum Arzte ist, um so schneller wird er vorgehen können.

Wie die lokalen Symptome zu behandeln sind, läßt sich in keine Regel fassen. Im allgemeinen dürfte es sich empfehlen, möglichst wenig lokal zu behandeln. Damit soll aber nicht gesagt sein, daß man die lokalen Erscheinungen einfach vernachlässigt oder sich damit begnügt, sie als eingebildete zu bezeichnen. Der Kranke wird es dankbar empfinden, wenn man ihm zugesteht, daß er wirklich neuralgische Schmerzen hat, den Arm nicht bewegen, die Steifigkeit des Beines nicht überwinden kann. Gibt man dies zu, so wird er es nicht als eine Kränkung empfinden, wenn man ihm erklärt, daß diesen Erscheinungen keine organische Veränderung zugrunde liegt und daß sie deshalb um so schneller verschwindet, je weniger der Kranke und der Arzt sich darum kümmern. Das gilt besonders für solche Erscheinungen, die, wie nervöses Asthma, Verdauungsstörungen, Abgeschlagenheit, Kopfschmerzen u. dgl., nicht dauernd bestehen.

Bei lokalisierten Lähmungen wirkt zuweilen die Lokalbehandlung günstig, zumal bei Kranken, die den Zauber z. B. des statischen Apparates noch nicht an sich empfunden haben. Im ganzen aber wird man auf alle diese Erscheinungen nicht zuviel Wert legen können und sich des Prinzips bewußt bleiben müssen, daß die Beseitigung eines Symptoms nicht die Hauptsache ist. Erst wenn der Kranke weiß, daß bei ihm psychische Symptome ohne anatomische Grundlage entstehen können, wird er selbst lernen, die stete Gefahr der Wiederkehr ähnlicher oder das Auftauchen neuer Erscheinungen zu vermeiden.

Von allen Erscheinungen erfordert keine so häufig besondere Berücksichtigung wie die Schlaflosigkeit. Die Hartnäckigkeit dieses Symptoms legt uns die Pflicht auf, bei der Verabreichung von Medikamenten wegen der Gefahr der Angewöhnung sehr vorsichtig zu sein. So sehr man aber auch geneigt sein wird, jedes chemische Schlafmittel zu verwerfen, so ist es doch manchmal bei besonders starker Schlafstörung gar nicht zu umgehen, den Schlaf herbeizuzwingen. Doch sollten erst alle anderen Maßnahmen, vor allem die hydrotherapeutischen versucht werden. Auch einfache Änderungen der Lebensweise; bald wirkt sehr frühes Essen, bald Nahrungsaufnahme unmittelbar vor dem Schlafengehen oder sogar während der Nacht, bald körperliche Ermüdung, bald völlige Ruhe vorher günstig.

Erst wenn alle diese Mittel versagen, sollte man zu Schlafmitteln greifen. Ich ziehe in solchen Fällen Paraldehyd und Amylenhydrat in nicht zu kleinen Mengen, 6—8 g von ersterem, 4—5 g von letzterem, allen eigentlichen Schlafmitteln vor. Nicht nur wegen der Art ihrer Wirkung — sie sind Einschlafmittel, nicht eigentlich Betäubungsmittel von lange dauernder Wirkung —, sondern auch weil die Kranken sich im allgemeinen für diese Mittel wenig zu erwärmen pflegen. Morphium zu geben, ist ganz zwecklos, abgesehen von der Gefahr der Gewöhnung; es hält in der Regel den Kranken wach, wenn er auch dieses Wachliegen meist sehr angenehm empfindet. Von Schlafmitteln ziehe ich bei ernster Schlaflosigkeit Trional dem beliebten Veronal vor. Es wirkt sicherer und nachhaltiger, ist aber meist zu entbehren. Das eine sei aber besonders besonders bemerkt: Gelegentlich verschafft ein Pulver von doppeltkohlensaurem Natron oder, was besonders für die Spitalpraxis empfehlenswert ist, eine Methylenblau- oder Eosinlösung auch da Erfolg, wo andere Medikamente versagt haben. Und ich erinnere mich einer Hysterischen, bei der auch die stärksten Schlafmittel in großen Dosen keinen längeren Schlaf als vielleicht zwei Stunden zu erzielen vermochten, während sie auf ein bis zwei Zehntel einer Injektionsspritze, die mit Nihilin (gewöhnlichem destillierten Wasser!) gefüllt war, die ganze Nacht vorzüglich zu schlafen vermochte.

Gegen die Erregbarkeit sind gelegentlich Beruhigungsmittel unentbehrlich. Der Kranke empfindet ein Gefühl der größeren Sicherheit, wenn er irgendein Mittel eingenommen hat, und dieses Gefühl wirkt be-

ruhigend. Die Untersuchungen des Pharmakologen allerdings rauben den
meisten als „nervenstärkend" und beruhigend empfohlenen Mitteln den
Nimbus und lassen erkennen, daß die Wirkung ganz oder zum größten
Teil nur eine rein suggestive ist. Immerhin scheint doch den Baldrian-
präparaten auch neben der suggestiven eine tatsächlich beruhigende Wirkung innezuwohnen. Am meisten noch dem Baldriantee, den ich den anderen
Präparaten, der Baldriantinktur, wie dem Validol, Valyl und Bornyval vor-
ziehe. Nicht selten genügt dem Kranken schon das Gefühl, ein Beruhigungsmittel in der Tasche zu haben, das er im Notfall nehmen kann, um seine
Erregbarkeit zu dämpfen und ihn sicher zu machen.

Das beliebteste Mittel ist zweifellos Brom und mit vollem Recht.
Denn Brom setzt tatsächlich, wie die psychologischen Experimente Löwalds
gezeigt haben, die Reizbarkeit herab. Nur darf man nicht glauben, schon
mit kleinen Mengen viel zu erreichen; 2—3 g Bromkalium oder Bromnatrium — die Erlenmeyersche Mischung mit Bromammonium ist wohl
kaum wirkungsvoller — können unbedenklich längere Zeit gegeben werden.
Aber so unentbehrlich das Brom oft ist, auch für dieses Mittel gilt das
gleiche, wie für alle anderen Behandlungsmethoden; sie sind nur geeignet,
ein Symptom zu bekämpfen, nicht die Krankheit.

Eines besonderen Wortes bedarf noch die Hypnose. Es ist merkwürdig, wie schwer sich das Vorurteil gegen diese Behandlungsmethode
überwinden läßt. Sie ist in den Händen des geübten Arztes ein sehr wert-
volles Behandlungsmittel, und wenn sie auch in vielen Fällen entbehrlich
ist, so doch sicher nicht in allen. Insbesondere habe ich bei ganz verzweifelten, jahrelang behandelten Fällen von Zwangsdenken, bei Angstzuständen aller Art, aber auch bei hartnäckigen Kopfschmerzen, Schlaflosigkeit u. dgl. vorzügliche Erfolge gesehen. Ich sage den Kranken ganz
offen, daß es sich nur um ein Einreden handelt, nur um eine Belehrung
darüber daß die Beschwerden bei objektiver Betrachtung harmlos sind,
suche ich in ihnen das Vertrauen zu der Genesungsmöglichkeit zu wecken
und ihnen den Weg zu weisen, wie solche Erscheinungen in Zukunft vermieden
werden können. Die größere Konzentration der Aufmerksamkeit während
des leichten Grades der Hypnose, den ich anzuwenden pflege, und der nach
meiner Erfahrung ausreicht, macht es leicht, den Kranken zu belehren und
ihm zu helfen. Ob wir als Suggestivmittel den faradischen Strom, ein
Arzneimittel oder die Hypnose anwenden, ist schließlich gleich. Ich finde
nur, daß die Hypnose ehrlicher ist und dazu noch in den meisten Fällen
wirksamer.

Ich habe mich früher dagegen gesträubt, die Hypnose bei Hysterischen
anzuwenden. Auch das halte ich auf Grund meiner weiteren Erfahrungen nicht
für notwendig; nur muß man sich bei der Hypnose ebenso wie bei allen anderen
Behandlungsmethoden darüber klar sein, daß man nur das Symptom, nicht
die Krankheit beseitigt. Das Märchen, daß die Hypnose die Energie des
Kranken noch mehr lähmt, kann nur von dem ernstlich geglaubt werden,
der die Hypnose nie erprobt hat. Ich kann versichern, daß viele
Leute, an denen alle Behandlungsmethoden vergeblich versucht worden
sind, schließlich durch die Hypnose ihre Lebensenergie wiedergewonnen
haben.

Am wenigsten kann ich mich von allen Behandlungsarten mit der
sog. Überrumpelungs- und Brüskierungsmethode befreunden. Wenn
man eine Kranke, die glaubt, nicht stehen zu können, in die Höhe hebt

und auf die Beine fallen läßt, so kann gelegentlich die Kranke plötzlich stehen. Dann erscheint die Wirksamkeit des Arztes im günstigsten Lichte. Und doch ist diese Methode falsch. Glückt sie nicht, und das ist oft, sehr viel häufiger als der gute Erfolg, der Fall, so hat der Arzt sich in den Augen der Kranken bloßgestellt und das Vertrauen, das zur Behandlung notwendig ist, dauernd eingebüßt. Glückt sie, so hat der Arzt ein Symptom beseitigt und dem Kranken in seiner Krankheit nichts genützt.

Für noch verfehlter aber halte ich die vielfach geübte Methode, mit Hilfe schmerzhafter Eingriffe — besonders beliebt ist der faradische Pinsel — die Kranken zu quälen. In dieser Methode steckt noch immer ein Stück des alten Vorurteils, daß der Kranke simuliere und nicht gesund werden wolle. Gelegentliche vorübergehende Erfolge, die auch mit dieser Methode erreicht worden sind — welche Methode würde nicht gelegentlich bei Hysterischen Wunder tun können? —, beweist nichts für ihren Wert. Wer sich nicht freimachen kann von Vorurteilen gegen die Nervösen, wer nicht die Geduld hat, auf ihre Klagen, soweit es nötig ist, einzugehen, und wer sich nicht von vornherein als Ziel die systematische Erziehung der Kranken zur Gesundheit und zur Bekämpfung ihrer Autosuggestionen setzt, der sollte auf die Behandlung Nervöser lieber verzichten. Und ich will hier gleich noch einen Rat anschließen. Nicht so selten müht sich der Arzt mit einem Kranken deshalb vergeblich ab, weil der Kranke zu dem Arzte nicht das Vertrauen fassen kann, das nun einmal bei der Behandlung Nervenkranker die unerläßliche Voraussetzung ist. Merkt der Arzt das, so sollte er auf eine weitere Behandlung verzichten und nicht glauben, an seiner Autorität Einbuße zu erleiden. Es sind oft Imponderabilien, die dem einen einen Erfolg ermöglichen, der dem anderen versagt ist.

Der Kriegsplan, der beim Beginn der Behandlung eines Nervösen entworfen werden muß, kann nicht weitschauend genug sein. Er darf sich nicht darauf beschränken, den augenblicklichen Zustand zu beseitigen, sondern muß weit darüber hinaus vorbeugend gegen das Wiederauftauchen der alten oder das Auftreten neuer Krankheitserscheinungen gerichtet sein. Dementsprechend wird man der akuten nervösen Erschöpfung gegenüber viel einfacher vorgehen können, als allen anderen Formen nervöser Erkrankung.

Bei der Neurasthenie wird man den Kranken zuerst zu beruhigen haben und ihm das Vertrauen in seine körperliche und geistige Leistungsfähigkeit wiedergeben müssen. Dazu ist eine systematische Erziehung notwendig, und so gut wie manche Sanatorien gerade dadurch wirken, daß sie den Kranken daran gewöhnen, sich die nötige Ruhe zu gönnen, und ihn zum Stillsitzen und Ausruhen dressieren, so wenig darf darin das Ziel gesucht werden. Der Kranke muß vielmehr allmählich mit Arbeit beginnen; körperliche Übungen, sportliche Betätigung führen dann schließlich den Kranken der Gesundheit so nahe wie möglich.

Bei Hysterischen ist in den meisten Fällen von vornherein eine Betätigung der Körper- und Geisteskräfte erwünscht. Möglichst wenig Behandlung, die der Kranke doch nur im Sinne einer Bestätigung seiner krankhaften Ideen auffaßt. Die Begeisterungsfähigkeit der Hysterischen ermöglicht es sehr häufig, ihnen einen Beruf zu geben, in dem sie sich und ihren Überschwang von Empfindungen verausgaben können. Sie sind vielleicht nicht immer die allergeeignetsten Personen zur Betätigung auf sozialem Gebiete, aber unter richtiger Leitung können sie sehr viel Gutes tun und

finden dann oft die Befriedigung, deren sie bedürfen, um nicht dauernd
nur sich zu beobachten.

Und schließlich noch eine Warnung. Daß die Ehe (auf die Bedenken
für die Nachkommenschaft gehe ich nicht ein) bei manchen Nervösen eine
Besserung herbeiführt, kann nicht bezweifelt werden. Aber diese Besserung
liegt in der gleichmäßigeren Lebensweise, der Möglichkeit zur Aussprache,
der Ablenkung durch die Sorgen des Hausstandes, obgleich auch diese
zuweilen den Zustand verschlimmern. Zur Ehe zu raten, in der Hoffnung,
die sexuelle Befriedigung wirke antihysterisch, darf geradezu als Beweis
völligen Mangels an Verständnis der nervösen Zustände betrachtet werden.

4. Die traumatische Neurose.

Die Entwicklung des Krankheitsbildes, das wir jetzt traumatische
Neurose nennen, reicht ins Jahr 1866 zurück, in dem Erichson zuerst
die Aufmerksamkeit auf Erscheinungen lenkte, die sich im Anschluß an Verletzungen im Gebiete des Nervensystems entwickeln. Erichson, wie die
weiteren Autoren, vertieften die Kenntnis der Einzelheiten der Erkrankung,
aber erst im Jahre 1881 wurde von Moeli auf die psychischen Erscheinungen
der traumatischen Neurose mit Nachdruck hingewiesen. Die weitere Wandlung der Anschauung zeigte am besten die wenige Jahre später von Charcot
vertretene Anschauung, das ganze Krankheitsbild sei das der Hysterie. Dem
widersprach Oppenheim, der den Namen der traumatischen Neurose
schuf und ihr eine spezielle Eigenart zuwies. Den Endpunkt der ganzen
Entwicklung stellte dann die Kraepelinsche Namengebung dar, der durch
die Bezeichnung der Schreckneurose die Ursache der Erkrankung ganz
auf das psychische Gebiet verlegte und von jeder Verletzung unabhängig
machte.

Heute darf wohl als allgemein anerkannt betrachtet werden, daß es
eine besondere Erkrankungsform der traumatischen Neurose nicht gibt, daß
vielmehr unter dieser Bezeichnung ebensowohl neurasthenische wie hysterische Bilder in engster Berührung und Vermischung verstanden werden.
Immerhin ist es deshalb zweckmäßig, sie gesondert von allen anderen
psychasthenischen Zuständen zu beschreiben, weil ihr durch den Zusammenhang mit unserer Unfallgesetzgebung eine eigenartige Färbung ver-
liehen wird.

Es sollen also unter der Bezeichnung der traumatischen Neurose die
im Anschluß an ein Trauma sich entwickelnden psychischen
Störungen nichtorganischer Natur verstanden werden.

Ätiologie. Die Begriffsbestimmung geht davon aus, daß die Krankheit
sich an ein Trauma anschließt. Die Schwere der erlittenen Verletzung
ist weit weniger bedeutsam, als man früher dachte, obgleich eben wegen
der Anhängigkeit der nervösen Erscheinungen von psychischen Eindrücken
ein gewisses Abhängigkeitsverhältnis nur zu natürlich ist. Ich lege aber
Wert darauf, mit aller Entschiedenheit davor zu warnen, allzusehr an diesem
natürlichen und naheliegenden Verhältnis zwischen Schwere der Verletzung
und Schwere der Krankheitserscheinungen festzuhalten. Denn einmal sind
wir gar nicht in der Lage, einen auch nur annähernd brauchbaren Maßstab
für die Schwere der Verletzung aufzustellen. Für einen Klavierkünstler oder
einen Uhrmacher ist eine leichte Versteifung eines Fingers eine ernstere

Schädigung als für einen Landarbeiter der Verlust mehrerer Finger; damit aber auch der psychische Chok ein schwererer. Abgesehen aber davon hat uns die Erfahrung gezeigt, daß sich häufig an äußerlich geringfügige Verletzungen ernste organische Erkrankungen anschließen können. Besondere Schwierigkeit machen in dieser Richtung die Schädelverletzungen. Seitdem ich in mehreren Fällen gesehen und durch die Sektion bestätigt bekommen habe, daß bei kaum erkennbarer Verletzung der Haut schwere Zertrümmerungen des Schädeldaches und umfangreiche Blutungen im Gehirn, ja Zertrümmerungen der Gehirnsubstanz ohne nennenswerte Weichteilwunden und Schädelsprünge auftreten können, bin ich sehr skeptisch geworden, wenn die Zeugenaussagen die Verletzung als geringfügig hinstellen. Ich scheide, das bedarf wohl keiner besonderen Hervorhebung, die organischen Folgen der Verletzungen aufs schärfste von den nervösen; aber die erwähnte Erfahrung allein würde genügen, um uns vor einer allzu großen Bewertung der objektiv nachgewiesenen Schwere der Verletzung bei der Betrachtung der Unfallsfolgen zu schützen.

Wichtiger als die objektive Schädigung ist die subjektive. Ich sah bei einem Zugführer, dem es gelang, den Zug vor dem Zusammenprall mit einem anderen zum Halten zu bringen, bei einem Manne, der nur durch das Eingreifen beherzter Mitarbeiter davor bewahrt blieb, in einen Hochofen zu geraten, bei einem jungen Mädchen, dessen Kleider Feuer gefangen hatten, ohne daß auch nur die leiseste äußere Verletzung entstanden wäre, den ganz gleichen Symptomenkomplex der traumatischen Neurose sich entwickeln. Ich glaube deshalb, daß die psychische Erregung im Augenblick des Unfalls die allergrößte Beachtung verdient. Gleichwohl halte ich es nicht für richtig, diese Zustände als Schreckneurose zu bezeichnen. Deshalb nicht, weil der Schreck doch nur eine der psychischen Ursachen ist und überall da in den Hintergrund tritt, wo es sich um chronische Affekte handelt; ferner deshalb, weil durch die Bezeichnung der Schreckneurose der Zusammenhang mit dem Unfall und damit mit unserer Unfallsgesetzgebung verwischt wird.

Ich habe eben erwähnt, daß nicht immer die Erkrankung sich an einen akuten Nervenchok anschließt, und damit bereits angedeutet, daß sie sich nicht selten ganz langsam entwickeln kann. Sehr häufig bestehen anfangs nur geringfügige Klagen. Dann aber beginnen allmählich die Sorgen um die Zukunft. Der Kranke, der sich nicht mehr so wie früher den Anstrengungen seiner Tätigkeit gewachsen sieht, schneller ermüdet und leicht Schmerzen empfindet, beginnt sich zu fragen, was wohl aus ihm werden würde, wenn die Erkrankung fortschreiten würde. Auf dem so vorbereiteten Boden der Besorgnis um die Zukunft beginnt nun die Unfallsgesetzgebung ihre unheilvolle Wirkung zu entfalten. Sie sollte geeignet sein, den Kranken zu beruhigen, der sich sagen kann, daß er unter allen Umständen vor der schlimmsten Not bewahrt bleibt. Aber diese segensreiche Wirkung bleibt oft aus, zum Teil deshalb, weil die dem Kranken zufallende Rente, zumal dann, wenn er Familie hat, meist zu klein ist, mehr noch aber, weil er sich den Anspruch auf die Rente nur allzu mühsam erkämpfen muß.

Strümpell hat geglaubt, den Begehrungsvorstellungen eine besondere Bedeutung beimessen zu dürfen; gewiß erscheint es manchem recht verlockend, allmonatlich seine, wenn auch kleine Rente einstreichen zu dürfen, statt eine allerdings höhere Summe durch mühsame Arbeit zu erwerben. Ich glaube indessen, daß die Begehrungsvorstellungen für die Entwicklung der Krankheit lange nicht so bedeutsam sind, wie Strümpell und mit ihm andere annehmen. Wir finden den gleichen Symptomenkomplex auch bei Leuten, denen an dem erreichbaren Schadenersatz gar nichts liegt. Ich sah z. B. die Erscheinungen einer typischen traumatischen Neurose bei einem steinreichen Manne, der eine für seine Vermögenslage kleine Rente von einer privaten Versicherungsgesellschaft zu bekommen hatte, auftreten, als seitens der Versicherungsgesellschaft der Verdacht der Simulation und Übertreibung ausgesprochen wurde. Der Ärger darüber tat die gleiche Wirkung, wie bei anderen der Schreck und wieder bei anderen die Begehrungsvorstellungen. Die Erscheinungen schwanden, als der Kranke auf meinen Rat das Opfer brachte, auf die Entschädigung zu verzichten. Ähnliche Fälle, wenn auch nicht immer so ausgeprägetr Art, haben auch andere beobachtet, und so wird ganz mit Recht die Begehrungsvorstellung nur als eine, nicht als die Ursache der Beschwerden angesehen. Das ablehnende — für manche Fälle darf man ruhig sagen schikanöse — Verhalten der Versicherungsgesellschaften, staatlicher wie privater, ruft in dem Verletzten eine eigentümliche Stimmung wach. Er ärgert sich über das Mißtrauen, macht sich Sorgen, ob er ausreichend entschädigt, von den Ärzten richtig beurteilt werde. Auf diesem Boden entwickelt sich dann der Kampf um die Rente mit all seinen psychischen Begleiterscheinungen und Folgen.

Im Augenblick einer Verletzung läßt sich nicht voraussehen, welche psychischen Erscheinungen sich daran anknüpfen werden. Hat die Verletzung körperliche Folgen, zumal solche, die den Kranken entstellen oder ihm dauernde Schmerzen verursachen, so ist auch das für die Entwicklung der Krankheit von Bedeutung. Bald sind es die körperlichen Folgen, bald der bei dem Unfall erlittene Schreck, bald mehr die Sorgen um die Zukunft, bald der Kampf um die Rente, durch die der erste Anstoß zur traumatischen Neurose gegeben wird. Die Mannigfaltigkeit und das Ineinandergreifen der Ursachen hindern uns, eine Regel aufzustellen, nach der die Erscheinungen in bestimmte Beziehungen zu den Ursachen gesetzt werden könnten. Noch mehr die Tatsache, daß der eine den Schreck eines Unfalls schnell überwindet, der andere nicht, der eine sich an die körperlichen Folgen schnell gewöhnt, während es einem anderen unmöglich ist. So drängt uns die Beobachtung zu dem Schluß, daß auch die Veranlagung des Betroffenen von ganz einschneidender Bedeutung ist. Eine nervöse Veranlagung muß geradezu als Grundlage der Entwicklung jeder traumatischen Neurose betrachtet werden. Je ernster die psychopathische Prädisposition ist, um so schneller und deutlicher treten die nervösen Unfallsfolgen hervor, um so hartnäckiger schlagen die Affekte Wurzel und lassen das Krankheitsbild zur üppigsten Blüte gelangen.

Noch einer Ursache muß ich Erwähnung tun, deren Bedeutung nicht ernst genug aufgefaßt werden kann, der ärztlichen Einwirkung. In außerordentlich vielen Fällen entwickeln sich die nervösen Folgeerscheinungen nach Unfällen, wie auch die sonstigen neurasthenischen Erscheinungen bei Nichttraumatikern im Anschluß an eine ungeschickte Bemerkung des Arztes. Das Wort Gehirnerschütterung, innere Verletzung, schwerer Fall wird für den Patienten zum Ausgangspunkt seiner hypochondrischen Klagen, und alle spätere Beruhigung vermag den einmal festsitzenden Einfluß dieses Schreckgespenstes nicht mehr aus der Welt zu schaffen. Gerade bei Unfällen sollte der Arzt im Anfange der Erkrankung aus prophylaktischen Gründen immer den Fall dem Patienten gegenüber so harmlos wie möglich auffassen und auch nicht allzu bereitwillig sein, eine Arbeitsunfähigkeit zu bescheinigen. Auch die allzu große Freigebigkeit in der Anordnung von Bade- und Erholungskuren ist vom Übel. Gewiß will ich damit nicht anraten, notwendige Eingriffe und Anordnungen zu unterlassen. Aber neben der vielleicht wünschenswerten Erholung taucht die Gefahr einer allzu tief sich einwurzelnden Vorstellung von der Schwere der Erkrankung und auch die weitere Gefahr auf, daß der Kranke am Nichtstun Gefallen findet und in den Kurorten sich an einen, seinen sonstigen Verhältnissen nicht entsprechenden. Luxus gewöhnt.

Auf der anderen Seite — und ich darf wohl sagen, eher häufiger als seltener — sind die Verschlimmerungen der traumatischen Neurose auf die Untersuchungen der Ärzte zurückzuführen, die von vornherein jedem Unfallkranken mit dem größten Mißtrauen entgegentreten. Daß der Kranke, der seine Krankheit nicht richtig beurteilt und sich in seinen berechtigten Interessen geschädigt glaubt, dadurch erregt wird und durch die ihm untergeschobene Absicht der Täuschung sich beleidigt fühlt, ist nur zu häufig. Und wenn er dann seine Klagen immer stärker aufträgt und schließlich zur Übertreibung und Simulation greift, so ist das eine, wenn auch nicht zulässige und zu billigende, aber sehr wohlverständliche Abwehrmaßregel gegen die ihm widerfahrene Unbill. Zuweilen geben die Kranken sogar zu, deshalb übertrieben zu haben, weil sie erwartet oder gefühlt hätten, daß man ihnen nicht alles glaube, und gehofft hätten, man werde ihren Beschwerden wenigstens dann so weit Glauben schenken, als sie tatsächlich ernsten Anlaß zum Klagen hätten.

Symptomatologie. Die enge Verwandtschaft der traumatischen Neurose mit der Neurasthenie und der Hysterie läßt von vornherein erwarten, daß alle diejenigen Erscheinungen, die wir bei den psychasthenischen Zuständen gesehen haben, auch hier wieder gefunden werden müssen. Alles Suchen nach objektiven Symptomen, begreiflich, weil die Häufigkeit der Übertreibung und die Tragweite der Entscheidung für die Ersatzansprüche die Beurteilung zu einer ernsten Aufgabe machen, scheitert an der Tatsache, daß es sich um eine psychische Erkrankung handelt.

Je mehr man sich dessen bewußt bleibt, um so weniger verständlich wird es, daß den psychischen Begleiterscheinungen so wenig Beachtung geschenkt wird. In dem Streite zwischen denen, die überall Simulanten vermuten, und denen, die die Simulation für selten halten, ist das harte Wort gefallen, daß die Zahl der Simulanten in umgekehrtem Verhältnis zu den psychiatrischen Kenntnissen des Beurteilenden stehe. Heutzutage ist die Überzeugung von der Bedeutung der psychischen Genese wenn auch noch nicht ganz durchgedrungen, so doch so weit fortgeschritten, daß man ein Gutachten über eine Unfallneurose ohne genaue Aufnahme eines psychischen Status als verfehlt bezeichnen darf.

Die für uns wichtigsten Erscheinungen liegen auf psychischem Gebiete. Die Kranken unterscheiden sich dadurch von den Neurasthenikern und Hysterikern, daß in ihren Vorstellungen der Unfall und seine Folgen einen überaus breiten Raum einnehmen. Zu den Folgen gehören auch die Sorgen um die Zukunft, die Erregung über den Rentenkampf und die Begehrungsvorstellungen. Während der Neurastheniker trotz aller krankhaften Skepsis jedes neue Mittel versucht, jedes, auch das abenteuerlichste Heilverfahren über sich ergehen läßt, sich jedem Kurpfuscher anvertraut, widersetzen sich die Unfallskranken vielfach allen therapeutischen Maßnahmen mit der Be-

gründung, sie seien doch zwecklos. Und selbst da, wo sie sich einem Heilverfahren unterziehen, geschieht es mit innerem Widerstreben und unter
dem Vorurteil, damit solle nur die Herabsetzung der Rente, nicht aber eine
Wiederherstellung der alten Leistungsfähigkeit erreicht werden.

Die Stimmung ist durchweg gereizt oder gedrückt, sorgenvoll und
ängstlich. Der Kranke wird nur lebhafter, wenn die Rede auf seinen Unfall
und seinen Rentenkampf kommt. Je älter der Fall ist, je häufiger ärztliche
Untersuchungen vorangegangen sind, um so lebendiger, mit Fachausdrücken
gespickt, ist seine Darstellung, die er meist durch Vorlegen seiner ,,Akten"
unterstützt. Die Ärzte zerfallen wie beim Querulanten in die ihm günstig
Gesinnten und die im Dienste der Unfallversicherungsgesellschaft Stehenden.
Es ist so gut wie unmöglich, den Kranken zu einer objektiven Auffassung
der Sachlage zu bringen. Jeder Widerspruch reizt ihn, die sorgfältige Untersuchung ruft in ihm den Verdacht wach, man wolle ihm seinen Anspruch
verkürzen, und macht ihn gegen den Arzt aufsässig. Dadurch werden solche
Kranke in den Krankenhäusern oft zu höchst lästigen Gesellen, weil sie an
allem etwas auszusetzen haben, hetzen und schimpfen und so die anderen
Kranken anstecken.

Das ganze Denken und Empfinden dreht sich besonders in veralteten
Fällen nur um den Unfall und seine Folgen. Immer und immer wieder
kommt der Kranke auf seinen Unfall zurück; mit einem gewissen Behagen
wühlt er in seinen Beschwerden und der Schilderung der Schwierigkeiten, die
ihm in seinem Rentenkampf gemacht werden. Die Sorge um die Familie
wird wohl in den Klagen stark betont, doch denkt der Kranke meist nicht
allzu oft an die Seinen. Sein eigenes Schicksal steht dazu viel zu sehr im
Vordergrunde seines Denkens.

Oft verbindet sich diese Einseitigkeit, die im Verein mit der geschilderten
Neigung zum Hetzen und Verleumden geradezu eine Charakterveränderung
darstellt, mit einer ausgeprägt gedrückten Gemütsstimmung. Die
Kranken sitzen unlustig zu Hause herum, nehmen an nichts lebhafteren Anteil, sprechen wenig. Veranlaßt einmal ein Ärger oder die Überempfindlichkeit gegen die kleinen Nadelstiche des Lebens einen explosiven Zornausbruch,
so bricht der Kranke unmittelbar danach zusammen und bejammert in
weinerlichem Tone, oft auch unter starken Tränen sein trauriges Schicksal.
Nur selten sieht man ein resigniertes und tapferes Verzichten auf Lebens-
genuß und Lebensglück, wie es uns bei körperlichen Erkrankungen vielfach
begegnet.

Die Leistungsfähigkeit ist meist erheblich herabgesetzt. Jede
Anstrengung ruft langdauernde Ermüdungsgefühle hervor. Auch auf geistigem
Gebiete, und gerade vielleicht auf diesem Gebiete am deutlichsten, sieht
man die starke Behinderung der Arbeitsfähigkeit. Den Kranken geht die
Regsamkeit ab, sie finden sich in neuen Aufgaben, auch wenn diese keine
nennenswerten Anforderungen stellen, nur schwer zurecht, sind zerstreut
und ablenkbar; schon nach kurzer Zeit geht die Arbeit nur schwer vonstatten, und bald ist der Kranke völlig erschöpft.

Die häufige Klage über Gedächtnisstörung ist meist nur eine Störung
der Merkfähigkeit. Das alte Wissen bleibt der Regel nach unverändert,
wenn es auch dem Kranken nicht mit der sonstigen Leichtigkeit zur Verfügung steht. Dagegen macht es ihm oft große Schwierigkeiten, sich neues
einzuprägen. Der typische Unfallskranke zieht, sowie er einen Auftrag erhält oder auf einen andren Tag zur Untersuchung wieder bestellt wird, sofort

sein Notizbuch heraus, um seinem mangelhaften Gedächtnis durch Aufschreiben nachzuhelfen. Die Prüfung der Merkfähigkeit geschieht am besten in der Weise, daß ein Wortpaar oder eine Zahl genannt wird, die der Kranke nach einer oder zwei Minuten, während derer seine Aufmerksamkeit durch anderweitige Fragen abgelenkt wird, zu wiederholen hat. Nur selten wird diese Aufgabe glatt gelöst, wenn eine schwere Unfallsneurose vorhanden ist.

Das Gefühl der Leistungsunfähigkeit auf geistigem Gebiete ist besonders für einen intelligenteren Menschen die quälendste aller Erscheinungen, da er sich nur schwer zu energischen Versuchen, zu arbeiten, aufraffen kann. Je häufiger er bei solchen Versuchen gescheitert ist, um so stärker wird die Furcht, überhaupt nichts mehr leisten zu können, bis sich der Kranke ganz und gar in die Überzeugung hineingearbeitet hat, völlig und endgültig verbraucht zu sein.

Eine nicht seltene Erscheinung ist die erhöhte Schreckhaftigkeit, die sich gern an die Entstehungsursache des Zustandes anzuschließen pflegt. So fährt der mit der Elektrischen Verunglückte bei jedem Klingeln, der auf der Eisenbahn Verletzte bei jedem Pfeifen der Lokomotive zusammen. Diese Ängstlichkeit kehrt oft in den Träumen wieder, in denen die schreckhaften Erlebnisse verzerrt und verschlimmert mit peinlicher Hartnäckigkeit wiederkehren können. Durchweg träumt der Unfallsneurotiker viel, und fast stets haben die Träume beängstigenden Inhalt. Dadurch wird dem Schlafe die erquickende Wirkung genommen. Der Kranke erwacht müde und zerschlagen. Auch sonst ist der Schlaf gestört, meist nur kurz und oberflächlich. Da, wo man den Schlaf genau kontrollieren kann, wie ich das z. B. auf der Wachabteilung meiner Klinik regelmäßig zu tun pflege, findet man tatsächlich, daß die Klagen der Kranken in dieser Richtung selten übertrieben sind; ich habe durch die Beobachtung hartnäckiger Schlaflosigkeit über manchen Unfallskranken milder urteilen gelernt, dessen aufdringliches Jammern und übertriebenes Klagen nicht zu seinen Gunsten sprach.

Unter den körperlichen Erscheinungen finden wir die gleichen wiederkehren, die bei der Hysterie und Neurasthenie besprochen worden sind (Anästhesien und Hyperästhesien, Reflexsteigerung, vasomotorische Übererregbarkeit u. dgl.) Und gerade hierin möchte ich einen neuen Beweis für die enge Beziehung zwischen Hysterie und Neurasthenie sehen. Ich habe bei einer Endemie von Unfallverletzten, bei denen die gleichen Klagen und die gleichen nervösen Erscheinungen, wie z. B. eine sehr auffällige Pulsbeschleunigung, mit merkwürdiger Übereinstimmung wiederkehrten und sich nur graduell unterschieden, bei zwei Kranken Gesichtsfeldeinschränkungen und vereinzelte typische Empfindungsstörungen gesehen. Soll man nun deshalb diese Fälle von den anderen trennen? Ich glaube doch kaum, daß das berechtigt ist.

Ich kann hier davon Abstand nehmen, auf die zahlreichen charakteristischen Symptome, die man bei dem Suchen nach körperlichen Erscheinungen gefunden zu haben glaubte, um dann bald wieder zu erkennen, daß ihnen doch keinerlei pathognostische Bedeutung zukommt, einzugehen. Nur dreierlei möchte ich erwähnen. Einmal die Häufigkeit der Pulsbeschleunigung. Sie ist in der Regel schon bei ruhigem Sitzen bemerkbar; es genügen meist einige Kniebeugen oder schnelles Hin- und Hergehen durch das Zimmer, um den Puls bis auf 120, 140, ja bis auf 160 und darüber in die Höhe zu treiben. Gelegentlich genügt auch schon der Druck auf eine schmerzhafte Stelle.

Das zweite Symptom ist die Zuckerausscheidung. Man hat gar nicht so selten Gelegenheit, nach Unfällen an einem Tage erhebliche Zuckermengen bis zu mehreren Prozent festzustellen, die am anderen Tage vollständig geschwunden sind. Sonstige Erscheinungen von Diabetes fehlen. Auch bei Fällen, in denen spontan kein Zucker auftritt, gelingt es oft, durch Verabreichung von Traubenzucker, eine künstliche Zuckerausscheidung, eine sogenannte alimentäre Glykosurie, hervorzurufen. Die Leichtigkeit, mit der der Stoffwechsel gestört werden kann, ist sehr merkwürdig; wir sind einstweilen noch nicht in der Lage, diese Erscheinung und die Art, wie sie zustande kommt, richtig zu deuten. Das hindert aber nicht, dem Symptome seine Bedeutung als eines Beweises einer ernsteren Erkrankung zuzuerkennen.

Und endlich möchte ich noch auf die Wichtigkeit der Alkoholintoleranz hinweisen. Wir finden, wie das bei der Zusammensetzung des Unfallsmaterials begreiflich ist, außerordentlich zahlreiche Fälle, in denen sich in die Erscheinungen der traumatischen Neurose die des Alkoholismus hineinmischen. Mancher Traumatiker benutzt die ihm reichlich zur Verfügung stehende Zeit, um vielleicht auch mehr zu trinken, wie vorher. Bei vielen aber geht es umgekehrt. Sie geben den Alkoholgenuß ganz oder fast ganz auf, weil sie schon nach verhältnismäßig geringen Mengen sehr üble Folgeerscheinungen bemerken, bald in Form von Schwindel oder Ohnmachtserscheinungen oder erhöhter Reizbarkeit bis zu heftigen Wutanfällen, bald in langdauerndem körperlichen Unbehagen, bald sogar in Form epileptischer Zustände.

Differentialdiagnose. Auf die Unterscheidung der traumatischen Neurose von der Neurasthenie und Hysterie lege ich nach dem Gesagten wenig Wert; ebensowenig auf die Zuweisung des Krankheitsbildes zu der einen oder der anderen Form der psychasthenischen Zustände. Differentialdiagnostisch kommen hauptsächlich der chronische Alkoholismus, die Paralyse und die Arteriosklerose in Betracht.

Die Häufigkeit, mit der sich der Alkoholismus gleichzeitig mit den Erscheinungen der Unfallsneurose findet, macht die Entscheidung, was auf den Unfall, was auf die Trunksucht zurückzuführen ist, schwierig, zumal als weitere Schwierigkeit die als Unfallsfolge zu betrachtende Alkoholintoleranz hinzukommen kann. Die Einseitigkeit des Denkens ist nach Unfällen viel auffälliger als beim Trinker, der in der Regel mehr eine allgemeine Stumpfheit erkennen läßt. Die Stimmung des Alkoholisten ist meist heiter, die des Traumatikers gedrückt. Oft ist aber zur endgültigen Feststellung dessen, was den Zustand hervorgerufen hat, eine langdauernde Anstaltsbeobachtung nötig. Die Zeichen der Trunksucht schwinden bis auf kleine Reste bei der erzwungenen Alkoholabstinenz nur in den Fällen nicht, in denen ein lange Jahre fortgesetzter und dann meist leicht erkennbarer Alkoholmißbrauch vorangegangen ist, die Sypmtome der traumatischen Neurose dagegen bleiben unverändert.

Seitdem feststeht, daß sich Paralysen im Anschlusse an Schädelverletzungen entwickeln können, wird man noch sorgfältiger als früher die Vorgeschichte erheben müssen, um festzustellen, ob nicht die ersten Spuren der Erkrankung schon vor dem Unfall zurückreichen. Ist das der Fall, so ist damit auch ein wichtiger, ja der wichtigste Anhaltspunkt gegenüber der traumatischen Neurose gegeben. Sonst ist die Abtrennung nicht leicht, so lange die körperlichen Symptome der Paralyse fehlen oder so gering sind, daß sie noch im Rahmen dessen beobachtet werden, was von leichten Innervationstörungen auch bei Traumatikern vorkommt. Die Schrift des Paralytischen, die überhaupt ein sehr feiner Gradmesser für den Geisteszustand vieler Kranker ist, ermöglicht es oft noch am leichtesten, die ernste Erkrankung zu erkennen. Auch in der cytologischen Untersuchung haben wir ein sehr gutes Mittel zur Erkennung der organischen Erkrankung, falls nicht durch eine Lues des Traumatikers auch hier wieder eine unerwünschte Ähnlichkeit des Befundes zustande kommt.

Die Arteriosklerose entwickelt sich im allgemeinen erst im höheren Lebensalter; findet sie sich schon in dem Alter von 40 Jahren und noch früher, und sind die Symptome der Arterienverkalkung sehr ausgeprägt, so wächst damit die Wahrscheinlichkeit, daß sie eine Unfallsfolge und nicht ein Zeichen der körperlichen Rückbildung ist. Worauf es beruht, daß sich an Unfälle so häufig schwere Arterienveränderungen, und zwar oft in überraschend kurzer Zeit entwickeln, entzieht sich unserer Feststellung; die Tatsache selbst kann nicht bezweifelt werden. Damit wächst aber die Schwierigkeit, die Unfallsfolgen in höherem Alter von der natürlichen Rückbildung zu trennen. Die Symptome allein ermöglichen das kaum. Und man wird meist nur aus der Tatsache, daß der Kranke bis zum Tage des Unfalls voll leistungsfähig war, zu dem Schlusse kommen können, daß die Störungen auf den Unfall zurückzuführen sind, die Arteriosklerose demnach in solchen Fällen nur ein Symptom der traumatischen Neurose ist.

Bei den Unfallkranken ist nicht nur die Frage zu entscheiden, ob eine Unfallneurose vorliegt, sondern auch die, bis zu welchem Grade die Arbeits- und Erwerbsfähigkeit dadurch beeinträchtigt wird. Wir stehen damit vor einer fast unlösbaren Aufgabe. Die Schätzung der Leistungsfähigkeit in Prozenten kann nie auch nur annähernd genau sein. Bei gleicher Störung kann der Tatkräftige und Strebsame noch viel leisten, wo der Energielose völlig zusammenbricht. Der Arbeitsfreudige wird auch dann noch etwas Leidliches zustande bringen, wo der Unlustige versagt. Und gerade mit diesem Faktor, dem guten Willen, hat man am meisten zu rechnen. Er beeinflußt, bewußt und unbewußt, jeden Versuch der Arbeit.

Unbewußt überall da, wo der Traumatiker, von Hause aus wenig arbeitsam und energielos, sich durch seinen Zustand berechtigt glaubt, sich als leistungsunfähig zu fühlen. Aber nicht gar so selten kommt noch das bewußte Streben hinzu, den etwa verbliebenen Rest der Arbeitsfähigkeit nicht auszunutzen und sich durch Erkämpfung einer Unfallsrente ein sicheres, wenn auch beschränktes Einkommen zu verschaffen. Diese bewußten Übertreiber und Simulanten sind nicht immer leicht zu fassen. Gerade weil es sich vielfach um psychische Erscheinungen handelt, kann vieles vorgetäuscht werden, ohne daß man den exakten Nachweis der Simulation führen kann.

Meiner Meinung nach kann man sich vor dem Getäuschtwerden nur durch eine sehr große Sachkenntnis schützen. Man vergesse dabei nie, daß der Nachweis einer groben Simulation eines Symptoms noch kein Beweis dafür ist, daß nun auch alle anderen Erscheinungen simuliert sind. Dieser Denkfehler begegnet uns viel zu häufig in Gutachten. Deshalb lege ich auch wenig Wert auf alle die komplizierten Methoden, die zur Entlarvung der Simulanten empfohlen werden. Am besten wird stets eine klinische Beobachtung zum Ziele führen. Eine unvoreingenommene füge ich hinzu, die weder darauf ausgeht, dem Verletzten zu unberechtigter Entschädigung zu verhelfen, noch darauf versessen ist, Simulanten zu entlarven und über dem Nachweis der Übertreibung die wirklich berechtigten Ansprüche zu vergessen. Ich fand stets, daß es kein bequemeres und bei richtiger Handhabung sichereres Mittel gibt, die tatsächlich vorhandenen Störungen von vorgetäuschten und frei erfundenen zu unterscheiden, als dem Kranken mit ruhigem Ernste, aber auch ohne Mißtrauen entgegenzutreten. Wenn er sieht, daß man ihm nicht auf Schritt und Tritt nachspüren läßt und nicht jede Klage ohne weiteres als ungerechtfertigt zurückweist, wird er Vertrauen gewinnen; nicht selten erlebt man es dann, daß der Kranke seine Übertreibungen ohne weiteres eingesteht oder stillschweigend darauf verzichtet.

Zu dem von mir empfohlenen Vorgehen gehört viel Erfahrung und Übung in der Beobachtung psychischer Erscheinungen, sonst könnte allzugroße Vertrauensseligkeit zu den gleichen schwerwiegenden Irrtümern führen, wie allzu großes Mißtrauen. Ich wiederhole nochmals, die traumatische Neurose ist eine psychische Erkrankung. Zur Diagnose einer psychischen Erkrankung aber gehört nicht nur die Feststellung der einzelnen abnormen Erscheinungen, sondern die genaue Kenntnis der gesamten psychischen Persönlichkeit. Diese Regel, auch auf die Traumatiker angewendet, wird es in den meisten Fällen ermöglichen, der Krankheit wirklich gerecht zu werden.

Prognose und Therapie. Die Prognose der traumatischen Neurose ist schwer in wenigen Worten auszudrücken. Dazu greifen zu verschiedene Bestrebungen und Zufälligkeiten ineinander. Es hängt unendlich viel davon ab, ob der Kranke von vornherein viel Gelegenheit hat, über seine Beschwerden nachzudenken, oder ob ihn die Not zwingt, sofort wieder an die Arbeit zu gehen. Wie viel darauf ankommt, daß der Kranke gleich von vornherein den Fall nicht so trostlos ansieht, habe ich schon bei der Besprechung der Ätiologie erörtert und auch auf die Bedeutung des Rentenkampfes hingewiesen. Stets, wo es mir eben möglich erschien, habe ich dem Kranken angeraten, sich so schnell wie möglich zu vergleichen und lieber einen schlechten Vergleich zu schließen, als die Schädigungen eines langwierigen Rentenkampfes oder Prozessierens auf sich zu nehmen. Die Wirkung eines Vergleichsabschlusses ist oft überraschend gut; sie ist von denen, die den Traumatikern wenig hold sind, meist in dem Sinne gedeutet worden, daß der Kranke, sobald er sein Ziel erreicht habe, keinen Grund zu weiterer Simulation habe. Sehr mit Unrecht. Mit der Erledigung der Rentenansprüche erlischt in dem Kranken die Hauptquelle oder mindestens eine der wichtigsten seiner Beschwerden; und daß es ihm dann besser gehen muß, ist selbstverständlich.

Am meisten Erfolg versprechen Kuren in Anstalten, in denen der Kranke neben einer kräftigenden diätetischen Behandlung wieder arbeiten lernt. Durch systematische Erziehung zu regelmäßiger Arbeit unter Leitung des Arztes müßte es in den meisten Fällen möglich sein, den Kranken wieder dem Leben zurückzugewinnen. Leider scheitern diese theoretisch schönen und aussichtsreichen Versuche an der Gefahr, die die Anhäufung einer größeren Zahl solcher Kranker in demselben Hause mit sich bringt. Hier wirkt besonders der von mir erwähnte querulatorische Charakterzug höchst ungünstig, und ein einziges solches Element — und es gibt deren leider unzählige — kann die Mühe des Arztes mit einem Schlage in einem ganzen Sanatorium zunichte machen.

Ich möchte auf jeden Fall raten, bei der Behauptung, daß der Kranke wiederherstellbar sei, eine möglichst große, suggestive Sicherheit zu zeigen. Überall da, wo die Intelligenz des Kranken so viel Verständnis erwarten läßt, zeige ich dem Kranken die psychogene Natur seiner Beschwerden am eigenen Körper und an Beispielen und dränge immer und immer wieder zur Wiederaufnahme der Arbeit, an die sich der Kranke nur langsam heranwagt. Hat er aber einmal angefangen, so geht es auf dem beschrittenen Wege meist gut vorwärts. Immer wieder muß der Kranke darauf hingewiesen werden, daß auch die größte Rente immer noch erheblich weniger ist, als das, was er als gesunder Mensch verdienen kann und bei weiterer Entwicklung seiner Stellung noch hinzuverdienen könnte.

In einzelnen Fällen habe ich mich auch der Hypnose bedient. Sie vermag nur symptomatisch einzelne Beschwerden zu beseitigen, insbesondere solche, die wie die Angst vor dem Fahren auf der Eisenbahn nach Eisenbahnunfällen den Kranken in seiner Berufsausübung hindern. Auch der Schlaf und die Schmerzen lassen sich hypnotisch gut beeinflussen. Zuweilen gelang es mir auch auf diesem Wege, die Angst vor dem Wiederbeginn der Arbeit zu beseitigen, und zwar in Fällen, in denen Behandlung zu Hause, in Kurorten, in Arbeitssanatorien und Einzelbehandlung gescheitert waren.

Bei den Krankheitsfällen, die der Behandlung trotzen, vollzieht sich häufig ein höchst unerfreulicher Vorgang, ein allmähliches Versinken in immer ausgeprägtere nervöse Zustände bis zu einem Grade, daß schließlich der Kranke völlig den veralteten Fällen nichttraumatischer Hysterie oder Neurasthenie gleicht. Nur in einem scheinen sie sich zu trennen, das ist in der Neigung zur Arteriosklerose. Es kann nicht geleugnet werden, daß sich in einzelnen Fällen auch schon in jugendlichem Alter sehr bald nach Unfällen arteriosklerotische Veränderungen zeigen. In etwas höherem Alter können dann, wie erwähnt, schließlich die arteriosklerotischen Erscheinungen das Bild so beherrschen, daß man glauben könnte, eine gewöhnliche frühzeitige Arterienverkalkung vor sich zu haben, wenn man nicht den Prozeß unter den Augen hätte entstehen sehen. Vielleicht — es handelt sich fast immer um schwere Traumen — dürfen wir für diese Fälle annehmen, daß leichte Gehirnveränderungen bei dem Unfall eingetreten sind. Vielleicht, sage ich ausdrücklich; denn verständlich wird uns dadurch nicht, wie es kommt, daß auch die peripheren Arterien an diesem Verkalkungsprozeß teilnehmen. So empfiehlt sich dringend, in der Prognose, zumal älterer Fälle, mit der Behauptung, es sei eine völlige Heilung möglich oder zu erwarten, wenn auch nicht dem Kranken, so doch den Versicherungs- und Unfallgesellschaften gegenüber sehr vorsichtig zu sein.

5. Das Zwangsdenken.

Begriffsbestimmung. Das Wort Zwangsvorstellungen stammt von Krafft-Ebing, der allerdings etwas anderes darunter verstand als die Krankheit, der bald darauf Westphal das Bürgerrecht in der Wissenschaft verschaffte. Allerdings hatten schon vorher zahlreiche, insbesondere französische Ärzte sich eingehend mit dem beschäftigt, was wir jetzt als Zwangsvorstellungen bezeichnen. Westphal wollte damit solche Vorstellungen abgrenzen, welche „bei übrigens intakter Intelligenz und ohne

durch einen gefühls- oder affektartigen Zustand bedingt zu sein, gegen und
wider den Willen des betreffenden Menschen in den Vordergrund des Bewußtseins treten, sich nicht verscheuchen lassen, den normalen Ablauf der
Vorstellungen hindern und durchkreuzen, welche der Befallene stets als
abnorm, ihm fremdartig anerkennt, und denen er mit seinem gesunden
Bewußtsein gegenübersteht."

Die weitere Entwicklung der Lehre von den Zwangsvorstellungen, an
der sich besonders auch neben zahlreichen Deutschen die Franzosen beteiligt haben, hat die Kenntnis der Zustände außerordentlich gefördert.
Eine so große Zahl von besonderen Formen ist beschrieben und jede mit
einem besonderen Namen belegt worden, daß mit der bloßen Erwähnung
der Bezeichnungen Seiten zu füllen wären. Im Gegensatz zu dieser reichen
klinischen Ausbeute steht die Tatsache, daß noch manche prinzipielle Frage
ungeklärt, ja die wichtigste unerledigt geblieben ist, ob die Westphalsche
Definition richtig war oder nicht. So hat Bumke noch vor drei Jahren in
einem kritischen Referat in engstem Anschluß an die Auffassung Westphals
als charakteristisch für die Zwangsvorstellungen angegeben: 1. die Unver-
drängbarkeit der Vorstellungen und das subjektive Gefühl des Zwanges,
das sie bei den Kranken hervorrufen, 2. die Abwesenheit eines gefühls- oder
affektartigen Zustandes und 3. das Erhaltenbleiben der Kritik.

Die Form der Zwangsvorstellungen, auf die Westphals drei Kriterien
zutreffen, ist zweifellos sehr selten. Wenn einem Kranken immer wieder
die Vorstellung sich aufdrängt, warum geht die Sonne im Osten auf, warum
ist Eisen schwerer als Holz, warum ist Glas durchsichtig, oder der Zwang,
das Wort: Wurm, Donnerwetter oder ähnliches auszusprechen, so fehlt
allerdings jede Gemütserregung, und der Kranke empfindet auch dann
diese Vorstellungen als krankhaft, wenn sich die Fragen auf ernste Probleme,
wie z. B. wer hat die Welt erschaffen? erstrecken. Das Zwangsartige liegt
darin, daß diese Vorstellungen sich immer wieder in das Bewußtsein des
Kranken drängen, auch da, wo weder die Zeit noch der Ort zu derartigen
Überlegungen geeignet sind. Aber schon bei dem Versuche, diese Vorstellungen abzuschütteln, tritt ein Unbehagen auf, es kann sogar zu
überaus lästigen Empfindungen und sehr trüben Stimmungen kommen,
wenn der Kranke sich vergeblich der aufdringlichen Gedanken zu erwehren
sucht.

Noch deutlicher wird die affektive Beteiligung bei den im übrigen noch
leichten Fällen, in denen ein Kranker im Vorbeigehen die Hausnummern
zählen oder addieren muß. Wenn er diesem Zwange nachgibt, so stört ihn
die Zwangsvorstellung nicht erheblich. Versucht er aber, sie zu überwinden,
so tritt sofort ein sehr lebhaftes Unlustgefühl auf, das sich bis zu einer
quälenden, ängstlichen Unruhe steigern und den Kranken zwingen kann,
trotz voller Einsicht in die Unsinnigkeit des Handelns straßenweit zurückzugehen, um die Hausnummern nachzusehen, die er vorher übersehen oder
sich absichtlich nicht gemerkt hat.

Ich glaube, man sollte sich doch darüber nicht mehr im unklaren sein,
daß eine Zwangsvorstellung schon allein durch die Tatsache, daß sie immer
wieder sich in das Bewußtsein hineindrängt, etwas Belästigendes und durch
die Störungen, die sie hervorruft, etwas Unangenehmes haben muß, daß
ihr demnach auch der Gefühlston nicht fehlen kann. Das wäre aber immer
ein sekundär sich an die Vorstellung, sei es an deren Inhalt, sei es an
den Versuch, sie los zu werden oder beiseite zu drängen, anschließender

Affekt. Doch ergibt schon die einfachste Beobachtung, daß sehr häufig das begleitende Unlustgefühl gleichzeitig mit der Idee auftaucht, und häufig genug geht es der Zwangsvorstellung voran.

Gilt das schon für die leichtesten Fälle, so erst recht für die weitaus größte Zahl der schwereren Formen, in denen sich das Zwangsdenken zeigt. Auch der Kranke, der während der Erörterung im Sprechzimmer des Arztes seinen Zwangsvorstellungen kühl gegenübersteht, mit völliger kritischer Klarheit die Unsinnigkeit darzulegen imstande ist, wird sofort zur Beute eines zuweilen sogar sehr lebhaften Affektes, sobald er versucht, die Zwangsvorstellungen zu unterdrücken; und in den stärksten Formen ist die Angst schließlich das vorwiegendste Symptom, so daß erst eine genaue und sorgfältige Nachforschung das Zwangsmäßige mancher Zustände aufdeckt. Diese Fälle sind es eigentlich, die uns das richtige Verständnis für das Wesen des Zwangsdenkens vermitteln. Es wird bei der Erörterung der Ätiologie noch eingehender zu besprechen sein, daß sehr häufig die Angst die primäre Erscheinung ist, die sich der Kranke sozusagen durch eine bestimmte Vorstellung zu erklären sucht. Und die immer wieder auftauchende Angst ruft immer wieder die gleiche Vorstellung wach. Es mag hier kervorgehoben werden, daß schon bei dem ersten Vortrage Westphals über Zwangsvorstellung Jastrowitz mit aller Bestimmtheit auf die Gemütsbewegungen für die Entstehung der Zwangsvorstellungen in der Diskussion hinwies. Gleichwohl haben zahlreiche deutsche Schriftsteller (Hoche, Thomsen) an der Auffassung Westphals bis heute festgehalten.

Ebensowenig wie ich das erste der Westphalschen Kriterien als richtig anerkennen kann, ebensowenig kann ich dem zweiten zustimmen, daß die klare Kritik immer erhalten bleibt. Ich habe bei zahlreichen Fällen feststellen können, daß die Kranken auf der Höhe der Angst auch die Kritik mehr oder weniger völlig einbüßten, um allerdings, sobald sie wieder zur Ruhe gekommen sind, sofort wieder das volle Verständnis zu gewinnen. Wer Gelegenheit hat, häufig Zwangsvorstellungen zu beobachten, der hat gewiß auch unzählige Male erlebt, daß die Kranken immer und immer wieder unter lebhafter Aufregung und fortwährend widersprechend sich versichern lassen, daß ein roter Fleck nicht von Sublimat, grüne Farbe nicht von Grünspan herrührt, daß es unmöglich ist, im Vorbeigehen, ohne Aufsehen zu erregen, einen Menschen durch einen Stoß zum Fallen und dadurch ums Leben zu bringen, daß ein inhaltlich genau kontrollierter Brief keine Beleidigung enthält, usw. Überall versagt dabei die Kritik, wenn auch nicht ganz. Charakteristisch ist meiner Ansicht nach nur der Vorgang, daß der Kranke in der Ruhe und besonders während der Rücksprache mit dem Arzte die Unsinnigkeit seiner Vorstellungen einsehen kann, um mit dem Wiederauftauchen der Zwangsvorstellung sofort wieder die Kritik einzubüßen.

Meine Auffassung hat sich im Laufe der Jahre mehr und mehr von der Westphalschen Begriffsbestimmung entfernt, und zwar je mehr ich mich davon überzeugen mußte, daß die Kritik fast regelmäßig Not leidet, und das Fehlen jeder Gemütserregung geradezu eine Seltenheit ist. Da das Charakteristische nicht der Inhalt der Zwangsvorstellung ist, der oft vom Zufall seine Gestaltung bekommt, so spreche ich lieber von Zwangsdenken und verstehe darunter das Auftreten von in der Regel einförmigen Vorstellungen meist unangenehmer Art, die — bei kritischer Betrachtung und in der Ruhe als unzutreffend erkannt — sich

immer wieder unter mehr oder weniger starken Unlustempfindungen dem Bewußtsein aufdrängen.

Symptomatologie. Eine Einteilung des Zwangsdenkens nach dem
Inhalte führt zu einer unendlichen Zersplitterung in tausend Formen; es
würde ein leichtes sein, den unzähligen Namen, die dafür gefunden worden
sind, noch eine Reihe neue anzugliedern. Das erscheint mir völlig zwecklos.
Die Erkrankung ist die gleiche, ob der Kranke sich fürchtet, beim Betreten
eines Zimmers rot zu werden, oder einen Gashahn nicht geschlossen, in
einer Rechnung einen Fehler gemacht oder Gift angefaßt zu haben. Ich
will mich deshalb begnügen, einige der häufigeren Typen darzustellen, die
mit Leichtigkeit auch nicht geschilderte Krankheitsbilder richtig zu beurteilen
gestatten.

Die harmlosesten Formen sind die, in denen der Kranke gezwungen
ist, Gegenstände zu zählen, Zahlen zu addieren oder zu multiplizieren,
Namen und Zitate zu suchen, sich ein völlig gleichgültiges Wort in einem
Briefe ins Gedächtnis zurückzurufen. Doch kann es dazu kommen, daß
es den Kranken mitten in der Nacht aus dem Bette treibt, um ein Zitat
nachzuschlagen. Einige Male sah ich gerade diese so wenig ernsten
Zwangsvorstellungen zu einer völligen Verhinderung jeder praktischen
Tätigkeit führen. Ein Kranker sah sich genötigt, jeden Namen, der ihm
nicht sofort einfiel, zu suchen und, damit er ihm nicht wieder vergesse,
aufzuschreiben. Allmählich waren es hauptsächlich geographische und
historische Namen, zu deren Auffinden er der Hilfsquellen nicht entbehren
konnte. Bei jedem Aufschlagen eines Atlasses oder eines Geschichtsbuches
tauchten aber neue Namen auf, und schließlich beschäftigte sich der Kranke
Tag und Nacht mit dem Herzählen und Niederschreiben von Namen, die
er zu vergessen fürchtete.

Eine große Anzahl von Zwangsvorstellungen gehen von einem Un-
sicherheitsgefühl aus, und ich möchte geradezu behaupten, daß bei
keinem schwer Neurasthenischen diese Art der Zwangsvorstellungen völlig
fehlt, wenn sie auch oft nur angedeutet ist. Hierher rechne ich z. B. die
Unsicherheit, ob die Gashähne gut zugedreht, die Haustür richtig abgeschlossen, Briefe richtig unterschrieben und adressiert oder in den
richtigen Umschlag gesteckt, eine Rechnung richtig, Anweisungen für die
Küche und der Haushalt bereits gegeben sind. Die Unsicherheit, ob alles,
wie beabsichtigt, geschehen, kann auch den Gesunden befallen. Er wird
dann vielleicht noch einmal nachsehen. Der Kranke dagegen kommt auch,
wenn er schon einmal nachgesehen hat, noch nicht zur Ruhe. Er weiß,
daß er nachgesehen hat, aber die Angst macht ihn wieder unsicher, und
am Ende glaubt er, gerade beim Hinfühlen den Gashahn wieder geöffnet,
die schon geschlossene Tür wieder aufgeschlossen zu haben; und nun muß
er sich noch einmal überzeugen und dann noch einmal und noch einmal,
und so ziehen in besonders ausgeprägten Fällen, wie ich es erlebt habe, die
Kranke, der Mann und das Dienstmädchen allnächtlich mehrere Stunden
von Zimmer zu Zimmer, um immer wieder alle Türen unter lautem Zählen zu
öffnen und fest zu schließen. Oder der Kranke öffnet einen Brief Dutzende
von Malen, um sich vor Verwechslungen zu schützen, oder erwartet die
Leerung des Briefkastens, um sich noch einmal davon zu überzeugen, daß
die Adresse richtig ist.

Hierher gehören meiner Meinung nach auch alle die Fälle, in denen der

Kranke sich nicht in die Öffentlichkeit wagt. Das ist vielen Menschen anfangs eine Qual, aber der Gesunde überwindet sie und gewöhnt sich an das öffentliche Sprechen und Auftreten, wenn auch ein Rest von Unbehagen und Herzklopfen viele das ganze Leben hindurch verfolgt. Dieses Unbehagen aber unterscheidet sich von dem Zwangsdenken dadurch, daß letzteres eine ganz bestimmte Form anzunehmen pflegt. Die häufigste Art ist das Bühnenfieber, das Wort im weitesten Sinne genommen. Obgleich der Kranke genau weiß, daß er seine Rolle beherrscht, überfällt ihn vor dem Auftreten eine Angst, die zuweilen unbestimmter Natur ist, meist aber an den Gedanken anknüpft, er könne irgend ein wichtiges Wort falsch aussprechen, in einem entscheidenden Moment die Krawatte verlieren, niesen müssen oder dgl. Eine meiner Kranken, eine Klaviervirtuosin, litt an der Angst, sie könne rote Hände während des Spielens bekommen, so daß sie schließlich nicht mehr öffentlich aufzutreten wagte. Eine Sängerin schlief tagelang vor jedem Auftreten nicht, obgleich sie niemals Mißerfolge zu verzeichnen gehabt hatte. Ein Sänger wollte vor seinem ersten Auftreten unter allen möglichen Vorwänden absagen und war nur mit größter Mühe auf die Bühne zu bringen. Häufiger ist die Furcht vor dem Steckenbleiben. Die Zwangsmäßigkeit liegt darin, daß der Kranke sich hunderte Male durch Wiederholung des vorzutragenden Stückes davon überzeugt, daß er tatsächlich nicht stecken bleibt, völlig beruhigt sich vom Flügel erhebt oder sein Buch schließt, um wenige Minuten später, von der gleichen Angst getrieben, von neuem die Stelle durchzugehen.

Eine der subjektiv unangenehmsten Formen dieser Art ist die Errötungsangst. Der Kranke glaubt, sobald er in einen Saal tritt oder angesehen wird, zu erröten. Nicht selten findet sich damit verbunden die Befürchtung, man werde aus dem Erröten schließen, daß er etwas Unpassendes gedacht habe, und so wird schließlich die Vorstellung zur unerträglichen Marter, die jedes Beisammensein mit anderen Leuten unmöglich macht. In der gleichen Weise kann sich das Gefühl, nicht so glatt wie andere sprechen zu können, zu einer unerträglichen Angst vor dem Stottern, die Furcht, nicht gut schreiben zu können, zur Unmöglichkeit entwickeln, in Gegenwart anderer zu schreiben. Solche Kranke wissen ganz gut, daß sie ohne Stocken sprechen und gut schreiben können. Besonders dem Arzte gegenüber ist in der Regel nicht die geringste Spur von Unebenheit beim Sprechen zu bemerken, aber sobald sie auch nur daran denken, es könnte jemand hinzukommen, taucht auch die Furcht auf, dann zu stottern oder ein bestimmtes Wort nicht aussprechen zu können. In gleicher Weise entwickelt sich die Angst vor dem Besuch der Theater und Konzerte. Solche Kranke nehmen immer nur Eckplätze oder solche Plätze ein, die sie, ohne Aufsehen zu erregen, verlassen können. Sie können sich nicht in ein Theater, in eine Gesellschaft begeben, ohne daß die Vorstellung auftaucht, wenn du nun ohnmächtig würdest, oder wenn dir schlecht würde; gelegentlich bildet auch die Furcht vor Ausbrechen eines Brandes oder auch die Angst, durch lautes Sprechen, Hurrarufen die allgemeine Aufmerksamkeit auf sich lenken zu müssen, den Inhalt der zwangsmäßig sich aufdrängenden Vorstellung. Vergeblich sucht der Kranke diese immer wieder von neuem sich einstellende Befürchtung abzuschütteln, sich selbst klar zu machen, daß er nie in seinem Leben einen Ohnmachtsanfall erlitten hat; er kommt nicht von der Angst los. Schließlich verzichten solche Kranke auf den Besuch von Theatern und Konzerten.

Ich sah einmal einen ähnlichen Fall so entstehen: Der Kranke wurde auf der Eisenbahn in einem Abteil, an dem sich kein Klosett befand, von Durchfall befallen, konnte aber noch rechtzeitig am Endpunkte seiner Reise das Klosett aufsuchen. Von da ab trat eine so lebhafte Angst beim Betreten der Eisenbahn ein, daß er außerstande war, zu fahren, auch wenn er neben einem Abteil mit Klosett saß.

Die charakteristischste Form dieser Art Angst und vielleicht die bekannteste ist die Platzangst. In dem Augenblicke, in dem der daran Leidende einen Platz oder eine breitere Straße zu überschreiten versucht, überfällt ihn, gelegentlich unter Begleitung von Schwindelgefühlen eine Angst, die zuweilen ganz unbestimmt ist, zuweilen in der Vorstellung besteht, er könne ohnmächtig oder schwindlig werden. Der Kranke weiß meist selbst, wie absurd diese Angst ist. Er erzählt beispielsweise, daß er imstande sei, ohne nennenswertes Unbehagen an der Hand eines zwei- bis dreijährigen Kindes die Plätze zu durchqueren, oder daß er über die Straße gehen könne, wenn er auch nur mit der Spitze seines Schirmes oder Stockes das Kleid eines vor ihm her Gehenden berühre. (Eine meiner Patientinnen, die sich auf diese Weise durch Berührung mit der Hand zu helfen versuchte, geriet dadurch in den Verdacht, eine Taschendiebin zu sein.) Sobald aber die Kranken sich zu zwingen suchen, ohne jede Hilfe den Platz zu überschreiten, überfällt sie eine furchtbare Angst. Sie werden blaß, fangen an zu zittern, der Schweiß tritt ihnen auf die Stirn, und sie bieten dann tatsächlich einen ganz jammervollen Anblick; der beste Beweis, wie stark die Gemütserregung bei dieser Art des Zwangsdenkens ist.

Nicht immer erstreckt sich die Angst auf das, was dem Patienten geschehen könnte. In vielen Fällen beschäftigt ihn der Gedanke, andere geschädigt zu haben. Er muß Stecknadeln sammeln, weil er fürchtet, ein Kind könne die Nadel verschlucken. Jedes lockere Brett ruft in ihm den Gedanken wach, es könne jemand darüber zu Fall kommen, jedes Streichhölzchen, es könne ein Brand entstehen. Eine meiner Kranken sammelte alle Apfelsinenschalen, weil eine schwangere Frau ausgleiten und abortieren könne; dann sei sie an dem Tode der Kindes schuld. Ich erlebte es, daß eine Kranke den Fußboden eines Zimmers aufreißen ließ, um ein Streichhölzchen zu entfernen, das durch eine Ritze hineingefallen war, obgleich sie sehr wohl zu begründen wußte, warum ein solches Streichhölzchen ungefährlich sei. Ein Oberlehrer geriet in Schwierigkeiten mit der Korrektur der Schulhefte, weil ihm der grünliche Schimmer der roten Tinte die Zwangsvorstellung erweckte, er könne die Schüler mit Grünspan vergiften. Und obgleich er wußte, daß die mit Eosin hergestellte rote Tinte kein Kupfer enthielt, wurde er die Zwangsvorstellung nicht los.

Die Furcht, anderen zu schaden, spielt auch die Hauptrolle bei den Kranken, die sich den ganzen Tag waschen müssen. Sie suchen durch möglichst häufiges Waschen Krankheitskeime, mit denen sie — vielleicht — in Berührung gekommen sind, Gift, das ihnen an die Hände gekommen sein könnte, zu beseitigen. Und sie waschen sich nicht nur einmal, sondern mehrfach und in ihrer ängstlichen Aufregung immer und immer wieder, bis schließlich halbe Tage darauf gehen, in denen sie nichts tun, wie sich und die Kleidungsstücke, mit denen sie in Berührung gekommen sind, zu säubern. Ähnlich wirken auch die Vorstellungen, etwas Unappetitliches angerührt zu haben, zuweilen auch die, Teile der Hostie an den Fingern zu haben. Solche Kranken beginnen im Bewußtsein, daß es ihnen trotz aller Bemühungen nicht glücken werde, die Zwangsvorstellungen schnell zu überwinden, schon stundenlang vorher, sich anzuziehen.

Eine meiner Kranken geriet auf einer Reise mit ihren Angehörigen in Konflikt, weil sie niemals rechtzeitig zu den Verabredungen fertig war. Und niemand ahnte, daß sie drei, vier Stunden vor den anderen aufstand, um sich genügend waschen, die Kleider hinreichend säubern zu können.

Veraltete Fälle dieser Art treffen schließlich, man kann es kaum anders bezeichnen, ein Abkommen mit sich selbst, sich nur dreimal oder siebenmal oder zwölfmal zu waschen, meist mit dem Erfolge, daß sie, bei zwölf angekommen, unsicher werden, ob es auch zwölfmal geschehen ist, und nun nicht etwa noch einmal oder zweimal zugeben, sondern wieder eine Serie von zwölf Waschungen beginnen.

Wir sind damit schon mitten in den Zwangshandlungen. Man kann ruhig behaupten, daß alle Zwangshandlungen abhängig sind von Zwangsvorstellungen. Auch solche, wie z. B. das ticartige Aussprechenmüssen von Flüchen oder obszönen Worten, den Zwang, auf der Straße in bestimmtem Rhythmus jeden Prellstein berühren, oder in einem Lokale den dritten Tisch der linken Seite zum Sitzen wählen zu müssen. Man kann fast ausnahmslos feststellen, daß der Kranke sich damit eine Art Abwehr gegen seine Zwangsvorstellungen zu schaffen sucht oder dem Belästigtwerden durch die Gedanken ein Ende machen will.

Zu dem Zwangsdenken gehören auch die Zwangsantriebe. Harmlose, wie die, etwa mitten im Konzert aufstehen, im Theater plötzlich Hurra rufen, von oben herunterspucken, einem Fremden auf der Straße den Hut abnehmen müssen u. dgl. m. Sehr viel quälender sind die Gedanken, Steine auf die Schienen der Elektrischen legen, Kinder schlagen oder die Treppe herunterstoßen, durch Schimpfworte harmlose Passanten beleidigen oder gar durch obszöne Gesten erschrecken zu müssen. Erfahrungsgemäß werden alle diese Zwangsantriebe nie in wirkliche Zwangshandlungen umgesetzt, soweit nicht die Zwangshandlungen harmloser Natur sind oder in einer Weise ausgeführt werden können, die ihnen den gefährlichen Charakter nimmt. So benutzte eine meiner Patientinnen stets die Gelegenheit, wenn ein Wagen mit Gepolter vorüberfuhr, um schnell einen Fluch auszustoßen, wußte sich aber, wenn ihr diese Methode, sich von ihrem Zwangsantrieb zu befreien, unmöglich war, sonst stets zu beherrschen.

Ich habe zahlreiche andere Handlungen harmloser Art, wie das Waschen, Türschließen, Stecknadelnsammeln bereits erwähnt. Der Kranke kann durch seine Nachgiebigkeit gegen Zwangsvorstellung ganz am Arbeiten verhindert werden, kann dadurch sich sozial gefährden, aber er wird sich nie zu einer Handlung hinreißen lassen, die für einen anderen gefährlich werden könnte. Überall aber, wo unter dem Einfluß eines Zwangsantriebes Handlungen bedenklicher oder gar krimineller Art begangen werden, geht man wohl nicht fehl mit der Annahme, daß es sich um eine schwerere Erkrankung handelt, die nicht mehr dem Gebiete des Zwangsdenkens zugerechnet werden darf.

Ätiologie. Ich habe absichtlich die Besprechung der Ursachen des Zwangsdenkens an den Schluß dieser Ausführungen gesetzt, weil manches dadurch ohne weiteres verständlich wird. Ich will versuchen, noch an einigen Beispielen klarzumachen, wie Zwangsvorstellungen entstehen können.

Ein Herr mußte in einer großen Sitzung seine Unterschrift und damit seine Zustimmung zu einem Unternehmen geben, von dessen Ausgang seine ganze gesellschaftliche Position abhing. Ein Nebenstehender spottete, als er merkte, wie der Patient beim Schreiben der Unterschrift zitterte. Von da ab tauchte, so oft er seinen Namen in Gegenwart anderer schreiben mußte, die Vorstellung auf, er müsse zittern, und er war schließlich ganz außerstande, in Gegenwart anderer zu schreiben. Ein anderer sah bei einem Gewitter, wie der Blitz den Schornstein seiner Fabrik zerstörte. Seit der Zeit lebte er den ganzen Sommer hindurch in steter Angst vor jedem Gewitter und mußte immer sich vorstellen, der Blitz werde von neuem in den Schornstein seiner Fabrik einschlagen, während er völlig gleichgültig gegen die Möglichkeit war, der Blitz könne etwa sein Wohnhaus oder ein anderes Haus treffen. Ein besonders durchsichtiges Beispiel ist das bereits erwähnte des Patienten, der nicht mehr auf der Eisenbahn fahren konnte.

Diese Beispiele geben uns wohl einen Hinweis auf die Möglichkeit, wie sich Zwangsvorstellungen entwickeln. Aber wir sind weder imstande, derartige Ursachen für jeden Fall nachzuweisen, noch auch berechtigt, darin den Kernpunkt der krankhaften Entwicklung zu sehen. Ungezählte Menschen erleben irgendeinen schreckhaften Vorfall, der vielleicht auch noch lange Zeit ein Unbehagen zurückläßt, sobald eine ähnliche Situation oder irgendein Zufall die Erinnerung an das Erlebnis aufweckt. Aber zum Zwangsdenken wird es doch nur bei besonders dazu prädisponierten Personen. Gerade darum lege ich auch großen Wert darauf, im allgemeinen nicht von Zwangsvorstellungen, sondern von Zwangsdenken zu sprechen.

Wie berechtigt das ist, lehrt uns am besten die Erfahrung, daß viele Kranke verschiedene Arten von Zwangsvorstellungen haben, z. B. Platzangst und die Angst, die Tür nicht abgeschlossen zu haben, während sie gleichzeitig vollständig frei von Berührungsfurcht sind. Zuweilen sehen wir auch die eine Art der Zwangsvorstellungen verschwinden, um durch eine andere ersetzt zu werden.

So wechselte bei einer meiner Patientinnen der Gedanke, sobald sie von einer Krankheit auch bei Fernstehenden hörte, sich vorstellen zu müssen, was geschehen würde, wenn die Krankheit mit dem Tode ende, wer sich von den Angehörigen am meisten aufregen würde u. dgl. mit der Zwangsvorstellung, in Gesellschaft erröten zu müssen. Bei einer anderen der Zwang, die Quersumme aller Zahlen zu ziehen mit der Angst, sie könne andere Leute dadurch krank machen, daß sie sich vorstelle, sie würden von einer Krankheit befallen. Eine meiner Patientinnen litt bald an Platzangst, bald an der Zwangsvorstellung, öffentliche Versammlungen durch Rufe stören zu müssen. In allen den Fällen, wo der Inhalt der Vorstellungen wechselt, wundert sich der Kranke, während er mit der einen beschäftigt ist, daß er überhaupt jemals die andere so ernst habe nehmen können. Und ebenso regelmäßig staunt er, wenn man ihm das Zwangsdenken anderer schildert, über die Sonderbarkeit der fremden Idee und meint, die Zwangsvorstellungen der anderen müßten doch leicht zu unterdrücken sein.

Diese Erfahrungen weisen darauf hin, daß wir in den eben erwähnten Ursachen nichts weiter vor uns haben, als den Vorgang, der dem Zwangsdenken die Richtung, der Zwangsvorstellung ihre Gestalt geben. Hinter allen aber erkennen wir die konstitutionelle Grundlage, die im wesentlichen mit der des Neurasthenikers übereinstimmt.

Differentialdiagnose. Im allgemeinen macht die Diagnose der Zwangsvorstellungen kaum Schwierigkeiten. Die Art und Weise, wie die Kranken ihre Beschwerden vorbringen, ist so charakteristisch, daß sie kaum mit etwas anderem verwechselt werden können. Höchstens, daß abnorme Zustände aus dem Gebiete der Dementia praecox äußere Ähnlichkeit mit den Zwangsvorstellungen aufweisen können. Doch fehlt in diesen Fällen den Kranken die Empfindung des zwangsmäßig sich aufdrängenden Denkenmüssens, und die Kranken leiden nicht so sehr wie die Zwangsvorstellungskranken unter ihren Beschwerden.

Gelegentlich tritt das manisch-depressive Irresein und insbesondere die periodische Depression in der Form von Zwangsvorstellungen auf. Die Regelmäßigkeit, mit der sich diese Krankheit wiederholt, scheidet sie von dem konstitutionellen Zustande des an Zwangsdenken Leidenden.

Prognose und Verlauf. Zwangsvorstellungen finden sich zuweilen schon in außerordentlich frühem Alter. Die weitere Entwicklung hängt aber nicht wenig von der Behandlung ab, wie sich vielleicht am besten dadurch verrät, daß in der Arbeiterbevölkerung Zwangsdenken so gut wie gar nicht vorkommt. Offenbar gehört zur Entwicklung dieser Krankheit die Zeit, sich dem Grübeln hingeben und sich so lange mit den auftauchenden Vorstellungen beschäftigen, sich in sie hinein verbohren zu können, bis schließlich das Zwangsdenken mächtiger ist als die Energie des Kranken.

Die soziale Brauchbarkeit kann durch das Zwangsdenken, wie ich schon auseinandergesetzt habe, erheblich beeinträchtigt werden. Es versteht sich ja wohl von selbst, daß die einfache mechanische Behinderung eines an Platzangst Leidenden oder eines Menschen, der alles so und so oft nachprüfen muß, die Furcht vor der Berührung unsauberer Gegenstände oder wie sonst der Inhalt der Zwangsgedanken auftritt, schließlich den Kranken sozusagen vom Verkehr abschneiden. Trotzdem halte ich die Prognose nicht für so ungünstig, wie vielfach angenommen wird. Dafür habe ich zu oft gute Einwirkung der Behandlung gesehen, wenn auch zugegeben werden muß, daß die Behandlung nur zum Ziele führen kann, wenn sie lange genug fortgesetzt wird, und daß die Neigung zum Wiederauftauchen neuer Zwangsvorstellungen bei ungünstigen Verhältnissen bestehen bleibt.

Behandlung. Das Zwangsdenken ist als ein konstitutionelles Leiden nur in beschränktem Maße der Behandlung zugängig, wenn als Ziel die Heilung betrachtet wird. Dagegen läßt sich außerordentlich viel erreichen, wenn man sich bescheidet, dem Kranken seine quälendsten Zwangsgedanken zu beseitigen, und, vielleicht noch darüber hinausgehend, sich bestrebt, ihn zu belehren, wie er in Zukunft verhindern kann, daß sich die Bedenken und ängstlichen Vorstellungen fixieren.

Jeder erschöpfende Einfluß verstärkt das Zwangsdenken, und man wird deshalb die Behandlung häufig mit einer Auffrischung der Körperkräfte einleiten müssen. Ferner ist jede Beschäftigung, insbesondere körperliche, ein brauchbares Hilfsmittel, wenn auch kein Heilmittel. Dagegen wird man sich von Medikamenten wenig versprechen dürfen, wenn es auch für den Patienten ganz angenehm ist, durch einige Baldriantropfen sich beruhigen zu können. Die Hauptsache wird immer die psychische Beeinflussung bleiben, und diese kann nicht früh genug und nicht energisch genug eingeleitet werden.

Ein Schema, wie man den einzelnen Zwangsvorstellungen entgegentreten

kann, läßt sich nicht geben. Jede Idee muß in anderer Weise, jeder Kranke
seiner Eigenart entsprechend angefaßt werden. Zuweilen ist es am besten,
dem Kranken zu erlauben, seiner Angst rückhaltlos nachzugeben. Dadurch
kann erreicht werden, daß er sich weniger vor seiner Zwangsvorstellung
fürchtet und so ihre Absurdität, frei von starken Affekten, leichter ein-
sieht. Doch ist diese Methode nur selten zulässig. Meist wird man versuchen müssen, den Kranken langsam und vorsichtig von seinen Ideen
abzubringen, ihm klar zu machen, daß der Inhalt seines Zwangsdenkens
Zufallssache ist, da er die Ungereimtheit fremder Zwangsvorstellungen richtig
zu beurteilen pflegt. Gerade bei diesem Prozesse der Erschütterung des
Glaubens an die Richtigkeit seiner eigenen Ideen, der Beseitigung des begleitenden oder vorausgehenden Affektes habe ich mich mit gutem Erfolge der Hypnose bedient. Bei der Opposition, die sich immer noch
gegen diese Behandlungsmethode wendet (vgl. S. 806), halte ich es für notwendig, zu betonen, daß mittels der Hypnose schon mancher Kranke mit
Zwangsvorstellungen, der jahrelang von Sanatorium zu Sanatorium, von
Arzt zu Arzt gereist ist, wieder zu einem brauchbaren Menschen gemacht
worden ist.

Angespanntes Arbeiten, Übernahme ernster Pflichten sind unerläßliche
Hilfsmittel der Behandlung, die nur selten in kurzer Zeit zum Ziele führt.
Meist ist sie ein unendlich mühsames Ringen mit der einen hartnäckig fest-
wurzelnden Vorstellung, oft auch ein Kampf, bei dem jede beseitigte Angst
sofort durch eine neue ersetzt wird, bis schließlich die Geduld des Arztes
und die Ausdauer des Kranken den Sieg davonträgt. Und dieser Sieg lohnt
sich der Mühe, denn es gibt wenig Kranke, die so leiden wie die von
Zwangsvorstellungen Geplagten und gleichzeitig so wenig Verständnis in
ihrer Umgebung finden.

6. Die Migräne.

Begriffsbestimmung. Unter Migräne verstehen wir anfallsweise auftretende Kopfschmerzen, die eine Kopfhälfte besonders stark befallen
und meist von Übelkeit mit Erbrechen und Sehstörungen begleitet sind.
In der Regel finden sich neben der Migräne noch andere nervöse Störungen,
so daß diese oft nur ein Symptom, aber allerdings ein außerordentlich quälendes und hartnäckiges allgemeiner Psychopathie darstellt.

Nur bei wenigen Krankheiten finden wir so oft wie bei der Migräne
die Tatsache, daß innerhalb der Familie, bei den Eltern, Geschwistern
oder Kindern die gleiche Erscheinung auftritt, und es gibt ganze Familien,
in denen kaum ein Mitglied frei von einer Disposition zu Migräne ist.

Erst in den letzten Jahren ist mit größerer Entschiedenheit auf die
Verwandtschaft der Migräne zur Epilepsie hingewiesen worden. Daß hier
enge verwandtschaftliche Beziehungen bestehen, kann kaum bezweifelt werden,
wenn man die Häufigkeit ins Auge faßt, mit der innerhalb einer Familie
ein Teil der Mitglieder an Epilepsie, ein anderer an Migräne leidet. Nimmt
man noch dazu die Erfahrung, daß sehr häufig ein zweifellos epileptisches
Individuum vereinzelt Anfälle von Migräne aufweist, daß zuweilen jahrelang
Migräneanfälle bestehen, die später typisch epileptischen Platz machen, oder
daß als Initialsymptom eines schweren epileptischen Anfalles migräneartige
Kopfschmerzen auftreten, und berücksichtigt die noch näher zu besprechenden

Beziehungen des Alkohols zur Migräne und Epilepsie, so darf daraus wohl mit Bestimmtheit auf die allerengsten Beziehungen zwischen beiden Krankheitsbildern geschlossen werden. Ob man berechtigt ist, jeden Migräneanfall als epileptisches Äquivalent anzusehen, muß indessen doch als zweifelhaft erscheinen. Dafür sehen wir zu häufig die Kombination der Migräne mit anderen Neurosen, und auch aus der Wirksamkeit der Behandlung läßt sich wohl der Schluß ziehen, daß nicht immer die Migräne als epileptisch aufzufassen ist.

Frauen werden etwas häufiger von ihr befallen als Männer. Doch sind die Unterschiede nicht sehr erheblich und werden vielleicht erklärlich durch die Häufigkeit, mit der sich die Anfälle von Halbseitenkopfschmerz an die Menstruation anschließen. Zahlreiche Frauen leiden unmittelbar vor Beginn oder im Anschluß an die Menses an Migräneanfällen, während sie in der übrigen Zeit völlig frei davon bleiben. Zuweilen sieht man Migränezustände in der Schwangerschaft, die nach der Entbindung bis zur nächsten Gravidität völlig pausieren.

Die ersten Anfälle fallen meist in die Entwicklungszeit; verhältnismäßig selten treten sie erst im späteren Lebensalter auf. Als äußere Anlässe dienen Überanstrengung und nicht selten auch körperliche Erkrankungen. Ob tatsächlich eine Migräne durch äußere Reize, Störungen in der Nase. Unfälle u. dgl. entstehen kann, halte ich für fraglich. Dagegen ist ganz sicher, daß bei einer bestehenden Disposition zu Migräne der einzelne Anfall durch äußere Reize ausgelöst werden, sein Auftreten durch Fernhaltung der Schädigungen verhindert werden kann. Die Kranken wissen in der Regel sehr gut, was ihnen schädlich ist, und suchen je nach ihrer Disposition grelle Lichtreize, schlechte und rauchige Luft, Verdauungsstörungen, Verstopfungen zu vermeiden.

Besonders wichtig ist als Ursache des einzelnen Anfalls der Alkohol. Jeder Genuß etwas größerer Mengen, und als größer ist bei solchen Kranken schon $^1/_2$ Flasche Wein zu bezeichnen, ruft mit Sicherheit einen Anfall hervor; ja es genügt bei vielen schon die kleine Menge eines höchst bescheidenen, aber regelmäßigen, täglichen Genusses, um von Zeit zu Zeit die Migräne auszulösen, wie das Ausbleiben der Anfälle bei durchgeführter Alkoholabstinenz beweist.

Symptomatologie. Dem Anfalle geht in der Regel ein Gefühl der Abgeschlagenheit und Abgespanntheit voraus. Der Kranke fühlt sich müde, leistungsunfähig, die Glieder sind schwer, der Kopf etwas benommen. Das Vorgefühl entspricht etwa dem Zustande, wie er sich im Inkubationsstadium schwerer Infektionskrankheiten findet. Zuweilen treten schon vor den Kopfschmerzen Störungen seitens der Verdauungsorgane ein. Dann beginnt bald der Kopfschmerz, der, wie der Name anzeigt, sich regelmäßig auf eine Seite des Kopfes beschränkt. Doch gilt diese Beschränkung nur für den Anfang des Anfalles; bei längerer Dauer strahlen die Schmerzen allmählich auch nach der anderen Seite aus oder springen, wenn auch selten, auf die andere Seite über, so daß die ursprünglich befallene Seite ganz schmerzfrei ist. Viele Kranke bekommen ihr ganzes Leben hindurch die Anfälle immer nur auf der gleichen Seite, während bei manchen der einzelne Anfall bald rechts, bald links sitzt.

Wenn auch Schmerzen im Hinterkopfe nicht zu fehlen pflegen, so ist doch die Regel, daß der Schmerz mehr in der Schläfengegend sitzt. Er ist

bald bohrend, bald stechend, bald dumpf, immer aber außerordentlich heftig.
Während des Anfalles ist der Kranke überempfindlich gegen äußere Reize,
insbesondere gegen Licht und Geräusche. Doch können auch Kältereize
(Zug) den Anfall verschlimmern.

Nur selten fehlt Übelkeit, die sich bis zum Erbrechen steigern kann.
Das Erbrechen erleichtert nur vorübergehend das Übelkeitsgefühl, meist
bewirkt der Brechakt eine recht erhebliche Steigerung des Kopfschmerzes.
Zuweilen treten Durchfälle auf; allzu häufig aber fand ich gerade dieses
Symptom nicht. Die Kranken klagen über Kälte, Frösteln, weniger
häufig über Heißwerden.

Fast regelmäßig finden sich im Beginn des Anfalles Erscheinungen
seitens der Augen. Bei manchen Kranken eröffnen die Augensymptome
die Reihe der schweren Störungen. In der Regel klagen die Kranken, daß
sie plötzlich auf einem Auge — merkwürdigerweise ist es zuweilen nicht
das dem Sitze der Migräne entsprechende — nichts sehen können, oder daß
ein dunkler Fleck im Gesichtsfelde erscheint. Der Fleck ist bald völlig
dunkel oder grau oder aber von leuchtenden Farben umrahmt. Eine für
die Migräne charakteristische, wenn auch nicht regelmäßige Erscheinung ist
das Auftreten einer leuchtenden Zickzackfigur; parallele, im Zickzack
verlaufende Linien, die vor dem Auge langsam hin und her ziehen, das sog.
Flimmerskotom. Mit der Höhe des Anfalls schwinden in der Regel die
Augenstörungen oder verlieren ihren belästigenden Charakter.

Im Anfalle selbst sind die Pupillen häufig eng, was um so wichtiger
ist, als die Kranken meist während des Anfalls im Dunkeln sich aufzuhalten
lieben. Doch ist die Prüfung der Pupillen sehr schwer, da die Überempfindlichkeit des Kranken gegen Licht das Öffnen der Augen erschwert, und das
Zusammenkneifen der Augen an und für sich schon eine Pupillenverengerung
hervorrufen kann.

In schweren Fällen finden sich zuweilen körperliche Erscheinungen, die
geradezu den Verdacht einer Hemiplegie wachrufen würden, wenn nicht
die Erfahrung dem Kranken selbst schon die Überzeugung aufdrängen würde,
daß es nur der gewöhnliche Migräneanfall sei: Schwächeempfindungen, die
sich mit allen möglichen unangenehmen Sensationen in Armen und Beinen
verbinden können, zuweilen sogar direkte aphasische Störungen. Allerdings läßt sich dabei oft schwer entscheiden, ob der Kranke tatsächlich die
Worte nicht finden kann oder nur infolge der heftigen Schmerzen und der
Benommenheit schwer besinnlich ist.

Gelegentlich zeigen sich auf der Höhe besonders schwerer Anfälle
psychische Störungen; die Kranken sind reizbar und geraten geradezu
in Wutanfälle, oder sie fangen an zu jammern, fürchten sich vor Herzschlag,
Wahnsinnigwerden; es kann sogar zu ausgeprägten Verwirrtheitszuständen kommen, die in ihrer eigentümlichen brutalen Reizbarkeit, der
Schwerbesinnlichkeit und dem Fehlen oder der geringen Klarheit der nachträglichen Erinnerung durchaus an epileptische Anfälle erinnern. Auch hier
tritt die schon erwähnte Verwandtschaft zur Epilepsie uns wieder entgegen,
und ich sehe tatsächlich keine Möglichkeit, in den Fällen, wo sich später
die Migräne verliert, und statt ihrer typische, epileptische Anfälle auftreten,
zuweilen mit oder ohne Begleitung halbseitiger Kopfschmerzen, die anfänglichen halbseitigen Kopfschmerzen anders aufzufassen, wie als epileptisches
Äquivalent.

Die **Diagnose** der Migräne ist im allgemeinen nicht schwierig. Möglich ist die Verwechslung mit Hirntumoren, bei denen aber die Kopfschmerzen selten so halbseitig und noch seltener in regelmäßigen Intervallen auftreten. Gelegentlich kommt — und das ist für die Diagnosestellung wichtig — die Migräne, und zwar speziell die mit starken Erscheinungen der Augen einhergehende Form, im Beginn der progressiven Paralyse vor. Das höhere Alter, in dem die ersten Anfälle auftreten, weist schon von vornherein auf die schwer organische Erkrankung hin, die sich in der Regel dann auch schon durch anderweitige körperliche Erscheinungen verrät. In jedem einzelnen Falle ist es ratsam, der gesamten Konstitution des Kranken besondere Aufmerksamkeit zuzuwenden, da z. B. die Migräne des Hysterischen viel leichter der Behandlung zugänglich ist, als die idiopathische Form.

Verlauf und Prognose. Die Migräne gehört zu den hartnäckigsten Erkrankungen, die wir kennen, und viele Kranke führen jahrelang den erfolglosen Kampf mit ihrem quälenden Leiden. Bei Frauen tritt eine Besserung zuweilen im Klimakterium, bei Männern im höheren Alter auf. Doch ist dieser Trost, den man den Kranken so gern gibt, leider nicht immer berechtigt. Eine ernste Schädigung der Gesundheit, abgesehen davon, daß der Kranke durch gehäufte Anfälle herunterkommt, und von den Fällen, in denen Epilepsie als Initialsymptom der Paralyse auftreten, ist trotz der Schwere des Leidens selten.

Behandlung. Im Anfall verlangt der Kranke nach nichts so sehnlich, wie nach Ruhe; die meisten Kranken legen sich in einem möglichst stillen Zimmer mit verdunkelten Fenstern ruhig hin, um das Ende des Anfalls abzuwarten. Viele sind dabei so ruhebedürftig, daß sie sich gegen jede Maßnahme wehren, die man mit ihnen versuchen könnte. Hierhin rechne ich heiße Bäder von 36—40° C von kurzer Dauer (2—3 Minuten), heiße Fußbäder mit Senfzusatz; bei andren Kranken wirkt das Eintauchen der Füße, gelegentlich auch der Hände in heißes Wasser günstig. In der Regel hat der Kranke schon alles mögliche versucht und weiß, was ihm etwas Erleichterung verschafft.

Arzneien wird man kaum in einem Falle entbehren können. Oft wirkt ein Mittel in einem Anfalle ausgezeichnet, um im folgenden zu versagen, oder es lindert lange Monate hindurch die Beschwerden, um dann wieder völlig wirkungslos zu bleiben. Im allgemeinen wird man nicht mit zu kleinen Mengen vorgehen dürfen: Antipyrin 1,0, Phenacetin 1,0, Coffein 0,15 bis 0,2, Trigemin 0,75, Pyramidon 0,3 sind einige der gebräuchlichsten Mittel in der Menge, wie man sie einem sonst gesunden Manne zu verordnen pflegt. Sehr gute Wirkung sah ich häufig im Beginn des Anfalles von einer starken Tasse Kaffee. In manchen Fällen wirkt Brom (5—6 g) ausgezeichnet, wo alle andern Mittel versagen. Dringend muß ich vor der Anwendung von Morphium warnen. Bei der Regelmäßigkeit, mit der sich die Anfälle zu wiederholen pflegen, ist die Gefahr des Morphinismus so groß, daß ich mich bisher nicht in einem einzigen Falle zur Anwendung von Morphium habe entschließen können. Sehr viel Nutzen habe ich übrigens auch in den Fällen, wo von anderer Seite Morphium verordnet war, nicht davon gesehen. Zieht sich der Anfall über einen Tag hindurch, so kann gelegentlich ein Schlafmittel in nicht zu kleiner Dosis (Trional 1,5, Veronal 0,75) nützlich sein.

Der an Migräne Leidende wird zweckmäßigerweise schon vor dem Aufbrechen des Anfalles in Behandlung genommen. Besonders in den Fällen, in denen eine Verwandtschaft mit der Epilepsie vermutet wird, kann durch lange Zeit hindurch fortgesetzte tägliche Verabreichung von 2—3 g Brom die Zahl der Anfälle und ihre Schwere herabgesetzt werden. In diesen Fällen ist die Forderung der absoluten Alkoholabstinenz außerordentlich wichtig. Aber auch bei allen anderen Migränekranken erweist sich die Enthaltung von jeglichem Alkoholgenuß als eins der wichtigsten Mittel zur Besserung der Krankheit. Daneben sind allgemeine diätetische Maßregeln, (Einschränkung des Fleischgenusses, Sorge für regelmäßige Stuhlentleerung u. a.) Wasseranwendungen in milder Form und endlich Eisenarsen brauchbare Mittel, um die vorhandene nervöse Disposition zu heben.

IX.
Erkrankungen des sympathischen Nervensystems.

Von

L. R. Müller - Augsburg.

Einer Darstellung der Pathologie des sympathischen Nervensystems steht es sehr im Wege, daß über dessen Physiologie noch so große Unklarheit herrscht. Zwar sind im Laufe der letzten Jahre von englischen Physiologen, insbesondere von Langley und seiner Schule, viele Forschungen über das autonome Nervensystem bei verschiedenen Tieren angestellt worden. Doch müssen wir gestehen, daß uns ein wirkliches Verständnis der hier in Betracht kommenden Innervationen noch abgeht. Die Verhältnisse liegen eben ganz anders als beim cerebrospinalen System. In diesem entsprechen den Herderkrankungen gewisse Ausfallserscheinungen. Leitungsunterbrechungen in den peripherischen Nerven führen zu bestimmten motorischen Lähmungen und zu umschriebenen sensiblen Störungen. Nicht so verhält es sich im autonomen Nervensystem. Bei Läsion der sympathischen Ganglien oder nach Durchtrennung ihrer peripherischen Äste kommt es höchstens zu vorübergehenden Störungen, nicht aber zum völligen Daniederlegen der Funktionen des betroffenen Organes.

So arbeitet das Herz, welches von sämtlichen Nerven abgetrennt ist, in einer für das Aufrechterhalten des Lebens völlig genügenden Weise fort, ebenso ist die Peristaltik des Darmes auch nach der Durchschneidung des Splanchnicus nicht gelähmt, ja eine von allen Beckennerven losgelöste Gebärmutter kann ihre Frucht zur gehörigen Zeit kräftig ausstoßen.

Das Schema, welches wir uns von den nervösen Vorgängen im cerebrospinalen System gemacht haben, versagt völlig beim Versuch, auch die Physiologie des Sympathicus damit zu erklären. Schon an den anatomischen Verhältnissen scheitert jedes Schematisieren. In den reich verzweigten Nervengeflechten, wie solche das Herz, den Magen, die Därme, die Leber, die Nieren, die größeren Gefäße und die Beckenorgane versorgen, ist es für den Anatomen, wie für den Physiologen unmöglich, sich zurechtzufinden und zu bestimmen, welche Funktionen diese oder jene Fasern haben.

So gehen der Vagus und der Sympathicus schon während ihres Verlaufes am Halse zahlreiche Verbindungen miteinander ein. Unentwirrbar sind die Geflechte, welche sie am Herzen und in der Bauchhöhle miteinander bilden. Ebensowenig ist man in der Lage, entscheiden zu können, inwieweit die Fasern im Plexus pudendus dem cerebrospinalen und wie weit sie dem autonomen System entstammen. Dazu kommt noch, daß diese Ge-

flechte, **ja** selbst die Lagerung der sympathischen Ganglien großen individuellen Verschiedenheiten unterworfen sind.

Bevor wir die Pathologie des autonomen Nervensystems besprechen,
mag es angebracht sein, das, was wir über den Verlauf der sympathischen
Fasern von ihrem Ursprung im cerebrospinalen System bis zur
Endigung im Organe zu wissen glauben, kurz zu rekapitulieren:

Unmittelbar nachdem die vorderen Wurzeln sich mit den das Spinalganglion durchsetzenden hinteren Wurzeln zum Nervus spinalis vereinigt
haben, entspringen dem letztern die Rami communicantes albi (s. Abb. 255).
Ihre schmalen, markhaltigen Fasern stammen zweifellos zum größten Teil
aus den vorderen Wurzeln. Und zwar hat man Grund zur Annahme, daß
die zugehörigen Ganglienzellen in den Seitenhörnern der grauen Substanz und
der Nähe des Zentralkanals gelegen sind.

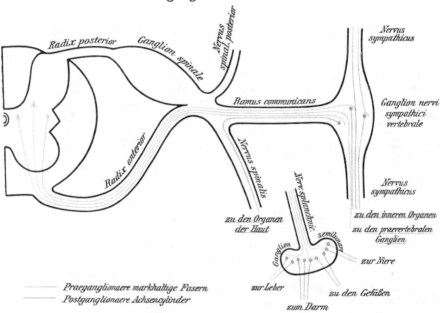

Abb. 255. Schema der efferenten Fasern des sympathischen Nervensystems.

Die Rami communicantes wenden sich als einfache oder als doppelte
Nervenbündel zum nächsten Ganglion des Grenzstranges. In diesem endigt
das erste Neuron, welches Langley als das „präganglionäre" bezeichnet, und
tritt durch ein Endbäumchen mit dem zweiten, dem „postganglionären", in
Kontakt. Die postganglionären Nervenfasern entbehren des weißen Markmantels, sie wenden sich entweder zu den von ihnen zu innervierenden
Organen im Inneren des Rumpfs oder sie gelangen durch die grauen Rami
communicantes, die übrigens meist im selben Nervenbündel verlaufen wie
die weißen, wieder zurück zum spinalen Nerven, um mit dessen Hautästen
zu den Organen der äußeren Bedeckung, zu den Gefäßen, den Schweißdrüsen und den glatten Muskeln der Haarbälge zu ziehen (s. Abb.). Vielfach durchsetzen aber die Fasern der Rami communicantes albi ohne Unterbrechung das nächstgelegene Ganglion und treten erst in einem mehr vis-
ceral gelegenen, sog. „prävertebralen" Ganglion mit dem zweiten Neuron

in Verbindung. Ein Teil der Rami communicantes vereinigt sich zu größeren weißen Stämmen (Pars cervicalis nervi sympathici; Nervi splanchnici) und gelangt so zu umfangreichen, prävertebralen ganglionären Gebilden (Ganglion stellatum, Ganglion cervicale superius, Ganglion coeliacum), von denen dann die marklosen postganglionären Fasern für die Gefäße und für die inneren Organe entspringen.

Hier mag auch daran errinnert werden, daß man heute unter dem sympathischen Nervensystem durchaus nicht allein den neben der Wirbelsäule verlaufenden Grenzstrang mit seinen Ganglien und Ausläufern versteht, daß vielmehr zu ihm auch Fasern, welche aus den Gehirnnerven austreten und zu dem Ganglion ciliare, spheno-palatinum, oticum, submaxillare und sublinguale ziehen, ferner auch Fasern, die aus den sakralen Nerven entspringen und sich in den Ganglien und Geflechten des kleinen Beckens verlieren, zu rechnen sind (Autonomes bulbaeres und sakrales System).

Das Innervationsgebiet des vegetativen Nervensystems erstreckt sich auf sämtliche Drüsen im Körper, wo sie auch immer gelegen seien, und auf alle Organe mit glatter Muskulatur. Durch Abgabe präganglionärer Fasern von den Gehirnnerven werden auch die Drüsen am Kopf wie die Tränendrüsen, die Speicheldrüsen, die Schleimdrüsen in der Nase innerviert.

Reizung des Halssympathicus hat Erweiterung der Pupille (Kontraktion des Dilatator pupillae) und Hervortreten des Bulbus aus der Augenhöhle (Kontraktion des Müllerschen Muskels) zur Folge, ferner kommt es zur Verengerung der Gefäße des Gesichtes, der Conjunctiva und der Retina. Vom Halssympathicus aus treten auch zarte Geflechte mit den großen Gefäßen in die Schädelhöhle. Reizung der vasomotorischen Fasern bzw. Erhöhung ihres Tones hat hier wie am Rumpf und an den Extremitäten Kontraktion der Blutgefäße zur Folge. Ob neben den Vasoconstrictoren noch besondere vasodilatatorische Nervenfasern bestehen, ist noch nicht sicher erwiesen, doch sprechen manche physiologische Versuche und manche körperliche Phänomene (Erectio membri) dafür.

Es ist nicht immer leicht zu entscheiden, inwieweit die Tätigkeit der Drüsen wie z. B. der Speicheldrüsen oder der Leber und der Nieren, indirekt durch vasomotorische Vorgänge angeregt wird, und wie weit die sympathischen Fasern direkten Einfluß auf die Sekretion ausüben. Der „kalte Schweiß" d. h. Schweißproduktion ohne Hyperämie der Haut, die Magensaftsekretion auf Geruchs- und Gesichtswahrnehmungen hin und manche andere Beobachtungen lassen mit Bestimmtheit darauf schließen, daß die Bereitung und Ausstoßung des Sekrets direkt von sympathischen Bahnen aus angeregt werden kann. Andererseits ist auf die Abhängigkeit der Drüsentätigkeit von örtlichen Reizen hinzuweisen. So verursacht lokale Erwärmung der Haut Hyperämie und Schweißsekretion. Auf Reizung der Mundschleimhaut stellt sich Speichelabsonderung ein und bei Berührung der Mucosa des Duodenums mit Salzsäure kommt es zur Sekretion der Verdauungsdrüsen.

Wie alle Drüsen, so werden auch die Drüsen und die glatte Muskulatur der Bronchien vom sympathischen System aus innerviert, Anfälle von schwerem Asthma bronchiale und von Asthma nervosum nach seelischen Erregungen sprechen für die Abhängigkeit der sympathischen Innervation von psychischen Emotionen.

Auf die Tätigkeit des Herzens und auf die peristaltischen Bewegungen des Magendarmkanales kann das autonome System und zu diesem ist der Vagus nach dem Eintritt in die Brusthöhle zu rechnen, lediglich einen beschleunigenden oder hemmenden Einfluß ausüben. Der Antrieb zur Arbeit liegt in diesen Organen selbst. Bekanntlich wirken die Vagus-äste verlangsamend, die des Sympathikus beschleunigend auf die Schlagfolge des Herzens. Dagegen scheint der Sympathikus durch den Splanchnikus auf die Darmperistaltik eine inhibierende Wirkung auszuüben, doch sind darüber die Beobachtungen noch widersprechend.

Ganz besonders schwierig ist die Beurteilung der Innervationsverhält-nisse der Blase, des Mastdarmes und der Geschlechtsorgane. Will man diese nur einigermaßen verstehen, so muß man sich wiederum klar machen, daß auch hier der eigentliche Sitz der Innervation in den Organen selbst und in den ihnen ein- und angelagerten sympathischen Geflechten zu suchen ist. Durch quergestreifte Sphinctermuskeln, die willkürlich zu beeinflussen sind, werden die Behälter des Urins und der Faeces nach außen abgeschlossen und mit ihrer Hilfe können ungelegene peristaltische Be-wegungen der glatten Muskulatur der Blase und der Ampulla recti zurück-gedrängt werden.

Andererseits sind wir in der Lage, durch willkürliche Innervationen wie z. B. durch die Anwendung der Bauchpresse, den Automatismus der Bewegungen, welche zur Ausstoßung des Stuhles oder des Harnes führen und durch gewisse sensible Reize den komplizierten Vorgang der Entleerung der Geschlechtsdrüsen auszulösen.

Die Tätigkeit der übrigen, durch den Sympathicus versorgten Organe, wie des Herzens, des Magendarmkanales, der Vasomotoren und der Drüsen ist dagegen willkürlich gar nicht zu beeinflussen. Und doch steht das autonome Nervensystem durch die Rami communicantes mit dem cerebro-spinalen in Verbindung! Hier ist nun auf die Tatsache hinzuweisen, daß zwar nicht der Wille, daß wohl aber Stimmungen und Affekte und Triebe auf die Funktion der genannten Organe einwirken können. So kontrahieren sich beim Schrecken die Blutgefäße, das Gesicht wird blaß bei der Angst und bei der Furcht kommt es zum Ausbruch von Schweiß oder zur Kontraktion der Erectores pilorum, zur Cutis anserina, ja in Folge der Kontraktion des Müllerschen Muskels können die Augen im angstverzerrten Gesicht etwas vortreten. Mit frohen Gemütsstimmungen röten sich die Wangen, das Herz schlägt rascher, es „hüpft vor Freude". seelischer Schmerz führt dagegen zur Sekretion der Tränendrüsen.

Die Beeinflussung der inneren Organe durch psychische Vorgänge kann sich sogar bis ins Pathologische steigern, so stellt sich bei manchen, ner-vös veranlagten Individuen nach seelischen Erregungen, mögen sie freu-diger oder unangenehmer Natur sein, Erbrechen ein, bei andren kommt es bei solchen Anlässen zu Durchfällen (Emotionsdiarrhöen) oder zu peinlichem Harnzwang.

Die Frage, durch welche Bahnen im Gehirn und im Rückenmark dieser Einfluß betätigt wird, ist nach dem heutigen Stande unserer Kenntnisse noch nicht zu beantworten. In erster Linie wäre daran zu denken, ob nicht für die einzelnen Funktionen, wie für die Vasomotoren, die Pilo-erektoren, für das Herz, den Magen und den Darm und für die verschiedenen Drüsen bestimmte Fasergruppen im Rückenmark reserviert sind. Die Rücken-markspathologie gibt uns aber für eine solche Annahme keine Anhaltspunkte.

Die einzelnen Stränge des Rückenmarkes sind nach ihrer Art und ihrer Funktion alle bekannt, und nirgends lassen sich so zahlreiche Fasern, wie sie nach dieser Annahme notwendig wären, auf dem Rückenmarksquerschnitt lokalisieren.

Wenn nun für die Beeinflussung der Tätigkeit innerer Organe durch Gemütsbewegungen kein bestimmtes Fasersystem im Gehirn und im Rückenmark verantwortlich gemacht werden kann, so ist die Möglichkeit zu erörtern, daß es dazu gar keiner besonderen Bahnen bedürfe, und daß durch die Affekte die nervöse Erregbarkeit im allgemeinen in typischer Weise „gestimmt" werde, d. h. die Ursprungszellen der Rami communicantes im Rückenmark würden dann als perzipierende Organe auf die quantitative oder qualitative Veränderung der tierischen Elektrizität im cerebrospinalen System in ihrer Weise reagieren. Daß es unter der Einwirkung von Affekten tatsächlich zu einer Änderung der Innervationsverhältnisse kommt, ist daraus zu schließen, daß die Lustempfindungen zur Erleichterung, die Unlustgefühle zur Erschwerung des Ablaufs der Innervationen führen. Am deutlichsten dokumentiert die gemeinschaftliche Beeinträchtigung des sympathischen und des psychomotorischen Nervensystems der Schreck. Dieser bedingt nicht nur die constriktorische Wirkung der Vasomotoren, ein Zurückweichen des Blutes aus der Hautoberfläche, Beschleunigung der Herztätigkeit, Erregung der Piloerektoren, der Schreck kann auch „in die Glieder fahren" und diese „lähmen" oder „Zittern" und „Beben" verursachen.

Bisher wurden nur die efferenten Bahnen des autonomen Systems besprochen; ob neben diesen im Sympathicus auch afferente, d. h. zentripetalleitende bestehen, ist eine Streitfrage, die von namhaften Anatomen und Physiologen (Koelliker, Langley) verneint wird. Sicher steht, daß der Halssympathicus und die sympathischen Fasern, welche mit den peripherischen Nerven zu den Organen der Haut ziehen, der sensiblen Fasern entbehren.

In neuerer Zeit haben sich auch Chirurgen (Lennander, Wilms u. a.) auf Grund ihrer Erfahrungen bei Operationen dahin ausgesprochen, daß den vom Sympathicus innervierten Organen jede Empfindung abgehe, und daß die Schmerzen, welche wir in die Organe der Bauchhöhle verlegen, stets durch Reizung des parietalen Blattes des Peritoneums, welches ja von spinalen Fasern reichlich versorgt wird, ausgelöst werden. Demgegenüber ist darauf hinzuweisen, daß die Ganglien des Grenzstrangs histologisch ganz ähnlichen Bau haben wie die sensiblen Spinalganglien, ja es wurde von embryologischer Seite die Vermutung ausgesprochen, daß die ersteren von den letzteren sich abschnüren. Auch manche physiologische Experimente und klinische Tatsachen machen die Existenz von zentripetalen Fasern im sympathischen System wahrscheinlich. So lassen sich die Schmerzen bei der Angina pectoris, die Magenschmerzen bei der vermehrten Salzsäureausscheidung, die Kolikschmerzen bei der Austreibung von Gallen- oder Nierensteinen nicht ohne Zwang mit Reizung der parietalen Serosa erklären. Freilich scheinen die sympathischen Bahnen, welche schmerzhafte Eindrücke aus den inneren Organen zentripetalwärts leiten, im Rückenmark keine direkte Fortsetzung nach oben und im Gehirn kein eigenes Projektionsfeld zu haben. Dagegen ist durch die Untersuchungen von Head erwiesen worden, daß bei Erkrankungen innerer Organe häufig Schmerzen in derjenigen Hautzone auftreten, deren spinale Fasern in dasselbe Rückenmarkssegment ziehen wie die entsprechenden Rami communicantes.

Und zwar treten dort nicht nur spontane Schmerzen auf, die betreffende Hautzone ist dann auch gegen leichte Schmerzreize stark hyperästhetisch. Von dem Bestehen solcher hyperalgetischen Hautpartien kann man sich, wenn man nur darauf untersucht, bei den meisten Fällen von Stenokardie, von Ulcus ventriculi, von Cholelithiasis und Nephrolithiasis, aber auch bei einer großen Anzahl der Nierenkranken überzeugen. Im Rückenmark scheinen nahe Beziehungen zwischen den sensiblen Organnerven und den sensiblen Hautnerven zu bestehen. Dieser enge Kontakt der beiden Leitungen kann nur in der grauen Substanz der Hinterhörner zustande kommen. Denn einmal ist es erwiesen, daß alle schmerzleitenden Eindrücke, welche von den äußern Hautbedeckungen kommen, durch die Hinterhörner geleitet werden, andrerseits besteht Grund zur Annahme, daß die afferenten sympathischen Fasern durch die hintern Wurzeln dorthin ziehen. So wird es verständlich, daß nur eine Hyperalgesie, nicht aber eine allgemeine Hyperästhesie in der betreffenden Hautzone besteht. Da die sympathischen Bahnen keine direkte Forsetzung im Rückenmark haben, sondern augenscheinlich nur durch Irradiation auf die Fasern von der äußeren Hautbedeckung eine bewußte Empfindung auslösen können, ist es wahrlich kein Wunder, daß die Lokalisation der Schmerzen bei den Organerkrankungen wenig scharf ist.

In der **Pathologie des autonomen Nervensystems** gibt es nur ein scharf umschriebenes Krankheitsbild, das ist das der Lähmung des Halssympathicus. Zu dieser kommt es bei Tumorenbildung (Struma, Lymphome, Aneurysma), besonders aber nach Traumen (Stich- oder Schußverletzung) und nach operativen Eingriffen am Hals. Die Symptome der Durchtrennung des Halssympathicus sind: Verengerung der gleichseitigen Pupille infolge der Lähmung des Dilatator pupillae, Verkleinerung der Lidspalte und Zurücksinken des Bulbus infolge der Lähmung des Müllerschen Muskels, Hyperämie der Haut des Gesichts und des Ohres infolge der Paralyse der betreffenden Vasoconstrictoren und Anidrosis. Doch muß betont werden, daß all die genannten Störungen sich im Verlaufe von Wochen zurückbilden können. Am hartnäckigsten bleibt die Verengerung der Pupille bestehen, doch führt auch diese niemals zu einer Aufhebung des Lichtreflexes. Wachsende Geschwülste, wie bösartige Vergrößerungen der Schilddrüse führen nicht selten anfänglich zu einer Reizung des Halssympathicus und damit zur Erweiterung der Pupille, zum Exophthalmus, zur Blässe des Gesichts und zur Hyperhidrosis, und erst später mit der Ausbildung der Druckatrophie kommt es dann zu den oben genannten Erscheinungen.

In der Brust- und in der Bauchhöhle ist der Grenzstrang mit seinen Ganglien und den Geflechten so geschützt gelegen, daß es kaum je zur traumatischen Läsion kommen kann. Aber auch über Beeinträchtigung der sympathischen Fasern dort durch Tumorbildungen auf der Wirbelsäule wissen wir nichts Positives. Eine solche mag ja vielleicht in geringem Grade und vorübergehend einmal bestehen; infolge der großen Selbständigkeit der Organfunktionen kann es aber nie zu gröberen Störungen kommen.

Ebensowenig verursachen Herderkrankungen des Rückenmarks stärkere Reiz- oder Ausfallserscheinungen im Gebiete des visceralen Nervensystems. Bekannt sind nur die Störungen in der Pupilleninnervation (meist Miosis) bei Herden im untersten Hals- und oberen Brustmark und leichte vasomotorische Störungen (Lähmung des Vasoconstrictoren mit cyanotischer Färbung der ergriffenen Hautsegmente) bei der Poliomyelitis und bei der

Syringomyelie. Die Tätigkeit des Herzens, des Magen- und Darmkanals, der Leber und der Nieren wird durch lokale spinale Erkrankungen nicht beeinflußt. Dagegen kann die Auslösung des Reflexes, welcher zur Ausstoßung von Stuhl und Harn führt, durch Querschnittsaffektionen oder durch Läsionen im untersten Rückenmarksabschnitt erschwert, ja aufgehoben sein.

Von den Systemerkrankungen des Rückenmarks geht die Tabes fast regelmäßig mit Störungen im autonomen Nervensystem einher. Inwieweit die Miosis und die reflektorische Lichtstarre der Pupille mit Degeneration von sympathischen Fasern und wie weit sie mit Entartung von solchen des cerebrospinalen Systems in Zusammenhang zu bringen sind, läßt sich schwer beurteilen. Dagegen müssen die gastrischen Krisen, die Darmkrisen, die Blasen- und Mastdarmstörungen, die Beeinträchtigung der Potenz und die bei der Rückenmarksschwindsucht so oft festzustellende Tachykardie zweifellos auf Erkrankung von vegetativen Bahnen zurückgeführt werden. Wo freilich diese Erkrankung zu lokalisieren ist; ob schon in den Rami communicantes und deren Fortsetzungen in den Rückenmarkswurzeln, oder ob in den Ganglien des Grenzstranges und in den postganglionären Neuronen die Ursache für die visceralen Krisen zu suchen ist, dafür haben wir noch gar keine Anhaltspunkte.

Eine große Rolle in der Neurologie spielen die funktionellen Störungen des sympathischen Nervensystems. Vor allem sind es die Vasomotoren, auf welche sich die Klagen beziehen. Einseitige Rötung des Gesichts mit starkem Hitzegefühl, plötzliche fleckige Rötung am Hals und auf der Brust, andrerseits Abblassen des Gesichts mit Leichenblässe der Nase und des Ohres sind häufige Beschwerden. Ist die Vasoconstriction eine sehr starke, wie bei den „Leichenfingern“, so kann es auch zu unangenehmen Empfindungen, wie zu Kribbeln, zum Gefühl des „Eingeschlafenseins“, ja zu Schmerzen kommen. Solche Beschwerden können sich bei sonst ganz gesunden Individuen einstellen, besonders sind aber neuropathisch Veranlagte, wie Neurastheniker und Hysteriekranke, dazu geneigt. Mit dem Eintreten der Menopause kommt es bei fast allen Frauen zu vasomotorischen Störungen, zu den sog. Wallungen. Nur kurz sei darauf hingewiesen, daß die Gefäße infolge von nervösen Einflüssen unter Umständen in krankhafter Weise für das Blutserum durchlässig werden, und daß dann kleinere oder umfangreichere Schwellungen der Haut (Urticaria oder akutes angioneurotisches Ödem) oder Ergüsse in die Gelenke (Hydrops articulorum intermittens) entstehen können. Des ferneren ist zu erwähnen, daß auch die Migräne zu den vasomotorischen Neurosen zu rechnen ist. Nach unsrer heutigen Auffassung sind die ihr zugrunde liegenden Störungen durch die Vasoconstriction von Gehirngefäßen verursacht. Zu ganz besonders peinlichen und qualvollen Zuständen führt die anfallsweise Ischämie des Herzmuskels. Solche Zustände von „Angina pectoris“ stellen sich bei Leuten mit Alterserscheinungen an den Arterien nicht selten im Anschluß an seelische Erregungen ein; sie gehen meist auch mit Vasoconstriction der Hautgefäße, mit großer Blässe des Gesichts einher.

Verhältnismäßig bedeutungslos sind Anomalien der Schweißsekretion. Bisweilen kommt es zu vermehrter Schweißproduktion in einer Gesichtshälfte oder gleich gar auf einer Körperhälfte (Hyperidrosis unilateralis). Von Hyperidrosis plantaris und palmaris spricht man, wenn es an den Fußsohlen oder in den Hohlhänden ohne Erhöhung der Außentemperatur, und ohne daß körperliche Anstrengung dafür verantwortlich gemacht werden kann, zur Schweißausscheidung kommt. Bei der Neigung zu Schweißhänden genügen schon die geringsten seelischen Erregungen, wie Verlegenheit, Schreck oder Erwartung, um profuse Hyperidrosis auszulösen. Im Verlaufe von Allgemeinerkrankungen, wie bei Tuberkulose, bei Schwächezuständen in der Rekonvaleszenz, stellen sich nicht selten im Schlafe heftige Schweiße am Rumpf und am Kopf ein (,,Nachtschweiße", besser ,,Schlafschweiße"). Die Haut kann aber auch ihr Vermögen, Schweiß zu secernieren, stellenweise oder am ganzen Körper verlieren (Anidrosis).

Sekretionsstörungen der Verdauungsdrüsen, welche auf nervösen Einfluß zurückzuführen sind, entziehen sich meist unsrer Kenntnis, nur die vermehrte Speichelproduktion kann sich bemerkbar machen. Zu einer solchen kommt es fast regelmäßig während der Nausea. Bei neuropathisch veranlagten Personen tritt aber auch spontan, ohne nachweisliche Ursache profuse Salivation auf, die tage-, ja wochenlang anhalten kann.

Manche Momente sprechen auch dafür, daß gewisse Formen von Magensaftfluß und von Colitis mucosa auf ,,nervöser" Basis beruhen. Einsetzen oder Verschlimmerung dieser Störungen nach psychischen Erregungen ist zu häufig zu beobachten, als daß ein ursächlicher Zusammenhang geleugnet werden könnte. Ein Beweis für den Einfluß von psychischen Vorgängen auf die Innervation des Magens und der Därme ist auch in dem Auftreten von Erbrechen und von Durchfällen bei seelischen Emotionen zu sehen.

Ob es, wie von manchen Seiten angenommen wird, zu echten Sympathicusneuralgien und Visceralneuralgien kommen kann, muß als sehr zweifelhaft hingestellt werden. Die bei der Bleivergiftung sich einstellenden Leibschmerzen dürfen, da sie mit einem Spasmus der Darmmuskulatur einhergehen, nicht zu den reinen Neuralgien gerechnet werden.

Stellen sich in den muskulären Hohlorganen den peristaltischen Bewegungen Hindernisse entgegen, so versuchen verstärkte Contractionen, die von unsrem Willen in keiner Weise zu beeinflussen sind, diese zu überwinden. Diese vermehrte Kraftanstrengung der glatten Muskulatur geht unter Umständen mit schneidenden Schmerzen einher. Heftige Koliken können, einerlei, ob sie vom Magendarmkanal, vom Uterus, von den Gallenwegen oder von den Harnwegen ausgehen, eine Irritation des ganzen autonomen Nervensystems bedingen und zum Erblassen, zur Salivation, zum Schweißausbruch, zum Erbrechen, zum Harnzwang und zu Durchfällen führen.

Lebhafte Schmerzen werden auch durch Störungen der Blutzufuhr zu den Eingeweiden ausgelöst, und zwar können auch diese kaum durch andre Bahnen als die des Bauchsympathicus zum Bewußtsein geleitet werden.

Aus der großen Reihe der Stoffe, welche auf die autonomen Nerven und von ihnen versorgten Organe einwirken (Pilocarpin, Adrenalin, Ergotin, Coffein usw. usw.), seien hier nur zwei, das Nicotin und das von der Schilddrüse ausgeschiedene Sekret, angeführt.

Schon von physiologischer Seite (Langley) wurde darauf hingewiesen, daß Nicotin sowohl bei intravenöser Einspritzung als beim Betupfen der vertebralen und prävertebralen Ganglien auf das sympathische System mancher Versuchstiere wie der Katze und des Kaninchens eine lähmende Einwirkung hat. Auch die klinischen Erscheinungen der akuten Tabakvergiftung beim Menschen (Herzklopfen, Erbrechen, Durchfall, Blässe, kalter Schweiß, Speichelfluß) zeigen, wie sehr durch das Alkaloid des Tabaks die regelmäßige Innervation in den vegetativen Bahnen beeinträchtigt wird.

Die der Basedowschen Krankheit zugrunde liegenden Beschwerden, wie die Tachykardie, der Exophthalmus, die vasomotorischen Störungen, die Neigung zur Transpiration, die starke Reaktion der inneren Organe auf seelische Vorgänge sind fast ausnahmslos auf Reizungsvorgänge im sympathischen Nervensystem zurückzuführen. Es ist begreiflich, daß früher allgemein der Morbus Basedowii als eine Erkrankung des Sympathicus angesprochen wurde. Hat man doch auch versucht, sie durch Resektion des Halssympathicus zu heilen. Wenn nun neuere Untersuchungen gelehrt haben, daß eine Vermehrung und eine abnorme Beschaffenheit des abgesonderten Schilddrüsensekrets dieses Leiden verursacht, so kann dies die frühere Auffassung nur dahin korrigieren, daß keine primäre Neurose des Sympathicus vorliegt, daß vielmehr das Wesen dieser Krankheit in einer Autointoxikation, d. h. in der Giftwirkung des Sekrets der erkrankten Schilddrüse auf das autonome Nervensystem zu suchen ist.

Die eingehende Schilderung der Basedowschen Krankheit wird ebenso wie die der vasomotorischen Neurosen (Raynaudsche Krankheit, Erythromelalgie, angioneurotisches Ödem usw.) im folgenden Abschnitt gebracht werden.

X.
Vasomotorische und trophische Erkrankungen.

Von

Hans Curschmann-Mainz.

1. Vasomotorisch-trophische Neurosen.
a) Die vasoconstrictorische Neurose der Extremitäten.
Akroparästhesie (Schultze).

Das Leiden ist das gutartigste und bei weitem häufigste unter den vaso-motorischen Neurosen; es tritt oft als monosymptomatisches Übel auf, viel häufiger aber als Teilerscheinung der verschiedenartigsten Neurosen und Psychopathien. Es wurde zuerst von Nothnagel, später von Bernhardt, Frankl-Hochwart und E. Schultze, der ihm den etwas zu einseitigen Namen Akroparästhesie verlieh, beschrieben.

Die Akroparästhesie befällt vorzugsweise Frauen, aber auch nicht ganz selten Männer; unter den 50 Fällen meiner Beobachtung der letzten Jahre finden sich 7 Männer. Das Leiden tritt von dem 20.—30. Lebensjahr an auf; die Mehrzahl meiner Patienten stand im Anfang der zwanziger Jahre und dann wieder im klimakterischen Alter. Aber auch das Kindsalter und das Senium sind nicht verschont von ihm; mein jüngster Fall betraf ein 10jähriges Mädchen, der älteste eine 68jährige Frau.

Wenn wir die Krankheit kurz charakterisieren wollen, müssen wir uns vor allem mit der Differenz in den Auffassungen Nothnagels und Schultze-Cassirers abfinden. Während der erstere in seinen Fällen als die primäre Erscheinung stets die vasoconstric-torische Störung in Gestalt von Blässe, „Absterben", oft mit leichter Cyanose gemischt, beobachtete und die neuralgisch-parästhetischen Symptome als etwas Sekundäres be-trachtete, haben Schultze und Cassirer in der Mehrzahl der Fälle objektive, vaso-constrictorische Zeichen vermißt. Cassirer will dementsprechend ziemlich scharf zwischen einer Schultzeschen Form, einer primären sensiblen Neurose, und einer Nothnagelschen Form, einer objektiv-vasomotorischen Neurose, unterscheiden. Ich möchte dem wider-sprechen: genau sondierende Anamnese und vor allem die klinische Beobachtung meiner Fälle haben mich bisher noch in keinem einzigen Falle meines Materials die vasoconstric-torischen Störungen (oft natürlich nur geringen Grades) vermissen lassen. Ich möchte dem-entsprechend mit Nothnagel die vasomotorische Störung prinzipiell als das Primäre in den Vordergrund der Betrachtung stellen und das Leiden so definieren:

Die vasoconstrictorische Neurose (Akroparästhesie) äußert sich in intermittierenden Gefäßkrämpfen an den Körperenden (am häufigsten Händen und Füßen, seltener Nase, Ohren usw.), die diesen Teilen eine leicht bläulich-weiße bis wachsbleiche Färbung verleihen und sensible Erscheinungen mannigfacher Art zur Folge haben.

Symptomatologie. Die Prädelektionszeit für das Auftreten des Anfalls sind die Morgenstunden, meist bevor die Kranken das Bett verlassen

haben, oft aber auch erst nach dem kalten Waschen. Seltener ist jene schwere
Form, in denen sich die Attacken, gleich gehäuften Petit-mal-Anfällen, alle
Stunden und häufiger wiederholen. Der Anfall selbst tritt meist ziemlich
plötzlich auf: in typischen Fällen kommt es unter mehr oder weniger heftigen
Schmerzen, Elektrisiergefühl, Kriebeln, schließlich völliger Taubheit und dem
Gefühl des Geschwollenseins zum „Absterben" meist mehrerer symmetrischer
Finger beider Hände (am seltensten des Daumens), weniger häufig der ganzen
Hand; die betroffenen Teile sehen oft in toto leichenblaß aus, bisweilen leicht
cyanotisch; nicht ganz selten ist die Blässe nur an der Fingerbeere oder den
Nägeln deutlich ausgesprochen, während an den Phalangen und der Hand
dies bläuliche, oft marmorierte Kolorit überwiegt. Zu gleicher Zeit sterben
unter ähnlichen subjektiven Erscheinungen die Zehen und Füße, recht häufig
auch die Unterschenkel bis zum Knie herauf ab. Außer den geschilderten
subjektiven Symptomen sind auch stets objektiv nachweisbare Sensibilitätsstörungen aller Qualitäten vorhanden, die nicht die Grenzen peripherer Nerven
innehalten, sondern diejenigen (zuerst von Schlesinger exakt geschilderten)
der ischämischen Gefühlstörung: sie sind an den distalen Enden am stärksten
und nehmen proximalwärts ziemlich rasch ab. Neben den sensiblen finden
sich auch stets — meist leichtere — motorische Störungen: entweder sind die
Finger steif, „klamm", „verzogen" bisweilen bis zur tetanoiden Steifheit, oder
die motorische Störung ist mehr eine Geschicklichkeitsverminderung infolge
des fehlenden Tast- und Tiefengefühls. — Nicht ganz selten klagen die Kranken
im Anfall über analoge Erscheinungen, Kälte, Taubheit und Schmerz auch an
den peripheren Teilen des Gesichts, am häufigsten an der Nase und an den
Ohren; man findet dann auch an diesen Teilen die objektiven Zeichen des
Angiospasmus. Der Anfall selbst dauert oft nur wenige Minuten, durchschnitt-
lich etwa $\frac{1}{4}$—$\frac{1}{2}$ Stunde, in seltenen Fällen, die dann meist mit tiefer lokaler
Syncope und Asphyxie einhergehen, viele Stunden, halbe Tage lang. Nach
Verschwinden der Anämie kommt es recht häufig zu einer reaktiven Hyperämie, Rötung, Schwellung, und (subjektiver und objektiver) Hitze der betroffenen Teile, die hohe Grade erreichen und bisweilen als förmliche Erythromelalgie imponieren kann. Auch diese — abklingende — Phase des Anfalls
ist natürlich von mannigfachen sensiblen Beschwerden begleitet.

Auslösende Ursachen des Anfalls selbst sind in den meisten Fällen
nicht zu eruieren; bemerkenswert ist es vielleicht, daß die Anfälle sehr oft
in den frühen Morgenstunden, also zur Zeit der physiologisch schwächsten
Herzenergie und des niedrigsten Blutdrucks aufzutreten pflegen. Bisweilen
geben die Kranken Kältereize als Ursache an. Nicht selten treten die Angiospasmen im hysterischen Anfall oder als Äquivalent einer solchen auf; es hat
dann bisweilen den Anschein, als ob der somatische Eindruck des vasomotorischen Anfalls den Agent provocateur der hysterischen Manifestation bildet.
Eine eigentliche und sichere psychogene Auslösung isolierter vasoconstricto-
rischer Anfälle habe ich nur selten beobachtet, während sie bei der Angina
pectoris vasomotoria weit häufiger vorzukommen scheint. Während der Arbeit
oder sonstiger Muskelanstrengung treten die Vasoconstrictionen — im Gegensatz zum intermittierenden Hinken — sehr selten auf, meist verschwinden sie
sogar während derselben.

Das wäre das Bild der typischen einfachen Fälle. Recht häufig ist eine
Abart des Leidens, die Nothnagel mit einem gewissen Recht als eine Krank-
heit sui generis abgrenzen wollte, die aber von neurologischer Seite (Cassirer,
Oppenheim) überhaupt nicht oder zu wenig berücksichtigt wurde:

Die **Angina pectoris vasomotoria.** Das Leiden tritt ebenfalls in wohl-
charakterisierten Anfällen, vor allem in den frühen Morgenstunden auf. Die
subjektiven und objektiven Symptome des Gefäßkrampfes der Peripherie sind
die gleichen, wie oben geschildert, nur meist durchweg ziemlich schwer. Es
kommt wohl stets zu dem auch vom Patienten beobachteten Absterben der
Extremitätenenden, zu den richtigen „Leichenfingern". Im Beginne oder auf
der Höhe des Anfalls treten aber ausgesprochene, oft quälende Herzsymptome hinzu: Schmerz und Enge am Herzen, heftiges Herzklopfen, Angst-
empfindung bis zum Vernichtungsgefühl, ausstrahlende Schmerzen in dem linken
Arm, kurz, alle Symptome wie bei echter Angina pectoris. Daß aber
eine solche nicht vorliegt, lassen unschwer die Anamnese und der objektive
Befund erkennen: es handelt sich meist um nervöse, hysterische, körperlich
gesunde, junge Mädchen ohne luetische Infektion; alle Zeichen einer Aorten-
oder Coronarsklerose fehlen. Das Leiden läuft demgemäß harmlos ab und
endet mit völliger Genesung. Nothnagel hat die anginösen Herzbeschwerden
auf eine — derjenigen der Peripherie synchrone und analoge — Constriction
der Coronargefäße bezogen. Daß auch andre Gefäßgebiete, vor allem die des
Gehirns, in solchen gutartigen Fällen betroffen werden, habe ich bisweilen beobachtet (heftiger, halbseitiger Kopfschmerz, paroxysmale Amblyopie auf einem
oder beiden Augen oder endlich momentane Ohnmachten). Objektiv findet
sich während des Anfalls am Herzen in solchen Fällen keine auffällige Veränderung, meist ist Tachycardie vorhanden, sehr selten Irregularitäten. Ein Verschwinden des zuführenden Pulses (z. B. der Art. Radialis) findet sich in gutartigen, nicht arteriosklerotischen Fällen nie. Der Blutdruck ist im Anfall
stets deutlich, wenn auch nur mäßig, gesteigert, eine Folge der vermehrten
Widerstände in der Peripherie. Ätiologisch habe ich für diese Form der vasomotorischen Neurose auffallend häufig psychische Traumen und derartiges gesehen (z. B. in 3 Fällen fortgesetzten Coitus interruptus).

Neben diesen gutartigen Fällen kommen nun auch andre vor, in denen die Angina
pectoris vasomotoria die Teilerscheinung oder das Äquivalent einer echten coronarsklerotischen Angina pectoris bildet (Huchard, v. Schrötter, Verf.). Ich habe
fünf derartiger Fälle beobachtet, von denen drei letal endeten und bei der Obduktion sämtlich Coronarsklerose aufwiesen. Die Anfälle gleichen völlig denen der benignen Angina
pectoris vasomotoria. Relativ häufig kommt es im Anfall zu halbseitiger oder doppelseitiger Amblyopie (Spasmus der Art. retinae). Oft unterbrechen einfache Synkope und
Asphyxie der Finger ohne Anginagefühl die Reihe der Anfälle. Stets ist der systolische
(und wahrscheinlich auch der diastolische) Blutdruck wesentlich erhöht (um 50 mm Hg
und mehr im Anfall). Ein Verschwinden der zuführenden Pulse tritt auch in diesen Fällen
meist nicht auf; es gibt aber unter ihnen zweifellos Mischformen mit intermittierendem
Hinken, bzw. arteriosklerotischer Dyspraxie. Ich habe diese an sich seltenen Fälle eingehender erwähnt, weil sie zur genauen somatischen Untersuchung (besonders des Herzens)
im Interesse einer richtigen Prognose bei Angina pectoris vasomotoria mahnen.

Komplikationen des Leidens sind naturgemäß häufig und vielfältig.
Müssen wir die vasoconstrictorische Neurose doch in vielen, wenn nicht den
meisten Fällen eher als Teilerscheinung einer andren Neurose (allgemeiner
oder lokaler Art) denn als eine selbständige Krankheit auffassen! Enorm
häufig ist das Syndrom Hysterie, meist allgemeiner, cerebraler, mit Anfällen verlaufender, „femininer" Art, selten eine solche des monosymptoma-
tischen Typus. Bisweilen sah ich in solchen Fällen, wie nach einer entsprechenden Behandlung die vasoconstrictorischen Anfälle durch genau um dieselbe
Zeit auftretende echt hysterische Attacken (Tachypnoe, Singultus usw.)
substituiert wurden. Auch andre Neurosen und Psychopathien, echte Neurasthenie, Hypochondrie, zyklische Verstimmungen (Cyclothymie) und Kata-

tonie (sog. katatonische Anfälle, Hüfler) können mit Akroparästhesien kombiniert sein. Ziemlich selten beobachtete ich ein Zusammentreffen des Leidens mit der klassischen kardio-vascularen Neurose der Adoleszenten, der Tachykardie mit dem „Cor juvenum", dem paukenden Herztönen, dem harten Puls, der Dermatographie, dem Emotionserythem und der Erythrophobie. Diese Fälle, deren Symptome alle auf eine abnorme Labilität des arteriellen Systems nach der Seite der Erschlaffung, der Dilatation hin zeigen, sind meist von der constrictorischen Neurose verschont. Häufig ist das Auftreten der Akroparästhesien bei Sklerodermie, bei Erythromelalgie u. dgl. Auch bei Akromegalie habe ich sie bisweilen beobachtet. Die von Rosenbach beobachtete, mit augenscheinlichen Gelenkveränderungen einhergehende Form ist selten. Bisweilen treffen wir die vasoconstrictorische Neurose auch bei echter Tetanie, besonders bei ihren Formes frustes, den tetanoiden Zuständen; auch bei hysterischer Pseudotetanie wurde sie von A. Westphal und mir beobachtet.

Die **Differentialdiagnose** ist nie schwierig, wenn es, wie dies bei längerer, besonders klinischer Behandlung stets gelingt, möglich ist, die klassischen vasomotorischen Störungen, die Synkope und Cyanose festzustellen. Sind wir auf die Schilderungen der Kranken angewiesen oder treten die genannten Symptome nur wenig hervor, so können verschiedene organisch und funktionell bedingte Nervenleiden „Akroparästhesien" (im weiteren Sinn) hervorrufen: besonders häufig die Polyneuritis, oft genug die Tabes, die multiple Sklerose (in ihrem Beginne) usw.; auch bei Prodromen eines apoplektischen oder embolischen Insults hören wir die Patienten über öfter wiederkehrende (meist allerdings einseitige) Parästhesien der Extremitäten klagen. Dasselbe gilt von allen Krankheitszuständen, die mit arteriosklerotischem Gefäßverschluß oder Gefäßverengerung einhergehen: auch bei der Dysbasia arteriosclerotica, bei den Prodromen der diabetischen und senilen Gangrän treffen wir parästhetische Störungen der Peripherie, die aber zumeist an Intensität den Schmerzen nachstehen. Zu erwähnen sind schließlich noch die „tetanoiden Zustände", leichteste inkomplette Anfälle der Tetanie, die subjektiv der vasoconstrictorischen Neurose sehr ähneln können; bei letzterer fehlen aber stets die klassischen Zeichen der Tetanie: das Erbsche, Chvosteksche und Trousseausche Phänomen.

Alle die genannten differentialdiagnostisch in Betracht kommenden Zustände entbehren aber — in reinen Fällen — stets der paroxymalen Vasoconstriction (es sei denn, daß es sich, wie bei der Tetanie, um Mischformen handle).

Am schwierigsten ist die Differentialdiagnose gegenüber dem Morb. Raynaud in seiner chronisch beginnenden Form: hier ist oft nicht mit Sicherheit zu entscheiden, ob es sich noch um eine schwerere Form der gutartigen Neurose oder um Prodrome der malignen, der symmetrischen Gangrän, handelt. Denn es gibt zweifellos fließende Übergänge zwischen diesen beiden so eng verwandten Krankheiten.

Die **Pathogenese** der vasoconstrictorischen Neurose ist, wenn man die obige Schilderung berücksichtigt, nicht unklar. Ich halte die Versuche, den Sitz des Leidens in bestimmte Teile des Rückenmarks (Medulla oblongata usw.) zu verlegen, womöglich gröbere organische Veränderungen anzunehmen, für verfehlt. Dasselbe gilt von der Annahme (Friedmann u. a.), daß eine Neurose der peripheren sensiblen Nerven vorliege. Ich nehme mit Nothnagel an, daß den sensiblen Erscheinungen stets ein Gefäßkrampf der peripheren Arterien zugrunde liegt; die Gefäßgebiete sind sicher zur lokalen Synkope auch unter physiologischen Verhältnissen besonders disponiert (z. B. bei Frost). Bei der Akroparästhesie kommt es — meist auch auf dem Boden einer allgemeinen neuropathischen Veranlagung — zu einer besonderen Labilität und Reizbarkeit auch der peripheren vasoconstrictorischen Nerven. Es ist wahrscheinlich, daß bei dieser Gruppe von „Vasomatorikern" dauernde Tonusveränderungen der peripheren Arterien bestehen. Die akroparästhetischen Anfälle bedeuten sodann die paroxysmale Steigerung dieser vasoconstrictorischen Anlage. Diese vasoconstrictorische Disposition möchte ich in eine Kontrastanalogie zu der oben kurz charakterisierten vasodilatatorischen Anlage (Dermatograhie, Emotionserythem, Erythrophobie usw.) setzen. Sie wird dadurch, scheint mir, recht plausibel.

Verlauf und Prognose. Der Verlauf der einfachen vasoconstrictorischen Neurose ist meist recht chronisch. Oft bewegen sich Ausbrüche und Remissionen in Kurven, die ihre Höhe im Herbst und Winter, ihre Tiefe im Frühjahr und Sommer haben. Solche Fälle pflegen viele Jahre und Jahrzehnte lang zu rezidivieren. Die Prognose dieser Fälle quoad valetudinem ist also oft zweifelhaft. Eine Erwerbsbeschränkung (spez. bei Künstlern, Feinhandwerkern) kann vorkommen. Es gibt aber auch ganz sporadische Fälle, z. B. in der Rekonvaleszenz einer Infektionskrankheit, die nach ein- oder mehrmaligen Anfällen spontan dauernd gesunden. Relativ günstiger scheint die Prognose der gutartigen Angina pectoris vasomotoria, besonders, wenn diese als Syndrom oder Äquivalent hysterischer Zustände auftritt. Hier gelingt es nicht selten, auch die vasoconstrictorischen Krisen durch eine einfache Suggestivbehandlung zu beseitigen. Anders und wesentlich ungünstiger — besonders quoad vitam — ist natürlich die Angina pectoris vasomotoria bei echter Angina pectoris zu beurteilen.

Therapie. Von allen tonisierenden oder sedativen Mitteln (man hat Arsen, Phosphor, Strychnin, auch Brom und Digitalis empfohlen) habe ich sichere Erfolge stets nur bei einer länger fortgesetzter Chininbehandlung (3 mal täglich 0,2 Chinin. muriat.) gesehen und möchte diese aufs wärmste empfehlen; dazu — als Kombination hydriatischer und elektrischer Prozeduren — die Anwendung elektrischer Teilbäder (etwa der Vierzellenbäder). In einzelnen Fällen kann man die nächtlichen und morgendlichen Anfälle mit gutem Erfolg dadurch verhindern, daß man die Hände nachts warm einhüllen läßt (z. B. durch Handschuhe). Dabei versäume man natürlich nie, psychisch beruhigend auf die fast stets nervösen, meist hysterischen Patienten einzuwirken und hysterisierende Momente des bisherigen Lebens der Patienten zu eliminieren.

In Fällen von Angina pectoris vasomotoria, die den Verdacht einer daneben bestehenden echten Angina pectoris erwecken, treten natürlich die gegen die Herzinsuffizienz und Arteriosklerose ankämpfenden Mittel (Digitalis, Jodpräparate sowie die Nitrite) in den Vordergrund der Therapie.

b) Die Raynaudsche Krankheit.
Symmetrische Gangrän.

Das Leiden wurde, nachdem es schon öfter — sogar von Autoren des 18. Jahrhunderts — beschrieben worden war, zuerst von Raynaud 1862 zusammenfassend geschildert. Es ist das klassische Beispiel einer schweren vasomotorischen und zugleich trophischen Erkrankung und kann kurz, wie folgt, charakterisiert werden: Anfallsweise auftretende, schmerzhafte

Angiospasmen, z. T. mit folgender venöser Stase, befallen symmetrisch die äußerste Peripherie der Extremitäten und des Gesichts,
um in längerer oder kürzerer Zeit zur Gangrän dieser Teile zu
führen.

Die Krankheit ist selten, wenigstens in ihren schweren mutilierenden
Formen, und befällt zumeist das jüngere Alter, sogar das Säuglingsalter (Cassirer); Frauen sollen häufiger erkranken als Männer, wenn auch das Prävalieren des weiblichen Geschlechts hier entschieden nicht so hervortritt, wie
bei den gutartigen Angioneurosen. In einigen Fällen wurde hereditäres und
familiäres Auftreten beobachtet; häufig findet sich erbliche neurapathische
(auch direkt vasomotorische) Disposition in der Vorgeschichte der Kranken.

Als auslösende Ursache wurden zahlreiche Momente angegeben, akute
Infektionskrankheiten, Traumen, Gemütserschütterungen, Cessatio praecox
mensium (augenscheinlich unter Verwechslung eines Syndroms mit der Ursache), Saturnismus, Morphinismus, Lues (besonders hereditäre), kurz die
heterogensten Zustände, die ätiologisch in der Pathologie ja immer aushelfen
müssen, wenn die eigentliche Ursache unbekannt ist.

Die typischen, mit Gangrän von Extremitätenenden einhergehenden Fälle
verlaufen nach Raynauds Schilderung, der sich Cassirers und vieler andrer
Autoren Erfahrungen anschließen, in mehreren, oft scharf getrennten, bisweilen konfluierenden Phasen; deren erste die Syncope locale, die zweite
die Asphyxie locale und letzte die Gangrän ist.

Die erste Phase, der nicht selten allerlei leichte sensible und vasomotorische
Prodrome vorangehen können, befällt den Patienten oft urplötzlich: die Finger,
besonders die Nagelphalangen, die Zehen, oft auch Nase und Ohrläppchen
werden leichenblaß, eiskalt, meist total gefühllos, bisweilen auch hyperästhetisch; die Nägel haben einen leicht cyanotischen Farbenton; nicht selten erscheint die Haut leicht marmoriert. Dieser Anfall wird eingeleitet und besonders gekrönt von oft enorm heftigen, fast unerträglichen Schmerzen, die
auch in die ganze Extremität ausstrahlen können. Ohnmachtähnliche oder
Angina pectorisartige Empfindungen sollen dabei meist fehlen. Fieber besteht
nie. Die lokale Synkope soll meist kurz, wenige Minuten bis Stunden dauern
und kann dann direkt von dem zweiten Stadium der lokalen Asphyxie gefolgt
sein; seltener ist das Eintreten einer (physiologischen) Erschlaffungshyperämie
oder einer pathologischen Rötung und Schwellung nach Art der Erythromelalgie.

Die Aphyxie, die in denselben Gebieten, wie die erste Phase, Platz greift,
verändert das äußere Bild — meist unter Zunahme des Schmerzes — folgendermaßen: die Finger werden cyanotisch, vom leichtesten Blaurot bis zum schmutzi-
gen, tiefen Schieferblau; oft sind sie fleckig; an der Vola blässer, am Dorsum
tiefer cyanotisch; nicht selten finden sich z.B. am Handrücken grell rote Partien. Die betroffenen Teile erscheinen gedunsen, ihre Konsistenz ist vermehrt,
sie sind hart, die Haut ist gespannt, oft abnorm glänzend. Dieser Zustand
kann Stunden bis Tage dauern. Nun folgt in vielen Fällen unter Zunahme
der schwarzblauen Verfärbung der letzte Akt: die Gangrän; nicht selten
aber wiederholen sich diese rein angiospastischen Anfälle monate- bis jahrelang, ehe der Brand eintritt.

Die Gangrän äußert sich fast stets in einer trockenen Schrumpfung und
Schwarzfärbung der betroffenen Teile und endet mit der allmählichen Ab-
stoßung (Mutilation) derselben; bisweilen beginnt der Brand auch mit dem
Auftreten von großen hämorrhagischen Blasen, die in nekrotische Herde und
schließlich in Totalgangrän übergehen. In der Regel betrifft die Mutilation

nur die Nagelphalangen der Finger und Zehen, seltener die Nasenspitze und die Ohrläppchen; ganz ungewöhnlich ist die Gangräneszierung höher gelegener Extremitätenteile, des Fußes, eines Unterschenkels, oder von Partien des Rumpfes (z. B. Haut über dem Sternum).

Ebenso häufig — nach meiner eigenen Erfahrung vielleicht noch häufiger — sind aber die Fälle, in denen der akrocyanotische Zustand vom Gangrän nur kleiner und kleinster Flecken an der vorher total asphyktischen Phalanx gefolgt ist: die Haut hebt sich in einer kleinen Blase ab, es entwickeln sich Geschwürchen, die mit oft oberflächlichen, eingezogenen pigmentierten Narben (besonders an der Fingerbeere!) enden. Solche kleinen, oft punktförmigen

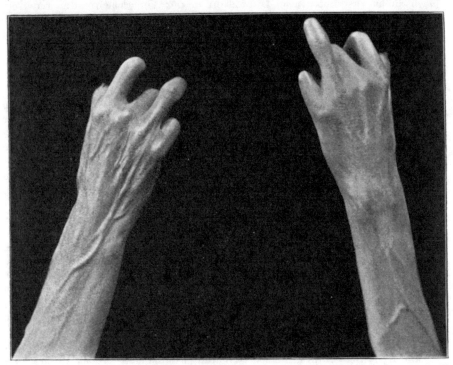

Abb. 256. Defekte der Endphalangen bei Morb. Raynaud.
(Leipziger Medizinische Klinik.)

Narben finden sich dann in großer Anzahl an den Fingern derartiger Patienten; jede dieser Narben bedeutet, wie uns die Patienten berichten, das Produkt eines „Anfalls".

Während die mit echten Mutilationen verlaufenden Formen oft nach einem oder wenigen Anfällen in einigen Wochen oder Monaten in Heilung ausgehen, scheinen mir die mit leichteren Anfällen und nur kleinen Gangränstellen einhergehenden wesentlich chronischer zu sein, Jahre, Jahrzehnte, ja das ganze Leben dauern zu können.

Diese mehr chronisch und auch oft gutartiger verlaufenden Formen des M. Raynaud leiten uns zu Fällen über, die Cassirer von der typischen symmetrischen Gangrän als Sondergruppe abtrennen möchte: zu der von ihm Acrocyanosis chronica anaesthetica bezeichneten Form, die langsam und allmählich zur dauernden Asphyxie der Acra mit Anästhesien, Parästhesie und allerlei leichter trophischer Störung (besonders hypertrophischer Art) führt. Ich habe einige Fälle beobachtet, die als Übergangsformen zwischen der oben genannten chronischen, gutartigeren Form der M. Raynaud und der Acrocyanosis chronica Cassirers gelten können. Die Akrocyanose blieb bei diesen Fällen dauernd, bei Kälteeinwirkungen sich vermehrend, bei Wärme mehr mit Rubor verbunden. Recht selten waren Schmerzen; häufig waren chronisch verlaufende kleine Panaritien, Schrunden, bisweilen auch kleine punktförmige Nekrosen. Öfters trat auch Synkope der Finger, besonders morgens früh auf. Die sensiblen Störungen waren stets ziemlich leicht.

Sehr häufig verlaufen diese chronischen Fälle auch mit trophischen Störungen, die denen der Sklerodermie und der Arthritis deformans ähneln: mit allmählich eintretenden Atrophien, Zuspitzung der Fingerenden, deren Haut hart, glänzend und faltenlos wird. Auch Knochen und Gelenke können — etwas seltener — an diesem langsamen Schwund teilnehmen. Häufig finden sich hierzu Nagelveränderungen verschiedener Art, Brüchigwerden, Quer- und Längsriefen, Pigmentierung der Nägel und mannigfache Deformierungen.

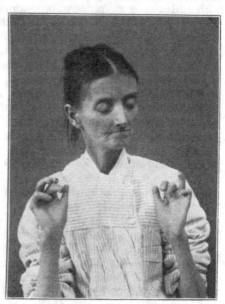

Abb. 257. Raynaudsche Krankheit.
(Leipziger Medizinische Klinik.)

Von Veränderungen der nervösen Funktionen sind Sensibilitätsstörungen zu erwähnen. Meist bestehen (besonders im Anfall) beträchtliche Hypästhesien und Hypalgesien, die natürlich nicht die Abgrenzung neuritischer oder segmentärer, sondern ischämischer Gefühlsstörungen zeigen; d. i. sie beschränken sich auf die asphyktischen Partien. In seltenen Fällen (auch von Oppenheim) wurden kompliziertere, z. B. dissoziierte Empfindungsstörungen vermerkt. Die sensiblen Störungen wechseln mit den Schwankungen der vasomotorischen, das gilt vor allem von den, wie schon erwähnt, nie fehlenden Schmerzen. Die höheren Sinnesorgane können im Anfall, wie noch ausgeführt werden wird, affiziert sein. Die Motilität leidet im Anfall stets; die Finger sind oft steif, unbeweglich. Reflexe, Sphincteren usw. sind frei von Veränderungen. Psychisch finden wir bei den Kranken bisweilen — aber durchaus nicht konstant, wie bei den gutartigen vasomotorischen Neurosen — Züge der Hysterie und Neurasthenie, sehr selten des M. Basedowii; auch Psychosen sind bei M. Raynaud beobachtet worden.

Seltenere Komplikationen und Symptome. Hier ist vor allem die Beteiligung der höheren Sinnesorgane an dem vasoconstrictorischen Anfall zu nennen: nicht ganz selten wurde ein- oder doppelseitige vorübergehende Erblindung beobachtet, die ähnlich wie bei der organischen oder funktionellen Angina pectoris vasomotoria durch vorübergehende Contraction der Retinalarterie verursacht wurde; auf analoge Störungen müssen flüchtige Ausfalls-

und Reizerscheinungen von seiten des Gehirns (Paresen, Krämpfe) bezogen werden. Bisweilen wurde beobachtet, daß die zuführende Arterie (z. B. die Art. radialis) im Anfall sich verengerte, daß ihr Puls kleiner, resp. unfühlbar wurde; jedenfalls ist dieser Grad der Beteiligung der großen Arterien außerordentlich selten.

In einigen Fällen wurde im Anfall Hämoglobinurie und Hämoglobinämie beobachtet (Cassirer, Rietschel).

Recht selten fanden sich an den betroffenen Händen Muskelatrophien, die verschiedene Grade der quantitativen und qualitativen elektrischen Reaktionsveränderung aufwiesen.

Von Komplikationen der symmetrischen Gangrän, bzw. von Krankheiten, zu denen Raynaudsymptome hinzutreten, ist in allererster Linie die Sklerodermie zu nennen: besonders die chronischen mit starker Atrophierung der Extremitäten und des Gesichts einhergehenden Formen dieses Leidens zeigen häufig vasomotorische Störungen und kleinere oder größere Gangräneszierungen; auch Mutilationen der Endphalangen habe ich dabei beobachtet. Weiter werden in der Literatur Raynaudsche Erscheinungen bei Tabes, Syringomyelie und andren zu trophischen Veränderungen neigenden organischen Nervenkrankheiten berichtet. Meist wird es sich wohl dabei aber nicht um echte, durch remittierenden spastischen Gefäßverschluß produzierte, sondern um neurogene Gangrän gehandelt haben. Ergotismus soll nach Ehlers auch zu Raynaudschen Gangrän führen können; bei der bekannten Einwirkung des Ergotins auf die Vasomotoren darf dies nicht wundernehmen. Die Fälle, in denen chronische Nephritis und Diabetes zur symmetrischen Gangrän geführt haben, sind bei der relativ häufigen auf arteriosklerotischen Prozessen beruhenden Gangrän solcher Kranken in bezug auf ihre Spezifität wohl mit Vorsicht zu beurteilen.

Pathologische Anatomie. Die in pathogenetischer Beziehung wesentlichen Befunde sind dürftig, dabei recht wechselnd. In reinen, typischen Fällen wurden Gehirn und Rückenmark wohl stets normal gefunden. In den peripheren Nerven hat man mancherlei Veränderungen konstatiert, echte Neuritis, reine Degenerationserscheinungen u. dgl. Die Befunde sind aber sehr inkonstant und mit Wahrscheinlichkeit als sekundäre oder koordinierte Läsionen aufzufassen. Die Gefäße zeigten sich meist frei von Veränderungen; nicht selten wurden aber allerlei Prozesse an ihnen konstatiert, Atheromotose, Endarteritis und Endophlebitis (Dehio) der periphersten Gefäße besonders auffälliger Wucherung der Intima, Thrombosen usw. Es steht dahin, ob nicht auch diese Erscheinungen nur als Teilerscheinungen der allgemeinen Gewebsveränderungen aufzufassen sind. Veränderungen des Herzens und der großen Gefäße sind in der Literatur ziemlich selten vermerkt. Die anatomischen Veränderungen der Haut und der Unterhautzellgeweben bedürfen hier keiner näheren Beleuchtung. Daß sich fast stets Veränderungen an den Knochen der befallenen Teile finden, wurde schon erwähnt; es wurden außer totaler Nekrose Rarefizierung der Spongiosa, Aufsplitterung des Nagelbetts usw. (Blezinger u. a.) beobachtet.

Die **Pathogenese** des Leidens ist nicht völlig geklärt. Die einfache Betrachtung lehrt, daß der symmetrische Gewebszerfall in ursächlicher Beziehung zu der mangelhaften oder zeitweise völlig ausbleibenden Blutversorgung, die sich in der Asphyxie und Syncope locale äußern, stehen muß. Eine neuritische Ätiologie, an die manche Autoren glauben möchten, halte ich mit Cassirer für ganz unwahrscheinlich; dasselbe gilt für die Hypothese, die Veränderungen des vorderen Graus, der trophischen Rückenmarkszentren, heranziehen möchte.

Nehmen wir die Vasoconstriction als Ursache des totalen Gewebstodes an, so erhebt sich die Frage: wie kommt es, daß hier bei oft nicht einmal totalem Gefäßverschluß durch Krampf die Gangrän eintritt, die doch, wie zahlreiche Experimente zeigen, ausbleibt, auch wenn ein zuführendes Hauptgefäß viele Stunden lang völlig verschlossen wird? Um dieser Frage Rechnung zu tragen, müssen wir für die der Gangrän entgegengehenden Teile eine gewisse Disposition zum Absterben „eine Opportunität zur Nekrose", wie Virchow es ausdrückt (cf. Cassirer), annehmen. Diese Opportunität scheint mir nun weniger in dem Allgemeinzustand, der Konstitution des Kranken, also einer eventuellen Anämie, Dyskrasien andrer Art usw. zu beruhen, sondern sie dürfte durch ein andres Moment hervorgerufen sein. Wie pletysmographische Untersuchungen an den erkrankten Gliedern M. Raynaud-Kranker zeigten, fehlen bei ihnen konstant jegliche normale Reaktionen der Arterien (auf Temperatur, Schmerz, Affekte usw.), auch in völlig anfallfreier Zeit; dies Verhalten läßt — da bei manchen der Patienten (9- und 12jährigen Knaben!) Arteriosklerose auszuschließen war — eine dauernde Tonusveränderung in Form einer Vasoconstriction annehmen. Daß nun diese dauernde Verengerung der zuführenden Gefäße eine ebenfalls dauernd mangelhafte Ernährung der peripheren Teile veranlaßt, liegt auf der Hand, und hierin möchte ich die Ursache zur „Opportunität zur Nekrose" derartiger Teile sehen, der sie verfallen müssen, wenn durch Synkope und Asphyxie der arterielle Zustrom plötzlich — wenn auch auf nicht allzu lange — ganz unterbrochen wird.

Die eigentliche Ursache der angiospastischen Disposition (im weitesten Sinne) ist hiermit nicht berührt. Wie sie zu erklären ist, hat sich noch nicht exakt nachweisen lassen. Es muß sich wohl, wie Raynaud und nach ihm Cassirer annimmt, um eine abnorme Reizung und Reizbarkeit der vasomotorischen Zentren und Bahnen handeln; einzelne spinale, vasomotorischen Zentren als affiziert anzusehen, möchte ich mich nicht entschließen, da die vasomotorischen Symptome zum mindesten, wie bei der gutartigen constrictorischen Neurose (Akroparästhesie) ganz universelle Ausbreitung zeigen (alle Acra des Kopfs, von Händen und Füßen). Diese allgemeine Reizbarkeit der vasomotorischen Organe scheint direkt verursacht zu werden vor allem durch bestimmte, oft angeborene Disposition, bzw. Konstitutionsanomalien (cf. das häufige Auftreten im frühesten Kindesalter); dieselbe Rolle scheinen aber auch gewisse Gifte (Ergotin) und Infektionen spielen zu können.

Die **Differentialdiagnose** des beginnenden M. Raynaud hat vor allem die harmlose vasoconstrictorische Neurose, die Doigts morts, wie wir sie so überaus häufig als Teilerscheinung einer allgemeinen Neurose (Hysterie) bei Frauen schon besprachen, zu berücksichtigen, ebenso die Angiospasmen bei vasomotorischer und organischer Angina pectoris. Bei diesen Zuständen kommt es jedoch nie zu wesentlichen trophischen oder zu nekrotischen Erscheinungen; auch pflegen die Schmerzen vor den Parästhesien zurückzutreten. Häufig sind diese gutartigen Anfälle auch deutliche Syndrome oder Äquivalente hysterischer Anfälle.

Etwas schwieriger ist bisweilen die diagnostische Scheidung der Sklerodermie von der symmetrischen Gangrän, zumal ja beide bisweilen eng vereinigt auftreten können. Es ist aber zu betonen, daß Raynaudsymptome, vor allem Nekrose und Gangrän durchweg bei schon progressen Fällen von Sklerodermie vorkommen, die an sich der Diagnose keine Schwierigkeiten mehr machen; leichtere vasomotorische Störungen finden sich allerdings schon früh — wenn auch nicht sehr häufig — bei diesem Leiden. Weiter sind in differentialdiagnostischer Beziehung gewisse, bei uns allerdings sehr seltene Fälle von Spontangangrän auch bei Jugendlichen zu vermerken, die als Folge von Intoxikationen und Lues vorkommen sollen (Oppenheim).

Wichtig, aber meist nicht schwierig ist die Differentialdiagnose gegenüber der Gangrän und andren trophischen Veränderungen infolge von spinalen Erkrankungen, vor allem von Syringomyelie der Morvanschen Form und Hämatomyelie. Die Nekrosen und Mutilationen, die bei diesen Leiden auch symmetrisch auftreten können, pflegen hier aber meist ohne charakteristische angio-spastische Anfälle und überwiegend häufig fast schmerzlos zu verlaufen.

Die Gangrän bei arteriosklerotischem und embolischem Gefäßverschluß (bei Diabetes, Senium, Endocarditis) kann äußerlich der Raynaudschen Krankheit ähneln; eine genaue Berücksichtigung des Grundleidens einerseits und das Fehlen der typischen Raynaudschen Anfälle andrerseits wird aber meist eine klare diagnostische Trennung ermöglichen. Das intermittierende Hinken, resp. die Dyspraxia angiosclerotica hat ja in den heftigen Schmerzen ein der beginnenden symmetrischen Gangrän ähnliches Symptom aufzuweisen, unterscheidet sich aber von ihr allermeist 1. durch das dauernde Fehlen der zuführenden Arterienpulse, 2. durch die Entstehung nur nach motorischen Leistungen und 3. durch das Fehlen äußerlich beträchtlicherer vasomotorischer Veränderungen des betreffenden Gliedes (vor allem der Akrocyanose).

Die leprösen Mutilationen werden als Teilerscheinungen eines meist schon vorgeschrittenen Aussatzes wohl selten differentialdiagnostische Schwierigkeiten machen. Die spontane Hautgangräne, die besonders bei Hysterischen auftreten, werden sich wohl meist als Artefakte erkennen lassen; in den mir bekannten Fällen gelang dies unschwer und sicher. Falls es aber doch nicht artefizielle neurotische Gangränformen geben sollte, so kann die Differentialdiagnose gegenüber dem M. Raynaud wohl Schwierigkeiten haben. In seltenen Fällen sind gewisse chronische, allgemeine Gelenkerkrankungen, vor allem die beginnende Polyarthritis chronica deformans (Heinr. Curschmann) bei der Differentialdiagnose zu berücksichtigen; zumal das letztere Leiden im ersten Anfang bisweilen nur heftige Schmerzen und trophische Störungen an den Nägeln zu erzeugen braucht. Die später auftretenden Gelenkveränderungen sichern dann allerdings die Diagnose leicht.

Prognose und Verlauf. Der Verlauf des Leidens ist, wie schon oben geschildert, in vielen typischen Fällen ziemlich akut: in einigen Wochen oder Monaten kann nach Eintritt der Gangrän die Krankheit zum dauernden Stillstand kommen. Viele andere Fälle, besonders die mit leichteren trophischen Folgeerscheinungen, verlaufen wesentlich chronischer und können viele Jahre lang dauern. Lange Zeit — monate-, selbst jahrelang — kann sich dabei das Leiden auf rein vasomotorische Symptome beschränken, um endlich gangränöse Erscheinungen zu zeigen.

Die Prognose quoad valetudinem ist also, wenn auch oft, so doch nicht immer günstig, dagegen ist die Prognose quoad vitam stets gut zu stellen.

Die **Therapie** hat sich einerseits auf allgemein tonisierende Maßnahmen klimatischer und medikamentöser Art (Ferrum, Arsen, Jod) zu erstrecken, andrerseits die örtlichen vasomotorischen Störungen zu bessern suchen; dem letzteren Zweck dienen warme Bäder, vorsichtige Massagen und vor allem milde elektrische Bäder (z. B. Vierzellenbad), von denen ich entschieden Nutzen sah. Auch versuche man das bei benignen vasoconstrictorischen Neurosen so überaus wirksame Chinin! Ob eine vorsichtige Biersche Stauung, die ich bei letzteren Formen als nützlich erprobt habe, bei der Raynaudschen Krankheit günstig wirken kann, müßte der Versuch lehren.

c) Die Sklerodermie (Scleroderma adultorum).

Wie die meisten andren Angio- und Trophoneurosen, tritt auch dies seltene Leiden vorzugsweise bei Frauen auf, meist im jugendlicheren erwachsenen Alter beginnend; doch sind auch Fälle bei Säuglingen und bei Greisen beschrieben worden, bei Kindern zwischen 5 und 15 Jahren ist das Leiden sogar relativ nicht selten.

Die Acme des Leidens charakterisiert sich durch Atrophie, Induration und Pigmentanomalien der auf dem unterliegenden (ebenfalls allmählich atrophierenden) Gewebe fest fixierten Haut. In den meisten Fällen befällt das Leiden ziemlich symmetrisch Gesicht, Hals, Schultern, Brust und die Vorderarme (symmetrische Sklerodermie); wesentlich seltener breitet es sich diffus über den ganzen Körper aus (Scl. diffusa). Ziemlich selten ist die fleckförmige oder streifenförmige Verteilung des Prozesses (Scl. en plaques, en bandes).

Es ist herkömmlich, drei Stadien des Leidens anzunehmen: 1. Das harte Ödem, 2. das Stadium indurativum, 3. das Stadium der eigentlichen Atrophie. Selbstverständlich sind diese Stadien im Verlauf nicht scharf getrennt und gehen fließend ineinander über; besonders häufig finden sich indurative und atrophische Veränderungen gleichzeitig bei den Kranken. Manche Autoren schildern vor dem Stadium 1 noch ein Stadium prodromale sive nervosum, in dem allgemein nervöse, neuralgische und rheumatoide Beschwerden im Vordergrunde stehen sollen; diesem Stadium ist aber wohl weder Konstanz noch Spezifität zuzubilligen.

Die gewöhnliche Form der Krankheit, die einigermaßen symmetrische Sklerodermie, soll meist ziemlich langsam, schleichend, fleckweise, an den Händen auch diffus, einsetzen. Oft mag das Stadium des harten Ödems

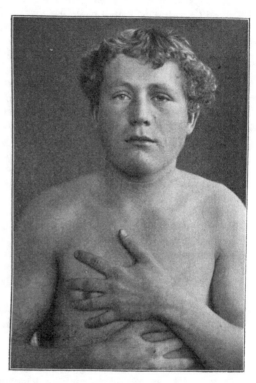

Abb. 258. Sklerodermie im Stadium des harten Ödems.
(Leipziger Medizinische Klinik.)

vorangehen, meist gelangen die Kranken erst mit indurativen Veränderungen zur ärztlichen Beobachtung. Der ödematöse Zustand scheint nicht selten recht akut zu beginnen: Gesicht, Brust und Arme, seltener Rumpf und Beine schwellen an (ohne daß jedoch, wie bei Nephritis und Erysipel die Umgebung des Auges besonders stark befallen zu sein braucht). Die Haut zeigt von Anfang an sehr harte, glatte Beschaffenheit; es gelingt nicht Falten aufzuheben; der Fingerdruck erzeugt keine Dellen. Die Farbe der Haut braucht sich von der normalen nur wenig zu unterscheiden, sie kann aber auch Wechsel von abnormer Röte und Marmorblässe zeigen; starke Kontraste sind die Regel. Selten ist die Hauttemperatur erhöht, meist etwas erniedrigt. Durch die abnorme Spannung der Haut wird das Gesicht der Mimik unfähig, starr. Diese Eigenschaft, zusammen mit der — die Form nicht unförmig, sondern mehr konzentrisch verändernden — Schwellung, der Marmorhärte und dem Schneeweiß- und Rosenrotkolorit können, wie ich beobachtete, Kopf und Büste das Aussehen eines dicken Puppenkopfes verleihen. — Dies ödermatöse Stadium kann — post oder propter therapiam — einstweilen restlos zurückgehen. Meist reiht sich jedoch das Stadium indurativum direkt an. Bei diesem tritt die Härte der Haut zusammen mit starken Veränderungen der Farbe und des Pigments am meisten hervor. Auch bei den später mehr symmetrisch oder gar diffus werdenden Fällen ist die Sklerose fleckförmig, bandartig verteilt; diese Flecken gehen entweder einfach in die normale Haut über oder sind wallartig von ihr abgegrenzt. „Die Haut springt mäßig vor, oder ist flach, oder etwas eingesunken, an der Oberfläche (meist) glatt, oder (seltener) mit gerunzelter, dünnschuppiger Epidermis bekleidet, speckartig glänzend, oder matt fahlweiß, wachsartig oder wie Alabaster, oder rosa bis braunrot, manchmal mit Sommersprossen ähnlichen, von weißen, pigmentlosen Punkten und Flecken und gelb bis dunkelbraunen Pigmentflecken (bis zum Bronzebraun) besetzt" (Kaposi). Während die Haut an sich noch nicht verdünnt erscheint, ist sie doch schon verkürzt, zu enge: sie fixiert das Gesicht und hemmt die Bewegungen desselben, die Öffnung des Mundes, das Spiel der Nasenflügel, die ganze Mimik; sie fixiert auch Hände und Unterarme, oft in eine halbe Beugecontractur, bisweilen auch den Hals, so daß die verkürzte Haut über dem Platysma den Kopf auf die Brust herabzieht. Bisweilen ziehen „wie von einem subcutanen, strammen Bande angezogen" (Kaposi) tiefe harte Furchen durch die Haut.

Die Temperatur der Haut ist wohl meist etwas erniedrigt, seltener ganz normal, entsprechend dem subjektiven Kältegefühl, das die Kranken oft plagt. Die sensiblen Funktionen, vor allem das Tastgefühl, sind meist überraschend wenig geschädigt, oft völlig normal (im Gegensatz zum Morb. Raynaud); daß von dieser kühlen Haut Kälte relativ wenig empfunden wird, kann nicht wundernehmen. Die Schweiß- und Talgsekretion soll in diesem Stadium meist nur wenig geschädigt sein.

Auch in diesem indurativen Stadium des Prozesses ist noch eine zeitweilige und partielle Rückbildung möglich, wenn auch selten. Diese Aussicht schwindet naturgemäß mit dem Fortschreiten in den Zustand der Atrophie.

Diesem atrophischen Stadium gehören die meisten, dem Spital und den Kliniken zufallenden und darum allgemeiner bekannt werdenden Fälle an; von den 10 bis 12 Fällen meiner eigenen Beobachtung standen allein 8 in der atrophischen Phase. Es sei aber nochmals hervorgehoben (und ist schon aus der Schilderung ersichtlich), daß sich atrophische Prozesse stets schon in der indurativen Phase finden. Jetzt bieten die Kranken ein höchst charakteristisches Bild (siehe Abb. 259): das Gesicht ist in toto wesentlich verkleinert, die Nase schmal, im Knorpelteil stark verschmächtigt, der Mund ist geschrumpft, so daß bisweilen die Zähne dauernd sichtbar sind, die Lippen und Zähne sind oft nur wenig zu öffnen, das Kinn tritt zurück; der Unterkiefer wird durch häufig frühzeitigen Zahnverlust klein und niedrig. Überall liegt die papierdünne, glatte, harte, glänzende Haut fest und unabhebbar dem Knochen auf, die mannigfachsten Pigmentverluste oder -anhäufungen von Vitiligoblässe bis zum tiefen Gelbbraun zeigend: alles in allem das Bild eines leidlich konservierten Mumienkopfes. Weiter beteiligen sich die Haut des Halses, der Schultern, der Brust, seltener des Bauches an der Atrophie, überall durch Verkürzung und Spannung die Beweglichkeit hemmend. Oft entwickelt sich durch Haut- und Muskelschrumpfung eine passive Kyphose der Hals- und Brustwirbelsäule, seltener Sklosiosen. Besonders hochgradig ist der

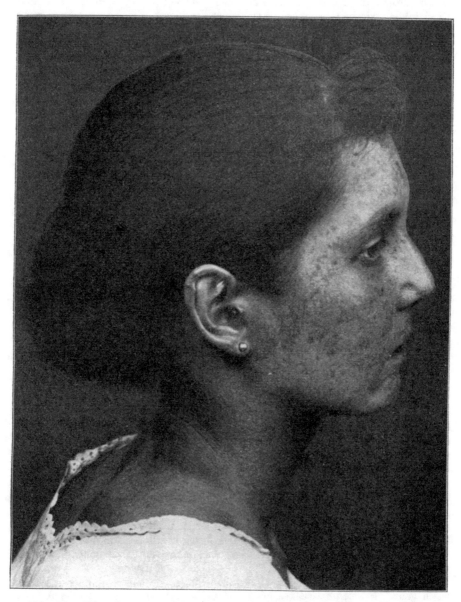

Abb. 259. Sklerodermie mit Schrumpfung der Nase, der Lippen und des Kinns, Pigmentationen und Vitiligo.
(Leipziger Medizinische Klinik.)

Hautschwund stets an den Fingern, die ganze Hand ist verkleinert wie eine magere Kinderhand, die Finger laufen spitz zu, geraten durch die Hautschrumpfung in dauernde Beugecontracturen; so entwickeln sich Subluxationen und andre Stellungsanormalien ähnlich der schwersten Arthritis deformans. (Sklerodaktylie, ein Symptom des Leidens, das man wohl zu Unrecht als eine besondere Form des Leidens rubriziert hat.) Die Veränderungen der Haut sind die gleichen, wie im Gesicht, bloß tritt hier die Blässe, das Leichenartige mehr hervor. An den Nägeln finden sich stets mannigfache trophische Störungen. Kleinere trockene Nekrosen, selbst schmerzhafte Gangrän an den Endphalangen sind keine Seltenheiten. Ähnliche Störungen zeigen sich — allerdings weit seltener — an Beinen und Füßen.

Die Atrophie betrifft in diesem Stadium ganz regelmäßig auch das Fettund sonstige Unterhautzellgewebe, den Bandapparat und die Knochen; letzteres ist in den letzten Jahren öfters durch das Röntgenbild festgestellt worden. Die Schrumpfung von Bändern, Gelenken und Knochen erzeugt ankylotische Contracturen; auch sklerodermische Wirbelsteifigkeit habe ich beobachtet. Auffallend selten sind echte d. i. mit starker Motilitätstörung einhergehende Muskelatrophien, wenn sie auch in einzelnen Fällen beobachtet wurden

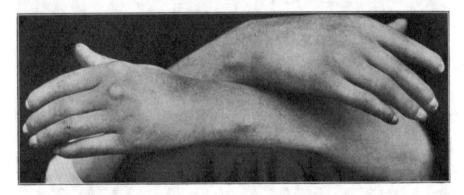

Abb. 260. Sklerodermie mit Sklerodaktylie der rechten Hand.
(Leipziger Medizinische Klinik.)

(C. Westphal). Selbst bei dem „Homme momie" Grassets konnte ich mich trotz der hochgradigen Muskelabmagerung von relativ guter grober Kraft, z. B. der Armmuskeln, überzeugen. Die Motilitätsstörung der Sklerodermiker ist eben meist nur eine Folge der Schrumpfung und Fixation der Bewegungsorgane.

Dieser Grassetsche Fall, ein eigentümlicher, brauner, vertrockneter Zwerg, ist das Prototyp der allgemeinen, diffusen Sklerodermie, wohl der seltensten Form des Leidens. Alle geschilderten Haut-, Knochen- und Gelenkveränderungen haben hier den ganzen Körper befallen, besonders stark sind die Pigmentierungen entwickelt. Die bedauernswerten Geschöpfe gleichen wirklich lebenden Mumien.

Selbst in solchen Fällen sind die sensiblen Störungen stets auffallend gering oder fehlen ganz. Schmerzen sind besonders bei Gelenkmitbeteiligung und beim Auftreten von Nekrose häufig. Stets besteht das Gefühl der Spannung und Beengung durch die geschrumpfte Haut. Ausfallserscheinungen von seiten der Hirnnerven und des übrigen Nervensystems finden sich in allen Formen fast niemals; die Sphincteren funktionieren normal; die Geschlechtsfunktion (besonders Menstruation) erlischt meistens. Die Kreislaufsorgane zeigen selten Störungen; Arteriosklerose ist selten. Einmal fand ich am Herzen eines älteren Patienten langdauernde, ventriculäre Bigeminie mit scheinbarer Bradykardie des Pulses, Erscheinungen, die schwerlich auf spezifisch sklerotische Störungen des Herzens bezogen werden können; dasselbe gilt wohl für die andren (seltenen) in der Literatur niedergelegten Fälle von Herzstörungen bei Sklerodermie. Vasomotorische Störungen, Synkope und Asphyxie kommen dagegen — ziemlich häufig — bei Sklerodermie aller Stadien vor, auch echte Raynaudsche Symptome; die Kombination mit der symmetrischen Gangrän wurde schon in diesem Kapitel geschildert. Auch in bezug auf das funktionelle (plethysmographisch kontrollierbare) Verhalten der Gefäßreaktionen fand ich ähnliche Areflexie wie bei dem M. Raynaud.

Die fleckförmige Sklerodermie ist eine seltenere und harmlosere Form des Leidens. An verschiedenen Stellen der Körperhaut — selten an einer Stelle allein — treten rundliche Flecken auf von Nagel- bis Handtellergröße oder Streifen und Bänder, die anfangs etwas prominieren, später mehr einsinken. Die Peripherie dieser Flecken zeigt alle möglichen Farbentöne, gelbliche, braune, bläuliche, graue, nicht selten lila (sog. lilac ring). Nach dem Zentrum zu werden die Flecken farbloser bis ganz weiß und zugleich härter, sklerotisch; hier ist die Haut der Unterlage fest aufgeheftet, nicht abhebbar. Wegen ihres eigentümlich transparenten Aussehens wurde sie einer Speckschwarte verglichen (Lesser). Allmählich kommt es auch bei dieser Form zur Atrophie der Haut, die dann papierdünn, glatt, glänzend und faltenlos wird. Die Haare fallen aus, die Sekretion der Hautdrüsen soll sistieren. In zwei von mir beobachteten Fällen trat das atrophische Stadium sehr rasch ein, in wenigen Wochen, so daß man — nach der Beschreibung des Kranken — fast zweifeln konnte, ob überhaupt ein deutliches sklerotisches Stadium vorausgegangen war.

Seltene Formen und Komplikationen: In seltenen Fällen sah man eine gleichzeitige Atrophie der Mucosa und Submucosa der Zunge, des Zahnfleisches, des Pharynx und Kehlkopfes mit Stenosierung derselben (Arning). Einige Male beobachtete man, daß die Sklerodermie sich genau an die Grenzen eines Hautnerven oder Segments hielt; Krieger und ich sahen bei einem Spondylitiker an der oberen Grenze der Sensibilitätslähmung einen breiten sklerodermischen Streifen.

In einem Falle (Westphal) wurden sklerotische Herde auch im Gehirn gefunden. Bisweilen trifft man Fälle, in denen die Gelenksveränderungen Ankylosen usw. auffallend frühzeitig auftreten, dem Hautsklerem förmlich vorauszueilen scheinen; hier ist die Differentialdiagnose gegenüber der Arthritis deformans mit Hautatrophie unter Umständen sehr schwierig. Auch mit ankylosierender Wirbelsteifigkeit des Bechterewschen Typus kann sich die Sklerodermie verbinden. Von Komplikationen der Sklerodermie sind zu nennen vor allem die Basedowsche Krankheit, bisweilen mit Tetanie vereinigt, mannigfache Formen der vasomotorischen Neurose (gutartige Akroparästhesie bis zur Raynaudschen Gangrän), die Hemiatrophia faciei und angeblich auch die Addisonsche Krankheit (wahrscheinlich Verwechslung mit der starken Pigmentierung der diffusen Fälle); auch Neurosen, Hysterie, zyklische Depression, Neurasthenie u. a. wurden als begleitende Krankheiten häufig beobachtet.

Anatomie. Das Zentralnervensystem, Gehirn und Rückenmark wurden meist normal gefunden, die in ganz vereinzelten Fällen konstatierten Veränderungen (sklerotische Herde im Gehirn, kleine Höhlen in der grauen Achse des Rückenmarks u. dgl.) kommen ätiologisch wohl sicher nicht in Betracht. Auch die peripheren Nerven waren meist intakt, die bisweilen gefundenen Veränderungen, einfache Degeneration, parenchymatöse Neuritis, Perineuritis sind sicher eher als koordinierte oder sekundäre Erscheinungen anzusehen. Das Sympathicussystem erwies sich ebenfalls als intakt. Das Gefäßsystem, speziell die Arterien wurden meist völlig normal, speziell frei von Atherom gefunden; Ausnahmen hiervon kommen aber vor.

Die histologischen Veränderungen der Haut werden recht verschieden geschildert; meist fand sich eine Verdichtung und Verdickung des Bindegewebsfilzes der Haut (Kaposi), „so daß das homogen beschaffene derbfaserige und engmaschige Cutisgewebe bis dicht an Fascie und Periost reicht und ohne lockere Zwischenschicht diesen anhängt". Die elastischen Fasern wurden von vielen Untersuchern stark vermehrt geschildert; von andren wieder normal oder gar vermindert. Im Corium wurde konstant Pigmentvermehrung beobachtet. Die Lymphbahnen und auch die Schweißdrüsen fand man verengt, zusammengedrückt; stets starker Schwund des Hautfettgewebes. Regelmäßig war eine Hypertrophie der glatten Muskulatur der Haut. Die Hautnerven waren meist normal. Ebenso regelmäßig waren Veränderungen der Hautgefäße: einerseits einfache Verengerung derselben durch Druck des sklerosierten Bindegewebes und der Lymphzellenlagen, andrerseits Erkrankungen des Gefäßes selbst, die alle drei Schichten desselben betreffen) Peri-, Mes- und Endarteritis Hoffa); auch Venen und Capillaren wurden verändert gefunden.

In den von der Atrophie teilnehmenden Muskeln, Knochen, Bändern usw. wurden entsprechende Veränderungen bald einfach atrophischer, bald sekundär entzündlicher Natur gefunden.

Von innern Organen hat die Schilddrüse besonders anatomisches Interesse gefunden; man fand (cf. Cassirer) recht verschiedene Prozesse, Vermehrung des Bindegewebes, cystische Erweiterung, bisweilen allgemeine Atrophie (Hektoën), alles im allem nichts sicher Pathognomonisches.

Die **Pathogenese** der Sklerodermie ist ebenso viel diskutiert, wie unklar, gleich derjenigen der übrigen trophischen Neurosen. Man hat die Gefäßerkrankung, die Peri-, Mes- und Endarteritis — die, wie wir sahen, aber nicht konstant ist — pathogenetisch als das Primäre aufgefaßt. Andre Autoren (Wolters) sehen in dem Leiden — im Gegensatz zu Kaposi — eine echte, chronische Entzündung, wieder andre beschuldigen die chronische Lymphstörung als das ursächliche Moment.

Auch grob-organische Läsionen des zentralen und peripheren Nervensystems wurden ätiologisch in Betracht gezogen (Bruns u. a.); die Beobachtung, daß sklerodermieartige Hautveränderungen bei Erkrankung einzelner Wurzeln und peripheren Nerven in dem Verbreitungsbezirk gefunden wurden, hat hierzu Anlaß gegeben. Ich möchte glauben, mit Unrecht. Denn diese sehr seltene symptomatische Sklerodermie unterscheidet sich doch wesentlich von der primären. Auch Erkrankung des N. sympathicus wurde als Ursache der Sklerodermie angenommen (Brissand). Man kann aber wohl Cassirer durchaus recht geben, wenn er annimmt, daß die Sklerodermie nicht durch grobe Veränderungen des Nervensystems hervorgerufen wird.

Die Schilddrüsentheorie, die Annahme eines Dysthyreoidismus, die sich auf das Syndrom Sklerodermie und Morb. Basedowii stützt, ist unwahrscheinlich und nicht ausreichend, eben darum, weil das Zusammenvorkommen der beiden Krankheiten oder etwa einzelner Symptome relativ selten ist. Von den 12 mir bekannten Fällen war nur ein einziger mit M. Basedowii kombiniert. Die Sklerodermie als eine durch Nebennierenstörungen hervorgebrachte Krankheit aufzufassen, ist trotz der häufigen, bisweilen diffusen Bronzepigmentierung nicht angängig, da die übrigen Symptome des M. Addison vor allem die rasche Kachexie und Hypotension des Blutdruckes stets fehlen. Die Strümpellsche Hypothese von einer etwaigen pathogenetischen Rolle der Hypophyse (auf Grund eines gewissen [aber nur recht äußerlichen] Antagonismus mit der Akromegalie) ist ebenfalls unbewiesen.

Es bleibt uns nichts andres übrig, als mit Lewin und Heller, Cassirer u. a. auch bei der Sklerodermie eine — ihrem inneren Wesen nach unklare — vielleicht organische, wahrscheinlicher nur funktionelle Erkrankung der vasomotorischen und trophischen Bahnen und Zentren anzunehmen, die Sklerodermie also als eine Trophoneurose aufzufassen.

Die Diagnose ist auch hier bei ausgebildeten Formen stets leicht, da das Bild der typischen, symmetrischen oder diffusen Sklerodermie jedem, der es einmal gesehen hat, sich unvergeßlich einprägen wird. Schwieriger kann die Differentialdiagnose bei dem beginnenden Leiden, auch im Stadium des Ödems, sein. Hier kann die Verwechslung mit entzündlichen Veränderungen, der Dermatomyositis, chronischem Erysipel oder mit chronisch ödematösen Veränderungen (Myxödem) vorkommen. Die auffallende Härte und die eigentümlichen Pigmentanomalien werden aber die Sklerodermie bald erkennen lassen. Wenn die vasomotorischen Störungen — wie bisweilen — sehr in den Vordergrund treten, kann die Abgrenzung gegenüber dem Morb. Raynaud Schwierigkeiten machen, zumal, wie wir sahen, Kombinationen beider Leiden nicht allzu selten sind. Die flächenhafte Ausbreitung der Sklerodermie (z. B. im Gesicht, auch der Brust) ist aber ein pathognomonisches Symptom, das meist die Diagnose möglich machen wird.

Der Addisonschen Krankheit, an die man bei diffuser Pigmentierung denken mag, fehlt stets die harte, atrophische Hautbeschaffenheit; auch sind die malignen Symptome derselben (Magen- und Darmachylie, Blutdrucksenkung, rasche Kachexie) der Sklerodermie fremd.

Wichtig ist ferner die Differentialdiagnose gegenüber der chronischen Arthritis deformans und ihren Abarten, die ebenfalls fast gleichzeitig mit den Gelenkveränderungen Hautatrophie, Muskelatrophie, später Atrophie der Nägel, Knochen usw. zeigen können. Wichtig ist hier, daß die sklerodermische Härte der Haut bei der Arthritis deformans typica nicht vorkommt, ebenso die Veränderungen der Gesichtshaut. Es gibt aber, wie auch ich beobachtete, Fälle von Sklerodaktylie, in denen multiple Gelenk- und Hautveränderungen fast gleichzeitig auftreten.

Die fleckförmige Sklerodermie ist unter Umständen mit Keloiden, gewissen leprösen Hautveränderungen (Morphea atrophica), den Hautveränderungen über der primären Knochenatrophie (Sudek) u. a. zu verwechseln. Allen diesen Leiden fehlt jedoch ebenfalls die Härte der Haut. Dasselbe gilt auch von dem eventuell differentialdiagnostisch in Betracht kommenden Xeroderma pigmentosum, das außerdem Teleangiektasien, Hauttumoren usw. aufweist.

Verlauf und Prognose. Der Verlauf ist stets chronisch. Das Leiden erstreckt sich über Jahre und Jahrzehnte. Das atrophische Stadium ist stets irreparabel; Heilungen im indurativen Stadium sind immerhin schon beobachtet. Im Gegensatz zu den andren Tropho- und Vasoneurosen führt aber die Sklerodermie doch meist zu einer — sehr allmählich — eintretenden Kachexie, die durch die Verschlechterung des Kauaktes, der Brustatmung u. a. begünstigt werden mag. Diese Kachexie kann den Exitus durch eine interkurrente Krankheit sehr begünstigen. Die Prognose des Leidens ist darum quoad valetudinem fast stets als schlecht, aber auch quoad vitam meist mit Vorsicht zu stellen. Natürlich ist die Sklerodermie en plaques prognostisch wesentlich günstiger zu beurteilen.

Die **Therapie** hat schon die mannigfachsten Versuche gemacht. Es empfehlen sich natürlich stets roborierende und tonisierende Mittel (Eisen, Arsen, Jod, Diät, Ruhe). Gutes hat man von warmen Bädern, Dampfbädern usw. gesehen. Auf Grund eigener Erfahrung möchte ich vor allem Thiosinamin oder Fibrolysin (Mendel) regelmäßig und längere Zeit angewandt und vorsichtige Massagemaßregeln warm empfehlen; es gelingt so zweifellos, die sklerotische Haut geschmeidiger zu machen und Contracturen zu lösen. Ob der konstante Strom wirksam ist, erscheint mir auf Grund ebenfalls eigener Erfahrung zweifelhaft; vielleicht wird man auch hier die Biersche Hyperämie versuchen müssen.

d) Das neurotische Ödem.

(Oedema circumscriptum acutum Quincke und andere Formen.)

Unter den Begriff des neurotischen Ödems wollen wir diejenigen Formen von akutem oder (seltener) chronischem Ödem zusammenfassen, für die 1. eine organische allgemeine oder lokale Ursache nicht vorliegt (Herz-

und Nierenleiden, Anämien, Kachexien einerseits; Gefäßverschluß, lokale Entzündung aller Art andrerseits); bei denen wir 2. organische Erkrankungen des Nervensystems (cerebrale und spinale Lähmungen, vor allem Syringomyelie, auch Tabes usw.) ausschließen können; und die uns 3. durch das oft launenhafte, flüchtige Auftreten, rasche, restlose Verschwinden, schließlich auch durch die Kombination mit psychisch nervösen Erscheinungen an die Symptome erinnern, die wir in allen Teilen und bei allen Funktionen des Körpers antreffen und — oft nur per exclusionem schließend — als „funktionell" und nervös (im weitesten Sinne) zu diagnostifizieren pflegen.

Diese Ödeme sind recht vielfältiger Art. Es genügt nicht, wenn wir sie alle einer — und zwar einer ziemlich seltenen — Einzelform, dem Quinckeschen Ödem einordnen, wie dies meist geschieht. Die häufigste Form des neurotischen Ödems ist wohl das **flüchtige, nervöse Ödem (besonders der Klimakterischen).**

Das Leiden ist fast stets die Teilerscheinung einer allgemeinen Neurose hysterischer, neurasthenischer oder hypochondrischer, vor allem aber vasomotorischer Art, wie wir sie bei Frauen im klimakterischen Stadium (besonders schwer bei artifiziellen Climacterium praecox) so oft antreffen. Wie die allgemein nervösen Erscheinungen, so sind auch die Ödeme durchaus nicht an die wenigen „Wechseljahre" gebunden, sondern pflegen die Cessatio mensium viele Jahre, bisweilen über ein Jahrzehnt zu überdauern. Sie können auch schon im zweiten bis vierten Jahrzehnt auftreten, ebenso wie ja auch hysterische und vasomotorische Störungen andrer Art bisweilen schon jahrelang vor der Climax bestehen und mit Eintreten derselben erst besonders nachdrücklich exacerbieren, und pflegen dann besonders häufig zur Zeit der Menstruation zu erscheinen. Dieses menstruelle nervöse Ödem ist übrigens wesentlich seltener, als das klimakterische. Das Leiden charakterisiert sich dadurch, daß ganz flüchtige, nicht circumscripte, sondern diffuse, allmählich und unmerklich in normale Hautpartien übergehende Schwellungen auftreten, die meist ziemlich blaß, bisweilen auch von normaler Farbe, aber nicht bläulich oder gerötet sind und außer geringem Gedunsenheitsgefühl und Parästhesien keine subjektiven Erscheinungen machen. Bisweilen sind sie mit typischen vasoconstrictorischen Akroparästhesien gemischt oder alternieren mit diesen. Ihr Prädelektionsort sind die Hände und Unterarme. Meist erscheinen sie in den Morgenstunden und verschwinden nach kurzem Bestehen (ca. einer halben bis mehreren Stunden) wieder. Diese Ödeme sind oft so geringfügig, daß sie vom Arzt übersehen würden, wenn sie nicht — wenigstens von sensiblen Kranken — stets empfunden und als etwas Alarmierendes geklagt würden. Sie sind recht hartnäckig und rezidivieren beständig, wie auch die andren Formen des neurotischem Ödems. Einer besonderen Therapie bedürfen sie nicht, da in den betroffenen Fällen die andersartigen nervösen Erscheinungen durchaus im Vordergrunde zu stehen pflegen.

Die Diagnose ist nach dem oben Gesagten leicht. Bei aller Verwandtschaft mit den andren Formen des nervösen Ödems, besonders mit dem Quinckeschen circumscripten Ödem, müssen wir sie doch von letzterem trennen, da sie allermeist das Hauptcharakteristikum des letzteren das Auftreten in circumscripten Flecken und Flächen vermissen läßt, und den betroffenen Teilen mehr eine häufig nur leichte, diffuse Gedunsenheit verleiht. Man muß diese Form aber als Arzt schon deshalb kennen, um die differentialdiagnostischen Befürchtungen der Patienten gegenüber organischen Ödemen mit gutem Gewissen zerstören zu können.

Das **Oedema circumscriptum cutis** (Quincke 1882) zeigt folgende Erscheinungen: An umschriebenen Stellen der Haut und des Unterhautzellgewebes treten meist plötzlich (innerhalb weniger Minuten), seltener allmählich, Schwellungen typisch ödematöser Art auf; der Fingerdruck hinterläßt stets eine Delle. Diese umschriebenen Ödemflecken können in ihrer Größe vom Umfang eines Einmarkstücks bis zur Fläche eines Extremitätenabschnitts (z. B. Unterarm) schwanken; ihre Farbe ist meist etwas gerötet besonders an der Peripherie, während das Zentrum oft blasser ist; seltener ist die ganze Ödempartie blaß oder auch normalfarben; in einigen Fällen wurden kleine Sugillationen beobachtet.

Das Leiden tritt bisweilen isoliert auf einen Fleck sich beschränkend auf; ebenso oft aber findet sich gleichzeitiges multiloculäres Aufschießen von Flecken und Flächen, bisweilen, ähnlich wie beim Erythema exsudativum, symmetrisch. Das Ödem lokalisiert sich mit Vorliebe auf das Gesicht (vor allem das Augenlid) und die Extremitäten, seltener auf den Rumpf. Es werden aber auch bisweilen die Schleimhäute des Mundes und des Rachens, des Kehlkopfes, die Conjunctiva, ja sogar die Magen- und Darmschleimhaut befallen. Die subjektiven Erscheinungen bestehen nur im Gefühl der Gedunsenheit, seltener in Hitze, Kribbeln u. dgl. Das Allgemeinbefinden leidet nur selten, wohl aber — begreiflicherweise — die Stimmung diesem unerklärlichen Leiden gegenüber. Fieber besteht fast nie. Die Ödemflecke pflegen fast stets ebenso rasch zu vergehen, als sie gekommen sind, also in Minuten bis Stunden, höchstens Tagen nach ihrem Auftreten und hinterlassen anscheinend nie Spuren.

Das Leiden bevorzugt das jugendlich erwachsene Lebensalter und das männliche Geschlecht. Sicher liegt in manchen Fällen spezifische hereditäre Belastung vor, ähnlich wie bei andren vasomotorischen Neurosen, in andren (der Mehrzahl) nur allgemein neuropathische Disposition. Was wir an ätiologischen Tatsachen wissen, ist gering. Man hat rheumatische Infekte, exogene und endogene Intoxikationen, leichte organische und psychische Traumen beschuldigt, ohne daß eins dieser ursächlichen Momente konstant gefunden zu werden pflegt. Mit Cassirer möchte ich konstatieren, daß die Prädelektionsursache der chronisch rezidivierenden Urticaria (die dem Quinckeschen Ödem sicher nahesteht) die Einwirkung gewisser Nahrungsmittel (Krebse, Erdbeeren) für das umschriebene Ödem ätiologisch nicht in Betracht kommt. Meist ist eine verständliche Ursache des Leidens nicht zu eruieren; nur daß die Anfälle durch Kälteeinwirkung provoziert werden, scheint festzustehen.

Daß wir Ödeme, wie sie so häufig bei Syringomyelie (bzw. im Stadium incipiens) Tabes und andren organischen Affektionen des Rückenmarks und des Gehirns auftreten, nicht mit dem Quinckeschen Ödem identifizieren werden, versteht sich von selbst; auch die Ödeme bei gewissen Neurosen, z. B. das nicht seltene Ödem der Lider bei Migräne, die flüchtigen Ödeme bei M. Basedow und Myxödem, sowie bei verschiedenen Psychosen dürfen nicht mit dem Quinckeschen Krankheitsbilde vermengt werden, sondern wären mit Cassirer als „symptomatische nervöse Ödeme" zu bezeichnen.

In diese Rubrik fallen auch die Fälle von flüchtigem oder (häufiger) längerdauerndem Ödem bei andren vasomotorischen und trophischen Neurosen. Für die vasoconstrictorische Neurose (Akroparästhesie) wurde dies

schon erwähnt. Es kommt aber auch nicht ganz selten Ödem an den vom
Morb. Raynaud, Erythromelalgie und besonders von der Sklerodermie be-
fallenen Körperstellen vor; in bezug auf das letztere Syndrom hat man von
Sklerödem gesprochen.

Als seltene Symptome des Quinckeschen Ödems sind paroxysmale Se-
kretionstörungen zu nennen. Man hat als Äquivalent oder Syndrom Anfälle von auffallend flüchtigem Erbrechen oder profuse Diarrhöen oder rasch
auftretenden Schnupfen mit sehr wässeriger Ausscheidung beobachtet; auch
Polyurie, Oligurie oder paroxysmale Hämoglobinurie wurde beschrieben.
Sogar anfallsweise auftretende, öfter rezidivierende Anfälle von Meningismus

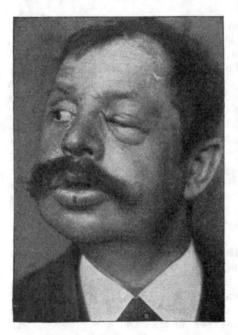 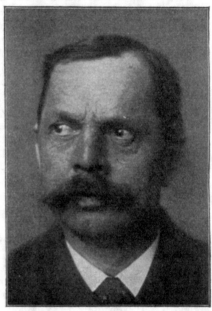

Abb. 261. Oedema cutis circumscriptum.   Abb. 262. Dieselbe Person wie Abb. 261
(Nach Moritz.)   in anfallsfreier Zeit.
                                             (Nach Moritz.)

hat man als Äquivalent des Quinckeschen Ödems aufgefaßt (Ullmann).
Es hat nahe gelegen, für manche Fälle von Migräne, Menièreschen Schwindel
und sogar Epilepsie diese Analogie anzunehmen. Wie mir scheint, gehen
diese Erklärungsversuche aber zu weit und entbehren der exakten Beweise.

Sehr nahe Beziehungen hat das Quinckesche Ödem sicher zur chronisch
rezidivierenden (weniger zur akuten febrilen) Urticaria, besonders zur
Urticaria gigantea. Es existieren zweifellos sogar fließende Übergänge
zwischen beiden Krankheiten. So beobachtete ich einen 36jährigen, nicht
nervösen Mann, der anfangs an typischer rezidivierender Urticaria, kleinen,
bis markstückgroßen, geröteten, stark juckenden Quaddeln litt, die sich
nach einigen Wochen immer mehr vergrößerten, bis das typische, kaum
gerötete und wenig juckende umschriebene Ödem des ganzen Vorderarms,
der Lippen oder der einen Gesichtshälfte fertig war. Solche Individuen

zeigen dann stets vasomotorische Übererregbarkeit, besonders Urticaria factitia und pflegen jeden kleinen Stoß mit einer lokalen Quaddel zu beantworten. Als seltene Lokalisation des Quinckeschen Ödems ist weiter die Pseudoperiostitis zu vermerken, die schon von Quincke und neuerdings von Herz beschrieben wurde: an Röhren- oder platten Knochen, besonders am Sternum kommt es plötzlich zu einer ziemlich indolenten Schwellung, die rasch schwindet und rezidiviert.

Etwas häufiger und diagnostisch recht wichtig ist der **intermittierende Hydrops der Gelenke**, deren Kenntnis wir Moore und neuerdings Schlesinger verdanken. Von den beiden von ihnen unterschiedenen Formen des Gelenkhydrops (dem symptomatischen und idiopathischen H.) ist nur der letztere als ein sicher nicht organisches, nervöses Syndrom zu bezeichnen. Die Affektion, die Männer und Frauen in gleicher Weise befällt und anscheinend nervöse, jugendliche Individuen bevorzugt, äußert sich in plötzlichen, raschen Schwellungen entweder eines oder (seltener) mehrerer Gelenke, die meist schmerzlos, nur mit Spannungsgefühl verknüpft sind, und rasch nach ein bis mehreren Tagen wieder verschwinden. Besonders oft scheint das Kniegelenk befallen zu werden, Fieber besteht in reinen Fällen nicht. Die Haut über dem Gelenk ist meist nicht gerötet; bisweilen findet sich aber auch akutes Ödem der betr. Hautpartie. Der Gelenkhydrops kehrt in vielen Fällen mit einer gewissen Regelmäßigkeit zu bestimmter Zeit wieder, z. B. in einem Fall von Reisinger jeden 13. Tag, in andren ganz regellos. Ätiologische Momente oder auslösende Ursachen sind oft nicht festzustellen; leichte Traumen können wohl in Betracht kommen. Bisweilen wurden die Anfälle mit andren nervösen Störungen der Vasomotoren und der Sekretion kombiniert beobachtet: mit Polyurie, allgemeiner Hyperhidrosis, Asthma nervosum, rezidivierender Iritis (Oppenheim) u. a. Daß der intermittierende Gelenkhydrops mit andren Neurosen sich verknüpft, z. B. mit Hysterie und Morbus Basedowii sei erwähnt.

Die **Differentialdiagnose** hat den chronisch rezidivierenden Gelenkrheumatismus vor allem zu berücksichtigen, der auch zyklisch (z. B. während der Menses!) exacerbieren kann, aber stets leichte Temperaturspitzen erzeugt. Weiter sind die Fälle von traumatischem, oft rezidivierendem Gelenkhydrops (vor allem des Knies) und einige mit indolenten Arthropathien einhergehende Spinalleiden (Tabes, Syringomyelie) zu nennen.

In eine Kategorie mit dem Gelenkhydrops ist das von H. Schlesinger zuerst beschriebene intermittierende Anschwellen der Sehnenscheiden zu rechnen, das ganz analog der erstgenannten Krankheit verläuft.

Daß bei Hysterischen recht selten ein anscheinend primäres Ödem vorkommt, sei hier erwähnt. Es kann als Ödem bleu oder Ödem blanc (Sydenham, Chareot) vorkommen (ohne daß natürlich dieser schematische Unterschied stets durchzuführen ist), tritt akut und chronisch verlaufend auf und ist oft mit totaler Anästhesie der Ödempartien verbunden. Daß es artifiziell (z. B. durch Strangulation des Armes) hervorgerufen oder wenigstens gesteigert werden kann, habe ich in einem Falle beobachtet. Im übrigen sei auf das Kapitel Hysterie verwiesen.

Noch seltener als die akuten Formen ist die **chronische Form des neurotischen Ödems**, die völlig spontan oder auch nach relativ leichten Traumen bei nervösen Individuen auftreten kann und die unteren Extremitätenabschnitte (Unterarme, Unterschenkel) bevorzugt. Das Ödem kann Schwankungen und Exacerbationen erleiden oder auch völlig stabil bleiben.

Ich beobachtete einen Fall, bei dem nach Kälteeinwirkungen (Wäscherin) das Ödem beider Unterarme rasch auftrat und nun schon das vierte Jahr stabil bestand. Seine Farbe ist meist blaß, die Konsistenz sehr fest. Das Ödem scheint öfter mit Schmerzen, Parästhesien u. dgl. verbunden zu sein. Familiäres Auftreten wurde auch hier beobachtet.

Differentialdiagnostisch sind vor allem die Folgen der chronischen Thrombophlebitis, chronisch entzündliche Hautaffektionen (Ekzem, Erysipel u. a.), organische Nervenleiden (Neuritis, Tabes, Syringomyelie usw.) und schließlich die Elephantiasis zu berücksichtigen. Die Prognose dieser Form ist quoad valetudinem besonders ungünstig.

Die Pathogenese aller dieser Formen des nervösen Ödems ist recht unklar. Ob das primäre ein Venenkrampf (und damit die Stauung) ist, muß bezweifelt werden. Wahrscheinlich ist die Störung des venösen Abflusses eine mehr sekundäre. Wenn wir berücksichtigen, daß bei Versuchstieren gewisse Enterotoxine (z. B. vom Krebsfleisch) vermehrte Lymphsekretion erzeugen (Heidenhain), und weiter, daß dieselben Stoffe bei disponierten Nervösen die dem Quinckeschen Ödem so außerordentlich nahestehende chronisch rezidivierende Urticaria reflektorisch hervorrufen, so liegt es nahe, anzunehmen, daß eine primäre Sekretionsstörung, bzw. Vermehrung die eine pathogenetische Komponente ist; die andre wäre wohl in einer (an sich noch unerklärlichen) anfallsweise auftretenden, abnormen Durchlässigkeit des Gefäßrohrs zu suchen, ähnlich, wie wir das jetzt bei bestimmten Formen der akuten (infektiösen oder toxischen) Nephritis sicher annehmen müssen.

Die **Therapie** ist ein ebenso dunkles Kapitel des Leidens, wie die Pathogenese. Man hat diätische Maßregeln, Regelungen des Stuhls, Vermeiden gewisser, schon genannter Speisen empfohlen, weiter Massage, Dampfprozeduren, faradische Bäder. Auch medikamentös hat man vielerlei versucht, mit einigem Erfolg Atropin, Arsen, Chinin und Strychnin, dazu noch manche andre Mittel. Im ganzen sind die Erfolge bei hartnäckigen Fällen meist schlecht, die leichten, selten rezidivierenden heilen nicht propter, sondern post hoc von selbst.

Die **Prognose** ist demnach besonders für den Hydrops intermittens articulorum und die chronischen Formen des Ödems quoad valetudinem recht schlecht, quoad vitam (von den enorm seltenen Fällen mit Glottisödem abgesehen) stets gut.

e) Die Erythromelalgie.

Das Leiden, die seltenste der typischen vasomotorischen Neurosen, zuerst von Weir Mitchell beschrieben, befällt fast nur das erwachsene Alter und Männer und Weiber anscheinend gleich häufig (im Gegensatz zu den andern Angioneurosen). Wie bei diesem, ist die Ätiologie durchaus dunkel, bisweilen wurden professionelle Schädigungen, akute Traumen, Erkältungen und Durchnässungen, besonders Erfrierung und rheumatische Infektionen beschuldigt. Viele der Befallenen sind Neuropathen und Belastete, auch die wenigen Fälle meiner Beobachtung, von denen z. B. eine zyklische Depressionen, die andre schwere Hysterie, eine relative häufige Begleiterscheinung der Erythromelalgie, aufwies.

Klinischer Begriff. Die Erythromelalgie kennzeichnet sich in akuten, heftigen Schmerzanfällen mit mehr oder weniger bald

folgender umschriebener Rötung und Schwellung der Extremi-
tätenendigungen; diese tritt entweder streng anfallsweïse (selten)
oder (weit häufiger) in Resten fortbestehend und exacerbierend
oder endlich als permanenter chronischer Zustand auf.

Symptomatologie. Das Leiden befällt im Gegensatz zu den übrigen
Angioneurosen mit Vorliebe die unteren Extremitäten, die Zehen, den Fuß-
ballen, Hacken, bisweilen auch den Unterschenkel; in einem meiner Fälle
persistierte die Erythromelalgie oberhalb der Knöchel. Die Finger (Endphalangen) und Hände werden etwas seltener befallen. Ganz akut kommt
es (bisweilen unter leichter Temperaturerhöhung und Frostgefühl) zu einer
anfangs hellroten, später dunkleren Anschwellung der betroffenen Teile, die
meist scharf gegen die normale Haut abgegrenzt sind. Später wird die
Verfärbung livide, die Temperatur kühler. Die Arterien im Bereich der
Rötung klopfen, die Venen scheinen erweitert. Heftiger Schmerz besteht
besonders prodromal und in statu nascendi, kann aber auch anhalten. Stets
findet sich bei der Gefühlsprüfung Hyperalgesie. Nicht selten soll der anfallsweise auftretende Spontanschmerz dem Auftreten der Rötung und
Schwellung wochenlang vorausgehen. Der Schmerz wird vermehrt durch
Wärme, Hängenlassen der betr. Extremitäten und vor allem durch Bewegung, also durch Stehen und Gehen; einer meiner Fälle, eine Dienst-
magd, ist deshalb durch das im Beruf beständige Exacerbieren des Leidens
seit zwei Jahren arbeitsunfähig. Bisweilen wurde Knötchenbildung im Bereiche der Erythromelalgie beobachtet (Verwechslung mit Erythema multiforme exsudativum?). Stets ist die Hauttemperatur im Bereich der Affektion erhöht. Reichliche lokale Schweißabsonderung ist häufig. In vielen
Fällen befällt die Affektion nacheinander erst den einen, dann den andren
Fuß und weiter die Hände. Bisweilen verläuft die Erythromelalgie, wie
viele Formen der Akroparästhesie, in typischen, umschriebenen, kurzen
Anfällen, die nach ein bis mehreren Tagen oder Wochen restlos abklingen.
Diese harmlose Form soll besonders bei Hysterischen vorkommen. Viel
häufiger sind aber die Fälle, in denen das Leiden entweder stationär oder
progredierend chronisch wird, allerdings immer mit der Neigung zu akuten
Exazerbationen; die Dauer dieser Fälle kann Monate bis Jahre betragen,
auch wenn die Affektion, wie einer meiner Fälle, auf eine Hautstelle beschränkt bleibt.

Neben den lokalen Symptomen finden sich bisweilen, wie auch bei den
übrigen vasomotorischen Neurosen, andre vasomotorische und kardiale Symptome im Anfall, z. B. Herzklopfen, anginöse Beklemmung, Tachykardie,
Ohnmachten, Kopfweh, bisweilen in Form typischer Hemikranie, und andres.

Die Frage, ob trophische Störungen zum Bilde der Erythromelalgie
gehören, scheint durch Cassirer dahin gelöst, daß derartige Störungen
als Residuen und sogar auch als progredierende Syndrome, wenn auch selten,
vorkommen, sowohl an der Haut (ähnlich wie bei der „Glanzhaut" gewisser
Nervenläsionen), als an Nägeln und sogar den Knochen. Auch scheint
Gangrän (sehr selten und in geringem Umfang) bei diagnostisch sicheren
Fällen hinzutreten zu können. Diese Tatsache führt uns zu den relativ
nicht seltenen Mischformen von Erythromelalgie und andren verwandten Neurosen: bisweilen finden sich bei Fällen von vasoconstricto-
rischer Neurose erythromelalgetische Flecken, besonders nach Ablauf des
angiospastischen Anfalls; in einem von mir beobachteten Fall (schwere organisch bedingte Angina pectoris vasomotoria) traten dieselben nach einem

derartigen Anfall in großem Umfang an Handrücken und Vorderarm auf und perisistierten bis zu dem acht Tage später erfolgenden Exitus. Auch in gutartigen Fällen habe ich (besonders im Winter) heftige, schmerzhafte Rötung und Schwellung der sonst von dem Angiospasmus befallenen Finger gesehen. Auch die Raynaudsche Krankheit scheint sich mit der Erythromelalgie kombinieren zu können. Daß bisweilen die Dyskinesia angiosclerotica (intermittierendes Hinken) mit ähnlichen Hautveränderungen verlaufen soll, wird behauptet.

Nicht ganz selten soll die Erythromelalgie als Symptom organischer, zerebraler, spinaler oder auch peripher neuritischer Affektionen vorkommen. So wurde ihr Auftreten an den gelähmten Teilen bei cerebralen Hemiplegien, bei Paralyse, bei Sclerosis multiplex, bei Tabes, bei spinalen Muskelatrophien und bei verschiedenen Formen der peripheren Nervenschädigung (Polyneuritis, Verletzungen usw.) gefunden. Mit Recht trennt Cassirer darum die Erythromelalgie in zwei Gruppen: 1. diejenige, in denen das Leiden mehr symptomatisch als der Ausdruck von Reizzuständen im peripheren Nerven (vor allem dessen vasodilatatorischen und sekretorischen Fasern) und 2. diejenige, in denen die Erythromelalgie als selbständiges Leiden mit zentraler (spinaler oder bulbärer) nervöser Genese auftritt; in letzteren Fällen sollen trophische Störungen relativ häufig sein.

Die Pathogenese des Leidens ist dunkel. Gröbere Veränderungen am Zentralnervensystem lassen sich in den idiopathischen Fällen nicht nachweisen; die symptomatische Erythromelalgie der spinalen und neuritischen Erkrankungen zur Erklärung der Pathogenese heranzuziehen, erscheint auch wenig fruchtbar, da wir bei der Seltenheit der Erythromelalgie bei diesen Affektionen kaum entscheiden können, welche anatomische oder funktionelle Störung nun gerade das vasomotorisch-trophische Symptom hervorruft. Wir müssen jedenfalls mit Cassirer Reizzustände in bestimmten sensiblen vasomotorischen und sekretorischen Bahnen oder Zentren annehmen. Ob es sich speziell um einen spinalen oder bulbären Reizungszustand handelt, wie Cassirer annimmt, bleibe dahingestellt.

Die **Differentialdiagnose** ist oft schwierig. Vor allem ist es im Beginn gar nicht selten schwer gewesen, lokale entzündliche Affektionen (Erysipel, Arthritis urica, Phlegmonen, auch Pes planus inflammatus usw.) auszuschließen. Besonders schwierig scheint mir das Erythema exsudativum multiforme in seiner nicht ganz seltenen chronischen und chronisch exacerbierenden Form von der Erythromelalgie abzugrenzen. Die sehr seltene Erythrodermie Pick soll sich durch andre Lokalisation und Fehlen der Schmerzen von ihr unterscheiden. Daß das intermittierende Hinken ernstliche differential diagnostische Schwierigkeiten gegenüber der Erythromelalgie machen kann, glaube ich nicht. In der Regel hat es mit dieser nur die Schmerzen gemein, während die Hautfarbe der intermittierenden Dysbasie im Anfall fast stets die Zeichen der Anämie aufweist.

Recht schwierig, ja oft unmöglich ist bisweilen die Differentialdiagnose gegenüber den andren vasomotorischen und trophischen Neurosen, der Raynaudschen Krankheit, der vasoconstrictorischen Akroparästhesie und dem neurotischen Ödem, besonders der Quinckeschen Form in manchen Fällen. Es gibt, wie zwischen diesen übrigen Neurosen, so auch zwischen der Erythromelalgie und den genannten Zuständen ganz fließende Übergänge, nach meiner Erfahrung relativ am häufigsten mit der Akroparästhesie, so daß oft der erythromelalgetische Zustand mehr als Symptom der andren Neurose erscheint, denn als ein selbständiges Leiden. Schließlich sei noch einer differentialdiagnostisch sehr wichtigen Affektion gedacht, der Folgen von lokaler Erfrierung und der Frostbeulen (Perniones), die sogar manche Eigenschaften (Exacerbation bei Wärme, Hängenlassen der Glieder usw.) mit der Erythromelalgie gemein haben.

Die **Therapie** hat keine großen Erfolge aufzuweisen. Von innerlichen Mitteln wurden von Sedativis vor allem das Morphium (!) gerühmt, weiter die üblichen Antirheumatica und Tonica (Eisen, Arsen). Von äußerlichen Mitteln scheinen kühle Umschläge, Ruhigstellung des betr. Gliedes, ev. galvanische Prozeduren günstig zu wirken.

Die **Prognose** ist demnach oft recht zweifelhaft. Das Leiden verläuft von den seltenen, harmloseren, akuten Fällen abgesehen, recht chronisch und kann unter Exacerbationen und Besserungen Jahre, selbst Jahrzehnte lang dauern. Dauernde Besserungen sollen bei diesen chronischen Fällen vorkommen, Heilungen nur sehr selten. Das Leben wird durch die Krankheit nie gefährdet.

Anhang.

Dyskinesia angiosclerotica intermittens.

(Intermittierendes Hinken und Verwandtes.)

Das Leiden möge, trotzdem es den Neurosen im Grunde nicht zuzuzählen ist, aus naheliegenden Gründen hier kurz besprochen werden. Zuerst von Charcot, später vor allem von Erb geschildert, hat es sich als klinisch häufiger und darum diagnostisch wichtiger herausgestellt, als anfangs vermutet wurde. Männer des mittleren und besonders höheren Alters werden bei weitem am häufigsten befallen; bei jüngeren Individuen und Frauen ist die Affektion viel seltener.

Das typische Bild des intermittierenden Hinkens, der häufigsten und am längsten gekannten Form des Leidens, ist das folgende: Der Patient, der an sich völlig normale Motilität seiner Beine aufweist, geht ohne wesentliche Störung einige Minuten, eine Viertelstunde, selten länger; nun empfindet er entweder plötzlich, oder mehr allmählich ein pressendes, ziehendes Gefühl in einem oder beiden Füßen und den Unterschenkeln, verbunden mit Kälte und allerlei Parästhesien, Erscheinungen, die sich rasch zu heftigem Schmerz steigern und den Kranken zwingen, sich zu setzen und auszuruhen. Nachdem er einige Minuten oder länger geruht hat, vermag er ungestört weiterzugehen, bis ihn wieder nach einer bestimmten kurzen Zeit die geschilderten sensiblen Störungen befallen und ihn wiederum zum Stillstehen veranlassen.

Während dieser typische Krankheitsvorgang an den unteren Extremitäten relativ häufig ist, ist er in selteneren Fällen auch an den oberen Extremitäten beschrieben worden (Erb, Determann u. a.). Der charakteristische intermittierende Ablauf des Leidens ist auch hier der nämliche.

Von größter Wichtigkeit ist, daß in den typischen Fällen von Dysbasia intermittens an dem betroffenen Fuß die Fußpulse (entweder alle, oder auch nur einer, besonders oft die Arteria dorsalis pedis) nicht oder nur abnorm schwach zu fühlen sind. Man vermag meist nur ein starres, nicht pulsierendes Rohr zu palpieren. Wie auch die Röntgenuntersuchung bestätigt, handelt es sich stets um arteriosklerotische Veränderungen und Verengerungen der betr. Arterie. Im Anfall (meist in geringem Maße auch im freien Intervall) zeigt der befallene Fuß eine blässere, lividere Farbe als der gesunde und eine herabgesetzte Hauttemperatur.

Ätiologisch hat Erb vor allem lokale Erkältungen und Durchnässungen (bei Jägern, Grundarbeitern etc.), Nicotinabusus, Alkoholismus, seltener Lues beobachtet.

Die Pathogenese ist noch immer strittig. Während Charcot und nach ihm viele andre das Leiden durch die — bei Bewegung und darum stärkerem Blutbedürfnis — zunehmend mangelhafte Blutversorgung infolge der Dauerstenose des sklerotischen Gefäßes erklärten, neigen Erb, Oppenheim, Bing u. a. mehr der Annahme eines anfallsweise (als Folge der relativen Überanstrengung) auftretenden Angiospasmus zu. Es ist wahrscheinlich, daß die Kombination beider Hypothesen das Richtige trifft. Für die letztere Annahme spricht die Tatsache, daß Fälle beobachtet worden sind, bei denen erst im Anfall der zuführende Arterienpuls völlig verschwand (A. Westphal).

In seltenen Fällen hat man bei jugendlichen Personen ohne Arteriosklerose einen ganz entsprechenden Symptomenkomplex (auch mit Fehlen der Fußpulse) beobachtet (Oppenheim, Verf.).

Die **Diagnose** ist bei genauer Aufnahme der Anamnese nicht schwer; ohne diese werden allerdings die Kranken oft für Ischiadiker, Gichtiker, oder Muskel- und Gelenkrheumatiker gehalten. Die genaue Untersuchung der Fußpulse (die zu palpieren übrigens einige Übung erfordert) erleichtert aber die Diagnose. Schwierig ist die Diagnose bisweilen gegenüber den Geh- und andren Störungen bei diabetischer oder senilarteriosklerotischer Sklerose der Beinarterien mit drohender Gangrän; hier gibt es fließende Übergänge zur intermittierenden Dysbasie. Es sei übrigens erwähnt, daß sich das Leiden bisweilen mit neuritischen oder rheumatischen Affektionen desselben Beins kombiniert.

Der **Verlauf** ist stets chronisch und zieht sich über Jahre hin. Völlige Heilungen sind sehr selten, Besserungen ziemlich häufig. Relativ oft erliegen die Patienten bald andren arteriosklerotischen Störungen, besonders häufig der coronarsklerotischen Angina pectoris.

Die **Therapie** besteht in Anwendung lokaler, gefäßerweiternder Prozeduren, besonders elektrischer Fußbäder. Innerlich sind Jodpräparate und Nitrite indiziert. Unter dieser Behandlung habe ich nicht selten starke Besserungen der Funktion und Wiederkehr fehlender Fußpulse gesehen. Körperliche Ruhe, Verbot des Nicotins und des Alkoholabusus vervollständigen die Therapie.

2. Die Basedowsche Krankheit.

Die Krankheit wurde von Parry 1786 entdeckt, von Graves und dem Merseburger Arzt Basedow (1840) der breiteren Öffentlichkeit bekannt gemacht und wird seit 1858 auf A. Hirschs Vorschlag Morbus Basedowii genannt. Als wichtige Daten für die Erkenntnis des Leidens sind weiter die erste klassische Schilderung durch den Ophthalmologen Sattler 1880 zu nennen und vor allem die Möbiussche Schilddrüsentheorie vom Jahre 1886.

Klinischer Begriff. Die Basedowsche Krankheit ist eine allgemeine Neurose. Ihre Kardinalsymptome sind (ihrer Bedeutung nach geordnet) die

Tachykardie, der Exophthalmus (mit den Phänomen von Graefe, Stellwag und Möbius) und die meist pulsierende Struma; fast ebenso wichtig sind die psychischen Veränderungen, meist eine spontane und akzidentelle Steigerung der Erregbarkeit, motorische Störungen in Gestalt des feinschlägigen Tremors und der Muskelschwäche und die trophischen Veränderungen, allgemeine Abmagerung und spezifische Veränderungen der Haut, Pigmentanomalien, Haarausfall usw. und schließlich sekretorische und dyspeptische Störungen in Gestalt der Hyperhidrosis und der Diarrhöen.

Das Leiden befällt weitaus häufiger das weibliche Geschlecht, als das männliche; das Morbiditätsverhältnis der beiden Geschlechter soll 6 : 1 betragen, wahrscheinlich ist die Zahl für die Männer damit noch zu hoch gegriffen. Kinder werden sehr selten befallen. Von Bedeutung für das Zustandekommen der Krankheit sind Klima, resp. Gegend und Rasse. Die Frage, ob sog. Kropfgegenden auch entsprechend mehr Basedowfälle produzieren, ist von manchen bejaht, von manchen in Zweifel gelassen worden. Ich möchte mich nach Vergleichung des kropfarmen Rheintals mit kropfreichen schwäbischen Bezirken ganz entschieden für die erstere Anschauung entscheiden. Weiter sollen temperamentvollere und vasomotorisch erregbarere Rassen (z. B. die romanische) leichter an M. Basedow erkranken, als Rassen entgegengesetzten Schlages, eine Behauptung, die des Beweises wohl aber entbehrt. Die allgemeine „neuropathische Belastung" scheint, im Gegensatz zu den genuinen Neurosen, eine geringe Rolle unter den disponierenden Momenten zu spielen. Dagegen ist in einigen Fällen (Österreicher, neuerdings Grober) ein gehäuftes familiäres Auftreten mit starker Heredität beobachtet worden; nach Chvostek und Grober kann in solchen Familien Diabetes oder alimentäre Glykosurie mit dem M. Basedow alternieren.

Als auslösende Ursachen sind die verschiedensten Dinge beschrieben worden. Zweifellos fehlt oft jegliches nachweisbare ursächliche Moment. Nicht selten finden sich dauernde Überanstrengungen vor allem geistiger Art, zumal wenn sie mit einer gewissen Unterernährung einhergehen (z. B. bei Konservatoristinnen, Lehrerinnen). Auch akute psychische Einflüsse, Schreck, Angst, Trauer sind als Ursachen des M. Basedow beschrieben worden. Möbius hat in geistvoller Weise die Physiognomie des Basedowkranken mit erstarrtem „krystallisierten Schrecken" verglichen. Die sexuelle Abstinenz ist mit Recht von Charcot als nicht ganz seltenes ätiologisches Moment hervorgehoben worden. Sie mag vor allem in den besseren Kreisen beim weiblichen Geschlecht auf der gefährlichen Wende zwischen „jungem Mädchen" und „alter Jungfer" eine gewisse Rolle spielen.

Von organischen Ursachen sind verschiedene akute und chronische Infektionskrankheiten, Typhus, Influenza, Malaria, Gelenkrheumatismus u. a. m., beobachtet worden; für die Lues als Basedowätiologie ist Engel-Reimers eingetreten. Auch lokale Entzündungen der Schilddrüse (eitrige und nichteitrige Strumitis u. a.) hat man als Vorläufer, resp. Ursache des Leidens gesehen (Henoch, de Quervain u. a.) und aus diesem Befund weittragende Schlüsse gezogen. Über das Verhältnis von Gravidität und Puerperium zur Entstehung des M. Basedow lauten die Angaben verschieden. Ätiologisch bedeutsam sind diese Generationsvorgänge für den echten Basedow sicher nicht. Die Lehre vom „reflektoren" Basedow (durch Nasenleiden usw.) hat Möbius mit Recht abgelehnt.

Symptomatologie und Verlauf. Das Leiden beginnt meist ziemlich langsam mit allgemein nervösen „neurasthenischen" Beschwerden und sub. jektiven Herzstörungen; diesen folgen die ersten objektiven Zeichen, das oft nur dem Arzte auffallende Symptom des starren Blicks, des „Glanzauges" (Fr. Kraus), der die erste Folge der Lidspaltenerweiterung ist, und die auch dem weiblichen Patienten oft auffallende Eutwicklung des Kropfes; von diesen ersten Erscheinungen an gerechnet bis zur Höhe des Leidens können Wochen, Monate, selten auch Jahre verstreichen. Bisweilen bleibt das Leiden in diesem Initialstadium stehen (Formes frustes). Seltener ist ein akuter Beginn der Krankheit; meist wird es sich dabei um die durch ein psychisches oder körperliches Trauma oder einen Infekt zuerst zum Bewußtsein kommenden Symptome handeln, die sich in ihrer Latenz wohl schon langsam entwickelt hatten. Nach akutem oder scheinbar akutem Beginn kann das Leiden weiterhin chronisch verlaufen. Fälle mit akutem oder perakutem Beginn und Verlauf (meist letaler Art, Fr. Müller, West u. a.) bilden die — zum Glück — seltenste Form.

Die Dauer der chronischen Form rechnet nach Monaten und Jahren (bis 20 Jahre und darüber); hierbei ist aber zu betonen, daß wir nicht berechtigt sind, den — nach Heilung der Struma und der cardiovaskulären Symptome — oft aus gewissen mechanischen Gründen zurückbleibenden Rest des Exophthalmus noch als Ausdruck eines aktiven „Basedow" anzusehen!

In der Symptomatologie ist den Herz-Gefäßsymptomen bei weitem die erste Stelle anzuweisen; ohne sie gibt es, wie wir mit Möbius annehmen, keinen Basedow, ohne ein oder mehrere andere „klassische Symptome" (s. oben) recht viele Fälle des Leidens. Das wichtigste Kreislaufsymptom ist die Tachykardie, die wohl stets (im Gegensatz zu dem Verhalten anderer Herz- und Gefäßneurosen) eine permanente, nicht erst akzidentelle, affektive ist. Natürlich ist diese permanente Pulsbeschleunigung auf motorische und und besonders psychische Einflüsse hin leicht einer weiteren Steigerung fähig. Die Zahl der Pulsschläge in leichten und mittelschweren Fällen beträgt 120—130 in der Minute; nicht selten ist sie aber höher und kann eine Frequenz von über 200 erreichen. Arythmien sind wie bei allen hochgradigen primären Tachycardien sehr selten und treten fast nur im Finalstadium auf. Das Herz ist wohl meist mäßig vergrößert; scheinbar sehr beträchtliche Vergrößerungen lassen sich auf die (besonders auf dem orthodiagraphischen Schirm gut erkennbaren) abnorm großen Unterschiede der Herzgröße (die Veränderungsbreite), bei Systole und Diastole beziehen. Der Spitzenstoß ist dementsprechend meist verbreitert, außerhalb der Mamillarlinie liegend, stark anschlagend, aber nicht eigentlich hebend. Auffallend verbreitert fanden Schlayer und ich meist den Truncus der großen Gefäße. Am Herzen finden sich oft systolische Geräusche besonders über der Basis; nicht selten sind aber die Töne rein, laut und paukend.

Die großen, peripheren Gefäße (Carotis, Subclavia) pulsieren abnorm sichtbar und stark. Der Radialpuls ist dagegen meist weich, klein, aber etwas celer; das Gefäßrohr ist schlaff. Entschieden seltener ist die von Möbius konstatierte Härte und Enge des Pulses. Der mittlere Blutdruck ist in der Regel nicht erhöht, der systolische Druck kann etwas über der Norm liegen, der diastolische aber eher unter derselben. Sphygmographisch fällt eine gewisse Celerität der Pulszacke auf.

Häufig finden sich auch in der Blutversorgung der Körperhaut Alterationen in Gestalt von dauernder Echauffiertheit, von flüchtiger Röte wechselnd mit Erblassen, Emotionserythem der Brust, Dermatographie, Urticaria factitia usw. Die pletysmographischen Gefäßreaktionen fand ich in einigen Fällen sehr ausgebildet, besonders auf Affektreize hin.

Die subjektiven Kreislaufsymptome entsprechen nun ganz den objektiven: Herzklopfen, Oppressionsgefühl, lästiges Klopfen am Hals, abnorme Pulswahrnehmungen im Bauch und an den Extremitäten sind sehr häufig, Angina pectoris ähnliche Anfälle (P. Marie) wohl selten.

Alle diese objektiven und subjektiven Herzerscheinungen können dauernd oder auch lange Zeit bestehen, ohne daß die handgreiflichen Symptome (Exophthalmus, Tremor) dazutreten, und charakterisieren das Gros der inkompletten Basedowfälle.

Die Augensymptome sind zweifellos die eindrucksvollsten des Leidens. Der Exophthalmus (das Glotzauge), tritt meist langsam und symmetrisch, selten akut auf; bisweilen befällt er die Augen auch ungleichmäßig. In leichten Fällen und im Beginn kann er in einem kaum unästhetischen und unauffälligen „Glanzauge" bestehen; in schweren Fällen errinnert er in beängstigender Weise an die Stielaugen mancher Tiere. Die Resistenz des Bulbus ist dabei nicht verändert; Pulsation des Augapfels ist nicht nachweisbar. Die Erweiterung der Lidspalte und die abnorme Seltenheit des Lidschlages bilden das sehr regelmäßige Stellwagsche Symptom. Etwas weniger konstant, aber sehr charakteristisch und bisweilen recht früh auftretend ist das Gräfesche Zeichen: beim Senken des Blicks bleibt das obere Lid, das physiologischerweise dem Bulbus folgt, zurück, und es wird ein mehr oder weniger breiter Streifen Sklera zwischen oberem Lidrand und Cornea sichtbar. Da das Symptom auch bei noch völlig erhaltener Möglichkeit des Lidschlusses auftritt, handelt es sich wohl um eine spezifische Störung des natürlichen Synergismus zwischen Lid- und Bulbusbewegung. Häufig, aber auch nicht regelmäßig ist das Möbiussche Symptom zu beobachten: die Insuffizienz der M. interni bei Blick in nächste Nähe. Das Zeichen ist für die Frühdiagnose aber darum schwer zu verwenden, da sich leichte Störungen der Konvergenz sowohl bei Refraktionsanomalien (Myopien auch leichtesten Grades), als bisweilen auch bei manchen Individuen, besonders Neuropathen, als Zufallsbefund konstatieren lassen.

Von seltneren Augensymptomen sind Lähmungen der äußeren Augenmuskeln (gemeinsam mit anderen Hirnnervenlähmungen oder auch ohne solche) (Stellwag, Jendrassik u. a.) zu erwähnen, während die inneren Augenmuskeln, der Dilatator und der Sphincter Iridis und ihre Funktionen (Licht- und Konvergenzverengerung, Schmerzdilatation) fast immer normal bleiben. Spezifische Sympathicussymptome des Auges, so der Hornersche Symptomenkomplex, finden sich bei M. Basedow auffallend selten. Gesichtsfeldveränderungen, wie sie Kast und Wilbrand beschrieben haben (konzentrische Einengungen) werden von Möbius für das Produkt einer begleitenden Hysterie erklärt. Verschiedene Arten der Amblyopie kommen — selten genug — vor. Degenerative oder andre Veränderungen der Sehnervenpapille wurden ausnahmsweise beobachtet. Bei einem sehr malignen Fall von männlichem Basedow sah ich Sehnervenatrophie und völlige Erblindung. Zittern des Bulbus (analog dem Tremor der Hände) wurde einige Male beobachtet, bisweilen zusammen mit einem Vibrieren der Lider.

Leichtere Formen der Conjunctivitis, als Folge des mangelnden Schutzes durch ungenügende Bedeckung des Bulbus und des zu seltenen Lidschlages, sind sehr häufig. Schwerere entzündliche oder trophische Störungen der

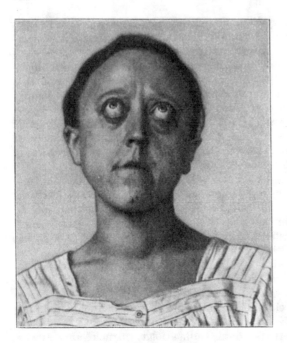

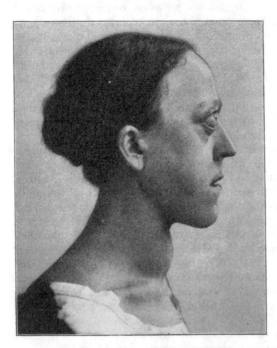

Abb. 263 u. 264.
Mädchen mit schwerem Morbus Basedowii
(Exophthalmus, Struma, Abmagerung.)
(Nach Heinr. Curschmann.)

Hornhaut, Keratitis, Ver-
eiterung, sogar Perforation
der Hornhaut wurden in seltenen, auch sonst malignen
Fällen konstatiert.

Ursache und Pathoge-
nese des Exophthalmus
sind sehr verschieden gedeutet
worden. Da man Muskelkräfte,
die den Bulbus aktiv vortreiben,
nicht kannte, so haben einige
Autoren in einer venösen Stase
in der Orbita die Ursache der
Protrusion des Bulbus gesehen;
sicher mit Unrecht, wie Landström mit Recht bemerkt,
denn eine solche Stauung
müßte einerseits Überfüllung
der kollateralen Venen (naso-
frontales, supraorbitales) und
andrerseits Lidödem hervorrufen; beide Erscheinungen fehlen aber (als Dauersymptome)
stets beim M. Basedow. Andere
Autoren, und zwar autoritative,
wie Hervieux, T. Kocher,
Kraus, auch Möbius haben
eine intraorbitale Arterienerwei-
terung als Ursache angenommen.
Diese Hypothese erscheint wenig
plausibel, wenn wir bedenken,
daß arterielle Pulsationserschei-
nungen beim Basedowexophthal-
mus stets fehlen, und daß eine
intraokuläre Drucksteigerung
vermißt wird; ja es wurde von
Haskovec negativer intraoku-
lärer Druck bei bedeutendem
Exophthalmus festgestellt. Daß
endlich die bei Obduktionsfällen
gefundene Vermehrung des retrobulbären Fettgewebes nicht die
Ursache, sondern nur eine Folge
des Exophthalmus sein kann,
bedarf kaum einer Auseinander-
setzung.

Eine höchst einleuchtende
Erklärung der Genese des Exophthalmus verdanken wir den
Untersuchungen Landströms.
L. stellte an normalen Augen
fest, daß der vordere Teil des
Bulbus ringförmig von einem
(bisher noch unbekannt gebliebenen) zylindrisch angeordneten,
aus glatten Fasern bestehendem
Muskel umschlossen wird, dessen
Ursprung am Septum orbitale
und Insertion am Aequator
bulbi gelegen ist. Die Contraction dieses Muskels muß ein
Hervordrängen des Bulbus ver-

anlassen können. Die Innervation des Landström schen Muskels erscheint durch die Experimente Claude Bernards erklärt, die ergaben, daß durch Reizung des Halssympathicus Erweiterung der Lidspalte und Vordrängen des Bulbus hervorgerufen werden kann. Auch das Gräfesche und Möbiussche Symptom sind zum Teil durch die Wirkung dieses neu entdeckten Muskels zu erklären; beim Zustandekommen des ersteren spielt wohl auch der Müllersche Muskel eine Rolle.

Neben den Symptomen von seiten des Kreislaufs und der Augen ist die Struma das konstanteste und pathogenetisch wichtigste Zeichen des M. Basedow. Meist entwickelt sie sich ganz langsam und gleichmäßig und dem Kranken kaum bemerkbar; es sind aber auch Fälle von akutester Entstehung beobachtet worden. Meist handelt es sich um eine nur mäßige, das doppelte (oder wenig mehr) der normalen Drüse betragende Vergrößerung. Noch kleinere, aber auch wesentlich größere Basedowkröpfe sind jedoch keine Seltenheiten; in letzteren Fällen handelt es sich oft um die Kombination eines gewöhnlichen Kropfes mit einem Basedowoiden. Die Vergrößerung der Schilddrüse betrifft wohl meist alle Lappen derselben gleichmäßig; aber auch asymmetrische Vergrößerung eines Lappens, besonders des rechten, ist häufig. Charakteristisch für die Basedowstruma ist vor alllem (intra vitam) ihr Gefäß- und Blutreichtum; eine Eigenschaft, die auch die starken und raschen Schwankungen der Größe der Drüse erklärt. Die ganze Struma pulsiert fühlbar und sichtbar zum Teil infolge der Erweiterung der Thyreoideaarterien, zum Teil durch die fortgeleitete Pulsation der stark klopfenden Carotiden. Über dem Kropfe fühlt, bzw. hört man ein arterielles Schwirren und Geräusch, bisweilen auch Venengeräusche (P. Guttmann). Subjektive Beschwerden von seiten der Struma selbst fehlen oft. Sie ist in der Regel weder spontan, noch auf Druck schmerzhaft. Auch Druckerscheinungen auf die Nachbarorgane (Trachea, N. sympathicus und N. recurrens) sind wahrscheinlich wegen der Weichheit der Struma seltener, als bei dem gewöhnlichen Kropf, kommen aber doch vor.

Anatomisch und pathogenetisch ist die Basedowstruma verschieden beurteilt worden. Anfangs hielt man die Gefäßvermehrung und -erweiterung für das einzig wesentliche und die Drüse selbst für normal. Einige Autoren haben eine chronische Entzündung, bzw. die Folgen einer akuten nichteitrigen Strumitis als das Substrat der Schilddrüsenvergrößerung angenommen und auf das angeblich häufige Auftreten des M. Basedow nach akuten Infektionskrankheiten (Typhus, Malaria usw.) hingewiesen (Roger und Garnier, de Quervain u. a.); Engel-Reimers hat speziell eine akute luetische Strumitis mit Basedowsymptomen geschildert. Am wahrscheinlichsten und anatomisch wohl auch am besten fundiert ist die Auffassung, die eine glanduläre Hyperplasie der Basedowstruma vertritt (S. Greenfield, Fr. Müller, Mc. Callum u. a.). Sie äußert sich in einer enormen Zunahme des sezernierenden Gewebes gegenüber demjenigen des normalen Gewebes (analog dem Verhältnis der milchenden Brustdrüse zur normalen. Greenfield). Das Epithel wächst in schöne zylindrische Formen aus mit Faltung der Wand, Papillenbildung; rasche Desquamation der Epithelien, Verminderung des Kolloids usw. sind weitere typische Befunde. Diese glanduläre Hyperplasie findet sich sowohl diffus in der ganzen Drüse, als auch (seltner) auf einzelne Herde in derselben beschränkt (Mc. Callum). Ähnliche Hyperplasien hat man experimentell erzielt durch partielle Excision der Drüse und entsprechende kompensatorische Wucherung des restierenden Teils. Th. Kocher ist übrigens neuerdings der Lehre von der glandulären Hyperplasie entgegengetreten und hat auf Grund eines anscheinend konstanten Blutbefundes bei dem M. Basedow, einer Hypoleukocytose mit relativer Hyperlymphocytose auf die Analogie des Leidens und der Schilddrüsenschwellung mit der Pseudoleukämie und der Miculiczschen Krankheit hingewiesen.

Weiter beherrschen eine Fülle von nervösen Symptomen die Höhe des Leidens. Am meisten in die Augen fallend ist der bekannte, sehr rasche und feinschlägige Tremor der Hände, der oft auch an den Füßen, selten an Hals und Kopf wahrnehmbar ist. Der Tremor fehlt in der Ruhe meist, ist beim Ausstrecken der Hände am stärksten, nimmt aber auch bei (besonders feineren) Zielbewegungen zu. Erregung und auch Kälte steigern ihn sehr wesentlich. Neben dem Tremor finden sich andere motorische Reizsymptome (z. B. choreiforme Bewegungen) recht selten; aber doch charakterisieren eine gewisse Hast und Fahrigkeit besonders die Arm- und Handbewegung der Kranken. Diesen geschilderten Bewegungsstörungen gesellen sich im Laufe der Krankheit und in schwereren Fällen noch einige andere hinzu: vor allem eine hochgradige **Muskelermüdbarkeit und -schwäche** besonders in den unteren Extremitäten. Es soll dabei nach kurzen Anstrengungen zu einem völligen (intermittierenden) Kraftverlust und Einknicken der Beine kommen können, sogar zum Niederstürzen. Diese Störungen können denjenigen bei Myasthenia pseudoparalytica ähnlich werden, wenn sie sich auch durch ihre Lokalisation u. a. wesentlich unterscheiden. Auch ächte, dauernde Basedowparaparesen der Beine wurden beschrieben (Charcot). Bisweilen sollen die Basedowlähmungen mit Muskelatrophie einhergehen. Auch können sich die Basedowlähmungen in sehr seltenen Fällen mit mannigfachen Hirnnervenlähmungen kombinieren. Die **sensiblen** Funktionen sind weit seltner gestört. Bisweilen hört man über neuralgische Schmerzen in verschiedenen Nervengebieten klagen, über typische Spinalirritation, über Parästhesien, besonders an den Körperenden u. dgl. Möbius beschreibt ein häufiger vorkommendes abnormes Hitzegefühl ohne objektive Temperatursteigerung. Die Sehnenreflexe sind meist allgemein gesteigert, auch die Hautreflexe können erhöht sein. Dasselbe gilt regelmäßig von der allgemeinen und idiomuskulären Muskelerregbarkeit. Die Erregbarkeit der Nervenstämme ist dagegen meist nicht gesteigert, das Facialisphänomen selten. Störungen von seiten der Sphincteren gehören nicht zum Bilde des M. Basedow, ebenso sollen Potenz und Menstruation selten leiden; dysmenorrhoische Beschwerden kommen natürlich vor.

Die wichtigsten nervösen Symptome des M. Basedow neben dem Tremor liegen aber auf dem **psychischen Gebiet.** Psychische Alterationen fehlen wohl in keinem, wenn auch noch so leichten Fall. Meist sind sie ein getreues Spiegelbild der körperlich-nervösen Stigmata: Tremor und hastige, ausfahrende „quecksilbrige" Beweglichkeit finden auf psychischem Gebiete ihre Analoga in einer dauernden, mehr oder weniger hochgradigen Erregtheit und Überregbarkeit in affektiver Hinsicht, der Neigung zu jähem Stimmungswechsel von unnatürlichen „himmelhochjauchzender" Euphorie (selten) zum Tränenausbruch. Meist sind die Kranken durch Kleinigkeiten gereizt, mißtrauisch, rasch wechselnd in ihren Neigungen und Abneigungen, vergeßlich, scheu, launenhaft usw.; so werden die in gesunden Tagen liebenswürdigen Menschen oft zur Crux der Familie. Die Ermüdbarkeit erstreckt sich natürlich auch auf das intellektuelle Gebiet, um so mehr, als sie durch schlechten und unruhigen Schlaf noch gesteigert wird: einem geistig angreifenden Beruf, selbst der Beschäftigung mit ernsterer Lektüre usw. sind die Kranken nicht mehr gewachsen.

Eigentliche Psychosen sind im Verlaufe des M. Basedow selten. Sie kommen dann einerseits ganz vereinzelt im Finalstadium der chronisch verlaufenden schweren Fälle vor, andrerseits — und zwar mit einer gewissen Regelmäßigkeit — bei jenen seltenen akuten und malignen Formen (Fr. Müller u. a.) als schwere halluzinatorische Verwirrtheit, maniakalische Erregung bisweilen mit heftigen Wutausbrüchen und choreiformen Bewegungsparoxysmen. Manchmal sind auch Schlafzustände und in leichteren Fällen abnorme Tiefe des Schlafs ähnlich, wie bei Neurasthenie, beobachtet worden.

Trophische Veränderungen, vor allem an der Haut und andren epidermoidalen Gebilden, sind häufig, zum Teil so gut wie konstant bei der Basedowschen Krankheit zu treffen. Die Haut der Kranken (besonders der abgemagerten) ist oft eigentümlich dünn, glatt und weich, meist hat man den Eindruck abnormer Durchfeuchtung, selten ist sie trocken. Mir scheint die Haut der Basedowkranken sehr derjenigen der (erwachsenen) Tetanischen zu ähneln. Dieser Eigenart entspricht die von Vigoureux und Chvosteck beschriebene Herabsetzung des Widerstandes der Haut Basedowkranker gegenüber dem galvanischen Strom. Spezifisch für das Leiden ist dies Symptom natürlich nicht, immerhin hat man bei keiner andren Krankheit so niedrige Schwellenwerte gefunden wie bei dem M. Basedow. Die Ursache des Phänomens ist einerseits in der durch die überaus häufige Hyperhidrosis entstehende starke Durchfeuchtung zu suchen, andrerseits vielleicht (wie neue Untersuchungen Otfried Müllers über die elektrische Leitungsfähigkeit der Blutgefäße wahrscheinlich machen) durch die abnorme Gefäß- resp. Blutfülle der Haut bei unsren Kranken.

Die Vermehrung der Schweißsekretion ist, wie bemerkt, ein sehr häufiges und pathognomonisches Symptom; sie findet sich bei manchen Kranken nur an Händen und Füßen, auch am Kopfe, bei andren sind die Schweiße ganz allgemein über den Körper verteilt; sie können auch in Form von Nachtschweißen auftreten. Halbseitige Hyperhidrosis ist selten.

Recht häufig sind Pigmentanomalien der Haut, meist finden sie sich in Form dunkler, gelblicher bis brauner, dem Chloasma gravidarum ähnlichen Verfärbung der Gesichtshaut an Stirn und Wangen, Achselfalten, Mamillen, Nabel usw.; in selteneren Fällen kann die Pigmentvermehrung universell werden und einen Grad, wie bei der Addisonschen Krankheit, annehmen. Oft wechseln, wie bei vielen Pigmentvermehrungen, abnorm pigmentarme Stellen, Vitiligo, mit den dunklen Partien ab.

Die vasomotorischen Symptome der Haut wurden schon erwähnt: die Neigung zu Dermatographismus und Urticaria factitia, Emotionserythemen des Gesichts und der Brust. Bisweilen wurden auch flüchtige Ödeme (besonders an den Augenlidern) beobachtet, seltener länger dauernder Hydrops anasarca an Bauch und Brust oder einzelnen Extremitäten (Basedow, Möbius). Seltene Komplikationen stellen die Kombinationen mit Sklerodermie und Morb. Raynaud dar.

Ein sehr häufiges, mir direkt pathognomonisch scheinendes Symptom ist der Haarausfall am Kopfe, seltener der Körperhaare. Dabei sind die Haare trocken, glanzlos und spröde, meist fehlen die Zeichen der Seborrhöe. Der Haarausfall erreicht übrigens selten hohe Grade, führt wohl nie zur Kahlheit des Kopfes, ist aber doch ein Symptom, das sehr häufig spontan als eines der frühesten geklagt wird. Nagelveränderungen gröberer Art sind große Seltenheiten.

Unter den Störungen des Digestionsapparates sind in allererster Linie die Durchfälle zu nennen, die schon im Beginn des Leidens überaus häufig sind und unter Umständen hier die Differentialdiagnose der Hysterie mit ihrer pathognomonischen Verstopfung gegenüber entscheiden helfen. Die Durchfälle können nach den Schilderungen von Charcot und Möbius verschiedenen Charakter haben: sie treten entweder in Form von zwei bis drei dünnen Entleerungen zu bestimmten Tageszeiten (morgens) oder in

schwereren Fällen über den ganzen Tag verteilt auf; in schwersten Fällen
wurden 30 bis 40 choleraähnliche Entleerungen und bisweilen rascher letaler
Ausgang beobachtet. Oft halten die Diarrhöen wochenlang und monatelang
an. Nicht selten fand ich in den Anamnesen meiner Kranken die Angabe,
daß die Durchfälle „ganz von selber" schließlich standen. Meist — durchaus nicht immer — sind die Diarrhöen ziemlich schmerzlos. Therapeutisch
sind sie mit den landläufigen Mitteln schwer zu stillen. Am besten schienen
sie mir durch Bettruhe und Wärme beeinflußt zu werden. Das Erbrechen,
das in einigen Fällen beobachtet wurde, ist recht selten und sicher wenig
pathognomonisch für den M. Basedow. Der Appetit der Kranken liegt
meist sehr danieder; bisweilen findet man aber auch Steigerung des Hunger-
gefühls und dementsprechende Gefräßigkeit, die mit dem mangelhaften
Erfolg der Nahrungsaufnahme, der Abmagerung, auffallend kontrastiert.

Die Störungen des Stoffwechsels, über die in neuerer Zeit eine stattliche Literatur entstanden ist, können wir nur streifen. In den mit Kachexie
endigenden Fällen besteht ein vermehrter Eiweißzerfall. Die Untersuchungen
von Fr. Müller zeigten in Fällen, die trotz starker Nahrungsaufnahme
rapide abmagerten, zwar eine vollständig normale Ausnutzung der Nahrungsmittel, dagegen war der in den Exkrementen nachweisbare Stickstoff gegen
die Norm sehr vermehrt (in fünf Tagen $4 \cdot 681$ g). Die Kranken halten sich
also trotz anscheinend guter Ausnutzung der Speisen nicht im Stickstoff-
gleichgewicht. Von Magnus-Levy wurde eine krankhaft erhöhte Kohlen-
säureabgabe, also eine Steigerung des Gaswechsels, konstatiert. Bisweilen
wurde auch bei normalem Stickstoffgehalt der Entleerungen eine Vermehrung
der Phosphorsäure gefunden (Scholz); andere Autoren (Gilles de la Tourette u. a.) fanden dagegen normale P_2O_5-Ausscheidung.

Klinisch findet sich in der Mehrzahl der Fälle jedenfalls eine starke
Reduktion des Körpers sowohl an Muskeleiweiß, als an Fett und an Wasser,
die sich in enormen Gewichtsverlusten trotz leidlicher Nahrungsaufnahme
ausspricht. Mannheim beobachtete z. B. bei einem Kranken eine Gewichtsabnahme von 187 auf 97 Pfd. in zehn Monaten. Gewichtsabnahmen von
20 Pfd. und mehr in wenigen Monaten finden wir nicht selten in der
Anamnese unserer Kranken.

Dagegen gibt es auch eine nicht ganz kleine Gruppe von Basedowkranken, die an Gewicht zunimmt, ja außerordentlich fettleibig wird. Meist
sind es jugendliche Personen, die den chlorotisch-lymphatischen Habitus
tragen. Allerdings geht auch bei diesen fetten Basedowkranken im ersten
Beginn des Leidens eine gewisse Abmagerung oft voraus (Möbius). Auch
im Verlauf der — allerdings ja stets mit großer Ruhe und reichlicher
Ernährung einhergehenden — Therapie beobachtet man trotz Weiterbestehens
der Basedowsymptome auffallende Gewichtszunahme, die den Status quo
ante weit übertrifft; es besteht hier ein auffallender Gegensatz zu dem
Verhalten der gewöhnlichen lymphatischen Chlorose, bei der wir im Verlauf
der Behandlung meist (mäßige) Abnahme des Gewichts konstatieren.

Glykosurie, sowohl echt diabetischer wie (häufiger) alimentärer Art,
wurde in nicht wenigen Fällen beobachtet (Chvostek, Kraus); sie scheint
vor allem in sog. Basedowfamilien vorzukommen; ihre Ursache ist noch
nicht aufgeklärt. Auch Polyurie ohne Zuckerausscheidung mit und ohne
Polydipsie wurde beobachtet. Über das Fieber der Basedowkranken
existiert eine Anzahl von Beobachtungen. Seine Häufigkeit ist von Berloge
betont, aber wohl auch stark übertrieben worden: es soll als vorübergehender

Anfall oder als längerer Fieberzustand oder endlich auch als Inauguralfieber auftreten können. Ziemlich konstant ist es in den akuten schweren Fällen. Objektive Temperatursteigerungen sollen übrigens trotz des gesteigerten Hitzegefühls mancher Kranker, wie schon bemerkt, meist vermißt werden. Ziemlich häufig scheint mir eine (trotz Bettruhe) relativ hohe mittlere Tagestemperatur (über 37,2 °) mit Neigung zu subfebrilen Steigerungen zu sein, wie wir sie ähnlich auch bei Chlorosen beobachten.

Die Atmung Basedowkranker ist meist nicht auffallend verändert. Bisweilen soll eine merkliche Flachheit der Einatmung bestehen mit abnorm geringer inspiratorischer Ausdehnungsmöglichkeit des Thorax (Brysonsches Zeichen). Nicht selten ist eine teils durch die subjektiven Herzbeschwerden, teils durch nervöse auch hysterische Einflüsse zustande kommende Tachypnoe (Reckzeh). Eine typische Respirationstörung der Basedowkranken in Form von dauernden und paroxysmalen Veränderungen der Atemkurve hat neuerdings Hofbauer beschrieben.

Schwerer subjektiver Luftmangel ist jedenfalls trotz der oft enormen Herzerscheinungen ein auffallend seltenes Symptom bei unsren Kranken, die auch meist im Gegensatz zu primär Herzleidenden flache Bettlage einzunehmen pflegen. Kehlkopfstörungen sind nicht häufig und wohl meist durch Druckläsionen des N. recurrens bedingt.

Veränderungen an den übrigen drüsigen Organen (neben der Schilddrüse) wurden nicht selten beschrieben. Vor allem ist in letzter Zeit relativ häufig Persistieren der Thymusdrüse in schweren zur Obduktion kommenden Fällen gefunden worden. Die Schwellung der Halslymphdrüsen und Tonsillen ist ebenfalls keine Seltenheit bei unsren Kranken. Es sind sogar Fälle von allgemeiner Lymphomatose bei Basedowscher Krankheit beschrieben worden, die den Charakter der Hodkinschen Pseudoleukämie auch in bezug auf die Steigerung der Lymphocytose des Bluts zeigten (Caro). Auch Vergrößerungen der Milz sollen nicht ganz selten vorkommen. Daß auch die Leber gewisse Beziehungen zum Basedowsymptomenkomplex hat, beweisen die von Neusser gemachten Beobachtungen von Exophthalmus und Tremor bei atrophischer Lebercirrhose; nach meiner Beobachtung scheint dies Syndrom gar nicht so selten zu sein. Die Geschlechtsorgane sollen — in allerdings sehr seltenen Fällen — Veränderungen in regressiver Hinsicht zeigen (Atrophie des Uterus, der Mammae usw.).

Das Knochensystem ist nicht häufig Veränderungen ausgesetzt. Die von Köppen u. a. beschriebene abnorme, an Osteomalacie erinnernde Weichheit der Knochen ist sicher ebenso selten, wie die von anderen beschriebene Basedow-Kyphose.

Das Blut der Basedowkranken wurde bis vor kurzem für völlig normal gehalten. Nach Th. Kocher scheint jedoch, daß bei normaler Menge und normalem Hämoglobingehalt der Erytrocyten eine relative Leukopenie mit absoluter Hyperlymphocytose beim M. Basedow konstant ist. Die Gerinnungszeit des Bluts war verzögert und die Viskosität vermehrt (Kottmann).

Die **Pathogenese** der Basedowschen Krankheit ist noch nicht völlig geklärt und heiß umstritten. Einige Theorien haben nur noch historisches Interesse: z. B. die Lehre, die eine primäre Erkrankung des Herzens und Gefäßsystems annahm; weiter diejenige, die den Sitz des Leidens in die Medulla oblongata verlegte (Mendel u. a.); schließlich auch die von Köben 1855 aufgestellte, daß ein lokaler Druck der Struma auf die Sympathici das Leiden verursache (trotzdem einige Beobachtungen von Fr. Müller diese alte Theorie wieder zu stützen schienen).

Es ist Möbius' großes Verdienst, zuerst auf die primäre Rolle der Schilddrüse in der Pathogenese des M. Basedow hingewiesen zu haben Durch die klinische Erkenntnis, daß die Störungen, die durch Entfernung der Schilddrüse entstehen (Myxödem usw.), einen Gegensatz zur Basedow-schen Krankheit bilden, kam der große Empiriker zu dem Satz: „Das Leiden ist eine Vergiftung des Körpers, die durch eine krankhafte Tätig-keit der Schilddrüse entsteht". Da alles dafür spräche, daß die primäre Veränderung immer eine Erkrankung der Schilddrüse selbst sei, so müsse man annehmen — schloß Möbius —, daß dieser Drüsenerkrankung nicht nur eine Hyperfunktion (Hyperthyroidisation), sondern auch eine Dysfunktion (Dysthyroidisation) folge. Daß nicht die reine Hypersekretion allein ausreicht, dafür sprechen die Erfahrungen, daß die Verfütterung von Schilddrüse nur einen kleineren Teil und nicht alle Basedowsymptome erzeugen kann und weiter die neue experimentelle Tat-sache (Landström u. a.), daß es bei gesunden Tieren durch Implantation von Schilddrüse nach Payr nicht gelingt, M. Basedowii hervorzurufen.

Die wesentlichste Stütze für die Hyper- und Dysfunktionstheorie lieferten die grundlegenden Arbeiten Th. Kochers, der auf Grund eines großen Operationsmaterials zu dem Schluß kam: je mehr Schilddrüsen-gewebe durch Resektion ausgeschaltet wird, desto mehr bilden sich die Basedowsymptome zurück; ein Satz, dem sich 1906 auch Fr. Kraus zu-neigte.

Angriffspunkt dieses überreichlichen und perversen Schilddrüsen-sekrets kann nach Möbius' Auffassung nur das sympathische Nerven-system sein.

Abadie, Morat u. a. drehten nun den Spieß um und behaupteten auf Grund experimenteller Ergebnisse, daß die Erkrankung des Sympathicus (spez. thoracalis) das primäre Moment sei: denn durch Reizung desselben glaubten sie die Hauptsymptome, den Exophthalmus, die Tachykardie und auch eine kongestive Schwellung der Schilddrüse herbeiführen zu können. Auch Oppenheim neigt im Grunde dieser Anschauung zu und spricht von einer (allgemeinen) Neurose, die sekundär vor allem die Funktion der Schilddrüse beeinflußt. Diese Theorie ist aber durch die Kocherschen Ergebnisse, die bewiesen, daß die Teilexstirpation der Basedowstruma alle Symptome zum Schwinden bringen kann, als widerlegt zu betrachten. Denn es wäre absolut unglaublich, daß die Beseitigung einer einzelnen (angeb-lichen) Teilfolgeerscheinung des Sympathicusreizzustandes unter vielen andren diesen Reizzustand selbst beenden sollte. Es muß also in der Schilddrüse selbst das primäre Agens der Erkrankung gesucht werden und in dem Sympathicusreizzustand, den an sich, wie ich vorgreifend bemerken will, auch Landströms bahnbrechende Untersuchungen bestätigen, das sekundäre.

In scharfem Gegensatz zur Möbius-Kocherschen Lehre von der Hyper- und Dyssekretion steht diejenige von v. Cyon und namentlich Blum, die die normale Rolle der Schilddrüse in einer Entgiftung des Organismus gegenüber autotoxischen und andren Produkten erblickten und in der Base-dowschen Krankheit eine Störung dieses Entgiftungsprozesses. Besonders Blum hat dies negative Bild der Möbiusschen Lehre scharf gezeichnet und durch eine Reihe Experimentalforschungen zu stützen gesucht; er lehrt: die Schilddrüse sondert überhaupt nichts ab, auch kein lebenswichtiges Gift,

sondern es spielen sich in ihrem Innern Entgiftungsprozesse ab; die zu ent-
giftenden Stoffe, gegen die sich der Organismus normaler Weise schützen
muß, stammen meistenteils aus dem Fleisch der Nahrung und dessen durch
Stoffwechsel- und bakterielle Vorgänge im Darm sich bildenden Endotoxinen.

Also keine Hypersekretion, sondern eine Insuffizienz der physiologischen
Entgiftungsfähigkeit der Schilddrüse nimmt Blum als das Primäre bei der
Entstehung des M. Basdowii an und lehnt Möbius' Lehre scharf ab. Das
Hauptentgiftungsmittel der Drüse sieht er im Jod derselben. Logischer-
weise kommt er darum therapeutisch erstens zur Jodtherapie und zweitens
zur Fleischabstinenz bei Basedowkranken und verurteilt die operative Behandlung, ungeachtet ihrer glänzenden Erfolge.

Fr. Kraus hat nun in seinem Münchner Referat 1906 mit Recht
darauf hingewiesen, daß der von den Autoren konstruierte diametrale
Gegensatz zwischen der Sekretions- und Entgiftungstheorie durchaus nicht
unüberbrückbar ist. Er nimmt an, daß in der Schilddrüse ein typischer
Sekretionszustand stattfindet, betont aber weiter die Möglichkeit, daß die
Drüse außer der Produktion von Substanzen, die für Bestand und Funktion
von Organismus oder einzelnen Organen wichtig sind (innere Sekretion im
engeren Sinne) auch solche hervorbringt, die speziell der Entgiftung gewisser
schädlicher Stoffwechselprodukte andrer Organe oder exogener Gifte (z. B.
Atropin) dienen. Warum sollte die Leistung eines Sekrets nicht auch in
der Entgiftung bestehen können?!

Ich möchte mich mit Landström vor allem auf Grund der über-
wältigenden Kocherschen Operationserfolge am meisten der Hyper- und
Dyssekretionstheorie Möbius-Kocher anschließen.

Der Weg, auf dem das vermehrte und perverse Sekret (oder nach
Blum, v. Cyon u. a. das nicht entgiftete Endotoxin) den Basedowkomplex
erzeugt, kann nur das sympathische Nervensystem sein. Die nervösen
sekretorischen, vasomotorischen und trophischen Symptome konnte man
längst ungezwungen als Sympathicusstörungen deuten. Nur die Augensymptome fügten sich dieser Erklärung noch nicht ein. Nun ist die Beweis-
kette geschlossen durch die Entdeckung eines glattfaserigen, also dem
Sympathicus unterworfenen Ringmuskels, der den Exophthalmus und die
andren Augensymptome völlig erklärt (Landström).

Wir kommen also zu demselben Schluß, den auch L. R. Müller in seiner
Bearbeitung der Pathologie des Sympathicus in diesem Buch gezogen hat:
der Morbus Basedowii ist keine primäre allgemeine Neurose, auch keine
primäre Neurose des Sympathicus, sondern eine sekundäre Neurose,
deren Wesen in einer chronischen Autointoxikation durch ver-
mehrtes Schilddrüsensekret veränderter Beschaffenheit und deren
Einwirkung auf das sympathische Nervensystem erblickt werden
muß.

Die **Differentialdiagnose** des M. Basedowii können wir kurz abtun.
Der ausgebildete Symptomenkomplex der ,,Glotzaugenkrankheit" ist so
charakteristisch, daß es mit keiner andren Krankheit verwechselt werden
kann. Schwieriger in der Beurteilung sind die incipienten und dauernd
inkompletten Formen des Leidens; sie von einer primären vasomotorischen
Neurose bei Neurasthenie oder (seltner) Hysterie abzugrenzen, ist oft nicht
leicht, bisweilen fast unmöglich. Das gilt vor allem von jener (bei Besprechung der vasokonstriktorischen Neurose schon erwähnten) Gefäß- und
Herzneurose Jugendlicher, die mit starker Neigung zur Vasodilatation

(Emotionserythem, Erythrophobie, Dermatographie) und dem „Cor juvenum" verläuft. Mit Oppenheim möchte ich aber der Ansicht sein, daß in solchen Fällen die Permanenz der Tachykardie das entscheidende Kriterium ist. Untersucht man die einfachen Neurosen in aller Ruhe häufiger, so wird man finden, daß die anfängliche psychogen ausgelöste Tachykardie aufhört und einer normalen Pulszahl Platz macht, während beim M. Basedow die Tachykardie dauernd bestehen bleibt, wenn sie auch affektiver Steigerungen noch weiter fähig zu sein pflegt.

Gewiß können mannigfache andre Symptome die psychogenen Durchfälle, der Tremor, die Anorexie und Gefräßigkeit, selbst hochgradige Abmagerung (infolge von offenkundiger oder heimlicher Nahrungsabstinenz) von der Hysterie vorgetäuscht werden. Wenn aber zu solchen Symptomen eine dauernde Tachykardie von 120 oder mehr Pulsschlägen in der Minute hinzutritt, denke man stets an einen beginnenden oder inkompletten Basedow. Nicht seltene Typen einer solchen sind die Kombinationen von Tachykardie mit unstillbaren Durchfällen, oder mit Haarausfall, oder mit Schweißen und Pigmentveränderungen oder endlich mit einem isolierten Tremor der Hände u. dgl.

Wichtig ist ferner, daß bei einfacher Kropfbildung Herzsymptome besonderer Art vorkommen sollen, die ihre Entstehung verschiedenen Einwirkungen verdanken (Minnich, Fr. Kraus). Das „Kropfherz" hat aber nicht wenige Züge mit dem Basedowherzen gemein, so daß man im Zweifel sein kann, ob es sich nicht graduelle Unterschiede einer Schädlichkeit (der Hyper- und Dysthyreoidisation) handelt. Wie will man klinisch eine sichere Grenze ziehen zwischen einer Forme fruste des M. Basedowii mit Vorwiegen der Kreislaufsymptome (womöglich ohne Exophthalmus) und einem Kropfherz?! Daß Kröpfe rein mechanisch durch Druck auf Vagus, Venen und Luftröhre bestimmte Herzsymptome machen können, kann nicht als spezifische Wirkung des Schilddrüsentumors an sich gedeutet werden. Daß man auch bei Myomatose des Uterus einen dem Kropfherz nicht unähnlichen Zustand beobachtet hat (sog. Myomherz), sei hier nur kurz erwähnt.

Therapie. Es ist klar, daß bei der starken Divergenz der ätiologischen und pathogenetischen Auffassungen auch die therapeutischen auseinandergehen müssen. Als sehr wesentliches Moment möchten wir die unbedingte Entfernung des Kranken aus seinem Beruf (auch in den leichten, inkompletten Formen) zuerst nennen; „ambulante" Kuren, die bei manchen andren Neurosen ja bisweilen zum Ziel führen, werden bei der Basedowschen Krankheit wohl stets versagen.

Für die minderbemittelten Kranken ist das Krankenhaus oder eine Heilstätte der geeignete Ort. Liegekuren im Freien, ähnlich wie bei der Tuberkulosenbehandlung, werden hier sehr Gutes leisten. Schwere Fälle gehören natürlich stets ins Bett. Dem bemittelten Kranken werden wir vor allem zum Aufenthalt in Höhenluft raten, vorausgesetzt natürlich, daß der Zustand kein so schwerer ist, daß er klinische Überwachung erfordert. Es empfehlen sich da je nach Konstitution des Kranken mittlere Höhen oder selbst milde Hochgebirgsorte von 1200 bis 1700 m Höhe; von letzteren (St. Moritz, Madonna di Campiglio u. a.) sieht man sogar bei längerem Aufenthalt der Kranken ganz besonders gute Erfolge vor allem in bezug auf das subjektive Befinden.

Was die Diät unserer Kranken anbetrifft, so ist man sich heute wohl allgemein darüber einig, daß eine reizlose, nicht viel Fleisch, mehr Kohlehydrate, Fett, Milch, Gemüse usw. enthaltende Kost für die Kranken das richtige ist; es gelingt hierbei auch relativ am leichtesten das Gewicht der Kranken zu steigern. Scharfe Gemüse, saure Sachen, ganz besonders aber Alkoholica und starken Tee und Kaffee schränke man tunlichst ein oder verbiete sie ganz, ebenso den Tabakgenuß.

Selbstverständlich muß man sich dabei dem Naturell des Kranken, seinen Neigungen und Abneigungen anpassen und vor allem die Tendenz vieler Patienten zur Diarrhöe (auf die heterogensten Dinge hin!) berücksichtigen; man muß z. B. nicht selten mit der Tatsache rechnen, daß Milch absolut nicht vertragen wird.

Auf Grund seiner experimentellen und klinischen Ergebnisse hat Blum (s. o.) eine lang fortgesetzte, womöglich ganz fleischfreie, vegetarische Diät empfohlen. Ich glaube nicht, daß diese rigorose Diät, die auch nur wenig Nachahmer gefunden hat, zu billigen ist; in praxi hat sie mich bisher meist im Stich gelassen.

Von hydrotherapeutischen Maßnahmen werden besonders kohlensaure Bäder oder Bäder mit andren Zusätzen (Fichtennadelextrakt, Salz usw.) empfohlen, ebenso auch Abreibungen, Halbbäder u. dgl.; meist ist die Wirkung dieser Prozeduren wohl mehr symptomatischer oder gar suggestiver Natur.

Dasselbe gilt wohl auch von der Elektrotherapie, wenngleich zu betonen ist, daß die stabile Galvanisation des Halssympathicus, die am meisten erprobte Methode, sich der Fürsprache auch moderner Kliniker, z. B. Fr. Kraus, erfreut; das letztere Verfahren ist also sicher in intern zu behandelnden Fällen des Versuchs wert.

In medikamentöser Hinsicht sei vor allem auf das Idealtonicum, das Arsen, hingewiesen, das in interner oder (vielleicht noch besser) subcutaner Anwendung, z. B. als Natr. kakodylicum, zweifellos nicht selten gute Erfolge erzielt; die Dosierung des Arsens geschehe in der bekannten Weise; vor allem empfiehlt sich langsames „Einschleichen". Phosphorpräparate verschiedener Art werden von manchen empfohlen. Eisen ist ebenfalls, wenn auch seltner, angewandt worden. Dasselbe gilt von dem Chinin. Auch spezifisch die Gefäßnerven beeinflussende Mittel, Atropin und Ergotin, sind empfohlen worden, erfreuen sich wohl aber keiner größeren Verbreitung. Über die Indikation der Joddarreichung bestehen sehr divergente Ansichten, die sich zum Teil aus den pathogenetischen Anschauungen der Autoren erklären. Diejenigen Autoren, die die Hypersekretionstheorie verfechten, mußten natürlich das Jod, als einen wesentlichen Schilddrüsenbestandteil, aus der Therapie verbannen (Möbius). Auch Kraus, Landström und viele andere Kliniker sprechen dem Jod jeden therapeutischen Nutzen ab. Andere Autoren (Kocher, Strümpell u. a.) empfehlen unter Umständen kleine Dosen zur Vorbereitung vor der Operation. Blum tritt von seinem Standpunkt aus natürlich energisch für die Jodtherapie ein.

Was die symptomatische Behandlung anbelangt, so werden bei erregten, schlaflosen Kranken nicht selten Sedativa nötig werden und sich oft gut bewähren, z. B. Brom, Valeriana in ihren verschiedenen alten und neuen Darreichungsformen, in schwereren Fällen auch Schlafmittel, wie Trional, Veronal, Paraldehyd u. dgl. Die Herzsymptome, vor allem die Tachykardie, sind leider durch unsre gebräuchlichen Cardiaca Digitalis und Strophantus nicht zu beeinflussen; man spare sich darum den Versuch. Natürlich sind sie in ganz schweren Fällen mit den typischen Zeichen der Dekompensation des Herzens wieder indiziert. Die Durchfälle verhalten sich, wie bemerkt, nicht selten Opium und Adstringenzien gegenüber refraktär; Bettruhe, Wärme und Diät leisten hier fast mehr.

Einen großen Erfolg erhofften die internistisch behandelnden Ärzte von der Behandlung der Basedowschen Krankheit mit spezifischen Antistoffen. Das verbreitetste Mittel dieser Art ist das Antithyreoidinserum Möbius (von Merk hergestellt), das in Dosen von 0,2 steigend bis auf 2,0 bis auf 5,0 gegeben wird. Es wird aus dem Blutserum entkropfter Hämmel gewonnen. Der Gedankengang dieser Therapie ist der, daß die toxischen Stoffe, die sich im Blut dieser entkropften Tiere anspeichern, bei Individuen, die an einem Überfluß von Schilddrüsensekret (Hyperthyreoidismus) leiden, also Basedowkranken, geeignet sein sollen, dieses übermäßig produzierte Sekret zu neutralisieren. Außer dem Möbiusschen Mittel wird neuerdings das Rodagen, ein Präparat, das aus der Milch entkropfter Ziegen hergestellt wird (Lanz), empfohlen. Die Erfolge dieser Serum-, resp. Antikörpertherapie sind von vielen Autoren, besonders früher, sehr gerühmt worden. Es hat aber auch an skeptischen Beurteilern (Strümpell, Eulenburg) nicht gefehlt, und es scheint fast, als ob die große Welle der chirurgischen Behandlung auch diese Therapie wegzuspülen im Begriff ist.

Mehr historisches Interesse haben die praktisch nutzlosen und auch theoretisch mangelhaft fundierten Versuche, die Basedowsche Krankheit mit Schilddrüsenpräparaten zu behandeln.

Interessant sind die Erfolge, die man durch die Darreichung von Thymus- und Ovarien-Organpräparaten gesehen hat (Owen, Miculicz, Dalaunay, Oppenheim u. a.), von dem Prinzip ausgehend, daß diese Drüsen der inneren Sekretion, wie sich das ja neuerdings immer mehr bestätigt, vikarierend füreinander eintreten können.

Alle Methoden der internen Medizin können sich jedoch, wie wir immer mehr zugestehen müssen, nicht rühmen, derartig konstante und dauernde Erfolge zu erzielen, wie die chirurgische Behandlungsweise, die partielle Strumektomie, als deren erfolgreichster Verfechter Th. Kocher zu nennen ist. Ohne mich auf die Schilderung der verschiedenartigen Methoden der Vergangenheit und Gegenwart einzulassen, will ich nur diejenige Kochers anführen: sie besteht in einer mehrwöchentlich vorbereitenden allgemein roborierenden Behandlung (mit Natr. phosphor.) und später in der meist mehrzeitig ausgeführten partiellen Strumektomie in Kombination mit der Arterienligatur; womöglich operiere man in Lokalanästhesie und vermeide die Narkose. Falls eine Operation nicht zum Ziele führt, so empfiehlt eine Erneuerung des Eingriffs. Von einer Totalexstirpation des Kropfs, die erstens eine Kachexia strumipriva (Myxödem) und zweitens bei der häufig so erfolgenden Mitentfernung der Nebenschilddrüsen Tetanie zur Folge hat, ist man natürlich längst abgekommen. Die Erfolge der chirurgischen Therapie haben sich, trotz einzelner Skeptiker auch im chirurgischen Lager (Garré) von Jahr zu Jahr gemehrt. Daß Möbius sie als Bestätigung seiner Lehre warm begrüßt und empfohlen hat, sei besonders hervorgehoben. Auch interne Kliniker (Fr. Kraus) und Nervenärzte sind Anhänger der chirurgischen Therapie geworden, während andre (z. B. Strümpell) ihr noch abwartend gegenüberstehen. Das Kochersche Material ist aber so gewaltig und überzeugend, daß es wohl bald jeden Widerspruch verstummen lassen wird.

Schon im Jahre 1906 konnte er über 167 Fälle von operativ behandeltem Morbus Basedowii berichten, unter denen 93 Proz. Heilung oder weitgehende Besserung erfuhren; dabei betrug die Mortalität nur 5,3 Proz. Zwei Jahre später, 1908, publizierte Kocher weitere 153 Fälle, unter denen er glatte und völlige Heilung in 76 Proz. konstatieren konnte; dabei belief sich die Mortalität dieser letzten Serie nur noch auf zwei Fälle. Kocher konnte also mit Recht sagen, daß in den Händen des berufenen Operateurs die Exstirpation des Basedowkropfs nicht wesentlich gefährlicher sei als die einer gewöhnlichen Struma. Von neueren, bestätigenden Resultaten sei hier nur noch das von Landström genannt, der an einem großen Material in 71 Proz. Heilung oder starke Besserung beobachtete. In bezug auf die interessanten Einzelheiten des Heilungsverlaufs nach der Operation verweise ich auf die Schilderungen A. Kochers und Landströms. Es sei nur bemerkt, daß letzterer nicht selten postoperative Zufälle beobachtete, die den Eindruck von akuten Intoxikationen machten.

Andre Methoden, die der Verkleinerung oder Involution der Schilddrüse dienen sollen, wie die Elektropunktur, die Injektion von Jodoform usw., haben wohl schon sehr an Aktualität eingebüßt. Auch die Versuche, die Basedowstruma durch Röntgenstrahlen zu verkleinern (Pusey u. a.), haben nach den negativen Resultaten von Pfeifer und P. Krause zu schließen, scheinbar keine Zukunft. Schließlich ist noch der Sympathicusresektion (Jonnesco, Abadie) zu gedenken, die auf Grund der erwähnten Pathogeneselehre des letzteren gerechtfertigt schien. Die Resultate dieser Autoren haben, aber der Nachprüfung anderer nicht standgehalten; Landström erklärt neuerdings die Erfolge der Sympathicusresektion für durchaus fragwürdig.

Die **Prognose** der Basedowschen Krankheit muß heutzutage, wie aus den obigen Ausführungen hervorgeht, verschieden formuliert werden, je nachdem, ob der Kranke sich einer chirurgischen Therapie unterzieht oder nicht. Es unterliegt keinem Zweifel, daß viele leichte bis mittelschwere und besonders inkomplette Fälle, vor allem, wenn sie, den begüterten Ständen angehörend, viel Zeit und Geld auf ihre klimatische und sonstige Therapie verwenden können, auch ohne Operation durch eine interne Behandlung gesunden können. Allerdings erfolgt diese Heilung fast stets nur langsam in mehreren Monaten, ja selbst in Jahren. Dabei handelt es sich recht oft nicht um wirkliche Totalheilungen im wissenschaftlichen Sinne, da ein oder das andre Symptom, an sich wenig oder gar nicht störend, in Spuren zurückbleibt: so bleibt bisweilen z. B. ein kleiner Rest des Exophthalmus oder ein leichter Tremor oder endlich auch eine Neigung zur Tachykardie. In sehr seltenen Fällen hat man mit dem Ausgang der Basedowschen Krankheit in ihr Gegenteil, das Myxödem, zu rechnen. Die Mortalität des M. Basedowii schwankt nach den Angaben der Literatur zwischen 10 und 25 Proz.; ich glaube, daß diese Zahlen zu hoch gegriffen sind und die zahlreichen harmlosen, leichten und inkompletten Fälle (vor allem der begüterten Stände) zu wenig berücksichtigen. Vollends werden diese Mortalitätszahlen zu vermindern sein, wenn die chirurgische Behandlung noch weiteres Feld gewinnt. Denn auch schwere bis schwerste Fälle sind durch Strumektomie nicht selten geheilt worden. Trotzdem bleibt natürlich das Wort, das Kocher dem Kongreß für innere Medizin in München zurief: ,,Schicken sie uns die Basedowkranken nicht zu spät zur Operation'', sehr zu beherzigen.

3. Myxödem.

a) Das Myxödem des Erwachsenen (Cachexie pachydermique).

Das spontane Myxödem kann, ebenso wie das postoperative, in pathogenetischer und vielfach auch klinischer Beziehung als das direkte Gegenteil der Basedowschen Krankheit bezeichnet werden: während diese nach Möbius-Kocher als spezifisch tyreotoxischer Zustand aufgefaßt werden muß, handelt es sich hier um einen **thyreopriven** Symptomenkomplex.

Das Myxödem wurde zuerst von W. Gull (1873) beschrieben; Hadden wies als erster auf den kausalen Zusammenhang des Leidens mit der Schilddrüse hin. Von deutschen Autoren sind Virchow, Ewald, Kocher, Magnus-Levy, Scholz u. a. als Bahnbrechende in der Pathologie des Leidens zu nennen.

Klinischer Begriff. Unter Myxödem verstehen wir eine im mittleren (oder höheren) Lebensalter spontan und meist ungemein chronisch beginnende und verlaufende Kachexie, deren augenfälligste Symptome eine eigentümliche (pachydermische) Hautverdickung, (vor allem an Gesicht und Extremitäten), und allgemeiner körperlicher und psychischer Verfall sind; die Ursache erblicken wir, wie bemerkt, in einer Funktionsstörung, bzw. -vernichtung der Schilddrüse.

Ätiologie und Pathogenese. Als auslösende Ursachen des Myxödems sind verschiedenartige Noxen geschildert worden: vor allem Aufregungen, Sorgen und andre psychische Traumen, rasch sich wiederholende Geburten, schwere Blutungen (Magnus-Levy), Infektionskrankheiten (am häufigsten Erysipel, Influenza, Dysenterie u. a.); auch die Lues wurde ätiologisch beschuldigt. Daß hereditäre Momente wirksam sein können, zeigen die Beobachtungen von familiärem Myxoedema adultorum (Putnam, W. Ord); über die Bedeutung der familiären Disposition zur Tuberkulose sind die Ansichten der Autoren geteilt; Pel spricht sich dafür, Magnus-Levy dagegen aus.

Über die pathogenetische Rolle der Schilddrüsenerkrankung für das Myxödem sind sich alle Autoren einig, ungeachtet dessen, daß die Art und das eigentliche Wesen dieser Erkrankung noch dunkel ist. Pathologisch-anatomisch handelt es sich nach Ewald stets um eine mehr oder minder hochgradige Atrophie der Schilddrüse. Diese wird in fast allen Sektionsfällen als in toto verkleinert bezeichnet, oft als ,,hart, fibrös, von gelblich-weißer Farbe". Mikroskopisch zeigt sich eine starke Wucherung des interalveolären Bindegewebes, die eine Verödung des drüsigen Parenchyms herbeiführt. Die (seltene) Vergrößerung der myxödematösen Schilddrüse ist regelmäßig auf strumöses Wachstum des Interstitiums und nicht auf Vermehrung des Drüsengewebes zurückgeführt worden.

Auf die Histologie der Haut einzugehen, würde an dieser Stelle zu weit führen. Ein interessanter Befund wurde in Gestalt einer (augenscheinlich vikarierenden) Vergrößerung der Hypophysis bei Myxödem festgestellt (Ponfick).

Symptomatologie und Verlauf. Das Leiden ist im ganzen sehr selten, in England und Belgien anscheinend häufiger als in Deutschland. Länder, in denen endemischer Kretinismus häufig ist, haben anscheinend keine auffällig hohe Myxödemmorbidität (Magnus-Levy). Es befällt weit mehr Frauen als Männer (Morbiditätsverhältnis von 4 : 1, Ewald) und bevorzugt die Verheirateten und Mütter vor den Jungfrauen. Der Beginn ist meist enorm langsam und schleichend; das Initialstadium mit seinen unklaren Symptomen kann sich über viele Monate, sogar über Jahre hinziehen, bis endlich der Eintritt der klassischen Hautveränderungen die Diagnose ermöglicht. Es sind aber auch Fälle beschrieben worden, in denen z. B. nach einer entkräftenden Krankheit das Leiden ziemlich akut einsetzte. Die Krankheit beginnt in der Regel mit ganz allgemeinen Störungen, einem langsamen körperlichen und psychischen Rückgang, mannigfachen, als nervös und hysterisch gedeuteten Symptomen auch vasomotorischer Art. Früher oder später beginnt dann — bisweilen nach einem Ekzem oder Erysipel — die Hautveränderung vor allem im Gesicht: es kommt langsam zu einer eigentümlich elastisch-ödematösen Schwellung der Augenlider, der Wangen, der Lippen, der Nase, der Ohren, kurz der ganzen Gesichtshaut. Die Schwellung ist nicht gerötet und heiß, sondern meist blaß, bisweilen porzellanähnlich; sie ist nicht weich und teigig wie der kardiale oder renale Hydrops, sondern praller und derber; der Fingerdruck vermag keine Dellen zu erzeugen. Im Gegensatz zur Haut Sklerodermischer ist die Haut der Myxödemkranken auf ihrer Unterlage gut, oft abnorm verschieblich.

Auf der Höhe des Leidens hängen die Wangen wie „Backentaschen" herab, die Gegend des unteren Lides bildet plumpe Säcke, die Augen werden zu schmalen Schlitzen, die Oberlippe schiebt sich rüsselförmig vor, die Stirn

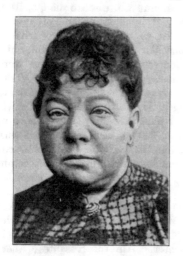 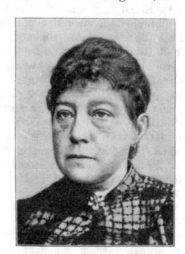

Abb. 265 u. 266. Myxödem.
Vor der Behandlung. Nach der Behandlung.
(Nach Magnus-Levy.)

legt sich in unbewegliche derbe Falten. Dieser plumpe Kopf, dem der eines wassersüchtigen Eskimos ähneln müßte, sitzt auf einem ebenso plumpen, kurzen Hals, an dem vorn und seitwärts bisweilen Wülste hervortreten. Auch die Hände werden früh befallen: sie werden plump, gedunsen, schließlich hochgeschwollen wie „Fausthandschuhe" (Ewald). Dabei nehmen sie nur im Breiten- und Dickenwachstum zu, im Gegensatz zur Akromegalie; die Nägel sollen — ebenfalls im Gegensatz zu dem letzteren Leiden — häufig Veränderungen (Brüchigkeit, Ausfallen) erleiden. An den Füßen finden sich analoge Hautveränderungen wie an den Händen. Auch die Körperhaut wird in Mitleidenschaft gezogen, wenn auch oft nicht in demselben Maße, wie Kopf und Extremitäten; der Rumpf kann dadurch plump und faßförmig werden. Die Haut zeigt nun folgende bemerkenswerte Eigenschaften, die derjenigen der Basedowkranken direkt entgegengesetzt sind: sie ist nicht nur verdickt, sondern auch meist auffallend trocken; oft soll die Hauttemperatur erniedrigt sein, es besteht auch meist subjektives Kältegefühl. Der elektrische Leitungswiderstand der myxödematösen Haut wurde von manchen Autoren erhöht gefunden.

Die Haare des Kopfs, oft auch die des Körpers, fallen aus oder werden spärlich, bisweilen mißfarben. In einzelnen Fällen wurde abnorme Behaarung (Weiberbart) gefunden. Auch die Schleimhäute des Mundes, der Zunge, des Rachens und des Kehlkopfes bleiben meist von der Pachydermie nicht verschont; Ausnahmen hiervon sind aber auch nicht selten beobachtet worden.

Mit der Zunahme der pachydermischen Hautveränderung wird auch der ganze physische Mensch verändert: die Bewegungen (vor allem der Gang) werden langsamer und schwerfälliger, die grobe Kraft nimmt (ohne daß es zu direkten Lähmungen kommt) ab, die Muskulatur atrophiert, die Kranken werden schließlich in schweren Fällen invalide und hilflose Krüppel. Vielleicht noch rascher als der körperliche Verfall vollzieht sich häufig (nicht immer) der geistige. Die Kranken verarmen geistig; sie werden stumpf, interesse- und energielos, ihre Affekterregbarkeit sinkt; fast immer besteht eine deprimierte Stimmung; auch das Gedächtnis nimmt ab, ebenso die Urteilskraft. Diese einfache Abnahme der gemütlichen und intellektuellen Potenz ist das häufigste Bild der Seelenstörung; seltener ist es mit halluzinatorischer Verwirrtheit und manischen oder melancholischen Symptomen vermischt; es sind jedoch anscheinend typische Myxödempsychosen beschrieben worden. In seltenen Fällen kann übrigens trotz hochgradiger körperlicher Veränderungen jede Intelligenzstörung fehlen (Magnus-Levy). Von subjektiven Erscheinungen sind weiter die sehr häufigen Kopfschmerzen und Schwindel zu nennen. Von seiten der Hirnnerven ist eine Abnahme des Gehörs nicht selten (Oppenheim). Veränderungen von seiten des Sehnerven wurden vereinzelt beobachtet; Störungen der übrigen Hirnnerven sind sicher enorm selten. Veränderungen der Sprache scheinen fast regelmäßig vorzukommen: die Stimme wird rauh, tief und monoton; auch die Artikulation kann leiden (Silbenstolpern).

Die Sensibilität bleibt, abgesehen von dem subjektiven und objektiven Kältegefühl, meist von Störungen verschont. Außer der allgemeinen Schwerbeweglichkeit sind eigentliche motorische Veränderungen sehr selten; in einigen Fällen wurde Tremor der Hände beobachtet. Als interessantes, aber im Hinblick auf die Genese des Myxödems auffallend seltenes Syndrom ist hier die Tetanie zu nennen (Kräpelin u. a.) Sie kann mit Epilepsie, bzw. Petit mal kombiniert sein. Die Sehnenreflexe werden meist als normal, bisweilen als herabgesetzt geschildert.

Von den inneren Organen ist vor allem der Schilddrüse zu gedenken. Sie wird in den meisten Fällen als klein oder sogar völlig fehlend geschildert; wenn man berücksichtigt, wie schwer und unsicher durch Palpation die Größe und Form schon der normalen Drüse festzustellen ist, muß man übrigens diese Angaben etwas skeptisch aufnehmen. Bisweilen wurde die Drüse auch deutlich vergrößert und auffallend hart befunden.

Von den übrigen Organen sah man relativ oft die Nieren geschädigt; Albuminurie und Zylindrurie sind ein ziemlich häufiges Syndrom des Leidens. Herz und Gefäßsystem leiden selten, meist wohl in jenen Fällen, in denen das Myxödem aus einer basedowoiden Schilddrüsenerkrankung hervorgegangen ist. In Spätstadien des Leidens kommt es natürlich, wie bei allen Kachexien, zu den Erscheinungen der Herzinsuffizienz. Nicht ganz selten beobachtet man beim Myxödem Symptome der hämorrhagischen Diathese. Von Störungen des Stoffwechsels sei die Glykosurie hervorgehoben (Ewald), die aber recht selten zu sein scheint. Genaue Untersuchungen über den Gaswechsel der verschiedenen Formen des Hypothyreoidismus (Magnus-Levy) ergaben:

alle schweren Fälle zeigen eine hochgradige Herabsetzung des Gaswechsels auf ca. 50 bis 60 Proz. der bei Gesunden beobachteten Werte; wieder ein höchst charakteristischer Gegensatz zum M. Basedowii, bei dem eine beträchtliche Steigerung desselben festgestellt wurde; diese Herabsetzung soll nicht durch eine geringere Masse funktionierender Protoplasmas, sondern durch deren geringere Lebensenergie bedingt sein. Der Appetit der Kranken ist meist vermindert, der Stuhlgang träge. Das Körpergewicht ist auf der Höhe des Leidens stets stark vermehrt. Alterationen der Geschlechtstätigkeit sind bei unseren Kranken nicht selten: bei Frauen sollen oft Menorrhagien vorkommen; von manchen Autoren wird übrigens das Gegenteil behauptet. Auch Frigidität wurde beobachtet. Bei Männern wurde rasch auftretende Verminderung und Verlust der Potenz gefunden.

Von seiten des Bewegungsapparates ist die nicht seltene chronische Synovitis des Kniegelenks und — bei jugendlicheren Kranken — Veränderungen des Knochenwachstums zu erwähnen.

Die **Differentialdiagnose** des spontanen Myxödems der Erwachsenen ist meist nicht schwierig, sobald die typischen Hautveränderungen sich eingestellt haben. In dem oft vorausgehenden Stadium der langsamen, allgemeinen körperlichen und psychischen Reduzierung ist die Diagnose natürlich allermeist unklar.

Auf der Höhe des Leidens sind differentialdiagnostisch folgende Zustände zu berücksichtigen: vor allem das chronische Erysipel der Nase und Lippen das fieberfrei verlaufend und beständig exacerbierend äußerlich, eine Forme fruste von Myxödem vortäuschen kann, dem aber Kachexie und psychischer Verfall völlig fehlen. Dasselbe gilt von den flüchtigen Ödemen des klimakterischen Alters und von dem syphilitischen Pseudomyxoedeme (Oppenheim). Auch das — recht selten stärker ausgeprägte — Stadium des harten Ödems der Sklerodermie hat nur äußerliche Ähnlichkeit mit dem Myxödem, die schon bei der Palpation und weiter bei Berücksichtigung der anderen Erscheinungen des Myxödems hinfällig wird. — Daß bei Dementia praecox ein dem Myxödem nicht ganz unähnlicher Habitus eintreten kann (Meige und Dide), kann ich aus eigener Erfahrung bestätigen. Die verschiedenen Arten der pathologischen Fettansammlung (Dercumsche Adipositas dolorosa, die Lipomatosis perimuscularis (Heinr. Curschmann u. a.) können eine — wenn auch nur oberflächliche — Ähnlichkeit mit dem Myxödem aufweisen; es sei übrigens bemerkt, daß von manchen Autoren die Dercumsche Krankheit ebenfalls als ein Hypothyreoidismus aufgefaßt wird.

b) Die Kachexia strumipriva

stellt eine dem spontanen Myxödem meist überaus ähnliche und auch wesensgleiche Erkrankung dar, die sich nur dadurch von diesem unterscheidet, daß eine plötzliche Funktionsvernichtung der Schilddrüse durch die lokale Strumektomie die (hier wohl erkennbare) Ursache bildet, und daß die thyreoprive Kachexie dementsprechend auch meist etwas rascher eintritt.

Das Verdienst, diese schwerste Folge der lokalen Schilddrüsenentfernung zuerst gewürdigt und mit dem spontanen Myxödem als artgleich erkannt zu haben, gebührt Th. Kocher (1883); auch Reverdin hat sich um den Ausbau der Pathologie des Leidens verdient gemacht, ebenso in hohem Maße die Londoner Myxödemkommission (1888).

Das postoperative Myxödem war früher, bevor man die schweren Folgen der totalen Strumektomie erkennen gelernt hatte, nicht ganz selten (ebenso, wie die strumiprive Tetanie), jetzt ist sie wohl äußerst rar geworden. Sie wurde naturgemäß in Kropfgegenden und bei Kropfdisponierten (Frauen) am relativ häufigsten beobachtet.

Bald nach der Strumektomie — eine bis mehrere Wochen hinterher, seltener erst nach Monaten oder gar Jahren — erkranken die Operierten an ganz allgemeinen Symptomen: Schwere und Mattigkeit in den Gliedern, Kraftlosigkeit, Zittern, Kältegefühl und ähnlichen Erscheinungen. Dazu tritt mehr oder weniger bald eine sich langsam steigernde Abnahme der psychischen Funktionen: die geistige Lebhaftigkeit, das Interesse am Beruf, das Gedächtnis schwinden, die Kranken veröden geistig. Je jünger das betroffene Individuum ist, desto schwerer pflegen die geistigen und körperlichen Ausfallserscheinungen zu sein. Zugleich treten die dem Myxödem analogen Veränderungen der Haut besonders stark am Gesicht und an Händen und Füßen auf; die Haare des Kopfes und Körpers fallen aus. Dazu stellt sich oft — nicht immer — allgemeine Fettleibigkeit ein. Die Genitalien bleiben — wenn der Strumektomierte noch vor der Pubertät stand, wie der klassische Fall von Magnus-Levy — infantil. Ebenso pflegt bei diesen Kranken das ganze Wachstum auf der kindlichen Stufe stehen zu bleiben; besonders charakteristisch zeigt sich dies an der Knochenentwicklung: die Epiphysenknorpelfugen bleiben ungeschlossen und können bei einem Dreißigjährigen den Eindruck von denjenigen eines Vierzehnjährigen machen. Auch die geistige Entwicklung dieser Individuen bleibt auf der kindlichen Stufe stehen, so daß sie meist zu jeglichem Beruf untauglich sind. (Abb. 267.)

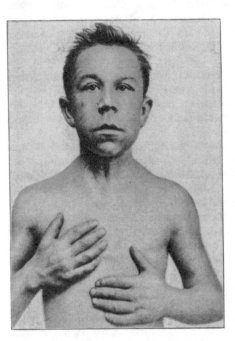

Abb. 267. Kachexia strumipriva bei 28 jähr. Mann (vor der Behandlung).
(Nach Magnus-Levy.)

Weitere Symptome des Myxödems sind die Anämie, die meist in einer gleichmäßigen Abnahme der Erythrocytenzahl und des Hämoglobingehalts zu bestehen scheint, und gewisse Symptome von Herzschwäche (kleiner Puls, bisweilen Dilatationen des Herzens). Seltnere Erscheinungen sind die Verengerung des Kehlkopfes, die schon zu Tracheotomien Veranlassung gegeben hat (Baumgärtner), eine eigentümliche Verlangsamung der Atmung (bis auf 6 Respirationen in der Minute) und tetanische und epileptische Anfälle. Daß die Tetanie je nach der angewandten Operationstechnik verschieden häufig auftritt, hat Pineles gezeigt.

Nicht alle anscheinend total Strumektomierten erkranken an Myxödem. Man hat daraus den Schluß gezogen, daß in diesen Fällen (bei denen auch keine Tetanie auftrat) die Nebenschilddrüsen vikarierend die Funktion der Hauptdrüse übernehmen können. Auch hat man Fälle beobachtet, in denen das Myxödem nur geringe Grade erreichte, z. B. die psychischen Defekte minimal waren, oder Fälle, in denen anfänglich schwerer Symptomenkomplexe sich spontan zurückbildeten (Myxoedème fruste). In manchen dieser Fälle ließ sich als Ursache dieser fehlenden Progredienz oder der Spontanbesserung das Anschwellen eines kleinen, bei der Operation versehentlich zurückgelassenen Strumarestes feststellen (Reverdin).

Beiläufig sei erwähnt, daß auch nach partieller Strumektomie Myxödem bisweilen beobachtet wurde; als Ursache dieser Erscheinung fand Kocher eine postoperative Atrophie in den nicht exstirpierten Drüsenteilen.

In bezug auf die übrige Symptomatologie, den Stoffwechsel u. a. m. sei auf die Ausführungen über diese Dinge beim spontanen Myxödem verwiesen; es bestehen zwischen beiden Krankheitsformen da keine Differenzen. Auch betreffs der Differentialdiagnose des postoperativen Myxödems bedarf es keiner Zusätze mehr zu dem bereits Gesagten.

Die **Prognose** des ausgebildeten spontanen Myxoedema adultorum ist, wenn nicht planmäßig therapeutisch eingegriffen wird, meist schlecht. Die Kranken erliegen nach vieljähriger Krankheit entweder der Kachexie selbst oder interkurrenten Krankheiten. Beim operativem Myxödem scheinen die Chancen ein wenig besser zu stehen; hier sind, wie wir oben sahen, spontane Stillstände und lange Remissionen bisweilen beobachtet worden: in den meisten Fällen allerdings endete früher auch diese Form in 4 bis 5 Jahren mit dem Tode (Ewald).

Die kausale **Therapie** des Myxödems hat diese infauste Prognose allerdings sehr wesentlich gebessert, in der Mehrzahl der Fälle sogar in eine — quoad vitam — gute Voraussage umgewandelt.

Es ist klar, daß die Behandlung in einer den Defekt ausgleichenden spezifischen Organtherapie, d. i. in der Darreichung von Schilddrüsensubstanz bestehen muß. Es würde zu weit führen, die Fülle der Varietäten dieser Therapie zu erschöpfen, es genüge hier die Anführung des Wesentlichen und Erprobten: die einfachste Form der Darreichung, die tierische Schilddrüse selbst in rohem oder gekochtem Zustande zu geben (per os oder sogar per clysma), hat zwar sichere Erfolge erzielt, ist aber doch wegen mannigfacher Übelstände (leichtes Faulen, schlechter Geschmack, Verwechslung mit andren Drüsen) nicht durchgedrungen. Eine andre theoretisch ideale Substituierung der Drüse wäre die der Implantierung eines gesunden (womöglich artgleichen) Organs.

Sie wurde zuerst von Th. Kocher versucht (in den Hals), später von Schiff, Bircher, Horsley u. a. (meist in die Bauchhöhle) ausgeführt, teils mit gutem, teils mit negativem Erfolge. In neuster Zeit haben Payr die Implantation in die Milz und A. Kocher die in das Knochenmark (Epiphysen) unternommen; letztere Modifikation wird von Th. Kocher als aussichtsreich gerühmt.

Trotzdem bleibt einstweilen die bequemste und harmloseste Therapie diejenige mit den bewährten Organpräparaten. Besondrer Beliebtheit erfreuen sich da vor allem die Thyreoidtabletten von Borroug, Wellcome & Co. (getrocknete Hammelschilddrüse, übrigens inkl. Gl. parathyreoideae! Pineles), die pro dosi 0,33 g Schilddrüsensubstanz enthalten; doch leisten die deutschen Tabletten (Köln, Dresden) meiner Erfahrung nach dasselbe. Man gibt Erwachsenen täglich 1 bis 4 Tabletten, womöglich langsam steigernd, und Kindern anfangs $^1/_3$ bis $^1/_2$ Tablette (also 0,1 bis 0,15 g) ein- bis zweimal pro die allmählich steigend bis zu höchstens 2 Tabletten (vorsichtiges

Einschleichen!). Auch die nach Kocher hergestellten „Thyradentabletten" werden gerühmt.

Den Tabletten vollkommen ebenbürtig ist nach Magnus-Levy das Jodothyrin (Tabletten) und Thyreoglobulin Oswalds (1,66 Proz. Jod enthaltend). Auch Fränkels Thyreoantitoxin wird gerühmt; die letzteren Präparate haben aber den Nachteil des hohen Preises. Dasselbe gilt auch von dem (anscheinend recht differenten) Thyreoproteid Notkins. Weiter sind mit wechselndem Erfolge verschiedene anorganische und organische Jodpräparate, Hypophysis- und Thymustabletten u. a. m., verwendet und empfohlen worden.

Die Hauptsache bei der Organtherapie ist eine ausdauernde, aber stets vorsichtige Behandlung. Man gebe die Tabletten oder andre Präparate je nach Erfolg viele Monate lang mit Einschaltung von kurzen Pausen konsequent fort, wenn nötig, auch ein Jahr lang und länger. Dabei berücksichtige man, daß es einerseits Menschen mit Jdiosynkrasien gegenüber kleinsten Dosen gibt (Auftreten von Tachykardie, Wallungen, Übelkeit, Ohnmachten), und andrerseits im Verlauf der Behandlung allmählich Intoxikationserscheinungen derselben Art auftreten können. Im ganzen sind bei vorsichtiger Steigerung die letzteren Fälle sicher sehr selten. Es empfiehlt sich schließlich, wenn die Heilung eingetreten ist, ähnlich, wie bei der Kußmaulschen Digitalistherapie, kleine Dosen gleichsam als Prophylacticum noch lange fortzureichen.

Andre, nicht spezifische (etwa tonisierende oder diuretische) Medikamente bedürfen keiner besonderen Erwähnung.

Was die Wirkung der Organpräparate anbetrifft, so tritt nicht selten schon wenige Tage nach Beginn eine Veränderung der Hautbeschaffenheit, Rückkehr der Schweißbildung und normalen Hautwärme, Abnahme der Fettanhäufungen und damit sehr beträchtliche Gewichtsabnahme (z. B. 22 Pfund in 4 Wochen Magnus-Levy), normaler Stoffwechsel, Wiederkehr des Haarwuchses und vor allem Wiederherstellung in psychischer Beziehung ein; die Patienten werden körperlich und geistig „wie neugeboren". Bei jugendlichen Patienten erfolgt (selbst jenseits der zwanziger Jahre) erneutes Knochenwachstum (Verschwinden der Knorpelfugen an den Epiphysen), Bartwuchs und normale geschlechtliche Entwicklung an Stelle des Infantilismus; ein 28jähriger Patient von Magnus-Levy konnte sich nach zweijähriger Behandlung mit Stolz eines Schnurrbarts und — einer Gonorrhoe rühmen!

Adipositas dolorosa (Dercumsche Krankheit). An dieser Stelle möge kurz der Hinweis auf die von Dercum 1892 beschriebene, recht seltene Krankheit erfolgen: Bei Frauen mittleren oder höheren Alters (am häufigsten bei klimakterischen), sehr selten bei Männern kommt es zu einer starken allgemeinen oder auch umschriebenen lipomartigen Fettansammlung, die besonders Rumpf, Nacken und die oberen Extremitätenabschnitte, fast niemals Gesicht und Hände befällt; die Fettanhäufungen haben die merkwürdige Eigenschaft, sowohl spontan, als auf Druck enorm schmerzhaft zu sein. Das Leiden kann sich mit Konstitutionsanomalien und — anscheinend besonders oft — mit Psychoneurosen kombinieren. In einigen Fällen wurden regressive Veränderungen an der Schilddrüse gefunden, so daß manche Autoren das Leiden als thyreogenes bezeichnen und eine gewisse Verwandtschaft mit dem Myxödem annehmen. Mit Oppenheim möchte ich davor warnen, die Diagnose des Leidens zu leichtherzig zu stellen, wie das bisweilen geschehen ist. Das Syndrom Adipositas und genuine oder klimakterische Hysterie ist so enorm häufig, daß die Gefahr naheliegt, auf Grund von hysterischen Neuralgien, hyperalgetischen Zonen u. dgl. bei derartigen Kranken viel zu häufig die Dercumsche Krankheit anzunehmen. — Die Adipositas dolorosa hat übrigens zweifellos starke Beziehungen zur symmetrischen Lipomatosis verschiedener Art bei Männern, die auch in statu nascendi mit Schmerzen einhergehen kann. Daß auch bei solchen Fällen Beziehungen zur Schilddrüse bestehen können, zeigte mir ein Fall, der mit Basedowsymptomen und Pigmentierungen kombiniert war.

c) Das Myxödem der Kinder und der Kretinismus.

Die Lehre vom endemischen und sporadischen Kretinismus und ihrem Verhältnis zum Myxödem ist immer Gegenstand von eifrigen Kontroversen gewesen; Auffassung und demzufolge Systematisierung sind recht auseinandergegangen. Ich schließe mich in folgendem im wesentlichen den Ergebnissen von Friedrich Pineles an, der den Stoff auf Grund anatomischer, klinischer und experimenteller Forschung m. E. außerordentlich kritisch und gründlich durchforscht und gegliedert hat. Wir unterscheiden mit Pineles im Symptomenbild des **sporadischen Kretinismus** zwei Formen: 1. die Thyreoaplasie, das kongenitale Myxödem, 2. das infantile Myxödem.

1. Thyreoaplasia congenita.

Das Leiden ist in seinem Auftreten weder auf Kropfgegenden noch auf Myxödemländer beschränkt, sondern kommt überall vor. Das weibliche Geschlecht soll stark überwiegen. Was Heredität in spezifischer oder andrer Beziehung anbetrifft, so lauten die Angaben recht verschieden; es scheint aber, daß außer der zum Überfluß notierten „neuropathischen Veranlagung", der Tuberkulose und der Konsanguinität keine Belastung, spez. mit Kropfkrankheiten vorhanden zu sein pflegt. Der Verlauf gestaltet sich so, daß die Kinder anscheinend normal geboren werden und sich (nach Ansicht der Mutter) auch normal entwickeln; der erfahrene Arzt vermag in solchen Fällen aber doch schon in den ersten Monaten das beginnende Myxödem zu erkennen. Erst mit einem halben Jahre oder später beginnen die auffälligen und groben Störungen: die körperliche Entwicklung stockt, ebenso die psychische. Die Kinder, die munter und frisch waren, womöglich schon Geh- und Sprechversuche gemacht hatten, verlieren diese Fortschritte wieder. Allmählich entwickelt sich das Bild des myxödematösen Kretins: die Haut wird dick aber meist schwammig, die Lippen werden gewulstet, die Nase breit, die Augen durch Schwellung der Lider klein und schlitzförmig. Dazu kommen Fettwülste, vor allem an den Seiten des Halses, dicker Bauch und häufig ein Nabelbruch. Das Knochenwachstum bleibt zurück, die Fontanellen bleiben abnorm lange offen, die Knorpelfugen an den Epiphysen persistieren bis jenseits der zwanziger Jahre (Scholz). Die Plumpheit der Extremitäten beruht, da eigentliche Veränderungen (außer der Hypoplasie) an den Knochen fehlen, auf der Gewebszunahme der Weichteile. Stets entwickelt sich abnorme Fettleibigkeit, während das Längenwachstum stark zurückbleibt. (vgl. Abb. 268 u. 269.) Der Stoffwechsel ist verlangsamt, der Gasaustausch herabgesetzt. Hochgradige Verstopfung ist die Regel. Regelmäßig bleiben die Genitalien und die sexuale Entwicklung früh-infantil.

Alle diese kretinösen Veränderungen sind in Fällen von Thyreoaplasie stets hochgradig ausgebildet. Trotzdem ist die Lebensdauer dieser Geschöpfe, wenn auch oft, so doch nicht immer, beschränkt; es sind z. B. Fälle beobachtet, die trotz größter Hinfälligkeit und totaler Verblödung das 37. Jahr erreichen.

Die Ursache des Leidens ist nach den Forschungen von Bourneville, Pineles, Knöpflmacher, Erdheim u. a. stets in dem angeborenen totalen Fehlen der Schilddrüse zu suchen; genaueste mikroskopische Untersuchungen (Erdheim) haben stets nicht einmal mikroskopische Reste einer Anlage des Organs konstatiert. Die Tatsache erklärt die erwähnte ganz konstante maximale Schwere aller Erscheinungen. Der Umstand, daß die graven Störungen nicht schon bei der Geburt vorhanden war waren und erst

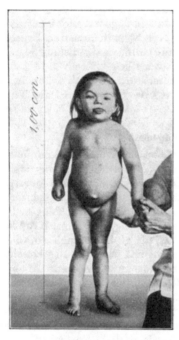
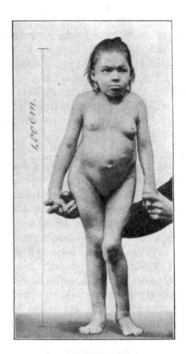

Abb. 268. Sporad. Kretinismus (Thyreoaplasia congenita). 14jähr. Mädchen vor der Behandlung.

Abb. 269. Derselbe Fall nach 4jähriger Behandlung.

(Nach Magnus-Levy.)

Mitte oder Ende des ersten Jahres auftreten, kann vielleicht so gedeutet werden, daß im Fötalleben dem Kinde durch das mütterliche Blut genügend Schilddrüsensekret mitgeteilt wird, und daß durch die Milch der Mutter dem Kinde ebenfalls diese Stoffe zuteil werden. Warum sterben nun nicht alle congenital Myxödematösen rasch an ihrem Defekt? Diese eigentümliche Tatsache scheint dank der Forschungen von Pineles, Erdheim u. a. dadurch erklärt zu sein, daß in den Fällen von Thyreoaplasie die Glandulae parathyreoideae sich in der Regel normal entwickelt vorfinden. Thyreoaplatische erkranken darum auch nicht an Tetanie, als deren Ursache wir jetzt ja sicher organische oder funktionelle Läsionen der Nebenschilddrüsen annehmen müssen. Es liegt nicht fern, eine gewisse (schon erwähnte) vikarierende Wirkung der Nebenschilddrüsen als Ursache der Möglichkeit einer relativ langen Lebensdauer bei diesen Kranken anzunehmen.

Über Diagnose und Therapie dieser Form sei am Schlusse des Abschnitts gesprochen.

2. Das infantile Myxödem.

Das Leiden ist als zweite Gruppe aus der Fülle der Fälle von sporadischem Kretinismus von Pineles herausgehoben worden. Im Gegensatz zur Thyreoaplasie handelt es sich hier nicht um eine angeborene Anomalie, sondern um **einen im mittleren Kindesalter sich erst entwickelnden echten Krankheitsprozeß**. Auch diese Kinder werden gesund geboren, entwickeln sich aber auch meist bis zum fünften oder achten Lebensjahre ganz normal. Es handelt sich eben um ein **echtes Myxoedema spontaneum**, nur daß es junge Kinder befällt. Dementsprechend ist auch in den Ländern des spontanen Myxödems England und Belgien besonders häufig, bevorzugt weibliche Individuen und ist in den Gegenden des Kropfes und des endemischen Kretinismus nicht zahlreicher zu finden, als in andren in dieser Hinsicht indifferenten Ländern. In hereditärer Beziehung lauten die Angaben der Autoren verschieden; konstant ist spezifische hereditäre Belastung augenscheinlich nicht; immerhin sind Fälle von Kropf (Magnus-Levy) und Akromegalie (Pope und Clarke) bei Ascendenten solcher Kranken beobachtet worden.

Die Ursache des infantilen Myxödems scheinen die gleichen zu sein, wie diejenigen bei Erwachsenen; in einer Reihe von Fällen werden Infektionskrankheiten, Masern, Erysipel u. a. ätiologisch beschuldigt, in sehr vielen Fällen fehlt, wie beim Myxoedema adultorum, jegliche erkennbare Ursache; der Beginn ist dann rein spontan.

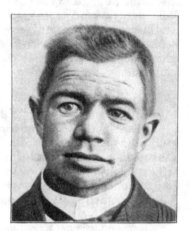

Abb. 270. Infantiles Myxödem. Beginn im 6. Jahr. Z. Zt. 24 Jahre alt (vor der Behandlung).
(Nach Magnus-Levy.)

Das Leiden setzt im 5. bis 13. Jahre ein und entwickelt sich allmählich. Die Kinder, die bisher körperlich und geistig normal entwickelt waren, in der Schule gut gelernt haben, bleiben zurück. Es entwickeln sich langsam die kretinösen Veränderungen des Gesichts, die pachydermische Haut, die wulstigen Lippen, Haarausfall, dauernder Infantilismus der Genitalien, Ausbleiben der Menstruation, die geistige Entwicklung leidet vom leichten Schwachsinn bis zur Grenze der kompletten Idiotie. Auch bleibt das Längenwachstum zurück, der physiologische Verknöcherungsprozeß (Fontanellen, Epiphysen) leidet.

Die Stoffwechselstörungen sind denen des erwachsenen Myxödems äquivalent; auch hier bestehen stets Anämie, bisweilen Albuminurie, Neigung zu Blutungen u. dgl. m.

Es ist aber hervorzuheben, daß in den Fällen dieser Kategorie alle körperlichen und geistigen Ausfallserscheinungen meist leichterer Art sind. Oft sind die myxödematösen Hautveränderungen nur auf das Gesicht beschränkt, nicht ganz selten sind die Patienten zu einem leichten Beruf fähig; der abgebildete Patient von Magnus-Levy war z. B. in seiner Intelligenz „mäßig entwickelt, aber ohne Defekte". Bei einem andren waren die Störungen so gering, daß er sogar als „Rechtskonsulent" tätig sein konnte. Dem leichteren Grade der Erkrankung entsprechend sind auch die Heilerfolge der Organtherapie bei diesen Fällen oft besonders gut. All das weist mit Sicherheit auf die Annahme hin, daß hier keine angeborenen Defekte, sondern eine mehr oder weniger schwere Erkrankung der Schilddrüse die Ursache des Leidens ist. Es ist auch mit großer Wahrscheinlichkeit angenommen worden, daß in diese Gruppe die nicht geringe Zahl der „thyreopriven" Äquivalente (Kocher) oder Hypothyroidie benigne chronique (Hertoghe) zu rechnen ist, in die auch wohl (als vielleicht gutartigste Fälle) die verschiedenen Arten des Infantilismus mit geschlechtlicher Aplasie einzurechnen sind. — Über die pathologische Anatomie der Schilddrüse beim infantilen Myxödem liegen augenscheinlich noch keine sicheren Untersuchungen vor; die publizierten wenigen Fälle werden von Pineles wohl mit Recht in andre Kategorien (endemischer Kretinismus vor allem) gerechnet. Es ist aber wahrscheinlich, daß die Befunde entsprechend den Palpationsbefunden, die meist keine oder eine sehr verkleinerte Drüse feststellen konnten, sich analog denen beim Myxödema adultorum verhalten werden.

3. Der endemische Kretinismus.

Diese Form der thyreopriven Erkrankung ist wohl numerisch die häufigste von allen; sie ist auch am längsten gekannt; heutzutage wird ihre Zahl jedoch nach Ausscheidung der pathogenetisch und klinisch andersartigen obigen Formen etwas verkleinert werden müssen. Die ersten maßgebenden Forschungen verdanken wir Virchow, später haben Bircher, Kocher, Curling, Lombroso, Scholz und viele andre das Krankheitsbild geklärt.

Der endemische Kretinismus ist, wie sein Name sagt, an bestimmte Gegenden gebunden und tritt dort gehäuft auf: so vor allem in der Schweiz, Savoyen, aber auch in den Vogesen und im Schwarzwald. Er kommt nur in solchen Gegenden gehäuft vor, wo Kropfkrankheiten endemisch sind. Im Gegensatz zu allen andren thyreopriven Affektionen befällt es das männliche Geschlecht etwas häufiger, als das weibliche. Die Ascendenten derartiger Kranker sind oft Kröpfige; auch findet sich nicht selten familiäres und herditäres Auftreten dieser Form. Magnus-Levy fand bei den Eltern aller seiner Fälle kretinoides Aussehen, Intelligenzstörungen u. dgl.

Das Leiden entwickelt sich wohl stets im ersten Lebensjahr und nimmt einen ungemein chronischen Verlauf. Die Symptome bestehen teils in echten Störungen, teils in einfachem Zurückbleiben in der Entwicklung. Stets findet sich dies Zurückbleiben in bezug auf das Längenwachstum: Zwergwuchs oft unter 130 und 140 cm ist die Regel. Dazu zeigt das Knochensystem rachitisähnliche Veränderungen, Verbiegungen und Verkrümmungen der langen Röhrenknochen, plattes und verengtes Becken. Man hat diese Veränderungen auch auf eine fötale Rachitis zurückführen wollen. Besonders charakteristisch sind die Schädelabnormitäten: meist finden sich eine auffallend niedrige und platycephale Form (Scholz), eine prämature Synostose der Schädelknochen und eine eigentümliche Verkürzung der Basis cranii infolge frühzeitiger Tribasilarsynostose (vorderes und hinteres Keilbein und Grundbein) (Ewald u. a.); dazu tritt die typische Veränderung des knöchernen und knorpligen Nasenskeletts, die in vielen Fällen zu einer richtigen „Sattelnase" führt.

Neben dem Zwergwuchs ist der Gesichtstypus das Hauptcharakteristikum des Kretins: Die Stirn ist niedrig und fliehend, die Nasenwurzel eingezogen und flach, die Nase gestülpt mit weit nach vorn offenen Nasenlöchern, die Backenknochen stehen mongolenartig vor, die kleinen Augen stehen schief, sind geschlitzt, die Lippen sind wulstig, der Mund ist breit, die Zunge groß und fleischig, der Unterkiefer breit und stark aber niedrig; infolge der schlecht ausgebildeten Alveolarfortsätze und der breiten Runzeln der Haut entwickelt sich eine Art Greisentypus (vgl. Abb. 271). Der Hals ist kurz und zeigt an den Seiten Wülste; die Brust ist flach, der Bauch tritt vor oder ist ein Hängebauch; Nabelhernien sind häufig. Die Beine und Arme sind kurz und muskelschwach, Hände und Füße kurz und plump. Der Gang ist ungeschickt und bisweilen schwer gestört (Ewald).

Über die Beschaffenheit der Haut lauten die Beobachtungen der Autoren verschieden. Während Ewald, Bircher u. a. eigentliche myxödematöse Veränderungen der Haut vermißten und aus diesem Verhalten auch Schlüsse auf die nosologische Stellung des endemischen Kretinismus zogen, haben Magnus-Levy, v. Wagner u. a. doch stets eine typisch pachydermische Hautbeschaffenheit, wenn auch geringeren Grades, wie beim Myxödem der Erwachsenen beobachtet. Es scheint sich in der Tat um einigermaßen regelmäßige Unterschiede zu handeln, aber nur um graduelle. Auch die Haut des endemischen Kretins ist verdickt, etwas sulzig, aber dabei doch schlaff, abnorm von der Unterlage abhebbar, „zu weit geworden". Die Farbe der Haut ist meist bleich, gelblich, seltener abnorm

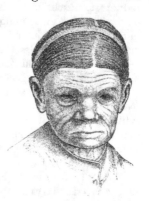

Abb. 271. Gesichtstypus bei hochgradigem endemischen Kretinismus.
(Nach Bircher-Ewald.)

pigmentiert. In leichteren Fällen, aber auch im späteren Alter kann die Verdickung der Haut recht gering werden. Dasselbe gilt auch von der Vermehrung des Fettpolsters, die bei endemischen Kretins häufiger vermißt wird, als bei andren Formen des Myxödems.

Die Schleimhäute des Mundes und Rachens zeigen häufig analoge Veränderungen, wie die äußere Haut. Die Haare sind meist spärlich, mißfarben und struppig; Behaarung des Körpers, speziell der Genitalien, fehlt fast stets. An den Zähnen und Nägeln sollen die Veränderungen oft relativ geringfügig sein.

In bezug auf die inneren Organe des Brustkorbes und Bauches ist nichts Besonderes zu vermerken. Fast konstant ist dagegen die Hypoplasie der Genitalien: dieselben bleiben völlig unentwickelt und auf frühinfantiler Stufe stehen; bei weiblichen Kranken kommt es nicht zur Menstruierung. In leichteren Fällen tritt aber doch bisweilen eine Spätreife und damit Zeugungsfähigkeit ein; die Periode kann sich bisweilen erst jenseits der zwanziger Jahre einstellen. In vielen Fällen besteht Anämie, in den meisten hartnäckige Obstipation. In bezug auf den Stoffwechsel ist ähnliches wie bei den andren Formen konstatiert worden.

Das Verhalten der Schilddrüse ist beim endemischen Kretinismus ein andres, wie bei den vorher besprochenen Arten des Leidens. Während sich beim Myxödem der Erwachsenen und Kinder und bei der Thyreoaplasie stets hochgradige Atrophie, bzw. völliges Fehlen der Drüse nachweisen läßt, findet sich hier in 60 Proz. (oder mehr) der Fälle kropfige Entartung derselben; Atrophie und (palpatorische!) Kropflosigkeit ist weit seltner (nach v. Wagner nur in 10 Proz. der Fälle); die Kropflosen sollen aus leicht begreiflichen Gründen stets die am schwersten Erkrankten sein.

Von den Veränderungen des Nervensystems stehen die psychischen Defekte im Vordergrund. Oft bestehen sie in einer kompletten Idiotie, bisweilen in einer unter der Grenze des Tierischen liegenden Verblödung; aber auch leichtere geistige Defekte sind nicht selten, die bisweilen sogar noch die Beschäftigung mit häuslicher Arbeit, mechanischer Fabrikarbeit (Spinnerei usw.) gestatten. In schweren Fällen ist die Sprache ad minimum reduziert, beschränkt sich auf tierische Affektlaute; bei leichter Kranken besteht eine geringere Verarmung des Sprachvermögens. Taubstummheit oder Schwerhörigkeit sind sehr häufig (Scholz). Bisweilen wurde auch Herabsetzung des Geruchs und Geschmacks konstatiert. Anatomische Untersuchungen des Gehirns (Scholz und Zingerle ergaben z. T. einfache Entwicklungshemmung, z. T. entzündlich-degenerative Prozesse.

Die **Pathogenese** des endemischen Kretinismus ist unklar. Sie wurzelt jedenfalls in den endemischen Schädlichkeiten, die Gegend (Wasserversorgung), Klima, Heredität und andere Faktoren auch für die Kropfkrankheit bedeuten. Während man nun früher endemischen und sporadischen Kretinismus ätiologisch indentifizierte, müssen wir jetzt mit Ewald, Pineles, v. Wagner und den meisten andren Autoren zu der Anschauung kommen, daß der endemische Kretinismus pathogenetisch etwas ganz andres ist, als die Thyreoaplasie und das kindliche Myxödem: niemals ist bei endemischem Kretinismus totaler Schwund einer bereits entwickelten Drüse oder Aplasie derselben anatomisch nachgewiesen worden (Pineles); es handelt sich vielmehr um eine (wahrscheinlich infektöse, ihrer Natur nach unbekannte) Schädigung des ausgebildeten Organs. Ob nun der Hypothyreoidismus allein alle Symptome des Leidens erklärt, oder ob wir mit Ewald und Bircher noch andre unbekannte Faktoren zum Zustandekommen desselben annehmen müssen, bleibe unentschieden, wenn auch die erstere Annahme wahrscheinlicher ist.

Die **Differentialdiagnose** des kindlichen Myxödems und des endemischen Kretinismus untereinander ist aus dem Vorausgesagten zu entnehmen. Die ausgebildeten Formen des Leidens sind kaum zu verkennen. Immerhin sind Verwechslungen möglich, vor allem mit einfacher Idiotie und Imbezillität, die aber der Haut-, Knochen- und Schilddrüsenveränderungen entbehren. Natürlich gibt es fließende Übergänge zwischen dem klinischen Bild des Kretinismus und der Idiotie. Dasselbe gilt von gewissen schweren Fällen von Rachitis mit Anämie und Skrofulose, die manchmal oberflächlich dem Myxödem ähneln können, und vor allem von dem typischen Zwergwuchs, dem Nanismus, der bisweilen (besonders bei älteren Zwergen) jene eigentümliche Mischung von kindlichen und greisenhaften Zügen produziert, die auch leichteren Kretins eigen sein kann. Andre ungemein seltene Knochenentwicklungskrankheiten, z. B. die Achondroplasie (Parrot) unterscheidet sich trotz des Zwergwuchses, der Fettleibigkeit und der Plumpheit durch hochgradige Defekte (nicht einfaches Zurückbleiben) des Skeletts, normale

Haut und ebenso normale Psyche von dem Kretinismus. Auch der in letzter Zeit vielbeschriebene Mongolismus ermangelt der charakteristischen Haut- und Schilddrüsenveränderungen der thyreopriven Erkrankungen (s. Kapitel von Ibrahim) wenn auch Mischformen (mongoloider Kretinismus) beobachtet wurde.

Daß nicht wenige Fälle von geschlechtlichem Infantilismus mit Fettleibigkeit als Formes frustes eines Hypothyreoidismus aufzufassen sind, wurde schon erwähnt; diese Fälle sind demgemäß diagnostisch nicht bindend von dem kretinoiden Erkrankungen abzugrenzen.

Die **Therapie** der kindlichen tyreopriven Erkrankungen ist je nach Form des Leidens verschieden erfolgreich.

Zweifellos hat die Behandlung mit Schilddrüsenpräparaten (s. oben) die günstigsten Erfolge bei dem infantilen Myxödem. Hier kann man nach den Erfahrungen von Northrup, Ewald, Magnus-Levy u. a. schon nach einigen Wochen (bei Anwendung von 0,18—0,3 pro die) überraschende Erfolge sehen: die Kinder fangen an zu wachsen, die Haut wird straffer, das Fettpolster nimmt ab, das Haar wird reicher, der Gang besser, und vor allem entwickelt sich die Psyche, so daß die Kinder, die bisher kaum lallen konnten, rasch sprechen lernen.

Einen solchen glänzenden Dauererfolg zeigte ein 14 jähr. Patient von Magnus-Levy, der nach kurzer Behandlung psychisch völlig normal wurde, körperlich die Zeichen des Myxödems ganz verlor und in 3¹/₂ Jahren 22 cm an Länge wuchs. Auch die geschlechtliche Entwicklung wird in solchen Fällen normal. Die Kranken werden in der Tat berufsfähige Menschen.

Etwas unsicher scheinen die Erfolge der Therapie in den Fällen von Thyreoaplasie. Immerhin wird aber auch hier von raschen Besserungen berichtet (Magnus-Levy). Ob komplette Heilungen vorkommen, ist ungewiß. Jedenfalls sind aber erhebliche Besserungen in psychischer und somatischer Beziehung die Regel. Die Art, wie sich die Besserung äußert, ist analog derjenigen bei der Aplasie der Schilddrüse.

Anders lauten die therapeutischen Resultate beim endemischen Kretinismus. Bei schweren Fällen mit völliger oder doch beträchtlicher Verblödung gelingt es nach den Erfahrungen von Scholz, Lombroso u. a. oft nicht, Besserungen zu erzielen; ja man beobachtete Verschlechterungen, sogar Todesfälle. Demgegenüber stehen aber die Erfolge von Magnus-Levy und v. Wagner, die allerdings anscheinend leichtere, zum Teil inkomplette Fälle behandelten. Diese Autoren erzielten Besserungen des körperlichen und geistigen Befindens, die denen bei sporadischem Kretinismus nicht nachstanden.

Jedenfalls resultiert aus allen diesen Erfahrungen, daß bei jeder Form des infantilen Myxödems und Kretinismus die (stets vorsichtige!) Schilddrüsentherapie durchaus indiziert ist.

Ob die — gerade beim kindlichen Myxödem besonders plausible — Implantation von Schilddrüse nach Kocher oder v. Payr von Erfolg sein wird, muß die Zukunft lehren; es ist dies aber durchaus wahrscheinlich.

4. Akromegalie.

Das Leiden wurde 1886 von Pierre Marie zusammenfassend geschildert und mit seinem charakteristischen Namen versehen; lange vorher hatten schon Verga, Friedreich, Langer und viele andre ähnliche Fälle beschrieben.

Die Krankheit charakterisiert sich durch eine allmählich eintretende Massenzunahme bestimmter distaler Teile, regelmäßig von Nase, Kinn, Brustkorb, Händen und Füßen; Weichteile und Knochen sind verschieden stark beteiligt. Stets findet sich dabei eine Erkrankung der Hypophysis cerebri, die die Hirnsymptome des Leidens verursacht.

Symptomatologie und Verlauf. Meist im dritten und vierten Jahrzehnt, seltener schon im zweiten, entwickeln sich ganz allmählich und dem Kranken anfangs unmerkbar Verdickungen und (seltener) Längenzunahme

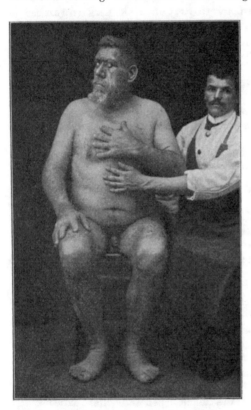

der Hände und Füße, meist etwas später der Nase, des Unterkiefers, der Augenbogen und Jochbeingegend und der Zunge. Diese objektiven Veränderungen werden meist eingeleitet durch „allgemein nervöse" Symptome, Kopfdruck und -schmerz, Mattigkeit, Depression, Teilnahmlosigkeit; oft finden sich auch periphere Symptome, besonders vasomotorischer Art (Akroparästhesien, Asphyxie der Finger usw.). Bisweilen fehlen aber trotz jahrelang bestehender hochgradiger Akromegalie alle subjektiven Allgemeinsymptome, so daß die Kranken bis zum Höhepunkt des Leidens völlig arbeitsfähig bleiben. Auffallend häufig leidet ganz frühzeitig die Genitalfunktion: bei Männern erlischt die Potenz, bei Frauen die Menstruation. Im weiteren Verlaufe kommt es unter stärkerer Zunahme der hypertrophischen Veränderungen zu Störungen der Sehkraft und andren Drucklähmungen von Hirnnerven; dabei nimmt die Anämie, Mattigkeit und physische und psychische Asthenie zu. Die Höhe des Leidens, die nach ein- bis

Abb. 272. Vorgeschrittene Akromegalie.

zehnjähriger Dauer erreicht zu werden pflegt, zeigt folgenden B e f u n d : Der Allgemeineindruck ist der eines matten, plumpen Zyklopen. Oft — aber durchaus nicht immer — sind die Patienten von abnormer Körperlänge, besonders wenn das Leiden in den Jahren des Wachstums einsetzte. Die Züge des Gesichts sind auffallend vergröbert, die Augenbogengegend tritt abnorm hervor, während die Stirn zurückfließt, unter den Augen finden sich wulstige Säcke. Die Nase ist dick und knollig, auch etwas verlängert; die Jochbogenpartie prominiert. Während die Oberlippe meist normal bleibt, hat das Kinn stark an Volumen zugenommen; die Unterlippe schiebt sich durch die Prognathie des Unterkiefers vor; die Ohren sind groß und dick. Der Hirnschädel ist meist nicht besonders vergrößert, nur die Hinterhautschuppe hypertrophiert. Am Rumpfe fällt eine Zunahme des Brustkorbes nach allen Richtungen, besonders nach der Tiefe, auf. Das stark vergrößerte Brustbein, die gewaltigen Schlüsselbeine markieren sich besonders. Die Wirbelsäule in ihrem oberen Dorsalteil wird stets kyphotisch.

Besonders fallen aber die Veränderungen der Hände und Füße in die Augen: die Hände werden weiche, schwammige, meist blasse Tatzen; oft nimmt allein die Breite und Dicke zu (typ en large), seltener die Länge (typ en long, P. Marie). Dabei bleiben die Nägel (im Gegensatz zu den Trommelschlägelfingern) normal groß und flach, erscheinen also relativ klein; meist sind sie frei von trophischen Veränderungen. An den Füßen finden sich analoge Veränderungen. Dabei fällt das Massige der Hände und Füße noch dadurch besonders auf, daß die Arme und Beine normal bleiben, in späteren Stadien durch Muskelschwund sogar recht dünn erscheinen.

Die Haut ist im allgemeinen verdickt und bildet grobe Falten und Runzeln; meist ist sie weich, schlaff, glanzlos, feucht, oft aber auch auffallend trocken. Wesentliche trophische oder — dauernde — vasomotorische Veränderungen werden meist vermißt. Nicht selten besteht Haarausfall. Das Fettpolster ist in den ersten Jahren des Leidens stets wesentlich vermehrt.

Von den inneren Organen tritt am Digestionstraktus, besonders die Makroglossie hervor; die Schleimhaut des Rachens und der Speiseröhre wurde bisweilen verdickt gefunden. Auch das Herz soll in einzelnen Fällen vergrößert gewesen sein (Projektionsfehler?) und die peripheren Gefäße verdickt. Ganz selten konstatierte man auch Hyperplasie der parenchymatösen Organe. Über das Verhalten der Schilddrüse und der Thymus lauten die Befunde verschieden; bisweilen wurden sie als vergrößert, bzw. persistent befunden; konstante Veränderungen scheinen ihnen nicht zuzukommen. Sehr häufig ist der Kehlkopf abnorm vergrößert, die Stimme rauh und sehr tief.

Die Genitalien sind nicht selten hypoplastisch, auch ausgesprochener Infantilismus derselben wurde bei nicht wenigen Akromegalen beobachtet (Uthoff, Cushing). Daß die Funktion bei anscheinend normalen Genitalien sehr häufig früh leidet, wurde schon erwähnt.

Wesentliche Veränderungen zeigen stets das Nervensystem und die Knochen.

Vor allem ist als konstanter Befund bei allen Akromegalen eine Veränderung der Hypophysis konstatiert worden, entweder eine reine Hypertrophie, Adenomatose, z. T. mit kolloider Entartung, oder andersartige Degenerationszustände, am relativ häufigsten aber wohl Geschwülste vom Typus des Glioms und des Sarkoms. Diese Tumoren, die Walnußgröße und darüber erreichen können, usurieren langsam den Knochen, zerstören, wie sich im Röntgenbild stets zeigen läßt, die Sella turcica und weiter das Keilbein.

Die subjektiven Allgemeinerscheinungen, die der Tumor verursacht, sind die typischen des Tumor cerebri: Schwindel, Erbrechen, heftiger Kopfschmerz, Sehstörungen, Rückgang der geistigen Fähigkeiten. Objektiv am bedeutsamsten sind die Veränderungen, die die Hypophysisgeschwulst durch Druck auf den N. opticus, speziell auf das Chiasma herbeiführt. Ophthalmoskopisch (und anatomisch) finden sich meist partielle Atrophien (selten Stauungspapille) des Sehnerven. Höchst charakteristisch ist die zuerst von Schultze beschriebene, durch Druck auf das Chiasma leicht erklärliche bitemporale Einschränkung des Gesichtsfeldes, die natürlich oft unvollkommen symmetrisch ist; bisweilen finden sich auch konzentrische Einengungen oder auch normales Perimetrium. Seltener leiden durch Druck der N. oculomotorius und N. trigeminus. Alle aus diesen Läsionen resultierenden Störungen der Sehfunktion sind übrigens oft auffallend wechselnd und besserungsfähig.

Sowohl an den Hirnnerven, wie den peripheren Nerven wurde auch einfache Hyperphasie und Verdickung gefunden. Periphere Lähmungen kommen nur sehr vereinzelt vor, sensible (neuritische) Störungen bis auf verschiedenartige Schmerzformen äußerst selten. Die Sehnenreflexe wurden oft gesteigert, bisweilen vermindert und erloschen beobachtet.

Von den Veränderungen des Knochensystems finden sich am Schädel außer der Usurierung der Sella turcica fast konstant folgende: ungleichmäßige Verdickungen des Schädeldachs, Erweiterung der Stirnhöhlen, seltener der Kieferhöhlen, Vergrößerung der horizentalen Äste des Unterkiefers, infolgedessen Prognathie desselben (Strümpell), Verdickung der Hinterhauptschuppe.

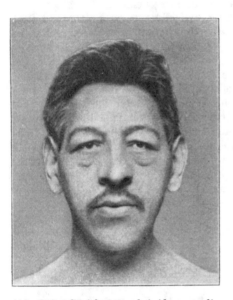

Abb. 273. Gesichtstypus bei Akromegalie.
(Nach Heinr. Curschmann.)

Die Wirbelsäule zeigt die erwähnte cervicale und dorsale Kyphose mit Verdickung der Processi spinosi (Sternberg). Am Brustkorb fallen die mächtigen, mit Exostosen versehenen Schlüsselbeine auf, weiter das verdickte Sternum mit dem meist noch besonders stark vergrößerten Schwertfortsatz. Der ganze Brustkorb wird abnorm tief und breit; auch die Rippen zeigen hypertrophische Veränderungen. An den Armen und Beinen werden nur die distalen Teile (besonders Radius und Ulna) als verdickt, aufgetrieben „bulbös" geschildert. Auch die Knochen der Finger und Zehen, besonders die Phalangen werden als verdickt und kompakt bezeichnet, wenn auch ihre Verdickung relativ viel geringer ist als diejenige der Weichteile. Häufig finden sich an ihnen Exostosen verschiedener Form, die Muskelleisten sind vor allem vergröbert, die Gefäßfurchen abnorm tief. Im ganzen sind also die Knochenveränderungen hypertrophischer Natur. Es finden sich aber auch — anscheinend nur in den Spätstadien — regressive Prozesse an den Knochen; die Prädelektionsstellen dieser oft hochgradigen Atrophien sind fast regelmäßig der distale Teil der Ulna und die Phalangen der Zehen (Verf.).

Von Störungen der Verdauungsorgane ist außer der selten beschriebenen Polyphagie und hartnäckiger Obstipation nichts Besonderes zu erwähnen. Wichtiger sind die Veränderungen des Stoffwechsels, von ihm besonders der häufige Diabetes mellitus, seltner ein Diabetes insipidus. Die Zuckerharnruhr kann die typischen Zeichen des „schweren" Diabetes aufweisen und durch Koma Todesursache werden. Ob dieser Diabetes ein pankreogener ist, oder ob er — was wahrscheinlicher ist — durch Druck auf den vierten Ventrikel erzeugt wird, ist noch eine unentschiedene Frage.

Was die Oxydationsverhältnisse anbetrifft, so wird die Oxydation von manchen Autoren als vermehrt befunden (Magnus-Levy); Respirationsversuche andrer Autoren (Salomon, Schiff) ergaben normales Verhalten. Die verschiedenen Stadien des Leidens erklären wohl die Verschiedenheit dieser Befunde zur Genüge.

Als — seltene — Komplikationen der Akromegalie wurden u. a. Epilepsie, Paralysis agitans (Bruns), Myxödem (?), Morbus Basedowii, Dementia myoclonica (Oppenheim) u. a. beobachtet.

Prognose. Der Verlauf ist meist außerordentlich langsam und schleichend; meist erstreckt er sich auf mehrere Jahrzehnte (bis 50 Jahre). Seltener wurde ein akuter maligner Verlauf in 3 bis 4 Jahren (Sternberg) beobachtet. Bisweilen kommt es zu plötzlichen, apoplektiformen Verschlimmerungen mit akuter Erblindung, Hirnnervenlähmungen, z. B. des Oculomotorius (Sternberg, Verf.). Diese akuten Störungen sind aber oft der Heilung fähig. Lange Remissionen ohne nachweisbare lokale oder allgemeine Verschlimmerungen sind häufig. Von Tamburini und später Hutschison werden zwei anatomisch und klinisch abgegrenzte Stadien angenommen: das hyperplastische und das kachektische Stadium mit Rückgang der Hyperplasien, eine Einteilung, für die mir außer der klinischen Beobachtung zahlreicher Fälle auch das Auftreten der erwähnten regressiven Knochenveränderungen in den Spätstadien zu sprechen scheint. Das Ende der Kranken erfolgt entweder im diabetischen Koma oder nicht selten plötzlich unter den Zeichen der Hirnlähmung; oft beenden auch mancherlei Komplikationen (Tuberkulose, Herzleiden usw.) das Leben.

Die **Prognose** ist darum quoad sanationem fast stets schlecht zu stellen.

Die interne **Therapie** ist bisher machtlos geblieben. Die angeblich beobachteten Besserungen auf Organpräparate (Thymus, Hypophysistabletten) sind wohl eher als spontane Remissionen aufzufassen. Bisweilen sah ich gerade unter Hypophysisbehandlung ausgesprochene Verschlechterungen. Ob die chirurgische Behandlung, Exstirpation der Hypophysisgeschwulst (Calon und Paul, v. Eiselsberg, Schloffer), die große technische Schwierigkeiten hat, Dauererfolge erzielen kann, muß die Zukunft lehren; es scheint dies aber nach den neuesten Erfolgen der operativen Behandlung wohl möglich zu sein.

Die **Pathogenese** der Akromegalie ist trotz der Arbeit zahlreicher Autoren bisher noch unklar. Die Meinungen, insbesondere über die Rolle der Hypophysisgeschwulst, gehen weit auseinander, zumal die physiologische Funktion der Drüse durchaus noch ungeklärt ist. Wir begegnen in der Diskussion um diese Frage einer auffallenden Analogie mit der thyreogenen Theorie des M. Basedow. Experimentelle Untersuchungen weisen auf einen funktionellen Zusammenhang mit der Schilddrüse hin (Hypertrophieren der Hypophyse nach Thyreoidektomie). Die Hypophysis soll dem Blute gewisse Stoffe entziehen und sie verändert wiedergeben, also „entgiftend" wirken. Die Exstirpation der Drüse beim Tier hat aber — bisher — noch nie zu trophischen Störungen nach Art der Akromegalie, sondern nur zu nervösen Symptomen und Kachexie geführt.

Manche Autoren haben in der Vermehrung der Funktion der Drüse die Ursache zur Akromegalie erblickt (Tamburini, Benda u. a.), andre in einer veränderten Sekretion, einer Dysfunktion. Maßgebende Forscher, wie Strümpell, Arnold u. a., halten dagegen die Hypertrophie der Hypophyse nur für eine koordinierte und nicht für die kausale Erscheinung. Gegen die Theorie von der Hyperfunktion spricht jedoch die Tatsache, daß nicht selten funktionsvernichtende maligne Tumoren bei Akromegalie gefunden wurden. Die Krankheit verlief in solchen Fällen abnorm rasch. Gegen die Hypothese der nur koordinierten Hypertrophie spricht dieselbe Tatsache, daß nämlich in einer großen Reihe von Fällen die Drüse nicht einfach hypertrophisch, sondern sarkomatös und gliomatös war. Daß der Ausfall oder die Verminderung der Funktion allein nicht Akromegalie erzeugen können, beweisen einerseits die negativen Resultate des Tierexperiments, andrerseits die zahlreichen Fälle, in denen Hypophysistumoren (meist maligner Art) ohne Akromegalie oder äquivalente trophische Störungen beobachtet wurden (Kollaritz, Berger u. v. a.). Schließlich sei noch die Annahme erwähnt, daß nicht der Hypophysistumor selbst, sondern sein irritierender (drückender) Einfluß auf bestimmte, hypothetisch trophische Zentren des Gehirns die Ursache der Akromegalie sein könne (Erdheim).

Aus alledem scheint nur das eine hervorzugehen, daß die (somatische oder funktionelle) Veränderung der Hypophysis eine Komponente für das Zustandekommen der Akromegalie in sich birgt. Welche andre Störungen noch hinzutreten müssen, um das Leiden auszulösen, ist noch durchaus unklar.

Die **Differentialdiagnose** des ausgebildeten Leidens ist stets unschwierig, besonders wenn der Augenbefund und das Röntgenbild den Hypophysistumor erkennen läßt. In solchen Fällen können gewisse Formen der Syringomyelie mit starker Vergrößerung der Hände (Makrocheirie), manche Fälle von Myxödem, von lymphatischem Habitus, von Adipositas verschiedener Form (Adipositas dolorosa, Lipomatosis perimuscularis circumscripta, Curschmann), von familiärer (noch physiologischer) abnormer Größe der Hände und Füße u. a. m. differentialdiagnostisch kaum Schwierigkeiten machen.

Differentialdiagnostisch kommen ferner vor allem in Betracht der allgemeine und partielle Riesenwuchs, der erstere besonders deshalb, weil einerseits 40 Prozent aller bekannter ,,Riesen'' Akromegalen und andrerseits ein großer Teil der Akromegalen Riesen sind (Sternberg). Das Fehlen aller pathologisch-akromegalischer Symptome, vor allem cerebraler-hypophysogener Art bei den ,,normalen Riesen'' macht aber die Unterscheidung leicht. Der partielle Riesenwuchs (meist angeboren, sehr selten erworben) befällt meist nur einzelne Extremitäten unter oft abenteuerlichster Deformierung derselben, eine Gesichtshälfte, bisweilen auch eine Körperhälfte und tritt fast nie symmetrisch auf; schon deswegen ist diese Anomalie fast stets von der Akromegalie unschwer zu trennen.

Gegenüber der beginnenden Akromegalie können weiter differentialdiagnostische Schwierigkeiten machen: die vasomotorisch-trophischen Neurosen mit Schwellung (z. B. angioneurotisches Ödem der Hände, Erythromelalgie), chronisch entzündliche Zustände an Haut, Sehnenscheiden und Gelenken (Leucaemia cutis und Lepra, die beide mit Facies leonina einhergehen können), manche Formen der deformierenden Arthritis und beginnende Elephantiasis. Besonders wichtig sind schließlich eine Anzahl von Knochenerkrankungen mit Hypertrophie und Deformierung der Knochen: die Ostéoarthrophropatie hypertrophiante (P. Marie), die zu enormer kolbiger Anschwellung der Fingerenden mit starker Konvexkrümmung der Nägel (im Gegensatz zur Akromegalie) führt; die ,,Trommelschlägelfinger'' mancher Herz- und Lungenkranker werden hierher gerechnet, nicht immer mit Recht, da sich bei ihnen die Knochen häufig völlig normal verhalten (Dennig). Die Osteitis deformans (Paget), die diffuse Hyperostose (allgemein oder auf den Schädel beschränkt) von Virchow als Leontiasis ossea beschrieben, schließlich auch das Cranium progeneum (L. Meyer), das außer bei Akromegalen auch bei Kretins, Psychopathen und Degenerierten auftritt, und andre seltene Knochenleiden können mehr oder weniger große Ähnlichkeit mit akromegalischen Veränderungen haben, entbehren aber stets der klassischen nervösen und hypophysogenen Erscheinungen. Beim Myxödem soll die Differentialdiagnose darum Schwierigkeiten haben, da auch hier — allerdings selten — Hypophysisveränderungen, sogar bitemporale Hemianopsie beobachtet wurden. Meist werden diese Hypophysisvergrößerungen bei Myxödem aber nur das geringe Maß der vicariierenden Vergrößerung, als welche sie aufzufassen ist, erreichen, ganz analog der Vergrößerung und Persistenz der Thymusdrüse bei derartigen Kropfdegenerationen.

Schließlich sei noch auf eine eigenartige Abart der Akromegalie hingewiesen, die in seltenen Fällen neuerdings beobachtet wurde (Fröhlich): Fälle von allgemeiner, abnormer Lipomatose mit Aplasie oder Funktionsstörung der Genitalien, bitemporaler Hemianopsie, aber ohne besondere Veränderung der Körperenden. Das Krankheitsbild, von dem ich auch einen Fall beobachten konnte, wird zweifellos auch durch eine Hypophysiserkrankung hervorgerufen. Vor kurzem wurden auch Affektionen der Zirbeldrüse als Ursache einer derartigen Adipositas beschrieben (Marburg).

5. Hemiatrophia facialis progressiva.
(Neurotische Gesichtsatrophie, Maladie de Romberg.)

Das sehr seltene, zuerst von Parry (1837) beobachtete, später von Romberg d. Ä. klassisch geschilderte Leiden, befällt meist jugendliche weibliche, viel seltener männliche Personen des zweiten und dritten Jahrzehntes; recht selten entsteht es nach dem 30. Lebensjahre. Der Beginn ist gewöhnlich langsam, schleichend; recht häufig gehen viele Jahre lang Prodrome in Gestalt neuralgischer Symptome, „Zahnschmerzen", voraus. Meist bricht das Leiden bald nach einem Trauma, einer Zahnextraktion, einer Otitis media, Diphtherie, Anginen, Pneumonien oder andren Infektionskrankheiten aus. Es beginnt fast stets an einem relativ kleinen Fleck, am Kinn, über dem Jochbogen, vor dem Ohr und andren Stellen; oft wird dieser Fleck als infiltriert oder „knotenförmig" geschildert. Allmählich wird nun die Haut der betreffenden Gesichtseite atrophisch, glänzend, papierdünn, oft heller als normal, noch häufiger (wie bei vielen Hautatrophien) leicht bräunlich verfärbt. Die Hautatrophie breitet sich meist nicht gleichmäßig, sondern fleck- und streifenförmig aus; im letzteren Falle entstehen linienhafte Einsenkungen, die „Coups de sabre" der französischen Autoren.

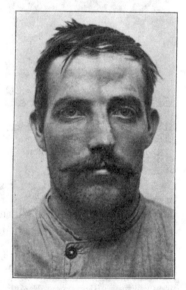

Abb. 274. Hemiatrophia facialis sinistra besonders der Stirn.
(Nach Schoenborn-Krieger.)

Zugleich — oft auch scheinbar später — atrophieren die Weichteile und das Knochengerüst des Gesichts: das Fettpolster der Wange schwindet, diese sinkt tief ein; das Auge tritt weiter zurück, als das normale; besonders scharf markieren sich der verkleinerte, aber durch die Weichteilatrophie noch prominierende Jochbogen und die Verschmälerung und Verkürzung der betreffenden Nasenseiten. Die erkrankte Stirnseite flieht zurück. Die Kontur der untern Gesichtshälfte wird besonders durch die Atrophie der Mandibula stark asymetrisch. Der atrophische Prozeß endet stets genau in der Mittellinie des Gesichts; hier findet sich als Grenze häufig ein leicht prominierender, pigmentierter Streifen. Bisweilen nimmt auch die Zunge an der Atrophie halbseitig Anteil; recht selten auch der Gaumensegel, der Kehlkopf, die Stimmbänder und die Ohrmuschel, wohl nie der Augapfel. Die Muskeln des Facialisgebiets und die Kaumuskeln scheinen zwar meist etwas atrophisch, sind aber für gewöhnlich sowohl in ihrer Funktion, wie in ihrem mechanischen und elektrischen Verhalten wenig (und stets nur quantitativ) verändert. In einigen Fällen wurden auch tonische und klonische Krämpfe der Muskeln beobachtet. Die Haare der betroffenen Seite — meist nur Wimpern, Brauen und Bart, sehr selten das Kopfhaar — fallen aus oder werden farblos, oft weiß.

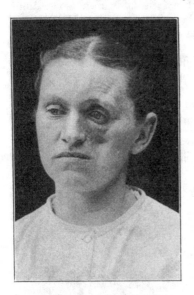

Veränderungen, die als Störung der Sympathicusfunktion zu deuten sind, finden sich ziemlich selten: sie bestehen in halbseitigen vasomotorischen Störungen, paroxysmaler oder permanenter Blässe und Kühle, bisweilen im Versiegen, seltner in Vermehrung der Talgdrüsen- und Schweißsekretion; einige Male wurde auch der Oculo-pupillare Symptomenkomplex Horners (Verengerung der Lidspalte und der Pupille) beobachtet, in einzelnen Fällen Tachykardie.

Von subjektiven Symptomen treten die sowohl prodromal, wie während des ausgebildeten Leidens vorkommenden heftigen neuralgischen Schmerzen des Trigeminusgebiets durchaus in den Vordergrund; oft

Abb. 275. Vorgeschrittener Fall von Hemiatrophia facialis sinistra. (Nach Schoenborn-Krieger.)

bestehen auch allgemeine oder halbseitige Kopfschmerzen, stets natürlich ein deutliches Spannungsgefühl auf der erkrankten Seite. Eigentliche Sensibilitätsstörungen (Hypästhesien, Anästhesien) sind sehr selten. Der Unterkieferreflex wird — soweit er geprüft wurde — normal geschildert. Störungen der sensorischen Hirnnerven (außer dem N. V) fehlen allermeist.

Seltene Formen. Einige Male wurde eine Ausbreitung des atrophischen Prozesses auf die gleichseitige Schultergürtel, den Oberarm, auf eine Mamma, ja auf die ganze Körperhälfte beobachtet. In wenigen Fällen trat zur Hemiatrophie auch eine Atrophie der andern Hälfte, so daß eine totale Gesichtsatrophie, ganz ähnlich wie bei extremen Sklerodermiefällen, die Folge war. Äußerst selten beobachtete man eine gleichseitige Lähmung einiger Hirnnerven, Facialis, Acusticus, Recurrens usw. (Gowers), die sekundär durch Kompression in den sich atrophisch verengernden Kanälen des Schädels entstanden war. Komplikationen des Leidens mit andren auf degenerativer Anlage entstehenden Nervenkrankheiten wurden nicht allzu selten beobachtet, so mit Chorea, Krämpfen und Spasmen der Gesichtsmuskulatur, Tabes, multipler Sklerose, Sklerodermie u. a.

Verlauf und Prognose. Der Verlauf ist stets äußerst chronisch und zieht sich über viele Jahre hin. Schließlich kommt es stets zum Stillstand des Prozesses. Das Leben wird durch das Leiden nie gefährdet. Die Prognose quoad sanationem ist aber fast stets schlecht: eine Besserung wurde ungemein selten beobachtet, eine Rückbildung schon bestehender atrophischer Veränderungen ist wohl ausgeschlossen.

Therapie. Der galvanische Strom mag nach den Erfahrungen J. Hoffmanns immerhin versucht werden, wenn auch seine Wirkung in den meisten Fällen versagt hat. Oppenheim hat in einem Fall die Resektion des Halssympathicus von besserndem Erfolg begleitet gesehen. Bei der Seltenheit von Störungen des Halssympathicus bei der Hemiatrophie ist es nicht wahrscheinlich, daß diese Therapie eine Zukunft hat. Von einigen Autoren wurden zur Ausgleichung der Defekte Paraffininjektionen mit gutem kosmetischem Erfolg angewandt. Interne Mittel haben stets versagt.

Die Pathogenese der Hemiatrophie — eine der interessantesten Fragen — ist entschieden noch dunkel. Die Anschauungen der Autoren standen sich von je diametral entgegen. Bergson u. a. nahmen eine Gefäßnervenalteration, eine vorübergehende oder dauernde lokale Vasoconstriction als Ursache an. Romberg erklärte das Leiden für eine reine primäre Trophoneurose. Samuel supponierte, auf dem Boden der Rombergschen Anschauung stehend, eine Läsion der zentripetalen und zentrifugalen trophischen Nervenbahnen; er sah in dem halbseitigen Gesichtsschwund geradezu den Nachweis von der Realität spezifisch trophischer Nerven, über deren Vorhandensein ja noch immer — meist in negierendem Sinne — diskutiert wird. Virchow, Mendel u. a. erklärten Affektionen des N. trigeminus, entweder des Stammes oder zentralwärts gelegener Teile, für die Ursache der trophischen Störung, ohne damit allerdings den Widerspruch ganz erklären zu können, der in der überwiegenden Intaktheit der Sensibilität und der Kaumuskeln besteht. Moebius trat dieser Trigeminushypothese scharf entgegen. Er nahm die Wirkung einer örtlichen Noxe an, derart, „daß durch die Haut oder Schleimhaut ein Gift eindringe, das vielleicht an Bakterien gebunden ist, vielleicht auch nicht, und daß dieses, langsam vordringend, die Haut zum Schwunde bringe". Daß diese Hypothese weder die strenge Halbseitigkeit der Affektion, noch gewisse, sehr häufige, oft prodromale Trigeminussymptome (z. B. die Neuralgien) erklärt, liegt auf der Hand.

Andre Autoren (Seeligmüller, Oppenheim) beschuldigen Störungen des Halssympathicus als ätiologisches Moment. Auch diese Erklärung erscheint wenig plausibel, wenn man bedenkt, wie relativ selten einerseits typische Halssympathicusstörungen bei den Leiden sind (F. Lange fand sie unter 163 Fällen der Literatur nur 18 Mal vermerkt) und wie enorm häufig andrerseits halbseitige Sympathicusstörungen beobachtet werden, die ohne alle trophische Veränderungen verlaufen.

Jendrassik schließlich sieht den Sitz des Leidens weder im N. quintus, noch im cervicalen Sympathicus; er vermutet ihn vielmehr an einer Stelle, wo Sympathicusteile und Trigeminus nahe zusammen liegen, also an der Schädelbasis; hier sind der Carotisplexus und das Gangl. Gasseri eng benachbart. Jendrassik nimmt eine Läsion der sympathischen Kopfganglien oder der mit denselben verbundenen Remakschen Fasern als ätiologisch wesentlich an.

Mir scheint die Trigeminushypothese trotz des Widerspruchs durch Moebius, Oppenheim u. a. doch recht diskutierbar. Denn es gibt zweifellos gewisse Nerven (vor allem nenne ich den N. medianus), die Läsionen irgendwelcher Art ganz vorwiegend mit trophischen Störungen beantworten, gegenüber denen die sonstigen Ausfallserscheinungen motorischer und sensibler Art völlig zurücktreten können. Aus Analogie mit dem N. medianus erscheint es mir durchaus plausibel, daß es gewisse Störungen geben mag, die regelmäßig nur die trophischen Funktionen des N. trigeminus schädigen, häufiger dabei bestimmte sensible Erscheinungen veranlassend (Neuralgien), (ohne allerdings konstant zu Hypästhesien zu führen) und dabei keine motorischen Ausfallserscheinungen hervorrufen. Allerdings ist man versucht, — bei dem meist jugendlichen Alter der Patienten — eine angeborene Schwäche der hypothetischen trophischen Zentren für die später erkrankte Gesichtsseite als disponierendes Moment hinzu anzunehmen.

Die Differentialdiagnose des ausgebildeten Leidens bedarf keiner besonderen Besprechung, so charakteristisch ist das Bild des vollentwickelten Hemiatrophia facialis; höchstens mag erwähnt sein, daß halbseitig lokalisierte Narbenflächen nach Verbrennungen oder Ulcerationen (Lupus usw.) für den ersten Anblick an die Hemiatrophie erinnern können.

Schwieriger kann die Differentialdiagnose des beginnenden Gesichtsschwundes sein. Hier ist vor allem die Sklerodermie zu nennen, die, bisweilen en plaques beginnend, auch das Gesicht befallen kann; jedoch ist gerade diese Lokalisation der fleck-förmigen Sklerodermie äußerst selten. Meist unterscheidet sie sich von dem Gesichtsschwund dadurch, daß sie ausgesprochen symmetrisch auftritt, weiter dadurch, daß sie der atro-phischen Haut eine eigentümliche Härte verleiht, und daß sie — im Anfang — die Knochen verschont. Schließlich sichern die fast stets gleichzeitig mit dem Gesicht affizierten sklero-dermischen Hände und Finger die Diagnose dieses Leidens gegenüber der Hemiatrophie.

Knochenatrophien nach Trauma (Sudek), die, sehr langsam fortschreitend, circumscripte Veränderungen der Form des Gesichts hervorrufen können, kommen weiter differentialdiagnostisch in Betracht, zumal, wie ich beobachtete, über solchen atrophierenden Knochen (z. B. auf der Stirn) die Haut etwas dünn und pigmentiert sein kann. Von der Hemiatrophie unterscheidet sich diese Knochenatrophie jedoch wohl stets leicht dadurch, daß sie einigermaßen lokalisiert bleibt und nie halbseitig das ganze Gesicht befällt; auch steht hier die Atrophie des Knochens durchaus im Vordergrunde (im Gegensatz zu be-ginnender Hemiatrophia fac.).

Zu erwähnen wären schließlich noch gewisse Krankheiten, die als Residuen oder als mechanisch bedingte Wachstumsanomalien Asymetrien des Gesichts, auch des ganzen Kopfes, produzieren können. Bei cerebraler Kinderlähmung (spez. Porencephalie) findet sich bisweilen ein auffallendes Zurückbleiben im Wachstum der paretischen Gesichtshälfte. Bei Torticollis congenitus werden gleichfalls ziemlich beträchtliche Asymetrien der Ge-sichtshälften beobachtet. Die normal bleibende Haut und das Fehlen jeglicher Progredienz der Atrophie machen natürlich die Differentialdiagnose gegenüber dem Gesichtsschwund stets leicht. Dasselbe gilt von Asymetrien, die durch frühzeitigen, halbseitig kompletten Zahnverlust hervorgerufen worden sind, wie ich dies einmal bei Syringomyelie beobachtete.

Daß in außerordentlich seltenen Fällen auch eine Hemihypertrophia faciei vorkommt, wurde schon bei dem Kapitel Akromegalie erwähnt.

XI.
Intoxikationskrankheiten des Nervensystems.
Von
F. Quensel-Leipzig.

1. Vergiftungen mit Kohlenstoffverbindungen der Fettreihe.
a) Alkoholismus.

Der Verbreitung nach stellt der Alkoholismus die wichtigste aller für die Neuropathologie in Betracht kommenden Intoxikationen dar. Seine wesentliche Ursache ist die Aufnahme des in allen geistigen Getränken vorhandenen Äthylalkohols (C_2H_5OH) im Bier zu 3—5 %, Wein 5—20 %, Branntwein 25—50 %, während alle andren Bestandteile, Fusel, ätherische Öle, Ester, Säuren nur nebenher in Frage kommen.

Wie bei allen toxischen Erkrankungen spielt außer dem Gift die individuelle Disposition eine wichtige Rolle, zumal für das Entstehen chronischer Krankheiten. Dem Alkoholismus verfallen besonders leicht Menschen mit einer angeborenen, meist ererbten Anlage, die aus dem Vorleben der Kranken, aus dem Vorkommen von Nerven- und Geisteskrankheiten in der Ascendenz usw. sich erschließen läßt. Ganz besonders gefährdet sind die Nachkommen von Trinkern. Häufig findet sich eine erworbene Anlage als Folge voraufgegangener Kopfverletzungen, anderweiter Gifteinwirkung, von Lues und sonstigen Infektionskrankheiten, Typhus, Malaria usw. Oft zeigt sich die Anlage schon frühzeitig in einer Intoleranz gegen alkoholische Getränke, die schon in unverhältnismäßig kleiner Menge Störungen nach sich ziehen.

Über die wesentlichen Wirkungen des Alkohols auf das Nervensystem bei einmaliger oder kurzdauernder Aufnahme unterrichten uns die Erfahrungen im Experiment und in einfachen Rauschzuständen. Schon geringe Mengen vermögen ausgesprochene Änderungen, vornehmlich der psychischen Funktionen, hervorzubringen, Abnahme der Schärfe der Sinneswahrnehmung, Hemmung der Reflexion und des Urteils, Abstumpfung der feineren Gefühlsregungen, anfangs erleichterte Auslösung, später Hemmung der Bewegungen, Störungen der Bewegungskoordination. In höheren Graden der Alkoholeinwirkung kommt es dann zum Wegfall aller Hemmungen, zu Bewußtseinstrübung, schließlich zu motorischer und sensibler Lähmung. Das ist das Bild der im Rausche individuell verschieden auftretenden akuten Alkoholwirkung.

Ein derartiger, selbst mit leichteren Erscheinungen einhergehender einmaliger Rausch hinterläßt schon gewisse längerdauernde Nachwirkungen, von der einfachen Verminderung der körperlichen und geistigen Leistungsfähigkeit an bis zu ausgesprochenen somatischen und psychischen Störungen. Die wichtigste Nachwirkung ist jedenfalls, daß der Alkoholgenuß einen gewissen Hunger nach neuer Aufnahme des Giftes hinterläßt, und daß zumal nach wiederholtem Trinken sich die Gewohnheit dazu, die Sucht nach geistigen Getränken entwickelt. Von diesem individuell verschieden schnell eintretenden Momente an kann man von einer Trunksucht und ihrer Folge, dem chronischen Alkoholimus, sprechen.

Symptomatologie. Zu den Erscheinungen des Alcoholismus chronicus gehören auch die Folgen der anderweiten Organveränderungen im Körper, Leber-, Nieren-, Herz-, Gefäß-, Blutveränderungen usw., gedunsenes, gerötetes Gesicht, Venektasien, Acne rosacea, stumpfer Blick, schwimmende Augen, katarrhalische Schleimhautaffektionen im Larynx, Rachen, Foetor alcoholicus ex ore, Magenkatarrh, Vomitus matutinus usw. Die Kranken sind in früheren Stadien oft abnorm fettleibig, später bieten sie im allgemeinen ein vorzeitig gealtertes und verfallenes Aussehen dar, das charakteristische Bild der verkommenen Schnapslumpen.

Von somatisch nervösen Erscheinungen am auffallendsten ist der Tremor alcoholicus, ein fein- und schnellschlägiges Zittern (8 bis 12 Oscillationen pro Sekunde), das zumal bei Fingerspreizen, überhaupt bei Bewegungen auftritt. Setzt man die Spitzen der ausgestreckten Finger des Kranken senkrecht auf die eigene Handfläche, so fühlt man ein eigentümliches Knarren (Quinquaudsches Phänomen). Sehr deutlich fühlt man oft das Zittern, auch wo man es nur schwer sieht, mit der leicht aufgelegten Hand. Feinste bündelförmige Muskelzuckungen finden sich oft in der Zunge, in den Lippen und der übrigen von Facialis versorgten Muskulatur.

Schwere motorische Störungen gehören nicht zum Bilde des einfachen Alkoholismus, doch besteht nicht selten eine erhebliche Schlaffheit der Muskulatur, zumal an den unteren Extremitäten. Häufig sind schmerzhafte Wadenkrämpfe.

Die Sensibilität ist bisweilen leicht abgestumpft für Berührungen, für Schmerzreize eher erhöht. Vielfach finden sich Sehstörungen verschiedener Art, Abnahme der Sehschärfe, Nyktalopie, konzentrische Gesichtsfeldeinengung oder zentrale Skotome. Schmerzhafte Druckpunkte finden sich häufig an den verschiedensten Stellen, und zwar sind nicht nur die Nervenstämme an den typischen Stellen empfindlich, sondern oft besonders die Muskulatur, so an der Vorderseite des Oberschenkels, als Prädilektionsort an den Waden. Spontane Schmerzen, anfallsweise, neuralgieartig als Ischias oder Lumbago, oder auch mehr dauernd, Nacken- und Schläfenkopfschmerz u. dgl. sind nicht selten.

Die Sehnenreflexe sind in inkomplizierten Fällen nicht verändert, sie können relativ schwach, seltener auch etwas gesteigert sein, die Hautreflexe sind meist sehr lebhaft. Die Pupillen zeigen beim einfachen Alkoholismus keine charakteristischen Störungen, immerhin findet man nicht selten eine relativ langsame Lichtreaktion als Annäherung zu der ausgesprochen trägen Reaktion, wie sie zumal im pathologischen Rauschzustand vorkommt. Von sekretorischen Störungen findet sich hauptsächlich eine Neigung zu profusen Schweißausbrüchen, während übermäßige Speichelabsonderung wohl meist auf dem bestehenden Rachenkatarrh beruht.

Die Psyche erfährt bei dem chronischen Alkoholismus eine allmählich immer tiefergreifende Veränderung. Die geistige Leistungsfähigkeit im ganzen nimmt ab, die Interessenwelt verarmt, es tritt eine Abnahme der Merkfähigkeit und des Gedächtnisses ein; die völlige Einsichtslosigkeit für den eigenen Zustand wird nur selten und vorübergehend von der Reue des Katzenjammers abgelöst. Abstumpfung der Gefühle, Verrohung, Reizbarkeit führen oft zu Gewalttaten und Leidenschaftsverbrechen, und den Beschluß bildet nicht selten eine mehr oder weniger hochgradige Verblödung. Der Verlauf ist indes keineswegs immer so progredient und kann auf jeder Stufe Halt machen.

Auf diesem Boden treten nun eine Reihe umgrenzterer nervöser und psychischer Erkrankungen auf.

Nicht selten nehmen die allgemeinen nervösen Störungen und subjektiven Beschwerden eine spezialisiertere Form an, wie sie dem Bilde der bekannten Neurosen entspricht. Kopfschmerz und -druck, Muskelschwäche Ermüdbarkeit, Schlaflosigkeit, zirkulatorische und Verdauungsstörungen, gesteigerte sexuelle Erregbarkeit oder Impotenz u. dgl. ergeben das Bild einer

Alkohol-Neurasthenie. In andren Fällen trägt das psychische Verhalten, Labilität der Affekte, Suggestibilität usw., den ausgesprochenen Charakter der Hysterie (vgl. die betreffenden Kapitel), insbesondere finden sich die somatischen Erscheinungen, sensible und sensorische Anästhesien, Hyperästhesien, Lähmungserscheinungen, Contracturen etc. öfters auf dem Boden des Alkoholismus, dagegen ist die psychische Beeinflußbarkeit derselben nicht stets sehr ausgesprochen. Bemerkenswert ist, daß außer sonstigen alkoholischen Zügen oft, und das gilt für viele andere toxische Erkrankungen ebenfalls, sich gewisse leichte organische Veränderungen vorfinden, ein Zeichen für die tiefere Grundlage der Krankheit überhaupt. Wie es scheint, treten diese Symptomkomplexe am ersten auf bei schon disponierten Individuen.

Die Disposition spielt eine besonders wichtige Rolle nach vielfacher Erfahrung bei der Epilepsie, dieser kaum noch als funktionell anzusehenden Neurose, die man als die für den Alkoholismus wohl charakteristischste ansehen kann. Die echte Alkohol-Epilepsie hat gewisse Besonderheiten, Auftreten erst in späteren Jahren, seltene aber meist typische, große Anfälle, regelmäßige zeitliche Beziehung zu anderen Alkoholkrankheiten besonders zum Delirium tremens. Doch kommen auch häufig Anfälle vor von wechselnder Form, Absences usw., die wie die genuine Epilepsie zu Verblödung führen können. Oftmals bildet zweifellos der Alkoholismus nur eine auslösende oder verschlimmernde Ursache bei genuiner Epilepsie. Gefährlich wird er besonders neben anderweiten Schädlichkeiten, Gehirnerschütterung, anderen Vergiftungen, z. B. mit Blei usw. Bemerkenswert ist das häufige Auftreten von echter Epilepsie bei den Nachkommen von Säufern.

Eine der wichtigsten und häufigsten Nervenkrankheiten infolge von Alkoholismus ist die Polyneuritis (vgl. diese). Hier sei nur auf gewisse Besonderheiten, vorzugsweises Befallensein der unteren Extremitäten, Unterschenkelstrecker, Peronealmuskulatur, symmetrische Verteilung, Hyperalgesie neben Anästhesie, Freibleiben meist von Blase und Pupillen hingewiesen. Nicht selten sind Hauterscheinungen vasomotorisch - trophischer Art, selten polymyositische Symptome. Von Bedeutung ist die Beteiligung des Nervus opticus, meist in Form der temporalen Abblassung der Pupillen, bisweilen auch als echte Papillitis oder retrobulbäre Neuritis.

Neben der Polyneuritis, aber auch allein, bzw. mit andren Erscheinungen des Alcoholismus chronicus findet sich zumal bei Schnapstrinkern bisweilen ein sehr schweres Krankheitsbild, das der Polioencephalitis haemorrhagica superior (Wernicke). Bei demselben gesellen sich in akuter Entwicklung, in ca. 8—14 Tagen bis zum Ende, zu cerebralen Allgemeinerscheinungen, — Schwindel, Kopfschmerz, Benommenheit, Nackenstarre, Delirien —, lokalisierte Hirnsymptome, Koordinations-, Geh- und Sprachstörungen, vor allem aber charakteristische Lähmungserscheinungen im Gebiet der äußeren, oft auch der inneren Augenmuskeln. Der Ausgang ist meist letal.

Eine ebenfalls relativ leichte Krankheitsform stellt die Pachymeningitis haemorrhagica interna dar, die keineswegs immer intra vitam zu lebhaften Erscheinungen führen muß. In andren Fällen, zumal bei größeren Blutungen aus den neu gebildeten Gefäßen kommt es zu cerebralen sensiblen oder motorischen Lähmungs- und zu Krampferscheinungen. Namentlich ausgebildete epileptische oder auch Jacksonsche Anfälle oft in sehr großer Zahl kommen vor, der Druck in den Meningen kann zu deutlicher Stauungspapille führen, auch Nackenstarre und Fieber können sich finden.

Unter den psychischen Erkrankungen der Alkoholisten kommt dem Delirium tremens, der charakteristischsten Form, die Hauptbedeutung zu, an dem in Deutschland jährlich Tausende von Menschen erkranken. Die Entstehungsweise ist noch nicht exakt bekannt. Vorbedingung ist stets ein schon längere Zeit andauernder Mißbrauch von Schnaps. Delirien bei reinen Biertrinkern sind selten und im Bilde abweichend. Bisweilen bricht das Delirium mitten im vollsten Wohlbefinden aus, meist gehen Vor-

boten, leicht delirante Zustände, Schlaflosigkeit, Unruhe usw. vorauf, oft
(in ca. 10 %) epileptische Anfälle. Veranlassung zum Ausbruch bilden oft
körperliche Krankheiten, Verletzungen, Frakturen, sehr oft Magenaffektionen,
fieberhafte Katarrhe, Pneumonien, andere Infektionskrankheiten usw. Die
Bedeutung der plötzlichen Abstinenz als Ursache des Ausbruchs ist noch nicht
geklärt, in manchen Fällen scheint dieselbe mitzuwirken, die alleinige Ursache ist sie keinesfalls.

Das Bild des vollentwickelten Deliriums ist unverkennbar, völlige
räumlich-zeitliche Desorientierung bei intaktem Bewußtsein von der
eigenen Persönlichkeit, Illusionen und Halluzinationen zumal des Gesichts,
Gehörs, Gefühls, meist ungemein zahlreich, klein, in lebhafter Bewegung,
Mäuse, schwarze Männchen usw., die sich, ähnlich wie im Traum, zu einer
eigenartig phantastischen Situationstäuschung zusammenschließen. In starker
motorischer Unruhe reagiert der Kranke lebhaft auf seine Sinnestäuschungen, lebt in gewohnten Tätigkeiten (Beschäftigungs-, Kneipdelir), faßt
seine Lage mit größter Selbstverständlichkeit auf. Er ist hastig, unaufmerksam,
leicht ablenkbar, suggestibel (Erzeugung von Halluzinationen durch Zureden,
aber auch durch Druck auf die Augen, Verdecken derselben). Die Stimmung
wechselt zwischen Heiterkeit (Trinkerhumor) und Angst, entsprechend dem
Charakter der Sinnestäuschungen und der stets passageren Wahnideen.

Von körperlichen Erscheinungen zu nennen ist zuerst der charakteristische, oft grobschlägige Tremor, zumal an gespreizten Fingern und Zunge,
oft am ganzen Körper sichtbar, lebhafte Rötung der Haut, Schwitzen.
Oft bestehen leichte Paresen im Facialisgebiet, der Zunge, Koordinationsstörungen, Schwäche, Silbenstolpern, Druckpunkte, Sensibilitätsstörungen, die nur
z. T. durch psychische Ablenkung, z. T. durch begleitende Neuritiden
bedingt sind.

Häufig findet sich (ob auch ohne alle begleitenden Organaffektionen, Magenkatarrh, Bronchitis usw. ist unsicher) ein mehr oder weniger hohes Fieber, die
Pulsfrequenz ist stets, auch in der Ruhe gesteigert, ebenso die Respiration und der Blutdruck. Im Urin findet sich meist Albumen, oft auch
hyaline Zylinder, nicht selten Acetessigsäure und etwas Zucker. Ebenso
wird eine Veränderung der Blutzusammensetzung beobachtet, Verminderung
der eosinophilen, Vermehrung der gewöhnlichen neutrophilen Leukocyten.

Alle diese Erscheinungen wachsen rasch zu beträchtlicher Höhe an und
dauern im Durchschnitt 4 bis 7 Tage. Es kommen aber sowohl protrahiertere
Formen vor, als auch solche, die man nach Dauer und Entwicklung der
Symptome als abortiv bezeichnen muß. In der Regel tritt dann unter
kritischem Schlaf, aus dem die Kranken nur schwer zu erwecken sind,
die Genesung ein. Nicht selten stehen allerdings Kranke noch tagelang
unter dem Einfluß gewisser deliranter Erlebnisse und Wahnideen. Selten
ist die Erinnerung an die Zeit des Deliriums klar erhalten, ebenso selten
aber auch total verloren gegangen.

Der Ausgang ist in der Mehrzahl der Fälle günstig. Die Mortalität in
unkomplizierten Fällen beträgt etwa 1 bis 5 %. Häufiger ist der Tod dagegen
bei Delirien, die mit schweren körperlichen Krankheiten kompliziert sind,
chirurgischen Verletzungen, Hirnerschütterung, Typhus usw. Nicht selten
sind Rezidive bei fortgesetztem Alkoholmißbrauch, bei einzelnen Kranken
bis zu 27 mal beobachtet.

Die **Diagnose** ist unter Berücksichtigung der Ätiologie nicht schwierig,
doch ist zu bedenken, daß gelegentlich die eitrige Konvexitätsmeningitis,

die progressive Paralyse ein ähnliches Krankheitsbild liefern, daß der Alters-
blödsinn (Presbyophrenie Wernickes) bisweilen unter verwandten Erscheinungen verläuft. Endlich ist stets die Frage der Komplikation mit andern
Nervenkrankheiten (Tabes usw.) zu prüfen.

Eine seltenere, dem Delirium tremens nahe verwandte akute Psychose
ist der Säuferwahnsinn (akute Halluzinose Wernickes), charakterisiert
durch zahlreiche Halluzinationen, besonders des Gehörs, bei erhaltener
äußerer Orientierung, verbunden mit dem intensivsten Angstgefühl, wobei
es zur Ausbildung eines mehr oder weniger abgeschlossenen, logisch ver-
arbeiteten, systematisierten Verfolgungswahns kommt. Diese Halluzinose
bietet bisweilen Übergangsformen zum echten Delirium, mit dem sie die
körperlichen Erscheinungen in mehr oder weniger ausgeprägter Form teilt.
Sie ist an sich heilbar, doch pflegt sie meist Wochen, ja bis zum Verschwinden residuärer Wahnideen oft mehrere Monate zu dauern. Selbstmordversuche sind bei den Kranken nicht selten.

Sehr selten sind echt melancholische Zustände auf alkoholischer Basis.

Eine subakut oder chronisch verlaufende Krankheitsform, deren Häufigkeit erst in letzter Zeit richtig gewürdigt wird, ist die Korsakoffsche
Psychose. Am bezeichnendsten ist für dieselbe der Verlust der Merkfähigkeit, die Kranken vermögen sich neue Eindrücke nicht einzuprägen
und haben infolgedessen die Erinnerung für die Jüngstvergangenheit meist
vom Krankeitsbeginn ab verloren. Die Lücken füllen sie aus mit Konfabulationen, seltener sind Halluzinationen und einzelne Wahnideen. In
der Regel, zumal anfangs, sind die Kranken wie im Delirium tremens zeitlich und räumlich desorientiert bei erhaltenem Persönlichkeitsbewußt-
sein. Eine eigentliche Demenz braucht nicht zu bestehen, doch sind die
Kranken in der Regel kritiklos. Die Stimmung ist moros oder entspricht
häufiger dem Trinkerhumor. Wegen der häufigen, nicht regelmäßigen Verbindung mit polyneuritischen Symptomen hat man die Krankheit geradezu
die polyneuritische Psychose genannt. Sie entwickelt sich oft aus
akuten Alkoholpsychosen, besonders dem Delirium alcoholicum. Die Krankheit kann heilen, geht aber nicht selten auch in eine dauernde Demenz
über. Exitus letalis erfolgt meist nur infolge der Komplikation mit Tuberkulose oder Lues usw., bisweilen aber auch einfach infolge von Marasmus.
Zu beachten ist, daß auch Hirnerschütterung und Senium, wie es scheint
gelegentlich selbst ohne Konkurrenz des Alkohols zu ähnlichen Krankheitsbildern führen.

Sonstige chronische Geistesstörungen der Gewohnheitstrinker entwickeln
sich aus den schon geschilderten insbesondere psychischen Eigenschaften der
chronischen Alkoholisten. Infolge der Impotenz, Reizbarkeit, Beeinträchtigungsideen und der aus seinen Gewohnheiten entspringenden Konflikte
im Familienleben entwickelt sich der prognostisch wenig günstige Eifersuchtswahn der Trinker. Bisweilen finden sich dauernd einzelne habituelle
Halluzinationen, aus denen sich flüchtige, in der Regel nicht sehr ernsthafte
Wahnideen entwickeln.

Das Auftreten einer Demenz, zumal neben polyneuritischen Symptomen,
und die Ähnlichkeit solcher Krankheitsbilder mit der Tabesparalyse hat zur
Aufstellung einer sog. Alkoholparalyse geführt, das Vorkommen einer echten
progressiven Paralyse nur auf alkoholischer Basis ist aber nicht erwiesen.

Spielt die Disposition eine gewisse Rolle bei der Entstehung aller alkoholischen Störungen, so gibt es einige Formen, die sich nur auf dem Boden

einer ganz speziellen, ausgeprägten Veranlagung entwickeln. Von einem
pathologischen Rauschzustand (komplizierten R.) spricht man da, wo
sich bei einzelnen Individuen nach dem Genuß meist schon relativ geringer
Alkoholmengen ganz unverhältnismäßig starke, eigenartige Erscheinungen
einstellen, schwere Bewußtseinstrübung bei meist geringen körperlichen
Störungen, starke motorische Unruhe bis zum Bilde einer furibunden Tobsucht, die durch einen tiefen Schlaf in kürzester Zeit, und zwar meist mit
vollständigem Erinnerungsverlust, in den normalen Zustand wieder übergeht.

Die Dipsomanie ist eine jetzt oft der Epilepsie zugerechnete Krankheitsform. Die sonst gewöhnlich durchaus nüchternen Kranken beginnen
in der Regel nach einer einleitenden Verstimmung für Tage und Wochen
sich in ungezügeltster Weise dem Genusse alkoholischer Getränke hinzugeben.
Oft zunächst relativ wenig beeinflußt, hören sie endlich doch meist erst total
berauscht zu trinken auf, um nach der Ernüchterung bis zum nächsten
Anfall so geordnet und enthaltsam zu sein wie zuvor. Zu unterscheiden
sind diese Zustände von der Pseudodipsomanie, bei welcher Kranke erst
durch eine Gelegenheit in an sich normaler Weise zum Trinken veranlaßt
in eine solche Trinkperiode hineingeraten.

Pathologische Anatomie. Über die anatomischen Veränderungen im Nervensystem beim Alkoholismus ist noch ziemlich wenig Sicheres bekannt. Experimentell erwiesen ist die Vernichtung von Ganglienzellen in den nervösen Zentralapparaten, in der
menschlichen Pathologie Veränderungen an allen Elementen des Nervensystems. Dahin
gehören neuritische Prozesse an den peripheren Nerven, am Optikus, im Zentralnervensystem Faser- und Zelldegenerationen, Vermehrung der Stützsubstanz, Veränderungen,
sekundär hervorgerufen durch Alteration des Blutgefäßsystems, Arteriosklerose mit
Atrophie und Erweichungen, Pachymeningitis haemorrhagica interna, chronische diffuse
Leptomeningitis, Polioencephalitis, Hydrocephalus internus. Sicherlich werden gewisse
Störungen auch erst sekundär vermittelt durch Veränderung der Stoffwechselvorgänge.

Therapie. Die Behandlung der einzelnen alkoholischen Nervenkrankheiten, soweit sie gleich oder ähnlich auch mit andrer Ätiologie vorkommen,
richtet sich nach den allgemeinen Regeln und ist aus den betreffenden
Kapiteln zu ersehen. Ebenso sind die Psychosen im ganzen nach den allgemeinen psychiatrischen Grundsätzen zu behandeln und bedürfen großenteils der Anstaltspflege.

Besonderer Erwähnung bedarf eigentlich nur das Delirium tremens,
das oft Objekt der allgemeinärztlichen Behandlung wird. Auch hier sollte
wegen der zahlreichen möglichen Komplikationen, wegen der Gefahr des
Selbstmords und von Gewalttätigkeiten, wo immer möglich, die Verbringung
in eine geeignete Anstalt erfolgen, obschon zuzugeben ist, daß die Desorientierung und Unruhe gelegentlich mit der Verbringung in ein ungewohntes
Milieu zuerst zunehmen. Dem läßt sich aber begegnen bei grundsätzlicher
Durchführung von Bettruhe in hinreichend hellen Räumen und unter ständiger Überwachung, deren Möglichkeit und Erfolg aus den Erfahrungen sehr
großer Anstalten hervorgeht. Eine Isolierung darf nur bei ständiger Überwachung in geeigneten Räumen erfolgen. Ev. kommen protrahierte laue
oder kürzere kühle Bäder zur Beruhigung in Betracht. Von der Verabreichung von Alkohol kann man fast stets und vom ersten Moment an
absehen, nur bei Gefahr von Kollapszuständen ist seine Verwendung angezeigt. Im übrigen kann man sich auf Verabreichung von Excitantien,
starkem Kaffee und Campher (0,1 mehrfach in Pulvern oder als Injektion)
beschränken. Für ausreichende Ernährung, namentlich auch Milchzufuhr
ist Sorge zu tragen. Schlafmittel sind nur gelegentlich unter besonderen

äußeren Verhältnissen erforderlich, man wähle die für das Herz indifferenten, Veronal 0,5—1,0, Paraldehyd 4,0—6,0. In chirurgischen Fällen kann, da die Kranken in ihrer Gefühllosigkeit auch auf die schwersten Verletzungen keinerlei Rücksicht nehmen, von der sonst unbedingt verbotenen mechanischen Beschränkung Gebrauch zu machen sein.

Wie hier ist die Entziehung des Alkohols stets der wesentlichste Teil einer rationellen Behandlung.

Für den Alkoholisten ist die Herbeiführung der Totalabstinenz fast in allen Fällen die conditio sine qua non dauernder Genesung und der Verhütung noch schwererer Rückfälle. Wie eine solche herbeizuführen ist, richtet sich nach den Verhältnissen. Die Medikamente Goldchlorid, Strychnin, welche man früher empfohlen hat, um eine Heilung und Abschreckung vom Trinken zu erzielen, haben sich gar nicht bewährt. Bisweilen gibt die Hypnose in geeigneten Fällen Erfolge. In der Regel bedarf der Trinker mindestens zu Anfang der Anstaltsbehandlung, denn nur wenige vermögen sich aus eigner Kraft dem Gifte zu entziehen.

Für die höheren Stände öffnen sich in diesem Falle Sanatorien und Heilanstalten, für die große Mehrzahl bedarf es entschieden der Trinkerheilanstalten. Leider ist ihre Zahl noch durchaus unzureichend, nur der ausgesprochen psychopathische Alkoholist eignet sich ja für die Irrenanstalten. Unter dem Schutze der Anstalt kann jedenfalls sofort die Totalabstinenz durchgeführt werden. Der Kranke kommt hier in eine Umgebung von lauter Abstinenten, wo die Abstinenz etwas Selbstverständliches ist, und erträgt dieselbe ohne weiteres leicht. Hierbei hilft ihm fleißige Arbeit und eine dauernde Beeinflussung namentlich dahingehend, daß der Trinker selbst zum Kämpfer für die Abstinenz und gegen den Alkoholismus wird. Notwendig ist nur, daß der Aufenthalt hinreichend lange währt. Leider ergeben sich dabei mehrfache Schwierigkeiten. Schon die Einweisung ist schwer zu erreichen und auch die Möglichkeit der Entmündigung, wie sie das Bürgerliche Gesetzbuch bietet, hat sich bisher weder hier noch auch für die Zurückhaltung hinreichend bewährt. Weiter reichen häufig die Geldmittel für den Unterhalt des Trinkers und seiner Angehörigen nicht hin. Es ist daher die Beschaffung einer staatlichen Fürsorge und öffentlicher staatlicher Heilanstalten zu erstreben. Auch den Vorurteilen gegen solche muß entgegengearbeitet werden. Als eine wünschenswerte und an manchen Orten schon erfolgreiche Maßnahme hat sich die Errichtung von ärztlich geleiteten Beratungs- und Fürsorgestellen für Trinker erwiesen.

Es muß weiter vor allem gesorgt werden, daß der Trinker auch nach seiner Entlassung aus der Anstalt vor dem Alkohol bewahrt bleibt. Die Länge der Behandlungszeit ist hierfür von großer Bedeutung, noch wichtiger ist aber die Schaffung einer geeigneten Umgebung, die meist nur dadurch einigermaßen zu erzielen ist, daß der Trinker sich einem Abstinenzverein (Guttemplerloge, Blaues Kreuz usw.) anschließt.

Alle diese Maßregeln bedürfen aber zu ihrer vollen Wirksamkeit einer Prophylaxe, die nicht nur den einzelnen Trinker, sondern das ganze Volk umfaßt. Deutschland gibt jährlich drei Milliarden Mark für den Alkohol aus, eine Zahl, die enorme Mengen von Volksgesundheit, Arbeitskraft und Vermögen umschließt. Dieses Verhältnis kann sich nur ändern, wenn die allgemeine Anschauung dem Alkohol gegenüber eine andre wird. Intensive Belehrung und Aufklärung auch schon der Jugend, Prohibitivmaßregeln gegen Alkoholproduktion und Konsum, Konzessionsbeschränkungen, Gasthausreform, Frontmachen gegen die herrschenden gedankenlosen Trinksitten, das Beispiel der gebildeten Stände versprechen auf diesem Gebiete gute Erfolge. Sicher ist auch von einer Besserung der allgemeinen sozialen nnd der Wohnungsverhältnisse manches zu erreichen.

Es gehören in diese Gruppe noch eine Reihe von Schlafmitteln, die gelegentlich zu schwereren nervösen Folgezuständen führen können. Da es sich aber hier um sehr seltene Vorkommnisse handelt, Paraldehyd-Delirien bei längerem Gebrauch, Veronal-komatöse, rauschartige Zustände mit Herzschwäche usw., so genügt es, auf dieselben aufmerksam zu machen und im übrigen auf die toxikologische Literatur zu verweisen. Am bekanntesten geworden sind die nervös-toxischen Wirkungen des ersten künstlich dargestellten Schlafmittels, des Chloralhydrats. Die akuten Vergiftungen führen nach Reizungserscheinungen seitens der Schleimhäute unter Lähmung der Herz- und Atmungszentra zum Sopor und ev. zum Exitus. — Chronischer Mißbrauch führt zu allgemein somatischen Erscheinungen, Hautaffektionen, Erythemen, Purpura (auch bei akuter Vergiftung), Verdauungsstörungen, Marasmus, Gliederschmerzen, Ataxie, psychischer Depression, Delirien. — Die Behandlung besteht in Entziehung in einer Anstalt. Seit langer Zeit sind aber auch diese Intoxikationen sehr selten geworden.

b) Sulfocarbonismus (Schwefelkohlenstoffvergiftung).

Fast ausschließlich bei seiner Verwendung in der Gummiwarenindustrie (Vulkanisieren des Kautschuks) führt die Inhalation der Dämpfe, selten die Benetzung mit flüssigem Schwefelkohlenstoff zu Intoxikationen. Neben somatischen Störungen durch Schleimhautreizung, Gastritis, Katarrhe des Respirationsapparates, kommt es häufig zu Neuritiden, bezüglich deren auf das spezielle Kapitel verwiesen werden muß, mit vorzugsweisem Befallensein der unteren Extremitäten, Pseudotabes, nicht selten aber mit Blasen- und Pupillenstörungen.

Nicht selten führt die Schwefelkohlenstoff-Intoxikation zu Neurosen, bald von neurasthenisch hypochondrischem Charakter, Nacken-, Schläfenkopfschmerz, Rückenschmerzen, Gliederschmerzen, Mattigkeit, Schlaflosigkeit usw., bald zu hysterischen Erscheinungen, Druckpunkten, Anästhesien, Lähmungen, Contracturen u. dgl. Diese funktionellen Störungen finden sich öfters vermischt mit leichten organischen Symptomen, Veränderung der elektrischen Erregbarkeit, leichten Muskelatrophien. Dieselben entsprechen nach den Ergebnissen der Tierexperimente wahrscheinlich sowohl peripher neuritischen als auch leichten zentralen Veränderungen im Nervensystem.

Vor allen Dingen finden sich oft Psychosen im Gefolge der Vergiftung. In leichten Fällen handelt es sich um kurzdauernde Zustände einfacher psychischer Hemmung, mehrtägigen leichten Stupor, andre Male um vorübergehende Exaltationen ähnlich dem der akuten Vergiftung folgenden Rausch, häufig finden sich schwere und langdauernde Geistesstörungen, für deren Entstehung dem Schwefelkohlenstoff eine wesentliche ursächliche Bedeutung zukommt. Die Formen an sich sind nicht charakteristisch, heilbare Amentia und Manie, oft in Verblödung endende Katatonie, dagegen ist die Entwicklung oft durch die Vergiftung eigenartig bestimmt. Die psychischen Erkrankungen erfordern stets eine ausgesprochene Disposition und treten in der Regel nach relativ kurzer Arbeitszeit auf, die Nervenkrankheiten meist erst nach Monaten.

Die Behandlung hat vor allen Dingen sofortiges Aussetzen der schädlichen Arbeit zu veranlassen, für allgemeine Kräftigung zu sorgen usw. Durch prophylaktische hygienische Maßnahmen muß der Möglichkeit solcher Erkrankungen vorgebeugt werden.

2. Vergiftung durch pflanzliche Giftstoffe.

a) Morphinismus.

Die Kenntnis des chronischen Morphinismus ist für den Arzt deshalb so wichtig, weil die Krankheit ihre Entstehung in der Regel ärztlichem Handeln verdankt. — Die beruhigende, sedative Wirkung auf das Nervensystem, welche das Morphium in medizinalen Dosen, zumal bei der subcutanen Injektion, in so prompter Weise ausübt, macht es zu einem segensreichen Hilfsmittel bei körperlichen und seelischen Schmerzen oder bei Schlaflosigkeit. Es hat aber die unangenehme Eigenschaft, bei längerem Gebrauch eine Angewöhnung zu erzeugen, welche die Anwendung immer höherer Dosen zur Erreichung des gleichen Effektes erfordert. Es ruft aber außerdem, wenn ausgesetzt, unangenehme, ja bedenkliche Störungen, Abstinenzerscheinungen hervor, die erst durch eine neue Dosis Morphium wieder beseitigt werden. Gewöhnungs- und Abstinenzerscheinungen nun lassen sich beherrschen und in Grenzen halten, solange noch der Arzt die einzelnen Einspritzungen bei dem Kranken vornimmt. Mit dem Moment aber, wo der Kranke, zuerst zur Beseitigung von Schmerzen, später auch ohne diesen Grund nur zur Beseitigung der Entziehungserscheinungen oder zur Hervorrufung der durch das Morphium bedingten Euphorie sich die Einspritzungen selbst macht, ist der Circulus vitiosus geschlossen, der zur Einspritzung immer größerer Mengen und damit zu den Erscheinungen des chronischen Morphinismus führt. Wir sprechen von einem solchen überall da, wo der chronische Mißbrauch des Narkotikums zu einem Zwange geführt hat, dasselbe dem Körper immer wieder einzuverleiben. Die Zahl der Morphinisten ist auch jetzt noch eine recht beträchtliche. Sie rekrutiert sich begreiflicherweise zu einem großen Teile aus Ärzten, Apothekern, den Frauen solcher, Krankenpflegern und anderen Personen, die zum ärztlichen Berufe in naher Beziehung stehen. Empfänglich dafür ist wohl so ziemlich jeder Mensch, doch machen Psychopathen, Degenerierte und angeboren Minderwertige einen erheblichen Prozentsatz unter den Morphinisten aus, da sie der Versuchung widerstandsloser und schneller erliegen und nicht selten aus den allernichtigsten Gründen zum Morphinismus kommen.

Das Morphium wirkt direkt auf die nervösen Zentra ein. Im Tierexperiment führt es zuerst zu einer Steigerung, dann zu Herabsetzung der Reflexerregbarkeit. Es bewirkt Pupillenveränderung (Miosis). Größere Dosen lähmen die Atemzentra, bewirken Senkung des Blutdrucks, Pulsverlangsamung, wohl durch Lähmung des accelerantes. Außerdem wirkt das Gift sekretionsbeschränkend auf Schleimhäute und Drüsen, hemmt die Peristaltik und stört die Verdauungstätigkeit. Letzteres kommt zum Teil wohl zustande durch die Elimination des Giftes im Magen. Ein Teil des Morphiums verläßt den Körper unverändert im Harn, ein Teil wird zu Oxydimorphin umgewandelt, eine Substanz, auf deren Bildung und Ausscheidung die Abstinenzerscheinungen zurückgeführt werden. —

Aus gelegentlichen Versuchen am Menschen ergibt sich bei kleinen Dosen zuerst eine Anregung des Vorstellungablaufes, der intrapsychischen Tätigkeit bei Abstumpfung für äußere Eindrücke, Herabsetzung der Schmerzempfindung und erschwerter Umsetzung der Vorstellungen in motorische Akte.

Symptomatologie. Auf die Erscheinungen der akuten Vergiftung, die unter zunehmendem Koma, bei Pupillenenge, Blässe und Cyanose der Haut, Sinken von Puls, Respiration und Körpertemperatur, manchmal mit epileptiformen Zuckungen und Krampfanfällen zum Tode führt oder nach langem Schlaf in Genesung ausgeht, ist hier nicht einzugehen.

Beim chronischen Morphinismus haben wir zu scheiden zwischen Intoxikations- und Abstinenzerscheinungen.

Die Intoxikationserscheinungen treten nach individuell verschieden langem Gebrauch des Mittels, nach Wochen oder Monaten oder Jahren, in unangenehmer Weise hervor, während anfangs, zumal durch Betäubung der veranlassenden Beschwerden, ein Zustand allgemeinen Wohlbefindens voraufgegangen war.

Im Vordergrunde stehen Störungen der Verdauung, entsprechend der Wirkung auf den Magendarmkanal (Ausscheidung des Morphiums in denselben, Hemmung der Peristaltik, der Sekretion von Salzsäure und Darmsaft). Es besteht hartnäckige Obstipation, Daniederliegen des Appetits, Vollsein im Magen, Übelkeit, Erbrechen, Abneigung zumal gegen Fleischspeisen. Die Mundschleimhaut ist trocken, selten tritt Speichelfluß auf.

Die Haut, erst von guter Farbe, wird blaß, glanzlos, spröde, trocken, Schweiß- und Talgsekretion stocken, nicht selten besteht Neigung zu Furunkelbildung. Auch Hyperidrosis kommt vor. Es finden sich gelegentlich trophische Störungen an den Haaren, Nägeln, selbst an den Zähnen.

Regelmäßig finden sich bei längerem Mißbrauch Störungen der Sexualfunktionen, Erlöschen der Libido, bei Männern Impotenz, Fehlen der Erektionen, bei Frauen Dys- und Amenorrhö, Trockenheit der Vaginalschleimhaut. Konzeption erfolgt selten und führt dann oft zum Abort, oder Schwangerschaft und Wochenbett zeigen anderweite Störungen.

Vasomotorische Störungen finden sich oft. Das Auftreten von Albumen im Urin und intermittierendes Fieber rein als Folge des Morphinismus wird bestritten.

Schon frühzeitig findet sich starke Pupillenverengung (Miosis) mit träger, wenig ausgiebiger Lichtreaktion, auch Akkommodationsparese und Insuffizienz der Interni findet sich bisweilen. Selten ist eine gewisse allgemeine Muskelschwäche, Tremor, Koordinationsstörungen und Ataxie.

Die initialen psychischen Symptome sind entsprechend den experimentellen Erfahrungen leicht gehobene, euphorische Stimmungslage mit Anregung der intellektuellen Tätigkeit, aber Hemmung der Aktivität. Auch späterhin bleibt die intellektuelle Leistungsfähigkeit meist dauernd auf erheblicher Höhe erhalten. Wohl aber leiden die Entschlußfähigkeit und das Gefühlsleben. Mit der Gewöhnung, sich über die Unannehmlichkeiten des Lebens durch eine neue Injektion hinwegzusetzen, mit dem Fehlen der normalen Gefühlsschwankungen, mit der sklavischen Abhängigkeit von dem Gifte erlöschen wichtige Lebensinteressen, es greift eine Indolenz Platz gegenüber Wohl und Wehe der nächsten Angehörigen usw. Wenn es auch nicht immer zu ausgesprochenen ethischen Defekten kommen muß, so leidet doch die Wahrheitsliebe meist. Speziell in allen Fragen, die ihren Morphinismus betreffen, darf man den Kranken niemals trauen. Bei vielen kommt es besonders unter dem Druck leichter Entziehungserscheinungen zu Verstößen selbst gegen das Strafgesetz, Diebstahl, Prostitution bei Weibern, Betrug und Urkundenfälschung (Rezeptfälschung).

Zu psychischen Störungen umschriebener Art, Angstanfällen, halluzinatorischen Zuständen, Beeinträchtigungsideen, kommt es sehr selten. Wohl aber stellt sich bei fortgesetztem intensiven Gebrauch allmählich ein fortschreitender körperlicher Verfall ein, ein Marasmus, der durch die Widerstandsunfähigkeit gegen interkurrente Krankheiten mittelbar zum Tode führen kann. Nicht wenige Morphinisten enden auch durch Suicidium.

Öfters versuchen die Kranken der mancherlei unangenehmen Erscheinungen wegen, sich früher oder später von dem Gifte zu entwöhnen. Der Versuch gelingt aber nur ganz ausnahmsweise, und zwar wegen der auch bei jeder Entziehung auftretenden Abstinenzerscheinungen.

Begreiflicherweise treten solche auch während der Intoxikationszeit nicht selten auf, angedeutet oft vor fast jeder einzelnen neuen Injektion, noch mehr, wenn die Kranken aus besonderen Gründen, Schwierigkeit der Beschaffung usw., gezwungen sind, einmal auszusetzen oder die Dosis zu vermindern. Ernstere Erscheinungen ergeben sich, sobald zufällig oder absichtlich das Morphium ganz entzogen wird. Die Intensität wechselt auch da nach der Dauer und Höhe der früheren Injektionen.

Schon wenige Stunden nach der letzten Dosis stellt sich bei den Kranken eine gewisse Unruhe ein. Die Reflexerregbarkeit ist erheblich gesteigert. Es kommt zu häufig, allmählich krampfartig wiederkehrendem Gähnen, Niesen, Husten, Würgen und Erbrechen. An Stelle der Sekretionshemmung tritt eine mehr oder weniger profuse Schleimhaut- und Drüsensekretion in der Nase, den Bronchien, im Magendarmkanal. Letztere führt unter vermehrter Peristaltik zu ganz profusen wässrigen, zuletzt oft blutigen Diarrhöen. Oft bestehen schmerzhafter Harndrang, förmliche Blasen-, auch Gallenkoliken. Auch die Sexualfunktionen kommen wieder in Tätigkeit, das Auftreten häufiger Pollutionen und Erektionen, bei Frauen der Wiedereintritt der Menses meist unter lebhaften Beschwerden, sind etwas ganz gewöhnliches. An der Haut zeigen sich zahlreiche vasomotorische Erscheinungen, Blässe, Cyanose, kalte Füße, fliegende Hitze nach dem Kopfe usw.

Die Kranken verfallen schnell. Die Pulsfrequenz steigt, der Puls ist weich, dicrot, bei schweren Fällen wird er zuletzt unregelmäßig und aussetzend, unfühlbar, nicht selten kommt es zum Kollaps.

Von sonstigen nervösen Erscheinungen treten Pupillenstörungen auf, abnorme Weite, Differenz, auch Akkommodationsparesen.

Regelmäßig sind Schmerzen aller Art, Rücken-, Wadenschmerzen, neuralgische Schmerzen im Gebiete des Trigeminus, Parästhesien, häufig Ataxie, schwankender Gang, Tremor.

Auf psychischem Gebiete tritt zuerst eine hochgradige Unruhe, Angst, Beklemmungsgefühl auf, der Kranke wirft sich im Bett umher, verlangt dringend nach Morphium, zu dessen Beschaffung ihm jedes Mittel recht ist. Meist besteht völlige Schlaflosigkeit, oder es tritt nur für ganz kurze Zeit ein unruhiger, oft unterbrochener Schlaf ein. Manche Kranke liegen völlig apathisch, erschöpft da und reagieren auf nichts mehr. Bei vielen treten hysteriforme Erregungszustände auf, seltener Delirien mit Gesichtstäuschungen, traumhafter Verkennung der Umgebung. Endlich hat man Delirium-tremensartige Zustände beobachtet mit Tremor, Sprachstörung, ev. Doppelsehen auch mit Albuminurie, außerdem ängstliche Erregungszustände mit lebhafter Selbstmordneigung.

Die Dauer der Entziehungserscheinungen und ihre Intensität richtet sich nach der vorher gespritzten Dosis und nach der Art der Entziehung. Auch bei schnellem Verlauf pflegen einzelne Erscheinungen dieselbe noch um Wochen zu überdauern. Gefahren drohen bei der Entziehung erstens durch Eintritt von Herzschwäche, Kollaps und zweitens wegen der Möglichkeit eines Selbstmordes. Im übrigen ist die Prognose des Morphinismus abhängig davon, ob es gelingt, die weitere Giftzufuhr abzuschneiden und Rezidive des Mißbrauchs zu verhüten.

Die **Diagnose** ist nicht immer leicht. Wo die Anamnese im Stich läßt, sind oft die Injektionsstellen am Körper, Abscesse und Narben von solchen Wegweiser. Bisweilen ist der Wechsel im Wesen des Kranken nach und zwischen den Einspritzungen ein verdächtiges Symptom. Es finden sich die charakteristischen (Pupillen usw.) Erscheinungen des Morphinismus. Ev. muß der chemisch-pharmakologische Nachweis des Morphiums im Urin versucht werden.

Pathologische Anatomie. Schwere und charakteristische Veränderungen sind bisher nicht bekannt. Man hat wohl experimentell, aber nicht am Menschen Zellveränderungen nachgewiesen. Auch die neuerdings beschriebenen Degenerationserscheinungen der Nervenfasern in peripheren Nerven und Rückenmark sind in ihrer Bedeutung noch nicht gesichert.

Therapie. Die einzige rationelle Behandlung des chronischen Morphinismus besteht in einer systematisch durchgeführten Entziehungskur. Da nur ganz ausnahmsweise die Kranken imstande sind, diese selbst durchzuführen, hat eine solche unter strengster Überwachung, am besten in einer Anstalt, zu geschehen. Da sie, wie wir sahen, nicht ohne Gefahren ist, wird man auf die völlige Entziehung verzichten müssen, wo schwere körperliche Erkrankungen, Herzaffektionen usw. dagegen sprechen. Vielfach muß man dies auch, wo das Grundleiden, namentlich bei schweren, schmerzhaften und aussichtslosen Krankheiten es unmöglich macht, das Morphium zu entbehren.

Nach der Art der Ausführung unterscheidet man zwischen Entziehungs- und Substitutionsmethoden. Letztere sind indes jetzt in der Hauptsache wenigstens verlassen, da die Ersatzmittel Cocain, Codein, Heroin, Opium usw. z. T. schädlicher sind als das Morphium, oft zu einer neuen Gewöhnung an das Ersatzmittel führen, das dann nicht selten neben dem Morphium weiter gespritzt wird.

Bei den Entziehungsmethoden unterscheidet man eine langsame, eine plötzliche und eine schnelle Methode. Zuerst hat man stets versucht, das Morphium allmählich zu entziehen, und es gibt auch jetzt noch Ärzte, die diesem langsamen Verfahren in etwas modifizierter Form das Wort reden. Es hat aber recht Vieles gegen sich. Es erpart den Kranken die Abstinenzerscheinungen durchaus nicht, zieht dieselben aber sehr in die Länge und stumpft damit die Widerstandsfähigkeit ab. Vor allem aber ist wegen der Dauer der langsamen Entziehung die Überwachung sehr erschwert, und eine Garantie, daß die Kranken nicht doch zum Morphium gelangen, kaum zu geben.

Bei der plötzlichen Methode wird das Morphium auf einen Schlag ausgesetzt. Damit kommt es zu sehr schweren Entziehungserscheinungen, oft zu Delirien, sehr häufig zu Kollapsen, die selbst bei Gegenwart eines Arztes lebensgefährlich werden können. Dafür ist die Methode sehr sicher und bringt die Kranken relativ schnell über die Entziehung hinweg.

Am häufigsten wird wohl jetzt die hauptsächlich von Erlenmeyer ausgebildete und empfohlene Methode der sog. schnellen Entziehung geübt. Man läßt sofort einen sehr großen Teil, ein halb bis zwei Drittel der zuletzt gespritzten, meist viel zu hoch gegriffenen Dosis weg und entzieht den Rest ebenfalls in ziemlich großen Sprüngen im Laufe von 8 bis 10 Tagen. Auch dabei treten recht erhebliche Entziehungserscheinungen auf, die Gefahr quoad vitam ist aber nur gering. Man kann nun in manchen Punkten die Abstinenzbeschwerden lindern. Bisweilen werden dieselben in etwas erleichtert, wenn man zunächst an Stelle von Morphium Dionin in gleicher Menge gibt, das dann genau so, anscheinend aber etwas leichter entzogen werden kann.

Ein Mittel, das in der Abstinenz alle Erscheinungen sofort mildert oder behebt, haben wir im Morphium. Namentlich für den Kollaps ist das von größter Wichtigkeit, und man kann hier mit einer einmaligen oder wiederholten Injektion von 0,03 unmittelbar lebensrettend wirken, auch wenn reichlich gegebene Excitantien, Kaffee, Campher usw., versagen. Als günstig erweist sich die Zufuhr von Alkalien, Trinkenlassen von reichlich Fachinger Wasser, ev. auch eine Magenspülung mit solchem oder auch mit einfachem Wasser. Wahrscheinlich wirken diese Maßnahmen günstig durch Beseitigung der im Überschuß produzierten Salzsäure. Erbrechen läßt sich bisweilen mit Eis und eiskalten Getränken (Milch) koupieren. Gegen die Unruhe bewährt sich oft Alkohol, doch sei man mit demselben nicht zu freigebig, da sonst leicht der Morphinismus von einem Alkoholismus abgelöst wird. Auch Bromsalze tun hier gute Dienste. Die Schlaflosigkeit kann man durch Schlafmittel, Trional 1,0—1,5, Veronal 0,5—1,0, bekämpfen, Chloralhydrat und Paraldehyd vermeidet man besser, da sie gelegentlich zu deliranten Zuständen führen. Lauwarme Bäder mit kühlen Übergießungen und protrahierte warme Bäder erweisen sich oft als nützlich. Gegen viele Beschwerden, auch gegen die Schlaflosigkeit lassen sich durch psychische Beeinflussung, speziell durch die Hypnose bisweilen recht gute Erfolge erzielen.

Leider ist auch nach gelungener Entziehung die Gefahr der Rezidive eine recht große. Eine hinreichend lange Behandlung, monatelanger Anstaltsaufenthalt ist daher stets erwünscht. Von größter Bedeutung ist auch beim Morphium die Prophylaxe. Morphium ist zumal in chronischen Krankheiten und bei einfach nervösen Zuständen mit großer Vorsicht zu verwenden. Niemals gebe man dem Patienten selbst die Morphiumspritze in die Hand. Ganz besondere Vorsicht erfordern frühere Morphinisten, bei welchen oft eine einmalige Injektion der Anlaß zu einem Rückfall werden kann.

b) Cocainismus.

Das Cocain besitzt schon in kleinen Dosen eine im ganzen sedative Wirkung auf das Nervensystem, vornehmlich auf die sensiblen Elemente, eine anfangs erregende, später lähmende auf die motorischen Apparate. Es bewirkt Steigerung der Atmung, Contraction der Blutgefäße, erhöht den Blutdruck, in großen Dosen wirkt es lähmend. Beim Menschen macht sich nach kleinen Dosen außer lokalanästhesierenden Wirkungen eine eigentümliche Euphorie, Steigerung der Denktätigkeit bemerkbar. Große toxische Dosen führen zu rauschartigen Zuständen mit Depression, Denkhemmung, Erschwerung der Sprache, auch zu halluzinatorischen Delirien und Kollaps, Zustände, die durch längeren Schlaf zur Genesung oder ev. unter Krämpfen zum Tode führen. Die Wirkung ist individuell verschieden, variiert auch mit der Konzentration der Lösungen. Gelegentlich folgen bei disponierten oder körperlich geschwächten Individuen schon einer akuten Intoxikation durch eine zu hohe Dosis (über 0,05—0,08) protrahierte nervöse Schwäche- und Angstzustände.

Der chronische Cocainismus entsteht selten infolge längerdauernden, äußerlichen Gebrauchs als Lokalanästhetikum für Nasen-, Rachenschleimhaut u. dgl.; in den allermeisten Fällen entwickelt er sich auf der Basis des Morphinismus, und zwar so, daß versucht wird durch Substitution des in gewisser Beziehung antagonistisch wirkenden Cocains das Morphium zu entziehen. Das Resultat ist stets, daß weiterhin Cocain neben dem Morphium gespritzt wird und zwar in erheblichen Dosen.

Das Cocain hat nämlich eine Reihe sehr unangenehmer Eigenschaften. Seine Wirkung erschöpft sich schnell, und der Kranke sieht sich daher genötigt, zu immer höheren Dosen zu greifen. Fälle, in denen bis 5—8 g gespritzt werden, sind nicht selten. Außerdem erzeugt es, und zwar weit ausgesprochener als das Morphium, eine Cocainsucht, nicht bedingt durch Abstinenzerscheinungen, sondern als reinen, unwiderstehlichen Trieb nach dem Gifte.

Symptome. Schon in kurzer Zeit kommt es zu Appetitlosigkeit, Ernährungsstörungen, Abmagerung, Blässe, trophischen Veränderungen der Haut und der Nägel, Ödemen. Es treten Erschlaffung der Gefäße, Beschleunigung, selten Verlangsamung des Pulses, Atemnot auf. Die Geschlechtsfunktionen sinken. Es finden sich Azoospermie, Impotenz, Amenorrhöe.

Die Pupillen sind meist weit. Die Muskulatur wird schlaff und schwach, der Gang schwankend und unsicher. Die Kranken zeigen Zittern der Hände, der Zunge, in der Gesichtsmuskulatur, skandierende unsichere Sprache, häufig Wadenkrämpfe, in einzelnen Fällen kommt es zu ausgebildeten epileptischen Anfällen.

Auf psychischem Gebiet ist sehr bald eine Abnahme der intellektuellen Leistungsfähigkeit zu bemerken, Zerstreutheit, Vergeßlichkeit, eine überaus charakteristische Weitschweifigkeit im Reden und Schreiben. Es gesellen sich dazu Unruhe, Aufregung, Angstzustände. Der Schlaf ist stets mangelhaft. — Auffallend ist die Abnahme der moralischen Qualitäten und der höheren Gefühle. Die Kranken verlieren das Interesse am Beruf, an der Familie, werden lügenhaft, nachlässig in ihrem Äußeren und im Handeln. Sie sind reizbar, unzufrieden, querulant, mißtrauisch.

Ausgesprochene Psychosen vom Charakter einer akuten halluzinatorischen Verrücktheit sind häufig. Es bestehen Halluzinationen aller Sinnesgebiete. Die Kranken hören über sich sprechen, schießen, sehen Verfolger, riechen giftige Gase, schmecken Gift. Charakteristisch sind vor allem gewisse oft kombinierte Gesichts- und Gefühlshalluzinationen. Weiße Flächen scheinen den Kranken durchlöchert, sie bemerken in ihrer Haut zahllose, meist mikroskopisch kleine Gegenstände, Würmer, Krystalle, Kakteenstacheln u. dgl., nach denen sie die Haut zerkratzen und zerschneiden.

Sie wähnen sich verfolgt, beobachtet, wegen ihres Cocainimus beschimpft. Mit Vorliebe haben die Wahnideen sexuellen Inhalt, sie sehen auch obszöne Bilder, hören sich zum Coitus locken. Nicht selten ist ein echter Eifersuchtswahn, wie beim Trinker, und der Cocainist schreckt vor gefährlichen Handlungen gegen andre nicht zurück.

Der Ausgang ist, wenn nicht rechtzeitig Einhalt getan wird, ungünstig. Es kommt zum Marasmus. Selbstmord ist nicht selten.

Therapie. Die in allen Fällen einzig indizierte Entziehung des Cocains ist nun an sich im Gegensatz zu der des Morphiums sehr leicht und zwar, weil sie so gut wie keine unangenehmen Entziehungserscheinungen mit sich bringt. Man kann das Cocain unbedenklich sofort weglassen. Meist allerdings folgt dann erst die schwierige Entwöhnung von dem gleichzeitigen Morphinismus (cf. oben).

Die Halluzinationen pflegen sehr schnell zu schwinden. Dagegen erfolgt die Korrektur der Wahnideen und Krankheitseinsicht oft erst nach Monaten. Schon dieserhalb ist, zumal bei der nicht seltenen Gemeingefährlichkeit, ein hinreichend langer Anstaltsaufenthalt unter strenger Überwachung erforderlich. Nur ein solcher gibt auch Garantien gegen die sonst infolge der Cocainsucht nicht seltenen Rückfälle.

c) Nicotismus.

Die akute Vergiftung mit Nicotin, mit Schwindel, Ohnmacht, Pulsverlangsamung, Durchfall, Erbrechen, von der „ersten Zigarre" her ausreichend bekannt, kann in schwereren Fällen (Tabakklistiere!) durch Atemlähmung zu schnellem Exitus führen. Uns interessiert hier nur die chronische Vergiftung, die meist durch übermäßiges Rauchen schwerer Zigarren, Zigaretten und Tabaksorten entsteht.

Symptomatologie. Außer katharrhalischen Erscheinungen im Rachen, den Bronchien, Appetitlosigkeit, Vollsein, Erbrechen, Durchfall finden sich allgemein nervöse Erscheinungen, Kopfdruck, Schlaflosigkeit, Schwindel, Zittern, besonders aber kardiale Symptome, Herzklopfen, Stechen in der Herzgegend, Unregelmäßigkeit und Aussetzen des Pulses, auch wo organische Veränderungen am Herzen und an den Blutgefäßen, Arteriosklerose, Myokarditis, noch nicht vorliegen. Häufig sind Augenerscheinungen, Amblyopien mit Lichtscheu, subjektiven Lichterscheinungen, zentrale Skotome, selten Netzhautblutungen und Neuritis optica, bzw. Papillitis. Endlich finden sich psychische Störungen, allgemeine Erschöpfung, Depressionszustände, hochgradige Reizbarkeit, subjektive Geräusche, Zwangsvorstellungen, selten Psychosen vom Charakter eines subakuten halluzinatorischen Verfolgungswahns.

Therapie. Die wichtigste Indikation ist die sofortige Entziehung des Nicotins. Ausgesprochene Entziehungserscheinungen pflegen beim Aussetzen des Rauchens nicht aufzutreten. Ruhe, Aufenthalt in einer Sommerfrische, hydrotherapeutische Prozeduren, Halbbäder mit Übergießungen, Kohlensäurebäder, Luftliegekur usw. beschleunigen die Erholung, zumal wo nicht schon ausgesprochene Arteriosklerose (intermittierendes Hinken, Myokarditis usw.) aufgetreten ist.

Das Rauchen muß dauernd aufgegeben oder in leichten Fällen doch sehr stark eingeschränkt werden. Rauchen bei nüchternem Magen, Rauchschlucken sind vor allem dringend zu verbieten. Auch die sog. nicotinfreien Zigarren sind nur in beschränktem Maße zu erlauben.

d) Ergotismus.

Die ziemlich seltene Vergiftung mit Mutterkorn entsteht, und zwar meist epidemisch durch Aufnahme desselben (Dauermycel von Claviceps purpurea) mit dem dadurch verunreinigten Korn oder Mehl. Da dasselbe mit der Zeit an wirksamen Substanzen (Cornutin, Sphacelinsäure, Sphacelotoxin) abnimmt, so pflegen die Wirkungen im Juli und August am intensivsten zu sein und da die Epidemien auszubrechen. Selten sind Vergiftungen infolge medizinaler Verabreichung, weniger der Präparate als des in seiner Wirkung sehr ungleichmäßigen Ergotins selber.

Symptome. Die akute Vergiftung geht einher mit heftigen gastrointestinalen Erscheinungen, kühler, cyanotischer Haut, kleinem Puls, Ameisenkriechen am ganzen Körper, Muskelschwäche, ev. auch Kopfschmerzen, Schwindel, Pupillenerweiterung oder auch Miosis. Es kommt zu Delirien oder Sopor und zum tödlichen Ausgang oder zu einer nur sehr langsamen Rekonvaleszenz.

Von der chronischen Vergiftung unterscheidet man meist zwei Formen:

1. den Ergotismus gangraenosus mit spastischer Anämie und schließlich trockener Gangrän mehr oder weniger ausgedehnter Teile der Extremitäten oder Nase, Ohren usw. und

2. Den Ergotismus convulsivus, die eigentlich nervöse Form. Das Krankheitsbild leiten auch hier Magen—Darmsymptome ein, Durchfälle, Verstopfung, übermäßiger Durst, Heißhunger. Es stellen sich die verschiedensten Sensationen ein, Ohrensausen, Kopfweh, Schwindel, Flimmern vor den Augen, Rücken-, Gliederschmerzen und das geradezu pathognomonische Symptom, ein überaus lästiges Kriebeln in den Fingern, Zehen, auch am Rumpf, Brust und Rücken (Kriebelkrankheit). Hinzu treten intermittierende krampfartige Erscheinungen, tonisch-klonische Muskelzuckungen, zumal Beugekrämpfe (Krallenhand), Wadenkrämpfe, Tetanie- und Choreaähnliche Anfälle, Emprostho- und Opisthotonus, schließlich oft epileptische Anfälle, meist große ausgebildete, seltener Absences. Sensibilitätsstörungen, Parästhesien in den Extremitäten, Anästhesien, Herabsetzung der Schmerzempfindung mit Gürtelgefühl, lancinierende Schmerzen, Ataxie, endlich vor allem das Erlöschen der Sehnenreflexe vervollständigen das Bild, welches man als „Ergotintabes" bezeichnet hat.

In einer sehr großen Zahl von Fällen verbinden sich damit psychische Störungen, Benommenheit, Schlafsucht, Stupor, Verwirrtheitszustände, melancholische Depression und Insuffizienzgefühl, schließlich Demenz. Maniakalische Erregungen sind selten. Bezeichnend ist das oft lange Erhaltensein des Krankheitsgefühls.

Der chronische Ergotismus führt nicht wie der akute zum Abort, übt aber eine deletäre Wirkung auf die Nachkommenschaft aus. Degeneration, Idiotie, Epilepsie sind überaus häufig in derselben.

Die **Diagnose** ergibt sich aus der eigenartigen Symptomgruppierung und dem Verlauf, wenn man an die Ätiologie denkt. Das ergotinhaltige Brot sieht dunkel bis blauschwarz aus. Im Mageninhalt und der Nahrung läßt sich das Ergotin nachweisen.

Pathologische Anatomie. Graue Degeneration der Hinterstränge im Rückenmark, wie bei Tabes, daneben noch Zellen- und Gefäßveränderungen, sowie Blutungen in die graue Substanz.

Therapie. Sofortige Beseitigung der schädlichen Nahrung, kräftigende Ernährung der meist herabgekommenen, im Elend lebenden Patienten. Empfohlen werden anfangs Abführmittel, Kalomel, später Adstringentien, Tannin. Opium auch als Sedativum, für die Spasmen und Konvulsionen Chloralhydrat. Das Kriebeln wird am besten mit warmen Bädern bekämpft. Die Prophylaxe erfordert staatliche Kontrolle des verunreinigten Mehls und Getreides und strenge Vorschriften, um seine Verwendung zu verhüten. Auch bei der medizinalen Verordnung von Ergotin selbst sei man wegen der individuellen Empfänglichkeit vorsichtig, zumal das Präparat in seiner Wirksamkeit sehr schwankt.

e) Pellagra.

Die Pellagra kommt fast ausschließlich vor in solchen Ländern (Italien, Spanien, in Österreich, Tirol, Friaul, Bukowina usw., auch in Afrika und Amerika), wo der Mais fast das alleinige Volksnahrungsmittel der Landbevölkerung bildet, und findet sich nur bei dieser, nicht bei Städtern. Aller Wahrscheinlichkeit beruht die Krankheit auf einer Intoxikation, hervorgerufen durch den Genuß eines durch Pilze (Aspergillus- oder Penicillumarten) verdorbenen feuchten Maises. Die von den genannten Schimmelpilzen erzeugten Toxine scheinen die wesentliche Rolle zu spielen, doch kommt wohl auch der Schädigung der Konstitution, speziell der Neigung zu Darmaffektionen infolge einseitiger, mangelhafter Ernährung bei den Polentaessern eine Bedeutung zu.

Symptomatologie. Nach dem Vorherrschen nervöser und psychischer Symptome hat man die Pellagra auch als Psychoneurosis maïdica bezeichnet. Von den sonstigen somatischen, für die Diagnose oft ausschlaggebenden Erscheinungen sind zu nennen:

1. Hauterscheinungen, Erytheme, zumal an den unbedeckten Körperstellen, mit rosafarbenem, etwas erhabenem Rande, die unter Schuppung, Hautverdickung, später Atrophie und mit Pigmentablagerung heilen. Auch diffuse Hyperpigmentation ist nicht selten.

2. Magendarmsymptome, ohne Fieber und meist schmerzlos verlaufende, bisweilen ruhrartige Diarrhöen, Trockenheit der Schleimhäute, rissige Zunge mit Exfoliation des Epithels, Appetitlosigkeit, Speichelfluß usw.

3. Allgemeine Kachexie, Schwund der drüsigen Organe, der Muskeln, Knochenbrüchigkeit usw.

Von nervösen Symptomen treten zunächst solche funktioneller Art auf, denen sich späterhin allmählich organische Erscheinungen zugesellen. So finden sich subjektive Beschwerden, Kopf-, Nacken-, Rückenschmerzen, Parästhesien in den Gliedern, Mattigkeit, Schwindel, Sehstörungen, Ohrensausen, Schlaflosigkeit, Appetitmangel, Heißhunger, Schlingbeschwerden, flüchtige Paresen in den Gesichts- und Augenmuskeln, Erblassen, Erröten.

Muskuläre Reizerscheinungen sind im Fortgang des Leidens häufig, Krämpfe in einzelnen Muskeln (Waden), tonische Spannung, aber auch myoklonieartige Erscheinungen, fibrilläre und bündelförmige Zuckungen, Steigerung der mechanischen und elektrischen Erregbarkeit, Trousseausches Phänomen. Es kommt zu Paresen vorwiegend in der Streck-, zu Spasmen in der Beugemuskulatur, der Gang wird spastisch paretisch, schließlich finden sich Contracturen an den unteren mehr als an den oberen Extremitäten. Neben allgemeiner Muskelschwäche finden sich echte degenerative Lähmungen und komplette Atrophie. Koordinationsstörungen, Rombergsches Phänomen, Ataxie der Arme mehr als der Beine sind nicht selten. Sonst überwiegen auf sensiblem Gebiete Parästhesien, doch finden sich auch Hyp-, seltener Anästhesien, meist im Gebiete der Berührungs-, thermischen, vor allem der faradocutanen Sensibilität.

Die Sehnenreflexe sind meist gesteigert, selten einmal geschwunden, die Hautreflexe meist schwach, doch tritt Babinskisches Phänomen oft schon früh auf. Meist sind die unteren Extremitäten stärker befallen. Differenzen zwischen links und rechts sind nicht selten. Pupillenstörungen treten meist erst in terminalen Zuständen ein. Auch zu Sphincterenlähmung kommt es nur in sehr schweren Fällen.

Von cerebralen Störungen sind wichtig die pellagrösen Anfälle, dem Bilde der Jacksonschen Epilepsie, seltener echten, allgemeinen epileptischen Anfällen, der Chorea oder Tetanie entsprechend.

Psychische Störungen finden sich fast regelmäßig und schon in frühen Stadien, zuerst meist als eine leichte Hemmung aller Funktionen, Denk- und Urteilsträgheit, Konzentrationsunfähigkeit, motorische Hemmung, depressive melancholische oder hypochondrische Verstimmung, Reizbarkeit usw.

In schwereren Fällen kommt es zu mehr oder weniger ausgeprägten Psychosen. Im ganzen überwiegen Depressionszustände mit Insuffizienzgefühl, Apathie oder Ratlosigkeit. Aber auch Verwirrtheitszustände, halluzinatorische Delirien mit lebhafter motorischer Reaktion, schwere Bewußtseinstrübungen, sowohl als selbständigere Erkrankungen, wie auch als interkurrente Episoden in solchen kommen vor. Katatone Bewegungsstörungen und Erscheinungen, Regungslosigkeit, Mutismus usw. sind nicht selten, ebenso echte Katatonien mit Ausgang in Demenz. Reine Melancholie und Manie ist selten, die Paralyse lediglich auf pellagröser Basis kommt nicht vor, wenn auch gewisse Endstadien derselben sehr ähneln können.

Bei chronisch verlaufenden Fällen, aber auch von vornherein in akutester Entwicklung kann es zu äußerst bedrohlichen Zuständen von Verwirrtheit, Erregung und Prostration kommen, ähnlich dem Delirium acutum, aber häufig ohne jedes Fieber. Wegen der oft begleitenden Diarrhöen nennt man diese auch Pellagrotyphus. Mit dem Typhus abdominalis haben sie nichts gemein.

Verlauf. Die Pellagra ist eine meist chronische, remittierend oder intermittierend verlaufende Krankheit, die gewöhnlich im Frühjahr beginnt, im Sommer zurückgeht, dann im Herbst exacerbiert, um nach einer winterlichen Remission im Frühjahr wieder in verstärktem Maße und mit schwereren Erscheinungen aufzutreten. Eine völlig gesetzmäßige Reihenfolge der Erscheinungen existiert nicht, wenn auch im allgemeinen zuerst Haut-, Magendarm- und funktionell nervöse Symptome, später organisch-nervöse, cerebro-spinale und psychische Erscheinungen, endlich zuletzt Kachexie und

Demenz auftreten. Wichtige Symptome, sogar die von Seiten der Haut können fehlen (Pellagra sine Pellagra) usw. Jedenfalls geht der Verlauf ohne rechtzeitige Behandlung zum letalen Ende.

Die **Diagnose** ist in typischen Fällen leicht, Anamnese, Ätiologie, Erythem, die Gruppierung der nervösen Erscheinungen, funktionelle, konvulsive, spastisch-paretische, sensible Störungen, Psychosen geben ein charakteristisches Bild, doch kommen auch zahlreiche abnorme und abortive Formen vor.

Die **Prognose** hängt ab von der Entwicklung der Erscheinungen. Nicht nur die initialen funktionellen Symptome, sondern auch die spinalen, spastische Parese usw. sind einer Rückbildung bis nahe zur vollen Restitution fähig. Die Psychosen sind zum großen Teil heilbar. Nur wo es zur Kachexie, zu schweren Lähmungen, Atrophien degenerativen Charakters gekommen ist, kann eine wesentliche Besserung bzw. Heilung nicht mehr erwartet werden.

Pathologische Anatomie. Außer diffusen, nicht charakteristischen Organveränderungen hauptsächlich atrophischen Charakters finden sich organische Veränderungen im Nervensystem. Die Nervenzellen zeigen schon früh Veränderungen, Schwellung, Tigrolyse, Pigmentdegeneration, bei fortgeschrittener Erkrankung ausgebreiteten Untergang, Sklerose. Daneben kommt es zu Markscheidenzerfall, Degeneration der Achsenzylinder. In späteren Stadien zeigen sich im Rückenmark charakteristisch ausgebreitete Veränderungen, graue Degeneration zumal der Hinter- und Hinterseitenstränge, die sich aber nicht scharf an die Grenzen der Systeme hält und besonders im Lumbal- und Cervicalmark ausgesprochen ist.

Therapie. In erster Linie Änderung der Kost, abwechslungsreichere, gerade auch vegetabile Nahrung, Hebung des Ernährungszustandes, Ruhe, Versetzung in eine geeignete hygienische Umgebung, Verbringung in Pellagrosarien. Die medikamentöse Behandlung, hauptsächlich mit Arsen, ist weniger aussichtsreich. Versuche einer Behandlung mit antitoxischem Serum führen vielleicht in späterer Zeit zu dem erhofften Erfolg. Besonders wichtig ist die Prophylaxe, Wechsel der Kost, Anpflanzung anderer Cerealien, Einführung einwandfreien Mehles, Belehrung des Volkes, Hebung der allgemeinen hygienischen und sozialen Verhältnisse. Die Aufgabe ist umso dringender, als die Pellagra der Eltern eine gewisse hereditäre Veranlagung der Nachkommen gerade auch zu pellagrösen Erkrankungen zu schaffen scheint.

Ähnliche Erkrankungen kommen auch durch den Genuß anderer Pflanzen im südlichen Europa gelegentlich vor, Lathyrismus (Kichererbse, Lathyrus sativus), doch genügt es, auf diese hinzuweisen.

3. Vergiftungen durch Metalloide.
a) Bromalkalien (Bromismus).

Meist nur bei der Zuführung in dieser Form (als Bromnatrium, -kalium, -lithium, -ammonium) kaum in organischen Verbindungen mit Fetten (Bromipin), Formalin (Bromalin) Albuminsubstanzen (Bromeigon usw.) führt die längerdauernde Aufnahme zu Intoxikationen. Das Brom wird im Organismus in einer recht erheblichen Menge aufgespeichert, verdrängt das Chlor aus seinen Verbindungen in Gewebsflüssigkeiten und Organen, und führt zu Störungen hauptsächlich seitens der Haut, des allgemeinen Ernährungszustandes und des Nervensystems, die man bei der therapeutischen Verwendung unbedingt kennen muß.

Symptomatologie. Meist sehr bald, individuell verschieden schnell treten Exantheme auf, meist in der charakteristischen Form der Bromacne, Pusteln ohne entzündlichen Hof, deren eitriger Inhalt Brom enthält, bisweilen Abscesschen mit schwammigen, indolenten Granulationen. Häufig sind **Katarrhe** der Respirations- und Digestionsschleimhäute, Appetitlosigkeit, Husten, Auswurf, Sinken des Ernährungszustandes, **Kachexie**.

Das Brom bewirkt eine starke **Herabsetzung der Erregbarkeit des Zentralnervensystems**, Müdigkeit, Muskelschwäche, Herabsetzung der Sensibilität, gelegentlich aber auch Schmerzen in den Gliedern, Druck im Kopf, Stirn und Schläfen, **Abschwächung der Reflexe** an Haut und Schleimhäuten (Conjunctival-, Rachenreflex), auch die Patellarsehnenreflexe können völlig schwinden. Es treten weiterhin Schlingstörungen auf, lallende Sprache, taumelnder Gang, Erlöschen der Libido sexualis. Auch die **psychischen Prozesse werden verlangsamt**, Auffassung, Reproduktion, Assoziation, Urteil. Wirkliche Demenz entsteht in der Regel wohl nur infolge der mit Brom behandelten Krankheit, speziell der Epilepsie. Bei fortdauerndem Gebrauche kann es meist gleichzeitig mit Störungen der Herztätigkeit, kleinem, frequenten, irregulären Pulse, zu Schlafsucht und **Koma**, durch Störung der Expektoration zu Schluckpneumonie und zum Exitus kommen.

Diagnose. Bei gegebener Anamnese ist die Erkennung leicht, bei therapeutischer Verwendung muß man an die Intoxikationsgefahr denken. Im übrigen bilden die charakteristische Bromacne und der Nachweis von Brom im Urin gute Hilfsmittel.

Therapie. Entziehung des Broms, das eventuell durch gleichzeitige reichliche Kochsalzgaben schnell aus dem Körper entfernt werden kann (Vorsicht bei Epilepsie!). Sonst Anwendung von Éxcitantien, Kaffee, Campher, Bäder mit kühlen Übergießungen u. dgl.

b) Kohlenoxydvergiftung.

Entstehung meist durch Einatmung von Co-haltigen Gasgemischen, Leuchtgas, Kohlendunst usw. Die akute Vergiftung wirkt wesentlich durch Blutveränderung, bietet aber auch vorwiegend nervöse Symptome dar, Schwindel, Kopfschmerz, Blutwallungen zum Kopf, Flimmern vor den Augen, Ohrensausen, Angst- und Lustgefühle, Bewußtlosigkeit, Krämpfe, Lähmungen. — Dem Überstehen der akuten Vergiftung folgen oft Nachkrankheiten, von denen außer längerdauernden Psychosen hier vor allem Gehirnblutungen, besonders an der klassischen Stelle in den Zentralganglien, mit den entsprechenden Erscheinungen interessieren. Auch eine chronische Kohlenoxydvergiftung mit allgemeinen Ernährungsstörungen, Anämie, Mattigkeit, Depression, ev. mit Krampfanfällen kommt vor.

Die Behandlung hat, abgesehen von der Entfernung der Schädlichkeit und der Sorge, für reichliche Sauerstoffzufuhr nach den allgemeinen, für die fraglichen Krankheitszustände geltenden Regeln zu erfolgen.

Es hätten sich hier noch anzuschließen Vergiftungen mit gewissen Stoffen, die wesentlich Neuritisgifte darstellen, wie das **Arsen**, doch kann rücksichtlich derselben auf die entsprechenden Kapitel verwiesen werden. Eng verwandt sind die Vergiftungen der nächsten Gruppe, die nur erwähnt werden sollen, da sie auch anderweite Krankheitszustände nervöser Natur herbeiführen.

4. Vergiftungen durch Metalle.

a) Bleivergiftung (Saturnismus).

Über die peripheren Erkrankungen, charakteristische Lähmungen, Schmerzen, die bei dieser Berufskrankheit im wesentlichen als Ausdruck einer Neuritis auftreten, ist das Erforderliche schon bei Behandlung der Neuritiden mitgeteilt. Neben der Neuritis spielen offenbar zentrale Veränderungen im Nervensystem eine gewisse Rolle; dieselben kommen aber auch selbständig vor. Das Blei besitzt eine direkt toxische Wirkung auf das nervöse Par-

enchym, es kann nicht selten in ziemlich erheblicher Menge quantitativ im Gehirn nachgewiesen werden. Es wirkt außerdem durch Zirkulationsstörungen, Ödem der Meningen,
Ventrikelhydrops, durch Stoffwechselstörungen (gichtischer und infolge von Nierenerkran-
kungen urämischer Natur), durch Veränderungen der Gefäße (Apoplexien) indirekt auf das
Zentralnervensystem ein.

Man pflegt diese unter sich recht verschiedenartigen zentralen Erkrankungen unter dem Namen der Encephalopathia saturnina zusammenzufassen.

Symptomatologie. Besonders ausgezeichnet sind gewisse ganz akut
in wenigen Tagen verlaufende Formen, deren Haupterscheinungen tiefe Bewußtseinsstörung bis zum Koma, vereinzelte oder auch in großer Zahl auftretende, meist voll ausgebildete epileptische Anfälle sind und Delirien,
bei welchen Stupor und äußerste verworrene Erregung wiederholt und zwar
momentan miteinander wechseln. Alle diese Erscheinungen können isoliert
oder in verschiedener Kombination auftreten. Exitus letalis ist sehr häufig,
sonst tritt meist nach wenigen Tagen Heilung ein, oft allerdings auch erst
nach einem wochen- bis monatelangen Schwächezustand.

Nicht selten entwickeln sich auf der Basis der Bleivergiftung Neurosen neurasthenischen oder auch hysterischen Gepräges, bei deren Entstehung oft ein begleitender Alkoholismus mitwirkt. Daneben können einzelne neuritische Symptome, Neuritis optica, Augenmuskelstörungen usw.
bestehen. Eine Abschwächung der psychischen Leistungen, vorgetäuscht
durch Bewußtseinstrübungen, kann an das Bild einer Dementia paralytica
erinnern. Die progressive Paralyse wird, wie es scheint, durch eine gleichzeitige Bleivergiftung bisweilen in eigenartiger Weise modifiziert (atypische
Paralyse). Für die Epilepsie kommt der Bleivergiftung zweifellos in
manchen Fällen eine wichtige ätiologische Bedeutung zu, und zwar führt
dieselbe sowohl zu typischen großen Anfällen wie zu Absences, endlich
öfters zu Psychosen, vor allem schweren Verwirrtheitszuständen epileptischen Charakters. Beschrieben sind außerdem noch Psychosen vom Charakter der Katatonie, eines chronisch halluzinatorischen Wahnsinns usw.

Diagnose. Die Erkennung stützt sich auf die bisweilen schon an sich
charakteristische Symptomgruppierung, die Anamnese und den sonst aus
Bleisaum, Kolik, typischen Lähmungen usw. zu führenden Nachweis der
Bleivergiftung.

Therapie. Sofortige Beseitigung der Gelegenheit zur Giftaufnahme,
Verbringung in geeignete hygienische Verhältnisse, Ruhe, warme Bäder
(Schwefelbäder), Sorge für Stuhlentleerung. Bei den akuten Formen scheint
gelegentlich die Lumbalpunktion gute Dienste zu leisten. Nach Überstehen
der Intoxikation ist jedenfalls die weitere Berührung mit dem Gift zu vermeiden, ev. die Beschäftigung zu wechseln, da sonst Rezidive zu erwarten
sind. Unter Umständen können solche allerdings auch ohne neue Intoxikation auftreten.

b) Quecksilbervergiftung (Mercurialismus).

Auch hier kann die chronische, hauptsächlich berufliche Intoxikation zu längerdauernden nervösen Störungen, Tremor, Reizbarkeit, Schlaflosigkeit (Erethismus mercurialis),
bisweilen auch zu Zuständen von Verwirrtheit mit Sinnestäuschungen Anlaß geben.

XII.
Operative Therapie der Nervenkrankheiten.

Von

Fedor Krause-Berlin.

1. Krankheiten des Gehirns und seiner Häute.

Den Zugang zum Gehirn verschaffen wir uns durch die Eröffnung der Schädelhöhle, die Trepanation. Erst die Einführung der antiseptischen Wundbehandlung hat in diesem Gebiete, wie sonst, gründlich Wandel geschafft. Unsere heutige aseptische Methode bietet auch hier eine so große Sicherheit, daß man in der Tat den bloßen Operationsakt für beinahe ungefährlich erklären kann. Eine Gefahr tritt im wesentlichen dann ein, wenn der Schädelöffnung, wie bei den in übertriebener Weise ausgeführten Kraniektomien, eine allzu große Ausdehnung gegeben wird. Dann können Kollaps und Blutung namentlich aus der Diploë das Leben gefährden.

Das klassische Instrument für die Eröffnung der Schädelhöhle, der Trepan, wird jetzt wenig mehr benutzt und dann nur in Fällen, in denen eine bestimmt umgrenzte Lücke in der Schädelkapsel von vornherein ausreichend erscheint, wie z. B. behufs Drainage des Seitenventrikels beim Hydrocephalus internus oder zur Einspritzung des Tetanusantitoxins in die Schädelhöhle. Aber auch für solche Zwecke besitzen wir jetzt in der Doyenschen Kugelfräse ein brauchbareres Instrument. Bei großen Eröffnungen soll meiner Ansicht nach, wenn irgend möglich, der Knochen erhalten werden. Die osteoplastische Methode zuerst am Menschen ausgeführt zu haben, ist das Verdienst von Wagner-Königshütte. Die Ernährung des Weichteilknochenlappens erfolgt von einem, meist die ganze Lappenbreite einnehmenden Stiel aus, der im allgemeinen nach der Schädelbasis hin gelegt wird. Die Schnittführung ist aus den betreffenden Abbildungen im Text zu ersehen. Dieses osteoplastische Verfahren verwende ich bis auf seltene Fälle bei allen Schädeleröffnungen.

Da bei großen Trepanationen der Blutverlust aus den Weichteilen ein sehr beträchtlicher und gefährlicher werden kann, lege ich nach Heidenhains Vorgang eine fortlaufende Umsteckungsnaht in einem den zukünftigen Lappen umgebenden viereckigen Bezirk auf der Außenseite der Schnitte und auch unterhalb der Basis des Lappens an. Nach Vollendung der Operation, Rücklagerung des Lappens und genauer Vernähung der Wundränder entferne ich alle Umstechungen noch vor Anlegung des Wundverbandes.

Haben wir den Schädelknochen in der Richtung, in der er durchtrennt werden soll, vom Periost entblößt, so werden zunächst einige Bohrlöcher bis zur Dura mater durchgeführt. Hierzu benutzen wir die mit der Hand in Bewegung gesetzten Doyenschen Instrumente. Um den Knochen zu umschneiden, bedarf es ebenfalls keines Elektromotors; man kommt meinen Erfahrungen nach stets mit der Dahlgrenschen Zange, deren Modell von mir verändert ist, aus. Ihr nicht zu unterschätzender Vorteil beruht darin, daß man von der wechselnden Dicke des Schädels, die ja selbst in kleinen Bezirken oft große Unterschiede aufweist, unabhängig ist, die Dura also nicht der Gefahr der Verletzung ausgesetzt wird, sofern man sie vor der Knochendurchtrennung von der Lamina vitrea ablöst. Hierzu bediene ich mich der Braatzschen Sonden, die in drei verschiedenen Krümmungen angegeben sind.

Mit dem Herausschneiden des Weichteilknochenlappens ohne Eröffnung der Dura mater ist der erste Akt beendet. Die Operationen am Gehirn sind häufig sehr eingreifende und das Leben unmittelbar gefährdende, so daß man immer gut tut, sie auf zwei Zeiten zu verteilen, vorausgesetzt, daß dadurch kein Nachteil entsteht. Man wird also bei Hirnabsceß gewöhnlich einzeitig vorgehen; aber schon bei den meisten Hirngeschwülsten stiftet ein Verzögern der Exstirpation um 8 bis 10 Tage keinen Schaden; vollends darf bei Epilepsie, wo es sich um ein jahrelang bestehendes Leiden handelt, die Operation ohne Bedenken in mehreren Zeiten ausgeführt werden. Allgemeine Regeln lassen sich freilich nicht aufstellen. Zuweilen zwingt uns eintretender Kollaps, die Operation nach der Trepanation zu unterbrechen; in den meisten Fällen steht die Wahl dem Chirurgen frei, es ist dann Sache des Urteils, ob man fortfahren soll oder nicht. Häufig habe ich bei Gehirnoperationen gesehen, daß Herztätigkeit und Puls lange Zeit gut blieben, um sich dann plötzlich auch ohne Blutverlust zu verschlechtern; ist erst ein solcher Kollaps eingetreten, so kann der tödliche Ausgang oft nicht einmal durch sofortiges Unterbrechen der Operation verhindert werden.

Nicht der bloße Akt der Trepanation ist es, welcher den Organismus so schwer beeinflußt. An andern Körperstellen führen wir ja weit eingreifendere und blutigere Operationen aus, ohne ähnliche Kollapse zu bekommen. Mit der breiten Eröffnung der Schädelhöhle werden vielmehr die intrakraniellen Druckverhältnisse vollkommen geändert, und eine solche Änderung kann nicht vor sich gehen, ohne ihre Rückwirkung auf Herztätigkeit, Blutdruck und Atmung auszuüben. Dadurch sind die schweren Schockerscheinungen zu erklären, die wir leider allzu häufig bei Gehirnoperationen erleben.

Die Frage nun, wie lange Zeit zwischen den beiden Akten der Operation vergehen soll, läßt sich nicht allgemein beantworten; das hängt von mehreren Umständen ab. In erster Linie kommt es darauf an, wie rasch der Kranke die Folgen der Trepanation überwunden hat, ferner welcher Art das Leiden ist, das durch die Operation beseitigt werden soll. Der Zwischenraum von 6 Tagen ist nach meinen Erfahrungen der kürzeste, den man wählen sollte. Sieht man doch dann gelegentlich, daß nach Abtupfen der festhaftenden Blutgerinnsel die alte Knochenschnittfläche ziemlich stark blutet. Besser ist es, 9 bis 14 Tage zu warten; auch nach so langer Zeit kann man die junge Hautnarbe mit einem stumpfen Instrument aufreißen. Man findet die Wundhöhle mit Blutgerinnseln angefüllt, die namentlich an der Dura so fest haften können, daß sie sich mit Tupfern nicht entfernen lassen, sondern mit dem scharfen Löffel abgetragen werden müssen.

Für die Eröffnung der Dura mater habe ich das kreuzförmige Einschneiden mit Bildung von vier Zipfeln seit langem vollständig aufgegeben; dieses Verfahren beengt den Raum, in dem das Gehirn frei vorliegen soll, wesentlich. Ich umschneide vielmehr einen rechtwinkligen Lappen, dessen Basis ich nicht immer nach unten, also auch nicht stets entsprechend der Basis des

Hautknochenlappens lege. Wenn man z. B. bis in die Nähe des Sinus longitudinalis vordringen muß, so ist es bei weitem zweckmäßiger, die Brücke des Duralappens nach der Mittellinie hin zu bilden. Der Regel nach liegt nun die Gehirnoberfläche frei. Von der Arachnoidea, deren Maschen ja zugleich mit der Dura eröffnet sind, gewahrt der Chirurg im allgemeinen nichts; sie tritt nur dann als besondere Schicht zutage, wenn sie ödematös durchtränkt oder entzündlich verdickt ist, Leptomeningitis chronica, Veränderungen, die wir besonders bei Epilepsie finden.

Die im Operationsgebiet vorliegende Hirnfläche ist stets von der Pia mater bedeckt; beide sind für den Chirurgen untrennbare Gebilde. Das Abziehen der Pia würde eine unmittelbare Zerstörung der obersten Schichten der Hirnrinde bedingen, ferner durch die Unterbrechung der Zirkulation tiefgehende Ernährungsstörungen setzen, muß also unter allen Umständen vermieden werden.

Kraniocerebrale Topographie.

Für den Chirurgen ist es von größter Wichtigkeit, die Beziehungen der Schädeloberfläche zu den Gehirnwindungen genau zu kennen. Am schnellsten orientieren wir uns am Schädeldach, wenn wir die Lage der Rolandoschen und Sylvischen Furche aufzeichnen; das einfachste Verfahren hierzu bietet die Krönleinsche Konstruktion, Abb. 276.

Kocher hält es für besser, die Präzentralfurche zu bestimmen und von ihr aus sich auf der Schädeloberfläche zu orientieren. Seine Konstruktion geht aus Abb. 277 hervor, die zugleich die Neißerschen Punktionsstellen wiedergibt. Auf vollkommene Zuverlässigkeit in jedem Falle kann keine der Konstruktionen Anspruch erheben; auch aus diesem Grunde sind wir heutzutage immer noch gezwungen, die Trepanationsöffnungen recht groß anzulegen.

Cysten des Gehirns und seiner Häute.

Für ihre Entstehung spielen Verletzungen wie Entzündungen eine Rolle. Bei der bekannten Elastizität des Schädeldachs braucht die Verletzung nicht zu einer Splitterung oder einem Bruch des Knochens zu führen; vielmehr kann dieser mit Gewalt gegen die Hirnoberfläche getrieben werden, dann aber in seine alte Lage zurückfedern, ohne daß auf dem Röntgenbilde oder bei der notwendig werdenden Operation die geringste Veränderung an ihm wahrzunehmen wäre. Dagegen entstehen auf diese Weise Quetschungen und Blutungen am Gehirn und seinen Häuten, die dann im weitern Verlaufe gelegentlich auch zur Bildung einer arachnoidealen Cyste Veranlassung geben.

Die im Gefolge von Encephalitis entstandenen Zerfallsprodukte können, wenn sie nicht resorbiert werden, die schwersten Erscheinungen hervorrufen, so daß man sogar verleitet wird, eine Neubildung zu vermuten. In besonders glücklichen und seltenen Fällen klärt die bloße Punktion und Ansaugung der Detritusmassen nicht allein die Diagnose, sondern führt auch die endgültige Resorption und damit unmittelbar die Heilung herbei. Cysten auf meningoencephalitischer Grundlage, mögen sie corticalen oder subcorticalen Sitz haben, sind von mir nicht selten bei cerebraler Kinderlähmung gefunden worden, wenn ich wegen der zugleich bestehenden Jacksonschen Epilepsie die Trepanation ausführte.

Weiter haben einzelne Geschwulstformen, namentlich Sarkome, die Neigung, cystisch zu degenerieren, zuweilen große solitäre Cysten zu bilden,

auch wohl in ihrer Umgebung von dünnflüssigem Blut erfüllte Hohlräume
zu erzeugen, und endlich kommen im Gehirn Parasiten wie der Cysticercus
und Echinococcus vor. Bei manchen Cystenarten läßt sich die Ursache
überhaupt nicht feststellen.

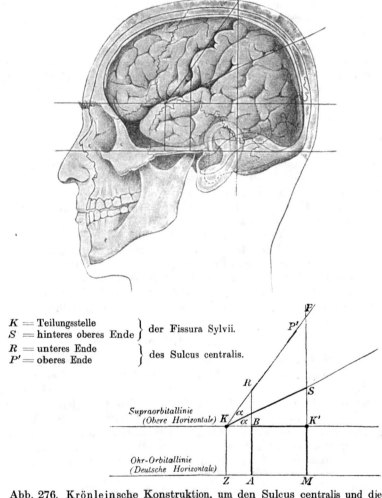

K = Teilungsstelle
S = hinteres oberes Ende $\big\}$ der Fissura Sylvii.
R = unteres Ende
P' = oberes Ende $\big\}$ des Sulcus centralis.

Supraorbitallinie
(Obere Horizontale)

Ohr-Orbitallinie
(Deutsche Horizontale)

Abb. 276. Krönleinsche Konstruktion, um den Sulcus centralis und die
Fissura Sylvii an der Schädeloberfläche zu bestimmen.
(Aus Krönlein in v. Bergmann-Bruns' Handbuch der praktischen Chirurgie.)

Die Behandlung der Cysten ist je nach der Art ihrer Wandungen, deren
Natur wieder von der Entstehungsursache abhängt, verschieden. Bei allen For-
men, in denen die Cystenwand von Bindegewebe und seinen Umwandlungs-
produkten gebildet wird, erreichen wir die Heilung, wenn nach vollständigem
Ablassen des Inhalts die Höhle dauernd leer gehalten wird. Die Punktion und
Ansaugung des Inhalts genügen durchaus nicht immer; namentlich wird bei
infiltrierten und verdickten Wandungen, wie sie doch bei lange bestehenden
Flüssigkeitsansammlungen auch im Gehirn nichts Ungewöhnliches sind, jene Me-

thode nur für kurze Zeit wirken, da die Starrheit der Umgebung das Zusammenfallen der Höhle verhindert. Das sicherste Verfahren ist die Eröffnung durch
den Schnitt mit nachfolgender Drainage oder Tamponade, um die Wandungen
zur Schrumpfung und den Hohlraum zur Verödung zu bringen.

Bei den parasitären Cysten — Cysticercus und Echinococcus — stellt die Entfernung des Tiersacks das sicherste Verfahren dar und soll, wenn irgend möglich,

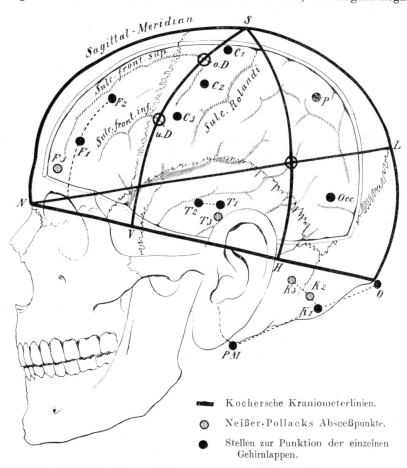

S = Scheitelpunkt = Mitte zwischen N (Nasenwurzel) und O (Protuberantia occipitalis
      externa).
NVHO = Äquatorial- oder Basallinie.
  NSO = Sagittalmeridian.
    SV = vorderer Schrägmeridian, Präcentrallinie.
    SH = hinterer Schrägmeridian, Linea limitans.
    NL = Linea naso-lambdoidea, zwischen SV u. SH von Kocher Linea temporalis I genannt.
  o. D = oberer   } Drittelpunkt der Präcentralfurche.
  u. D = unterer } Drittelpunkt der Präcentralfurche.
   PM = Spitze des Processus mastoideus.

Abb. 277.
(Nach Neißer und Pollack, Die Hirnpunktion. Mitteilungen aus den Grenzgebieten 1904, S. 823.)

In das Schema zur Bestimmung der kraniocerebralen Topographie (nach Poirier-Kocher)
sind die Neißer-Pollackschen Punktionsstellen eingezeichnet.

ausgeführt werden. Cysticerkenblasen erreichen kaum eine größere Ausdehnung, daher wird hier im allgemeinen die Ausschälung der Blase ausführbar sein, sofern es sich überhaupt um operativ zugängliche Hirnabschnitte handelt. Aber beim Echinococcus könnte selbst im konvexen Gebiete des Großhirns die Ausschälung der Tierblase an deren Größe und weiten Ausdehnung scheitern; dann bliebe nur die Tamponade übrig. Man würde die Schnittöffnung der Cyste so lagern, daß sie getrennt von der übrigen Wunde sich befindet und daher für sich nötigenfalls mit Ausspülungen oder Einspritzungen dünner Lugolscher Jod-Jodkalilösungen behandelt werden kann.

Am Kleinhirn bilden cystische Entartungen solitärer Neubildungen keine Seltenheit, und man sollte hier die Diagnose auf einfache oder seröse Cyste erst stellen, wenn die lückenlose mikroskopische Untersuchung der Wand keine Andeutung von Geschwulstgewebe ergeben hat. Denn mehrfach ist festgestellt worden, daß in der Cystenwand kleinere oder größere Geschwulstknoten vorhanden waren. In allen Fällen, in denen die Cyste nur eine sekundäre Degeneration von Geschwulstgewebe darstellt, ist die gründliche Entfernung der ganzen Neubildung bis weit in die gesunde Hirnsubstanz hinein durchaus erforderlich. Am Kleinhirn kommen ferner Cysten vor, die einer sackartigen Ausstülpung des vierten Ventrikels ihre Entstehung verdanken; dann ist zwischen dem Ventrikel und dem Hohlraum ein verbindender Gang vorhanden. Die anfangs geringe Ausstülpung vergrößert sich allmählich, und schließlich kann die cystische Erweiterung vom Wurm aus weit in die Hemisphäre vordringen.

Endlich sind im Kleinhirn Dermoide, wenn auch ungemein selten, beobachtet.

Hirnhautgeschwülste,

die von der inneren Fläche der Dura mater, der Arachnoidea oder Pia mater ausgehen und ins Gehirn hineinwuchern, sind histologisch verhältnismäßig gutartig; es handelt sich gewöhnlich um Fibrome oder Fibrosarkome. Allerdings wachsen sie ins Zentralorgan hinein und erzeugen sämtliche Erscheinungen der intrakraniellen Drucksteigerung. Aber, genauer betrachtet, drängen sie die Gehirnsubstanz nur vor sich her und bilden in ihr eine Aushöhlung, deren Grund von einer aufs äußerste verdünnten Schicht der Corticalis bedeckt ist, während der Tumor selbst von einer mehr oder weniger deutlichen Kapsel überzogen zu sein pflegt. Zwischen beiden kann sogar ein schmaler Hohlraum bestehen.

Die äußere Fläche der Dura wird durch das Wachstum der Geschwulst, das in diesen Fällen so gut wie ausnahmslos nach dem Gehirn zu stattfindet, selten in Mitleidenschaft gezogen; sie wird dann zu chronisch entzündlichen Wucherungen, und, da die harte Hirnhaut zugleich die Funktionen des inneren Periosts der Schädelkapsel besitzt, auch der Knochen zu Neubildungen angeregt.

Nur selten befinden sich die Geschwülste so lose im Gehirn, daß sie dem Zuge an der harten Hirnhaut ohne weiteres folgen. Mit deren innerer Fläche aber sind sie stets fest verwachsen, und der umschnittene Duralappen läßt sich nicht ohne weiteres zurückschlagen. Dann soll er, um zunächst eine Übersicht über die Gehirnoberfläche und über die Ausbreitung der Geschwulst an dieser zu ermöglichen, an der betreffenden Stelle mit Messer oder Schere abpräpariert oder, falls angängig, stumpf abgelöst werden, wobei natürlich Geschwulstreste an seiner inneren Fläche zurückbleiben. Das Verfahren wird aus Abb. 278 ohne weiteres verständlich. Man erkennt zugleich an diesem Beispiel, um wieviel vorteilhafter die lappenförmige Umschneidung der Dura gegenüber der früher geübten kreuzförmigen Incision mit Bildung von vier Zipfeln ist.

Solche cortical liegende abgekapselte Geschwülste können sehr wohl mit dem Finger herausgeschält werden, aber doch nur an Stellen des Gehirns, an denen die dabei unvermeidliche Druckvermehrung und Gewalteinwirkung keinen allzu großen Schaden anrichtet. Die gesamte Konvexität des Groß-

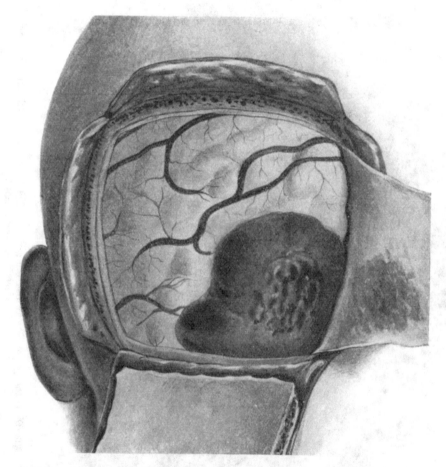

Abb. 278[1]). Fibrosarkom des Occipitalhirns, von der inneren Durafläche ausgehend. Der 35jährige Mann ist seit 3 Jahren vollkommen geheilt, auch die rechtsseitige Hemianopsie ist verschwunden.

hirns darf hier genannt werden; freilich wird man mit äußerster Vorsicht und langsam palpatorisch vorgehen. So ist es auch in dem eben erwähnten Falle geschehen.

Während hier die Geschwulst breitbasig der Dura aufsaß und durch diese hindurch sogleich in ihrer Größe erkannt werden konnte, liegen die Verhältnisse

---

[1]) Abb. 278, 280—285, 287 und 288 nach F. K r a u s e , Chirurgie des Gehirns und Rückenmarks. Berlin und Wien 1908.

bei der Operation weniger klar, wenn der Tumor nur mit einem dünnen Stiel
der harten Hirnhaut anhängt; die Entwicklung geht auch dann von der innern
Durafläche aus. So habe ich im vordern Abschnitte der Fossa Sylvii eine gut
apfelgroße Geschwulst beobachtet, die nur mit einem erbsendicken Stiel der

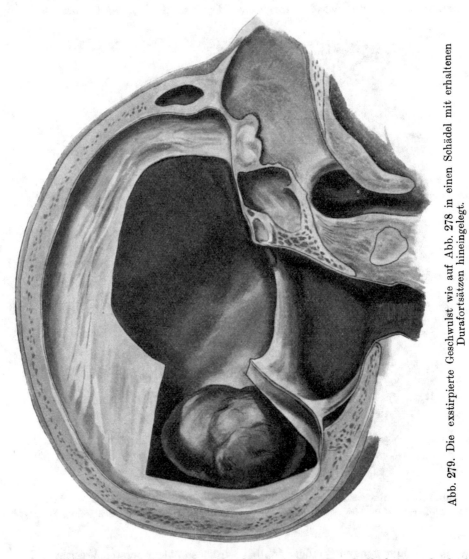

Abb. 279. Die exstirpierte Geschwulst wie auf Abb. 278 in einen Schädel mit erhaltenen Durafortsätzen hineingelegt.

innern Durafläche anhing, aber der histologischen Beschaffenheit nach doch
von dieser ihren Ursprung genommen haben mußte. Sie reichte bis ins Gebiet
der Insel und wurde aus der Tiefe der Fossa Sylvii mit Erfolg und Ausgang in
Heilung ausgeschält.

So zweckmäßig in geeigneten Fällen die Ausschälung mit dem Finger ist,
so darf sie doch in der Nähe des verlängerten Marks, also namentlich bei den
Geschwülsten am Kleinhirnbrückenwinkel (Acusticusneuromen) (siehe Abb. 281)

kaum zur Anwendung gelangen. Die Gefahr, durch den eingeführten Finger einen gefährlichen, ja unmittelbar tödlichen Druck auf die lebenswichtigen Nervenkerne am Boden des vierten Ventrikels auszuüben, ist allzu groß.

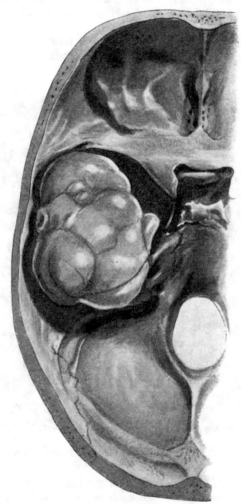

Abb. 280. Schädelbasis von oben mit der an Ort und Stelle eingelegten Geschwulst.

Geschwülste der Hirnsubstanz.

Das Verfahren der Exstirpation der eigentlichen Hirngeschwülste ist ganz verschieden, je nach ihrer Art und Beschaffenheit, je nach ihrer Lage und Zugänglichkeit, je nachdem es sich am Gehirn um hervorragend lebenswichtige Teile oder wenig empfindliche Abschnitte handelt. Dagegen ist es für die Operation ziemlich belanglos, von welcher Stelle der Gehirnsubstanz die Geschwulst ursprünglich ihren Ausgang genommen, ob sie von der Rinde aus nach innen oder von der Tiefe her nach außen gewachsen ist. So wichtig diese Verhält-

nisse in symptomatologischer Beziehung sind, und so sehr wir bei der klinischen
Beurteilung danach streben müssen, neben der Diagnose des Tumors auch
die Art seiner Verbreitung und seines Wachstums zu erkennen, so wenig spielt
alles dies eine Rolle für die Technik. Sie ist keine andere, ob wir nach Eröffnung
der Dura mater die Neubildung an der Hirnrinde sogleich vor uns sehen, oder
ob wir sie erst in der Tiefe suchen müssen.

Die cortical sitzenden Geschwülste der Hirnsubstanz können
sich an der freiliegenden und meist nicht pulsierenden Dura durch ihre durch-

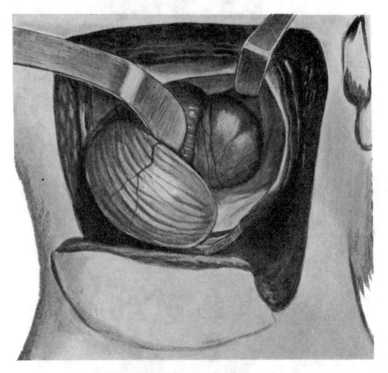

Abb. 281. Exstirpation eines Acusticustumors.

schimmernde Färbung, auch durch eine gewisse Prominenz markieren; seltener und nur bei erheblicherer Konsistenz liefert die Palpation ein brauchbares Ergebnis, da die straff gespannte Dura feinere Unterschiede verwischt.
Nach Ablösung der harten Haut sind sie meist ohne weiteres an ihrer von der
normalen Umgebung abweichenden Farbe zu erkennen; nur die diffusen infiltrierenden Gliome können eine Ausnahme bilden. Nach meinen Erfahrungen
verwachsen die von der Hirnsubstanz ausgehenden Geschwülste nicht mit
der innern Durafläche, so daß die harte Hirnhaut nicht entfernt zu werden
braucht.   Handelt es sich um die günstigste Form, um abgekapselte Geschwülste, so lassen sie sich in gleicher Weise, wie die von den Hirnhäuten aus
in die Hirnsubstanz hineingewachsenen Tumoren ausschälen.

Um vieles ungünstiger für die Exstirpation verhalten sich die nicht ab-
gekapselten Hirngeschwülste. Bei ihnen bleibt nichts übrig, als sie nach Unterbindung aller zuführenden größeren Gefäße mit Messer und Schere zu exstir-

pieren. Weicht der Tumor in der Konsistenz von der umliegenden Hirnmasse merklich ab, wie es beim Sarkom und auch noch beim Gliosarkom der Fall sein kann, so nähert sich die Entfernung der Neubildung einer Ausschälung, und man darf um so eher auf eine vollständige Exstirpation rechnen, wenn die begrenzende Hirnsubstanz in mehr oder weniger hohem Grade erweicht ist.

Die allerungünstigsten Formen aber sind zweifellos die infiltrierenden Gliome; kann man doch bei ihnen selbst auf dem anatomischen Durchschnitt des Gehirns nicht immer mit Sicherheit erkennen, wo die Geschwulst aufhört und das normale Gewebe beginnt; wie soll dies bei einer Operation, bei der doch allerhand Schwierigkeiten unterlaufen, möglich sein? Man muß mit dem Messer oder dem halbscharfen Spatel die Aftermasse möglichst weit im Gesunden umgehen und wird häufig genug Teile der Neubildung zurücklassen.

In erhöhtem Grade kommen die eben besprochenen Schwierigkeiten zur Geltung, wenn die Entwicklung der Geschwulst ausschließlich im Marklager stattgefunden hat. Ist die Dura lappenförmig zur Seite geschlagen, so beweisen die abgeplatteten Windungen und verstrichenen Sulci, zuweilen auch eine auffallende Trockenheit und Glanzlosigkeit der Hirnoberfläche, daß die klinisch festgestellten Hirndrucksymptome durch eine Raumbeengung in der Schädelhöhle wirklich hervorgerufen sind. Zu der Erkenntnis, ob die Geschwulst an der vermuteten Stelle und in welcher Tiefe sie ihren Sitz hat, sind, da das Fühlen mit den Zeigefingern meinen Erfahrungen nach kaum je ein Ergebnis liefert, die Palpation mit der eingestochenen Nadel (Akidopeirastik), die Probepunktion und Ansaugung von Gewebsteilchen unentbehrlich. Da man bei Hirnoperationen auf alle Eventualitäten vorbereitet sein muß, so soll ein geschulter Assistent bereit stehen, um die herausbeförderten Partikel sofort mikroskopisch zu untersuchen. Nicht unerwähnt darf bleiben, daß die nach Härtung der Hirnzylinder ausgeführten Schnittpräparate nun vieles deutlichere und sicherere Ergebnisse liefern. Zuweilen kann schon aus der Art der aspirierten Flüssigkeit die Entscheidung zum weiteren Vorgehen getroffen werden.

Die Akidopeirastik ist im Jahre 1856 von Middeldorpf eingeführt worden und leistet in einzelnen Fällen Gutes; er hat sie zuerst bei Encephalocele, Cephalhämatom und Hydrocephalus vorgenommen. Bei weitem wichtiger aber ist die

Hirnpunktion.

Während diese früher ausgeführt wurde, nachdem die Dura oder das Gehirn freigelegt waren, haben Neißer und Pollack das Verdienst, die Punktion durch die intakten Schädeldecken systematisch ausgebaut zu haben. Die klinischen Erfahrungen, die diese Autoren mitgeteilt, haben mannigfache Aufschlüsse geliefert, die auf anderem Wege nicht zu erreichen waren. Ihre positiven Ergebnisse beziehen sich, abgesehen von der Feststellung des Hydrocephalus internus, auf intrakranielle Blutergüsse und deren Überreste (Hämatoidin), auf Cysteninhalt, Eiter und serös-eitrige Flüssigkeit, weiter auf aspiriertes pathologisches Gewebe (nekrotische Hirnteile und Geschwulstpartikel), endlich auf einen Fall von blutigem Piaödem bei syphilitischer Leptomeningitis. Andere Male führte der negative Befund zur Änderung der Diagnose, die aus den klinischen Symptomen zuvor auf Hirnabsceß oder Hirngeschwulst gestellt worden war.

Nach meinen Erfahrungen ist die Punktion im ganzen Gebiete der Calvaria im allgemeinen leicht auszuführen, da die Weichteilbedeckungen verhältnismäßig dünn sind; allenfalls kann in der Schläfengegend ein stark entwickelter Muskel insofern hinderlich sein, als die Kanüle dann nicht ohne weiteres in die Bohröffnung des Knochens gelangt. Bei der Punktion des Kleinhirns aber habe ich es bei einer jungen Frau mit kurzem, sehr fettem Hals erlebt, daß durch die dicken Fettschichten hindurch das vorgebohrte Loch im Knochen trotz aller Bemühungen überhaupt nicht mit der Hohlnadel zu finden war. Da wir auf das Ergebnis der Punktion nicht verzichten wollten, blieb nichts anderes übrig, als in Chloroformnarkose nach Ausführung eines Längsschnittes

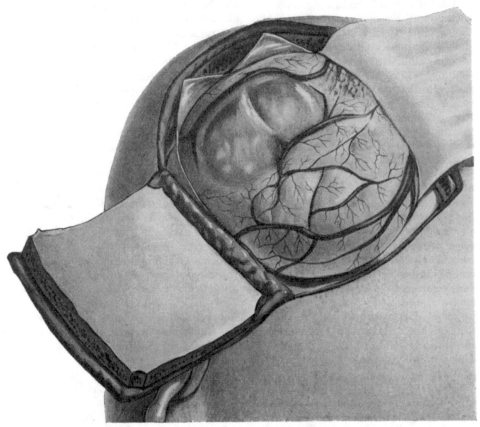

Abb. 282. In Abscedierung übergegangener Solitärtuberkel im Scheitellappen.

und Abschieben des Periostes den Knochen mit der Fräse zu durchbohren und nun durch die dem Auge freiliegende Dura zu punktieren.

Die Gefahr der Blutung darf nicht unberücksichtigt bleiben. Die Äste der A. meningea media, im allgemeinen auch die Hirnarterien und die großen Sinus wird man mit der Kanüle wohl vermeiden, weil ihr Verlauf ein verhältnismäßig regelmäßiger ist. Aber wer häufiger die Gehirnoberfläche freigelegt hat, weiß, daß Verlauf und Stärke der Piavenen sich gar nicht berechnen lassen; die sind oft dick in ganz nebensächlichen Furchen, dünn in der Zentralfurche. Ferner sind sie hartwandig und leicht verletzbar. Bei gesundem Gehirn und normalen Druckverhältnissen besitzen sie freilich ein geringeres Lumen; aber wenn der Hirndruck steigt, können sie erheblich anschwellen, und ihre Verletzung ist dann gewiß nicht gleichgültig; auch dünnste Kanülen würden dann nicht sicher schützen. Die Duravenen habe ich bei Hirntumoren selbst die Dicke eines starken Bleistiftes erreichen sehen. Endlich werden durch wachsende Geschwülste Arterien und Venen so erheblich verdrängt, daß jede anatomische Bestimmung im Stich läßt.

Was die Gefahr der Infektion anbetrifft, so kann sie freilich von außen her mit Sicherheit vermieden werden, nicht aber von Eiterherden innerhalb der Schädelhöhle aus. So habe ich bei einem jungen Manne, bei dem von H. Oppenheim eine Geschwulst im Parietalgebiet diagnostiziert worden, einen Solitärtuberkel gefunden, der an zwei Stellen in Abscedierung übergegangen war (s. Abb. 282). Die Neißersche Punktion hätte die Eiterherde eröffnet, die, von einer ganz dünnen Hirnrindenschicht bedeckt, dicht unter dem freien, durch keine Verklebungen abgeschlossenen Arachnoidealraum sich befanden. Dazu stand der Eiter, wie die Operation lehrte, unter starkem Druck, so daß bei der nach Freilegung der Hirnrinde vorgenommenen Punktion die Flüssigkeit neben der Kanüle hervorquoll. Das gleiche hätte bei der Punktion durch die intakten Schädeldecken eintreten müssen. Freilich war dieser Eiter nicht septischer Natur, er enthielt keine Staphylo- oder Streptokokken, aber er wimmelte von Tuberkelbacillen in einer Weise, daß er als Reinkultur angesprochen werden durfte. Man kann es aber nicht als gleichgültig betrachten, wenn von solchen Infektionskeimen erhebliche Mengen in die Arachnoidealmaschen gelangen. Der einzige Schutz gegen dieses gefahrdrohende Ereignis wäre die sofortige Ausführung der Trepanation gewesen.

Aber noch andere unangenehme Erscheinungen, auf die einzugehen hier zu weit führen würde, habe ich nach der Neißerschen Hirnpunktion auftreten sehen. Indes muß man zugeben, daß sie eine Vervollkommnung unserer Untersuchungsmethoden darstellt. Sie soll aber nur Anwendung finden, wenn alle übrigen Hilfsmittel der Hirndiagnostik in Anwendung gezogen worden sind. Zuweilen haben wir wichtige Aufschlüsse über Sitz und Ausdehnung der Erkrankung, auch über den histologischen Charakter einer Geschwulst gewonnen. Um allen Gefahren von vornherein nach Möglichkeit zu begegnen, sollte, wie ich es stets tue, die Hirnpunktion nur ausgeführt werden, wenn die Vorbereitungen zur Trepanation sämtlich getroffen sind, damit diese nötigenfalls ohne die geringste Verzögerung angeschlossen werden kann.

Eröffnung der Hirnabscesse.

Bei Verdacht auf Hirnabsceß pflege ich Probepunktionen durch die harte Hirnhaut hindurch kaum noch auszuführen. Denn aus der Punktionsöffnung des Gehirns, die wegen des oft dicken und zähen Eiters nicht allzu eng angelegt werden darf, kann bei intakter Dura mater Eiter in die Arachnoidealräume dringen und hier zu Infektionen Veranlassung geben. Der Regel nach umschneide ich die Dura mater auch bei der Eröffnung der Hirnabscesse in Lappenform, und zwar mit unterer Basis; man erhält auf diese Weise die beste Übersicht und Zugänglichkeit der Absceßhöhle; zudem kann man jedes aus dem Punktionskanal des Hirns hervorquellende Eitertröpfchen forttupfen.

Während wir aber bei den Operationen wegen Epilepsie und Geschwülsten ein aseptisches Gebiet vor uns haben, müssen wir im vorliegenden Falle die Maschen der Arachnoidea vor jeder Berührung mit dem infektiösen Eiter — möge er septischer oder tuberkulöser Natur sein — schützen. Am sichersten erreichen wir das Ziel durch die Schutztamponade des subduralen Raumes. Sie wird so ausgeführt, daß wir zwischen die Schnittränder der Dura mater und die Hirnoberfläche im ganzen Operationsgebiet Streifen einer sterilisierten Vioform- oder Jodoformgazebinde stopfen. Erst nach genauer Ausführung der abschließenden Tamponade gehe ich an die Punktion und Eröffnung des Abscesses. Letztere kann sofort vorgenommen werden, wenn es sich um ganz oberflächlich liegende Abscedierungen handelt, die sogleich nach Eröffnung der Dura erkennbar sind. Die zu durchtrennende Schicht besteht dann nicht mehr aus funktionierendem Hirngewebe. Diese Verhältnisse lagen in dem Falle vor, der in Abb. 282 abgebildet ist.

Wenn wir aber in der Tiefe des Marklagers liegende Abscesse zu eröffnen haben, so ist es zunächst unsere Aufgabe, den Ort des Eiterherdes genau festzustellen. Zuerst punktiere ich das freiliegende Gehirn mit der bloßen Kanüle, und zwar benutze ich solche mit starkem Lumen bis zu 2 mm Durchmesser. Steht der Absceßeiter unter Druck, so dringt er bei nicht zu zäher Konsistenz aus der eingestochenen Hohlnadel hervor, ohne daß man anzusaugen braucht. Wenn aber kein Eiter kommt, so sauge ich mit der Spritze an und ziehe währenddessen die Kanüle langsam heraus. Bei negativem Ergebnis muß man in verschiedene Tiefen und in mehreren Richtungen punktieren. Der Eiter kann so dick und zähflüssig sein, daß er nicht einmal der Ansaugung folgt. Dann soll man bei begründetem Verdacht auf Absceß das Messer unbedenklich in die Hirnmasse einsenken, um durch diesen weiteren Kanal Eiter austreten zu sehen; es ist der einzige Weg, das bedrohte Leben zu retten.

Ist der Absceß durch die Punktion gefunden, so bleibt die Kanüle an ihrem Ort liegen, dann führt man ein Skalpell an ihr entlang und schneidet die die Eiterhöhle deckende Hirnschicht entsprechend der Größe und Tiefe des Abscesses auf eine Strecke von mehreren Zentimetern durch; oder man benutzt statt des Messers eine Kornzange und drängt durch ihr Öffnen die Gehirnmasse auseinander. Mit rechtwinklig gebogenen stumpfen Hebeln werden die Wundränder auseinandergehalten, der Eiter wird vorsichtig ausgetupft und die ganze Höhle genau nachgesehen. Denn nicht allzu selten gewahrt man aus der Tiefe an einer kleinen Stelle von neuem Eiter hervorquellen, und die Sonde führt in eine zweite Höhle. Am zweckmäßigsten ist es dann, mit dem kleinen Finger der Sonde nachzugehen und die Zwischenwand stumpf zu durchtrennen, allerdings in schonender Weise, aber doch so ausgiebig, daß wir es schließlich mit einer einzigen Höhle zu tun haben, um möglichst günstige Verhältnisse für die Heilung zu schaffen. Ferner erinnere man sich bei jeder Eröffnung eines Hirnabscesses, daß deren auch mehrere voneinander abgeschlossene vorhanden sein können. Ist die Höhle vom Eiter gereinigt, so soll man beim akuten septischen Absceß die infiltrierten Wandungen nicht abschaben, weil dadurch neue Infektionen herbeigeführt werden können. Ist eine richtige Absceßmembran gebildet, wie das außer bei Tuberkulose auch beim chronischen Absceß vorkommt, so soll die Membran entfernt werden. Ich lege in die Höhle bis an die tiefste Stelle je nach ihrer Größe ein oder zwei ziemlich starke Drains und tamponiere rings um diese mit Vioform- oder Jodoformgaze aus.

Hirnprolaps.

Nach aseptischen Hirnoperationen soll, wenn irgend möglich, die primäre Wundnaht ausgeführt werden. Denn ein großer Nachteil, den das Offenhalten der Trepanationstücke und die Tamponade im Gefolge haben, ist der

Hirnprolaps. Auch bei fehlender Steigerung des Hirndrucks, völliger Asepsis der Wunde und unverletzter Pia mater kann in wenigen Tagen — wenn auch unter solchen Vorbedingungen nur ausnahmsweise — das Gehirn derartig vorquellen, daß die sekundäre Naht Schwierigkeiten verursacht. Muß man, wie bei eitrigen Prozessen ‚die Tamponade längere Zeit fortsetzen, so pflegt der Hirnvorfall, namentlich wenn die Pia in erheblicher Ausdehnung entfernt wurde, zu gewaltiger Ausdehnung anzuschwellen, wie Abb. 283 zeigt. Sie be-

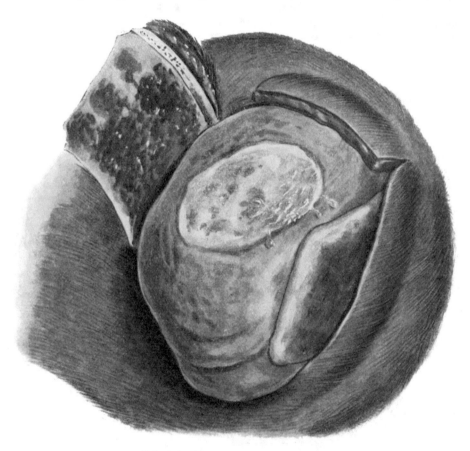

Abb. 283. Postoperativer Hirnvorfall.
(Vergleiche Abb. 282 und Text.)

trifft den gleichen Fall, der in Abb. 282 abgebildet ist. Bei dem 28jährigen Kranken wurde der eitrig zerfallene große Tuberkelherd im Gesunden mit der geschlossenen Schere herausgelöst und die Tamponade mit Jodoformgaze ausgeführt. Das Bild ist vom Maler beim Verbandwechsel 14 Tage später angefertigt, während der Kopf mit dem Hinterhaupt auflag. Der sehr weiche Hirnprolaps hatte den Umfang von etwa 1½ Männerfäusten erreicht und sank wie eine von Flüssigkeit erfüllte Blase über den hinteren Wundrand herunter; unten bildete er einige große Falten wie beim Doppelkinn. Aus der Excisionsstelle des Hirns, die kaum mehr unter das übrige Niveau des Prolapses vertieft war, sickerte beständig klarer Liquor cerebrospinalis in Tropfenform hervor. Der Seitenventrikel war bei der Operation mit Sicherheit nicht eröffnet worden. 18 Tage später gestatteten das Allgemeinbefinden und der Zustand der Wunde deren plastischen Verschluß. In Chloroformnarkose wurde die zusammengeschrumpfte Haut der Umgebung so weit abgelöst, daß sie an die Haut der heraufgelagerten Trepanationsklappe durch Nähte, freilich unter großer Spannung, herangezogen werden konnte; es blieben schmale Lücken unbedeckt, die nach dem sagittalen Wundgebiet zu Fingerbreite erreichten. 5 Wochen nach der plastischer Operation war die Wunde vollkommen geheilt, die Trepanationsstelle ragte nur sehr wenig vor (siehe Abb. 284).

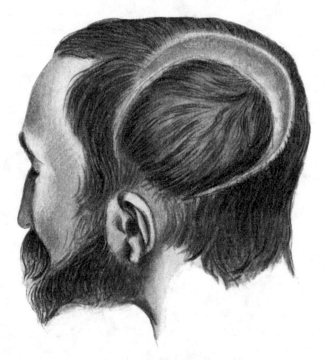

Abb. 284.
(Vergleiche Abb. 282 und Text.)

Solche Hirnprolapse suche ich also durch die umgebende Haut zu decken. Wie das Verfahren in jenem ungewöhnlich schweren Falle gelungen, so erreicht man das Ziel bei weniger umfangreichen Vorfällen um so leichter. Zur Beseitigung kleinerer Prolapse genügt eine mäßige, aber andauernde Kompression; sie wird in geeigneten Fällen mittelst Heftpflasterstreifen ausgeführt, denen einige Schichten steriler Gaze untergelegt sind. Ist die Wunde aseptisch, und besteht in der Tiefe keine Retention oder gar Abscedierung, so habe ich solche bis hühnereigroße Prolapse unter Zuhilfenahme gelegentlicher Lapisätzungen auch ohne Plastik sich überhäuten sehen — zuweilen allerdings mit einer gewissen Hervorragung, die aber im weitern Verlauf bei zunehmender Narbencontraction schwindet. Vom Abtragen der prolabierten Hirnteile halte ich nichts. Freilich muß man zugeben, daß der größere Teil von ihnen aus ödematös durchtränktem und entzündlich infiltriertem Gewebe, also nicht aus reiner Hirnsubstanz besteht, und daß durch das Fortschneiden kleinerer Prolapse nicht allzu viel Schaden angerichtet wird. Aber der Vorfall pflegt sich sehr bald nach der Excision von neuem auszubilden, wenn nicht sofort eine genaue Übernähung stattgefunden hat. Allerdings kann man aus besonderen Gründen zur Abtragung gezwungen werden.

Anders und viel schwieriger gestalten sich die Verhältnisse, wenn der Hirnprolaps bei gleichzeitiger Erhöhung des innern Hirndrucks zustande kommt, möge diese Drucksteigerung durch Geschwülste, Hydrocephalus, Blutungen, Abscesse, entzündliche Prozesse oder andere Ursachen hervorgerufen sein. So drängt sich in manchen Fällen von weiter Schädeleröffnung, besonders wenn die angenommene Geschwulst nicht gefunden worden ist oder nicht hat entfernt werden können, schon während der Operation das Gehirn so gewaltig aus der Lücke hervor, daß es scheint, als könne es im Schädelraum nicht wieder Platz finden. Und doch ist dies dadurch zu erreichen, daß man nach Hochstellen des Oberkörpers und Zurücklagerung des freilich viel zu kleinen Duralappens die Hautnähte unter stärkstem Zuge anlegt; allmählich läßt sich auf diese Weise die ganze Wunde schließen.

Muß man aber bei fortbestehender Drucksteigerung im Schädelraum die Trepanationslücke durch Tamponade offen halten, so kommt es in kürzester Frist zu gewaltigen Prolapsen, die nur dann zu beseitigen sind, wenn die Ursache der Druckzunahme entfernt werden kann. Beim Absceß z. B. ist das sehr wohl erreichbar, sobald nach seiner Eröffnung die ihn umgebende entzündliche Infiltration zurückgeht und der ganze Prozeß die Neigung zur Ausheilung zeigt.

Druckentlastende Trepanation.

In weiterem Sinne gehören zu den Hirnprolapsen auch jene Vorwölbungen alter Trepanationsstellen, die sich bei rezidivierenden Geschwülsten, oder wenn die Entfernung des Tumors sich als unmöglich erwiesen, so gewöhnlich ausbilden. Sie sind je nach dem Verfahren, das bei der Operation eingeschlagen worden, von Haut und Knochen oder nur von Haut, in der Schläfen- und Kleinhirngegend auch von Muskulatur, an mehr oder weniger ausgebreiteten Stellen stets von gedehnten Narben bedeckt, könnten also sehr wohl zum Unterschied vom Prolaps als Gehirnhernien bezeichnet werden.

Nicht allzu selten erlebt man nun, daß Hand in Hand mit der zunehmenden Vorwölbung der Trepanationsstelle die quälendsten Symptome des Hirndruckes nachlassen. Diese günstigen Wirkungen haben dazu geführt, bei nicht lokalisierbaren Hirngeschwülsten künstliche Gehirnhernien zu schaffen, d. h. eine sogenannte druckentlastende Trepanation auszuführen. Um eine sichere Ventilbildung zu erzielen, muß man die Knochenbresche wesentlich größer als den osteoplastischen Knochenlappen bilden, indem man an allen vier Seiten der Öffnung unter Fortnahme des Periosts einen 1 bis 2 cm breiten Streifen mit der Hohlmeißelzange entfernt. Die Dura mater soll in großer Ausdehnung eröffnet werden.

Bei allen derartigen Operationen aber ist die starke Vorwölbung des Hirns, die sofort nach Incision der Dura einzutreten pflegt, ungemein störend; sie kann so stürmisch vor sich gehen, daß die weichen Hirnhäute und die Corticalis an den scharfen Dura- und Knochenrändern einreißen und dadurch schwere Störungen in den Funktionen bedingt werden, zumal solche Verletzungen zu Blutungen in die Hirnsubstanz mit nachfolgendem Ödem und damit wieder zu stärkerem Prolaps Veranlassung geben. Um möglichste Schonung zu üben, bilde ich den Duralappen wesentlich kleiner als die Knochenbresche, führe dann von den vier Ecken jenes Lappens mit einer kleinen stumpfen Schere Verbindungsschnitte bis zu den Ecken der Bresche und schlage die nun gebildeten drei niedrigen Duraläppchen über die betreffenden Knochenschnittränder hinüber, so daß diese vollkommen bedeckt sind.

Die unmittelbare Gefahr der druckentlastenden Trepanation kann als gering bezeichnet werden, und die Operation stellt, an welcher Stelle des Gehirns die unauffindbare oder nicht entfernbare Geschwulst auch ihren Sitz haben möge, ein segensreiches Linderungsmittel dar. Sie erscheint ebenso berechtigt, wie beispielsweise die Gastrostomie beim Speiseröhrenkrebs, die Kolostomie beim inoperablen Mastdarmkrebs, die Gastroenterostomie beim inoperablen Pyloruscarcinom. Wie diese ist auch sie im stande, die Lebensdauer zu verlängern. Noch wichtiger ist ihr günstiger Einfluß auf die Kopfschmerzen, das Erbrechen und die Sehstörungen. Erstere erreichen ja die höchsten Grade, das ständige Erbrechen führt sehr bald zur Erschöpfung des Organismus, und beide Symptome sind durch kein anderes Mittel zu bekämpfen. Auch die Stauungspapille geht zurück, häufig sogar auffallend rasch, die Sehschärfe bessert sich, und wenn durch das einschnürende Ödem die Sehnervenfasern noch nicht allzu stark gelitten haben, werden die Kranken bis zu ihrem Tode wenigstens vor der Erblindung bewahrt. Dies ist von um so größerem Belang, als bei einzelnen Geschwülsten die Stauungspapille schon zu sehr früher Zeit eintritt, wenn andere schwere Krankheitserscheinungen sich noch nicht ausgebildet haben. Endlich lassen etwa bestehende Krämpfe, auch Delirien nach, und das Schwindelgefühl macht sich weniger quälend geltend. Horsley hat darauf hingewiesen, daß subakute Encephalitis die Erscheinungen der Hirngeschwulst hervorrufen könne; in solchen Fällen wirkt die druckentlastende Trepanation unmittelbar heilend.

Von geringem Wert ist sie dagegen meist in den Fällen, in denen es sich um schnell wachsende Geschwülste an oder nahe der Hirnoberfläche handelt. Namentlich verhalten sich die diffusen, weite Gebiete der Rinde und des Marklagers umfassenden Gliome und Gliosarkome auch in dieser Beziehung ungemein ungünstig. Nur kurze Zeit pflegt hier die Ventilbildung den Kranken Erleichterung zu verschaffen, bald wird durch das fortschreitende Wachstum der Hautknochenlappen, wenn es überhaupt zu dessen Einheilung gekommen war, über die Maßen emporgehoben; die Nahtlinie wird gesprengt, oder die frische Narbe zerfällt. Rasch dringen die Aftermassen überall hervor und lassen sich auf keine Weise in Schranken halten. Jedes Abtragen und jede Ätzung pflegt die Wucherungen nur zu stärkerem Wachstum anzuregen. Für solche Kranke sind große Morphiumgaben das einzige Mittel, um ihnen die Qualen körperlicher und zuweilen leider auch seelischer Art wenigstens zu lindern.

Die Punktion und subcutane Dauerdrainage der Hirnventrikel.

Zur Punktion des Seitenventrikels bevorzugt Th. Kocher, da sein Hauptabschnitt in sagittaler Ebene eine gewisse Ausdehnung besitzt, solche Stellen, die mit dieser Richtung zusammenfallen. Nach seinen Erfahrungen liegt der günstigste Ort für die Punktion oben vor dem Bregma, der Vereinigungsstelle von Sagittal- und Coronarnaht. Er sticht 2 cm, besser des Sinus logitudinalis wegen 3 cm an der Mittellinie entfernt nach abwärts und rückwärts ein; in 5 bis 6 cm Tiefe erreicht man den durch Flüssigkeit ausgedehnten Ventrikel. Auch die Drainage hat Kocher in dieser Weise ausgeführt; seiner Ansicht nach sichert das Verfahren dann am besten gegen Verletzungen der gegenüberliegenden Ventrikelwand, wenn man das Rohr nur in den oberen Teil der Höhle einschiebt und sein weiteres Vordringen durch Fixierung verhindert. Dagegen punktierte v. Bergmann den Seitenventrikel von der Stirn aus, indem er dicht über und etwas medianwärts von der Tuberositas frontalis den Schädel durchbohrte und eine lange Hohlnadel nach hinten, mit geringer Neigung ab- und einwärts so weit ins Gehirn vorschob, bis Flüssigkeit sich entleerte.

Bei krankhafter Ansammlung von Liquor werden die Ventrikelwandungen je nach der Menge des Inhaltes mehr oder weniger ausgebuchtet, ja sie können eine außerordentliche Dünnheit erreichen, so daß das Großhirn schließlich eine Wasserblase mit schwachen Wandungen darstellt. Bei so ungewöhnlichen Verhältnissen trifft die Punktion von allen Teilen der Calvaria aus, und zwar nicht allzu weit unter der Oberfläche, auf die Flüssigkeit. Aber auch bei nicht so starkem Hydrocephalus internus habe ich es sehr bequem gefunden, oberhalb der Mitte der Sinus transversus, etwa 2 cm über der Protuberantia occipitalis externa, in der Horizontalebene genau nach vorn oder etwas schräg nach oben und vorn einzustechen; man gelangt dann ins Hinterhorn. Auch die Drainage des Seitenventrikels ist auf diese Weise gut auszuführen.

Die Punktion des vierten Ventrikels habe ich zweimal vorgenommen, aber erst nachdem ich die Dura beider Kleinhirnhemisphären in ihrem mittlern Abschnitt samt dem Sinus occipitalis freigelegt hatte. Genau in dem Winkel des umgekehrten Y (Λ), das an dieser Stelle von dem Duraüberzug der Medulla oblongata und dem des Cerebellums gebildet wird, habe ich die Hohlnadel in der Sagittalebene in der Richtung nach vorn und unten etwa 45° zur Horizontalen nach oben langsam und vorsichtig so tief eingesenkt, bis Liquor abfloß. Auf diese Weise wird allerdings die Decke des vierten Ventrikels durchstochen, aber die wichtigen Kerne an seinem Boden werden nicht verletzt. Von den beiden Punktionen habe ich keinen Nachteil, im Gegenteil einen günstigen Einfluß auf die schweren Hirndruckerscheinungen gesehen.

Die Behandlung des Hydrocephalus hat bisher recht unbefriedigende Ergebnisse geliefert, namentlich ist die offene Drainage der Hirnventrikel allzu gefährlich; denn auf die Dauer läßt sich bei der fortwährenden Durchnässung der Verbände die Zersetzung und Infektion nicht verhüten. Wochenlang freilich ist mir dies unter Anwendung allergrößter Sorgfalt gelungen, wie die wiederholte bakteriologische Untersuchung des austretenden klaren Liquors ergeben hat. Aber eine Heilung habe ich niemals erzielt.

Zur dauernden Ableitung des vermehrten Liquors verwende ich ähnlich wie Mikulicz ein dünnwandiges vergoldetes Silberröhrchen von knapp 2 mm Durchmesser (von Windler zu beziehen). Ein kleiner, nur Haut und Galea aponeurotica in sich fassender Lappen von etwa 2 cm Basis wird über der zu wählenden Schädelstelle lospräpariert, das Periost längs gespalten und zur Seite geschoben. Mit einem Bohrer von reichlich 2 mm Durchmesser wird der Schädel perforiert, die Dura nicht verletzt. Nun wird die mit jener Silberkanüle überzogene Hohlnadel durch die harte Haut so weit ins Gehirn nach dem Seitenventrikel oder dem Hinterhorn zu eingesenkt, bis Liquor abfließt. Während das Röhrchen festgehalten wird, zieht man die Hohlnadel heraus, schiebt an ihre Stelle ein gleichstarkes Stäbchen von hartem Stahl (Stricknadel) und kerbt auf diesem 1 cm oberhalb der Knochenoberfläche mit der schneidenden Knochenzange die Kanüle rings herum tief ein, so daß sie sich nach Entfernen des Stahlstabes an dieser Stelle abknicken läßt. Hierauf wird sie mit einer feinen spitzen Schere an zwei gegenüberliegenden Seiten bis zum Schädelknochen längs geschlitzt, und die beiden so gewonnenen Silberzungen werden rechtwinklig nach außen umgebogen, bis sie der Knochenoberfläche aufliegen. Sie dienen dazu, das Röhrchen gewissermaßen reitend auf dem Knochen festzuhalten, damit es nicht weiter in die Tiefe gleiten kann. Um sein Herausrutschen zu verhüten, wird das zu beiden Seiten des Bohrlochs abgelöste Periost über die umgebogenen Zungen herübergelegt und durch einige Catgutnähte so befestigt, daß das Lumen frei bleibt. Man kann durch Druck auf die Kanüle oder leichtes Hervorziehen erreichen, daß der Liquor gut abfließt, und danach die Befestigung vornehmen. Durch eine in die Kanüle eingeführte Sonde wird sie von etwaigem Blut gereinigt und dann das die Kanülenmündung überdeckende Hautläppchen genau eingenäht. Das Röhrchen mündet im subcutanen Gewebe und berührt nirgends die Nahtlinie. Wenn das Röhrchen Flüssigkeit nicht mehr ableitet, muß es entfernt werden; dazu genügt ein einfacher Hautschnitt.

Die Ventrikelflüssigkeit sickert in der ersten Zeit, bis feste Verklebung eingetreten ist, aus der Wunde und den Stichkanälen hervor, bald aber in das subcutane Gewebe, bildet hier ein Ödem oder eine Beule und kommt zur Resorption. Hat man die Drainage des Seitenventrikels in der Schläfengegend oder über ihr vorgenommen, so sieht man die Lider der gleichen Seite oder beider Augen ödematös anschwellen und nach einigen Tagen wieder abschwellen. Der Vorgang wiederholt sich, zum Zeichen, daß Liquor austritt. Auch wenn bei Verkleinerung des Ventrikels die innere Kanülenmündung durch Hirnmasse verlegt wird, kann Flüssigkeit zwischen dem Silberröhrchen und dem Hirnkanal aussickern. Gerade das langsame Abfließen ist wünschenswert.

Für das Verfahren kommen auch jene akuten Liquoransammlungen in Frage, die bei entzündlichen Gehirnhautprozessen, z. B. tuberkulöser Basilarmeningitis, Meningitis cerebrospinalis in den Ventrikeln auftreten. Hat doch W. Schulz von Ventrikelpunktionen bei epidemischer Genickstarre wenigstens vorübergehenden Nutzen gesehen.

Bei verknöcherten Schädelnähten, also bei vollkommen starrer Schädelkapsel füge man der Dauerdrainage zur rascheren Beseitigung des vermehrten intrakraniellen Drucks eine Ventilbildung ohne Eröffnung der Dura hinzu. Denn die Dura paßt sich den durch die Entleerung von Ventrikelflüssigkeit geschaffenen Verhältnissen an. Diese liegen hier durchaus anders wie bei der wegen inoperabler Hirngeschwülste ausgeführten druckentlastenden Trepanation, bei der nach meinen Erfahrungen ohne ausgiebige Eröffnung des Durasackes kein nennenswerter und vor allen Dingen kein längere Zeit anhaltender Erfolg erzielt werden kann, weil ja mit fortschreitendem Wachstum der Geschwulst die Dehnung der Dura und ihr Spannungswiderstand immer größer werden.

Diese Ventilbildung zugleich mit der Ventrikelentlastung kommt auch in Fällen in Frage, in denen bei bestehender Hirngeschwulst die Liquoransammlung in den Hirnhöhlen so stark ist, daß sie eine unmittelbare Lebensgefahr bedeutet. Erst einige Zeit nach der Entlastung, wenn die gefahrdrohenden Erscheinungen beseitigt sind, wird man unter wesentlich günstigeren Verhältnissen zur Exstirpation schreiten.

Epilepsie.

Für die chirurgische Behandlung am wichtigsten ist die Jacksonsche Form der Epilepsie; sie stellt keine Krankheit sui generis, sondern einen Symptomenkomplex dar, der bei vielen Leiden des Gehirns und seiner Häute vorkommt, also durch die verschiedensten Ursachen ausgelöst werden kann. Vor allen Dingen haben wir die traumatischen Fälle zu sondern. Am einfachsten liegen die Verhältnisse, wenn eine Verletzung am Schädel die motorische Region betroffen hat und ein Bluterguß, ein Knochensplitter oder eine Depression, Cysten- oder Narbenbildung, entzündliche und eitrige Prozesse die Hirnrinde unmittelbar in Mitleidenschaft ziehen. Solche traumatischen Epilepsien sind seit langer Zeit operativ behandelt worden, indem man die Narben der weichen und knöchernen Schädeldecke herausschnitt, nötigenfalls eine Trepanation ausführte, Knochensplitter entfernte, Cysten und Abscesse entleerte, auch die narbig veränderten Hirnhäute und Hirnteile excidierte. Es gibt genug Fälle, bei denen der Befund am Schädel dem Chirurgen das Messer geradezu in die Hand drängt.

Bei einer zweiten Reihe von Kranken ist die Jacksonsche Epilepsie durch Intoxikationen, wie Bleivergiftung, Alkoholismus, Urämie, oder Infektion, wie Pneumonie, Meningitis, erzeugt. Diese Formen gehören ebensowenig ins Bereich der Chirurgie wie jene Fälle, welche sich auf dem Boden der Hysterie entwickeln.

Dagegen muß ich unter den funktionellen Neurosen der Vollständigkeit wegen die Reflexepilepsien erwähnen, die zuweilen den Jacksonschen Typus darbieten. Gelegentlich kann jede Narbe an beliebiger Körperstelle den Ausgangspunkt für die Krämpfe abgeben. Namentlich werden jene Narben gefürchtet, welche mit Knochenhaut oder Nerven verwachsen und auf Druck stark empfindlich sind. Zuweilen verspüren die Kranken eine Aura, die von einer derartigen Narbe ausgeht, oder der Druck auf diese erzeugt unmittelbar den epileptischen Anfall. Die Kenntnis derartiger Zustände ist alt, und bereits Dieffenbach hat Excisionen von Weichteilnarben, ja Amputationen von Gliedmaßen in der Hoffnung vorgenommen, daß mit Beseitigung der Ursache auch die Krankheit schwände, eine Hoffnung, die freilich oft genug getäuscht wird. Da es sich aber bei diesen Operationen nicht um Hirnchirurgie handelt, so kann ich mich mit dem bloßen Hinweis begnügen.

Außer den traumatischen Epilepsien kommen jene Formen für die Operation in Frage, die sich an die cerebrale Kinderlähmung anschließen. Hier finden wir bei der Eröffnung der Dura häufig meningo-encephalitische Herderkrankungen, ausgedehntes Ödem der Arachnoidea, auch arachnoideale Cysten, endlich Narbenbildungen. Die chronisch entzündlichen Verwachsungen können Arachnoidea, Pia und Corticalis in eine einzige untrennbare Narbenschicht verwandeln. Das Ödem der Arachnoidea muß stets, bevor wir in der Operation fortfahren, beseitigt werden; man erreicht es durch oberflächliches Sticheln oder Ritzen mit einem spitzen Messerchen und nimmt den kleinen Eingriff am besten an den abhängigsten Stellen des Operationsfeldes vor. Das sofort eintretende Absickern der subarachnoidealen Flüssigkeit wird durch leichte Kompression mit Tupfergaze befördert, und bald treten Hirnwindungen und -furchen deutlich hervor. Beim Sticheln vermeide man mit größter Sorgfalt die Gefäße; denn wird ein solches, meist eine Vene, angestochen, so kann eine weitreichende Sugillation entstehen, die mit ihrer rotbraunen Deckfarbe jede Orientierung unmöglich macht.

Einige Male habe ich subcorticale Cysten gefunden (s. Abb. 285), die meist von kleinerem Umfange sind, ganz vereinzelt aber bis zu mehreren hundert Kubikzentimetern Inhalt aufwiesen.

Meiner Meinung nach soll die Gehirnoberfläche, wenn man sich zu einem Eingriff entschließt, stets frei gelegt werden. Nur auf diese Weise gewinnen wir die Möglichkeit, etwaige Krankheitsherde zu erkennen und zu beseitigen. Den Standpunkt, daß man bei normal aussehender und pulsierender Dura sich mit der bloßen Trepanation begnügen solle, halte ich für verwerflich. Ich habe bei gesunder und normal pulsierender Dura nach deren Eröffnung schwere Veränderungen am Hirn gesehen, andere Male waren diese trotz fehlender oder geringer Durapulsationen unbedeutend. Findet man in der motorischen Region so erhebliche Veränderungen, daß sie den Symptomenkomplex erklären, so ist mit der gebotenen Behandlung dieses Herdes unser chirurgisches Eingreifen beendet. In diesen Fällen wird man sich durch den operativen Eingriff am meisten befriedigt fühlen; denn man kann hoffen, mit der Entfernung der Ursache auch die Folgen zu beseitigen. Schon Féré sagt in seinem Werke über die Epilepsie, daß nur diejenige Behandlung, welche die Ursache der Epilepsie angreift, auf Heilerfolg rechnen darf.

Indessen liegen so leicht zu erkennende Veränderungen durchaus nicht immer vor; andere Male sind die sichtbaren Krankheitsprodukte zu unbedeutend, wie bei einzelnen unsrer Kranken die Leptomeningitis in circumscripter Ausdehnung. In allen solchen Fällen muß man die faradische Reizung, am besten einpolig, ausführen, das primär krampfende Zentrum bestimmen und an dieser Stelle punktieren, um nach einem subcortical liegenden Prozesse zu suchen, nötigenfalls incidieren. Erst wenn man einen solchen nicht findet, kommt nach dem Vorgange V. Horsleys die Ausschneidung des betreffenden Rindenzentrums n Frage. Die Methode ist seinerzeit mit Begeisterung aufgenommen worden. Der Enthusiasmus hat bald nachgelassen, und man hat schließlich das Verfahren aufgegeben, wie ich glaube, mit Unrecht. Wenn man die Literatur durchsieht, so kann man feststellen, daß die Mehrzahl der Chirurgen das Zentrum nach anatomischen Merkmalen bestimmt hat, und das ist meiner Ansicht nach zu verwerfen; daher müssen auch alle früheren Operationen, bei denen dies geschehen, einer besonders eingehenden Kritik unterzogen werden. Selbst nach großer Schädeleröffnung sieht man oft genug das faradisch bestimmte Zentrum zum Teil noch unter Knochen verborgen liegen und muß von diesem weitere Stücke entfernen. Ebensowenig darf man sich auf die anatomischen Einzelheiten der freigelegten Hirnoberfläche verlassen; die Mannigfaltigkeit und Unbeständigkeit der Furchen und Windungen und ebenso der Piavenen sind allzu groß.

Ist nun durch faradische Reizung das Zentrum gefunden, so erfolgt die Excision im Zusammenhang mit den weichen Hirnhäuten, und zwar bis zur weißen Substanz, d. h. in einer durchschnittlichen Tiefe von 5 bis 8 mm; die blutenden Gefäße werden in gewöhnlicher Weise unterbunden, nötigenfalls wird ein Stückchen steriler Gazebinde auf den Defekt aufgedrückt und bei Schluß der Wunde herausgeleitet. Die Gefahr der Operation wird durch die Exstirpation eines kleinen Hirnrindenabschnittes nicht vergrößert, die zunächst eintretenden Lähmungen und sensiblen Störungen gehen im allgemeinen zurück.

Gegen diese Methode ist der Einwand ins Feld geführt worden, daß der gesetzte Defekt doch nur durch eine Narbe ausheilen, und daß diese wiederum zu Epilepsie Veranlassung geben könne. So naheliegend diese Schlußfolgerungen sind, so können über ihre Richtigkeit oder Unrichtigkeit beim Men-

schen nur praktische Erfahrungen entscheiden, und da lehren die meinigen,
daß eine derartige das Rezidiv in sich tragende Wirkung der entstehenden
Narbe durchaus nicht die Regel ist.

Wir können aber auch an einer andern Stelle des Gehirns, als gerade dem
primär in Reizung versetzten Rindenfelde entspricht, anatomische Veränderungen finden. Dann muß es dem Urteil des Chirurgen überlassen

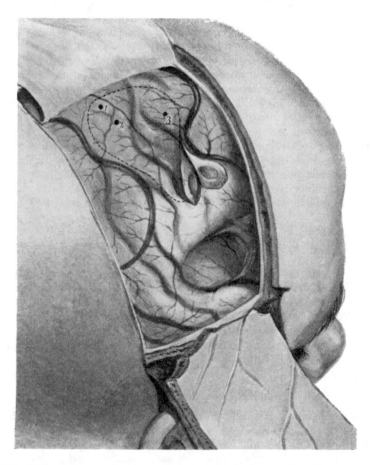

Abb. 285. Freilegung des Zentralgebietes bei Jacksonscher Epilepsie
als Folge von cerebraler Kinderlähmung (Encephalitis).
10 jähriger Knabe. Hautknochenlappen nach unten, Duralappen nach dem Sinus longitudinalis
zu gebildet. Große corticale und kleine subcorticale Cyste, Atrophie der Rinde. Excision
des auf der Abbildung durch eine punktierte Linie umgrenzten primär krampfenden Zentrums
der Hand und des Vorderarmes; 1, 2, 3 die faradisch durch einpolige Reizung bestimmten
Foci dieser Gliedabschnitte. Heilung mit Beseitigung der Verblödung.

bleiben, ob er sich mit der Beseitigung des Erkrankungsherdes begnügen will,
oder ob er dieser noch die Ausschneidung jenes Rindenabschnittes hinzuzufügen
für nötig hält (siehe Abb. 285).

Was die allgemeine genuine Epilepsie anlangt, so hat Kocher vorgeschlagen, ein bewegliches Ventil zu bilden. Er huldigt bekanntlich der An-

sicht, daß plötzliche Drucksteigerung in der in großer Menge vorhandenen und
bereits unter hohem Druck stehenden Cerebrospinalflüssigkeit augenblicklich
das Bewußtsein aufhebe und allgemeine Krämpfe hervorrufe. Bei einigen
Epileptikern habe ich während der Operation Anfälle beobachtet und dabei
das Gehirn sich wie eine aufs äußerste gespannte und dunkelblaurote Blase
aus der Trepanationsöffnung hervorpressen sehen. Die Kochersche Ventilbildung hat eine Anzahl unzweifelhafter Besserungen, ja einzelne Heilungen
herbeigeführt, so daß bei Unwirksamkeit aller andern Mittel und bei den zahlreichen hoffnungslosen Fällen die Methode um so mehr Beachtung verdient,
als meinen Erfahrungen nach der Eingriff ungefährlich ist.

Die Trepanation nehme ich über der vorderen Zentralwindung vor, und
zwar bei Rechtshändigen auf der rechten Seite, obschon ich Störungen in der
Innervation der gegenüberliegenden Körperhälfte nur ganz selten und rasch
vorübergehend beobachtet habe. Der knöcherne Verschluß der Schädellücke
soll verhütet werden, dazu braucht aber das herausgeschnittene Knochenstück
nicht ganz entfernt zu werden, es genügt, an allen Seiten einen zentimeter- bis
fingerbreiten Streifen Knochensubstanz fortzunehmen, wie ich das auf Seite 930
auseinandergesetzt habe. Um die Druckentlastung vollständig zu gestalten,
darf der Duralappen nicht eingenäht werden. Gewöhnlich hat er sich durch
Zusammenziehung so verkleinert, daß er beim Zurückschlagen den Defekt
nicht voll ausfüllt; am besten verfährt man, wie auf Seite 930 beschrieben.

2. Krankheiten des Rückenmarks und seiner Häute.

Für den chirurgischen Eingriff kommen alle jene Rückenmarkslähmungen
in Frage, bei denen die vollständige oder teilweise Leitungsunterbrechung
durch Verletzungen oder durch Kompression des Marks bewirkt wird. Eine
Drucklähmung kann durch jede Raumbeengung im Wirbelkanal veranlaßt
sein, möge es sich um eigentliche Geschwülste des Rückenmarks und seiner
Häute handeln, oder mögen Erkrankungen der Wirbelsäule der verschiedensten
Art zu sekundärer Kompression führen.

Was zunächst die

Neubildungen der Rückenmarkshäute

anlangt, so beruht der große Fortschritt in den operativen Ergebnissen zu
einem gewissen Teil allerdings auf Vervollkommnung der Wundbehandlung
und chirurgischen Technik. Aber einen mindestens ebenso großen Einfluß
müssen wir den außerordentlichen Errungenschaften auf diagnostischem Gebiete zuschreiben, den das letzte Jahrzehnt uns gebracht, und zwar bezieht sich
das nicht allein auf die Diagnose der Rückenmarksgeschwülste an sich, sondern
ganz wesentlich auf die Sicherheit, mit der es in vielen Fällen gelungen ist,
die genaue Lage des Tumors zu bestimmen (Höhen- oder Segmentdiagnose).
Denn für das operative Eingreifen handelt es sich um die Kenntnis des Wirbel-
bogens, unter dem die Geschwulst gesucht werden soll. Hat doch der Chirurg
nur einen Wegweiser, der ihn bei seinem Vordringen in die Tiefe leitet, das
ist der seinem Gefühl allein zugängliche Dornfortsatz. Mit jener Erkenntnis
ist unserem operativen Eingreifen der kürzeste Weg vorgezeichnet; die Operation ist ja um so weniger verletzend, je geringer die Zahl der zu entfernenden
Wirbelbogen wird. Wir müssen also wissen, wie die Lage der einzelnen Rückenmarkssegmente zur Lage der betreffenden Wirbel sich verhält (siehe Abb. 286).

Die Segmente liegen stets höher als die die
gleiche Zahl tragenden Wirbel, und zwar wird
der Unterschied um so größer, je weiter wir von
oben nach unten gehen; außerdem sind ziemlich
beträchtliche individuelle Schwankungen vorhanden, wie Reid nachgewiesen hat.

Nun sollen ja, der Übersichtlichkeit wegen,
stets mindestens zwei Wirbelbogen — ausgenommen höchstens die Lendenwirbelsäule —
entfernt werden. Wenn sich aber die Geschwulst
seitlich im Ligamentum denticulatum entwickelt
hat, so muß man, um zu ihr überhaupt gelangen zu können, das Rückenmark nach Spaltung der Dura mater emporheben, und das
kann mit der notwendigen Schonung nur geschehen, wenn es in weiterer Ausdehnung freigelegt ist. Die Wirbelbögen opfere ich in den
hier in Frage kommenden Fällen stets; es ist
eine völlig unnütze Erschwerung der Operation,
wenn man darauf ausgeht, die Bögen zu erhalten. Die Stützfähigkeit der Wirbelsäule erleidet selbst durch Entfernung von 7 Bögen,
wie ich es bei einem 38jährigen Kranken mit
gutem Erfolg habe ausführen müssen, keine
wesentliche Einbuße, wenigstens nicht eine Einbuße, die es rechtfertigte, die an sich schweren
Eingriffe noch gefährlicher zu gestalten. Ist
der Wirbelkanal breit eröffnet und das epidurale
Fett in der Mittellinie eingeschnitten und samt
den Venenplexus stumpf zur Seite geschoben,
so liegt die Dura mater spinalis frei zutage.
Handelt es sich um eine extradurale Geschwulst,
so wird sie schon jetzt erkennbar und kann
nach gehöriger Erweiterung des Zuganges zum
Wirbelkanal entfernt werden. So habe ich ein
vom 6. Halswirbelkörper ausgehendes Enchon-
drom mit dem Bildhauermeißel aus seinem
Knochenbett ausgegraben. Haben wir es aber,
wie gewöhnlich, mit einer intradural gelegenen
Neubildung zu tun, so erscheint die Dura meist
bläulich und stark gespannt, Pulsation pflegt
zunächst nicht sichtbar zu sein.

Aber auch wenn die Dura normal erscheint,
soll sie unter allen Umständen in gleicher Weise,
wie ich dies am Gehirn fordere, geöffnet werden,
falls nicht extradurale Veränderungen vorliegen,
die das Krankheitsbild vollkommen erklären.
Dreimal habe ich jetzt schon Kranke wiederum
operieren müssen, bei denen hervorragende
Chirurgen — der eine sogar zweimal bei demselben Kranken — vergeblich eingegriffen hatten,

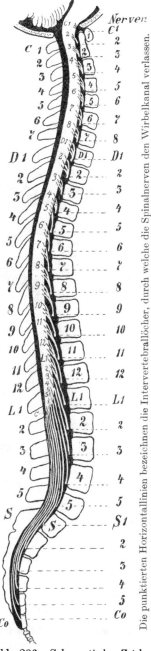

Die punktierten Horizontallinien bezeichnen die Intervertebrallöcher, durch welche die Spinalnerven den Wirbelkanal verlassen.

Abb. 286. Schematische Zeichnung: Lageverhältnis der Rük-
kenmarkssegmente (der zu je
einem Nervenwurzelpaare gehörigen Rückenmarksabschnitte)
und der aus ihnen austretenden
Wurzeln zu den Wirbelkörpern
und Wirbeldornen.
(Nach Gowers.)

weil sie an der Dura halt gemacht; in zweien dieser Fälle habe ich einen intraduralen Tumor exstirpiert, in dem dritten Falle die schweren, weiter unten zu
besprechenden Veränderungen der Arachnitis chronica gefunden. Ich muß
es für einen technischen Fehler erklären, die Dura nicht zu eröffnen. Wenn
diese pralle Spannung aufweist, kann man ohne ihre Eröffnung nur selten
einen Schluß auf das Bestehen oder Fehlen eines intraduralen Prozesses ziehen.

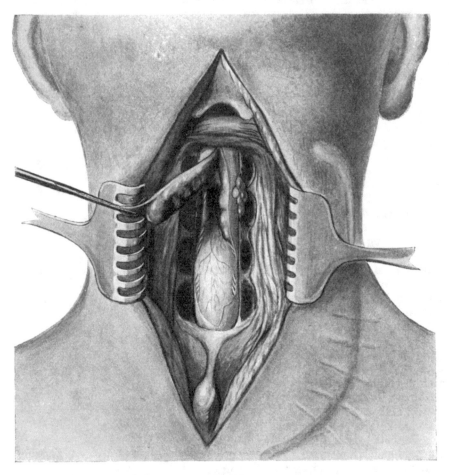

Abb. 287.

23jähriger Mann, zweimal zuvor ohne Erfolg operiert. $3^1/_2$ Monate später Resektion des
2.—5. Halswirbelbogens, Entfernung des bis zum Atlas hinaufreichenden Fibrosarkoms der
Dura mater, das nach dem Rückenmark zu gewachsen war und hier eine tiefe Mulde
gedrückt hatte. Vollständige Heilung mit Rückbildung der schweren Lähmungen.

Zuweilen sieht man den intraduralen Tumor bereits durch die Dura hindurch,
oder man fühlt ihn als Härte. Oberhalb und unterhalb der Geschwulst — ich
habe beides beobachtet — kann die Dura Pulsation aufweisen.

    Eröffnet man sie nun mit dem Messer, was immer in der Längs-
richtung zu geschehen hat, so spritzt klarer Liquor cerebrospinalis häufig
in starkem Strahle hervor; bei Erweiterung des Schnittes mit der Schere

ergießt sich zuweilen der Liquor im Strome, die große Wundhöhle sofort
füllend und überschwemmend, und nach Absaugen mit der Spritze vollzieht
sich dieser Vorgang wohl ein zweites und drittes Mal. 120 g Flüssigkeit habe
ich in einem Falle aufgefangen, aber noch ein großer Teil ging verloren.
Wenn der Strom sich erschöpft hat, wird die Dura mater in ganzer Ausdehnung der Wunde in der Längsrichtung gespalten, und nun zeigt sich in
günstigen Fällen sofort die Neubildung, wenn sie nämlich hinten liegt, auch

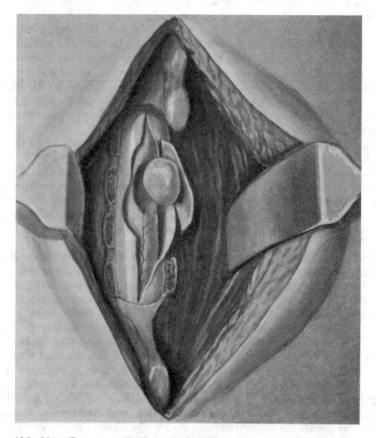

Abb. 288. Psammom der Dura mater im Dorsalteil, entfernt bei einer
65 jährigen Kranken.
Heilung nach $8^{1}/_{2}$ Jahren von Bestand.

dann häufig nur in einem kleinen Bezirk. Eine Erweiterung der Wunde und
die Fortnahme noch eines oder mehrerer Bögen wird nicht selten erforderlich.
Liegt die Geschwulst seitlich nach dem Ligamentum denticulatum hin,
so fällt ganz am Rande des Marks, wie ich es erlebt, ein schmaler langer Streifen
durch seine etwas ins graurötliche spielende Farbe auf. Durch einen unter-
geführten stumpfen Haken muß das Rückenmark von der Seite her ein wenig
in die Höhe gehoben werden, dann quillt an jener Stelle die Geschwulst, welche
zwischen Rückenmark und Dura fest eingeklemmt gewesen war, aus der Tiefe
hervor.

Die Arachnoidea zieht nicht selten vom Rückenmark ohne Grenze auf die Geschwulst über und umgibt sie mit einer Art Kapsel; wenn jene dann mit der Schere eingeritzt ist, läßt sich die Neubildung samt Kapsel leicht vom Marke stumpf ablösen. Die Dura muß in der ganzen Ausdehnung des Tumors, in der sie mit ihm verwachsen ist, mit der Schere entfernt werden.

Die Neubildung liegt in einer entsprechenden Grube des Rückenmarks, dieses erscheint hier plattgedrückt, nimmt aber nach Entfernung der Geschwulst wieder mehr seine rundliche Gestalt an, obschon es an dieser Stelle zunächst erheblich dünner bleibt als der unmittelbar darüber und darunter befindliche Abschnitt. Erstaunlich ist es, wie schnell die tiefen Höhlungen, welche das Geschwulstbett darstellen, in einzelnen Fällen sich bereits während der Operation unter unsern Augen verflachen. Wenn wir einen derartigen Kranken einige Tage nach dem Eingriff zur Sektion bekommen, so ist selbst von sehr tiefen Mulden kaum eine Spur mehr wahrzunehmen. Ebenso ist die Fähigkeit des Rückenmarks, sich zu erholen, eine über alles Erwarten große; ich habe zweimal bei Männern von 23 und 28 Jahren, die infolge einer intraduralen Geschwulst im Halsmark an allen vier Gliedmaßen so gut wie vollständig gelähmt waren, in wenigen Wochen Wiederkehr der wesentlichen Funktionen eintreten sehen.

Die Rückenmarksoperationen werden, wenn irgend möglich, in einer Zeit ausgeführt. Ich habe unter 26 Fällen nur zweimal zweizeitig vorgehen müssen, einmal wegen unerhört starker Blutung, das andere Mal, weil ich sieben Brustwirbelbögen entfernen mußte und der Kranke allzu sehr geschwächt war, als daß er den gewaltigen Eingriff in einer Zeit hätte ertragen können.

Besonders ungünstig sind die Fälle von intramedullärer Geschwulstbildung; der Tumor kann das Rückenmark auf so große Ausdehnung hin in Mitleidenschaft gezogen haben oder so diffus infiltriert sein, daß eine Exstirpation sich als unmöglich erweist. Kleinere und eingekapselte intramedulläre Geschwülste aber sind der Exstirpation sehr wohl zugängig; denn ich habe bereits zweimal — und zwar beide Male mit Ausgang in Heilung — eine Längsincision von 2 bis 3 cm Ausdehnung genau in der hintern Commissur ins Rückenmark ausgeführt und das eine Mal eine erbsengroße Cyste, das andere Mal einen bohnengroßen Erweichungsherd eröffnet. In gleicher Weise würde ich bei exakter Diagnose auf eine intramedulläre Neubildung einschneiden. In jenen Fällen handelte es sich um schwere Rückenmarkslähmungen mit allen Erscheinungen der intravertebralen Geschwulstbildung, bei denen die Operation nur derbe, die Dura sowohl wie die Arachnoidea und Pia in sich fassende Schwarten als Ursache der Kompression ergeben hat. Die Kranken sind von den sehr ausgedehnten Operationen, bei denen ich alle narbigen Massen excidiert, genesen; bei einem Manne mußte ich dazu 7 Bögen im Dorsalteil entfernen. Auch die Lähmungen haben sich wesentlich gebessert.

Isolierte Tuberkelbildungen müssen ebenso wie Gummata, die Kompressionserscheinungen hervorrufen und auf spezifische Behandlung nicht reagieren, operativ entfernt werden. Wie bekanntlich alte gummöse Prozesse der Knochen, Haut und Zunge am raschesten durch chirurgische Eingriffe heilen, so soll man auch am Zentralnervensystem — am Gehirn sowohl wie am Rückenmark — nicht warten, bis durch die Kompression die Nervenelemente in unheilbarer Weise vernichtet sind, sondern sich zur richtigen Zeit zur Operation entschließen.

Die eigentlichen Geschwülste der Wirbelsäule stellen nur selten einen Gegenstand der operativen Behandlung dar; es kann sich um primäre oder metastatische, dann meist Carcinome, handeln. In einem Falle von Brustkrebs, bei dem sich bereits wenige Wochen nach der Exstirpation die ersten Erscheinungen der Rückenmarkskompression einstellten, zeigte sich während der ganzen Beobachtung an der knöchernen Wirbelsäule keine Deformität und nicht die geringste Schmerzhaftigkeit. Die Diagnose mußte aber auf Carcinommetastase wahrscheinlich eines Wirbelkörpers mit Hineinwuchern in den Wirbelkanal und Kompression des Rückenmarks gestellt werden. Da alle Symptome von seiten der Wirbelsäule fehlten, konnten wir den genauen Sitz der Geschwulst nur aus den nervösen Störungen erkennen. Die Sektion ergab die Richtigkeit unserer Annahme.

Schließlich kann die Spondylitis tuberculosa infolge der Kyphose, aber auch dadurch, daß intravertebrale Granulationen und Eiteransammlung das Rückenmark komprimieren, zum operativen Eingriff Veranlassung bieten. Indessen sieht man selbst lange bestehende Paresen der Extremitäten unter Extensionsbehandlung sich bessern, Blasenstörungen verschwinden, Anomalien der Sensibilität und der Reflexe sich ausgleichen. Bedingt sind diese Besserungen durch Entlastung des Rückenmarks infolge Ausgleichs der kyphotischen Verkrümmung der Wirbelsäule, Resorption von intravertebralen Abszessen, Schrumpfung der hier befindlichen Granulationen; natürlich können alle diese Momente auch gemeinsam in Wirksamkeit treten. Aus der mitgeteilten Tatsache ergibt sich die Forderung, daß man bei spondylitischen Lähmungen längere Zeit abwarten soll; auch bei ältern Leuten von 45 Jahren und darüber bin ich wiederholt mit orthopädischen Maßnahmen ausgekommen, und man wird sich zur Operation erst entschließen, wenn diese Mittel im Stich lassen. Allerdings soll das abwartende Verhalten nicht übertrieben werden, damit die Leitungshemmungen im Rückenmark nicht zu unheilbaren Unterbrechungen sich verschlimmern.

Es gibt nun eine Reihe von Fällen, in denen die Entwicklung des Leidens sowohl, als die vorhandenen Krankheitserscheinungen auf eine das Rückenmark komprimierende Masse hindeuten, in denen aber die Laminektomie als alleinige oder wenigstens hauptsächliche Ursache für die bedeutenden Störungen eine örtlich umschriebene, unter starkem Druck stehende Ansammlung von Liquor cerebrospinalis aufdeckt (Meningitis serosa spinalis). In drei anderen Fällen fand ich mehr oder weniger ausgedehnte Schwarten an den Rückenmarkshäuten des Dorsalteils. Meine operativen Erfahrungen haben gelehrt, daß auch bei Wirbelcaries die Erscheinungen der Rückenmarkskompression nicht bloß durch die kyphotischen Verschiebungen der Wirbelkörper, nicht allein durch die Anfüllung des Wirbelkanals mit Granulationen und Eiter bedingt zu sein brauchen. Auch die sekundär eintretende Liquorstauung in begrenzter Ausdehnung kann ihr Teil dazu beitragen, die Rückenmarkslähmungen hervorzurufen oder wenigstens zu vervollständigen.

Gewiß ist es sehr auffallend, wie sich eine solche Liquoranhäufung und Liquorspannung an einer ganz bestimmt umschriebenen Stelle der Rückenmarkshäute ausbilden soll. Denn hier erfolgt in der Norm der Flüssigkeitsausgleich sehr rasch; aber unter pathologischen Verhältnissen können mechanische Veränderungen, seien es Verlagerungen oder Verklebungen und Verwachsungen z. B. entzündlicher Natur eine Ursache für die Liquorstauung in einem umschriebenen Bezirk, sagen wir z. B. zwei- bis dreifacher Bogenhöhe, abgeben. Daraus folgt zugleich, daß der Liquor cerebrospinalis, wie man früher wohl annahm, nicht ausschließlich von den Plexus chorioidei, sondern zum Teil wenigstens auch von der Arachnoidea abgesondert wird.

Die Erkrankung der Arachnoidea führt aber nicht bloß zu Adhäsionsbildungen und vermehrter Exsudation, es muß zugleich auch die Resorptionsfähigkeit des Arachnoidealgewebes an den erkrankten Stellen, wenn nicht ganz aufgehoben, so doch wenigstens vermindert sein (Arachnitis adhaesiva circumscripta). Durch die Lumbalpunktion kann die Diagnose nicht geklärt werden, ebenso wenig durch Punktion an der Stelle der Kompression.

Außer der chronischen Form dieser Rückenmarkslähmung, für die ich ein völlig analoges Beispiel am Kleinhirn nachgewiesen habe, gibt es auch eine akute oder subakute, welche durch eitrig-nekrotisierende Knochenprozesse im Wirbelkanal hervorgerufen wird. Die Analogie zu der letzteren Form besitzen wir in der von den Ohrenärzten so genannten Meningitis serosa cerebralis acuta, wie sie bei eitrigen Prozessen des Mittelohrs und der benachbarten Knochenteile vorkommt, hier meiner Meinung nach meist ein fortgeleitetes entzündliches Ödem darstellt und alle Erscheinungen der septischen Meningitis oder des Hirnabscesses vorspiegeln kann. Die Operation deckt dann Eiterung im Cavum tympani, im Antrum und den Mastoidzellen auf, wohl auch einen perisinuösen extraduralen Abszeß. Der Schläfenlappen des Gehirns bietet starke Duraspannung und keine Andeutung von Pulsation. Hirnpunktionen aber ergeben nirgends Eiter, sondern nur klaren Liquor, der unter starkem Druck noch nachträglich aus den Punktionsöffnungen ausströmt. Nach operativer Entfernung aller erkrankten Gewebe verschwinden die schweren Hirnerscheinungen. Ebenso kann an der Wirbelsäule und am Rückenmark eine akute, auf engen Raum begrenzte Liquorstauung durch eitrige Knochenveränderungen an der Wirbelsäule hervorgerufen werden, wie ich das beobachtet habe; auch hier werden wir den Prozeß als fortgeleitetes entzündliches Ödem auffassen dürfen.

Da bei beiden Formen — der akuteren sowohl wie der chronischen — die spontane Rückbildung nach meinen Erfahrungen nicht vorkommt, so bleibt als Therapie nur die Laminektomie übrig; zugleich soll dann bei nicht eitrigen Prozessen die Dura mater eröffnet werden, und zwar ist dies um so mehr erforderlich, als wir bis jetzt kein Mittel besitzen, die Meningitis serosa spinalis ex Arachnitide chronica oder, wie man die Affektion sonst nennen will, von den Rückenmarkstumoren zu unterscheiden.

3. Krankheiten der peripheren Nerven.

Die Geschwülste der peripheren Nerven können gutartig und bösartig sein. Bei den ersteren, meist Fibromen, braucht eine Resektion des Nervenstammes nicht vorgenommen zu werden; es genügt das Ausschälen der Neubildung, indem man nach Längsspaltung der Nervenscheide die gesunden Zweige zur Seite präpariert und nur die mit der Geschwulst untrennbar zusammenhängenden durchschneidet. So bin ich z. B. bei einem Neurofibrom des Tibialis verfahren und habe bei dem 23jährigen Arbeiter, der an heftigsten ausstrahlenden Schmerzen litt, Heilung erzielt; die auffallend geringen sensiblen und motorischen Ausfallserscheinungen, die der Operation unmittelbar folgten, sind vollkommen verschwunden. Aber auch die gutartigen Neurome können infolge ihres multiplen Auftretens, wobei nicht allein einzelne Stämme samt ihren Verästelungen, sondern ausnahmsweise sogar das ganze periphere System befallen wird, inoperabel werden. Mit den multiplen Fibromen auf eine Stufe zu setzen ist das Rankenneurom, das bekanntlich eine Erscheinungsform der Elephantiasis darstellt und wie ein solider Tumor exstirpiert werden muß.

Infolge der oft heftigen Schmerzen sind die Amputationsneurome gefürchtet; sie entstehen meist, wenn die durchtrennten Nervenenden mit der Narbe verwachsen. Diesem technischen Fehler hat bereits mein Lehrer Richard von Volkmann durch starkes Hervorziehen und ausgiebige Resektion der Nerven prinzipiell vorgebeugt.

An den Nerven kommen aber auch, wenngleich selten, Neubildungen vor, die den weichsten, medullären Formen des Sarkoms und Myxosarkoms zugehören, eine ganz ausgesprochen maligne Natur an den Tag legen, aufbrechen, ulcerieren und zentripetal innerhalb des Neurilems und des Perineuriums fortkriechen, so daß z. B. ein zuerst am Zeigefinger entstandener und in die Vola manus hineingewucherter Knoten zu einer Reihe von Amputationen und zuletzt zur vergeblichen Exarticulatio humeri führt; bei dem bald eintretenden Tode werden die Nervenstämme bis in den Spinalkanal hinein erkrankt und mit Geschwülsten besetzt gefunden. Diese Formen des Neuroms können selbst von feineren Nervenstämmchen ausgehen, so daß der nervöse Ursprung stets übersehen werden muß, wenn nicht eine besondere, gerade hierauf gerichtete Dissektion der Teile vorgenommen wird. Auch in diesen Geschwülsten findet eine Neubildung von Nervenfasern, und zwar von markhaltigen, statt.

Wegen der drohenden Gefahr des Rezidivs ist das Ausschälen einer solchen zentral im Nerven sitzenden Geschwulst entschieden zu verwerfen. Höchstens kann man bei den festeren Formen, die dem Nerven seitlich aufsitzen, sich damit begnügen, nur den dem Tumor dicht anliegenden Teil der Nervenfasern mit zu entfernen; auch dieses Verfahren erscheint oft gewagt. Viel sicherer ist die Resektion des Nerven, und zwar in weiter Entfernung von dem Tumor, aber auch sie schützt nicht vor Rezidiven. Die Nervennaht oder eine Nervenplastik wird man nach der Resektion vornehmen, wenn der Fall dazu geeignet erscheint.

Die einfache Exstirpation eignet sich jedoch nur für Geschwülste, die noch von einer deutlichen bindegewebigen Kapsel umschlossen und in keiner Weise mit den Nachbarteilen verwachsen sind. Ist letzteres erst eingetreten, so wird in den meisten Fällen nur die Amputation, und zwar weit von der Neubildung, in Frage kommen. Aber auch sie bringt nicht immer Heilung. Bevor man dazu schreitet, soll man sich durch eine diagnostische Incision über das Verhalten der Geschwulst zur Nachbarschaft und vor allem über das der großen Nervenstämme oberhalb des Tumors orientieren. Namentlich hat man hier darauf zu achten, ob der Nerv schon irgendwelche Spuren von Erkrankung (Rötung, kleine graurote oder rote Knötchen) zeigt, um nach dem Ausfall des Befundes den Ort der Amputation zu bestimmen.

Haben wir es mit Verletzungen eines Nerven, durch die sein Zusammenhang ganz oder zum großen Teil aufgehoben ist, zu tun, so muß die Nervennaht ausgeführt werden. Lassen sich die verletzten Enden nicht unmittelbar aneinanderfügen, weil Stücke aus dem Nerven herausgerissen sind oder wegen ihrer Quetschung reseziert werden müssen, so verwenden wir Nervenläppchen, die wir aus einem oder beiden Stümpfen bilden, um die Kontinuität herzustellen; oder wir pflanzen ein Röhrchen aus decalciniertem, also resorbierbarem Knochen so zwischen die beiden Stümpfe ein, daß diese in der eingefügten Leitungsbahn aneinanderzuwachsen vermögen. Ist auch dieses Verfahren nicht ausführbar, so pflanzen wir das angefrischte periphere Nervenende

in einen benachbarten Stamm nach Durchtrennung seiner Nervenscheide seitlich ein. Nach neueren Erfahrungen soll die Regeneration sicherer und schneller
vor sich gehen, wenn man auch den zentralen Stumpf in den gleichen Nervenstamm weiter oben implantiert, so daß also eine doppelte Verbindung entsteht.
In jedem Falle aber muß man Geduld haben; es dauert viele Monate, zuweilen
ein Jahr und länger, bis der genähte oder implantierte Nerv im peripheren Abschnitt wieder Funktionen aufweist.

Sind periphere Nerven in Narben oder Callus eingebettet und dadurch
in ihrer Leitung behindert, so müssen sie sorgfältig herauspräpariert und, damit die Schädlichkeiten nicht von neuem sich ausbilden, in normale elastische
Gewebsteile unverschieblich verlagert werden.

Von Wichtigkeit ist die Nervenpropfung. Ist z. B. der Facialis dauernd
gelähmt, sei es infolge Durchschneidung, heftiger Erkältung oder Caries des
Felsenbeins, so wird sein peripheres angefrischtes Ende in den Hypoglossus,
weniger gut in den Accessorius eingepflanzt. Die Implantation kann seitlich
erfolgen, sicherer ist das Verfahren, wenn man auch den Mutternerven quer
durchtrennt und dann dessen zentrales Stück mit dem peripheren des Facialis
vereinigt. Fünfzehn Monate habe ich bei einem jungen Mädchen warten müssen,
bis nach der Verbindung des Hypoglossus und Facialis End zu End die ersten
leisen Zuckungen in den Augenlidern sich zeigten; dann erfolgte allmählich
eine sehr befriedigende Wiederherstellung der Facialistätigkeit, die durch Erkältung seit 5 Jahren vollständig verloren gegangen war.

Solche günstigen Ergebnisse haben dazu geführt, bei spinalen Kinderlähmungen, bei denen ja Sehnen- und Muskeltransplantationen nicht selten so ausgezeichnete Erfolge liefern, mit Hilfe der Nervenplastik das gleiche Ziel zu
erreichen. Dieser Gedankengang ist durchaus physiologisch und wird sich
hoffentlich praktisch bewähren. Tibialis und Peroneus kommen hierbei in
erster Linie in Betracht. Hier seien gleich einige wenige Bemerkungen über
jene Muskelüberpflanzungen eingefügt. Nicoladoni hat zuerst den Gedanken,
bei unheilbarer Muskellähmung einen benachbarten gesunden Muskel und
dessen Sehne zu benutzen, um die durch jene Lähmung hervorgerufene Störung
auszugleichen, in die Tat umgesetzt. Die Methode hat der operativen Orthopädie zahlreiche Gebiete erschlossen. Wir behandeln heutzutage, obigem Grundsatze gemäß, nicht allein paralytische Deformitäten der unteren Extremitäten,
sondern auch Lähmungen am Arm und an der Hand, namentlich die Radialislähmung, ferner sogar spastische Contracturen wie die der Littleschen
Krankheit, endlich die arthrogenen Contracturen, wie sie bei oder nach chronischen Entzündungen des Kniegelenks auftreten.

O. Förster hat den glücklichen Gedanken gehabt, durch Resektion
einzelner hinterer Rückenmarkswurzeln, die nach breiter Eröffnung des
Durasackes ausgeführt wird, schwere spastische Paraplegien der Beine zu
bessern, und zwar einerlei, ob diese auf spinale oder corticale Erkrankung
zurückzuführen sind. Mit dem neuen Verfahren sind von Tietze einige
sehr beachtenswerte Erfolge erzielt worden. Selbstverständlich wird der
große Eingriff nur in schweren Fällen, die auf keine andre Weise zu bessern
sind, Anwendung finden dürfen.

Von Krämpfen im peripheren Nervengebiet werden hauptsächlich
die des Facialis und Accessorius chirurgisch behandelt, erstere durch Dehnung
des Nerven oder Resektion der den Krampf auslösenden peripheren Trigeminuszweige. Mir scheint es berechtigt, bei schwerem, auf andere Weise nicht
zu beeinflussendem Tic convulsif, wenn die Symptome dies erheischen, den

Facialis quer zu durchtrennen und sein peripheres Ende in den Hypoglossus in der oben erwähnten Weise einzupflanzen. Dies dürfte ein physiologischer Weg sein, um Dauerheilung zu erzielen, da ja so schwere Krämpfe zentral bedingt sind. Die in Reizung versetzten Facialiskerne würden dann ausgeschaltet und durch die normal funktionierenden Hypoglossuskerne ersetzt. Die quere Durchtrennung des Hypoglossus hat bei dem oben erwähnten jungen Mädchen keine subjektiven Störungen hervorgerufen, freilich eine gewisse Atrophie der betreffenden Zungenhälfte veranlaßt.

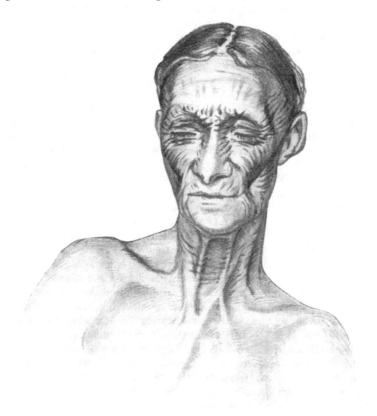

Abb. 289. Accessoriuskrampf mit weitem Übergreifen in die Umgebung.

Die Accessoriuskrämpfe können die allerschwersten Grade zeigen und weit in die Umgebung übergreifen. Sie rufen auch heftige Schmerzen in den contrahierten Muskeln hervor. Bei einer 64jährigen Frau, deren Bild hier wiedergegeben ist (Abb. 289), hatte sich vor 20 Jahren ein leichter Accessoriuskrampf mit Zucken des Kopfes eingestellt; allmählich waren im Gefolge schwerer Schicksalsschläge und großer Aufregungen die überaus heftigen und äußerst qualvollen Krämpfe auf die gesamte Körpermuskulatur bis herab zu den Bauchmuskeln übergegangen, so daß fast nur die unteren Gliedmaßen frei blieben. In leichteren Fällen schafft die Resektion des N. accessorius, die in größter Ausdehnung vorgenommen werden muß, Linderung, ja Heilung, in schwereren Fällen muß man die beteiligten Muskeln (Sternocleidomastoideus und die Nackenmuskulatur) resezieren; aber in den schwersten Fällen erzielt man selbst durch so ausgedehnte Eingriffe nicht immer ein günstiges Ergebnis.

Von den Neuralgien peripherer Nerven kommen für die operative Behandlung hauptsächlich die des Trigeminus und der Occipitalnerven in Betracht. Schleich hat zuerst den Versuch unternommen, die Operation durch Einspritzung seiner bekannten anästhesierenden Mischungen in die Nähe des befallenen Nervenastes oder, wenn es sich um einen starken Nerven wie den Ischiadicus handelt, direkt in ihn hinein zu umgehen. Schlösser verwendet 70—80 Proz. Alkohol und injiziert ihn unmittelbar, z. B. in den erkrankten Trigeminusast in der bewußten Absicht, ihm funktionsunfähig zu machen und zu töten; der betreffende Nervenabschnitt soll zur Degeneration und Resorption aller seiner Teile außer dem Neurilem gebracht werden. Diese Methode bezweckt also die Nervenresektion zu ersetzen.

Dagegen verwendet Lange große Mengen physiologisch gespannter Flüssigkeiten, beim Ischiadicus z. B. 70—150 cbm, beim ersten und zweiten Trigeminusast 30—50 cbm, um sie unter starkem Druck in die Scheide und in seine unmittelbare Nachbarschaft zu injizieren; er will damit eine Lockerung, Dehnung oder mechanische Zerrung der Nervenfasern bewirken. W. Alexander hat bei Ischias durch Einspritzung der Schleichschen Lösungen nicht in die Nerven, sondern in die schmerzhaften Muskelansätze am Trochanter major und Tuber ischii gute Erfolge erzielt.

Wenn nun eine vernünftig durchgeführte Allgemeinbehandlung oder derartige Injektionskuren sich bei schweren Neuralgien als nutzlos erwiesen haben, so kommt der operative Eingriff in Frage. Hierbei ist zu betonen, daß er nicht, wie das leider noch so vielfach geschieht, als allerletzte Hilfe betrachtet und erst dann herbeigezogen werden soll, wenn alle andern Mittel versagt haben. Zweifellos werden infolge dieser Anschauung viele Neuralgien, die im Beginn durch unbedeutende periphere Operationen geheilt werden könnten, durch ihr langes Bestehen verschlimmert. Denn wenn auch die mikroskopischen Untersuchungen der resezierten peripheren Trigeminuszweige zumeist ein bemerkenswertes Ergebnis nicht geliefert haben, so müssen doch gewisse Veränderungen im Nerven vorliegen, welche den Reizzustand und damit die Neuralgie veranlassen. Während diese in vielen Fällen anfangs peripher gelegen sind, schreiten sie im Laufe der Zeit zentralwärts fort, und schließlich wird in solchen eingewurzelten Fällen keine periphere Operation mehr von dauerndem Nutzen sein.

Bei Trigeminusneuralgien kommen für das operative Eingreifen zwei sowohl in bezug auf die Schwierigkeiten der Ausführung als die Gefahren durchaus verschiedene Hauptmethoden in Betracht: einmal die außerhalb der Schädelhöhle unternommenen Eingriffe, die extrakraniellen, und zweitens die mit Eröffnung der Schädelhöhle, die intrakraniellen.

Von einer extrakraniellen Nervenoperation wird man um so eher Erfolg erwarten dürfen, wenn die Ursache der Neuralgie in den Bereich der peripheren Ausbreitungen verlegt werden kann, oder wenn die Schmerzen sich auf einen oder wenige Endäste beschränken. Finden sich im Verlaufe der peripheren Verästelungen irgendwelche Krankheitsherde (Narben, Geschwülste usw.), von denen die Neuralgie veranlaßt sein könnte, so müssen sie zunächst entfernt werden. Dabei handelt es sich meist nicht um Nervenoperationen im eigentlichen Sinne, es wird aber gut sein, in der Wunde freiliegende Äste in weiter Ausdehnung fortzunehmen.

Die peripheren Nervenoperationen haben in einer immerhin beträchtlichen Zahl von Fällen zu dauernder Heilung geführt, häufiger allerdings sind die

Erfolge vorübergehend gewesen und haben nur für Monate oder wenige Jahre die Schmerzen beseitigt. Aber auch dann ist die Operation für die Kranken als ein Segen zu bezeichnen; denn bei dem entsetzlichen Leiden ist jeder schmerzfreie Tag unschätzbarer Gewinn, und dieser Gewinn wird mit einem verschwindend geringen Einsatz an Gefahr und Opfern erzielt. Theoretische Erörterungen sind hier weniger als anderwärts am Platze, den besten Beweis liefern jene an Zahl nicht geringen Kranken selbst, welche sich wieder und wieder dem Messer des Chirurgen dargeboten haben, um wenigstens für einige Zeit von den Qualen befreit zu sein. Jeder beschäftigte Chirurg hat solche Erfahrungen gesammelt, und W. W. Keen in Philadelphia hat über einen Fall berichtet, in dem ein Zahnarzt innerhalb des Zeitraums von 13 Jahren 14 Operationen wegen Trigeminusneuralgie an sich hatte vornehmen lassen. Ferner haben sich die nach peripheren Operationen eintretenden späten Rezidive mehrfach als viel milder als das ursprüngliche Leiden erwiesen, so daß die Kranken mit ihrem Zustande zufrieden waren und nicht nach weiterer Operation verlangten.

Die bloße Durchschneidung der betreffenden Nerven ist durchaus zu verwerfen, da wir aus vielfachen Beobachtungen am Menschen und zahllosen Wiederversuchen am Tier wissen, daß eine sehr rasche Wiedervereinigung der Regel nach stattfindet. Da aber auch die ausgedehnte Resektion der Nerven in ihren Endergebnissen nicht befriedigt, so exstirpiere ich seit vielen Jahren die peripheren Trigeminusäste in möglichst weiter Ausdehnung, d. h. von der Schädelbasis bis in die feinsten Verästelungen, was mit Hilfe der Thiersch-Witzelschen Nervenausdrehung sehr wohl möglich ist.

In den schwersten Fällen von Trigeminusneuralgie schafft nur die Exstirpation des Ganglion Gasseri dauernde Heilung; nach dieser Operation habe ich niemals ein Rezidiv eintreten sehen, und seit meiner ersten Operation — ich habe sie inzwischen 64 Mal ausgeführt — sind doch schon 16 Jahre verflossen. Alle meine Geheilten schätzen sich glücklich, daß sie mit geringen Störungen von ihren furchtbaren Qualen befreit sind.

Die schweren Occipitalneuralgien erheischen gleichfalls chirurgische Behandlung.

Bei sehr heftigen Interkostalneuralgien, die aller Behandlung spotteten, ist die Durchschneidung der hinteren Wurzeln einige Male ausgeführt worden.

Sachregister.

Verlag von Julius Springer in Berlin.

Anfang Juni 1909 erscheinen:

Klinik und Atlas
der chronischen Krankheiten des Zentralnervensystems.

Von

Professor Dr. A. Knoblauch,

Direktor des Städtischen Siechenhauses in Frankfurt a. M.

Mit ca. 360, darunter vielen mehrfarbigen Textfiguren.

Ca. 38 Bogen. 4⁰.

In Leinwand gebunden Preis ca. M. 28,—.

Einführung in die moderne Kinderheilkunde.
Für Studierende und Ärzte.

Von

Professor Dr. B. Salge,

Direktor der Universitäts-Kinderklinik in Göttingen.

Ca. 20 Bogen. Gr. 8⁰.

In Leinwand gebunden Preis ca. M. 8,—.

Klinische Abbildungen. Sammlung von Darstellungen der Veränderung der äußeren Körperform bei inneren Krankheiten. In Verbindung mit Dr. W. Schüffner, Assistenzarzt an der Medizinischen Klinik in Leipzig, herausgegeben von **Dr. H. Curschmann**, Geh. Med.-Rat, o. ö. Professor der spez. Pathologie u. Therapie und Direktor der Med. Klinik in Leipzig. 57 Tafeln in Heliogravüre mit erläuterndem Text.

In Halbleder M. 36,—; in eleg. Mappe M. 36,—. Einzelne Tafeln m. Text. M. 1,—.

Die Krankheiten der oberen Luftwege. Aus der Praxis für die Praxis. Von Professor **Dr. Moritz Schmidt.** Vierte umgearbeitete Auflage von Professor **Dr. Edmund Meyer** in Berlin. Mit 180 Textfiguren, 1 Heliogravüre und 5 Tafeln in Farbendruck. In Leinwand gebunden Preis M. 22,—.

Untersuchungs- und Behandlungsmethoden der Kehlkopfkrankheiten. Von **Dr. Theodor Heryng.** Mit 164 Textfiguren und 4 Tafeln.

In Leinwand gebunden Preis M. 12,—.

Lehrbuch der Geburtshülfe. Von **Dr. Max Runge,** Geh. Medizinalrat, ord. Professor der Geburtshülfe und Gynäkologie, Direktor der Universitäts-Frauenklinik zu Göttingen. Siebente Auflage. Mit zahlreichen Abbildungen im Text.

In Leinwand gebunden Preis M. 10,—.

Lehrbuch der Gynäkologie. Von **Dr. Max Runge,** Geh. Medizinalrat, ord. Professor der Geburtshülfe und Gynäkologie, Direktor der Universitäts-Frauenklinik zu Göttingen. Dritte Auflage. Mit zahlreichen Abbildungen im Text.

In Leinwand gebunden Preis M. 10,—.

Mikroskopie und Chemie am Krankenbett. Für Studierende und Ärzte bearbeitet von Professor **Dr. Hermann Lenhartz,** Direktor des Eppendorfer Krankenhauses in Hamburg. Fünfte, wesentlich umgearbeitete Auflage. Mit 85 Textfiguren und 4 Tafeln in Farbendruck. In Leinwand gebunden Preis M. 9,—

Zu beziehen durch jede Buchhandlung.